U0233030

甲状腺和甲状旁腺外科学

Surgery of the Thyroid and Parathyroid Glands

第 2 版

甲状腺和甲状旁腺外科学

Surgery of the Thyroid and Parathyroid Glands

第 2 版

原　　著　**Gregory W. Randolph**

主　　译　田　文　姜可伟

原著绘图　**Robert Galla**

北京大学医学出版社

Peking University Medical Press

JIAZHUANGXIAN HE JIAZHUANGPANGXIAN WAIKEXUE（DE 2 BAN）

图书在版编目（CIP）数据

甲状腺和甲状旁腺外科学：第 2 版/（美）格雷戈里·W. 伦道夫（Gregory W. Randolph）原著；田文，姜可伟主译.
—北京：北京大学医学出版社，2016.8（2019.7 重印）
书名原文: Surgery of the Thyroid and Parathyroid Glands, 2/E
ISBN 978-7-5659-1454-6

Ⅰ.①甲… Ⅱ.①格…②田…③姜… Ⅲ.①甲状腺疾病—外科学 Ⅳ.①R653

中国版本图书馆CIP 数据核字(2016) 第 196605 号

北京市版权局著作权合同登记号：图字：01-2015-2793

Elsevier(Singapore) Pte Ltd.
3 Killiney Road, #08-01 Winsland House I, Singapore 239519
Tel: (65) 6349-0200; Fax: (65) 6733-1817

Surgery of the Thyroid and Parathyroid Glands, 2/E
Gregory W. Randolph
Copyright © 2013, 2003 by Saunders, an imprint of Elsevier Inc. All rights reserved.
ISBN-13: 9781437722277

This translation of Surgery of the Thyroid and Parathyroid glands, 2/E by Gregory W. Randolph was undertaken by Peking University Medical Press and is published by arrangement with Elsevier (Singapore) Pte Ltd.
Surgery of the Thyroid and Parathyroid glands, 2/E by Gregory W. Randolph 由北京大学医学出版社进行翻译，并根据北京大学医学出版社与爱思唯尔（新加坡）私人有限公司的协议约定出版。

《甲状腺和甲状旁腺外科学》(第 2 版)(田文　姜可伟主译)
ISBN: 9787565914546
Copyright © 2016 by Elsevier (Singapore) Pte Ltd. and Peking University Medical Press.

注　意

甲状腺和甲状旁腺外科学（第 2 版）

主　　译：田　文　姜可伟
出版发行：北京大学医学出版社
地　　址：（100191）北京市海淀区学院路 38 号　北京大学医学部院内
电　　话：发行部 010-82802230；图书邮购 010-82802495
网　　址：http://www.pumpress.com.cn
E－mail：booksale@bjmu.edu.cn
印　　刷：北京圣彩虹制版印刷技术有限公司
经　　销：新华书店
责任编辑：马联华　　　责任校对：金彤文　　　责任印制：李　啸
开　　本：889 mm×1194 mm　1/16　印张：59.75　字数：1970 千字
版　　次：2016 年 9 月第 1 版　2019 年 7 月第 2 次印刷
书　　号：ISBN 978-7-5659-1454-6
定　　价：330.00 元

译校者名单

主　译　田　文（中国人民解放军总医院）
　　　　　姜可伟（北京大学人民医院）

译校者名单（按姓名汉语拼音排序）

曹　键（北京大学人民医院）

陈　光（吉林大学白求恩第一医院）

陈敏琦（中山大学附属第一医院）

程若川（昆明医科大学第一附属医院）

崔东旭（中国医科大学附属盛京医院）

代文杰（哈尔滨医科大学附属第一医院）

邓维叶（中山大学肿瘤防治中心）

刁　畅（昆明医科大学第一附属医院）

付荣湛（山东省千佛山医院）

高云飞（中山大学肿瘤防治中心）

高志冬（北京大学人民医院）

葛明华（浙江省肿瘤医院）

古　晨（中山大学附属第一医院）

郭　鹏（北京大学人民医院）

郭朱明（中山大学肿瘤防治中心）

贺青卿（济南军区总医院）

黄　韬（华中科技大学同济医学院附属协和医院）

黄海燕（中山大学肿瘤防治中心）

姜　瑛（吉林大学第二医院）

姜可伟（北京大学人民医院）

莱智勇（北京大学人民医院）

李　韬（北京大学人民医院）

李　辛（郑州大学附属肿瘤医院）

李　茵（中山大学肿瘤防治中心）

李　治（华中科技大学同济医学院附属协和医院）

李晓曦（中山大学附属第一医院）

李延森（北京大学人民医院）

李永柏（北京大学人民医院）

李振东（辽宁省肿瘤医院）

林沛亮（中山大学附属第一医院）

林少建（中山大学肿瘤防治中心）

蔺　晨（北京协和医院）

刘　枫（四川大学华西医院）

马　宇（四川大学华西医院）

明　洁（华中科技大学同济医学院附属协和医院）

秦华东（哈尔滨医科大学附属第二医院）

秦建武（郑州大学附属肿瘤医院）

申占龙（北京大学人民医院）

沈　凯（北京大学人民医院）

沈美萍（江苏省人民医院）

苏艳军（昆明医科大学第一附属医院）

孙　辉（吉林大学中日联谊医院）

田　文（中国人民解放军总医院）

王　平（浙江大学医学院附属第二医院）

王　松（哈尔滨医科大学附属第一医院）

王　铁（吉林大学中日联谊医院）

王　宇（复旦大学附属肿瘤医院）

魏　涛（四川大学华西医院）

吴永友（苏州大学附属第二医院）

辛精卫（吉林大学中日联谊医院）

徐德全（哈尔滨医科大学附属第一医院）

杨　阳（北京大学人民医院）

杨晓东（北京大学人民医院）

曾庆东（山东大学齐鲁医院）

翟翼飞（郑州大学附属肿瘤医院）

张晓波（山东省立医院）

张艳君（中国人民解放军总医院）

赵代伟（贵州省肿瘤医院）

赵群仔（浙江大学医学院附属第二医院）

赵文新（福建医科大学附属协和医院）

朱　旬（苏州大学附属第二医院）

朱精强（四川大学华西医院）

朱一鸣（中国医学科学院肿瘤医院）

邹秀和（四川大学华西医院）

主译简介

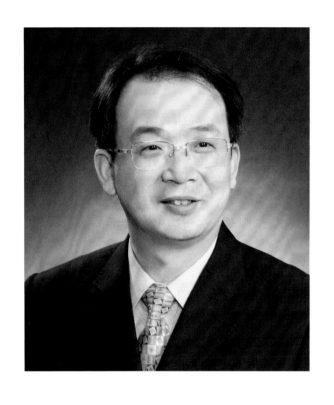

田 文

中国人民解放军总医院普通外科主任医师，教授，硕士生导师。

现任中国研究型医院学会甲状腺疾病专业委员会主任委员、中国医师协会外科医师分会甲状腺外科医师委员会主任委员、美敦力甲状腺外科学院院长、中华医学会外科学分会疝与腹壁外科专业学组副组长、全军外科学疝与腹壁外科专业学组副组长、北京中西医结合学会副主任委员。

主持制定了《甲状腺疾病中国诊治指南》《腹壁疝诊治指南》，主持录制了国家卫生和计划生育委员会（卫计委）的甲状腺及腹壁疝手术系列视频教材录制，参与制定了《甲状腺及甲状旁腺手术中神经电生理监测临床指南（中国版）》《甲状腺手术中甲状旁腺保护专家共识》和《慢性肾功能衰竭继发甲状旁腺功能亢进症外科临床实践专家共识》，协助组织制定了《甲状腺癌诊断标准》和《甲状腺癌治疗质量控制标准》的中华人民共和国卫生行业标准，牵头编写并录制了国家卫计委的甲状腺系列教学录像：《甲状腺手术系列之一：甲状腺癌根治术（中央区淋巴清扫术）》《甲状腺手术系列之二：完全腔镜下甲状腺全切除术（全乳晕入路）》《甲状腺手术系列之三：神经监测技术在甲状腺手术中的应用》，参与编写了《甲状腺和甲状旁腺内镜手术学》《外科学》《普通外科学》《结直肠肿瘤》等6部专著。主持了《甲状腺和甲状旁腺外科学（第2版）》《甲状腺手术：并发症的预防和治疗》两本国际顶级甲状腺外科专著的翻译工作。

承担军队"十一五""十二五"课题、国家科技支撑项目、吴阶平医学基金会基金课题、北京市科技计划课题、国家卫计委公益行业科研专项课题等9项课题。以第一或通讯作者发表论文60余篇，其中SCI论文5篇。获得2项国家专利。获得北京市茅以升科学技术奖、军队医疗成果一等奖、军队医疗成果二等奖、军队科学技术进步三等奖。当选为解放军总医院"百位名医"培养对象及"百病妙诀"负责人。担任《中华外科杂志》《中华消化外科杂志》《中国实用外科杂志》《中国微创外科杂志》《腹腔镜外科杂志》《中华疝与腹壁外科杂志》等8本核心期刊编委。

近年来，成功开展了甲状腺手术术中神经监测技术、甲状旁腺保护技术及甲状旁腺移植等国际先进技术，同时开展了腔镜、机器人辅助甲状腺微创手术，成功避免了疑难甲状腺手术术中神经及甲状旁腺功能损伤，使大量甲状腺疑难疾病患者获益，处于国内领先水平。在国内率先开展腹腔镜辅助、机器人辅助下食管裂孔疝修补手术，手术技巧和理念处于国际先进水平。

主译简介

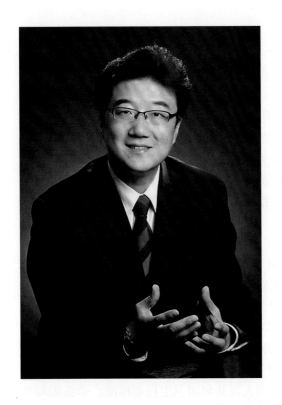

姜可伟

北京大学人民医院普通外科主任医师，副教授，硕士生导师，胃肠外科副主任。

现任九三学社中央医药卫生委员会委员、国家卫生专业技术资格考试专家委员会外科学专业委员会委员兼秘书、全国医师定期考核外科专业编委会委员兼秘书长、中国医师协会外科医师分会常委兼总干事、中华医学会外科学分会中青年委员、北京医师协会外科专科医师分会常务理事、中国医师协会医学教育工作委员会委员、中国医疗保健国际交流促进会甲状腺疾病分会副主任委员、中国研究型医院学会甲状腺疾病专业委员会副主任委员、中国研究型医院学会甲状腺疾病专业委员会神经监测学组副组长、中国抗癌协会甲状腺癌专业委员会委员等。

现任《中华外科杂志》《中国实用外科杂志》《中华实验外科杂志》《中华肿瘤防治杂志》《中华普外科手术学杂志（电子版）》等期刊编委。

主要业务专长为甲状腺肿瘤和各种普通外科常见疾病的诊断、外科手术以及综合治疗。主要科研方向为实体肿瘤的发生、发展、转归的相关因素及分子机制研究等。近年来，成功开展了甲状腺手术术中神经生理监测技术，成功避免了甲状腺疑难疾病手术术中神经及甲状旁腺功能损伤，使大量甲状腺疑难疾病患者受益。近五年在国内外学术期刊上发表了 50 篇论著（第一作者 / 通讯作者 SCI 论文 11 篇）。参与研究制定了《甲状腺癌诊断标准》等 3 项中华人民共和国卫生行业标准。参加了普通高等教育"十二五"规划教材、全国高等医药院校研究生规划教材等 6 种教材的编写工作。参与编写或翻译学术专著 19 部，其中包括英文论著 *Thyroid Surgery*（副主编，AME 出版社，2015 年出版）、译著 *Endocrine Surgery*（第 5 版）（主译）。参与的研究工作中有 4 项通过了教育部组织的科技成果鉴定；先后获得国家级教学成果一等奖 2 项、北京市教学成果一等奖 1 项、北京市教学成果二等奖 1 项、北京大学教学成果一等奖 2 项。先后以项目负责人或分课题负责人身份承担了国家高科技研究发展计划（"863"计划）、国家自然科学基金、国家卫生标准制定项目计划、北京市科技计划等多项研究课题。

中文版序一

甲状腺和甲状旁腺疾病涉及的临床范围广泛，引起的临床问题复杂多样，特别是甲状腺癌，近年来已成为全球范围内发病率增长最快的实体肿瘤。虽然甲状腺和甲状旁腺疾病诊治领域内新理论、新观点以及新诊疗技术不断涌现，但科学、规范、合理适度的筛查、诊断与治疗仍面临挑战，该领域内尚有大量争议问题，迫切需要全面、翔实、权威的著作给予指导。

中国医师协会外科医师分会甲状腺外科医师委员会自成立以来，开展了大量内容丰富、形式多样的活动，初步形成了甲状腺外科医师行业队伍。该委员会努力履行行业协会的职能，这其中就包括引进国外权威的、有代表性的专科论著。Gregory W. Randolph 博士是美国权威的甲状腺和甲状旁腺外科医师、著名的科学家和教育家，其主编的《甲状腺和甲状旁腺外科学》是该领域内最出色的专著之一。鉴于目前国内缺少甲状腺和甲状旁腺外科领域的权威著作，为了甲状腺和甲状旁腺疾病患者的福祉，引进和翻译一部临床实践和手术技术相结合的内分泌外科权威参考书实属必要。

我与本书主译田文医师、姜可伟医师有过多次交流，对他们在甲状腺和甲状旁腺外科领域的执着追求非常赞赏。田文医师和姜可伟医师是我国著名的甲状腺和甲状旁腺外科专家，多年来，他们积极吸收国外先进技术，开展了甲状腺手术术中神经监测等不少国际先进技术，处于国内领先。本书的译者多是来自中国医师协会外科医师分会行业委员会内的精英与佼佼者，都是从事普通外科、内分泌科以及甲状腺和甲状旁腺专业工作的数十年的专家，他们熟悉本专业的发展状况，有丰富的临床经验和科研实践体会，毫无疑问，他们能将原著的内容准确出色地呈现给广大读者。

本书内容丰富、新颖、全面、前沿，代表了本专业的先进水平，是一本高质量的内分泌外科专业书籍，具有权威的参考价值及临床实践指导作用。我推荐这本书给大家，相信所有对甲状腺和甲状旁腺外科领域感兴趣的普通外科、内分泌科、病理科、放射科医师都会从中受益。相信本书的出版能使读者更全面地了解甲状腺和甲状旁腺外科学的前沿知识和发展趋势，并给我国甲状腺和甲状旁腺外科学的平衡发展、诊疗规范和临床科研带来积极的推动作用。

王 杉 教授
北京大学人民医院外科
中国医师协会外科医师分会会长

中文版序二

随着分子生物学、遗传学、解剖学、生理学、生物化学、病理学、影像学的发展，人们对内分泌外科疾病的认识更加精确和完善，对其治疗也更加有效和完美。在人体内分泌系统的各个腺体或组织中，甲状腺和甲状旁腺占据着极其重要的地位，它们同其他器官一样，也有畸形、损伤、炎症、功能异常和肿瘤等疾病，并且这些疾病的有效治疗常需要外科手术。这其中有许多新知识、新理论、新方法和新技术需要我们去掌握并应用于外科临床实践。然而，目前我国国内还没有非常系统、非常实用的甲状腺和甲状旁腺疾病外科专著可供参考。

《甲状腺和甲状旁腺外科学》是由 Gregory W. Randolph 博士主编，其编著者均为相关多学科专业领域的世界知名专家。这本书大量引用了世界范围内的临床资料，系统全面，内容翔实，论述精辟，图文并茂，实用性强；对于甲状腺和甲状旁腺疾病，从遗传学到流行病学，从解剖、生理到病理生理，从病因、诊断、鉴别诊断到治疗，均有详尽阐述，是一部很好的内分泌外科学参考书。我有幸先睹为快，为此，我向国内外科学界同道、中青年外科医生、研究生和住院医生推荐，相信从年轻医生到资深专家的各层次读者都可以从中撷取自己所需要的信息。期待本书能够对诸位的临床工作有所帮助。

吴　毅　教授

复旦大学肿瘤医院

译者前言

甲状腺癌是近 20 年来发病率增长最快的恶性肿瘤，年增长率高达 6.2%。目前甲状腺癌已成为内分泌外科和头颈外科领域中最为常见的恶性肿瘤。随着甲状腺癌发病率的爆发式增长以及外科技术、电生理神经监测技术、超声学、病理学、核医学等甲状腺和甲状旁腺相关关键诊疗技术的迅速发展，近年来，甲状腺和甲状旁腺外科学得到了迅猛发展。关于该领域的最新进展，包括术前定位、基因检测、喉返神经监测、术中甲状旁腺激素测定、重组促甲状腺素以及微创手术方式，需要一个全面的回顾总结。《甲状腺和甲状旁腺外科学》一书正是一部详述了内分泌系统相关的病理生理学、外科解剖学、手术技术和术前术后评估的前沿知识及诊疗技术最新进展的专著。

《甲状腺和甲状旁腺外科学》自 2003 年第 1 版出版以来即已成为权威性经典教科书。Gregory W. Randolph 博士是美国马萨诸塞州眼耳医院耳鼻喉和头颈外科所属甲状腺和甲状旁腺外科主任，作为《甲状腺和甲状旁腺外科学》第 1 版和第 2 版的主编，他表示，即便第 1 版已经非常优秀，但永远都还有发展的空间。现在的第 2 版在第 1 版的基础上有很大突破，章节方面已由第 1 版的 46 章增加到第 2 版的 70 章，包含由各相关领域最优秀的专家所撰写的内分泌系统的病理生理学、手术解剖学、操作技术、术前和术后监护以及最新技术进展的前沿知识，且内容翔实。本书还有一大亮点，即本书有关手术解剖和技巧的章节均有大量精美插图，精致、写实，完美地展现了每一个手术相关解剖结构和操作。本书是一部对从事甲状腺和甲状旁腺相关领域工作的内分泌科、病理科、放射科以及外科医师都有巨大帮助的权威参考书，可以为甲状腺和甲状旁腺疾病的诊治提供权威性指导。

《甲状腺和甲状旁腺外科学（第 2 版）》中文版的译者都是目前国内甲状腺和甲状旁腺相关领域的专家，是中国医师协会外科医师分会甲状腺疾病专业委员会的核心成员，正是他们不辞辛苦的劳动和严谨求实的作风才有了本书中文版的诞生。

北京大学医学出版社为本书的顺利出版创造了有利条件，没有他们的努力工作和大力支持就不会有本书中文版的问世。

在本书问世之际，特别感谢王杉教授、吴毅教授在百忙之中为本译著作序；衷心感谢所有译者的辛勤劳动以及同道和朋友们在本书翻译整理过程中给予的无私帮助和支持。对于本译著中的偏差和不足之处，恳请同道和读者批评指正。

中国人民解放军总医院　田　文
北京大学人民医院　姜可伟

原著序言

我有幸在 2004 年完整阅读了 Gregory Randolph 博士主编的《甲状腺和甲状旁腺外科学》第 1 版。这本书的杰出的作者团队来自多学科专业领域，给我留下了深刻印象。此书不仅内容精彩、与时俱进，由 Robert Galla 所绘制的精美插图更是完美地展现了每一个解剖结构和手术操作。显然，是无数的思想的结晶和非凡的编著工作铸造了如此出众的一部书。在过去三十年中，在我浏览的甲状腺和甲状旁腺外科领域的大部分外科书中，这部书是最出色的一部。

如今《甲状腺和甲状旁腺外科学》第 2 版问世了，人们会好奇：第 2 版是否有什么重大更新。Randolph 博士没有让我们失望，第 2 版加入了很多新作者撰写的新内容。作为一名外科医师、科学家和教育家，同时还常常在美国及海外担当特邀嘉宾，Randolph 博士有条件去评判并邀请最优秀的章节作者参与撰写。第 2 版由第 1 版的 46 章增加到了 70 章。没有任何一个发生了新进展的领域被忽视。其中两个最值得关注的章节分别是：Angelos 和 Heller 撰写的"甲状腺与甲状旁腺手术的伦理学和治疗不当"，以及 Scott-Coombes 和 Bergenfelz 撰写的"内分泌诊疗质量记录：外科手术结果评估"。这些主题是不论哪个专业的读者都会感兴趣的。

铸造一部内分泌学科的综合性著作，包含由各相关领域最优秀的专家所撰写的内分泌系统的病理生理学、手术解剖学、操作技术、术前和术后监护以及最新技术进展的前沿知识，这一目标，Randolph 博士再一次做到了。尽管这是第 2 版，但其前沿的内容，新加盟的作者，以及全新的章节和撰写，都让其完全可以称得上是一部全新的书籍。这是一部几乎所有对甲状腺和甲状旁腺外科领域感兴趣的内分泌科、病理科、放射科以及外科的医师们都会渴望拥有的权威参考书。Randolph 博士还表示，即便第 1 版已经非常优秀，但永远都还有发展的空间。

NORMAN W. THOMPSON, MD
Professor of Surgery Emeritus
University of Michigan
Ann Arbor, Michigan

在经典教科书《甲状腺和甲状旁腺外科学》第 2 版中，Gregory W. Randolph 博士致力于在第 1 版的基础上有所突破。他恰当地拓展了该书的内容，引入了新的作者和章节，以全面回顾甲状腺和甲状旁腺的疾病与手术相关的知识。所有旧章节在插图、表格以及参考文献方面均进行了全面的更新。如今用以定义患者监护诊疗质量和效果的相关内容也作为一个专门的章节加入。另一个出色的新增章节是关于甲状腺和甲状旁腺疾病的相关医学伦理学。

我坚信，由来自多个专业领域（包括耳鼻喉科、普通外科以及胸外科）的优秀作者们打造出的内容全面的《甲状腺和甲状旁腺外科学》会是一部综合性的教科书，它是给 Randolph 博士及共同作者们的回馈，对于任何一名从事内分泌外科工作的医生而言都会是一部有价值的收藏。

KEITH D. LILLEMOE, MD
W. Gerald Austen Professor of Surgery
Harvard Medical School
Surgeon-in-Chief and Chief of Surgery
Massachusetts General Hospital
Boston, Massachusetts

《甲状腺和甲状旁腺外科学》的第 1 版是由包括耳鼻喉科、普通外科、内分泌科和病理科等众多专业领域的专家们共同撰写的，出版于 2003 年，并很快成为该领域的经典教科书。该书的第 2 版不仅是第 1 版的修正和更新，更加入了 24 个全新章节。值得祝贺的是，Randolph 博士邀请了 140 多名国际知名的专家作者。该书第 2 版全面阐述了关于甲状腺和甲状旁腺良恶性疾病的诊疗、外科处理、并发症和术后注意事项。其文字和精美的插图构成了一部关于最佳临床实践和手术技术的综合性专著。

此部书籍第 2 版与第 1 版一样，致力于成为甲状腺和甲状旁腺疾病诊疗的权威资源。

JOSEPH B. NADOL, JR., MD
Walter Augustus LeCompte Professor and Chairman
Department of Otology and Laryngology
Harvard Medical School
Chief of Otolaryngology
Massachusetts Eye and Ear Infirmary
Boston, Massachusetts

原著前言

《甲状腺和甲状旁腺外科学》第2版全面回顾了内分泌系统的病理生理学、外科解剖学、手术技术和术前术后评估的前沿知识，以及甲状腺和甲状旁腺相关诊疗技术的最新进展，对第1版的内容进行了重要更新和扩展。

甲状腺和甲状旁腺外科广义上属于头颈外科范畴，因此，书中也会涵盖相关的喉神经学、颈外侧解剖学以及气道管理的内容。本书通篇均强调了全面的术前检查和明智的术中决策的重要性。对于本领域的最新进展，包括术前定位、基因检测、喉返神经监测、术中甲状旁腺激素测定、重组促甲状腺素以及微创手术方式，本书进行了全面的回顾。本书还尝试将争议点呈现出来，例如，对甲状腺癌是应该进行广泛淋巴结清扫，还是即使对进展期甲状腺癌，也只进行保守的肿瘤剔除术，本书给出了简明扼要的推荐意见。

本书的权威性取决于其各个章节内容的质量。本书的每一位编著者均是世界范围内内分泌外科、头颈外科、胸外科以及内分泌学、影像学和病理学等领域中的佼佼者，因其在相应章节主题上有着卓越的临床技能和学术贡献而入选。这些编著者对其各自负责的主题给出了全面而独到的见解，而并不仅仅是他们个人的不同意见。在这样的一个团队中工作是十分愉快的。许多章节还是由来自世界不同地区以及不同专科领域的专家们合作编著的，因而也带来了多种不同元素融合、碰撞产生的火花。

每个章节的篇幅是有限的。不过，许多章节还有附加内容可以在线浏览。当你看到在线标志文字时，你可以在网络版《甲状腺和甲状旁腺外科学》中找到相应的附加信息。

本书堪称包含外科图谱的综合性外科学教材。许多有关手术解剖和技巧的章节均有大量的插图，且均由医学插画师 Robert Galla 绘制。Galla 先生的作品精致、写实，是本书的一大亮点。

本书的目标读者是对甲状腺和甲状旁腺疾病感兴趣的外科、内分泌科以及放射科和病理科医师。我也希望本书对仍在接受培训的外科医师乃至高年资外科医师均是宝贵的学习资源。

GREGORY W. RANDOLPH, MD

著者致谢

我要感谢那些在本书编撰过程中功不可没的同僚们。本书的每一页都是在反复推敲和不懈努力的基础上累积而成的。事实上，本书整本书都是大家共同努力的成果。我与 Robert Galla 浏览了每一位编著者的初稿和思路，并反复修订了每一份稿件，使之不断完善。与 Galla 先生一起工作是一件十分愉快的事。他的插画作品也着实代表着本书的核心，不但画面精美，而且内容翔实。同时，我们也都十分荣幸能将 Zach Zuffante 的作品也收纳并展示在本书中。

此外，我还要感谢我的同事，也是我的朋友，Dipti Kamani 医生，是他不辞辛劳地为我的科研工作提供帮助。从许多方面上来说，这本书成形于我在马萨诸塞州眼耳医院度过的时光。我有幸能与 Peggy Kelly 和 Nancy Kotzuba 这两位手术室护士一起工作。在编辑工作方面，Elsevier 公司的 Stefanie Jewell-Thomas、Roxanne Halpine Ward 以及 Sharon Corell 提供了很大的帮助，我也不胜感激。我还要感谢 John、Claire Bertucci、Mike 以及 Eliz Ruane，是他们始终如一的友情和支持陪伴我度过了这么多年。

最后，我要感谢的是在本书的编撰过程中做出突出贡献的医生们，比如 Joe Nadol 医生，他是我的主席，也是我的良师益友，我在波士顿的甲状腺外科工作就是在他的支持下起步并不断发展的。在投身于现代内分泌外科学事业过程中，对于 Keith Lillemoe 医生和 Ken Tanabe 医生的坚定信任，以及 Randy Gaz 医生的友谊和指导，我深表感激。多年来承蒙 Gil Daniels 医生的指点，为我的甲状腺和甲状旁腺外科实践构建蓝图，同时助我脚踏实地地发展。Gil，您的教诲，您的情谊，我感激不尽。

Gregory W. Randolph MD

献给

我的妻子，洛林
是你的信仰和爱给予了我力量。你的信仰、辛勤付出和对他人的无私奉献，指引我在这条路上前进。没有你，洛林，这些都将毫无意义。

格雷戈里、本杰明和玛德琳
格雷戈里，是你的敏感、艺术专长和辛勤付出使本书得以完成。
本杰明，我为你感到骄傲，为你的毅力和对他人的持续关心感到骄傲。
玛德琳，你的聪明才智、成就和优雅始终激励着我。
我美丽的孩子们，我无比爱你们。

我的母亲弗朗西斯
是你助长了我希望的力量和学习的欲望。

原著者名单

Joel T. Adler, MD
Resident, Department of Surgery
Massachusetts General Hospital
Boston, Massachusetts

Amit Agarwal, MS, FICS
Professor, Department of Endocrine Surgery
Sanjay Gandhi Post Graduate Institute
 of Medical Sciences
Lucknow, India

Anil T. Ahuja, MD, FRCR, FHKCR, FHKAM
Professor, Department of Imaging and Interventional
 Radiology
The Chinese University of Hong Kong
Prince of Wales Hospital
Shatin NT, Hong Kong (SAR), China

Kenneth B. Ain, MD
Director, Thyroid Clinic and Thyroid Cancer
 Research Laboratory
Veterans Affairs Medical Center
Professor of Medicine and The Carmen L. Buck Chair
 of Oncology Research
Thyroid Oncology Program
Division of Endocrinology and Molecular Medicine
University of Kentucky
Lexington, Kentucky

Göran Åkerström, MD, PhD
Professor, Department of Surgery
University Hospital
Uppsala, Sweden

Erik K. Alexander, MD, FACP
Associate Professor, Department of Medicine
Harvard Medical School
Physician
Division of Endocrinology, Department of Medicine
Brigham and Women's Hospital
Boston, Massachusetts

Eran E. Alon, MD
Attending Physician
Department of Otolaryngology-Head and Neck Surgery
Sheba Medical Center
Tel Hashomer, Israel

Kamal A.S. Al-Shoumer, MD, FRCP, PhD, FACE
Associate Professor, Department of Medicine
Consultant, Division of Endocrinology
 and Metabolic Medicine
Kuwait University
Kuwait City, Kuwait

Mohammed Ahmed Alzahrani, MBBS, FACS, SSC-Surg (Hon), ABS
Clinical Fellow, Department of Head and Neck Surgery
Harvard Medical School
Boston, Massachusetts
Associate Consultant, Department of Surgery
King Abdulaziz Medical City
Riyadh, Saudi Arabia

Carlo Enrico Ambrosini, MD, PhD
Department of Surgery
University of Pisa
Pisa, Italy

Peter Angelos, MD, PhD, FACS
Professor and Chief of Endocrine Surgery
Associate Director of the MacLean Center for
 Clinical Medical Ethics
Department of Surgery
University of Chicago
Chicago, Illinois

Zubair W. Baloch, MD, PhD
Professor, Department of Pathology and Laboratory Medicine
University of Pennsylvania Medical Center
Philadelphia, Pennsylvania

Rocco Domenico Bellantone, MD
Professor of General Surgery
Department of Surgical Science
Università Cattolica del Sacro Cuore
Rome, Italy

Anders O.J. Bergenfelz, MD, PhD
Professor, Department of Clinical Sciences
Lund University
Professor, Consultant Surgeon
Department of Surgery
Section of Endocrine and Sarcoma Surgery
Lund University Hospital
Lund, Sweden

Kunwar S.S. Bhatia, MBBS, MRCS, DLO, FRCR
Assistant Professor
Department of Imaging and Interventional Radiology
The Chinese University of Hong Kong
Prince of Wales Hospital
Shatin NT, Hong Kong (SAR), China

John P. Bilezikian, MD
Professor, Department of Medicine and Endocrinology
College of Physicians and Surgeons
Columbia University
New York, New York

Giorgio Stecconi Bortolani, MD
Endocrinology Unit
IRCCS Ospedale Santa Maria Nuova
Reggio Emilia, Italy

Lenine Garcia Brandão, MD, PhD
Professor and Chairman
Department of Head and Neck Surgery
Faculdade de Medicina de Universidade de São Paulo
São Paulo, Brazil

Daniel I. Branovan, MD
Director and Chair
The New York Eye and Ear Institute
President, Project Chernobyl
Director, Rhinology Division
Director, Thyroid Center
Department of Otolaryngology
The New York Eye and Ear Infirmary
New York, New York

Michael Brauckhoff, MD
Consultant Surgeon
Professor, Department of Surgery
Haukeland University Hospital
Bergen, Norway

Lewis E. Braverman, MD
Professor, Department of Medicine
Section of Endocrinology, Diabetes, and Nutrition
Boston University School of Medicine
Boston, Massachusetts

James D. Brierley, MBBS, FRCP, FRCR, FRCPC
Professor, Department of Radiation Oncology
University of Toronto
Radiation Oncologist
Department of Radiation Medicine
Princess Margaret Hospital
Toronto, Ontario, Canada

Miljenko Bura, MD, PhD
Chief, Special Division for Thyroid Gland Surgery
Assistant Professor
Department for Otorinolaryngology-Head and Neck Surgery
University Hospital Center Zagreb
Zagreb, Croatia

Denise Carneiro-Pla, MD
Assistant Professor, Department of Surgery
Medical University of South Carolina
Charleston, South Carolina

Claudio R. Cernea, MD
Professor of Surgery,
Department of Head and Neck Surgery
University of São Paulo Medical School
Attending Surgeon, Head and Neck Service
Hospital das Clínicas
University of São Paulo Medical School
São Paulo, Brazil

Herbert Chen, MD, FACS
Layton F. Rikkers Chair in Surgical Leadership
Professor, Department of Surgery
Section of Endocrine Surgery
University of Wisconsin
Chair of General Surgery
Department of Surgery
University of Wisconsin Hospital and Clinics
Leader of the Endocrine Disease Group
Carbone Cancer Center
University of Wisconsin
Madison, Wisconsin

Woong Youn Chung, MD, PhD
Professor, Department of Surgery
Head, Division of Endocrine Surgery
Yonsei University College of Medicine
Director, Thyroid Cancer Clinic
Yonsei University Health System
Seoul, Korea

Edmund S. Cibas, MD
Associate Professor, Department of Pathology
Harvard Medical School
Director of Cytopathology
Brigham and Women's Hospital
Pathology Consultant
Children's Hospital Medical Center
Boston, Massachusetts

Orlo H. Clark, MD, FACS
Professor, Department of Surgery
University of California, San Francisco
Mount Zion Medical Center
San Francisco, California

Gary L. Clayman, DMD, MD, FACS
Professor and Surgeon
Department of Head and Neck Surgery
The University of Texas MD Anderson Cancer Center
Houston, Texas

James I. Cohen, MD, PhD, FACS
Professor
Department of Otolaryngology-Head and Neck Surgery
Chief, Otolaryngology-Assistant Chief, Surgery
Portland Veterans Affairs Medical Center
Oregon Health and Science University
Portland, Oregon

Carmela De Crea, MD
Assistant Professor of Surgery
Department of Surgical Sciences
Università Cattolica del Sacro Cuore
Rome, Italy

Leigh Delbridge, MD, FRACS
Head of Surgery
The University of Sydney
Sydney, Australia

Ronald A. DeLellis, MD
Professor of Pathology
Pathology and Laboratory Medicine
Alpert Medical School of Brown University
Pathologist-in-Chief, Department of Pathology
Rhode Island Hospital
Pathologist-in-Chief, Department of Pathology
The Miriam Hospital
Providence, Rhode Island

Gerard M. Doherty, MD
Utley Professor and Chair of Surgery
Professor of Surgery and Medicine (Endocrinology)
Boston University
Surgeon-in-Chief, Department of Surgery
Boston Medical Center
Boston, Massachusetts

Henning Dralle, MD, FRCS, FACS
Professor and Chairman of General,
    Visceral, and Vascular Surgery
University Hospital and Medical Faculty
University of Halle
Halle, Germany

Quan-Yang Duh, MD
Professor in Residence, Department of Surgery
University of California, San Francisco
Attending Surgeon, Surgical Service
Veterans Affairs Medical Center
San Francisco, California

David W. Eisele, MD, FACS
Andelot Professor and Director
Department of Otolaryngology-Head and
    Neck Surgery
Johns Hopkins University School of Medicine
Baltimore, Maryland

Douglas B. Evans, MD
Professor and Chair
Department of Surgery
Medical College of Wisconsin
Surgeon-in-Chief
Department of Surgery
Froedtert Hospital
Milwaukee, Wisconsin

Guido Fadda, MD, MIAC
Assistant Professor of Pathology
Division of Anatomic Pathology and Histology
Università Cattolica–Agostino Gemelli School of Medicine
Rome, Italy

Thomas J. Fahey, III, MD
Chief, Division of Endocrine Surgery
Department of Surgery
The New York Presbyterian Hospital-Weill Cornell
    Medical College
Professor, Frank Glenn Faculty Scholar
Department of Surgery
Weill Cornell Medical College
New York, New York

William C. Faquin, MD, PhD
Director, Head and Neck Pathology
Department of Pathology
Massachusetts General Hospital
Chief, ENT Pathology
Department of Otolaryngology
Massachusetts Eye and Ear Infirmary
Associate Professor of Pathology
Harvard Medical School
Boston, Massachusetts

Alan P. Farwell, MD
Associate Professor, Department of Medicine
Director, Endocrine Clinics
Section of Endocrinology, Diabetes,
    and Nutrition
Boston Medical Center
Boston University School of Medicine
Boston, Massachusetts

Robert L. Ferris, MD, PhD, FACS
Professor
Vice-Chair for Clinical Operation
Chief, Division of Head and Neck Surgery, Otolaryngology,
    and Immunology
Co-Leader, Cancer Immunology Program
University of Pittsburgh School of Medicine
University of Pittsburgh Cancer Institute
Pittsburgh, Pennsylvania

Ramon Arturo Franco, Jr., MD
Director, Division of Laryngology
Department of Otology and Laryngology
Harvard Medical School
Medical Director
Department of Voice and Speech Laboratory, and
    Otolaryngology
Massachusetts Eye and Ear Infirmary
Laryngologist, Department of Otolaryngology
Massachusetts General Hospital
Boston, Massachusetts

Jeremy L. Freeman, MD, FRCSC, FACS
Professor
Temmy Latner/Dynacare Chair of Head
    and Neck Oncology
Department of Otolaryngology-Head and
    Neck Surgery
Professor, Department of Surgery
University of Toronto
Otolaryngologist-in-Chief
Department of Otolaryngology-Head and Neck Surgery
Mount Sinai Hospital
Toronto, Ontario, Canada

Randall D. Gaz, MD, FACS
Associate Visiting Surgeon
Department of Surgery
Massachusetts General Hospital
Assistant Professor of Surgery
Harvard Medical School
Consultant in Thyroid Surgery
Thyroid Surgical Division
Massachusetts Eye and Ear Infirmary
Boston, Massachusetts

Hossein Gharib, MD, MACP, MACE
Professor, Division of Endocrinology, Diabetes,
    Metabolism, and Nutrition
Mayo Clinic College of Medicine
Consultant, Division of Endocrinology, Diabetes,
    Metabolism, and Nutrition
Mayo Clinic
Rochester, Minnesota

Clive S. Grant, MD
Professor, Department of Surgery
Mayo Clinic
Rochester, Minnesota

Raymon H. Grogan, MD
Assistant Professor, Department of Surgery
Section of Endocrine Surgery
The University of Chicago Medical Center
Chicago, Illinois

Dana M. Hartl, MD, PhD
Chief, Thyroid Surgery Unit
Department of Head and Neck Oncology
Institut Gustave Roussy
Villejuif, France
Phonetics and Phonology Laboratory
University Paris III-Sorbonne Nouvelle
Paris, France

Bryan R. Haugen, MD
Professor
Departments of Medicine and Pathology
Head, Division of Endocrinology, Metabolism, and Diabetes
Department of Medicine
Mary Rossick Kern and Jerome H. Kern Endowed
    Chair in Endocrine Neoplasms Research
Department of Medicine
University of Colorado School of Medicine
Aurora, Colorado

Ian D. Hay, MB, PhD, FACE, FACP, FRCP (Edinburgh, Glasgow, and London), FRCPI (Hon)
Professor of Medicine and the Doctor Richard F. Emslander
    Professor in Endocrinology and Nutrition Research
Mayo Clinic College of Medicine
Consultant in Endocrinology and Internal Medicine
Division of Endocrinology, Diabetes, Metabolism,
    and Nutrition
Mayo Clinic
Rochester, Minnesota

Avi Khafif Hefetz, MD
ARM Center for Advanced Otolaryngology Head
    and Neck Surgery
Assuta Medical Center
Tel Aviv, Israel

Keith S. Heller, MD
Professor, Department of Surgery
New York University School of Medicine
Chief of Endocrine Surgery
New York University Langone Medical Center
New York, New York

Abdullah N. Hisham, MS
Head and Senior Consultant Surgeon
Department of Breast Endocrine and General Surgery
Putrajaya Hospital
Deputy Director General of Health (Medical)
Ministry of Health Malaysia
Putrajaya, Malaysia

F. Christopher Holsinger, MD, FACS
Associate Professor, Department of Head and Neck Surgery
The University of Texas MD Anderson Cancer Center
Houston, Texas

Yariv Houvras, MD, PhD
Assistant Professor, Departments of Surgery and Medicine
Weill Cornell Medical College
New York, New York

Dipti Kamani, MD
Clinical Research Specialist
Department of Otolaryngology
Massachusetts Eye and Ear Infirmary
Boston, Massachusetts

Edwin L. Kaplan, MD
Professor, Department of Surgery
The University of Chicago
Chicago, Illinois

Electron Kebebew, MD, FACS
Head of Endocrine Oncology
Tenured Senior Investigator
Surgery Branch
Center for Cancer Research
National Cancer Institute
Bethesda, Maryland

Moosa Khalil, MBBCh, FRCPC, FCAP
Clinical Associate Professor of Pathology
Department of Pathology and Laboratory Medicine
University of Calgary
Calgary, Alberta, Canada

Dae S. Kim, MBChB, BDS, MSc, FRCS, PhD
Consultant ENT and Thyroid Surgeon
ENT and Head and Neck Surgery
Queen Alexandra Hospital
Portsmouth, Hampshire, United Kingdom;
Honorary Senior Lecturer, Cancer Sciences
CRUK Cancer Centre
University of Southampton
Southampton, United Kingdom

Samuel S. Kim, MD
Thoracic Surgery Fellow
Massachusetts General Hospital
Boston, Massachusetts

Joshua P. Klopper, MD
Assistant Professor, Medicine and Radiology
Department of Medicine
Division of Endocrinology, Metabolism, and Diabetes
University of Colorado School of Medicine
Aurora, Colorado

Michael E. Kupferman, MD
Assistant Professor
Department of Head and Neck Surgery
The University of Texas MD Anderson Cancer Center
Houston, Texas

Ronald B. Kuppersmith, MD, MBA, FACS
Director
The Texas Institute for Thyroid and Parathyroid Surgery
College Station, Texas

Amanda M. Laird, MD
Clinical Lecturer, Department of Surgery
University of Michigan
Ann Arbor, Michigan

Stephanie L. Lee, MD, PhD
Associate Professor, Department of Medicine
Boston University School of Medicine
Director of the Thyroid Health Center
Boston Medical Center
Boston, Massachusetts

Ted H. Leem, MD, MS
Clinical Instructor,
Department of Otolaryngology-Head and Neck Surgery
University of California, San Francisco
San Francisco, California

Carol M. Lewis, MD, MPH
Assistant Professor
Department of Head and Neck Surgery
The University of Texas MD Anderson Cancer Center
Houston, Texas

Steven K. Libutti, MD, FACS
Professor and Vice-Chairman
Department of Surgery
Albert Einstein College of Medicine
The Marvin L. Gliedman, MD, Distinguished Surgeon
    and Vice-Chairman
Department of Surgery
Director of Surgery
Jack D. Weiler Hospital,
    Montefiore Medical Center
Director, Montefiore-Einstein
    Center for Cancer Care, Montefiore Medical Center
Albert Einstein College of Medicine
Bronx, New York

Virginia A. LiVolsi, MD
Professor
Department of Pathology and Laboratory Medicine
University of Pennsylvania
Philadelphia, Pennsylvania

Chung-Yau Lo, MBBS(HK), MS(HK), FCSHK, FHKAM (Surgery), FRCS(Edin)
Honorary Professor, Department of Surgery
The University of Hong Kong
Queen Mary Hospital
Hong Kong, China

Celestino P. Lombardi, MD
Associate Professor of General Surgery
Department of Surgical Science
Università Cattolica del Sacro Cuore
Rome, Italy

Andreas Machens, MD
Associate Professor
Department of General, Visceral, and Vascular Surgery
The Martin Luther University Halle-Wittenberg
Halle (Saale), Germany

Miran Martinac, MD
General Surgeon, Department of Surgery
CEO and Medical Director
University Hospital Sveti Duh
Zagreb, Croatia

Gabriele Materazzi, MD
Researcher, Department of Surgery
University of Pisa
Pisa, Italy

Douglas J. Mathisen, MD
Chief, Division of Thoracic Surgery
Department of Surgery
Massachusetts General Hospital
Boston, Massachusetts

Aarti Mathur, MD
Research Fellow, Surgery Branch
National Cancer Institute
Bethesda, Maryland
Resident in General Surgery
Georgetown University Hospital
Washington, District of Columbia

Ernest L. Mazzaferri, MD
Professor of Medicine
Department of Endocrinology
Ohio State University and
University of Florida
Gainesville, Florida

Robert McConnell, MD
Clinical Professor
Department of Medicine
College of Physicians and Surgeons
Columbia University
The Thyroid Center
The New York Presbyterian Hospital
New York, New York

Christopher R. McHenry, MD, FACS, FACE
Vice-Chairman, Department of Surgery
MetroHealth Medical Center
Cleveland, Ohio

Bryan McIver, MB, ChB, PhD
Consultant in Endocrinology
Division of Endocrinology and Metabolism
Mayo Clinic College of Medicine
Mayo Clinic
Rochester, Minnesota

Jesus E. Medina, MD, FACS
Paul and Ruth Jonas Professor
Department of Otorhinolaryngology
University of Oklahoma Health Sciences Center
Oklahoma City, Oklahoma

Paolo Miccoli, MD
Professor and Head, Department of Surgery
University of Pisa
Pisa, Italy

Radu Mihai, MD, PhD, FRCS
Honorary Senior Clinical Lecturer
Nuffield Department of Surgery
Oxford University
Consultant Endocrine Surgeon,
Department of Endocrine Surgery
John Radcliffe Hospital
Oxford, United Kingdom

Mira Milas, MD, FACS
Associate Professor, Department of Surgery
Director, The Thyroid Center
Department of Endocrine Surgery
Cleveland Clinic
Cleveland, Ohio

Anand K. Mishra, MS, PDCC, MCh
Assistant Professor, Department of General Surgery
Chhatrapati Shahuji Maharaj Medical University
Lucknow, Uttar Pradesh, India

Elliot J. Mitmaker, MD, MSc, FRCS(C)
Assistant Professor, Department of Surgery
McGill University
Montreal, Quebec, Canada

Marica Zizic Mitrecic, MD, FACS
Otolaryngologist, Head and Neck Specialist
Department of Otolaryngology-Head and Neck Surgery
University Hospital Sveti Duh
Zagreb, Croatia

Akira Miyauchi, MD, PhD
Visiting Professor, Department of Surgery
Nippon Medical School
Tokyo, Japan
Director, Department of Surgery
Kuma Hospital
Center for Excellence in Thyroid Care
Kobe, Japan

Jeffrey F. Moley, MD
Department of Endocrine and Oncologic Surgery
Washington University of Saint Louis
Saint Louis, Missouri

James L. Netterville, MD
Associate Director
Bill Wilkerson Center for Otolaryngology and
    Communication Sciences
Mark C. Smith Professor
Director, Division of Head and Neck Surgical Oncology
Department of Otolaryngology
Vanderbilt University Medical Center
Nashville, Tennessee

Bruno Niederle, MD
Professor and Chief, Section of Endocrine Surgery
Division of General Surgery
Department of Surgery
Medical University of Vienna
Vienna, Austria

Yuri E. Nikiforov, MD, PhD
Professor of Pathology
Director, Division of Molecular Anatomic Pathology
Department of Pathology
University of Pittsburgh School of Medicine
Pittsburgh, Pennsylvania

Lisa A. Orloff, MD
Robert K. Werbe Distinguished Professor in Head
    and Neck Cancer
Department of Otolaryngology-Head and Neck Surgery
University of California, San Francisco
San Francisco, California

Claudio M. Pacella, MD
Past Director, Diagnostic Imaging and Interventional
    Radiology
Regina Apostolorum Hospital
Consultant Physician, Radiology-Tumor Laser Ablation
Jewish Hospital of Rome
Consultant Physician, Internal Medicine-Tumor Laser
    Ablation
Università Cattolica del Sacro Cuore
Rome, Italy

Sareh Parangi, MD, FACS
Associate Professor of Surgery
Department of Surgery
Harvard Medical School
Boston, Massachusetts

Janice L. Pasieka, MD, FRCSC, FACS
Clinical Professor of Surgery and Oncology
Department of Surgery
Division of General Surgery
University of Calgary
Foothills Medical Center
Clinical Professor, Department of Oncology
Division of Surgical Oncology
Tom Baker Cancer Center
Calgary, Alberta, Canada

Phillip K. Pellitteri, DO, FACS
Chief, Department of Otolaryngology-Head and Neck Surgery
Guthrie Health System
Sayre, Pennsylvania
Clinical Professor of Otolaryngology-Head and Neck Surgery
Temple University School of Medicine
Philadelphia, Pennsylvania

Nancy D. Perrier, MD, FACS
Professor, Department of Surgery
Associate Director, Endocrine Center
Chief, Section of Surgical Endocrinology
Director, Surgical Endocrinology
    Fellowship Program
Department of Surgical Oncology
The University of Texas MD Anderson
    Cancer Center
Houston, Texas

Andre Potenza, MD
Clinical Fellow in Thyroid and
    Parathyroid Surgery
Department of Otolaryngology
Massachusetts Eye and Ear Infirmary
Boston, Massachusetts

Anathea C. Powell, MD
Resident, Department of Surgery
New York University School of Medicine
New York, New York

Jason D. Prescott, MD, PhD
Department of Surgery
Yale University School of Medicine
New Haven, Connecticut

Ruth S. Prichard, FRCSI
Consultant Endocrine and Breast Surgeon,
St. Vincent's University Hospital
Elm Park, Dublin, Ireland

Marco Raffaelli, MD
Assistant Professor of Surgery,
Department of Surgical Science
Università Cattolica del Sacro Cuore
Rome, Italy

Anais Rameau, MD
McGill University
Montreal, Quebec, Canada

Gregory W. Randolph, MD, FACS
Director, General, Thyroid, and Parathyroid Surgical
    Divisions
Department of Otolarygology-Head and Neck Surgery
Massachusetts Eye and Ear Infirmary
Member, Division of Surgical Oncology, Endocrine
    Surgical Service
Department of Surgery
Massachusetts General Hospital
Associate Professor, Otology and Laryngology
Harvard Medical School
Boston, Massachusetts

Sara L. Richer, MD
Otolaryngologist, Head and Neck Surgeon
Department of Surgery
St. Vincent's Medical Center
Bridgeport, Connecticut

Anatoly F. Romanchishen, MD, PhD, ScD
Merit Doctor of Russian Federation
Chief, Hospital Surgery, Traumatology, Military Surgery
Professor, Department of Oncology
State Pediatric Medical Academy
Chief, Center of Endocrine Surgery and Oncology
Health Care Committee of Saint Petersburg Government
Saint Petersburg, Russian Federation

Genevieve Rondeau, MD
Endocrinologist, Department of Medicine
University of Montreal
Montreal, Quebec, Canada

Douglas S. Ross, MD
Professor of Medicine
Harvard Medical School
Co-Director, Thyroid Associates
Massachusetts General Hospital
Boston, Massachusetts

Massimo Santoro, MD, PhD
Professor
Department of Biology and Molecular and Cellular
    Pathology
Università Federico II
Naples, Italy

Christian Scheuba, MD
Assistant Professor, Senior Resident
Section of Endocrine Surgery
Division of General Surgery
Department of Surgery
Medical University of Vienna
Vienna, Austria

Martin Schlumberger, MD
Professor of Oncology, University Paris Sud
Chair, Department of Nuclear Medicine and
    Endocrine Oncology
Institut Gustave Roussy
Villejuif, France

David L. Schwartz, MD
Associate Professor and Vice-Chair
Department of Radiation Medicine
Hofstra North Shore-LIJ School of Medicine
Hempstead, New York

David M. Scott-Coombes, MS, FRCS
Consultant Endocrine Surgeon
Department of Endocrine Surgery
University Hospital of Wales
Cardiff, United Kingdom
Director of Audit
British Association of Endocrine and Thyroid Surgeons
United Kingdom

Melanie W. Seybt, MD
Assistant Professor
Department of Otolaryngology-Head and Neck Surgery
Georgia Health Sciences University
Augusta, Georgia

Jatin P. Shah, MD, PhD(Hon), FACS, FRCS(Hon), FRACS(Hon), FDSRCS(Hon)
Professor, Department of Surgery
EW Strong Chair in Head and Neck Oncology
Chief, Head and Neck Service
Department of Surgery
Memorial Sloan-Kettering Cancer Center
Professor, Department of Surgery
Weill Cornell Medical College
New York, New York

Manisha H. Shah, MD
Associate Professor of Internal Medicine,
The Ohio State University Medical Center
Columbus, Ohio

Ashok R. Shaha, MD
Jatin Shah Professor of Surgery
Department of Surgery
Cornell University Medical Center
Attending Surgeon,
Memorial Sloan-Kettering Cancer Center
New York, New York

Maisie L. Shindo, MD
Professor, Department of Otolaryngology
Oregon Health and Science University
Portland, Oregon

Shonni J. Silverberg, MD
Professor, Department of Medicine and Endocrinology
College of Physicians and Surgeons
Columbia University
New York, New York

Allan E. Siperstein, MD
Professor, Department of Surgery
Chair, Department of Endocrine Surgery
Cleveland Clinic
Cleveland, Ohio

Jennifer A. Sipos, MD
Assistant Professor
Department of Endocrinology
The Ohio State University
Columbus, Ohio

Cristian M. Slough, MD
Willamette Valley Ear, Nose, and Throat
Willamette Valley Medical Center
McMinnville, Oregon

Robert A. Sofferman, MD
Emeritus Professor
Division of Otolaryngology-Head and Neck Surgery
Department of Surgery
University of Vermont School of Medicine
Burlington, Vermont

Brendan C. Stack, Jr., MD
Professor
Department of Otolaryngology-Head and Neck Surgery
University of Arkansas for Medical Sciences
Little Rock, Arkansas

Peter Stålberg, MD, PhD
Associate Professor
Consultant Endocrine Surgeon, Endocrine Surgical Unit Department of Surgery
University Hospital
Uppsala, Sweden

Antonia E. Stephen, MD
Endocrine Surgeon, Department of Surgery
Massachusetts General Hospital
Boston, Massachusetts

David L. Steward, MD
Professor
Department of Otolaryngology-Head and Neck Surgery
University of Cincinnati Medical Center
Cincinnati, Ohio

Kwang C. Sung, MD, MS
Assistant Professor
Division of Laryngology
Department of Otolaryngology-Head and Neck Surgery
Stanford University School of Medicine Staff Physician,
Division of Otolaryngology-Head and Neck Surgery Surgical Services Veterans Affairs
Palo Alto Health Care System
Palo Alto, California

David J. Terris, MD, FACS
Porubsky Professor and Chairman
Surgical Director, Georgia Health Thyroid Center
Department of Otolaryngology-Head and Neck Surgery
Georgia Health Sciences University
Augusta, Georgia

Geoffrey B. Thompson, MD
Professor, Department of Surgery
Mayo Clinic College of Medicine
Consultant, Section Head, Endocrine Surgery
Department of Surgery
Mayo Clinic
Rochester, Minnesota

Yoshihiro Tominaga, MD, PhD
Director, Department of Endocrine Surgery
Nagoya Second Red Cross Hospital
Nagoya, Japan

Rafael O. Toro-Serra, MD
Fellow, Department of Head and Neck Surgery
The University of Texas MD Anderson Cancer Center
Houston, Texas

Richard W. Tsang, MD, FRCP(C)
Professor, Department of Radiation Oncology
University of Toronto
Staff Radiation Oncologist
Department of Radiation Oncology
Princess Margaret Hospital
Toronto, Ontario, Canada

Ralph P. Tufano, MD, MBA, FACS
Director of the Johns Hopkins Hospital Multidisciplinary
    Thyroid Tumor Center
Director of Thyroid and Parathyroid Surgery
Department of Otolaryngology-Head and Neck Surgery
Johns Hopkins University School of Medicine
Baltimore, Maryland

R. Michael Tuttle, MD
Attending Physician, Endocrinology Service
Department of Medicine
Memorial Sloan-Kettering Cancer Center
Professor of Medicine
Weill Cornell Medical College
New York, New York

Robert Udelsman, MD, MBA, FACS, FACE
William H. Carmalt Professor
Department of Surgery and Oncology
Chairman, Department of Surgery
Yale University School of Medicine
Surgeon-in-Chief, Department of Surgery
Yale New Haven Hospital
New Haven, Connecticut

Mark Lawrence Urken, MD, FACS
Director, Head and Neck Surgery
Continuum Cancer Centers of New York
Beth Israel Medical Center
Professor, Department of Otorhinolaryngology-Head and
    Neck Surgery
Albert Einstein College of Medicine
New York, New York

Roberto Valcavi, MD, FACE
Director, Endocrinology Unit
Santa Maria Nuova Hospital
Reggio Emilia, Italy

Joseph Valentino, MD, FACS
Professor of Surgery and Pediatrics
Department of Otolaryngology-Head and Neck Surgery
University of Kentucky
Physician, Surgical Services
Veterans Affairs Medical Center
Lexington, Kentucky

Erivelto Volpi, MD, PhD
Attending Physician
Department of Head and Neck Surgery
University of São Paulo Medical School
São Paulo, Brazil

Tracy S. Wang, MD, MPH
Assistant Professor, Department of Surgery
Medical College of Wisconsin
Milwaukee, Wisconsin

Randal S. Weber, MD, FACS
Professor and Chairman
Department of Head and Neck Surgery
The University of Texas MD Anderson Cancer Center
Houston, Texas

Gayle Woodson, MD
Professor and Chair, Division of Otolaryngology
Southern Illinois University
Director, Voice Center
St. John's Hospital
Springfield, Illinois

Tina W.F. Yen, MD, MS
Associate Professor, Department of Surgery
Medical College of Wisconsin
Milwaukee, Wisconsin

Abdalla E. Zarroug, MD
Assistant Professor
Department of Surgery and Pediatrics
Mayo Clinic College of Medicine
Senior Associate Consultant
Department of Surgery
Mayo Clinic
Rochester, Minnesota

目　录

第1篇 ■ 导 言

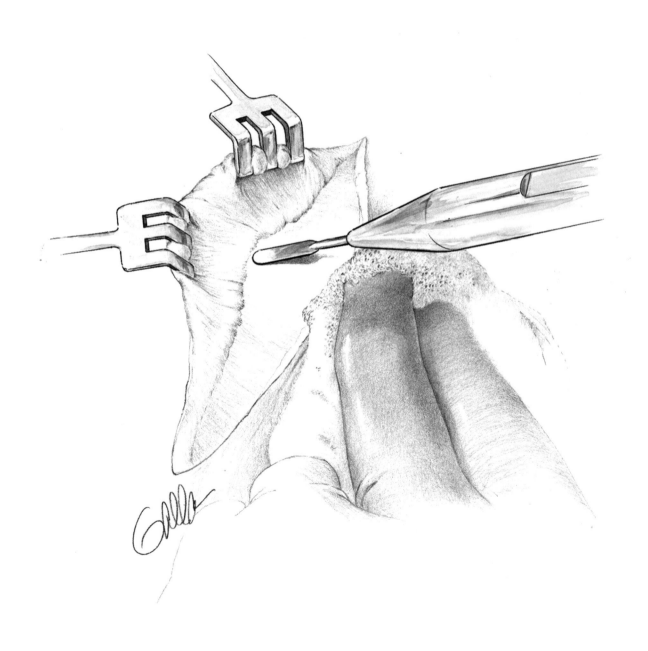

第1章 ■ 甲状腺与甲状旁腺手术的历史

MARICA ZIAIC MITRECIC ■ EDWIN L. KAPLAN ■ RANDALL D. GAZ ■ CRISTIAN M. SLOUGH ■ MILJENKO BURA ■ ANATOLY F. RMANCHISHEN ■ MIRAN MARTINAC ■ GREGORY W. RANDOLPH

> 只有熟知艺术和科学历史的人才有能力推动其未来的发展。
>
> T. BILLROTH, 1862[1]

甲状腺手术的历史见证了现代外科学技术的进展，以及与这些技术相伴随的、对解剖学和内分泌学的深入探索。这是一条很曲折的道路。即使当甲状腺和甲状旁腺功能障碍被首次公认为独立病种时，它们仍是被误解的。最初，Graves 病被认为是一种心脏疾病，甲状腺功能减退症被认为是神经系统和皮肤系统疾病，而甲状旁腺功能亢进症则被认为是一种原发性骨骼功能障碍。在 17 世纪初，最早的甲状腺手术之一曾导致术者被监禁[2]。幸运的是，解剖学家和生理学家接受了最初的不成熟的外科尝试，最终使如艺术般的甲状腺手术成为一种安全有效的、经典的治疗方法。正如 Halsted 所述[3]，"甲状腺肿的甲状腺摘除术也许比其他任何手术都更能代表外科医生的艺术水平。"这个外科学的故事起始于碘缺乏的治疗。

早期时代

从最早有记录的历史开始，甲状腺肿就被公认为一个独立病种。对甲状腺肿的最早记载来自公元前 2700 年的中国。纵观历史，即使甲状腺肿作为地方性疾病已在全球数个地区存在，但直到公元 500 年，巴格达的 Abdul Kasan Kelebis Abis 才开展了第一次有记录的甲状腺肿切除术。虽然术后大量出血，这位病人仍顽强地存活了下来。其他早期的术后措施包括输注蟾蜍血和用手有规律地触按甲状腺腺体。

甲状腺手术的早期进展来自于 12 和 13 世纪的意大利萨勒诺学校（图 1-1）。经典操作包括将两根烧红的铁线以互相垂直的方向插入异常的甲状腺肿块中，然后每两天再操作一次，直到铁线穿透肿块。当甲状腺肿的动脉血供减少到一定程度时，外科医生们再将甲状腺肿的表面切开，用钩子勾住肿瘤样组织，把皮肤与之分离开来。一旦暴露开来，外科医生们会用手

移除甲状腺肿及其包囊。对于有蒂的甲状腺肿，他们会用鞋线将其整个结扎并切除[4]。在这些操作中，病人被牢靠地固定在一张桌上。尽管这些操作偶尔能够减小甲状腺肿的体积，但病人却经常死于败血症或大出血[4]。

直到文艺复兴时期 Leonardo da Vinci（达·芬奇）的工作开展以后，正常甲状腺的解剖才被普遍理解（图 1-2）。达·芬奇将甲状腺画作两个球状腺体，并

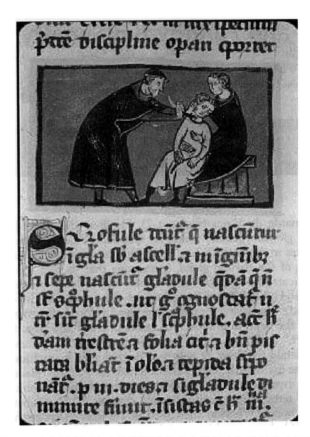

图 1-1 （也见彩图）当外科医生从病人脖子上切除肿物（甲状腺肿）时，助手按压住病人。Ruggero Frugardo：《外科学》（1180 年）（From Ignjatović M: The thyroid gland in works of famous old anatomists and great artists. *Langenbecks Arch Surg* 395[7]:973-985, 2010.）

且推测它们填补了颈部的空缺空间（图1-3）[5]。其他人则仔细思考了甲状腺的功能，推测它的作用是润滑颈部，或者从美学上使脖子看起来更令人愉悦。英国巴斯的 Caleb Hillier Parry 认识到了甲状腺腺体的多血管性，并认为它是一个血液缓冲区，可以保护大脑避免因心脏血流的突然增多而受损[6]。在罗马时代，颈部周长的增加被认为预示着青春期的来临[7]。在16世纪，罗马的 Bartholomeo Eustachius 将甲状腺描述为"盾形腺体"（拉丁文：glandulam thyroideam），由通过峡部连接的两叶组成[4]。术语甲状腺（拉丁文：glandula thyroideois）是由 Thomas Wharton（在其著作《Adenographia》中提出）在 1646 年所创造。因为腺体的盾形外观（thyreos，希腊语"盾牌"），或者因为与腺体紧密联系的甲状软骨的形状，他将其命名为甲状腺[8]。

1646 年，Wilhelm Fabricus 报道了首例用解剖刀实施的甲状腺切除术。但是，这例 10 岁女孩最终死去，而手术医生则被囚禁[2]。1791 年，Pierre Joseph Desault 在巴黎实施了一个成功的部分甲状腺切除术[2]。随后 Guillaume Dupuytren 追随 Desault 的脚步在 1808 年实施了首例"全"甲状腺切除术。不幸的

是，尽管术中出血很少，病人仍死于"休克"[2]。在那个时代最成功的甲状腺外科医生是来自德累斯顿的 Johann Hedenus。到 1821 年，他已经报道了 6 例巨大甲状腺肿的成功切除病例。他的卓越工作在此后 40 年内无人能出其右[5]。19 世纪 50 年代，各种各样的切口——纵向的，斜向的，偶尔也有"Y"形的——被使用在甲状腺切除术中。在 1880 年，斯特拉斯堡

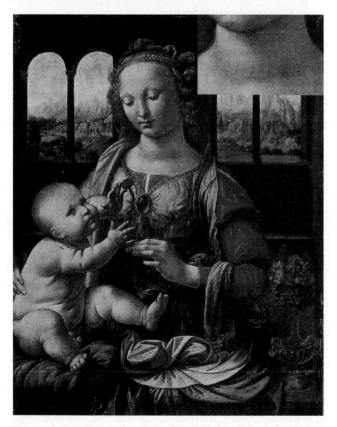

图 1-2 （也见彩图）达·芬奇：《圣母的康乃馨》或《圣母与玫瑰》，1478。有甲状腺肿的圣母玛利亚（From Ignjatović M: The thyroid gland in works of famous old anatomists and great artists. *Langenbecks Arch Surg* 395[7]:973-985, 2010.）

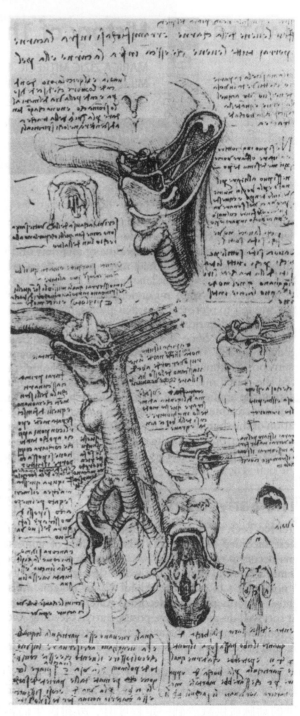

图 1-3 达·芬奇作于 1503 年的第一份甲状腺图解（From O'Malley CD, de CM Saunders JB: *Leonardo on the human body*, New York, 1983, Dover Publications, p. 169.）

的 Jules Boeckel 提出了领状切口 [2]。在皮肤切口之后，同时代的绝大部分外科医生在术中使用钝性分离。出血并没有被很充分地控制住。尽管存在围术期的血量丢失，医生们仍为术后并发症实施放血治疗。伤口通常是保持开放，手术残腔被填塞或被血液充满 [4]。

早期甲状腺手术的进展与最初内分泌学的进展相互交错。很早的经验就告诉我们，有时海藻和沼泽海水能够减小甲状腺肿的体积。1811 年，Bernard Courtois 在烧焦的海藻中发现了碘 [5]。到了 1820 年，同为瑞士人的 Johann Straub 和 Francois Coindet 系统性地研究了用碘来治疗甲状腺肿。随后 Coindet 推荐术前用碘去减小甲状腺肿的体积以及减轻甲状腺肿的充血，以降低手术风险 [4]。将碘用于术前准备得到了推广。碘剂有时会被视为有神奇药效而被滥用，从而导致毒副反应 [9]。在 19 世纪 30 年代，Robert Graves 和 Karl von Basedow 通过识别 "Merseburg 三联征"（甲状腺肿、眼球突出、心动过速），首先描述了毒性弥漫性甲状腺肿 [10-11]。有趣的是，尽管甲状腺肿和眼眶疾病的联系被认为是 Graves 和 Basedow 的贡献，但早在 11 世纪已被两位波斯内科医生 Avicenna 和 Aj-Jurjani 所描述 [12]。

在 19 世纪 50 年代，甲状腺手术死亡率仍然很高，大约为 40%。当时法国医学科学院谴责对甲状腺的任何手术干预。一位同时代的杰出美国外科医生 Samuel David Gross 在 1866 年写道 [13]：

> 当甲状腺处于肿大状态时，出于挽救病人的合理希望，我们能否切除甲状腺？经验会断然地回答 "不行" ……如果一位外科医生有勇无谋到去这样做……此路上的每一步都将被困难包围，手术刀每切一刀都伴随着大量出血。如果他的牺牲者能够活到足够长而让他完成他的可怕屠杀，那他一定非常幸运。没有哪位可靠、明智的外科医生会参与其中！

外科学的革命

发生于 19 世纪的外科学和医学的里程碑式的进展将甲状腺手术从血腥的、被谴责的手术转变成了现代的、安全的外科干预措施。在这些进展中，最重要的是麻醉学、灭菌法以及使用器械进行手术止血的进展。

外科学的革命起始于麻醉学（随后由 Oliver Wendell Holmes 所命名）的探索 [14]。1842 年，来自乔治亚州的 Crawford W. Long 在手术中第一次使用乙醚作为麻醉剂 [9]。而现代外科麻醉学的真正开端则归于 1846 年 William Morton 在波士顿麻省总医院演示的乙醚麻醉效果 [9]。1847 年，来自俄罗斯弗拉基高加索的 Nikolai Pirogov 第一次在甲状腺切除术中使用了全身麻醉 [2]。病人是一位因甲状腺肿导致气管受压的 17 岁女孩 [15]。这个手术相当困难，因为 "肿瘤有一个苹果那么大" 以及 "使用了超过 30 条绷带"。伤口愈合因为 "化脓" 而变得复杂。虽然如此，手术的结果仍然称得上成功。很快 Pirogov 在圣彼得堡就实施了另外 3 例甲状腺手术。他因为害怕形成丹毒和 "脓肿囊腔"，从不缝合伤口边缘 [16]。

1867 年，Joseph Lister（李斯特）采用的抗菌法则是外科学革命的第二大进步。李斯特的观念在欧洲大陆很快被接受，但在大不列颠和美国却受到了一些阻碍 [5]。19 世纪 70 年代，现代甲状腺手术之父，Theodor Kocher 和 Albert Theodor Billroth，接受了李斯特的抗菌法观念。1883 年，Gustav Neuber 将手术帽和手术衣带进手术室，并提出了术中无菌操作的概念。1886 年，柏林的 Ernst von Bergmann 提出了手术器械的蒸气消毒 [17]。

现代外科学进展的最后一大步则是改良的止血法，由于 Spencer Wells 发明的新型外科器械而得以实现。1872 年，Wells 设计了一个简单的、自固定的动脉钳（有一个齿），并在 1874 年报道了它的用法 [18]。其他有关手术钳的改进，诸如减轻重量、增加钳齿，通过减少术中出血而改进了手术技术，最终降低了死亡率。

随着病人的痛苦与活动通过麻醉被很好地控制住，以及通过使用更先进的止血钳而改进了止血法，外科医生们有更多的时间可以顾及潜在的解剖，使得甲状腺切除术因为其安全、非化脓性的术后病程而更加成功。因此，从 1850 年到 1875 年，甲状腺手术的死亡率降低了一半 [2]。

现代甲状腺手术的进展

Albert Theodor Billroth（1829—1894）被公认为 19 世纪最杰出的外科医生。他出生于 1829 年，是一位德国牧师的儿子（图 1-4）。在他 31 岁那年，他得到了苏黎世大学教授的职位，并开始慎重地在该地区

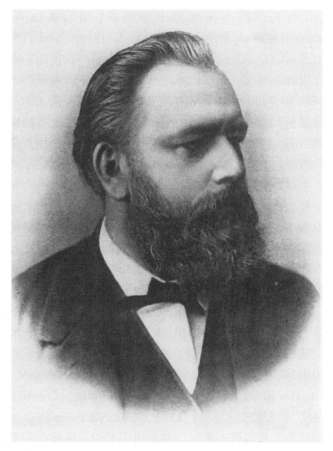

图 1-4 Albert Theodor Billroth, 1867（Reproduced with permission from Institut für Medizingeschichte, Universität Bern, Buehlstrasse 26, CH 3012 Bern.）

开展了地方性甲状腺肿的手术治疗。在苏黎世的前 6 年，他实施了 20 例甲状腺切除术并勇敢地发表了这个结果，记录下大约 40% 的死亡率。死亡原因主要是术后败血症和术中大出血。Billroth 认为，这个死亡率是灾难性的，然后放弃了这个手术将近十年[13]。1877 年，在抗菌法进步（他最初并未很快接受）和手术器械改进后，他对甲状腺手术重拾信心。那时他的手术死亡率降到了 8%。典型的 Billroth 手术包括切开胸锁乳突肌，切开并引流所有甲状腺囊肿。他通过动脉结扎、使用动脉瘤针以及一种印度草药止血剂 punghawar djambi，成功地进行了止血。

　　Billroth 的成就令人印象深刻。当他在 1867 年接受维也纳大学教授的职位时，已经发表了著作《普通外科病理学与治疗学》，建立了临床外科文集，并最终成为当时经验最丰富的甲状腺外科医生。他也是一位著名的教师，因建立了一所外科学学院而影响巨大。多位著名的外科医生曾师从于他，包括 Jan Mikulicz、Anton von Eiselsberg 以及 Anton Wölfler。1880 年，Billroth 曾应邀对一位俄罗斯甲状腺外科

学前辈 Nikolai I. Pirogov 进行体检，并诊断 70 岁的 Pirogov 患有无法手术切除的上颌骨肿瘤。Billroth 在头颈外科领域的其他著名成就包括在 1873 年实施了首例成功的喉头切除术，以及在 1881 年实施了首例食管切除术。

Theodor Kocher（1841—1917 年）

　　无论如何，Theodor Kocher 在甲状腺外科学编年史上都占有重要一席。Kocher 的工作（图 1-5）推动了现代甲状腺切除术的发展。1865 年，自伯尔尼大学毕业后，Kocher 花了一年时间在国外诊所访问学习。他曾去过格拉斯哥，在那里，他见证了李斯特的革命性抗菌法的工作；他还去过巴黎，结识了 Louis Pasteur 与 Verneuil；也曾去过苏黎世，结识了 Billroth。他逐渐熟知了外科学的当代进展。1872 年，时年 31 岁的 Kocher 得到了伯尔尼大学外科学教授的职位。他的学生 Halsted 注意到：

　　　　在 1873 年至 1883 年这十年间，甲状腺肿的手术治疗取得了巨大进步，远超了之前停滞的时代，或者按我说，也超过了之后的所有时代……在那个时期，由 Billroth 和 Kocher 以及他们学院

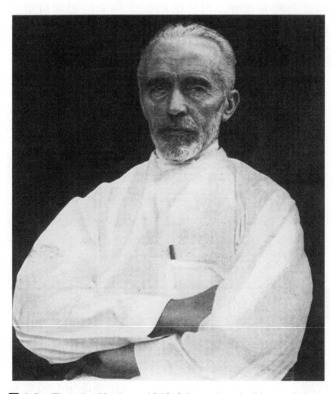

图 1-5 Theodor Kocher, 1912（Reproduced with permission from Institut für Medizingeschichte, Universität Bern, Buehlstrasse 26, CH 3012 Bern.）

的医生们所进行的甲状腺肿的手术艺术已经堪称完美，仅剩下相对次要的一些问题等待解决[2]。

当 Kocher 接受职位来到伯尔尼时，甲状腺肿在瑞士是呈地方性分布的。Kocher 注意到，在伯尔尼，多达 90% 的学龄儿童受到甲状腺肿的折磨[19]。他很快在甲状腺手术中积累了丰富的经验，最终在其职业生涯中开展了超过 5 000 例甲状腺切除术。他是一位对止血非常注意、一丝不苟的外科医生。他提出在最初即结扎甲状腺下动脉，从而大大降低了大出血的风险。他对抗菌法和止血法的提倡，不仅体现在他的外科学教科书中，也反映在他的手术死亡率上。他报道的死亡率从 19 世纪 80 年代的 12.6% 降低到 1898 年的 0.2%[20]。在 Kocher 的任期内，伯尔尼大学成为了甲状腺肿手术的世界中心（图 1-6）。Kocher 的手术技巧与 Billroth 的不同之处在于：前者保留了带状肌群，常使用一种领状的、更加局限的切口；后者则使用一种典型的斜向切口[13]。Kocher 对现有的麻醉学技术也密切关注。在 Kocher 的极少数死亡案例中，有一例继发于氯仿麻醉。从那时起，他仅使用可卡因局部麻醉[8]。

1867 年，Kocher 了解到他早年的一位病人，10 岁的 Marie Bischel，在进行了双侧的甲状腺切除术后，表现出情感淡漠、生长迟缓、手指增厚以及其他呆小症的表现。他把这种未知的情况称为"甲状腺功能丧失性恶病质"。

1882 年，当 Kocher 得知日内瓦医生 Jaques-Louis Reveridin 的工作（他描述了全甲状腺切除术后的相似的黏液性水肿症状）后，他开始有计划地召回他的所有的甲状腺肿病人[21]。在 Kocher 能够重新回顾的 18 位甲状腺切除术后病人中，16 位表现出不同程度的黏液性水肿。Kocher 对这些类 Marie Bischel 样的表现（图 1-7）感到非常震惊，促使他下定决心再也不对良性疾病实行全甲状腺切除术。这份观察报告是证明甲状腺在人体生长和发育中起着生物学作用的第一份证据。

1883 年，Kocher 向第五届德国外科学大会提交了他具有历史意义的论文，报道了全甲状腺切除术的不良反应（命名为"甲状腺功能丧失性恶液质"），证明了甲状腺是有功能的[22]。当时，一位普鲁士的耳鼻喉科专家 Felix Semon 在一次伦敦临床学会会议中，也提出了英国黏液性水肿病人与做过全甲状腺切除术病人的相似之处[23,24]。

William Halsted（图 1-8；也见图 1-6）作为一名学生曾访问过 Billroth 和 Kocher 两人的诊所，并对两人的手术技巧做了一个有趣的对比观察。Halsted 注意到，绝大多数 Kocher 的病人在甲状腺切除术后发生了黏液性水肿，但很少发生手足抽搐；而 Billroth 的病人则恰好相反。Billroth 认为这个现象的源头就在于两人手术技巧的不同。Kocher 因其手术视野很少出血、注意细节、切除绝大部分甲状腺并保留周围组织而出名；Billroth 则因其快速暴露、导致甲状旁腺损伤并保留更大的甲状腺片段而出名。Kocher 是一位多才

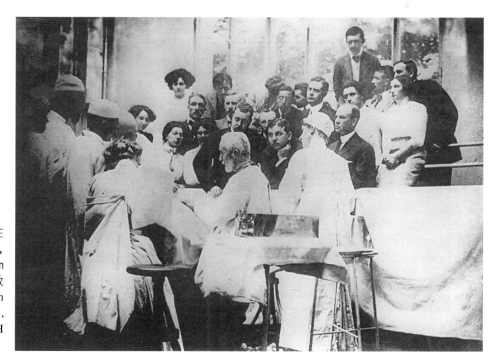

图 1-6 Kocher 医生在手术室。在这张 Kocher 的独一无二的照片中，在观众中也出现了他的学生 William Halsted 医生（面朝 Kocher 的桌子左数第四位）（Reproduced with permission from Institut für Medizingeschichte, Universität Bern, Buehlstrasse 26, CH 3012 Bern.）

第1篇

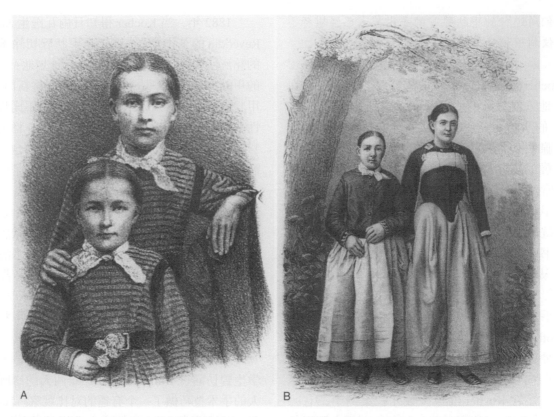

图 1-7   A，1873 年 11 岁的 Marie Bischel（右）与她妹妹在一起。B，20 岁的 Marie Bischel（左）与她妹妹在一起（Reproduced with permission from Institut für Medizingeschichte, Universität Bern, Buehlstrasse 26, CH 3012 Bern.）

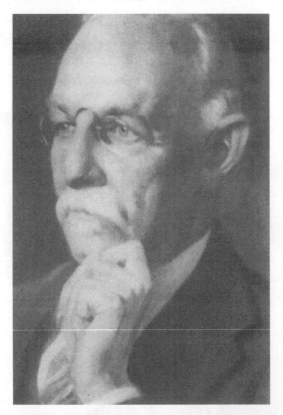

图 1-8   William S. Halsted（From Organ CH Jr: *J Am Coll Surg* 191[3]: 291, Fig. 11, 2000. Used with permission.）

多艺、机敏的外科医生，其成就并不局限于内分泌外科学这一领域，还包括：改进了一种肩关节脱位复位术，首创了胆囊切除术的右肋弓下切口，进行与枪击伤和骨髓炎有关的工作，定位脊髓损伤，一种十二指肠手术游离方法是以他名字命名的。1908 年，Kocher 因为在生理学、病理学以及甲状腺手术上的卓越成就获得了诺贝尔奖。他被尊称为"现代甲状腺外科学之父"。

William Halsted（1852—1922 年）（见图 1-8），作为 Kocher 的学生和亲密的朋友，将 Kocher 的外科哲学带入了美国外科学界。1879 年，Halsted 毕业于耶鲁大学，之后在德国和奥地利的著名诊所进修了 2 年。在此期间他深受 Billroth 和 Kocher 两人的影响。一从欧洲返回，Halsted 就被当时美国的甲状腺外科现状所震惊。事实上，当时在美国几乎没有人实施甲状腺手术。1881 年，Halsted 在纽约罗斯福医院协助 Henry Sands 医生切除了一个右侧甲状腺肿块。病人保持清醒，坐在一张牙科检查椅上，脖子上绑着一个橡皮袋用来接血，把当时医院仅有的两把止血钳都用上了[3]。Halsted 很快将抗菌法和现代止血钳的知识在美国进行了推广[4]。1881 年，他写道[2]："熟练地控制大出血的自信让外科医生在手术台上得到了非常需要的冷静思考和有序操作"。然而，他的早期工作却并非没有危险。在试验局部浸润麻醉药物的时候，Halsted对可卡因上瘾了[25]。他发表于1920年的著作《甲状腺肿的手术历史》，记载了从甲状腺手术的早期时代，到他推崇备至的Billroth和Kocher的革命性手术进展。

Halsted协助建立了约翰·霍普金斯医院，并被任命为该院首位外科学教授。在那里，他引进了住院医生培训制度，并且训练了许多外科医生，包括Cushing、Dandy和Reed，以及许多著名的甲状腺外科医生，包括Charles Horace、Frank Lahey和George Crile[25]。Crile的贡献从休克的早期研究延伸到甲状腺功能亢进症的手术治疗。Roswell Park曾使用一件Crile设计的充气抗休克衣来防止进行甲状腺手术的甲状腺功能亢进症病人出现休克（图1-9）。

Charles Mayo采用Kocher的部分甲状腺切除术治疗Graves病病人。1913年，他的医学同道Henry Plummer确立了在Graves病术前使用碘剂治疗的价值。在Mayo诊所采用了这些措施后，Graves病手术死亡率从3%～4%降到了1%以下[3]。

Thomas Peel Dunhill采用了一侧全切、一侧次全切的方法治疗毒性甲状腺肿病人。他通过囊内分离的技术实施全叶切除术。Dunhill也报道了通过胸骨切开术来治疗胸骨内甲状腺肿[8]。

Jan Mikulicz第一次证实了部分甲状腺切除术的可行性和价值；他也证明了甲状腺实质能够被压碎、分离以及结扎，而不用担心出现不可控制的大出血或影响伤口愈合，由此形成了现代单侧和双侧次全叶切除术的基础[3]。

在大出血和感染这些主要的障碍被扫除后，甲状腺外科医生们意识到并开始探究甲状腺切除术后手足抽搐这个奇怪病种。Wölfler在受聘作为Billroth的第一助手时，在1879年首先描述了术后手足抽搐[26]。Eiselsberg接替Wölfler作为第一助手的继任者，也在Billroth诊所延续了关于术后手足抽搐的研究。但是，术后手足抽搐的病因一直不为人知，直到1891年，Eugéne Gley报道原因可能是切除了甲状旁腺或影响到它们的血供。然而，直到20世纪20年代，人们才发现，手足抽搐的病因是低钙血症。

Harold Foss也值得我们注目，他采用了电影教学来教授外科技巧，并且在一次全国会议上首次进行了彩色电影放映，内容为1935年的一台甲状腺手术[27]。

我们对于甲状腺癌症的手术治疗的理解也随着时代的进步而进步。治疗不足与过度治疗的错误均有发生。举例来说，甲状腺转移性乳头状癌曾被认为是胚胎迁移错误而被命名为侧方迷走甲状腺。这样的病人曾被认为不需要甲状腺手术。随着乳头状癌的颈部淋巴结的高转移率最终被重视，医生们才开始实施根治性颈部清扫术[28]。随着时间的推移，更为合适的保守性颈部治疗才流行起来。

颈部神经

喉返神经的历史及其与发声的关系因其起始于

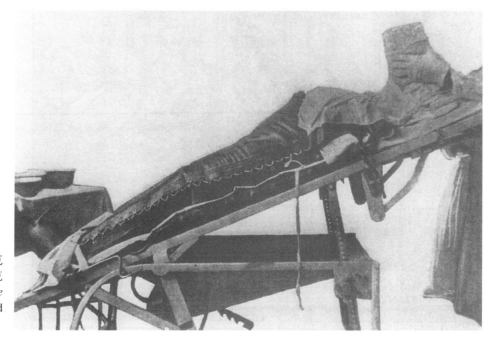

图1-9 Crile设计的、充气抗休克衣，在甲状腺手术中用于防止休克（From Park R. *Principles and Practice of Modern Surgery*, Philadelphia: Lea and Brothers; 1907. Used with permission.）

古代而引人入胜。目前发现最早的关于发声与颈部结构的参考文献来自于公元前 6 世纪印度记载的《妙闻集》。一处颈部接近下颌角的损伤被认为是危险的，并且导致了声嘶与味觉改变，被认为是因为颈部血管受损造成[29]。到公元前 1 世纪，以弗所人 Rufus 记载道，是神经而非血管受损导致了发声功能受损[30]。几乎与此同时，Leonides 意识到在头颈外科中避免损伤"发声"神经的重要性。他警告，若是这些神经被切断，病人将无法发声[4]。

然而，首次详细描述喉返神经的人是公元 2 世纪的 Galen。当时希腊哲学和医学认为心脏是最重要的——智慧与学习的所在，而 Galen 认识到大脑的重要性。当他发现在颈部两侧各有一条神经从大脑发出、走向心脏并上升回喉部时，他异常欣喜。这些神经被认为起到类似收缩肌腱和肌肉的作用。他想到，为了收缩喉部肌肉，收缩力必须从下面来，而这里恰好就有这样一根来自脑部的神经。他把这两条神经叫做返回神经[31]。

他对这个绝妙的发现深感自豪，并声称自己是第一个发现这些神经的人。他认为返回神经通过滑轮作用得到了很大的机械优势，类似于当时流行的一种被称为 glossocomion 的用于减少骨折的装置。他在很多动物上解剖过这些神经——包括天鹅、鹤和鸵鸟，因为它们都有长脖子——并对能够开关喉部肌肉的滑轮系统的机械优势感到惊讶不已。

Galen 在活猪上开展的实验发现，"如果一个人用手指或绷带压紧神经"，或者将神经切断，猪就会停止号叫，同侧的喉部肌肉也会停止工作[32]。

他将罗马的长者们召集起来，并且为了使他们对他的伟大和知识印象深刻，在一头号叫着的活猪上进行了实验。当他切断猪的喉返神经时，猪停止了号叫。这被认为是非常奇妙的。他在活猪上进行的解剖被一幅中世纪的优美绘画描绘了下来（图 1-10）。

Galen 描述了两个儿童病例，均由对解剖学愚昧无知的外科医生们开刀。一名外科医生用他的指甲从病人颈部扯出了其肿胀的淋巴结，同时显然扯开了周围的神经。这个奴隶变成了哑巴。

同样，另一名外科医生在给另一位儿童做手术时很明显损伤了其一侧的神经，使其变成了"半哑"。"每个人都感到很奇怪，咽喉和气管明明是完整的，发声却受到损害。当我向他们展示这个语音神经（也就是喉返神经）时，他们才恍然大悟[33]"。

归功于 Galen 当时的声誉及其实验的传播，喉返神经得以被其后的许多外科医生和解剖学家所探讨。公元 6 世纪的 Aetius 写道，"在喉部腺体的病例中，一定要很小心地避开发声神经……（否则）病人将不能发声"。公元 7 世纪的 Paulus Aeginetus 又一次强调，在颈部实施手术时，必须"特别要避开颈动脉和喉返神经[35]"。

公元 9 世纪至 12 世纪的阿拉伯医学文献同样提到了喉返神经。Abul Kasim（又名 Albucassis，公元 1000 年）因其首例有记载的甲状腺切除术而被载入史

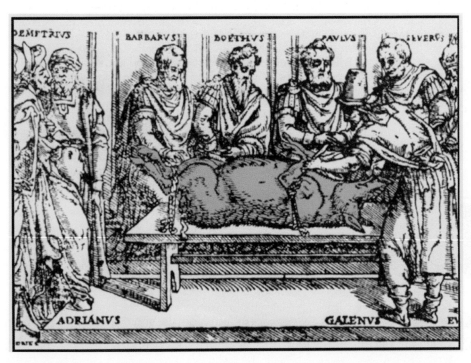

图 1-10　Galen 向罗马的长者们展示了活猪身上的喉返神经，当他把猪的喉返神经离断后，猪立即停止嚎叫，无法出声了（From Galeni Librorum Quinta Classis EAM Medicinae Partem, edited by Fabius Paulinus. Published by Guinta Family of Venice, 1625. IM Rutkow, in Surgery: an Illustrated History, St. Louis, 1993, Mosby, p 40.）

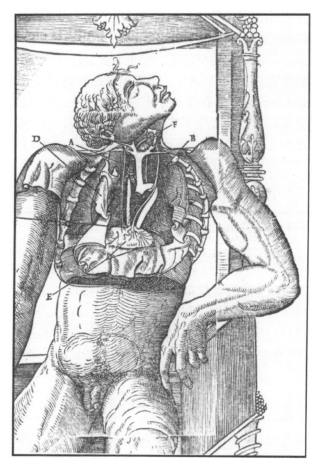

图 1-11 取自精美的 Charles Estienne（1546）的解剖体，可见喉返神经（From Estienne C: *La dissection des parties du corps humain divisee en trios livres*, 1545, Paris, Simon Colinaeus. From the Special Collections Research Center, University of Chicago Library.）

册。他重复了同样的关于喉返神经的警告："千万小心不要切断一根血管或神经" [36]。他也描述了一个刺伤自己颈部的奴隶女孩——她的动脉和静脉并没有被切断，但是却变得声音嘶哑。

在中世纪，Galen 在猪上所做的关于喉返神经的实验在萨勒诺演示中被重复。在文艺复兴期间，1503年，达·芬奇画了可能是喉返神经（可能来自于猿）首份解剖学图谱。甲状腺的第一幅图也是达·芬奇画的（图 1-3）。

1543 年，Vesalius 对喉返神经尤其感兴趣，因为他曾说："没有比注视着这个大自然的杰作（指喉返神经）更令人愉快的事情了。"他那张丘比特在猪颈上做手术的画是对 Galen 先前做过的手术的缅怀。除此以外，他也创作了许多关于喉返神经的精美的解剖图。

其他一些 16 和 17 世纪的解剖学家也对喉返神经、喉部肌肉做了细致的解剖（图 1-11）。因此，到 17 和 18 世纪，除了关于喉返神经的解剖学知识已被

熟知，就连切断一侧或双侧神经所带来的并发症以及如何避免这些并发症，人们也已经有所了解。于是，1724 年，Gherli 写道：

> 尽管有其他更糟糕、更可怕的并发症存在，切断了喉返神经还是相当危险的，因为当这样的悲剧发生时，患者尽管不是因此不幸地失去生命，但也至少在余生失去了上帝赋予人类的神圣的权力——言语。但这样的惨剧，却可以被那些有相关解剖学基础、知道这些神经位置所在的外科医生轻易地避免 [37]。

虽然 19 世纪迎来了手术质量的普遍提高以及甲状腺手术的进步，杰出的外科大夫不仅对出血、感染、手足抽搐（一些人将此并发症归于癔症）这些困难感到头疼，也对喉返神经的损伤感到头疼。如来自斯图加特的 Karl von Klein 在 1820 年报道了 1 例切除甲状腺肿手术后失声的病例 [38]。

1882 年，据 Billroth 小组的总助理 Wolfler 报道，在 1867 年之前他们治疗组在苏黎世时，因甲状腺肿行甲状腺切除术的患者的病死率为 40%；而在抗生素时期（1877—1881 年），甲状腺肿的病死率为 8.3% [39]；其中，5 名患者按需进行了气管切开，25%（11/44）的患者单侧喉返神经受损，4.5% 的患者双侧喉返神经受损。

Jankowsky 报道说，在 1885 年之前，在甲状腺肿手术中喉返神经受损的发生率为 14%（87/620）[40]。但毋庸置疑的是，实际发生率要远高于此，因为当时喉部检查并非对每一例病人都常规进行。

来自伯尔尼的 Theodor Kocher，成功地将 1882 年的甲状腺切除术的 14.8% 的病死率降低到 1898 年的 0.18% 以下 [41]。他细致的技术手法已使那时喉返神经损伤的发生率接近当今的外科医生。

Billroth、Kocher 和其他人十分强调在甲状腺手术中避免损伤喉返神经的必要性。当时保留神经的普遍操作方法是：先识别出甲状腺下动脉，接着在喉返神经侧边、无供血区分离、结扎血管。1882 年，Mikulicz 推荐保留甲状腺后被膜来覆盖喉返神经的末端 [21]。Kocher 还倾向于在甲状腺后部保留一小部分腺体来避免损伤神经。当他完善了这项技术时，术后嘶哑在他的手术病例中便很少发生 [38]。

在 1900 年代早期，曾有过关于甲状腺切除术手术入路的争论。1904 年，俄国的著名外科医生 Alexandr A. Bobrov（1850—1904 年）报道了 106 例显

露喉返神经的甲状腺手术[42]。柏林的 August Bier 则倾向于按传统入路暴露喉返神经，但受到很多外科医生的反对[43]。克利夫兰诊所的创建者 George Crile 在1932 年写道，甲状腺切除术后关于喉返神经损伤的最严重的那些悲剧，不是因为其解剖特性所致，而是因为其极易受创而损伤的特性造成[44]。

与周围神经相比，喉返神经是极其柔软的，即使是最轻的直接压力甚至是间接压力都会影响到神经的传导功能，而正是这种脆弱的属性，成为造成外展肌瘫痪的最初和最重要的因素。

如果喉返神经的神经主干在手术过程中直接暴露，它就会被形成的瘢痕所覆盖。瘢痕组织具有阻断动作电位的作用，于是手术后会造成喉返神经的物理隔离效应。

Crile 建议在每次甲状腺切除中都保留甲状腺的后被膜。他将靠近神经的这个区域称为"无人区"。

它不能被触碰；它会被最轻的牵引影响，且没有周围组织分隔、保护它。只有这样谨慎，才能避免一切关于喉返神经的临时性或永久性损伤。

1933 年，Prioleau 写道[45]："喉返神经一旦被看见，就意味着已被损害"，于是这个"做手术故意不去看见喉返神经"的理论观点影响了整整一代外科医生，甚至于今日仍存在于一些没有经验的外科医生脑中。

1938 年，Lahey 报道了 3 000 多例由其同事、组员 3 年内所做的甲状腺切除术[46]。喉返神经在每一例手术中几乎都被仔细分离，而对于这样的分离，他写道，"并没有增加，反而是显著降低了喉返神经受损的概率"。Lahey 的成果与对喉返神经解剖学方面的强调，为现代甲状腺手术奠定了方向。

后来在 1970 年，Riddell 写道："当手术过程中喉返神经被识别出来并被全程跟踪时，尽管会损伤神经，但瘫痪症状几乎都是暂时的；但是若喉返神经未被识别，至少 1/3 的手术都以永久性声带麻痹告终[46]"。

最后，阐释一下 William Halsted 教授的观点，甲状腺切除术也许是外科"艺术"中最伟大的胜利[2]。但是，为了这项"艺术"的安全，我们必须做到最入微的关注与投入以保证喉返神经的完整性。很显然，我们对于这条神经的解剖学与生理学上的学习与认识，要追溯到将近 2000 年前。

尽管人们如此努力以避免喉返神经损伤，但对喉上神经外支在外科学中的重要性，我们却几乎没有给予任何关注。多年以来，Kocher 的书一直被认为是甲状腺外科学领域的奠基石，但里面甚至没有提到喉上神经外支。直到 1935 年，当著名歌剧女高音 Amelita Galli-Curci 做完甲状腺肿手术后，发现自己唱歌的音域降低，喉上神经外支才进入人们的视线。当时媒体报道说[47]："触人心弦的声音永远消失了，幽灵的悲号声替代了天鹅绒般柔软的声线。"

甲状旁腺

甲状旁腺的解剖学与生理学

甲状旁腺最初是在 1850 年伦敦动物园的一个印第安犀牛身上发现的，发现者是 Richard Owen，他是后来英格兰皇家学院亨特利安博物馆的解剖学教授[26]。他于 1862 年发布了这个发现，但是这个发现却被埋没了很久。

在人类身上发现与认识甲状旁腺的功劳归功于 Ivar Sandström（伊凡·桑德罗）（图 1-12）——当时是瑞典的乌普萨拉大学的医学生。1887 年，桑德罗在

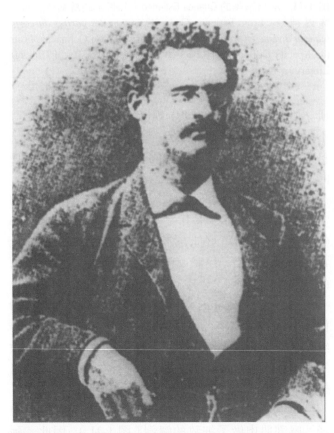

图 1-12　伊凡·桑德罗，乌普萨拉，瑞典（From Organ CH Jr: *J Am Coll Surg* 191[3]: 286, Fig. 4, 2000. Used with permission）

解剖一只狗的颈部时偶然发现了甲状旁腺，接着他相继在猫、兔、牛、马身上找到了这些腺体。后来，他解剖了 50 具人类尸体，画出了甲状旁腺的解剖位置、血液供应以及腺体位置常见变异。这一系列工作成就了他的论文 [26]《人类及其他动物身上的新的腺体》。桑德罗也是第一个建议将这些腺体命名为"甲状旁腺"的人。他的原稿刚开始被德国的杂志社拒绝了很久，最终得以在瑞典的医学杂志上发表 [26]。1890 年，一位法国的病理学家 Gley 偶然在两篇德国年鉴的摘要中看到了桑德罗的发现，不幸的是，在这项根本性的发现被 Gley 重新推广前，桑德罗自杀了。虽然甲状旁腺曾于 1881 年在英格兰被 Cresswell Baber 独立发现，但是这个腺体及其功能真正被广泛接受却要归功于 19 世纪 90 年代 Gley 的工作 [4]。Anton Wölfler 发现 Billroth 的患者在接受甲状腺全切术后发生了手足抽搐，但是将其归因于脑部充血 [26]。Gley 发现那些切除了甲状旁腺的动物们相继出现手足抽搐 [48]。来自意大利的 Guillio Vassale 和 Francesco Generali 后来重复了他的实验，确认了甲状旁腺切除术后会发生手足抽搐 [4]。这些发现使外科医生们意识到，在进行甲状腺切除术时一定要注意保护甲状旁腺。

1905 年，McCallum 发现，通过注射甲状旁腺提取物可以缓解甲状旁腺切除术后的手足抽搐 [49]。接着在 1909 年，McCallum 与巴尔的摩的 Carl Voegtlin 合作阐明了甲状旁腺与钙调节的关系。他们发现，甲状旁腺切除术后的手足抽搐伴随着组织的钙缺乏，而这种情况通过天然甲状旁腺提取物或钙的注射都可以缓解。他们还进一步确认了手足抽搐的发生是由于甲状旁腺分泌不足引起低钙血症所致 [50]。1907 年，Halsted 也报道了用甲状旁腺提取物来治疗甲状腺切除术后的手足抽搐 [26]。Halsted 与霍普金斯大学的医学生 Herbert Evans 共同描述了甲状旁腺的血液供应 [51]。

Frederick von Recklinghausen，后来的斯特拉斯堡的病理学教授，于 1891 年在 Virchow 的纪念文集中记录了 7 名骨病病人。然而，直到 1906 年，通过维也纳的 Jakob Erdheim 的工作，甲状旁腺与骨病的联系才被确立。当他烧灼掉大鼠的甲状旁腺后发现，大鼠除了发生手足抽搐以外，牙齿也出现了缺钙的表现 [4]。Erdheim 对死于骨病患者的甲状旁腺进行了持续检查并于 1907 年发表文章 [26]，认为患上像软骨病、骨炎这样的骨病的患者，他们的甲状旁腺是增大的。Erdheim 认为该腺体增大是继发于骨病的代偿作用，这个观点持续了许久。然而，维也纳的 Freidrich

Schlagenhaufer 却是第一个提出"甲状旁腺的增大是原发的，而骨病才是继发的"这一观点的内科医生。后者建议手术切除该腺体以缓解骨病 [4]。

Henry Dixon 及其密苏里州圣路易斯的同事创造了"甲状旁腺功能亢进症"一词，其表现包括：骨病、肌肉萎缩、尿钙增多、肾结石以及血清钙升高 [4]。然而直到 1963 年，Solomon Berson 和 Rosalyn Yalow 通过用免疫分析法测量甲状旁腺激素，才阐释了甲状旁腺激素与钙调节的明确关系 [52]。Berson 和 Yalow 因此获得了诺贝尔奖。

甲状旁腺手术

在 1900 年代早期，许多科学家认为，与甲状腺肿和黏液腺瘤类似，甲状旁腺的增大与甲状旁腺的功能缺乏有关。于是，他们对患有甲状旁腺功能亢进症的患者给予甲状旁腺提取物来治疗，目的是缓解他们猜想的根本病因——即甲状旁腺功能缺乏。之前已提到，在 1915 年是 Schlagenhaufer 首先建议切除增大的甲状旁腺来治疗多发性神经纤维瘤病，但直到 1925 年，维也纳的 Felix Mandl（图 1-13）才实施

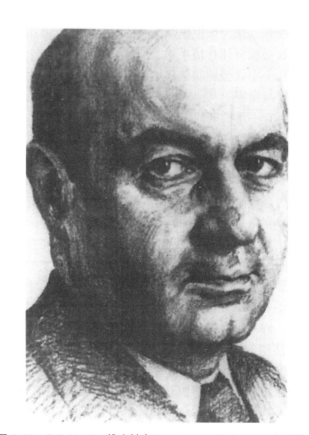

图 1-13　Felix Mandl，维也纳（From Organ CH Jr: *J Am Coll Surg* 191[3]:292, Fig. 12, 2000. Used with permission.）

了第一例甲状旁腺切除术，患者是 Albert Gahne，一位电车售票员[4]。这位患者先前接受了甲状旁腺提取物以及甲状旁腺移植的治疗，这些治疗符合当时的观点。在绝望当中，Mandl 摘除了患者的一个大小约 21 mm × 15 mm × 12 mm 的甲状旁腺腺体，现在回想起来，相信那应该是甲状旁腺癌。而这次手术最初获得了成功并且影响了当时流行的观念与实践。不幸的是，患者之后复发了高钙血症且在第二次手术探查后不久就去世了[26]。

在 Mandl 施行手术后不到半年，E.J. Lewis 在芝加哥的库克医院实施了美国的第一例甲状旁腺切除术[53]。4 个月后，通过在波士顿麻省总医院对 Charles Martell 船长进行治疗所获的经验，关于甲状旁腺功能亢进症手术治疗的更多知识被大家了解。1931 年，伦敦的 James Walton 提出[54]，在甲状旁腺手术过程中"充分暴露是很重要的，不仅要做到探查到所有甲状旁腺腺体，甚至还要探查到气管后以及纵隔内。"

更多甲状旁腺进展以及自体移植

1892 年，Billroth 的学生之一 Eiselsberg，是第一个尝试进行甲状旁腺移植的人，大概是在 Gley 的报道后一年。作为维也纳总医院的一名教授，他用猫做了甲状旁腺自体移植手术。他的技术包括将半个甲状腺与几个甲状旁腺腺体移植到有手足抽搐的动物的直肌筋膜与腹膜上[26]。一个月后，这些接受治疗的动物便不再有手足抽搐的症状了。

1907 年，Pfeiffer 和 Mayer 是首次在临床成功施行甲状旁腺组织自体移植的人[4]。1909 年，Halsted 证实，即使移植一个甲状旁腺腺体都能救人一命。他的报告令人吃惊而难以相信——一只狗的生命竟可以被小小的、直径为 0.25 mm 的腺体组织维持，与移除后出现手足抽搐形成鲜明对照[55]。他建议在甲状腺切除手术中避免甲状旁腺的损伤，并且在实验中通过静脉注射葡萄糖酸钙来治疗甲状腺切除术后手足抽搐的动物[56]。当认识到甲状旁腺与手足抽搐的关系以后，许多外科医生最后都尝试在甲状腺切除术中做旁腺移植。1926 年 Lahey 提议将甲状旁腺移植到胸锁乳突肌间。直到 1976 年才由 Sam Wells 改进了甲状腺切除术后的旁腺移植。与其做甲状旁腺次全切除，不如切除全部腺体后将腺体切片移植到前臂肌肉中。当甲状旁腺功能亢进症再发时，可以再把这些腺体切除[57]。

麻省总医院内分泌外科的历史小插曲

麻省总医院作为哈佛大学的教学医院，在内分泌疾病的手术治疗中一直有很好的声誉。麻省总医院曾罕见地组织外科医生与内分泌学家共同研究甲状旁腺功能亢进症与甲状腺疾病，同时有相关的学会与部门予以支持，致力于甲状腺与钙代谢的实验研究、内分泌临床研究，以及发掘相关问题和治疗对策。其重要的针对甲状腺以及甲状旁腺的贡献包括：1934 年，Albright 对透明细胞增生的描述；1958 年，Cope 发现主细胞的增生；1963 年，Potts 发展了甲状旁腺激素（parathyroid hormone，PTH）的免疫测定技术；1987 年，Nussbaum 确定了 PTH 的最初两个免疫测定位点，并于 1988 年进行了第一例术中 PTH 测量。其他有重大意义的发现还包括：PTH 选择性静脉导管插入的应用（Potts）；术中甲状旁腺活检脂肪染色（Roth）；人 PTH 氨基酸测序（Keutman）；人 PTH DNA 测序（Kronenberg）；《新英格兰医学杂志》报道的卵巢癌异位产生 PTH 的现象（Gaz）；激光共聚焦显微镜分析甲状旁腺（White）；骨质疏松的 PTH 冲击治疗（Neer）；PRAD 癌基因的鉴定，腺瘤的单克隆性，增生的多克隆性（Arnold），甲状腺叶消融技术（Daniels）；以及神经检测。

甲状旁腺功能亢进症与甲状旁腺生理功能的发现是个相对简短的故事，开始于 1900 年代初。1925 年，Joseph C. Aub 按麻省总医院的传统开始了铅中毒与骨代谢的研究。之后 Fuller Albright（1900—1969）专注于甲状旁腺功能的临床及实验室研究。他写了第一个重要的关于甲状旁腺生理学与病生理学纲要。麻省总医院发表的许多关于甲状旁腺的知识吸引了许多最初被诊断为骨病（囊状纤维性骨炎）并与甲状旁腺功能不全相关的患者。麻省总医院由此获得了最初的一大批来做甲状旁腺切除术的患者，他们均由 Oliver Cope 医生（1902—1995 年）及其同事治疗。后续的发表文章还包括著名的 Charles Martell 船长的故事（图 1-14）：1926 年在纽约，Eugene Dubois 诊断 Martell 船长患有甲状旁腺功能亢进症。船长被转诊到各处进行进一步治疗，包括 Joseph Aub、Fuller Albright，最后是 Benjamin Castleman。之后成为医院外科主任的 Edward Richardson 于 1927 年给船长实施的头 2 次颈部手术，但并不成功。直到第 7 次手术一个 3cm × 3cm 的纵隔腺瘤才被 Edward Richardson 和

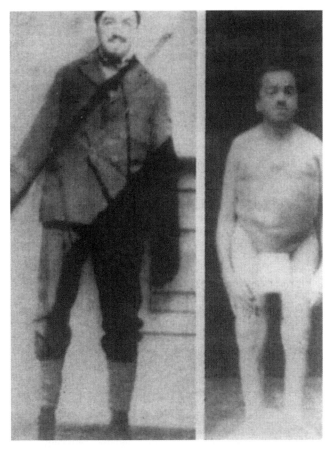

图 1-14　年轻时的船长 Charles Martell（左图），罹患了严重骨病以后（右图）（From Organ CII Jr: *J Am Coll Surg* 191[3]: 293, Fig.14, 2000. Used with permssion.）

Oliver Cope 切除。有趣的是，坚持要求对纵隔进行探查的是船长 Martell 本人，因为他在哈佛医学院图书馆读了大量关于甲状旁腺异位的知识。尽管最后一次手术很成功，不幸的是，Martell 在 6 周后死于缓解输尿管结石后发生的喉痉挛。

　　到 1936 年，Churchill 和 Cope 做了 30 例手术，都获得很好的效果。Churchill 的经验为当时提出这样的要求：“一台成功的甲状旁腺手术依赖于手术医生对甲状旁腺的识别能力、对腺体分布的了解以及足够精细的技术来保证这些知识可以转为实践[37-38]。”

　　“Delphian 淋巴结” 这个名字也源自麻省总医院。“Delphian 淋巴结”，也被称作喉前淋巴结，其命名来源于德尔斐神谕，因该淋巴结可以精确预测甲状腺癌的进展。这个名字第一次是由一位哈佛医学院四年级的学生——Raymond V. Randall 在 1948 年向 Oliver Cope 提出的[58-59]。

　　Chiu-an Wang（1914—1996 年），多年的麻省总医院内分泌外科主任，是个卓越非凡的人。他来自中国广州，在中国他学习寄生虫学，这开启了他辉煌的

职业生涯。他在 1943 年完成了哈佛医学院的医学教育后，成为麻省总医院的一名普通外科住院医生。之后他回国相继在广州、香港工作，直到 1960 年又回到麻省。Cope 医生让他着重于开展甲状旁腺以及甲状腺的手术研究。他花费多年时间在病理实验室解剖数具尸体，来撰写一篇关于甲状旁腺解剖的基础论文，该论文后来成为广受参考的权威论著，外科医生们借此了解了这个微小而难懂的腺体的定位以及胚胎学关系。Wang 的另一个重大贡献是他对甲状腺细针穿刺活检这项技术的介绍，包括他用了一个短片演示他用 14 号的维姆 - 西尔弗曼针从大的甲状腺结节上取得一块丰富的组织标本来做病理学诊断。1960 年代，甲状腺细针穿刺活检的应用在美国非常罕见，所以他的介绍帮助推广了该诊断方法。Wang 医生是早期施行微创性甲状旁腺切除术的巨擘之一。他在 1981 年做了超声引导下的单侧甲状旁腺颈部探查，摘除了增大的腺瘤以及身体同侧第二块腺体的小片活组织。他还在 1978 年做了桌面上的无菌甘露醇密度测试来对比两个腺体，如果两者的脂肪含量迥然不同，即说明两者的密度存在显著差异，他便非常确信腺瘤的诊断并结束实验。如果两者密度相近，他便要观察对侧甲状旁腺来看是否存在四个腺体同时增生。通过这套方法他很少遇到疾病的复发，只有 1%～2% 的病例需要再次手术。他的另一项贡献是通过视觉解剖定位喉返神经，即以甲状软骨的下角作为标志。Wang 医生将他一贯的细致作风、保留功能的精妙手术技术传授给了许许多多医学生、住院医生及其同事。

　　内分泌外科的进展源于对先前知识的分析、对新发现的记录及对新猜想的验证。麻省总医院聚集了有才能的外科专家、大量患有内分泌疾病的患者、敬业的临床研究单位、基础科学实验室以及辅助设备团队，并将他们的努力汇集。努力的成果就是对患者持续高质量的治疗照顾，以及内分泌外科领域仍在进行的新的发现。

参考文献

[1] Billroth T: *Die Allegmeine chirurgischen pathologie und therapie in Funfzig vorlesungen*, Berlin, 1863, G Reimer.
[2] Halsted WS: The operative story of Goitre, *Johns Hopkins Hosp Rep* 19: 71, 1920.
[3] Becker WF: Presidential address: pioneers in thyroid surgery, *Ann Surg* 5: 493–504, 1977.
[4] Welbourn RB: *The history of endocrine surgery*, New York, 1990, Praeger Publishers.
[5] Merke F: *History and iconography of endemic goitre and cretinism*, Lancaster, England, 1984, MTP Press.
[6] Rolleston HD: *The endocrine organs in health and disease*, 1936, Oxford University Press.

[7] Bears O: Foreword. In Folks S, editor: *Thyroid disease*, New York, 1990, Raven Press.

[8] Sakorofas GH: Historical Evolution of Thyroid Surgery: From the Ancient Times to the Dawn of the 21st Century, *World J Surg* 34: 1793, 2010.

[9] Ureles AL, Freedman ZR: Thyroidology: reflections on twentieth century history. In Flak S, editor: *Thyroid disease: endocrinology, surgery, nuclear medicine, and radiotherapy*, ed 2, Philadelphia, 1997, Lippincott-Raven.

[10] Graves RJ: Clinical lectures. Part II, *London Med Surg* 7: 516, 1835.

[11] VonBasedow CA: Exophthalmos durch hypertrohie de Zellgewebes in der augerhohle, *Wchnschr Ges Heilk* 6: 197, 1840.

[12] Nabipour I, Burger A, Moharreri MR: Avicenna, the first to describe thyroid-related orbitopathy, *Thyroid* 19: 7, 2009.

[13] Shedd DP: *Historical landmarks in head and neck cancer surgery*, Pittsburgh, 1999, American Head and Neck Society.

[14] Graham H: *The story of surgery*, New York, 1939, Doubleday Doran.

[15] Pirogoff N: *Rapport medical d'un voyage en Caucase et St. Petersbourgh*, 1849, Schmidt's Jahrb 1849, LXVII, 116–124.

[16] Pirogov NI: *Collected works*, vol 4, Moscow, 1960, Medgiz.

[17] Garrison FH: *An introduction to the history of medicine*, ed 4, Philadelphia, 1929, WB Saunders.

[18] Wells S: The use of torsion in surgical operations, *Br Med J* 1: 47, 1974.

[19] Crile GW: *The thyroid gland*, Philadelphia, 1923, WB Saunders.

[20] McGreevy PS, Miller FA: Biography of Theodor Kocher, *Surgery* 65: 990, 1969.

[21] Harwick RD: Presidential address: our legacy of thyroid surgery, *Am J Surg* 156: 230, 1988.

[22] Roses DF: *Traditions in surgery*, vol 2, New York, 1996, The Exeter Group.

[23] Sawin CT: The heritage of the thyroid. In Braverman LE, Uttiger RD, editors: *Werner and Ingbar: The thyroid*, ed 7, Philadelphia, 1996, Lippincott Raven.

[24] Ord WM: Report of Committee of the Clinical Society of London. Nominated Dec. 14, 1883, to investigate the subject of myxedema, *Trans Clin Soc Lond* 21(Suppl), 1883.

[25] Nuland SB: *Doctors: the biography of medicine*, New York, 1988, Alfred A. Knopf.

[26] Organ CH Jr: The history of parathyroid surgery, 1850-1996: the Excelsior Surgical Society 1998 Edward D. Churchill Lecture, *J Am Coll Surg* 191: 284, 2000.

[27] Katlic MR: Geisinger's remarkable first surgeon, Dr Harold Foss, *J Am Coll Surg* 207: 443, 2008.

[28] Crile G Jr: Adenoma and carcinoma of the thyroid gland, *N Engl J Med* 249: 585, 1953.

[29] Bhighagratna KK: *The Sushruta Samhita* , vol I, Calcutta, 1907.

[30] Daremberg C, Ruelle CE: *Oeuvres De Rufus D'Ephese*, Paris, 1879, L'Impremerie Nationale.

[31] Duckworth WLH: *Galen on Anatomical Procedures-The Later Books*, 1962, Cambridge University Press.

[32] May MT: *Galen on the Usefulness of the Parts of the Body*, Ithaca, New York, 1968, Cornell University Press.

[33] Gottob Kuhn DC: *Opera Omnia. Clavdii Galeni* , vol VIII, Lipsiae, prostate in Officina Libraria Car. Cnoblochii, 1924.

[34] Merke F: *History and Iconography of Endemic Goiter and Cretinism*, Berne, 1984, Hans Huber Publishers.

[35] Adams F: *The Seven Books of Paulus Aeginetus*, vol II, London, 1866, The Sydenham Society.

[36] Spink MS, Lewis GL: *Albucassis on Surgery and Instruments*, Berkley, 1973, University of California Press.

[37] Gherli F: *Osservazione XIII. Gozzo sterminato. Centuria Seconda de Rare Osservazioni de Medicina e Cirufia di Fulvio Gherli*, Venezia, 1724, preffo Michele Pigone.

[38] Halsted WS: The operative story of goiter. The author's observation, *Johns Hopkins Hosp Rep* 19: 75, 1920.

[39] Wolfler A: Die Kropfexstirpationen an Hofr. Billroth's Klinik von 1877 bis 1881, *Wien Med Wochenschr*, 325: 1882.

[40] Jankowski F: Lahmungen der Kehlkopfmuskein nach Kropfexstirpation, *Deutsche Zeitschr F Chir Leipzig* 12: 164, 1885.

[41] Rustad WH: *The recurrent laryngeal nerves in thyroid surgery*, Springfield, 1956, Charles C Thomas.

[42] Lezhnev N: *Goiter in Russia*, Moscow, 1904.

[43] Wade JSH: Vulnerability of recurrent laryngeal nerves at thyroidectomy, *Br J Surg* 43: 164, 1955.

[44] Crile G: *Diagnosis and Treatment of Diseases of the Thyroid Gland*, Philadelphia, 1932, W. B. Saunders.

[45] Prioleau WH: Injury of laryngeal branches of vagus in thyroid surgery, *Sth Surg* 1: 239, 1933.

[46] Lahey FH: Routine dissection and demonstration of recurrent laryngeal nerve in subtotal thyroidectomy, *SGO* 66: 775, 1938.

[47] Kark AS: Voice changes after thyroidectomy: role of the external laryngeal nerve, *Br J Surg* 289: 1415, 1984.

[48] Gley E: Functions of the thyroid gland, *Lancet* 142: 162, 1892.

[49] MacCallum WJ: The physiology and the pathology of the parathyroid glands, *Bull Johns Hopkins Hosp* 16: 87, 1905.

[50] MacCallum WJ, Voegtlin C: On the relations of tetany to the parathyroid glands and to calcium metabolism, *J Exp Med* 11: 118, 1900.

[51] Halsted WS, Evans HM: The parathyroid glandule: their blood supply and their preservation in operations upon the thyroid gland, *Ann Surg* 46: 489, 1907.

[52] Berson SA, Yalow RS, Aurbach GD, et al: Immunoassay of bovine and human parathyroid hormone, *Proc Natl Acad Sci U S A* 49: 613, 1963.

[53] Guy CC: Tumors of the parathyroid glands, *Surg Gynecol Obstet* 48: 557, 1929.

[54] Walton AJ: The surgical treatment of parathyroid tumors, *Br J Surg* 19: 285, 1931.

[55] Halsted WS: Hypoparathyreosis, status parathyreoprivus, and the transplantation of the parathyroids, *Am J Med Sci* 134: 1, 1907.

[56] Halsted WS: Auto and isotransplantation in dogs of the parathyroid glandules, *J Exp Med* 11: 175, 1909.

[57] Wells SA: Parathyroid autotransplantation in primary parathyroid hyperplasia, *N Engl J Med* 295: 57, 1976.

[58] Isaacs JD, Lundgren CI, Sidhu SB, et al: The Delphian lymph node in thyroid cancer, *Ann Surg* 247: 477, 2008.

[59] Means JH: *The Thyroid and Its Diseases*, ed 2, Philadelphia, PA, 1948, Lippincott.

第2章 甲状腺与甲状旁腺的应用胚胎学

AMIT AGARWAL ▪ ANAND K. MISHRA ▪ CELESTINO P. LOMBARDI ▪ MARCO PAFFAELLI

本章包含一些在线额外内容，详情请浏览 expertconsult.com 网站。

现代的甲状腺或内分泌外科医生应该对甲状腺及甲状旁腺的胚胎发育有很全面的了解，同时了解在这些腺体可能出现的先天缺陷，因为这些都将影响到手术质量以及手术并发症。现代的甲状腺、甲状旁腺手术医生通过了解这些腺体胚胎学发生发展的知识，对手术中的解剖有了更感性的认识。

甲状腺

甲状腺的正常发育

甲状腺有两个起源：原始咽以及神经嵴（图 2-1）。原始咽与内侧甲状腺原基的发生有关，外侧甲状腺原基则是起源于神经嵴，即分泌降钙素的滤泡旁细胞（C 细胞）的起源。这些细胞起源于后鳃体[1]。C 细胞起源于后鳃体的证据来源于对患有 DiGeorge 综合征的患者的学习，该疾病表现为完全或部分后鳃体的缺失。这类患者甲状腺中含有 C 细胞的人不足 1/3[2]。

原始咽分化出甲状腺组织的主要中央部分，后者大约在胚胎的第 2～3 周时出现（图 2-2）。内侧甲状腺原基是从腹侧咽壁（奇结节）第二鳃弓水平分化而来，表现为单个或成对的憩室。内侧原基形成大部分的甲状腺。甲状腺向两侧分化成两个叶的过程，发生在胚胎发育刚开始或很早的时期，令我们无法判断甲状腺到底是以一个整体形成还是开始就存在两部分。腺体两叶之间中央柄处通常有一个腔（甲状舌管），它不延伸到两侧叶。这个憩室像尾巴一样紧接原始心脏，成为一个固态细胞索，之后形成滤泡组织。之后，它分成两个部分：近侧部分逐渐萎缩最终消失，只剩下舌背部的盲孔成为证明其起源的标志。在胚胎第 5 周早期，甲状舌管逐渐变细，管腔逐渐消失，之后不久散为碎块。管尾部发育成为两侧有胞膜包裹的

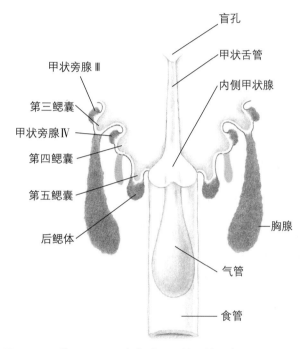

图 2-1 胚胎 8～10 mm 大小时，原始咽的示意图

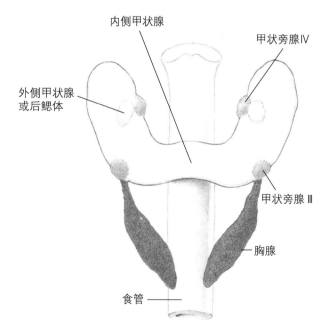

图 2-2 甲状腺，外侧甲状腺，胸腺，甲状旁腺位置的示意图。在胚胎 13～14 mm 时，甲状旁腺Ⅲ、Ⅳ以及胸腺与后鳃体同时分别开始移动

甲状腺腺体，在第 7 周到达甲状腺的正常位置，最终在第 10 ~ 11 周分化为典型滤泡组织。

关于这个主题的更多讨论，请浏览 expertconsult.com 网站。

外侧甲状腺原基由咽内胚层增殖而来。第四咽囊腹侧在胚胎第 5 周连接到甲状腺的后表面，它占甲状腺重量的 30%。随着胎儿的发育，甲状腺左右两叶像尾巴一样生长，而后到达最终位置——第二到第四气管环水平。正常胚胎发育过程中甲状腺的下降轨迹称为甲状舌管束。内外原基融合的原因仍不明确，融合的位置大概位于咽扁桃体的位置[3-4]。Sugiyama 推断后鳃体的移动控制着内原基的生长[5]。甲状腺由后鳃体与内原基融合而来，这可以解释为什么 C 细胞并不散在于整个甲状腺体内，而是局限在一个特定部位——沿假定的侧叶中轴线中上 2/3 的腺体[6]。腺体上下极和峡部通常缺少 C 细胞的分布。

关于这个主题的更多讨论，请浏览 expertconsult.com 网站。

甲状舌管是一个上皮性质的小管，它连接甲状腺腺体与盲管孔（见第 6 章）。在胚胎第 5 周早期，甲状舌管逐渐变细，管腔逐渐消失，不久后散为碎块。在妊娠第 5 周到第 7 周，舌骨由中胚层的缩合，与随后的第二、三鳃弓的软骨化形成。这个演变过程由后向前进行，将甲状舌管分成舌骨上部与舌骨下部[7]。变细的甲状舌管通常在胚胎第 8 周末前逐渐萎缩并消失。这条甲状舌管束会以纤维索或微小的上皮小管的形式残留。

基因调控

关于这个主题的更多讨论，请浏览 expertconsult.com 网站。

甲状腺的异常发育

许多涉及内外原基的甲状腺发育异常都被描述过（表 2-1）（见第 6 章与第 10 章）。甲状腺的发育异常分以下几类：

表2-1　正中和侧方甲状腺原基的胚胎学异常

正中和侧方原基均有	正中原基	侧方原基	两个原基均无
• 可变的形态、重量和对称性 • 全块甲状腺 • 偏侧缺如症 • 椎体叶 　• 缺如 　• 来自右叶 　• 来自左叶 　• 来自峡部	• 发育不全 　• 峡部：厚、薄、缺如 　• 椎体叶 　• 甲状舌管 • 沿甲状腺路线下降异常 　• 舌的 　• 舌下的 　• 喉前 • 次要的异位（即在下降的路径之外） 　• 纵隔 　• 气管内 　• 颈静脉侧方 　• 卵巢 　• 蝶鞍 　• 气管后 　• 主动脉前 　• 贲门前 　• 心脏 　• 肝门 　• 胆囊 　• 腹股沟 　• 喉内 　• 食管内 　• 在居中位置的淋巴结囊内向侧方突出的甲状腺	• 与正中原基不融合 • 有鳞状上皮层的囊 • 实性细胞残留；C 细胞 • 发育不全：Di George 综合征 • 咽囊残留 　• 胸腺的 　• 甲状旁腺的 　• 后鳃体 • 在居中位置的淋巴结囊内向侧方突出的甲状腺	• 脉管 　• 动脉 　• 静脉 　• 淋巴 • 肌肉 • 神经

1. 内侧甲状腺原基异常：
   a. 异位甲状腺：甲状腺残体，舌异位甲状腺，中线异位甲状腺
   b. 甲状舌骨囊肿与瘘管
   c. 锥形叶
   d. 发育不全 / 半发育不全
2. 外侧甲状腺原基异常：
   a. 咽扁桃体
3. 异常下降与持续下降

此外，在进行甲状腺与甲状旁腺手术时，了解喉返神经的正常与异常解剖情况也很重要。

甲状腺异位

异位甲状腺可见于盲孔与正常甲状腺位置之间的任何位置，但最多见的是舌异位甲状腺（90%）以及

颈前部甲状腺（10%）（图 2-3A 和 B）。大多数异位都于年幼时发现，且经常伴随甲状腺功能减退症。在促甲状腺激素的持续刺激下，异位甲状腺可以增大并且产生局部症状。颈前位置的异位甲状腺可以表现为中线上的肿块，容易被误诊为甲状舌骨囊肿。鉴别颈前甲状腺与甲状舌骨囊肿是很必要的，因为前者经常是人体唯一一处甲状腺组织。

甲状腺残体

甲状腺残体是位于正常腺体下极以下，甲状腺胸腺束间，或甚至纵隔前上部的正常甲状腺之外的孤立腺体（见第 7 章和第 10 章）。它们也可以是甲状腺腺体的部分延伸，靠细窄的蒂或者只是一根纤维血管带与甲状腺下部连接。人们猜测这些残体是当甲状腺分成左右两叶后，正常胚胎发育过程中甲状腺下降时的延伸部分。甲状腺残体可见于 50% 以上的患者（图

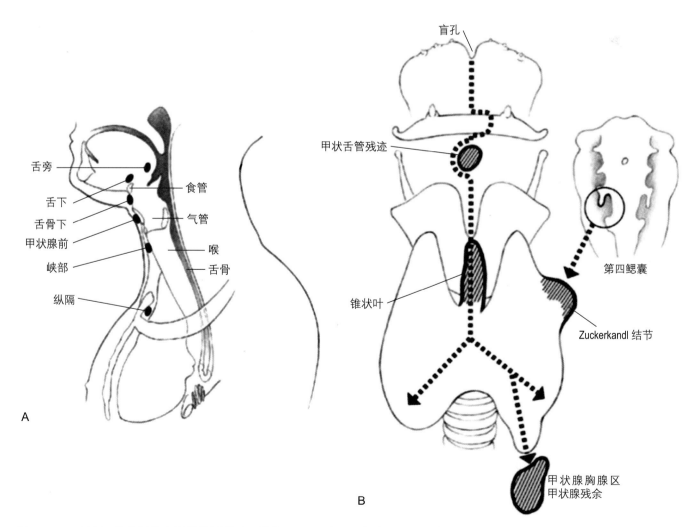

图 2-3 A，图解一些常见的中线异位甲状腺团块位置。B，关于甲状腺主要的正中和侧方胚胎学要点以及它们潜在的成熟后解剖学结果的概要（待续）

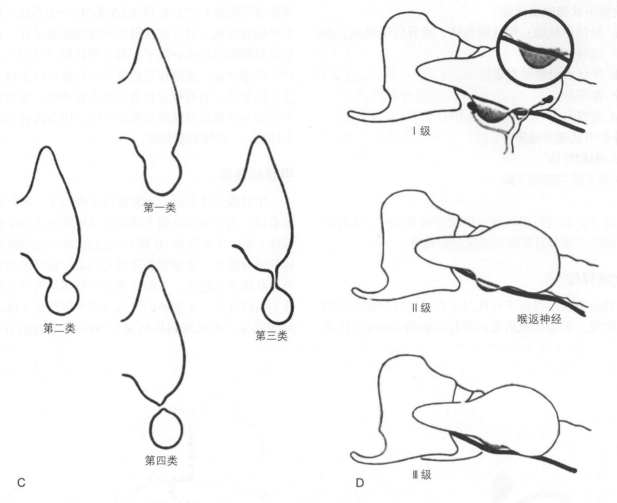

图 2-3（续） C，甲状腺残留从 I 级到IV 型；D，Zuckerkandl 发育的三个级别，也需要注意位于腹侧的喉返神经和位于后方的结节的可能性

2-3C）。它们存在于纵隔的前部，经常被误认为是小淋巴结甚至甲状旁腺，不过它们不会造成什么影响。残体中发生的结节状改变，或甲状腺腺体的延伸，可以被看作一个大的甲状腺结节从甲状腺下极尾部分隔出来。如果该结节在纵隔前部距离正常腺体相当遥远，接近心脏与大血管，便可以成为"独立"的纵隔甲状腺肿或"原发"的胸廓内甲状腺肿。胸廓内残体一般由胸廓内血管供血。这可以解释为什么原发胸廓内甲状腺肿的血管处理需要胸外科的协助。

　　Sackett 等[12] 根据甲状腺残体与甲状腺的关系将之分成以下几类（图 2-3C）：

　　第一类：甲状腺残体包括从甲状腺下部突出的组织，局限在甲状腺胸腺韧带区域，与正常甲状腺叶下边界分隔清楚。

　　第二类：甲状腺残体包括位于甲状腺胸腺束内的甲状腺组织，只通过细窄的由甲状腺组织形成的蒂与正常腺体相连。

　　第三类：与第二类相似，只是细窄的蒂由纤维血管带代替。

　　第四类：甲状腺残体与正常腺体没有连接。

　　关于这个主题的更多讨论，请浏览 expertconsult.com 网站。

舌甲状腺

　　在胚胎形成过程中，甲状腺原基下降失败导致在盲孔周围出现舌甲状腺（见第 6 章），它的应用价值如下：

1. 在大多数情形下，舌甲状腺可能是唯一有功能的甲状腺。

2. 位于舌基底部增大的舌甲状腺可能表现出吞咽困难、上气道梗阻甚至出血的症状。

3. 尽管很罕见（迄今为止仅有 43 例报道[14]），舌甲状腺组织可能发生恶变。

可通过放射性碘扫描确定舌甲状腺的诊断，典型表现为在舌基底部的摄取浓聚，而在颈部甲状腺的正常位置——气管前没有明显的放射性。关于治疗，对于全部甲状腺组织都是舌甲状腺并且甲状腺功能正常的儿童或年轻成人，治疗是不必要的。然而，更常见的是，这些患者会出现继发于舌甲状腺肥大的梗阻症状，而这种舌甲状腺肥大是由于甲状腺功能减退症而导致的持续 TSH 刺激造成的。在这种情形下，补充或者有时抑制甲状腺素会有助于缩小舌甲状腺，不需要手术治疗。罕见地，在舌甲状腺持续增大和出现梗阻症状或出血的情况下，手术切除是必要的。

甲状舌管囊肿

早在第 5 周时，这根细长管的管腔消失并且不久之后分解成片段（见第 6 章）。在妊娠第 5 周到第 7 周，中胚层压缩以及随后的第二和第三鳃弓软骨化形成舌骨，舌骨从后往前生长，将甲状舌管分为舌骨上部分和舌骨下部分 [15-16]。这根细长的管道通常在第 8 周末之前萎缩消失。这根管也可能作为一个纤维条索或微小的上皮细胞管存留，这个存留的管道或条索被称为甲状舌管，连接腺体和盲孔。甲状腺到达其正常位置过程中，可能会在这条胚胎通路中的任何地方留下其余细胞，从而导致出生后囊肿的形成；也就是说可能会在中线发育途径中的任何水平（舌下，气管，胸骨上少见）留下其余的细胞。由于甲状舌管在胚胎发育过程中从来不会到达颈部表面，因此甲状舌管囊肿（thyroglossal duct cyst，TDC）没有一个原生的外部开口，而这种开口是鳃裂囊肿的特征。

甲状舌管囊肿是最常见的先天性头颈部异常，是常见的鳃裂残留的 3 倍。囊肿通常表现为无痛、无症状的舌骨下中线肿胀，并且可能出现在任何年龄。约 25% 的甲状舌管囊肿在出生时即出现，大多数在儿童时期被注意到，而最后的 1/3 在 30 岁之后变得明显。性别发病率是相等的。TDC 可以出现在从颈下区到胸骨上凹中线上的任何部位，但最常见的部位主要位于这两极之间的半途区域，在舌骨附近。Ward 等 [17] 发现 80% 的 TDC 与舌骨并列（25% 在颈下区），2% 与舌并列，7% 位于胸骨上的位置。只有 1% 的甲状舌骨囊肿在中线侧边 [17]。检查囊肿呈圆形，表面光滑，边界清楚。由于囊肿被固定于舌骨和舌的肌肉上，吞咽或伸舌时囊肿会上升。囊肿通常直径在 1~2 cm，可轻微移动，除非有感染，否则无触

痛。口腔细菌可能通过盲孔进入。甲状舌管窦道继发于囊肿感染，由自发或手术引流所致，并且某种程度上与周围皮肤的低级别炎症反应有关。皮肤开口直径通常 1~3 mm，间断引流小滴的稀薄黏液（通常透明或呈淡黄色）。

对所有 TDC 患者均应进行术前甲状腺显像和甲状腺功能评估，以便观察正常的甲状腺。对可疑 TDC 的患者可以进行甲状腺显像，以描述正常的甲状腺存在并且排除异位甲状腺的可能性。术前高分辨率的超声检查也能确定正常的甲状腺的存在并排除异位甲状腺组织。

关于这个主题的更多讨论，请浏览 expertconsult.com 网站。

锥体叶

锥体叶是甲状舌管的胚胎残留。锥体叶的出现比例从 55%~76% 不等 [21]。当它出现时，它与峡部的左侧更为相关。锥体叶含有甲状腺滤泡细胞，必须予以充分定位、没有任何纤维残留地切除。如果在手术过程中被疏忽，它可能造成复发的良性结节性甲状腺肿、复发的甲状腺功能亢进症或恶性疾病，表现为中线或左侧的颈部肿胀。

Zuckerkandl 结节

Zuckerkandl 结节（tubercle of Zuckerkandl，TZ）是甲状腺叶后侧缘的突出，产生于侧面和中间部分融合的位置（见图 2-3D）[4,22]。

应用价值

根据大小将 TZ 分为三级：Ⅰ级，0.5 cm；Ⅱ级，0.5~1.0 cm；Ⅲ级，1.0 cm。最常见的是Ⅱ级结节，占 60%~70%。

1. Ⅲ级结节可能与明显的压迫症状有关，并且可能是甲状腺次全切除术后症状持续的原因。
2. TZ 与喉返神经和上甲状旁腺关系密切。结节增大通常发生在喉返神经侧面——喉返神经穿进增大的结节中间的裂隙。一个不常见但是高危的排列是喉返神经走行在增大的结节腹侧（图 2-3D）。
3. 当喉返神经从中间穿过裂隙的时候，抬高 TZ 能够安全地分离喉返神经。
4. 颈部侧位 X 线片可见增大的脊柱前空间，提示增大的 Zuckerkandl 结节（Ⅱ/Ⅲ级）[23]。

喉返神经

喉返神经的解剖走行变异非常大，在大多数情形下，其变异性与甲状腺结节和甲状腺下动脉之间的关系有关，也与过早发育和多变的分支有关。这些变异是第 33 章将要讨论的主题，而胚胎学能够完全解释喉返神经的先天异常——非折返。对于甲状腺外科医生来说，意识到非返性喉下神经（nonrecurrent inferior laryneal nerve，NRILN）存在的可能性非常重要，因为甲状腺切除术中可能稍不留意就损伤到它，造成永久性声带麻痹。几项已经发表的报道所描述的 NRILN 的发生率右侧为 0.21% ~ 1.6%，左侧为 0.4%[24-25,33-34]。

喉返神经的正常胚胎学

喉下神经来源于第Ⅵ鳃弓。它们在第Ⅵ主动脉弓下由迷走神经发出。随后，左右两侧第 6 主动脉弓的远端部分和第 5 主动脉弓逆行，两根喉下神经仍然固定于第Ⅳ主动脉弓来源的结构（即右侧锁骨下动脉和左侧主动脉弓）。当心脏下降至胸腔时，这些动脉与喉下神经一起下行，造成它们正常的折返走行（图 2-4）。

喉返神经的异常发育

当第 4 右主动脉弓位于右颈总动脉起始处与右锁骨下动脉消失之间的节段时，原始动脉环的阑入导致左侧主动脉弓的产生，而右锁骨下动脉成为最后的分支（图 2-5）。在这种情形下，右锁骨下动脉取代背主动脉和第 7 节间动脉形成并斜形走行（压迫食管走行）至右侧腋窝区。背主动脉和第 7 节间动脉的闭锁使血管系统产生了其余的两个后果：无名动脉以及其下右侧喉返神经正常形成环的动脉节段缺如。结果是，在颈部胚胎学延长的过程中，神经分支不再附着下降至胸腔水平，右侧喉返神经在颈部水平从迷走神经发出（图 2-6）。因此，非返性喉返神经通常由主动脉弓胚胎发育过程中的血管异常所致[24,26]。

异常发育的含义

关于这个主题的更多讨论，请浏览 expertconsult.com 网站。

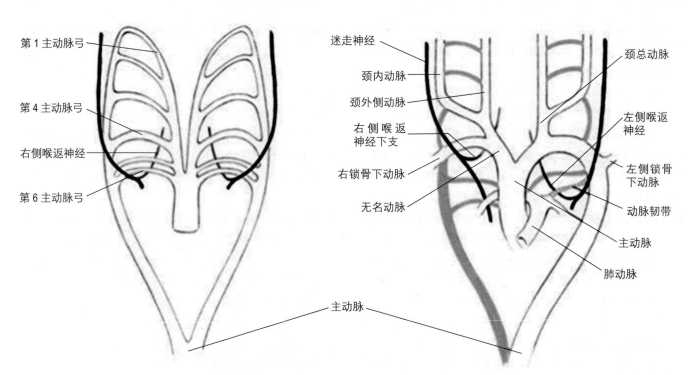

图 2-4 主动脉弓的正常胚胎发育。最低位的主动脉弓将喉下神经向下牵拉。在右侧，喉下神经在第 4 弓——锁骨下动脉周围折返；在左侧，喉下神经在第 6 弓——动脉韧带周围折返

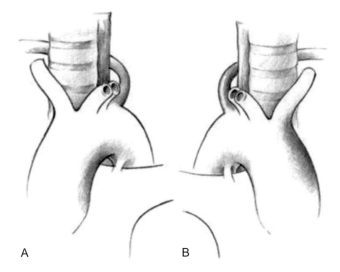

图 2-5 要观察到非返性喉下神经所需要的血管异常。A，在右侧，右食管后锁骨下动脉，在右侧和左侧的颈总动脉以及左侧锁骨下动脉之后，起自主动脉弓的第 4 个分支，无名动脉缺如。B，在左侧：①右主动脉弓；②左侧食管后锁骨下动脉，在左侧和右侧颈总动脉以及右侧锁骨下动脉之后，起自主动脉弓的第 4 个分支；③动脉韧带在右侧

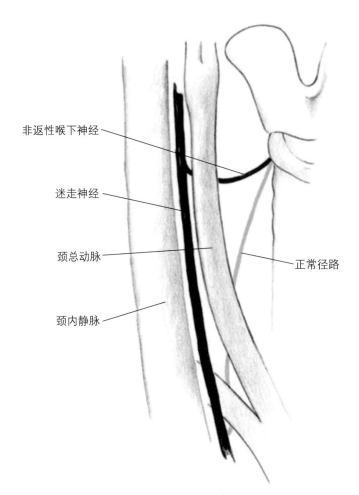

非返性喉下神经

迷走神经

颈总动脉

颈内静脉

正常径路

图 2-6 右侧非返性喉下神经。神经从颈总动脉后方横过，穿过颈静脉动脉凹，划出一条向下的曲线，然后在通常的水平进入喉

甲状旁腺的应用胚胎学

甲状旁腺在大小、形状、数量和位置方面相当多变。对于治疗甲状旁腺疾病的外科医生而言，这种广泛的可变性是一个独特的挑战。有关甲状旁腺成年的位置信息存在于它们的胚胎学发育中。的确，甲状旁腺的胚胎发育与其外科解剖密切相关。对胚胎发育以及甲状旁腺因此可能产生的解剖学变异的详细理解和认识，是为甲状旁腺功能亢进症患者设计一个成功的手术计划以及在甲状腺手术中保留甲状旁腺的先决条件。

概述

在人类，甲状旁腺于妊娠第 5 ~ 12 周起源于第三和第四咽囊[32]。

下甲状旁腺起源于第三咽囊（图 2-1），为了便于记忆它们的起源，称之为甲状旁腺Ⅲ（PⅢ）[33]。胸腺起源于同一咽囊的腹侧部分。这种共同的起源证明了称 PⅢ 为胸腺甲状旁腺是合理的[34]。PⅢ 和胸腺复合体也被称为旁胸腺[33]。旁胸腺复合体最后要经历相对较长的下降才能到达其最终的解剖学位置。

上甲状旁腺起源于第四鳃囊的背侧部分（图 2-1），因此称之为甲状旁腺Ⅳ（PⅣ）[33]。PⅣ 以及第四鳃囊（咽囊）衍生物的命运与第五鳃囊的命运相关[33]。第五鳃囊通常退化或萎缩，被并入到第四鳃囊，促进后鳃体（甲状腺侧叶）的形成。第四和第五咽囊的残留有时被称为后鳃复合体，它包括 PⅣ（背侧部分）原基、一个腹侧的支囊（与第三囊的胸腺部分位置相当）以及一个主要来源于第五囊的后鳃体。尽管在人类腹侧支囊的命运是不确定的，但它能够产生一小部分胸腺组织（退化胸腺Ⅳ），这种能力在胸腺组织形成后就消失[35-36]。正常位置很少与 PⅣ 相遇的脂肪小叶在构成了没有完全消失的胸腺组织的残余部分。因为与甲状腺侧叶的起源相同，PⅣ 有时被称为甲状腺甲状旁腺，与 PⅢ 的胸腺甲状旁腺类似[34]。

关于这个主题的更多讨论，请浏览 expertconsult.com 网站。

遗传学控制和进化模型

关于这个主题的更多讨论，请浏览 expertconsult.com 网站。

组织发生

第三和第四咽囊背侧部分的上皮在第5周时增殖并在每个囊的背侧产生小的结节。在这些结节中，血管中胚层增殖开始并产生毛细血管网。

主细胞在胚胎发育过程中分化，通常认为为了调节胎儿时期的钙稳态它们变得功能活跃。嗜酸细胞在生命进程的第5~7年分化（见第70章）[52]。

关于这个主题的更多讨论，请浏览 expertconsult.com 网站。

发育进程

关于这个主题的更多讨论，请浏览 expertconsult.com 网站。

正常甲状旁腺的位置，胚胎迁移的异常以及先天性异位

因为有限的胚胎迁移，PIV 的位置是相对恒定的。在超过80%的情况下，PIV 都位于甲状腺叶的后方，在一个以甲状腺下动脉和喉返神经交叉点上1 cm处为中心[56-58]、直径2 cm的区域内，非常接近环甲交界处（即环状软骨和甲状软骨交界处）[59]（图 2-7）。

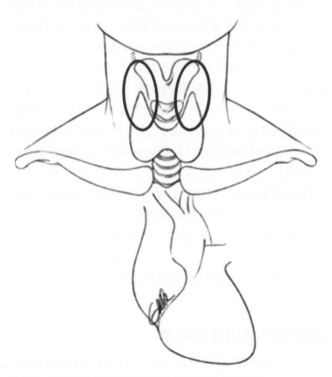

图 2-7 PIV 播散的区域被其短的胚胎学进程所限制

PIV 周围常常围绕一圈脂肪，并且在甲状腺囊里可以自由移动。周围的脂肪组织可能代表起源于腹侧支囊的萎缩胸腺组织[35-36]。偶尔，PIV 与甲状腺囊关系紧密[58]。约15%的情况下，PIV 都位于甲状腺上极的后外侧表面[37,57-60]，隐藏在甲周筋膜层之间。在这种情形下，它固定于甲状腺叶的后外侧，因而移动性更差[59]。PIV 也可能进一步位于尾部位置，有时被喉返神经、甲状腺下动脉和 Zuckerkandl 结节部分阻挡[58]。甚至可以在更低的位置，在甲状腺下极后方一个相当远的距离发现它们[58]。

不到1%的情况，它们的位置可能更高，在甲状腺上极之上[58]。在颈部更后的位置——咽后或食管后发现正常的 PIV 罕见（最高3%~4%的个案）[57-58]，而高达1/3的咽后或食管后甲状旁腺可能存在病理性增大，这是与甲状旁腺重量相关的迁移结果[60]（见稍后给出的关于获得性异位的讨论）。主要的 PIV 异位位置罕见，可能是由于下降失败或侧向定向下降所致，并且可能导致一个毗邻颈总动脉的上甲状旁腺的产生[59]。一个额外的位于颈动脉侧面斜角肌脂肪垫内的上甲状旁腺腺瘤已经被描述过[60]。这些位置占所有情形的不到1%[59]。有时能在被膜下位置发现上甲状旁腺，或者隐藏在甲状腺囊的一个裂隙里。真正的甲状腺内的上甲状旁腺罕见，发生频率比 PIII 还低，尽管在后鳃体和中甲状腺始基融合的时候 PIV 可能被包在甲状腺内（见稍后给出的关于甲状腺内甲状旁腺的讨论）[57-58,60]。如果上甲状旁腺始基不能从第四咽囊的剩余内胚层中分离出来，它可能和梨状窝始基一起迁移至食管后位置[61]。已有描述几个位于梨状窝的病理性甲状旁腺案例[62]。

由于胚胎迁移过程更长，PIII 的正常位置范围分布更为广泛，也比 PIV 更有可能异位（图 2-8）。在约一半的情况下（42%~61%），它们位于甲状腺叶下极的水平，在前方、侧面或后方[57,67]，腺体通常位于下极上或靠近下极的脂肪小叶上。在某些情况下，PIII 位置可能很高，位于甲状腺叶的后表面，紧密附着于甲状腺囊。在这样一个位置，它们可能与 PIV 混淆[34,37]。一些腺体可能更深地隐藏在甲状腺叶的折痕里，模仿甲状腺内的甲状旁腺[57-58]。在大约1/4的情况下，PIII 位于甲状腺胸腺韧带内或胸腺的颈部部分中[58]。

由于胸腺胚胎学的下降路径是从下颌角延伸到心包，旁胸腺复合体的迁移异常，无论是过度或不足，都可能造成 PIII 的高位或低位异位[34,37]。当旁胸腺复合体未能充分下降，下甲状旁腺可能会滞留在颈部高

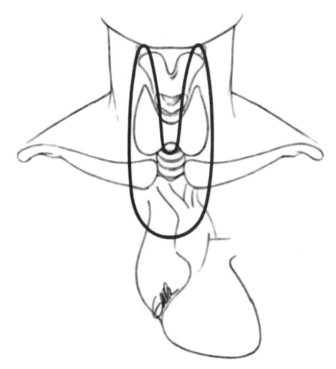

图 2-8　PⅢ 播散的区域从下颌角延伸至心包

位，通常沿颈动脉鞘。因此，在甲状旁腺探查中，如果下甲状旁腺缺失，它通常会在高于甲状腺的位置在 PⅣ 上方和胸腺组织碎片一起被找到 [58,63]。腺体常位于毗邻颈动脉分叉、甲状腺上极侧方 2~3 cm 左右的地方 [57,59]。甚至能在颈部更高的位置发现未下降的 PⅢ，高于颈动脉分叉，毗邻下颌角，靠近舌骨。在所有这些情况下，上甲状腺血管提供血管化。这种由旁胸腺胚胎下降缺陷所导致的高位异位的发生率似乎不超过 1%~2%[37,57,63]。另一方面，如果胸腺分离延迟，PⅢ 可能不同程度被下拉至前纵隔（图 2-8）。在 4%~5% 的情况下，下甲状旁腺位于胸部，在胸骨后的胸腺内，或在其囊的后方，或者与纵隔大血管（无名静脉和升主动脉）相接触。只有很少的几例位于胸腺外，毗邻主动脉弓和大血管的根部。甚至还可能出现在更低的位置，导致下甲状旁腺与胸膜和心包接触 [64]。大多数下降到低于无名静脉和主动脉弓水平的异位 PⅢ 都会形成一套异位动脉血供。一般来说，来源于乳内动脉。偶尔血供也可能来自胸腺动脉或主动脉的直接分支 [65]。

在 1%~3% 的个体中下甲状旁腺是真正意义上位于甲状腺下极的甲状腺内甲状旁腺（见稍后给出的关于甲状腺内甲状旁腺的讨论）。

甲状旁腺的对称性

尽管个体的腺体位置可以有很大的不同，但甲状旁腺常常存在明显的对称性 [58]。约 80% 的 PⅣ 是对称的，而只有 70% 的下甲状旁腺是对称的。在 60% 的案例中报道了 PⅣ 和 PⅢ 两者均相对对称 [58]。当腺体位于一个不寻常的位置时，对称性则没那么明显。对甲状旁腺对称性的认识可能有助于在外科颈部探查过程中对甲状旁腺的识别，在进行甲状腺和甲状旁腺手术时，外科医生应该记住这一点。

最常见的非对称位置是只有一个 PⅢ 位于胸腺内，另一种非对称位置是一侧的两个腺体都在喉返神经和甲状腺下动脉交叉点的上方或下方 [58]。的确，在 PⅢ 下降过程中会与 PⅣ 交叉。胚胎学的这种交叉解释了为何 PⅢ 和 PⅣ 在甲状腺下动脉水平、在甲状腺叶的中下 1/3 交界处能够有非常紧密的关系，而紧密程度取决于 PⅢ 迁移的程度。因为这种交叉，在某些情况下同侧甲状旁腺可能在相同水平上，与 Grisoli 的中间位置甲状旁腺一致 [34,37]。在这种情况下，有时几乎不可能区分 PⅢ 和 PⅣ [34,37,58]。在少见情形中，这两个腺体之间相互黏附，而且看起来是融合的 [34,37,55]。这种情况就是所说的接吻对 [55,57]。由于在接吻对中会出现分裂线，并且两个腺体有着各自的血管蒂，因此将这种情况与一个两叶腺体区分开是可能的。在甲状腺手术中，仔细辨认这些蒂非常重要，以免混淆一个两叶腺体和相邻的两个甲状旁腺。这种混淆可能成为评估手术探查发现过程中出现错误的根源，因为外科医生可能会错误地得出结论：他已经确定了所有的 4 个腺体。

甲状腺内甲状旁腺

甲状旁腺可能会有一个甲状腺内的位置。一个真正的甲状腺内的甲状旁腺被定义为完全被甲状腺组织所包围，并且应该与被膜下甲状旁腺和埋在甲状腺囊折痕中的甲状旁腺相鉴别 [57-58,60]。

甲状腺内甲状旁腺的发生率为 0.5%~4%[57-58,60,66]，在高功能腺体的情形下发生率似乎更高。最近的报告已经阐述了它们在右侧和甲状腺叶下部出现的频率 [67]。

这种存在的起源尚未得到完全阐明。事实上，基于甲状旁腺的胚胎学，人们应该预料到，当后鳃体和中甲状腺始基融合时，甲状旁腺可能会被 PⅣ 包裹在甲状腺里 [57]。然而，一些作者发现甲状腺内甲状旁腺主要是下甲状旁腺 [60,66,68]。特别是 Thompson 等 [60] 在十年里对所有甲状腺叶切除标本仔细进行切片，发现真正的甲状腺内甲状旁腺在所有样本中占3%。因为所有这些腺体都位于甲状腺叶的下1/3，所以它们都被认为是下甲状旁腺，尽管最近的发现已经对这一观点提出质疑——位于甲状腺叶下1/3的甲状旁腺按照定义应该总是被考虑为PⅢ腺体。然而，它也可以代表过度迁移的PⅣ[67]。根据Gilmour的发现[35]，甲状腺内包入起源于第三咽囊的甲状旁腺组织和包入胸腺组织的发生率相同。的确，尽管胸腺的主要部分迅速到达它在胸腔的最终位置，但其尾部变薄并最终分解成小的碎片，这些碎片有时嵌入甲状腺而得以保存。

现在大家都认为甲状腺内的甲状旁腺可以是PⅢ或PⅣ，甚至是额外的腺体[67-72]。甲状腺内甲状旁腺腺瘤的可能性证明，在甲状旁腺功能亢进症手术中，如果一个腺体（不论是下甲状旁腺还是上甲状旁腺）缺失，仔细触诊甲状腺间质是合理的。术前[67]甚至术中超声检查[37]可能有助于病理的甲状腺内甲状旁腺的确定。术中在仔细的甲状腺叶触诊后查PTH可能得到PTH水平升高，如此则预示一个病理状态的甲状腺内的甲状旁腺。在这个位置简单切开甲状腺囊（切口在解剖过程中逐渐变黑）以移除腺瘤。真正的甲状腺内高功能甲状旁腺需要进行甲状腺切开术。在甲状腺和甲状旁腺之间往往存在一层裂隙，因此从中摘除腺体是可能的。尽管最近的报告表明在进行甲状腺叶切除的患者中甲状旁腺功能亢进症复发的概率更低[67]，但仍然应该拒绝进行一个盲目的甲状腺腺叶切除手术[37,59-60]。虽然如此，当仍然高度可疑并且切开术不能定位病变时，在合适的一侧进行甲状腺腺叶切除无疑是适应证。

甲状旁腺数量异常：缺额或多余的腺体

关于这个主题的更多讨论，请浏览 expertconsult.com 网站。

获得性异位

关于这个主题的更多讨论，请浏览 expertconsult.com 网站。

参考文献

[1] Pearse AG, Carvalheira AF: Cytochemical evidence for an ultimobranchial origin of rodent thyroid C cells, *Nature* 214 (5091): 929–930, 1967.

[2] Burke JS, et al: Monoclonal small (well-differentiated) lymphocytic proliferations of the gastrointestinal tract resembling lymphoid hyperplasia: a neoplasm of uncertain malignant potential, *Hum Pathol* 18(12): 1238–1245, 1987.

[3] Gauger PG, et al: Incidence and importance of the tubercle of Zuckerkandl in thyroid surgery, *Eur J Surg* 167(4): 249–254, 2001.

[4] Pelizzo MR, Toniato A, Gemo G: Zuckerkandl's tuberculum: an arrow pointing to the recurrent laryngeal nerve (constant anatomical landmark), *J Am Coll Surg* 187(3): 333–336, 1998.

[5] Sugiyama S: The embryology of the human thyroid gland including ultimobranchial body and others related, *Ergeb Anat Entwicklungsgesch* 44(2): 3–111, 1971.

[6] Wolfe HJ, et al: Distribution of calcitonin-containing cells in the normal neonatal human thyroid gland: a correlation of morphology with peptide content, *J Clin Endocrinol Metab* 41(06): 1076–1081, 1975.

[7] Gray SW, Skandalakis JE, Akin JT Jr: Embryological considerations of thyroid surgery: developmental anatomy of the thyroid, parathyroids and the recurrent laryngeal nerve, *Am Surg* 42(9): 621–628, 1976.

[8] Nishiyama I, et al: Developmental change in expression of highly polysialylated neural cell adhesion molecule in C-cells in rat thyroid gland, *Anat Embryol (Berl)* 194(4): 419–426, 1996.

[9] Macchia PE: Recent advances in understanding the molecular basis of primary congenital hypothyroidism, *Mol Med Today* 6 (1): 36–42, 2000.

[10] De Felice M, et al: A mouse model for hereditary thyroid dysgenesis and cleft palate, *Nat Genet* 19(4): 395–398, 1998.

[11] Damiano A, et al: Ectopic thyroid tissue presenting as a midline neck mass, *Int J Pediatr Otorhinolaryngol* 34(1–2): 141–148, 1996.

[12] Sackett WR, et al: Thyrothymic thyroid rests: incidence and relationship to the thyroid gland, *J Am Coll Surg* 195 (5): 635–640, 2002.

[13] Snook KL, et al: Recurrence after total thyroidectomy for benign multinodular goiter, *World J Surg* 31(3): 593–598, 2007; discussion 599–600.

[14] Hari CK, et al: Follicular variant of papillary carcinoma arising from lingual thyroid, *Ear Nose Throat J* 88(6): E7, 2009.

[15] Tzinas S, et al: Vascular patterns of the thyroid gland, *Am Surg* 42(9): 639–644, 1976.

[16] Organ GM, Organ CH Jr: Thyroid gland and surgery of the thyroglossal duct: exercise in applied embryology, *World J Surg* 24 (8): 886–890, 2000.

[17] Ward GE, Hendrick JW, Chambers RG: Thyroglossal tract abnormalities, cysts and fistulas; report of 105 cases from the Johns Hopkins Hospital observed during the years 1926 to 1946, *Surg Gynecol Obstet* 89(6): 727–734, 1949.

[18] Sistrunk WE: The surgical treatment of cysts of the thyroglossal tract, *Ann Surg* 71(2): 121–122, 2, 1920.

[19] Cote DN, et al: Thyroglossal duct cyst carcinoma: an unusual case of Hurthle cell carcinoma, *Otolaryngol Head Neck Surg* 113(1): 153–156, 1995.

[20] Widstrom A, et al: Adenocarcinoma originating in the thyroglossal duct, *Ann Otol Rhinol Laryngol* 85(2pt. 1): 286–290, 1976.

[21] Braun EM, et al: The pyramidal lobe: clinical anatomy and its importance in thyroid surgery, *Surg Radiol Anat* 29(1): 21–27, 2007.

[22] Hisham AN, Aina EN: Zuckerkandl's tubercle of the thyroid gland in association with pressure symptoms: a coincidence or consequence? *Aust N Z J Surg* 70(4): 251–253, 2000.

[23] Hisham AN, et al: Prevertebral soft tissue measurements in thyroid enlargement: the value of lateral neck radiographs, *Asian J Surg* 27(3): 172–175, 2004.

[24] Henry JF, et al: The nonrecurrent inferior laryngeal nerve: review of 33 cases, including two on the left side, *Surgery* 104 (6): 977–984, 1988.

[25] Coady MA, et al: Nonrecurrent laryngeal nerve during carotid artery surgery: case report and literature review, *J Vasc Surg* 32

(1): 192–196, 2000.

[26] Katz AD, Nemiroff P: Anastamoses and bifurcations of the recurrent laryngeal nerve–report of 1177 nerves visualized, *Am Surg* 59(3): 188–191, 1993.

[27] Iacobone M, et al: The usefulness of preoperative ultrasonographic identification of nonrecurrent inferior laryngeal nerve in neck surgery, *Langenbecks Arch Surg* 393(5): 633–638, 2008.

[28] Toniato A, Pelizzo MR: Preoperative imaging of nonrecurrent laryngeal nerve, *J Am Coll Surg* 192(3): 421–422, 2001.

[29] Toniato A, et al: Identification of the nonrecurrent laryngeal nerve during thyroid surgery: 20-year experience, *World J Surg* 28(7): 659–661, 2004.

[30] Proye CA, Carnaille BM, Goropoulos A: Nonrecurrent and recurrent inferior laryngeal nerve: a surgical pitfall in cervical exploration, *Am J Surg* 162(5): 495–496, 1991.

[31] Raffaelli M, Iacobone M, Henry JF: The "false" nonrecurrent inferior laryngeal nerve, *Surgery* 128(6): 1082–1087, 2000.

[32] Zajac JD, Danks JA: The development of the parathyroid gland: from fish to human, *Curr Opin Nephrol Hypertens* 17: 353–356, 2008.

[33] Boyd JD: Development of thyroid and parathyroid glands and the thymus, *Ann R Coll Surg Engl* 7: 455–471, 1950.

[34] Henry JF: Applied embryology of the thyroid and parathyroid glands. In Randolph GW, editor: *Surgery of the thyroid and parathyroid glands*, Philadelphia, 2003, Saunders, pp 12–20.

[35] Gilmour JR: The embryology of the parathyroid glands, the thymus and certain associated rudiments, *J Pathol Bact* 45: 507–522, 1937.

[36] Sadler TW: Head and neck. In *langman's medical embryology*, ed 5, Baltimore, 1985, Williams & Wilkins, pp 281–308.

[37] Henry JF: Surgical anatomy and embryology of the thyroid and parathyroid glands and recurrent and external laryngeal nerves. In Clark OH, Duh QY, editors: *Textbook of endocrine surgery*, Philadelphia, 1997, WB Saunders, pp 8–14.

[38] Balinsky BI: Development of the branchial region. In *An introduction to embryology*, Philadelphia, 1970, WB Saunders Company, pp 521–524.

[39] Cordier AC, Haumont SM: Development of the thymus, parathyroid and ultimo-branchial bodies in NMRI and nude mice, *Am J Anat* 157: 227–263, 1980.

[40] Bockman DE: Development of the thymus, *Microsc Res Tech* 38: 209–215, 1997.

[41] Mérida-Velasco JA, Sánchez-Montesinos I, Espín-Ferra J, et al: Ectodermal ablation of the third branchial arch in chick embryos and the morphogenesis of the parathyroid III gland, *J Craniofac Genet Dev Biol* 19: 33–40, 1999.

[42] Pearse AGE: Genesis of neuroendocrine system. In Friesen SR, Thompson NW, editors: *Surgical endocrinology—clinical syndromes*, ed 2, Philadelphia, 1990, JB Lippincott, pp 15–21.

[43] Mansberger AR, Wei JP: Surgical embryology and anatomy of the thyroid and parathyroid glands, *Surg Clin North Am* 73: 722–746, 1993.

[44] Mihai R, Farndon JR: Parathyroid disease and calcium metabolism, *Br J Anaesth* 85: 29–43, 2000.

[45] Pearse AG, Takor TT: Neuroendocrine embryology and the APUD concept, *Clin Endocrinol* 5(Suppl): 229S–244S, 1976.

[46] O'Rahilly R, Müller F: The endocrine system. In *Human embryology and teratology*, New York, 1992, Wiley-Liss, pp 225–232.

[47] Günther T, Karsenty G: Development of parathyroid glands. In Naveh-Many T, editor: *Molecular biology of the parathyroid*, Austin, TX, 2005, Landes Bioscience, pp 1–7.

[48] Kameda Y, Ito M, Nishimaki T, et al: FRS2a is required for the separation, migration, and survival of pharyngeal-endoderm derived organs including thyroid, ultimobranchial body, parathyroid and thymus, *Dev Dyn* 238: 503–513, 2009.

[49] Gordon J, Patel SR, Mishina Y, et al: Evidence for an early role for BMP4 signaling in thymus and parathyroid morphogenesis, *Dev Biol* 339: 141–154, 2010.

[50] Graham A, Okabe M, Quinlan R: The role of the endoderm in the development and evolution of the pharyngeal arches, *J Anat* 207: 479–487, 2005.

[51] Okabe M, Graham A: The origin of the parathyroid gland, *Proc Natl Acad Sci U S A* 101: 17716–17719, 2004.

[52] Moore KL, Persaud TVN: The pharyngeal apparatus. In *the developing human: clinically oriented embryology*, ed 7, Philadelphia, 2003, Saunders Elsevier, pp 201–240.

[53] Pezerovic'-Panijan R, Grbeša D: Banek Lj, et al: The development of blood and lymph vessels of human parathyroid glands in embryonal, fetal and postnatal period, *Coll Antropol* 25: 333–340, 2001.

[54] Norris EH: The parathyroid glands and the lateral thyroid in man: their morphogenesis, histogenesis, topographic anatomy and prenatal growth, *Contrib Embryol Carnegie Instn* 26: 247–294, 1937.

[55] Herrera MF, Gamboa-Dominguez A: Parathyroid embryology, anatomy, and pathology. In Clark OH, Duh QY, editors: *Textbook of endocrine surgery*, Philadelphia, 1997, WB Saunders, pp 277–283.

[56] Gilmour JR: The gross anatomy of the parathyroid glands, *J Pathol Bact* 46: 133–149, 1938.

[57] Wang C: The anatomic basis of parathyroid surgery, *Ann Surg* 183: 271–275, 1976.

[58] Akerström G, Malmaeus J, Bergström R: Surgical anatomy of human parathyroid glands, *Surgery* 95: 14–21, 1985.

[59] Randolph GW, Urken ML: Surgical management of primary hyperparathyroidism. In Randolph GW, editor: *Surgery of the thyroid and parathyroid glands*, Philadelphia, 2003, Saunders, pp 507–528.

[60] Thompson NW, Eckhauser FE, Harness JK: The anatomy of primary hyperparathyroidism, *Surgery* 92: 814–821, 1982.

[61] Chan TJ, Libutti SK, McCart A, et al: Persistent primary hyperparathyroidism caused by adenomas identified in pharyngeal or adjacent structures, *World J Surg* 27: 675–679, 2003.

[62] Fukumoto A, Nonaka M, Kamio T, et al: A case of ectopic parathyroid gland hyperplasia in the pyriform sinus, *Arch Otolaryngol Head Neck Surg* 128: 71–74, 2002.

[63] Edis AY, Purnell DC, van Heerden JA: The undescended "parathymus." An occasional cause of failed neck exploration for hyperparathyroidism, *Ann Surg* 190: 64–68, 1979.

[64] Wheeler MH: Clinical anatomy, developmental aberrations and endocrinology. In Arora A, Tolley NS, Tuttle RM, editors: *A practical manual of thyroid and parathyroid disease*, Chichester, West Sussex, UK, 2010, Wiley-Blackwell, John Wiley & Sons Ltd, pp 181–188.

[65] Doppman JL, Marx SJ, Brennan MF, et al: The blood supply of mediastinal parathyroid adenomas, *Ann Surg* 185: 488–490, 1977.

[66] Wheeler MH, Williams ED, Path FR, et al: The hyperfunctioning intrathyroidal parathyroid gland: a potential pitfall in parathyroid surgery, *World J Surg* 11: 110–114, 1987.

[67] Ros PS, Sitges-Serra A, Pereira JA, et al: Adenomas paratiroideos de localización intratiroidea: derechos y bajos, *Cir Esp* 84: 196–200, 2008.

[68] Proye C, Bizard JP, Carnaille B, et al: Hyperparathyroidism with intrathyroidal parathyroid gland: a review of 43 cases, *Ann Chir* 48: 501–506, 1994.

[69] Bainbridge ET, Barnes AD: Primary hyperparathyroidism due to overactive intrathyroid parathyroid glands: a potential cause of failed exploration, *Br J Surg* 69: 200–202, 1982.

[70] Kobayashi T, Man IM, Shin E, et al: Hyperfunctioning intrathyroid parathyroid adenoma: report of two cases, *Surg Today* 29: 766–768, 1999.

[71] Bahar G, Feinmesser R, Joshua BZ, et al: Hyperfunctioning intrathyroid parathyroid gland: a potential cause of failure in parathyroidectomy, *Surgery* 139: 821–826, 2000.

[72] Libutti SK, Bartlett DL, Jaskowiak NT, et al: The role of thyroid

resection during reoperation for persistent or recurrent hyperparathyroidism, *Surgery* 122: 1183–1187, 1997.

[73] Aly A, Douglas M: Embryonic parathyroid rests occur commonly and have implications in the management of secondary hyperparathyroidism, *ANZ J Surg* 73: 284–288, 2003.

[74] Vail AD, Coller FC: The parathyroid glands. Clinicopathologic correlation of parathyroid disease as found in 200 unselected autopsies, *Mo Med* 63: 234–238, 1967.

[75] Numano M, Tominaga Y, Uchid K, et al: Surgical significance of supernumerary parathyroid glands in renal hyperparathyroidism, *World J Surg* 22: 1098–1103, 1998.

[76] Pattou F, Pellissier L, Noel C, et al: Supernumerary parathyroid glands: frequency and surgical significance in the treatment of renal hyperparathyroidism, *World J Surg* 24: 1330–1334, 2000.

[77] Kraimps JL, Duh QY, Demeure M, et al: Hyperparathyroidism in multiple endocrine neoplasia syndrome, *Surgery* 112: 1080–1086, 1992.

[78] Udekwu AO, Kaplan EL, Wu TC, et al: Ectopic parathyroid adenoma in the lateral triangle of the neck: report of two cases, *Surgery* 101: 114–118, 1987.

[79] Joseph MP, Nadol JB, Goodman ML: Ectopic parathyroid tissue in the hypopharyngeal mucosa (piriform sinus), *Head Neck Surg* 5: 70–74, 1982.

[80] Curley IR, Wheeler MH, Thompson NW, et al: The challenge of the middle mediastinal parathyroid, *World J Surg* 12: 818–824, 1988.

[81] McHenry C, Walsh M, Jarosz H, et al: Resection of parathyroid tumor in the aortopulmonary window without prior neck exploration, *Surgery* 104: 1090–1094, 1988.

[82] Proye C, Lefebvre J, Bourdelle-Hego MF, et al: Middle mediastinal parathyroid adenoma of the aorto-pulmonary window: 2 cases, *Chirurgie* 114: 166–173, 1988.

[83] Arnault V, Beaulieu A, Lifante JC, et al: Multicenter study of 19 aortopulmonary window parathyroid tumors: the challenge of embryologic origin, *World J Surg* 2010. [Epub ahead of print]

DOI 10. 1007/s00268-010-0622-1.

[84] Gilmour JR: Some developmental abnormalities of the thymus and parathyroids, *J Pathol Bacteriol* 52: 213–218, 1941.

[85] Lack EE, Delay S, Linnoil RI: Ectopic parathyroid tissue within the vagus nerve: incidence and possible clinical significance, *Arch Pathol Lab Med* 112: 304–306, 1988.

[86] Doppman JL, Shawker TH, Fraker DL, et al: Parathyroid adenoma within the vagus nerve, *AJR* 163: 943–945, 1994.

[87] Reiling RB, Cady B, Clerkin EP: Aberrant parathyroid adenoma within the vagus nerve, *Lahey Clin Bull* 21: 158–162, 1972.

[88] Takimoto T, Okabe Y, Ito M, et al: Intravagal parathyroid adenoma, *J Laryngol Otol* 103: 704–706, 1989.

[89] Buell JF, Fraker DL, Doppman JL, et al: High cervical intravagal hypercellular parathyroid gland as the etiology of severe persistent primary hyperparathyroidism, *Am Surg* 61: 943–946, 1995.

[90] Raffaelli M, Defechereux T, Lubrano D, et al: L'ectopie parathyroïdienne intravagale, *Ann Chir* 125: 961–964, 2000.

[91] Pawlik TM, Richards M, Giordano TJ, et al: Identification and management of intravagal parathyroid adenoma, *World J Surg* 25: 419–423, 2001.

[92] Hung C, Lin P, Lee P, et al: Supernumerary intravagal parathyroid hyperplasia, *Surgery* 131: 359–361, 2002.

[93] Miura D: Ectopic parathyroid tumor in the sternohyoid muscles: supernumerary gland in a patient with MEN type 1, *J Bone Miner Res* 20: 1478–1479, 2005.

[94] Reddick RL, Costa JC, Marx SJ: Parathyroid hyperplasia and parathyromatosis, *Lancet* 1: 549, 1977.

[95] Palmer JA, Brown WA, Kerr WH, et al: The surgical aspects of hyperparathyroidism, *Arch Surg* 110: 1004–1007, 1975.

[96] Wang CA: Parathyroid re-exploration. A clinical and pathological study of 112 cases, *Ann Surg* 186: 140–145, 1977.

[97] Wang C, Gaz RD, Moncure AC: Mediastinal parathyroid exploration: a clinical and pathologic study of 47 cases, *World J Surg* 10: 687–695, 1986.

[98] Adapted from Gray SW, Skandalakis JE: *Embryology for surgeons*, ed 2, Baltimore, 1993, Williams & Wilkins.

第3章

甲状腺生理学与甲状腺功能检测

STEPHANIE L. LEE

引言

人的一生中出现甲状腺功能异常是十分常见的[1-2]。在总体人群中，亚临床和有症状的甲状腺功能减退症（甲减）[3-4] 的发生率为 4.6%～9.5%，而亚临床和有症状的甲状腺功能亢进症[1,3-4] 的发生率则在 1.3%～2.2%。女性发生甲状腺疾病的概率是男性的 2～3 倍[1,3-5]。由于病人的年龄、功能异常的程度、伴随疾病的情况以及病程长短的不同，临床上甲状腺功能异常的表现各异，这也使得临床诊断更为困难。幸运的是，生化检查可以很容易地确认甲状腺功能异常的存在。虽然我们有包括血清生化检查和影像学检查在内的很多检查手段，但是对于全科医生或在门诊的专科医生所面对的各种甲状腺疾病仍然帮助有限，我们可以根据患者的临床表现，再适当地使用某几种本章推荐的检查方法，是可以诊断其中大部分的。本章将总结基本的甲状腺检查方法，包括甲状腺的影像学检查，并总结诊断甲减和亢进的方法，以及监测分化型甲状腺肿瘤进展的实验室检查方法。

甲状腺生理学

滤泡是甲状腺的基本功能单位。滤泡是一个由单层细胞形成的球形单位，其中包裹的主要成分是蛋白质的胶质。甲状腺滤泡细胞是有极性的，其与胶质接触的一侧为顶端膜，另一侧为与毛细血管相接触的基底膜（图 3-1）。随着促甲状腺激素（thyrotropin stimulating hormone，TSH）与基底膜表面的促甲状腺激素受体结合，甲状腺激素的合成开始进行。促甲状腺激素启动了甲状腺激素合成和释放的一系列步骤，包括碘化物的转运、合成并碘化甲状腺球蛋白、分泌甲状腺素。与受体结合的促甲状腺激素激活腺苷酸环化并使得细胞内的 cAMP 增加，而 cAMP 则激活甲状腺激素合成过程中的一系列级联反应（图 3-1）[6]。第一步是经由能量依赖的 Na^+/I 共转运体将

碘化物从基底膜外转运至滤泡细胞内[7-8]。在甲状腺过氧化物酶（the enzyme thyroperoxidase，TPO）的作用下，碘化物在胶质与顶端膜的交界处与甲状腺激素糖蛋白的前体，即甲状腺球蛋白共价结合。碘化物与甲状腺球蛋白的酪氨酸残基结合形成一碘酪氨酸和二碘酪氨酸（图 3-2）。甲状腺过氧化物酶再催化两个碘化酪氨酸缩合形成具有生物活性的甲状腺激素，即左旋甲状腺素（L-thyroxine，T4）和三碘甲状腺原氨酸（triiodothyronine，T3）（图 3-2）。T3 和 T4 保留了甲状腺球蛋白的部分结构，以胶质形式存储在滤泡之中。甲状腺是一个非常独特的内分泌器官，因为它以胶质形式储存着大量甲状腺激素，并且在需要时受到 TSH 的刺激作用释放出去。在健康并且碘化物供应充足的人体中，大部分甲状腺激素以 T4 的形式储存，而不到 20% 的部分以 T3 的形式储存。TSH 受体受到刺激后，胶质将通过胞饮作用进入细胞质并形成胞质小泡（图 3-1）。胞质小泡与溶酶体和蛋白酶融合后将甲状腺球蛋白的肽键水解，从而将 T3 与 T4 释放到胞质中（见图 3-2）并弥散入血。对成人而言，甲状腺每天大约分泌 90 µg T4。循环血液中，分别有 99.97% 和 99.5% 的 T4 和 T3 与肝合成的甲状腺激素结合蛋白结合，这些结合蛋白包括甲状腺素结合球蛋白（thyroxine binding globulin，TBG）、甲状腺素运载蛋白（也称甲状腺素结合前白蛋白）和白蛋白。TBG 与甲状腺激素的亲和力最高，并且临床上认为它是这一组蛋白中最重要的一种。TBG 携带了循环中 68% 的 T4 和 80% 的 T3。甲状腺素运载蛋白，正式的名称为前白蛋白，与甲状腺激素的亲和力较低，携带了循环中 11% 的 T4 和 9% 的 T3。白蛋白与甲状腺激素的亲和力最低，但容量最大，故它结合了循环中 20% 的 T4 和 11% 的 T3[9]。循环中至少 99% 的甲状腺激素与这些运载蛋白结合并处于没有生物活性的状态。血液中 T4 的半衰期为 7～10 天。没有与蛋白质结合的甲状腺激素，即游离的 T4、T3，能够进入细胞并具有生物活性。T4 只在甲状腺中合成，而 T3 主要在外周

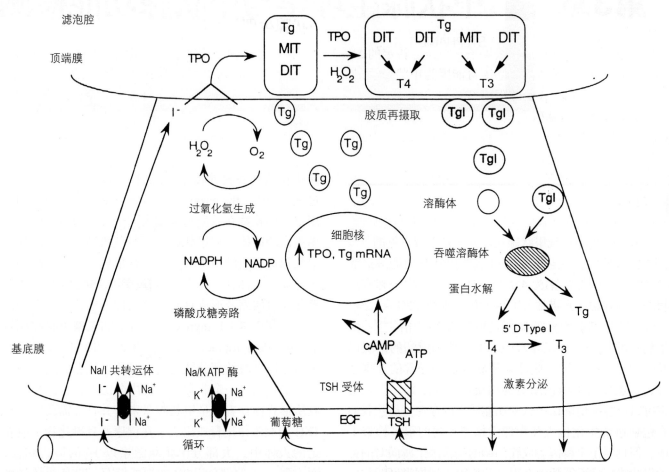

图 3-1　滤泡细胞示意图。基底膜与血液循环相连，而顶端膜与滤泡腔和胶质接触。当促甲状腺激素（TSH）与基底膜上的 TSH 受体结合时，甲状腺激素的合成和分泌过程就被激活。碘化物由 Na⁺/I⁻ 共转运体转运至细胞内，沿电梯度流向顶端膜，并在此经过 TPO 的催化作用上升至一个更高的能量状态。甲状腺球蛋白（Tg）聚集在高尔基复合体中，并被包裹在小的顶端小泡中被转运至胶质中。在顶端膜处，活化的碘化物与甲状腺球蛋白的酪氨酸残基结合，形成一碘酪氨酸（MIT）和二碘酪氨酸（DIT）。随后，它们在 TPO 的作用下偶联形成碘化酪氨酸激素 T4 和 T3。在甲状腺激素分泌的过程中，甲状腺球蛋白通过胞饮作用进入细胞，形成胶质小滴。这些胶质小滴与溶酶体融合而形成吞噬溶酶体，在这里，甲状腺球蛋白在蛋白质水解的作用下被分解，进而将 T4 与 T3 释放弥散入血（From Brent G: Thyroid hormones(T4, T3). In Conn PM, Melmed S, editors: *Endocrinology: basic and clinical principles,* Totowa, NJ, 1997, Humana Press.）

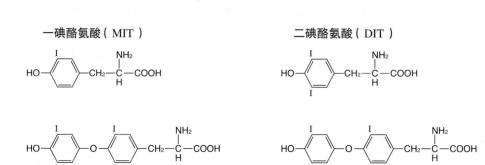

图 3-2　碘化酪氨酸和碘化甲状腺原氨酸的分子结构。一碘酪氨酸（MIT）和二碘酪氨酸（DIT）是由甲状腺球蛋白分子上的酪氨酸残基碘化而成。接下来，两个 DIT 偶联形成四碘甲状腺原氨酸（T4），或者一个 DIT 和一个 MIT 偶联生成三碘甲状腺原氨酸（T3）

组织由脱碘酶催化循环中的 T4 脱碘而产生[10]。尽管 T4 的浓度常常波动，但脱碘酶的活性会被严密调控以保证 T3 浓度保持正常[11]。与 T4 相比，T3 与甲状腺激素受体的亲和性更高，生物活性更强。特定的 5′ 端脱碘酶的活性和相应 T3 浓度可能因为甲状腺功能亢进症、使用药物（β 受体阻滞剂、碘泊酸盐、胺碘酮、地塞米松、丙基硫氧嘧啶）、营养不良和严重疾病等而降低（图 3-3）。与之对应的，在甲减时，5′ 端脱碘酶被激活，从而保证 T4 被转化为更具有生物活性的 T3。通常情况下，人体每日所需的 T3 中有 20% 是直接由甲状腺合成并分泌的。在饥饿和疾病状态下，5′ 端脱碘酶将具有生物活性的 T4 和 T3 转化为没有生物活性的分子，即反 T3（rT3）和 3, 3′ 二碘甲状腺胺酸（图 3-3）。少量的游离 T3 与核内甲状腺激素受体结合进而调节基因表达，并反过来调节细胞功能并决定甲状腺的功能状态（图 3-4）。甲状腺激素受体是一个与类固醇激素结合的受体超家族中的一员，这类类固醇激素还包括维 A 酸、维生素 D 和雌激素等。

甲状腺激素细胞核受体（nuclear receptors，TR）调节 T3 的生物学活性。两段 TR 基因，α 和 β，编码四种 TR 同种型（α₁、β₁、β₂ 和 β₃）。TR 的转录活动受多方面因素调控，包括 T3 的结合，T3 所调节基因的启动子上的甲状腺激素反应元件类型，TR 各同种型的进化和组织依赖性表达，以及很多核辅助因子或共调节蛋白（图 3-4）。也有一些碘化酪氨酸（T4）的非基因作用不由核内的 TR 调节。血浆中胞膜起始的活动始于同整合素 -alphavbeta 3 相连的甲状腺激素受体，该整合素激活 ERK1/2 并引起膜上离子通道，如 Na(⁺)/H(⁺) 交换通道的改变，同时也参与其他重要细胞活动如细胞增殖[12-13]。

甲状腺生理学与妊娠

在妊娠期间，甲状腺的生理功能会发生明显改变，这使得如何解释甲状腺功能检测的结果变得具有挑战性[14-16]。在妊娠前 3 个月的后期，TBG 的水平

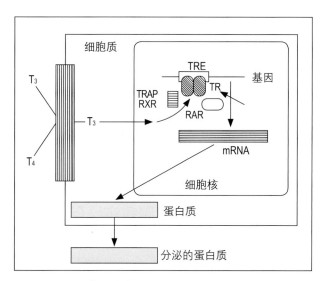

图 3-4　T3 在细胞内的作用。T4 和 T3 被转运入细胞（红色方块）。在细胞内，由于 5′ 脱碘酶的作用，T4 被转化为更具有生物活性的 T3。进入细胞核后，T3 与甲状腺激素受体（TR；绿色椭圆）结合，而该甲状腺激素受体与其他 T3 受体、视网膜样 X 受体（RXR）或甲状腺激素辅助蛋白（TRAP）以二聚体形式存在。这些二聚体在甲状腺激素应答基因的启动子序列与甲状腺激素反应元件（TRE）相互作用，进而启动或抑制转录，调节信使 RNA（mRNA）的生成和蛋白质合成（From Chin WW: Current concepts of thyroid hormone action: progress notes for the clinician. *Thyroid Today* 15:1, 1992. With permission.）

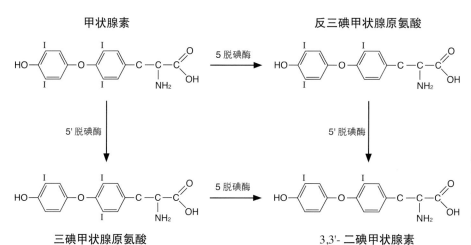

图 3-3　脱碘酶。5′脱碘酶催化甲状腺素（T4）外环上 5′脱碘，从而得到代谢上活性更高的三碘甲状腺原氨酸（T3），并且会进一步将无活性的反三碘甲状腺原氨酸（反 T3）脱碘为二碘甲状腺原氨酸（T2）。5脱碘酶催化甲状腺素内环脱碘，将 T4 和 T3 转化为无代谢活性的 T3 和 T2

增加了 50%，致使 T4 和 T3 的蛋白质结合程度明显提高，最终导致 T4 和 T3 测量值的明显升高 [16]。现在认为，是肝合成雌激素和 TBG 糖基化的增加直接导致了 TBG 含量的变化。尽管妊娠期间蛋白质结合的甲状腺激素含量升高，但甲状腺功能正常的患者其血清 TSH 水平保持正常还是反映出游离 T4 和 T3 的水平和活性仍然保持正常。在妊娠的前 3 个月中，对于甲状腺功能正常的个体，胎盘的人绒毛膜促性腺激素（human chorionic gonadotropin，hCG）不断增加，大约在孕期第 12～14 周时浓度达到顶峰，随后降低并在以后维持一个平台浓度 [16]。hCG 有较弱的 TSH 样作用，导致游离 T4 的浓度轻微上升，但仍然保持在正常水平，同时也会伴随 TSH 水平的下降 [14-15]。多达 13% 的女性在孕期前 3 个月无法测出 TSH 的水平（浓度低于 0.1 mud/L），同时 FT4I 正常或略有升高，临床上表现为甲状腺功能正常 [16-17]。这种 TSH 水平下降的情况多在孕期的前 3 个月过后恢复正常。

甲状腺生理学与非甲状腺疾病综合征（正常甲状腺病态综合征）

患有严重非甲状腺疾病综合征时会伴随出现甲状腺生理的明显改变，这会干扰对甲状腺功能测定结果的解读 [18]。由于各种甲状腺激素结合蛋白均减少，故而总 T4 的水平首先下降，平衡透析法测得的游离 T4 则为正常或轻度偏低 [19]。而总 T3 水平则在 5'脱碘酶功能下降后进一步降低，并导致 T4 转化为 T3 的量减少（图 3-3）。相反，在 5'脱碘酶的作用下，T4 被代谢为无活性的反 T3（reverse T3，rT3）（图 3-5）。通过检测 rT3 的浓度并不能可靠地将非甲状腺疾病综合征与甲减区分开来 [20]。对非甲状腺疾病综合征患者而言，其血清 TSH 水平可能升高、降低，也可能正常 [21-22]。血清 TSH 降低常常继发于服用药物（如糖皮质激素、多巴胺）[23]，或者严重非甲状腺疾病综合征中出现的下丘脑的中枢抑制。TSH 的水平，尤其是游离 T3 的抑制程度，与患者的死亡率（图 3-5）、住院时间以及在重症监护病房（ICU）中机械通气密切相关 [24-25]。在严重非甲状腺疾病综合征的情况下，诊断原发性甲状腺功能障碍就变得有些困难。严重非甲状腺疾病综合征患者的总 T4、甲状腺激素结合比值（THBR）和 FT4I 通常较低；而其总 T3 水平相较其预期的总 T4 水平更低，但血清 TSH 水平却几乎总是可以测得的（通过一种灵敏度小于 0.01 mIU/L 的第三代化验方法）。随着急性病程的恢复和中枢抑制的解除，TSH 浓度会在短期内升高，随后恢复正常 [22]。

甲状腺检查

TSH 检测

促甲状腺激素（thyroxine-stimulating hormone，TSH）是垂体受到促甲状腺激素释放激素（thyrotropin-relasing hormone，TRH）刺激后产生的，而 TRH 这种修饰过的三氨基酸肽则由下丘脑室旁核的神经元产生。TRH 经由垂体柄中的门静脉系统到达垂体。TRH 和 TSH 的基因表达都会在甲状腺激素过多时受到负反馈抑制（图 3-6）。垂体脉冲式地分泌 TSH，并且这种脉冲的节律在夜晚升高。TSH 的浓度有着昼夜节律，即晚上 11 点左右出现高峰，而白天水平较低 [26]。一般来说，TSH 浓度的实验室检查都在早 8 点～晚 8 点这段工作时间中，是不会受到 TSH 分泌的昼夜节律影响的，但在这一时间段之外，甲状腺功能正常个体的检查结果也可能在参考值以外。TSH 刺激甲状腺激素的合成与释放，以及甲状腺的生长。而腺垂体产生的 TSH 则受到血清中甲状腺激素浓度的负反馈性调节。当循环中甲状腺激素水平偏低时，TSH 水平升高以刺激甲状腺合成甲状腺激素，从而保持系统平衡与正常工作。血清中 TSH 和游离甲状腺激素之间的负反馈关系保证了甲状腺激素浓度维持在一个严格的范围之中（图 3-6 和 3-7）。TSH 水平以负对数线性方式改变，所以即使是血清中游离 T3 水平的微小改变也会引起血清 TSH 浓度的巨大变化（图 3-7）。所以一些临床症状不明显的甲状腺功能异常或检测不到的

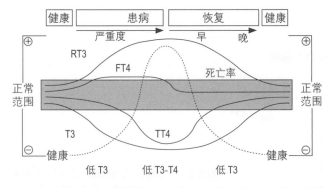

图 3-5 非甲状腺疾病综合征中患病及恢复期间甲状腺激素交替变化过程。激素浓度变化的程度与疾病的严重程度及病程长短相关。TSH 的浓度可能在疾病严重时受抑制，并可能在一段时间内中度高于参考值，继而在疾病恢复期恢复正常。死亡率则与总 T4 浓度降低的程度呈负相关（From Nicoloff JT, LoPresti JS: Nonthyroidal illness. In De Groot LJ, editor: *Endocrinology*, ed 3）

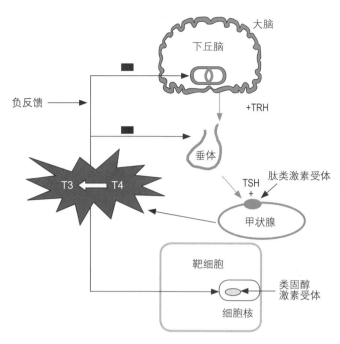

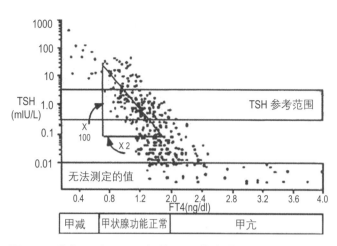

图 3-7　游离 T3 和 TSH 之间的反对数线性关系。游离 T4 的微小变化导致 TSH 的成倍改变（From: Demers LM, Spencer CA, editors: Laboratory medicine practice guidelines: *laboratory support for the diagnosis and monitoring of thyroid disease*, Washington, DC, The National Academy of Clinical Biochemistry [in press].With permission.）

图 3-6　（也见彩图）图示腺垂体促甲状腺激素细胞调控 TSH 分泌。高浓度 T3 抑制 TSH 释放，而低浓度 T3 促进 TSH 释放。促甲状腺激素释放激素（TRH）也刺激 TSH 释放，而缺乏 TRH 时促甲状腺激素细胞则不释放 TSH，进而引起甲状腺功能减退症。TRH 由下丘脑室旁核中的细胞分泌并经由下丘脑的垂体门静脉系统到达腺垂体。TSH 通过血液循环到达甲状腺，刺激甲状腺合成甲状腺激素 T4 和 T3。通过负反馈机制，循环中的甲状腺激素抑制 TRH 和 TSH 的合成与分泌，让这个系统恢复平衡并严密控制循环中的甲状腺激素水平

血清甲状腺激素水平异常时，可以发现血清 TSH 浓度的明显变化。对门诊患者而言，无论其是否服用甲状腺激素替代药物，血清 TSH 检测都是首选的甲状腺功能筛查方法[27-28]。在门诊的健康患者中，这种检查对甲减或甲状腺功能亢进症（甲亢）的诊断敏感性约为 98%，特异性约为 92%[27]。另一个原因是个体中 TSH 水平变化均在 ±0.5 mIU/L 这一狭小的区间[29]，所以如果个体内的 TSH 水平长期处于比较大的变化，即使其 TSH 水平还处于参考范围中，也提示甲状腺功能异常。但在某些情况下，如确诊或怀疑垂体或下丘脑功能障碍、甲亢、危重病、饥饿、使用特定药物（多巴胺或大剂量糖皮质激素治疗）、自身抗体干扰以及甲状腺激素抵抗综合征等，TSH 水平会因为此时甲状腺的状态而不准确，所以不应只依靠 TSH 水平来判断甲状腺功能[30]。而有干扰性的异质性抗体，即化学发光免疫法中抗动物源性抗体的二抗，在少数情况下可能造成 TSH 检测水平偏高或偏低[31]。所幸的是，这些情况在临床上很容易被发现或者非常少见。而且，外周血激素浓度也与 TSH 升高或降低水平不一致。

自 20 世纪 80 年代以来，TSH 化验已取得了长足进步。在大多数实验室中 TSH 的正常范围为 0.3 ~ 4.5 mIU/L，但也取决于具体的检测方法。常用的第二代 TSH 化验方法有一个功能性下限，为 0.10 mIU/L 或更低[28,32]。这种 TSH 化验方法可以将正常甲状腺功能与甲亢状态区分开来，但无法明确甲亢的程度。第三代免疫计量分析法测定 TSH 时利用一种敏感的化学发光检测系统，其检测极限小于 0.01 mIU/L，且能测定甲亢的程度[32-34]。多数临床实验室采用的二代 TSH 化验方法足以完成常规甲状腺功能检查。而对于严重非甲状腺疾病综合征，当 TSH 浓度受抑制使得对甲状腺功能检查结果难以解释时，才需要进行第三代 TSH 化验[33]。Spencer 发现，患有正常甲状腺功能病态综合征或接受大剂量糖皮质激素治疗的患者常常可以通过第三代 TSH 化验方法测得高于 0.01 mIU/L 的 TSH 浓度，而甲亢患者的 TSH 水平则低于 0.01 mIU/L[33]。

门诊患者测得的 TSH 水平如果在正常范围内，一般认为这提示甲状腺功能正常，也不需要其他检测[34]（图 3-8 和 3-9）。现行的指南建议使用一个低于实验室参考范围的值作为 TSH 的浓度上限。美国临床内分泌协会（AACE）推荐的 TSH 参考值为 0.3 ~ 3 mIU/L[35]，但美国临床生化科学院（NACB）指南建议 TSH 上限为 2.5 mIU/L[36]。美国内分泌学会孕期指南建议女性在妊娠的不同阶段采用不同的标准：孕期前 3 个月应小于 2.5 mIU/L，其后应小于 3 mIU/L；或者根据不同化验方法而采用相应的不同孕期标准[15]。需要注意的是，这些数据是基于经验与人群中 TSH 水

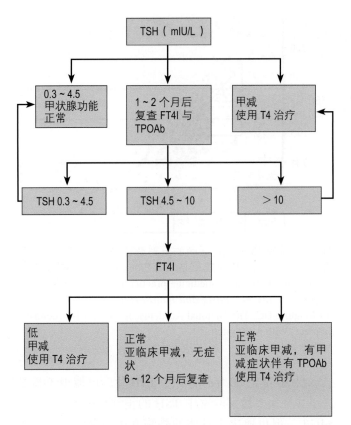

图 3-8　甲状腺功能减退症评估方法。对亚临床甲减（TSH 升高，FT4I 正常）的处理方法还存在争议。对此，美国内科医生学会（ACP）没有官方治疗推荐。美国临床内分泌医生学会（AACE）倾向于利用左旋甲状腺素治疗以使 TSH 恢复正常。存在 TPO 抗体则强烈预示病情将进展为临床甲减（TSH 升高，FT4I 降低）

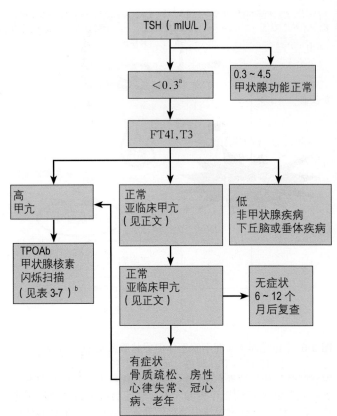

图 3-9　甲状腺功能亢进症评估方法。a. 排除其他情况，如非甲状腺疾病综合征。甲状腺功能亢进症的病因可根据 TPO 抗体和甲状腺闪烁扫描确定（见表 3-7）。b. 对 Graves 病、高功能性结节性甲状腺肿以及高功能腺瘤的治疗方法包括甲状腺手术、抗甲状腺药物如甲硫咪唑以及放射性碘消融治疗。亚急性甲状腺炎的治疗主要为对症治疗，因为 90% 以上的患者甲状腺功能异常会自行好转。对于转移性甲状腺癌引起的甲状腺功能亢进症应治疗甲状腺的恶性病变

平的流行病学分布，但真实上限还未最终确定。如果发现 TSH 异常，应测定循环血中甲状腺激素水平（见图 3-8 和 3-9）。具体选择何种检查取决于临床上怀疑是甲减、甲亢，还是非甲状腺疾病综合征。

甲状腺激素水平的检测

　　"甲状腺功能表（thyroid panel）"是被普遍使用但常常滥用的术语。由甲状腺检查组成的"甲状腺功能表"一般不包括最重要的检查，即 TSH 水平。对健康的门诊患者而言，TSH 水平测定应当取代任何"甲状腺功能表"而作为评估甲状腺功能的第一步[27-28]。但当仅仅依靠 TSH 不足以完成诊断（孕期前 3 个月、垂体或下丘脑功能障碍、危重病、大剂量糖皮质激素或多巴胺治疗等），或者 TSH 水平太低而不能准确评估甲亢的程度时，必须要测定甲状腺激素的水平[27-28,34]。

总 T4 与总 T3

　　T4 和 T3 是具有生物活性的甲状腺激素。在非甲状腺疾病中可能升高的 rT3 则没有生物活性，而其他形式的碘化酪氨酸不是常规检查项目。血清总 T4（TT4）和总 T3（TT3）的测定既包含与蛋白质结合的甲状腺激素，也包含游离的甲状腺激素。由于很多临床条件和药物会改变甲状腺激素结合蛋白的含量，或者与甲状腺激素竞争结合相应的蛋白质，所以总 T4 或总 T3 不能单独用于判断甲状腺功能。与甲状腺激素结合蛋白结合情况的改变可以在不影响游离激素水平或甲状腺功能的情况下极大地影响总 T4 与总 T3 的测量值（表 3-1）。除非怀疑甲减，评估甲状腺功能的时候不会首先测量血清 TT3（见图 3-8）。在甲减时，将 T4 转化为更具有生物活性的 T3 的 5′脱碘酶

表3-1　甲状腺功能测定举例				
临床情况	总 T4	T3RU	FT4I	TSH
甲状腺功能正常，T4 结合蛋白正常	正常	正常	正常	正常
甲状腺功能正常，T4 结合蛋白偏低*	▼	▲	正常	正常
甲状腺功能正常，T4 结合蛋白偏高⁺	▲	▼	正常	正常
甲状腺功能正常，T4 结合蛋白正常，药物取代 T4 与蛋白结合⁺⁺	▼	▲ / 正常	▼ / 正常	正常
甲亢，T4 结合蛋白正常	▲	▲	▲	▼
甲减，T4 结合蛋白正常	▼	▼	▼	▲

*甲状腺激素结合蛋白减少出现在肝硬化、肾病综合征、蛋白丢失性肠病、营养不良、危重病、使用药物（雄激素、糖皮质激素）和遗传性TBG缺乏
⁺甲状腺激素结合蛋白增加出现在肝炎活动期、妊娠、使用药物（雌激素、雷洛昔芬、他莫昔芬、5-氟尿嘧啶、奋乃静、安妥明、海洛因和美沙酮）、急性间歇性卟啉病和遗传性TBG过量
⁺⁺与TBG结合的T4可以被药物取代，导致总T4水平降低，但游离T4水平保持正常。这些药物包括水杨酸、大剂量静脉用呋塞米（尤其在肾衰竭时）、一些非甾体类抗炎药（芬氯酸和甲灭酸）、一些抗惊厥药（苯妥英和卡马西平）以及一种肝素诱导的脂肪酸增加。由于在测定T3RU时为了清除或减少竞争结合蛋白质的物质而稀释了血清样品，故FT4I通常都是正常的

活性增加，T3 水平得以保持正常，直到总体甲状腺激素水平变得非常低。T3 在诊断和治疗甲亢中非常有用[34]（见图 3-9），同时有些时候还能帮助鉴别 Graves 病（T3/T4 比例更高，大于 20）与亚急性甲状腺炎（T3/T4 比例更低，小于 12）[37-38]。在评估甲状腺功能的过程中很少需要测量 rT3。会干扰 TSH 测定的鼠抗人抗体（HAMA）同样也会干扰甲状腺激素的化验。HAMA 可能会人为造成 TT4、TT3、FT4 和 FT3 的水平升高或降低[39]。接受单克隆抗体治疗的患者似乎更容易出现 HAMA 的干扰[40]。

游离 T4 的平衡与估计

游离 T4 的活性评估可以通过以下三种方法：①游离 T4 指数（FT4I），②免疫测定游离 T4，③平衡分析法测定游离 T4。平衡分析法是测定未与蛋白质结合、有生物活性的 T4（占 T4 的 0.03%）的金标准。这种化验方法只在专门的实验室才能进行，并且有一定的技术难度。由于测定的 T4 含量非常微小，所以不同化验测定的游离 T4 的含量可能差异很大。一般来说，基层实验室通过模拟游离 T4 试验或者根据甲状腺激素结合容量修订的 FT4I 计算值来估计游离 T4 的含量。研究所或实验室当天或第二天得到的游离 T4 检查结果并非直接测得游离 T4 的浓度，而是基于一步、两步或标记抗体的方法得到的[41]。这种游离 T4 检测对白蛋白水平异常的情况尤其敏感，因此不应用于家族性异常白蛋白高甲状腺素血症[42]、妊娠[15,43]或严重非甲状腺疾病综合征[18]等情况。例如，对甲

状腺功能正常的妊娠女性而言，游离 T4 水平低于参考范围是很常见的。妊娠时的高雌激素状态使血清中的 TBG 明显增加，故而测得的 FT4 不准确。FT4I 是一个由总 T4 和基于游离甲状腺激素结合位点数的校正因子而计算出来的值（表 3-1）。这个校正因子叫做 THBR，也称 T3 胶体摄取率（T3RU）或 T3 摄取（T3U）[34]。虽然对于非内分泌医生而言，FT4I 似乎是最难的实验室检查之一，但这项检测确实为血清中 T4 结合能力提供了重要信息，而这也是诊断甲状腺功能异常所必需的（见表 3-1）。T3RU 则与游离甲状腺结合位点负相关。比如，在甲减时，能占据位点的 T4 少于正常情况，或者雌激素刺激 TBG 含量上升而有多余的结合位点，都可以导致大量空余位点出现。这两种情况都可以导致 T3RU 降低。通过公式 TT4 × T3RU = FT4I 可以修正 T4 结合能力。表 3-1 说明了这个概念。值得注意的是，甲状腺功能异常的时候，TT4、T3RU 和 FTI 变化趋势相同：在甲亢的时候升高，而在甲减的时候降低（表 3-1）。在血清甲状腺激素结合蛋白水平完全正常时，FT4I 可以为患者的甲状腺功能提供一个可靠的参考指数。在很多情况下[44]（妊娠、危重病、营养不良、蛋白异常血症，见表 3-1），甲状腺结合蛋白水平有时会明显改变，使得与游离甲状腺激素结合的比例改变，FT4I 不能有效地估计游离 T4 的水平。肝炎或妊娠等情况下，会出现蛋白结合功能异常，这时总 T4 和 T3RU 的变化趋势一般相反（见表 3-1）。这时，需要检测 TSH 和 T3RU 或 FT4I，或者使用平衡分析法测得的游离甲状

腺激素浓度来正确评估甲状腺功能。不应常规选择直接测定 TBG 水平，因为对于不能用 T3RU 判断甲状腺状态的患者，TBG 也几乎毫无裨益。

甲状腺抗体

　　在成人中，甲亢和甲减常常是自身免疫性疾病造成的，在这些疾病中，可以发现一些针对甲状腺蛋白的免疫球蛋白 G（IgG）抗体，如抗甲状腺球蛋白抗体（TgAb）、抗甲状腺过氧化酶抗体（TPOAb，曾被称为抗微粒体抗体）以及抗 TSH 受体抗体（TSHRAb）[34]。TSHRAb 是一组有两方面作用的免疫球蛋白：它可以刺激 TSH 受体（甲状腺刺激免疫球蛋白 [TSI]），引起 Graves 病而出现甲亢；另一种相对少见的情况是抑制 TSH 结合受体［甲状腺激素结合抑制免疫球蛋白（TB Ⅱ）］，引起甲减。甲状腺功能正常时不需要检测甲状腺抗体，除非有妊娠期甲亢[45]或反复流产等病史[46]。无论是刺激性还是抑制性的 TSHRAb 都能通过胎盘而影响胎儿的甲状腺功能并催生甲状腺肿。妊娠期 TPOAb 水平较高预示着患有产后亚急性甲状腺炎的风险较高[47]。超过 90% 患有自身免疫性甲状腺疾病（Graves 病和桥本甲状腺炎）的患者，检测发现其后代的 TPOAb 和 TgAb 滴度也会升高[48-49]。由于 TPOAb 的测定为甲状腺功能异常或甲状腺增大中自身免疫的本质提供了额外信息，所以这项检查在临床上很有帮助。但是，必须要知道，TPOAb 对自身免疫性甲状腺疾病的意义在于其诊断作用[49-50]，但不能确定自身免疫性甲减或亢进的疾病进展情况。NHANES 三期研究表明，TSH 水平正常的人群中有 11% 会出现 TPOAb 升高，但经过 4 年随访，其中只有 12% 会进展出现 TSH 升高[52]。TPO 抗体可以用于帮助预测哪些发生亚临床甲减的患者会发展为临床甲减。对有亚临床甲减（比如 TSH 浓度在 5 ~ 10 mIU/L 之间）随访 3 年后发现，20.5% 的 TSH 自行恢复正常，27.3% 的患者由于进展到临床甲减或血清 TSH 持续高于 10 mIU/L 而需要 T4 替代治疗，还有 52.1% 的患者 TSH 水平仍然不高于 10 mIU/L。TPOAb 阳性或有慢性甲状腺炎超声表现的患者进展为临床甲减的风险是其他患者的 3 倍（分别是 31.2% 对 9.5%）[51]。各种类型的自身免疫性甲状腺疾病都有甲状腺抗体滴度升高，但对甲状腺功能正常的个体，尤其是老年和伴有其他自身免疫情况的患者，其甲状腺抗体滴度，尤其是 TgAb 的滴度，可能降低[3]。流行病学研究提示，TgAb 阳性对甲状腺功能异常的提示意义不大[3,52]。几乎所有 TPOAb 阳性的患者都伴有 TgAb

阳性，所以测定 TgAb 对了解甲状腺功能异常性质的帮助不大，也不应作为常规检测项目。

甲状腺球蛋白

　　甲状腺球蛋白（Tg）是甲状腺激素的蛋白质前体以及储存形式。这种大分子糖蛋白以胶质形式储存于各个甲状腺滤泡中。Tg 不断从甲状腺渗入至血液循环中。血清 Tg 浓度反映了正常甲状腺和甲状腺恶性肿瘤的总量、TSH 刺激甲状腺组织的反应以及甲状腺组织的损伤，现在主要作为肿瘤标记物来监测患有分化型甲状腺肿瘤患者是否有复发，以及甲状腺切除术和放射性碘（^{131}I）治疗后的疗效[53-56]。在现代甲状腺功能检测与影像学检查十分完备的时代，用甲状腺球蛋白评估甲状腺功能或者甲状腺疾病（如甲状腺肿）的临床价值已经显得有限。血清 Tg 水平受抑制可用于鉴别人为造成的甲亢（源于摄取外源性甲状腺激素）与任何原因引起的内源性甲状腺激素过度释放[57]。如果是摄取左旋甲状腺素造成甲状腺激素过量，正常甲状腺功能则会受抑制，并且血清甲状腺球蛋白水平会变得非常低。但如果过量的甲状腺激素来源于甲状腺，甲状腺球蛋白的水平则是升高的。对接受了甲状腺切除术和 ^{131}I 治疗的患者，首选测定 Tg 作为监测肿瘤复发或持续存在的肿瘤标志物[53-56]。检测肿瘤复发情况依赖于甲状腺球蛋白免疫计量分析，但现在这种方法的敏感性差强人意，而且化验之间的差异很大。实际上，在甲状腺功能正常的 TgAb 阳性对照中，所有免疫计量法都会报告无法检测到 Tg[54,58]。现在，大多数 Tg 化验都只有第一代的功能敏感度，在 0.5 ~ 1 ng/ml 之间，但第二代 Tg 化验方法的功能敏感度在 0.05 ~ 0.1ng/ml。在使用重组人 TSH（rhTSH）刺激或内源性甲减时，Tg 大约会升高 8 倍，这时 Tg 化验可以更敏感地检测肿瘤持续存在或复发。研究人员已经在一个机构中展示了第二代 Tg 化验与 rhTSH 刺激产生的 Tg 相关[53]。如果 Tg 基础值小于 0.1 ng/ml，那么 99.7% 的 rhTSH 刺激产生的 Tg 是少于 2 ng/ml 的，提示没有肿瘤复发或肿瘤持续存在。

　　为了知道如何将 Tg 水平作为一个分化型甲状腺肿瘤的肿瘤标志物，临床医生必须理解一些重要的知识（见第 50 章）。TgAb 的干扰常常会让 Tg 水平升高，以至于商用 Tg 免疫计量分析会认为此时 Tg 水平是无法测量的。甲状腺肿瘤患者检测出 TgAb 的发生率较甲状腺功能正常的对照组更高（20% 对 12%）[3,59-60]。在一个用高敏感性化验可以检测出 TgAb 的群体中，商用 TgAb 化验只能在其中 65% 的个体中检测到血液循环中的抗体。因此，当一名既往患有甲状腺肿瘤的患者发现了一个结节或肿块，由于 Tg 的基础值或 TSH 激发后的水平不可测时，商用化验方法得到的 TgAb 为阴性，还是不能排除甲状腺肿瘤复发的情况[58]。对这类少见的患者，有必要让他们去专业内分泌实验室利用放射免疫测定法（RIA）测定 Tg 水平[58]。甲状腺球蛋白抗体可作为一种预测肿瘤复发的替代标记物。甲状腺切除术后的一年内，若甲状腺球蛋白水平下降大于 50%，表明患者没有肿瘤残留；但若同期甲状腺球蛋白水平升高，提示 37% 的患者有肿瘤残留[61]。甲状腺球蛋白抗体水平上升的甲状腺癌患者疾病复发的可能性很大，因此需及时检测抗体水平[61-63]。用于检测 Tg 和 TgAb 的方法不同，其敏感性和绝对值会有很大差别。因此，在长期监测肿瘤的复发时，应当使用同一种检测方法[58]。当存在异嗜性抗体（一种应用于免疫测定法中的抗动物来源抗体的抗体）干扰时，有时会造成甲状腺球蛋白检测结果的异常升高或降低[63]。其中，最常见的干扰抗体是人抗鼠抗体（HAMA）。临床工作中，如果甲状腺球蛋白的升高水平与临床情况不符或者在 TSH 刺激时没有反应性增高时，应当怀疑到这种情况。如果产生怀疑，临床医生应该使用商用异嗜性封闭管（heterophile-blocking tube，HBT）或放射免疫测定法（RIA）进行复测[58,63-64]。

甲状腺核素显像

甲状腺核素显像利用放射性核素研究甲状腺的结构和功能，在研究甲亢的病因方面有很大用途。甲状腺核素显像并不推荐用于甲减的评估。许多甲状腺学者更青睐利用放射性碘成像，因为它可以同时反映出甲状腺滤泡细胞对碘的摄取作用（捕获）和碘与甲状腺球蛋白的共价结合作用（有机化）。^{123}I 更常用于良性甲状腺的显像，因为此同位素仅发射可穿透组织的 γ 射线，不会对细胞产生严重损伤。^{131}I 除发射 γ 射线外，还可发射 β 成分造成组织损伤，因此更常用于甲亢和甲状腺癌的治疗，以破坏摄碘的甲状腺组织。^{123}I 成像方法：口服 4~24 小时后，检测 I 的摄取量和 γ- 闪烁扫描成像。甲状腺摄碘量的测量取决于 Na/I 协同转运体的活性和循环中非放射性碘的含量。当体内存在大量的非放射性碘时，由于放射性碘和非放射性碘在甲状腺滤泡细胞的摄取中存在竞争机制，放射性碘的摄取量就会下降。体内过量碘的来源包括含海藻、海草或红染的食物，药物如胺碘酮、碘化钾饱和液、浓碘溶液、聚维酮碘、碘酊、碘仿、CT 扫描所用的造影剂及胆囊造影剂（碘泊酸盐和碘番酸）。有一种放射性核素可代替放射性碘——高锝酸盐（^{99m}Tc）。^{99m}Tc 可经静脉注射，30~60 分钟后显像。虽然 ^{99m}Tc 可被甲状腺滤泡细胞摄取，但不能和甲状腺球蛋白结合，因此并不能完全模拟甲状腺对碘的吸收过程。这种差别导致 ^{123}I 显像的假阴性率比 ^{99m}Tc 显像低 5%~8%[65-66]。但因 ^{99m}Tc 显像具有简单、快速、易获得、便宜等优点，目前某些机构已用此逐渐取代 ^{123}I 显像。一项直接比较研究表明，在无结节或者有冷结节的患者中，放射性碘和高锝酸盐的甲状腺闪烁扫描结果一致。参与研究的 273 例患者中，仅 2 例在高锝酸盐显像中表现为热结节而在碘显像中表现为冷结节[66]。这表明，此两种检测方法有高度的一致性[65-66]。但是，如果 ^{99m}Tc 显像和临床情况不符或者病变部位在胸骨后的前纵隔内，需行 ^{123}I 显像。核素闪烁扫描在甲亢的鉴别诊断和甲状腺结节的功能检测中有重要价值。B 超、CT、MRI 更倾向于结构成像而不能提供甲状腺的功能信息。尽管甲状腺超声并不能检测甲状腺功能异常，美国甲状腺协会[67]和临床内分泌医师协会[68]已把它用于甲状腺结节的初始评估。此外，超声检查中发现的一些变化不能作为诊断依据，如慢性桥本甲状腺炎（低回声，血流增多）、亚急性肉芽肿性甲状腺炎和产后甲状腺炎（表现为边界不清的低回声、血流减少区域）的超声变化[69-70]。早期研究表明，亚临床型甲减患者出现慢性甲状腺炎的超声改变时，提示患者有很大风险转变为严重的临床甲状腺功能减退症，并且需要 L-T4 治疗[51]。

甲状腺功能减退症的甲状腺功能检测

除了甲状腺切除和放射性碘（^{131}I）消融术，成人中最常见的甲减的病因有桥本甲状腺炎和亚急性甲状腺炎的甲减期，包括产后甲状腺炎。由于长期治疗方案不同，医生必须鉴别出以上两种情况。可致循环中甲状腺素水平低的常见原因如表 3-2 所示。

甲状腺功能减退症的体征和症状

甲减的症状和体征如表 3-3 所示。这些症状是非特异性的，并不是所有患者都会出现所有的症状和体征。症状出现时间较晚。在老年和中年女性中，这些非特异性症状可能被误以为正常老化或者抑郁的表现。症状的严重程度取决于甲状腺功能损害的程度和时间，但最常见的是体重增加、乏力、便秘和月经不调 / 不孕。

甲状腺功能减退症评估中的甲状腺功能检测

如果患者出现表 3-3 中所列的症状或体征，或

表3-2 甲状腺功能减退症的病因
原发性（甲状腺对 TSH 升高无应答）
桥本甲状腺炎（慢性淋巴细胞性甲状腺炎）
痛性亚急性甲状腺炎的甲减期（假性 - 肉芽肿性 -De Quervain）
无痛性淋巴细胞性甲状腺炎的甲减期
产后甲状腺炎的甲减期
放射性碘消融术
甲状腺切除术
头面部放射
药物：锂、胺碘酮、白介素、干扰素、丙硫氧嘧啶 / 甲巯基咪唑、甲状腺炎患者所致的碘过量
碘缺乏（美国不常见）
生物合成缺陷（少见，发生于儿童）
先天性甲减（少见，发生于儿童）
继发性（甲减患者合并低或者异常 TSH）
垂体功能障碍［肿瘤、手术和（或）放射导致的垂体损伤］
第三级（肿瘤、放射导致的下丘脑损伤）

表3-3　甲状腺功能减退症的体征和症状	
一般情况	**肌肉骨骼**
体重增加	肌痛
疲劳	肌肉痉挛
寒冷耐受不良和低体温	Carpel tunnel 综合征
低钠血症	肌酸磷酸激酶升高
皮肤	**神经系统**
皮肤干燥粗糙	抑郁
胫前黏液性水肿（非可凹性水肿）	注意力下降
毛发干燥	痴呆
脱发	
头和颈	**心血管系统**
声音嘶哑	心动过缓
舌头肿大	舒张性高血压
眶周水肿	高胆固醇血症
甲状腺肿	心包积液
	充血性心力衰竭
胃肠道	**生殖系统**
便秘	月经不调 / 闭经
	月经过多
	溢乳伴催乳素水平升高
	不孕
	流产风险提高

者有表 3-4 中所列的危险因素，首选的检测指标为血清 TSH（图 3-8），可采用第二代或第三代测定方法。TSH 的测定是诊断甲减十分敏感和特异的方法。TSH 值在原发性甲减中常常升高，且升高时间早于 T4、T3 的下降。但该检测不是继发性甲减的首选检查，也不能用于对患有或可疑有下丘脑、垂体、严重非甲状腺疾病综合征的患者进行甲状腺功能评估。幸运的是，以上疾病并不常见且临床上特征比较明显。仅依靠 TSH 的检测而漏诊中心性甲减的发生率极小。当甲状腺激素水平不断变化，TSH 的应用将变得非常困难。若甲状腺切除术后的患者 22 天后 L-T4 的补充量小于 30 mIU/L，95% 以上的术后患者血清 TSH 水平将会上升[71]。因此术后患者的常规治疗方案为 T3 治疗 2～3 周，停药 2 周后再行放射性碘治疗或者诊断性核素显像[67]。

诊断甲减时可参照流程（图 3-8）来进行甲状腺检测。当 TSH 在 0.3～4.5 mIU/L，患者无甲减，仅需定期监测；当患者 TSH＞10 mIU/L，需使用合成的 L-T4、L- 甲状腺素给予治疗，因为大部分患者很快就会出现临床症状或体内游离 T4 水平下降。但在急性或亚急性甲状腺炎的恢复期，TSH 降至正常前有一过性升高的现象，此时不需特殊治疗。当 TSH 在 4.5～10 mIU/L，临床医生需每月检查一次 TSH 和游离 T4、游离 T4I、TPOAb 水平。最近一项研究表明，血清 TPOAb 阳性或超声甲状腺炎表现均可预测进展性甲减发生的可能性，需用 L-T4 治疗[51]。不建议检测游离 T3 水平，因为在轻、中度甲状腺功能减退症患者中，体内的 5′脱碘酶会升高，进而增加 T4 向 T3 的转换，使 T3 水平维持在正常范围内。若游离 T4 或 T4I 水平低于正常，则需 L-T4 治疗甲减。

亚临床型甲状腺功能减退症

亚临床型甲减的定义是 TSH 升高而游离 T4 或

表3-4　甲状腺功能减退症的危险因素
45 岁以上女性
60 岁以上男性
有自身免疫病家族史（包括甲状腺炎）
不孕，流产
有甲状腺病史
甲状腺肿
其他自身免疫病（1 型糖尿病，风湿性关节炎，白癜风，原发性肾上腺皮质功能减退，恶性贫血）
头颈部放射接触史
药物：锂，胺碘酮，含有海藻的药物，含碘祛痰剂

T4I 正常的一种疾病。一般发生于 TSH 在 4.5 ~ 10 mIU/L 时。如果反复检测 TSH 均在 4.5 ~ 10 mIU/L 且游离 T4 正常，表明患者为亚临床型甲减。60 岁以上的人群中，约 15% 的人 TSH 处于 5 ~ 10 mIU/L[60]。长期随访发现，27% ~ 33% 的人在 3 ~ 4 年内 TSH 水平仍处于正常范围[51]。若 TSH 水平在 5 ~ 10 mIU/L 的患者接受 L-T4 治疗，约 1/3 患者的治疗是不必要的。

对亚临床型甲减的最佳治疗方法至今仍有争议[72-73]。目前还没有客观的生理学数据可以表明治疗亚临床型甲减的益处。但是，少数高质量的研究表明，L- 甲状腺素的治疗有益于患者的自身感受、降低胆固醇，同时对轻度心功能障碍有转归作用[74-75]。一般来说，亚临床型甲减是否需要治疗[76] 取决于以下因素：甲减的症状和体征（见表 3-3）；有可能进展为甲减的危险因素（见表 3-4），如甲状腺炎的超声表现、甲状腺自身抗体明显升高或其他危险因素如心血管疾病、妊娠、不孕等。心血管低危风险、无症状或高龄的患者接受 L-T4 治疗并无显著的益处。如果患者无临床症状，最保守的处理方法为临床随访并在 6 ~ 12 个月之间复查 TSH 或不适随诊。临床上有的医生会通过增加检查来获取更多的信息，如询问自身免疫性甲状腺疾病的家族史、甲状腺炎的超声检测或 TPOAb 阳性来帮助预测亚临床型甲减进展为临床型甲减的风险。一项大规模人群研究表明，如果 TPOAb 阳性，每年进展为临床型甲减的速度为 5%[5]。甲状腺自身抗体的滴度越高，进展为临床型甲减的危险性也就越大。因此，对 TSH 轻度升高、TPOAb 阳性或超声检测为甲状腺炎的年轻患者，采取治疗是有必要的。但是有甲状腺炎超声表现的一些患者，即使血清甲状腺自身抗体阴性，也有可能由亚临床型甲减进展为临床型甲减[51]。亚临床型甲减患者需定期临床随诊并于每 6 ~ 12 个月复查一次 TSH，如果出现症状，复查时间要缩短，以此来监测疾病进展过程。由于 TSH 水平具有个体差异性，若近期 TSH 绝对值比以往高 0.5 mIU/L，或者 TSH 呈进行性升高，则表明甲状腺功能的进行性损坏，需及时治疗。

甲状腺功能减退症的病因

诊断为临床型或亚临床型甲减后，需明确病因。成年人最常见病因为桥本甲状腺炎，患者通常会出现 TSH 升高，伴或不伴甲减症状，此时会被诊断为桥本甲状腺炎并给予不必要的 L- 甲状腺素治疗。但是，桥本甲状腺炎经常与一过性甲状腺功能低下相混

淆，比如过量的碘摄入（造影剂或含海藻的食物）或者亚急性甲状腺炎的甲减期。亚急性甲状腺炎分为三种：产后甲状腺炎、痛性假性肉芽肿性和无痛性淋巴细胞性亚急性甲状腺炎（或称静息型甲状腺炎）（见第 4 章）。不同形式的亚急性甲状腺炎的共性为出现一过性（4 ~ 8 周）甲亢，再出现一过性（2 ~ 4 个月）甲减，最后恢复至正常状态，但并不是所有患者均会出现以上阶段[77]。产后甲状腺炎出现于流产、治疗性流产或分娩后的 1 ~ 12 个月。亚急性痛性甲状腺炎表现为增大的甲状腺伴疼痛，伴流感样症状如发烧、肌肉疼痛和 ESR 升高。无痛型或静息型淋巴细胞性亚急性甲状腺炎表现为甲状腺增大以及前述的亚急性甲状腺炎的特征表现。以上三种亚急性甲状腺炎均可通过摄取少量的放射性碘进行诊断（见甲状腺显像）。亚急性甲状腺炎的甲减期不需要治疗，除非患者出现临床症状，需用 L-T4 疗法使 TSH 恢复至正常水平。约 6 个月后，L-T4 需减量 50% 或停药，4 ~ 6 周后再次检测 TSH。桥本甲状腺炎患者因甲状腺功能永久损害，TSH 会高于正常，而亚急性甲状腺炎患者恢复后 TSH 处于正常水平。这种调整 L-T4 剂量的方法也可用于治疗首次就诊但诊断不明确的甲减患者的甲状腺素替代疗法。

甲状腺自身抗体与甲状腺功能减退症

原发性甲减的鉴别诊断中，甲状腺自身抗体的检测占有重要地位，且常常和病史密切相关。TPOAb 或 TgAb 在自身免疫性甲状腺炎（桥本病）患者中常表现为阳性，但不需作为常规检测，因为这些抗体的阳性与否不会改变甲减的治疗方法。有些亚急性甲状腺炎患者在甲状腺抗原释放后会出现低水平 TPOAb 和 TgAb。尤其是产后甲状腺炎（一种一过性自身免疫性甲状腺疾病）的甲状腺自身抗体会出现短暂性升高。

甲状腺功能减退症的甲状腺核素显像

尽管甲状腺 B 超可以检测出甲状腺炎中的变化，但这种变化非常微小且解释各不相同。甲状腺的放射性核素显像对于甲减无任何诊断价值。甲状腺超声或核素显像可用于评估可疑的结构性异常，比如甲减患者的甲状腺结节[78-79]。尽管存在争议，仍有流行病学统计显示：高水平的 TSH 和甲状腺炎与甲状腺恶性肿瘤的风险相关，因此建议临床医生使用超声对甲状腺炎、桥本甲状腺炎和 Graves 病的患者进行检查，以检测可疑结节并进行穿刺活检。

甲状腺功能减退症患者的治疗

口服人工合成的 L-T4（如 Levoxyl，Synthroid，Tirosint）可用于治疗甲减。由于不同药物的甲状腺素含量各不相同，甲状腺粉提取物不可用于甲减的治疗。Levoxyl 和 Synthroid 是药片制剂，可有各种不同的剂量，Tirosint 是一种装着液体 L-T4 的软胶囊制剂。不推荐使用由固定比例的 L-T4 和 T3 组成的混合制剂（Thyrolar，liotrix），因为 T3/L-T4 的比率较高。T3 制剂（Cytomel）并不作为甲减的常规治疗药物，因为其半衰期过短，每日需多次给药。

对于原发性甲减的患者，需在 L-T4 治疗后 6～8 周根据血清 TSH 的水平适当调整剂量，因为要等到 T4 经过 3 个半衰期（3×7～10 天 =3～4 周）后达到新的稳定水平之后调整药物，恰好为 6～8 周。治疗的目标是使 TSH 维持在 0.5～2.5 mIU/L[35]。L-T4 疗法治疗甲状腺癌的 TSH 预期目标和肿瘤残留 / 复发的危险性相关[67,82]。若患者 TSH 恢复至正常，仅需每 6～12 个月监测一次 TSH。

有研究报告指出，L-T4 和小剂量短而强效的 T3 合用后，甲减症状会有所改善[83]，但目前对这一说法还饱受争议。虽然已有动物实验证明补充 T3 可有效调整组织的 T3 水平[84]，但目前尚无临床对照实验证实补充 T3 具有明显的益处[85-86]。相反，这些研究证实了 L-T4 和 T3 联合疗法的不良反应，比如骨代谢的增加、心动过速、心悸。目前，并不推荐单独使用 T3 或者 T3 与 L-T4 复合制剂来常规治疗甲减。

甲状腺功能亢进症的甲状腺功能测定

有活性的游离甲状腺素升高或甲亢常导致 TSH 水平降低。由于甲状腺素结合蛋白升高而导致的 TT3 和 TT4 升高而 FT4 和 TSH 正常，称为高甲状腺素血症。这类患者的甲状腺功能和 TSH 水平均正常。比较明确的是，甲亢是甲状腺产生过量的甲状腺素导致的甲状腺毒症。若游离甲状腺素并不是由甲状腺产生，比如因 L-T4 的过量摄入导致，则称为药物性甲亢。在北美，导致成年人甲亢的最常见病因是 graves 病（一种自身免疫性甲亢）。其他的常见病因还有高功能多结节性甲状腺肿（MNG）、甲状腺高功能腺瘤、亚急性甲状腺炎（包括产后甲状腺炎）的甲亢期。导致甲状腺激素升高的常见病因见表 3-5。与甲减相比，

表3-5　甲状腺功能亢进症的病因
原发性（低 TSH 的甲状腺功能亢进症）
Graves 病
高功能多结节性甲状腺肿
甲状腺高功能腺瘤
痛性亚急性甲状腺炎（假性 - 肉芽肿性 -De Quervain）的甲状腺功能亢进症期
无痛性淋巴细胞性甲状腺炎的甲状腺功能亢进症期
产后甲状腺炎的甲状腺功能亢进症期
过量摄入甲状腺激素
转移性甲状腺癌
卵巢甲状腺瘤
碘诱导（有慢性甲状腺炎病史）
继发性（TSH 升高或正常的甲状腺功能亢进症）
TSH 诱导的垂体腺瘤
甲状腺激素抵抗综合征

甲状腺毒症 / 甲亢的诊断和治疗（见图 3-9）需要投入更多的人力和时间。甲亢患者的评估和治疗最好由内分泌科医生来完成。

甲状腺功能亢进症的症状和体征

甲减的发病率约为甲亢的 10 倍。甲亢的常见症状和体征见表 3-6。甲亢的高龄患者常出现心脏症状，但甲亢导致的全身症状较少见。应注意评估患者是否出现体重下降、不耐热、颤动、心悸、焦虑、月经异常、新发房颤等。应对有甲亢高危因素的患者进行甲状腺功能检测，这些危险因素包括甲状腺功能异常（包括甲亢和甲减）的家族史、其他自身免疫性疾病或长期的甲状腺肿，尤其需要注意是否注射过造影剂或胺碘酮。无症状的患者不需做甲亢的定期筛查。

甲状腺功能亢进症评估中的甲状腺功能检测

检测血清 TSH 是诊断甲亢的最敏感方法，TSH 常在原发性甲亢时受到抑制。甲亢患者的 TSH 浓度低于 0.1 mIU/L，且常低于 0.05 mIU/L。第二代 TSH 测定方法的功能敏感度为 <0.2 mIU/L，完全可以用于甲亢的诊断和治疗。分泌 TSH 的垂体腺瘤导致的继发甲亢非常罕见，但对于有甲亢症状、TSH 处于相对"正常"水平的患者应当考虑此病。若怀疑此病，需将患者转诊至内分泌科医生以进一步诊断和治疗。

特殊的身体情况（如非甲状腺疾病综合征、饥饿、妊娠前 3 个月）、药物（如糖皮质激素、多巴胺）以及下丘脑、垂体疾病均可能导致 TSH 水平低下，

表3-6　甲状腺功能亢进症的体征和症状	
一般情况	**皮肤**
体重下降	多汗
不耐热	手掌红斑
焦虑／紧张	
失眠	**神经系统**
肌无力	颤动
	焦虑／紧张
心血管系统	运动功能亢进
心动过速	
心悸	**胃肠道**
活动时呼吸困难	大便增多／腹泻
洪脉	
房颤	**生殖系统**
	月经周期不规律／闭经
头颈部	经血浅淡
眼病（Graves病特有：眼球	不孕
突出、球结膜水肿）	男乳女化
凝视	
甲状腺肿	

当怀疑以上疾病时，由专业医生帮助评估患者的甲状腺功能状态至关重要。

根据甲状腺功能测定的动态变化来诊断甲亢的流程见图3-9。若患者TSH在正常范围，不能诊断为甲亢，也不需要进一步检查。应根据临床症状合理安排甲状腺功能检查。若TSH＜0.3 mIU/L，需复查甲状腺激素水平和TSH。由于甲状腺激素和TSH成负对数线性关系，甲状腺素的轻微升高将导致TSH的大幅度下降。第二代TSH检测方法不能评估甲亢的程度，因为轻微的甲亢即可导致TSH水平的大幅下降。虽然第三代TSH检测可有效评估甲亢的严重程度，常规的TT4、THBR、FT4I、TT3检测即可简单准确地达到评估病情的目的。其中TT3的测定对评估甲亢的严重程度是必需的。Graves病分泌的激素中，T3/T4的比率相对较高。若血清TSH＜0.3 mIU/L，同时FT4I和TT3均降低，需考虑下丘脑或垂体的病变。但是，导致以上激素同时降低的更常见病因为其他可导致TSH浓度下降的疾病，如非甲状腺疾病综合征（见图3-9）。

亚临床型甲状腺功能亢进症

当血清TSH＜0.3 mIU/L而FT4I、TT3正常时，可诊断为亚临床型甲亢。除心动过速外，患者可有很少甚至没有甲亢症状[87]。如果患者正在服用甲状腺激素，应当调整药物剂量以使TSH恢复至正常。仅在

对甲状腺癌患者的L-T4抑制疗法中，TSH低于正常范围的亚临床甲亢是可以接受的，因为其治疗目标就是利用L-T4反馈性抑制肿瘤的复发和转移。不常规推荐应用L-T4的抑制作用控制甲状腺结节[88]。

亚临床型甲亢（TSH受抑制，FT4I和TT3正常）需与非甲状腺疾病综合征和营养不良相鉴别。一般来说，通过仔细的系统检查、既往病史、药物因素、体重下降、减重而限制饮食或体格检查可协助鉴别出非甲状腺疾病造成TSH下降的病因。亚临床型甲亢尚无最佳治疗方法。一项研究表明，血清TSH在0.2~0.4 mIU/L的老年患者在约41个月内极少进展为显性甲亢（进展速率仅1%/年），其中一些患者TSH恢复正常，绝大多数维持在亚临床型甲亢状态[89]。亚临床型甲亢的临床关注点在于其对骨骼和心脏的潜在不良反应。亚临床型的甲状腺激素过量与骨皮质丢失密切相关[90]，尤其容易造成绝经后女性的骨质丢失和老年患者的房颤[87,91]。目前比较公认的是对某些特殊的亚临床甲亢进行治疗，其中包括有临床症状、骨质疏松、心脏疾病、房性快速性心律失常、增大的结节性甲状腺肿的患者，尤其是老年患者。

甲状腺功能亢进症的病因

FT4I或T3水平升高的患者可诊断为甲亢，但需在开始治疗前明确病因。如前所述，甲亢的最常见病因为Graves病。翔实的临床病史和细致的实验室检查足以明确甲亢的病因。若患者表现为弥漫性甲状腺肿、突眼、生化检查为甲状腺素血症，可明确诊断为Graves病而不需进一步实验室检查。但经常遇到的是有些患者（尤其是老年患者）不表现出突眼或者明显的甲状腺肿大。如果甲亢的病因不明确，放射性核素甲状腺扫描和摄取可协助明确病因（见甲亢患者的甲状腺显像章节，图3-9和表3-7）。Tg测定可协助鉴别假性甲亢和甲状腺过度反应性疾病[57]。过量摄入合成型L-T4造成的甲亢会抑制正常甲状腺的功能，同时可导致循环中Tg下降。

甲状腺自身抗体与甲状腺功能亢进症

进行甲状腺核素扫描后，不一定必须检查甲状腺自身抗体。如前所述，甲状腺抗体并不能用于诊断甲亢的病因，因为很多非甲亢的患者也可出现自身抗体，而有些自身免疫性甲状腺病的患者并无自身抗体。怀疑为Graves病的患者可通过甲状腺B超明确是否为甲状腺炎或通过甲状腺放射性核素扫描来明确诊断。高水平的自身抗体与自身免疫性甲状腺疾病

表3-7　不同类型甲状腺功能亢进症与放射性碘甲状腺扫描和摄取的关系

甲状腺状态	甲状腺功能亢进症程度	TPOAb	放射性碘摄取	甲状腺扫描
Graves 病	++++	+++	++++	甲状腺增大，高摄取率
高功能多结节性甲状腺肿	+/++	−	正常 /+	甲状腺增大，热（高摄取）或冷（低摄取）结节
亚急性甲状腺炎的甲状腺亢进期	++++	−/+	4 ~ 24 小时内摄取 <1%	无摄取
甲状腺高功能腺瘤	+/++/+++	−	正常 /+	"热"结节，但周围正常组织低或无摄取
转移性甲状腺癌	+/++	−	低	甲状腺无摄取，甲状腺癌浸润的滤泡组织摄取率升高

密切相关 [3,92]。如果需要检测自身抗体，仅需检测抗 TPOAb 水平，因为 TPOAb 水平的升高与其他抗体的升高相互联系，且 95% 的 Graves 病患者体内会出现 TPOAb 水平的升高。

甲状腺功能亢进症的甲状腺核素显像

经过详细的临床病史、家族史和体格检查后，常可明确甲亢病因。若此时病因仍不明确，可利用甲状腺核素扫描来协助诊断。^{123}I 或 ^{99m}Tc 成像和摄取均可作为明确甲亢病因的首选检查（见表 3-7）。需要注意的是，摄取率不仅取决于甲状腺本身的功能，也和患者非放射性碘的摄入量有关。非放射性碘可以和放射碘示踪剂相竞争而导致碘摄取率下降。因此，甲亢患者摄入大量碘时，甲状腺放射性碘摄取的测定结果可能正常或者低于正常。某时间点的尿液碘含量可以诊断非放射性碘摄取过量。妊娠和哺乳期女性禁行甲状腺扫描检查。

甲状腺功能亢进症患者的治疗

原发性甲亢的治疗包括放射性消融、抗甲状腺素药物和甲状腺切除术。除有些病例必须使用手术治疗外（见第 9 章），放射疗法因其具有明确的治疗效果深受美国内分泌医生的青睐。甲硫咪唑和丙硫氧咪唑（PTU）可抑制甲状腺激素的合成，在美国被允许作为治疗甲亢的两大常用药物。2010 年食品与药品管理局（FDA）公布了 PTU 的严重肝毒性，并限制其对妊娠前 3 个月的女性使用 [93]。β 受体阻滞剂常在治疗开始就用于改善甲亢患者的心血管系统和神经肌肉系统症状。通过监测 TSH、TT4、预期的 FT4 和 FT3，并于每 1 ~ 2 个月调整抗甲状腺药物的治疗，可有效控制甲状腺状态至其恢复正常。由于甲状腺激素治疗的效果和甲亢的个体差异性，患者体内甲状腺激素水平常处于持续波动状态。甲亢患者的治疗应由内分泌医生来完成。

甲状腺功能检测与妊娠

由于妊娠期间 TBG 升高，THBR 和 FT4 类似物测定的准确性不高。最近的一些关于测试孕期甲状腺功能测定的实验表明，妊娠期女性的甲状腺状态评估需结合血清 TSH、TT4（正常高值的 2 倍以下为正常）或 FT4I [14-15]。地区医院常用的 FT4 免疫测定法并不准确，因为妊娠期间甲状腺激素结合蛋白升高，不推荐用于孕期监测 [15,43]。因此，处于妊娠前 3 个月的患者若 TSH 受抑制而 FT4I 正常或轻度升高时，不应当按照甲亢治疗。应在 4 周内复查甲状腺激素以明确 TSH 是否恢复正常。若妊娠的任何时期 FT4I 明显升高，患者可诊断为甲亢并需给予适当治疗。若孕期 3 个月后 TSH 仍受抑制，内分泌医生需评估患者状况以明确是否为甲亢。任何同位素的放射性核素显像均为孕期禁忌。

妊娠与甲状腺功能减退症

甲减与月经不规律和不孕有关。因此，妊娠期的重度甲减并不常见。孕期的甲减多为轻度且多由桥本甲状腺炎发展而来。早期诊断非常重要，因为甲减可同时损害母体和胎儿。TSH 升高对甲减具有诊断意义。因此对于有自身免疫性甲状腺疾病危险因素（包括甲状腺病史、甲状腺肿、其他免疫病、反复流产或有家族史，见表 3-4）的孕妇，建议根据 TSH 水平筛查甲减。妊娠期间，大多数患者的甲状腺素需求量比妊娠前服用的 L- 甲状腺素剂量高出 50%。根据内分泌协会指南的数据，妊娠时应当根据孕期前 3 个月

TSH < 2.5 mIU/L,随后 TSH < 3 mIU/L 的标准来及时调整 L-甲状腺素的剂量以维持 TSH 水平[15,94-96]。甲状腺功能正常而甲状腺自身抗体为阳性时,流产的危险性随之增加。但是,并不推荐常规对甲状腺功能正常的孕妇检测甲状腺自身抗体,因为目前尚无预防流产的有效方法。

非甲状腺疾病综合征(正常甲状腺病态综合征)的甲状腺功能测定

正常甲状腺病态综合征是指无甲状腺疾病时出现的甲状腺功能检测异常(见非甲状腺疾病综合征的甲状腺评估方法相关章节)。此病不是原发性的甲状腺疾病,且其病生理机制尚不清楚。一些长期患病或住院患者的甲状腺功能测定结果会显示异常,可能会造成临床医生的困扰。一般不推荐在疾病过程中行甲状腺功能检测,除非考虑甲状腺功能异常会影响疾病的转归。可用平衡透析法检测血清 TSH、TT4、THBR、FT4I、TT3 和 FT4。需要注意的是,不要在严重疾病过程中发现 TSH 异常就诊断原发性甲状腺功能异常。典型的非甲状腺疾病综合征中,TSH 可下降、正常或升高,T4 常下降或正常,T3 则常与 T4 呈成比例地下降。游离 T4 的水平通常是正常的。也可以检测 rT3 水平,但不作为常规,在非甲状腺疾病综合征时,其水平常常升高。如有可能,我们建议在急性疾病恢复后,对怀疑患有甲状腺疾病的患者进行甲状腺功能的评估。

应用第三代 TSH 检测技术对于这种情况很有帮助,因为这种方法可以检测到低于正常的血浆 TSH 水平[30,33]。如果第三代技术也无法检测到非甲状腺疾病综合征患者的 TSH,则这些患者中有 75% 存在甲亢。严重的非甲状腺疾病综合征的总 T4、THBR 和 FT4I 水平经常是低的,总 T3 相对于总 T4 的水平来说更低,但通过第三代技术,血浆 TSH 水平几乎总是可以测得到的。在急性疾病的恢复阶段,TSH 水平会在短期内回升并逐渐恢复正常。

结论

在本章中,我们回顾了甲状腺的生理学和检测甲状腺功能的检查,这些试验是内、外科医生对甲状腺疾病患者诊治的关键工具。重要的是要了解妊娠期间和非甲状腺疾病综合征期间患者的甲状腺生理学变化,并安排相关的检查。当患者处于妊娠期或患非甲状腺疾病综合征时,评估甲亢或减退的试验是不同的。根据甲状腺的生理和病生理知识,以及详尽病史和家族史,可以形成一套系统方法来检测和治疗甲状腺功能异常。

参考文献

[1] Tunbridge WM, Evered DC, Hall R, et al: The spectrum of thyroid disease in a community: the Whickham survey, *Clin Endocrinol (Oxf)* 7(6): 481–493, 1977.

[2] Vanderpump MP, Tunbridge WM, French JM, et al: The incidence of thyroid disorders in the community: a twenty-year follow-up of the Whickham Survey, *Clin Endocrinol (Oxf)* 43(1): 55–68, 1995.

[3] Hollowell JG, Staehling NW, Flanders WD, et al: Serum TSH, T(4), and thyroid antibodies in the United States population (1988 to 1994): National Health and Nutrition Examination Survey (NHANES III), *J Clin Endocrinol Metab* 87 (2): 489–499, 2002.

[4] Canaris GJ, Manowitz NR, Mayor G, et al: The Colorado thyroid disease prevalence study, *Arch Intern Med* 160(4): 526–534, 2000.

[5] Tunbridge WM, Brewis M, French JM, et al: Natural history of autoimmune thyroiditis, *Br Med J (Clin Res Ed)* 282 (6260): 258–262, 1981.

[6] Kopp P: Thyroid Hormone Synthesis. In Braverman L, Utiger R, editors: *Werner and Ingbar's The Thyroid*, ed 9, Philadelphia, 2005, Lippincott Williams and Wilkins, pp 52–76.

[7] Dohan O, De la Vieja A, Paroder V, et al: The sodium/iodide Symporter (NIS): characterization, regulation, and medical significance, *Endocr Rev* 24(1): 48–77, 2003.

[8] Spitzweg C, Harrington KJ, Pinke LA, et al: Clinical review 132: The sodium iodide symporter and its potential role in cancer therapy, *J Clin Endocrinol Metab* 86(7): 3327–3335, 2001.

[9] Schussler GC: The thyroxine-binding proteins, *Thyroid* 10(2): 141–149, 2000.

[10] St Germain DL, Galton VA, Hernandez A: Minireview: defining the roles of the iodothyronine deiodinases: current concepts and challenges, *Endocrinology* 150(3): 1097–1107, 2009.

[11] Lum SM, Nicoloff JT, Spencer CA, et al: Peripheral tissue mechanism for maintenance of serum triiodothyronine values in a thyroxine-deficient state in man, *J Clin Invest* 73(2): 570–575, 1984.

[12] Davis PJ, Zhou M, Davis FB, et al: Mini-review: cell surface receptor for thyroid hormone and nongenomic regulation of ion fluxes in excitable cells, *Physiol Behav* 99(2): 237–239, 2010.

[13] Cheng SY, Leonard JL, Davis PJ: Molecular aspects of thyroid hormone actions, *Endocr Rev* 31(2): 139–170, 2010.

[14] Glinoer D, Spencer CA: Serum TSH determinations in pregnancy: how, when and why? *Nat Rev Endocrinol* 6(9): 526–529, 2010.

[15] Abalovich M, Amino N, Barbour LA, et al: Management of thyroid dysfunction during pregnancy and postpartum: an Endocrine Society Clinical Practice Guideline, *J Clin Endocrinol Metab* 92(8 Suppl): S1–S47, 2007.

[16] Glinoer D: Maternal thyroid function in pregnancy, *J Endocrinol Invest* 16(5): 374–378, 1993.

[17] Glinoer D: Thyroid hyperfunction during pregnancy, *Thyroid* 8(9): 859–864, 1998.

[18] Langton JE, Brent GA: Nonthyroidal illness syndrome: evaluation of thyroid function in sick patients, *Endocrinol Metab Clin North Am* 31(1): 159–172, 2002.

[19] Kaptein EM, Grieb DA, Spencer CA, et al: Thyroxine metabolism in the low thyroxine state of critical nonthyroidal illnesses, *J Clin Endocrinol Metab* 53(4): 764–771, 1981.

[20] Burmeister LA: Reverse T3 does not reliably differentiate hypothyroid sick syndrome from euthyroid sick syndrome, *Thyroid* 5(6): 435–441, 1995.

[21] Brent GA, Hershman JM, Braunstein GD: Patients with severe nonthyroidal illness and serum thyrotropin concentrations in the hypothyroid range, *Am J Med* 81(3): 463–466, 1986.

[22] Hamblin PS, Dyer SA, Mohr VS, et al: Relationship between thyrotropin and thyroxine changes during recovery from severe hypothyroxinemia of critical illness, *J Clin Endocrinol Metab* 62(4): 717–722, 1986.

[23] Faber J, Kirkegaard C, Rasmussen B, et al: Pituitary-thyroid axis in critical illness, *J Clin Endocrinol Metab* 65(2): 315–320, 1987.

[24] Bello G, Pennisi MA, Montini L, et al: Nonthyroidal illness syndrome and prolonged mechanical ventilation in patients admitted to the ICU, *Chest* 135(6): 1448–1454, 2009.

[25] Plikat K, Langgartner J, Buettner R, et al: Frequency and outcome of patients with nonthyroidal illness syndrome in a medical intensive care unit, *Metabolism* 56(2): 239–244, 2007.

[26] Kerr DJ, Singh VK, McConway MG, et al: Circadian variation of thyrotrophin, determined by ultrasensitive immunoradiometric assay, and the effect of low dose nocturnal dopamine infusion, *Clin Sci (Lond)* 72(6): 737–741, 1987.

[27] Screening for thyroid disease: recommendation statement, *Ann Intern Med* 140(2): 125–127, 2004.

[28] Ladenson PW, Singer PA, Ain KB, et al: American Thyroid Association guidelines for detection of thyroid dysfunction, *Arch Intern Med* 160(11): 1573–1575, 2000.

[29] Andersen S, Pedersen KM, Bruun NH, et al: Narrow individual variations in serum T(4) and T(3) in normal subjects: a clue to the understanding of subclinical thyroid disease, *J Clin Endocrinol Metab* 87(3): 1068–1072, 2002.

[30] Ross DS: Serum thyroid-stimulating hormone measurement for assessment of thyroid function and disease, *Endocrinol Metab Clin North Am* 30(2): 245–264, 2001.

[31] Halsall DJ, English E, Chatterjee VK: Interference from heterophilic antibodies in TSH assays, *Ann Clin Biochem* 46(Pt 4): 345–346, 2009.

[32] Spencer CA, Takeuchi M, Kazarosyan M: Current status and performance goals for serum thyroglobulin assays, *Clin Chem* 42 (1): 164–173, 1996.

[33] Spencer CA, LoPresti JS, Patel A, et al: Applications of a new chemiluminometric thyrotropin assay to subnormal measurement, *J Clin Endocrinol Metab* 70(2): 453–460, 1990.

[34] Demers LM, Spencer CA: Laboratory medicine practice guidelines: laboratory support for the diagnosis and monitoring of thyroid disease, *Clin Endocrinol (Oxf)* 58(2): 138–140, 2003.

[35] Baskin HJ, Cobin RH, Duick DS, et al: American Association of Clinical Endocrinologists medical guidelines for clinical practice for the evaluation and treatment of hyperthyroidism and hypothyroidism, *Endocr Pract* 8(6): 457–469, 2002.

[36] Baloch Z, Carayon P, Conte-Devolx B, et al: Laboratory medicine practice guidelines. Laboratory support for the diagnosis and monitoring of thyroid disease, *Thyroid* 13(1): 3–126, 2003.

[37] Yoshimura Noh J, Momotani N, Fukada S, et al: Ratio of serum free triiodothyronine to free thyroxine in Graves' hyperthyroidism and thyrotoxicosis caused by painless thyroiditis, *Endocr J* 52(5): 537–542, 2005.

[38] Amino N, Yabu Y, Miki T, et al: Serum ratio of triiodothyronine to thyroxine, and thyroxine-binding globulin and calcitonin concentrations in Graves' disease and destruction-induced thyrotoxicosis, *J Clin Endocrinol Metab* 53(1): 113–116, 1981.

[39] Chin KP, Pin YC: Heterophile antibody interference with thyroid assay, *Intern Med* 47(23): 2033–2037, 2008.

[40] Choi WW, Srivatsa S, Ritchie JC: Aberrant thyroid testing results in a clinically euthyroid patient who had received a tumor vaccine, *Clin Chem* 51(3): 673–675, 2005.

[41] Stockigt JR: Free thyroid hormone measurement. A critical appraisal, *Endocrinol Metab Clin North Am* 30(2): 265–289, 2001.

[42] Cartwright D, O'Shea P, Rajanayagam O, et al: Familial dysalbuminemic hyperthyroxinemia: a persistent diagnostic challenge, *Clin Chem* 55(5): 1044–1046, 2009.

[43] Lee RH, Spencer CA, Mestman JH, et al: Free T4 immunoassays are flawed during pregnancy, *Am J Obstet Gynecol* 200 (3): 260. e1-6, 2009.

[44] Gruning T, Zophel K, Wunderlich G, et al: Influence of female sex hormones on thyroid parameters determined in a thyroid screening, *Clin Lab* 53(9–12): 547–553, 2007.

[45] Premawardhana LD, Parkes AB, John R, et al: Thyroid peroxidase antibodies in early pregnancy: utility for prediction of postpartum thyroid dysfunction and implications for screening, *Thyroid* 14(8): 610–615, 2004.

[46] Negro R, Formoso G, Coppola L, et al: Euthyroid women with autoimmune disease undergoing assisted reproduction technologies: the role of autoimmunity and thyroid function, *J Endocrinol Invest* 30(1): 3–8, 2007.

[47] Lazarus JH, Parkes AB, Premawardhana LD: Postpartum thyroiditis, *Autoimmunity* 35(3): 169–173, 2002.

[48] Giovanella L, Ceriani L, Ghelfo A: Second-generation thyrotropin receptor antibodies assay and quantitative thyroid scintigraphy in autoimmune hyperthyroidism, *Horm Metab Res* 40(7): 484–486, 2008.

[49] Zophel K, Saller B, Wunderlich G, et al: Autoantibodies to thyroperoxidase (TPOAb) in a large population of euthyroid subjects: implications for the definition of TPOAb reference intervals, *Clin Lab* 49(11–12): 591–600, 2003.

[50] Schmidt M, Voell M, Rahlff I, et al: Long-term follow-up of antithyroid peroxidase antibodies in patients with chronic autoimmune thyroiditis (Hashimoto's thyroiditis) treated with levothyroxine, *Thyroid* 18(7): 755–760, 2008.

[51] Rosario PW, Bessa B, Valadao MM, et al: Natural history of mild subclinical hypothyroidism: prognostic value of ultrasound, *Thyroid* 19(1): 9–12, 2009.

[52] Spencer CA, Hollowell JG, Kazarosyan M, et al: National Health and Nutrition Examination Survey III thyroid-stimulating hormone (TSH)-thyroperoxidase antibody relationships demonstrate that TSH upper reference limits may be skewed by occult thyroid dysfunction, *J Clin Endocrinol Metab* 92(11): 4236–4240, 2007.

[53] Spencer C, Fatemi S, Singer P, et al: Serum basal thyroglobulin measured by a second-generation assay correlates with the recombinant human thyrotropin-stimulated thyroglobulin response in patients treated for differentiated thyroid cancer, *Thyroid* 20(6): 587–595, 2010.

[54] Spencer CA: Serum thyroglobulin measurements: clinical utility and technical limitations in the management of patients with differentiated thyroid carcinomas, *Endocr Pract* 6(6): 481–484, 2000.

[55] Spencer CA, Lopresti JS: Measuring thyroglobulin and thyroglobulin autoantibody in patients with differentiated thyroid cancer, *Nat Clin Pract Endocrinol Metab* 4(4): 223–233, 2008.

[56] Mazzaferri EL, Robbins RJ, Spencer CA, et al: A consensus report of the role of serum thyroglobulin as a monitoring method for low-risk patients with papillary thyroid carcinoma, *J Clin Endocrinol Metab* 88(4): 1433–1441, 2003.

[57] Bogazzi F, Bartalena L, Vitti P, et al: Color flow Doppler sonography in thyrotoxicosis factitia, *J Endocrinol Invest* 19 (9): 603–606, 1996.

[58] Spencer CA, Bergoglio LM, Kazarosyan M, et al: Clinical impact of thyroglobulin (Tg) and Tg autoantibody method differences on the management of patients with differentiated thyroid carcinomas, *J Clin Endocrinol Metab* 90(10): 5566–5575, 2005.

[59] Kumar A, Shah DH, Shrihari U, et al: Significance of antithyroglobulin autoantibodies in differentiated thyroid carcinoma, *Thyroid* 4(2): 199–202, 1994.

[60] Spencer CA, Takeuchi M, Kazarosyan M, et al: Serum thyroglobulin autoantibodies: prevalence, influence on serum thyroglobulin measurement, and prognostic significance in patients with differentiated thyroid carcinoma, *J Clin Endocrinol Metab* 83(4): 1121–1127, 1998.

[61] Kim WG, Yoon JH, Kim WB, et al: Change of serum antithyroglobulin antibody levels is useful for prediction of clinical recurrence in thyroglobulin-negative patients with differentiated thyroid carcinoma, *J Clin Endocrinol Metab* 93(12): 4683–4689, 2008.

[62] Pedrazzini L, Baroli A, Lomuscio G, et al: Prevalence, clinical significance and prognostic value of anti-thyroglobulin antibodies in the follow-up of patients with differentiated thyroid carcinoma: a retrospective study, *Minerva Endocrinol* 34(3): 195–203, 2009.

[63] Giovanella L, Keller F, Ceriani L, et al: Heterophile antibodies may falsely increase or decrease thyroglobulin measurement in patients with differentiated thyroid carcinoma, *Clin Chem Lab Med* 47(8): 952–954, 2009.

[64] Preissner CM, O'Kane DJ, Singh RJ, et al: Phantoms in the assay tube: heterophile antibody interferences in serum thyroglobulin assays, *J Clin Endocrinol Metab* 88(7): 3069–3074, 2003.

[65] Kusic Z, Becker DV, Saenger EL, et al: Comparison of technetium-99m and iodine-123 imaging of thyroid nodules: correlation with pathologic findings, *J Nucl Med* 31(4): 393–399, 1990.

[66] Reschini E, Catania A, Ferrari C, et al: Comparison of pertechnetate and radioiodine thyroid scintiscans in thyroid disease, *J Nucl Biol Med* 37(1): 12–17, 1993.

[67] Cooper DS, Doherty G, Haugen BR, et al: Revised management guidelines for patients with thyroid nodules and differentiated thyroid cancer, *Thyroid* 19: 1167–1214, 2009.

[68] Gharib H, PE, Paschke R, et al: Vitta P and the AACE/AME/ETA Task Force on Thyroid Nodules: American Association of Clinical Endocrinologists, Associazione Medici Endocrinologi, and European Thyroid Association Medical Guidelines for Clinical Practice for the Diagnosis and Management of Thyroid Nodules, *Endocr Practice* 6(3): 468–475, 2010.

[69] Park SY, Kim EK, Kim MJ, et al: Ultrasonographic characteristics of subacute granulomatous thyroiditis, *Korean J Radiol* 7 (4): 229–234, 2006.

[70] Shahbazian HB, Sarvghadi F, Azizi F: Ultrasonographic characteristics and follow-up in post-partum thyroiditis, *J Endocrinol Invest* 28(5): 410–412, May 2005.

[71] Serhal DI, Nasrallah MP, Arafah BM: Rapid rise in serum thyrotropin concentrations after thyroidectomy or withdrawal of suppressive thyroxine therapy in preparation for radioactive iodine administration to patients with differentiated thyroid cancer, *J Clin Endocrinol Metab* 89(7): 3285–3289, 2004.

[72] Cooper DS: Subclinical hypothyroidism, *JAMA* 258(2): 246–247, 1987.

[73] Cooper DS: Clinical practice. Subclinical hypothyroidism, *N Engl J Med* 345(4): 260–265, 2001.

[74] Cooper DS, Halpern R, Wood LC, et al: L-thyroxine therapy in subclinical hypothyroidism. A double-blind, placebo-controlled trial, *Ann Intern Med* 101(1): 18–24, 1984.

[75] Nystrom E, Caidahl K, Fager G, et al: A double-blind cross-over 12-month study of L-thyroxine treatment of women with "subclinical" hypothyroidism, *Clin Endocrinol (Oxf)* 29(1): 63–75, 1988.

[76] Biondi B, Cooper DS: The clinical significance of subclinical thyroid dysfunction, *Endocr Rev* 29(1): 76–131, 2008.

[77] Fatourechi V, Aniszewski JP, Fatourechi GZ, et al: Clinical features and outcome of subacute thyroiditis in an incidence cohort: Olmsted County, Minnesota, study, *J Clin Endocrinol Metab* 88(5): 2100–2105, 2003.

[78] Anderson L, Middleton WD, Teefey SA, et al: Hashimoto thyroiditis: Part 1, sonographic analysis of the nodular form of Hashimoto thyroiditis, *AJR Am J Roentgenol* 195(1): 208–215, 2010.

[79] Anderson L, Middleton WD, Teefey SA, et al: Hashimoto thyroiditis: Part 2, sonographic analysis of benign and malignant nodules in patients with diffuse Hashimoto thyroiditis, *AJR Am J Roentgenol* 195(1): 216–222, 2010.

[80] Haymart MR, Glinberg SL, Liu J, et al: Higher serum TSH in thyroid cancer patients occurs independent of age and correlates with extrathyroidal extension, *Clin Endocrinol (Oxf)* 71(3): 434–439, 2009.

[81] Mukasa K, Noh JY, Kunii Y, et al: Prevalence of malignant tumors and adenomatous lesions detected by ultrasonographic screening in patients with autoimmune thyroid diseases, *Thyroid* 21(1): 37-41, 2010.

[82] Jonklaas J, Sarlis NJ, Litofsky D, et al: Outcomes of patients with differentiated thyroid carcinoma following initial therapy, *Thyroid* 16(12): 1229–1242, 2006.

[83] Bunevicius R, Jakubonien N, Jurkevicius R, et al: Thyroxine vs thyroxine plus triiodothyronine in treatment of hypothyroidism after thyroidectomy for Graves' disease, *Endocrine* 18(2): 129–133, 2002.

[84] Escobar-Morreale HF, del Rey FE, Obregon MJ, et al: Only the combined treatment with thyroxine and triiodothyronine ensures euthyroidism in all tissues of the thyroidectomized rat, *Endocrinology* 137(6): 2490–2502, 1996.

[85] Joffe RT, Sawka AM, Marriott M, et al: Does substitution of T4 with T3 plus T4 for T4 replacement improve depressive symptoms in patients with hypothyroidism? *Ann N Y Acad Sci* 1032: 287–288, 2004.

[86] Fadeyev VV, Morgunova TB, Melnichenko GA, et al: Combined therapy with L-thyroxine and L-triiodothyronine compared to L-thyroxine alone in the treatment of primary hypothyroidism, *Hormones (Athens)* 9(3): 245–252, 2010.

[87] Biondi B, Palmieri EA, Fazio S, et al: Endogenous subclinical hyperthyroidism affects quality of life and cardiac morphology and function in young and middle-aged patients, *J Clin Endocrinol Metab* 85(12): 4701–4705, 2000.

[88] Sdano MT, Falciglia M, Welge JA, et al: Efficacy of thyroid hormone suppression for benign thyroid nodules: meta-analysis of randomized trials, *Otolaryngol Head Neck Surg* 133(3): 391–396, 2005.

[89] Rosario PW: Natural history of subclinical hyperthyroidism in elderly patients with TSH between 0.1 and 0.4 mIU/l: a prospective study, *Clin Endocrinol (Oxf)* 72(5): 685–688, 2010.

[90] Adlin EV, Maurer AH, Marks AD, et al: Bone mineral density in postmenopausal women treated with L-thyroxine, *Am J Med* 90(3): 360–366, 1991.

[91] Sawin CT: Subclinical hyperthyroidism and atrial fibrillation, *Thyroid* 12(6): 501–503, 2002.

[92] Strieder TG, Tijssen JG, Wenzel BE, et al: Prediction of progression to overt hypothyroidism or hyperthyroidism in female relatives of patients with autoimmune thyroid disease using the Thyroid Events Amsterdam (THEA) score, *Arch Intern Med* 168(15): 1657–1663, 2008.

[93] Rivkees SA: 63 years and 715 days to the "boxed warning": unmasking of the propylthiouracil problem, *Int J Pediatr Endocrinol* 2010: 658267, 2010. doi: [10] 1155/2010/658267.

[94] Mandel SJ, Larsen PR, Seely EW, et al: Increased need for thyroxine during pregnancy in women with primary hypothyroidism, *N Engl J Med* 323(2): 91–96, 1990.

[95] Yassa L, Marqusee E, Fawcett R, et al: Thyroid hormone early adjustment in pregnancy (the THERAPY) trial, *J Clin Endocrinol Metab* 95(7): 3234–3241, 2010.

[96] Alexander EK, Marqusee E, Lawrence J, et al: Timing and magnitude of increases in levothyroxine requirements during pregnancy in women with hypothyroidism, *N Engl J Med* 351(3): 241–249, 2004.

第2篇 ■ 甲状腺良性疾病

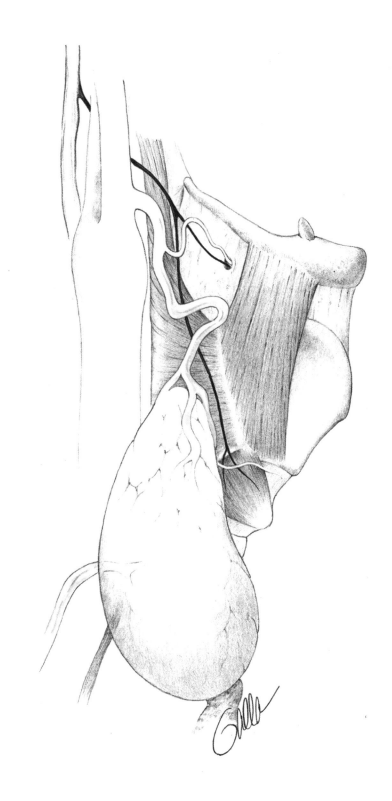

第4章 ■ 甲状腺炎

ALAN P. FARWELL ■ LEWIS E. BRAVERMAN

引言

甲状腺炎包含了形形色色的疾病，它充斥于最常见的内分泌病变中，无论是内分泌内科的临床实践，还是外科治疗甲状腺疾病时，都不得不应对甲状腺炎。在甲状腺炎相关的范畴里，既有相当常见的慢性淋巴细胞性甲状腺炎（桥本甲状腺炎），也有相当罕见的侵袭性纤维性甲状腺炎（Riedel 甲状腺炎）（表4-1）。甲状腺炎的临床表现也是多种多样，既可以表现为无意间发现的甲状腺肿，也可以是暗藏着威胁生命的疾病；既可以是甲状腺功能减退症（甲减），也可以是甲状腺功能亢进症。本章以"甲状腺炎"描述的是甲状腺受累的炎症过程，为了便于讲述，部分并非炎症的病变也涵盖在甲状腺炎的栏目之中。包括患者病史、体格检查、实验室评估、核素或超声影像检查以及细针穿刺活检等内容的合理评估，有助于对大部分病例做出恰当的诊断。本章以甲状腺炎在临床出现的频次为序，复习甲状腺炎相关的评估、诊断及处理措施。

桥本甲状腺炎

自身免疫性甲状腺炎，或称为淋巴细胞性甲状腺

表4-1 甲状腺炎分类（从最常见至罕见）
亚急性淋巴细胞性甲状腺炎
——产后甲状腺炎
——散发静息性甲状腺炎
亚急性肉芽肿性甲状腺炎（De Quervain 甲状腺炎）
药物性甲状腺炎
放射性甲状腺炎
急性化脓性／感染性甲状腺炎
——细菌性，真菌性，寄生虫性
侵袭性纤维性甲状腺炎（Riedel 甲状腺炎）
其他
——肉瘤样，淀粉样变，创伤性，触诊诱发甲状腺炎

肿、慢性淋巴细胞性甲状腺炎，由桥本在 1912 年首先描述（表 4-2）。桥本描述 4 例甲状腺肿时，甲状腺的组织学特征是弥漫性淋巴细胞浸润、实质细胞萎缩、纤维化、部分实质细胞有嗜伊红的嗜酸性改变等。这些描述现仍最为常见，但也有些与桥本当初的描述不尽相同的变异[1]。经典的观点认为，桥本甲状腺炎多于年轻或中年女性中发生，表现为无痛性、弥漫性甲状腺肿，称为甲状腺肿型桥本甲状腺炎，通常在常规体检时被意外发现。萎缩型桥本甲状腺炎较少见，这些患者的血清甲状腺抗体阳性，甲状腺功能减退症（甲减），甲状腺的大小正常或较小。血清甲状腺抗体主要是高滴度的抗甲状腺过氧化物酶抗体，其次是抗甲状腺球蛋白抗体。确实也有少数桥本甲状腺炎患者的抗体为阴性，但甲状腺超声检查显示不均匀的声像图[1]。

在碘营养充足的国家和地区，桥本甲状腺炎是引起甲状腺肿、甲减及甲状腺抗体水平升高的最常见原因。自身免疫性甲状腺炎的发病率在过去三代人中增高，可能因为西方国家增加了碘摄取[1]。在 10% 的美国人群中，以及 25% 年龄 >60 岁的美国女性中，可以发现血清甲状腺抗体浓度增高[1]。大约 45% 的老年女性，甲状腺中有淋巴细胞浸润。自身免疫性甲状腺炎多见于女性，女：男为 5：1 ~ 9：1。

发病机制

已经确认桥本甲状腺炎为自身免疫性疾病，但对自身免疫过程的性质仍有争议。桥本甲状腺炎有家族聚集倾向，已发现与其相关的基因。在绝无仅有的高加索人队列研究中发现，人类白细胞抗原（HLA）-DR3，HLA-DR4 和 HLA-DR5 与桥本甲状腺炎有关[1]。HLA 基因在桥本甲状腺炎的发展过程中很重要，但两者间的相关性还较弱，这清楚表明还有其他基因与桥本甲状腺炎相关，可能仍有很多与之相关的基因尚未被发现。吸烟在桥本甲状腺炎中的作用则相当有意思，它可能既是发生甲减的危险因素[3]，同时也可能

表4-2　不同甲状腺炎的症状比较

	桥本甲状腺炎	无痛性/产后甲状腺炎	亚急性甲状腺炎	急性化脓性甲状腺炎	Riedel甲状腺炎
起病年龄（岁）	所有年龄 高峰期：30~50	无痛性：所有年龄 高峰期：30~40 产后和哺乳期	20~60	儿童，20~40	30~60
性别比 （女：男）	8~9：1	无~2：1	5：1	1：1	3~4：1
发病率	总体人群10%	产后：2%~21% 无~不清	常见	罕见	极罕见
病因	自身免疫	自身免疫	病毒（？）	病原体	未知
遗传倾向	中等，HLA DR3，DR5，B8	低	中等，HLA-Bw35，DRw8	低	低
病理	淋巴细胞浸润，生发中心，纤维化	淋巴细胞浸润	巨细胞，肉芽肿	化脓形成	致密纤维化
前驱症状	无	妊娠	病毒性疾病	病毒性疾病	无
甲状腺肿	无痛性，持续	无痛性，持续	痛性，短暂	痛性，短暂	无痛性，持续
发热和疲劳	无	无	有	有	无
甲状腺抗体	高滴度，持续	高滴度，持续	低滴度/无，短暂	无	大部分患者有
甲状腺功能	甲减	甲亢后甲减	甲亢后甲减	甲状腺功能正常	甲状腺功能正常
ESR	正常	正常	升高	升高	正常
24小时摄碘率	多变	<5%	<5%	正常	低/正常
复发	持续	通常再妊娠时	罕见	常仅在左梨状窝瘘	持续
永久性甲减	很常见	常见	偶尔	罕见	偶尔

是避免甲减的保护因素[4]。

免疫调节缺陷是时下争议的问题。人类T淋巴细胞病毒-1（HTLV-1）与自身免疫性疾病的相关性已有报道，对HTLV-1病毒携带者与对照者的研究发现，HTLV-1病毒携带者有更高的甲状腺抗体阳性率，桥本甲状腺炎的发病率也更高[5-6]。还有人认为甲状腺细胞表达的Ⅰ类和Ⅱ类基因，就可以使甲状腺细胞提呈抗原，诱导自身免疫性甲状腺疾病；但已有证据表明，甲状腺细胞表达的这些基因促进细胞无功能化，从而避免发生自身免疫性甲状腺疾病[7]。诸如巨噬细胞等抗原提呈细胞的抗原提呈基因缺陷可能最重要，以致不能完全激活特异性的调节性T淋巴细胞[8]。因此，可能是免疫调节缺陷和下调免疫系统的环境因素的共同作用，干扰了免疫调节，导致自身免疫性甲状腺疾病的发生发展。

桥本甲状腺炎的患者可以检出多种抗体。抗甲状腺过氧化物酶抗体是补体结合型抗体，抗甲状腺球蛋白抗体为非补体结合型抗体，在桥本甲状腺炎患者中，抗甲状腺过氧化物酶抗体的检出率约为90%，而抗甲状腺球蛋白抗体约为20%~50%[9]。促甲状腺素（TSH）受体抗体阻碍TSH的结合，降低甲状腺细胞功能而引起甲减，或者使甲减加重，是甲状腺腺体没有明显破坏的桥本甲状腺炎的临床表现[10]。TSH受体抗体与TSH受体细胞外域的羧基端附近的位点结合，对应的是甲状腺刺激性抗体的结合位点在氨基端附近[11]。在甲减的成年患者中，TSH受体封闭性抗体发生率约为10%[12]。TSH受体封闭性抗体的滴度下降后，可以缓解部分桥本甲状腺炎患者的甲减[13]。还可以检出针对胶质抗原、其他甲状腺自身抗原、T4、T3等的抗体，以及其他促进生长或抑制生长的抗体。

病理组织学的表现是T淋巴细胞和B淋巴细胞细胞浸润，且两者比例相同，形成生发中心（参见第44章）。滤泡细胞转化为大且含有众多线粒体的嗜酸细胞，称为Hurthle细胞或Askanazy细胞，这些细胞代谢增高但不能有效地生成激素。甲状腺内有区域性或一侧腺叶甚至整个腺体的进行性纤维化，残留数量不等的甲状腺实质组织。通常诊断明确，但仍需与甲状腺淋巴瘤鉴别。

临床表现

桥本甲状腺炎可见于任何年龄，但以中年女性为多。常规体检时，意外发现甲状腺肿大是最多见的临床表现。多数没有症状，也有患者会感觉颈部肿胀。桥本甲状腺炎的病程常常是甲状腺经年累月的缓慢增大，偶尔也发生甲状腺的迅速增大，出现压迫症状，如呼吸困难、吞咽困难等。桥本甲状腺炎很少有疼痛表现，要注意与亚急性甲状腺炎鉴别（见后述）[1,14]。虽然萎缩型桥本甲状腺炎中甲减的发生率略高，但是在诊断桥本甲状腺炎时，只有约 20% 的患者有甲减的全身表现[15]，尽管桥本甲状腺炎是美国大部分甲减患者的病因。

体检时，桥本甲状腺炎大多表现为甲状腺肿大，呈分叶状、质硬、无触痛，常双侧对称，可触及锥状叶。有时可扪及肿大的颈淋巴结。桥本甲状腺炎也经常表现为结节性甲状腺疾病，细针穿刺活检有助于鉴别其中同时存在的恶性单结节或多结节中主要的恶性结节。小部分桥本甲状腺炎患者有眼病的表现[16]。还有证据表明，许多甲状腺功能正常的 Graves 眼病的患者有慢性自身免疫性甲状腺炎。

甲状腺抗体水平升高是桥本甲状腺炎的特征。在大部分甲状腺抗体水平升高的患者中，甲状腺功能正常。在甲状腺抗体升高的绝经后女性中，约 10% 表现为 TSH 水平升高，但仅有小部分（<0.5%）有明显的甲减表现[1]。有研究表明，甲状腺抗体水平升高的女患者进展为明显甲减的概率是 2%~4%/ 年[15,17]。轻度甲状腺功能亢进症（桥本甲状腺功能亢进症）是少数桥本甲状腺炎患者起病时的表现，儿童尤多。有些桥本甲状腺炎的病程经过与散发静息性甲状腺炎或产后甲状腺炎（见后述）相似，提示不同疾病间的差别不过只是命名的不同。

检出抗甲状腺抗体即可确诊桥本甲状腺炎。血清 T4 和 TSH 浓度随甲状腺功能障碍的程度而定，而且当桥本甲状腺炎引起甲减时，没有特异性的血清 T4 和 TSH 的变化。除最严重的甲减患者外，在所有患者中血清 T3 浓度可维持正常，因此血清 T3 对诊断桥本甲状腺炎的临床意义不大。放射性碘摄取可以增多、正常或减少，对诊断帮助不大。甲状腺同位素扫描常显示不规则浓集的稀疏区，除了可以发现明显的甲状腺结节外，能提供的有用信息不多。甲状腺超声检查常可发现明显低回声区，并伴有可疑结节[2]。

桥本甲状腺炎时影像学检查常可发现胸腺增大，这在桥本甲状腺炎的发病机制中是重要的。在胸腺和甲状腺都受累的患者及其亲属中，还可能有其他自身免疫性疾病，例如，胰岛素依赖型糖尿病、恶性贫血、Addison 病及白癜风等。甲状腺的淋巴瘤较少见，但桥本甲状腺炎患者患淋巴瘤的风险可增加 67 倍[1,19]。如果桥本甲状腺炎的细针穿刺活检标本没有典型的组织病理学改变，要确定淋巴细胞分类。

临床处理

桥本甲状腺炎的治疗，主要是在甲减时用甲状腺激素替代治疗。左旋甲状腺素的药效稳定而持久，可用于激素替代治疗。左旋甲状腺素钠的替代治疗量在成人平均为每日 112 μg/68 kg。对于健康的年轻患者，通常在治疗开始时就足量替代治疗。甲状腺素的半衰期长达 7 天，调整剂量 4~6 周后才是新的激素浓度稳定状态。再次评估血清 TSH 浓度至少要间隔 6~8 周。甲状腺素替代治疗的目的是维持 TSH 值在正常范围内，治疗过度时，TSH 受抑制而成为亚正常状态，将导致骨丢失，特别是对绝经后女性，以及最常见的房颤等心功能障碍[19]。对依从性较差的年轻患者可以进行周疗，即将每周的左旋甲状腺素用量累积后单次服用，是安全、有效、且耐受性好的方案。但对于年龄 >60 岁的患者，应该以较小剂量开始治疗，例如，左旋甲状腺素钠 25 μg/d，以免加重潜在或未知的心脏病。在并发内科或外科疾病时，可能会禁止口服药物，从而中断定期的每日甲状腺素用量。缺失数天的激素替代治疗，不至于严重影响代谢。但如果必须更长期地中断口服药物时，可改用静脉注射左旋甲状腺素，并将用量降至口服量的 25%~50%。

对于没有症状的甲状腺功能正常的患者，治疗尚不清楚；对没有 T4 相应降低的轻度 TSH 升高患者的治疗，建议意见存在分歧[20-21]。甲状腺激素除了用于替代治疗以外，也可以用于血清 TSH 正常的患者，目的是减小甲状腺肿的体积，或作为防止发生甲减的预防措施。但在左旋甲状腺素治疗后，甲状腺肿的退缩通常不明显，即使是在疾病早期和纤维化发生前的患者也不明显。左旋甲状腺素抑制治疗的目的是将血清 TSH 降低至亚正常状态。因而对左旋甲状腺素抑制治疗的患者，要定期重新评估，若甲状腺肿的退缩不明显，应减量或停用左旋甲状腺素。对甲状腺肿压迫而导致局部阻塞症状的患者，应手术治疗（参见第 7 章）。

散发静息性甲状腺炎和产后甲状腺炎

散发静息性甲状腺炎和产后甲状腺炎又称亚急性淋巴细胞性甲状腺炎、亚急性肉芽肿性甲状腺炎（见后述），属于一组疾病，也称为"破坏引起的甲状腺炎"（destruction-induced thyroiditis）[22-25]。其临床特征是以突发甲状腺毒症的症状开始发病，伴有甲状腺摄碘率低，血清甲状腺激素升高（表4-3），以及血清甲状腺球蛋白浓度升高，与未释放的激素在甲状腺破坏时漏出是一致的。在疾病进程中，甲状腺肿大，但无压痛，或既往已存在的甲状腺肿增大。在甲状腺激素降至正常后，出现短期甲状腺功能正常，之后发生甲减，甲减是甲状腺激素储备耗竭的后果，也可能是近期甲状腺毒症时抑制 TSH 的后果。但破坏过程有自限性，通常能痊愈。

发病机制

散发静息性甲状腺炎和产后甲状腺炎可能是同一疾病的不同表现形式，区别仅是与妊娠的关系。它们的组织病理学相似，临床病程经过与实验室检查的特点也相似（参见第44章）。与散发静息性甲状腺炎相比，可以更清晰地解释产后甲状腺炎，因为对产后甲状腺炎进行前瞻性研究较为容易，而且也更为常见。两种疾病的性质都是自身免疫。如分娩时或妊娠前3个月抗甲状腺抗体阳性，患产后甲状腺炎的风险更高[22-25]。产后甲状腺炎起病后，抗甲状腺抗体的滴度进一步升高。散发静息性甲状腺炎循环血中的抗甲状腺抗体浓度也升高。此外，如罹患其他自身免疫性疾病，特别是1型糖尿病，则发生产后甲状腺炎就更多见[26]。产后甲状腺炎的患者可能有自身免疫性甲状腺疾病的家族史[27]。

散发静息性甲状腺炎和产后甲状腺炎的甲状腺自身免疫可能有遗传性，有人认为是"多个遗传易感因素导致产后甲状腺炎的临床表现"[28]，符合产后甲状腺炎与免疫功能调控基因有弱相关性的观察报告[29]。遗传易感因素包括特定人群中与 HLA-A1 和 HLA-B8 联合的 HLA-DR4、HLA-DR5 和 HLA-DR3[24,29]。早期研究显示，产后甲状腺炎和 CTLA-4 基因多态性不相关，但可能需要进行更大人群样本的研究。有研究发现，CTLA-4 基因多态性与 Grave 病和自身免疫性甲减相关[30-31]。还有人提出，母胎微嵌合体在产后甲状腺炎的免疫调节机制中发挥作用[32]。

组织病理学显示广泛的淋巴细胞浸润、滤泡塌陷和滤泡退化（参见第44章）。病变可以是局灶性或弥漫性，约半数患者可见淋巴滤泡[33]。但与桥本甲状腺炎不同，通常没有基质纤维化、嗜酸性改变或生发中心。甲状腺内的大多数淋巴细胞具有 T 细胞表型，在桥本甲状腺炎和散发静止性甲状腺炎中，T 细胞和 B 细胞的分布相似[33]。本病早期可见局灶性或弥漫性慢性甲状腺炎，在恢复期常见滤泡破坏和滤泡增生的改变。上述炎症改变在超声检查时的表现是低回声[34]。甲状腺炎消退后，超声检查的低回声改变消失，持续性低回声改变可见于永久性甲减的患者。

吸烟将增加患产后甲状腺炎的风险，而年龄、胎次、新生儿性别、新生儿出生体重以及母乳喂养时间等几乎没有影响[23-25]。免疫系统在妊娠期的适应和分娩后的逆转可能在诱发产后甲状腺炎中起一定作用。母体在妊娠期的免疫反应多偏向抗体生成，而不是细胞介导免疫。在妊娠期，通常是辅助性 T 细胞/抑制型 T 细胞比下降，T 细胞的亚组发生改变。在女性产后甲状腺炎时，辅助性 T 细胞/抑制型 T 细胞比的改变较小[35]。诸如碘摄取等环境因素也可能影响产后甲状腺炎的发病率及其严重程度[36]。最近，有人指出硒在甲状腺自身免疫中的作用[37]。近期研究表明，妊娠期和产后补充硒可降低产后甲状腺炎的发病率[38]。

临床表现

不同研究中产后甲状腺炎的发病率不同，占产后患者的 2%～21%[23-25]，但散发静息性甲状腺炎在新诊断的甲状腺毒症患者中不足 1%[39]，女性较男性更多见。

散发静息性甲状腺炎和产后甲状腺炎通常是短暂性疾病，可分为四期（图4-1），但并非每个患者都将经历全部阶段[23-35]。散发静息性甲状腺炎和产后甲状腺炎的临床表现相似，根据诊断时的临床分期不同，

表4-3　低摄碘甲状腺毒症的病因
产后淋巴细胞性甲状腺炎
静息性淋巴细胞性甲状腺炎
亚急性肉芽肿性甲状腺炎
碘性甲状腺毒症
药物性甲状腺毒症
人为甲状腺毒症
转移性甲状腺癌
卵巢甲状腺肿

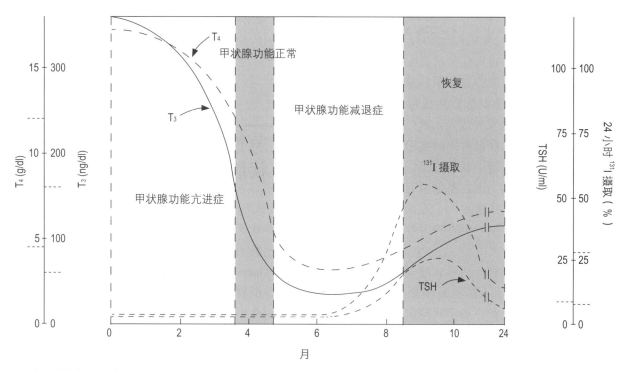

图 4-1 破坏引起的甲状腺炎的临床进展（Modified from Woolf OD: Transient painless thyroiditis with hyperthyroidism: a variant of lymphocytic thyroiditis? [Review]. *Endocr Rev* 1: 411, 1980.）

可以表现为明显的甲状腺毒症，也可以表现为甲状腺肿大，并伴有较轻微的甲状腺功能障碍或甲减。通常都有无触痛的甲状腺肿大。病程最初阶段是甲状腺毒症，是甲状腺激素由甲状腺的淋巴细胞浸润部位"漏出"所致。在产后甲状腺炎此阶段出现在产后数周至2个月。散发静息性甲状腺炎和产后甲状腺炎的甲状腺毒症期，特点是心动过速、心悸、怕热以及情绪障碍。血清 T3 和 T4 的比值低于 Graves 病[40]，故症状较少。长期甲状腺毒症的临床表现较少，例如，明显的体重下降、严重肌肉无力等。

甲状腺毒症期后是短暂的正常甲状腺功能期，可持续数月[41]。甲状腺腺体内的激素耗竭后，随之而来的是甲减，并可持续达一年。在甲减期，常见疲劳、乏力、注意力不集中、粗心大意以及与抑郁相关的症状。妊娠期的抗甲状腺抗体阳性可能不仅与产后甲状腺炎的发生有关，也可能与产后抑郁有关[42]。大多数产后忧郁症者的甲状腺功能正常，可能产后抑郁并不单纯由甲减导致。虽然小部分患有产后甲状腺炎的患者可表现严重抑郁，但大多数产后忧郁症不是产后甲状腺炎导致的。

在起病时表现为甲状腺毒症的患者，甲减期通常较为短暂。如以甲减为起病表现，甲减也可以表现得更严重而持续。尽管最近有研究发现永久性甲减的发病率较高[43]，但绝大部分患者甲状腺功能可以恢复正常，也有 20% 的患者可能长期表现为甲减[23-25]。与可能发生永久性甲减有关的特征有胎次多、自然流产史、高滴度的抗甲状腺抗体、缺乏甲状腺毒症期的表现、甲减程度严重的产后甲状腺炎以及超声检查发现长期存在低回声。产后甲状腺炎复发很常见，再次妊娠时发生的风险是 70%[23-25]。对散发静息性甲状腺炎也需要随访，因其复发并不少见，而且可能最终发展为永久性甲减。而且这些患者在若干年后也容易在发生其他甲状腺疾病时，发生碘导致的甲减[44-45]。

尽管亚急性甲状腺炎（见后述）与散发静息性或产后甲状腺炎相区别的主要临床特征是甲状腺的疼痛和触痛，但有时散发静息性甲状腺炎也可有甲状腺疼痛。对破坏引起的甲状腺毒症和甲状腺疼痛进行细针穿刺活检，8 例患者中有 5 例符合慢性淋巴细胞甲状腺炎[46]。这些患者也表现高滴度的抗甲状腺抗体，其中多数进展为永久性甲减。荷兰报道了 12 例病理为亚急性甲状腺炎的病例，有 10 例表现为无痛、破坏引起的甲状腺毒症[47]。

鉴别诊断

在碘摄取率低的甲状腺毒症的所有类型中，不是只有亚急性甲状腺炎、散发静息性甲状腺炎及产后甲状腺炎（见表4-3）[48]。甲状腺毒症也可以是甲状腺外起源，例如，卵巢甲状腺肿或摄入超过生理量的甲状腺激素。诊断甲状腺毒症最有用的实验室检查是血清甲状腺球蛋白浓度。血清甲状腺球蛋白在摄入甲状腺激素过量的患者中降低，而在其他所有的甲状腺毒症中都升高，包括卵巢甲状腺肿[49]。在破坏引起的甲状腺毒症中甲状腺增大常见，但在外源性甲状腺毒症中罕见。

散发静息性甲状腺炎和产后甲状腺炎有时可能被误诊为Graves病，以至于不恰当地使用抗甲状腺药物。散发静息性甲状腺炎和产后甲状腺炎可表现甲状腺毒症，但是禁忌使用抗甲状腺药物。有甲状腺毒症却没有甲状腺肿大时，推荐放射性同位素检查，特别是最近已经怀孕，又或者突然出现甲状腺毒症。然而放射性检查是哺乳期女性的相对禁忌证，故应该在检查后两天挤出并丢弃母乳。检测促甲状腺免疫球蛋白（TSI）有助于鉴别，TSI在Graves病升高，而不是产后甲状腺炎[50]。在同位素检查时应同时测血清TSH，患者从急性甲状腺毒症期康复后，碘摄取率可能正常或升高。自身免疫性的产后甲状腺疾病不是只有产后甲状腺炎。分娩后常有Graves病的加重或复发，极少数患者还可兼有Graves病和产后甲状腺炎[23-25]。两种情形的血清甲状腺球蛋白浓度都升高，但产后甲状腺炎血清甲状腺球蛋白升高先于甲状腺毒症，而Graves病血清球蛋白和甲状腺激素同时升高[51]。可以参考发病时的情况，区分散发静息性甲状腺炎和产后甲状腺炎，根据定义，产后甲状腺炎的发生是在分娩后数周至数月。

临床处理

在散发静息性甲状腺炎和产后甲状腺炎的甲状腺毒症期，以治疗症状为主，若有中、重度甲状腺毒症的症状、体征，可使用β-肾上腺受体阻滞剂。抗甲状腺药物没有作用，因为甲状腺激素的生物合成没有增加。既往使用胺碘苯丙酸钠和典番酸，可较快控制甲状腺炎的甲状腺毒症，但这两种有价值的药物现已不再提供。

散发静息性甲状腺炎或产后甲状腺炎的甲减症状明显或较为长久时，就有必要治疗。可使用左旋甲状腺素治疗6～9个月，停药后评估甲状腺功能的恢复情况。如果甲状腺肿大长期存在，或者有预示可能发展为永久性甲减的特征，如甲状腺持续性肿大、超声检查有范围广泛的低回声区等，应长期使用甲状腺激素[2]。

亚急性甲状腺炎/De Quervain 甲状腺炎

与无痛性散发甲状腺炎和产后甲状腺炎一样，亚急性甲状腺炎是自然缓解的甲状腺炎，病程可持续数周至数月[1,52]（见表4-2）。该病的命名较多，包括De Quervain甲状腺炎、巨细胞甲状腺炎、假性肉芽肿性甲状腺炎、亚急性疼痛性甲状腺炎、亚急性肉芽肿性甲状腺炎、急性单纯性甲状腺炎、非感染性甲状腺炎、急性弥漫性甲状腺炎、迁徙"爬行"甲状腺炎、假结核性甲状腺炎、病毒性甲状腺炎等。1895年Mygind报告的18例"急性单纯性甲状腺炎"（thyroiditis acute simplex）是对亚急性甲状腺炎的首次描述[52]。1904年Fritz De Quervain首次描述了亚急性甲状腺炎的病理改变，指出了甲状腺腺体中的巨细胞和肉芽肿，并为之命名。亚急性甲状腺炎是引起疼痛性甲状腺的最常见病因，占临床甲状腺疾病的5%[1,52]。与其他甲状腺疾病一样，亚急性甲状腺炎在女性较男性常见，40～50岁最多，很少在儿童及老年人中发生。亚急性甲状腺炎一词不过是含有时间特性，也可以用于其他甲状腺炎病情经过的病程中期或不同的严重程度，但特指病理检查发现的甲状腺肉芽肿表现。这是亚急性甲状腺炎特有的病理改变（参见第44章）。

发病机制
感染因素

尽管还缺乏特定病因的明确证据，但有间接证据表明病毒感染甲状腺导致亚急性甲状腺炎[53-54]。通常在肌肉痛、乏力、低热、疲劳等前驱期症状后发生亚急性甲状腺炎，也常有上呼吸道感染。亚急性甲状腺炎最常在温带地区发生，而极少在其他地区发生。亚急性甲状腺炎的发病有季节性，在7～9月的夏季发病率最高，与肠道病毒感染的高峰符合，例如，艾柯病毒、柯萨奇病毒A和B型等[5]。亚急性甲状腺炎的发病率变化与病毒的流行病学变化成正比。在某些特定病毒流行期，特别是腮腺炎，亚急性甲状腺炎的发病率也升高。在亚急性甲状腺炎患者中可检测到抗腮腺炎病毒抗体，而患者并无腮腺炎的临床证据。与亚急性甲状腺炎有关的还有麻疹、流行性感冒、普通感冒、腺病毒、感染性单核细胞增多症、柯萨奇病毒、心肌炎、猫抓热、圣路易脑炎、甲型肝炎、细小病毒 B19 感染等。在亚急性甲状腺炎的康复期，还可以检出柯萨奇病毒、腺病毒、流行性感冒及腮腺炎病毒等的抗体[55]。与亚急性甲状腺炎有关的最常见的病毒是柯萨奇病毒，也有柯萨奇病毒的抗体滴度直接伴随甲状腺疾病病程的事实[5]。1976 年的研究发现，在 28 例亚急性甲状腺炎的甲状腺标本中，有 5 例分离到了有病理意义的细胞病毒[56]。

包括 Q 热和疟疾在内的一些非病毒性感染，也有与亚急性甲状腺炎相关的临床综合征。也有报道巨细胞血管炎同时患亚急性甲状腺炎[57]。在 α- 干扰素治疗乙型肝炎期间发生亚急性甲状腺炎也有报道[58]。

自身免疫因素

与无痛性或产后甲状腺炎不同，亚急性甲状腺炎与自身免疫性甲状腺疾病没有明确的相关性。血清甲状腺过氧化物酶和甲状腺球蛋白抗体水平大多正常。血清甲状腺过氧化物酶和甲状腺球蛋白抗体水平可能与短暂的甲减期相关。在亚急性甲状腺炎发病后的 4 年里，可发现针对未纯化甲状腺制剂的抗体。

在亚急性甲状腺炎的病程中，很少检测到促甲状腺素受体抗体[59]。无论是 TSH 结合抑制免疫球蛋白（thyrotropin-receptor-binding inhibitory immunoglobulin，TBII）还是 TSH 受体刺激免疫球蛋白，绝大多数研究都未能发现其与甲状腺炎的甲状腺毒症期有关。反而是甲状腺封闭抗体与甲减的发生发展有些关系。多数人认为，出现 TSH 受体抗体是甲状腺细胞的损伤，特别是膜脱落后的免疫反应所致[53-54]。亚急性甲状腺炎的炎症过程恢复后，所有的免疫现象均消失[59]。在亚急性甲状腺炎病程中发现一过性免疫标志物，似乎是对甲状腺释放抗原物质发生的反应。

遗传因素

亚急性甲状腺炎有明显的遗传倾向，所有种族中均有 HLA-Bw35[52]。HLA-Bw35 在亚急性甲状腺炎中的相对风险高达 8～56[52]。遗传易感性证据还有在 HLA-Bw35 单倍体的同卵杂合子双胎中同时发生亚急性甲状腺炎[60]。但当"非典型"亚急性甲状腺炎在荷兰某小镇流行时，测试 11 例，发现 5 例为 HLA-B15/62，仅 1 例为 HLA-Bw35[47]。日本也有报告称亚急性甲状腺炎与 HLA-DRw8 间有较弱的联系[61]。

临床表现

临床表现首先是上呼吸道感染，或是不适、全身肌肉疼痛、咽炎和低热等前驱期表现。随后是甲状腺疼痛、肿胀，伴高热，有甲状腺毒症者约 50%[1]。疼痛可为中度或重度，几乎不会完全没有症状。甲状腺触痛可为中、重度，甚至很剧烈，反过来讲，极少会没有触痛。可以先从甲状腺的一侧叶起病，再向对侧叶扩展（"爬行甲状腺炎"），也可以是两侧叶同时起病。全身症状可轻可重，体温可高达 40℃。亚急性甲状腺炎很少表现为无触痛的单发结节。有单发结节时，应行细针穿刺活检帮助诊断。亚急性甲状腺炎表现不典型时，常误为甲状腺乳头状癌。

疼痛大多局限在甲状腺的一侧叶或双侧叶。有时被形容为"喉咙痛"，但具体询问后，就可明确是颈部疼痛，而不是咽喉内的疼痛。典型疼痛是从甲状腺向上放射至下颌角或患侧耳部。疼痛也可以向胸前放射，或仅仅是甲状腺的疼痛。头部运动、吞咽或咳嗽等动作可加重疼痛。尽管偶尔患者没有全身症状，但绝大多数患者会有肌肉疼痛、乏力和发热。不适可以很明显，并伴有关节痛。

体检时绝大多数患者表现出不适，面红耳赤，体温不同程度地升高。触诊时有明显压痛，甲状腺质硬、边界不清。触痛区域可以是整个侧叶而对侧叶触痛较轻。偶尔甲状腺表面也有皮温升高和红肿。很少发生颈部淋巴结肿大。大多数的亚急性甲状腺炎都是轻至中度病变，有时也有高热、严重的甲状腺毒症以及甲状腺炎症和水肿导致的阻塞性表现。

在亚急性甲状腺炎的活动或疼痛期，红细胞沉降率大多显著上升。如果红细胞沉降率正常，即可排除亚急性甲状腺炎的诊断。白细胞计数正常或轻度升高，可有正细胞正色素性贫血。血清铁浓度、细胞间黏附分子 -1、选择素、白介素 -6 和 C 反应蛋白升高[53,62]。早期可有碱性磷酸酶和其他肝酶的升高。因而亚急性甲状腺炎可能其实是一种甲状腺也受累的多系统性疾病。

在甲状腺毒症期，血清 T4 的升高远高于血清 T3 的升高，反映了甲状腺中 T4 与 T3 的比值。由于是急性病变，循环血中 T4 脱碘变为 T3 减少，使血清 T3 的浓度较预期低。血清 TSH 浓度降低而不可检测。抗甲状腺球蛋白抗体和抗甲状腺过氧化物酶抗体在亚急性甲状腺炎时缺失或滴度较低，在起病数周后升高，之后再消失。

甲状腺毒症期的碘摄取率低，大多＜2%/24 h。

如同红细胞沉降率一样，如碘摄取率正常，即可排除亚急性甲状腺炎的诊断。超声可发现广泛、多发或是单个区域的低回声[63]。

　　亚急性甲状腺炎的主要病理改变是滤泡上皮破坏和滤泡完整性丧失，与桥本甲状腺炎的组织病理学改变有所不同（参见第44章）。病变呈斑片状不均匀分布，并处于不同的分期，包括病灶区域的单核细胞浸润、部分或完全丧失胶原、基底膜破碎和增生等。组织细胞聚集在胶原物质周围，分布在滤泡或间质组织中，形成"巨细胞"。"巨细胞"通常由许多组织细胞包绕胶原物质组成，称为"假性巨细胞"可能更合适。肉芽肿性甲状腺炎是亚急性甲状腺炎的同义词，也应该改称为假性肉芽肿性甲状腺炎。但也可以出现真正的巨细胞和肉芽肿。

　　炎症在恢复期消退，有程度不同的纤维化和纤维条索形成。进而滤泡再生，没有干酪化、出血或钙化。一般都能完全康复。罕有甲状腺实质的完全破坏，导致永久性甲减。在不多的电子显微镜研究中，没有发现病毒包涵体。细针穿刺活检时，可见大量的组织细胞、上皮样肉芽肿、多核巨细胞、有空泡内颗粒的滤泡细胞[64]。

鉴别诊断

　　亚急性甲状腺炎必须与其他原因导致的颈前疼痛相鉴别（表4-4）。症状典型时诊断并不困难。但因为"喉咙痛"是常见主诉，不少患者初诊时会误诊为

表4-4　痛性颈部肿块的鉴别诊断
甲状腺来源
亚急性甲状腺炎
急性化脓性甲状腺炎
急性囊内出血
良性或恶性结节内急性出血
甲状腺癌迅速增大
痛性桥本甲状腺炎
放射性甲状腺炎
痛性胺碘酮诱发性甲状腺炎
非甲状腺来源
甲状舌管囊肿感染
腮裂囊肿感染
囊状水瘤感染
颈部淋巴腺炎
颈前蜂窝组织炎
其他
癔病

咽炎。放射性碘扫描有助于鉴别急性结节内或囊内出血和非甲状腺疾病，可以发现非病变区的腺体有正常功能。痛性桥本甲状腺炎极少见，而且常累及整个腺体，抗甲状腺球蛋白抗体和抗甲状腺过氧化物酶抗体为高滴度。急性化脓性甲状腺炎的白细胞增多和发热更明显、周围组织有严重的炎症反应，并常可发现其他诸如尿道、呼吸道的脓毒性病灶。急性化脓性甲状腺炎的碘摄取率大多正常，扫描时发现化脓病灶区的碘摄取低。

　　根据临床表现及实验室检查，极少有与亚急性甲状腺炎鉴别困难的甲状腺浸润性癌，需要细针穿刺活检帮助诊断。胺碘酮是一种含碘较多的抗心律失常药，可导致碘性甲状腺毒症（Jod-Basedow病），偶然也会是疼痛性甲状腺炎。散发静息性甲状腺炎和产后甲状腺炎都有与亚急性甲状腺炎相似的临床病程，但缺乏痛性甲状腺肿的临床特征。在无痛性或产后甲状腺炎，抗甲状腺球蛋白和抗甲状腺过氧化物酶抗体高滴度，红细胞沉降率正常或稍升高。细针穿刺活检有助诊断，但组织细胞过多将导致误诊。

临床处理

　　尽管病因不同，亚急性甲状腺炎的临床经过与无痛性和产后甲状腺炎相似（见前述）。疾病初期的特征是疼痛和甲状腺毒症，可持续3～4个月。在临床证实的亚急性甲状腺炎中，有些病例没有明显的甲状腺毒症的临床表现，也可能临床表现较轻。如前所述，在甲状腺的破坏过程中，胶质漏出至间隙，进而将甲状腺激素、甲状腺球蛋白以及其他碘氨酸释放入循环，导致甲状腺毒症。此时使用β-肾上腺受体阻滞剂，例如，普萘洛尔是有帮助的。抗甲状腺药物没有治疗亚急性甲状腺炎的作用，因为不是高功能腺体。

　　水杨酸盐和非甾体类抗炎药物可以减少轻至中度的甲状腺疼痛。口服糖皮质激素可以有效缓解更严重情况下的疼痛和肿胀，强的松的最大量为40 mg/d，用药后数小时即可见效，绝大多数病例在24～48小时内见效。使用糖皮质激素24小时后，如甲状腺或颈部疼痛没有缓解，就应该质疑亚急性甲状腺炎的诊断。虽然对糖皮质激素的治疗有反应，但基础的炎性过程仍在持续，药物减量过快可致症状复发。如强的松停药过快，大约1/3患者甲状腺疼痛可能复发，应再次使用糖皮质激素。通常应给予足量糖皮质激素1周，然后逐渐减量，至少4～6周。

　　停用强的松前应测定放射性碘摄取，这有助于发现高复发风险的患者。放射性碘摄取率仍低表明炎性

过程持续，不能停用糖皮质激素；放射性碘摄取率恢复正常或升高时，可以放心地停用糖皮质激素[65]。停用糖皮质激素后复发且症状加重时，应重新开始或继续再用糖皮质激素1个月。亚急性甲状腺炎是自限性疾病，而且绝大多数对上述治疗措施反应良好，偶尔也有疼痛和炎症反复或加重。用左旋甲状腺素或左旋三碘甲状腺原氨酸对这些患者进行治疗，可以预防病情加重，也提示内源性TSH可能与复发有关。对长期颈部严重疼痛和不适的患者，有时也需要进行甲状腺切除术或放射性碘甲状腺消融术，恢复正常的放射性碘摄取率。

在急性期后是1~2个月的短暂、无症状、正常甲状腺功能期。在以后的几周发生甲减，并持续6~9个月。在最后的恢复期，甲状腺功能的各个方面均恢复正常，包括形态学。约5%出现永久性甲减，亚急性甲状腺炎极少复发，不足2%[66]。有研究发现甲状腺的异常持续存在，患者有亚急性甲状腺炎病史时，可能对外源性碘的抑制效应特别敏感而致甲减[45]。因而在发生亚急性甲状腺炎后，推荐对患者进行长期随访。

药物性甲状腺炎

有几种药物可导致药物性甲状腺炎（表4-5）[67-70]。锂也可以导致非破坏性甲状腺炎，与散发静息性甲状腺炎相似[71-72]。药物性甲状腺炎的临床经过与其他几种破坏引起的甲状腺炎相似（见图4-1）。由于服用肇事药物的患者也可能发生亚急性甲状腺炎、散发静息性甲状腺炎或化脓性甲状腺炎，故应先排除这些疾病，再诊断药物性甲状腺炎。甲状腺的异常在停用肇事药物后可消退。胺碘酮和干扰素-α需要特别讨论。

胺碘酮是一种含碘较多的治疗心律失常的药物，大多以两种形式导致甲状腺毒症：碘诱发的甲亢（Ⅰ型）和破坏导致甲状腺炎（Ⅱ型）[67,73]。两者的区分常常是诊断难题，偶尔两者可同时发生于同一患者。Ⅱ

型胺碘酮性甲状腺毒症发生于之前正常的甲状腺，24小时的碘摄取率被完全抑制，彩色多普勒超声检查显示血供不丰富。甲状腺毒症应使用大剂量强的松治疗，40~60 mg/d，并且与基础的炎症过程相应。在甲状腺毒症时，应尽一切可能停用导致该病的胺碘酮药物。

干扰素-α作为免疫调节药物，在各种临床条件下多有使用，以治疗病毒性肝炎为最多。之前没有甲状腺自身免疫疾病的患者，在干扰素治疗期间约70%可出现高浓度的血清抗甲状腺过氧化物酶抗体[74]。与胺碘酮性甲状腺毒症一样，干扰素性甲状腺毒症也有两种类型：①Graves病样甲亢；②破坏导致的甲状腺炎[68]。干扰素性甲状腺毒症大都不重，针对症状治疗已经足够。由于干扰素-α大多有确定的疗程，在甲状腺功能异常时也可继续用药，完成疗程。停用干扰素后，甲状腺功能通常恢复正常，但患者增加了将来发生自身免疫性甲状腺功能异常的风险。

急性化脓性 / 感染性甲状腺炎

感染性甲状腺炎又称急性甲状腺炎、化脓性甲状腺炎、细菌性甲状腺炎、脓性甲状腺炎（参见表4-2）。甲状腺的细菌性感染较少见，在1900—1980年间的文献记载仅224例[75]，儿科文献为60例。绝大多数感染性甲状腺炎的病因是细菌感染，常为急性、化脓性。真菌和寄生虫感染所致的感染性甲状腺炎则表现为慢性、无痛性。本节讲述细菌性感染。对于其他较少见的感染性甲状腺炎，读者可参阅其他文献获取更多资讯[52]。

病因学和发病机制

甲状腺含碘多、血供丰富、淋巴引流充分，并有保护性包膜，是甲状腺抵抗感染的重要基础[52]。已经存在的甲状腺疾病是感染性甲状腺炎的最常见易感因素。患感染性甲状腺炎的女性患者中有2/3，男性患者中有1/2同时存在单纯性甲状腺肿、结节性甲状腺肿、桥本甲状腺炎或甲状腺癌[75]。获得性免疫缺陷综合征（acquired immunodeficiency syndrome，AIDS）患者是细菌性甲状腺炎的特别高危人群，与AIDS患者的其他机会性感染一样，甲状腺感染常为慢性、隐匿性起病。

在成人，超过80%的病例致病菌是金黄色葡萄球菌和化脓性链球菌，70%以上的病例是单一病原

表4-5 药物性甲状腺炎病因
胺碘酮
干扰素-α
白介素-2
锂
二甲胺四环素

表4-6 急性化脓性甲状腺炎的发病机制	
病原体	**发生率（%）**
细菌	68
寄生虫	15
分枝杆菌	9
真菌	5
梅毒	3

体[52]（表4-6）。在儿童，约70％的病例致病菌是α-溶血链球菌、β-溶血链球菌以及多种厌氧菌，50%以上的病例是混合性病原体[76]。其他导致感染性甲状腺炎的病原体还有勃兰登堡沙门菌、肠炎沙门菌、内氏放线菌、放线杆菌、羊布鲁杆菌、腐败梭菌、侵蚀艾肯菌、肠杆菌、大肠杆菌、流感嗜血杆菌、克雷伯杆菌属、绿脓杆菌、黏质沙雷菌、鲍曼不动杆菌和非金黄色葡萄球菌[52]。

甲状腺的感染和化脓可是邻近感染病灶的直接扩散而导致，也可以通过血流或淋巴播散引起。Takai 等在1979年完成了细菌性甲状腺炎病原体的重要研究，发现7例感染性甲状腺炎来源于左梨状隐窝的瘘道[77]。后续研究发现100多例感染性甲状腺炎都有梨状隐窝的瘘道，90%以上在左侧，特别是复发病例[52]。还有报道表明，第3、4鳃囊和甲状舌管的感染性胚胎囊肿也是甲状腺感染的途径（参见第2章和第6章）。急性细菌性炎症的特征性病理改变是坏死和脓肿形成。

临床表现

细菌性甲状腺炎发生前，常先有上呼吸道感染，致瘘道发生炎症，并促使病原体向甲状腺播散。细菌性甲状腺炎常见于春季和秋季的末期，与此相符。90%以上的患者表现为甲状腺疼痛、压痛、发热和局部受压导致吞咽困难、发音困难，疼痛范围广泛，并向邻近部位放射。常见的全身症状还有发热、寒战、心动过速和疲劳。

实验室检查

甲状腺功能大多正常，但也有甲减和甲状腺毒症的报道[52]。化脓部位在甲状腺核素扫描时为"冷"区，超声检查发现囊性或混合型结节。中性粒细胞计数和红细胞沉降率常上升。化脓部位的细针穿刺抽吸组织经革兰氏染色和培养可鉴别病原体，但约8%培养无菌[52]。

诊断

通过细针穿刺、革兰氏染色和培养可明确诊断感染性甲状腺炎。不能仅仅依据症状区分感染性甲状腺炎与早期亚急性甲状腺炎，尽管亚急性甲状腺炎时甲状腺功能显著改变，有助区分[54]。亚急性甲状腺炎和感染性甲状腺炎时通常都有白细胞增多和红细胞沉降率升高，这无助于鉴别。与亚急性甲状腺炎相比，通常细菌性甲状腺炎可能发热反应更强。脓肿形成后，局部红肿、淋巴结肿大、高热和白细胞增多有助于正确诊断。甲状腺恶性肿瘤和有囊内出血表现时，有时可能与感染性甲状腺炎混淆。

临床处理

细菌性甲状腺炎的预后取决于是否及时诊断和治疗，如果延误诊断和不恰当的抗感染治疗，死亡率可高达100%。细针穿刺抽吸、脓肿切开、引流液鉴定病原微生物很重要，偶尔也依赖血培养。在革兰氏染色阴性时，可选用乙氧萘青霉素和庆大霉素或三代头孢作为成人的初始治疗，对儿童则可选用二代头孢或克林霉素。脓肿形成后，抗生素治疗效果不明显时，要切开脓肿并引流。有时需要行甲状腺叶部分切除术，特别是复发疾病。正确使用抗生素治疗后，病变大多痊愈，极少复发。急性细菌性甲状腺炎在20世纪早期的死亡率为20%~25%，现已显著下降，Berger 在深入评估后估计总死亡率为8.6%[75]。有超过100例的报告甚至未将"死亡"列为急性细菌性甲状腺炎的并发症[78]。

侵袭性纤维性甲状腺炎/Riedel甲状腺炎

侵袭性纤维性甲状腺炎少见且病因不清，也称硬化性甲状腺炎、Riedel甲状腺肿、Riedel甲状腺炎、纤维化甲状腺肿、木样（eisenharte）甲状腺肿、慢性纤维性甲状腺炎、慢性分泌型甲状腺炎等。侵袭性纤维性甲状腺炎的病理特征是致密纤维组织并替代正常甲状腺实质组织，且扩展到邻近的肌肉组织、甲状旁腺、血管和神经[53]（参见表4-2及第44章）。1896年Riedel首先描述了慢性硬化性甲状腺炎，特点是病人大多为女性，常有颈部压迫症状，呈进行性发展，甲状腺最终被完全破坏。Riedel饶有兴趣地将其描述为"神秘自然界的特别炎症导致了甲状腺如铁一样的坚硬和肿胀"。

侵袭性纤维性甲状腺炎很少见[1,53,79]。在所有甲状腺疾病的甲状腺手术中，发生率为 0.03%～0.98%。在 Mayo Clinic，64 年的手术中侵袭性纤维性甲状腺炎占 0.06%，在门诊患者为 1.06/100 000 人。由于侵袭性纤维性甲状腺炎的症状需要手术处理，故在甲状腺切除病例中发病率较普通甲状腺肿高。

病因学

侵袭性纤维性甲状腺炎的病因至今不清。虽然未发现直接联系，但 67% 以上的患者有甲状腺抗体[80]，炎性浸润组织中有 B 细胞和 T 细胞，表明可能是自身免疫机制。合并其他自身免疫性疾病的侵袭性纤维性甲状腺炎并不少见，例如，胰岛素依赖型糖尿病、Addison 病等[81-83]。有报告发现患者同时存在侵袭性纤维性甲状腺炎和恶性贫血，恶性贫血也是自身免疫性疾病。侵袭性纤维性甲状腺炎组织中有 HLA-DR、热休克蛋白（HSP-72 kDa）以及可溶性细胞黏附分子 -1（ICAM-1）受体的表达，提示细胞介导的免疫反应活化也在疾病的早期发挥了作用[81-84]。

侵袭性纤维性甲状腺炎的组织中可见明显的嗜酸性粒细胞和嗜酸性颗粒[85]，提示纤维化可能与嗜酸性粒细胞来源的物质释放有关，但这些物质的性质仍不清楚。

无论终极病因是什么，还必须解释甲状腺外的纤维性硬化。早在 1885 年就首次发现了甲状腺外纤维化，并认为是侵袭性纤维性甲状腺炎的常见并发症[53]。甲状腺外的纤维性硬化有唾液腺纤维化、硬化性胆管炎、眼眶假性瘤、纤维化性纵隔炎、腹膜后纤维化、泪腺纤维化等。对侵袭性纤维性甲状腺炎长达 10 年的长期随访发现，1/3 发展为伴有输尿管梗阻的腹膜后纤维化、胸部纤维化、眼眶纤维化等，但几乎所有的甲状腺外纤维化都是单一部位受累。相反在腹膜后纤维化患者中，侵袭性纤维性甲状腺炎不足 1%。某些药物可能与诱导腹膜后纤维化相关，但未能发现与侵袭性纤维性甲状腺炎有关。也没有发现侵袭性纤维性甲状腺炎有遗传倾向。

临床表现

侵袭性纤维性甲状腺炎可在 23～78 岁发生，大多在 40～60 岁时诊断。女性与男性之比为 2∶1～4∶1。

侵袭性纤维性甲状腺炎的临床表现是逐渐增大或迅速增大的无痛性甲状腺肿，大多没有炎症本身应该具有的症状。逐渐进展的严重纤维化最终导致邻近组织器官受压，特别是压迫气管和食管。局部压迫症状是明显的压迫感、严重的呼吸困难，症状与甲状腺肿的大小不相符。当纤维化影响整个甲状腺腺体时，可发生甲减，发生率为 25%～40%。当甲状旁腺发生纤维化侵蚀，出现甲状旁腺功能减退症，有人曾报道与此相关的手足抽搐。

体检时甲状腺坚硬如石头，质地常被描述为"木样"，与邻近颈部组织结构，例如，肌肉、血管和神经紧密相连，吞咽活动时甲状腺几乎不动。病变可能局限在单侧腺叶，硬度比甲状腺癌高，无压痛。偶尔有邻近淋巴结肿大，需要与甲状腺癌鉴别。

实验室检查

就诊时，绝大多数侵袭性纤维性甲状腺炎的甲状腺功能正常，但如前所述，也有患者会发展为甲减。多数患者可发现甲状腺抗体。就诊时应评估钙、磷水平，确定是否同时存在甲状旁腺功能低下。甲状腺核素扫描可为不均匀图像，也可显示为低摄取率，"冷"区是纤维化病灶。CT 扫描或 MRI 都能很好地确定纤维化范围。在 MRI 的 T1 和 T2 加权像上，受累区域呈现均匀的低信号。超声检查发现受累区域显示低回声，有助诊断。在彩色多普勒检查时，纤维化区域为无血管区。白细胞计数和红细胞沉降率大多正常，但也可以升高。

侵袭性纤维性甲状腺炎的病理检查为受累的部分或全部腺体严重纤维化，特征是纤维化蔓延超出甲状腺包膜进入邻近的组织结构，如神经、血管、肌肉、甲状旁腺、气管和食管。病理诊断标准是受累甲状腺组织完全破坏且没有正常的分叶结构，无肉芽肿反应，纤维化蔓延超出甲状腺，进入邻近的肌肉、神经、血管和脂肪组织。组织学检查几乎见不到甲状腺滤泡，有极少的浆细胞、嗜酸性粒细胞和 Hürthle 细胞（参见第 44 章）。与桥本甲状腺炎不同，侵袭性纤维性甲状腺炎淋巴细胞较少，但有时也可见少许淋巴细胞灶。也可以见到包括内膜增生、中层破坏、外膜炎症和血栓形成等改变的动脉炎和静脉炎。腹膜后、纵隔、眼眶、泪腺等颈部以外的纤维硬化病灶以及硬化性胆管炎，也有相似的特点。

诊断和临床处理

诊断侵袭性纤维性甲状腺炎应根据甲状腺的病理活检，以便与甲状腺癌鉴别。由于腺体极其坚硬，细针穿刺活检是不够的，常需要进行开放手术活检。

治疗主要是手术，以缓解压迫症状。由于周围组织的纤维化，常不能进行广泛切除，但楔形切除甲状腺峡部对缓解气管压迫相当有效。虽然纤维侵袭性甲状腺炎有侵袭的特性，但在楔形切除甲状腺峡部后很少再发生阻塞症状。甲减发生时才需要甲状腺激素治疗，甲状腺素抑制治疗无效。发生甲状旁腺功能低下时，可用钙和维生素 D 治疗。有一些报告发现，糖皮质激素治疗可缓解侵袭性纤维性甲状腺炎，复发时也可以再次使用，但并非所有病例都有效。也有在使用他莫西芬后部分病例可以缓解的报告，机制不清，可能与抑制纤维增殖有关 [86]。

预后

Riedel 甲状腺炎大多逐渐进展，但也可能稳定或自发性缓解。手术治疗后趋向缓解或自限，极少需再次手术。死亡率为 6%～10%，主要是因为气管压迫或喉痉挛导致的窒息。但这是从前的文献资料，不反映现在的死亡率，估计现在应该较低。多数病例的病情自限，楔形切除峡部后病情持续缓解。

参考文献

[1] Pearce EN, Farwell AP, Braverman LE: Thyroiditis, *N Engl J Med* 348: 2646–2655, 2003.

[2] Rago T, Chiovato L, Grasso L, et al: Thyroid ultrasonography as a tool for detecting thyroid autoimmune diseases and predicting thyroid dysfunction in apparently healthy subjects, *J Endocrinol Invest* 24: 763–769, 2001.

[3] Nystrom E, Bengtsson C, Lapidus L, et al: Smoking—A risk factor for hypothyroidism, *J Endocrinol Invest* 16: 129–131, 1993.

[4] Asvold BO, Bjoro T, Nilsen TI, et al: Thyrotropin levels and risk of fatal coronary heart disease: the HUNT study, *Arch Intern Med* 168: 855–860, 2008.

[5] Desailloud R, Hober D: Viruses and thyroiditis: an update, *Virol J* 6: 5, 2009.

[6] Matsuda T, Tomita M, Uchihara JN, et al: Human T cell leukemia virus type I-infected patients with Hashimoto's thyroiditis and Graves' disease, *J Clin Endocrinol Metab* 90: 5704–5710, 2005.

[7] Yue SJ, Enomoto T, Matsumoto Y, et al: Thyrocyte class I and class II upregulation is a secondary phenomenon and does not contribute to the pathogenesis of autoimmune thyroid disease, *Thyroid* 8: 755–763, 1998.

[8] Volpe R: The immunology of human autoimmune thyroid disease. In Volpe R, editor: *The Autoimmune Endocrinopathies*, Contemporary Endocrinology Series, Totowa, NJ, 1999, Humana Press, pp 217–244.

[9] Furmaniak JSJ, Rees-Smith B: Autoantigens in the autoimmune endocrinopathies. In Volpe R, editor: *The Autoimmune Endocrinopathies*, Contemporary Endocrinology Series, Totowa, NJ, 1999, Humana Press, pp 183–216.

[10] Botero D, Brown RS: Bioassay of thyrotropin receptor antibodies with Chinese hamster ovary cells transfected with recombinant human thyrotropin receptor: clinical utility in children and adolescents with Graves disease, *J Pediatr* 132: 612–618, 1998.

[11] Kosugi S, Ban T, Akamizu T, et al: Identification of separate determinants on the thyrotropin receptor reactive with Graves' thyroid-stimulating antibodies and with thyroid-stimulating blocking antibodies in idiopathic myxedema: these determinants have no homologous sequence on gonadotropin receptors, *Molecular Endocrinology* 6: 168–180, 1992.

[12] Tamaki H, Amino N, Kimura M, et al: Low prevalence of thyrotropin receptor antibody in primary hypothyroidism in Japan, *J Clin Endocrinol Metab* 71: 1382, 1990.

[13] Takasu N, Yamada T, Takasu M, et al: Disappearance of thyrotropin-blocking antibodies and spontaneous recovery from hypothyroidism in autoimmune thyroiditis, *N Engl J Med* 326: 513–518, 1992.

[14] Leung AK, Hegde K: Hashimoto's thyroiditis simulating De Quervain's thyroiditis, *J Adolesc Health Care* 9: 434–435, 1988.

[15] Tunbridge WMG, Brewis M, French JM, et al: Natural history of autoimmune thyroiditis, *BMJ* 282: 258–262, 1981.

[16] Bartalena L, Baldeschi L, Dickinson AJ, et al: Consensus statement of the European group on Graves' orbitopathy (EUGOGO) on management of Graves' orbitopathy, *Thyroid* 18: 333–346, 2008.

[17] Vanderpump MP, Tunbridge WM, French JM, et al: The incidence of thyroid disorders in the community: a twenty-year follow-up of the Whickham Survey, *Clin Endocrinol (Oxf)* 43: 55–68, 1995.

[18] Nabhan ZM, Kreher NC, Eugster EA: Hashitoxicosis in children: clinical features and natural history, *J Pediatr* 146: 533–536, 2005.

[19] Matsubayashi S, Kawai K, Matsumoto Y, et al: The correlation between papillary thyroid carcinoma and lymphocytic infiltration in the thyroid gland, *J Clin Endocrinol Metab* 80: 3421–3424, 1995.

[20] Biondi B, Cooper DS: The clinical significance of subclinical thyroid dysfunction, *Endocr Rev* 29: 76–131, 2008.

[21] Papi G, Uberti ED, Betterle C, et al: Subclinical hypothyroidism, *Curr Opin Endocrinol Diabetes Obes* 14: 197–208, 2007.

[22] Abalovich M, Amino N, Barbour LA, et al: Management of thyroid dysfunction during pregnancy and postpartum: an Endocrine Society Clinical Practice Guideline, *J Clin Endocrinol Metab* 92: S1–S47, 2007.

[23] Lazarus JH: Sporadic and postpartum thyroiditis. In Braverman LE, Utiger RD, editors: *Werner and Ingbar's The Thyroid*, ed 9, Philadelphia, 2005, Lippincott Williams & Wilkins in press.

[24] Lazarus JH, Parkes AB, Premawardhana LD: Postpartum thyroiditis, *Autoimmunity* 35: 169–173, 2002.

[25] Stagnaro-Green A: Postpartum thyroiditis, *Best Pract Res Clin Endocrinol Metab* 18: 303–316, 2004.

[26] Triggiani V, Ciampollillo A, Guastamacchia E, et al: Prospective study of post-partum thyroid immune dysfunctions in type 1 diabetic women and in a healthy control group living in a mild iodine deficient area, *Immunopharmacol Immunotoxicol* 26: 215–224, 2004.

[27] Boelaert K, Newby PR, Simmonds MJ, et al: Prevalence and relative risk of other autoimmune diseases in subjects with autoimmune thyroid disease, *Am J Med* 123: 183: e181–e189, 2010.

[28] Waterman EA, Watson PF, Lazarus JH, et al: A study of the association between a polymorphism in the CTLA-4 gene and postpartum thyroiditis [In Process Citation], *Clin Endocrinol (Oxf)* 49: 251–255, 1998.

[29] Parkes AB, Darke C, Othman S, et al: Major histocompatibility complex class II and complement polymorphisms in postpartum thyroiditis, *Eur J Endocrinol* 134: 449–453, 1996.

[30] Kotsa K, Watson PF, Weetman AP: A CTLA-4 gene polymorphism is associated with both Graves disease and autoimmune hypothyroidism, *Clin Endocrinol (Oxf)* 46: 551–554, 1997.

[31] Kouki T, Sawai Y, Gardine CA, et al: CTLA-4 gene polymorphism at position 49 in exon 1 reduces the inhibitory function of CTLA-4 and contributes to the pathogenesis of Graves' disease, *J Immunol* 165: 6606–6611, 2000.

[32] Ando T, Davies TF: Clinical Review 160: Postpartum autoimmune thyroid disease: the potential role of fetal microchimerism, *J Clin Endocrinol Metab* 88: 2965–2971, 2003.

[33] Mizukami Y, Michigishi T, Hashimoto T, et al: Silent thyroiditis: a histologic and immunohistochemical study, *Hum Pathol* 19: 423–431, 1988.

[34] Shahbazian HB, Sarvghadi F, Azizi F: Ultrasonographic characteristics and follow-up in post-partum thyroiditis, *J Endocrinol Invest* 28: 410–412, 2005.

[35] Stagnaro-Green A, Roman SH, Cobin RH, et al: A prospective study of lymphocyte-initiated immunosuppression in normal pregnancy: evidence of a T-cell etiology for postpartum thyroid dysfunction, *J Clin Endocrinol Metab* 74: 645–653, 1992.

[36] Guan H, Li C, Li Y, et al: High iodine intake is a risk factor for post-partum thyroiditis: result of a survey from Shenyang, China, *J Endocrinol Invest* 28: 876–881, 2005.

[37] Negro R: Selenium and thyroid autoimmunity, *Biologics* 2: 265–273, 2008.

[38] Negro R, Greco G, Mangieri T, et al: The influence of selenium supplementation on postpartum thyroid status in pregnant women with thyroid peroxidase autoantibodies, *J Clin Endocrinol Metab* 92: 1263–1268, 2007.

[39] Rasmussen N, Hansen J, Hegedus L: Frequency of thyroiditis and postpartum thyroiditis in a 10-year consecutive hyperthyroid Danish population, *Thyroidology* 1: 143–147, 1989.

[40] Amino N, Yabu Y, Miki T, et al: Serum ratio of triiodothyronine to thyroxine, and thyroxine-binding globulin and calcitonin concentrations in Graves' disease and destruction-induced thyrotoxicosis, *J Clin Endocrinol Metab* 53: 113–116, 1981.

[41] Woolf PD: Transient painless thyroiditis with hyperthyroidism: a variant of lymphocytic thyroiditis? [Review], *Endocr Rev* 1: 411–420, 1980.

[42] Harris B, Othman S, Davies J, et al: Association between postpartum thyroid dysfunction and thyroid antibodies and depression, *BMJ* 305: 152–156, 1992.

[43] Azizi F: The occurrence of permanent thyroid failure in patients with subclinical postpartum thyroiditis, *Eur J Endocrinol* 153: 367–371, 2005.

[44] Roti E, Colzani R, Braverman LE: Adverse effects of iodine on the thyroid, *The Endocrinologist* 7: 245–254, 1997.

[45] Roti E, Minelli R, Gardini E, et al: Iodine-induced hypothyroidism in euthyroid subjects with a previous episode of subacute thyroiditis, *J Clin Endocrinol Metab* 70: 1581–1585, 1990.

[46] Shigemasa C, Mitani Y, Taniguchi S, et al: Three patients who spontaneously developed persistent hypothyroidism during or following treatment with antithyroid drugs for Graves' hyperthyroidism, *Arch Intern Med* 150: 1105–1109, 1990.

[47] de Bruin TW, Riekhoff FP, de Boer JJ: An outbreak of thyrotoxicosis due to atypical subacute thyroiditis, *J Clin Endocrinol Metab* 70: 396–402, 1990.

[48] Ross DS: Syndromes of thyrotoxicosis with low radioactive iodine uptake, *Endocrinol Metab Clin North Am* 27: 169–185, 1998.

[49] Simkin PH, Ramirez LA, Zweizig SL, et al: Monomorphic teratoma of the ovary: a rare cause of triiodothyronine toxicosis, *Thyroid* 9: 949–954, 1999.

[50] Michalek K, Morshed SA, Latif R, et al: TSH receptor autoantibodies, *Autoimmun Rev* 9: 113–116, 2009.

[51] Parkes AB, Black EG, Adams H, et al: Serum thyroglobulin: an early indicator of autoimmune post-partum thyroiditis [see comments], *Clin Endocrinol* 41: 9–14, 1994.

[52] Farwell AP: Infectious and subacute thyroiditis. In Braverman LE, Utiger RD, editors: *The Thyroid*, Philadelphia, 2005, Lippincott William & Wilkins, pp 536–548.

[53] Volpe R: Subacute and sclerosing thyroiditis. In DeGroot L, editor: *Endocrinology*, ed 4, Philadelphia, 2001, WB Saunders.

[54] Volpe R: Subacute Thyroiditis. In Burron GNOJ, Volpe R, editors: *Thyroid Function and Disease*, Philadelphia, 1989, WB Saunders, pp 179–190.

[55] Volpe R, Row VV, Ezrin C: Circulating viral and thyroid antibodies in subacute thyroiditis, *J Clin Endocrinol Metab* 27: 1275–1284, 1967.

[56] Stancek D, Ciampor F, Mucha V, et al: Morphological, cytological and biological observations on viruses isolated from patients with subacute thyroiditis de Quervain, *Acta Virol* 20: 183–188, 1976.

[57] Arend SM, Westedt MI: Simultaneous onset of giant cell arteritis and subacute thyroiditis [letter], *Ann Rheum Dis* 52: 839, 1993.

[58] Omur O, Daglyoz G, Akarca U, et al: Subacute thyroiditis during interferon therapy for chronic hepatitis B infection, *Clin Nucl Med* 28: 864–865, 2003.

[59] Volpe R: Immunology of the thyroid. In Volpe R, editor: *Autoimmune Diseases of the Endocrine System*, Boca Raton, FL, 1990, CRC Press, pp 73–240.

[60] Hamaguchi E, Nishimura Y, Kaneko S, et al: Subacute thyroiditis developed in identical twins two years apart, *Endocr J* 52: 559–562, 2005.

[61] Goto H, Uno H, Tamai H, et al: Genetic analysis of subacute (de Quervain's) thyroiditis, *Tissue Antigens* 26: 110–113, 1985.

[62] Pearce EN, Bogazzi F, Martino E, et al: The prevalence of elevated serum C-reactive protein levels in inflammatory and noninflammatory thyroid disease, *Thyroid* 13: 643–648, 2003.

[63] Omori N, Omori K, Takano K: Association of the ultrasonographic findings of subacute thyroiditis with thyroid pain and laboratory findings, *Endocr J* 55: 583–588, 2008.

[64] Lu CP, Chang TC, Wang CY, et al: Serial changes in ultrasound-guided fine needle aspiration cytology in subacute thyroiditis, *Acta Cytol* 41: 238–243, 1997.

[65] Vagenakis AG, Abreau CM, Braverman LE: Prevention of recurrence in acute thyroiditis following corticosteroid withdrawal, *J Clin Endocrinol Metab* 31: 705–708, 1970.

[66] Iitaka M, Momotani N, Ishii J, et al: Incidence of subacute thyroiditis recurrences after a prolonged latency: 24-year survey, *J Clin Endocrinol Metab* 81: 466–469, 1996.

[67] Bogazzi F, Bartalena L, Martino E: Approach to the patient with amiodarone-induced thyrotoxicosis, *J Clin Endocrinol Metab* 95: 2529–2535, 2010.

[68] Tomer Y, Menconi F: Interferon induced thyroiditis, *Best Pract Res Clin Endocrinol Metab* 23: 703–712, 2009.

[69] Schuppert F, Rambusch E, Kirchner H, et al: Patients treated with interferon-alpha, interferon-beta, and interleukin-2 have a different thyroid autoantibody pattern than patients suffering from endogenous autoimmune thyroid disease, *Thyroid* 7: 837–842, 1997.

[70] Tacon L, Tan CT, Alvarado R, et al: Drug-induced thyroiditis and papillary carcinoma in a minocycline-pigmented black thyroid gland, *Thyroid* 18: 795–797, 2008.

[71] Dang AH, Hershman JM: Lithium-associated thyroiditis, *Endocr Pract* 8: 232–236, 2002.

[72] Miller KK, Daniels GH: Association between lithium use and thyrotoxicosis caused by silent thyroiditis, *Clin Endocrinol (Oxf)* 55: 501–508, 2001.

[73] Roti E, Minelli R, Gardini E, et al: Thyrotoxicosis followed by hypothyroidism in patients treated with amiodarone, *Arch Intern Med* 153: 886–892, 1993.

[74] Marazuela M, Garcia-Buey L, Gonzalez-Fernandez B, et al: Thyroid autoimmune disorders in patients with chronic hepatitis C before and during interferon-alpha therapy, *Clin Endocrinol (Oxf)* 44: 635–642, 1996.

[75] Berger SA, Zonszein J, Villamena P, et al: Infectious diseases of the thyroid gland [Review], *Rev Infect Dis* 5: 108–122,

1983.

[76] Rich EJ, Mendelman PM: Acute suppurative thyroiditis in pediatric patients [Review], *Pediatr Infect Dis J* 6: 936–940, 1987.

[77] Takai S-I, Miyauchi A, Matsuzuka F, et al: Internal fistula as a route of infection in acute suppurative thyroiditis, *Lancet* 1: 751–752, 1979.

[78] Jeng LB, Lin JD, Chen MF: Acute suppurative thyroiditis: a ten-year review in a Taiwanese hospital, *Scand J Infect Dis* 26: 297–300, 1994.

[79] Papi G, LiVolsi VA: Current concepts on Riedel thyroiditis, *Am J Clin Pathol* (121 Suppl): S50–S63, 2004.

[80] Schwaegerle SM, Bauer TW, Esselstyn C Jr: Riedel's thyroiditis [Review], *Am J Clin Pathol* 90: 715–722, 1988.

[81] Heufelder AE, Carney JA, et al: Coexistence of Graves' disease and Riedel's (invasive fibrous) thyroiditis: further evidence of a link between Riedel's thyroiditis and organ-specific autoimmunity, *Clin Investig* 72: 788–793, 1994.

[82] Zimmermann-Belsing T, Feldt-Rasmussen U: Riedel's thyroiditis: an autoimmune or primary fibrotic disease? *J Intern Med* 235: 271–274, 1994.

[83] Heufelder AE, Hay ID: Further evidence for autoimmune mechanisms in the pathogenesis of Riedel's invasive fibrous thyroiditis, *J Intern Med* 238: 85–86, 1995.

[84] Heufelder AE, Bahn RS: Soluble intercellular adhesion molecule-1 (sICAM-1) in sera of patients with Graves' ophthalmopathy and thyroid diseases, *Clin Exp Immunol* 92: 296–302, 1993.

[85] Heufelder AE, Goellner JR, Bahn RS, et al: Tissue eosinophilia and eosinophil degranulation in Riedel's invasive fibrous thyroiditis, *J Clin Endocrinol Metab* 81: 977–984, 1996.

[86] Few J, Thompson NW, Angelos P, et al: Riedel's thyroiditis: treatment with tamoxifen, *Surgery* 120: 993–998, 1996; discussion 998–999.

第5章 ■ 甲状腺功能亢进症：毒性结节性甲状腺肿和Graves病

KAMAL A.S. AL-SHOUMER ■ HOSSEIN GHARIB

引言

甲状腺功能亢进症（hyperthyroidism，简称甲亢）是指甲状腺激素——甲状腺原氨酸（T4）和三碘甲状腺原氨酸（T3）过度生成导致的甲状腺毒症。在美国和世界范围内，最常见的甲状腺毒症是Graves病，其次是毒性结节性甲状腺肿。

甲状腺肿（goiter）是指甲状腺腺体的增大，是内分泌临床实践中的常见疾病。甲状腺肿可以分为弥漫性或结节性，毒性或非毒性。结节性甲状腺肿包括多结节（multinodular goiter，MNG）和单结节。尽管疾病发展过程可能存在不同的机制，弥漫性甲状腺肿最后都成为结节性甲状腺肿[1]。

毒性结节性甲状腺肿（toxic nodular goiter，TNG）的甲状腺腺体中有功能自主性结节，将导致甲亢。Mayo Clinic 的 Henry Plummer 早在 1913 年就描述了TNG，故也称为 Plummer 病。在老年人和地方性碘缺乏地区，TNG是甲亢最普遍的原因。

在工业化社会中，甲状腺毒症最常见的类型是Graves病。Graves病得名于爱尔兰医生 Robert James Graves，因其在 1835 年描述了第一例伴有凸眼的甲状腺肿[2]。Graves病的甲状腺多呈弥漫、对称性肿大，无触痛。其他的Graves病特征，如皮肤、眼睛的病变将在后续章节中描述。

流行病学

甲亢在美国的发病率为 0.05%～1.3%，其中大部分病例是亚临床甲亢。甲亢的发病率比甲状腺功能减退症（简称甲减）的发病率低，甲减的发病率是甲亢的 5～10 倍。美国白人和拉丁美洲人甲亢的发病率较黑人稍高。

毒性结节性甲状腺肿

TNG 是老年人甲状腺毒症的最常见原因，在内源性甲状腺素过量产生引起甲亢的患者中，约占 5%～15%，但在碘缺乏区域所占的比例更高[2-3]。TNG 发病率的变化与食盐中碘含量和饮水中碘含量的变化相关。瑞士于 1980 年和西班牙于 1994 年分别提高了食盐中碘的含量后，有一过性甲状腺毒症发病率的升高，但随后出现的情形是 TNG 的发病率降低，进而甲状腺毒症的整体发病率下降[4-5]。

Graves 病

在内源性甲状腺素过量产生引起的甲亢中，Graves病占 70%～80%，是所有年龄人群中甲状腺毒症最常见的原因。女性Graves病的发病率是男性的 5 倍，大多在生育年龄发病，在其他任何年龄也可发病。

发病机制

毒性结节性甲状腺肿

在非毒性的 MNG 的自然病程中，可以见到不同结节呈现的多种不同状况，例如，出血、变性、修复、纤维化等。结节出血后可能发生钙化。有的结节也可能发展为功能自主性结节。20%～80% 的毒性腺瘤和 MNG 的功能自主性结节，可能是促甲状腺激素（thyroid-stimulating hormone，TSH）或 TSH 受体（TSHR）的体细胞突变所致[6]。在 10% 的患者中，功能自主性结节有可能转化为毒性结节。通常在单个功能自主性结节的直径 >2.5 cm 时，才会发生甲亢，但在碘缺乏地区，小的功能自主性结节也可产生甲亢的全身临床表现[7]。

从 MNG 进展为甲亢往往要经历很多年，这一过程是含有一个结节或多个结节的小腺体，在数量、大小和功能等方面不断进展的过程。多数患者在开始阶段甲状腺功能正常，当腺体增大并功能自主后，可表现血清 TSH 降低，但血清甲状腺激素正常。如图 5-1 所示，在进展为临床型甲亢前，低 TSH 和游离 T4、游离 T3 正常的亚临床甲亢状态可存在很多年。

Graves 病

Graves 病是综合征，包含甲亢、甲状腺肿大、突眼症以及少见的胫前或局部黏液性水肿等皮肤病变。Graves 病最主要的特征是甲亢，几乎累及所有患者。甲亢是由自身抗体（TSHR-Ab）激活 TSHR，促进甲状腺激素的合成和分泌，以及甲状腺腺体的弥漫性增大而引起。

Graves 病患者的甲亢表现在甲状腺的组织学特征是滤泡增生和多灶性、斑点状的淋巴浸润，淋巴细胞生发中心较少见。甲状腺内的淋巴细胞大多为 T 细胞，B 细胞生发中心远远少于慢性自身免疫性甲状腺炎（Hashimoto's disease）。甲状腺上皮细胞的大小是与淋巴浸润程度相关的，表明甲状腺细胞受到局部 B 细胞分泌 TSHR-Ab 的刺激[8]。TSHR-Ab 的存在与甲亢的进展、复发呈正相关性。Graves 病有明显的遗传易感性，例如，在白人患者中人白细胞抗原（human leukocyte antigen，HLA）-B8 和 HLA-DRw3、日本患者中 HLA-Bw36、中国患者中 HLA-Bw46 单体型的频率较高。然而，促使 Graves 病急性发作的因素目前并不清楚。与诱发免疫应答有关的可能因素包括怀孕，尤其是产后阶段；碘过量，尤其在碘缺乏地区；锂盐治疗；病毒或细菌感染；糖皮质激素治疗停药时。

Graves 病时眼病的病因及发病机制目前尚不清楚，可能是眼眶的成纤维细胞、眼肌和甲状腺组织的共同抗原在遭受细胞毒抗体、细胞毒淋巴细胞的作用后，产生炎症反应，导致眼球突出。最近发现，散在的成纤维细胞和纤维细胞所含有的 TSHR 可以被 TSHR-Ab 直接激活[9]。导致皮肤损害的机制可能也与此类似。突眼的患者，尤其是有皮肤损害的患者血液循环中 TSHR 自身抗体常常是高滴度水平，提示突眼和皮肤损害可能是重症 Graves 病的两种临床表现。

诊断

TNG 和 Graves 病共有的特征都是甲状腺毒症，可分为临床型和亚临床型。亚临床甲亢表现为没有临床症状或者临床症状较轻，受抑制的低 TSH 和正常的游离甲状腺激素（T3 和 T4）。在 Graves 病早期，甲亢可能分泌 T3 较多，即所谓的 T3 型甲亢。

病史和体格检查

甲亢时血清 TSH 受抑制，但临床表现不同，可以没有临床症状、有明确的临床症状或明显的临床症状。临床表现主要为交感神经兴奋、静息能量消耗及其他激素相关的临床症状。交感神经兴奋的表现有紧张不安、震颤、排便次数增多、心悸、多汗、易怒、失眠、头痛、眼睑回缩或下垂、肌肉无力、心动过速、反射亢进、脉压差增大。静息能量消耗升高的表现是不耐热、不是厌食或有意而为之的体重减轻以及皮肤温暖、潮湿。老年患者甲亢的临床表现可能不明显，而是表现为房颤、体重减轻、虚弱和抑郁[10]。

TNG 或 Graves 病都有甲状腺肿大，不规则的结节性肿大是 TNG 的特点，而典型的 Graves 病的甲状腺表现为弥漫性甲状腺肿大、质地软柔或呈橡胶般的硬度，在甲状腺区域有血管杂音。Graves 病的患者除常有甲状腺肿大外，可能仅有甲亢的表现，也可能还有一项或多项甲状腺以外的表现。大约 1/3 的 Graves 病患者有明显的眼病，但如果进行眼部 CT 检查，可以发现大多数患者都存在眼部的病变。眼病的表现是眼球凸出、眼睑回缩或下垂、眼外肌功能损害。眼病

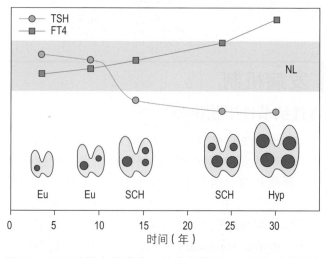

图 5-1 MNG 时甲亢的演变：结节的数量、大小和功能的多年变化过程。由甲状腺正常功能状态[euthyroid（Eu），即正常的 TSH、游离 T4 和游离 T3]到亚临床甲亢[subclinical hyperthyroidism（SCH），即 TSH 低而游离 T4 和游离 T3 正常]到临床期甲亢[hyperthyroidism（Hyp），即低 TSH，而游离 T4 和游离 T3 升高]。NL 表示正常范围（Adapted from Studer H, Peter HJ, Gerber H: Toxic nodular goiter. *Clin Endocrinol Metab* 14: 351-372 1985.）

的症状和体征大约在诊断 Graves 病的半年前后出现。如果甲亢得到有效治疗，眼病很少继续进展，但临床上的变异较多，例如，一些 Graves 病的眼病患者甲亢不再进展。眼病的严重程度与甲亢的严重程度也不一定匹配。早期眼病可能是眼红或眼部炎症反应，眼后组织的炎症可最终导致眼球凸出。晚期可出现视力下降或重影，但较为少见。吸烟的 Graves 病患者较不吸烟者，眼病更为多见，但具体机制不清。

Graves 病的体征还有指甲与甲床的分离、杵状指、胫前黏液水肿（图 5-2）。胫前黏液水肿发生率较低，表现为小腿部皮肤发红、粗糙而增厚，通常不痛，也不严重。如同 Graves 病的眼部病变一样，皮肤损害不一定与甲亢同时发生，严重程度也不一定与甲状腺激素水平匹配。皮肤损害常局限在小腿，而且只有少数人发生，原因不清。甲状腺增大形成的肿块有时也产生症状，如甲状腺肿块进入胸骨后可以压迫气管、食管，发生气管严重狭窄时，可出现吞咽困难、咳嗽、窒息感或喘鸣音等多种临床症状。肿大的甲状腺压迫胸廓入口的组织结构时，可以产生颜面部充血、发绀、颈静脉怒张，双臂同时上举时症状加重（Pemberton 征）。

Graves 病和 TNG 的常见临床表现和重要的不同

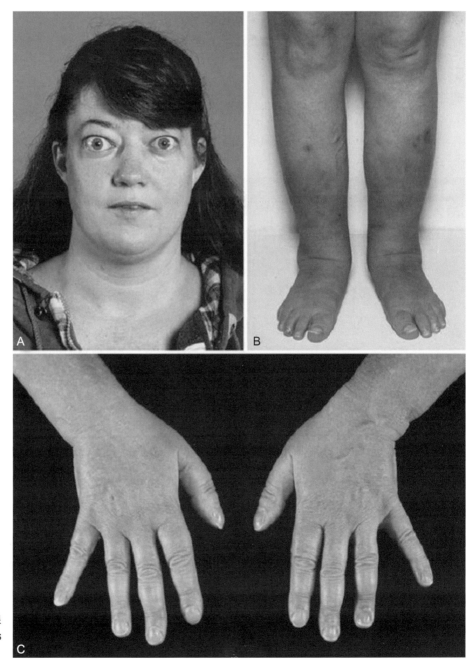

图 5-2 （也见彩图）Graves 病的甲状腺外表现：眼病（A），胫前水肿或 Graves 病的皮肤病变（B）和杵状指（C）

点见表 5-1。

实验室检查

建立临床诊断需要测定敏感 TSH 和甲状腺激素水平（游离 T3 和游离 T4）。TNG 或 Graves 病时，甲状腺毒症的特征是受抑制的低 TSH，而游离甲状腺激素水平正常（亚临床）或升高（明确的）。仅依据测定的 TSH 或游离甲状腺激素还不能诊断 TNG 或 Graves 病，因为除了 TNG 和 Graves 病外，其他临床疾病也可以引起 TSH 抑制或甲状腺激素升高（表 5-2）。对 Graves 病的患者进行检测时，还可以发现诊断自身免疫性甲状腺疾病的血清学证据，如抗甲状腺抗体，包括抗甲状腺过氧化酶抗体和抗甲状腺球蛋白抗体。对 Graves 病常规测定血清 TSHR-Ab 尚未成为共识，但测定血清 TSHR-Ab 对于诊断 Graves 病偶尔是有帮助的。

影像学检查
放射性核素成像

放射性核素扫描和碘摄取率（RAIU）有助于鉴别

表5-1　Graves病和毒性结节性甲状腺肿临床上的不同点

特点	Graves 病	毒性结节性甲状腺肿
甲状腺肿	弥漫性	多结节性
——大小	小	大
——生长速度	快	慢
病人年龄（岁）	<45	>50
甲亢的发病	快	慢
组织学特征	滤泡相似， 高强度 碘代谢	滤泡的大小、形状和碘代谢强度不等

Adapted from Hurley DL, Gharib H: Thyroid nodular disease: is it toxic or nontoxic， malignant or benign? *Geriatrics* 50: 24-26, 29-31, 1995.

表5-2　非TNG和Graves病的异常TSH或高水平游离甲状腺激素的疾病

低 TSH	高 TSH
继发性甲状腺功能低下	分泌 TSH 的垂体肿瘤
非甲状腺疾病	甲状腺激素抵抗
糖皮质激素治疗	
胺碘酮治疗	
过度甲状腺激素治疗	

TSH：促甲状腺激素

甲亢的原因。TNG 时碘浓集于结节，而结节周围组织碘摄取受抑制，图像呈"斑块状摄取"（图 5-3），结果是总 RAIU 轻度升高或在正常值的上限。Graves 病的甲状腺病变呈弥漫性，表现为 RAIU 升高（图 5-4）。对于明确诊断甲亢的病例，并非都需要行放射性核素扫描，放射性核素扫描有助于鉴别有甲亢表现而 RAIU 低的其他疾病（表 5-3）。

计算机断层扫描（CT）

对有压迫或阻塞症状的 MNG 患者，胸部 X 线片和胸部 CT 检查更为有益。胸部 CT 检查特别有助于确定肿大的甲状腺的大小和范围，尤其是甲状腺肿大且进入纵隔的病例（图 5-5）。但在确定患者的甲状腺功能状态前，应避免使用含碘的增强剂，因为碘含量极高的 CT 增强剂可急剧诱发或加重甲亢。

与代谢相关的异常

糖代谢的变化（可逆性高血糖、C 肽升高、完整胰岛素原升高、胰岛素抵抗）和骨代谢加快（骨形成和骨吸收的标志物升高）是未经治甲亢的特点[11-12]。我们最近发现，未经治甲亢患者的嗜铬粒蛋白 A 水平升高，并与甲状腺功能的变化平行[13]。表 5-4 列举了

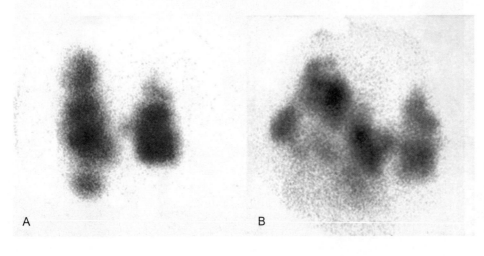

图5-3　TNG 的核素扫描表现为多个局灶性摄碘高的热结节，周围甲状腺组织的碘摄取受到不同程度的抑制（A），与非毒性多结节甲状腺肿（B）比较，表现为低强度的片状碘摄取

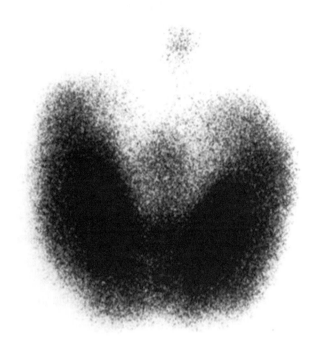

图 5-4 Graves 病甲亢的核素扫描表现为双侧甲状腺呈现弥漫性、均匀的碘摄取升高

表5-3 甲亢伴低碘摄取的临床疾病
甲状腺炎
碘诱导甲状腺毒症
外源性甲状腺毒症（人为的）
异位功能性甲状腺组织

其他相关代谢异常[14]。这些代谢异常对于甲亢的诊断而言并不重要，但对甲亢患者的其他代谢异常表现应予鉴别。

治疗

对症处理

毒性结节性甲状腺肿患者的症状大多较 Graves 病轻。如果没有禁忌证，在开始确切治疗前可用 β- 受体阻滞剂缓解症状。β- 受体阻滞剂也适用于房颤或快速心室率的患者。因为心得安（propranolol）有抑制 T4 向 T3 转化的作用，故应用较多。如患者不能耐受心得安，可使用阿替洛尔（atenolol）等选择性 β- 受体阻滞剂。如果存在 β- 受体阻滞剂使用禁忌证，可选择钙通道阻滞剂。

确定性治疗

毒性结节性甲状腺肿

放射性碘（^{131}I）治疗和手术治疗是彻底、有效治疗 TNG 的选择。除非存在 ^{131}I 或手术治疗的禁忌证，长期使用硫脲类抗甲状腺药物不是合适的选择。硫脲类药物应该在手术前应用，将甲状腺功能调整至正常状态，尤其是老年患者。

放射性碘

放射性碘（radioactive iodine，RAI）治疗 TNG 的临床效果已广被接受。如放射性碘摄取水平合适，且患者不是手术治疗的合适人选，就应该选择 RAI 治疗（图 5-6）。即使根据碘摄取试验和甲状腺的腺体重量计算，得出 RAI 的碘剂量（参见后续的 Graves 病讨论），TNG 也可能表现为相对 ^{131}I 抵抗，可能是因

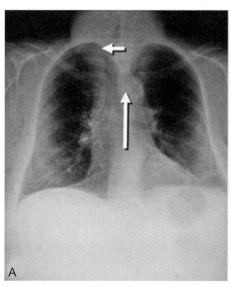
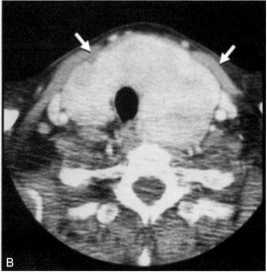

图 5-5 A，胸片示甲状腺的巨大实性肿物（横箭头），气管移位但无狭窄（竖箭头）。B，该甲状腺肿（箭头）的颈部 CT。甲状腺手术切除了 290 g 的良性甲状腺

表5-4　甲亢相关的代谢异常
轻度高钙血症
肌病
低钾性周期性瘫痪 [14]
肺动脉高压
胆汁淤积性黄疸

为结节过大而且摄碘相对较低。故而有临床医生将标准的治疗剂量提高了 20% ~ 50%。RAI 的剂量大多为 15 ~ 50 mCi（555 ~ 1 850 MBq）。Mayo Clinic 的 Jensen 等的报告中 [15]，治疗的平均放射剂量是 37 mCi（1370 MBq），即 6.3 ~ 150 mCi（233 ~ 5 550 MBq），16% 的患者在 1 年后出现甲状腺功能低下。Danaci 等用 131I 治疗 TNG 时 [16]，使用固定的 16.6 mCi（631 MBq），累积 5 年复发率为 39%、累积 5 年甲状腺功能低下率为 24%。有连续入组 130 例 TNG 患者的大型前瞻性研究表明 [17]，92% 的患者在 1 ~ 2 次 131I 治疗后可获得痊愈，患者的中位治疗剂量是 10 mCi（370 MBq）。在平均 6 年的随访时间中，甲状腺体积平均缩小 43%，且几乎没有不良反应。

通常在 RAI 治疗 2 ~ 4 个月后，大部分患者的甲状腺功能恢复正常，也有部分患者经过更长时间后恢复正常的甲状腺功能 [17]。绝大部分患者在 RAI 治疗后，甲状腺功能长期正常，但也有 10% ~ 24% 的患者最终会出现甲状腺功能低下，而这与 RAI 的剂量无关 [15,18]。有 20% 的患者在 RAI 治疗后复发 [10]，可选择再次 131I 治疗，或选择甲状腺切除手术。这些患者在术前不宜用碘治疗，以免加重甲状腺毒症。

手术

对于巨大甲状腺肿引起诸如窒息感、呼吸困难等压迫症状，或拒绝 RAI 治疗的患者，双侧甲状腺次全切除术或甲状腺全切除术是合适的选择。怀疑有冷结节，或结节生长较快的 TNG 患者，也应该手术治疗。对于拒绝 RAI 治疗者和孕妇，最好选择手术治疗（参见第 7 章）。

还有两个问题值得进一步探讨，其一是有关甲状腺切除范围的争议。过去甲状腺次全切除术受青睐，是因其可能减少诸如喉返神经损伤、甲状旁腺功能减退症等并发症。而在当今的临床实践中，绝大多数外科医生更愿意选择甲状腺全切除术治疗双侧良性结节性甲状腺肿 [19]。其二是最近数十年选择 RAI 治疗 TNG 越来越多，是继外科手术后的一种有效且深受欢迎的治疗选择。以 Mayo Clinic 的研究为例 [20]，1950 — 1974 年手术治疗的病例为 83% 而 RAI 治疗为 17%，但在 1990 — 1999 年手术治疗的病例为 53% 而 RAI 治疗为 47%。

硫脲类抗甲状腺药物

孕妇在分娩前，用硫脲类抗甲状腺药物（antithyroid drug，ATD）进行短期治疗较为妥当。对不适合或者拒绝行确定性治疗的患者，也可考虑使用硫脲类 ATD 治疗。用硫脲类 ATD 治疗 TNG 的效

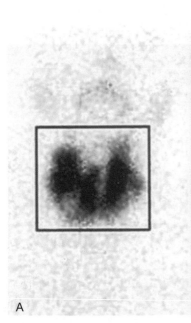
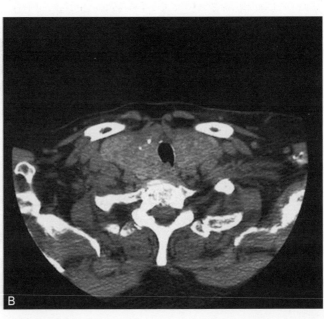

图 5-6　一名 87 岁的 TNG 女性患者（也称 Plummer 病）。症状包括心率增快，乏力，失眠；检查提示巨大甲状腺肿伴甲状腺毒症。患者的 TSH 水平为 0.06 mIU/L，FT4 为 2.6 ng/dl，FT3 为 3.4 pg/ml，6 小时放射性碘摄取率为 20%。核素扫描提示强摄取（A），CT 显示大的 TNG（B）。放射性碘治疗剂量为 50 mCi

果不明确，至今不能证明硫脲类 ATD 可以长期控制 TNG 的进展。

Graves 病

对 Graves 病的治疗选择存在地区差异，这是在有美国、欧洲和日本内分泌医生参与的国际性调查时发现的。在为 43 岁患有典型 Graves 病的女性选择首选治疗手段时，美国医生中近 30% 首选硫脲类 ATD 治疗，69% 首选 RAI 治疗，1% 首选手术治疗[21]；而 77% 的欧洲医生、88% 的日本医生首选硫脲类 ATD 治疗，而 RAI 为第二位的选择。

硫脲类抗甲状腺药物

硫脲类 ATD 可以抑制甲状腺激素的生物合成，在治疗开始后 6～8 周，甲状腺功能的生化表现大都正常[11]。目前可供选择的硫脲类 ATD 有三种，在美国使用的有甲硫咪唑（methimazole，MMI，他巴唑）和丙基硫氧嘧啶（propylthiouracil，PTU），在欧洲和亚洲，有时会使用在体内代谢后成为甲硫咪唑的卡比马唑（carbimazole，甲亢平）。MMI 在血浆中的半衰期是 3～5 小时，而 PTU 是 1～2 小时[22]。因此 MMI 的作用时间更长，但两种 ATD 在甲状腺细胞内蓄积后，有效作用时间都超过 5 小时。

ATD 的初始剂量 MMI 为 10 ～40 mg，通常是每天 1 次口服；PTU 为 100 ～150 mg，每 6～8 小时口服 1 次；卡比马唑为 15 ～45 mg，每日 1 次或分 3 次服用[23]。选择使用 MMI/卡比马唑，或 PTU 主要取决于医生的喜好，因为药物的疗效相似。但经过数十年的观察表明，MMI 和其前体卡比马唑在控制严重甲亢时较 PTU 更理想，而且 PTU 有潜在的致死性肝毒性，不能作为常规使用。所以在 ATD 治疗、RAI 的 ATD 准备、手术前的 ATD 准备时，MMI/卡比马唑都被推荐为一线 ATD 用药。但孕妇例外，可能更倾向于选择 PTU，因为曾有极少的报告宣称有 MMI 相关的婴儿缺陷[24]。对于 MMI 治疗效果不显著且愿意继续 ATD 治疗的患者，也可使用 PTU。由于 PTU 还有抑制 T4 向 T3 转化的作用，起效快，对甲亢危象的患者更为合适[25]。

在 ATD 治疗开始后 6～8 周，定期对患者进行临床评估和检查血清 T4 及 TSH 极其重要，在患者甲状腺功能恢复正常前，应每 8～12 周评估一次。患者甲状腺功能正常后，ATD 的剂量可以减少。为了减少患者的就诊次数，并且更稳定地维持正常 TSH 水平，

有些临床医生赞成使用阻断 - 替代服药法（block-replacement regimen），即加用左旋甲状腺素而不减少 ATD 剂量。加用左旋甲状腺素的疗法与单用 ATD 相比，并不能提高治疗的缓解率[26]。鉴于单用 ATD 的优势及其合规性，联合使用甲状腺素和 ATD 的服药法未能被广泛采用。

大量的报告表明，用 MMI ATD 治疗 12～18 个月最为理想，Graves 病患者的治愈率为 40%～60%，女性患者的治愈率较男性患者更高[27-29]。与中～重度甲亢、T3 型甲亢、甲状腺肿大较明显、TSHR-Ab 滴度水平高的患者相比，似乎甲亢较轻、甲状腺肿较小、TSHR-Ab 滴度水平较低或未能检出的患者治愈率更高。如果甲亢复发，应考虑采用 RAI 或手术等其他治疗方法。复发者中的绝大多数在停用 MMI ATD 后很快发生，通常在数月内就出现，也有少数在数年后复发。因此在 ATD 停用 2 个月后，要对患者进行临床评估，检查血清 T4 和 TSH，之后也要定期复查。

MMI ATD 和其他药物一样，可以在治疗开始 2 周后就出现不良反应，不良反应也可以在后续的治疗过程中出现，患者知晓如何应对不良反应相当重要（表 5-5）。粒细胞缺乏症是 MMI ATD 治疗时最严重的罕见并发症，如患者在 MMI ATD 治疗期间出现发烧、喉咙痛等感染表现时，要检查白细胞计数和分类，以排查粒细胞缺乏症。

无机碘

服用药理剂量的碘，例如，卢戈液或饱和碘化钾溶液后数天或数周内，甲状腺激素的释放可以受到抑制，此后就不再有抗甲状腺的作用[30]。因此碘不是常规治疗手段，但为术前作准备而短期使用碘颇有帮助，在 RAI 治疗后使用碘也有助于血清 T3 和 T4 浓度迅速恢复正常水平（当然这不是常规治疗的适应证），碘也可以在治疗甲状腺危象时使用。卢戈液（5% 碘和 10% 碘化钾的水溶液）的常用量是 0.1 ～0.3 ml，每日 3 次，或用碘化钾 60 mg（1 滴），每日 3 次。

放射性碘治疗

已逾 60 余年的 RAI 治疗表明，这是一种高效、相对价廉、安全且广为接受的 Graves 病治疗方法。RAI 通过破坏足够多的甲状腺组织，实现治愈甲亢的目的。治疗目标可以是甲状腺功能正常或甲减，临床医生可以根据患者所能接受甲亢风险的意愿不同而设定。通过调整 RAI 的治疗剂量以实现甲状腺功能正常

表5-5 硫脲类抗甲状腺药物的不良反应

不良反应	丙硫氧嘧啶	甲硫咪唑
次要反应		
——发热、红斑、关节痛	5%～20%	5%～20%（剂量相关）
主要反应		
——粒细胞缺乏症	0.2%～0.5%（是否与剂量相关不明）	0.2%～0.5%（剂量相关）
——肝毒性（肝炎）	30%（重型<1）	胆汁淤积（常为可逆性，罕有死亡病例报告）
——血管炎	ANCA+	罕见

ANCA：抗中性粒细胞胞浆抗体

的尝试从未停止，目前也还没用关于最合适计划治疗剂量的共识。常用的治疗方案包括重复使用 2 mCi 低剂量的传统方法、固定剂量法、根据甲状腺的大小计算、根据甲状腺的碘摄取率（RAIU）计算、根据 ^{131}I 的有效半衰期计算等 [31-34]。由于无法承诺对每个患者通过某一准确剂量确保恢复正常的甲状腺功能，美国大部分医生更愿意一开始就使用相对大的剂量（10～20 mCi）破坏甲状腺组织，使患者出现甲减。在 RAI 治疗 6～8 周后要评估甲状腺功能，之后应每月，至少是在 RAI 治疗后 6 个月内，监测甲状腺功能以便发现甲减。发现 TSH 水平升高而证实甲减后，就应开始左旋甲状腺素的治疗，维持 TSH 在正常范围内（0.5～3 mIU/L）。如果甲亢仍持续存在，可以再次进行 RAI 治疗，但不得早于第一次治疗后的 6 个月。

开始 RAI 治疗前，患者应该知晓 RAI 治疗后的预防措施。RAI 治疗后，极少数患者会有颈前轻度疼痛，甲状腺组织破坏时渗漏的甲状腺激素也会引起短期的甲亢加重。Graves 眼病可能在 ^{131}I 治疗后加重，特别是吸烟的患者 [35-39]。戒烟、使用糖皮质激素如强的松等可以降低此类风险。强的松有不同的用法，但大多是在 RAI 治疗后 1～3 天口服强的松，0.3～0.5 mg/（kg·d），3 个月内逐渐减量至停用 [40]。

是否应该先给予 MMI ATD 治疗，待患者甲状腺功能正常后才行 ^{131}I 治疗，仍在争议中。有回顾性研究发现，^{131}I 的疗效在 PTU 治疗后会有所下降。最好停用 ATD 数天后再进行 RAI 治疗。由于没有 RAI 治疗儿童和青少年的长期观察资料，以往 RAI 只用于治

疗成人 Graves 病。最近的资料显示，如果剂量正确，RAI 是儿童 Graves 病的理想治疗方式 [41]。但妊娠和哺乳期仍是 RAI 的绝对禁忌证。

外科手术

因为甲状腺次全切除术后有较高的复发率 [42-44]，所以甲状腺近全切除甚至甲状腺全切除术是 Graves 病甲亢的推荐术式（参见第九章）。但这样做通常会导致术后甲减，需要左旋甲状腺素终生替代治疗。推荐选择甲状腺切除术治疗的患者是甲状腺肿大明显，尤其是有气管、食管压迫症状的患者、存在可疑恶变的甲状腺结节、有使用 ^{131}I 或 ATD 的禁忌证、拒绝 RAI 治疗或甲亢难以控制的孕妇（见后续的进一步讨论）。手术的并发症有永久性甲状旁腺功能低下、喉返神经损伤引起的声带麻痹、感染、血肿等，在经验丰富的治疗中心，手术并发症的发生率不高。

甲亢患者在手术治疗前，需进行 MMI ATD 治疗以恢复正常的甲状腺功能状态。术前治疗的替代方案是 MMI ATD 联合 β- 受体阻滞剂（心得安 40～80 mg，每日 3 次；或长效 β- 肾上腺拮抗剂，如阿替洛尔，每日 50 mg）。碘化钾（每次 40 mg，每日 3 次，服用 10 天）或碘化钾（每天数滴，服用 10 天）联合心得安（每天 40～120 mg）是另外一种可供选择的方案。以上任何一种方案都会确实降低术后甲状腺危象的风险 [45]。

甲状腺切除术后的终身随访相当重要，并且要以合适剂量的左旋甲状腺素替代治疗，维持 TSH 在正常范围。

妊娠

妊娠期甲亢的恰当治疗，对于孕妇的健康和妊娠过程都极为重要。此外，治疗质量无论是对于胎儿和新生儿的生命还是儿童的长期健康，都将产生深远的影响。妊娠期的甲亢类型大多是 Graves 病，恰当的治疗至关重要。甲亢的孕妇应使用 MMI ATD 治疗。尽管 PTU 和 MMI 的胎盘通过率相同，很多医生更愿意选择 PTU [46]。如前所述，曾有极少的报告宣称有 MMI 相关的婴儿缺陷。应该使用小剂量的 ATD，将母亲的甲状腺功能维持在正常范围或比正常上限稍高，以防止出现胎儿甲减或胎儿甲状腺肿 [47]。故而必须经常关注母亲和胎儿。孕妇在分娩后甲亢可能会加重。由于 ATD 的影响，新生儿可能有暂时性的甲状腺功能异常，通过胎盘的 TSHR 抗体也可能引起新生儿的暂时性甲亢。

PTU 也是哺乳母亲的优先选择，因为母乳中 PTU

的含量较 MMI 少[48]。唯有在 Graves 病孕妇的甲亢控制不理想而威胁孕妇生命，或不能耐受 ATD 时，才选择在怀孕期行甲状腺手术，手术宜在妊娠中期实施。甲状腺手术后，要长期、全面、细致地评估胎儿的甲状腺功能。

参考文献

[1] Hurley DL, Gharib H: Evaluation and management of multinodular goiter, *Otolaryngol Clin North Am* 29: 527–540, 1996.

[2] Graves RJ: A newly observed affection of the thyroid gland in females, *London Med Surg Journal (Renshaw)* 7: 516–517, 1835. Reprinted in *Medical Classics* 5: 33–36, 1940.

[3] Vanderpump MP, Tunbridge WM, French JM, et al: The incidence of thyroid disorders in the community: a twenty-year follow-up of the Whickham Survey, *Clin Endocrinol (Oxf)* 43: 55–68, 1995.

[4] Baltisberger BL, Minder CE, Burgi H: Decrease of incidence of toxic nodular goitre in a region of Switzerland after full correction of mild iodine deficiency, *Eur J Endocrinol* 132: 546–549, 1995.

[5] Galofre JC, Fernandez-Calvet L, Rios M, et al: Increased incidence of thyrotoxicosis after iodine supplementation in an iodine sufficient area, *J Endocrinol Invest* 17: 23–27, 1994.

[6] Palos-Paz F, Perez-Guerra O, Cameselle-Teijeiro J, et al, Galician Group for the Study of Toxic Multinodular Goitre: Prevalence of mutations in TSHR, GNAS, PRKAR1A and RAS genes in a large series of toxic thyroid adenomas from Galicia, an iodine-deficient area in NW Spain, *Eur J Endocrinol* 159: 623–631, 2008.

[7] Emrich D, Erlenmaier U, Pohl M, et al: Determination of the autonomously functioning volume of the thyroid, *Eur J Nucl Med* 20: 410–414, 1993.

[8] Paschke R, Bruckner N, Eck T, et al: Regional stimulation of thyroid epithelial cells in Graves' disease by lymphocytic aggregates and plasma cells, *Acta Endocrinol (Copenh)* 125: 459–465, 1991.

[9] Kahaly GJ: The thyrocyte-fibrocyte link: closing the loop in the pathogenesis of Graves' disease? *J Clin Endocrinol Metab* 95: 62–65, 2010.

[10] Montori VM, Gharib H: Hyperthyroidism. In Rakel RE, Bope ET, editors: *Conn's current therapy 2004: latest approved methods of treatment for the practicing physician*, Philadelphia, 2004, Saunders, pp 692–695.

[11] Al-Shoumer KA, Vasanthy BA, Al-Zaid MM: Effects of treatment of hyperthyroidism on glucose homeostasis, insulin secretion, and markers of bone turnover, *Endocr Pract* 12: 121–130, 2006.

[12] Potenza M, Via MA, Yanagisawa RT: Excess thyroid hormone and carbohydrate metabolism, *Endocr Pract* 15: 254–262, 2009.

[13] Al-Shoumer KA, Vasanthy BA: Serum chromogranin A concentration in hyperthyroidism before and after medical treatment, *J Clin Endocrinol Metab* 94: 2321–2324, 2009.

[14] Antonello IC, Antonello VS, de Los Santos CA, et al: Thyrotoxic hypokalemic periodic paralysis: a life-threatening syndrome, *Eur J Emerg Med* 16: 43–44, 2009.

[15] Jensen MD, Gharib H, Naessens JM, et al: Treatment of toxic multinodular goiter (Plummer's disease): surgery or radioiodine? *World J Surg* 10: 673–680, 1986.

[16] Danaci M, Feek CM, Notghi A, et al: 131-I radioiodine therapy for hyperthyroidism in patients with Graves' disease, uninodular goitre and multinodular goitre, *N Z Med J* 101: 784–786, 1988.

[17] Nygaard B, Hegedus L, Ulriksen P, et al: Radioiodine therapy for multinodular toxic goiter, *Arch Intern Med* 159: 1364–1368, 1999.

[18] Franklyn JA, Daykin J, Holder R, et al: Radioiodine therapy compared in patients with toxic nodular or Graves' hyperthyroidism, *QJM* 88: 175–180, 1995.

[19] Phitayakorn R, Narendra D, Bell S, et al: What constitutes adequate surgical therapy for benign nodular goiter? *J Surg Res* 154: 51–55, 2009.

[20] Kang AS, Grant CS, Thompson GB, et al: Current treatment of nodular goiter with hyperthyroidism (Plummer's disease): surgery versus radioiodine, *Surgery* 132: 916–923, 2002.

[21] Wartofsky L, Glinoer D, Solomon B, et al: Differences and similarities in the diagnosis and treatment of Graves' disease in Europe, Japan, and the United States, *Thyroid* 1: 129–135, 1991.

[22] Kampmann JP, Hansen JM: Clinical pharmacokinetics of antithyroid drugs, *Clin Pharmacokinet* 6: 401–428, 1981.

[23] Cooper DS: Antithyroid drugs, *N Engl J Med* 352: 905–917, 2005.

[24] Abalovich M, Amino N, Barbour LA, et al: Management of thyroid dysfunction during pregnancy and postpartum: an Endocrine Society Clinical Practice Guideline, *J Clin Endocrinol Metab* 92: S1–S47, 2007.

[25] Cooper DS, Rivkees SA: Putting propylthiouracil in perspective, *J Clin Endocrinol Metab* 94: 1881–1882, 2009.

[26] McIver B, Rae P, Beckett G, et al: Lack of effect of thyroxine in patients with Graves' hyperthyroidism who are treated with an antithyroid drug, *N Engl J Med* 334: 220–224, 1996.

[27] Wartofsky L: Low remission after therapy for Graves' disease: possible relation of dietary iodine with antithyroid therapy results, *JAMA* 226: 1083–1088, 1973.

[28] Hedley AJ, Young RE, Jones SJ, et al, Scottish Automated Follow-Up Register Group: Antithyroid drugs in the treatment of hyperthyroidism of Graves' disease: long-term follow-up of 434 patients, *Clin Endocrinol (Oxf)* 31: 209–218, 1989.

[29] Laurberg P, Andersen S, Karmisholt J: Antithyroid drug therapy of Graves' hyperthyroidism: realistic goals and focus on evidence, *Expert Rev Endocrinol Metab* 1: 91–102, 2006.

[30] Philippou G, Koutras DA, Piperingos G, et al: The effect of iodide on serum thyroid hormone levels in normal persons, in hyperthyroid patients, and in hypothyroid patients on thyroxine replacement, *Clin Endocrinol (Oxf)* 36: 573–578, 1992.

[31] Franklyn JA, Daykin J, Drolc Z, et al: Long-term follow-up of treatment of thyrotoxicosis by three different methods, *Clin Endocrinol (Oxf)* 34: 71–76, 1991.

[32] Sridama V, McCormick M, Kaplan EL, et al: Long-term follow-up study of compensated low-dose 131I therapy for Graves' disease, *N Engl J Med* 311: 426–432, 1984.

[33] Holm LE, Lundell G, Israelsson A, et al: Incidence of hypothyroidism occurring long after iodine-131 therapy for hyperthyroidism, *J Nucl Med* 23: 103–107, 1982.

[34] Roudebush CP, Hoye KE, DeGroot LJ: Compensated low-dose 131I therapy of Graves' disease, *Ann Intern Med* 87: 441–443, 1977.

[35] Marcocci C, Bartalena L, Tanda ML, et al: Graves' ophthalmopathy and 131I therapy, *Q J Nucl Med* 43: 307–312, 1999.

[36] Rasmussen AK, Nygaard B, Feldt-Rasmussen U: (131)I and thyroid-associated ophthalmopathy, *Eur J Endocrinol* 143: 155–160, 2000.

[37] Bonnema SJ, Bartalena L, Toft AD, et al: Controversies in radioiodine therapy: relation to ophthalmopathy, the possible radioprotective effect of antithyroid drugs, and use in large goitres, *Eur J Endocrinol* 147: 1–11, 2002.

[38] Vannucchi G, Campi I, Covelli D, et al: Graves' orbitopathy activation after radioactive iodine therapy with and without steroid prophylaxis, *J Clin Endocrinol Metab* 94: 3381–3386, 2009.

[39] Abalkhail S, Doi SA, Al-Shoumer KA: The use of corticosteroids

versus other treatments for Graves' ophthalmopathy: a quantitative evaluation, *Med Sci Monit* 9: CR477–CR483, 2003.

[40] Bartalena L, Baldeschi L, Dickinson A, et al, European Group on Graves' Orbitopathy (EUGOGO): Consensus statement of the European Group on Graves' orbitopathy (EUGOGO): on management of GO, *Eur J Endocrinol* 158: 273–285, 2008.

[41] Rivkees SA, Dinauer C: An optimal treatment for pediatric Graves' disease is radioiodine, *J Clin Endocrinol Metab* 92: 797–800, 2007.

[42] Lal G, Ituarte P, Kebebew E, et al: Should total thyroidectomy become the preferred procedure for surgical management of Graves' disease? *Thyroid* 15: 569–574, 2005.

[43] Miccoli P, Vitti P, Rago T, et al: Surgical treatment of Graves' disease: subtotal or total thyroidectomy? *Surgery* 120: 1020–1024, 1996.

[44] Altman RP: Total thyroidectomy for the treatment of Graves' disease in children, *J Pediatr Surg* 8: 295–300, 1973.

[45] Franklyn JA: The management of hyperthyroidism, *N Engl J Med* 330: 1731–1738, 1994.

[46] Mortimer RH, Cannell GR, Addison RS, et al: Methimazole and propylthiouracil equally cross the perfused human term placental lobule, *J Clin Endocrinol Metab* 82: 3099–3102, 1997.

[47] Laurberg P, Bournaud C, Karmisholt J, et al: Management of Graves' hyperthyroidism in pregnancy: focus on both maternal and foetal thyroid function, and caution against surgical thyroidectomy in pregnancy, *Eur J Endocrinol* 160: 1–8, 2009.

[48] Kampmann JP, Johansen K, Hansen JM, et al: Propylthiouracil in human milk: revision of a dogma, *Lancet* 1: 736–737, 1980.

第6章 ■ 甲状舌骨囊肿与异位甲状腺组织

MAISIE L. SHINDO

胚胎学

在组织胚胎学上，正中的甲状腺原基起源于盲孔处的原始咽底壁的内胚层，盲孔位于由第一对腮弓衍生的舌前 2/3 和由第三对腮弓衍生的后 1/3 之间的中线处（参见第 2 章）。在妊娠第 5 ~ 7 周时，甲状腺从盲孔向身体的尾端迁移，到达甲状软骨下方的正常位置。甲状腺大多紧贴舌骨的前方下移，有时可能贴在舌骨后方甚至在舌骨中下移。侧方的甲状腺原基源于后腮体，是第四、五咽囊的下行憩室。关于是否存在侧方甲状腺原基尚有争议，有人认为侧方甲状腺原基并入正中甲状腺原基后形成甲状腺实质（参见第 2 章图 2-3D）。

甲状舌骨囊肿

在妊娠 7 ~ 10 周时，甲状腺舌管的上皮通道闭塞。如果甲状腺舌管闭塞不全就可能形成甲状舌骨囊肿（thyroglossal duct cysts, TGDC）。尸检研究发现，甲状腺舌管的残留在正常人群中发生率大约为 7%[1]。在正中线的先天性肿物中，甲状舌骨囊肿最为常见。甲状舌骨囊肿在儿童与青少年中较多见，但也有 20 岁以上的患者，约占 1/3。甲状舌骨囊肿位于舌骨与甲状软骨之间最多（61%[2]，67%[3]），其次为舌骨/舌骨上（24%[2]，33%[3]）、胸骨上窝（13%[3]）以及舌根部（2%[2]，0.1%[3]）。

Sistrunk 手术是外科治疗甲状舌骨囊肿的标准术式，包括切除囊肿、切除甲状腺舌管和舌骨的中间部分，并切除舌根部盲孔周围的组织。该术式的术后复发率较低（<4%）[2-4]。

甲状舌骨囊肿的恶变率约为 1%[5-6]。大多数是甲状腺乳头状癌，小部分为滤泡性甲状腺乳头状癌，鳞癌非常少见[5,7]。临床上很难鉴别甲状舌骨囊肿恶变与良性甲状腺舌骨囊肿，因而在术前怀疑甲状舌骨囊肿恶变者甚少。当 CT 或超声检查发现局部结构破坏、怀疑淋巴结转移，或超声检查发现甲状腺乳头状癌的特征性改变，如微钙化灶时，应警惕恶性的可能。

对甲状舌骨囊肿癌的外科治疗仍存在争议。多数作者认为，如临床检查和超声检查都未怀疑甲状腺病变或颈淋巴结病变，Sistrunk 手术足以充分切除意外发现的甲状腺舌骨囊肿乳头状癌[5-6,8]。报告中 Sistrunk 手术的治愈率高达 95%[9-11]。也有人主张进行更为积极的手术方式——Sistrunk 手术再加上甲状腺全切除。主张采取积极手术方式的一种观点是，甲状舌骨囊肿中有乳头状癌则可能同时伴有隐匿的原发性甲状腺乳头状癌。文献报道称，在甲状舌骨囊肿乳头状癌的同时发生原发性甲状腺乳头状癌的发生率为 11% ~ 56%[9,12-14]。甲状腺的肿瘤常常是小的微小癌，很少能被触及，也不能为术前的影像学检查所发现。主张采取积极手术方式的另一种观点是由于存在淋巴结转移的高危风险，同时进行的甲状腺切除术有利于术后的同位素治疗。Hartl 等[9]发现淋巴结的总转移率为 75%，颈部的中央区为 40%，颈外侧为 60%。Mazaferri 认为，理想的治疗甲状舌骨囊肿乳头状癌的手术方式应该与治疗分化好的甲状腺乳头状癌相似。即是在肿瘤低风险（发病年龄小于 45 岁）、无放射照射史、超声检查甲状腺正常、小肿瘤（<1.5 cm）且切缘阴性、无囊壁侵犯或转移等状况下，仅仅进行 Sistrunk 手术足矣[15]。甲状腺全切术的适应证是甲状舌骨囊肿的囊壁受侵犯，以及甲状舌骨囊肿癌大于 1 cm，因为此时肿瘤的侵袭性更强[12]。主张为甲状舌骨囊肿癌行 Sistrunk 手术加甲状腺全切除者，还推荐术后放射性碘治疗和甲状腺素抑制治疗[10,12]。对于 Sistrunk 手术治疗的低风险患者，尚缺乏支持甲状腺抑制治疗的资料。源于甲状腺舌骨囊肿的乳头状癌有很好的预后，10 年的总生存率为 95.6%[5,13]。对于 Sistrunk 手术治疗的低风险患者的术

后随访，可能只需每年进行临床检查和颈部超声检查。而对于甲状腺全切术的患者，如果没有抗甲状腺球蛋白抗体，术后还要检查血清甲状腺球蛋白水平，以监测肿瘤复发。

异位甲状腺组织

异位甲状腺是指除气管前正常甲状腺位置以外，具有甲状腺功能的甲状腺组织，异位甲状腺可以发生在胚胎发育时期甲状腺下移径路的任何位置（参见第2章和第10章）。尸检研究发现，异位甲状腺的发生率为 7%~10%。异位甲状腺大多在 30 岁前发现，女性较多[16]。异位甲状腺的位置分类如表 6-1，大约 90% 位于舌根，称为舌根甲状腺[16-19]。舌根甲状腺是正中甲状腺原基的下移完全停止而形成的。在舌根甲状腺患者中，约 75% 只有舌根甲状腺，而舌根甲状腺也是患者甲状腺激素的唯一来源[16]。约 70% 的舌根甲状腺患者有甲状腺功能减退症的表现。舌根甲状腺患者偶尔也同时有正常的气管前甲状腺，但只有舌根甲状腺有甲状腺的功能[19]。有报道称功能亢进的舌根甲状腺可以导致甲亢[20]。大多数舌根甲状腺患者没有临床症状，但舌根甲状腺肿大时也可以出现吞咽困难、呼吸困难的临床表现[21]。舌根甲状腺增生是正常的生理需求刺激 TSH 后的反应，因为舌根甲状腺产

生的甲状腺激素往往不能满足正常生理需求，进而导致舌根甲状腺肿大。Kansal 等建议，为防止继发的甲状腺肿大，即使小的舌根甲状腺也要进行终身的甲状腺素替代治疗[22]。舌根甲状腺是典型的良性病变，偶尔也会是恶性，大多为甲状腺乳头状癌[23]。

颈部的异位甲状腺也可出现在颈前区，包括舌下区[16]、甲状舌骨区[24]以及气管内和喉内[25-27]。与舌根甲状腺不同的是，75% 的气管内异位甲状腺都有部位正常、功能正常的甲状腺[25]。颈前区异位甲状腺在 CT、MRI 等影像学检查时，典型表现是声门下区、气管上段的非破坏性肿块，并与正常部位的甲状腺分隔清晰。颈部的异位甲状腺大多没有临床症状，偶然在尸检时被发现。进行性呼吸困难是最常见的颈部异位甲状腺的表现，常被误为哮喘，而喘鸣与咯血极为少见。治疗颈前区异位甲状腺的首选方法是内镜下激光切除异位甲状腺。为维持气道通畅，进行气管切开应为紧急情况下的首选治疗。由于同时存在正常的甲状腺组织，不建议用放射性同位素碘治疗颈部的异位甲状腺。恶性的气管内异位甲状腺也曾有报道[28-29]。

在颈外侧的异位甲状腺约占 10%。侧方迷走甲状腺是特指在颈内静脉外侧的甲状腺组织。绝大多数的侧方迷走甲状腺细胞巢在颈部的淋巴结内。长期以来的认识是，即使颈部淋巴结中的甲状腺组织在组织学上为良性，也是甲状腺乳头状癌转移的表现，必须彻底检查甲状腺内的原发癌灶[30]。但有人质疑这种观点，认为在多个散在的颈淋巴结包膜下发现的少许正常形态甲状腺组织，可能只是淋巴结包膜内的胚胎残留[31-34]。Kozol 等在 8 例患者的颈淋巴结中发现甲状腺组织，但未能在甲状腺中发现恶性病变[32]。

颈外侧的异位甲状腺还可以位于下颌区[35-39]和咽旁间隙[40-43]。有报告表明，下颌下区的异位甲状腺是唯一有功能的异位甲状腺，并同时存在正常的甲状腺[35,38]。关于何以在颈外侧出现异位甲状腺组织，有多种解释，其中之一认为，甲状腺表面的结节在逐渐增大的过程中，可能最终失去了与甲状腺的联系，可称其为外生性甲状腺结节。持续残留的侧方甲状腺原基也可以用来解释同时存在的颈部非中线异位甲状腺[44]。

异位甲状腺也可以位于前纵隔（参见第 7 章）。与颈部甲状腺增大后延伸进入纵隔的胸骨后甲状腺肿不同，真正的原发性胸骨后异位甲状腺肿很少见，在所有甲状腺肿中也不足 1%。纵隔的异位甲状腺常位于胸腺附近。在甲状腺的胚胎期向心脏和大血管下移过程中，残留在胸腔内的退化甲状腺也可能再生长而

表6-1　异位甲状腺位置的分类		
异位甲状腺的位置		**评估**
舌根甲状腺		多数无功能
颈前区	舌根下	
	舌骨下	
	喉和气管内	有功能
颈外侧	软组织或淋巴结中	良性的迷走甲状腺组织，可能是甲状腺转移癌
	下颌区	
	咽旁间隙	
纵隔	胸腺	
	主动脉壁	
	关闭	
	心包、心脏	
腹部	肝、胆囊、胰腺、肾上腺	
盆腔	卵巢	

形成纵隔内的异生性甲状腺（即甲状腺残留，参见第2章和第10章）。这也可以解释异位迷走而出现在心包、心脏和主动脉壁的异位甲状腺[45-48]。

还有腹部异位甲状腺，例如，肝、胆囊、胰腺和肾上腺等的报道[49-52]。在盆腔发现的异生性甲状腺是卵巢甲状腺肿（struma ovarii），是甲状腺组织占50%以上的卵巢内生殖细胞瘤[53-54]。卵巢甲状腺肿中约5%为恶性[53-56]。在恶性卵巢甲状腺肿的组织病理类型中，最多见的是乳头状癌，其次为滤泡状癌以及滤泡性乳头状癌[57]。卵巢活检或卵巢切除是常用的诊断恶性卵巢甲状腺肿的方法。偶尔会在甲状腺全切术治疗甲状腺癌后，行全身碘扫描时发现可疑恶性卵巢甲状腺肿，再行卵巢切除而诊断恶性卵巢甲状腺肿。由于卵巢甲状腺肿摄碘并分泌甲状腺球蛋白，所以卵巢切除有助于放射性碘治疗，也有利于癌症的监测。

同时在颈部的两个不同部位出现异位甲状腺较为罕见，其中常见的是同时发生舌根部和舌下部的异位甲状腺。第二常见的异位甲状腺部位是舌骨下。这些患者中大部分（约75%）异位甲状腺是唯一有功能的甲状腺组织。

颈部和胸部异位甲状腺的位置、大小、与之相关的症状和并发症的有无，是决定是否治疗的依据。甲状腺功能测定、颈部超声检查、甲状腺碘扫描等均有助于诊断和治疗。异位甲状腺较小且无症状时，可随访观察，因为其可能是患者仅有的功能性甲状腺组织。如果患者出现压迫症状、怀疑出血、恶变、溃疡等，应行手术治疗或同位素碘治疗。相对小的纵隔内异位甲状腺肿大多无症状，常于胸部X线检查时意外发现。纵隔内异位甲状腺的血供通常来自胸部血管，若肿物的位置相当低而离颈部较远时，手术切除纵隔内异位甲状腺的入路必须是正中切开胸骨（参见第七章）。

参考文献

[1] Ellis PD, van Nostrand AW: The applied anatomy of thyroglossal tract remnants, *Laryngoscope* 87: 765–770, 1977.

[2] Allard RH: The thyroglossal cyst, *Head Neck Surg* 5: 134–146, 1982.

[3] Hirshoren N, Neuman T, Udassin R, et al: The imperative of the Sistrunk operation: review of 160 thyroglossal tract remnant operations, *Otolaryngol Head Neck Surg* 140(3): 338–342, 2009.

[4] Chandra RK, Maddalozzo J, Kovarik P: Histological characterization of the thyroglossal tract: implications for surgical management, *Laryngoscope* 111: 1002–1005, 2001.

[5] Patel SG, Escrig M, Shaha AR, et al: Management of well-differentiated thyroid carcinoma presenting within a thyroglossal duct cyst, *J Surg Oncol* 79: 134–139, 2002.

[6] Plaza CP, Lopez ME, Carrasco CE, et al: Management of well-differentiated thyroglossal remnant thyroid carcinoma: time to close the debate? Report of five new cases and proposal of a definitive algorithm for treatment, *Ann Surg Oncol* 13: 745–752, 2006.

[7] Widström A, Magnusson P, Hallberg O, et al: Adenocarcinoma originating in the thyroglossal duct, *Ann Otol Rhinol Laryngol* 85: 286–290, 1976.

[8] Myssiorek D: Total thyroidectomy is overly aggressive treatment for papillary carcinoma in a thyroglossal duct cyst, *Arch Otolaryngol Head Neck Surg* 128: 464, 2002.

[9] Hartl DM, Al Ghuzlan A, Chami L, et al: High rate of multifocality and occult lymph node metastases in papillary thyroid carcinoma arising in thyroglossal duct cysts, *Ann Surg Oncol* 16(9): 2595–2601, 2009.

[10] Miccoli P, Minuto MN, Galleri D, et al: Extent of surgery in thyroglossal duct carcinoma: reflection on a series of eighteen cases, *Thyroid* 14: 121–123, 2004.

[11] Kennedy TL, Whitaker M, Wadih G: Thyroglossal duct carcinoma: a rational approach to management, *Laryngoscope* 108: 1154–1158, 1998.

[12] Heshmati HM, Fatourechi V, van Heerden JA, et al: Thyroglossal duct carcinoma: report of 12 cases, *Mayo Clin Proc* 72: 315–319, 1997.

[13] Fernandez JF, Ordon~ez NG, et al: Thyroglossal duct carcinoma, *Surgery* 110: 928–934, 1991.

[14] Weiss SD, Orlich CC: Primary papillary carcinoma of a thyroglossal duct cyst: report of a case and literature review, *Br J Surg* 78: 87–89, 1991.

[15] Mazaferri EL: Thyroid cancer in thyroglossal duct remnants: a diagnostic and therapeutic dilemma, *Thyroid* 14: 335–336, 2004.

[16] Yoon JS, Won KC, Cho IH, et al: Clinical characteristics of ectopic thyroid in Korea, *Thyroid* 17(11): 1117–1121, 2007.

[17] Neinas FW, Gorman CA, Devine KD, et al: Lingual thyroid. Clinical characteristics of 15 cases, *Ann Intern Med* 79: 205–210, 1973.

[18] Noyek AM, Friedberg J: Thyroglossal duct and ectopic thyroid disorders, *Otolaryngol Clin North Am* 14: 187–201, 1981.

[19] Andrieux S, Douillard C, Nocaudie M, et al: Lingual thyroid. A case report, *Ann Endocrinol* 62: 538–541, 2001.

[20] Abdallah-Matta MP, Dubarry PH, Pessey JJ, et al: Lingual thyroid and hyperthyroidism: a new case and review of the literature, *J Endocrinol Invest* 25: 264–267, 2002.

[21] Koch CA, Picken C, Clement SC, et al: Ectopic lingual thyroid: an otolaryngologic emergency beyond childhood, *Thyroid* 10: 511–514, 2000.

[22] Kansal P, Sakati N, Rifai A, et al: Lingual thyroid. Diagnosis and treatment, *Arch Intern Med* 147: 2046–2048, 1987.

[23] Massine RE, Durning SJ, Koroscil TM: Lingual thyroid carcinoma: a case report and review of the literature, *Thyroid* 11: 1191–1196, 2001.

[24] Bowen-Wright HE, Jonklaas J: Ectopic intratracheal thyroid: an illustrative case report and literature review, *Thyroid* 15 (5): 1478–1484, 2005.

[25] Khan M, Michaelson PG, Hinni ML: Intratracheal ectopic thyroid tissue presenting with protracted airway obstruction: a case report, *Ear Nose Throat J* 87(8): 476–477, 2008.

[26] Kotidis KN, Ubhi C, Duffy JP: Benign intratracheal thyroid tissue: a rare cause of upper airway obstruction, *Interact Cardio Vasc Thorac Surg* 2: 644–646, 2003.

[27] Dowling EA, Johnson IM, Collier FC, et al: 1962 Intratracheal goiter: a clinico-pathologic review, *Ann Surg* 156: 258–267, 1962.

[28] See AC, Patel SG, Montgomery PQ, et al: Intralaryngotracheal thyroid: ectopic thyroid or invasive carcinoma? *J Laryngol Otol* 112: 673–676, 1998.

[29] Watson MG, Birchall JP, Soames JV: Is `lateral aberrant thyroid' always metastatic tumour? *J Laryngol Otol* 106(4): 376–378, 1992.

[30] Clay RC, Blackman SS Jr: Lateral aberrant thyroid: metastasis to lymph nodes from primary carcinoma of the thyroid gland, *Arch Surg* 48: 223–228, 1944.

[31] Kozol RA, Geelhoed GW, Flynn SD, et al: Management of ectopic thyroid nodules, *Surgery* 114(6): 1103–1106, 1993.

[32] Caccetta TP, Kumar A, Ishak H: Lateral aberrant thyroid tissue presenting as a lateral neck mass, *ANZ J Surg* 75 (12): 1123–1124, 2005.

[33] Wong RJ, Cunningham MJ, Curtin HD: Cervical ectopic thyroid, *Am J Otolaryngol* 19: 397–400, 1998.

[34] Ibrahim NBM, Milewski PJ: Benign thyroid inclusions within cervical lymph nodes, *Aust N Z J Surg* 51: 188–189, 1981.

[35] Amoodi HA, Makki F, Taylor M, et al: Lateral ectopic thyroid goiter with a normally located thyroid, *Thyroid* 20 (2): 217–220, 2010.

[36] Mace AT, McLaughlin I, Gibson IW, et al: Benign ectopic submandibular thyroid with a normotopic multinodular goitre, *J Laryngol Otol* 117(9): 739–740, 2003.

[37] Zieren J, Paul M, Scharfenberg M, et al: Submandibular ectopic thyroid gland, *J Craniofac Surg* 17(6): 1194–1198, 2006.

[38] Feller KU, Mavros A, Gaertner HJ: Ectopic submandibular thyroid tissue with a coexisting active and normally located thyroid gland: case report and review of literature, *Oral Surg Oral Med Oral Pathol Oral Radiol Endod* 90(5): 618–623, 2000.

[39] Gin D, Gultekin SH, Ward RF, et al: Clear-cell follicular adenoma of ectopic thyroid in the submandibular region, *Endocr Pathol* 9: 339–346, 1998.

[40] Rinkel RN, Manni JJ, van der Beek JM: Ectopic thyroid tissue manifesting as a unique cause of an oropharyngeal mass, *Otolaryngol Head Neck Surg* 124: 340–341, 2001.

[41] Chanin LR, Greenberg LM: Pediatric upper airway obstruction due to ectopic thyroid: classification and case reports, *Laryngoscope* 98: 422–427, 1988.

[42] Basak S, Basak O, Odabasi O, et al: Pharyngeal thyroid: a case report, *Br J Oral Maxillofac Surg* 37: 61–63, 1999.

[43] Soscia A, Guerra G, Cinelli MP, et al: Parapharyngeal ectopic thyroid: the possible persistence of the lateral thyroid anlage. Clinical case report, *Surg Radiol Anat* 26: 338–343, 2004.

[44] Paliaga A, Bianchelli G, Balercia G, et al: Contribution of the lateral anlage to the embryogenesis of the thyroid gland: evidence of a persisting thyrocarotid duct, *Eur J Surg* 163: 795–797, 1997.

[45] Casanova JB, Daly RC, Edwards BS, et al: Intracardiac ectopic thyroid, *Ann Thorac Surg* 70: 1694–1696, 2000.

[46] Chosia M, Waligorski S, Listewnik MH, et al: Ectopic thyroid tissue as a tumour of the heart: case report and review of the literature, *Pol J Pathol* 53: 173–175, 2002.

[47] Pistono M, Occhetta F, Sarasso G, et al: Intracardial ectopic thyroid: a report of a clinical case with a long-term follow-up, *Cardiologia* 44: 83–88, 1999.

[48] Williams RJ, Lindop G, Butler J: Ectopic thyroid tissue on the ascending aorta: an operative finding, *Ann Thorac Surg* 73: 1642–1643, 2002.

[49] Gungor B, Kebat T, Ozaslan C, et al: Intra-abdominal ectopic thyroid presenting with hyperthyroidism: report of a case, *Surg Today* 32: 148–150, 2002.

[50] Eyboglu E, Kapan M, Ipek T, et al: Ectopic thyroid in the abdomen: report of a case, *Surg Today* 29: 472–474, 1999.

[51] Liang K, Liu JF, Wang YH: Ectopic thyroid presenting as a gallbladder mass, *Ann R Coll Surg Engl* 92(4): W4–W6, 2010.

[52] Takao H, Doi I, Watanabe T: Ectopic thyroid in the adrenal gland: Computed tomography findings, *J Comput Assist Tomogr* 30(2): 221–222, 2006.

[53] Willemse PHB, Oosterhuis JW, Aalders JG, et al: Malignant struma ovarii treated by ovariectomy, thyroidectomy, and 131I administration, *Cancer* 60: 178–182, 1987.

[54] DeSimone CP, Lele SM, Modesitt SC: Malignant struma ovarii: a case report and analysis of cases reported in the literature with focus on survival and I131 therapy, *Gynecol Oncol* 89: 543–548, 2003.

[55] Wirtz ED, Bothwell N, Klem C: Role of the otolaryngologist in the treatment of struma ovarii, *Laryngoscope* 120 (2): 259–260, 2010.

[56] Makani S, Kim W, Gaba A: Struma ovarii with a focus of papillary thyroid cancer: a case report and review of the literature, *Gynecol Oncol* 94: 835–839, 2004.

[57] Devaney K, Snyder R, Norris H, et al: Proliferative and histologically malignant struma ovarii: a clinicopathologic study of 54 cases, *Int J Gynecol Pathol* 12: 333–343, 1993.

[58] Baik SH, Choi JH, Lee HM: Dual ectopic thyroid, *Eur Arch Otorhinolaryngol* 259: 105–107, 2002.

[59] Hod N, Mindlin N, Cohenpour M, et al: Double ectopic thyroid, *Pediatr Radiol* 32: 859–861, 2002.

[60] Kumar R, Khullar S, Gupta R, et al: Dual ectopic thyroid: case report and review of the literature, *Clin Nucl Med* 25: 253–254, 2000.

[61] Chawla M, Kumar R, Malhotra A: Dual ectopic thyroid: case series and review of the literature, *Clin Nucl Med* 32(1): 1–5, 2007.

第7章 ■ 颈部及胸骨后甲状腺肿的手术治疗

GREGORY W. RANDOLPH ■ ANAIS RAMEAU ■ JAMES L. NETTERVILLE

> 喉头水肿只发生在男性和猪，这多数是由于他们所喝的水质问题所造成的。
>
> PLINY THE ELDER, 1ST CENTURY AD[1]

本章包含一些在线额外内容，详情请浏览 expertconsult.com 网站。

"甲状腺肿"一词来自"guttur"——拉丁语"喉咙"的意思[2]。甲状腺肿手术复杂，但效果令人满意。甲状腺肿常常以可/不可预见的方式令复杂的颈部结构变形。肿物的尺寸、血供、解剖变形、侵犯胸骨后、胸廓入口的骨性结构限制使得对喉返神经和甲状旁腺的识别及保留存在挑战性。Halsted 曾说过："相比其他手术，甲状腺切除术更能代表外科医生的最高艺术[3]。"

甲状腺肿手术史记录了现代手术技术的发展。1864 年 Gunther 描述了一例早期甲状腺肿手术中遇到的困难："经过几次尝试动脉结扎无效后，严重大出血经工作人员交替持续进行局部压迫 8 天 8 夜后得到了控制。"（见第 1 章）[4]。

本章将回顾颈部和胸骨后甲状腺肿所致解剖变形的几种情况。作为颈部甲状腺肿的一个特殊亚型，胸骨后甲状腺肿由于特殊的挑战将单列讨论。回顾甲状腺肿的定义及临床评估后，我们将侧重讨论外科方面的治疗方案。本章着重介绍甲状腺肿患者上呼吸道的评估，手术范围与甲状腺肿复发之间的关系，以及预测手术并发症的危险因素。也可查看第 8 章、第 9 章和第 10 章。

总论

甲状腺肿定义

首先如何定义什么是甲状腺肿及其肿大的程度是很重要的。当你查阅文献时会发现这并不容易。肿物的最大直径和重量已被用来定义甲状腺肿大。在现有研究中，用于测量甲状腺肿大小的方法有体格检查时用厘米度量，用克估算；手术标本用厘米或克计算。

也可使用术前影像学检查的直径。

不同报道中对甲状腺肿的定义差异很大。McHenry 建议是 80 g，Russell 建议是 100 g，而 Clark 提出 200 g 作为阈值[5-9]。在放射性碘治疗结节性甲状腺肿的调查研究中常将显著甲状腺肿定义为大于 100 g。Hegedus、Nygaard 和 Hansen 发现甲状腺肿手术的切除的标本中，单侧切除术均重 30 g，双侧切除术均重 64 g[10]。在 Katlic、Grillo 和 Wang 的研究中，胸骨后甲状腺肿的平均重量为 104 g（25~357g），最大直径平均 9 cm（5~19 cm）[11]。在美国马萨诸塞州眼耳医院和麻省总医院治疗的 200 多名颈部和胸骨后甲状腺肿患者，平均重量为 143 g，大小为 10.5 cm[12]。

文献报道中最大的甲状腺肿是 Manoppo 报道的良性、非毒性甲状腺肿，大小为（75×60×45）cm。由于甲状腺肿太大，患者无法走路或端坐。治疗选择了局部麻醉下右侧甲状腺切除术，没有手术并发症[13]。

对于甲状腺肿大的临床评估，世界卫生组织（WHO）1960 分级系统是这样定义的：0 期为无肿大；1~3 期描述渐进性甲状腺肿增大，1A 期包括可扪及异常的患者，1B 期包括在广义的颈部可扪及异常和有视觉异常的患者，2 期为在颈部正中位可以看到甲状腺肿的患者；3 期为在相当大的范围内都可看见甲状腺肿的患者[14-15]。而世界卫生组织 1994 年甲状腺肿的分类系统更为精简，0 级为未扪及或无视觉异常，1 级为颈部正中位有一个可触及但无法看到的甲状腺肿，2 级为在颈部正中位有明显可见的甲状腺肿[16]。

胸骨后甲状腺肿
定义

胸骨后甲状腺肿及其亚型已被广泛定义为胸骨、锁骨、胸腔内、纵隔范围内的迷走、异位、有活力的甲状腺肿，包括可移动的以及下垂的甲状腺肿。对胸骨后甲状腺肿有多种定义和分类方法。

Lahey 和 Swinton 将胸骨后甲状腺肿定义为"X 线片中最大直径位于胸廓上口以下的甲状腺肿 [17]。" 1939 年 Crile 将胸骨后甲状腺肿简单定义为延伸到主动脉弓的结节 [18]。1957 年，Lindskog 和 Goldenberg 将胸骨后甲状腺肿定义为在 X 线片中下界低于第四胸椎或以下胸椎横突的甲状腺肿 [19]。Katlic、Grillo 和 Wang 将胸骨后甲状腺肿定义为超过 50% 的体积位于胸骨后的甲状腺肿 [11]。Sanders 等将胸骨后甲状腺肿定义为必须通过探查纵隔才能切除的甲状腺肿 [20]。还有其他的定义方法 [21-23]。

有些学者提供了胸骨后甲状腺肿的分类方法。Higgins 根据甲状腺肿在颈部与胸部的百分比进行分类，超过 50% 在颈部的甲状腺肿被称为胸骨下甲状腺肿，超过 50% 在胸部的甲状腺肿称为部分胸内甲状腺肿，超过 80% 在胸部的甲状腺肿称为完全胸内甲状腺肿 [24]。Cho、Cohen 和 Som 提供了一个根据胸骨后甲状腺肿所占百分比进行分级的系统，Ⅰ 级定义为 0~25%，Ⅱ 级为 26%~50%，Ⅲ 级为 51%~75%，而 Ⅳ 级为大于 75% [25]。Shahian 提供了一个有趣且详细的分类方法。在这种分类方法，Ⅰ 型胸骨后甲状腺肿与前纵隔相关，ⅠA 型为单独的前纵隔疾病，而 ⅠB 型则累及胸骨后；Ⅱ 型与后纵隔受累相关，其中 ⅡA 型为孤立的纵隔甲状腺肿，ⅡB 型为后纵隔甲状腺肿伴同侧甲状腺叶肿大延伸，ⅡC 型为伴对侧甲状腺叶肿大延伸，其中 C1 是延伸到气管后，C2 是延伸到食管后的两种情况 [26-27]。

可用于评估胸骨后甲状腺肿能否安全切除，这样的分类方法才是最好的。我们将胸骨后甲状腺肿简单定义为与甲状腺肿胸骨后延伸有关的情况，在这种情况下，胸腔组成部分需要行纵隔清扫术以便切除相关的甲状腺肿。我们认为，所有的胸骨后甲状腺肿需要行 CT 扫描以区分各种亚型。这种分类提供了相当有用的手术信息。我们提出以下胸骨后甲状腺肿的分类方法（表 7-1）。

后纵隔甲状腺肿（胸骨后甲状腺肿 Ⅱ 型）

大多数外科学和放射学著作提到，胸骨甲状腺肿影响到约 85% 患者的前纵隔及约 15% 患者的后纵隔（见表 7-1）[26-29]。胸骨后甲状腺肿延伸到前纵隔使肿物前界接近锁骨、无名血管及喉返神经。前纵隔甲状腺肿与喉返神经的关系就好像正常位置的甲状腺，喉返神经位置在深处。当胸骨后甲状腺肿发展到后纵隔，它将占据气管后方的空间，使气管和大血管向前推移。然后肿物将占据剩余的空间，到达无名静脉、颈动脉鞘、无名动脉和锁骨下动脉、喉返神经及甲状腺下动脉的后方 [26-27,30]。重要的是，与正常颈部甲状腺原位腺体与喉返神经的关系相比较，胸骨后甲状腺肿与喉返神经的关系是相反的。此时喉返神经位于肿物下方的腹侧，如果没有很早识别，即使是最细致的甲状腺外科医生也可能将它牵拉或切断。喉返神经也可以被包埋在后纵隔甲状腺肿组织之间，即使在这种情况下，甲状腺肿的一部分也可能深入喉返神经。因此，胸骨后甲状腺肿可占据这样一个空间：下界为奇静脉，后界为脊柱，外界为第一肋，内界为气管、食管，前界为颈动脉鞘及锁骨下、无名血管，位于上腔静脉、膈神经及喉返神经以上。

后纵隔甲状腺肿（ⅡA 型）可来源于同侧颈部原位甲状腺，也可来源于对侧胸部通过气管后延伸的后纵隔甲状腺肿（胸骨后甲状腺肿 ⅡB 型）（见表 7-1）。我们更常将延伸到右侧胸部的后纵隔甲状腺肿看做是

表7-1　胸骨后甲状腺肿的分类

类型	位置	解剖	发病率	手术方法
Ⅰ	前纵隔	胸腔大血管前，气管，喉返神经	85%	经颈入路（仅当胸骨后甲状腺肿最大直径 > 胸廓入口直径时行胸骨劈开）
Ⅱ	后纵隔	胸腔大血管后，气管，喉返神经	15%	同上；ⅡB 型可考虑胸骨劈开或右后外侧胸廓切开术
ⅡA	同侧叶延伸			
ⅡB	对侧叶延伸			
B1	在气管食管后延伸			
B2	在气管食管之间延伸			
Ⅲ	孤立的纵隔甲状腺肿	与正常位置腺体无联系；可能有纵隔血供	< 1%	经颈入路或胸骨劈开

主动脉弓及相关分支血管阻塞了左后纵隔下降通道的结果[31-32]。在后纵隔内的对侧胸廓延伸可能会发生两种情况：在气管和食管后面（ⅡB1型）或气管和食管（ⅡB2型）之间。CT和吞钡有助于确定这种模式。一般来说，右胸尾部的延伸被限制在奇静脉弓的水平（图7-1）[33]。

孤立的纵隔甲状腺肿（胸骨后甲状腺肿Ⅲ型）

虽然罕见，纵隔内甲状腺肿仍然存在与正常颈部原位甲状腺没有连接的可能，这种纯粹孤立的纵隔甲状腺肿仅占所有需要手术处理的甲状腺肿的0.2%~3%[11,24,34-35]。不像其他类型的胸骨后甲状腺肿，孤立的纵隔甲状腺肿可以通过单纯的纵隔动脉（包括主动脉、锁骨下动脉、内乳动脉、甲状颈干和无名动脉）和静脉完成血供。认识到这个特点很重要，尤其在计划手术时[11,24,36-40]。最好称这种肿物为孤立的纵隔甲状腺肿。也曾使用过其他名称，包括异常纵隔甲状腺肿及纵隔异位甲状腺肿。

对孤立的纵隔甲状腺肿有三种解释方式。过度下降的甲状腺间叶原基的胚胎碎片，可能与心脏及大血管的下降有关，这也许可以解释某些情况下孤立的纵隔甲状腺肿（见第6章和第10章）[41-42]。另外，结节甲状腺束渐进变细，孤立的纵隔甲状腺肿可能会形成外生性结节[41,43-44]。最后，在上次甲状腺肿手术后，甲状腺组织的碎片可能以种植方式在上纵隔形成孤立的纵隔甲状腺肿的寄生结节。我们在甲状腺周围和颈动脉的上后部分可以看到这样的种植物。

患病率、发病机制及自然病史

患病率

多结节甲状腺肿占美国人口的4%，英国人口的10%[45]。新发甲状腺结节病的发病率占每年总人口的0.1%~1.5%[46-47]。全球范围内，碘缺乏影响了绝大多数结节性甲状腺肿病例，估计影响了15亿人，或1990年世界人口的近30%[48]。此外，据估计，在118个国家大约6.55亿人患有地方性甲状腺肿。地方性甲状腺肿区域定义为至少5%~10%的人口患有甲状腺肿的缺碘地区。在一些缺碘地区，甲状腺肿发生率更高。1994年，在孟加拉国全国约47%的人口患

有地方性甲状腺肿[49]。大部分天然碘的供给以碘化物的形式存在于世界各大洋中。因此，在不靠海的山区和低洼地区，洪水、暴雨和毁林将碘从土壤中冲出，这些地区就是患地方性甲状腺肿的危险地区。结节性甲状腺肿以散发形式发生于富碘地区且发病率较低[16,48]。散发性甲状腺肿的患病率在不同作者之间表述有所不同，从不到4%（临床评估研究）到16%~67%（超声研究）皆有报道[50-51]。

根据澳大利亚和美国的结核病筛查摄片，胸骨后甲状腺肿约存在于0.02%的一般人群以及0.05%的40岁以上的女性之中[52-53]。胸骨后甲状腺肿的发病率随年龄显著上升，其中60%的胸骨后甲状腺肿发生在年龄大于60岁的患者中[52]。过去的几十年胸骨后甲状腺肿的发病率似乎在下降，这可能与使用加碘盐、甲状腺激素抑制治疗和选择性使用放射性碘有关，也可能与检测更灵敏和早期干预等原因有关[2,54]。胸骨后甲状腺肿病例占行甲状腺切除术病例的百分比，从低于1%到大于20%不等，其中大部分约为10%[11,17-18,27,55-59]。胸骨后甲状腺肿约占所有纵隔肿瘤的5%[27,60]。

发病机制

甲状腺肿形成的发病机制至今采用经典的学说，即缺碘促使促甲状腺激素（TSH）水平持续升高，通过甲状腺细胞增殖诱导甲状腺弥漫性肿大。随着患者年龄增长，肿大的甲状腺结节最终引起结节性甲状腺肿[61-62]。自21世纪初以来，这一经典学说受到了新观点的质疑：甲状腺有一种随时间变化自身形成结节的内在倾向性。这种新的模式认为低碘水平和TSH升高的额外因素，加剧了结节形成的内在过程[63-64]。

甲状腺肿发病机制概念化的转变来源于由Studer和Derwahl最先提出的新细胞模型[63-66]。这些学者认为至少在后期阶段，结节性甲状腺肿的发展是独立于TSH水平的。结节的产生是因为甲状腺滤泡在胚胎学上来源于多克隆祖细胞，因此对TSH信号有多样的敏感性[67]。持续暴露于致甲状腺肿物质时，甲状腺滤泡有类似的分化生长反应，这能解释甲状腺肿的多结节方式。此外，甲状腺可发生体细胞突变，并获得明显的增长能力[68-69]。然而，对结节性甲状腺肿细胞突变的作用仍然存在争议。这与TSH受体基因罕见的促生长胚系突变形成对比，后者被认为在先天性弥漫性甲状腺肿伴甲状腺功能亢进症中起到关键作用[70]。重要的是，TSH受体基因的激活突变与恶性肿瘤风险增高没有关联[71]。

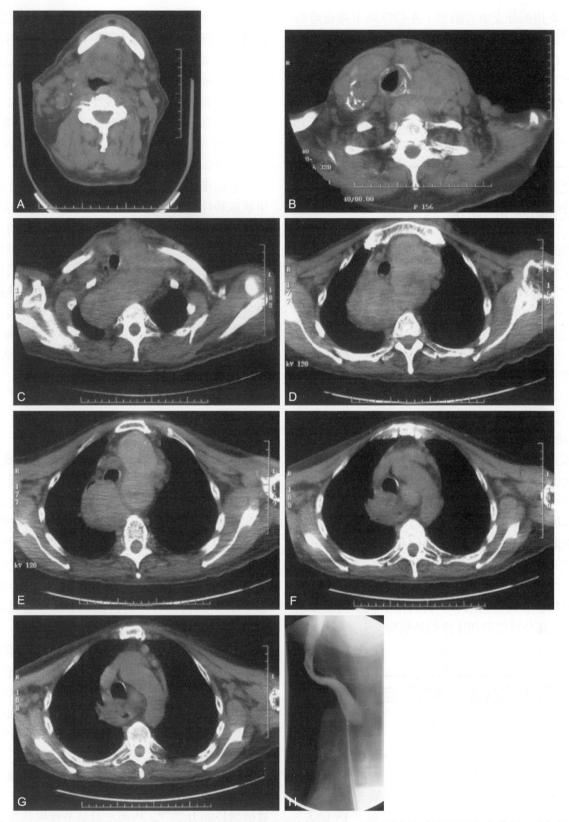

图 7-1 患有巨大颈部及胸骨后甲状腺肿的患者。胸骨后甲状腺肿延伸到左胸，然后穿过气管后方进入右胸部，在气管和食管之间延伸（胸骨后甲状腺肿ⅡB2型）。A，右上极沿胸锁乳突肌下方延伸至下颌骨。B，在环状软骨水平，肿物在双侧颈部均可见。C，在胸廓入口水平，左叶扩张并延伸到左胸和气管后进入右胸腔。D，肿物沿左外侧气管和气管后，紧邻左、右肺，穿过大血管，在胸骨后延伸。E，胸骨后甲状腺肿远端部分有数个分叶，气管前可见无名动脉，支气管紧邻肿物最下部分的外侧面，肿物后界毗邻脊柱。F，胸骨后甲状腺肿的最下部分沿气管后延伸到主动脉弓，可见肿物侵犯前方的气管和后方的食管之间的区域。G，肿物在气管和食管之间延伸，在仅高于奇静脉和右主支气管处结束。H，吞钡显示大部分颈部和纵隔食管出现偏移。在喉返神经和迷走神经监测下行经颈肿物切除术，未行胸骨劈开术，术后声带活动正常。标本重450 g，最大直径15 cm

自然进程

未治疗、散发、非毒性的甲状腺肿的自然进程史尚不完全清楚，但普遍的看法认为，其增长缓慢。Berghout 等认为其每年体积的稳定增加量约为 10%～20%[72]。孕期缺碘、致甲状腺肿物质的使用、改变抑制或抗甲状腺的医疗方案可能会导致甲状腺肿的进展。已存在的结节出血也可导致急性、局部进展和呼吸道症状[73]。弥漫性甲状腺肿的患者有结节形成和自发进展的总体趋势，高达 10% 的患者最终合并甲亢（见第 5 章和第 9 章）[74]。

大多数胸骨后甲状腺肿发生在已经存在的颈部甲状腺肿病例中。但值得注意的是，有些胸骨后甲状腺肿的患者并无明显颈部甲状腺肿。胸骨后甲状腺肿几乎都与颈部甲状腺原位腺体有连接。拥有约 24 000 例甲状腺肿手术丰富经验的 Lahey 认为，所有胸骨后甲状腺肿都由颈部甲状腺产生并保持了其颈部的血液供应[75]。即使在胸骨后甲状腺肿延伸到横膈膜的极端情况下，也发现纵隔部分与颈部甲状腺相连接且血供来自甲状腺下动脉[76-78]。与颈部甲状腺的连接可能坚韧或薄弱，但它几乎总是存在。Torre 的一项令人印象深刻的 237 例胸骨后甲状腺肿的研究显示，胸骨后甲状腺肿发生在颈部甲状腺肿出现 10 年后，这表明大多数胸骨后甲状腺肿是从之前已存在的颈部甲状腺肿发展而来[8]。

颈部甲状腺肿向下延伸和胸骨后甲状腺肿的形成机制目前尚不清楚。向下延伸与颈部甲状腺结节病的类型有部分相关，它源于前方带状肌、内侧气管和后方脊柱的限制。如 Lahey 和 Swinton 所述，"颈部是个无底洞"[17]。在纵隔和颈部宽松的基底筋膜平面有吞咽、呼吸力、胸腔内负压和重力等重复性力量，这也能促进颈部甲状腺肿向下延伸。通常情况下，前纵隔延伸（胸骨后甲状腺肿 I 型）发生在同侧叶的向下扩大。与气管后的后纵隔延伸相关的下降可能来源于甲状腺的多个后方成分如 Zuckerkandel 后结节（见表 7-1）。

临床表现

颈部甲状腺肿

病史

甲状腺肿的增大发展以及表现出来的伴随症状的病史，是决定手术与否的关键。这一病史不仅要从患者处获得，也要从其家人处获得。对与呼吸、发声、吞咽以及异物感相关的局部症状应当加以解决。正如 Pemberton 在 1921 年强调的，甲状腺肿伴发的症状可能是由所在位置诱发的[38]。有些姿势可能会引起甲状腺肿的局部症状，包括仰卧、双臂抬起（如碰到高处的柜子）、极度的颈部后仰、极度的颈部前屈（如在床上看书）及转动头部到极左或极右。因此，先要问患者引起局部症状的体位，还要问家人有无相关夜间症状，因为症状可能在患者睡眠中处于平卧和上气道松弛的状态时首先表现出来。症状也可以与锻炼和增加的氧需求有关。在一些因甲状腺肿导致气管长期梗阻的患者，之前的上呼吸道感染史可能会通过新的喉气管黏膜水肿产生呼吸困难。颈部或胸骨后甲状腺肿的患者可出现咳嗽、呼吸困难、异物感、颈部僵硬，需要改变领口大小，或者喘息，而且可能在就诊于头颈外科医生时被误诊为哮喘或慢性阻塞性肺疾病（COPD）。我们发现，在一系列大的颈部、胸骨后甲状腺患者中，25% 的患者术前均无症状[12]。

对甲减和甲状腺功能亢进症的症状应予评估。结节性甲状腺肿患者的甲状腺功能亢进症可能慢慢演变而致，或因显著的碘负荷增加如 CT 增强扫描（Jod-Basedow 现象）或地方性甲状腺肿地区引进食盐加碘后而发生快速变化[79]。要获知有无从地方性甲状腺肿地区迁移的过去史，以及暴露于已知的致甲状腺肿物质，尤其是碘和锂的历史。应清楚有无甲状腺疾病的家族史。

体格检查

检查完毕甲状腺大小后，检查者应注意肿物的质地与活动度，尤其是与喉及气管的关系。通过体检估计甲状腺肿的大小显然是不精确的评估方法。Jalov 等对甲状腺大小的临床评估与超声评估进行比较时发现临床评估存在重大误差[80]。根据体检推定结节性甲状腺肿的重量通常在 25～50 g[46]。应检查喉（标志包括甲状腺切迹和环状软骨前弓）和气管距离中线的偏移程度。通常情况下，颈部甲状腺肿的喉和气管将向健侧偏离。必须检查颈部淋巴结有无肿大，以及以往甲状腺及其他颈部手术留下的瘢痕。应注意颈内静脉怒张和皮下静脉再分流的情况，虽然这可能是良性的颈部或胸骨后大甲状腺肿所致，但真正的上腔静脉综合征通常来源于恶性甲状腺疾病，需要仔细检查和评估[11]。

当务之急是对所有甲状腺肿患者进行喉部检查。在我们检查的病例中发现，2% 的良性、未做过颈部手术的甲状腺肿患者表现为声带麻痹，而总体上有3.5%的甲状腺肿术前患者查出了声带麻痹[12]。没有甲状腺手术史而出现声带麻痹意味着甲状腺恶性肿瘤侵犯，直到后来被证明情况并非如此。应该指出的是，良性甲状腺肿也与声带麻痹有关，可能与神经拉伸有关，术后是可能恢复的（见第33章）[81]。自然，这样的术前发现使外科医生的注意力聚焦在对侧喉返神经的保留这一极其重要的事情上。如果有水肿或过剩的声门上黏膜、喉压迫和偏移，或甲状腺肿外源性压迫致下咽部肿胀，对颈部大甲状腺肿患者进行喉检查是很困难的。声音症状的评估，如呼吸道症状的评估，并不能预测甲状腺肿患者的客观检查结果，也不能取代喉检查。在我们的病例里，术前有12.8%的患者出现声音变化，但声带麻痹只占3.5%，这与Michel的研究相一致，强调声门功能无法通过声音的评估来预测[82-83]。Michel在胸骨后甲状腺肿丛书中指出，虽然26%的患者有声音嘶哑，但仅3%有声带麻痹[89]。因此，我们重申我们的建议，所有甲状腺肿患者均应在术前进行喉检查。

胸骨后甲状腺肿

在病史和体格检查的许多方面胸骨后甲状腺肿与颈部甲状腺肿的患者存在明显重叠。在我们的病例中发现，由于胸廓入口的骨骼限制，随着颈部甲状腺肿的增大，它越来越明显地压迫呼吸道。总之，胸骨后甲状腺肿的发展与气管偏移、局部呼吸道症状的进展和影像学上气道受压密切相关[12]。Buckley和Stark指出，虽然胸骨后甲状腺肿的气管最大偏移通常发生在胸廓入口，但偶尔也可能出现在更靠下的位置[33]。更大的胸骨后甲状腺肿手术病例显示，70%~80%的胸骨后甲状腺肿患者就诊时是有症状的，其中69%~97%有颈部肿物，42%~96%有呼吸道症状，26%~60%有呼吸困难，且1%~5%有急性呼吸道症状[2,8,11,19-20,25,55,84-88]。有趣的是，如前所述，这些病例显示有10%~30%的胸骨后甲状腺肿患者，没有扪及明显的颈部异常，3%~7%有声带麻痹，4%~50%无症状。Wax和Briant注意到，经仔细追问，高达1/3无症状的患者承认有症状[88]。

Pemberton征指双臂上举后发生头颈部静脉充盈，如面部充血、淤血和静脉怒张，有时会加重暂时性呼吸功能不全。Pemberton征提示甲状腺肿延伸到胸廓入口，继发了相关静脉及气道阻塞[38,58,90]。我们的颈部和胸骨后巨大甲状腺肿病例表明，Pemberton征对胸骨后甲状腺肿的评估不敏感，因为只有4.4%的患者出现阳性的Pemberton征[12]。胸骨后甲状腺肿也可表现为颈部和上胸部疼痛，但很少与以下情况相关：继发性咯血，严重的食管静脉曲张（无门静脉高压征），脓肿形成，Horner综合征，乳糜胸（继发于胸导管阻塞），"甲状腺窃流综合征"导致的短暂性脑缺血发作，静脉血栓形成，插管伤害，特别是对气管后方的膜部[56,91]。

喉移位到有明显颈部甲状腺肿的一侧提示对侧存在胸骨后甲状腺肿，需要行颈部和胸部的轴向成像影像学检查。同样，没有任何可触及的颈部肿物的喉移位提示存在胸骨后甲状腺肿，同样需要行颈部和胸部的轴向影像学检查[11,19,79,84,92]。最后，当甲状腺肿在下极被触及前便已到达锁骨，则应怀疑有胸骨后甲状腺肿的可能。

甲状腺肿的检查处理

在对表现为甲状腺肿的患者检查处理中，临床医生应该明确以下三个重要问题：①存在或潜在发生的气道压迫；②恶性肿瘤的风险；③甲状腺功能亢进症的存在（框7-1和7-2）。

甲状腺疾病的气道评估

对甲状腺肿最重要的评估是气道评估。气道评估的基本组成部分包括呼吸速率和呼吸模式的确定，呼吸声音的表现（如喘鸣声），以及声音的质量。对患有明显气道阻塞的甲状腺疾病患者，初步评估需要整

框7-1　气道成像、流量循环和甲状腺肿症状：总结

- 术前呼吸急促与甲状腺肿大相关，但它作为筛选气管异常的价值是有限的
- 吞咽困难与影像学上食管偏移和压迫的表现相关。无吞咽困难的患者不需要进一步行食管造影
- 声音症状的评估并不能预测甲状腺肿患者的客观检查结果，不应取代喉检查
- 流量循环研究能最准确地记录气道压迫时气道阻塞情况，但不能很好地将甲状腺肿的重量与上呼吸道症状相关联。我们不建议将流量循环作为甲状腺肿患者的常规检查部分
- 因此，与轴位CT扫描相比，有症状时进行流量循环检查和X线片检查对于甲状腺肿的评估是不敏感的。在轴位CT扫描发现的气管压迫与呼吸短促的情况显著相关，因此，我们认为CT扫描发现气管压迫并与呼吸道症状相关联是恰当的手术适应证

性喘鸣音，这在一个吸气相扁平的流量循环分析中被看做是可变的胸腔外梗阻。孤立的呼气性喘鸣音出现在胸腔内（下气管）阻塞，此时吸气是安静的，声音是正常的。

急性气道压迫

急性气道塌陷在颈部和胸骨后甲状腺肿的发生频率取决于所研究的病例群体，不幸的是，大多数现有信息都来自于手术病例。Allo 和 Thompson 估计约 1%～3% 的纵隔甲状腺肿患者死于呼吸道梗阻[55]。

有多种机制使气道受甲状腺肿的影响，包括最典型的持续缓慢的进行性气道偏移和压迫。急性事件也可以促成气道压迫，包括多结节性甲状腺肿内的结节出血。Georgiadis 曾描述颈部外伤后结节内出血引起的急性喘鸣[93]。Pulli 和 Coniglio 描述了一名甲状腺肿患者在冰上跌倒后结节增大[2]。Torres 等曾提出一些案例，长期患胸内甲状腺肿的患者发生危及生命的急性气道阻塞，随后的组织学检查显示了近期出血的多个病灶[94]。出血作为甲状腺肿尺寸增加的机制得到 Bodon 和 Piccoli 的研究支持[95]。我们通过磁共振成像扫描得到了中央结节出血导致急性气管阻塞的证据，最终发现该结节是一个大的良性滤泡性腺瘤（见图 7-2）。突发的呼吸道症状也可能是囊性变、恶性变、上呼吸道感染或妊娠的结果[96]。甲状腺肿患者呼吸窘迫的罕见机制包括失代偿右心衰竭、胸腔积液和继发于肺动脉压迫的肺灌注不足[90]。我们同意

合有针对性但完整的病史和体格检查，以迅速确定梗阻的部位和严重程度。我们必须始终牢记患者呼吸费力和呼吸困难症状的整体状态，缺氧的环境可发生乏力、烦躁不安或恐惧，昏睡的患者可能是高碳酸血症。应仔细评估作为呼吸舒适度的体位、氧合外围迹象和发绀的指示性指标，生命体征的采集和脉搏血氧定量法的使用也包括在此评估之中。我们必须警惕，有着良好脉搏血氧读数的患者——或者换个说法，好的动脉血气水平——可能片刻之后便经历完全的呼吸道梗阻。呼吸的声音（即喘鸣音的存在）提供了一个重要的线索，即气道阻塞的程度和位置，喘鸣音通过狭窄的气道段提示气流混乱。明显胸腔外梗阻（最常见于喉部、声门下、上颈段气管）的典型表现为吸气

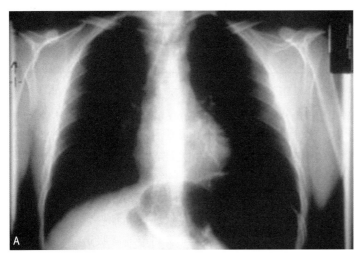

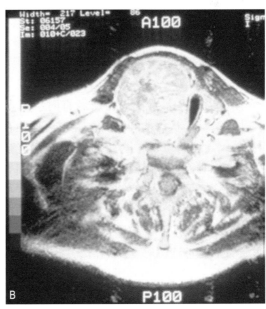

图 7-2　A，一患者良性滤泡性腺瘤突然增大、出血，伴呼吸道症状的突发呼吸道偏移和压迫。需要注意的是气管内的气道基本已偏向左侧，幸好在胸部 X 线片中未见到明显压迫；B，磁共振成像轴位扫描显示明显的气道受压。注意，甲状腺肿中心的密度表示出血

Cougard 等的意见：有甲状腺肿和急性呼吸道阻塞失代偿需行气管插管的患者应在病情稳定时在插管下进行手术。最终，在甲状腺手术后，应进行喉检查以排除喉头水肿，拔管前应评估声带功能[97]。

Miller 等在一组非手术的 400 例甲状腺肿病例中评估患者的肺功能和流速 - 容量曲线，近 1/3 的患者有上呼吸道阻塞的流速容量证据[9]。Gittoes 等在 153 例甲状腺肿病例的研究中经过医疗 / 内分泌门诊随访，也发现 33% 的此类患者有上呼吸道阻塞的流速容量证据[45]。因此，两个大型非手术病例研究表明，多达 1/3 的甲状腺肿患者在内分泌门诊随访中有上呼吸道阻塞的流速容量定义上的证据。这部分以这种速度发生急性呼吸道症状的甲状腺肿病例可用的资料有限。Alfonso 发现，在一组无论是影像学上还是症状上均有上呼吸消化道压迫证据的 91 例良性甲状腺肿病例中，约 9% 的患者发生了急性上呼吸道阻塞[98]。Reeve、Rubenstein 和 Rundle 在 X 线片已经确定有明显甲状腺肿病例的一项大型影像学筛查研究中发现，7.6% 的患者有明显的呼吸道阻塞[52]。胸骨后甲状腺肿的手术病例各组报道不一，1.3%～5% 的患者表现出急性呼吸功能不全。[11,25,55,84-85,92,99-100] 其他手术病例报道了更高的急性呼吸功能不全率[86,101]。

因此，在医学病例中接近 1/3 的甲状腺肿病例经流速 - 容量曲线确定有上呼吸道阻塞，并且 1.3%～9% 的此类患者的可能表现为急性呼吸道症状。不幸的是，一个长期、慢性、稳定的病史并不能阻止急性自发性气道功能不全的发生[55]。Warren 曾完美记载了继发于甲状腺肿的急性呼吸衰竭的老年病例，发生急性呼吸道塌陷的全部病例在呼吸衰竭发作 48 小时前均无呼吸道症状[100]。Cho、Cohen 和 Som 还在一组 70 例胸骨后甲状腺肿研究中强调发生突发和不可预测的呼吸困难的可能性[25]。

有压迫性的巨大甲状腺肿患者有时会有听从流速 - 容量曲线及症状评估的倾向，但没有任何证据表明这是一个合理的方法。众所周知当气管直径极度减小为 5 mm 时流速 - 容量曲线才开始检测到气道阻塞[102]。只有当高达 75% 的气管内的被压迫才可能出现急性呼吸功能不全的症状[94,103]。我们单位推荐行连续轴向 CT 以确定手术的候选病例，最典型的是通过记录胸骨后延伸或气管受压的情况[12]。我们发现局部症状和体征，例如，上呼吸道阻塞或气管、食管受压的影像学证据，更容易发生在大于 5 cm 的肿物上。另外，相比于 1～3 cm 的甲状腺肿物，对大于 5 cm 的肿物作细针穿刺活检（FNA）是一种不太准确的评估方法。

上呼吸道压迫与其他局部症状的评估

局部症状评估

上呼吸道阻塞是甲状腺肿患者的常见症状，突出了理想的气道评估方法的重要性。在我们的甲状腺肿患者中，常见症状包括呼吸急促（约 50%）及吞咽困难（约 50%），突出了颈部和胸骨后甲状腺肿对颈部相邻脏器的影响。虽然对甲状腺肿患者的症状进行认真评估很重要，但是临床经验表明对甲状腺肿患者对上呼吸消化道压迫症状做出的主观症状评估是有问题的。尽管我们发现呼吸急促与甲状腺肿的大小有关，但将呼吸急促作为量标筛选气管偏移或压迫的意义是有限的。呼吸急促与气管压迫的成像结果显著相关，这是一个事实，与 Mackle 的研究相一致[104]。针对气道单独进行症状评估对甲状腺肿患者来说可能是不够的。对大的颈部或胸骨后甲状腺肿，不能只是单纯依靠有无呼吸急促来评估真实的气管压迫情况，而不对气管压迫进行常规的轴位 CT 扫描评估。在我们的病例中，单纯颈部甲状腺肿和单纯胸骨后甲状腺肿患者之间有呼吸道症状者所占百分比无显著差异。然而，在我们的病例中，胸骨后甲状腺肿与气管偏移和气管压迫高度相关[12]。

我们的病例还表明甲状腺大小和癔球症及甲亢症状之间存在正相关。甲状腺肿大小与吞咽困难、局部不适、声音改变、咯血或甲减不存在相关性。术前吞咽困难和食管压迫、偏移之间存在显著的正相关[12]。

流速 - 容量曲线分析

虽然对颈部和胸骨后甲状腺肿患者的症状评估很重要，但是表现出来的症状和肺功能评估之间的关系是可疑的。已被用来定义甲状腺肿患者的气道压迫。在我们中心，流速 - 容量曲线分析不是甲状腺肿常规检查的一部分，甲状腺肿的重量与流速 - 容量曲线的结果没有很好的相关性[9,45]。Bonnema 还报告说，总体上流速 - 容量曲线的结果与轴位 CT 上气管的口径没有很好的相关性[105]。只有 30%～40% 的流速 - 容量曲线异常患者有症状，而在那些流速 - 容量曲线正常的患者中，高达 60% 可能有呼吸道症状。

甲状腺肿患者的流速 - 容量曲线结果与症状或客观的轴向 CT 结果之间出现的不一致并不意外。众所周知，在正常人中肺功能指标与气管大小是不完全相关的[106-107]。泊肃叶定律（流速与半径成正比）表明，随着气道的减小，气管口径的微小变化也将被流速-容量曲线特征参数的显著变化所反映，但对较小程度的气管狭窄，这两个变量的相关性则比较弱。事实上，临床上已知高达 75% 的气管腔受压是可以没有临床表现的[9,94]。流速-容量曲线研究可以在气管直径小于 5 mm 时检测气管狭窄，但呼吸道狭窄不那么严重时可能影响不大[102]。吸气流量峰值小于 1.5 L 与高发急性呼吸衰竭的风险相关，因此它已被用作紧急甲状腺切除术的适应证[9,94,98]。

影像学

影像学评估及局部症状

有一些研究质疑局部症状和影像学检查结果之间相关联的程度，特别是对通过 CT 扫描判断气道变窄对呼吸功能的影响是有争议的。Alfonso 等发现，2/3 的甲状腺肿手术患者术前有压迫的影像学证据，几乎一半有压迫证据的患者是没有症状的，而那些能提供旧影像学照片并有呼吸道症状的患者在症状出现前已有压迫长达 3～4 个月[98]。Jauregui 在一组无症状、甲状腺功能正常的甲状腺肿病例研究中发现，25% 存在气管梗阻的影像学证据，60% 存在呼吸道梗阻的流速-容量曲线证据[108]。Cooper 等发现气管内径和呼吸道症状弱相关[109]。Melissant 和其他人发现肺功能和 CT 扫描的气管阻塞之间关联程度不大[105,110]。

从我们的病例中得出的结论是基于与上述文献对比得出的，正如前面提到的，我们发现呼吸急促和气管压迫的客观 CT 影像表现显著相关[12]。Barker 等同样指出，如果 CT 扫描显示 ≥ 50% 的气管内径变窄，应该可预料到[111]呼吸道梗阻症状。因此，我们认为气管压迫是一个重要的影像学发现，而且是这些患者适当的手术适应证（框 7-1 和 7-2）。

对食管症状和吞钡异常之间的关系较少争议。Alfonso 等发现所有 25 例有吞咽困难的患者都有异常的吞钡结果[98]。在我们的病例里，吞咽困难与影像学上食管偏移和压迫显著相关，与评估吞钡的研究一致，没有吞咽困难的病例食管受压预测值 96% 为阴性[12]。因此我们认为，患者无吞咽困难可能没有食管受累，不需要进一步的食管造影（见框 7-1）。

胸片和吞钡检查

术前胸部 X 线片提供有关气管的信息有限，可以检测甲状腺肿患者大的肺转移结节。X 线片可发现颈部或纵隔有 / 无钙化的高密度影，对有胸骨后延伸的甲状腺肿可确定其纵隔胸膜投射的平面。高达 40%～90% 的胸骨后甲状腺肿患者的 X 线片读片是异常的[11,22,56,83,87,112]。有学者注意到，X 线片估算的气管直径要大于 CT 扫描、轴向研究或尸体解剖上测量到的直径[111,113]。Melissant 等发现 X 线片漏诊了 50% 有明显气管梗阻的患者[110]。Cooper 等在回顾颈部和胸骨后甲状腺肿病例时还发现，48% 的 X 线片被误读，这导致了与 CT 轴位扫描相比过高或过低地估计了气管狭窄[109]。胸部 X 线片尤其对一些罕见情况有误导性，如伴有对侧甲状腺叶气管后延伸的后纵隔甲状腺肿（胸骨后甲状腺肿 Ⅱ B 型）。在这种复杂的情况下气管偏移可能接近 X 线片看到的肿物大小[26-27,114]。我们还发现，X 线片一般能给予有关气管偏移程度的合理信息，但它确实明显低估了气管压迫程度（见图 7-2）[12]。此外，当存在双侧甲状腺肿时，它可能对称地压迫气道而没有任何偏移。在这种情况下，轴位 CT 扫描可显示气道明显压缩，但普通 X 线片可能无法显示气管的任何异常。

吞钡虽然对颈部和胸骨后甲状腺肿病人的术前评估不是普遍有用，但它对后纵隔甲状腺肿可能是有用的。Michel 发现胸骨后甲状腺肿通过 X 线片识别的敏感性为 59%，甲状腺扫描为 77%，吞钡为 71%，说明这些方法对甲状腺肿的评估是不够准确的（框 7-2）[83]。我们的建议是没有吞咽困难就不行吞钡检查，因为食管受压不太可能发生在无症状的患者身上[12]。

轴向 CT 扫描

我们发现常规 CT 扫描对颈部或胸骨后巨大甲状腺肿的术前评估非常有帮助[12]。如果未发现 TSH 受抑制，CT 扫描可安全用于甲状腺患者（没有 Jod-Basedow 现象时）。CT 扫描显示良性甲状腺肿的边缘平滑，经常描述为粗大钙化（可以是点状、线状、蛋壳状、无定形或结节状），相比之下细沙样微钙化可能存在于乳头状癌或髓样癌（见第 13 章）。在胸骨后甲状腺肿患者，可以识别纵隔肿物和颈部原位腺体的连续性。CT 射线源在增强前的甲状腺组织中的衰减比相邻颈部肌肉至少超过 15 Hu 或更多，而在增强后超过 25 Hu（X 射线在组织中衰减得越多，在相应影像学图片上越显示为高亮度，即组织越不易被 X 线穿透，其所测得的 Hu 值越大——译者注）。胸骨后甲状腺肿患者的这种高衰减可以帮助诊断，这在其他类型的纵隔疾病如淋巴瘤或胸腺瘤是不典型的[33,115]。CT 检查可以准确确定颈部和胸骨后延伸的程度，也能确定甲状腺肿与气管、食管、大血管的确切关系。淋巴结病变也可通过轴向扫描确定。一般来说，良性甲状腺肿显示为不均匀的密度与离散的非增强低密度区。有以下影像学表现的应考虑为恶性肿瘤：不规则/浸润边缘，声带麻痹和淋巴结肿大，尤其是淋巴结有钙化、囊性或增强[116-118]。不同于McHenry的看法，即认为术前影像学评估并没有改变术中处理，我们认为CT扫描是所有颈部、胸骨后巨大甲状腺肿患者必不可少的[7]。如果临床检查提示巨大、有症状、双侧或胸骨后甲状腺肿，或基于声带麻痹、区域淋巴结肿大而怀疑是恶性肿瘤的（见框7-2），我们更有可能行CT检查。CT扫描能理想地显示甲状腺肿周围的颈部脏器包括气道的关系，这些关系不仅会影响手术，也影响插管的入路。轴位CT提供了气管口径的客观、可重复的测量。考虑为患者进行手术时可从轴位CT扫描获得信息，尤其是在缺乏敏感的症状、流速-容量曲线分析和普通影像学评估时。在我们单位，CT显示胸骨后延伸或压迫气管是甲状腺肿合适的手术适应证[12]。CT扫描还提供了有用的信息，用以排除恶性肿瘤侵犯。的确，CT扫描不能很好地区分纤维化和肿瘤，但这种区分一般不是常规甲状腺肿患者重要的临床问题。最后，增强CT在确定甲状腺肿与纵隔关系时是必不可少的，能保证后纵隔巨大甲状腺肿手术的安全处理。颈部或胸骨后甲状腺肿明显气管后延伸的识别有助于术前预测喉返神经是否在腹侧位。腹侧神经移位的术前信息在颈部和胸骨后甲状腺肿手术安全上是极其有用的（框7-3）。

MRI 扫描

我们发现，CT和MRI扫描或多或少对颈部和胸骨后甲状腺肿的评估是等效的。有几位学者建议MRI可能优于CT扫描，MRI有更好的血管纵隔关系、冠状显示能力，并且更少的肩部伪影可更好地发现气管和食管的早期侵犯[83,119-120]。MRI扫描的缺点包括成本高、在非开放的MRI装置内患者有幽闭恐惧症，以及钙化模式显示不清。

超声和核素显像

超声检查对颈部或胸骨后巨大甲状腺肿后的处理一般不能提供必要的信息，核素显像通常也没有必要。I^{31}碘和^{99}Tc扫描可能对与颈部原位腺体无连接的纵隔肿物有帮助。另外，对毒性结节性甲状腺肿患者，碘扫描有助于标志出热区，以便手术可以涵盖这些范围。毒性结节性甲状腺肿在超声中的结节不一定

> **框7-3　影像学：摘要**
>
> - 胸部X线片可以检测甲状腺肿患者出现的大的转移结节，但有关气管的信息有限。在X线片上气道受压被低估，且可能不能很好地看到双侧甲状腺肿伴环形气管受压
> - 我们建议对所有颈部、胸骨后甲状腺肿大的患者都应行CT扫描。轴位CT扫描有容易获取、手术医生容易理解的优势。CT扫描通过准确界定气管影响的程度来判断患者的手术适应证。在胸骨后甲状腺肿患者，CT扫描能提醒准备胸骨劈开和潜在的胸外科手术的计划。CT扫描对识别恶性肿瘤的影像学相关因素有帮助，对准确定义解剖关系也是极其重要的，尤其是在预测喉返神经可能通过气管后和后纵隔延伸移位到腹侧时。如果患者的甲状腺功能状态是未知的，或如果患者是亚临床甲状腺功能亢进症时应避免增强扫描
> - MRI扫描的优点在于优异的软组织描绘、优秀的甲状腺肿与纵隔血管的清晰关系、具有矢状面和冠状面显示。MRI扫描的缺点包括成本高、在非开放的MRI装置内患者有幽闭恐惧症，以及钙化模式显示不清

能全覆盖在核素显像活性区域，因此，如果是小于全甲状腺切除的手术计划（见框7-3），碘扫描可能会有所帮助。

甲状腺功能检查和细针穿刺

所有甲状腺肿患者都要进行甲状腺功能检查。在我们的病例中，只有8%的患者甲状腺功能异常是非医源性原因，再次证实大多数甲状腺肿患者如果不行抑制治疗则甲状腺功能是正常的[12]。然而，甲状腺肿患者的甲状腺功能异常率不容忽视，而且临床医生评估是否异常很重要。甲亢是甲状腺肿患者最关注的问题。据报道，高达30%的结节性甲状腺肿患者存在典型的甲亢[74,121]。胸骨后甲状腺肿患者的甲亢发生率为1.3%～7%，也有报道发生率高达44%[11,56,122]。自主性结节可引起独立于TSH水平外的甲状腺激素缓慢进行性增加[123]。另外，当甲状腺肿患者暴露于高碘时可以很快表现出甲亢，例如，CT扫描造影剂或胺碘酮[124-125]。老年患者普遍不会表现出典型的甲亢体征和症状，而是更容易出现心脏并发症。筛选亚临床甲状腺功能亢进症（TSH低，T3和T4正常）尤为关键，因为中老年人发生房颤的风险增加和骨头脱钙加速。亚临床甲亢也可能影响手术范围，如果存在，可能更多地需要甲状腺全切除术。有亚临床甲亢的老年患者应避免医源性碘暴露，以避免增加向临床性甲亢发展的风险[126-127]。最后，甲状腺肿患者也必须排除

甲减（通常是桥本病），因桥本病的纤维化变异可能导致巨大硬实的甲状腺肿。

我们认为，如果甲状腺肿患者的病史、体格检查以及 CT 扫描评估提示是需要手术治疗的良性甲状腺肿，并在此基础上准备进行手术，则细针穿刺不再是必需的 [2]。当然，如果病史、体格检查或影像学评估有任何怀疑为恶性肿瘤的，则应予考虑细针穿刺。细针穿刺术后的结节内出血可使稳定有弹性的气管变为急性气道梗阻。细针穿刺信息对颈部和胸骨后大甲状腺肿的术前处理很少有实质帮助。

治疗方法选择

抑制疗法

关于非毒性甲状腺肿的甲状腺激素抑制治疗的有效性各报道差异很大 [27,128-131]。1997 年，Lima 等的前瞻性研究对非毒性结节性甲状腺肿患者做甲状腺素（T4）治疗，以 200 μg 的剂量抑制促甲状腺激素（TSH）到小于 0.1 μU/L 的水平，将结节体积减小 > 50% 定义为有反应，这只发生在 29.1% 的患者，47% 的患者无反应 [132]。Berghout 等发现，作为患者对甲状腺素治疗的反应，甲状腺肿体积平均只减小25%。此外，当中断甲状腺激素治疗时，甲状腺体积会在几个月内恢复到治疗前的大小 [72]。Hurley 和 Gharib 发现甲状腺激素只能使 27% 的患者甲状腺肿减小 50% [46]。Ross 指出，受甲状腺激素的影响，甲状腺肿体积减小的发生约滞后于开始治疗的 3 个月后 [128]。Zorrilla 发现，甲状腺激素引起的尺寸减小是不可预测的 [133]。通常认为，弥漫性甲状腺肿比结节性甲状腺肿更多发生甲状腺激素反应 [128]。Burgi 等发现，结节大于 2 ~ 3 cm 时不太可能对甲状腺激素治疗产生反应 [134]。其他研究观察抑制治疗患者的结节体积减小的反应率介于 20% ~ 58% [135-138]。

T4 抑制治疗一般不提供给 THS < 1 μU/L 的亚临床甲亢患者或老年人 [46]。对甲状腺肿的甲状腺激素抑制治疗一旦开始必须无限期进行，因为停止治疗后有甲状腺肿复发的倾向，年龄超过 60 岁者易发生心房纤颤和骨损失（特别是绝经后女性容易出现）[126,139-140]。总体而言，文献综述表明，T4 抑制疗法在减小甲状腺肿体积上有不同疗效，特点是当中断 T4 治疗后甲状腺肿的再发率高，而对于老年人和亚临床甲亢患者的作用是有限的。

放射性碘治疗

放射性碘可用于非毒性结节性甲状腺肿的治疗。虽然目前在美国没有广泛使用，但放射性碘作为有压迫症状甲状腺肿的治疗在欧洲已日渐普遍。因为非毒性结节性甲状腺肿体积大和较低的摄碘特性，相对于用于 Graves 病的剂量，高剂量的 ^{131}I（类似于甲状腺癌患者消融的剂量）对非毒性结节性甲状腺肿的治疗是必要的。一般来说，非毒性结节性甲状腺肿较弥漫性（非结节状）甲状腺肿（即 Graves 病）的摄碘率低 [141]。研究发现放射性碘使超过 80% 的非毒性结节性甲状腺肿患者的肿物体积减小 1/3 ~ 2/3，其中 70% ~ 80% 的患者梗阻症状有缓解。并发症包括少于 5% 的患者有呼吸道症状急性恶化伴放射性甲状腺炎，高达 20% 的患者需要增加大于 1 个剂量的放射性碘，60% 的患者有甲状腺功能减退症（有抗甲状腺过氧化物酶自身抗体阳性、甲状腺功能减退症家族史或小的甲状腺肿的患者风险将增加），超过 10% 的患者因为射线诱发了Graves 病。高剂量放射性碘的应用使甲状腺外其他癌症的预计生存时间风险在整体上增加了 1.6%，在年龄大于 65 岁的患者增加了 0.5% [105,129-130,142-149]。

放射性碘在甲状腺肿对气道的影响的处理上值得特别关注。Le Moli 发现甲状腺肿越大，对放射性碘的反应越小 [147]。Nygaard 发现约 7% 的患者在放射性碘治疗过程中甲状腺肿大小有短暂性增大，平均增大为25%，范围介于 11% ~ 60% [129,144,148]。Bonnema 还发现，放射性碘治疗 1 周内，气管截面积比初始值下降了 9.2%，其中气管口径减小最多的达 33% [105]。放射性碘治疗应只考虑用于甲状腺肿较小无气道影响的患者和不能耐受手术的患者 [130]。对有气道受压率大幅增加的胸骨后甲状腺肿患者使用放射性碘是不明智的 [55]。我们发现在我们的甲状腺肿病例中，1/3 的手术患者曾有 T4 抑制治疗失败或放射性碘治疗失败的医疗记录，这些失败并没有增加手术并发症的发生率。但是我们知道放射性碘治疗可能会增加甲状腺内的瘢痕和血管生成，对随后的手术增加了挑战 [12]。

手术

基本原理和适应证

手术治疗对许多颈部甲状腺肿和大多数胸骨后甲状腺肿患者是一种合理的治疗方案。局部压迫症状会在术后解除，比抑制治疗或放射性碘治疗更快。并发症的发生率很低，能免除亚临床甲亢，避免气道并发症，还能提供病理报告。如果不是无故拖延，甲状腺肿手术是最安全的，待甲状腺肿变成巨大肿物可能会增加手术并发症的发生率。手术不会带来放射性碘引起的直接气道并发症、恶性肿瘤或 Graves 病的风险，也不会带来甲状腺激素诱发的房颤或骨质疏松症的风险。患者不会对手术没有反应（框 7-4）。对伴甲亢的结节性甲状腺肿患者推荐手术，因为他们一般对抗甲状腺药物，包括高氯酸盐、碘番酸反应不佳[150]。此外，对于甲状腺肿和（亚）临床甲亢的老年患者，手术可能优于放射性碘治疗，能防止放射性碘对这些心脏虚弱的人群诱发 Graves 病的风险（见框 7-4）。

根据我们的经验，患者在以下几种情况下可以合理考虑进行颈部甲状腺手术：①如果患者有明确的局部上消化呼吸道症状且无其他原因，例如，这些症状可能首先表现为局部的激惹或夜间诱发；②如果 CT 影像学评估显示有气管压迫；③肿物大于 5 cm 伴有美观问题，我们的经验是局部症状典型，通常肿物在 5 cm 以上，细针穿刺以排除恶性肿瘤的准确性是不高的；④甲状腺肿患者伴有亚临床甲状腺功能亢进症；⑤患者被怀疑或证明是癌；⑥所有肿物向胸骨后延伸的患者。在我们的实践中一般有胸骨后甲状腺肿存在都是手术适应证，这是因为气管压迫和胸骨后甲状腺肿增长有明显的关联性，而且纵隔部分难以通过体格检查或细针穿刺活检予以诊断（框 7-5）[12]。在我们的研究中，大多数向胸骨后延伸的甲状腺肿病例（78%）有手术适应证，仅这个因素就足以满足我们

框7-4　颈部和胸骨后手术理论基础

- 甲状腺肿的自然进程是逐渐增长的
- 治疗是为了解决局部症状 / 压迫症状
- 避免了不可预测的甲状腺肿大小及气道压迫的迅速增加
- 提供病理报告：防止了恶变出现
- 治疗了甲亢和亚临床甲亢
- 具有较少的手术并发症
- 甲状腺激素（抑制）治疗无效率高，且需要终身治疗；如果 TSH 水平 <1，有房颤和骨质疏松症风险时是不能采取该种治疗的，而且对大的结节性甲状腺肿不太可能有效
- 放射性碘治疗甲状腺肿有急性放射性甲状腺炎及气道压迫的风险，并使约 10% 的患者诱发 Graves 病

TSH：促甲状腺激素

框7-5　结节性甲状腺肿的手术适应证

1. 没有其他原因的显著局部消化呼吸道症状
2. CT 显示气管受压
3. 肿物超过 5cm 或更大
4. 伴（亚）临床甲亢的甲状腺肿
5. 被怀疑或证明是恶性肿瘤的患者
6. 有胸骨后甲状腺肿的患者

单位的手术适应证。其他的手术适应证如下：压迫症状（49.5%），疑为癌症（17%），患者愿望 / 美容要求（3%），非甲状腺局部肿瘤（1%）以及其他 / 非特定情况（1%）[82]。

对怀疑或证实为癌的甲状腺肿患者应进行手术切除。典型的胸骨后或手术后甲状腺肿病理报告通常显示腺瘤结节陈旧性出血、钙化、囊肿形成、纤维化，或有时为灶性甲状腺炎，某些情况下病理报告也可能主要是甲状腺炎。颈部及胸骨后甲状腺肿手术标本的恶性肿瘤发生率多有不同，Singh、Lucente 和 Shaha 在回顾外科文献后指出其平均发生率为 8.3%，介于 0 ~ 40 %[85]。Katlic、Grillo 和 Wang 在 80 例胸骨后甲状腺肿病例报道中恶性肿瘤只有 2% 的发生率，而 Sanders 等指出发生率高达 21 %[11,20]。当然，有些恶性肿瘤，虽然不是全部，是隐匿和偶然检出的。不幸的是，一个长期稳定的病史并不能排除恶性肿瘤。另一种替代多发性甲状腺结节摘除手术的方法是对所有可测量的结节进行多次细针穿刺活检（FNA）。关键问题是仅穿刺主要的结节还是须穿刺所有 ≥ 1 cm 的甲状腺肿内的结节来做出判断。鉴于所有可测量结节的阴性 FNA 结果并不能排除恶性肿瘤，我们认为，对于计划行甲状腺手术、经体格检查和 CT 扫描不能排除疑似恶性肿瘤尤其是计划行甲状腺全切除术的患者，放弃行所有结节穿刺是合理的。

胸骨后甲状腺肿手术

我们相信，对所有胸骨后甲状腺肿患者，无论有无症状，都应考虑手术治疗。在我们 200 多例颈部和胸骨后巨大甲状腺肿病例中，胸骨后延伸与气道受压高度相关。考虑到胸廓入口的骨性限制，这并不奇怪[12]。对胸骨后甲状腺肿的胸内部分，常规的临床检查或细针穿刺活检是不适用的。如果胸骨后成分急性增大，呼吸道在纵隔水平会受到影响。对大多数胸骨后甲状腺肿病例可记录到一个小但是重要的急性呼

吸道急症的发生率。无论是气管切开还是插管都可以减轻纵隔气管压迫相关的阻塞[11]。除了典型的局部症状，良性胸骨后甲状腺肿也与上腔静脉（SVC）综合征、下行性食管静脉曲张、喉返神经麻痹、膈肌麻痹、霍纳综合征、乳糜胸、脓肿形成、脑血管意外有关[73,91,151-154]。鉴于局部症状的倾向性，缺乏其他合理的治疗方案和手术的并发症发生率低，只要医疗条件允许，对所有胸骨后甲状腺肿患者均应考虑手术治疗。

甲状腺肿患者的插管：喉头水肿

　　颈部和胸骨后甲状腺肿患者的插管一般能顺利进行，但偶尔也可能会很困难。由于气管前有甲状腺肿覆盖，紧急或者"就地"气管切开很难施行，当气管插管困难时，麻醉诱导及插管可以成为一个突然的危及生命的过程。甲状腺肿患者在插管时可能会发现存在喉的大幅偏移或者可能还有声带麻痹。执行术前喉镜检查的手术医生应该转告麻醉人员有关喉外观、偏移、声带麻痹的情况，手术医生和麻醉师术前应讨论CT扫描并在插管前一起检查患者。

　　对插管的方法、插管的大小和应急预案可以进行讨论并据此做出决定。通常情况下是执行经口的直接插管。喉偏移一般不是问题，气管受压通常需使用尺寸合理的气管插管。我们赞成的另一种安全方法是，在清醒、坐姿状态下，在纤支镜引导下经鼻气管插管。如果对镇静状态下的面罩通气气道是否妥善有任何疑问，特别是当喉被甲状腺肿的颈部组织显著推移时，这种方法尤其是一个合理的选择。新的可视喉镜对此类患者也是一个很好的辅助插管工具。颈部和胸骨后甲状腺肿最大气管受压处通常发生在胸廓入口，但也可能发生在更远的地方[33]。如前所述，良性甲状腺肿引起的气管压迫常于合理大小的气管插管后缓解。唯一例外的是当气管受恶性肿瘤浸润，尤其是当有腔内病变时。在这种情况下，经口的直视下支气管镜引导插管可取得满意的气道效果。再次强调，术前CT扫描有助于外科医生判断病情。警惕和认识非甲状腺因素，如下颌和舌头的大小，前方位置的喉，头部活动程度，也都是困难插管的重要因素。

　　我们的经验表明，在颈部或胸骨后巨大甲状腺肿，特别是双侧环周甲状腺肿的一个显著问题是，最初尝试插管麻醉后发生喉头水肿。喉，作为投影到下咽部的气道最末端，可能由于大的、双侧性的甲状腺肿的压迫导致静脉和淋巴的回流量长期降低。这样的喉在多次尝试插管不成功后容易发生水肿。这种水肿术后可持续数周，有时需要行气管切开术，通常在水肿恢复后可关闭气管切开口。因此，最好是一次性插管成功。插管的问题虽然罕见，却能迅速带来灾难。对甲状腺肿进行插管尝试引起喉头水肿的倾向已经在Hassard的病例报告中被强调[155]。我们的200例甲状腺肿病例中，只遇到4例（2%）困难插管。对包括肿物大小、胸骨后延伸、术前压迫症状、气管偏移或受压的影像学表现等，困难插管的预测没有意义。只有3%的患者做了气管切开术，且是在甲状腺切除术时做的。气管切开术可在以下情况进行：多次插管尝试后担心发生喉头水肿，或在没有神经监测时的声带功能障碍，尤其是当术前声带就已瘫痪时。有了神经监测，对术中双侧神经的功能状态有了更大的确定性[82]。

甲状腺肿手术

手术范围

　　关于手术范围的决策涉及手术并发症和复发风险之间的平衡。有人建议甲状腺肿要行甲状腺全切除术[156-157]，其他人推荐一个比较保守的初次手术方案[11]，而一些学者如 Kraimps 支持基于病变范围选择的积极的手术治疗方案[158]。并发症的发生率在治疗良性甲状腺疾病时必须保持在极低水平。因此，我们建议保守的理念，对初始疾病手术范围的个体化选择，最小式式是完整地单侧叶切除术，对明显的双侧甲状腺肿保留双侧手术的选择。在我们的病例中，这种手术理念带来的结果是63%的单侧手术患者和37%的双侧手术患者。在我们单位首次接受手术的患者约有1.5%的复发率[82]。

　　有些着眼于手术范围和良性结节性甲状腺肿复发的研究被以下几个因素混淆：①甲状腺结节初始范围的可变性；②首次手术对侧结节范围认定的可变性；③许多研究的随访时间不够；④复发定义的可变性。举例说明，有些研究对复发的诊断是基于无症状的、以超声来鉴别的甲状腺结节。复发更合理的定义是临床可扪及的甲状腺增大，这也符合甲状腺肿治疗的手术标准。问题是，如果剩余的是无结节的正常甲状腺组织，小于甲状腺全切除甚至一侧甲状腺腺叶切除能否进行。双侧手术的并发症发生率预计会比单侧更高，初次保守性手术治疗使患者避免了终生使用替代疗法。然而，长期的研究表明，甲状腺肿术后的整体复发率在 15%～42%[10,159-160]。当出现复发需要重新行甲状腺肿手术时，并发症发生率比首次手术显著升高，喉返神经麻痹发生率介于 3%～18%，永久性甲状旁腺功能减退症发生率介于 0～25%（见第10章）[161-164]。

对文献提供的甲状腺肿复发的相关因素的结论是有争议的，当检查甲状腺肿复发时确定术后随访间期是很重要的。由 Delbridge、Guinea 和 Reeve 提供的数据表明，复发需要 10～13 年的时间才能表现出来[156]。Rojdmark 和 Jarhult 发现，经过 30 年的术后随访，总体复发率上升至 42%[160]。Bistrup 等的一项随机、前瞻、非安慰剂、对照研究结果显示，非毒性甲状腺肿复发率介于 14%～22%，手术范围与复发的可能性不相关[159]。Hegedus、Nygaard 和 Hansen 发现，在那些以后复发的患者，切除的甲状腺组织的重量实际上更大[10]。然而，Berghout 等随访了 7 年，发现单侧手术比双侧手术具有较高的复发率[165]。澳大利亚学者提出，在单侧疾病的患者中，单侧叶切除术会伴有对侧叶 12%的复发率[166]。

其他学者都支持对大多数甲状腺肿患者行甲状腺全切除术或双侧甲状腺次全切除术的理念[156-157]。甲状腺次全切除定义为单叶全切除术与对侧残余大约相当于一个正常的小腺叶，而在甲状腺近全切除术，通常只有几克的残余腺体保留在对侧甲状腺床邻近喉返神经入喉处。在需要双侧手术的患者，次全切除术的术式在被推荐的同时也受到指责[25,163,167-168]。Cohen-Kerem 在一项 124 例随访 7.6 年的研究中指出，行双侧次全切除术的患者只有 4%需要再次手术[167]。Pappalardo 发现 69 例良性甲状腺肿患者随机采用全切除和近全切除的方法治疗，结果有相似的复发率[164]。然而 Reeve 等发现甲状腺次全切除术有 23%的复发率[168]。显然，将小于一侧叶切除作为最小的手术方式是不明智的。Cohen-Kerem 等发现单侧次全切除术后复发率为 60%[167]。Koche 指出结节摘除术后有 18%的复发率[169]。Kraimps 使用基于病灶范围的选择性积极手术的治疗方案，显示出非常低的复发率，腺叶切除只有 1%和双侧手术只有 3%的复发率[158]。其他人也都支持这种基于病灶范围的选择性积极手术的治疗方式[6,84,170]。

Reeve 团队、Netterville 团队以及其他学者的近期研究显示，在熟练的手术技巧下，对甲状腺肿患者行全甲状腺切除术可以没有明显的并发症[156,168,171]。Delbridge、Guinea 和 Reeve 指出，患双侧结节性甲状腺肿的患者，甲状腺全切术会带来 0.5%的喉返神经麻痹率和 0.4%的永久性甲状旁腺功能减退症发生率[156]。他们认为，每个甲状腺全切术中至少有一个甲状旁腺自体移植的策略是术后甲状旁腺功能减退症率低的部分原因[156]。Grant 在他的这篇文章的评论中写道："与预防术后甲状腺肿复发相比，考虑将甲状腺全切除术作为唯一可接受的治疗选择可能要冒引起患者更多麻烦的甲状旁腺功能减退症的风险，……此外，似乎很难断言甲状腺全切除术作为良性疾病的唯一选择，因为许多外科学者强烈不同意它的使用，甚至是在甲状腺癌的治疗上也不同意[156]。"有学者建议对甲状腺肿标本确定有癌症可能性的行甲状腺全切术。大多数研究证明这类标本有 3%～17%的恶性肿瘤发生率。在其他良性结节性甲状腺肿内大多数是很小、隐匿、偶然检出的恶性肿瘤，且通常不会采用积极的手术方式[11,20,172]。

类似于 Berghout 等人的研究，我们的经验认为女性和有甲状腺疾病家族史的患者更可能复发[82,165]。总体而言，女性需要再次手术的可能性增加 3 倍，有甲状腺疾病家族史的患者需要再次手术的可能性增加 6 倍[82]。在其他人群中并没有发现与这些人群相似的风险增加[158]。现在我们倾向于对女性和有阳性家族史的患者作更为积极的处理，特别是年轻患者。此外，我们治疗过许多复发的患者，这些再手术的病例治疗难度确实很大，有时不得不残留少量甲状腺组织。然而与文献报道相反，在我们的甲状腺肿病例回顾中，无论是单侧或双侧手术病例，第二、第三或第四次手术都与术后发生并发症的可能性不相关[82]。我们对多种再次治疗的病例术后使用放射性碘治疗，以避免在这些情况下（框 7-6）需要额外的再次手术。

桥本甲状腺炎

在手术过程中其他重要的变量有囊壁血管的充血程度、囊壁脆性和甲状腺肿的一致性。对柔软、可压缩的甲状腺肿手术过程更容易操作，而那些固定的肿物，即使是小尺寸，也是有挑战性的。一般来说，受桥本甲状腺炎影响的腺体比典型的良性甲状腺腺瘤更难处理。桥本甲状腺炎腺体，尤其是有桥本甲状腺炎纤维化改变的，可以是固定、难以压缩的，表面易碎、有黏性，容易出血。这样的甲状腺肿可伴有多个甲状腺旁淋巴结肿大，有时外科医生会认为是乳头癌。这样的结节也使对甲状旁腺的识别更具挑战性。桥本甲状腺炎罕见的纤维状亚型是一个特别固定的亚型，使得小于单侧叶切除术都具挑战性。

框7-6　甲状腺肿的手术范围：总结

- 我们认为，手术治疗良性甲状腺疾病的并发症发生率必须低
- 小于单侧叶切除术导致非常高的复发率和增加再手术难度是要受到指责的
- 手术范围应合理针对原发病灶的范围。对明显增大的甲状腺肿应将该侧腺叶全切除。术前的影像学评估有助于界定对侧叶手术的范围
  对于明确的单侧病灶，单侧腺叶全切术为宜
  对有双侧甲状腺肿证据的，双侧手术为宜
- 对有较高复发率可能的年轻女性和阳性甲状腺疾病家族史的患者应考虑更积极的手术
- 对良性复发需要多次甲状腺手术治疗、最后一次手术后仍有部分残余甲状腺组织的患者，可以考虑行放射性碘消融

甲状腺肿的手术技巧

患者的体位很重要，我们更喜欢在肩下垫一个甲状腺手术用充气袋，外科医生和麻醉师必须满意头部支撑的程度。患者取半坐卧位，以降低静脉压。

切口

一个足够长的领式切口是强制要求的，这种切口不适用于内镜或微创方法。当单侧腺体肿大导致颈前显著畸形时，切口的一侧曲线可略高，因为肿物切除后皮肤会有一定程度的下垂。双侧颈部巨大甲状腺肿的切口要延伸到胸锁乳突肌的外侧边缘，以保证双侧颈动脉鞘的暴露。要充分分离向上的颈阔肌下皮瓣，对向下分离的皮瓣通常没有要求。皮瓣可以适当地缝合牵拉，或使用 Gelpi 拉钩或 Beckman 甲状腺拉钩。

带状肌

常推荐甲状腺肿手术要常规切断带状肌。当然，如果切断带状肌有助于暴露就应该毫不犹豫地进行。在初次手术已行带状肌分离的再次手术中切断带状肌是最常见的，这种情况下肌肉跟甲状腺肿表面长满了瘢痕。在第一次手术中当上极暴露有难度时，我们建议在胸骨甲状肌的头侧作一"微小带状肌切除术"。虽然伴随带状肌分离可能有微妙和短暂的声音改变，但与暴露差的情况下可能切断喉返神经或喉上神经外支的风险比较，这个问题是微不足道的。在一些巨大的颈部甲状腺肿，胸锁乳突肌跟带状肌一样都可以切开，虽然这并不常见，在完成手术时可以缝合肌肉且几乎没有不良影响。如果切开带状肌，在手术过程中

缝合或在断端上钳很重要，因为肌肉有回缩的倾向，否则将会失去用它们来定义的甲状腺周围标志。如果带状肌完全切开，最好先确定其外侧边缘，它可与相邻的颈静脉和其他颈动脉鞘内容物融合。在大多数我们已经进行的甲状腺肿手术，带状肌得以保留和回位。某些情况下保留甲状腺旁结构要优于切除肌肉，这有利于更好地保护颈根部的解剖组织，后者可以因为甲状腺肿而发生大幅改变。

颈动脉鞘的重要性

颈动脉鞘（包括颈总动脉、颈内静脉和迷走神经）对于甲状腺肿手术的初始步骤，就像甲状腺外侧区域（有喉返神经与甲状腺下动脉）对于正常大小甲状腺手术一样（图 7-3）。在手术中早期就仔细解剖出颈总动脉、颈内静脉并识别迷走神经是非常有帮助的。开始可从外侧或下方探查神经，而从上方分离的方法只有当甲状腺肿大小和位置阻碍了标准的方法（图 7-4）时才使用。颈部巨大甲状腺肿经常延伸到颈动脉鞘，因此需要这样的解剖，才能保证将颈内静脉，有时是颈总动脉和迷走神经从甲状腺肿的外侧表面分离。对迷走神经的识别可以间歇性行迷走神经刺激，这是胸骨后甲状腺肿手术过程中一个非常有用的技术（见下面甲状腺肿手术过程中迷走神经的监测的讨论）。如果医生想了解胸骨后甲状腺肿与纵隔及主动脉弓的关系，识别和解剖颈总动脉是根本，就像它延伸到颈部和延伸到纵隔一样重要（见图 7-3）。一旦处理完带状肌和颈动脉鞘，接下来的步骤与典型的常规甲状腺切除术一样，包括甲状腺中静脉分离、甲状腺下静脉分离、确定甲状腺下动脉。由于甲状腺体积太大，可能无法在手术的这个阶段辨认甲状腺下动脉，但在甲状腺切除之后也能辨认出来。在甲状腺包膜内直接结扎甲状腺下动脉的分支以保护甲状旁腺组织。

甲状腺肿和喉返神经

探查喉返神经的入路有外侧、下方或上方（见第33章），甲状腺肿可能明显改变喉返神经的位置。我们在治疗颈部和胸骨后巨大甲状腺肿的经验中发现，近16%的病例喉返神经被卷入肿物表面并通过甲状腺肿的筋膜带固定或牵开，未行喉返神经探查而以提拉或娩出的方式切除甲状腺肿必定会损伤神经（拉伸或撕裂）（图 7-5）[82]。我们发现，左、右叶同样会受此影响。神经固定和牵开的情况更可能与甲状腺肿尺寸的增加、胸骨后延伸、显著气管受压以及插管困难有关。在未公布的 184 例不涉及甲状腺肿的甲状腺切除

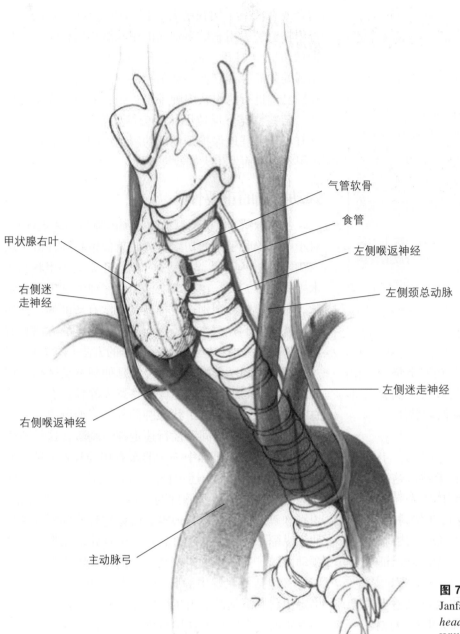

甲状腺右叶

右侧迷
走神经

右侧喉返神经

主动脉弓

气管软骨

食管

左侧喉返神经

左侧颈总动脉

左侧迷走神经

图7-3　颈根部神经和血管解剖（From Janfaza P, *et al, editors: Surgical anatomy of the head and neck*, Philadelphia, 2001, Lippincott Williams & Wilkins,with permission. ）

术病例，我们发现除恶性肿瘤浸润外，在其他病变没有发现神经固定或牵开。有趣的是我们注意到 Sinclair 的研究显示，在盲目的甲状腺肿手指娩出术中未特别探查喉返神经的胸骨后甲状腺肿患者，术后出现喉返神经麻痹的概率为 17.5%。Sinclair 写道：

在某些病例中手指从下面和后面的抠动使肿物分离，从胸骨后挪到颈部，这个过程神经与甲状腺相关且处于高风险中。我认为，所有的甲状腺外科医生都必须认识到这种风险，从胸骨后甲状腺肿牵拉出的每一束组织都应假定为神经，直

到解剖学上能证明并非如此[173]。

Sinclair 的神经瘫痪率和我们的神经处于风险的发生率是相似的。

我们相信，由于神经固定和被牵到甲状腺肿底面，未行神经探查的钝性分离存在神经牵拉伤的风险。在此情况下识别喉返神经是必要的第一步。固定或牵开甲状腺肿表面的神经应在腺体娩出前予以解剖。可以通过上侧的方法在用手指抠出甲状腺肿前对神经进行识别和逆行剥离（见图7-4）。该剥离应连同颈动脉鞘侧面的迷走神经解剖，以便预测迷走神经和

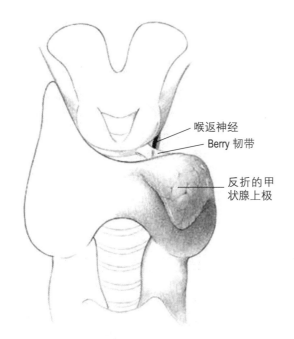

图7-4　上路方法探查喉返神经

喉返神经在纵隔的路径。甲状腺肿切除后，剥离的喉返神经可能会出现明显的松弛，但即使术中外观是松弛的，通常也能发送正常刺激并在术后恢复功能（关于这个主题的更多讨论，请浏览 expertconsult.com 网站，包括图7-6）。在某些情况下，如果甲状腺肿是软的、可压缩的，下极可往额侧缩回而不用整个娩出到颈部，而且尽管可压缩的甲状腺肿尺寸大，还是可以通过正常的下侧入路方法来确定喉返神经。

颈部气管后和后纵隔甲状腺肿的特殊情况：腹侧喉返神经

颈部气管后和后纵隔甲状腺肿（胸骨后甲状腺肿ⅡA，B型）代表了甲状腺手术特别独特的挑战（图7-7）。约9%～15%的胸骨后甲状腺肿会延伸到后纵隔[11,22,29-30,83]。主要的困难是，在这些情况下，已从喉返神经的后方和深面挖出甲状腺组织（即喉返神经在甲状腺组织的腹侧）。随着后纵隔甲状腺肿下降，它会将气管往前推并将大血管摊开[26-27,174]。对于外科医生来说，腹侧喉返神经令人迷惑并处于高风险位置。在甲状腺切除术的所有其他情况下，喉返神经总是在甲状腺的深面。最复杂的后纵隔甲状腺肿是指从左叶下降，然后被主动脉弓及其分支推压并跨越到右侧胸部（胸骨后甲状腺肿ⅡB型）。这些跨越或者出现在气管和食管的背后（ⅡB1型），或者在气管和食管之间（ⅡB2型）（见表7-1，也可见图7-1A - H）[26-27,30]。有些人建议胸骨切开术[30,174]，有些人主张经右后外侧的胸廓切开术[22,175-176]配合颈部的手术入路。必要时，右侧的胸廓切开术可通过右侧第四和第五肋的空间进行。肺回缩后，可以在上腔静脉后方、奇静脉上方、脊柱前方识别甲状腺肿。切除甲状腺肿上面的胸膜，有利于对进入胸廓入口的甲状腺肿从上方的牵拉操作[59]。Katlic、Grillo 和 Wang 发现80例患者中，7例胸骨下甲状腺肿扩展到后纵隔，并可通过常规的颈部入路予以切除[11]。DeAndrade 以其丰富的后纵隔甲状腺肿

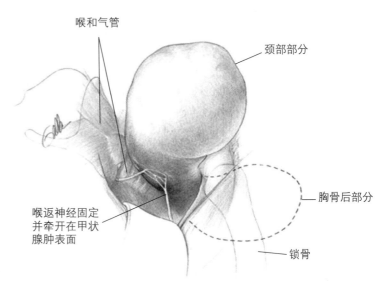

图7-5　展示胸骨后甲状腺肿患者固定和牵开的神经

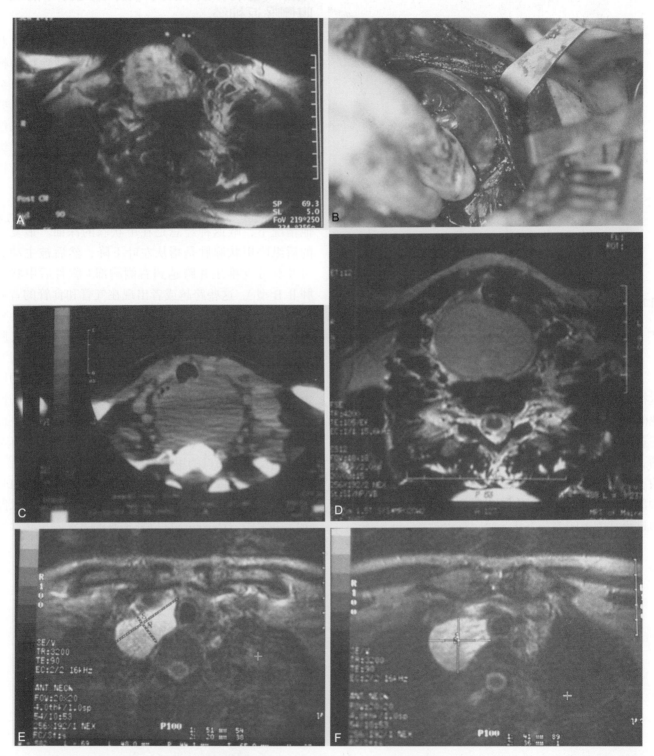

图 7-7　胸骨后肿块伸延到气管后区域，将神经推到了病灶的腹侧。A，颈部甲状腺肿向气管后生长。B，术中发现喉返神经向前移位，黏附在肿块的腹侧表面。神经是通过神经监测发现并解剖分离，术后功能保持正常。C，女性患者，CT 显示气管后巨大肿块。D，磁共振成像显示喉返神经位于肿块的腹侧，术中经神经监测仪识别并解剖分离，术后功能保持正常。E-F，淋巴管瘤是从甲状腺下极长出，向下延伸进入纵隔约 13cm。E 和 F，颈部基底和上胸部横轴位。完整切除肿块并将与它紧密粘连的喉返神经解剖分离，术中经神经监测仪识别，术后喉返神经功能保持正常。完整切除淋巴管瘤

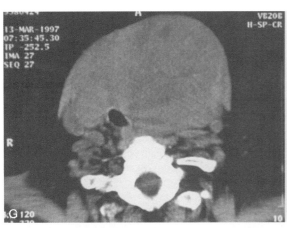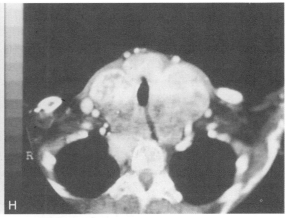

图 7-7 续　G，不对称的甲状腺肿可导致喉部扭转。因为喉部扭转，喉返神经入喉点也被扭转，以致神经从中线入喉。H，与喉返神经紧密相连的颈部甲状腺肿穿过左下方的交叉血管底部。该喉返神经被解剖分离并保留下来。如上所示，这样的血管能通过术前 CT 预测评估

治疗经验发现，几乎所有病灶都可以通过颈部切口取出，其供血血管是甲状腺下动脉[29]。当然，这些情况都需要术前影像学的明确评估和由经验丰富的外科团队负责手术。

甲状腺肿向上生长

由于上极区域更好暴露，向上生长的甲状腺肿更容易处理。如前所述，通过切断胸骨甲状肌的上端以及适当牵开上面的皮瓣，可以更好地暴露甲状腺上极区域。直角钳非常适用于甲状腺上极区域的解剖。对较大的上极血管应该双重结扎，一旦控制不佳可能导致令人烦恼的出血和血管回缩。我们见过一些甲状腺肿向上极延伸扩展到咽后区和扁桃体窝（关于这个主题的更多讨论，请浏览 expertconsult.com 网站，包括图 7-8A 和 B）。

甲状腺肿手术中的甲状旁腺保护

在识别喉返神经后或在甲状腺肿切除之前、之后结扎甲状腺下动脉远端。直接在甲状腺包膜表面结扎动脉，以减少甲状旁腺缺血的风险。上极的甲状旁腺位置较为恒定，在甲状腺肿的甲状腺切除手术中常可见到，因此更容易保留。在 Katlic、Grillo 与 Wang 的 80 例胸骨后甲状腺肿病例的系列研究中提到，上极甲状旁腺的发现率是下极甲状旁腺的 2 倍。下极甲状旁腺更容易受手术干扰并且更可能由于下极甲状腺肿变化而被切除。因此，甲状腺肿手术的重点应该是对上极甲状旁腺的保护，处理下极时我们必须紧贴包膜解剖，以防切除下极的甲状旁腺。需要强调的是所有甲状腺手术，包括甲状腺肿手术，切下来的任何甲状腺标本必须在送病理检查前认真检查是否包裹甲状旁腺。应该将发现的任何腺体内甲状旁腺解剖出来，经活检证实为甲状旁腺组织后，行自体移植。可以在甲状腺肿表面的褶皱和缝隙中找到这些甲状旁腺。

胸骨后甲状腺肿切除的手术技巧

如前所述，找到喉返神经并完全从甲状腺肿中解剖分离后（通常可将甲状腺向后外侧牵拉），在包膜水平的严格手指解剖操作以及对该甲状腺肿与纵隔解剖的理解，可以做到甲状腺肿的安全切除（图 7-9 和 7-10）——如图所示，一根手指紧贴在包膜内侧相邻的气管上，而另一根手指横对相邻的颈动脉鞘。甲状腺肿被慢慢逐步地推动上行。随着手指上提的薄的筋膜附属物被神经刺激仪刺激、并被电刀烧灼或钳夹。缓慢但循序渐进地切除甲状腺肿是通过将胸骨后甲状腺肿从纵隔分离出来或将颈部甲状腺肿从甲状腺床分离出来而实现的。如前所述，必须找到喉返神经并在切除肿块前解剖分离。迷走神经可因甲状腺肿移动而受到间歇性刺激，或使用迷走神经的连续监测（见第 33 章）。对于巨大胸骨后甲状腺肿与对侧腺叶相连的患者，首先在对侧进行手术可以增加喉气管的移动度，有助于完整切除胸骨后甲状腺肿。如果所有这些操作都失败，可以考虑胸骨切开。尽管有 80% 的甲状腺肿患者有胸骨后延伸，但我们中心只对 1% 的患者进行了开胸手术。重要的是，任何不按常规做胸骨切开的医生应与胸外科的同事一同审阅胸骨后甲状腺肿患者的 CT 片，如果需要应该与胸外科医生一同安排手术日期。

胸骨后甲状腺肿是颈部甲状腺肿的产物。胸骨后甲状腺肿的血供几乎总是来源于颈部（如甲状腺下动

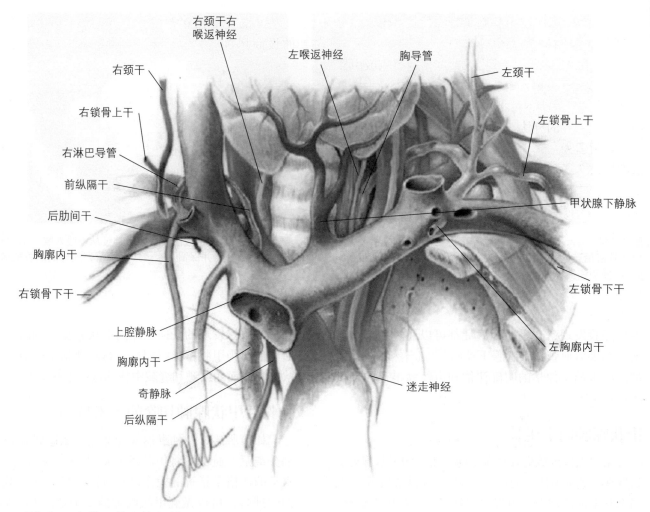

右颈干右
喉返神经

右颈干

右锁骨上干

右淋巴导管

前纵隔干

后肋间干

胸廓内干

右锁骨下干

上腔静脉

胸廓内干

奇静脉

后纵隔干

左喉返神经

胸导管

左颈干

左锁骨上干

甲状腺下静脉

左锁骨下干

左胸廓内干

迷走神经

图 7-9　颈根部及上纵隔的血管解剖图（From Janfaza P, et al, editors: *Surgical anatomy of the head* and neck, Philadelphia, 2001, Lippincott Williams & Wilkins, with permission.）

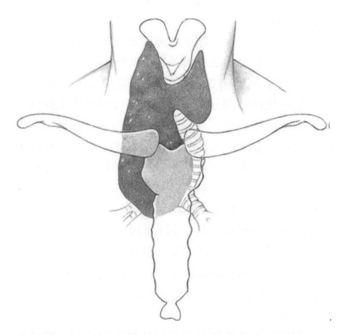

图 7-10　胸骨后甲状腺肿在右侧扩展，气管在上纵隔水平移位

脉）。我们必须记住，虽然颈部甲状腺肿和大多数胸骨后甲状腺肿的血供来自甲状腺下动脉，但也有少数病例的胸骨后甚至颈部甲状腺肿来自胸腔内的异常血供 [22,79]。胸骨后甲状腺肿的血供很少来自纵隔血管，如甲状腺最下动脉、锁骨下动脉、内乳动脉或主动脉 [34,36,25,83]。在我们的 200 例行甲状腺切除的甲状腺肿病例中，只有 2 例甲状腺肿的血供起源于胸腔内血供 [82]。鉴于这种情况，在对胸骨后甲状腺肿进行解剖分离时，当筋膜为透明时才宜进行烧灼剥离。只有在完全确定了喉返神经和迷走神经的位置及全程以后再对较厚的组织蒂进行钳夹和结扎。

分块切除技术过去曾用于减少甲状腺肿大小以便于切除。该技术最早是在 1889 年由 Kocher 描述，1945 年由 Lahey 普及，目前仍有支持者 [20,75,169,177]。我们认为应该禁止这种技术，因为它显著增加手术风险，可能导致无法控制的出血，若最终病理结果为恶性肿瘤，还会导致肿瘤的播散 [11]。Johnson 和 Swente

报道一例巨大后纵隔甲状腺肿分块切除后出现纵隔血肿而死亡的病例[22]。Allo 和 Thompson 描述了另一种分块切除的形式，切开甲状腺包膜并插入吸引器吸除[55]。最近，一种最初设计用于膝关节内镜手术过程中软骨切除、后来改装成为鼻内镜手术的吸割器，被用于甲状腺肿的分块切除。这项新技术使分块切除技术不再吸引人，因为分块切除技术有出血和癌细胞播散的风险[178]。甲状腺内囊肿，如果是良性的，可以用针吸解除压迫，尽管很少需要这样的技术。各种仪器已被用于协助胸骨后甲状腺肿的切除。Kocher 介绍了一种纵隔甲状腺肿刮勺，方便胸骨后甲状腺肿的切除。这种钝性工具可使胸腔内的负压失效，且较外科医生的手指占用更少的空间[169,179]。Sanders 在不劈开胸骨的情况下将导尿管置入纵隔并充气以协助胸骨后甲状腺肿的切除。

胸骨后甲状腺肿的胸骨切开

1%～8%的多发性胸骨后甲状腺肿病例需要行胸骨切开[11,20,55,57,83,86-87,97,180-181]（见第 8 章）。切除锁骨内侧 1/3 也可用于增加胸廓入口的骨性边界（见图7-10）[182]。在所有情况下，必须在术前与患者和胸外科的同事讨论胸骨切开。我们相信在下列情况下应该考虑胸骨切开的必要性：

- 已知或怀疑恶性肿瘤蔓延到纵隔
- 与对侧腺叶相连的胸骨后甲状腺肿（ⅡB 型胸骨后甲状腺肿）
- 患者的甲状腺肿血供来自纵隔，这些信息术前可能难以发现。或患者的胸骨后甲状腺肿血供来自远方（Ⅲ型胸骨后甲状腺肿），很有可能非颈部血管供血
- 患者术前确定存在真正的上腔静脉综合征，这表明颈根部 / 纵隔的大静脉回流受阻。真正的上腔静脉综合征应高度怀疑纵隔恶性肿瘤，而不是良性的胸骨后甲状腺肿
- 复发的胸骨后甲状腺肿
- 在切除过程中遇到难以移动的胸骨部分或确认甲状腺肿与周围纵隔血管和胸膜粘连
- 胸骨后甲状腺肿切除时存在大量纵隔血肿
- 胸骨后甲状腺肿的直径远大于胸廓入口直径
- 甲状腺肿从颈部到胸骨后有一条细长的蒂。该蒂可以显著回缩，特别是当纵隔部分是宽的球形时

不推荐胸骨切开或开胸手术作为处理胸骨后甲状腺肿的一个独立方式，因为有术中损伤喉返神经的极高风险，并且不能有效控制甲状腺下动脉的出血。

甲状腺肿手术中的迷走神经监测

我们已经使用间歇性迷走神经刺激，以助于在大型颈部和胸骨后甲状腺肿手术中保留迷走神经和喉返神经。最初，可在颈动脉鞘的解剖中识别迷走神经。甲状腺肿手术中间歇刺激迷走神经可以测试整个"通路"（即整个同侧迷走神经和喉返神经），并确保其在术中是完整的，由于甲状腺肿的体积增大或向胸骨后延伸，神经都是紧绷的。持续被动的迷走神经监测和间歇性迷走神经刺激，这种操作过程与缓慢渐进的甲状腺肿切除相伴。如果检测到神经刺激的任何变化，应该重新评估迷走神经和喉返神经的保护过程和手术操作，以确保紧绷的神经没有发生损伤。

我们观察到，在 1～2 mA 范围内重复恒流、每秒4 次脉冲、每次脉冲持续时间 100 ms 的刺激下，无论是刺激左或右迷走神经，均无神经、心肺或心血管的不良作用。正如人们所期望的，与甲状腺切除术中喉返神经刺激相比，其潜伏期较长（平均 6～8 ms），（参见第 33 章）（关于这个主题的更多讨论，请浏览expertconsult.com 网站，包括图 7-11）。迷走神经刺激的安全性在 Friedman、Leonetti 及 Eisele 的文章中得到支持。Satoh 采用贯通电极，在下颈部经皮刺激人体的迷走神经，发现同侧甲杓肌电活动（EMG）呈双相或三相，具有 6～8 ms（右侧缩短 2～3 ms）延时，幅度为 0.4～0.7 mV，响应时间为 4～5 ms。Friedman 等记录到犬的迷走神经刺激的心脏安全性刺激在 1～10 mA 范围内，10～100 Hz 的持续时间为 0.4 ms。通过植入迷走神经线圈电极进行间歇性迷走神经刺激在1990 年作为治疗某些形式的屈光性癫痫中被介绍。这样的刺激已经显示出良好的耐受性和安全性。Lundy研究了刺激迷走神经对癫痫患者的喉的影响。声带诱发位置的感觉依赖于电刺激的幅度和频率（详见第 33章）。频率小于 40 Hz 的刺激对心肺没有不良作用。在电流为 3 mA 时，频率小于 10 Hz 的刺激导致声带振动与刺激的速率相同。当刺激在 10～30 Hz 时导致声带外展。刺激在 40 Hz 或更高时导致声带内收，以及发展为手足搐搦。其他学者也有记载人类迷走神经刺激的安全范围。

迷走神经刺激也可用于诊断非返性喉返神经病例。在这种情况下，颈部迷走神经的高刺激导致喉肌电活动，但在喉水平以下以及喉返神经分支点下方的

刺激则没有。我们已经用这种刺激在直接观察之前诊断了非返性的右喉返神经。

结节性甲状腺肿手术的术后并发症

喉返神经

喉返神经麻痹发生率在不同研究之间差异很大，但与常规甲状腺切除术相比，甲状腺肿手术的喉返神经麻痹始终保持较高的发生率。令人鼓舞的是，正如澳大利亚研究人员所言，高度熟练的外科操作技术令即使是复发的胸骨后甲状腺肿也可以有很低的术后并发症发生率[161]，在我们的系列研究中，永久性喉返神经瘫痪的发生率为 0，暂时性麻痹的发生率，对于所有手术而言为 2.5%，对于高危神经数而言为 1.8%，所有病例 7 个月内完全康复[82]。而 Sinclair 在其 767 例甲状腺手术病例中提到，永久性喉返神经麻痹整体发生率为 1.1%，其中 17.5% 为胸骨后甲状腺肿病例，这与切除甲状腺肿前不解剖分离喉返神经有关[173]。Hockauf 和 Saylor 在治疗 1 713 例甲状腺肿患者后注意到，甲状腺肿的永久性喉返神经麻痹整体发生率为 6.8% 及胸骨后甲状腺肿的喉返神经麻痹发生率为 27%[191]。MacIntosh 描述胸骨后甲状腺肿的喉返神经麻痹发生率为 10%。在德国 7266 例良性甲状腺肿多中心研究中，Thomusch 发现一过性喉返神经麻痹的发生率及永久性喉返神经麻痹的发生率分别为 2.1% 和 1.1%。双侧喉返神经一过性麻痹发生率为 0.002%，双侧喉返神经永久性瘫痪发生率为 0.001%[193]。Shen 在 60 例胸骨后甲状腺肿的手术中，发现 12% 有呼吸道的术后并发症，但没有提供这些患者术后喉镜检查的信息[194]。Rios-Zambudio 在 301 例由经验丰富的内分泌外科医生施行的甲状腺肿手术中发现，喉返神经损伤发生率为 8.6%，更有可能发生在甲亢患者和有较大胸骨后甲状腺肿的患者中。仍然没有进行常规的喉镜检查[195]。在我们的系列研究中，喉返神经监测使相关的喉返神经麻痹风险显著降低了 87%。对本中心的数据进行危险因素分析，发现甲状腺肿手术后出现 RLN 麻痹的风险升高，与双侧病变有关，与其大小、再次手术、胸骨后延伸或术前压迫症状的存在无关。我们还证实，术前 CT 检查发现的气管后甲状腺肿和后纵隔甲状腺肿，可以帮助预测极高风险的喉返神经在手术过程中可能被移位

的地方[82]。

甲状旁腺

甲状旁腺功能减退症（甲旁减）的发生率在不同甲状腺肿手术之间存在显著差异。在专家施行的手术中低至 1%～1.5%[84,193]。Thomusch 在良性甲状腺肿多中心临床研究中发现，一过性甲旁减的发生率为 6.4%，永久性甲旁减的发生率为 1.5%。长期甲旁减和甲状腺切除程度之间有相关性[193]。我们发现永久性甲状旁腺功能低下的患者 8% 进行了双侧手术，而整体发生率为 3%，包括患者的再次手术[82]。甲减可以根据甲状腺切除程度、膳食碘营养状况和甲状腺自身免疫性抗体的情况进行预测。

甲状腺肿手术后并发症的风险因素

几个系列研究都提到，与颈部甲状腺肿相比，胸骨后甲状腺肿发生双侧喉返神经和甲状旁腺并发症的风险增加[173,191]。Lo、Kwok 和 Yuen 发现，甲状腺肿手术时间延长和失血增加的病例，喉返神经损伤风险增加[196]。Torre 等发现如果胸骨后甲状腺肿有"复杂的胸内"关系，或进行全甲状腺切除，术后并发症风险增加[8]。Agerback 等发现喉返神经损伤的风险随着甲状腺肿大小的增加而增加[185]。Calik 等发现复发性甲状腺肿以及伴有甲状腺癌淋巴结切除术和甲状腺炎的病例，双侧喉返神经和甲状旁腺损伤的风险增加[197]。Judd、Beahrs 和 Bowes 发现需要胸骨切开的患者整体并发症的发生率增加[92]。在我们的系列研究中，发现了很多在手术进行中的因素，包括甲状腺包膜血管扩张和易碎程度、甲状腺肿的一致性和压迫程度等[82]。

Thomusch 在德国的多中心研究，对 7 266 例良性甲状腺肿手术过程中发生的并发症进行了多变量分析[193]。采用 Logistic 回归分析，认为喉返神经损伤与以下三个方面有关：①手术程度；②复发性甲状腺肿；③无法找到喉返神经。有趣的是，接受甲状腺全切除术的患者因无法找到神经而导致神经麻痹的风险增加 9.9 倍。发现甲旁减的并发症与以下六个方面有关：①切除程度；②复发性甲状腺肿；③年龄；④性别（女性比男性多）；⑤医院做过的甲状腺手术的数量；⑥存在 Graves 病。同样令人感兴趣的是，Thomusch 发现，与喉返神经的识别不同，在甲状腺肿手术过程中至少识别一个甲状旁腺不影响术后甲旁减的发生率[193]。

其他并发症

甲状腺肿手术中喉上神经（SLN）麻痹方面的信息非常有限，尽管 Calik 等描述发生率为 1.1%。据报道严重的术中出血发生于 0.5%～5.5% 的颈部和胸骨后甲状腺肿病例中。Singh、Lucente 和 Shaha 的一篇文献综述中提到胸骨后甲状腺肿患者纵隔血肿的发生率为 3%。据报道气胸的发生率为 1.4%～5.3%，伤口感染发生率为 1.8%。Cho、Cohen 和 Som 注意到 1 例胸骨后甲状腺肿手术后食管撕裂伤的病例。其他人描述了低发生率的房颤、胸腔积液和 Horner 综合征。Pemberton 在 1921 年报道了空气栓塞。Lahey 在 1936 年报告了乳糜瘘。据报道气管切开率为 2.1%～13%，可能是由于双侧声带麻痹或呼吸道水肿，或非呼吸道问题（湿肺）或预防性切开。甲状腺肿手术死亡率低，Torre 等注意到，在他们的 200 多例胸骨后甲状腺肿患者中发生率只有 0.8%，这名唯一的患者有晚期纵隔恶性肿瘤。

在我们的系列研究中，在 200 例甲状腺肿的甲状腺切除术病例中，除了甲状旁腺功能减退症和喉返神经损伤以外，出现的并发症包括 1 例术后出血需要在手术室结扎血管，1 例多次手术患者出现术后声门下狭窄，最终需行气管切开术。我们也遇到了 1 例术后房颤而术前甲状腺功能正常的患者和 2 例肿块造成气管偏离或压迫、切除术后出现吞咽困难的病例。

气管软化

气管软化极为罕见，对其知之甚少，它显然是可逆的。Geelhoed 和 Green 等报道过甲状腺肿手术后出现气管软化[203-204]。气管软化的发生率估计为 0.001%～1.5%[91,204-205]。值得注意的是，Sitges-Serra 和 Sancho 在回顾分析了 6 个主要研究后，发现 2 例他们认为是气管软化的病例[91]。Rodriguez 还指出，在 72 例胸骨后甲状腺肿的病例里，无 1 例气管软化[84]。McHenry 和 Protrowski、Mellière 等，Shaha 等，以及 Wade，在他们的系列研究中没有发现一例气管软化[5,55,101,206]。在我们与美国麻省医院眼耳科和麻省总医院的联合系列研究的 200 例巨大颈部和胸骨后甲状腺肿病例中，即使是有显著的慢性气管偏斜、有压迫和重新成型的巨大复发的甲状腺肿病例，也没有发现 1 例良性甲状腺肿的气管软化病例。只有 3% 的患者需要进行气管切开术，其中无 1 例是因为气管软化。所有病例都可直接通过伤口评估气管，以确定是否存

在气管完整性不佳或伴随呼吸周期的动态变化。我们已经看到一些例子，初步诊断为气管软化症但最终发现是双侧声带麻痹。我们的强烈临床印象是，甲状腺肿的气管软化是罕见的，很可能是因为双侧声带麻痹的误诊而出现。我们不主张常规进行术后支气管镜检查或预防性气管切开术。如将气管软化的存在看做是慢性甲状腺肿压迫的诊断证据，目前还不清楚短期插管如何使慢性甲状腺肿压迫下已呈现明显的结构完整性不良（如松软）的气管恢复结构完整性。有关气管软化的治疗已有各种各样的建议，包括气管插管、气管切开、气管网补片、气管固定术及各类气管移植术。

复发甲状腺肿的预防与治疗

对将甲状腺激素作为预防甲状腺肿复发的方法是有争议的。在少于甲状腺全切除的甲状腺肿病例中，甲状腺激素已经在抑制模式中被使用，以预防复发。几项显示 T4 治疗获益的研究是非随机的。Miccoli 在一项前瞻性随机对照研究中得出获益结果，但没有足够的对照组，并且随访时间只有 3 年。复发在这项研究中被定义为结节声像图再现，而不是临床复发。一些研究显示使用 T4 治疗与否和甲状腺肿复发无关。Bistrup 的一项无安慰剂前瞻性随机对照研究，在 9 年的随访时间里，发现 T4 对防止甲状腺肿术后复发无显著作用。Hegedus、Nygaard 和 Hansen 在 202 例患者 12 年随访时间里，未发现 T4 抑制治疗预防甲状腺肿复发有统计学意义。有趣的是，Hegedus 发现较大的甲状腺肿切除术的患者和具有较多甲状腺组织残余留在原位（24 ml 残留有复发与 18 ml 残留未复发），以及较低的术后促甲状腺激素水平（TSH 1.6 μg/dl 的复发与 2.2 μg/dl 无复发），甲状腺肿复发的概率增加。来自缺碘地区的患者和过去有放射线治疗史的患者可代表 T4 预防复发性甲状腺肿的反应。我们认为，基于 T4 抑制治疗效果的不确定性，加上已知的亚临床甲状腺功能亢进症对骨骼和心肌作用的不良影响，常规术后 T4 抑制治疗是无必要的。TSH 仅仅是多个滤泡生长因素中的一个。

复发性甲状腺肿的临床表现与初发甲状腺肿很相似，只是以往甲状腺手术的瘢痕可能会限制甲状腺生长以及更容易产生压迫呼吸道和消化道的症状。对声带麻痹和复发性甲状腺肿块需要考虑是否为恶性肿瘤浸润或过去的手术伤害。应该对过去外科手术记录和

病理报告进行翻阅。手术记录可能为喉返神经的位置和剩余甲状旁腺等细节提供关键信息（参见第10章）。通过下方入路的方法，可以根据以往手术范围在相对未经解剖的区域识别喉返神经（参见第33章）。当在对侧腺叶（相对于过去的甲状腺手术）进行手术操作时，尽管有手术记录，还是应该保守设想两侧甲状旁腺在第一次手术已被切除。在手术开始时，双侧颈内静脉的甲状旁腺激素（PTH）的采样检查可以提供关于颈部每一侧甲状旁腺功能的进一步信息。甲状腺肿二次手术的风险已在文中强调，报道的喉返神经永久性麻痹的发生率为3%~18%，永久性甲状旁腺功能减退症的发生率在0~25%。在我们的200例甲状腺肿的甲状腺切除系列研究中，再次手术的术后并发症发生率并不比第一次手术高。

参考文献

[1] Lawson VC. Multinodular goiter. In: Falk SA, ed. Thyroid disease. New York: Raven Press; 1990.

[2] Pulli RS, Coniglio JV. Surgical management of substernal goiter. Laryngoscope. 1998; 108: 358.

[3] Halsted WS. Operative story of goiter: the author's operation. Johns Hopkins Hospital Report. 1920; 108: 71.

[4] Günther GB. Operativ Behandlung des kroptes (Struma). Lehreh von des Blutigen Operationen am Menschlichen Körpen. 1964 Leipzig.

[5] McHenry CR, Piotrowski JJ. Thyroidectomy in patients with marked thyroid enlargement: airway management, morbidity, and outcome. Am Surg. 1994; 60(8): 586–591.

[6] Russell C. Management of benign non-endemic goiter. In: Duh Q. -Y., Clark OH, eds. Textbook of endocrine surgery. Philadelphia, PA: WB Saunders; 1997.

[7] Clark OH. Total thyroidectomy: the treatment of choice for patients with differentiated thyroid cancer. Ann Surg. 1982; 196(3): 361–370.

[8] Torre G, et al. Surgical management of substernal goiter: analysis of 237 patients. Am Surg. 1995; 61(9): 826–831.

[9] Miller MR, et al. Upper airway obstruction due to goitre: detection, prevalence and results of surgical management. Q J Med. 1990; 74(274): 177–188.

[10] Hegedus L, Nygaard B, Hansen JM. Is routine thyroxine treatment to hinder postoperative recurrence of nontoxic goiter justified?. J Clin Endocrinol Metab. 1999; 84(2): 756–760.

[11] Katlic MR, Grillo HC, Wang CA. Substernal goiter. Analysis of 80 patients from Massachusetts General Hospital. Am J Surg. 1985; 149(2): 283–287.

[12] Shin J, Grillo H, Mathisen D, et al. Surgical management of goiter: Part I: preoperative assessment. Laryngoscope. 2011; 121: 60–67.

[13] Manoppo AE. Resection of an unusually large goitre. Br J Surg. 1977; 64(3): 158–159.

[14] Dunn J, Medeiros-Neto G. Endemic goiter and cretinism. vol 292. Pan American WHO; 1974 p 1.

[15] Perez C, Scrimshaw NS, Munoz JA. Technique of endemic goiter surveys. endemic goiter. Geneva: World Health Organization; 1960.

[16] WHO/UNICEF/ICIDD. Indication for assessing iodine deficient disorders and their control through salt iodinzation. Geneva: World Health Organization, Editor; 1994.

[17] Lahey FH, Swinton NW. Intrathoracic goiter. Surg Gynecol Obstet. 1934; 59: .

[18] Crile GC. Intrathoracic goiter. Cleve Clin Q. 1939; 6: 313–322.

[19] Goldenberg IS, Lindskog GE. Differential diagnosis, pathology, and treatment of substernal goiter. J Am Med Assoc. 1957; 163(7): 527–529.

[20] Sanders LE, et al. Mediastinal goiters. The need for an aggressive approach. Arch Surg. 1992; 127(5): 609–613.

[21] DeCourcy JL, Price CA. Intrathoracic goiter: Case report. Am J Surg. 1944; 64(2): 257–262.

[22] Johnston Jr JH, Twente GE. Surgical approach to intrathoracic (mediastinal) goiter. Ann Surg. 1956; 143(5): 572–579.

[23] Wakeley CP, Mulvany JH. Intrathoracic goiter. Surg Gynecol Obstet. 1940; 70: 702–710.

[24] Higgins CC. Intrathoracic goiter. Arch Surg. 1997; 15: .

[25] Cho HT, Cohen JP, Som ML. Management of substernal and intrathoracic goiters. Otolaryngol Head Neck Surg. 1986; 94(3): 282–287.

[26] Shahian DM, Rossi RL. Posterior mediastinal goiter. Chest. 1988; 94(3): 599–602.

[27] Shahian DM. Surgical treatment of intrathoracic goiter. In: R R, Cady B, eds. Surgery of the thyroid and parathyroid glands. Philadelphia: WB Saunders; 1991.

[28] Brown BM, Oshita AK, Castellino RA. CT assessment of the adult extrathoracic trachea. J Comput Assist Tomogr. 1983; 7(3): 415–418.

[29] DeAndrade MA. A review of 128 cases of posterior mediastinal goiter. W J Surg. 1997; 1.

[30] Sweet RH. Intrathoracic goiter located in the posterior mediastinum. Surg Gynecol Obstet. 1949; 89(1): 57–66.

[31] Madjar S, Weissberg D. Retrosternal goiter. Chest. 1995; 108(1): 78–82.

[32] Rietz KA, Werner D. Intrathoracic goiter. Acta Chir Scand. 1960; 119: 379–388.

[33] Buckley JA, Stark P. Intrathoracic mediastinal thyroid goiter: imaging manifestations. AJR Am J Roentgenol. 1999; 173(2): 471–475.

[34] Ellis Jr. FH, Good CA, Seybold WD. Intrathoracic goiter. Ann Surg. 1952; 135(1): 79–90.

[35] Crohn NN, Kobak MW. True posterior mediastinal goiter. Am J Surg. 1951; 82(2): 283–286.

[36] Falor WH, Kelly TR, Jackson JB. Intrathoracic goiter. Surg Gynecol Obstet. 1963; 117: 604–610.

[37] Rives JD. Mediastinal aberrant goiter. Ann Surg. 1947; 126(5): 797–810.

[38] Pemberton J. Surgery of substernal and intrathoracic goiter. Arch Surg. 1921; 2: .

[39] McCort J. Intrathoracic goiter; its incidence, symptomatology, and roentgen diagnosis. Radiology. 1949; 53(2): 227–237.

[40] Falor WH, Kelly TR, Krabill WS. Intrathoracic goiter. Ann Surg. 1955; 142(2): 238–247.

[41] Hall TS, et al. Substernal goiter versus intrathoracic aberrant thyroid: a critical difference. Ann Thorac Surg. 1988; 46(6): 684–685.

[42] Nwato DL. Heterotopic mediastinal goiter. Br J Surg. 1978; 65(7): 505–506.

[43] Lawson W, Biller HF. Management of substernal thyroid disease. In: Falk SA, ed. Thyroid disease. New York: Raven Press; 1990.

[44] Livolsi VA. Surgical pathology of the thyroid. Major problems in pathology. Philadelphia: Saunders; 1990 p xvi.

[45] Gittoes NJ, et al. Upper airways obstruction in 153 consecutive patients presenting with thyroid enlargement. BMJ. 1996; 312(7029): 484.

[46] Hurley DL, Gharib H. Evaluation and management of multinodular goiter. Otolaryngol Clin North Am. 1996; 29(4): 527–540.

[47] Mazzaferri EL. Management of a solitary thyroid nodule. N Engl J Med. 1993; 328(8): 553–559.

[48] DeLange F. Iodine deficiency. In: Braverman LE, U R, eds. Warner's and Ingbur's the thyroid. ed 8, Philadelphia: Lippincott Williams & Wilkins; 2000.

[49] Cheung PS. Medical and Surgical treatment of an endemic goiter. In: Clark O, Duh Q. -Y. , eds. Textbook of endocrine surgery. Philadelphia: WB Saunders; 1997.

[50] Pinchera A, et al. Multinodular goiter. Epidemiology and prevention. Ann Ital Chir. 1996; 67(3): 317–325.

[51] Tan GH, Gharib H. Thyroid incidentalomas: management approaches to nonpalpable nodules discovered incidentally on thyroid imaging. Ann Intern Med. 1997; 126(3): 226–231.

[52] Reeve TS, Rubinstein C, Rundle IT. Intrathoracic goiter: its prevalence in Sydney. Metropolitan Mass X-ray Surgery. Med J Aust. 1957; 44(5): 149–156.

[53] Rundle FF, Delampert RN, Epps RG. Cervical thoracic tumors: the technique aiding in their roentgenologic location. Am J Public Health. 1959; 49: 316.

[54] Fritts L, Thompson NW. The surgical treatment of substernal goiter. In: Friedman M, ed. Operative techniques in otolaryngology head and neck surgery. Philadelphia: WB Saunders; 1994.

[55] Allo MD, Thompson NW. Rationale for the operative management of substernal goiters. Surgery. 1983; 94(6): 969–977.

[56] Sand ME, Laws HL, McElvein RB. Substernal and intrathoracic goiter. Reconsideration of surgical approach. Am Surg. 1983; 49(4): 196–202.

[57] Melliere D, et al. Goiter with severe respiratory compromise: evaluation and treatment. Surgery. 1988; 103(3): 367–373.

[58] Pemberton JD. Surgery of substernal and intrathoracic goiter. Arch Surg. 1955; 71: .

[59] Newman E, Shaha AR. Substernal goiter. J Surg Oncol. 1995; 60(3): 207–212.

[60] Wychulis AR, et al. Surgical treatment of mediastinal tumors: a 40 year experience. J Thorac Cardiovasc Surg. 1971; 62(3): 379–392.

[61] Dumont JE, et al. Large goitre as a maladaptation to iodine deficiency. Clin Endocrinol (Oxf). 1995; 43(1): 1–10.

[62] Foley Jr TP. Goiter in adolescents. Endocrinol Metab Clin North Am. 1993; 22(3): 593–606.

[63] Derwahl M, Broecker M, Kraiem Z. Clinical review 101: Thyrotropin may not be the dominant growth factor in benign and malignant thyroid tumors. J Clin Endocrinol Metab. 1999; 84(3): 829–834.

[64] Derwahl M, Studer H. Multinodular goitre: "much more to it than simply iodine deficiency," . Baillieres Best Pract Res Clin Endocrinol Metab. 2000; 14(4): 577–600.

[65] Studer H, Derwahl M. Mechanisms of nonneoplastic endocrine hyperplasia—a changing concept: a review focused on the thyroid gland. Endocr Rev. 1995; 16(4): 411–426.

[66] Studer H, Peter HJ, Gerber H. Natural heterogeneity of thyroid cells: the basis for understanding thyroid function and nodular goiter growth. Endocr Rev. 1989; 10(2): 125–135.

[67] Kopp P, et al. Polyclonal and monoclonal thyroid nodules coexist within human multinodular goiters. J Clin Endocrinol Metab. 1994; 79(1): 134–139.

[68] Dremier S, et al. Clinical review 84: thyroid autonomy: mechanism and clinical effects. J Clin Endocrinol Metab. 1996; 81(12): 4187–4193.

[69] Derwahl M, et al. Constitutive activation of the Gs alpha protein-adenylate cyclase pathway may not be sufficient to generate toxic thyroid adenomas. J Clin Endocrinol Metab. 1996; 81(5): 1898–1904.

[70] Kopp P, et al. Brief report: congenital hyperthyroidism caused by a mutation in the thyrotropin-receptor gene. N Engl J Med. 1995; 332(3): 150–154.

[71] Meier CA. Molecular endocrinology of thyroid diseases. Schweiz Med Wochenschr. 1995; 125(49): 2367–2378.

[72] Berghout A, et al. Comparison of placebo with L-thyroxine alone or with carbimazole for treatment of sporadic non-toxic goitre. Lancet. 1990; 336(8709): 193–197.

[73] Smallridge RC. Metabolic and anatomic thyroid emergencies: a review. Crit Care Med. 1992; 20(2): 276–291.

[74] Elte JW, Bussemaker JK, Haak A. The natural history of euthyroid multinodular goitre. Postgrad Med J. 1990; 66(773): 186–190.

[75] Lahey F. Intrathoracic goiter. Surg Clin North Am. 1945; 25: .

[76] Case records of Massachusetts General Hospital, C. N. N Engl J Med. 1936; 215: .

[77] Miller RB. Large intrathoracic thyroid. Am J Roentgenol. 1938; 40: .

[78] Soley MH, Reinhart JF. Intrathoracic goiter stimulating right sided cardiac enlargement. Am Heart J. 1939; 18: .

[79] Maberly GF, Corcoran JM, Eastman CJ. The effect of iodized oil on goitre size, thyroid function and the development of the Jod Basedow phenomenon. Clin Endocrinol (Oxf). 1982; 17(3): 253–259.

[80] Jarlov AE, et al. Accuracy of the clinical assessment of thyroid size. Dan Med Bull. 1991; 38(1): 87–89.

[81] Cohen JD, Cho HT. Surgery for substernal goiter. In: Friedman M, ed. Operative techniques in otolaryngology head and neck surgery. Philadelphia: WB Saunders; 1994.

[82] Randolph GW, Shin J, Grillo H, et al. Surgical management of goiter: Part II: surgical treatment and results. Laryngoscope. 2011; 121: 68–76.

[83] Michel LA, Bradpiece HA. Surgical management of substernal goitre. Br J Surg. 1988; 75(6): 565–569.

[84] Rodriguez JM, et al. Substernal goiter: clinical experience of 72 cases. Ann Otol Rhinol Laryngol. 1999; 108(5): 501–504.

[85] Singh B, Lucente FE, Shaha AR. Substernal goiter: a clinical review. Am J Otolaryngol. 1994; 15(6): 409–416.

[86] Shaha AR, Alfonso AE, Jaffe BM. Operative treatment of substernal goiters. Head Neck. 1989; 11(4): 325–330.

[87] Maruotti RA, et al. Surgical treatment of substernal goiters. Int Surg. 1991; 76(1): 12–17.

[88] Wax MK, Briant TD. Management of substernal goitre. J Otolaryngol. 1992; 21(3): 165–170.

[89] Michel LA. Surgery of substernal goiter. Acta Otorhinolaryngol Belg. 1987; 41(5): 863–880.

[90] Anders HJ. Compression syndromes caused by substernal goitres. Postgrad Med J. 1998; 74(872): 327–329.

[91] Sitges-Serra A, Sancho J. Surgical management of recurrent and intrathoracic goiter. In: Clark O, Duh Q. -Y. , eds. Textbook of endocrine surgery. Philadelphia: WB Saunders; 1997.

[92] Judd ES, Beahrs OH, Bowes DE. A consideration of the proper surgical approach for substernal goiter. Surg Gynecol Obstet. 1960; 110: 90–98.

[93] Georgiadis N, Katsas A, Leoutsakos B. Substernal goiter. Int Surg. 1970; 54(2): 116–121.

[94] Torres A, et al. Acute respiratory failure and tracheal obstruction in patients with intrathoracic goiter. Crit Care Med. 1983; 11(4): 265–266.

[95] Bodon GR, Piccoli AJ. Intrathoracic goiter with hemorrhage causing severe respiratory distress. Am J Surg. 1957; 93(6): 1026–1029.

[96] Morl M, Bartels O. Acute respiratory insufficiency caused by plunging goiter (author's transl). Med Klin. 1975; 70(22): 981–983.

[97] Cougard P, et al. Substernal goiters. 218 operated cases. Ann Endocrinol (Paris). 1992; 53(5–6): 230–235.

[98] Alfonso A, et al. Tracheal or esophageal compression due to benign thyroid disease. Am J Surg. 1981; 142(3): 350–354.

[99] Hillerdal G, et al. Intrathoracic goitre with the superior vena cava syndrome, hoarseness and acute stridor. ORL J Otorhinolaryngol Relat Spec. 1979; 40(6): 340–345.

[100] Warren CP. Acute respiratory failure and tracheal obstruction in the elderly with benign goitres. Can Med Assoc J. 1979; 121(2): 191–194.

[101] Shaha AR, et al. Goiters and airway problems. Am J Surg. 1989; 158(4): 378–380 discussion 380–381.

[102] Stauffer JL, Olson DE, Petty TL. Complications and consequences of endotracheal intubation and tracheotomy. A prospective study of 150 critically ill adult patients. Am J Med. 1981; 70(1): 65–76.

[103] Pearson FG, Goldberg M, da Silva AJ. Tracheal stenosis complicating tracheostomy with cuffed tubes. Clinical experience and observations from a prospective study. Arch Surg. 1968; 97(3): 380–394.

[104] Mackle T, Meaney J, Timon C. Tracheoesophageal compression associated with substernal goitre. Correlation of symptoms with cross-sectional imaging findings. J Laryngol Otol. 2007; 121(4): 358–361.

[105] Bonnema SJ, et al. The feasibility of high dose iodine 131 treatment as an alternative to surgery in patients with a very large goiter: effect on thyroid function and size and pulmonary function. J Clin Endocrinol Metab. 1999; 84(10): 3636 –3641.

[106] Karbowitz SR, et al. Spectrum of advanced upper airway obstruction due to goiters. Chest. 1985; 87(1): 18–21.

[107] Hoffstein V. Relationship between lung volume, maximal expiratory flow, forced expiratory volume in one second, and tracheal area in normal men and women. Am Rev Respir Dis. 1986; 134(5): 956–961.

[108] Jauregui R, Lilker ES, Bayley A. Upper airway obstruction in euthyroid goiter. JAMA. 1977; 238(20): 2163–2166.

[109] Cooper JC. The use of CT in the evaluation of large multinodular goiters. Am R Coll Surg Engl. 1971; 73(32).

[110] Melissant CF, et al. Lung function, CT-scan and X-ray in upper airway obstruction due to thyroid goitre. Eur Respir J. 1994; 7(10): 1782–1787.

[111] Barker P, Mason RA, Thorpe MH. Computerised axial tomography of the trachea. A useful investigation when a retrosternal goitre causes symptomatic tracheal compression. Anaesthesia. 1991; 46(3): 195–198.

[112] Mc CJ. Intrathoracic goiter; its incidence, symptomatology, and roentgen diagnosis. Radiology. 1949; 53(2): 227–237.

[113] Dekker E, Ledeboer RC. Compression of the tracheobronchial tree by the action of the voluntary respiratory musculature in normal individuals and in patients with asthma and emphysema. Am J Roentgenol Radium Ther Nucl Med. 1961; 85: 217–228.

[114] Hilton HD, Griffin WT. Posterior mediastinal goiter. Am J Surg. 1968; 116(6): 891–895.

[115] Glazer GM, Axel L, Moss AA. CT diagnosis of mediastinal thyroid. AJR Am J Roentgenol. 1982; 138(3): 495–498.

[116] Yousem DM, Scheff AM. Thyroid and parathyroid gland pathology. Role of imaging. Otolaryngol Clin North Am. 1995; 28(3): 621–649.

[117] Bashist B, Ellis K, Gold RP. Computed tomography of intrathoracic goiters. AJR Am J Roentgenol. 1983; 140(3): 455–460.

[118] Weber AL, Randolph G, Aksoy FG. The thyroid and parathyroid glands: CT and MR imaging and correlation with pathology and clinical findings. Radiol Clin North Am. 2000; 38(5): 1105–1129.

[119] Blardinelli L. Comparison between CT and MR data and pathologic findings in substernal goiter. Int Surg. 1995; 80(65).

[120] Mancuso AA, Dillon WP. The neck. Radiol Clin North Am. 1989; 27(2): 407–434.

[121] Henneman G: Multinodular goiter. The thyroid and its diseases 2000. Available from: www. thyroidmanager. org;

[122] Lamke LO, Bergdahl L, Lamke B. Intrathoracic goitre: a review of 29 cases. Acta Chir Scand. 1979; 145(2): 83–86.

[123] Corvilain B, et al. Autonomy in endemic goiter. Thyroid. 1998; 8(1): 107–113.

[124] Stanbury JB, et al. Iodine-induced hyperthyroidism: occurrence and epidemiology. Thyroid. 1998; 8(1): 83–100.

[125] Fradkin JE, Wolff J. Iodide-induced thyrotoxicosis. Medicine (Baltimore). 1983; 62(1): 1–20.

[126] Sawin CT, et al. Low serum thyrotropin concentrations as a risk factor for atrial fibrillation in older persons. N Engl J Med. 1994; 331(19): 1249–1252.

[127] Foldes J, et al. Bone mineral density in patients with endogenous subclinical hyperthyroidism: is this thyroid status a risk factor for osteoporosis?. Clin Endocrinol (Oxf). 1993; 39(5): 521–527.

[128] Ross DS. Thyroid hormone suppressive therapy of sporadic nontoxic goiter. Thyroid. 1992; 2(3): 263–269.

[129] Nygaard B, et al. Transition of nodular toxic goiter to autoimmune hyperthyroidism triggered by 131I therapy. Thyroid. 1999; 9(5): 477–481.

[130] Hermus AR, Huysmans DA. Treatment of benign nodular thyroid disease. N Engl J Med. 1998; 338(20): 1438–1447.

[131] Gharib H, et al. Suppressive therapy with levothyroxine for solitary thyroid nodules. A double-blind controlled clinical study. N Engl J Med. 1987; 317(2): 70–75.

[132] Lima N, et al. Levothyroxine suppressive therapy is partially effective in treating patients with benign, solid thyroid nodules and multinodular goiters. Thyroid. 1997; 7(5): 691–697.

[133] Zorrilla L, Tsai J, Freedman M. Airway obstruction due to goiter in older patients. J Am Geriatr Soc. 1989; 37(12): 1153–1156.

[134] Burgi UEA. Clinical manifestations and management of nontoxic diffuse and nodular goiter. In: Braverman LE, Utiger RD, eds. Warner's and Ingbar's the thyroid. Philadelphia: Lippincott Williams & Wilkins; 1996.

[135] Badillo J, et al. Treatment of nontoxic goiter with sodium liothyronine. A double-blind study. JAMA. 1963; 184: 29–36.

[136] Perrild H, et al. Triiodothyronine and thyroxine treatment of diffuse non-toxic goitre evaluated by ultrasonic scanning. Acta Endocrinol (Copenh). 1982; 100(3): 382–387.

[137] Celani MF. Levothyroxine suppressive therapy in the medical management of nontoxic benign multinodular goiter. Exp Clin Endocrinol. 1993; 101(5): 326–332.

[138] Wilders-Truschnig MM, et al. The effect of treatment with levothyroxine or iodine on thyroid size and thyroid growth stimulating immunoglobulins in endemic goitre patients. Clin Endocrinol (Oxf). 1993; 39(3): 281–286.

[139] Uzzan B, et al. Effects on bone mass of long term treatment with thyroid hormones: a meta-analysis. J Clin Endocrinol Metab. 1996; 81(12): 4278–4289.

[140] Faber J, Galloe AM. Changes in bone mass during prolonged subclinical hyperthyroidism due to L-thyroxine treatment: a meta-analysis. Eur J Endocrinol. 1994; 130(4): 350–356.

[141] Shapiro B. Optimization of radioiodine therapy of thyrotoxicosis: what have we learned after 50 years?. J Nucl Med. 1993; 34(10): 1638–1641.

[142] Huysmans DA, et al. Dosimetry and risk estimates of radioiodine therapy for large, multinodular goiters. J Nucl Med. 1996; 37(12): 2072–2079.

[143] Huysmans DA, et al. Large, compressive goiters treated with radioiodine. Ann Intern Med. 1994; 121(10): 757–762.

[144] Nygaard B, et al. Radioiodine therapy for multinodular toxic goiter. Arch Intern Med. 1999; 159(12): 1364–1368.

[145] Verelst J, Bonnyns M, Glinoer D. Radioiodine therapy in voluminous multinodular non-toxic goitre. Acta Endocrinol (Copenh). 1990; 122(4): 417–421.

[146] de Klerk JM, et al. Iodine-131 therapy in sporadic nontoxic goiter. J Nucl Med. 1997; 38(3): 372–376.

[147] Le Moli R, et al. Determinants of long-term outcome of radioiodine therapy of sporadic non-toxic goitre. Clin Endocrinol (Oxf). 1999; 50(6): 783–789.

[148] Nygaard B, et al. Improvement of upper airway obstruction after 131I-treatment of multinodular nontoxic goiter evaluated by flow volume loop curves. J Endocrinol Invest. 1996; 19(2): 71–75.

[149] Huysmans D, et al. Radioiodine for nontoxic multinodular goiter. Thyroid. 1997; 7(2): 235–239.

[150] Takats KI, et al. The efficacy of long term thyrostatic treatment in elderly patients with toxic nodular goitre compared to radioiodine therapy with different doses. Exp Clin Endocrinol Diabetes. 1999; 107(1): 70–74.

[151] Aasted A, Bertelsen S. Superior vena caval syndrome in benign mediastinal goitre. Acta Chir Scand. 1981; 147(6): 405–408.

[152] Fleig WE, Stange EF, Ditschuneit H. Upper gastrointestinal hemorrhage from downhill esophageal varices. Dig Dis Sci. 1982; 27(1): 23–27.

[153] Holl-Allen RT. Laryngeal nerve paralysis and benign thyroid disease. Arch Otolaryngol. 1967; 85(3): 335–337.

[154] Manning PB, Thompson NW. Bilateral phrenic nerve palsy associated with benign thyroid goiter. Acta Chir Scand. 1989; 155(8): 429–431.

[155] Hassard AD, Holland JG. Benign thyroid disease and upper airway obstruction: case presentations, pathophysiology, and management. J Otolaryngol. 1982; 11(2): 77–82.

[156] Delbridge L, Guinea AI, Reeve TS. Total thyroidectomy for bilateral benign multinodular goiter: effect of changing practice. Arch Surg. 1999; 134(12): 1389–1393.

[157] Perzik S. The place of total thyroidectomy in the management of 909 patients with thyroid disease. Am J Surg. 1976; 132(4): 480–483.

[158] Kraimps JL, et al. Analysis and prevention of recurrent goiter. Surg Gynecol Obstet. 1993; 176(4): 319–322.

[159] Bistrup C, et al. Preventive effect of levothyroxine in patients operated for non-toxic goitre: a randomized trial of one hundred patients with nine years follow-up. Clin Endocrinol (Oxf). 1994; 40(3): 323–327.

[160] Rojdmark J, Jarhult J. High long term recurrence rate after subtotal thyroidectomy for nodular goitre. Eur J Surg. 1995; 161(10): 725–727.

[161] Reeve TS, et al. Secondary thyroidectomy: a twenty-year experience. World J Surg. 1988; 12(4): 449–453.

[162] Geerdsen JP, Frolund L. Recurrence of nontoxic goitre with and without postoperative thyroxine medication. Clin Endocrinol (Oxf). 1984; 21(5): 529–533.

[163] Anderson PE, Hurley PR, Rosswick P. Conservative treatment and long term prophylactic thyroxine in the prevention of recurrence of multinodular goiter. Surg Gynecol Obstet. 1990; 171(4): 309–314.

[164] Pappalardo G, et al. Total compared with subtotal thyroidectomy in benign nodular disease: personal series and review of published reports. Eur J Surg. 1998; 164(7): 501–506.

[165] Berghout A, et al. The long-term outcome of thyroidectomy for sporadic non-toxic goitre. Clin Endocrinol (Oxf). 1989; 31(2): 193–199.

[166] Wadstrom C, et al. Multinodular goitre presenting as a clinical single nodule: how effective is hemithyroidectomy?. Aust N Z J Surg. 1999; 69(1): 34–36.

[167] Cohen-Kerem R, et al. Multinodular goiter: the surgical procedure of choice. Otolaryngol Head Neck Surg. 2000; 122(6): 848–850.

[168] Reeve TS, et al. Total thyroidectomy. The preferred option for multinodular goiter. Ann Surg. 1987; 206(6): 782–786.

[169] Kocher T. Bericht über weitere 250 Kropfexstirpationen. Schweiz Med Wochenschr. 1889; 19: 33–44.

[170] Gardiner KR, Russell CF. Thyroidectomy for large multinodular colloid goitre. J R Coll Surg Edinb. 1995; 40(5): 367–370.

[171] Netterville JL, et al. Management of substernal goiter. Laryngoscope. 1998; 108(11 Pt 1): 1611–1617.

[172] Koh KB, Chang KW. Carcinoma in multinodular goitre. Br J Surg. 1992; 79(3): 266–267.

[173] Sinclair IS. The risk to the recurrent laryngeal nerves in thyroid and parathyroid surgery. J R Coll Surg Edinb. 1994; 39(4): 253–257.

[174] Ehrenhaft JL, Buckwalter JA. Mediastinal tumors of thyroid origin. Arch Surg. 1955; 71(3): 347–356.

[175] Ziter Jr. FM. Roentgenogram of the month. Ectopic mediastinal thyroid. Dis Chest. 1966; 49(6): 641–642.

[176] Pitt LP. Aberrant posterior mediastinal goiter. A review of the literature and report of a case. Am J Surg. 1962; 103: 397–399.

[177] deSouza FM, Smith PE. Retrosternal goiter. J Otolaryngol. 1983; 12(6): 393–396.

[178] Har-El G, Sundaram K. Powered instrumentation for transcervical removal of gigantic intrathoracic thyroid. Head Neck. 2001; 23(4): 322–325.

[179] Landreneau RJ, et al. Intrathoracic goiter: approaching the posterior mediastinal mass. Ann Thorac Surg. 1991; 52(1): 134–135 discussion 135–136.

[180] Hammond EJ, et al. Vagus nerve stimulation in humans: neurophysiological studies and electrophysiological monitoring. Epilepsia. 1990; 31(Suppl 2): S51–S59.

[181] al-Suliman NN, Graversen HP, Blichert-Toft M. Surgical treatment of benign recurrent goiter. Technique, complications and permanent sequelae. Ugeskr Laeger. 1994; 156(2): 165–169.

[182] Lore Jr. JM, Szymula NJ. Superior mediastinal exposure. Arch Otolaryngol. 1980; 106(1): 6–7.

[183] Friedman M, et al. Implantation of a recurrent laryngeal nerve stimulator for the treatment of spastic dysphonia. Ann Otol Rhinol Laryngol. 1989; 98(2): 130–134.

[184] Leonetti JP, et al. Vagal nerve monitoring during parapharyngeal space tumor removal. Skull Base Surg. 1994; 4(4): 213–218.

[185] Eisele DW. Intraoperative electrophysiologic monitoring of the recurrent laryngeal nerve. Laryngoscope. 1996; 106(4): 443–449.

[186] Satoh I. Evoked electromyographic test applied for recurrent laryngeal nerve paralysis. Laryngoscope. 1978; 88(12): 2022–2031.

[187] Penry JK, Dean JC. Prevention of intractable partial seizures by intermittent vagal stimulation in humans: preliminary results. Epilepsia. 1990; 31(Suppl 2): S40–S43.

[188] Schachter SC, Saper CB. Vagus nerve stimulation. Epilepsia. 1998; 39(7): 677–686.

[189] Lundy DS, et al. Effects of vagal nerve stimulation on laryngeal function. J Voice. 1993; 7(4): 359–364.

[190] Uthman BM, et al. Efficacy and safety of vagus nerve

stimulation in patients with complex partial seizures. Epilepsia. 1990; 31(Suppl 2): S44–S50.

[191] Hockauf H, Sailer R. Postoperative recurrent nerve palsy. Head Neck Surg. 1982; 4(5): 380–384.

[192] McIntosh D. Thyroid tumor. J R Coll Surg Edinb. 1978; 23(5): 266–284.

[193] Thomusch O, et al. Multivariate analysis of risk factors for postoperative complications in benign goiter surgery: prospective multicenter study in Germany. World J Surg. 2000; 24(11): 1335–1341.

[194] Shen WT, et al. Predictors of airway complications after thyroidectomy for substernal goiter. Arch Surg. 2004; 139(6): 656–659 discussion 659–660.

[195] Rios Zambudio A, et al. Hypoparathyroidism and hypocalcemia following thyroid surgery of multinodular goiter. Multivariant study of the risk factors. Med Clin (Barc). 2004; 122(10): 365–368.

[196] Lo CY, Kwok KF, Yuen PW. A prospective evaluation of recurrent laryngeal nerve paralysis during thyroidectomy. Arch Surg. 2000; 135(2): 204–207.

[197] Agerbaek H, et al. Complications of 2,028 operations for benign thyroid disease. Quantitative significance of various risk factors. Ugeskr Laeger. 1988; 150(9): 533–536.

[198] Calik A, et al. Complications of 867 thyroidectomies performed in a region of endemic goiter in Turkey. Int Surg. 1996; 81(3): 298–301.

[199] Picardi N, et al. Transclavicular approach for delivery of intrathoracic giant goiter. An alternative surgical option. Ann Ital Chir. 1999; 70(5): 741–748.

[200] Lahey FH. Intrathoracic goiter. Surg Gynecol Obstet. 1936; 16: .

[201] Abdel Rahim AA, Ahmed ME, Hassan MA. Respiratory complications after thyroidectomy and the need for tracheostomy in patients with a large goitre. Br J Surg. 1999; 86(1): 88–90.

[202] Shaha A, Alfonso A, Jaffe BM. Acute airway distress due to thyroid pathology. Surgery. 1987; 102(6): 1068–1074.

[203] Geelhoed GW. Tracheomalacia from compressing goiter: management after thyroidectomy. Surgery. 1988; 104(6): 1100–1108.

[204] Green WE, et al. Tracheal collapse after thyroidectomy. Br J Surg. 1979; 66(8): 554–557.

[205] Peterson JL, Rovenstine EA. Tracheal collapse complicating thyroidectomy: a case report. Curr Res Anesth Analg. 1936; 15: .

[206] Wade JS. Cecil Joll Lecture, 1979. Respiratory obstruction in thyroid surgery. Ann R Coll Surg Engl. 1980; 62(1): 15–24.

[207] Bergfelt G, Risholm L. Postoperative thyroid hormone therapy in nontoxic goitre. Acta Chir Scand. 1963; 126: 531–537.

[208] Ibis E, et al. Postoperative goitre recurrence rate in Turkey. Acta Endocrinol (Copenh). 1991; 125(1): 33–37.

[209] Miccoli P, et al. Prospective, randomized, double-blind study about effectiveness of levothyroxine suppressive therapy in prevention of recurrence after operation: result at the third year of follow-up. Surgery. 1993; 114(6): 1097–1101 discussion 1101–1102.

[210] Berglund J, et al. Indications for thyroxine therapy after surgery for nontoxic benign goitre. Acta Chir Scand. 1990; 156(6–7): 433–438.

[211] Roher HD, Goretzki PE. Management of goiter and thyroid nodules in an area of endemic goiter. Surg Clin North Am. 1987; 67(2): 233–249.

[212] Levin KE, et al. Reoperative thyroid surgery. Surgery. 1992; 111(6): 604–609.

第8章 ■ 纵隔肿物手术入路：经颈、经胸骨和视频辅助

DOUGLAS J. MATHISEN ■ SAMUEL S. KIM

外科医生在治疗患者的甲状腺和甲状旁腺疾病时必须熟悉纵隔的进入方法。通常是术前评估，但在手术过程中也会出现特殊情况。提前评估可使与其他专科的合作进一步优化。所有外科医生处理甲状腺和甲状旁腺疾病时必须注意手术安排中纵隔的适应证。

适应证

需要纵隔显露的最常见情况是胸骨后甲状腺肿或真正的后下行性异位甲状腺（见第 7 章）。虽然胸骨后甲状腺肿相对常见，但是纵隔显露却少见，除非在手术过程中施行。甲状腺癌涉及纵隔结构和纵隔淋巴结肿大，又是另一种情况。某些甲状腺恶性肿瘤可能侵犯气管、喉和食管，行颈部器官切除并行纵隔气管造口术时需要大范围的纵隔显露。涉及肿瘤血管的近端和远端结扎时，也必须行纵隔显露。偶尔，进入纵隔的甲状旁腺腺瘤也需要探查纵隔。

胸骨后甲状腺肿是最常见的需要探查纵隔的临床疾病。典型的胸骨后甲状腺肿大如图 8-1 所示。这种类型的患者几乎都可以通过低领位切口切除甲状腺肿。根据胸骨后甲状腺肿的定义（详见第 7 章），其在所切除的甲状腺肿病例中占比为 3% ～ 47%[1-6]。切除胸骨后甲状腺肿的适应证包括已经存在或因恶性肿瘤的威胁将会出现的气道阻塞（2% ～ 3%）。大多数胸骨后甲状腺肿可以通过颈部切口切除。我们的经验是约 3% 的病例需要上段或完全的胸骨劈开术[2-3]。只有在患者有过胸廓切开术的甲状腺肿手术史的情况下才需要完全的胸骨劈开术（图 8-2）。考虑到复发性甲状腺肿的大小、位置和既往有胸廓切开的病史，需要完全的胸骨劈开术以安全切除胸骨后甲状腺肿（见图 8-2）。

仅有少数的胸骨后甲状腺肿需要纵隔显露，因为大部分病例可以经颈切除腺体。传统被膜解剖术允许经颈部进入纵隔。甲状腺外科医生应该了解已被其他

人处理后的困难的胸骨后甲状腺肿的技术。这些技术包括刮勺的使用[6]，Foley 球囊导管 7 的使用和少见的肿瘤切碎术[8]。

真正的后下行甲状腺肿是一种罕见病变。最大宗的经验报道来自于 DeAndrade 的报告[8]。DeAndrade 报道了 9 100 名甲状腺肿大的患者，其中 1 300 人（14.2%）位于胸内（胸骨下），只有 128 人位于后纵隔。有趣的是，所有这些病例都是经颈切口切除的。能否经颈切除后纵隔甲状腺肿，无疑是与颈部腺体支持结构和血供的保留程度能否建立可行的路径有关的。目前已经很少使用胸骨劈开术、开胸术或活瓣状切口了[9-10]。

真正的异位甲状腺肿（即位于甲状腺之外的甲状腺组织）非常少见[11]。这些病变可能从纵隔获得血液供应。术前诊断时可能在怀疑或考虑到在处理纵隔血管时会使用胸骨劈开术或胸廓切开术（见第 7 章）。

术野的选择

部分胸骨劈开术

用充气的甲状腺垫肩袋可使颈部从隆线到胸骨角（路易斯角）水平充分显露。大多数情况下需要在胸骨角水平以外的胸骨部分充分显露上纵隔。在领式切口中点向下做纵向切口达胸骨角水平（图 8-3）。重要的是分离胸骨上切迹周围组织。这样就可以允许外科医生在胸骨柄后插入一根手指并分离清楚周围的网状结缔组织。这种方式对分开无名静脉和游离胸骨柄后方的胸膜很重要。胸骨上部最危险的部分是无名动脉。一旦分离干净胸骨柄后方，就应当识别中线并用电刀分离。可以用多种方式来分离胸骨柄。一些医生喜欢用胸骨锯。我们多用胸骨劈开刀（Lebsche 刀）（图 8-4）。Lebsche 刀的锐边可用来分离骨头，刀背表面可以用锤击打，提板可控制分离胸骨的深度。使用 Lebsche 刀，提板插入到胸骨上切迹下方和尖端朝

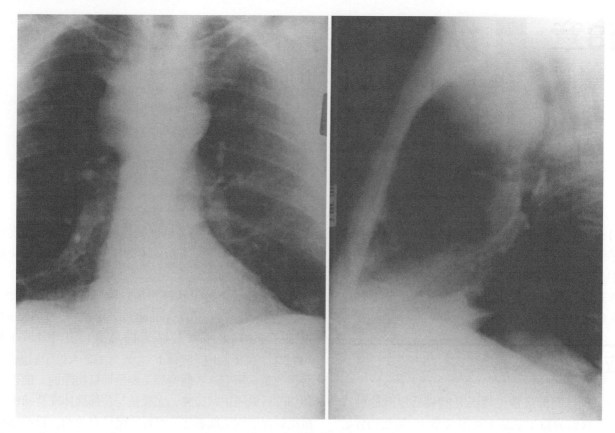

图 8-1   胸片显示一个典型的胸骨后甲状腺肿。这种类型的胸骨甲状腺肿几乎完全可以通过低颈环切口切除

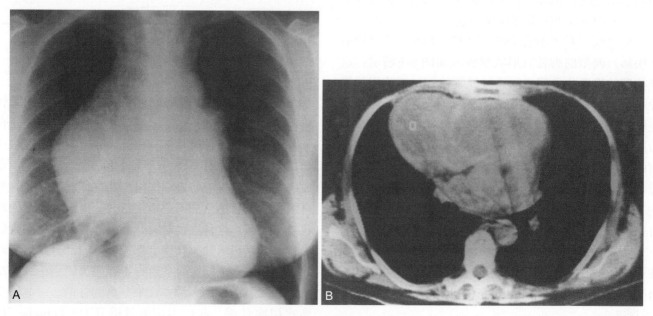

图 8-2   图示为一名需要完整正中胸骨切开术切除的患者的胸片 (A) 和 CT(B)。患者多年前有经右胸廓切开术切除甲状腺肿的病史

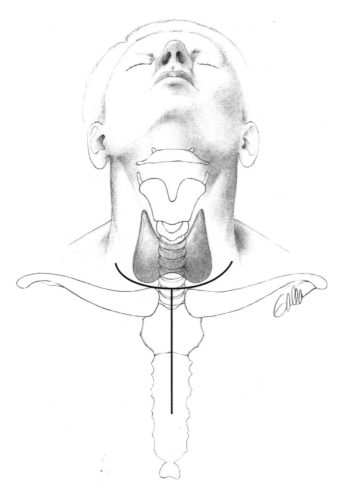

图 8-3 利用低领切口探查决定是否需要进一步显露。如果需要额外显露，需在中点向下做纵向切口达胸骨角水平

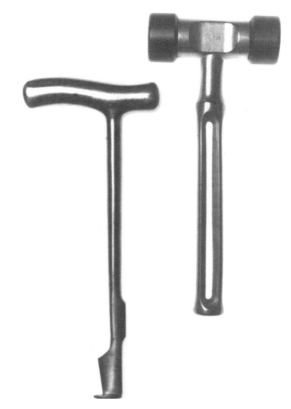

图 8-4 左边是 Lebsche 刀，右边是锤。手持刀顶部的手柄，就这样提起胸骨，刀底部的垫板插入胸骨切迹下方，锤子击打刀背面垫板后上方的平面

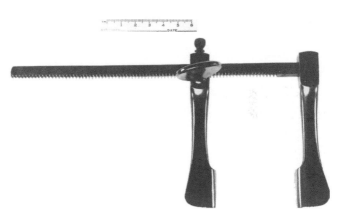

图 8-5 小儿胸骨牵开器插入劈开的胸骨柄以进一步显露纵隔腔

上对着胸骨的后方。大力提拉 Lebsche 刀，在捶打胸骨劈开刀的同时将胸骨上提。重要的是在手术完成时在中线区分胸骨柄以允许重新吻合。劈开胸骨柄后，轻轻置入直角牵开器以放入一个小儿胸骨牵开器（图8-5）。小儿胸骨牵开器要缓慢打开以防止骨折；然而如果出现断裂，如果断裂只是一侧，还有较大的机会重新吻合。对甲状腺外科医生而言，大部分情况下这样的显露是可以的。胸骨牵开器的置入大大提高了纵隔的显露范围。这使气管、食管、无名静脉和动脉充分显露。可以充分解剖气管食管沟和静脉角。加用部分胸骨切开术可以进一步显露纵隔（图8-6）。

在手术结束时，我们喜欢用胸骨缝合线闭合胸骨，通常使用两根缝合线。缝合线穿过骨头而不是在骨头平面环绕，避免损伤内乳血管或伤及胸膜。

胸骨劈开术最重要的并发症是损伤无名静脉。往往需要完成完整的胸骨切开才能有效控制出血。首选的控制出血的方法是直接用手指将血管按压在胸骨后面。一旦以这种方式控制静脉，其两端一定会被夹紧。静脉通常可以无张力吻合。通常用 5-0 的 Prolene线。重要的是要避免缝线包绕而使静脉腔缩小。除非静脉的连续性重新恢复，否则不应使静脉血向左臂注入。如果由于某种原因不能重建该静脉，其并发症就是同侧手臂肿胀。术后手臂应该上抬，以减少静脉血液的积聚。

如果损伤胸膜并导致气胸，应该在第二和第三肋骨之间、锁骨中线以前插入一根胸部导管。如果确定没有伤及肺，导管可以插入胸膜腔。在导管周围打

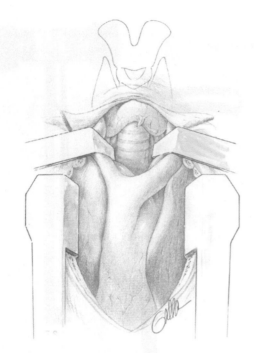

图 8-6   胸骨牵开器沿胸骨柄和部分胸骨体插入以进一步显露纵隔腔

包缝合并置于胸膜。麻醉师利用导管保持负压吸引并使肺膨胀。可以利用系在导管上的缝线将导管迅速移除。必须行胸片检查以确定是否存在气胸。一个小的气胸也是可以被发现的。如果存在显著性气胸则应该确定胸部导管的放置位置。

胸骨感染通常较晚发生，症状也可以很轻微，表现为发热、白细胞增多、胸骨压痛、红斑、化脓性渗液。如需进一步确定则应行胸部 CT 检查。严重的表现包括胸骨裂开，胸骨后积气、积液。如果确定感染已存在，应该打开伤口，胸骨清创并缝合伤口。频繁清创可以使伤口表面变得粗糙，并最终闭合。如果是胸骨完全切开，更应重视这种问题。重新开放胸骨清创并清洗是必需的。多用碘伏清洗后缝合。如果失败，则需要清创并行肌肉皮瓣移植。

胸骨切开术

完整的胸骨切开术可能适用于一些非常大的甲状腺肿患者，肿瘤范围广泛或淋巴结转移，或甲状旁腺畸形。一般多用上位胸骨切开术。皮肤切口应从领式切口中线向下延伸到剑突上端。切口位于胸骨下。以胸骨中线标志用电刀分离。应当在胸骨正中线进行，以确保愈合良好和胸骨的稳定。正如前面所述，胸骨上切迹是很重要的解剖学标志，可使无名静脉的损伤风险降到最低。分离剑突下筋膜，使剑突下方胸骨与横膈膜和心包膜有一指的间隙以避免进入心包。分离

胸骨的时候，麻醉师从呼吸机处控制气管内管为两肺放气，使两肺缩小以减少损伤肺和胸膜的风险。我们更倾向于以胸骨锯打开暴露胸腔。用沉重的胸骨剪来分离剑突。锯子的提板可以插入分开的剑突之间。先进的电锯可以从腹侧推进，并将胸骨上提，使提板略斜向上。烧灼分离胸骨的边缘并止血。插入胸骨牵开器，逐步打开显露纵隔。

活瓣式切口

通常疾病会扩展到右胸，偶尔需要活瓣式切口。活瓣式切口同上部胸骨切开术一起进行。胸骨在右侧第二和第三肋骨被横断。将胸廓内动、静脉结扎并分离。切口位于第二肋骨中间偏外侧近第三根肋骨。此"活瓣"可有效地显露右侧肺及纵隔结构。在第二和第三根肋骨，利用肋骨膜缝线关闭切口。如前所述缝合胸骨。

胸腔镜检查

胸腔镜手术（video-assisted thoracoscopic surgery，VATS）是治疗纵隔疾病的一种新方法，在过去十年里一直发挥着重要的作用。在几十年间，VATS 主要用于诊断纵隔疾病[12]。随着技术和工具的改善以及外科医生经验的增加，VATS 成为纵隔手术中一个有前途的开放治疗的选择方法，在外科手术治疗重症肌力、胸骨后甲状腺肿或甲状旁腺腺瘤时经纵隔切除可发挥很重要的作用[13-15]。越来越多的文献报道表明，VATS 的手术结果在某些方面优于传统的开放手术，患者术后痛苦明显减少，能够更好地保持术后早期肺功能，切口更美观[16]。

手术计划中的术前影像学定位很重要，应用左侧位、右侧位、斜位等方法以确定病变和邻近结构的关系。术前 CT 扫描或磁共振成像（MRI）起到很大的作用，有助于确定切口的位置和使用何种体位可以更好地显露视野并有利于切除肿瘤。手术切除胸廓内异位甲状旁腺腺瘤时，使用 ^{99m}Tc-MIBI 扫描进行术前定位有助于识别病变和选择手术方式。

经纵隔手术需要改变肺的体积以使术野充分显露。因此应用双腔气管内管是很重要的。患者取横卧位，床是弯曲的以显露肋间隙。选择哪一侧手术入路不仅取决于疾病的位置，还在于外科医生的偏好。在执行胸腔镜下胸腺切除术时，喜欢右侧入路的外科医生认为右侧入路更符合人体工程学，因此更容易操作，更广泛的右胸膜空间有更大的机动性，以上腔静脉作为标志更易识别无名静脉[15]。喜欢左侧入路的外

科医生认为从解剖学方面讲，因为是从上腔静脉的外侧进行，从而减少了医源性损伤此静脉的风险，这样可以广泛切除异位胸腺组织，特别是左侧的心膈角和主动脉肺动脉窗区[17]。一些外科医生偶尔让患者取仰卧位，可以更好地显露，以便广泛切除肿瘤[18]。

根据病变调整套管针的位置。通常，0~30°胸腔镜从腋中线进入，套管针平面与病变成三角形。通常情况下，一般的胸廓切开术切口位于腋窝线和胸骨之间向前4~6 cm，这样有助于广泛切除病变，必要时可插入常规仪器。

尽管有技术和仪器的发展，胸腔镜手术仍有一定的限制，而且不是所有纵隔病变都可以经胸腔镜手术。还需要不断地学习，并且胸腔镜手术比一般的手术时间长。当肿物较大（>4~5 cm），病变周围结构附着紧密，因为有限的视野和空间操作临近重要器官和血管，使手术特别具有挑战性。在这些情况下我们建议开放性手术。对前纵隔肿瘤使用 VATS 也有争议，我们觉得最安全的操作方法仍然是开放性手术。

经颈切除肿物

经颈切除肿物是一种常见的手术方式。手术切除了喉、气管的一部分或全部、食管的一部分，并切除了咽腔，经常需要纵隔气管造瘘术[19]。仔细选择患者和进行术前准备至关重要。这种手术方式最常见的适应证有环状软骨后食管癌、喉癌、广泛或复发的甲状腺恶性肿瘤，或高剂量放疗导致的上消化道广泛破坏。如果手术顺利，其实际效应相当于喉切除术（参见第 34 章和第 35 章）。

经口或通过现有的气管造瘘口对患者进行气管插管（管要达到手术术野）。患者取仰卧位，手术范围延伸至下颌骨下方。备股前外侧移植皮瓣。如果需要进行血管移植，通常至少需要固定一个手臂，以方便取动脉或静脉。

通常由两组人同时进行手术，一组操作颈部和纵隔区域，另一组操作腹部区域准备食管替代物。如果通过现有的气管造口为患者插管，无菌气管导管在准备过程插入，铺巾后连接麻醉机与气管导管。随着术野的变换，为不影响手术医生的操作，气管导管可能会被移动。

切口位置根据据现有气管造瘘口的位置以及肿瘤或严重的放射后改变是否涉及颈部组织而定。一般来说，最初的方法是在锁骨头上做横向切口（图 8-7）。这可以充分暴露以便术野探查，进一步扩大切口可以进行全颈淋巴结清扫。可以随时改变术野显露以便术

者完成颈部探查。对于巨大病变如复发的甲状腺癌，只进行内侧和颈动脉及颈内静脉的前方解剖，就可以取出肿物。很少出现的情况是，即使侵犯其中一个血管，也能切除肿物并重建血管。如果通过颈部切口不能确定纵隔受累程度，切口沿锁骨两侧边缘延伸，在胸肌筋膜上方将扩大的皮瓣向上提拉，特别是在中线处（图 8-8）。分离胸骨上部，然后从胸骨上窝至第二肋间隙沿中线垂直劈开胸骨（见图 8-8）。有时根据气管牵连程度，可以只通过第一个肋间隙操作。一旦外科医生认为可以切除病变，进行腹部手术操作的那一组即可开始取肠的一部分以用于食管重建。一些患者，如腺样囊性癌患者，只需要喉气管切开术而不需要切除食管。一些患者只需要切除前方的肌肉层，而有些则要切除食管的肌肉和黏膜层。

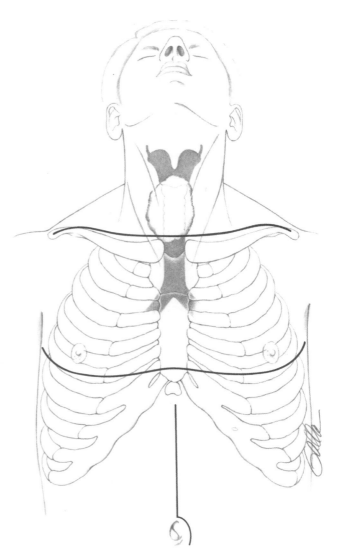

图 8-7 皮肤切口用于经颈前纵隔气管造口术切除肿物。最初，经颈探查是通过延长锁骨上颌式切口进行并对肿瘤的可切除性进行评估

第 2 篇

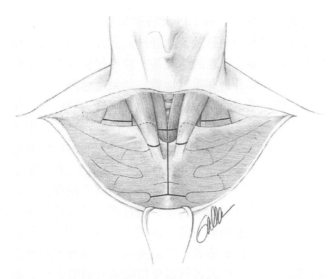

图 8-8　上提颈前皮肤和颈阔肌略高于胸肌筋膜，特别是在中线。将胸锁乳突肌与其胸骨和锁骨的附件分离

很明显，在纵隔附近实行气管造口术，在分离气管前整块切除此处的前胸壁（图 8-9）。另一方面，如果切除病变后可能出现一些问题，通过分离胸骨显露术野，在切除胸骨之前中断的气管会被进一步切除。

去除骨块以提供纵隔气管造口，两侧锁骨从中点向内侧分离约 4 cm 以使操作仪器在锁骨下通过，避

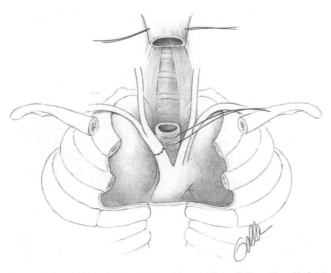

图 8-9　切除整块胸骨、锁骨、第一和第二肋骨可使双蒂皮瓣更容易接近气管。在锁骨内侧做切口，毗邻第一肋软骨和胸骨，高于或低于胸锁关节取决于气管的位置。无名动脉可能对低位纵隔气管造口术部位的划分起重要作用。应与术中脑电图 (EEG) 监测一同使用

免损伤下方的锁骨下静脉和用 Gigli 锯分离两侧的骨头。外科医生首次在胸锁关节看到肋间肌后就开始分离两侧的第一和第二软骨。移除两侧的锁骨、肋软骨和胸骨（见图 8-9）。理想情况下，之前移除的组织极大方便了手术的进行，并保证胸膜完整。气管横断水平是第二选择，以建立肿瘤下方的安全边界。尤其是在甲状腺癌，无名动脉和左颈动脉之间的 V 型沟的淋巴结组织应该同标本一同切除。这样的患者，标本中通常包含带状肌群。

当完整切除涉及的结构时，应行纵隔气管造口术，必要时重建食管，并关闭伤口（图 8-10）。要行纵隔气管造口术，应在乳房下腋前线行第二个横向切口（参见图 8-7）。利用之前的上位横切口，将大范围的双蒂胸部皮瓣向上提离胸肌筋膜，仔细游离外侧营养血管。切除胸骨板导致的纵隔缺损将由这大块血供充分的皮辨覆盖。

在皮瓣中央，与纵隔中气管末端相对应的位置，做一短的横切口或小的横椭圆形口。将气管末端与皮肤切口进行吻合。用牵引缝线进行协助，在气管末端同皮肤进行吻合开放造瘘。皮下组织和气管壁用 4~6 根可吸收缝合线横行缝合。用 4-0 Vicryl 将皮肤和气管边缘间断缝合（图 8-11）。这可以在间歇移除和替换气管导管的同时完成。吻合完成后，在皮瓣下、颈部和纵隔放置持续负压引流瓶，并关闭上方的切口。尽管在大多数情况下可能需要将下方切口边缘皮肤进一步拉拢，但此时应当避免这样做，以减少气管皮肤吻合口的张力。因此，通常在胸壁上方低位切口下覆盖皮肤（图 8-12）。

术后护理

需要通气的患者通常需要留置内含螺旋金属丝的气管导管（Tovell 管），这种管可以紧紧贴在瘘口位置。因为纵隔气管造口术的解剖特点，没有标准的气管造口管。在气管袖口尽可能使用减张缝合线。过去纵隔气管造口术最大的问题在于没有将皮肤与造瘘口缝合，导致随后的侵蚀和无名动脉或主动脉弓的大出血。随着我们分离无名动脉和放置血管网膜的经验越来越丰富，就不再发生主要大血管的出血并发症。当发生气管 - 皮肤分离（有术前放射治疗者更危险），后续治疗没有出血性的问题发生。对有些皮肤肿瘤和广

第
2
篇

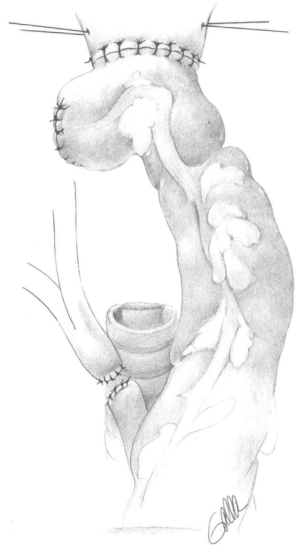

图 8-10　缝合皮下组织并使用气管皮肤瘘吻合术对气管进行减张（没有显示）。分离无名动脉并重建食管。在纵隔气管末端适当的位置做一短的横向切口或在皮瓣中间取一个小的横向椭圆形切口

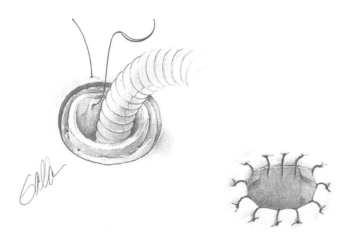

图 8-11　用可吸收缝合线吻合气管皮肤瘘

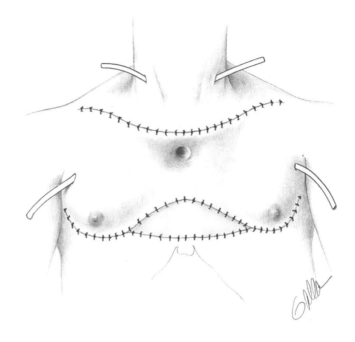

图 8-12　完成的前纵隔气管造口术

泛侵犯的患者，通过手术移植一个没有受侵犯的肌皮瓣进行气管重建。这些问题必须在术前与相关专家进行讨论并回顾整个整形手术。然而并非常规使用肌皮瓣进行手术。

参考文献

[1] Judd ES, Beahrs OH, Bowes DE: A consideration of the proper surgical approach for substernal goiter, *Surg Gynecol Obstet* 90–98, 1960.

[2] Katlic MR, Wang CA, Grillo HC: Substernal goiter, *Ann Thorac Surg* 39: 391, 1985.

[3] Katlic MR, Grillo HC, Wang CA: Substernal goiter: analysis of 80 patients from Massachusetts General Hospital, *Am J Surg* 149: 283, 1985.

[4] Rodriguez JM, et al: Substernal goiter: clinical experience of 72 cases, *Ann Otol Rhinol Laryngol* 108: 501, 1999.

[5] Allo MD, Thompson NW: Rationale for the operative management of substernal goiters, *Surgery* 94: 969, 1983.

[6] Landreneau RJ, et al: Intrathoracic goiter: approaching the posterior mediastinal mass, *Ann Thorac Surg* 52: 134, 1991.

[7] Pandya S, Sanders LE: Use of a Foley catheter in the removal of a substernal goiter, *Am J Surg* 175: 155, 1998.

[8] DeAndrade MA: A review of 128 cases of posterior mediastinal goiter, *World J Surg* 1: 789, 1977.

[9] Michel LA, Bradpiece HA: Surgical management of substernal goitre, *Br J Surg* 75: 565, 1988.

[10] Gourin A, Garzon AA, Karlson KE: The cervicomediastinal approach to intrathoracic goiter, *Surgery* 69: 651, 1971.

[11] Hall TS, et al: Substernal goiter versus intrathoracic aberrant thyroid: a critical difference, *Ann Thorac Surg* 46: 684, 1988.

[12] Cirino L, Milanez de Campos J, et al: Diagnosis and treatment of mediastinal tumor by thoracoscopy, *Chest* 117: 1787–1792, 2000.

[13] Shigemura N, Akashi A, et al: VATS with a supraclavicular window for huge substernal goiter: an alternative technique for

preventing recurrent laryngeal nerve injury, *Thorac Cardiovasc Surg* 53(4): 231–233, 2005.

[14] Smythe WR: Thoracoscopic removal of mediastinal parathyroid adenoma, *Ann Thorac Surg* 59: 236–238, 1995.

[15] Yim APC, Kay RLC, Ho JKS: Video-assisted thoracoscopic thymectomy for myasthenia gravis, *Chest* 108: 1440–1443, 1995.

[16] Ruckert JC, Walter M, Muller JM: Pulmonary function after thoracoscopic thymectomy versus median sternotomy for myasthenia gravis, *Ann Thorac Surg* 70: 1656–1661, 2000.

[17] Mineo TC, Pompeo E, et al: Thoracoscopic thymectomy in autoimmune myasthenia: results of left-sided approach, *Ann Thorac Surg* 69: 1537–1541, 2000.

[18] Pompeo E, Tacconi F, et al: Long-term outcome of thoracoscopic extended thymectomy for nonthymomatous myasthenia gravis, *Euro J Cardiothorac Surg* 36(1): 164–169, 2009.

[19] Grillo HC, Mathisen DJ: Cervical exenteration, *Ann Thorac Surg* 49: 401, 1990.

第9章 ■ 甲状腺功能亢进症的手术治疗

CHRISTOPHER R. MCHENRY ■ CHUNG-YAU LO

引言

原发性甲状腺功能亢进症是由甲状腺过度合成、分泌甲状腺激素引起人体高代谢和交感神经系统过度活跃等为特征的综合征。美国人群的总体发病率为1.3%，女性发病率为2%，男性发病率为0.5%，老年女性的发病率高达5%[1]。原发性甲状腺功能亢进症不同于甲状腺毒症，甲状腺毒症是由任何原因引起甲状腺分泌甲状腺素过量进入血液循环引起的综合征，包括亚急性甲状腺炎、放射性甲状腺炎、甲状腺素摄入过量、卵巢甲状腺肿、功能性甲状腺癌转移病灶等引起的以甲状腺功能亢进症（甲亢）为表现的甲状腺毒症。本章重点介绍Graves病、多发毒性甲状腺肿、单发毒性甲状腺肿（见第3章）引起的甲亢的临床表现、诊断和治疗。

甲亢患者过度合成、分泌进入血液的甲状腺激素能导致各种临床症状及体征（框9-1和9-2）。老年患者容易表现为淡漠型甲亢，表现为轻微的甲状腺毒症症状，如无力、疲劳和虚弱等。老年患者更可能出现甲亢引起的心血管并发症，如心房颤动、缺血性心脏病、充血性心力衰竭。

甲亢最好的筛选方法是血清促甲状素（TSH）水平测定（见第3章）。排除少数促甲状腺激素分泌的垂体肿瘤外，甲亢患者的TSH水平下降。TSH下降的患者应该进一步检测血清游离T4（FT4）和血清游离T3（FT3）水平以评估甲亢程度。TSH水平下降而FT4和FT3水平正常定义为亚临床甲亢。在血清TSH受到抑制而FT4水平正常的患者中，FT3水平是诊断T3型甲状腺毒症的重要指标。T3型甲亢属于早期Graves病的一种（见第5章）。

甲状腺核素扫描中摄取[123]I的检测有助于确定甲亢的病因。Graves病患者放射性碘摄取增高。甲状腺炎、甲状腺素摄入过量、碘摄入过量、卵巢甲状腺肿

框9-1	甲状腺功能亢进症的临床症状和表现

心悸
神经紧张
情绪烦躁
体重下降
食欲增加
焦虑
易怒
情绪不稳定
怕热
多汗
易疲劳
肌无力
失眠
毛发稀少、脱落
脆甲症
肠蠕动增加
月经不调
营养不良
骨质疏松、易骨折
心房纤颤或其他室上性心律失常
充血性心力衰竭
男性乳腺发育和勃起功能障碍

框9-2	甲状腺功能亢进症的体征

突眼
眼睑后退
心动过速
脉率不齐
收缩期高血压
近端肌无力
反射亢进
静止性震颤
皮肤潮湿、温暖
毛发稀少
甲剥离

引起的甲状腺毒症患者放射性碘低摄取或无摄取。甲状腺扫描中 Graves 病表现为弥漫性均匀摄取碘，而多发性甲状腺肿表现为不均匀摄取，单发毒性甲状腺肿表现为单个区域高摄取，其余区域摄取受到不同程度的抑制，在不能采用核素扫描的患者中，可检测甲状腺刺激免疫球蛋白来诊断 Graves 病。

Graves 病

发病机制

Graves 病是具有家族遗传倾向的自身免疫性疾病，是以甲状腺淋巴结细胞浸润和血清中存在针对甲状腺细胞 TSH 受体的抗甲状腺抗体为特征的疾病。Graves 病的具体病因不详，甲状腺受体抗体主要指激活甲状腺滤泡细胞膜上的 TSH 受体的甲状腺刺激免疫球蛋白，可导致合成、分泌甲状腺激素过量和甲状腺增生（见第 5 章）。

历史回顾

Dr. Caleb Hillier Parry 于 1786 年在西方世界首次将这种综合征描述为 Graves 病，Sir Robert James 和 Dr. Carl A. Basedow 分别于 1835 年、1840 年对其进行了描述[2-6]。Caleb Hillier Parry 是英国的一名内科医生，同时也是 Welsh 家族的后裔，他在 1786 年第一次描述了一名患有弥漫性甲状腺结节和甲亢的患者。1825 年，在 Parry 去世之后，他的儿子 Charles 发表了 Parry 关于 8 名伴突眼的甲状腺肿和甲亢患者的报告。Sir Robert James 是爱尔兰都柏林的一名内科医生，他在 1835 年出版了一本专著《女性甲状腺疾病新病情观察》，书中描述了 6 名伴甲状腺毒症、突眼症、甲状腺肿大的患者[3]。Dr. Carl A. Basedow 是一名德国私人医生，他于 1840 年第一次在欧洲描述了毒性甲状腺结节[4]。他描述了 3 名女性患者突眼、焦虑（甲状腺肿）和心悸的症状。

Graves 病、Parrys 病和 Basedows 病都曾用于描述甲状腺毒症、突眼和弥漫性甲状腺肿。Armand Trousseau 是巴黎 Hotel-Dieu 的一名内科教授，他撰写了《Robert Graves 病临床报道》这本书的前言，提出将突眼性甲状腺肿命名为"Maladie de Graves"[7]。在 Trousseau 的影响下将这种临床综合征的表现命名为 Graves 病[6]。William Osler 曾提出将此综合征重命名为"Parrys 病"[6]。

流行病学

在美国 Graves 病的年发病率为 0.4%[8]，在 20～50 岁的女性中的发病率是普通人群的 4～6 倍[8]。该病是甲亢最常见的病因，占 50%～80%[9]。其发病可能与其他自身免疫性疾病有关，如类风湿性关节炎、系统性红斑狼疮、慢性淋巴细胞甲状腺炎、干燥综合征、白癜风、恶性贫血、1 型糖尿病、Addison 病、重症肌无力、特发性血小板减少性紫癜[10]。

临床表现

Graves 病的临床表现包括甲状腺毒症的症状和体征（见框 9-1 和 9-2），表现为均匀的弥漫性甲状腺肿，查体可扪及震颤，听诊有杂音，有不同程度的甲状腺外表现如突眼、胫前黏液性水肿和杵状指。甲状腺腺外表现是由于细胞浸润和黏多糖沉积在软组织而引起。

Graves 病患者中有 20%～30% 可在临床上表现为突眼，3%～5% 的患者出现视力受损[11]，这种情况在吸烟和甲状腺抗原抗体高表达的患者中常见（见图 9-1）。这是由于在眼外肌、眶周脂肪、结缔组织和视神经中出现由抗体介导的炎症反应引起。甲亢患者出现眼球固定、闭眼不全、眼睑退缩等可能与上睑提肌的交感神经系统受到过度刺激有关，但是只有 Graves 病患者中出现眼病。Graves 眼病的特异性体征包括眶周肿胀、结膜水肿、眼球突出、眼外肌无力。患者可能出现眼内异物感、眼痛、畏光、流泪、复视、视力下降，甚至出现因眼球突出、眼睑退缩引起的角膜溃疡。严重的眼球突出可能导致视神经疾病甚至失明。

胫前黏液性水肿是一种最常累及小腿皮肤的

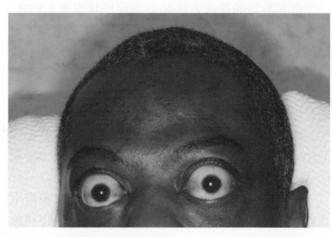

图 9-1　（也见彩图）Graves 眼病

浸润性皮肤病变。在 Graves 病患者中的发生率是 0.5%～4%，表现为疼痛、瘙痒、色素沉着或橘皮样的斑块状皮损。Graves 病患者中杵状指的发病率低于 1%，表现为掌骨和指骨呈杵状以及骨膜新骨形成。

诊断和鉴别诊断

Graves 病的诊断标准是患者出现甲亢、甲状腺弥漫性肿大（图 9-2）和放射性碘摄取增加。放射性核素扫描提示甲状腺弥漫性摄取 ^{123}I（图 9-3）；然而，有的患者即使存在上述情况也不能诊断为 Graves 病。测量放射性碘摄取和甲状腺扫描有助于鉴别 Graves 病、多发毒性甲状腺肿、单发毒性甲状腺肿或甲状腺毒症引起的甲亢。甲状腺刺激免疫球蛋白敏感性及特异性高，在少数情况下该蛋白的升高可用于诊断或排除 Graves 病。

治疗

治疗 Graves 病的目标是快速改善症状和防止甲亢的复发。有三种方法用于治疗该病：①抗甲状腺功能药物；②放射性碘治疗；③甲状腺手术。每种治疗方法都存在优点及不足之处。患者、医生、医院、地域差异往往会影响治疗方案的选择。在美国，首选放射性碘治疗[12]，而在欧洲、日本和南美首选长期服用抗甲状腺药物治疗[13-14]（详见第 5 章）。

抗甲状腺药物

大部分 Graves 病首选使用抗甲状腺药物。抗甲状腺药物是硫脲类药物，如丙基硫氧嘧啶、甲巯咪唑，两种药物可降低甲状腺激素合成，并且需要 3～8 周的时间重建正常的甲状腺功能。常加用 β- 受体阻滞剂用于迅速改善交感神经系统过度兴奋引起的心悸、心动过速、震颤、怕热、多汗等症状。有 20%～50% 的患者经过 12～18 个月的治疗后 Graves 病可得到长期缓解，尤其是在较小的甲状腺肿和轻度甲亢的患者中[13]。

患者停用抗甲状腺药物后再次复发可选择终身服用抗甲状腺药物治疗。然而，在美国很少选择终身服用抗甲状腺药物来治疗 Graves 病。抗甲状腺药物通常用于术前准备，孕期 Graves 病的治疗首选丙基硫氧嘧啶。约 5% 的患者在服药过程中出现轻微不良反应，包括皮疹、荨麻疹、关节疼痛、发热、食欲不振、恶心、味觉和嗅觉异常等。0.1%～0.3% 的患者可能出现严重不良反应如粒细胞缺乏症、肝毒性，甚至一些罕见的致命性不良反应[9,15]。

放射性碘治疗

20 世纪 40 年代开始将放射性碘用于甲亢的治疗[16]。在这之前，Graves 病的标准治疗方案是行甲状腺次全切除术。在美国 ^{131}I 放射治疗逐渐成为 Graves 病的一线治疗方案。^{131}I 释放出的 β 射线破坏甲状腺滤泡细胞。放射性碘治疗的最终目标是诱导甲状腺功能减退症（甲减），从而防止 Graves 病复发[9]。不论是计划的或固定的剂量方案，约有 80% 的患者有效[17]。

放射性碘消融治疗的中位时间为 3 个月，有时需要多次调整[18]。对孕妇和哺乳期女性不能采用放射性碘治疗。所有生育年龄的女性在接受放射性碘治疗之前都应该进行妊娠试验。放射性碘随尿液排出体外，可使盆腔脏器受到辐射。放射性碘可通过胎盘由胎儿甲状腺摄取。一般建议女性不要在接受放射性碘治疗后的 6～12 个月内妊娠[9]。放射性碘消融的不良反应包括放射性甲状腺炎引起的颈部疼痛和压痛、甲状腺激素水平激增和 Graves 眼病恶化[9]。

外科手术治疗

外科治疗 Graves 病适用于①需要服用大剂量抗甲状腺药物或不能耐受抗甲状腺药物的怀孕患者；②伴甲状腺恶性结节或怀疑恶性的患者；③放射性碘治疗失败后的患者；④巨大甲状腺肿（见图 9-2）伴随压迫症状；⑤严重 Graves 眼病和⑥患者要求。患者要求手

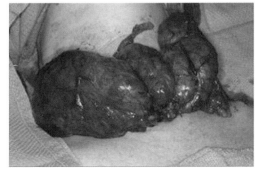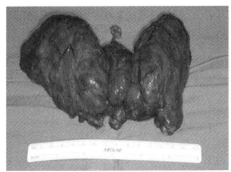

图 9-2 （也见彩图）Graves 病弥漫肿大的甲状腺

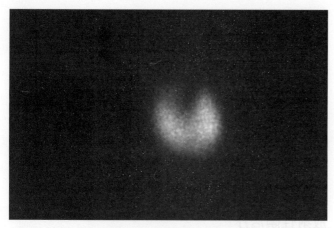

图9-3　Graves 病甲状腺呈弥漫性摄取 ^{123}I 的特征

术治疗往往是希望迅速改善甲亢症状，或是有年幼的小孩、渴望怀孕、恐惧暴露于辐射而不愿意接受放射性碘治疗。手术治疗的优点是甲状腺全切除术后可以立即改善症状，没有复发的风险。手术治疗也适用于甲亢合并甲状腺结节和甲状腺癌的治疗。在 Graves 病患者中偶发癌的发生率是 2.3%[19]。此外，甲状腺全切除术对改善多余肾上腺素引起的眼部症状有效[20]。

手术治疗 Graves 病的缺点是甲状腺切除术后的并发症，包括喉返神经损伤、甲状旁腺功能低下、颈部出血及甲亢危象。甲状腺全切术后导致甲状腺功能低下需要终身服用甲状腺激素替代治疗。经验丰富的外科医生行甲状腺全切除术出现喉返神经损伤和甲状腺旁腺功能低下的风险是 1% ~ 2%，出现颈部出血的概率等于或低于 1%[20-23]。

甲亢危象是在患者甲亢处理不足的情况下行手术治疗引起的一种危及生命的疾病。其特点是严重的甲亢状伴发热、恶心、呕吐、腹泻、心律失常、心力衰竭、烦躁和谵妄，可通过充分的术前准备避免[21-22]。术前服用抗甲状腺素药物可使 FT4 和 FT3 降到正常范围。服用 β- 受体阻滞剂以对症处理肾上腺素能症状性心动过速等。当患者 FT4 和 FT3 水平正常后，可在手术前 10 天开始服用碘化钾饱和溶液（每日 50 mg 加入 8 盎司水中）（框 9-3）。术前碘治疗可减少血流量，减少甲状腺血管和 Graves 病患者的术中失血量[24]。在不服用或不能耐受抗甲状腺药物的患者中，可单独服用足量 β- 受体阻滞剂，控制症状后实施手术治疗[25]。

对治疗 Graves 病的甲状腺切除范围是存在争议的，最常用的方法有双侧保留 2 ~ 4 g 甲状腺组织的甲状腺次全切除法（Enderlen-Holtz 法），或单侧保留 7 g 甲状腺组织的甲状腺叶切除术（Hartley-Dunhill 法）或保留少于 1 g 甲状腺组织的甲状腺近全切除术，

或甲状腺全切除术。根据 Graves 病术后复发和终身服用甲状腺素替代治疗的风险来选择甲状腺次全切除术、甲状腺近全切除术或甲状腺全切除术。在许多国家，甲状腺次全切除术是首选手术方式，因为其出现术后并发症的风险小，术后服用甲状腺素替代治疗的发生率低。

过去，在美国治疗 Graves 病的标准术式是甲状腺双侧叶次全切除术。为了保留正常的甲状腺功能、降低喉返神经损伤和甲状旁腺功能低下的风险，同时减少持续性和复发性甲亢的风险，这种术式通常选择在任意一侧气管沟保留 3 g 甲状腺组织。甲状腺次全切除术存在的问题是，难以确定保留组织的大小的一个标准以及保留的组织量与术后正常甲状腺功能的关系[26]。40% ~ 60% 的 Graves 病患者在行双侧甲状腺次全切除术后 20 年内出现甲减[27]。因此，为了防止延误诊断和治疗甲减这一并发症，有必要对患者进行长期随访。甲状腺双叶次全切除术后残留甲状腺组织量导致 8% ~ 28% 的患者术后出现甲亢复发[28-29]。

在可以应用甲状腺激素替代治疗的前提下，首选甲状腺全切除术治疗 Graves 病。切除全部甲状腺组织后消除了持续或复发性甲亢的可能性。持续性或复发性甲亢是一种特别不好的情况，因为这可能导致放射性碘治疗效果差，或增加治疗后再次手术的发病风险。甲状腺全切除术后患者都需要服用替代剂量的甲状腺素，所以只需要定期复查即可。此外，甲状腺全切除术消除了在眼外肌、眶周结缔组织、视神经内与 TSH 抗体或其他抗体形成交叉反应的抗原[30]。

毒性甲状腺肿

1913 年 Henry S. Plummer 首次描述了一种不同于 Graves 病的"非增生性结节"引起的甲亢[31]。自此之后，Plummer 病便用于描述毒性甲状腺肿，即因

单发或多发毒性甲状腺肿引起的甲亢。毒性甲状腺肿包括两种类型，即多发性毒性甲状腺肿和单发性毒性甲状腺肿。这两种疾病的共同特点是甲状腺 TSH 自身调节异常。然而，它们的发病机制和临床表现具有明显差异。这两种类型的疾病是引起甲状腺毒症的第二大原因，占 5%～15%。在老年患者中，大多数 Plummer 病患者的多发性毒性甲状腺肿是引起甲状腺毒症的最常见原因[32]。因此，Plummer 病常常是指多发性毒性甲状腺肿，毒性腺瘤是指单发性毒性甲状腺肿。这是两种不同的疾病。

多发毒性甲状腺肿

发病机制

形成多发性毒性甲状腺肿的病因很多，其中包括了甲状腺滤泡细胞的遗传异质性、生长因子和甲状腺肿的因素，碘过剩或碘缺乏和遗传缺陷等[33]。相反，在 Graves 病中甲状腺滤泡细胞功能亢进是因为抗甲状腺抗体球蛋白与 TSH 受体结合后甲状腺滤泡细胞生物学活性发生改变，从而使自主性功能性甲状腺结节发展成高功能结节。体细胞中激活 TSH 受体可能引起的 c-AMP 级联反应持续激活是导致甲状腺滤泡细胞复制与生长增加的机制。据推测，长期碘缺乏引起的慢性 TSH 刺激释放增加了甲状腺滤泡细胞的复制和 TSH 受体基因突变的表达[34-35]（详见第 5 章）。

结节性甲状腺肿的发生是由于少许甲状腺滤泡细胞异常增殖最后在甲状腺内形成多发病灶。毒性腺肿是无毒性甲状腺肿逐渐演变成毒性自主性甲状腺肿的最后阶段。无毒性多发甲状腺肿依赖于 TSH 的调节和甲状腺激素的抑制。甲状腺肿逐渐发展为有自主功能的结节，不再依赖 TSH 和甲状腺激素抑制。自主功能性甲状腺结节逐渐发展为毒性多发性甲状腺结节，表现为 FT4 和 FT3 升高，TSH 降低。高功能性结节可由 ^{123}I 甲状腺核素扫描确诊，自主性甲状腺结节因为 TSH 受到抑制后反应性分泌更多甲状腺激素。

多发性毒性甲状腺肿在碘缺乏地区发病率显著高于其他地区，有的地区多发性毒性甲状腺肿是甲状腺毒症的常见病因。受毒性多发性甲状腺肿影响的老年人多是因为有长期的无毒性甲状腺肿的病史。无毒性多发结节性甲状腺肿多在 17 岁前演变为毒性甲状腺肿[31]。有文章报道 90 例患有甲状腺功能正常的甲状腺结节的患者，若腺体里存在自主性功能区域，则更有可能转变成毒性甲状腺肿[35]。非毒性甲状腺肿患者患亚临床甲亢的患病率高（即甲状腺素水平正常而 TSH 受抑制）[36]。通常含碘药物或碘造影剂引起的碘诱发性甲状腺毒症或甲亢可见于自主性或非自主性非毒性甲状腺肿患者[37]。碘剂所致的甲状腺毒症是一种自限性疾病，但是这表明即使患者现在不是毒性甲状腺肿，将来也有可能发展成该病[33]。

临床表现

毒性多发性甲状腺肿多发生于 50 岁以上、既往有多年非毒性多发性甲状腺肿病史的患者[38-39]。和非毒性多发性甲状腺肿一样，女性高发。患者表现为甲亢（见框 9-1 和 9-2）和伴多发结节的甲状腺肿大。甲亢的症状比 Graves 病轻。甲亢的严重程度与甲状腺肿的发展程度和腺体自主分泌功能密切相关。该病甲亢发病隐匿，往往存在长时间的亚临床甲亢期，不会发生 Graves 病的浸润性凸眼和皮肤病[37-38]。该病甲状腺毒症的症状与其他类型疾病引起的甲状腺毒症表现相同，但在老年患者中容易出现隐匿性甲状腺毒症。心脏症状如心动过速、心房颤动、充血性心力衰竭和心绞痛多见于老年毒性甲状腺肿患者。不明原因的体重下降、焦虑、失眠、肌肉萎缩等也更容易发生在老年甲亢的患者中。

有甲状腺明显肿大的患者可能出现因肿物压迫引起的相应症状（见图 9-4），特别是胸骨后甲状腺肿，患者可能主诉出现了食管压迫引起的吞咽困难（见图 9-5）。气管压迫可发生呼吸困难、运动耐力下降、咳嗽、窒息感等（见图 9-6）。喉返神经或喉上神经受牵拉或压迫可能引起声嘶或声音的其他改变。

诊断和鉴别诊断

患者存在甲亢症状、巨大的结节性甲状腺肿、TSH 值降低以及伴或不伴 FT3、FT4 值升高，可诊断多发毒性甲状腺肿。有 20% 的患者因为未能触及甲状腺肿物而难以诊断。超声显像和放射性碘扫描难以确诊，但有助于确定甲状腺毒症的病因。超声可以显示甲状腺结节的大小和数量。超声怀疑或确定有甲状腺结节，可选择细针穿刺细胞学检查。有轻微上升或在正常范围上限的放射性碘扫描提示甲状腺碘摄取的异常，对应局部区域碘摄取甲状腺高功能结节[38]（见图 9-7）。甲状腺放射性碘扫描有助于确定甲亢患者是否存在甲状腺弥漫性肿大或结节。

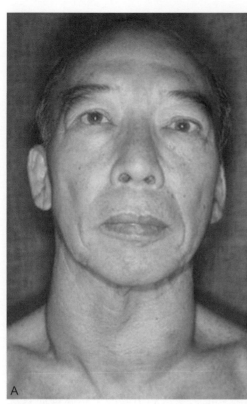
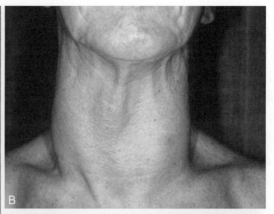
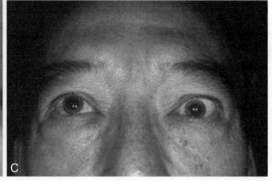

图 9-4 （也见彩图）一名 60 岁男性患者，主诉长期存在并进行性增大的甲状腺肿（A）。患者颈部巨大甲状腺结节，不伴甲状腺功能亢进症症状（B）。左侧眼睑收缩（C），不伴浸润性突眼

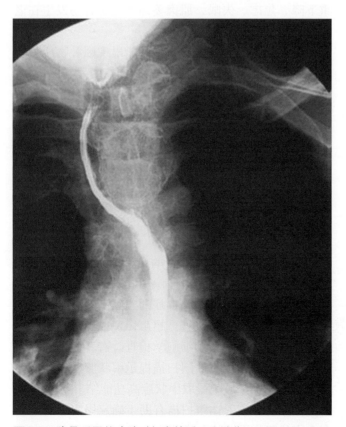

图 9-5 胸骨后甲状腺肿引起食管受压和移位

治疗

多发毒性甲状腺肿患者的治疗目标是消除自主性功能性甲状腺组织。彻底治疗的方法包括放射性碘消融和甲状腺全切除术 [33,38-41]。复发性甲亢总是发生于服用丙硫氧嘧啶和甲巯咪唑初治成功后。在一项比较毒性多发性结节性甲状腺肿和 Graves 病的患者服用硫氧嘧啶类药物治疗的研究中，服药至少 1 年后，血液检测甲状腺功能正常的患者，2 年后的随访显示毒性多发性结节性甲状腺患者复发率为 95%，Graves 病患者的复发率为 34%[42]。结果显示，硫氧嘧啶类药物并非多发毒性甲状腺肿的有效治疗方案。

放射性碘治疗

放射性碘治疗多发毒性甲状腺肿用于自身患有基础疾病而不能行手术治疗的老年患者。放射性碘治疗的目标是全甲状腺切除以防复发，因此，其结果是需要终身服用甲状腺激素替代治疗 [38]。根据甲状腺大小及碘摄取情况，^{131}I 的常用剂量介于 15～30 mCi。与 Graves 病患者相比，巨大甲状腺肿和 ^{131}I 摄取率低的患者需要服用更大剂量（＞50 mCi）的 ^{131}I 来控制甲亢。

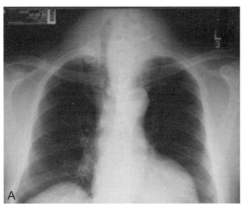
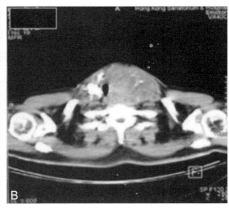

图 9-6　A，右侧胸片示多发毒性甲状腺肿坠入胸骨后引起的气管狭窄和移位；B，CT 显示与胸片相似的结果，可见甲状腺右叶内的钙化灶和纤维化

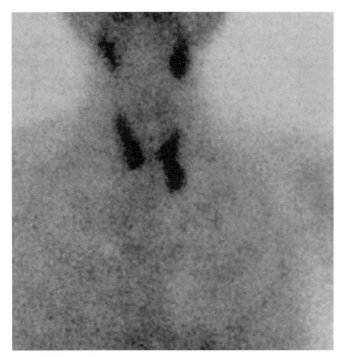

图 9-7　图 9-4 的患者行甲状腺显像提示多发毒性甲状腺肿，可以看到患者甲状腺两侧叶异常性摄取 ⁹⁹Tc 后显现的甲状腺热结节

在患者服用 ^{131}I 之后的 8 周内或更长时间甲状腺功能正常[39]。服用 ^{131}I 后甲亢的复发率约是 20%[31,38-39]。因为多发毒性甲状腺肿包含无功能结节、纤维化和钙化区域（见图 9-8），^{131}I 治疗对缩小结节体积和缓解压迫症状有显著效果。然而一项研究显示，在 ^{131}I 治疗毒性和非多发毒性甲状腺肿后，磁共振成像显示甲状腺体积减小和气管管腔横截面积增加[43]。另一项研究显示在 ^{131}I 治疗后 1 年，甲状腺结节体积缩小可达 40%[44]。在一些研究中心，对更多、更早的多发毒性甲状腺肿患者采用 ^{131}I 治疗[32,45-47]。

手术治疗

多数多发毒性甲状腺肿患者因为巨大甲状腺结节出现压迫症状（见图 9-8 和 9-9）[42]，所以我们认为手术切除甲状腺是一种首选的优良治疗方法，胸骨后甲状腺肿和气道阻塞是 ^{131}I 放射治疗的相对禁忌证。因为放射性碘治疗引起的放射性甲状腺炎可使甲状腺体积增大，造成气道阻塞加重。手术切除应

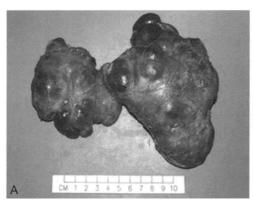
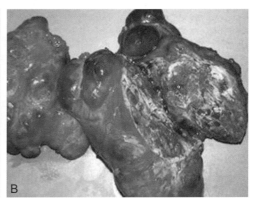

图 9-8　（也见彩图）图 9-4 的患者行甲状腺全切除术后的标本，可见甲状腺增大的体积及异常结节（A）以及切开后的甲状腺可见出血、纤维化和钙化区域（B）

切除所有异常组织，所以最好的手术方式是甲状腺近全切除术或全切除术。在确保不残留异常甲状腺组织的情况下，甲状腺次全切除术也是一种治疗方式。甲状腺次全切除术的潜在优点是在保留足够的正常甲状腺组织后，患者可能不会出现甲状腺功能低下。然而，结节性甲状腺肿不完全术后的复发率可达50%~78%[48-50]。当由有经验的外科医生实施甲状腺全切除术后，既消除了术后复发的风险，也未增加术后甲状旁腺功能低下和喉返神经损伤的风险[51]。与Graves病患者的甲状腺相比，多发毒性甲状腺肿患者甲状腺内血管少。与Graves病患者相比，饱和碘化钾溶液会加重多发毒性甲状腺肿患者的甲亢，所以术前不需服用。

尽管很难将[131]I放射治疗与手术进行比较，但已经制定出衡量每种治疗方法的生存质量和生存成本的模型。在年龄低于62岁的老年患者中，由经验丰富的外科医生实施手术，术后并发症少，与[131]I治疗相比更符合成本效益[52]。手术还有确认切除甲状腺结节组织类型和排除合并甲状腺癌的好处。多结节性甲状腺肿患者中，有2%~6%存在偶发或伴发的分化型甲状腺癌，高龄（>50岁）和冷结节是恶性病变的高危因素。

单发毒性甲状腺肿

发病机制

单发毒性甲状腺肿是甲状腺肿引起甲亢的自主

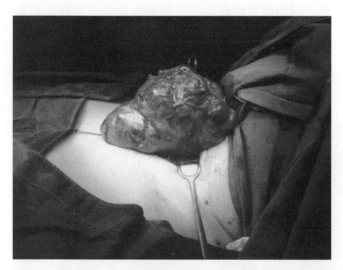

图9-9 （也见彩图）外科切除胸骨后巨大毒性多发性甲状腺结节，从术野仔细切除和取出肿物，处理好甲状腺叶扩张的血管，避免出血

高功能结节。高功能结节占甲状腺结节的5%~15%，是指在甲状腺中比周围正常甲状腺组织吸收更多放射性碘的结节。引起甲亢的高功能性结节只有25%是真正的毒性结节。结节直径≥3 cm的患者约有20%会发展成甲状腺毒症，而直径<3 cm的患者有2%~5%发展成甲状腺毒症[56]。

大多数单发毒性甲状腺肿是功能性滤泡性腺瘤，少数为单纯腺瘤样结节。这些滤泡性腺瘤往往发生伴随TSH受体基因突变率高发的甲状腺滤泡细胞单克隆扩增。单发毒性甲状腺肿的发生与多发毒性甲状腺肿的发病机制相似[33-34]。在疾病发展的早期阶段，单发无毒性高功能腺瘤可受到TSH的调控，因此可用甲状腺激素抑制治疗。随着时间的推移，结节的体积及功能逐渐增加，进展为不受TSH调控和甲状腺激素抑制的单发自主高功能结节。因此，尽管血清TSH水平低但甲状腺结节仍能继续分泌甲状腺激素，并且抑制了剩余正常甲状腺对放射性碘的摄取。甲状腺核素扫描显示单发高功能结节，而剩余甲状腺组织摄取碘减少或缺失。

甲亢通常是高功能结节直径≥3 cm时发生。有20%直径≥3 cm的无毒性结节在随诊6年后可发展成甲状腺毒症[56]。此外，自主性甲状腺结节患者的甲状腺毒症发展与年龄相关。年龄超过60岁的患者中57%发展为甲状腺毒症，而在低于60岁的患者中仅为13%[56]。一项研究显示各种大小的甲状腺自主功能性结节在5年随访后有15%发展为毒性结节。与其他研究相比，年龄、性别、结节大小和最初甲状腺核素扫描影像不能预测甲状腺毒症[57]。

甲状腺激素急剧增加，且患者在接受碘剂后进展为甲亢。这可根据甲亢状和尿碘水平增加证实[57]。甲亢可因结节内出血或囊性变导致自主性结节体积减小而自发缓解[58]。

临床表现与评估

单发毒性甲状腺肿可发生于任何年龄，与多发毒性甲状腺肿相比，更常见于30~50岁年轻患者。其甲亢症状（框9-1和9-2）较Graves病患者轻微。大多数患者体格检查可触及明显单发甲状腺结节。高功能性甲状腺结节在甲亢发病前已存在较大的甲状腺结节。因此，大多数患者是以发现颈部肿物而非甲状腺毒症就诊。因毒性甲状腺结节发展阶段不同，患者可表现为血清TSH水平较低而血清FT4和FT3水平正常或较高。有时会出现血清FT3升高而FT4水平正常的情况（T3 型甲状腺毒症）。甲状腺结节浓聚放射性碘总体正常或增高，周围腺体组织摄取放射性碘受到不同程度的抑制。

尽管细针穿刺活检常被用于单发毒性甲状腺结节的诊断，但血清 TSH 水平低下的甲状腺结节诊断应首选放射性核素显像（图 9-10）[33,38-41,59]。患者存在甲状腺结节和血清 TSH 水平低下时，甲状腺核素扫描是鉴别高功能性甲状腺结节和 Graves 病的低功能性结节的重要方法。单发毒性甲状腺肿根据病情发展的不同阶段可出现 123I 或 99Tc 浓聚为"温结节"或"热结节"，而周围组织受到不同程度的抑制（图 9-11）。单发毒性甲状腺肿并非必须做细针穿刺检查，穿刺结果可显示不同程度的核异型性滤泡细胞肿瘤的特点，但存在不确定性。非毒性自主功能性结节为恶性肿瘤的风险是 2%~6%[33,60-61]，而在毒性结节中恶性肿瘤的风险低于 1%。

单发毒性甲状腺肿的治疗
手术

患者的高功能甲状腺结节不伴甲亢症状，可选择不做治疗的定期随诊。定期随诊包括病史记录、体格检查和血清 TSH 监测。单发毒性甲状腺结节的治疗方式主要是放射性碘治疗及甲状腺叶切除。服用硫脲嘧啶类药物不能治愈该病，因此不能作为主要治疗方案。硫脲嘧啶类药物不是使甲状腺结节缩小，甲亢在停止服用药物后复发。自主性功能性甲状腺结节会继续生长及分泌甲状腺激素，因此通常建议患者接受治疗。

单发毒性甲状腺肿手术治疗方法为甲状腺腺叶切除。手术治疗的优点是切除甲状腺结节，立即减轻了甲亢症状及解决压迫症状，也避免了甲状腺正常组织的射线暴露，并可确诊某些罕见的可疑癌变组织。持

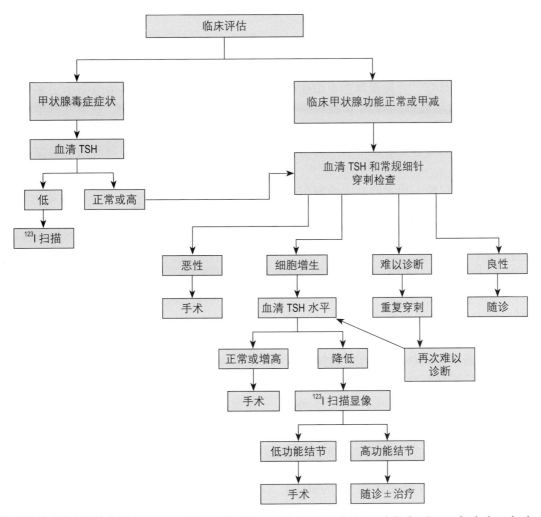

图 9-10　甲状腺结节的临床评估方法（From McHenry CR, Slusarczyk SJ, Ascari AT, *et al*: Refined use of scintigraphy in the evaluation of nodular thyroid disease. *Surgery* 124: 656-662, 1998. Reproduced with permission. ）

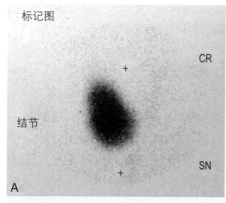

标记图

CR

结节

SN

A

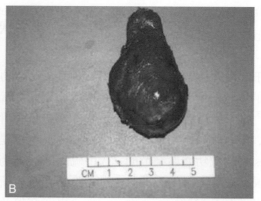

B

CM 1 2 3 4 5

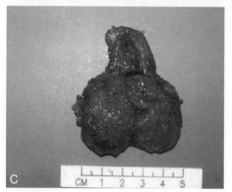

C

CM 1 2 3 4 5

图 9-11 （也见彩图）99Tc 扫描显像显示甲状腺右叶单发毒性甲状腺肿，剩余甲状腺组织的摄取受到抑制（A）。甲状腺右叶切除术后标本（B）以及切开的毒性甲状腺结节标本（C）

续性或复发性甲亢并不常见[62-63]。据报道手术治疗后甲减的发生率为 14%，放射性碘治疗后为 22%[63-64]。甲状腺单侧叶切除术后可能发生的并发症为出血、喉返神经损伤。单发毒性甲状腺肿患者的术前准备与多发毒性甲状腺肿患者相同。

为了降低甲亢危象的风险，患者应在术前服用硫尿嘧啶类药物控制 FT4 和 FT3 在正常范围内。患者不能服用硫脲嘧啶类药物时，可服用 1~2 周 β 受体阻滞作为术前准备。术前不需要服用碘剂。

放射性碘治疗

131I 治疗对于单发毒性甲状腺肿来讲也是有效的治疗方式。放射性碘治疗单发毒性甲状腺肿的 131I 剂量（25~40 mCi）要高于 Graves 病的治疗剂量。虽然 Ross 报道的 131I 治疗剂量平均为 10 mCi 的治愈率为 90%[65]，Eyre-Brook 和 Talbot 发现，1.2~15 mCi 的复发率为 73%[59]，McCormack 和 Sheline 发现，6~14 mCi 的复发率为 47%，28~56 mCi 未发现复发[66]。O'Brien 发现服用中等剂量（29 mCi），难治性甲亢的发生率为 4.4%，复发率为 0[60]。高剂量 131I 降低甲亢的复发率，但同时也增加了甲减的发生率。2.2%~56.3% 的甲状腺结节在 131I 治疗后缩小，高剂量的 131I 治疗使甲状腺结节缩小更多[63,65]。对难治性甲状腺结节需密切随访。放射性碘治疗的缺点是甲状腺结节持久性存在，甲亢症状缓解慢，并且将毒性甲状腺肿周围的正常甲状腺组织暴露在放射线中，使 36% 的患者可能出现甲减[65-66]。

无水乙醇注射治疗

经皮注射无水乙醇是治疗单发毒性甲状腺肿的另一种治疗方法（详见第 16 章）。在实时超声引导下，将 95% 乙醇注入甲状腺结节。完整的治疗疗程是注射 4~8 次无水酒精，并且注射总量为甲状腺结节体积的 50% 以上[67]。治疗目标是阻断甲状腺结节的血供。意大利的一项前瞻性、非随机、多中心研究，评估了 429 例单发毒性甲状腺肿和即将发展为毒性甲状腺肿的患者采取 2~12 次乙醇注射治疗[68]。报告的并发症包括颈部疼痛（90%），发热（8%），暂时性发音困难（4%），颈部血肿（4%）和颈内静脉血栓形成（0.2%）。在 1 年的随访中，患有毒性甲状腺肿和即将发展为毒性甲状腺肿的患者有 67% 和 83% 治疗成功。经皮无水酒精注射治疗是在患者拒绝或有手术和 131I 治疗禁忌证时采用的三线治疗方案。当不考虑手术治疗后，无水乙醇可与放射性碘治疗联合治疗直

径 >4 cm 的单发毒性甲状腺结节。这两种方法联合治疗甲状腺结节比单独使用 [131]I 治疗能更好地缩小甲状腺结节的体积及降低持续性甲亢的症状[69]。

参考文献

[1] Hollowell JG, Staehling NW, Flanders WD, et al: Serum TSH, T-4 and thyroid antibodies in the United States population (1988 to 1994): National Health and Nutrition Examination Survey (NHANES III), *J Clin Endocrinol Metab* 87: 489–499, 2002.

[2] Parry CH: Collections from the unpublished medical writings, *London: Underwoods* 2: 111–120, 1825.

[3] Graves' RJ: Newly observed affection of the thyroid gland, *Lond Med Surg J* 7: 516–517, 1835.

[4] von Basedow CA: Exophthalmos durch hypertrophie des zellgewebes in der augenhohle. Wochenschrift fur die gessamte heilkunde, *Berlin*, 28, 1840.

[5] Feliciano DV: Everything you wanted to know about Graves' disease, *Am J Surg* 164: 404–411, 1992.

[6] Wheeler MH: A tale of two Celts, *World J Surg* 34(6): 1151–1156, 2010.

[7] Trousseau A: *Clinique Medicale de L'Hotel-Dieu*, Paris, 1862, Bailliere.

[8] Stalberg P, Svensson A, Hessman O, et al: Surgical treatment of Graves' disease: evidence-based approach, *World J Surg* 32 (7): 1269–1277, 2008.

[9] Brent GA: Graves' Disease, *N Engl J Med* 358(24): 2594–2605, 2008.

[10] Volpe R: The pathogenesis of Graves' disease, *Endocr Pract* 1(2): 103–115, 1995.

[11] Bartalena L, Pinchera A, Marcocci C: Management of Graves' ophthalmopathy: reality and perspectives, *Endocr Rev* 21: 168–199, 2000.

[12] Solomon B, Glinoer D, Lagasse R, et al: Current trends in the management of Graves' disease, *J Clin Endocrinol Metab* 70 (6): 1518–1524, 1990.

[13] In H, Pearce EN, Wong AK, et al: Treatment options for Graves' disease: a cost-effectiveness analysis, *J Am Coll Surg* 209 (2): 170–179, e1-2, 2009.

[14] Glinoer D, Hesch D, Lagasse R, et al: The management of hyperthyroidism due to Graves' disease in Europe 1986. Results of an international survey, *Acta Endocrinol (Copenh)* 285(Suppl): 5–23, 1987.

[15] Weetman AP: Graves' Disease, *N Engl J Med* 343(17): 1236–1248, 2000.

[16] Hertz S, Roberts A: Radioactive iodine in the study of thyroid physiology. The use of radioactive iodine therapy in hyperthyroidism, *JAMA* 131: 81–86, 1946.

[17] Leslie WD, Ward L, Salamon EA, et al: A randomized comparison of radioiodine doses in Graves' hyperthyroidism, *J Clin Endocrinol Metab* 88: 978–983, 2003.

[18] Bogazzi F, Giovannetti C, Fessehatsion R, et al: Impact of lithium on efficacy of radioactive iodine therapy for Graves' disease: a cohort study on cure rate, time to cure, and frequency of increased serum thyroxine after antithyroid drug withdrawal, *J Clin Endocrinol Metab* 95(1): 201–208, 2012.

[19] Phitayakorn R, McHenry CR: Incidental thyroid carcinoma in patients with Graves' disease, *Am J Surg* 195: 292–297, 2008.

[20] Weber KJ, Solorzano CC, Lee JK, et al: Thyroidectomy remains an effective treatment option for Graves' disease, *Am J Surg* 191: 400–405, 2006.

[21] Mittendorf EA, McHenry CR: Thyroidectomy for selected patients with thyrotoxicosis, *Arch Otolaryngol Head Neck Surg* 127: 61–65, 2001.

[22] Wilhelm S, McHenry CR: Total thyroidectomy is superior to subtotal thyroidectomy for management of Graves' disease in the United States, *World J Surg* 34: 1261–1264, 2010.

[23] Gaujoux S, Leenhardt L, Tresallet C, et al: Extensive thyroidectomy in Graves' disease, *J Am Coll Surg* 202: 868–873, 2006.

[24] Erbil Y, Ozluk Y, Giris M, et al: Effect of Lugol solution on thyroid gland blood flow and microvessel density in the patients with Graves' disease, *J Clin Endocrinol Metab* 92(6): 2182–2189, 2007.

[25] Lee TC, Coffey RJ, Currier BM, et al: propranolol and thyroidectomy in the treatment of thyrotoxicosis, *Ann Surg* 195: 766–772, 1982.

[26] Jortso E, Lennquist S, Lindstrom B, et al: The influence of remnant size, antithyroid antibodies, thyroid morphology, and lymphocytic infiltration on thyroid function after subtotal resection for hyperthyroidism, *World J Surg* 11: 365–371, 1987.

[27] Alsnea O, Clark OH: Treatment of Graves' disease: the advantages of surgery, *Endocrinol Metab Clin North Am* 29 (2): 321–337, 2000.

[28] Palit TK, Miller CC 3rd, Miltenburg DM: The efficacy of thyroidectomy for Graves' disease: a meta-analysis, *J Surg Res* 90: 161–165, 2000.

[29] Torring O, Tallstedt L, Wallin G, et al: Graves' hyperthyroidism: treatment with antithyroid drugs, surgery or radioiodine— A prospective, randomized study, *J Clin Endocrinol Metab* 81: 2986–2993, 1996.

[30] Rastad J, Karlsson FA: Surgical management of Graves' disease: Prospective preparation and extent of surgery, *Problems in Gen Surg* 14(4): 132–154, 1997.

[31] Plummer HS: The clinical and pathologic relationships of hyperplastic and nonhyperplastic goiter, *J Am Med Assoc* 1013; 61: 650–651.

[32] Porterfield JR Jr, Thompson GB, Farley DR, et al: Evidence-based management of toxic multinodular goiter (Plummer's disease), *World J Surg* 32: 1278–1284, 2008.

[33] Siegel RD, Lee SL: Toxic nodular goiter: toxic adenoma and toxic multinodular goiter, *Endocrinol Metab Clin North Am* 27: 151–168, 1998.

[34] Krohn K, Fuhrer D, Bayer Y, et al: Molecular pathogenesis of euthyroid and toxic multinodular goiter, *Endocr Rev* 26: 504–524, 2005.

[35] Vitti P, Rago T, Tonacchera M, et al: Toxic multinodular goiter in the elderly, *J Endocrinol Invest* 25: 16–18, 2002.

[36] Rieu M, Bekka S, Sambor B, et al: Prevalence of subclinical hyperthyroidism and relationship between thyroid hormonal status and thyroid ultrasonographic parameters in patients with non-toxic nodular goiter, *Clin Endocrinol (Oxf)* 39: 67–71, 1983.

[37] Fradkin JE, Wolff J: Iodide-induced thyrotoxicosis, *Medicine (Baltimore)* 62: 1–20, 1983.

[38] Nayak B, Hodak SP: Hyperthyroidism, *Endocrinol Metab Clin North Am* 36: 617–656, 2007.

[39] Pearce EN: Diagnosis and management of thyrotoxicosis, *BMJ* 332: 1369–1373, 2006.

[40] Hurley DL, Gharib H: Evaluation and management of multinodular goiter, *Otolaryngol Clin North Am* 29: 527–540, 1996.

[41] Franklyn JA: The management of hyperthyroidism, *N Engl J Med* 330: 1731–1738, 1994.

[42] van Soestbergen MJ, van der Vijver JC, Graafland AD: Recurrence of hyperthyroidism in multinodular goiter after long- term drug therapy: a comparison with Graves' disease, *J Endocrinol Invest* 15: 797–800, 1992.

[43] Huysmans DA, Hermus AR, Corstens FH, et al: Large, compressive goiters treated with radioiodine, *Ann Intern Med* 121: 757–762, 1994.

[44] Nygaard B, Hegedus L, Ulriksen P, et al: Radioiodine therapy

for multinodular toxic goiter, *Arch Intern Med* 159: 1364–1368, 1999.

[45] Jensen MD, Gharib H, Naessens JM, et al: Treatment of toxic multinodular goiter (Plummer's disease): surgery or radioiodine? *World J Surg* 10: 673–680, 1986.

[46] Erickson D, Gharib H, Li H, et al: Treatment of patients with toxic multinodular goiter, *Thyroid* 8: 277–282, 1998.

[47] Kang AS, Grant CS, Thompson GB, et al: Current treatment of nodular goiter with hyperthyroidism (Plummer's disease): surgery versus radioiodine, *Surgery* 132: 916–923, 2002.

[48] Miccoli P, Antonelli A, Iacconi P, et al: Prospective, randomized, double-blind study about effectiveness of levothyroxine suppressive therapy in prevention of recurrence after operation: result at the third year of follow up, *Surgery* 114: 1097–1102, 1993.

[49] Agarwal G, Aggarwal V: Is total thyroidectomy the surgical procedure of choice for benign multinodular goiter? An evidence-based review, *World J Surg* 32: 1313–1324, 2008.

[50] Rios A, Rodriguez JM, Galindo PJ, et al: Surgical treatment of multinodular goiter in young patients, *Endocrine* 27: 245–252, 2005.

[51] Moalem J, Suh I, duh QY: Treatment and prevention of recurrence of multinodular goiter: An evidence-based review of the literature, *World J Surg* 32: 1301–1312, 2008.

[52] Vidal-Trecan GM, Stahl JE, Eckman MH: Radioiodine or surgery for toxic thyroid adenoma: dissecting in important decision. A cost-effectiveness analysis, *Thyroid* 14: 933–945, 2004.

[53] Alexopoulou O, Beguin C, Buysschaert M, et al: Predictive factors of thyroid carcinoma in non-toxic multinodular goiter, *Acta Clin Belg* 59: 84–89, 2004.

[54] Wahl RA, Rimp I, Saalabian S, et al: Differentiated operative therapy of thyroid autonomy (Plummer's disease), *Exp Clin Endocrinol Diabetes* 106(Suppl 4): S78–S84, 1998.

[55] Senyurel Giles Y, Tunca F, Boztepe H, et al: The risk factors for malignancy in surgically treated patients for Graves's disease, toxic multinodular goiter, and toxic adenoma, *Surgery* 144: 1028–1037, 2008.

[56] Hamburger JI: Evolution of toxicity in solitary nontoxic autonomously functioning thyroid nodules, *J Clin Endocrinol Metab* 50: 1089–1093, 1980.

[57] Sandrock D, Olbricht T, Emrich D, et al: Long-term follow-up in patients with autonomous thyroid adenoma, *Acta Endocrinol (Copenh)* 128: 51–55, 1993.

[58] Hamburger JI, Taylor CI: Transient thyrotoxicosis associated with acute hemorrhagic infarction of autonomously functioning thyroid nodules, *Ann Intern Med* 91: 406–409, 1979.

[59] McHenry CR, Slusarczyk SJ, Askar AT, et al: Refined use of scintigraphy in the evaluation of nodular thyroid disease, *Surgery* 124: 656–662, 1998.

[60] Smith M, McHenry C, Jarosz H, et al: Carcinoma of the thyroid in patients with autonomous nodules, *Am Surg* 54: 448–449, 1988.

[61] Miccoli P, Minuto MN, Galleri D, et al: Incidental thyroid carcinoma in a large series of consecutive patients operated on for benign thyroid disease, *ANZ J Surg* 76: 123–126, 2006.

[62] Eyre-Brook IA, Talbot CH: The treatment of autonomous functioning thyroid nodules, *Br J Surg* 69: 577–579, 1982.

[63] O'Brien T, Gharib H, Suman VJ, et al: Treatment of toxic solitary thyroid nodules: surgery versus radioactive iodine, *Surgery* 112: 116–1170, 1992.

[64] Brandom CJ, Talbot CH, Henry L, et al: Solitary toxic adenoma of the thyroid gland, *Br J Surg* 66: 592–595, 1979.

[65] Ross DS, Ridgway EC, Daniels GH: Successful treatment of solitary toxic thyroid nodules with relatively low-dose iodine-131, with low prevalence of hypothyroidism, *Ann Intern Med* 101: 488–490, 1984.

[66] McCormack KR, Sheline GE: Long-term studies of solitary autonomous thyroid nodules, *J Nucl Med* 8: 701–708, 1967.

[67] Ferrari C, Reschini E, Paracchi A: Treatment of the autonomous thyroid nodule: a review, *Eur J Endocrinol* 135: 383–390, 1996.

[68] Lippi F, Ferrari C, Manetti L, et al: Treatment of solitary autonomous thyroid nodules by percutaneous ethanol injection: results of an Italian multicenter study. The Multicenter Study Group, *J Clin Endocrinol Metab* 81: 3261–3264, 1996.

[69] Zingrillo M, Modoni S, Conte M, et al: Percutaneous ethanol injection plus radioiodine versus radioiodine alone in the treatment of large toxic thyroid nodules, *J Nucl Med* 44: 207–210, 2003.

第10章　甲状腺良性病变的再次手术

RUTH S. PRICHARD ■ LEIGH DELBRIDGE

引言

甲状腺良性病变，包括结节性甲状腺肿和甲状腺功能亢进症，是一种全球性、极其常见的内分泌紊乱，全球至少有 5%~7% 的人口受其影响[1-2]，其中 10%~12% 需要行首次手术干预治疗[3]（详见第 7 章和第 9 章）。内分泌外科医生越来越擅长于在首次手术切除所有疾患、降低复发率与最大限度减少术后并发症之间取得平衡。因此，复发的甲状腺良性病变越来越少。然而，当它确实发生时，就成为临床及外科的重大挑战。患者可能会表现出局部压迫症状，必须行手术干预治疗。永久性喉返神经损伤、甲状旁腺功能低下等并发症以及需要再次手术治疗的风险较第一次手术增加，因此，为了竭力减少这些并发症，外科医生必须对初次手术后暴露的解剖结构非常熟悉。

本章阐述了包括复发的结节性甲状腺肿和甲状腺功能亢进症（详见第 7 章和第 9 章）的发病机制、临床表现、术前管理、手术策略和术后管理。

流行病学

手术后的非毒性结节性甲状腺肿复发率为 0.3%~42%[4-7]。对复发患者进行二次手术干预在所有甲状腺手术中占 5%~25%[8-9]。然而，从 20 世纪 90 年代以来，出现了摆脱甲状腺双叶次全切除等传统手术的转变，而复发率表现为降低。不出所料，目前出现了自首次手术后向尽量延长复发时间方面努力的趋势。在我们单位，甲状腺全切除术作为首次手术治疗的复发率为 0.32%[10]。

复发的结节性甲状腺肿的管理

复发的甲状腺病变的病因是多因素的，其发病机制未明。然而，发生以下五种情况时外科医生需要考虑是否要对复发的结节性甲状腺肿患者再次行手术治疗：

- 患者既往因临床诊断为单一的实性结节，行初次手术治疗切除一侧腺叶后，最终病理诊断为多个结节性甲状腺肿中主要的一个，并且结节逐渐发展到对侧腺叶
- 患者既往曾因结节性甲状腺肿，首次行不恰当的切除术。这可能是由于几十年前保守手术更为人们所接受，单纯的结节切除术、腺叶部分切除术或双叶表面结节摘除术在当时非常常见。随后双叶结节在有术后瘢痕的几乎完整的腺体上逐渐进展
- 患者行甲状腺双叶次全切除术或一侧腺叶全切术、对侧腺叶次全切除术后，残叶出现复发
- 患者曾行所谓的全甲状腺切除术后，术中无法辨认的残余胚胎组织出现复发
- 患者已接受完整的甲状腺全切除术，但其良性病变具有潜在侵袭性，在微小的甲状腺残余组织中复发。这种情况即使进行甲状腺激素抑制治疗也同样会出现

本章将就每一种情况下不同的手术方法进行简要概述。

甲状腺实性结节的初次腺叶切除术

实际上，临床上一个孤立的结节最常见的病理结果是多个结节性甲状腺肿中最典型的胶体结节。其他

病理类型包括良性滤泡性腺瘤、甲状腺囊肿或呈结节状改变的桥本甲状腺炎。对于临床上孤立性结节，标准的手术方法是一侧腺叶的完整切除并保留对侧腺叶。当然，谨慎选择合适的患者会最大限度地减少复发率。应当选择结节以一侧腺叶为主而对侧腺叶无明显临床症状的患者。这类患者通常对终身使用甲状腺素替代治疗有强烈的厌恶感，因此愿意接受与此类保守性手术相关的较低复发风险。在本单位的一项研究中，我们证实了由于临床上孤立性甲状腺结节接受了一侧腺叶切除、病理证明为多结节性甲状腺肿的一组患者中，只有12%（28/229）需要进一步手术治疗复发性的病变[11]。因此，对于这些患者而言进行正规的一侧腺叶切除手术是合适的治疗方法，如果选择合适的此类患者，就能显著减少患者术后复发。当确实发生了复发的结节性甲状腺肿时，最重要的是首先获得双侧颈部的准确影像学资料。在初次由专家主刀的手术中，操作侧的复发率应接近于零，这需要在术前将对侧腺叶的手术计划排除在外。完成包括切除复发结节改变的对侧腺叶在内的甲状腺切除术能将并发症风险降到最低。而对所有复发的结节性甲状腺肿患者进行术前间接喉镜检查至关重要。首次手术后出现的未确诊、代偿良好的喉返神经麻痹，将导致第二次手术时对侧喉返神经暂时性的麻痹，产生严重的并发症——患者因呼吸困难行紧急气管切开术。同样地，对于甲状旁腺这种情况同样出现在首次甲状腺全切术后，因为没有任何方法能证明或验证初次手术后是否有残留的甲状旁腺组织。

结节性甲状腺肿行首次不恰当切除术后复发

即使只有一个孤立的甲状腺结节，不恰当的首次手术治疗，如峡部切除术、结节切除术或甲状腺次全切除术，已被证实会增加复发的风险[5,12-13]。很多类似的病例都是几十年前进行的不恰当手术，当时许多外科医生为了避免出现并发症，术中保留喉返神经和甲状旁腺附近的后包膜。一旦初次手术的术后瘢痕切除干净，后包膜的完整结构将呈现出来，因此这类再次手术的手术方式可能非常简单。尽管如此，从再次手术开始到解剖结构完全呈现出来的全过程中，周全的考虑依然极其重要。因为在某种程度上初次手术仍会留下很多不确定性因素。这种不确定性因素即使在浏览可得到的初次手术记录后仍然存在。对双叶复发的结节性甲状腺肿应该进行正规的全甲状腺切除术，从而减少因手术范围不足导致的残余组织复发。

多发结节性甲状腺肿行甲状腺双叶次全切除术后复发

一直到20世纪90年代初，良性的双叶多发结节性甲状腺肿的手术方式仍然是甲状腺双叶次全切除术，包括保留双侧后包膜的甲状腺次全切除术和一侧腺叶全切除术加对侧腺叶次全切除术（仅保留一侧后包膜）。当时的观点认为，与全甲状腺切除术相比，其损伤喉返神经和甲状旁腺的风险较低。

然而，最近几年出现了两篇循证医学的综述和15种出版物，提供了良性多发结节性甲状腺肿进行次全切除和全切除手术的对比数据[4,8,10,14-25]，对传统观点提出挑战。这些研究大多数是回顾性的，不幸的是他们对于原发病和复发的定义、治疗分组、随访时间以及实际复发率有很大差异，互相比较非常困难，进行Meta分析几乎是不可能的。

然而Agarwal等的结论终结了现存证据支持甲状腺次全切除术病例的B类证据。首先，与全甲状腺切除术相比，其手术相关的复发风险增加（2.5%～42%）。其次，在避免喉返神经损伤和永久性甲状旁腺功能低下方面，它几乎没有提供更多的安全保障。最后，它可能会遗留一小部分处理不当的偶然发现的癌症。有研究表明有3%～16.6%偶然发现的甲状腺癌[15]。虽然其中大部分是乳头状微小癌或滤泡状微小癌，但约1/3是有临床意义的滤泡状或乳头状癌。这些结果经过意大利帕帕拉多研究小组的证实[4]，他们承担了一项单一机构内最大的前瞻性随机对照试验，比较甲状腺全切术与次全切除术治疗多发结节性甲状腺肿。141例患者纳入研究组中。他们的研究表明，在平均随访14年的时间里，甲状腺次全切除术组的复发率为14%，甲状腺全切组的复发率为0%。这些数据与来自其他研究的复发率汇总数据相一致，表明在正规甲状腺全切术后复发基本上是不存在的[8,10,14-25]。

对于全甲状腺切除术唯一的争议是可能会增加术后并发症的发生率。然而有证据表明，随着手术经验的增加、合适外科技术的运用以及最重要的是对手术残留组织处理的反复训练，全甲状腺切除术发生术后并发症的风险可以降到最低[26-27]。目前可获得的证据表明，无论是喉返神经一过性损伤（1%～10% 对0.9%～6%）还是永久性损伤（0～1.3% 对0～1.4%），全甲状腺切除术术后并发症的发生率并不比次全切除术增加[4,19-20,22-23,28-30]。尽管全甲状腺切除术可能稍微增加一过性甲状旁腺功能低下的发生率，需要补钙治疗，但并不会因此增加永久性甲状旁腺功能低下的发生率（详见第45章、第46章和第47章）。

我们单位对于良性多结节性甲状腺肿的做法是，推崇20世纪80年代以来从甲状腺次全切除术到全甲状腺切除术这一转变。当时复发的结节性甲状腺肿手术量超过我们单位手术总量的1/4。当我们改变做法以后，这一做法逐渐被澳大利亚的所有甲状腺外科医生采纳，复发的结节性甲状腺肿手术量有了大幅度下降，不足本单位手术总量的5%。

初次行甲状腺次全切除术后双叶复发的再次手术是一个巨大的挑战，特别是当初次手术是由一名经验丰富的外科医生主刀时。在这种情况下，双侧喉返神经很可能曾被充分暴露并被瘢痕组织严密包裹。同样，任何较规范的初次甲状腺双叶次全切除术都会解剖出上极和下极。因此，甲状旁腺的血供会被严重打乱，甲状旁腺本身也会被瘢痕组织严密包裹。即使手术操作再细致，仍然没有任何办法了解首次手术中有多少个甲状旁腺被无意间切除或切断血供——患者可以通过复发残叶瘢痕表面残存的一点甲状旁腺保持体内正常的PTH水平。尽管存在这些难点，在恰当和仔细的外科操作下，再次手术也是较安全的。在我们单位的再次手术中，永久性喉返神经损伤的发生率为0.3%，永久性甲状旁腺功能低下的发生率为0.6%[7]。

首次"全甲状腺切除术"后残余胚胎组织的复发

有可靠的数据支持复发的良性结节性甲状腺肿来源于首次手术中残留的原位胚胎性组织。原始的甲状腺细胞由咽部外胚层发展而来，妊娠16~17天形成医学上可见的原始细胞群。这些细胞群向后迁移到达环状软骨水平。这一过程通过甲状舌管与舌基底部相连（图10-1）。直到第7周末，甲状腺腺体形成成人的形状并到达正常的位置。到了这个阶段，甲状舌管已经退化，细胞开始表达成熟的甲状腺细胞分化的标志物，甲状腺体与舌的联系中断[31-32]。来源于外侧胚胎组织的正常甲状腺实质形成了Zuckerkandl结节。

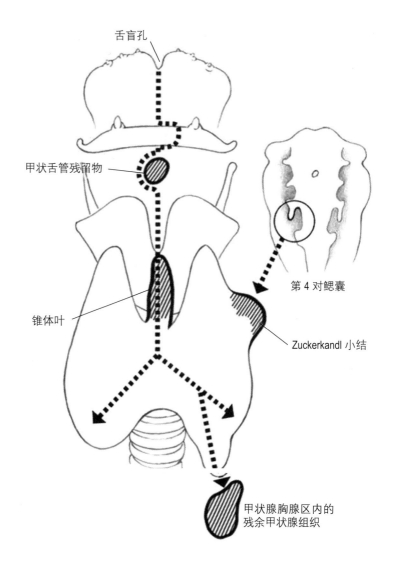

图10-1 胚胎甲状腺下降示意图，展现了残余胚胎组织复发的三种常见部位起源，即锥体叶、甲状腺胸腺残余和 Zuckerkandl 结节

虽然异常甲状腺组织的确切病因尚未明确，但是比较合理的解释是，其是由胚胎进化过程中甲状腺内侧或外侧的物质发展终止或下降过多所致（详见第2章）。

对甲状腺下降的基因控制目前已经了解清楚，已经查明参与这一过程的一些转录因子。TTF-1 出现在甲状腺发育的最初阶段，调节甲状腺过氧化物酶和甲状腺球蛋白的表达。PAX-8 也有类似的作用，也在下降过程中的胚胎甲状腺中表达。这两个基因都由 TTF-2 调节，其中断与甲状腺发育不全有关。HOXA3 调节许多不同的胚胎发育过程，在小鼠中中断该基因导致甲状腺发育不全。因此，这些基因的遗传异常将导致甲状腺下降或发育受损。

我们相信，这些残余胚胎组织的存在有相当的临床重要性，尤其是在复发性甲状腺疾病的发展中。结节性甲状腺肿残余胚胎组织复发（或持久性）的三个常见部位是：①锥体叶内；②甲状腺胸腺管残余的甲状腺和③与 Zuckerkandl 结节相关的残余物。锥体叶是甲状舌管的残余胚胎性组织，甲状舌管是甲状腺从舌盲孔下降的通路，它起源于胚胎舌的基底部并最终到达覆盖第二、第三气管环的颈基底部。锥体叶无论在发生率和形式上都是多变的（典型的金字塔形、串珠状、结节状和倒 Y 形）。锥体叶的发现率在人体解剖中为 15%～75%，基本上认为是甲状腺的正常组成部分[36]。它似乎更常见于男性，多出现在峡部的左边[37]。可能不容易被术前扫描发现，因此除非在术前进行特殊检查，否则可能会遗漏。在这方面最好的避免复发的方法是自中线至甲状软骨切迹进行常规解剖，暴露并仔细检查颈前区。我们应该认识到，锥体叶可能在环甲膜水平变小、变薄，其中的甲状腺组织在甲状软骨切迹水平生长，这是甲状腺复发性疾病最常见的部位（图 10-2）。锥体叶的结节复发通常表现为中线区域一个明显的肿块。只要它是复发的唯一部位，则再次手术非常简单，只需将锥体叶局部切除。在环甲膜区域进行操作时应格外注意，因为这里可能形成瘢痕、变薄，一不小心会穿破进入喉腔内。对于初次手术行中央区颈淋巴结清扫时，正如我们所提到的，清扫范围要到达并超过甲状软骨切迹，以确保完全清除这片区域内的任何残余组织。

甲状腺残留的定义是位于甲状腺下极的甲状腺胸腺管内正常甲状腺组织的小部分残留。甲状腺残留较常见，发生率超过甲状腺手术患者的 50%，可能是正常胚胎性甲状腺下降的延伸[38]。根据其与甲状腺的关系分为 Ⅰ～Ⅳ级。Ⅰ级残留指在甲状腺胸腺管区域的腺体下面突出的甲状腺组织，与甲状腺下界分界清

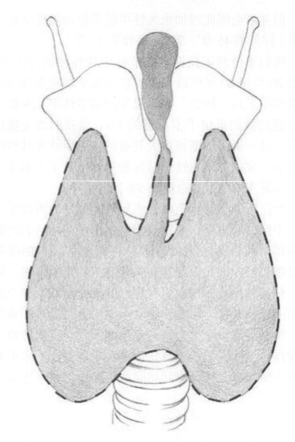

图 10-2　甲状软骨切迹水平上锥体叶复发的常见位置。有部分变薄的组织自被切除的锥体叶的下部突出，锥体叶上部组织（无划线处）易被遗漏

晰；Ⅱ级残留指位于甲状腺胸腺管内通过一个狭窄的组织蒂与腺体相连的甲状腺组织；Ⅲ级与Ⅱ级相似，但只有一层薄的纤维血管蒂与其相连；Ⅳ级与甲状腺不相连（图 10-3）。

20%～30% 的甲状腺残余是Ⅲ或Ⅳ级，初次手术如果未将甲状腺胸腺管解剖出来很容易遗漏。在进行所谓的全甲状腺切除术后在这个位置的一个相对较小的甲状腺结节可能在术后继续生长并表现为胸骨后复发。事实上，在我们单位 12 名患者因此需要再次手术治疗。其中 4 名患者初次手术是在本单位内进行。由此可见，甲状腺残留是常见的，我们建议在初次手术中常规检查与甲状腺下极相连的邻近甲状腺胸腺脂肪组织，以确保去除所有甲状腺组织。甲状腺胸腺管的结节复发可表现为下颈部或胸骨上切迹的肿块（见图 10-3）。然而更常见的是，它表现为临床表现并不明显的胸骨后复发。这种病变可能会在评估无关的症状时经由胸部 X 线片或计算机断层扫描（CT）诊断出来，也可能表现为与气管或食管受压相关的局部梗阻症状。颈部的甲状腺胸腺管复发可通过局部切除得到

妥善处理，尽管下极的甲状旁腺经常处于被切除的风险之中。此外，需要仔细寻找喉返神经，因为它可能陷入瘢痕组织中，位于正常位置的前方。首次颈部甲状腺切除术后的胸骨后复发手术是一项巨大的外科挑战。虽然大多数胸骨后甲状腺肿可通过颈部入路安全分离，首次甲状腺全切术的解剖暴露和瘢痕明显阻碍经颈部到达胸骨后的安全通路。此外，切除颈部组织很可能导致远处异常血供的形成，增加了再次行颈部组织切除手术的风险。因此，我们认为，对首次全甲状腺切除术后胸骨后复发的大部分患者可能因此需要提前做好胸骨劈开的准备以求安全完整切除。

Zuckerkandl 结节也是具有持续性或复发性疾病潜力的胚胎性组织。Zuckerkandl 结节是甲状腺一个鲜为人知而且解剖特点多变的结构，首先由 Zuckerkandl 在 1902 年描述为"后突的甲状腺腺体"[39-40]。这一小结的结节改变比记录的更加常见，存在于超过 50% 的结节性甲状腺肿初次手术的患者中。其意义在于，该小结的结节肿大和变化可能位于食管后间隙且在初次手术中未予处理，从而使后部组织残留，导致后来的持续性存在或复发（图 10-4）。

附属的甲状腺组织于 1965 年首次被描述，根据它们的位置可将其分成三组（颅侧、尾侧和侧面）[37,42]。一个正常的甲状腺可能存在或不存在。颅侧附腺通常位于甲状舌骨膜或甲状软骨的下面；尾侧附腺位于甲状腺的下缘与主动脉弓之间；侧面的附腺来源于横向原始甲状腺细胞在胚胎发育过程中与另外一侧融合的生长障碍，位于侧颈部 I ~ V 区的任意位置[43]。实际上，这些罕见的附腺是一种不常见的复发性甲状腺肿的起因，我们在初次手术中确实并不常规寻找它们。

具有侵袭性的良性结节性病变术后复发

有时再细致的初次全甲状腺切除术，细小的残留甲状腺组织可以生长并在临床上表现为复发。发生这种情况最常见于以前的甲状腺"近全"切除术，常常遗留不足 1 g 的细小组织以保护甲状旁腺和喉返神经。即使再细致的甲状腺全切术，这么小的甲状腺残余仍然可以再生并在临床上表现为复发，例如，良性但具有侵袭性的病程如内分泌功能障碍，就算使用甲状腺素药物也如此。这种病理过程不同于良性结节性甲状腺肿（BMNG）。良性结节性甲状腺肿是由于促甲状腺激素（TSH）受体产生异质性导致的局部变性及结节状改变。另一方面，内分泌功能障碍导致的甲状腺肿大是由于甲状腺激素合成的反馈系统的干扰，使 TSH 受体产生慢性刺激。内分泌功能障碍甲状腺肿的

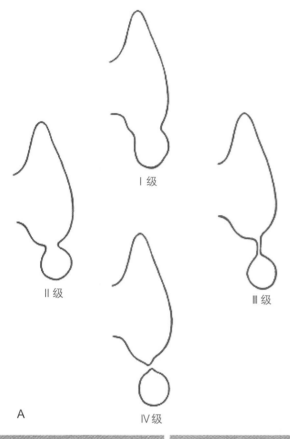

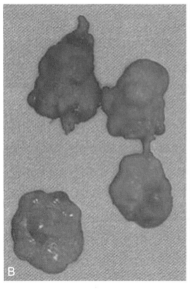
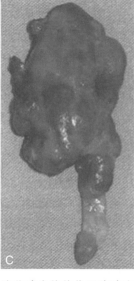

图 10-3（也见彩图）甲状腺残留。这些残余往往位于胸腺内侧并在初次手术中被误认为是中央区淋巴结。也可表现为真的胸骨后复发。A，甲状腺残留的分类方法。按照残留甲状腺在甲状腺胸腺不同区域的分类方法：I 级——从甲状腺下界突起的显而易见的甲状腺组织；II 级——通过狭窄的组织蒂与腺体相连的甲状腺组织；III 级——通过薄纤维血管蒂与腺体相连的甲状腺组织；IV 级——与甲状腺不相连。B，甲状腺右叶下面一个 IV 型甲状腺残留（左）以及与甲状腺左叶相连的 III 型甲状腺残留（右）。C，与胸腺相连的 IV 型甲状腺残留

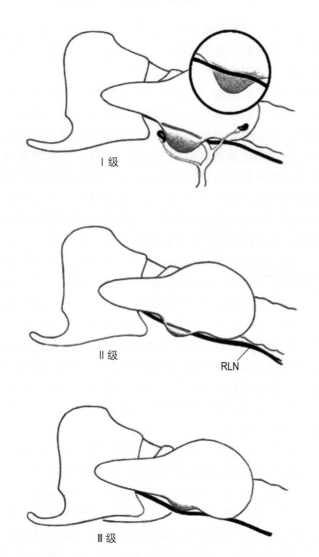

图 10-4   Zuckerkandl 结节后部组织的复发，可能位于食管后或气管和食管之间

特征是实性伴有微小滤泡的多细胞结节，胞核可能被扩大，形状不规则，而且往往这种异常很难与甲状腺癌相区别。

对多结节性甲状腺肿形成的发病和复发机制我们仍然知之甚少。促甲状腺激素受体的慢性刺激可导致复发，即使在甲状腺全切除术后有极少量甲状腺细胞遗留下。很显然，长期甲状腺肿使促甲状腺激素受体有相当大的结构和功能异质性发展，伴随着多发结节的形成。分子生物学的发展使我们看到不同原发和复发性疾病的克隆变化。Harrer 的一项研究表明，在复发的多结节性甲状腺肿中大多数结节是多克隆的，提示可能由于未知的生长刺激分子事件，不同的胸腺细胞存在从头增生的序列。复发性疾病可能独立于正常调控途径，部分由于胰岛素样生长因子及其结合蛋白的刺激而不是 TSH。因此，通过各种途径刺激，有临床表现的复发的良性甲状腺肿有内在的高增长速度，可能由很小量的残余甲状腺组织形成。

其他可能导致结节性甲状腺肿复发的因素包括患者的年龄、家族史以及外科医生的累计手术量。

家族史

尽管有家族史的存在，细致的全甲状腺切除术可以将复发的风险减少到几乎为零。在引入更确切的手术方法之前，认为有阳性家族史会增加复发的风险，有部分研究者建议对这些患者进行术后甲状腺激素抑制治疗。Berghout 等研究表明，有阳性家族史的患者出现复发性疾病的比例是正常的 2 倍（65% 对 37%），而 Kraimps 等的研究表明有阳性家族史的患者并未增加复发的风险 [7,50]。

外科医生的手术量

也有一些研究观察医生的经验、住院患者的数量与临床结局之间的关系 [51-53]。然而，复发和医生经验之间的关系尚无明确记载。手术量多的外科医生可能更倾向于进行全甲状腺切除术并保留相对小的甲状腺组织，与手术量少的医生相比可能有较少的术后并发症的发生率，因此可能与复发率的降低相关 [51-52]。

年龄

关于年龄对复发性良性结节性甲状腺肿的特异性影响很少有文献报道。然而，Rios 等的一项研究将初次手术年龄在 30 岁以下的患者（$n = 81$ 例）与超过 30 岁的患者进行比较 [54]。结果表明不同手术类型中接受甲状腺部分切除术的年轻患者有 40% 的总复发率。手术后 5 年，11% 行 Dunhill 手术（一侧腺叶 + 峡部全切 + 对侧腺叶部分切除或近全切除手术，译者注）的患者、20% 行甲状腺双叶次全切术的患者、17% 行一侧腺叶切除术的患者以及 50% 行甲状腺单叶次全切术的患者出现复发性疾病。术后 10 年随访中，这些数据分别为 25%、50%、44% 和 60%。因此，在本单位我们特别主张对年轻的多结节性甲状腺肿患者进行甲状腺全切除术，不仅由于这个年龄组的高复发风险，也由于这些患者的预期寿命更长。

复发的结节性甲状腺肿的临床表现

复发性疾病可呈现出不同的临床表现，从无症状到严重的压迫症状，有或没有渐进性甲状腺自主功能异常。事实上，常见的临床表现是之前一直进行稳定甲状腺素治疗的患者，甲状腺素替代治疗需求量逐渐减小，导致甲状腺毒症。对于以下这些患者进行手术治疗是合理的：有症状的患者，怀疑有恶性肿瘤可能的胸腔内甲状腺肿，偶尔是出于美容要求和患者偏好。复发性疾病患者的临床表现方式通常取决于初次手术的随访。定期复查的患者往往表现为无症状，病变无法经触诊发现，常由超声检查检出。这种类型的复发很少需要手术干预[55]。另外，没有定期随访的患者可能表现为颈胸部可触及的大肿块，引起压迫症状和筋膜室综合征[56]。筋膜室综合征是由初次手术后颈部组织纤维化所致。复发的甲状腺肿周围组织的纤维化可导致明显的压迫症状，即使除去大的甲状腺肿块症状仍可存在。气管前带状肌的固定从中间封闭甲状腺床。这防止了复发性甲状腺肿从中间突出，致使复发组织在颈部扩大但没有痛感或症状，增加了甲状腺筋膜室的压力。因此，复发患者的临床表现更可能是呼吸困难、吞咽困难或上腔静脉梗阻。发音障碍的存在可能并不意味着手术损伤喉返神经，可能由肿块压缩或纤维组织拉伸导致，复发的甲状腺肿切除后发音功能有时可以恢复。

复发的发展是随时间变化的。如果初次手术处理恰当，术后 2~4 年内很少出现复发。平均记录的复发时间为 8~10 年，但可以在首次手术 20 年后在任何地方出现复发[57-58]。迟发型复发被认为是持续存在的复发病变的推迟表现。复发的甲状腺肿伴甲状腺功能亢进症的发展也被认为是时间函数。Dorbach 和 Schicha[59] 已经证明，在复发性甲状腺肿的患者中，甲状腺自主功能以每年约 4% 的速度增加。20 年后所有复发的甲状腺肿患者中 70% 是自主功能亢进。

怀疑存在恶性肿瘤或恶性疾病应行手术干预。文献报道的初次行良性肿瘤切除术的患者恶性肿瘤发生率为 11%~22%[59-60]。显然，对于高危患者，如之前曾行颈部放射治疗，甲状腺结节为恶性肿瘤的概率高达 40%，此时必须进行甲状腺全切除术，尽管甲状腺癌可能不会出现在这些可疑结节中[14]。

术前检查

复发性病变患者的术前评估遵循常规检查路径，与原发病变类似。完整的临床病史，包括既往手术类型以及手术时间必须记录在案。既往存在射线暴露史和家族史也是需要注意的重要方面。体格检查可正常

或表现为固定不可移动的颈部肿块，因为肿块被瘢痕组织严密固定，所以有近似于癌症的触诊感觉。如果已切除一侧甲状腺，患者可出现对侧结节。在可能的情况下，获得之前的手术记录和最终的术后病理报告都很重要。这要求在任何手术前都要制订适当和详细的术前计划。

必须在手术前评估甲状腺功能。甲状腺功能亢进症患者应在术前进行适当的抗甲状腺药物治疗并使甲状腺功能降到正常。术前常规检查血清钙和甲状旁腺激素水平。然而多数患者血钙正常，并且正如前面所述，术前难以确定所有 4 个剩余甲状旁腺的状态，极端情况是 3 个甲状旁腺可能在初次手术中被不经意切除，患者的正常血钙仅靠唯一剩余的甲状旁腺维持。一些学者主张术前和术中进行 PTH 检测，从双侧颈内静脉的最低点取血确定该侧甲状旁腺是否缺失或无功能[61-62]。然而没有证据支持这种做法，实际上在我们单位不常规使用。最好和最安全的做法是在手术过程中确保识别和保留所有剩余的甲状旁腺。

所有复发患者应该进行全面的影像学检查。例如，手术记录表明之前的外科医生进行的"完整全甲状腺切除术"与影像学表现并不相符，而原本考虑为一侧腺叶复发可能表现为双叶复发。至少颈部超声检查是必需的，尽管对复发性结节性甲状腺疾病的所有患者进行 CT 检查可以排除胸骨后复发（详见第 7 章）。如果患者的甲状腺功能禁止使用增强造影剂，颈部 CT 扫描可评估复发位置以及气管偏差和压缩程度。怀疑恶性时可以行细针穿刺，但是多数细针穿刺细胞学检查（FNAC）只能确认存在一个良性的甲状腺肿。应该评估胸骨后甲状腺肿复发患者的呼吸功能，以便确定气道受压程度。最好用流速 - 容量圈进行评估，这将明显展示出气管受压迫患者的阻塞性图案。

必须对接受再次手术的所有患者进行术前喉镜检查（详见第 15 章）。不能因声音正常而停止进行喉镜检查，因为有 32% 的个体喉返神经损伤是无症状的[9]。既往有一侧声带损伤可以通过对侧声带代偿而掩盖。复发患者中，高达 20% 可能存在既往不明原因的永久性喉返神经麻痹[63-64]。

手术策略

手术治疗的目的是减轻患者的压迫症状以及防止复发。所有复发性结节性甲状腺肿的患者应该行完整

全甲状腺切除术，这可能需要对一侧腺叶或双叶行手术治疗。施行再次手术的外科医生应该对甲状腺原发疾病有丰富的临床经验。外科医生不仅需要熟悉有关的操作技术，还要识别并避免可能的风险，并在甲状腺全切除的需要与发生喉返神经损伤和甲状旁腺功能低下并发症的风险之间取得平衡。一些学者主张对双叶复发的患者采用分阶段切除的方法，先从有症状的一侧开始手术[14]。主要原因是分阶段的方法可避免双侧喉返神经麻痹，这可能需要气管切开。当然我们的惯例是，如果在先行手术的一侧发生并发症，一旦完成手术就停止操作，并推迟进行第二次手术。然而，术中仔细解剖并运用辅助技术就不一定需要这种做法，我们常规将再次手术视为一个单独完成的程序。

手术入路取决于初次手术的程度以及复发性甲状腺肿的大小和详细位置。在之前保守手术的部位，如单纯峡部切除，通过未经处理的内侧或侧面入路再次进行手术与初次手术没有什么不同，甲状腺后外侧在很大程度上未受初次手术影响。而之前行甲状腺一侧腺叶切除术的患者，对侧可能未经手术处理，由于手术水平的限制，该侧喉返神经损伤的可能性应该最小。

甲状腺全切除术或次全切除术后再次手术是比较危险的，需要一个有条理和标准化的手术方法。虽然任何甲状腺手术的常见并发症同样可以发生在甲状腺再次手术中，但永久性喉返神经损伤和永久性甲状旁腺功能减退症的风险明显增大，特别值得注意。以下是三个关键步骤：

- 识别原来手术视野之外的解剖标志，以便手术定位及随后的解剖识别
- 如有可能，在原来手术未经处理的地方识别喉返神经
- 识别所有剩余的甲状旁腺并用合适的方法确保其功能

再次手术的第一步是以标准方式切除瘢痕，翻开皮瓣[7,10]。要找出原手术视野之外的重要解剖标志，最好的解剖方法是通过横向松解胸锁乳突肌暴露颈动脉鞘。颈动脉鞘可能向内侧移位并与纤维组织和残余甲状腺组织相邻。继续向后解剖到椎前筋膜然后到食管内侧，其中会遇到甲状腺腺叶的外侧。最重要的是确保喉返神经没有向内侧移位，也没有包裹在颈前带状肌之间。接下来的步骤是通过直接解剖在中线处识别气管，这是一个安全保护气管的手术策略，因为气管与无名动脉和头臂静脉相邻。现在这为再次手术的范围提供了内侧和外侧的解剖标志，明确了喉返神经的位置范围，喉返神经应位于气管食管沟中。然而，大约1%的喉返神经位于气管前外侧，另外1/3位于气管侧面[65-66]。此外，尽管大多数医生都认为甲状腺下动脉的前下方是安全的手术平面，但发现约有1/3的喉返神经位于动脉分支的前方或两者相互交叉[65]。

对于再次手术，在未处理过的地方寻找喉返神经有3种主要方法，每个人都可以根据所遇到的具体情况进行选择。第一个技术是"横向"或"后侧"入路，其中涉及如前所述的解剖出来的胸锁乳突肌内侧缘，然后穿过颈总动脉到椎前筋膜。继续朝内侧解剖到达食管和气管食管沟。仔细、渐进式的解剖以及在再手术区域频繁触诊的协助下，往往会在进入瘢痕覆盖的术野前显露喉返神经（图10-5A）。助手的手指轻推对侧喉软骨有助于寻找神经所在。如果由于广泛的横向瘢痕组织而无法识别喉返神经，另一种策略是"下方入路"，向气管食管沟前方靠近，尽量低地经胸腺内侧往上解剖。将喉返神经识别出来是因为它从上纵隔发起并在左侧绕过主动脉弓折返或在右侧锁骨下动脉折返（图10-5B）。除初次手术涉及切除胸骨后甲状腺肿外，该区域一般未受初次手术处理，通常很容易识别喉返神经并穿过瘢痕组织继续解剖。如果做不到这一点，最后的策略是"上极内侧入路"。如果上极之前没有被解剖出来，从上极和环甲肌之间的无血管区域进入，且上极可侧向伸缩。渐进地沿喉到喉气管沟之间朝下解剖会发现喉返神经，因为它在环咽肌下穿过（图10-5C）。可以逐步将喉返神经解剖出来并从瘢痕组织中游离出来。

在这种情况下，使用术中喉返神经监测仪作为辅助方法以防止损伤喉返神经已有广泛报道。虽然对神经监测仪的作用从开始到现在一直充满争议[66-68]，但大多数学者都同意，它最大的优点是在甲状腺再次手术中能帮助识别喉返神经[69]。虽然没有高科技产品能代替经验，常规解剖暴露神经，细致的手术操作以及在再次手术中常规使用神经监测仪可以帮助外科医生区分纵向瘢痕组织和喉返神经，或在坚硬厚实的瘢痕组织下方识别喉返神经。

保留所有剩余的甲状旁腺最好通过对甲状腺包膜表面的解剖实现，集中注意力搜索任何可能的甲状旁腺组织，这在瘢痕组织内往往难以找到。需要理解的是，由于之前手术的血管解剖，在再次手术中往往难以做到保存甲状旁腺组织的完整血管蒂。由于这个原因，我们更推荐"自体移植准备法"，也就是说，任

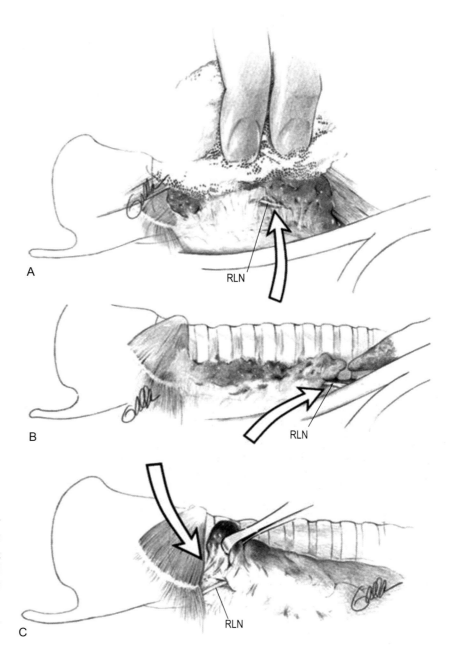

图 10-5　A，"横向"或"后方"入路，沿胸锁乳突肌内侧缘切开，穿过整个颈总动脉至椎前筋膜，然后在内侧找到喉返神经（RLN）；B，下方入路，跨越胸腺解剖找到喉返神经，因为它自纵隔发出并在左侧主动脉弓后方折返或在右侧锁骨下动脉折返；C，上极内侧入路，寻找环甲肌侧面的无血管区域，沿喉气管沟向下解剖找到喉返神经

何甲状旁腺组织的自体移植要求非常低，在不能保证完整血供的情况下仍然能够存活。在甲状腺再次手术中，一个甲状旁腺的常规自体移植也能将永久性甲状旁腺功能减退症的发生率降至最低，尽管在这种做法下暂时性的低钙血症较为普遍，需要进行有效的处理。我们采用的甲状旁腺自体移植方法[70]是将切碎的甲状旁腺放入 5 ml 平衡盐溶液中并注入胸锁乳突肌。这是确保自体移植甲状旁腺细胞生存能力的一种安全有效的技术。

胸骨后甲状腺肿的复发可能增加手术治疗的难度，由于喉返神经通过胸廓入口，有较高的损伤可能。我们单位尝试通过颈部切口切除病灶。充分暴露腺体是上述颈部复发的标准做法[71]。同样的解剖标志，应首先确定颈动脉鞘、食管、气管。胸骨后组织被推到病灶区。动作方面最重要的是通过手指探查找到正确的平面。从甲状腺肿的下方和后面往前抬，切除病灶后就能识别喉返神经。然而，如前所述，胸廓入口的过度纤维化组织可能阻挡腺体的安全移除。在这种情况下必须充分暴露腺体，可以通过胸骨正中劈开、胸骨部分切除或胸骨柄裂开实现。

术后并发症

甲状腺二次切除术是与发病率显著相关的手术操作。通常由于显著纤维化的存在使解剖分离非常困难。然而，固定在瘢痕组织中的喉返神经"盲目"回缩可增加神经损伤的风险。Beahrs 和 Vandertoll 早期发表的文章观察了 1952—1961 年间的 548 位甲状腺二次切除术的患者，发现双侧喉返神经损伤和甲状旁腺功能减退症的发生率显著增加[72]。

最近，Moalem 等发表了关于这一方面的一篇循证医学综述[14]。他们研究了自 20 世纪 90 年代初以来发表的 10 篇对比复发性和原发性良性甲状腺手术并发症发生率的文章，发现二次手术与初次手术相比有较高的喉返神经损伤率，无论是一过性的（0～22%对 0.5%～18%）还是永久性的（0～13%对 0～4%）。在甲状旁腺功能低下方面，一过性低钙血症的发生率无明显差异（0～25%对 1%～27%）。然而，在永久性甲状旁腺功能减退症发生率方面有显著差异（0～22%对 0～4%），与首次手术的患者相比，再次手术患者的术后并发症发生率较高。

复发患者的永久性喉返神经损伤在本单位的发生率为 1.5%，与可比较的初次手术的数据相比要高（0.3%），但仍处于文献报道的较低范围内。与 20 年前二次手术相比，永久性甲状旁腺功能减退症在本单位的发生率已经从 3.5% 下降到 1.6%，主要是得益于上面提到的我们的"自体移植准备法"。

术后管理和预防复发

随着越来越多的医生将甲状腺全切除术作为良性甲状腺疾病的首选手术方式，预期的复发风险应降至接近零且理论上不应该发生。这些患者需要甲状腺素替代治疗，以确保甲状腺功能维持正常。对于不接受甲状腺全切除术的患者，有学者建议术后实行单独甲状腺素抑制治疗或与碘剂合用以阻止或延缓复发。

促甲状腺素抑制治疗

自 1896 年早期报告甲状腺素可影响甲状腺大小以来，甲状腺素被用于非毒性结节性甲状腺肿的治疗[73-74]。其目的是使 TSH 的释放降到最低，产生轻度甲状腺毒性状态，从而抑制甲状腺滤泡细胞的生长。现在有大量证据表明这是一种有效的术前治疗方法，临床上能使结节的体积显著减小，最高达 40%[75-76]。必须牢记长期亚临床甲状腺功能亢进症的不良反应，这些不良反应可能限制了该法在部分患者中的使用[76]。

术后使用抑制量的甲状腺素以防止复发，其实际作用尚不明确。大多数研究仅是对获得不同结果的小样本量进行回顾性研究，难以进行互相比较或 Meta 分析。基本上一半的研究肯定术后抑制 TSH 可降低复发率，而另一半则持否定态度[16,50,76-81]。总体来说，合并后的数据漏洞百出：手术操作不规范；一半的研究是在流行地区进行；大多数研究只有短时间的随访（只有 4 个是超过 10 年的随访研究）；最后发现疾病复发的方法有高度差异（可扪及肿块或超声检测）。

探索术后 TSH 抑制治疗在结节性甲状腺肿复发中的预防作用的两个最大试验得出的结果相反。Hegedus 等进行了一项前瞻性随机对照研究，202 名患者中的一半在进行一侧或双侧甲状腺切除术后接受 150 μg 甲状腺素治疗，而另外一半未接受治疗[82]。两组之间的临床复发率无统计学差异。复发与手术类型或术后血清 TSH 和 T4 水平无相关关系。他们认为他们的研究并不支持常规使用抑制剂量的甲状腺素。然而，Subbiah 等研究了超过 600 例有童年放射史的良性结节切除手术患者。约 40% 的患者接受次全或全甲状腺切除术，其余患者接受一侧腺叶切除或结节切除术。平均随访 17 年。424 例患者中有 60 例（14%）在进行术后 TSH 抑制治疗后出现复发，196 例患者中有 67 例（34.2%）不作任何处理后出现复发，两者在统计上有显著差异。他们的结论是，对有射线暴露史的患者进行术后 TSH 抑制治疗可以使复发率减半。

因此，抑制剂量的甲状腺素似乎并不能普遍防止复发。这一结论背后的原因可能是，在复发性疾病中一些甲状腺结节可能具有自主功能，不再受下丘脑 - 垂体 - 甲状腺轴调控。相反，因为复发性疾病的多克隆性质，可能有多个调控途径，包括胰岛素样生长因子及其结合蛋白。由于本单位对良性结节性甲状腺肿进行全甲状腺切除，所以术后不常规使用抑制剂量的甲状腺素。事实上，使用抑制剂量的甲状腺素必须要在长期亚临床甲状腺功能亢进症对心血管和骨骼的不利影响之间取得平衡。

碘剂补充治疗

在缺碘地区，单独使用碘剂或者与抑制剂量的甲状腺素合用已经作为预防复发的推荐用法[83-86]。在缺碘地区，彻底清除自主功能组织术后正常化的碘供应是没有问题的。其预期优点是，用较低的甲状腺素剂量达到 TSH 抑制效果，从而降低与长期亚临床甲状腺功能亢进症相关的并发症。Carella 等的一项研究表明，左旋甲状腺素和碘盐的合用在减小残余甲状腺大小方面与单纯使用左旋甲状腺素相比在统计学上有显著差异（39.7% 对 10%）[86]。尺寸的减少与 TSH 抑制程度是相互独立的。含钾的碘盐也被用作单一疗法以减少复发，并已被证明与 1.5 μg/kg 的甲状腺素标准治疗具有同等效果[84]。虽然这些结果很有趣，但研究的随访时间太短，难以获得建设性的建议。在本单位或许多富碘地区，术后使用碘并不是目前的常规做法。

Graves 病复发的处理

毒性弥漫性甲状腺肿或 Graves 病是一种自身免疫性疾病，具有不可预料的临床过程（详见第 5 章和第 9 章）。发病年龄通常介于 20 ~ 50 岁且明显以女性居多。具有很强的遗传特性。它是由促甲状腺素受体激活的甲状腺受体抗体的存在造成的，从而导致合成的环磷酸腺苷刺激甲状腺滤泡细胞生成激素。甲状腺实质的肥大和增生影响整个腺体。Graves 病的主要治疗方法在世界各地有显著差异。在一些国家，放射性碘消融术是推荐的选择，而在其他国家，如日本，手术切除是主要的处理方式。20 世纪初，澳大利亚的外科医生 Dunhill 认为，Graves 病患者的手术和麻醉是安全的。他在局部麻醉下对 Graves 病患者进行了甲状腺次全切除并只有小于 2% 的死亡率。针对 Graves 病手术的范围，与保守手术相比，全甲状腺切除术具有更高的并发症发生率，对此是存在争议的。最近一篇循证医学的综述坚决驳斥了这些观点。1 个 Meta 分析和 3 项回顾性病例研究探讨了不同手术类型与并发症及复发相关的风险。Palit 进行了一项 Meta 分析研究了来自 35 个不同研究的 6 703 例患者，随访长度为 4 ~ 12 年。其中 538 例患者进行甲状腺全切除术，6 165 例接受甲状腺次全切除术。在永久性喉返神经麻痹（0.9% 对 0.7%）或甲状旁腺功能减退症（0.9% 对 1.0%）方面的发生率无统计学显著性差异。但平均随访为 5.6 年的复发率之间存在显著性差异。甲状腺全切除患者无一例复发（0%），

而 7.9% 的甲状腺次全切除术患者复发。3 项回顾性病例系列也有类似的结果，保守性手术复发率介于 5% ~ 20%，而术后并发症发生率没有减少。因此，我们主张对 Graves 病患者采用甲状腺全切除术。甲状腺全切除术与保守手术一样安全，但它能显著减少复发率，从而减少了再次手术或放射性碘消融等需要。与甲状腺次全切除术相比它还能避免留下意外发现的未处理的癌的风险。这对于 Graves 病患者尤其重要，因为一些学者报道在这种情况下相关的甲状腺乳头状微小癌的发生率有所增加（8%）。

与良性多结节性甲状腺肿的手术治疗类似，Graves 病手术治疗后仍可能出现复发性疾病。以下是一些外科医生可能面临的需要再次手术治疗复发性 Graves 病的情况：

- 患者接受了正式的甲状腺双叶次全切除术，或一侧腺叶全切除对侧腺叶次全切除的 Dunhill 手术，但残留的甲状腺组织体积过大，导致残叶出现持续性或复发性疾病。
- 患者接受了初次的"全"甲状腺切除术，但术中遗留下无法识别或无法辨认的胚胎性甲状腺组织并出现复发。
- 患者因正常甲状腺结节性疾病接受首次甲状腺手术（如腺叶切除术），现在残叶新出现 Graves 病。

接受首次甲状腺切除术的患者出现 Graves 病复发应首先通过放射性碘消融进行重新评估。虽然这很可能导向对手术的选择，而不是将放射性碘作为最终治疗方法，对于一些患者而言，再次手术增加的风险可能足以使其权衡通过放射性碘评估复发后的处理。有时用放射性碘消融治疗复发的患者，放射性碘控制甲亢失败，是由于复发的甲状腺肿较大或侵袭性疾病。既往手术瘢痕加上射线诱发的纤维化进一步令再次手术非常困难。

复发性 Graves 病的处理原则和手术方法与上述复发性结节性甲状腺肿基本相同。唯一区别是要求在手术之前确保将甲亢控制在最佳状态，以及试图减少腺体血供。我们的做法是要确保接受手术治疗的所有复发性 Graves 病患者都进行抗甲状腺药物治疗，使甲状腺功能保持正常。此外，我们术前常规使用 10 天卢戈碘液。现在有强有力的数据表明，这能显著减少腺体的血供，增加手术的便利性和安全性（详见第 9 章）。

参考文献

[1] Gaitan E, Nelson NC, Poole GV: Endemic goiter and endemic thyroid disorders, *World J Surg* 5: 205–215, 1991.

[2] Muller PE, Jacobi R, Heinert G, et al: Surgery for recurrent goiter: its complications and their risk factors, *Eur J Surg* 167: 816–821, 2001.

[3] Torre G, Barreca A, Borgonovo G, et al: Goiter recurrence in patients submitted to thyroid-stimulating hormone suppression: possible role of insulin-like growth factors and insulin-like growth factor-binding proteins, *Surgery* 127: 99–103, 2000.

[4] Pappalardo G, Guadalaxara A, Frattaroli FM, et al: Total compared with subtotal thyroidectomy in benign nodular disease: personal series and review of published reports, *Eur J Surg* 164: 501–506, 1998.

[5] Bellantone R, Lombardi CP, Boscherini M, et al: Predictive factors for recurrence after thyroid lobectomy for unilateral non- toxic goiter in an endemic area: results of a multivariate analysis, *Surgery* 136: 1247–1251, 2004.

[6] Gibelin H, Sierra M, Mothes D, et al: Risk factors for recurrent nodular goiter after thyroidectomy for benign disease; case-control study of 244 patients, *World J Surg* 28: 1079–1082, 2004.

[7] Reeve TS, Delbridge L, Brady P, et al: Secondary thyroidectomy: a twenty-year experience, *World J Surg* 12: 449–453, 1988.

[8] Kraimps JL, Marechaud R, Gineste D, et al: Analysis and prevention of recurrent goiter, *Surg Gynecol Obstet* 176: 319–322, 1993.

[9] Seiler CA, Glaser C, Wagner HE: Thyroid gland surgery in an endemic region, *World J Surg* 20: 593–597, 1996.

[10] Snook KL, Stalberg PLH, Sidhu SB, et al: Recurrence after total thyroidectomy for benign multinodular goiter, *World J Surg* 31: 593–598, 2007.

[11] Wadstrom C, Zedenius J, Guinea A, et al: Multinodular goiter presenting as a clinical single nodule: how effective is hemithyroidectomy? *Aust N Z J Surg* 69: 34–36, 1999.

[12] Marchesi M, Biffoni M, Faloci C, et al: High rate of recurrence after lobectomy for solitary thyroid nodule, *Eur J Surg* 397–400, 2002.

[13] Bistrup C, Nielsen JD, Gregersen G, et al: Preventative effect of levothyroxine in patients operated on for non-toxic goiter: A randomised trial of one hundred patients with non-year follow-up, *Clin Endocrinol (Oxf)* 40: 323, 1994.

[14] Moalem J, Suh I, Duh QY: Treatment and prevention of recurrence of multi-nodular goiter: An evidence-based review of the literature, *World J Surg* 32: 1301–1312, 2008.

[15] Agarwal G, Aggarwal V: Is total thyroidectomy the surgical procedure of choice for benign multi-nodular goiter? An evidence-based review, *World J Surg* 32: 1313–1324, 2008.

[16] Anderson PE, Hurley PR, Rosswick P: Conservative treatment and long term prophylactic thyroxine in the prevention of recurrence of multi-nodular goiter, *Surg Gynecol Obstet* 171: 309–314, 1990.

[17] Subbiah S, Collins BJ, Schneider AB: Factors related to the recurrence of thyroid nodules after surgery for benign radiation-related nodules, *Thyroid* 17: 41–47, 2007.

[18] Cohen-Kerem R, Schachter P, Sheinfeld M, et al: Multi-nodular goiter: the surgical procedure of choice, *Otolaryngol Head Neck Surg* 122: 848–850, 2000.

[19] Reeve TS, Delbridge L, Cohen A, et al: Total thyroidectomy. The preferred option for multi-nodular goiter, *Ann Surg* 206: 782–786, 1987.

[20] Rios A, Rodriguez JM, Canteras M, et al: Surgical management of multi-nodular goiter with compressive symptoms, *Arch Surg* 140: 49–53, 2005.

[21] Rios A, Rodriguez JM, Balsalobre MD, et al: Results of surgery for toxic multi-nodular goiter, *Surg Today* 35: 901–906, 2005.

[22] Delbridge L, Guinea AI, Reeve TS: Total thyroidectomy for bilateral benign multinodular goiter: effect of changing practice, *Arch Surg* 134: 1389–1393, 1999.

[23] Lang BH, Lo CY: Total thyroidectomy for multi-nodular goiter in the elderly, *Am J Surg* 190: 418–423, 2005.

[24] Rojdmark J, Jarhult J: High long term recurrence rate after subtotal thyroidectomy for nodular goiter, *Eur J Surg* 134: 725–727, 1995.

[25] Piraneo S, Vitri P, Galimberti A, et al: Recurrence of goiter after operation in euthyroid patients, *Eur J Surg* 160: 351–356, 1994.

[26] Khadra M, Delbridge L, Reeve TS, et al: Total thyroidectomy: its role in the management of thyroid disease, *Aust N Z J Surg* 62: 91–95, 1992.

[27] Gough IR: Total thyroidectomy: indications, technique and training, *Aust N Z J Surg* 62: 87–89, 1992.

[28] Colak T, Akca T, Kanik A, et al: Total versus subtotal thyroidectomy for the management of benign multi-nodular goiter in an endemic region, *Aust N Z J Surg* 74: 974–978, 2004.

[29] Friguglietter CU, Lin CS, Kulcsar MA: Total thyroidectomy for benign thyroid disease, *Laryngoscope* 113: 1820–1826, 2003.

[30] Karanikolic A, Apesic M, Djordevic N: Optimal surgical treatment for bilateral multi-nodular goiter, *Surg Prac* 11: 12–16, 2007.

[31] Moore KL, Persaud TVN: *The developing human. Clinically orientated embryology*, Philadelphia, 1993, WB Saunders company.

[32] Mansberger AR, Wei JP: Surgical embryology and anatomy of the thyroid and parathyroid glands, *Surg Clin North Am* 73: 727–746, 1993.

[33] Nishiyama I, Ogiso M, Oota T, et al: Developmental change in expression of highly polysialylated neural cell adhesion molecule in C-cells in rat thyroid gland, *Anat Embryol (Berl)* 194: 419–426, 1996.

[34] Macchia PE: Recent advances in understanding the molecular basis of primary congenital hypothyroidism, *Mol Med Today* 6: 36–42, 2000.

[35] De Felice M, Ovitt C, Biffali E, et al: A mouse model for hereditary thyroid dysgenesis and cleft palate, *Nat Genet* 19: 395–398, 1998.

[36] *Gray's Anatomy of the human body*, ed 30. Editor: Carmine Clemente, London.

[37] Braun EM, Windisch G, Wolf G, et al: The pyramidal lobe: clinical anatomy and its importance in thyroid surgery, *Surg Radiol Anat* 29: 21–27, 2007.

[38] Sackett WR, Reeve TS, Barraclough B, et al: Thyrothymic thyroid rests: incidence and relationship to the thyroid gland, *J Am Coll Surg* 195: 635–640, 2002.

[39] Page C, Cuvelier P, Bieta A, et al: Thyroid tubercle of Zuckerkandl: anatomical and surgical experience from 79 thyroidectomies, *J Laryngol Otol* 123: 768–771, 2009.

[40] Zuckerkandl E: Die Epithelkorperchen von Didelphys Azara, 1902.

[41] Gauger PG, Delbridge L, Thompson NW, et al: Incidence and importance of the tubercle of Zuckerkandl in thyroid surgery, *Eur J Surg* 167(4): 249–254, 2001.

[42] Beulah M, Hathway MD: Innocuous accessory thyroid nodules, *Arch Surg* 90(2): 222–227, 1965.

[43] Paresi RJ, Saha D: Hashimoto's thyroiditis presenting as an enlarging submandibular mass in a patient with a lingual thyroid, *Otolaryngol Head Neck Surg* 132: 806–808, 2005.

[44] Cooper DS, Axelrod L, DeGroot LJ, et al: Congenital goiter and the development of metastatic follicular carcinoma with evidence for a leak of nonhormonal iodide: clinical, pathological, kinetic, and biochemical studies and a review of the literature, *J Clin Endocrinol Metab* 52(2): 294–306, 1981.

[45] Rosai JCM, DeLellis RA: Tumours of the thyroid gland. In rosai J, editor: *atlas of tumour pathology*, 3rd series ed, Washington,

DC, 1990, Armed Forces Institute of Pathology, pp 302–303.

[46] Lloyd RV, Young WF: Endocrine diseases. In DW K, editor: *Atlas of nontumor pathology*, ed 1, Washington, DC, 2002, American Registry of Pathology and the Armed Forces Institute of Pathology, pp 144–146.

[47] Dobyns BM, Sheline GE, Workman JB, et al: Malignant and benign neoplasms of the thyroid in patients treated for hyperthyroidism. A report of the cooperative thyrotoxicosis therapy follow-up study, *J Clin Endocrinol Metab* 38: 976–998, 1974.

[48] Harrer P, Broecker M, Zint A, et al: Thyroid nodules in recurrent multi-nodular goiters are predominantly polyclonal, *J Endocrinol Invest* 21: 380–385, 1998.

[49] Harrer P, Broecker M, Zint A, et al: The clonality of nodules in recurrent goiters at second surgery, *Langenbecks Arch Surg* 383: 453–455, 1998.

[50] Berghout A, Wiersinga WM, Drexhage HA, et al: The long term outcome of thyroidectomy for sporadic non-toxic goiter, *Clin Endocrinol* 31: 193–199, 1989.

[51] Thomusch O, Machens A, Sekulla C, et al: Multivariate analysis of risk factors for postoperative complications in benign goiter surgery: prospective multi-centre study in Germany, *World J Surg* 24: 1335–1341, 2000.

[52] Sosa JA, Bowman HM, Tielsch JM, et al: The importance of surgeon experience for clinical and economic outcomes from thyroidectomy, *Ann Surg* 228: 320–330, 1998.

[53] Harness JK, Organ CH, Thompson NW: Operative experience of US general surgery residents in thyroid and parathyroid disease, *Surgery* 118: 1063–1070, 1995.

[54] Rios A, Rodriguez JM, Galindo PJ, et al: Surgical treatment of multinodular goiter in young patients, *Endocrine* 27 (3): 245–252, 2005.

[55] Berglund J, Bondesson L, Christensen SB, et al: Indications for thyroxine therapy after surgery for benign non-toxic goiter, *Acta Chir Scand* 156: 433, 1990.

[56] Roeher HD, Goretzki PE: Management of goiter and thyroid nodules in an area of endemic goiter, *Surg Clin North Am* 67: 233, 1987.

[57] Erbil Y, Bozbora A, Tulumoglu Yanik B, et al: Predictive factors for recurrent non-toxic goiter in an endemic region, *J Larnygol Otol* 121: 231–236, 2007.

[58] Menegaux F, Turpin G, Dahman M, et al: Secondary thyroidectomy in patients with prior thyroid surgery for benign disease: a study of 203 cases, *Surgery* 125: 479–483, 1999.

[59] Dorbach M, Schicha H: Frequency and temporal occurrence of a functional autonomy in recurring goiter, *Nuklearmedizin* 32: 316, 1993.

[60] Levin KE, Clark AH, Duh QY, et al: Re-operative thyroid surgery, *Surgery* 111: 604–609, 1992.

[61] Yamashita H, Noguchi S, Futata T, et al: Usefulness of quick intra-operative measurements of intact parathyroid hormone in the surgical management of hyperparathyroidism, *Biomed Pharmacother* 54: 108s–111s, 2000.

[62] Ito F, Sippel R, Lederman J, et al: The utility of intraoperative bilateral internal jugular venous sampling with rapid parathyroid hormone testing, *Ann Surg* 245(6): 959–963, 2007.

[63] Ardito G, Revelli L, D'Alatri L, et al: Revisited anatomy of the recurrent laryngeal nerves, *Am J Surg* 187: 249–253, 2004.

[64] Farrag TY, Samlan RA, Lin FR, et al: The utility of evaluating true vocal fold motion before thyroid surgery, *Laryngoscope* 116: 235–238, 2006.

[65] Steinberg JL, Khane GJ, Fernandes CM, et al: Anatomy of the recurrent laryngeal nerve: a re-description, *J Laryngol Otol* 100: 919–927, 1986.

[66] Bailleux S, Bozec A, Castillo L, et al: Thyroid surgery and recurrent laryngeal nerve monitoring, *J Laryngol Otol* 120 (7): 566–569, 2006.

[67] Hermann M, Hellebart C, Freissmuth M: Neuromonitoring in thyroid surgery. Prospective evaluation of intra-operative electrophysiological responses for the prediction of recurrent laryngeal nerve injury, *Ann Surg* 240: 9–17, 2004.

[68] Goretzki PE, Schwarz K, Brinkmann J, et al: The impact of intraoperative neuromonitoring (IONM) on surgical strategy in bilateral thyroid diseases: is it worth the effort? *World J Surg* 34: 1274–1284, 2010.

[69] Johnson S, Goldenberg D: Intraoperative monitoring of the recurrent laryngeal nerve during revision thyroid surgery, *Otolaryngol Clin North Am* 41: 1147–1154, 2008.

[70] Gauger PG, Reeve TS, Wilkinson M, et al: Routine parathyroid autotransplantation during total thyroidectomy: the influence of technique, *Eur J Surg* 166: 605–609, 2000.

[71] Hsu B, Reeve TS, Guinea AI, et al: Recurrent substernal nodular goiter: incidence and management, *Surgery* 120: 1072–1075, 1996.

[72] Beahrs OH, Vandertoll DJ: Complications of secondary thyroidectomy, *Surg Gynecol Obstet* 117: 535, 1963.

[73] Astwood EB, Cassidy CE, Auerback GD: Treatment of goiter and thyroid nodules with thyroid, *JAMA* 5: 459–472, 1960.

[74] Hansen Molholm J, Kampmann J, Madsen S: L-thyroxine treatment of diffuse non-toxic goiter evaluated by ultrasonic determination of thyroid volume, *Clin Endocrinol* 10: 1–6, 1979.

[75] Koc M, Ersoz HO, Akpinar I, et al: Effect of low and high dose levothyroxine on thyroid nodule volume: a crossover placebo-controlled trial, *Clin Endocrinol (Oxf)* 57: 621–628, 2002.

[76] Wemeau JL, Caron P, Schvartz C, et al: Effects of thyroid-stimulating hormone suppression with levothyroxine in reducing the volume of solitary thyroid nodules and improving extranodular non-palpable changes: a randomised, double-blind placebo controlled trial by the French Thyroid Research Group, *J Clin Endocrinol Metab* 87: 4928–4934, 2002.

[77] Sdano MT, Falciglia M, Welge JA, et al: Efficacy of thyroid hormone suppression for benign thyroid nodules: meta-analysis of randomised trials, *Otolaryngol Head Neck Surg* 133: 391–396, 2005.

[78] Miccoli P, Antonelli A, Iacconi P, et al: Prospective, randomised, double blind study about the effectiveness of levothyroxine suppressive therapy in prevention of recurrence after operation: result at the third year of follow-up, *Surgery* 114: 1097–1101, 1993.

[79] Feldkamp J, Seppel T, Becker A, et al: Iodine or L-thyroxine to prevent recurrent goiter in iodine-deficient area: prospective sonographic study, *World J Surg* 21: 10–14, 1997.

[80] Geerdsen JP, Frolund L: Recurrence of non-toxic goiter with and without post-operative thyroxine medication, *Clin Endocrinol* 21: 529–533, 1984.

[81] Persson CP, Johansson H, Westermark K, et al: Nodular goiter—is thyroxine medication of any value? *World J Surg* 6: 391–396, 1982.

[82] Hegedus L, Nygaard B, Hansen JM: Is routine thyroxine treatment to hinder post-operative recurrence of non-toxic goiter justified? *J Clin Endocrinol Metab* 84: 756–760, 1999.

[83] Hintze G, Emrich D, Kobberling J: Treatment of endemic goiter due to iodine deficiency with iodine, levothyroxine or both: results of a multicentre trial, *Eur J Clin Invest* 19: 527–534, 1989.

[84] La Rosa GL, Lupo L, Giuffrida D, et al: Levothyroxine and potassium iodine are both effective in treating benign solitary solid cold nodules of the thyroid, *Ann Inter Med* 122: 1–8, 1995.

[85] Feldkamp J, Seppel T, Becker A, et al: Iodine or L-thyroxine to prevent recurrent goiter in an iodine-deficient area: prospective sonographic study, *World J Surg* 21: 10–14, 1997.

[86] Carella C, Mazziotti G, Rotondi M, et al: Iodized salt improves the effectiveness of L-thyroxine therapy after surgery for non-toxic goiter: a prospective and randomised study, *Clin Endocrinol* 57: 507–513, 2002.

[87] Prabhakar BS, Bahn RS, Smith TJ: Current perspective on the

pathogenesis of Graves' disease and ophthalmopathy, *Endocr Rev* 24: 802–835, 2003.

[88] Stalberg P, Svensson A, Hessman O, et al: Surgical treatment of Graves' disease: evidence-based approach, *World J Surg* 32: 1269–1277, 2008.

[89] Palit TK, Miller CC 3rd, Miltenburg DM: The efficacy of thyroidectomy for Graves' disease: a meta-analysis, *J Surg Res* 90: 161–615, 2000.

[90] Winsa B, Radstad J, Akerstrom G, et al: Retrospective evaluation of subtotal and total thyroidectomy in Graves' disease with and without endocrine ophthalmopathy, *Eur J Endocrinol* 132:

406–412, 1995.

[91] Miccoli P, Vitti P, Rago T, et al: Surgical treatment of Graves' disease: subtotal or total thyroidectomy? *Surgery* 120: 1020–1024, 1996.

[92] Ku CF, Lo CY, Chan WF, et al: Total thyroidectomy replaces subtotal thyroidectomy as the preferred surgical treatment for Graves' disease, *Aust N Z J Surg* 75: 528–531, 2005.

[93] Erbil Y, Ozluk Y, Giris M, et al: Effect of Lugol solution on thyroid gland blood flow and microvessel density in the patient with Graves' disease, *J Clin Endocrinol Metab* 92: 2182–2189, 2007.

第3篇 ■ 术前评估

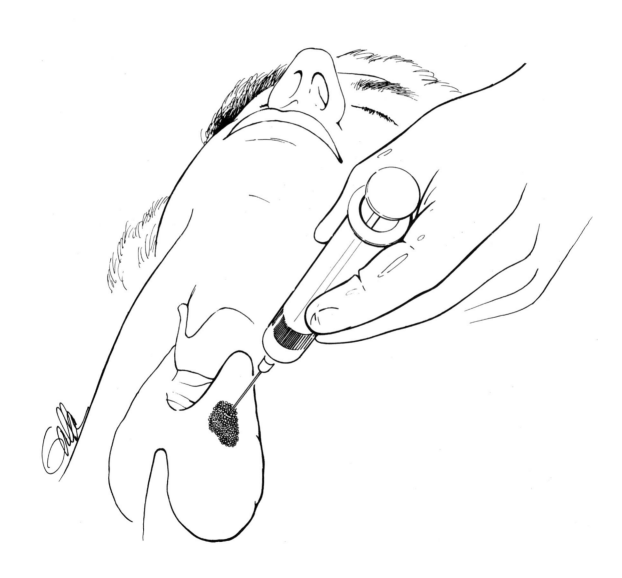

第11章 ■ 甲状腺结节的评估与治疗

ERIK K. ALEXANDER

引言

甲状腺结节是临床常见疾病。随着年龄增长，甲状腺结节的发病率也逐年增长。临床调查表明 5%～15% 的成人有症状显著的甲状腺结节需进行治疗评估[1]。自 20 世纪 90 年代初，甲状腺结节发病率逐年增加。目前尚无明确的环境因素可以解释逐年增高的发病率。然而发病率的升高很大程度上取决于两个因素：首先，甲状腺结节性疾病是年龄相关性疾病[2]；其次，现有人口调查表明大多数工业国家的人均寿命在增加。这两个因素导致了甲状腺结节发病率的绝对增高。甲状腺结节检出率的增加，通常是在进行其他检查时偶然发现的。但是这种其他检查过程中的偶然发现也很重要。头部、脊柱的 CT 与 MRI 经常检查出无临床症状的甲状腺结节。据推测欧美国家每年 CT 与 MRI 的检查数量较 2000 年增加了 3 倍多，而甲状腺结节的检出率也随之增高。

虽然甲状腺结节通常无明显症状，但因其存在恶性肿瘤的风险及潜在的风险而需要对其评估。不应当低估患者因甲状腺结节的潜在恶性而产生的焦虑状态。在多个大型数据评估报告中提到，8%～15% 直径大于 1 cm 的甲状腺结节被证实为恶性[3-4]。自 20 世纪 90 年代初其发病率开始升高，主要是由于甲状腺结节检出的增多和更频繁的结节评估[5]。大多数高分化的甲状腺恶性肿瘤进展缓慢，通过手术治疗可获得良好的临床效果，必要时可采取放射性碘辅助治疗[6]。与其他恶性肿瘤相比，未治疗的甲状腺恶性肿瘤很少发生转移并威胁生命。因此，对新发甲状腺结节的患者应进行诊断性评估。良性的甲状腺肿瘤体积较大时也可引起压迫症状，如吞咽困难和颈前区的压迫感。囊性甲状腺结节会自发出血，表现为局部迅速增大，常伴局部疼痛和不适感，需要进行紧急临床评估。与很多长期存在的实性结节不同的是，如果囊性结节评估延迟，则其临床症状往往消退且结节体积变小。尽管良性的甲状腺实性结节呈增长状态，但预期其增长速度很缓慢。有报道称甲状腺在其长径上的预期增长速度为每年 1～2 mm[7]。然而人群中广泛的个体差异性也应被列为甲状腺增长速度的考虑因素。甲状腺结节随时间变化而逐渐缩小的情况很少见。这种结节通常为囊性的，体积的缩小往往表明结节内液体的吸收。

虽然对该疾病患者的医护工作常常需要由多学科团队协作完成，但对甲状腺结节的评估及后续的诊疗通常由内分泌科医生来执行[8]。放射学医生、病理科医生、手术医生是治疗团队的核心。甲状腺结节性疾病的评估大部分是在日间病房进行，且对患者造成的不适可以忽略不计。大小较为一致的甲状腺多发良性结节通常不需进一步进行评估，推荐治疗方案为保守治疗。体积较大的结节，怀疑或已经证实为恶性肿瘤，通常需进一步治疗，在本书的独立章节中集中讨论（详见第 7 章）。

对甲状腺结节性疾病的患者进行评估的深远意义在于更恰当地预测其风险，包括疾病本身、相关诊断性检查及应采取的治疗方案。运用各种适当的检查设施，医生可以更好地对甲状腺结节做出良性或恶性的诊断。即使诊断甲状腺癌的可能性大，分化较好的甲状腺癌即使未进行治疗，其造成的危害仍然较小[9]。更进一步讲，手术会带来一些不严重但永久性的并发症（详见第 45 章、第 46 章和第 47 章）。最后甲状腺结节评估和治疗的目的是为甲状腺癌提供强有力的筛查系统，为少数需要手术的患者提供治疗机会。

甲状腺结节评估

甲状腺结节的异质性表现在其特征、结构及体积上。对直径 3 cm 的单纯囊性结节与直径 1.5 cm 的微钙化、边缘毛糙的实性结节应予以不同的治疗方案。作为有临床症状的可疑甲状腺结节的评估项目的一部分，甲状腺彩超检查是必要的。甲状腺超声为甲状腺及其相关结节提供相应的影像图像。数据证实，许多临床查体可疑的甲状腺结节，超声检查并未发现结节。一项在 156 位临床查体怀疑甲状腺结节或不对称甲状腺的患者中实施甲状腺彩超检查的研究表明，彩超检查改变了 63% 患者的治疗方案[10]。其中 114 例临床怀疑单发结节的患者，超声检测结果证实，50 位患者检测出之前查体未发现的直径大于 1 cm 的结节。相反，在 59 位考虑为弥漫性甲状腺肿或结节性甲状腺肿的患者中，超声证实其中 20 位没有必要行细针穿刺。这些数据证实，超声检查经常改变已知或可疑甲状腺结节患者的治疗方案，并证明超声在甲状腺结节（或不对称甲状腺）中的临床应用价值[11]。

此外，许多直径大于 1 cm 的甲状腺结节在临床查体中未发现。一项前瞻性研究比较了 72 名患者在临床查体及彩超影像学检查中的相关细节问题。22 位患者中有 9 位（41%）临床查体未发现但在彩超检查中证实存在直径大于 1 cm 的甲状腺结节。62% 的患者在临床查体时只发现存在单发结节或未查及任何甲状腺结节，但在彩超检查时发现多发直径大于 1cm 的甲状腺结节。42% 的直径大于 2 cm 的甲状腺结节通过触诊未发现。这些数据支持在甲状腺临床查体异常时，超声在甲状腺评估中的作用[11]。

甲状腺彩超检查之后，也应当检查血清促甲状腺激素（TSH）[6]。少数患者会存在 TSH 抑制现象，即 TSH 值低于参考值。如果检测到 TSH 抑制现象，提示甲状腺功能性（或毒性）腺瘤的可能性大。^{123}I 闪烁成像检查可用于血清抑制性 TSH 的甲状腺结节患者，阳性结果提示甲状腺激素自主产生。证实为功能性热结节则恶性肿瘤的可能性明显减小，故热结节不需要进行细针穿刺。^{123}I 闪烁成像也可用于多发直径大于 1 cm 的甲状腺结节患者。无功能性结节（或称为冷结节）需要进行细针穿刺。对甲状腺多发结节中的功能性结节无需进行细针穿刺。虽然根据专家观点上述诊疗意见是合理的，但血清 TSH 检验的优点或其费用支出与临床获益之间的关系尚未得到证实。

重要的是，并不是所有超声确诊的功能正常的甲状腺结节都需要评估。低危患者中，对大多数小于 1~1.5 cm 的结节应进行临床随访，不需进一步干预治疗[6]。这一建议得自于被确诊低危的直径小于 1~1.5 cm 的高分化甲状腺癌的相关数据。在美国，对 1 355 例高分化甲状腺癌患者的回顾数据评估显示，肿瘤直径小于 1.5 cm（肿瘤分期为 I 期），疾病复发率显著下降。只有 1 例（0.4%）直径小于 1.5 cm 的甲

状腺癌患者死亡[12]。另有相关数据证实甲状腺恶性肿瘤的病理学特点，如腺体外浸润很少发生在直径小于 1.0 cm 的癌中[13]。鉴于上述原因，甲状腺结节直径小于 1~1.5 cm 时，在大多数情况下推荐无干预随访。然而个别例外情况也会发生。重要的是，大多数基于临床检查或病史发现的中高危甲状腺癌患者应当在肿瘤体积较小时就进行评估。这些患者包括青少年期（<16 岁）受到过辐射和有独特的家族遗传病史（如 Cowden 综合征或多发内分泌肿瘤 2a 或 2b）。针对中高危患者，应当对直径大于 5 mm，特别是实性而非囊性的甲状腺结节进行评估。

甲状腺自身免疫性疾病，如桥本甲状腺炎或毒性弥漫性甲状腺肿，通常甲状腺腺体较大。这种情况是由甲状腺间质炎性增生或 TSH［或甲状腺刺激免疫球蛋白（TSI）］刺激甲状腺滤泡增生导致。在这种患者中往往会发现假结节。假结节是一种由超声发现的类似真正甲状腺结节的区域，其边界不清，所以难以测量所有平面。这种发现往往被描述成真正的甲状腺结节。假结节通常在甲状腺扫描的静止图像上出现，在实时扫描的三维立体甲状腺超声上不能被有效识别。临床医生应当意识到这种情况，因这种假结节往往不需要进一步评估。

超声检查出直径大于 1~1.5 cm 的甲状腺结节后，对甲状腺功能正常的患者应考虑行甲状腺结节细针穿刺（fine-needle aspiration，FNA）。尽管一些医生和患者评估该操作的利弊后予以婉拒，但大部分医生支持这一措施。

细针穿刺

甲状腺结节细针穿刺是对甲状腺功能正常患者的甲状腺结节进行评估，整个操作过程创伤小且风险很低。当有经验的临床医生进行操作时，FNA 的并发症或不良反应对患者而言影响很小，并且通常是无痛性的。细针穿刺所获取的细胞学组织分析有很高的临床价值。因为 FNA 具有良好的风险收益率，故其在欧美国家中得到越来越多的应用，有数据证实仅在美国每年进行大于 500 000 例 FNA。

超声引导经常被推荐用于 FNA。两项研究已经证实，相较于触诊行 FNA，超声引导下行 FNA 可明显减少穿刺标本假阴性的结果。一项关于 497 例患者的回顾性研究发现，超声引导下的穿刺失败率较低，穿刺标本的特异性、敏感性很高，且在穿刺同时明确了

甲状腺癌的诊断。两项研究都证实，在超声引导下的穿刺假阴性率低于1%[14-15]。另有关于9 683名患者的数据分析表明，8.7%的触诊穿刺所获组织量不够，而经超声引导的穿刺中只有3.5%的穿刺获取的组织量不够[15]。相关数据证实超声引导下的穿刺在临床操作过程中应当广泛应用。此外，在一些特殊环境下，部分医生不用超声引导即可穿刺，即通过临床触诊引导。部分专家认为在超声已经明确甲状腺结节存在的前提下可采取触诊穿刺，前提是，这些结节必须是可触及的，且是位于正常颈部解剖结构下的实性结节（囊性结构成分＜25%）。同样，如果患者多发甲状腺结节，或之前的超声未诊断结节性质，只能采用超声进行引导穿刺。尽管上述结论未通过任何回顾性研究证实，但大部分医生认为超声引导下的细针穿刺可减少并发症（如局部挫伤或疼痛）。

FNA通常采用25 g～27 g的针头连接于5 ml或10 ml注射器。注射利多卡因后，针尖于甲状腺结节内停留并旋转摩擦约5秒钟。1个结节取2～5次独立的细针穿刺标本（图11-1）。穿刺主要的不良反应为局部挫伤。当该穿刺由有经验的内分泌科医生在超声引导下进行时，刺伤气管、颈总动脉或颈内静脉的概率明显减小。一些患者可能会要求镇静以减少焦虑症状，但对甲状腺结节的评估过程不需要行全身麻醉或者清醒镇静。FNA的细胞学诊断往往需要5～7天的时间完成。穿刺结果无诊断价值的发生率为5%～10%，这意味着穿刺标本组织量不够。这种无价值诊断的发生率因结节内囊性成分的增加而增加。吸出甲状腺结节内的囊性液体可以减轻症状，减小结节体积，但是我们很少对囊性液体成分进行细胞学分析。相关研究证实，无诊断价值的甲状腺结节穿刺应当在穿刺部位愈合后行二次穿刺，近50%的患者在再次穿刺时可获得有诊断价值的标本[16]。

当标本组织量足够时，FNA的细胞学报告应当采用2010年Bethesda标准中5条诊断学术语的某一条来进行描述[17]。大多数情况下，近60%～70%的标本被证实为良性。这些发现是很精确的，在无癌细胞诊断的前提下，未来可采取保守的治疗方案。在这些标本中，近5%的标本被证实为甲状腺乳头状癌，这一结果也是很有预测价值的。不幸的是，15%～25%的穿刺标本量足够但不足以做出诊断。在这种情况下，尽管还未做出任何诊断性结论，但恶性肿瘤的可能性增大。三个独立的诊断分类被用来描述这种非确定的细胞学结果：细胞学可疑乳头状癌通常意味着60%～70%的恶性可能；细胞学可疑滤泡性肿瘤（或Hurthle肿瘤）表示20%～30%的恶性可能；细胞学"无确定意义的异型性"意味着5%～15%的恶性风险。甲状腺次全切除术（术中不采取快速冰冻病理）推荐用于滤泡性肿瘤；甲状腺次全切除术（术中行快速冰冻病理检查并术中涂片）推荐用于细胞学阅片可疑乳头状癌的患者；重复行FNA则推荐用于细胞学

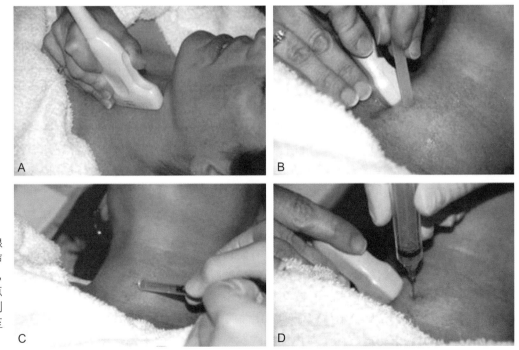

图 11-1 （也见彩图）甲状腺结节细针穿刺技术。A，超声引导并确定甲状腺结节；B，皮肤表面定位标记确定穿刺点位置；C，30 g细针皮下注射利多卡因；D，25 g针头连接至10 ml空针进行2~5次穿刺

阅片为"无确定意义的异型性"的患者。应用标准的术语来描述 FNA 细胞学诊断能更有效地评估甲状腺结节恶性程度的风险性，同时提高甲状腺结节在流行病学中的评估与比较。现在低风险的甲状腺结节在常规评估中很少进行粗针穿刺活检。

无数调查研究证实了甲状腺结节细针穿刺在甲状腺结节患者治疗中的重要性。Mayo 医学中心开展的一个相关系列研究中广泛采用了细针穿刺，结果是甲状腺手术减少了 50%，与此同时发现了相似比例的甲状腺癌[18]。一项关于 7 个回顾性研究的回归数据分析证实 FNA 减少了 30%～50% 的甲状腺切除手术，同时增加了确定性手术的比率（甲状腺癌的数量相较于所有手术病例的总数）。在临床检查及甲状腺显像的基础上，确定性手术比率大约在 10%～15%。在细针穿刺应用的前提下，18 183 名甲状腺结节的患者中建议 3 144 名患者行甲状腺手术；995 名患者被证实为癌症患者，比率为 32%（995/3 144）。这些数据是最先用来证实甲状腺结节细针穿刺的优点。一项最近发布的关于 4 703 名穿刺患者的临床报道也证实了上述研究的进展[19]，表明在现有临床环境中 53% 的确定手术比率。

即使已经有了上述实质性的进展，近 30% 的患者在异常 FNA 细胞学诊断前提下仍选择了手术治疗并在术后被证实为甲状腺癌。近期 FNA 技术的进展和细胞学分析的提高使确定性手术率达到 50% 以上。尽管如此，仍有 FNA 细胞学诊断异常且采取手术治疗的部分患者术后被证实为良性疾病，这说明仍需要进一步提高诊断学分析及风险评估。

甲状腺结节风险评估

对有显著临床症状的甲状腺结节患者来说，理想的诊断方案中应当有能做出恶性肿瘤阴性或阳性的诊断性检查。如果在术前可以采用此种检查，则可以很好地评估患者是良性腺瘤、多发结节性增生或恶性肿瘤。这种检查在实质上减少了不必要的干预，并且可以针对有需要进行干预的患者进行治疗。这样，既减少了甲状腺发病率及经济费用，又提高了患者满意度。这种诊疗意见尚属于理想状态，在现有阶段无法在临床普及。虽然已经采取了现有阶段最好的治疗方案，但在异常 FNA 细胞学情况下被推荐采取手术治疗的患者中，仍有一半患者术后被证实为良性疾病。

近期的一些研究进展提高了对患癌风险及对甲状腺结节进行个体化评估的能力。日益提高的甲状腺癌风险评估水平减少了不必要的手术。从历史上看，任何甲状腺结节都有 8%～15% 发展为恶性肿瘤的可能性。在此前提下，我们推荐采用 FNA，其细胞学分析也可以进一步修正最低风险。长远来看，临床医生综合运用临床查体、影像学检查、分子诊断学，能够更好地对任何患者的甲状腺结节特征及术前风险进行评估。如此，增加了术前风险评估的准确性和精确性。同时，外科医生也可以更好地将不需要进行干预的个体风险告知患者。能够获取的临床资料越丰富，制定的治疗方案就越完善。后文中我们将对临床特征、影像学特点及分子标志物对肿瘤风险的相关影响进行讨论（图 11-2）。

临床风险评估

对患者的医学随访和临床检查是所有恶性肿瘤风险评估中的重要部分。临床变量如性别、年龄，特殊症状的存在或检查发现是甲状腺癌的预测因素。此外，评估也应当包含患者的其他共存疾病以及其预期寿命。对大多数可疑或已经证实癌性结节的患者建议行甲状腺切除术。术前心血管系统和手术风险的评估应纳入肿瘤潜在恶性风险及手术并发症风险。

男性性别是直径大于 1 cm 的甲状腺结节恶性肿瘤风险性增加的因素。在一项对近 2 000 名患者的大于 3 500 个甲状腺结节的回顾性研究中发现，甲状腺癌在男性中的发病率几乎是女性的 2 倍[20]。男性患者的甲状腺结节中，21% 证实为恶性，而这一数据在女性患者中仅为 12%。相同的结论也为 Boelaert 及其团队所报道，显示男性患者甲状腺结节中 12% 为恶性，而女性患者仅为 7%[21]。另有报道也支持上述观点[22]。男性性别增加甲状腺结节恶性风险的相关机制尚不清楚。

患者年龄也是罹患甲状腺癌风险的影响因素。有数据指出年龄小于 30 岁和大于 60 岁是增加恶性肿瘤风险的因素。然而这些数据来源于特定人群的回顾性分析，通常在常规超声评估和超声引导细针穿刺之前进行。近期，越来越多的有说服力的数据分析都证实小于 30 岁的患者恶性肿瘤的风险性增加了 2 倍[23-24]。这些患者中，大部分为甲状腺乳头状癌，且表现为侵袭性的病理学特征。与此同时，最近的一些分析研究中，对年龄较大患者的甲状腺癌的风险评估有了新的进展。大规模研究证实结节性疾病随年龄的增加而增加，然而年龄较大的患者罹患甲状腺癌的风险性与更年轻患者比较未见异常[20,22]。因此，在其他研究结果尚未出炉时，大致认为年龄小于 30 岁的患者更容易

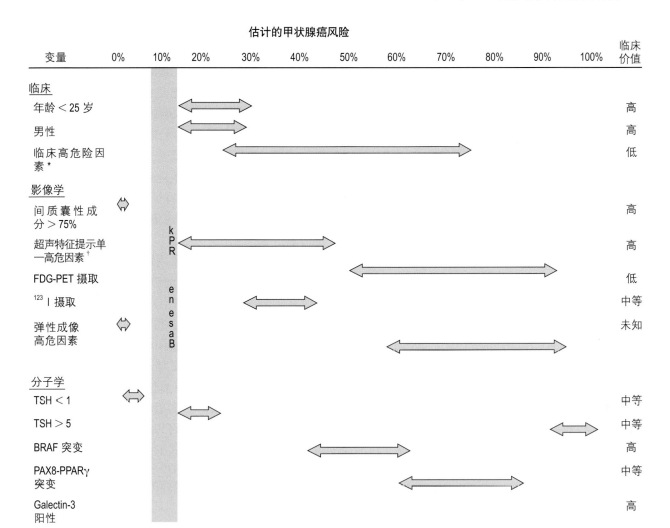

图 11-2 甲状腺癌风险性，基于现有临床、影像学、分子诊断学现状，对直径大于 1 cm 的甲状腺结节恶性肿瘤风险的修正。根据流行病学数据，设定了 8%～15% 的甲状腺恶性肿瘤基线风险并显示于阴影区域。临床操作中对个体变量的应用显示在右侧栏，主要受经济费用、恶性程度及现有检查发现的影响（Adapted from Alexander EK: Approach to the patient with a cytologically indeterminate thyroid nodule, *J Clin Endo Metab* 93: 4175, 2008.）

* 高危临床资料包括 16 岁之前接受过辐射，甲状腺结节与周围颈部组织粘连，近期发生声音持续性嘶哑，以及一级亲属已知的甲状腺髓样癌病史

† 超声检查中的高危因素包括微钙化、低回声间质、不规则边缘、多普勒超声中血流信号丰富，以及异常肿大的淋巴结

罹患甲状腺癌，且罹患概率增加了近 2 倍。

　　在病史问询和临床查体过程中，高风险因素的筛查同样重要。一些特征能显著增加直径大于 1 cm 的结节的恶性风险，如童年期甲状腺曾受到辐射。在目前年龄小于 21 岁且曾在切尔诺贝利核事故中受到电离辐射的 472 名儿童的回顾性研究中发现，甲状腺乳头状癌的风险较同期生活在法国和意大利未受到电离辐射的儿童明显增加[25]（详见第 28 章）。这些甲状腺癌通常含有突变成分，且表现为更侵袭性的临床行为。基于上述原因，对受到辐射的患者常规进行彩超检查。同样，有 MEN2 或髓样癌家族史的患者恶性肿瘤的风险性也更高些（详见第 24 章和第 29 章）。尽

管较少见，鉴于上述两种变量导致较高的恶性肿瘤风险，要求我们在初次遇到甲状腺结节的患者时应当对上述问题做出常规问诊。此外，应当对独特的临床发现如持续前颈部疼痛及声音嘶哑进行问诊（详见第 15 章）。一旦查体发现快速生长的甲状腺结节、质地硬的颈部肿块或固定于颈部周围组织的甲状腺结节，都应当考虑到较高的恶性肿瘤风险[26]。

影像学风险评估

　　超声是可疑甲状腺结节的常规评估项目。除了简单确定结节的存在及其体积外，超声以其特有的超声学特点成为甲状腺癌强有力的评估方式。在对 865 个

直径大于 1 cm 的甲状腺结节评估中，超声学发现囊性或实性成分、不规则结节边缘、低回声间质及微钙化是甲状腺癌的预测因素 [27]。通常认为纯囊性结节是良性的 [20,28-29]。另有一些研究也证实了上述发现。鉴于上述结论，常规评估和之前提到的超声学特点应当体现在甲状腺结节的整体评估中。单个已证实的高危特征增加了患癌风险，两个或多个高危特点更增加了恶性的可能性 [30-31]。

尽管如此，受其敏感性及特异性的限制，超声仍不能完全取代结节的 FNA。两个相关研究分析了超声在预测小于 1.5 cm 的良性结节中的精确性。其中一个研究评估了 402 名患者，这些患者均在查体时未发现直径 8～15 mm 的甲状腺结节。仅针对上述患者中有低回声和同时存在微钙化、边缘模糊或结节内穿支血管的结节进行穿刺，87% 证实为甲状腺癌，同时减少了 70% 的穿刺需求 [32]。另外一个研究则选定 80 名甲状腺超声学证实含有微钙化、低回声、晕圈缺乏的超声学特点的患者，经穿刺证实其中 81% 为甲状腺癌，同时也减少了 60% 的穿刺需要 [33]。上述结果令人鼓舞，但这些数据证实无有效的超声学特征组合可以精确地预测肿瘤良恶性而不进行 FNA 检查。超声另有的局限性是影像学评分的可信性。例如，在一项盲法研究中，3 个影像学专家分别对所有的超声图像进行阅图。即使在高度控制的临床试验中，影像学评分的可信性也只是适度的，反映在对所获取的大部分超声学特征进行验证而得出的 κ 值，此值大致介于 0.4～0.6。κ 值大于 0.9 的超声特征证实结节内为囊性液体 [27]。尽管如此，超声对加强外科医生认识甲状腺癌风险性的作用是很显著的，并已成为个体化评估的一个主要工具（详见第 13 章）。

除了超声评估，对甲状腺结节患者通常进行甲状腺激素检测（详见 13 章）。当 TSH 受抑制时，提示甲状腺结节可能为功能性结节，应当通过放射性核素闪烁扫描技术证实。缺乏 ^{131}I（或 ^{123}I）摄取的甲状腺结节是常见的，提示结节为无功能性结节，或称冷结节。上述发现不能修正恶性肿瘤的风险性。相反，某结节核素摄取意味着自主功能性结节，或称热结节。当发生核素摄取时，在明确毒性腺瘤诊断的同时，大大减小了恶性肿瘤的风险性。尽管在甲状腺功能正常的结节的常规评估中未指出应当采用核素评估，但甲状腺功能亢进症患者采用核素评估可显著修正其恶性肿瘤的风险性。

其他影像学检查也可以协助评估甲状腺癌的风险。PET 检查中 18-FDG 代谢结节的存在增加恶性肿瘤的风险。尽管 PET 检查不作为甲状腺结节的常规评估，但许多患者因其他适应证进行了 PET 扫描而意外发现摄取 18-FDG 的甲状腺结节。偶然发现摄取 18-FDG 的甲状腺结节是很常见的。一旦发现上述情况，这些数据可以协助临床医生进行癌风险评估。在一项对 FNA 细胞学诊断为可疑或异型性，并进行甲状腺切除术的 131 名患者的研究中，首先进行 PET 影像学检查，并与术后最终病理进行比较，少量或无 18-FDG 摄取的 PET 影像学特征与良性疾病有显著的相关性 [34]。另有关于 42 名患者参与的研究也证实了上述结论 [35]。

最后，超声弹性成像用以评估组织硬度和密度。最初的关于 92 名患者的前瞻性研究调查了超声弹性成像在预测恶性肿瘤中的应用（详见第 13 章）。在选定、非随机的回归分析中得出的最初结论指出弹性成像近 100% 的恶性肿瘤阳性或阴性预测价值。然而，至今无相关的随机试验来证实相关结论 [36]。且上述数据不能用来评估有囊性（即使部分为囊性）结节或多发结节的腺体。尽管如此，之前提到的数据证实大量的影像学信息可以应用于大部分有甲状腺结节的患者。用所有方式对甲状腺结节进行完整系统的评估是不必要的，但已获得的数据同超声评估结合可以对有显著临床症状的甲状腺结节患者做出更精确的评估。

分子学风险评估

实验室检查被越来越多地应用于甲状腺结节患者的血清和 FNA 标本中重要分子标志物的评估。分子学分析范围的日益广泛对采用相关检验的患者有潜在益处。分子学评估，表现在检验的多个方面。血液循环分子标志物血清学分析和单分子核苷酸多形态基因分析都可以预测甲状腺结节患癌风险。在对穿刺物进行分析的过程中，可以对未明确诊断的穿刺物的蛋白表达或基因突变进行评估。分子学分析转换成对患者的临床治疗正在快节奏有续地进行中，并取得了持续进展。随后的相关讨论将描述一些现阶段常用以及未来可用的检查。

血清 TSH 浓度增高预示甲状腺结节患者的甲状腺癌风险性。在关于 1500 名甲状腺结节患者的系列研究中，1183 名患者进行了血清 TSH 检查。TSH 浓度增加，即使在正常范围内，结节被证实为癌的风险增加 [21,37]。紧随其后的回顾性试验证实了上述研究结论。所有甲状腺结节的患者都应当行血清 TSH 检查，相关数据也应当成为癌风险评估的独立因素。

已证实 FNA 的分子学分析在癌风险评估中是有价值的，尤其是在不确定诊断的穿刺患者中。在一项有关 470 名患者的前瞻性研究中，同时进行 FNA 组织的分子学和细胞学分析。29% 的不确定穿刺物证实 BRAF、RET-PTC、RAS 或 PAX8/PPARγ 基因为阳性表达。分析指出，术前对这些突变的检出对随后的治疗有很大影响，可以减少不必要的干预[38]。另外，一项前瞻性研究调查了 226 个细胞学和 1 000 多个病理学标本的 galactin-3 的免疫染色预测价值。galactin-3 免疫染色的敏感性和特异性分别大于 99% 和 98%[39]。随后有试验报道组织病理学确认为恶性肿瘤，但免疫染色结果的阳性率为 89%[40]。最近，一项针对多于 400 名患者的多机构前瞻性研究证实，未明确诊断的穿刺细胞学辅以 galactin-3 分析可协助恶性肿瘤的诊断。数据证实采用此种方式，阳性预测价值为 82%，阴性预测价值为 91%。尽管结果令人鼓舞，但第三方不确定性研究证实 galactin-3 不是儿童或青少年患者共有的恶性标志物。为了支持上述结论，已证实 galactin-3 mRNA 和蛋白存在于良性甲状腺肿瘤中[41]。不论如何，这些数据都表明 galactin-3 免疫检测在细针穿刺中的潜在评估价值。

最近，穿刺物的全基因分析正在进行中，前景广阔[42]。相较于单基因突变检查，许多全基因分析正在寻求良性肿瘤的分子表达方式。这一重要区别是很值得关注的，因为现有对结节性疾病的临床手段更倾向于对恶性风险的评估和干预。因此，能证实良性疾病的检查，尤其是针对不能确定诊断的细胞学穿刺标本，在减少不必要的干预和干预并发症上有广阔的前景。然而目前没有经济适用的检查来进行全基因分析。

多因素风险评估

除上述进展外，现在仍然没有独立的危险因素来完美预测甲状腺疾病的良恶性。然而，当前研究的许多变量都是互相依赖。如此，寻求以多变量角度进行风险评估的方法越来越被证实有益。例如，多个研究已经综合临床、超声、细胞学评估来验证患者的患癌风险[43-46]。几乎所有的综合分析都可以证实预测能力的显著进展。然而缺乏前瞻性、多机构的调查研究，阻碍了这些医学模式在临床的广泛应用。更进一步讲，一些已经发表的多变量分析经常采用超声、临床查体、分子学变量的不同组合方式，不可能直接对变量组合进行优缺点比较。尽管如此，这些调查研究仅仅是一个过程的起始阶段，有希望改变结节穿刺不能明确诊断的患者的临床治疗方案。这些医学模式的临床获益已经在心血管系统或肿瘤系统领域获得证实。

多发结节

甲状腺有 2 个或多个直径大于 1 cm 的结节的情况发生在 40%～50% 的甲状腺结节性疾病的患者中。对这些患者的初始评估应当类似于甲状腺单发结节的患者。应当评估患者的超声检查、血清 TSH。相较于之前的建议，不能排除结节性甲状腺肿是恶性肿瘤的可能。有数据证实，只要存在直径大于 1 cm 的单发或多发结节，患者罹患恶性肿瘤的风险都是相似的。然而在多发结节的患者中，每个结节的恶性程度会降低，因为恶性肿瘤通常为单发结节。某特定机构对 1 985 名患者的连续 8 年随访研究中发现（直径大于 1 cm 的 3 483 个结节中），单发结节与多发结节的恶变率无明显差异[20]。重要的是，在这些直径大于 1 cm 的多发甲状腺结节患者中已证实存在甲状腺癌，恶性肿瘤存在于最大（主要）结节中的概率是 72%，甲状腺主要结节的预测价值随着腺体结节数量的增加而减低。对同时存在 3 个或 4 个直径大于 1 cm 的甲状腺结节的甲状腺癌患者采取主要结节细针穿刺，分别只有 52% 和 55% 被检测出恶性。所有患者中只有 1 位甲状腺癌患者对 3 个最大的结节进行细针穿刺后都检测出恶性肿瘤。这些数据表明对甲状腺多发结节应当采取与单发结节相同的评估方式。然而对于直径大于 1 cm、最多存在 4 个结节的情况，则需进行穿刺进一步明确甲状腺恶性肿瘤的所有可能性。当存在多发结节时，应当在超声引导下精确获取所需结节的样本。

决策分析

包括风险评估及 FNA 在内的对甲状腺结节初始评估后，需要对所获取的信息进行综合分析。医生必须对已获取的数据进行综合分析来评估甲状腺的患癌风险。最后分析结论必须考虑到个体及其干预风险的相关并发症。分析的重点是要理解甲状腺癌不像其他可以对身体造成严重伤害的疾病，它通常进展缓慢。干预决策包含对恶性肿瘤潜在危害的分析、干预带来的并发症，以及患者对决策正确与否的焦虑。许多患者在患癌风险较小的前提下选择干预治疗，这使我们意识到当未来不可预测时，患者偏向于较激进的方式。如此，患者认为做出了正确的决策。然而采取干预措施也存在 1%～2% 的长期并发症，如很少发生的永久性甲状旁腺功能减退症和神经损伤。

相反，许多患者选择更保守的方式，尤其是年龄较大或同时存在其他疾病的患者。实际上我们应当意识到，局限于腺体内的低风险甲状腺癌比手术过程本身风险小，引起的并发症也较少。举例而言，某调查项目对一些低风险微小癌的患者进行了 4 年的调查随访。尽管近 20% 病例显示肿瘤进展，但大多数病例表现稳定，支持行保守治疗的推荐指南[9]。重要的是，应当更多地应用在初始评估中获得的数据（包括 FNA）来进行决策分析。

多变量决策分析的优点已经成功应用于其他疾病的治疗当中，如心血管疾病。年龄、性别、心血管风险因素、血脂分析在预测心血管未来风险中的作用已经得到证实。通过对这些因素的分析，制定治疗性决策和最适胆固醇浓度。收集的多变量数据可以用来明确甲状腺癌诊断，也可以用来预测癌风险。

目前，对大多数细胞学不能确定诊断或已证实为甲状腺癌的患者推荐进行手术治疗。癌风险小于 20%～40% 的患者推荐进行甲状腺次全切。高风险患者推荐进行甲状腺近全切除术。FNA 细胞学中诊断为轻度不典型性（简称 ACUS）的患者可能受益于获得足够细胞量的再次穿刺。不能明确诊断的穿刺应当再次取样。良性结节不需要进一步治疗，除非结节足够大或造成压迫性症状。这些推荐不能应用于所有的患者，但是可以评估风险，并且在现阶段能使患者与临床医生获益。最近，许多医学团队接受了这一重要的指南（Bethesda 甲状腺细胞病理学报告制度），这在某种程度上也推动了医学保健模式的统一性[17]。对未来而言，对术前甲状腺结节的分析会越来越精确和准确。持续的进展是有益的，如日益提高的风险评估促进了更完善的临床决策的制订。

结语

甲状腺结节是常见疾病，其发病率越来越高。最基本的风险是任何结节都有潜在发展为恶性肿瘤的可能。尽管有数据证实所有甲状腺结节都存在 8%～15% 的恶变率，但术前相关风险评估水平的提高能更好地对甲状腺结节进行个体化评估。临床风险因素如患者性别、年龄、患病史细节以及临床查体发现能更好地提高术前预测价值。影像学评估，主要是超声诊断学检查，更进一步地提高了潜在恶性肿瘤的诊断。术前分子学分析能更好地预测术后相关信息。总之，这些变量综合起来可以提供一个合乎逻辑、多变量的风险评估方法。

甲状腺评估最终的复杂性在于其潜在恶性肿瘤的决策分析难度。恶性肿瘤的风险以何阈值制定才比较合理？即使阈值很低也可以采取保守治疗？相反，如果对可疑结节进行随访，伴随的焦虑或随后的相关随访费用是否值得？必须提出这些困难的问题，并最终给予解答。从根本上讲，医疗决策是一个个体化的过程。尽管这一决策必须以患者为中心，但是医生提供的建议和相关知识在这一过程中至关重要。

讨论表明，甲状腺结节的评估是多学科协作的过程，涉及内分泌学家、放射科医生、外科医生和病理学家。必需综合收集患者的所有信息，尤其是当存在不确定性数据时。通过综合收集相关信息，我们可以提供更优良的治疗方案，并获得更好的结局。

参考文献

[1] Tomimori E, Pedrinola F, Cavaliere H, et al: Prevalence of incidental thyroid disease in a relatively low iodine intake area, *Thyroid* 5: 273–276, 1995.

[2] Mazzaferri EL: Management of a Solitary Thyroid Nodule, *N Eng J Med* 328–360, 1993.

[3] Yassa L, Cibas ES, Benson CB, et al: Long-term assessment of a multidisciplinary approach to thyroid nodule diagnostic evaluation, *Cancer Cytopathol* 111: 508, 2007.

[4] DeAndrea Motta M, Divito L, Mormile A, et al: Thyroid Cytology and risk of Thyroid Cancer: differences among indeterminate specimens, *Endocr Pract* 10: 330, 2004.

[5] Davies L, Welch HG: Increasing Incidence of Thyroid Cancer in the United States, 1973–2002, *JAMA* 295: 2164, 2006.

[6] Cooper DS, Doherty GM, Haugen BR, et al: Revised American Thyroid Association Management guidelines for patients with thyroid nodules and differentiated thyroid cancer, *Thyroid* 19: 1167, 2009.

[7] Alexander EK, Hurwitz S, Heering JP, et al: Natural History of Benign Solid and Cystic thyroid nodules, *Ann Intern Med* 138: 315, 2003.

[8] Ljung BM, Langer J, Mazzaferri EL, et al: Training, credentialing and re-credentialing for the performance of a thyroid FNA: a synopsis of the National Cancer Institute Thyroid Fine-Needle Aspiration State of the Science Conference, *Diagn Cytopathol* 36: 400, 2008.

[9] Ito Y, Uruno T, Nakano K, et al: An Observation Trial without surgical treatment in patients with papillary microcarcinoma of the thyroid, *Thyroid* 13: 381, 2003.

[10] Marqusee E, Benson CB, Frates MC, et al: Usefulness of Ultrasonography in the management of Nodular Thyroid Disease, *Ann Intern Med* 133: 696, 2000.

[11] Brander A, Viikinkoski P, Tuuhea J, et al: Clinical versus Ultrasound Examination of the Thyroid Gland in Common Clinical Practice, *J Clin Ultrasound* 20: 37, 1992.

[12] Mazzaferri EL, Jhiang SM: Long-term impact of initial surgical and medical therapy on papillary and follicular thyroid cancer, *Am J Med* 97: 418, 1994.

[13] Machens A, Holzhausen HJ, Dralle H: The prognostic value of primary tumor size in papillary and follicular thyroid carcinoma, *Cancer* 103: 2269, 2005.

[14] Carmeci C, Jeffrey RB, McDougall IR, et al: Ultrasound-guided fine-needle aspiration biopsy of thyroid masses, *Thyroid* 8: 283, 1998.

[15] Danese D, Sciacchitano S, Farsetti A, et al: Diagnostic accuracy of conventional versus sonography-guided fine-needle aspiration biopsy of thyroid nodules, *Thyroid* 8: 15, 1998.

[16] Alexander EK, Heering JP, Benson CB, et al: Assessment of Nondiagnostic Fine Needle Aspirations of Thyroid Nodules, *J Clin Endocrinol Metab* 87: 4924, 2002.

[17] Cibas ES, Ali SZ: The Bethesda system for reporting thyroid cytopathology, *Thyroid* 19: 1159–1165, 2009.

[18] Gharib H, Goellner JR: Fine-needle aspiration of the Thyroid: An Appraisal, *Ann Intern Med* 118: 282, 1993.

[19] Yang J, Schnadig V, Logrono R, et al: Fine-needle aspiration of thyroid nodules: A study of 4703 patients with histologic and clinical correlations, *Cancer* 111: 306, 2007.

[20] Frates MC, Benson CB, Doubilet PM, et al: Prevalence and distribution of carcinoma in patients with solitary and multiple thyroid nodules on sonography, *J Clin Endocrinol Metab* 91: 3411, 2006.

[21] Boelaert K, Horacek J, Holder RI, et al: Serum thyrotropin concentration as a novel predictor of malignancy in thyroid nodules investigated by fine-needle aspiration, *J Clin Endocrinol Metab* 91: 4295, 2006.

[22] Lin JD, Chao TC, Huang BY, et al: Thyroid cancer in the thyroid nodules evaluated by ultrasonography and fine-needle aspiration cytology, *Thyroid* 15: 708, 2005.

[23] Hung W, Anderson KD, Chandra RS, et al: Solitary thyroid nodules in 71 children and adolescents, *J Pediatr Surg* 27: 1407–1409, 1992.

[24] Silverman SH, Nussbaum M, Rausen AR: Thyroid nodules in children: a ten year experience at one institution, *Mt Sinai J Med* 46: 460–463, 1979.

[25] Pacini F, Vorontsova T, Demidchik EP, et al: Post-Chernobyl Thyroid Carcinoma in Belarus Children and Adolescents: Comparison with Naturally Occurring Thyroid Carcinoma in Italy and France, *J Clin Endocrinol Metab* 82: 3563, 1997.

[26] Rago T, DiCoscio G, Basolo F: Combined clinical, thyroid ultrasound and cytological features help to predict thyroid malignancy in follicular and Hurthle-cell thyroid lesions: results from a series of 505 consecutive patients, *Clin Endocrinol (Oxf)* 66: 13–20, 2007.

[27] Moon WJ, Jung SL, Lee JH, et al: Benign and Malignant thyroid nodules: US differentiation – multicenter retrospective study, *Radiology* 247: 602–604, 2008.

[28] Tae HJ, Lim DJ, Baek KH, et al: Diagnostic value of ultrasonography to distinguish between benign and malignant lesions in the management of thyroid nodules, *Thyroid* 17: 461, 2007.

[29] Iannuccilli JD, Cronan JJ, Monchik JM: Risk for Malignancy of Thyroid Nodules as Assessed by Sonographic Criteria, *J Ultrasound Med* 23: 1455–1464, 2004.

[30] Okamoto T, Yamashita T, Harasawa A, et al: Test Performance of Three Diagnostic Procedures in Evaluating Thyroid Nodules: Physical Examination, Ultrasonography and Fine Needle Aspiration Cytology, *Endocr J* 41: 243–247, 1994.

[31] Kwak JY, Kim EK, Kim MJ, et al: The Role of Ultrasound in Thyroid Nodules with a Cytology Reading of "Suspicious for Papillary Thyroid Carcinoma" *Thyroid* 18: 517–522, 2008.

[32] Papini E, Guglielmi R, Bianchini A, et al: Risk of Malignancy in Nonpalpable Thyroid Nodules: Predictive Value of Ultrasound and Color-Doppler Features, *J Clin Endocrinol Metab* 87: 1941–1946, 2002.

[33] Peccin S, deCastro JAS, Furlanetto TW, et al: Ultrasonography: Is it useful in the diagnostic of cancer in thyroid nodules? *J Endocrinol Invest* 25: 39–43, 2002.

[34] Mitchell JC, Grant F, Evenson AR, et al: Preoperative evaluation of thyroid nodules with 18FDG-PET/CT, *Surgery* 138: 1166–1175, 2005.

[35] Sebastianes FM, Cerci JJ, Zanoni PH, et al: Role of 18F-fluorodeoxyglucose positron emission tomography in preoperative assessment of cytologically indeterminate thyroid nodules, *J Clin Endocrinol Metab* 92: 4485–4488, 2007.

[36] Rago T, Santini F, Scutari M, et al: Elastography: New Developments in Ultrasound for Predicting Malignancy in Thyroid Nodules, *J Clin Endocrinol Metab* 92: 2917–2922, 2007.

[37] Haymart MR, Repplinger DJ, Leverson GE, et al: Higher serum thyroid stimulating hormone level in thyroid nodule patients is associated with greater risks of differentiated thyroid cancer and advanced tumor stage, *J Clin Endocrinol Metab* 93 (3): 809–814, 2008.

[38] Nikiforov YE, Steward DL, Robinson-Smith TM, et al: Molecular testing for mutations in improving the fine-needle aspiration diagnosis of thyroid nodules, *J Clin Endocrinol Metab* 94: 2092, 2009.

[39] Bartolazzi A, Gasbarri A, Papotti M, et al: Application of an immunodiagnostic method for improving preoperative diagnosis of nodular thyroid lesions, *Lancet* 357: 1644, 2001.

[40] Maruta J, Hashimoto H, Yamashita H, et al: Immunostaining of galectin-3 and CD44v6 using fine-needle aspiration for distinguishing follicular carcinoma from adenoma, *Diagn Cytopathol* 31: 392, 2004.

[41] Martins L, Matsuo S, Ebina K, et al: Galectin-3 Messenger Ribonucleic Acid and Protein are expressed in benign thyroid tumors, *J Clin Endocrinol Metab* 87: 4806, 2002.

[42] Giordano TJ: Genome Wide Studies in Thyroid Neoplasia, *Endocrinol Metab Clin North Am* 37: 311, 2008.

[43] Okamoto T, Yamashita T, Harasawa A, et al: Test Performance of Three Diagnostic Procedures in Evaluating Thyroid Nodules: Physical Examination, Ultrasonography and Fine Needle Aspiration Cytology, *Endocr J* 41: 243–247, 1994.

[44] Sapio MR, Guerra A, Posca D, et al: Combined analysis of galectin-3 and BRAFV600E improves the accuracy of fine-needle aspiration biopsy with cytological findings suspicious for papillary thyroid carcinoma, *Endocr Relat Cancer* 14: 1089–1097, 2007.

[45] Salvatore G, Giannini R, Faviana P, et al: Analysis of BRAF Point Mutation and RET/PTC Rearrangement Refines the Fine-Needle Aspiration Diagnosis of Papillary Thyroid Carcinoma, *J Clin Endocrinol Metab* 89: 5175–5180, 2004.

[46] Ippolito AM, DeLaurentiis M, LaRosa GL, et al: Neural network analysis for evaluating cancer risk in thyroid nodules with an indeterminate diagnosis at aspiration cytology: identification of a low-risk subgroup, *Thyroid* 14: 1065–1071, 2004.

第12章 ■ 甲状腺细针穿刺术

WILLIAM C. FAQUIN ■ GUIDO FADDA ■ EDMUND S. CIBAS

引言

细针穿刺术（fine-needle aspiration，FNA）是评估甲状腺结节患者的一项重要的诊断性检查。FNA 的结果很大程度上决定了甲状腺结节患者是需要临床观察还是手术治疗。指南已明确公布了哪些甲状腺结节需要做 FNA 检查[1-2]（请参考第 11 章）。

一旦决定做 FNA 检查，就要关注更多的技术操作细节以提高准确度。一般来说，细针（25 G 和 27 G）优于粗针；短暂的"停留时间"（指针保留在病变组织内的时间）更好，长时间的停留意味着更多的出血；在结节内快速穿刺（每秒 2～5 次）优于慢速穿刺。如果操作不是由病理医生完成，操作者需和病理医生进行交流，病理申请单上要写上重要的临床信息（如甲状腺功能减退症病史等），这可以为病理医生的诊断提供很大的帮助。尽管过去的病理报告术语没有统一标准，也很混乱，但是目前有了新的名为 Bethesda 甲状腺细胞病理学报告系统（the Bethesda System for Reporting Thyroid Cytopathology, TBSRTC），它包括六个诊断分类，保证了 FNA 结果报告的规范性[3-5]。

甲状腺细针穿刺的适应证

一般通过触诊或者影像学检查发现甲状腺结节。对可触及的甲状腺结节是否行 FNA 检查需要进一步的评估来决定[1-2,6]。在决定行 FNA 之前，应该做甲状腺超声检查及血清促甲状腺激素（TSH）的检验[2,6-9]。对 TSH 水平正常或升高的患者应该进一步行甲状腺超声检查以决定是否行 FNA[2,6,8-10]。对 TSH 水平降低的患者要行甲状腺放射性核素扫描，其结果需结合甲状腺超声结果共同考虑。功能性甲状腺结节在缺乏有意义的临床表现时不需要行 FNA，因为这种结节恶变率很低[11]。在放射性核素扫描图像上表现为功能正常或功能减退的结节都应考虑行超声引导下的 FNA 检查[2-6]（请参考第 11 章）。

凡在超声探查下最大直径大于 1～1.5 cm 的甲状腺结节，除超声提示为纯囊性或没有实性变的分隔型囊性结节，均应考虑活检。偶尔对超声高度提示为良性的边界清晰的结节（最大直径在 1～1.5 cm）可行定期随访而不行 FNA[1]（请参考第 11 章）。

根据美国甲状腺学会（ATA）[2] 指南、临床甲状腺医生学会指南[12]、美国临床内分泌医师协会（AACE）和意大利内分泌协会（AME）共同合作的指南[1,24-25]，对超声提示可疑恶性的最大直径小于 1 cm 的甲状腺结节也可以考虑行甲状腺 FNA。超声可疑恶性特征包括微小钙化、实性低回声结节、不规则或分叶状边缘、结节内血供丰富、淋巴结转移（或有被膜浸润的迹象）（请参考第 13 章）。但这样的推荐从某种程度上来说具有争议，因为行 FNA 检查后被诊断为甲状腺微小乳头状癌的患者其生存获益情况还未得到证实，对这种微小乳头状癌的自然发展史的了解也不够透彻。大部分结节呈惰性生长，因为在美国的尸检报告中有 13% 存在微小乳头状癌[26]。少数微小乳头状癌的表现更具侵袭性，超声证据如颈外侧淋巴结转移、肿瘤的多灶性、甲状腺外的侵犯，或细胞病理学提示高级别恶性肿瘤，可以确定这些亚群（请参考第 18 章和第 19 章）。

偶然发现的甲状腺结节（偶发瘤）可以被包括 ^{18}FDG-PET、MIBI、CT 及 MRI 在内的多种显像技术发现。根据具体精确的检查方法及肿瘤大小，发现这些偶发瘤为恶性肿瘤的风险为 10%~15%（0~29%）[1,12-23]，因此此类患者需要进行专门的甲状腺超声检查。由 ^{18}FDG-PET 发现的偶发瘤（在所有 PET 扫描中占 2%～3%）有更高的癌风险（14%～50%）[2,28-36]。甚至在有甲状腺外恶性肿瘤病灶的患者中，聚 ^{18}FDG 的局灶性甲状腺结节更像是原发性甲状腺癌而不是转移性癌结节。因此，聚 ^{18}FDG-PET 发现的局灶性结节是行 FNA 的一个明确指征。

除非甲状腺超声发现有孤立甲状腺结节，对 [18]FDG-PET 扫描到的弥散、强化吸收的结节不需要行 FNA。而 MIBI 检查出的甲状腺偶发瘤也有很高的患癌风险（ 22% ~ 66% ）[37-41]，因此对在 MIBI 检查中所有的热结节且经超声检查为单灶的结节应该行 FNA。

CT 或 MRI 发现的甲状腺偶发瘤患癌风险的直接证据几乎没有。颈部 CT 或 MRI 检查至少会发现 16% 的患者存在甲状腺结节 [42]。在一项研究中预计的恶性风险为 10%，但这仅仅是很少的患者行 FNA 检查得出来的结果 [43]。除非是特别典型的病例，CT 和 MRI 的影像学特征并不能明确甲状腺结节为恶性。在没有提供更多可用临床资料的前提下，对 CT 或 MRI 检查出来的偶发瘤应行进一步的甲状腺超声评估。

甲状腺细针穿刺术

甲状腺细针穿刺活检的首次应用可追溯到 20 世纪 30 年代，但直到 20 世纪 50 年代，才在瑞典作为一个诊断工具进行了大面积推广。此后，因为该方法具有简单、安全及可重复的优点，所以在全世界得到推广应用 [44-45]。甲状腺 FNA 被认为是最准确且非常经济的区分甲状腺结节良恶性的检查 [46]。

尽管甲状腺结节有时很容易触及，可以直接穿刺，但是最好在超声引导下进行甲状腺 FNA [47]。而在多结节的甲状腺 FNA 中，虽然对所有大于 1 cm 的结节都可以考虑进行穿刺，但经常是由超声科医生根据超声图像来选择穿刺结节。如上所述，超声可疑特性包括微小钙化点、低回声实性结节、不规则或分叶状边界、结节内血供丰富和淋巴结转移（或囊外扩散性病灶迹象）。不规则边界的实性结节和结节内钙化点是很重要的恶性病灶征象 [48]。甲状腺 FNA 一般用细针（规格从 27 ~ 20 G）操作。鉴于甲状腺病灶通常血管比较丰富，一般规格 27 G 或 25 G 的细针比 23 ~ 20 G 要好。在用氯乙烷喷于皮肤上或利多卡因皮下注射行表面麻醉后，操作者一手持超声探头，另一手持穿刺针进行穿刺。FNA 也可以只移动穿刺针而不做抽吸。这项叫做 "cytopuncture technique" 的技术通过毛细管作用得到细胞 [44-45,49-50]。即使在每一个结节穿刺达 5 针，其并发症的发生率仍很低（稍后讨论）。当现场涂片显示很少的细胞结构而不能得出可靠的诊断时，可以重复操作 [51]。当现场涂片的样本量足够时，通常穿刺 2 次即可 [52]。如果不能现场评估或选择做薄层液

基细胞学（稍后讨论），根据操作者的操作技巧或病灶特点可能需要穿刺 3 ~ 5 针。一旦从病变组织中抽出细针，将细胞等物质排出到玻片上，用 95% 的乙醇固定涂片以行巴氏染色。也可以自然风干涂片，然后用迈格 - 吉姆萨染色法染色，这样也可以得到很好的甲状腺细胞学结果。

粗针穿刺活检（CNB）需使用较粗规格的穿刺针（ 14 ~ 19 G ）。粗针穿刺活检结合甲状腺 FNA 的优势是增加了大量的组织，从而减少了非诊断样本的数量，也为相应研究提供了材料。缺点是粗针穿刺活检增加了并发症的可能性，如出血、局部疼痛；也增加了获取病灶多点样本的难度 [53-54]。鉴于粗针穿刺活检会产生疼痛及并发症，我们考虑粗针穿刺活检可以偶尔用于多次细针活检没有得到诊断结果而又不同意行诊断性腺叶切除的患者，或用细针穿刺抽吸最初诊断倾向于甲状腺淋巴瘤的患者行肿瘤分型时使用。

液基细胞学检查技术代表着传统甲状腺细胞学涂片检查的另一个方向。液基细胞学技术最初用于妇科宫颈细胞学检查，在用于非妇科检查和细针穿刺细胞学检查后，目前已被广泛接受。此方法基于 2 个基本步骤：①全部标本用含醇基的固定液固定（用甲醇还是乙醇取决于技术，稍后讨论）；②自动处理标本以获取具有代表性的薄层细胞。液基细胞学检查应用计算机辅助设备，可以使固定且部分解聚的细胞转于单个载玻片上。两个最常用的处理细胞样本的方法都是用含醇基的固定液固定细胞。第一种方法（ThinPrep2000, Hologic Co., Marlborough, Massachusetts），从含甲醇液体（Cytolit）中吸出细胞，然后过滤并转移到一个带有正电荷的载玻片上。第二种方法，细胞聚集于含乙醇固定液（CytoRich），离心 2 次，然后慢慢沉积到多聚 L- 赖氨酸化的载玻片上，最后用特殊的苏木精 - 伊红染色（PrepStain LBC, once AutoCyte PREP, TriPath Imaging, Burlington, Vermont）。两种方法的最终结果都是一个灶一个载玻片，所有细胞都集中在载玻片中央区域的薄层中，ThinPrep 一般是 20 mm^2，PrepStain 是 13 mm^2 [55-60]。

文献中对是否应该由病理科医生行甲状腺 FNA 检查意见不一致 [44-49]。如果由病理科医生操作，可以当场评估样本是否充足。尽管临床医生更加熟悉病情，但是在临床医生行甲状腺 FNA 检查的研究中仍然有很高的非确诊率。不管操作者是什么专业，经验对于获得充足的细胞学标本至关重要。一年至少得操作 100 例才有可能维持这个能力 [61-62]。

甲状腺细针穿刺的准确性

由于极高的性价比及评估甲状腺结节的准确性，甲状腺 FNA 已被广泛接受。对于乳头状癌的诊断，很多人认为甲状腺 FNA 至少已经与术中冰冻切片一样在诊断乳头状癌中准确地反映了细胞学胞核特性的重要性[63]。当然，在甲状腺细针穿刺抽吸中存在假阴性和假阳性的结果，但是不常见，一般分别低于 5% 和 1%[64]。产生这种误差的原因是由于样本的错误及阅片人的错误。对于经验丰富的医生，甲状腺 FNA 对技术上制作满意的标本诊断准确率达 95% 以上，阳性预测率达 89%～98%，阴性预测率达 94%～99%[65-66]。然而这些评估的值，取决于在计算中如何应用诸如"非确定意义的异型／非确定意义的滤泡性肿瘤"和"可疑滤泡性肿瘤"这些分类方法[67]。甲状腺细针穿刺抽吸的敏感性为 43%～98%，特异性为 72%～100%。这么宽泛的范围从一定程度上反映了操作者的技术及细胞病理医生读片经验的差别。对于甲状腺囊性病变，FNA 报道的敏感性低（约 40%），因为囊性病变抽吸内容物一般仅仅只有极少的上皮细胞（泡沫细胞、富含含铁血黄素的巨噬细胞及非细胞碎片）。在仅有有限的细胞结构时，读片诊断为甲状腺囊肿一定要谨慎，因为部分甲状腺囊肿是囊性乳头状癌的一种形式。

报告规范：Bethesda 系统

病理医生以简单、明确且对临床很有帮助的术语解读甲状腺 FNA 涂片至关重要。过去，关于甲状腺 FNA 的专业报告各实验室间都不相同，造成了混乱，且妨碍了不同机构之间对有意义的临床数据进行交流及共享。2007 年在美国国家癌症研究协会（NCI）甲状腺细针穿刺专题会议上认识到关于甲状腺 FNA 结果的报告需要统一规范的重要性[3,68]。这次会议讨论了术语及形态标准，形成术语化的框架，叫做 Bethesda 甲状腺细胞病理学报告系统（TBSRTC）[4-5]。

为了交流清晰，TBSRTC 推荐每个报告均应以 6 种基本诊断类别中的一个开头（表 12-1）。对于某些分类，TBSRTC 提供了 2 个名字，因为 NCI 会议对这些分类的某名称没有达成共识。每一种分类都和与之相应的循证研究指南的患者风险相关（表 12-2）。"不确定"不建议出现在甲状腺 FNA 细胞学报告上，因为

表12-1　Bethesda甲状腺细胞病理学报告系统（TBSRTC）
Ⅰ．无法诊断或不符合要求
仅有囊性液体
实际是非细胞标本
其他（模糊不清的血液、血凝块等）
Ⅱ．良性
符合滤泡性良性结节（包括腺瘤样结节、胶质样结节等）
符合临床症状的淋巴性甲状腺炎（桥本甲状腺炎）
符合肉芽肿性甲状腺炎（亚急性甲状腺炎）
其他
Ⅲ．非确定意义的异型性或非确定意义的滤泡病变
Ⅳ．滤泡性肿瘤或怀疑滤泡性肿瘤
如为 Hurthle 细胞（嗜酸细胞）型，需注明
Ⅴ．可疑恶性肿瘤
可疑乳头状癌
可疑髓样癌
可疑转移癌
可疑淋巴瘤
其他
Ⅵ．恶性
乳头状甲状腺癌
低分化癌
髓样甲状腺癌
未分化（间变性）癌
鳞状细胞癌
混合特征的癌（注明成分）
转移癌
非霍奇金淋巴瘤
其他

From Ali SZ, Cibas ES: *The Bethesda System for Thyroid Cytopathology: definitions, criteria, and explanatory notes*, New York, 2009, Springer. With kind permission of Springer Science and Business Media.

它意味着没有足够的特性且该词有很多的歧义。

对于一些大体的分类，亚型能够丰富分类，且通常是合适的，推荐的专业术语见表 12-1。除这种亚型分类外，一些附加的如描述性解释能够让细胞病理医生加以选择以进行判断。这六大分类将在下文详细讨论。

不能诊断的甲状腺穿刺病理

细胞病理医生必须要有足够合适的活检标本才能得出一个有意义及准确的细胞病理学评估。最后的细胞学标本必须要有足够多质量和完好的细胞结构（厚度、固定、染色）。有 10%～20% 的甲状腺穿刺是"不能诊断"的。操作者及患者都应该明白并不是所有

表12-2 Bethesda甲状腺细胞病理学报告系统（TBSRTC）：恶性肿瘤风险及临床建议

诊断分类	恶性肿瘤风险（%）	通常的处理 *
无法诊断或不符合要求	1～4	在超声引导下重新做FNA
良性	0～3	临床随访
无确定意义的异型性或无确定意义的滤泡病变	～5～15[†]	重做FNA
滤泡性肿瘤或可疑滤泡性	15～30	甲状腺腺叶切除
可疑恶性肿瘤	60～75	甲状腺近全切除或腺叶切除[‡]
恶性肿瘤	97～99	甲状腺近全切除[‡]

*实际的临床处理可能包括甲状腺细针穿刺病理学结果在内的一些其他因素，如临床症状、超声等

[†]Estimate extrapolated from histopathologic data from patients with "repeated atypicals." Yang J, Schnadig V, Logrono R: Fine-needle aspiration of thyroid nodules: a study of 4703 patients with histologic and clinical correlations. *Cancer* 111:306-315, 2007; Yassa L, Cibas ES, Benson CB, et al: Long-term assessment of a multidisciplinary approach to thyroid nodule diagnostic evaluation. *Cancer* 111:508-516, 2007.

[‡]在"可疑肿瘤"或"恶性肿瘤"的病理中指向转移肿瘤而不是原发甲状腺肿瘤时，可能不需要手术

Modified from Ali SZ, Cibas ES: *The Bethesda System for Thyroid Cytopathology: definitions, criteria, and explanatory notes,* New York, 2009, Springer. With kind permission of Springer Science and Business Media.

的甲状腺细针穿刺都会有诊断结果。不能诊断的样本可能是由以下两个原因造成：①取样不满意，不能确定诊断；②穿刺组织并不具有代表性。当固定、涂片或染色影响到最后读片时，认为FNA穿刺材料不满意（图12-1）[69]。当细胞结构并不代表真正的病变部

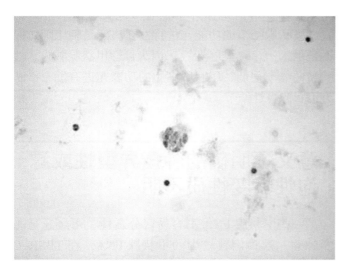

图12-1 （也见彩图）表示由于人工风干不能诊断，片中有极少量保护较差的滤泡细胞，显示核的增大。需谨慎，不要过多解读这种人为改变（液基细胞学，巴氏染色）

位时（例如，没有足够多的滤泡细胞），穿刺细胞也不具有代表性[3,68,70]。在两种标准的细胞学玻片和液基细胞学检查中，合适的标准就是至少能观察到6簇由10～20个保存良好的细胞组成的集群[3,68,70-73]。在涂片上离散的胶体并不一定意味着病灶是良性结节，除非滤泡细胞成分的数量足够多。

在不能诊断的非代表性样本中，囊性病变最常见[74]。通过超声检查对甲状腺囊肿中可能含有实性的区域进行穿刺诊断。在这种情况下，应该在实性区域特别取材以优化样本的细胞结构。但是这样的优化并不总是可行的。在这些病例中，细针穿刺物为大量胶质并包含少量滤泡碎片，囊性胶冻样结节病灶的细胞诊断可以不遵守细胞数量的规定。对这些病例通常描述为"良性-充满丰富的胶质，符合胶质样结节"。一定要很仔细地观察几个滤泡细胞以排除某巨大滤泡囊肿可能为甲状腺乳头状癌的变体，尽管这种可能性非常小。如果囊性细胞学不能诊断，则应着手重复FNA并进行严密的超声随访（根据不同指南，随访时间为6～18个月）[2,75]。如对一个含实性成分的囊性结节行多次FNA均不具有代表性，应考虑手术切除此结节，因为在这些病例中有8%～19%的结节可能为恶性肿瘤[50,56,71,74]。

良性疾病

结节性甲状腺肿

约90%有甲状腺疾病史的患者（包括广泛的病理生理改变）是良性病变。结节性甲状腺肿是临床专业术语，意为由于促甲状腺激素间歇或持续刺激引起的甲状腺增生导致的腺体增大。结节性甲状腺肿是世界上最常见的甲状腺疾病，通常表示由于腺体分泌不足引起甲状腺代偿性肥大。尽管恶性肿瘤只占甲状腺疾病的小部分，但是众所周知做出正确的诊断是很困难的[4-46,50,61-62,71,76-77]（见第7章）。

对结节性甲状腺肿的结节行FNA检查可以反映甲状腺结节形成的不同阶段的形态学改变：早期的滤泡增生，周期的细胞退化或再生，以及结节的形成。继发性改变如嗜酸性化生、近期及陈旧性出血、囊性退化、坏死、肉芽性肿组织、纤维化及钙化可能会发生在各个阶段。最常见的细胞学表现为"胶质结节"，其特点是有合适的细胞结构，由小的甲状腺组织、许多泡沫状（或空泡状）组织细胞以及背景丰富、可以用巴氏双色染色固定和迈格-吉姆萨染色法蓝染的胶

质组成（图 12-2）。有时候红细胞会污染涂片，通常能发现富含血铁黄素的巨噬细胞，这反映以前有过出血。结节性甲状腺肿的结节可能反映较多的细胞成分改变，如 Hurthle 细胞（嗜酸细胞）、火焰细胞（高功能细胞）、淋巴组织细胞等[45,72]。液基细胞学检查与传统涂片相比最重要的改变是胶体的出现，胶体在过滤过程中被分散开来。因此，液基细胞学检查中小的液滴状胶质可以在良性结节的背景中观察到：这种液滴状胶体越多，良性结节的可能性就越大[57-59]。一个胶状样结节是恶性肿瘤的风险很低（＜5%）。但是，为了预防假阴性结果，对一个良性结节至少要有 2 年的超声随访，并且如果此结节呈增长趋势，可以重复进行 FNA 检查[2,75]。

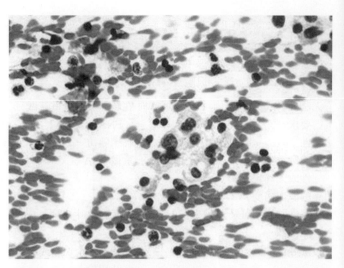

图 12-3　（也见彩图）良性，慢性淋巴性甲状腺炎。此穿刺结果显示的是在成熟淋巴上皮细胞的背景下，中间是慢性淋巴性甲状腺炎的特征性改变，即成簇的嗜酸细胞（巴氏染色法涂片）

甲状腺炎

　　细胞学诊断甲状腺炎通常较困难，必须结合临床和免疫检查[78-79]（参考第 4 章）。临床影像学图片上一个不显眼的结节，其细胞学检查中有成熟的淋巴细胞、浆细胞及分散的多核巨细胞则支持肉芽肿性炎（亚急性甲状腺炎）的诊断。腺体肿大伴或不伴结节，穿刺的细胞学显示有淋巴细胞、浆细胞、易染色的巨噬细胞，淋巴组织细胞沿成团的嗜酸性粒细胞聚集，则支持淋巴细胞性甲状腺炎（桥本甲状腺炎）的诊断（图 12-3）。后者的诊断可以由甲状腺球蛋白抗体及甲状腺过氧化物酶抗体的血清学水平确定。当怀疑是桥本甲状腺炎时，对于诊断的一个关键性线索是在有

炎症背景下淋巴上皮细胞的聚集[59]。甲状腺炎的细胞学诊断意味着是良性甲状腺病变。在桥本甲状腺炎中，由于嗜酸性增生的结节有时与真正的 Hurthle 细胞肿瘤有重叠，从而会干扰 FNA 的诊断。

毒性甲状腺肿

　　除非扫描为"冷结节"，FNA 一般很少用于毒性甲状腺肿的评估（参考第 9 章）。不管是传统的涂片染色还是液基细胞学检查，毒性甲状腺肿的细胞学图片都类似于滤泡性肿瘤，显示为由中等大小的甲状腺细胞（含有独特液泡的细胞质）铺成的微小滤泡（"火焰状闪烁"或"焰细胞"）[80]。背景中胶质缺乏，并且在长期存在的甲状腺肿中可以观察到灶性核多型现象。在毒性甲状腺肿的涂片中也有可能有分散的淋巴细胞。甲状腺结节的功能亢进特性在决定临床随访而不是手术治疗时很重要[81]。因为毒性甲状腺肿为恶性肿瘤的概率很低，甲状腺细胞的功能亢进有助于诊断为甲状腺良性结节。

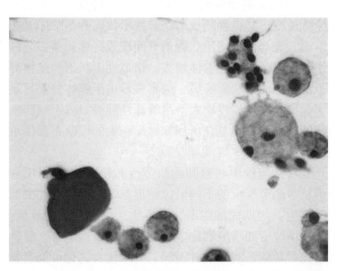

图 12-2　（也见彩图）良性甲状腺肿。甲状腺肿中的一个腺瘤样结节，通过 LBC 处理。右边的液滴状胶质显示的是通常用的巴氏双色染色法（中间染为橘黄，边界蓝染点）。滤泡细胞一般表现为黑色的规则细胞核、含空洞的组织细胞，与传统涂片染色有相同的表现（LBC，巴氏染色）

意义不明确的肿瘤异型性或滤泡性病变性质不明

　　一些甲状腺 FNA 不容易区分良性、可疑还是恶性肿瘤。这种例数较少的甲状腺 FNA，在 TBSRTC 系统中报告为"意义不明确的肿瘤异型性（AUS）"或"意义不明确的滤泡性病变（FLUS）"。AUS/FLUS 是为细胞结构和（或）细胞核异型性的细胞（包括滤泡

细胞、淋巴细胞或其他细胞）而设，这些细胞不足以诊断为可疑滤泡性肿瘤或可疑恶性肿瘤及恶性肿瘤。而另一方面，描述为异型性改变比描述为确定的良性改变更明确[4]。不能确定诊断的一个常见因素是标本的自然特性被破坏（稀疏的细胞、模糊不清的血等），但是这些破坏本身还不足构成一个 AUS/FLUS 分类。

这种分类从本质上排除了所有可以合理解释为 AUS 的情形。图 12-4 和图 12-5 是两个例子。在 TBSRTC 的图解中描述了最常见的情景[4-5]。

AUS/FLUS 病变占所有甲状腺细针穿刺活检的 3%～18%[4,77,82-83]。应尽量将这种分类作为最后不得已的诊断，且在所有的甲状腺 FNA 诊断中将这一比例限制在 7%～10% 或更低。当其他解释更为合理时，该解释较高的出现率可能代表着对这种类型的过度应用。

很难确定 AUS/FLUS 恶性风险有多大，因为在这类病例中只有很少数的患者行手术治疗。选择切除的患者一般是反复穿刺结果均为 AUS/FLUS 或有令人担忧的临床或影像学发现。在这部分患者中，有 20%～25% 诊断为 AUS/FLUS 的患者术后病理为恶性肿瘤，但对于所有的 AUS 来说这一比例是高估的[77,82]。真正的恶变率 5%～15%。

对大部分最初诊断为 AUS 的患者推荐临床观察且 3～6 个月内重复一次 FNA[25,82]。在大部分病例中，重做 FNA 诊断更为确定，只有 20% 的病例仍然诊断为 AUS[82-84]。然而在一些病例中，根据临床相应症状或影像学特征，医生有可能不选择再次行 FNA 检查，

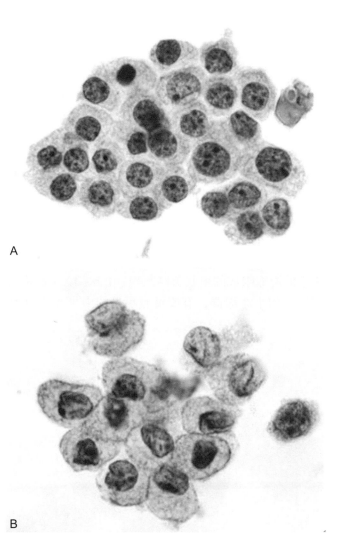

图 12-5（也见彩图）意义不明确的异型性。A，在这一样本中，大部分滤泡细胞都是良性表现的巨大滤泡细胞碎片；B，小部分细胞含有灰白色的细胞核和核槽。当这样的细胞是少数时，解释为"AUS"比"怀疑恶性病变"更好（A、B 巴氏染色涂片）

而是按照临床指南上的结节处理办法处理或建议患者行手术治疗。

可疑滤泡性肿瘤或滤泡性肿瘤：甲状腺滤泡性腺瘤或甲状腺滤泡癌

因为 FNA 检查不能探查是否存在侵犯，所以它在评估滤泡性病变和嗜酸性病变时的作用是筛选试验（参考第 20 章和第 22 章）。因此，当不能下一个确切诊断时，有可能将这些病损分成 2 个亚型病变：几乎肯定是良性（包括多结节的甲状腺肿和一些腺瘤）和怀疑是滤泡性肿瘤及可能是恶性肿瘤（包括所有的癌和一些腺瘤）。这一亚型分类的划分确定了大多数良

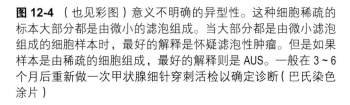

图 12-4（也见彩图）意义不明确的异型性。这种细胞稀疏的标本大部分都是由微小的滤泡组成。当大部分都是由微小滤泡组成的细胞样本时，最好的解释是怀疑滤泡性肿瘤。但是如果样本是由稀疏的细胞组成，最好的解释则是 AUS。一般在 3～6 个月后重新做一次甲状腺细针穿刺活检以确定诊断（巴氏染色涂片）

性病变的患者，从而使这部分患者避免了手术治疗。

用于从恶性甲状腺病变中区分出良性病变的细胞学标准包括滤泡细胞群的结构、大量胶体和细胞的异型性。到目前为止，这些标准中最重要的是滤泡细胞群的结构，特别是当病变主要是由巨大滤泡或微小滤泡、小梁及堆积的部分组成时（图12-6A）。这一方法可行是因为滤泡癌几乎从来不是主要由正常大小或巨大的滤泡组成。在一些甲状腺抽吸涂片中，巨大滤泡癌是在胶质背景下平铺一层很多的滤泡细胞。平整的薄面是由于胶质被挤出后巨大的滤泡破碎造成的。正如前面所讨论的，甲状腺细针穿刺物有大量的巨大滤泡和平铺的蜂巢样滤泡细胞可诊断为良性。相反，由微小的滤泡组成的甲状腺穿刺物（由6～12个滤泡细胞组成的小滤泡群，有或没有小量的中央胶质）（图

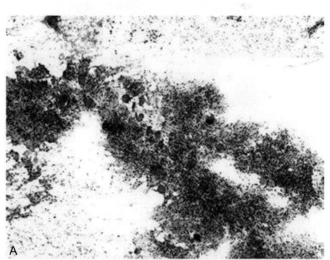

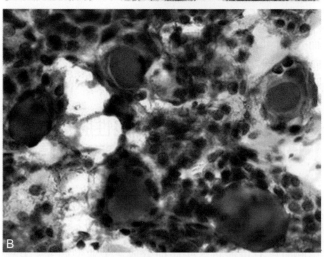

图12-6（也见彩图）可疑滤泡型肿瘤。A，抽吸物细胞多，由堆积的滤泡细胞和一些微小滤泡组成，这样的细胞结构意味着滤泡性肿瘤；B，高倍视野示滤泡细胞排列在微小滤泡中，中央有小滴胶质的较小滤泡群（巴氏染色涂片）

12-6B）或拥挤的小梁和全方位重叠的滤泡细胞是滤泡癌和一些腺瘤的特征[63,66]。对穿刺物被诊断为"可疑滤泡性肿瘤"或"滤泡性肿瘤"的这部分患者，普遍认为应该手术切除病变。FNA诊断为"可疑滤泡性肿瘤"的滤泡性病变大部分为有微滤泡或小梁结构的腺瘤，小部分为滤泡癌。

嗜酸细胞肿瘤

嗜酸细胞组成的滤泡状肿瘤（嗜酸性细胞或Hurthle细胞肿瘤，HCN）会表现出类似于典型性滤泡状肿瘤（参见第22章）的组织学结构。一个嗜酸细胞肿瘤针吸的分类是基于单种和大群体的嗜酸细胞。单独的嗜酸细胞有丰富的细胞质颗粒、中到大型的圆形细胞核和一个突出的核仁（图12-7）。胶体一般不存在或很少，只有当以前有过出血时（含铁血黄素组织细胞）才可能存在。有时检测到火焰细胞（在甲状腺功能亢进症或青少年甲状腺炎中检测到）和小的甲状腺细胞，常提示嗜酸性成分的良性病变。不像它们的滤泡部分，无论是在良性肿瘤还是在高度增生性病变的情况下，嗜酸细胞都具有核增大和多形性的特点。有些作者试图将嗜酸细胞的异质型（和其他特点，如较多的血管）与肿瘤风险相关联[82-84]。诊断HCN意味着有15%～30%恶性肿瘤的可能性。因此除存在炎症背景或临床超声提示甲状腺炎外，每个主要由嗜酸细胞组成的病变都应该叫做HCN[85]。

恶性肿瘤

甲状腺乳头状癌

目前乳头状癌是最常见的甲状腺恶性肿瘤，占所有甲状腺恶性肿瘤的比例高达80%（见第18章和第19章）[86]。甲状腺FNA是甲状腺乳头状癌高准确度的诊断方法，因为该病的诊断标准需要典型的细胞学特征性改变。采用甲状腺FNA诊断，超过90%的甲状腺乳头状癌被正确诊断为恶性肿瘤或可疑恶性肿瘤[87]。当细胞涂片制备不充分时，小部分乳头状癌也会很难诊断，其中就包括诊断为乳头状癌的小核特性的病变以及乳头状癌的某些变异如滤泡样变[88]。

乳头状癌的穿刺物由增大的上皮细胞、乳头状群和拥挤细胞群组成，拥挤细胞群已经失去了在良性滤泡性病变中出现的蜂窝状排列。乳头状癌的细胞质呈

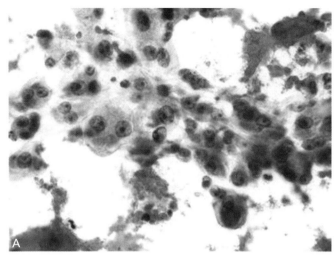

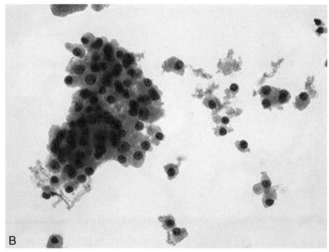

图 12-7　（也见彩图）可疑嗜酸细胞性滤泡性肿瘤。A，一大堆具有丰富颗粒状细胞质的嗜酸细胞、增大的圆细胞核以及明显的核仁，提示 HCN；B，这一 HCN 薄层制备包含了以大型集群和分离细胞形式存在的嗜酸细胞（巴氏染色法）

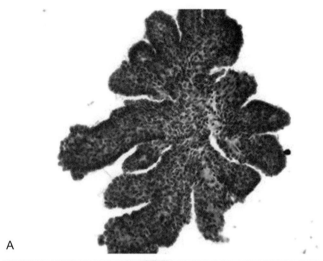

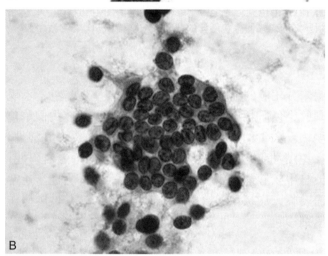

图 12-8　（也见彩图）甲状腺乳头状癌。A，这种乳头状癌的抽吸显示排列在纤维血管核心的拥挤细胞；B，此合胞体中的细胞具有椭圆形细胞核，细胞核有很多的纵向核沟（巴氏染色法涂片）

多样性，从细胞质稀少到细胞质丰富、密集颗粒状和嗜酸性，但细胞核变化是诊断乳头状甲状腺癌的细胞学关键。甲状腺乳头状癌的细胞核特性包括：①增大和椭圆形的边缘小核仁；②有苍白"粉状"染色质；③具有纵向核沟；④偶尔有核内假单包涵体（图 12-8 和 12-9）。甲状腺乳头状癌最敏感的诊断学重要特征是广泛、分化好的纵行核沟的存在（图 12-8B），但核沟不是乳头状癌的特有表现，因为在良性的情况下也可以看到。尽管 25% 的病例中为稀疏的核沟，但在所有的甲状腺乳头状癌中几乎都可以观察到核沟。当然也有其他辅助特性可用于乳头状癌的细胞学诊断，包括砂粒体、多核巨细胞、乳头状结构和厚的嗜酸性胶质。在针吸细胞学中出现砂粒体（分层的圆形钙化），特别是在囊性背景中，高度怀疑乳头状癌的可能。然而，必须将非特异性钙化和层叠浓缩的胶质区分出来。

除了典型的乳头状癌，FNA 可以检测多种变异，如滤泡型、巨滤泡型弥漫性硬化、嗜酸细胞型、Warthin-like 型、筛状和柱状细胞变异型。尽管 FNA 过程中对某个特定变异的鉴别不会影响病例的手术治疗，但意识到可能发生的变异是非常重要的，因为这些变异可能类似其他甲状腺病变并导致错误的细胞学诊断。在甲状腺乳头状癌中滤泡变异高达 15%，而且可能会因为乳头缺乏和富含与滤泡性肿瘤类似的微小滤泡而很难被诊断（图 12-10）。

甲状腺未分化（退行性变的）癌

这种高侵袭性癌的细胞学外观特征包括穿刺细胞学的恶性外形，有时是奇怪的梭形和多核的以群体或单个形式出现的瘤巨细胞[89]（见第 26 章）。这些细胞可能是梭形、鳞状、巨型或组合型（图 12-11）。甲状

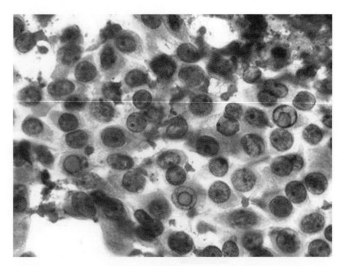

图 12-9 （也见彩图）甲状腺乳头状癌。图中细胞有带有少量明显细胞内核假单包涵体的椭圆形细胞核（巴氏染色涂片）

腺未分化癌的细胞核具有多型性，会呈现暗色、不规则的染色质凝集、巨大的核仁以及偶见的核内假单包涵体。大量的有丝分裂和不典型有丝分裂现象常见。在免疫细胞化学中，未分化癌经常显现角蛋白阳性，但是甲状腺球蛋白、TTF-1 和降钙素通常阴性。通常需要临床症状和影像相关特征以帮助与转移性肿瘤作鉴别诊断。

甲状腺髓样癌

　　甲状腺髓样癌是甲状腺 C 细胞所导致的神经内分泌癌。据细胞学特点，甲状腺髓样癌的细胞学特点是单一的，主要分布的是神经内分泌细胞和淀粉样蛋

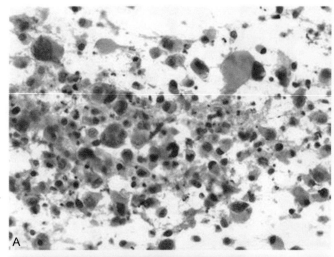

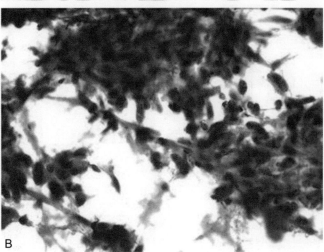

图 12-11 （也见彩图）未分化（退行性变的）癌。A，在肿瘤特异质背景中肿瘤细胞高度多型性，有不规则的边界，肿瘤细胞中的细胞核浓缩；B，类似高级别肉瘤的未分化癌的梭形细胞结构（巴氏染色法涂片）

白（图 12-12）[90-91]（参考第 23、24 和 25 章）。不同情况下，任何三种细胞类型即浆细胞型、梭形和颗粒型都可能会出现。核通常位于反常位置，而染色质会显示带有典型性神经内分泌不明显核仁"斑白"结构（虽然有的细胞表现出明显的核仁）。也经常遇到较大的双核或多核细胞，在 50% 以上的病例可发现常见于甲状腺乳头状癌中的核内假单包涵体。

　　髓样癌具有跨度很大的表现和多变性，因此可以类似于其他肿瘤。一些病例中甲状腺髓样癌是梭形的，因此在头颈部任何病变区域的穿刺细胞学梭形细胞的鉴别诊断中，都应该考虑髓样癌。当髓样癌呈现嗜酸特性时，鉴别诊断必须排除嗜酸细胞瘤。在一些病例中，髓样癌会有异常的巨型细胞而类似未分化癌。幸运的是，髓样癌具有明显的免疫细胞化学特性（如降

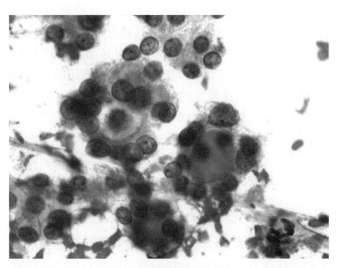

图 12-10 （也见彩图）甲状腺乳头状癌滤泡型。尽管针吸细胞是以滤泡方式排列的，细胞核却呈现乳头状癌的特性（巴氏染色法涂片）

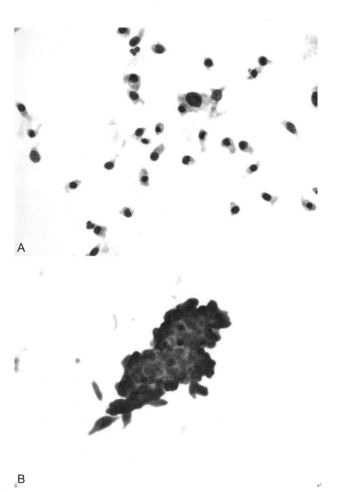

图 12-12 （也见彩图）髓样癌。A，肿瘤细胞像单个细胞分散开，并有一个类似浆细胞的形态（巴氏染色法涂片）；B，血清降钙素免疫细胞化学染色阳性结果

钙素 +，CEA+，嗜铬粒蛋白 +，TTF-1+，甲状腺球蛋白 - ），使其区分于其他甲状腺肿瘤（图 12-12B ）。

恶性淋巴瘤

甲状腺恶性肿瘤中原发性甲状腺淋巴瘤占 1% ~ 3%，其典型细胞学特点是与桥本甲状腺炎类似（参考第 26 章）[92-93]。其他原发性甲状腺淋巴组织增生性疾病包括霍奇金淋巴瘤、浆细胞瘤和鲜有报告的 T- 细胞淋巴瘤。恶性淋巴瘤的细胞学诊断通常简单，因为弥漫性大 B 细胞淋巴瘤（DLBCL）在病例中出现的比例高达 75%[92-93]。原发性甲状腺淋巴瘤的其余部分是基本表现在结外部位的 MALT 淋巴瘤。甲状腺淋巴瘤诊断的关键是查到免疫球蛋白轻链限制性和使用流式细胞仪获得免疫表型数据。在显微镜下，针吸的 DLBCL 有大量细胞，这些细胞由大量高度不典型幼稚 B 淋巴细胞组成，背景中较少或缺乏滤泡细胞。这些散开的 B 淋巴细胞往往有不规则核膜和明显的核仁

（图 12-13），腺性淋巴细胞体（小的细胞质碎片）在涂片背景上很好辨认。表现在结外部位的 MALT 淋巴瘤是低级别淋巴瘤，由于其在细针穿刺时细胞学检查与桥本甲状腺炎很相像，所以可能很难诊断。MALT 淋巴瘤穿刺物富含中等大小的类似生发中心细胞的淋巴细胞（图 12-14 ）。当在甲状腺 FNA 可疑淋巴增生性疾病时，要用辅助性检查如流式细胞术和免疫细胞化学。

继发性甲状腺肿瘤

转移性甲状腺肿瘤可能以多部位病灶或单发结节存在，但很少出现，约有 0.1% 在甲状腺 FNA 活检过程中发现。最常见转移到甲状腺的肿瘤包括肾癌、结肠直肠癌、肺癌、乳腺癌、黑色素瘤、淋巴瘤、头颈部鳞状细胞癌[94-95]。不管何时身体其他部位有原发癌症病史，尤其当恶性肿瘤细胞的细胞学特性与典型的甲状腺肿瘤（如乳头状癌、滤泡细胞癌、髓样癌和未分化癌）不相符时，应考虑转移性肿瘤的可能性。恶性肿瘤细胞中混杂着不典型的滤泡细胞和肿瘤特异背景（与急性炎症中混杂着坏死的细胞碎片这种良性病变背景不同），这两个特征可能意味着转移性肿瘤。尽管很罕见，但是肾细胞癌和乳腺癌转移到甲状腺是最难诊断的转移癌，因为它们的细胞学特征与滤泡性肿瘤的细胞学特征很相像（图 12-15 ）。黑色素瘤转移性癌可以误诊为髓样癌或未分化癌，转移性乳头状肺癌可被误诊为甲状腺乳头状癌。甲状腺球蛋白 TTF-1 及血清降钙素的免疫组化检查有助于评估这样的疑难病例。

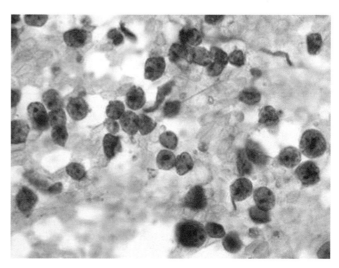

图 12-13 （也见彩图）弥漫型大 B 淋巴细胞瘤。恶性淋巴细胞是分散的，有大而圆的细胞核、明显的核仁、N/C 比值高（巴氏染色涂片）

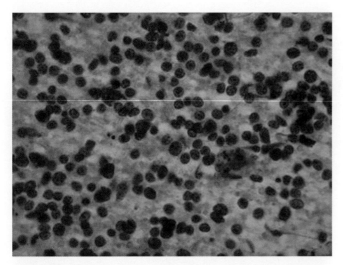

图 12-14 （也见彩图）表现在结外部位的 MALT 淋巴瘤。细针穿刺的 MALT 淋巴瘤由从小到中等大小的淋巴细胞组成，经常需要用流式细胞术来区分是淋巴瘤还是慢性淋巴炎。背景中含有血液和淋巴结结构（巴氏染色）

甲状腺细针穿刺术的并发症

甲状腺细针穿刺抽吸后最常见的并发症是血肿[96-97]。因为甲状腺腺体布满血管，推荐在一个较窄的范围内穿刺而不是成扇形穿刺。而血管迷走性晕厥是在甲状腺细针穿刺过程中第二位的潜在并发症。如果出现上述并发症症状，必须马上停止细针穿刺，同时让患者仰卧，双腿轻微抬高，测量并记录患者的生命体征，并通知相关医生这些不良症状。当甲状腺结节位于气管前方时，穿刺针可能会在操作过程中穿进

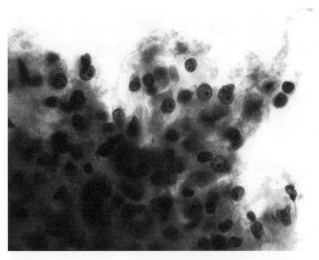

图 12-15 （也见彩图）肾细胞癌转移到甲状腺。这些成堆的细胞有丰富的细胞质和类似嗜酸性肿瘤细胞的明显细胞核（巴氏染色涂片）

气管。如果出现这种情况，通常会导致注射器失去真空状态，患者会咳嗽或瞬间出现少量血样痰。这样的穿刺结果可能含有纤毛状的呼吸道上皮细胞。

参考文献

[1] Cibas ES, Alexander EK, et al: Indications for thyroid FNA and pre-FNA requirements: a synopsis of the National Cancer Institute Thyroid Fine Needle Aspiration State of the Science Conference, *Diagn Cytopathol* 2008.

[2] Cooper DS, Doherty GM, et al: Revised American Thyroid Association management guidelines for patients with thyroid nodules and differentiated thyroid cancer, *Thyroid* 19(11): 1167–1214, 2009.

[3] Baloch ZW, LiVolsi VA, et al: Diagnostic terminology and morphologic criteria for cytologic diagnosis of thyroid lesions: a synopsis of the National Cancer Institute Thyroid Fine-Needle Aspiration State of the Science Conference, *Diagn Cytopathol* 36(6): 425–437, 2008.

[4] Ali SZ, Cibas ES: *The Bethesda System for Reporting Thyroid Cytopathology*, New York, 2009, Springer.

[5] Cibas ES, Ali SZ: The Bethesda system for reporting thyroid cytopathology, *Thyroid* 19(11): 1159–1165, 2009.

[6] Hegedus L: The thyroid nodule, *N Engl J Med* 351: 1764–1771, 2004.

[7] Wong CKM, Wheeler MH: Thyroid nodules: rational management, *World J Surg* 24: 934–941, 2000.

[8] Ross DS: Evaluation and nonsurgical management of the thyroid nodule. In Randolph G, editor: *Surgery of the Thyroid and Parathyroid Glands*, Philadelphia, 2003, Saunders.

[9] Sherman SI, Angelos P, et al: Thyroid carcinoma, *J Natl Compr Canc Netw* 3: 404–457, 2005.

[10] Burch HB: Evaluation and management of the thyroid nodule, *Endocrinol Metab Clin North Am* 24: 663, 1995.

[11] Ashcraft MW, Van Herle AJ: Management of thyroid nodules. II: Scanning techniques, thyroid suppressive therapy, and fine needle aspiration, *Head Neck Surg* 3(4): 297–322, 1981.

[12] Academy of Clinical Thyroidologists: www. thyroidologists. com/papers. html *Position Paper on FNA for Non-Palpable Thyroid Nodules (08/2006)*.

[13] Leenhardt L, Hejblum G, et al: Indications and limits of ultrasound-guided cytology in the management of nonpalpable thyroid nodules, *J Clin Endocrinol Metab* 84: 24–28, 1999.

[14] Brander AEE, Viikinkoski VP, et al: Importance of thyroid abnormalities detected in US screening: a 5-year follow-up, *Radiology* 215: 801–806, 2000.

[15] Chung WY, Chang HS, et al: Ultrasonographic mass screening for thyroid carcinoma: a study in women scheduled to undergo a breast examination, *Surg Today* 31: 763–767, 2001.

[16] Kim EK, Park CS, et al: New sonographic criteria for recommending fine-needle aspiration biopsy of nonpalpable solid nodules of the thyroid, *AJR Am J Roentgenol* 178: 687–691, 2002.

[17] Papini E, Guglielmi R, et al: Risk of malignancy in nonpalpable thyroid nodules: predictive value of ultrasound and color-Doppler features, *J Clin Endocrinol Metab* 87(5): 1941–1946, 2002.

[18] Nabriski D, Ness-Abramof R, et al: Clinical relevance of non-palpable thyroid nodules as assessed by ultrasound-guided fine needle aspiration biopsy, *J Endocrinol Invest* 26: 61–64, 2003.

[19] Kang HW, No JH, et al: Prevalence, clinical and ultrasonographic characteristics of thyroid incidentalomas, *Thyroid* 14: 29–33, 2004.

[20] Nan-Goong IS, Kim HY, et al: Ultrasonography-guided fine-needle aspiration of thyroid incidentaloma: correlation with pathological findings, *Clin Endocrinol* 60: 21–28, 2004.

[21] Frates MC, Benson CB, et al: Management of thyroid nodules detected at US: Society of Radiologists in Ultrasound Consensus Conference Statement, *Radiology* 237: 794–800, 2005.

[22] Liebeskind A, Sikora AG, et al: Rates of malignancy in incidentally discovered thyroid nodules evaluated with sonography and fine-needle aspiration, *J Ultrasound Med* 24: 629–634, 2005.

[23] Steele SR, Martin MJ, et al: The significance of incidental thyroid abnormalities identified during carotid duplex ultrasonography, *Arch Surg* 140: 981–985, 2005.

[24] AACE/AME Task Force on Thyroid Nodules: American Association of Clinical Endocrinologists and Associazione Medici Endocrinologi: Medical guidelines for clinical practice for the diagnosis and management of thyroid nodules, *Endocrine Pract* 12: 63–101, 2006.

[25] Layfield LJ, Abrams J, et al: Post thyroid FNA testing and treatment options: a synopsis of the National Cancer Institute Thyroid Fine Needle Aspiration State of the Science Conference, *Diagn Cytopathol* 2008.

[26] Harach HR, Franssila KO, et al: Occult papillary carcinoma of the thyroid. A "normal" finding in Finland. A systematic autopsy study, *Cancer* 56(3): 531–538, 1985.

[27] Ito Y, Miyauchi A: A therapeutic strategy for incidentally detected papillary microcarcinoma of the thyroid, *Nat Clin Pract Endocrinol Metab* 3(3): 240–248, 2007.

[28] Cohen MS, Arslan N, et al: Risk of malignancy in thyroid incidentalomas identified by fluorodeoxyglucose-positron emission tomography, *Surgery* 130: 941–946, 2001.

[29] Kang KW, Kim SK, et al: Prevalence and risk of cancer of focal thyroid incidentaloma identified by 18F-fluorodeoxyglucose positron emission tomography of metastasis evaluation and cancer screening in healthy subjects, *J Clin Endocrinol Metab* 88: 4100–4104, 2003.

[30] Kresnik E, Gallowitsch HJ, et al: Fluorine-18-fluorodeoxyglucose positron emission tomography in the preoperative assessment of thyroid nodules in an endemic goiter area, *Surgery* 133: 294–299, 2003.

[31] Chen YK, Ding HJ, et al: Prevalence and risk of cancer of focal thyroid incidentaloma identified by 18F-fluorodeoxyglucose positron emission tomography for cancer screening in healthy subjects, *Anticancer Res* 25: 1421–1426, 2005.

[32] Kim TY, Kim WB, et al: 18F-fluorodeoxyglucose uptake in thyroid from positron emission tomogram (PET) for evaluation in cancer patients: high prevalence of malignancy in thyroid PET incidentaloma, *Laryngoscope* 115: 1074–1078, 2005.

[33] Yi JG, Marom EM, et al: Focal uptake of fluorodeoxyglucose by the thyroid in patients undergoing initial disease staging with combined PET/CT for non-small cell lung cancer, *Radiology* 236: 271–275, 2005.

[34] Choi JY, Lee KS, et al: Focal thyroid lesions incidentally identified by integrated 18F-FDG PET/CT: clinical significance and improved characterization, *J Nucl Med* 47: 609–615, 2006.

[35] Chu QD, Connor MM, et al: Positron emission tomography (PET) positive thyroid incidentaloma: the risk of malignancy observed in a tertiary referral center, *Am Surg* 72: 272–275, 2006.

[36] Are C, Hsu JF, et al: FDG-PET detected thyroid incidentalomas: Need for further investigation? *Ann Surg Oncol* 14: 239–247, 2007.

[37] Alonso O, Lago G, et al: Thyroid imaging with Tc-99m MIBI in patients with solitary cold single nodules on pertechnetate imaging, *Clin Nucl Med* 21: 363–367, 1996.

[38] Kresnik E, Gallowitsch HJ, et al: Technetium-99M-MIBI scintigraphy of thyroid nodules in an endemic goiter area, *J Nucl Med* 38: 62–65, 1997.

[39] Mezosi E, Bajnok L, et al: The role of technetium-99m methoxyisobutylisonitrile scintigraphy in the differential diagnosis of cold thyroid nodules, *Eur J Nucl Med* 26: 798–803, 1999.

[40] Sathekge MM, Mageza RB, et al: Evaluation of thyroid nodules with technetium-909m MIBI and technetium-99m pertechnetate, *Head Neck* 23: 305–310, 2001.

[41] Hurtado-Lopez LM, Arellano-Montano S, et al: Combined use of fine-needle aspiration biopsy, MIBI scans and frozen section biopsy offers and the best diagnostic accuracy in the assessment of the hypofunctioning solitary thyroid nodule, *Eur J Nucl Med Mol Imaging* 31: 1273–1279, 2004.

[42] Yousem DM, Huang T, et al: Clinical and economic impact of incidental thyroid lesions found with CT and MR, *AJNR Am J Neuroradiol* 18: 1423–1428, 1997.

[43] Shetty SK, Maher MM, et al: Significance of incidental thyroid lesions detected on CT: correlation among CT, sonography, and pathology, *AJR Am J Roentgenol* 187: 1349–1356, 2006.

[44] Fadda G, LiVolsi VA: Histology and aspiration cytology of benign thyroid lesions, *Rays* 24: 182–196, 1999.

[45] Galera-Davidson H, Gonzalez-Campora R: Thyroid. In Bibbo M, Wilbur D, editors: *Comprehensive Cytopathology*, ed 3, Philadelphia, 2008, Saunders Elsevier, pp 633–670, Chapter 23.

[46] Miller JM, Hamburger JI, Kini SR: The impact of needle biopsy on the preoperative diagnosis of thyroid nodules, *Henry Ford Hosp Med J* 28: 145, 1980.

[47] Danese D, Sciacchitano S, Farsetti A, et al: Diagnostic accuracy of conventional versus sonography-guided fine-needle aspiration biopsy of thyroid nodules, *Thyroid* 8: 15–21, 1998.

[48] Papini E, Guglielmi R, Bianchini A, et al: Risk of malignancy in nonpalpable thyroid nodules: predictive value of ultrasound and color-Doppler features, *J Clin Endocrinol Metab* 87: 1941–1946, 2002.

[49] Bishop-Pitman M, Abele J, Ali SZ, et al: Techniques for thyroid FNA: a synopsis of the National Cancer Institute thyroid fine-needle aspiration state of the science conference, *Diagn Cytopathol* 36: 407–424, 2008.

[50] Ravetto C, Colombo L, Dottorini ME: Usefulness of fine-needle aspiration in the diagnosis of thyroid carcinoma. A retrospective study in 37,895 patients, *Cancer Cytopathology* 90: 357–363, 2000.

[51] Redman R, Zalaznick H, Mazzaferri EL, et al: The impact of assessing specimen adequacy and number of needle passes for fine-needle aspiration biopsy of thyroid nodules, *Thyroid* 16: 55–60, 2006.

[52] Ghofrani M, Beckman D, Rimm DL: The value of onsite adequacy assessment of thyroid fine-needle aspirations is a function of operator experience, *Cancer Cytopathol* 108: 110–113, 2006.

[53] Sanchez N, Sevaggi SM: Utility of cell blocks in the diagnosis of thyroid aspirates, *Diagn Cytopathol* 34: 89–92, 2006.

[54] Saleh HA, Hammoud J, Zakaria R, et al: Comparison of Thin-Prep and cell block preparation for the evaluation of thyroid epithelial lesions on fine needle aspiration biopsy, *Cytojournal* 25: 3, 2008.

[55] Rossi ED, Fadda G: Thin-layer liquid-based preparation of exfoliative non-gynaecologic and fine-needle aspiration biopsy cytology, *Diagn Histopathol* 14: 563–570, 2008.

[56] Rossi ED, Raffaelli M, Zannoni GF, et al: Diagnostic efficacy of conventional as compared to liquid-based cytology in thyroid lesions. Evaluation of 10,360 fine needle aspiration cytology cases, *Acta Cytol* 53: 659–666, 2009.

[57] Cochand-Priollet B, Prat JJ, Polivka M, et al: Thyroid fine needle aspiration: the morphological features on ThinPrep slide preparations. Eighty cases with histological control, *Cytopathology* 14: 343–349, 2003.

[58] Tulecke MA, Wang HH: ThinPrep for cytologic evaluation of follicular thyroid lesions: correlation with histologic findings, *Diagn Cytopathol* 30: 7–13, 2003.

[59] Fadda G, Rossi ED, Raffaelli M, et al: Fine-needle aspiration biopsy of thyroid lesions processed by thin-layer cytology:

one- year institutional experience with histologic correlation, *Thyroid* 16: 975–981, 2006.

[60] Rossi ED, Raffaelli M, Minimo C, et al: Immunocytochemical evaluation of thyroid neoplasms on thin-layer smears from fine-needle aspiration biopsies, *Cancer Cytopathology* 105: 87–95, 2005.

[61] Gharib H: Changing trends in thyroid practice: understanding nodular thyroid disease, *Endocr Pract* 10: 31–39, 2004.

[62] Yassa L, Cibas ES, Benson CB, et al: Long-term assessment of a multidisciplinary approach to thyroid nodule diagnostic evaluation, *Cancer* 111: 508–516, 2007.

[63] Faquin WC: Diagnosis and reporting of follicular-patterned thyroid lesions by fine needle aspiration, *Head Neck Pathol* 3: 82–85, 2009.

[64] Hall TL, et al: Sources of diagnostic error in fine needle aspiration of the thyroid, *Cancer* 63: 718, 1989.

[65] Agrawal S: Diagnostic accuracy and role of thyroid fine needle aspiration cytology in management of thyroid nodules, *J Surg Oncol* 58: 168, 1995.

[66] Clark DP, Faquin WC: *Thyroid cytopathology,* London, 2010, Springer.

[67] Lewis CM, Chang KP, Pitman M, et al: Thyroid fine needle aspiration biopsy: Variability in reporting, *Thyroid* 19: 717–723, 2009.

[68] Baloch ZW, Cibas ES, et al: The National Cancer Institute Thyroid fine needle aspiration state of the science conference: a summation, *Cytojournal* 5: 6, 2008.

[69] Haider AS, Rakha EA, Dunkley C, et al: The impact of using defined criteria for adequacy of fine needle aspiration cytology of the thyroid in routine practice, *Diagn Cytopathol* 2010 (ahead of publication).

[70] Chow LS, Gharib H, Goellner JR, et al: Nondiagnostic thyroid fine-needle aspiration cytology: management dilemmas, *Thyroid* 11: 1147–1151, 2001.

[71] Gharib H, Goellner JR, Johnson DA: Fine-needle aspiration cytology of the thyroid. A 12-year experience with 11,000 biopsies, *Clin Lab Med* 13: 699–709, 1993.

[72] The Papanicolaou Society of Cytopathology Task Force on Standards of Practice: Guidelines of the PSC for the examination of fine-needle aspiration specimens from thyroid nodules, *Diagn Cytopathol* 15: 84–89, 1996.

[73] Rossi ED, Morassi F, Santeusanio G, et al: Thyroid fine-needle aspiration cytology processed by Thin Prep: An additional slide decreased the number of inadequate results, *Cytopathology* 21, 2010.

[74] Bellantone R, Lombardi CP, Raffaelli M, et al: Management of cystic or predominantly cystic thyroid nodules. The role of ultrasound-guided fine-needle aspiration biopsy, *Thyroid* 14: 37–43, 2004.

[75] British Thyroid Association: *Guidelines for the Management of Thyroid Cancer,* ed 2, 2007.

[76] Busseniers AE, Oertel YC: "Cellular adenomatoid nodules" of the thyroid: review of 219 fine-needle aspirates, *Diagn Cytopathol* 9: 351–354, 1993.

[77] Yang J, Schnadig V, Logrono R, et al: Fine-needle aspiration of thyroid nodules: a study of 4703 patients with histologic and clinic correlations, *Cancer* 111: 306–315, 2007.

[78] MacDonald L, Yazdi HM: Fine needle aspiration biopsy of Hashimoto's thyroiditis, Sources of diagnostic errors, *Acta Cytol* 43: 400–406, 1999.

[79] Kumar N, Ray C, Jain S: Aspiration cytology of Hashimoto's thyroiditis in an endemic area, *Cytopathology* 13: 31–39, 2002.

[80] Das DK: Marginal vacuoles (fire-flare appearance) in fine needle aspiration smears of thyroid lesions: does it represent diffusing out of thyroid hormones at the base of follicular cells? *Diagn Cytopathol* 34: 277–283, 2006.

[81] Anderson SR, Mandel S, LiVolsi VA, et al: Can cytomorphology differentiate between benign nodules and tumors arising in Graves' disease? *Diagn Cytopathol* 31: 64–67, 2004.

[82] Giorgadze TA, Rossi ED, Fadda G, et al: Does the fine-needle aspiration diagnosis of "Hurthle cell neoplasm/Follicular neoplasm with oncocytic features" denote increased risk of malignancy? *Diagn Cytopathol* 31: 307–312, 2004.

[83] Renshaw AA: Hurthle cell carcinoma is a better gold standard than Hurthle cell neoplasm for thyroid fine-needle aspirates: defining more consistent and specific cytologic criteria, *Cancer Cytopathol* 96: 261–266, 2002.

[84] Elliott DD, Pitman MB, Bloom L, et al: Fine-needle aspiration biopsy of Hurthle cell lesions of the thyroid gland: a cytomorphologic study of 139 cases with statistical analysis, *Cancer Cytopathol* 108: 102–109, 2006.

[85] Montone KT, Baloch ZW, LiVolsi VA: The thyroid Hurthle (oncocytic) cells and its associated pathologic conditions: a surgical pathology and cytopathology review, *Arch Pathol Lab Med* 8: 1241–1250, 2008.

[86] Rosai J, Carcangiu ML, DeLEllis RA: Tumors of the thyroid gland. In Delellis RA, editor: *Atlas of tumor pathology*, 3rd Series, Fascicle 5, Washington, DC, 1992, Armed Forces Institute of Pathology.

[87] Zhang Y, Fraser JL, Wang HH: Morphologic predictors of papillary carcinoma on fine-needle aspiration of the thyroid with ThinPrep preparations, *Diagn Cytopathol* 24: 378–383, 2001.

[88] Renshaw AA: Focal features of papillary carcinoma of the thyroid in fine needle aspiration material are strongly associated with papillary carcinoma at resection, *Am J Clin Pathol* 118: 208–210, 2002.

[89] Us-Krasovec M, Golouh R, Auersperg M, et al: Anaplastic thyroid carcinoma in fine-needle aspirates, *Acta Cytol* 40: 953–958, 1996.

[90] Us-Krasovec M, Auersperg M, Bergant D, et al: Medullary carcinoma of the thyroid gland: Diagnostic cytopathologic characteristics, *Pathologica* 90: 5–13, 1998.

[91] Forrest CH, et al: Medullary carcinoma of the thyroid: accuracy of diagnosis of fine-needle aspiration cytology, *Cancer* 84: 295, 1998.

[92] Derringer GA, Thompson LD, Frommelt RA, et al: Malignant lymphoma of the thyroid gland: a clinicopathologic study of 108 cases, *Am J Surg Pathol* 24: 623–639, 2000.

[93] Lerma E, Arguelles R, Rigla M, et al: Comparative findings of lymphocytic thyroiditis and thyroid lymphoma, *Acta Cytol* 47: 575–580, 2003.

[94] Schmid KW, Hittmair A, Ofner C, et al: Metastatic tumors in fine needle aspiration biopsy of the thyroid, *Acta Cytol* 35: 722–724, 1991.

[95] Smith SA, Gharib H, Goellner JR: Fine-needle aspiration: usefulness for diagnosis and management of metastatic carcinoma to the thyroid, *Arch Intern Med* 147: 311–312, 1987.

[96] Roh JL: Intrathyroid hemorrhage and acute upper airway obstruction after fine-needle aspiration of the thyroid gland, *Laryngoscope* 116: 154–156, 2006.

[97] Ersoz C, Soylu L, Erkocak EU, et al: Histologic alterations in the thyroid gland after fine needle aspiration, *Diagn Cytopathol* 16: 230–232, 1997.

第13章 ■ 甲状腺与甲状旁腺超声学

LISA A. ORLOFF ■ ANIL T. AHUJA ■ KUNWAR S.S. BHATIA ■ ROBERT A. SOFFERMAN

本章包含一些在线额外内容，详情请浏览 expertconsult.com 网站。

引言

多年来，超声因经济、快捷且无辐射而成为甲状腺相关疾病的主要影像诊断方法。尤其是近十几年来，超声的分辨率大大提高，甚至一些便携机器都可以提供非常有价值的诊断信息。因此，目前超声已成为甲状腺门诊的必备工具。而且超声价格相对低廉，技术容易掌握，因为超声方面的培训课程非常多。毫无疑问，如果住院病房配置一台超声机器，患者将受益匪浅。最大的便利之处就是可在一次检查中得到超声影像、诊断以及细胞学检查的样本。超声已经成为甲状腺恶性肿瘤患者术前评估及术后长期随访复查的常用工具。

关于这个主题的更多讨论，请浏览 expertconsult.com 网站。

超声工作原理

超声主要由三部分组成：①探头，接收组织的声能信号；②控制器，由精密的计算机软件、换算程序、存储部件及多普勒方法学构成；③显示器，操作者可观察到动态的热点区域。声波能量与组织之间的关系理论基础非常复杂。伪像在其他放射学检查中往往产生负面效果，像口腔修复体造成 CT 信号的散射与降解。而在超声检查中，伪像却可以提供更有价值的临床信息。

关于这个主题的更多讨论，请浏览 expertconsult.com 网站。

当声波经过皮肤进入深部组织时，它会穿过各种不同密度、形状及反射能力的组织。大部分的声波会继续穿透组织直线前行或斜行散射。实际上，仅有约 1% 的声波会反射回探头。

声波在穿过组织时会不断衰减并逐渐降低波幅，其程度跟组织密度及器官深度相关。而且发射声波的频率在组织中有不同的衰减能力，像 3 ~ 5 MHz 的低频声波不易衰减，因此易于显示深部结构，而高频的声波衰减迅速而不易进入深部组织。

超声探头发出的声波并非线型而是一种沙漏样的形状。组织分辨率的最佳点位于该声波最窄的部分和指定的对焦区。如果焦点对齐，附近组织反射光波是一种独自的实体而非组合的模糊图像。根据深度可以对检查区域设置焦区，在焦区内组织特性表现出最好的横向分辨率。同样，传输波作用也很大，高频声波较低频声波能更好地在声波的直接路径上分辨附近的组织，声波的这种特性称为"轴向分辨率"。就比如一张报纸上的图像，它是由比较少的墨点和亮度构成，当将其放大时就表现得比较粗糙；而数码单反相机拍摄的图片则会产生非常精细的图像，因为单位面积的图像是由更多的点组成。因此，声波的横向穿透和轴向分辨特性相结合能够产生非常理想的图像。如果要更多利用其穿透深度，就应用低频声波，当然其轴向分辨能力就会打折扣。头颈外科学中，大部分器官距离皮肤仅几厘米，因此具有较好横向分辨力的高频声波意义更大。总之，显示器上图像的分辨率与清晰度取决于声波的频率和目标器官而较少依赖于焦区是否对准。另一方面，选择多大频率的声波取决于所研究的组织器官是深部的还是表浅的。

关于这个主题的更多讨论，请浏览 expertconsult. com 网站。

伪像

在超声影像中，伪像指的是屏幕显示出来但不是代表真正解剖结构的图像，主要表现为声影或回声增强，往往代表不同的临床意义。单纯性囊肿因其囊壁较薄，有液体填充，声波几乎不会衰减便穿过囊肿前壁，而囊内液体不会造成声波反射，以致穿过囊肿后壁，结果大量的声波穿过囊壁，造成其声波能量较周围组织更强，这样在超声学中就形成与实际不相符的现象，表现出较周围组织及囊肿相对强回声的区域，这种伪像称为"后方增强"效应，主要用于临床诊断囊肿（图 13-1）。反之，粗大钙化阻断声波进入更深部的组织，超声影像表现为强回声区深部出现方形的无回声区，这种伪像称为"声影"（图 13-2），主要见于结节性甲状腺肿及部分甲状腺癌。微小钙化主要见于甲状腺乳头状癌（图 13-3），因为钙化点较小，除非紧密聚集一般不会产生后方声影。这些微小钙化主要表现为点状强回声，组织学上主要是甲状腺原发性或转移性乳头状癌中的砂粒体结构。如果准备行超声引导细针穿刺，这些点状强回声区将是极有意义的区域。有些伪像可能跟微小钙化不易区分，其中之一就是"彗尾征"（图 13-4）。该伪像的强回声点都有一个不断变细的核心点。仔细观察，这些尾部实际是一种混响伪像。一种可能的解释是胶质结晶部分阻断声

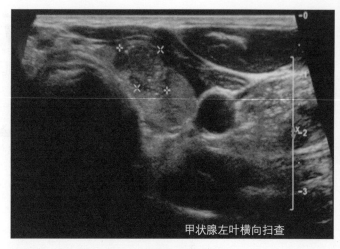

甲状腺左叶横向扫查

图 13-3　微小钙化没有产生后方声影伪像

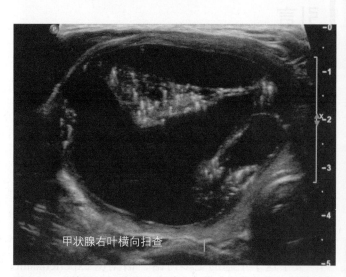

甲状腺右叶横向扫查

图 13-4　"彗星尾"伪像在表现上与微小钙化相似，但彗星尾部的出现可以与砂粒体相区别

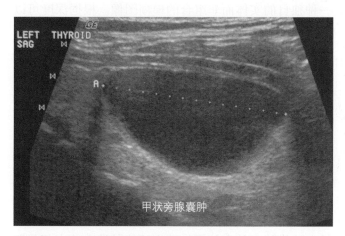

甲状旁腺囊肿

图 13-1　甲状旁腺囊肿产生的后方增强效应

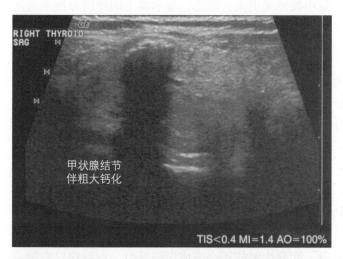

甲状腺结节
伴粗大钙化

TIS<0.4 MI=1.4 AO=100%

图 13-2　甲状腺结节内强回声的密集钙化妨碍声波穿透而产生的后方声影效应

波传播及深部混响。Ahuja 等对大量表现为彗尾征的甲状腺患者研究发现，这种表现一般是良性的标志[5]。回响伪像主要见于气管及颈动脉前壁，彗尾征见于小的胶质结晶及穿刺细针长轴（图 13-5）。

多普勒超声

　　多普勒是一种跟普通超声相关但又不同的超声技术，主要用于检测正常解剖及病理状态下组织器官血流的变化[6-7]。简单来说，当声波以某种角度穿过在血管流动的红细胞时会发生反射，这时会造成声波的多普勒频移。当声波反射回探头时，其反射速度会不同。如果声波反射后远离探头，也就是说血流方向是逆探头时，其速度会降低。还可以计算红细胞流速，并且可以根据流向显示不同的颜色，习惯上当血流向探头时显示为红色，远离探头时显示为蓝色。将多普

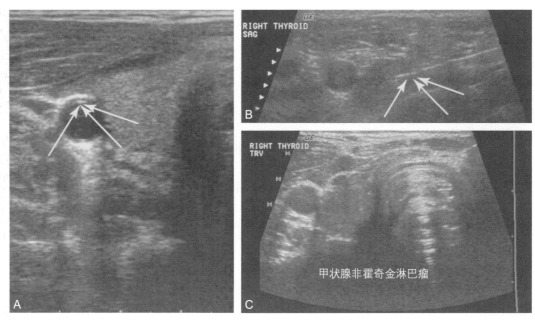

图 13-5　以下情况可以出现混响伪像：A，颈动脉前壁；B，活检穿刺针的长轴；C，气管前壁。箭头示混响伪像

甲状腺非霍奇金淋巴瘤

勒与 B 型超声结合以一种动态变化的形式显示出来，就形成一种彩色视频动态再现血流过程。这种彩色多普勒图像和流量测定主要用来研究颈动脉及外周血管疾病。能量多普勒是一种单独技术，它省去了计算和方向的一些问题。能量多普勒更加敏感，尤其对于像淋巴结及甲状旁腺腺瘤内低流量的血流分辨率更高（图 13-6）。事实上，能量多普勒在临床上多用于诊断上述两种结构的病变。能量多普勒还可以显示头颈部大血管，但不能计算其流量。

甲状腺超声

超声检查是甲状腺结节首要的影像诊断方法，其

优点已得到广泛认可，并且适应证也在不断增加[8-9]。外科及内分泌科医生已经在病房内使用超声来检查及评估甲状腺、甲状旁腺及其他头颈外科疾病。这主要归因于其灵活、方便、安全、能够动态显示图像、检查费用较其他放射学方法低，并且高频、高分辨率超声能够产生高清晰的图像。表 13-1 列出了甲状腺超声的主要临床应用。

关于这个主题的更多讨论，请浏览 expertconsult.com 网站。

超声在甲状腺结节初步评估中的作用

甲状腺超声适用于所有可疑结节的患者[8-9]，包括明显可及的结节、结节性甲状腺肿及其他影像学检查偶然发现的甲状腺结节。

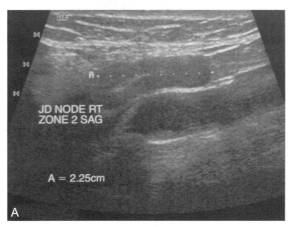
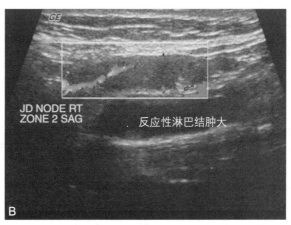

反应性淋巴结肿大

图 13-6　（也见彩图）能量多普勒显示增生淋巴结内的小血管及类别（A，灰阶超声图；B，能量多普勒组合图）

表13-1 甲状腺超声的主要临床应用
评估可触及的甲状腺结节及甲状腺肿
评估不能触及的甲状腺结节病变
鉴别甲状腺结节良恶性
对甲状腺癌患者术前甲状腺及颈部淋巴转移进行评估
监测甲状腺癌患者术后复发情况
监测患者甲状腺结节、甲状腺肿及淋巴结病变发展情况
监测高风险人群（有甲状腺癌家族史、射线接触史及 PET 检测可疑者）
监测存在颈部疾病患者的甲状腺情况（如甲状旁腺功能亢进症患者）
引导细针穿刺活检及其他介入治疗

表13-2	恶性结节超声特征表现
边缘	模糊、不清
声晕	无，未见血管
形状	不规则、球形及条状
结构	实性
回声	低回声
钙化	内部微小钙化
血供	结节内血供丰富
弹性成像	低弹性
淋巴结	异常淋巴结

关于这个主题的更多讨论，请浏览 expertconsult.com 网站。

超声引导细针穿刺较传统针刺大大提高了敏感性、特异性及准确率[18-20]，尤其对无法触及、较小、背侧、多发结节、部分囊性结节或伴发的甲状腺疾病意义较大。它更利于针对结节的某些特别区域穿刺取样，如囊实性结节中的实性部分。然而，Cesur 等研究发现超声引导下对可触及的直径在 1～1.5 cm 的结节穿刺偏差率较传统触摸穿刺大大增加（37.6%：24.4%，$P = 0.009$），但在直径 1.6cm 或以上的结节中未发现明显差异[18]。当初次细针穿刺无明确细胞学诊断而需要再次穿刺时，超声引导就显得尤为重要[8]。

超声影像技术及检测

关于这个主题的更多讨论，请浏览 expertconsult.com 网站，包括图 13-7 和 13-8。

甲状腺结节超声表现的特征

目前已经总结出许多甲状腺恶性结节的超声特征（表 13-2），虽然这些超声表现具有较高的敏感性，但从来没有哪一种特征能够特异地鉴别良恶性[27]。如果联合应用这些超声特征，其特异性将大大提高。一项大样本的前瞻性研究中将超声表现和细针穿刺结果同术后病理比较发现，对存在微钙化、边缘不清及低回声其中一项以上超声表现的结节进行细针穿刺，仅有 2% 的甲状腺癌会漏诊[28]。Kim 等分析 155 例偶然发现的不能触及的甲状腺实性结节，发现每个结节会有 2.6 个可疑恶性超声学特征表现，并且其总体敏感性和特异性分别为 94% 和 66%[29]。

以下为能够区分甲状腺结节良恶性的典型超声表现。

大小

关于这个主题的更多讨论，请浏览 expertconsult.com 网站。

边界和边缘

良性结节超声表现为低回声的环形血管声晕（图 13-9A 和 B），主要是结节周围受压的正常甲状腺组织内血管形成[33]。肿瘤周围可能无或仅有部分声晕，但这仅仅是提示而无诊断价值[34-35]。对于恶性结节，癌细胞会侵及结节周围，因此如果结节边界不清，恶性的可能性就会较大[28,34-35]。结节的活动性可以在行 B 超时用手触诊，如果较固定说明肿瘤可能已经侵及周围组织。

结节形态

结节形态跟预后有关。如果结节在横轴位上纵径大于横径（即前后径大于左右径，图 13-10），则其恶性可能性会较大[29]。在乳腺超声中同样有此特点[36]。然而，某项回顾性研究发现结节越接近球形，其恶性可能就越大[33]。形状不规则或分叶状（图 13-11）也提示恶性可能[29,35]。

回声结构

甲状腺良性结节大多是囊性或含有囊性成分，像腺瘤囊性变（图 13-12）或多发结节性甲状腺肿。恶性结节大多是实性成分而较少为囊性或混合性结节[28,35]。单纯的囊性结节极少是恶性的[37]，而海绵状囊性结节（囊性成分占结节的 50% 以上）（图 13-13）99% 以上是良性的[38,39]。

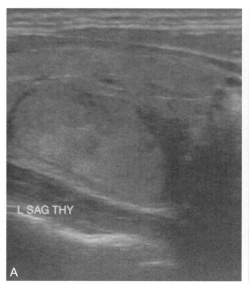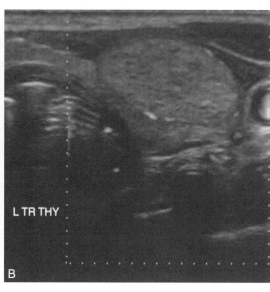

图 13-9 （也见彩图）A，良性甲状腺结节周边薄层低回声晕圈；B，多普勒显示声晕内血流情况

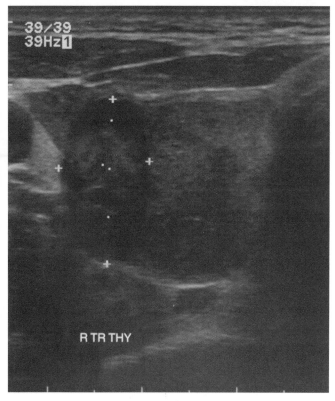

图 13-10 纵径大于横径的明显低回声结节术后病理证实为恶性（甲状腺右横位图）

回声反射性

甲状腺结节的回声反射性主要是相对周围的甲状腺组织而言。相对于周围正常甲状腺组织，大多数良性腺瘤或腺瘤样结节是略强回声或略低回声（图 13-14），而恶性结节大多是明显低回声（图 13-15）或较周围肌肉组织更低的回声[29,35]。

钙化

不同的钙化其意义并不相同。结节周边钙化，又称"蛋壳样钙化"，通常认为主要跟既往结节内出血或退行性改变有关，但将其作为一种良性特征仍有争议，特别是如果结节周边钙化中断，此时也不能排除恶性。如果实性低回声结节中心出现粗大钙化，也有潜在的恶性可能（图 13-2），而微小钙化点的出现则更支持恶性[28]。45%～60% 的恶性结节存在微小钙化，而良性结节仅有 7%～14%[29,40]。约60% 含有微小钙化点的结节证实是恶性[41]。恶性结节内微小钙化灶主要与乳头状癌中的"砂粒体"有关（图 13-16），但髓样癌也经常见到微小钙化灶成分。尽管微小钙化灶提示恶性可能，但有报道微小钙化灶诊断甲状腺癌的特异性为 71%～94%，敏感性为35%～72%[28,42-43]，因此也不能完全依靠它来区分良恶性。

血供类型

结节周边或内部的血供类型与良恶性也有一定关系。Chammas 等根据能量多普勒超声中的血供情况将结节分为以下五型：无血供、周边血供、周边血供大于中心血供、主要中心血供、仅有中心血供[44]。如果结节内仅有中心血供或中心血供强于外周血供，其恶性可能性较大（图 13-17）。乳头状癌在能量多普勒中也显示中心血供较外周多，而乳头状腺瘤则主要为外周血流（图 13-18）[45]。总之，甲状腺结节内部血供增加预示恶性可能大，但同样并不能以此作为鉴别良恶性的特征。

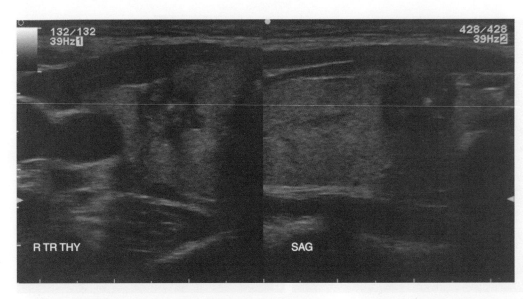

图 13-11 结节不规则，边界分叶状，证实为乳头状癌

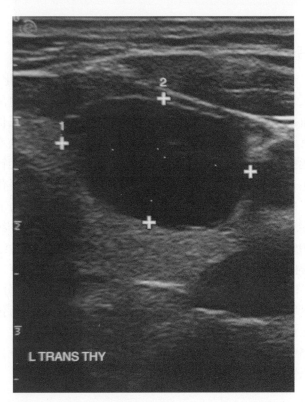

图 13-12 甲状腺良性结节囊性变

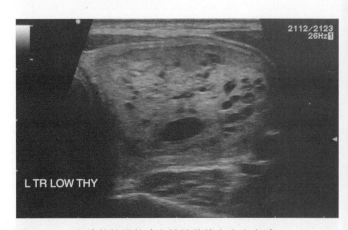

图 13-13 海绵状的甲状腺良性结节伴多发小囊肿

被膜侵润

被膜浸润指的是甲状腺结节与相邻的甲状腺包膜之间无甲状腺组织。超声学上结节周围大于 25% 的被膜浸润被认为是甲状腺癌腺外浸润的明显的标志（图 13-19）[46]。

弹性成像

关于这个主题的更多讨论，请浏览 expertconsult. com 网站。

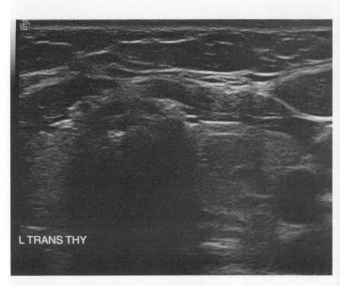

图 13-14 稍低回声的甲状腺良性腺瘤

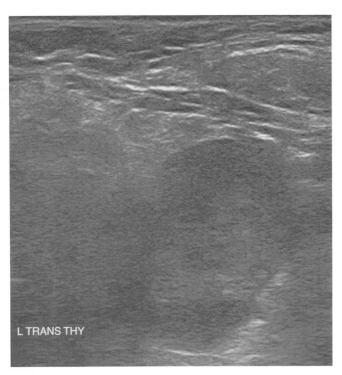

L TRANS THY

图 13-15　较低回声长条形结节，证实为滤泡状癌

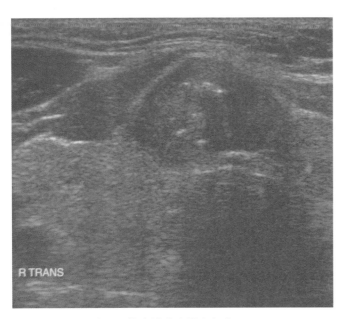

R TRANS

图 13-16　甲状腺乳头状癌结节内微小钙化

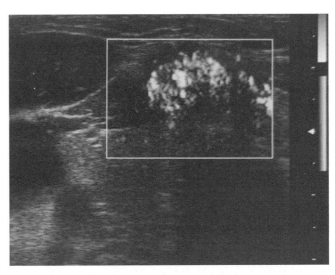

图 13-17　（也见彩图）乳头状癌组织内中心血供丰富

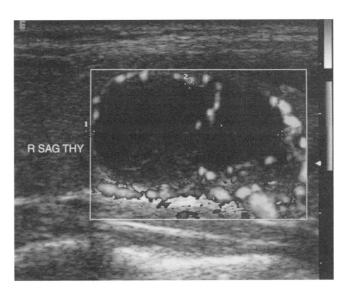

R SAG THY

图 13-18　（也见彩图）滤泡状癌外周血供

甲状腺囊肿

　　甲状腺结节中约 20% 是囊性的[27]。单纯的囊性结节几乎都是良性的，但它只占良性结节的 2%[37]。大约 15% 的囊性结节是乳头状癌坏死，而约 30% 是囊腺瘤囊内出血[15]。囊性结节行细针穿刺时，不能明确诊断的病例发生率很高，因此超声引导有助于对实性部分准确穿刺[8]。

甲状腺良性结节的超声表现

　　关于这个主题的更多讨论，请浏览 expertconsult.com 网站，包括图 13-20 和 13-21。

恶性结节的超声学表现

　　关于这个主题的更多讨论，请浏览 expertconsult.com 网站。

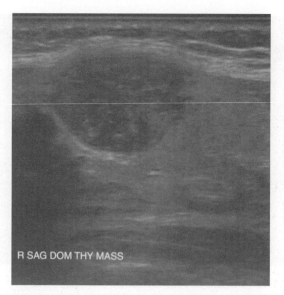

图 13-19　甲状腺结节周围 1/4 以上浸润包膜，证实为乳头状癌侵出腺体

乳头状癌

甲状腺癌 80% 以上为乳头状癌。乳头状癌头中常见多发和局部淋巴结转移，而较少发生远处转移至骨和肺。肿瘤局部侵及喉返神经、气管、食管、椎骨及颈部软组织仅见于恶性程度较高的乳头状癌。

甲状腺乳头状癌的典型超声表现为单个低回声实性结节伴微小钙化。还可表现为实性结节内存在囊性成分（图 13-22），不完全的声晕，而更多的还是结节边界不清。多普勒超声可以发现结节内血管紊乱，血

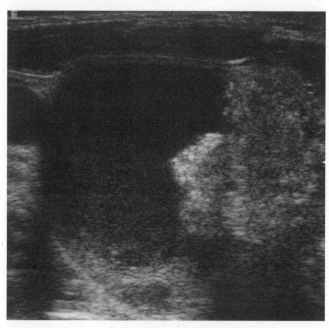

图 13-22　囊性乳头状癌伴密集的微小钙化

流丰富。其中微小钙化点可能是乳头状癌最特异的表现，因为砂粒体是乳头状癌最有特异诊断性的组织病理学标志，它由细小点状的钙盐沉积构成，因此可以反射声波，从而表现为细小强回声光点。

滤泡状癌

关于这个主题的更多讨论，请浏览 expertconsult.com 网站，包括图 13-23。

Hurthle 细胞癌

关于这个主题的更多讨论，请浏览 expertconsult.com 网站，包括图 13-24。

髓样癌

关于这个主题的更多讨论，请浏览 expertconsult.com 网站，包括图 13-25。

未分化癌

关于这个主题的更多讨论，请浏览 expertconsult.com 网站，包括图 13-26。

淋巴瘤

关于这个主题的更多讨论，请浏览 expertconsult.com 网站。

其他肿瘤转移至甲状腺

关于这个主题的更多讨论，请浏览 expertconsult.com 网站。

颈部淋巴结评估

甲状腺癌中常见颈部及甲状腺周围淋巴结转移，因此行甲状腺超声检查时应同时检查颈部淋巴结。甲状腺癌典型的超声表现同样见于转移淋巴结中[52]，包括微小钙化点、囊性变、周边血供丰富、体积增大、圆形、边缘模糊不规则及浸润包膜。还包括颈静脉内癌栓形成，侵及颈前肌群、气管及食管（图 13-27）[52]。颈部超声对甲状腺癌患者术后复查非常重要，有助于检测甲状腺周围复发及颈部中央和侧区淋巴结及其他软组织转移。甲状腺癌患者术后复查，超声已逐渐替代放射性碘扫描，因为超声分辨率高，操作简单，更重要的是无需停用甲状腺素、应用 TSH 及低碘饮食等特殊准备，从而减少相关并发症的发生（见第 50章和第 51 章）。关于淋巴结的超声表现本章后半部分将有更详细的描述。

第3篇

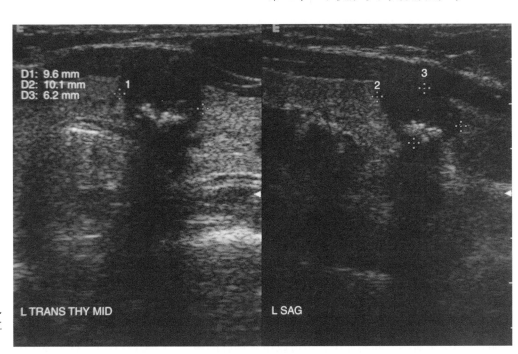

图 13-27　肿瘤侵出腺体：乳头状癌侵及周围肌肉（左横位和矢状位所示）

甲状腺结节的超声监测

关于这个主题的更多讨论，请浏览 expertconsult. com 网站。

超声在其他甲状腺疾病中的作用

甲状腺肿

关于这个主题的更多讨论，请浏览 expertconsult. com 网站。

Graves 病

关于这个主题的更多讨论，请浏览 expertconsult. com 网站。

多发结节性甲状腺肿

关于这个主题的更多讨论，请浏览 expertconsult. com 网站。

甲状腺炎

关于这个主题的更多讨论，请浏览 expertconsult. com 网站，包括图 13-28。

超声引导下甲状腺穿刺

FNA

细针穿刺活检有利于选择行甲状腺结节的手术患者及决定手术范围（参见第 12 章）。超声引导下细针穿刺较传统触摸穿刺更加准确，而且用较少的穿刺次数便能获得有诊断价值的标本[62-64]。穿刺针可以在探头长轴的末端（平行技术）或探头短轴的中点（垂直技术），而且可以在结节内穿刺取样时看到针尖。穿刺针的型号（22～27 号）、是否局部麻醉以及针吸还是毛细管技术，都可以选择，没有哪种更有优势。细胞病理学专家协同进行穿刺或许会减少所需要的样本，但这不是必需的，因为对大多数的结节取样或穿刺三次足矣[65]。如果未获得诊断性标本，原因也很多，如穿刺不准确、制片或固定不理想以及过多的血液稀释样本。

关于这个主题的更多讨论，请浏览 expertconsult. com 网站。

甲状腺弹性成像

弹性成像也叫弹性图，是一门迅速发展的超声技术，主要是使组织的弹性或硬度成像从而鉴别组织的病变性质。弹性成像的基础就像是临床上的触诊，根据病变的硬度来诊断疾病，如纤维化及恶性肿瘤的硬度会显著增加。弹性成像理论始于 20 世纪 80 年代后期，虽然已经有了显著提高，但直到近几年才真正用于临床超声机器上 [67]。近几年有关弹性成像的文献有大量的报道，其中很多学者认为其在乳腺、甲状腺、前列腺、淋巴结、肝、宫颈及胰腺的恶性肿瘤诊断中有较高的准确率 [68-88]。

大部分临床研究报道的超声弹性成像理论主要基于一种称为"应变成像"的特殊技术，此技术只需改变软件，就可用普通超声探头完成。对于甲状腺弹性成像，将传统的线性超声探头置于颈前行 B 型超声成像，调节显示器的弹性成像窗口，使窗口内包含甲状腺结节及部分周围的甲状腺组织，然后以前后方向（轴向）用探头对结节间断加压，也可以用颈动脉的搏动作为压力。施压前后反射回的超声波通过软件进行分析成像，主要是利用"交叉相关测量组织位移"的原理来实现 [72]。组织张力等于施压前后长度（位移）的变化，在某种恒定的压力下硬度大的组织相对软组织位移就会小。对于实时系统来说，弹性图像会不断刷新，而且以分屏的形式对其解剖定位实时成像。

到目前为止，已有十多篇关于甲状腺弹性成像的初步报道，其中包括 34 ~ 145 个结节行穿刺细胞学病理或手术证实 [76-80]。大多数研究都对结节进行了定性，主要是根据结节硬度进行了等级序数评分，分为 1 ~ 5，1 分代表完全的软结节 [77,80,82-83,85,88-89]。该评分系统还包括一些其他参数，包括结节内硬度低的部分所占的比例、边缘是否规则以及结节在弹性图上的体积与超声图像上体积的比值。这些报道发现乳头状癌一般评分较高（图 13-29、图 13-30），因为其大部分甚至完全是硬结节，而良性增生结节相对评分较低（图 13-31）。对手术切除的甲状腺标本行生物力学评估也证实了以上结论 [81,89]。应用弹性成像评分对

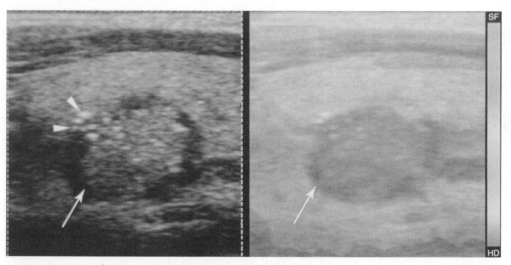

图 13-29 （也见彩图）甲状腺结节灰阶超声图和弹性成像图（白色有柄箭头所示）。最右侧显示为色谱，其中紫色代表软结节，红色代表硬结节。该结节实质不均匀伴多处可疑针尖样钙化点（白色无柄箭头所示）。弹性图谱上，主要表现为红色，提示硬度较高。针吸病理证实为乳头状癌

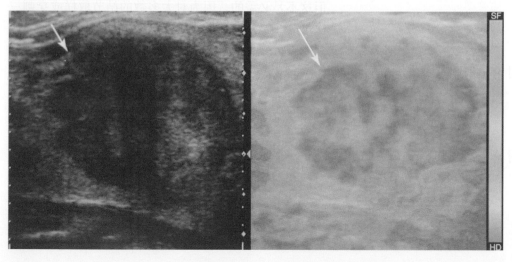

图 13-30 （也见彩图）灰阶超声及弹性成像图表现为低回声结节，边缘不规则。弹性成像上，主要显示为红色，小部分为绿色，提示结节硬度非常高。针吸病理证实为乳头状癌

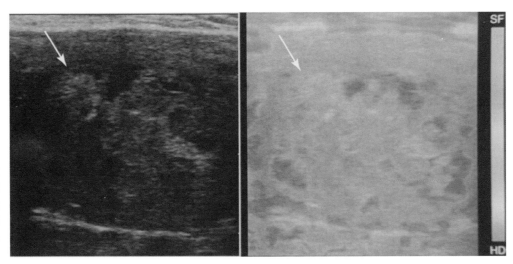

图 13-31 （也见彩图）横位灰阶超声及弹性图示不均质甲状腺结节（白色有柄箭头）。弹性图谱示主要为绿色，含有少量红色区域，提示主要为软结节。针吸病理证实为良性增生结节

恶性结节定性，其敏感性从 81.8% 到 87.5%，而特异性从 97% 到 100% [77,80,82-83,85,88-89]。几项研究发现，应用弹性成像鉴别恶性结节达到甚至超过了传统超声 [77,80,82,85]。

　　还有几篇有关甲状腺弹性成像的文献对应变力进行了定量研究，主要是通过计算甲状腺结节应变力跟周围甲状腺实质或甲状腺外组织应变力的比值 [76,78,81,84]。结果显示定量后弹性数据同样可以有效鉴别恶性结节，敏感性达到 82%，特异性达到 96%。需要强调的是，因为需要额外的后处理过程，这些研究所用的定量数据都是离线系统所产生。这些离线研究数据的准确度并不适用于实时弹性成像图，因为两者处理数据的方法存在差异。

　　这些初步的结论是可喜的，但其不足之处也需要注意：

1. 目前条件下，弹性图主要取决于操作者所用的方法，对结节施压的深度和力度不同会大大影响弹性成像的结果，因为所需要的压力极少，组织的硬度并非固定而是随压力改变而呈非线性的变化。实

际上，任何组织如果受到压力都会产生一定的硬度 [72]。最好在轴向上施压，因为交互相关软件测量的是轴向上结节的位移，而非轴向的位移会追踪到错误的合力伪像。即便特别注意，限定探头对结节的压力也是很难做到的。因为头颈部的组织轮廓都是曲线形的，像气管及颈动脉血管会影响甲状腺的位移，呼吸及颈动脉的搏动也会在不同方向影响其位移。幸运的是新的弹性成像软件会对压力的质量进行评估，并将这些信息以数字或颜色的形式显示给操作者（图 13-32）。

2. 某些类型的结节并不适合应用弹性成像。包括那些周围没有正常甲状腺组织作为参照的结节，像体积特别大、多发融合及外生型的结节。某些弥漫性的甲状腺疾病，如甲状腺炎，同样会影响结节在弹性图上的表现。如果结节周围包绕致密钙化影响超声波的穿透，同样也不适合应用弹性成像。

3. 这些研究结论仅仅针对会行细针穿刺及切除的结节而言 [76-88]，这些数据的精确度并不包括常见的中度囊性、钙化及非常小（＜1 cm）的结节。如果用

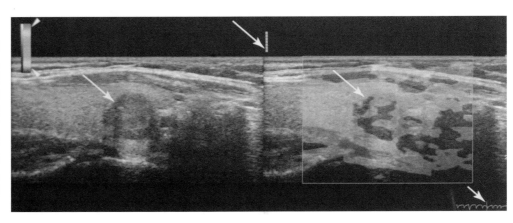

图 13-32 （也见彩图）甲状腺结节轴向灰阶超声图及弹性图。弹性图谱位于左上方（无柄箭头示），红色代表软结节，而蓝色表示硬结节。当操作者对结节轻压时，该弹性成像系统可以反馈回其硬度信息（白色有箭头所示）。弹性图上，该结节主要为蓝色，伴小部分绿色，提示主要为硬结节。针吸病理证实为乳头状癌

弹性图对常见结节得出一个全面的结论，需要特别指出这些选择偏倚。

4. 文献报道中有关弹性成像的恶性结节大多是乳头状癌[76-88]，而其他类型的甲状腺癌资料较少。仅有一篇文献提到滤泡状癌周边较硬而中心部分则较软，不像乳头状癌整体都很硬，因此应用弹性成像评分可能不易鉴别其良恶性[79]。目前仅能从组织学角度观察血供及包膜是否侵润将滤泡状癌与腺瘤区分开来[90-91]，弹性成像是否能将两者区分有待进一步验证。

5. 关于甲状腺弹性成像结果是否具有再现性的数据相对较少。有一项研究认为与操作者关系不大，而另有两项研究对同一个弹性图进行评分，不同的人评分结果大不相同，因此认为跟操作者的主观关系非常大[77,80,86]。这提示了弹性成像后续的可再现性研究是非常重要的。

关于这个主题的更多讨论，请浏览 expertconsult.com 网站。

颈部淋巴结超声表现

完整的甲状腺超声检查应包括颈部淋巴结。颈部淋巴结位置表浅，高分辨率的超声可以对其进行精确评估并且可以行超声引导下穿刺活检。

颈部淋巴结的超声检查主要包括两个方面：

灰阶超声主要是检查淋巴结的形态和性质，如大小、形状和内部结构（囊性变／坏死）、结节边缘、有无淋巴结门回声，有无钙化等。

多普勒超声主要是检测结节内血流情况及有无血管阻力（RI：阻力指数；PI：搏动指数）。临床上颈部结节的多普勒超声检查常测量结节内有无丰富血流，因为这可以比较快速可靠地鉴别良恶性。而 RI 和 PI 一般较少测量，因其不仅耗时而且取决于操作者的技术水平及患者的配合程度。

虽然弹性成像越来越多地用于检查甲状腺结节，但较少应用于检查颈部淋巴结。

没有哪个超声表现能够准确地对淋巴结区分良恶性。如果多个超声表现（灰阶和多普勒超声）都同时趋向于恶性，那么该结节的恶性可能性就会很大[95]。此时如果再加上细针穿刺活检，敏感性将会达到89%～98% 的，特异性为 95%～98%，整体准确率达

到 95%～97%[96-97]。

设备与技术

每侧颈部行超声检查时都要将下颏转向对侧。标准的颈部检查顺序为：起自颏下区的中线，然后为下颌下区，腮腺区，沿着颈静脉到气管旁中央区（包括胸骨切迹），最后到颈后区。对侧颈部也按此顺序进行扫查。颈部各区的检查顺序是不重要的，但详尽有序的方法能够达到对淋巴结彻底高质量的检查。

关于这个主题的更多讨论，请浏览 expertconsult.com 网站。

尽管甲状腺癌常转移到气管旁淋巴结，但对其行超声检查一般并不容易，因为甲状腺的遮挡及周围其他结构如气管和食管的影响（参考第 14 章）。

请登录网站了解彩色超声及能量多普勒相关的设备方面的内容。

恶性淋巴结的超声特征（表 13-3）

淋巴结分区

关于这个主题的更多讨论，请浏览 expertconsult.com 网站，包括图 13-33。

淋巴结大小

淋巴结的大小不能单独作为恶性结节可靠的特征，因为转移淋巴结可能很小而反应性的淋巴结可能较大。淋巴结最短的横径可以作为预测其恶性最准确的特征[101-102]。二腹肌下方淋巴结横径大于 9 mm 和颈部其他淋巴结大于 8 mm 诊断恶性的准确率可以达到 75%[103]。但是如果原发肿瘤位于头颈部，其引流区域的淋巴结诊断标准可以降低到 4 mm，这完全在超声的分辨率之内[104]。对于头颈部恶性肿瘤的患者，如果淋巴结在连续复查中有所增大，应高度怀疑其为淋巴结转移的可能。超声还可以监测淋巴结的变化以评估肿瘤的治疗效果[105-106]。

淋巴结形状

良性淋巴结一般为椭圆形而恶性大多为圆形（图 13-34）[100,107-109]。然而，腮腺区和颏下区的正常淋巴结也常为圆形。如果淋巴结短径／长径的比值小于 0.5 提示为椭圆形，而大于 0.5 多为圆形[110-111]。

淋巴结门回声

淋巴结内髓窦含多个反射声波的界面，从而在超

表13-3　良恶性淋巴结的超声表现

淋巴结超声特征	良性	恶性
形状	椭圆形 	圆形
淋巴结门回声	存在 	消失
回声	椭圆形低回声 	圆形低回声 乳头状癌低回声

表13-3（续） （也见彩表）良恶性淋巴结的超声表现

淋巴结超声特征	良性	恶性
淋巴结内坏死	无 	有
淋巴结内钙化	无	点状钙化
边缘	边界不清	未侵出淋巴结时，边界清楚
供应血管	淋巴结门 	外周 乱
弹性成像	软 	硬

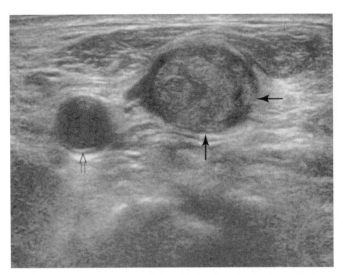

图 13-34 横位灰阶超声示转移淋巴结（有柄箭头），主要表现为实性圆形，边界清楚，淋巴结门回声异常。空心箭头示颈动脉主干

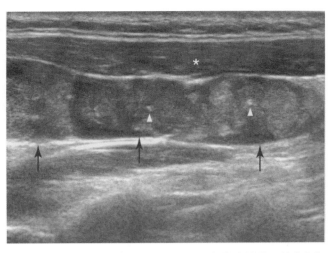

图 13-35 轴向灰阶超声示一串乳头状癌转移的淋巴结（有柄箭头所示），超声表现为较周围肌肉（星号所示）明显强回声。注意观察小片强回声区（无柄箭头所示）为结节内微小钙化 / 砂粒体

声上表现较亮，这就产生了淋巴结门回声，一直延续到周围的脂肪软组织 [112-114]。如果淋巴结再有脂肪堆积就会使淋巴结门回声更加明显 [108]。以前多认为出现淋巴结门回声提示为良性病变 [108]，因为恶性淋巴结多看不到淋巴结门回声（图 13-34）。但是，随着现在超声分辨率的提高，恶性淋巴结内也可能看到淋巴结门回声，因为在早期淋巴结转移癌中髓窦可能未被完全浸润破坏 [113]。

淋巴结回声

相对于周围肌肉组织来说淋巴结转移的超声表现一般是低回声 [98,101,109]。但也有例外，甲状腺滤泡状癌的淋巴结转移常常是强回声（图 13-34）[115-116]，如果表现为强回声，往往提示其为滤泡状癌的淋巴结转移。

淋巴结内钙化

甲状腺乳头状癌及髓样癌淋巴结转移往往含有钙化 [115-117]。乳头状癌的淋巴结转移表现为点状强回声（图 13-35），只有当超声探头频率增加时（≥ 10 MHz）才可以观察到声影。而髓样癌的淋巴结转移的钙化（主要是淀粉样物质内钙盐沉积）往往粗大伴浓密声影。

淋巴结边界

炎性淋巴结周围炎性反应超声表现一般边界不清，而恶性淋巴结一般边界比较清晰（关于这个主题的更多讨论，请浏览 expertconsult.com 网站，包括图 13-33），因为它与周围正常组织间存在急剧减弱的回声界面。然而，如果淋巴结边界不清，而其他表

现都符合恶性的超声特征，应高度怀疑肿瘤是否侵出包膜。淋巴结较大更可能是肿瘤已经侵出淋巴结 [118]，如果 B 超发现肿瘤侵及周围软组织更提示为肿瘤侵出淋巴结包膜（图 13-36）。

淋巴结内坏死

淋巴结内坏死一般为囊性或凝固性坏死，不管大小如何两者都提示淋巴结病变（图 13-36）。囊性坏死表现为淋巴结内囊性或无回声区更多见；而凝固性坏死则表现为低回声区，同周围脂肪组织并不连续（可同淋巴结门回声区分）。囊性坏死主要见于乳头状癌和口咽部鳞状细胞癌的转移淋巴结 [115,118-119] 及颈部淋巴结核。

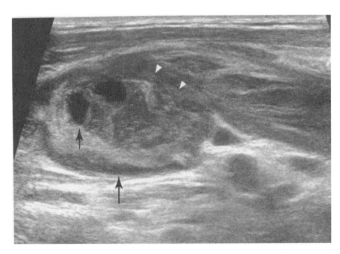

图 13-36 轴向灰阶超声图示伴有包膜外侵润（无柄箭头所示）的转移淋巴结（大箭头所示）。结节前方与周围软组织和肌肉分界不清。结节内还有囊性坏死灶（小箭头所示）

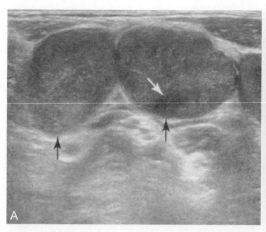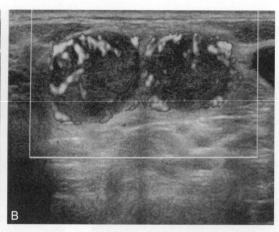

图 13-37（也见彩图）A，轴位灰阶超声图示多处转移淋巴结（黑色箭头）。主要表现为实性，低回声，圆形，边界清楚，正常淋巴结门消失。其中一个淋巴结内见坏死区（白色箭头）。B，能量多普勒超声示淋巴结转移典型的多处外周血供，主要靠募集淋巴结周围的血管供应。这些外周血管并不起源于淋巴结门血管

淋巴结血供

恶性淋巴结多是周边血供（图 13-37A 和 B），而良性结节多是淋巴结门血供[120-123]。转移性淋巴结也可能是混合血供（淋巴结门及外周）。如果淋巴结超声表现同时出现外周血供、圆形、结节内坏死及淋巴结门消失，则诊断为恶性的特异性可达到 100%[124]。

对比增强

关于这个主题的更多讨论，请浏览 expertconsult.com 网站。

甲状腺淋巴结转移的弹性成像

关于这个主题的更多讨论，请浏览 expertconsult.com 网站。

甲状旁腺超声

对甲状旁腺胚胎学、解剖学和血供的认识有助于超声科医师 / 临床医师将甲状旁腺病变与淋巴结和甲状腺的病变相区分。此外，病史和化验数据会影响临床医师是否考虑是单腺体还是多腺体肿大。例如，合并肾衰竭或 MEN 综合征的患者更有可能是多腺体肿大。

胚胎学

甲状旁腺起源于第三及第四鳃囊背侧区（见第 2 章）。一种看似自相矛盾的说法是，下甲状旁腺起源于第三鳃器偏口侧，而上甲状旁腺起源于第四鳃系的偏远端。在甲状腺形成过程中，会偶尔出现甲状旁腺组织埋入成熟甲状腺组织中的情况。尽管大部分教材认为甲状腺内位旁腺更多见于上甲状旁腺，但近年又有文献证实，在所发现的异位甲状旁腺中，甲状腺内位其实更多见于下甲状旁腺。而且尽管腺体位于甲状腺内，它的血供仍旧是常规的模式。相比之下，甲状腺腺瘤并没有单一的血供模式，因为它的血管分布更多是从周围甲状腺组织蔓延而来，并且血管十分细小，用多普勒超声也很难识别。

正常解剖

甲状旁腺主要位于甲状腺周围或被膜下，正常腺体形如一个扁平的豌豆。正常腺体重约 40~60 mg，卵圆形，大小约为（4×2×6）mm。如果腺体肿大，则它们的大小和颜色均会发生各种变化。最常见的是外观呈卵圆形且质地均匀的单发腺瘤（关于这个主题的更多讨论，请浏览 expertconsult.com 网站，包括图 13-38 A 和 B）。偶可见肿大的腺瘤呈囊实性。不论正常的还是肿大的，下甲状旁腺通常位于甲状腺下极后方或附近。上甲状旁腺通常位于甲状腺后上方，甲状腺下动脉与喉返神经交叉点周围 2 cm 范围内。

异位位置

关于这个主题的更多讨论，请浏览 expertconsult.com 网站。

血供类型

甲状旁腺常是双重血供。甲状腺下动脉是上下甲状旁腺的主要供应血管。而上甲状旁腺血供也可以来自甲状腺上动脉。每个甲状旁腺都有各自主要的血管供应。需要注意的是甲状旁腺的血管较少来自甲状腺包膜或腺体实质。

技术考虑

　　正常甲状旁腺即使用更高分辨率的超声也难以看清。典型的甲状旁腺腺瘤的回声均为低回声，大小为正常甲状旁腺的2~3倍，多为泪珠状[126]。下甲状旁腺腺瘤紧临甲状腺后外侧包膜（图13-39），上甲状旁腺腺瘤一般为卵圆形，较正常甲状旁腺明显增大，多位于甲状腺上极的后方（图13-40）。腺瘤包膜相对于腺体本身一般为强回声表现。腺瘤的供应动脉通常紧临并位于其前方。有时上甲状旁腺反而在增大的下甲状旁腺的下方（图13-41）。位于食管后方的异位甲状旁腺有时很难鉴别，甚至甲状旁腺会异位于胸部，此时超声基本无法发现。Gilmore进行的一项尸检研究发现[127]，6%的尸体只有3个甲状旁腺，另有6%的尸体有5个以上。当 99Tc 标记甲氧基异丁基异腈六聚物扫描无法观察到增生的甲状旁腺时，超声有时能提供较好的术前影像资料。当下甲状旁腺异位于胸腔纵隔时，超声探头横位向下扫描或可发现异位甲状旁腺。有时低频超声具有更深的穿透性，能获得较理想的图像。单纯灰阶超声有时很难将甲状腺腺瘤与旁腺腺瘤区别开来。能量多普勒超声能显示血管门，从而将甲状腺腺瘤与甲状腺内旁腺腺瘤区别开。只有腺瘤周围完全被甲状腺包裹才称为真正的甲状腺内旁腺瘤（图13-42）。当在正常位置无法扫描到甲状旁腺腺瘤时，必须进行整个颈部彻底的超声检查，包括颈动脉鞘周围、颈上部、食管旁区域甚至可能异位的上纵隔区。

　　关于这个主题的更多讨论，请浏览 expertconsult.com 网站。

能量多普勒

　　发现甲状旁腺腺瘤的血流测量有一定的优越性[128]，因为总有一支大的终末动脉从其前方或后方进入腺瘤（图13-43）[129]。在能量多普勒上最明显的表现是在其进入腺瘤实质后几毫米可见一钝性末端（图13-44）[128]。而淋巴结内血管分布则完全不同，其中主干动脉会分支

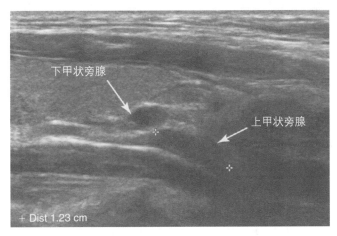

图 13-41　MEN 1 型综合征甲状旁腺增生。该患者矢状面上显示增大的上甲状旁腺实际位于下甲状旁腺的下方

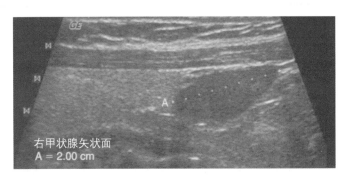

图 13-39　矢状面示典型的下甲状旁腺腺瘤

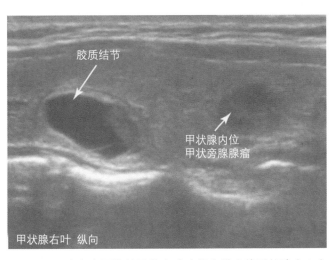

图 13-42　该患者原发性甲状旁腺功能亢进症伴甲状腺内 2 个结节。其中上方结节为胶质囊肿，下方结节为甲状腺内旁腺腺瘤，经针吸检测 PTH 证实

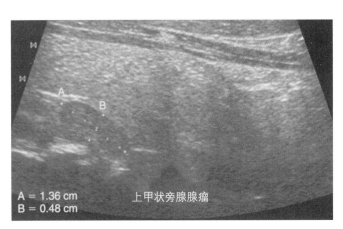

图 13-40　矢状面示典型的上甲状旁腺腺瘤

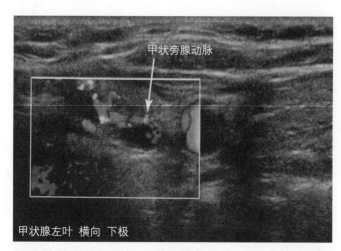

甲状旁腺动脉

甲状腺左叶　横向　下极

图 13-43 （也见彩图）能量多普勒示甲状腺下动脉分出旁腺动脉

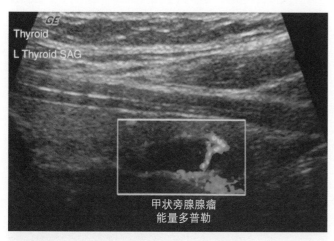

甲状旁腺腺瘤
能量多普勒

图 13-44 （也见彩图）能量多普勒示甲状旁腺终末动脉钝性进入旁腺腺瘤。该血管类型是鉴别旁腺腺瘤的标志

为较小的动脉供应实质，这样就更适用能量多普勒显示其血供。当甲状旁腺异位于前纵隔时，此特征在临床上就显得较为重要，因为据此可以与淋巴结相鉴别，尤其是进行甲氧基异丁基异腈扫描无法显示甲状旁腺时。小的腺瘤可能并不摄取甲氧基异丁基异腈，此时唯有超声可以对腺瘤进行术前定位[130]。

甲状旁腺细针穿刺物甲状旁腺激素含量测定

超声引导下的细针穿刺是对甲状腺结节定性的基本方法。如果甲状旁腺功能亢进症患者在其解剖位置未发现腺瘤，而其同侧存在甲状腺结节，此时应考虑到甲状腺内甲状旁腺腺瘤的可能性[131]。这种情况最适合行超声引导穿刺针吸并用 0.5 ml 的生理盐水稀释来检测针吸液 PTH 含量。即便是针吸液中 PTH 轻度升高也提示为甲状腺内甲状旁腺腺瘤，但大部分 PTH

升高明显，经常达到几千。同样如果颈部其他位置出现低回声结节考虑为甲状旁腺腺瘤时，也可进行穿刺针吸检测穿刺物 PTH 含量。细胞学检测可能不能确诊，而测量 PTH 相对更易鉴别是否为甲状旁腺腺瘤（参见第 57 章）。

其他组织

关于这个主题的更多讨论，请浏览 expertconsult. com 网站，包括图 13-45。

结语

超声常用于头颈部的检查，但应用最普遍也最规范的是对甲状腺、淋巴结以及甲状旁腺肿大的检查。它普遍用于良恶性病变的初诊和随访。不能回顾既往影像是超声检查的显著缺陷，大部分超声诊断信息是在检查当时，通过对可疑区域反复、系统地多方向交互式扫查来获取。这些缺陷在本章开篇时已说明，但在内分泌外科实践中应用超声检查仍有许多优势和不足。

参考文献

[1] Stulak JM, Grant CS, Farley DR, et al: Value of preoperative ultrasonography in the surgical management of initial and reoperative papillary thyroid cancer, *Arch Surg* 141: 489–494, 2006.

[2] Whitlow WL, Fay RR: Hearing by whales and dolphins, *springer handbook of auditory research* 12, .

[3] Kremkau FW: *Diagnostic ultrasound*, ed 6, Philadelphia, 2002, WB Saunders.

[4] Freedman MT, et al: Ultrasound images of implanted tumors in nude mice using Sono-CT correlated with MRI appearance. In Chin-Tu Chen, Clough AV, editors: *Medical imaging 2001: physiology and function from multidimensional images*, 2001, pp 163–167.

[5] Ahuja A, Evans R: *Practical head and neck ultrasound*, London, 2000, Greenwich Medical Media.

[6] Deane C: Doppler ultrasound: principles and practice. In Nicolaides K, Rizzo G, Hecker K, Ximines R, editors: *Doppler in obstetrics*. www. centrus. com/commonultrasoundcases/principles of ultrasound]html.

[7] Baskin HJ, Duick DS, Levine RA: *Thyroid ultrasound and ultrasound guided FNA*, ed 2, New York, 2008, Springer.

[8] Cooper DS, Doherty GM, Haugen BR, et al: Revised American Thyroid Association management guidelines for patients with thyroid nodules and differentiated thyroid cancer, *Thyroid* 19: 1167–1214, 2009.

[9] Gharib H, Papini E, Valcavi R, et al: American Association of Clinical Endocrinologists and Associazione Medici Endocrinologi medical guidelines for clinical practice for the diagnosis and management of thyroid nodules, *Endocr Pract* 12: 63–102, 2006.

[10] Thijs LG: Diagnostic ultrasound in clinical thyroid investigation, *J Clin Endocrinol Metab* 32: 709–716, 1971.

[11] Rosen IB, Walfish PG, Miskin M: The application of ultrasound

to the study of thyroid enlargement: management of 450 cases, *Arch Surg* 110: 940–944, 1975.

[12] Spencer R, Brown MC, Annis D: Ultrasonic scanning of the thyroid gland as a guide to the treatment of the clinically solitary nodule, *Br J Surg* 64: 841–846, 1977.

[13] Lees WR, Vahl SP, Watson LR, et al: The role of ultrasound scanning in the diagnosis of thyroid swellings, *Br J Surg* 65: 681–684, 1978.

[14] Marqusee E, Benson CB, Frates MC, et al: Usefulness of ultrasonography in the management of nodular thyroid disease, *Ann Intern Med* 133: 696–700, 2000.

[15] Mazzaferri EL: Management of a solitary thyroid nodule, *N Engl J Med* 328: 553–559, 1993.

[16] Tunbridge WM, Evered DC, Hall R, et al: The spectrum of thyroid disease in a community: the Whickham survey, *Clin Endocrinol (Oxf)* 7: 481–493, 1977.

[17] Gharib H, Goellner JR: Fine-needle aspiration biopsy of the thyroid: an appraisal, *Ann Intern Med* 118: 282–289, 1993.

[18] Cesur M, Corapcioglu D, Bulut S, et al: Comparison of palpation-guided fine-needle aspiration biopsy to ultrasound-guided fine-needle aspiration biopsy in the evaluation of thyroid nodules, *Thyroid* 16: 555–561, 2006.

[19] Koike E, Yamashita H, Noguchi S, et al: Effect of combining ultrasonography and ultrasound-guided fine-needle aspiration biopsy findings for the diagnosis of thyroid nodules, *Eur J Surg* 167: 656–661, 2001.

[20] Takashima S, Fukuda H, Kobayashi T: Thyroid nodules: clinical effect of ultrasound-guided fine-needle aspiration biopsy, *J Clin Ultrasound* 22: 535–542, 1994.

[21] Blum M: *Ultrasonography of the thyroid* (Thyroid Disease Manager, Ch. 6C). Available at: http: //www. thyroidmanager. org. (Accessed November 20, 2009).

[22] Shabana W, Peeters E, Verbeek P, et al: Reducing inter-observer variation in thyroid volume calculation using a new formula and technique, *Eur J Ultrasound* 16(3): 207–210, 2003.

[23] *Assessment of iodine deficiency disorders and monitoring their elimination: a guide for programme managers*, ed 2, World Health Organization. Dept. of Nutrition for Health and Development.

[24] Brauer VF, Eder P, Miehle K, et al: Interobserver variation for ultrasound determination of thyroid nodule volumes, *Thyroid* 15(10): 1169–1175, 2005.

[25] Miccoli P, Minuto MN, Orlandini C, et al: Ultrasonography estimated thyroid volume: a prospective study about its reliability, *Thyroid* 16(1): 37–39, 2006.

[26] Lucas KJ: Use of thyroid ultrasound volume in calculating radioactive iodine dose in hyperthyroidism, *Thyroid* 10(2): 151–155, 2000.

[27] Morris LF, Ragavendra N, Yeh MW: Evidence-based assessment of the role of ultrasonography in the management of benign thyroid nodules, *World J Surg* 32: 1253–1263, 2008.

[28] Cappelli C, Castellano M, Pirola I, et al: The predictive value of ultrasound findings in the management of thyroid nodules, *QJM* 100: 29–35, 2007.

[29] Kim EK, Park CS, Chung WY, et al: New sonographic criteria for recommending fine-needle aspiration biopsy of nonpalpable solid nodules of the thyroid, *AJR Am J Roentgenol* 178: 687–691, 2002.

[30] Hagag P, Strauss S, Weiss M: Role of ultrasound-guided fine-needle aspiration biopsy in evaluation of nonpalpable thyroid nodules, *Thyroid* 8: 989–995, 1998.

[31] Nam-Goong IS, Kim HY, Gong G, et al: Ultrasonography-guided fine-needle aspiration of thyroid incidentaloma: correlation with pathological findings, *Clin Endocrinol (Oxf)* 60: 21–28, 2004.

[32] Papini E, Guglielmi R, Bianchini A, et al: Risk of malignancy in nonpalpable thyroid nodules: predictive value of ultrasound and color-Doppler features, *J Clin Endocrinol Metab* 87: 1941–1946, 2002.

[33] Baskin HJ: *Thyroid ultrasound and ultrasound-guided FNA biopsy*, Norwell, Mass, 2000, Kluwer Academic.

[34] Leenhardt L, Menegaux F, Franc B, et al: Selection of patients with solitary thyroid nodules for operation, *Eur J Surg* 168: 236–241, 2002.

[35] Koike E, Noguchi S, Yamashita H, et al: Ultrasonographic characteristics of thyroid nodules: prediction of malignancy, *Arch Surg* 136: 334–337, 2001.

[36] Lou L, Cong XL, Yu GF, et al: US findings of bilateral primary breast cancer: retrospective study, *Eur J Radiol* 61: 154–157, 2007.

[37] Frates MC, Benson CB, Doubilet PM, et al: Prevalence and distribution of carcinoma in patients with solitary and multiple thyroid nodules on sonography, *J Clin Endocrinol Metab* 91: 3411–3417, 2006.

[38] Moon WJ, Jung SL, Lee JH, et al: Benign and malignant thyroid nodules: US differentiation–multicenter retrospective study, *Radiology* 247: 762–770, 2008.

[39] Bonavita JA, Mayo J, Babb J, et al: Pattern recognition of benign nodules at ultrasound of the thyroid: which nodules can be left alone? *AJR Am J Roentgenol* 193: 207–213, 2009.

[40] Kang HW, No JH, Chung JH, et al: Prevalence, clinical and ultrasonographic characteristics of thyroid incidentalomas, *Thyroid* 14: 29–33, 2004.

[41] Seiberling KA, Dutra JC, Grant T, et al: Role of intrathyroidal calcifications detected on ultrasound as a marker of malignancy, *Laryngoscope* 114: 1753–1757, 2004.

[42] Asteria C, Giovanardi A, Pizzocaro A, et al: US-elastography in the differential diagnosis of benign and malignant thyroid nodules, *Thyroid* 18: 523–531, 2008.

[43] Iannuccilli JD, Cronan JJ, Monchik JM: Risk for malignancy of thyroid nodules as assessed by sonographic criteria: the need for biopsy, *J Ultrasound Med* 23: 1455–1464, 2004.

[44] Chammas MC, Gerhard R, de Oliveira IR, et al: Thyroid nodules: evaluation with power Doppler and duplex Doppler ultrasound, *Otolaryngol Head Neck Surg* 132: 874–882, 2005.

[45] Miyakawa M, Onoda N, Etoh M, et al: Diagnosis of thyroid follicular carcinoma by the vascular pattern and velocimetric parameters using high resolution pulsed and power Doppler ultrasonography, *Endocr J* 52: 207–212, 2005.

[46] Kwak JY, Kim EK, Youk JH, et al: Extrathyroid extension of well-differentiated papillary thyroid microcarcinoma on US, *Thyroid* 18: 609–614, 2008.

[47] Ahuja A, Chick W, King W, et al: Clinical significance of the comet-tail artifact in thyroid ultrasound, *J Clin Ultrasound* 24(3): 129–133, 1996.

[48] Kumar V, Abbas AK, Fausto N: *Robbins and cotran: pathologic basis of disease*, ed 7, St. Louis, 2005, Saunders.

[49] Mandel SJ: A 64-year-old woman with a thyroid nodule, *JAMA* 292: 2632–2642, 2004.

[50] Cummings CW, editor: *Cummings: otolaryngology head and neck surgery*, ed 4, St. Louis, Mo, 2005, Mosby.

[51] Green LD, Mack L, Pasieka JL: Anaplastic thyroid cancer and primary thyroid lymphoma: a review of these rare thyroid malignancies, *J Surg Oncol* 94: 725–736, 2006.

[52] Orloff LA: *Head and neck ultrasonography*, San Diego, 2008, Plural Publishing.

[53] Belfiore A, Russo D, Vigneri R, et al: Graves' disease, thyroid nodules and thyroid cancer, *Clin Endocrinol (Oxf)* 55: 711–718, 2001.

[54] Saleh A, Furst G, Feldkamp J, et al: Estimation of antithyroid drug dose in Graves' disease: value of quantification of thyroid blood flow with color duplex sonography, *Ultrasound Med Biol* 27: 1137–1141, 2001.

[55] Saleh A, Cohnen M, Furst G, et al: Prediction of relapse after antithyroid drug therapy of Graves' disease: value of color Doppler sonography, *Exp Clin Endocrinol Diabetes* 112: 510–513, 2004.

[56] Varsamidis K, Varsamidou E, Mavropoulos G: Doppler ultrasonography in predicting relapse of hyperthyroidism in Graves' disease, *Acta Radiol* 41: 45–48, 2000.

[57] Singh B, Shaha AR, Trivedi H, et al: Coexistent Hashimoto's thyroiditis with papillary thyroid carcinoma: impact on presentation, management, and outcome, *Surgery* 126: 1070–1076, 1999, discussion 1076–1077.

[58] Repplinger D, Bargren A, Zhang YW, et al: Is Hashimoto's thyroiditis a risk factor for papillary thyroid cancer? *J Surg Res* 150: 49–52, 2008.

[59] Thieblemont C, Mayer A, Dumontet C, et al: Primary thyroid lymphoma is a heterogeneous disease, *J Clin Endocrinol Metab* 87: 105–111, 2002.

[60] Kato I, Tajima K, Suchi T, et al: Chronic thyroiditis as a risk factor of B-cell lymphoma in the thyroid gland, *Jpn J Cancer Res* 76: 1085–1090, 1985.

[61] Holm LE, Blomgren H, Lowhagen T: Cancer risks in patients with chronic lymphocytic thyroiditis, *N Engl J Med* 312: 601–604, 1985.

[62] Hatada T, Okada K, Ishii H, et al: Evaluation of ultrasound-guided fine needle aspiration biopsy for thyroid nodules, *Am J Surg* 175: 133–136, 1998.

[63] Robitschek J, Straub M, Wirtz E, et al: Diagnostic efficacy of surgeon-performed ultrasound-guided fine needle aspiration: a randomized controlled trial, *Otolaryngol Head Neck Surg* 142: 306–309, 2010.

[64] Danese D, Sciacchitano S, Farsetti A, et al: Diagnostic accuracy of conventional versus sonography-guided fine needle aspiration biopsy of thyroid nodules, *Thyroid* 8: 15–21, 1998.

[65] Oertel YC: Fine-needle aspiration of the thyroid: technique and terminology, *Endocrinol Metab Clin North Am* 36: 737–751, 2007.

[66] Gharib H, Papini E: Thyroid nodules: clinical importance, assessment, and treatment, *Endocrinol Metab Clin North Am* 36: 707–735, 2007.

[67] Ophir J, Cespedes I, Ponnekanti H, et al: Elastography: a quantitative method for imaging the elasticity of biological tissues, *Ultrason Imaging* 13: 111–134, 1991.

[68] Ginat DT, Destounis SV, Barr RG, et al: US elastography of breast and prostate lesions, *Radiographics* 29: 2007–2016, 2009.

[69] Janssen J, Schlorer E, Greiner L: EUS elastography of the pancreas: feasibility and pattern description of the normal pancreas, chronic pancreatitis, and focal pancreatic lesions, *Gastrointest Endosc* 65: 971–978, 2007.

[70] Janssen J, Dietrich CF, Will U, et al: Endosonographic elastography in the diagnosis of mediastinal lymph nodes, *Endoscopy* 39: 952–957, 2007.

[71] Alam F, Naito K, Horiguchi J, et al: Accuracy of sonographic elastography in the differential diagnosis of enlarged cervical lymph nodes: comparison with conventional B-mode sonography, *AJR Am J Roentgenol* 191: 604–610, 2008.

[72] Garra BS: Imaging and estimation of tissue elasticity by ultrasound, *Ultrasound Q* 23: 255–268, 2007.

[73] Lyshchik A, Higashi T, Asato R, et al: Cervical lymph node metastases: diagnosis at sonoelastography—initial experience, *Radiology* 243: 258–267, 2007.

[74] Saftoiu A, Vilmann P, Hassan H, et al: Analysis of endoscopic ultrasound elastography used for characterisation and differentiation of benign and malignant lymph nodes, *Ultraschall Med* 27: 535–542, 2006.

[75] Thomas A, Kummel S, Gemeinhardt O, et al: Real-time sonoelastography of the cervix: tissue elasticity of the normal and abnormal cervix, *Acad Radiol* 14: 193–200, 2007.

[76] Dighe M, Kim J, Luo S, et al: Utility of the ultrasound elastographic systolic thyroid stiffness index in reducing fine-needle aspirations, *J Ultrasound Med* 29: 565–574, 2010.

[77] Asteria C, Giovanardi A, Pizzocaro A, et al: US-elastography in the differential diagnosis of benign and malignant thyroid nodules, *Thyroid* 18: 523–531, 2008.

[78] Dighe M, Bae U, Richardson ML, et al: Differential diagnosis of thyroid nodules with US elastography using carotid artery pulsation, *Radiology* 248: 662–669, 2008.

[79] Fukunari N: More accurate and sensitive diagnosis for thyroid tumours with elastography, *MEDIX Suppl* 2007: https: //www. hitachi-medical. co. jp/medix/pdf_sup/sup_05. pdf. Accessed August 1, 2010.

[80] Hong Y, Liu X, Li Z, et al: Real-time ultrasound elastography in the differential diagnosis of benign and malignant thyroid nodules, *J Ultrasound Med* 28: 861–867, 2009.

[81] Lyshchik A, Higashi T, Asato R, et al: Thyroid gland tumor diagnosis at US elastography, *Radiology* 237: 202–211, 2005.

[82] Rago T, Santini F, Scutari M, et al: Elastography: new developments in ultrasound for predicting malignancy in thyroid nodules, *J Clin Endocrinol Metab* 92: 2917–2922, 2007.

[83] Rubaltelli L, Corradin S, Dorigo A, et al: Differential diagnosis of benign and malignant thyroid nodules at elastosonography, *Ultraschall Med* 30: 175–179, 2009.

[84] Luo S, Kim EH, Dighe M, et al: Screening of thyroid nodules by ultrasound elastography using diastolic strain variation, *Conf Proc IEEE Eng Med Biol Soc* 4420–4423, 2009.

[85] Friedrich-Rust M, Sperber A, Holzer K, et al: Real-time elastography and contrast-enhanced ultrasound for the assessment of thyroid nodules, (published online ahead of print Oct 23, 2009) *Exp Clin Endocrinol Diabetes*. doi: 10.1055/s-0029- 1237701.

[86] Park SH, Kim SJ, Kim EK, et al: Interobserver agreement in assessing the sonographic and elastographic features of malignant thyroid nodules, *AJR Am J Roentgenol* 193: W416–W423, 2009.

[87] Scacchi M, Andrioli M, Carzaniga C, et al: Elastosonographic evaluation of thyroid nodules in acromegaly, *Eur J Endocrinol* 161: 607–613, 2009.

[88] Tranquart F, Bleuzen A, Pierre-Renoult P, et al: Elastosonography of thyroid lesions, *J Radiol* 89: 35–39, 2008.

[89] Lyshchik A, Higashi T, Asato R, et al: Elastic moduli of thyroid tissues under compression, *Ultrason Imaging* 27: 101–110, 2005.

[90] McNicol AM: Pathology of thyroid tumours, *Surgery (Oxford)* 25: 458–462, 2007.

[91] DeLellis RA, Guiter G, Weinstein BJ: Pathology of the thyroid and parathyroid glands. In Gnepp DR, editor: *Diagnostic and surgical pathology of the head and neck*, Philadelphia, 2001, W. B. Saunders Company, pp 431–504.

[92] Nightingale K, Soo MS, Nightingale R, et al: Acoustic radiation force impulse imaging: in vivo demonstration of clinical feasibility, *Ultrasound Med Biol* 28: 227–235, 2002.

[93] Melodelima D, Bamber JC, Duck FA, et al: Transient elastography using impulsive ultrasound radiation force: a preliminary comparison with surface palpation elastography, *Ultrasound Med Biol* 33: 959–969, 2007.

[94] Tanter M, Bercoff J, Athanasiou A, et al: Quantitative assessment of breast lesion viscoelasticity: initial clinical results using supersonic shear imaging, *Ultrasound Med Biol* 34: 1373–1386, 2008.

[95] Ahuja A, Ying M, King W, et al: A practical approach to ultrasound of cervical lymph nodes, *J Laryngol Otol* 111(3): 245–256, 1997.

[96] Som PM: Lymph nodes of the neck, *Radiology* 165(3): 593–600, 1987.

[97] Ahuja A, Ying M: Sonography of neck lymph nodes. Part II: abnormal lymph nodes, *Clin Radiol* 58(5): 359–366, 2003.

[98] van den Brekel MW, Stel HV, Castelijns JA, et al: Cervical lymph node metastasis: assessment of radiologic criteria, *Radiology* 177(2): 379–384, 1990.

[99] Som PM: Detection of metastasis in cervical lymph nodes: CT and MR criteria and differential diagnosis, *AJR Am J Roentgenol* 158(5): 961–969, 1992.

第3篇

[100] van den Brekel MW, Castelijns JA, Stel HV, et al: Modern imaging techniques and ultrasound-guided aspiration cytology for the assessment of neck node metastases: a prospective comparative study, *Eur Arch Otorhinolaryngol* 250(1): 11–17, 1993.

[101] van den Brekel MW, Stel HV, Castelijns JA, et al: Lymph node staging in patients with clinically negative neck examinations by ultrasound and ultrasound-guided aspiration cytology, *Am J Surg* 162(4): 362–366, 1991.

[102] Ahuja A, Ying M, Leung SF, et al: The sonographic appearance and significance of cervical metastatic nodes following radiotherapy for nasopharyngaeal carcinoma, *Clin Radiol* 51(10): 698–701, 1996.

[103] Ahuja A, Leung SF, Ying M, et al: Echography of metastatic nodes treated by radiotherapy, *J Laryngol Otol* 113(11): 993–998, 1999.

[104] Chan JM, Shin LK, Jeffrey RB: Ultrasonography of abnormal neck lymph nodes, *Ultrasound Q* 23(1): 47–54, 2007.

[105] Vassallo P, Edel G, Roos N, et al: In-vitro high-resolution ultrasonography of benign and malignant lymph nodes. A sonographic-pathologic correlation, *Invest Radiol* 28(8): 698–705, 1993.

[106] Ying M, Ahuja AT, Evans R, et al: Cervical lymphadenopathy: sonographic differentiation between tuberculous nodes and nodal metastases from non-head and neck carcinomas, *J Clin Ultrasound* 26(8): 383–389, 1998.

[107] Solbiati L, Rizzatto G, Bellotti E, et al: High-resolution sonography of cervical lymph nodes in head and neck cancer: criteria for differentiation of reactive versus malignant nodes, *Radiology* 169(P): 113, 1988.

[108] Tohnosu N, Onoda S, Isono K: Ultrasonographic evaluation of cervical lymph node metastases in esophageal cancer with special reference to the relationship between the short to long axis ratio (S/L) and the cancer content, *J Clin Ultrasound* 17(2): 101–106, 1989.

[109] Rubaltelli L, Proto E, Salmaso R, et al: Sonography of abnormal lymph nodes in vitro: correlation of sonographic and histologic findings, *AJR Am J Roentgenol* 155(6): 1241–1244, 1990.

[110] Evans RM, Ahuja A, Metreweli C: The linear echogenic hilus in cervical lymphadenopathy—a sign of benignity or malignancy? *Clin Radiol* 47(4): 262–264, 1993.

[111] Sakai F, Kiyono K, Sone S, et al: Ultrasonic evaluation of cervical metastatic lymphadenopathy, *J Ultrasound Med* 7(6): 305–310, 1988.

[112] Ahuja AT, Chow L, Chick W, et al: Metastatic cervical nodes in papillary carcinoma of the thyroid: ultrasound and histological correlation, *Clin Radiol* 50(4): 229–231, 1995.

[113] Rosario PW, de Faria S, Bicalho L, et al: Ultrasonographic differentiation between metastatic and benign lymph nodes in patients with papillary thyroid carcinoma, *J Ultrasound Med* 24(10): 1385–1389, 2005.

[114] Leboulleux S, Girard E, Rose M, et al: Ultrasound criteria of malignancy for cervical lymph nodes in patients followed up for differentiated thyroid cancer, *J Clin Endocrinol Metab* 92(9): 3590–3594, 2007.

[115] Gor DM, Langer JE, Loevner LA: Imaging of cervical lymph nodes in head and neck cancer: the basics, *Radiol Clin North Am* 44(1): 101–110, 2006, viii.

[116] King AD, Tse GM, Ahuja AT, et al: Necrosis in metastatic neck nodes: diagnostic accuracy of CT, MR imaging, and US, *Radiology* 230(3): 720–726, 2004.

[117] Ahuja AT, Ying M, Ho SS, et al: Distribution of intranodal vessels in differentiating benign from metastatic neck nodes, *Clin Radiol* 56(3): 197–201, 2001.

[118] Na DG, Lim HK, Byun HS, et al: Differential diagnosis of cervical lymphadenopathy: usefulness of color Doppler sonography, *AJR Am J Roentgenol* 168(5): 1311–1316, 1997.

[119] Wu CH, Chang YL, Hsu WC, et al: Usefulness of Doppler spectral analysis and power Doppler sonography in the differentiation of cervical lymphadenopathies, *AJR Am J Roentgenol* 171(2): 503–509, 1998.

[120] Dangore-Khasbage S, Degwekar SS, Bhowate RR, et al: Utility of color Doppler ultrasound in evaluating the status of cervical lymph nodes in oral cancer, *Oral Surg Oral Med Oral Pathol Oral Radiol Endod* 108(2): 255–263, 2009.

[121] Steinkamp HJ, Maurer J, Cornehl M, et al: Recurrent cervical lymphadenopathy: differential diagnosis with color-duplex sonography, *Eur Arch Otorhinolaryngol* 251(7): 404–409, 1994.

[122] Ahuja A, Ying M: Sonographic evaluation of cervical lymphadenopathy: is power Doppler sonography routinely indicated? *Ultrasound Med Biol* 29(3): 353–359, 2003.

[123] Moritz JD, Ludwig A, Oestmann JW: Contrast-enhanced color Doppler sonography for evaluation of enlarged cervical lymph nodes in head and neck tumors, *AJR Am J Roentgenol* 174(5): 1279–1284, 2000.

[124] Rickert D, Jecker P, Metzler V, et al: Color-coded duplex sonography of the cervical lymph nodes: improved differential diagnostic assessment after administration of the signal enhancer SH U 508A (Levovist), *Eur Arch Otorhinolaryngol* 257(8): 453–458, 2000.

[125] Zenk J, Bozzato A, Hornung J, et al: Neck lymph nodes: prediction by computer-assisted contrast medium analysis? *Ultrasound Med Biol* 33(2): 246–253, 2007.

[126] Abboud B, et al: Ultrasonography: highly accurate technique for pre-operative localization of parathyroid adenoma, *Laryngoscope* 118: 1574–1578, 2008.

[127] Gilmore JR: The gross anatomy of the parathyroid glands, *J Pathol* 46: 133, 1938.

[128] Mazzeo S, et al: Usefulness of echo-color Doppler in differentiating parathyroid lesions from other cervical masses, *Eur Radiol* 7: 90–95, 1997.

[129] Lane MJ, Desser TS, Weigel RJ, et al: Use of color and power Doppler sonography to identify feeding arteries associated with parathyroid adenomas, *AJR Am J Roentgenol* 171: 818–823, 1998.

[130] Reeder SB, Desser TS, Weigel RJ, et al: Sonography in primary hyperparathyroidism: review with emphasis on scanning technique, *J Ultrasound Med* 21: 539–552, 2002.

[131] Marcocci C, et al: Preoperative localization of suspicious adenomas by assay of parathyroid hormone in needle aspirates, *Eur J Endocrinol* 139: 72–77, 1998.

[132] Gawande A, et al: Reassessment of parathyroid hormone monitoring during parathyroidectomy for primary hyperparathyroidism after two preoperative localization studies, *Arch Surg* 141: 381–384, 2006.

[133] Adler JT, Chen H, Schaefer S, et al: Does routine use of ultrasound result in additional thyroid procedures in patients with primary hyperparathyroidism? *J Am Coll Surg* 221: 536–539, 2010.

[134] Ghaheri BA, Koslin DB, Wood AH, et al: Preoperative ultrasound is worthwhile for reoperative parathyroid surgery, *Laryngoscope* 114: 2168–2171, 2004.

[135] Ihm P, Dray T, Sofferman R, et al: Parathyroid cyst: diagnosis and management, *Laryngoscope* 111: 1406–1409, 2006.

第14章

甲状腺乳头状癌的术前淋巴结放射影像学检查

SARA L. RICHER ■ DIPTI KAMANI ■ GREGORY W. RANDOLPH

乳头状癌是甲状腺癌最常见的病理类型，预后较好。淋巴结转移在乳头状癌患者中常见[1]，并且与术后局部复发相关。近期研究发现，颈部淋巴结转移与某些老年患者生存率呈负相关[2-3]。

肉眼可见与微小的淋巴结转移

目前乳头状癌淋巴结转移主要分为两类：肉眼可见的大的转移淋巴结与显微镜显示的微小的转移淋巴结（参见第18章）。研究发现21%～35%的乳头状癌患者通过术前查体、超声及术中检查存在肉眼可见的淋巴结转移[1-2,4]。而术前检查淋巴结阴性的患者行预防性淋巴结清扫后，其中23%～81%证实存在淋巴结微小转移[1,6,8-14]。治疗性的淋巴结清扫主要针对肉眼可见的转移淋巴结，而预防性的淋巴结清扫则主要针对阴性或可能存在微转移的淋巴结（参见第37章、第38章、第39章和第40章）。

值得注意的是，患者的无复发生存率与肉眼可见的淋巴结转移有关，而与微小淋巴结转移无关[4,16]。几项研究发现，存在微小淋巴结转移与无淋巴结转移相比，患者无复发生存率无明显差异[7,17]。Gemsenjar对159例患者随访27年，发现存在肉眼可见的淋巴结转移与患者的预后有关，并进一步证实存在肉眼可见淋巴结转移的患者，其复发概率要比无转移者更高[4]。另一项研究发现原发肿瘤大于1cm的患者，放射学检查存在淋巴结转移（可见的转移淋巴结）与其预后有关。无论肿瘤大小如何，相对于病理证实淋巴结阴性以及超声检查淋巴结阴性（微小淋巴结转移）而言，如果放射学显示存在同侧颈部可见的转移淋巴结，患者无复发生存率将会降低[16]。

术前放射学检查对肉眼可见淋巴结的意义

甲状腺乳头状癌患者有1/3需清扫肉眼可见的转移淋巴结，如果术前漏诊转移淋巴结，则必定会出现肿瘤复发。众所周知，二次手术比初次手术难度增加，因此为避免患者再次手术的风险，初次手术时清扫所有可见的转移淋巴结是非常重要的。因此，有必要对患者术前行放射学检查以明确有无淋巴结转移，这样可以制定出更合理的个体化手术方案。

中央区淋巴结

尽管甲状腺癌较易出现颈部淋巴结转移，但对手术需要清扫的范围及程度一直存在争议。有些外科医生认为需要进行预防性的中央区淋巴结清扫（pCND），但这无疑会增加手术的并发症，如术后甲状旁腺功能低下及喉返神经损伤。中央组淋巴结清扫虽然可以清除正常及微小转移的淋巴结，但我们之前提到微转移淋巴结跟预后无关，因此是否行中央区淋巴结清扫与术后肿瘤复发及患者的生存关系不大[18-19]。美国甲状腺癌协会（ATA）建议仅对术前存在中央区淋巴结转移或肿瘤恶性程度高的患者行中央区淋巴结清扫（参见第37章和38章）[20]。

术中触摸确定是否存在中央区淋巴结转移敏感性及可靠性都较低。Moley认为髓样癌患者行术中触摸检查中央区淋巴结有无转移敏感性为64%，特异性为71%[21]。还有些研究认为即使有经验的外科医生，仅靠术中触摸也仅能发现不足50%明显转移的淋巴结[22-23]。因此，是否行中央区淋巴结清扫不应仅靠术中触摸、有无淋巴结转移的危险因素以及外科医生及内分泌科医生的经验而定，而应基于患者术前影像学检查的客观依据。

颈部侧区淋巴结

甲状腺乳头状癌患者颈部侧区淋巴结主要转移到 Ⅱ、Ⅲ 和 Ⅳ 区[24]，有时也可转移到其他区域淋巴结。但是否清扫其他区域淋巴结，如 Ⅴ 区，也存在争议。患者一般能耐受清扫颈部侧区淋巴结，但也存在发生许多并发症的风险。这些并发症主要包括副神经损伤引起的肩部活动障碍、颈部疼痛、损伤舌下神经、副神经、迷走神经及面神经、乳糜漏、损伤大血管，切除范围过大及出血等。目前已经不主张行预防性的颈部淋巴结清扫[25]，而如果术前检查发现颈部淋巴结转移还是要行治疗性的清扫[20]。甲状腺常规手术时并不显露颈部，因此必须术前进行放射学检查以明确是否存在颈部淋巴结转移（参见第 39 章和第 40 章）。

术前放射学评估：超声与 CT

术后常用的检测颈部淋巴结转移的方法有全身 [131]I 扫描、刺激甲状腺球蛋白检测及超声检查。这些方法可以检测到未切除的转移淋巴结，但是颈部转移淋巴结应在术前就进行评估并且在初次手术时全部切除，这样可以避免患者过早行二次手术以及多次应用放射性碘治疗。因为全身 [131]I 扫描和刺激甲状腺球蛋白检测并不常用于术前淋巴结转移的定性检查，所以术前主要靠体格检查、超声及 CT 扫描来确定是否存在淋巴结转移。

体格检查

内分泌科医生和外科医生都会对患者进行术前体格检查，但仅凭查体来确定淋巴结转移并不可靠。一般认为，外科查体仅能发现较大的转移淋巴结，即便术中进行触摸也仅能检测到 64% 的转移淋巴结[21]。我们发现，颈部体格检查对中央区淋巴结检查的敏感性为 9%，对颈部侧区淋巴结检查的敏感性为 24%[26]。所以外科医生必须靠术前放射学检查来确定是否存在

淋巴结转移情况。

超声

超声已经常规用于甲状腺检查，大量研究已经报道其优越性。超声检查也便于检测颈部淋巴结转移情况，因为行甲状腺超声检查时可以同时扫描颈部淋巴结，而且超声检查价格低廉且无辐射。甲状腺癌淋巴结转移的特征包括淋巴结门消失、低回声、圆形、钙化、异常血流、体积增大以及最小径与最大径比例变化（参见第 13 章）[27-28]。

尽管超声有许多优点并且操作简便，但在淋巴结转移的检查中也有一定的局限性。主要包括过于依赖检查者主观判断、对颈部 Ⅱ 和 Ⅴ 检查的多变性以及对中央区检测不敏感、无法探测可能发生的咽后部及纵隔淋巴结转移。中央区最常发生淋巴结转移，但附近的胸骨、锁骨及喉部的遮挡、气管及甲状腺都影响超声对其的检测。研究发现超声检查中央区淋巴结的敏感性只有 10% ~ 27%[16,29]。而且，超声不能精确显示淋巴结与周围组织结构的关系，而这关系到手术方案的选择。即便有这些缺点，超声仍然是甲状腺及淋巴结转移最重要的检查方法之一。

CT 对比增强扫描

常用 CT 对比增强扫描来检测头颈部淋巴结转移的情况。CT 检查不依赖于检查者主观性，并且能够重复扫描，层面可以达到 1.5 mm。外科医生对 CT 影像比较熟悉，因此能够得到更详细的解剖信息。另外，CT 还可评估甲状腺癌是否侵犯喉及气管软骨。CT 较 MRI 更易检测转移淋巴结，而且比 PET-CT 敏感性更高[28,30]。淋巴结转移的 CT 表现包括圆形、淋巴门结构消失、囊性变、强化、钙化及体积增大。

CT 检查的局限性主要是进行碘试剂增强扫描后，患者需要等两个月后才能行放射性碘治疗。但最近的研究发现，推迟放射性碘治疗并不明显影响患者预后[31]。患者一般术后 6 ~ 8 周才能行碘治疗，因此术前 CT 增强扫描并不会明显延长碘治疗的时间。CT 增强扫描对于转移淋巴结定位的优点明显超过了其稍微延长放射性碘治疗的不足。

术前 CT 结合超声检查能够最大限度地了解淋巴结转移情况（图 14-1 至 14-3）。超声联合 CT 明显优

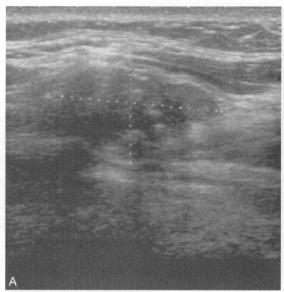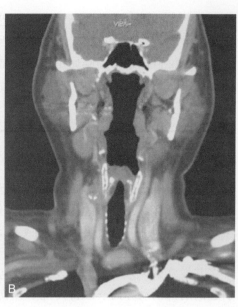

图 14-1　A，患者因乳头状癌行甲状腺全部切除，术后甲状腺球蛋白升高，超声示该患者右侧颈部淋巴结转移。B，上述患者术前 CT 扫描示伴有钙化的转移淋巴结。转移淋巴结精确定位尤为重要，图示复发淋巴结邻近右侧迷走神经。该患者在外院行初次手术后出现左侧声带麻痹，二次手术中 CT 辅助下行颈动脉鞘周围转移淋巴结直接切除，术后患者声带功能正常

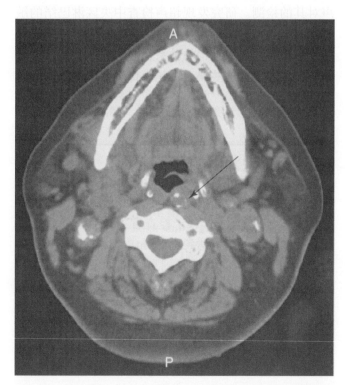

图 14-2　甲状腺乳头状癌患者 Rouvière 淋巴结转移（箭头所示）。该淋巴结经术前 CT 检查发现，超声不能探测到该淋巴结。初次手术时经口腔切除该淋巴结。该患者存在肺转移，因此切除该淋巴结更有利于行放射性碘治疗

于单纯超声检查 [32]。Kim 等发现 CT 结合超声检查对中央区转移淋巴结检出的敏感性明显高于单纯超声。他们还发现 CT 扫描能够另外检出约 25% 存在淋巴结

转移的患者。这部分患者就会在初次手术时清扫转移淋巴结从而避免二次手术。

最近的一项研究对外科查体、超声及增强 CT 对检查淋巴结转移情况进行了比较，发现超声联合增强 CT 对中央区及侧区转移淋巴结检出率最为敏感 [26]。甲状腺乳头状癌初发及复发患者行两者联合检查大大提高了淋巴结转移的检出率。术后患者复查颈部淋巴结转移时，CT 较超声有更高的敏感性（50% 对 26%）。加用 CT 检查能够检出单用超声检查漏诊的中央区较大的转移淋巴结。我们的研究也发现联合应用超声及 CT 检查较单靠查体或超声具有更高的敏感性 [26]。更重要的，CT 检查阳性而超声阴性的患者中有 26% 术后病理证实确实存在淋巴结转移，这些患者如果仅凭超声检查可能不会清扫转移淋巴结。其中，25% 的初次手术患者和 27% 的再次手术患者依据 CT 检查发现存在转移淋巴结而进行了清扫，许多患者因此避免了再次手术。还有一些较小的研究也证实 CT 联合超声在检测淋巴结转移方面有更大的优越性 [32-33]。

联合应用超声及增强 CT 能够保证患者术前所有部位都能彻底检查，而且两者能够相互补充。超声提供淋巴结转移特征性的表现，如淋巴结门情况、长 / 宽比、钙化及囊性变。而 CT 能够更精确地定位淋巴结与周围结构的关系，这对手术非常重要。CT 还能够显示超声无法探测位置的淋巴结情况，像中央区、纵隔胸膜及咽后部。两者联合能更好地指导外科手术。

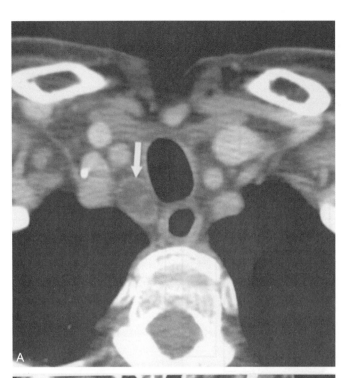

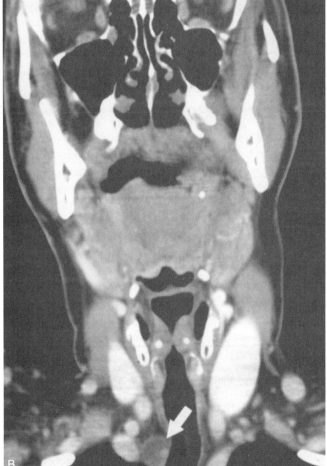

头颈外科影像学专家能够协助外科医生对可疑淋巴结进行精确定位。手术过程中通过对颈部重要解剖结构标记，然后进行CT扫描，外科医生能够借此对术前显示的转移淋巴结进行更加精确的定位（图14-4）。

彻底的外科手术预示着术后低水平的甲状腺球蛋白水平、更少的术后复查和肿瘤复发，避免再次手术和多次放射性碘治疗，患者从中获益匪浅。超声主要针对甲状腺本身疾病的诊断，而CT则更利于头颈部淋巴结转移情况的评估。这些影像学检查方法在诊断甲状腺结节时能够相互补充。超声联合CT能够对淋巴结转移情况进行准确评估，从而进行个体化的淋巴结清扫。超声联合CT检查今后将更多用于甲状腺乳头状癌患者淋巴结转移的诊断与定位。

图 14-3　中央区淋巴结仅能在 CT 上显示（轴位及冠状位）（A），而 B 超无法发现（B）

第 3 篇

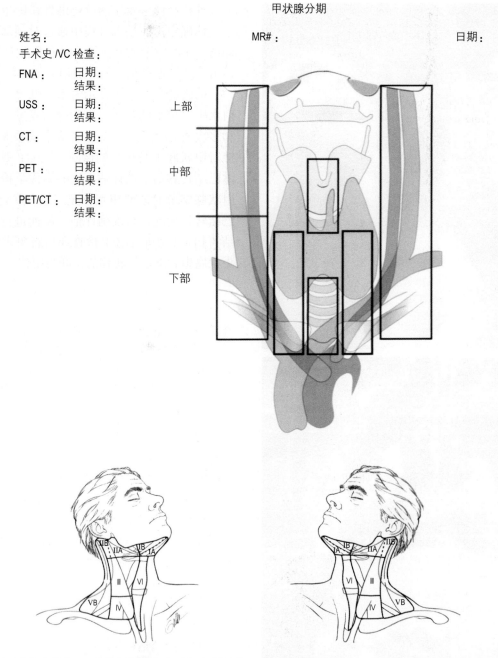

甲状腺分期

姓名：
手术史 /VC 检查：
FNA：　　日期：
　　　　　结果：
USS：　　日期：
　　　　　结果：
CT：　　　日期：
　　　　　结果：
PET：　　日期：
　　　　　结果：
PET/CT：　日期：
　　　　　结果：

MR# ：　　　　　　　　　日期：

上部

中部

下部

图 14-4　（也见彩图）超声结合 CT 检查不仅对患者进行术前评估，还可进行术中定位

参考文献

[1]　Mirallie E, Visset J, Sagan C, et al: Localization of cervical node metastasis of papillary thyroid carcinoma, *World J Surg* 23 (9): 970–973, 1999.

[2]　Ludngren CI, Hall P, Dickman PW, et al: Clinically significant prognostic factors for differentiated thyroid carcinoma: a population-based, nested case-control study, *Cancer* 106: 524–531, 2006.

[3]　Podnos YD, Smith D, Wagman LD, et al: The implication of lymph node metastasis on survival in patients with well-differentiated thyroid cancer, *Am Surg* 71: 731–734, 2005.

[4]　Gemsenjäger E, Perren A, Seifert B, et al: Lymph node surgery in papillary thyroid carcinoma, *J Am Coll Surg* 197 (2): 182–190, 2003.

[5]　Gilliland FD, Hunt WC, Morris DM, et al: Prognostic factors for thyroid carcinoma, *Cancer* 79: 564–573, 1997.

[6]　Hay ID, Grant CS, Bergstrahl EJ, et al: Unilateral total lobectomy: is it sufficient surgical treatment for those with AMES low risk papillary thyroid carcinoma? *Surgery* 124: 958, 1998.

[7]　Bardet S, Malville E, Rame JP, et al: Macroscopic lymph-node involvement and neck dissection predict lymph-node recurrence in papillary thyroid carcinoma, *Eur J Endocrinol* 158(4): 551–560, 2008.

[8]　Attie JN, Khafif RA, Steckler RM: Elective neck dissection in papillary carcinoma of the thyroid, *Am J Surg* 122 (4): 464–471,

1971.

[9] Noguchi M, Yamada H, Ohta N, et al: Regional lymph node metastases in well-differentiated thyroid carcinoma, *Int Surg* 72 (2): 100–103, 1987.

[10] Rosen IB, Maltland A: Changing the operative strategy for thyroid cancer by node sampling, *Am J Surg* 146: 504–508, 1983.

[11] Gimm O, Rath FW, Dralle H: Pattern of lymph node metastases in papillary thyroid carcinoma, *Br J Surg* 85(2): 252–254, 1998.

[12] Buhr HJ, Mann B: Thyroidectomy and lymphadenectomy, *Chirurg* 70(9): 987–998, 1999.

[13] Noguchi S, Murakami N, Yamashita H, et al: Papillary thyroid carcinoma: modified radical neck dissection improves prognosis, *Arch Surg* 133(3): 276–280, 1998.

[14] Qubain SW, Nakano S, Baba M, et al: Distribution of lymph node micrometastasis in pN0 well-differentiated thyroid carcinoma, *Surgery* 131(3): 249–256, 2002.

[15] Carty SE, Cooper DS, Doherty GM, et al: Consensus statement on the terminology and classification of central neck dissection for thyroid cancer, *Thyroid* 19(11): 1153–1158, 2009.

[16] Ito Y, Tomoda C, Uruno T, et al: Clinical significance of metastasis to the central compartment from papillary microcarcinoma of the thyroid, *World J Surg* 30(1): 91–99, 2006.

[17] Cranshaw IM, Carnaille B: Micrometastases in thyroid cancer. An important finding? *Surg Oncol* 17(3): 253–258, 2008.

[18] Sywak M, Cornford L, Roach P, et al: Routine ipsilateral level VI lymphadenectomy reduces postoperative thyroglobulin levels in papillary thyroid cancer, *Surgery* 140(6): 1000–1005, 2006.

[19] Hughes DT, White ML, Miller BS, et al: Influence of prophylactic central lymph node dissection on postoperative thyroglobulin levels and radioiodine treatment in papillary thyroid cancer, *Surgery* 148(6): 1100–1106, 2010.

[20] Cooper DS, Doherty GM, Haugen BR, et al: Revised American Thyroid Association management guidelines for patients with thyroid nodules and differentiated thyroid cancer, *Thyroid* 19(11): 1167–1214, 2009.

[21] Moley JF, DeBenedetti MK: Patterns of nodal metastases in palpable medullary thyroid carcinoma: recommendations for extent of nodal dissection, *Ann Surg* 229(6): 880–887, 1999.

[22] Noguchi S, Murakami N: The value of lymph-node dissection in patients with differentiated thyroid cancer, *Surg Clin North Am* 29; 67(2): 251–261, 1987.

[23] Machens A, Hinze R, Thomusch O, et al: Pattern of nodal metastasis for primary and reoperative thyroid cancer, *World J Surg* 26(1): 22–28, 2002.

[24] Yuce I, Cagli S, Bayram A, et al: Regional metastatic pattern of papillary thyroid carcinoma, *Eur Arch Otorhinolaryngol* 267 (3): 437–441, 2010.

[25] Robbins KT, Atkinson JL, Byers RM, et al: The use and misuse of neck dissection for head and neck cancer, *J Am Coll Surg* 193 (1): 91–102, 2001.

[26] Randolph GR, Zurakowski D, Lesnik D: *Nodal surgery for papillary carcinoma of the thyroid directed by a preoperative radiographic nodal map utilizing CT scan and ultrasound in all primary and reoperative patients*, 2010. submitted.

[27] Park JS, Son KR, Na DG, et al: Performance of preoperative sonographic staging of papillary thyroid carcinoma based on the sixth edition of the AJCC/UICC TNM classification system, *AJR Am J Roentgenol* 102: 66–72, 2009.

[28] Lee K, Ryo K, Nishikawa S, et al: Diagnostic criteria of ultrasonographic examination for lateral node metastasis of papillary thyroid carcinoma, *Acta Otolaryngol* 131(1): 161–166, 2010.

[29] Hwang HS, Orloff LA: Efficacy of preoperative neck ultrasound in the detection of cervical lymph node metastasis from thyroid cancer, *Laryngoscope* 121(3): 487–491, 2011.

[30] Curtin HD, Ishwaran H, Mancuso AA, et al: Comparison of CT and MR imaging in staging of neck metastases, *Radiology* 207: 123–130, 1998.

[31] Ito Y, Miyauchi A, Inoue H, et al: An observational trial for papillary thyroid microcarcinoma in Japanese patients, *World J Surg* 34(1): 28–35, 2010.

[32] Kim E, Park JS, Son KR, et al: Preoperative diagnosis of cervical metastatic lymph nodes in papillary thyroid carcinoma: comparison of ultrasound, computed tomography, and combined ultrasound with computed tomography, *Thyroid* 18 (4): 411–418, 2008.

[33] Ahn jE, Lee JH, Yi JS, et al: Diagnostic accuracy of CT and ultrasonography for evaluating metastatic cervical lymph nodes in patients with thyroid cancer, *World J Surg* 32(7): 1552–1558, 2008.

第15章 ■ 甲状腺与甲状旁腺手术前后的喉部检查

RADU MIHAI ■ GREGORY W. RANDOLPH

引言

甲状腺手术是全世界普遍开展的一项手术，可由大型医疗中心的小部分高级内分泌外科专家实施，也可由对内分泌感兴趣的外科医生实施，同时越来越多的耳鼻喉科医生及普通外科医生也能实施。尽管喉镜检查的形式很多，并且一部分还依赖于训练有素的外科医生，但我们认为在现代医疗中进行甲状腺及甲状旁腺手术都必须进行手术前后的喉镜检查。

多数甲状腺手术是在大型医疗中心之外开展的。早在 2000 年就有研究发现，在美国，50% 的甲状腺手术是由一群年均手术量不足 5 台的外科医生完成的。这一现实情况与甲状腺手术中投入与产出的关系并不相符 [3]。并且，在继续手术之前若想获得知情同意，还需阐明关于潜在发病率的风险，而这些信息应该建立在了解某人的个体化结果之上，也只能通过合理的沟通获得。

对于甲状腺切除术而言，术后声音的改变是最常见的并发症。传统意义上讲，这种风险的发生概率很小，这是在具有丰富的内分泌疾病诊治和多种喉部术后检查经验的医疗中心进行治疗的患者队列中抽样得到的数据。最近几年，随着人们对此领域认识的不断加深以及兴趣的不断增加，衍生出了过多的出版物。并且，一些专家课题组也着手开始在他们的指南中将声音改变和喉部功能作为参考意见。由于在内分泌手术中，喉返神经损伤最常引起医患纠纷，因此人们对于此领域的讨论也与日俱增 [4]。最近由 Abadin 等人开展的研究显示，从 1989 — 2009 年，甲状腺手术因治疗不当所引起的诉讼案件中，喉返神经损伤占 46% [5]。Lydiatt 发表的声明显示，在单侧声带麻痹的诉讼案件中，原告获胜的概率达到 67%，78% 的案例中都被指控缺少知情同意书 [4]。

甲状腺手术医生可以从 JAMA "Moral Wounds：Complicated Complications" 中详细了解患者对甲状腺术后单侧声带麻痹的看法，这具有提示意义 [6]。

解剖和声音

声音的个性化很强，它依赖于来自中枢神经系统特殊区域的信号，包括喉部肌肉的协同运动及上呼吸道的共振 [7]。空气通过部分关闭和紧张的声带，触发声带上皮的震荡。这一过程由好几个因素共同参与完成（表 15-1 和 图 15-1）。喉部主要由盾牌形状的甲状软骨上部构成，又包括左右两个薄片，位于类似环状软骨的环形结构下方。甲状腺软骨的中线凹槽代表 "Adam apple"。声带是两片覆盖上皮的肌肉皱褶，与喉腔相连，大约位于甲状软骨的中部。左右两片杓状软骨位于环状软骨后方，并在后方与声带相连。这种结构在前方与甲状软骨中线的前方表面相连。杓状软骨的基本动作是旋转。当发生旋转时，声带被迫一起运动。喉部肌肉分为协同声带运动肌和声带内收肌。喉部外面包绕甲状腺的肌肉只是甲状腺手术术野可见的肌肉。当受到刺激时，这时的环甲状腺肌肉在环状软骨下降时使甲状软骨发生倾斜，并通过这种方式绷紧声带，发出更高的声音。

喉返神经包括运动、感觉及自主神经纤维，支配除环甲肌之外的所有喉部固有肌肉，环甲肌由喉上神经支配。喉返神经还支配咽下缩肌和环咽部肌肉，负责喉部上方食管和气管的感觉传导。

声带表面的任何断裂均能破坏这种进程，导致声音特色的变粗，即通常所说的沙哑。声带麻痹引起的声音变化更专业的称谓是失声，代表了一种发声时由声门失代偿引起的声音衰弱（见第 45 章和第 46 章）。

医源性喉返神经损伤的机制包括机械性、热力性及血管性因素。喉返神经微小损伤后的点状髓鞘脱失（如压迫）可导致神经传导的暂时阻滞，一般完全恢复或术后 6 ~ 8 周恢复（见第 33 章）。喉返神经更严重的损伤可破坏髓鞘，也可以延期恢复，或发生潜在的功能不全或可能发声功能丧失。更加严重的损伤可导致神经内部、表面髓鞘的断裂，随后

表15-1 正常发音的解剖因素		
软骨	甲状软骨	声带的前端附着点
		环甲肌收缩时甲状软骨向环状软骨前方倾斜，从而紧张声带，使音域增宽，音调更高
	环状软骨	后叶作为左、右杓状软骨支撑结构
	杓状软骨	声带的后方附着点
		外旋使声带外展，内旋使声带内收
肌肉	甲杓肌（声带肌）	声带的主要肌肉组成，是一个外展肌
	声带内收肌	所有的喉内肌
	声带外展肌	环杓后肌
	紧缩肌	胸骨舌骨肌，胸骨甲状肌
神经	喉返神经	包含支配除甲环肌以外的所有喉内肌的运动纤维
	喉上神经外支	支配环甲肌（见上文）

出现神经再生不全或缺失[8]。

单侧声带麻痹很容易适应。在纤维喉镜下，声带通常保持在靠近中央的位置。这种位置及插管后的水肿，仍可保持正常的声音，声音变化也不会持续几天至几周。严重损伤时麻痹的声带会随着时间出现萎缩并逐渐恶化。发声时的空气泄漏会使声音变粗。喉镜检查可见声带固定，变得蜷曲萎缩并最终移位。声带移位使得声门出现裂隙，发声时会出现漏气，可能会吸入口水或消化液。声带麻痹时声音类似于对抗腔内良性或恶性病变产生的粗嗓音时的呼吸，这种粗糙的声音即是很典型的沙哑声音。声带麻痹时的声音微弱程度主要与受累声带的移位程度及发声时两侧声带的聚拢程度有关。

因为喉上神经的外支支配环甲肌，该支神经损伤会影响声调升高及高音的保持。该神经还被命名为 Amelita Galli-Curci 神经，归因于著名女高音在1935年局麻下行甲状腺手术后导致其职业生涯的毁灭。尽管细节存在争议，但当时的媒体报道"术后其令人惊奇的声音永远消失了，魔鬼的幽魂代替了天鹅绒般的温柔"[9]。纤维喉镜检查可发现轻微的外支损伤，且必须经过环甲肌的电生理研究得以证实（见第32章）。

双侧声带麻痹在拔管后可立即表现出来。双侧声带保持靠近中央的位置，可导致不同的气道阻塞。患者可出现双期喘鸣音，呼吸窘迫。偶尔，患者术后即刻可无气道症状（因为气道很宽大，不受声带麻痹影响），但在随访中会抱怨呼吸气短或劳力性喘鸣。

喉返神经麻痹的相关性报道

目前还无法有效地评估具体有多少患者在甲状腺术后出现暂时性或永久性的声带麻痹。只要临床医生继续将声音的症状作为喉返神经损伤的筛选标准之一，并且只在一小部分患者中施行喉镜检查，则声带麻痹的发病率仍然可能被低估。除喉部检查的多变性之外，在已发表的文献中存在的偏见也更为常见。医学文献中的数据会给患者错误的安慰，也使外科医生放松警惕。正如上文所提及的，在美国，50%的甲状腺手术是由年均手术量不足5台的外科医生完成[2]。

在对最近27篇文章及25 000例患者的回顾中发现，喉返神经损伤的发病率根据喉部检查的方法变化很大。研究人员发现，暂时性喉返神经损伤的发生率从2.3%～26%，平均9.8%[10]。因此我们期望全国范围内的审计匿名数据能提供更精准的信息。在瑞典，据SQR报道，在2008年从瑞典到丹麦共有26个内分泌外科科室实施了3 660例甲状腺手术，术后即刻声带麻痹发生率为4.3%[11-12]。当推荐患者做常规喉部测试而不是术后喉镜检查时，喉返神经损伤的发生率就会翻倍。而喉镜检查只有在患者发生持续且严重的声音改变时才会施行。据BAETS审计报道，在10 814例甲状腺手术中，喉返神经损伤的发生率超过2.5%，声音改变的发生率则为4.9%。首次手术的喉返神经损伤的发生率则为1.4%（单侧叶切除）和3.7%（甲状腺全切）。而在二次手术中，上述两项数据分别提高到5.4%和6.9%[13]。这些数据来自于个体报道。我们更应该关注的是，在BATES审计报道中，仅有21.5%的患者做过术后喉镜检查。因此喉返神经损伤的报道在甲状腺全切术后声带麻痹的案例中仅占一小部分。因此，这两大国际数据库的管理者认为，暂时性和永久性的喉返神经损伤的发生率是很难评估的[11,13]。

由于发声困难和吞咽困难出现的次数大幅增加，正确认识声带麻痹变得非常重要[14-17]。在过去，由于扩散和肉芽肿反应，特氟龙注射失去了市场。像这种声带注射方法是术后声带麻痹治疗的众多有效技术之一（见第45章和第46章）。正规的甲状软骨成形术包括颈部皮肤切开，甲状软骨部分移除，植入有机硅胶或其他与声带肌肉相近的材料。该手术可与杓状软骨内收术联合实施，在复位麻痹声带的同时，通过缝合固定使杓状软骨复位，改变其力的作用方向，使声

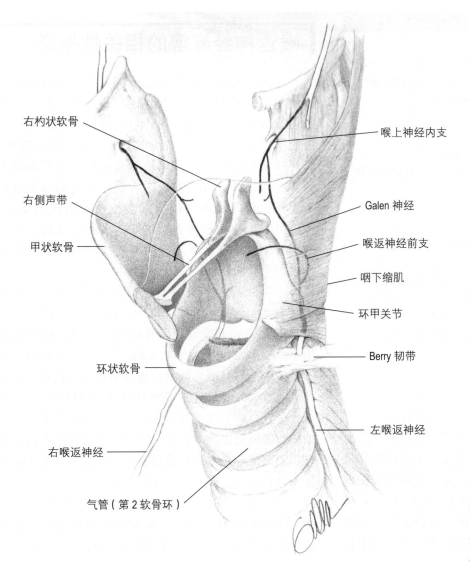

右杓状软骨

右侧声带

甲状软骨

环状软骨

右喉返神经

气管（第2软骨环）

喉上神经内支

Galen 神经

喉返神经前支

咽下缩肌

环甲关节

Berry 韧带

左喉返神经

图 15-1　喉部解剖，双侧喉返神经在咽下缩肌下方入喉的三维图像，并显示 RLN 在喉部的前、后分支，左甲状腺叶未显示

进一步得到改善。单纯的侵袭注射甲状软骨成形术对巨大声门缺损不适合且不持久。而简单、安全且有效的甲状软骨成形术变得越来越受欢迎。

声门检查和声音

　　非常重要的一点是术前和术后都要明确是否存在没有明显声音异常的声带麻痹情况。声门检查对于术前和术后的所有患者都是基本且合乎情理的。这种喉部检查和声音的差异现象归因于很多情况，如各种的声带局部麻痹、麻痹位置的不同和对侧声带代偿等。通常在声带麻痹时，患者的症状在后期可以明显改善，这是因为声带功能开始恢复，或者是声带麻痹稳

定存在但位置趋于中间而使声音有所恢复。只有通过喉部检查才能区分这些重要的不同区域的差异。

声带运动正常时的声音症状

　　术后主观和客观的声音变化通常发生于声带运动正常的患者中。典型症状是短暂的并且常常包括发声时声音疲劳、高音困难，歌唱困难，这些又都与说话基本频率和音域的降低有关[18]。讲话变得音调单一，音度也降低了两个半音多。典型的症状会在术后 3～6 个月内迅速恢复[18-20]。

　　对无声带麻痹的患者进行的几项大宗研究中，主诉有声音异常的患者占 30%～87%[12,21-25]。在一项 100

名患者的前瞻性非随机研究中，主诉有声音异常的占 1/3，且有声带的保护性运动[12]。在一项 54 名患者的前瞻性单一研究中，30% 的患者有早期主观声音变化，14% 的患者为晚期（3 个月后）[22]。一项 400 名患者的更大宗研究显示声音异常发生率高达 50%，但 85% 的患者术后 6 个月改善，98% 的患者术后 1 年内改善[23]。除了这些主观现象，一系列的客观变化及非正常情况主要表现在基本音频或音域上，以及最大声压的降低、声音颤抖和声音时长上。这些都很短暂，且见于 84% 的甲状腺切除术后不合并声带麻痹的患者[22,26]。尽管大多数学者赞成声音变化会在术后 3 ~ 6 个月恢复，也有报告显示 87% 的患者术后 6 个月仍持续存在，主要表现在声音疲劳、音高变化、低声说话或唱歌时声音变异等[25]。一项 60 名非甲状腺全切患者的为期 4 年的回顾性分析研究显示，28% 的患者无明显声音变化，15% 的患者吞咽功能改善且无声带麻痹[27]。

尽管喉返神经正常，声音变化的机制仍不明确（表 15-2）。一个重要的原因是直接或短暂损伤相关的肌炎导致的环甲肌损伤。也可能是局部软组织变化影响到喉部，包括水肿、带状肌回缩、神经支配丧失和喉部结疤。尽管术中对带状肌的处理可能影响到喉部功能，从而导致术后声音的异常，但一项研究表明带状肌分布与术后声音变化无关联[28]。带状肌主要调节发低音时的活动[29]。当然，与插管有关的[30]声带变化包括短期水肿、声带破口、杓状软骨脱位或长期的声带肉芽肿形成[31]，即使神经功能正常，这些也都是可能导致声音变化的原因（见表 15-2）。Echter nach 等报道高达 42% 的甲状腺手术患者，在术后 3 ~ 4 天经有经验的耳鼻喉科医生实行喉部检查后出现喉部并发症[32]。大多数研究表明插管导致的喉部损伤更低，约 6% ~ 13%[30,33]。外科损伤的程度显得很重要，这是因为声音和吞咽问题的发生率和严重程度在接受影像辅助的甲状腺切除术患者中非常轻微[34]。气管导管在手术实施中不会因迷走或喉返神经导致声带麻痹鲜有报道[34]。已有报道显示对前分支末梢增压会导致类似的喉返神经损伤[35-36]。但是，来自气管导管引起的声带麻痹非常罕见，只有 0.04%[27,37]。患者偶尔会在甲状腺切除术后因上呼吸道感染而导致声音嘶哑，从而出现短暂的与上呼吸道相关的喉炎。这种病毒性上呼吸道感染很少与声带麻痹有关（见表 15-2）。

即使轻微的声音变化患者也难以接受，这让不知情的临床医生难以解决。GRBAS 量表提供了五种声音参数，包括分级、粗度、呼吸、麻醉、松紧度。每

表15-2　可导致术后声音改变的因素		
损伤	功能性改变	声音改变的特点
神经性		
喉返神经损伤（完全性或不完全性，暂时性或永久性）	声带固定和外展障碍　发声和吞咽时声带闭合不全　主要音色和音调丧失　声带蜷曲萎缩	发音漏气　声音疲劳　声音嘶哑
喉上神经外支（EB-SLN）损伤（完全性或不完全性，暂时性或永久性）	声门向患侧后旋　患侧声带蜷曲且下移	声音易疲劳　音调减低　声音调整障碍
非神经性		
环甲肌直接损伤—暂时性肌炎或直接损伤	同 EB-SLN	同 EB-SLN
局部软组织损伤（神经功能完好时）插管相关损伤	喉气管区瘢痕固定　紧缩肌损伤或失神经支配　声带损伤（例如，水肿、血肿、撕裂伤）　声带肉芽肿　杓状软骨移位	声音疲劳　音域变窄　音调可降低　声音嘶哑　吞咽痛
并发无关的上呼吸道感染导致的声音改变	典型病毒性喉炎表现，与手术无关，极少合并声带麻痹	声嘶，若声带麻痹则出现发音漏气

种音度又分成四个阶段：0 ~ 3。欧洲喉研究小组推荐这种量表用于临床及基础研究，并已证实具有进行实验前期干预和实施的可靠性[38]。这项技术的主要局限性在于它仅仅限于为高级声音专家提供精确和可复制的测量。不同实施者之间的差异也导致对该技术有更高精度的要求。作为一种以患者为中心的工具，人们常常使用 VHI 问卷。患者自我进行 VHI 问卷测试，可提供甲状腺切除术后可靠的声音功能不全的数据，这些数据在问卷中大于 25，涉及从术前基本的早期授权到演讲病理和喉科学。

除了声音变化，也会发生非特异性的吞咽问题，但很少被记录和报道。吞咽改善评分表作为一种主观自我分析问卷，可以描述半数以上手术患者术后一周发生的问题，并持续 3 个月以上。咽喉部传入神经损伤会导致该种症状[27]。

无声音症状的声带麻痹

发生术后声带麻痹，最初的症状被术后早期声带水肿所掩盖。在术后的后期，声带麻痹可以因多种机制而不出现明显症状，如局部神经功能存留、声带麻痹位置不同、对侧声带代偿等。即使永久性声带麻痹也会随时间而改善症状，这是因为对侧声带代偿的结果。这容易导致错误的结论，认为声带麻痹的问题解决了[41-42]。最近一项有 98 名声带麻痹的患者研究中，20% 的患者被认定为声音正常，另外 8% 的患者后期恢复正常，接近 1/3 的患者无明显症状[43]。虽然一次手术小失误不会出现明显症状，但外科医生仍需要严格意识到手术操作会导致术后的严重后果，它是一个潜在的显著因素。无症状的声带麻痹很有可能会成为影响吞咽安全和增加呼吸道患病率的重要因素，尤其是将来某些时候可能对对侧神经进行手术时。

术前喉部检查的合理性

常规的术前喉部检查有很多临床原因。第一，声带麻痹，如前所述，可能不会合并明显的声音症状。术前声音症状的有无作为喉返神经功能的评估指标可靠性不大。最近两项研究术前声音变化和声带麻痹的课题表明，声音变化作为判断声带麻痹的敏感度 33%～68%[42,44]。我们常常遇到多年前手术的患者虽有声带麻痹，但无明显症状。

第二，术前识别声带麻痹对于制定手术非常重要，正如术前评估喉返神经功能对于处理术中喉返神经侵犯一样[42]。已有报道表明喉返神经麻痹对于甲状腺浸润性疾病具有非常明显的价值（敏感性 76%，特异性 100%）[42]。术前了解喉返神经功能关系到患者近期的手术处理方式。术前对于浸润性疾病的了解可以指导术前更精确的放射拍片、淋巴造影和更专业的术前病情咨询。

第三，从法医学角度来看，如果患者适应了术后硬性的喉镜检查，那么就很有必要在评估术后声带功能不全的责任时进行术前声带功能评估。

最后，如果医生致力于通过术后声带检查来进行精确评估，则这种术后评估的合理解释也就含蓄地要求术前进行相关检查。

不是所有的研究小组都赞同对所有行甲状腺手术的患者进行术前评估。例如，一组 695 名德国患者中，术前喉镜检查发现 13 名患者单侧声带麻痹，但只有一名患者有症状（1.9%）。声带麻痹率在不同的外科手术组中有所不同。我们最近的一项 200 名良性和胸骨后甲状腺肿患者的研究显示，3.5% 的患者有声带麻痹[45]。其他研究者发现了在良性病变中术前声带麻痹的重要性。了解了这些良性病变术前声带麻痹的发生率和声音变化的敏感性缺失的情况后，我们觉得对于行甲状腺和甲状旁腺手术的所有患者进行常规喉镜检查是非常明智的。

喉检查指南

各专业团体的指南大不一样。目前美国甲状腺协会和临床内分泌协会对此未做规定[47]。在广为所知的 Hundahl 及其同事在美国和德国甲状腺癌研究组所做的报告中，5563 名甲状腺癌的手术患者，术前声音嘶哑和声音改变的患者占 8.2%，而术前行喉检查的患者仅占 6.1%。该研究的一项重要建议就是更多的患者应该进行甲状腺手术的术前喉检查[48]。英国甲状腺协会目前推荐对术前有声音改变及拟行甲状腺癌手术的患者应进行喉检查。英国内分泌和甲状腺外科协会规定应进行术前喉检查的情况包括颈部的二次手术、恶性肿瘤及可疑为恶性肿瘤的情况（www.british-thyroid-association.org/news/docs/thyroid_cancer_guidelines_2007.pdf）。即便规定的术前喉检查的适应证如此有限，在英国内分泌和甲状腺外科协会第三次全国审查发现，第一次甲状腺手术的患者术前喉检查占了 70%，在再次手术的患者中，这一比例为 75%[13]。

最近英国内分泌和甲状腺外科协会在其在线共识中提出了更为激进的观点，要求所有患者都要进行术前、术后的喉检查（英国内分泌和甲状腺外科协会"甲状腺及甲状旁腺术前、术后的在线共识规定：英国内分泌和甲状腺外科协会 2010 年共识"，可参阅 www.baets.org.uk/Pages/Vocal_cord_check_consenus_document_2010_final.pdf）。德国内分泌外科协会指南目前要求所有的甲状腺手术均应进行术前、术后的喉检查[49]。美国国家综合癌症网（NCCN）指南（2011版）认为术前声带麻痹是高度怀疑甲状腺癌并需手术治疗的重要因素。NCCN 指南推荐除甲状腺间变性肿瘤以外的甲状腺乳头状癌、滤泡状癌、髓样癌及 Hurthle 肿瘤均应进行术前喉检查（www.nccn.org）。北欧的质量登记报告显示在其数据库中仅有 54% 的患者进行了术前喉检查，实际上，仅有 60% 的二次手术患者进行了术前喉检查[11]。

术后喉检查的理论依据

术后喉镜检查是唯一可靠的判定术后声带麻痹实际发生率的方法。即便声音症状或客观的声带功能是明确的，也应常规进行术后喉检查，以便外科医生准确评估手术预后。部分报道认为计算机声学分析的改变可以作为喉返神经受损的判定标准之一[50]。类似的，有人用发声困难指数进行评判，并且发现发声困难指数从术后第 1 周的基线至第 4 周的改变预示着长时间的发声障碍，提示发声困难指数可以作为评估术后发音功能的独立预测因子[51]。即便不管这些技术，如果我们想准确知晓有关喉返神经的手术效果，所有患者均需进行喉检查。北欧质量登记数据显示，如果常规进行术后喉检查，喉返神经麻痹的发生率是仅对有声音症状进行检查的患者的 2 倍[11]。

2009 年英国内分泌和甲状腺外科协会审计数据显示，术后进行喉检查的比例在初次手术患者仅有21.5%，在再次手术患者中这一比例为 7%[13]。

术后喉返神经麻痹预示着吞咽功能受影响，也提示可能需要对患者进行对侧手术以预防肿瘤复发。尽管英国甲状腺协会指南推荐仅对术后出现声音问题超过 2 周的患者进行喉检查，但这一点在 NCCN 及美国甲状腺协会指南中并未提及（ www.nccn.org[47]，www.british-thyroid-association.org ）。英国内分泌和甲状腺外科协会推荐不论术前术后，所有患者均应接受喉镜检查[52]。

术后喉镜的检查时机应考虑多方面的因素。越早进行，就有越高的声带功能异常的发现。在印度进行的一项大型研究表明，825 例有神经损伤风险的患者中，声带麻痹发生率在术后当天为 6.4%，第 1 天为6.7%，第 2 天为 4.8%，第 14 天为 2.5%，术后第 6 周为 0.8%[53]。

可弯曲喉镜：所有甲状腺外科医生应精通的标准技术

迄今为止，所有证据均支持应在甲状腺手术的所有患者中常规进行可弯曲喉镜检查（表 15-3）。由于甲状腺外科医生所受的训练或专业背景不同，某些

表15-3　甲状腺手术常规进行喉镜检查的依据

术前喉镜	术后喉镜检查
• 即便没有声音问题的主诉，声带麻痹也可能存在	• 声门检查是判定喉返神经有无损伤的唯一准确方法。声音改变可出现于大多数没有喉返神经损伤的患者，因此，告知患者没有喉返神经损伤对其功能与心理上的恢复尤为重要
• 声带麻痹提示扩大的恶性术前准备计划，并应行 X线检查	
• 了解术前喉返神经的功能状态有助于术中处理受侵犯的喉返神经	• 术后喉返神经的功能信息，可最大限度地解释术后神经检测的肌电信息
• 如果不能证明术前存在声带麻痹，将会为术后发现的声带麻痹承担本来不应承担的责任	• 声带麻痹可影响吞咽的安全性及将来的对侧手术
• 为术后喉的评估提供基线	

医生可能会勉强采用此项技术，或认为必须要推荐患者至耳鼻喉专业就诊。所有的甲状腺外科医生应该有信心掌握喉镜检查技术并常规为自己的患者进行检查（参考喉镜检查光盘）。

可弯曲喉镜简便易行，无需镇静，局部麻醉足以满足检查要求（ 2% 利多卡因）。患者坐于椅上，采取舒服体位，背靠椅背，头略后仰。图 15-2 显示了经鼻孔插入喉镜容易看到的解剖标志。喉镜进入咽喉，会厌便显露出来。镜身是可弯曲的，以便进入会厌前方（参考图 15-2）。嘱患者发"e"，使声带内收，便于观察。再嘱患者吸气使声带外展（参考光盘：可弯喉镜检查喉解剖与功能）。最近研究表明，对初学者而言，平均仅需 6 次练习便可掌握喉镜检查技术[54]。单侧声带不动或不均匀运动提示喉返神经麻痹或部分麻痹。喉上神经外支瘫痪常规难以观察，通常受累声带呈弓形、变低或转向受累一侧，外支损伤的确定诊断需要进行环甲肌肌电图分析。

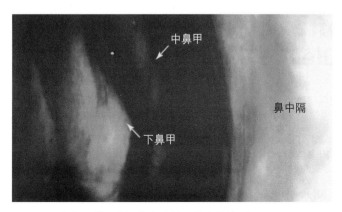

中鼻甲

鼻中隔

下鼻甲

图 15-2　（也见彩图）纤维鼻内镜下的解剖标志

结语

传统上认为甲状腺术后喉返神经损伤的发生率较低，现在我们知道甲状腺术后喉返神经损伤的实际发生率达10%。此外，即使没有喉返神经损伤，声音改变也较为常见。只有常规进行术前、术后的喉镜检查，外科医生才能准确评估及客观评估手术对声带功能的影响。术前、术后的喉镜检查应当成为甲状腺手术患者完整评估的一部分，因为这是评估喉返神经有无损伤的唯一可靠方法。喉镜检查将优化外科学习并能提供有效、准确的患者外科手术效果的资料。所有关于甲状腺手术进行喉镜检查的要求同样适用于甲状旁腺手术的患者。对甲状旁腺手术的患者，并未深入研究其术前、术后声带麻痹的发生率。

目前需要组织前瞻性的研究以评估新技术对甲状腺术后发音预后的影响。在不远的将来，声带功能将成为评判专业标准的关键点，并且，术前、术后的喉镜检查将成为所有甲状腺手术患者的必查项目。

如果想了解我们已经做过的手术的效果，需要检查声门，这样也便于我们学习如何做得更好。在现代甲状腺外科实践中，喉是处于中心的重要问题。

参考文献

[1] Randolph GW: The importance of pre- and postoperative laryngeal examination for thyroid surgery, *Thyroid* 20 (5): 513–517, 2010.

[2] Saunders BD, Wainess RM, Dimick JB, et al: Who performs endocrine operations in the United States? *Surgery* 134 (6): 924–931, 2003; discussion 931.

[3] Sosa JA, Bowman HM, Tielsch JM, et al: The importance of surgeon experience for clinical and economic outcomes from thyroidectomy, *Ann Surg* 228(3): 320–330, 1998.

[4] Lydiatt DD: Medical malpractice and the thyroid gland, *Head Neck* 25(6): 429–431, 2003.

[5] Abadin SS, Kaplan EL, Angelos P: Malpractice litigation after thyroid surgery: the role of recurrent laryngeal nerve injuries, 1989-2009, *Surgery* 148(4): 718–722, 2010; discussion 722–713.

[6] Munch S, deKryger L: A piece of my mind. Moral wounds: complicated complications, *JAMA* 285(9): 1131–1132, 2001.

[7] Ludlow CL: Recent advances in laryngeal sensorimotor control for voice, speech and swallowing, *Curr Opin Otolaryngol Head Neck Surg* 12(3): 160–165, 2004.

[8] Hartl DM, Travagli JP, Leboulleux S, et al: Clinical review: current concepts in the management of unilateral recurrent laryngeal nerve paralysis after thyroid surgery, *J Clin Endocrinol Metab* 90(5): 3084–3088, 2005.

[9] Crookes PF, Recabaren JA: Injury to the superior laryngeal branch of the vagus during thyroidectomy: lesson or myth? *Ann Surg* 233(4): 588–593, 2001.

[10] Jeannon JP, Orabi AA, Bruch GA, et al: Diagnosis of recurrent laryngeal nerve palsy after thyroidectomy: a systematic review, *Int J Clin Pract* 63(4): 624–629, 2009.

[11] Bergenfelz A, Jansson S, Kristoffersson A, et al: Complications to thyroid surgery: results as reported in a database from a multicenter audit comprising 3,660 patients, *Langenbecks Arch Surg* 393(5): 667–673, 2008.

[12] de Pedro Netto I, Fae A, Vartanian JG, et al: Voice and vocal self-assessment after thyroidectomy, *Head Neck* 28 (12): 1106–1114, 2006.

[13] Reference deleted in proofs.

[14] Bihari A, Meszaros K, Remenyi A, et al: Voice quality improvement after management of unilateral vocal cord paralysis with different techniques, *Eur Arch Otorhinolaryngol* 263(12): 1115–1120, 2006.

[15] Dursun G, Boynukalin S, Ozgursoy OB, et al: Long-term results of different treatment modalities for glottic insufficiency, *Am J Otolaryngol* 29(1): 7–12, 2008.

[16] Rosen CA, Amin MR, Sulica L, et al: Advances in office-based diagnosis and treatment in laryngology, *Laryngoscope* 119 (Suppl 2): S185–S212, 2009.

[17] Rosen CA, Gartner-Schmidt J, Casiano R, et al: Vocal fold augmentation with calcium hydroxylapatite: twelve-month report, *Laryngoscope* 119(5): 1033–1041, 2009.

[18] Hong KH, Kim YK: Phonatory characteristics of patients undergoing thyroidectomy without laryngeal nerve injury, *Otolaryngol Head Neck Surg* 117(4): 399–404, 1997.

[19] Debruyne F, Ostyn F, Delaere P, et al: Acoustic analysis of the speaking voice after thyroidectomy, *J Voice* 11(4): 479–482, 1997.

[20] Debruyne F, Ostyn F, Delaere P, et al: Temporary voice changes after uncomplicated thyroidectomy, *Acta Otorhinolaryngol Belg* 51(3): 137–140, 1997.

[21] Musholt TJ, Musholt PB, Garm J, et al: Changes of the speaking and singing voice after thyroid or parathyroid surgery, *Surgery* 140(6): 978–988, 2006; discussion 988–989.

[22] Stojadinovic A, Shaha AR, Orlikoff RF, et al: Prospective functional voice assessment in patients undergoing thyroid surgery, *Ann Surg* 236(6): 823–832, 2002.

[23] Page C, Zaatar R, Biet A, et al: Subjective voice assessment after thyroid surgery: a prospective study of 395 patients, *Indian J Med Sci* 61(8): 448–454, 2007.

[24] Rosato L, Carlevato MT, De Toma G, et al: Recurrent laryngeal nerve damage and phonetic modifications after total thyroidectomy: surgical malpractice only or predictable sequence? *World J Surg* 29(6): 780–784, 2005.

[25] Sinagra DL, Montesinos MR, Tacchi VA, et al: Voice changes after thyroidectomy without recurrent laryngeal nerve injury, *J Am Coll Surg* 199(4): 556–560, 2004.

[26] Lombardi CP, Raffaelli M, D'Alatri L, et al: Voice and swallowing changes after thyroidectomy in patients without inferior laryngeal nerve injuries, *Surgery* 140(6): 1026–1032, 2006; discussion 1032–1034.

[27] Pereira JA, Girvent M, Sancho JJ, et al: Prevalence of long-term upper aerodigestive symptoms after uncomplicated bilateral thyroidectomy, *Surgery* 133(3): 318–322, 2003.

[28] McIvor NP, Flint DJ, Gillibrand J, et al: Thyroid surgery and voice-related outcomes, *Aust N Z J Surg* 70(3): 179–183, 2000.

[29] Roubeau B, Chevrie-Muller C, Lacau Saint Guily J: Electromyographic activity of strap and cricothyroid muscles in pitch change, *Acta Otolaryngol* 117(3): 459–464, 1997.

[30] Peppard SB, Dickens JH: Laryngeal injury following short-term intubation, *Ann Otol Rhinol Laryngol* 92(4 Pt 1): 327–330, 1983.

[31] Jones MW, Catling S, Evans E, et al: Hoarseness after tracheal intubation, *Anaesthesia* 47(3): 213–216, 1992.

[32] Echternach M, Maurer C, Mencke T, et al: Laryngeal complications after thyroidectomy: is it always the surgeon? *Arch Surg* 144(2): 149–153, 2009; discussion 153.

[33] Zimmert M, Zwirner P, Kruse E, et al: Effects on vocal function and incidence of laryngeal disorder when using a laryngeal

mask airway in comparison with an endotracheal tube, *Eur J Anaesthesiol* 16(8): 511–515, 1999.

[34] Lombardi CP, Raffaelli M, D'Alatri L, et al: Video-assisted thyroidectomy significantly reduces the risk of early postthyroidectomy voice and swallowing symptoms, *World J Surg* 32(5): 693–700, 2008.

[35] Hahn FW Jr, Martin JT, Lillie JC: Vocal-cord paralysis with endotracheal intubation, *Arch Otolaryngol* 92(3): 226–229, 1970.

[36] Whited RE: Laryngeal dysfunction following prolonged intubation, *Ann Otol Rhinol Laryngol* 88(4 Pt 1): 474–478, 1979.

[37] Walts LF, Calcaterra T, Cohen A: Vocal cord function following short term endotracheal intubation, *Clin Otolaryngol Allied Sci* 5(2): 103–105, 1980.

[38] Dejonckere PH, Bradley P, Clemente P, et al: A basic protocol for functional assessment of voice pathology, especially for investigating the efficacy of (phonosurgical) treatments and evaluating new assessment techniques. Guideline elaborated by the Committee on Phoniatrics of the European Laryngological Society (ELS), *Eur Arch Otorhinolaryngol* 258(2): 77–82, 2001.

[39] Solomon NP, Helou LB, Stojadinovic A. Clinical Versus Laboratory Ratings of Voice Using the CAPE-V, *J Voice* 25(1): e7– 14, 2011.

[40] Stojadinovic A, Henry LR, Howard RS, et al: Prospective trial of voice outcomes after thyroidectomy: evaluation of patient-reported and clinician-determined voice assessments in identifying postthyroidectomy dysphonia, *Surgery* 143(6): 732–742, 2008.

[41] Steurer M, Passler C, Denk DM, et al: Advantages of recurrent laryngeal nerve identification in thyroidectomy and parathyroidectomy and the importance of preoperative and postoperative laryngoscopic examination in more than 1000 nerves at risk, *Laryngoscope* 112(1): 124–133, 2002.

[42] Randolph GW, Kamani D: The importance of preoperative laryngoscopy in patients undergoing thyroidectomy: voice, vocal cord function, and the preoperative detection of invasive thyroid malignancy, *Surgery* 139(3): 357–362, 2006.

[43] Sittel C, Stennert E, Thumfart WF, et al: Prognostic value of laryngeal electromyography in vocal fold paralysis, *Arch Otolaryngol Head Neck Surg* 127(2): 155–160, 2001.

[44] Farrag TY, Samlan RA, Lin FR, et al: The utility of evaluating true vocal fold motion before thyroid surgery, *Laryngoscope* 116(2): 235–238, 2006.

[45] Shin JJ, Grillo HC, Mathisen D, et al: The surgical management of goiter: Part I. Preoperative evaluation, *Laryngoscope* 121 (1): 60–67, 2011.

[46] Fenton JE, Timon CI, McShane DP: Recurrent laryngeal nerve palsy secondary to benign thyroid disease, *J Laryngol Otol* 108(10): 878–880, 1994.

[47] Cooper DS, Doherty GM, Haugen BR, et al: Revised American Thyroid Association management guidelines for patients with thyroid nodules and differentiated thyroid cancer, *Thyroid* 19(11): 1167–1214, 2009.

[48] Hundahl SA, Cady B, Cunningham MP, et al: Initial results from a prospective cohort study of 5583 cases of thyroid carcinoma treated in the United States during 1996. U. S. and German Thyroid Cancer Study Group. An American College of Surgeons Commission on Cancer Patient Care Evaluation study, *Cancer* 89(1): 202–217, 2000.

[49] Musholt TJ, Clerici T, Dralle H, et al: German Association of Endocrine Surgeons practice guidelines for the surgical treatment of benign thyroid disease, *Langenbecks Arch Surg* 396(5): 639–649, 2011.

[50] Ortega J, Cassinello N, Dorcaratto D, et al: Computerized acoustic voice analysis and subjective scaled evaluation of the voice can avoid the need for laryngoscopy after thyroid surgery, *Surgery* 145(3): 265–271, 2009.

[51] Henry LR, Helou LB, Solomon NP, et al: Functional voice outcomes after thyroidectomy: an assessment of the Dsyphonia Severity Index (DSI) after thyroidectomy, *Surgery* 147(6): 861–870.

[52] Pre- and Post- Operative Laryngoscopy in Thyroid and Parathyroid Surgery British Association of Endocrine and Thyroid Surgeons Consensus June 2010.

[53] Dionigi G, Boni L, Rovera F, et al: Postoperative laryngoscopy in thyroid surgery: proper timing to detect recurrent laryngeal nerve injury, *Langenbecks Arch Surg* 395(4): 327–331, 2010.

[54] Laeeq K, Pandian V, Skinner M, et al: Learning curve for competency in flexible laryngoscopy, *Laryngoscope* 120(10): 1950– 1953.

第16章 ■ 激光消融和射频消融在甲状腺结节和甲状旁腺腺瘤中的应用

ROBERTO VALCAVI ■ CLAUDIO M. PACELLA

本章包含一些在线额外内容，详情请浏览 expertconsult.com 网站。

引言

热能量源包括激光、射频或者微波，不需要手术切除即可对肿瘤造成破坏。（见第 54 章）。体内肿瘤消融的潜在优势包括减少手术费用、降低发病率、门诊即可实施以及对因年龄、并发症或其他疾病导致的贫困患者也可进行治疗。体内消融的最大缺陷反而是增加了对疾病程度以及热能消融所引起的不可逆的组织损伤的评估难度。超声是目前最常用于甲状腺和甲状腺消融的影像设备。

影像引导下肿瘤切除术

影像引导下肿瘤切除术是指直接应用化学或热能的方法治疗特定重点部位肿瘤以达到根治或实质性肿瘤的切除[1]。自 20 世纪 80 年代中期以来，一些应用化学和热能切除肿瘤的方法得到了发展并进行了临床试验[2]。影像引导在决定这些治疗方案能否取得成功中起着关键的作用[3-12]。

关于这个主题的更多讨论，请浏览 expertconsult.com 网站。

热能切除术

临床实践中应用的热能切除方法分为温热治疗和冷冻治疗两类，其中温热治疗包括射频切除（RFA）、激光切除（LA 或经皮激光切除 PLA）、微波切除（MWA）和高强度聚焦超声（HI-FU）或冷冻消融（CA）。加热引起的热破坏依靠组织达到特定温度和加热过程中引起破坏。例如，加热组织达到

50℃ ~ 55℃持续 4 ~ 6 分钟即可引起不可逆的细胞破坏；达到 60℃ ~ 100℃，可引起组织接近瞬时凝固；超过 100℃ ~ 110℃，可引起组织蒸发和碳化。另一方面，冷冻组织达到 –20℃ ~ –60℃，然后立刻解冻，可破坏细胞膜，进而引起细胞死亡[15-20]。若想充分破坏肿瘤组织，整个靶区必须达到毒性温度。

激光切除

激光切除是指通过纤维直接插入组织而进行光能切除[21-29]。激光是光放大受激辐射首字母的缩写。

关于这个主题的更多讨论，请浏览 expertconsult.com 网站，包括图 16-1。

图 16-2 显示了激光和组织的相互作用。激光只需穿透组织几个毫米就可引起后向散射、前向散射以及反射。散射可导致吸收的能量在组织中相对均匀地分布，光吸收的转变过程中可产生热量。远离应用点的组织在传导过程中就能被加热[22,24-25]。组织在吸收过程中首先被破坏（约 80%），这源于衰减系数（由组织的结构和波长决定）、光纤头形状和能量传递（由暴露时间和输出功率决定）。由图 16-3 超声图像可见，高功率通过蒸发、烧焦被凝固区域包围的光纤头周围组织而引起组织破坏。越靠近热源热沉积越大，伴有巨大的能量衰减[30-31]。细胞死亡可因微血管凝固及缺血性损伤而持续至治疗后 72 小时[32]。显微镜下可以看到，凝固区域被可逆损伤边缘包围，将坏死组织与正常组织相间隔。图 16-4 分别显示了甲状腺结节行经皮激光切除治疗后 1 个月及 2 年显微镜下所见的组织改变。烧焦主要由能量传递下降所导致，而它反过来又可限制凝固区域。此外，凝固坏死本身使光学穿透在正常和肿瘤组织中降低了 20%[28,34]。应用一个单一的纤头，可产生直径约 12 ~ 16 mm 的球形病灶。而应用分束器使多纤维聚集成束包围肿瘤可扩大病灶的

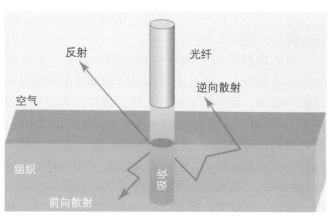

图 16-2（也见彩图）激光/组织相互作用。激光的渗透是 — 小部分返回散射，大部分向前散射。散射是吸收的能量相对均匀分配，而且激光吸收会转化为热能

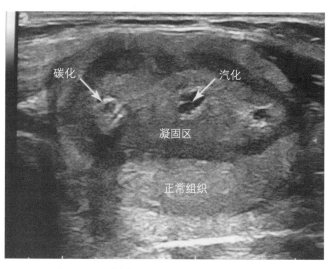

图 16-3 激光切除的横断面超声图像。激光治疗后的图像是高回声区包围中央的无回声区。这是因为组织蒸发、碳化而产生的凹陷。凝固区是低回声实质区与可行区的明显界限

治疗范围。

　　关于这个主题的更多讨论，请浏览 expertconsult.com 网站。

　　有报道说，某一机构的局部消融系列中，同时应用 4 个光纤和纤维冷却，一个治疗疗程就能根除直径 5 cm 的肿瘤[45]。应用 980 nm 的二极管激光切除系统结合内部冷却喷头，治疗离体肿瘤模型时，不超过 3 分钟就可形成边界清楚的大椭圆形的热消融[46]。一些复杂系统应用了反馈系统和剂量设置，能够控制病变特点及病变范围，这些通过激光技术已得以实现[6,37,47-49]。激光纤维更薄、更有弹性，从而更易于到达肿瘤部位，也更安全，这是与其他热能源相比在实际应用中

一个很重要的优势[39]。

甲状腺激光消融

　　对于良实性甲状腺结节的患者，门诊应该采取超声引导下介入治疗，而非开放手术。这项新技术的开展得益于超声和细针穿刺活检术的联合应用，极大地减少了不必要的诊断性甲状腺切除术[50]。2009 年美国甲状腺学会甲状腺结节和分化型甲状腺癌诊断治疗指南建议，对于患有良实性甲状腺结节疾病的患者，根

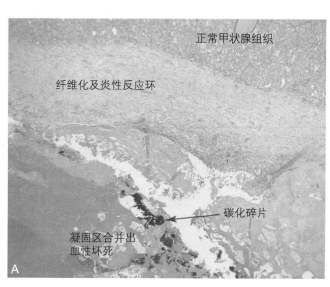

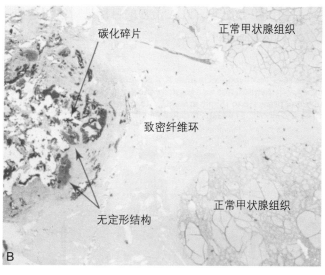

图 16-4（也见彩图）甲状腺良性结节激光切除后的镜下改变。A，激光切除后 1 个月，结节区表现为凝固、出血、坏死和组织碳化。坏死和出血、碳化区周边被强纤维炎症反应组织包绕。B，经皮激光治疗后 2 年，切除区减小，纤维修复组织填充。破坏区显示为非晶体、碳化、巨噬细胞，多核巨细胞和淋巴细胞，没有甲状腺细胞

据结节大小、生长方式以及症状，可不治疗或者行部分／全部甲状腺切除术[51]。2010 年，美国临床内分泌医生学会、意大利临床内分泌协会以及欧洲甲状腺协会在甲状腺结节治疗指南中首次将超声引导下介入治疗作为甲状腺结节临床治疗的一种有效手段[52]。局部治疗的基本原则即通过物理手段诱导实性甲状腺结节皱缩以致组织破坏。尽管超声引导下经皮无水乙醇注射（PEI）是囊性结节的治疗选择之一，但它并不适用于实性结节[51-53]。在母羊体内试验成功的高功率聚焦超声[54-55]也已经用于治疗了 1 例自主性甲状腺结节[56]。作为第一项热能消融技术，经皮激光消融（PLA）早在 2000 年就由 Pacella 等提出[57]。由此，一系列关于 PLA 在甲状腺冷结节[58-61]、囊性结节[62]以及热结节[59,62-68]中的作用，包括对照试验[69-72]的研究成果都已见诸报端，这些结果证明 PLA 是有效且安全的。实际上，从 2002 年开始，我们已经在意大利的 Reggio 利用 PLA 治疗过患有良性甲状腺冷结节的患者。

技术

PLA 是在门诊患者空腹的前提下施行的。由 Pacella 等[57]提出和改进的平头技术设备，即将一根 300 μm 的光纤插入 21 号的 Chiba 针鞘，前端暴露部分插入甲状腺组织。根据损伤的大小，插入深度介于 5 ~ 7 mm（图 16-5）。

关于这个主题的更多讨论，请浏览 expertconsult.com 网站，包括图 16-6。

步骤

对门诊患者而言，PLA 治疗的目标是对组织造成最大程度的消融。

关于这个主题的更多讨论，请浏览 expertconsult.com 网站，包括图 16-7。

患者取仰卧位，颈过伸置于手术台上。术者坐于患者头部后方。通过患者脚边的辅助显示屏观看实时超声图像。助手坐于患者右侧，操作超声设备（图 16-8）。静推咪达唑仑使患者浅昏迷。也应该备好包括纤维除颤器在内的急救药物和设备。尽管在 PLA 过程中不需要麻醉师，但我们建议为了安全起见，应在麻醉师和耳鼻喉头颈外科医生在场的情况下实施治疗。在超声引导下，通过 29 ~ 30 g 的细针，用 2% 利多卡因（2 ~ 5 ml）皮下浸润局麻（关于这个主题的更多讨论，请浏览 expertconsult.com 网站，包括图 16-9）。Chiba 21 G 针沿纵向、头尾位摆放。彼此长轴相距 10 mm，以尽可能地符合结节的解剖结构（关于这个主题的更多讨论，请浏览 expertconsult.com 网站，包括图 16-10）。助手利用激光照射进行轴侧位扫描以得到多平面超声图像（图 16-11）。每根光纤的初始能量为 1 200 ~ 1 800 J，输出功率为 2 ~ 4 W，从损伤底部 1 cm 处开始传递。由组织加热和汽化引起的高回波区域随时间逐渐增加，直到光纤之间产生愈合（图 16-12）。此时应继续插入光纤直至深度为 1cm，继续增加激光能量，直到到达距结节头部 5 mm 处。

关于这个主题的更多讨论，请浏览 expertconsult.com 网站，包括图 16-13。

尽管像 5 mm 这么小的结节用一根光纤就能消融，但 40 ~ 50 mm 宽、30 ~ 35 mm 厚、50 ~ 70 mm 长的结节应联合多根光纤、多根针以及高能量才能治愈。光纤的数量、针的数量以及总传输能量应视结节大小而定。根据结节的尺寸，激光照明的时间持续 6 ~ 30 分钟[61]。在此过程中，有持续的轻度放射。只有在发

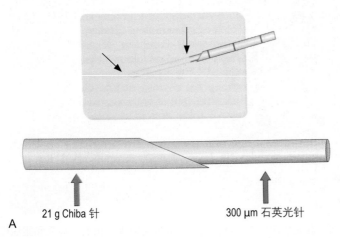
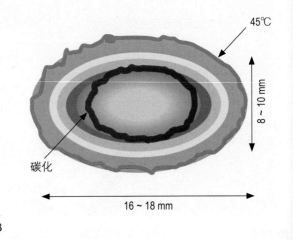

A　21 g Chiba 针　　300 μm 石英光针　　B

图 16-5（也见彩图）PLA 平头设备。A，一根 300 μm 的光纤插入 21 号的 Chiba 针鞘，前端暴露部分插入甲状腺组织。根据损伤的大小，插入的深度介于 5~7 mm。B，当能量为 1 600~1 800 J，输出功率介于 2~4 W 时，一根固定的光纤仅能造成很小的组织损伤（长 16~18 mm，宽 8~10 mm，高 8~10 mm）

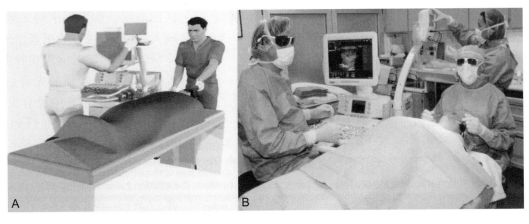

图 16-8 （也见彩图）激光消融手术设备。患者取仰卧位，颈过伸置于手术台上。术者坐于患者头部后方，通过患者脚边的辅助显示屏观看实时超声图像。助手坐于患者右侧，操作超声设备。护士在一旁随时协助。治疗时应避光

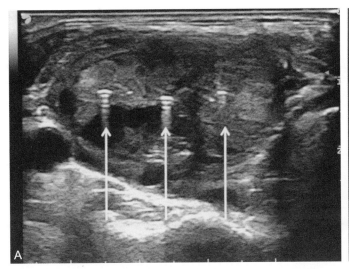

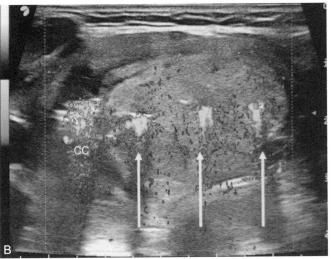

图 16-11 （也见彩图）甲状腺右叶结节的三光纤轴向超声图像。A，B 型超声图像；B，彩色多普勒图像；C，颈总动脉

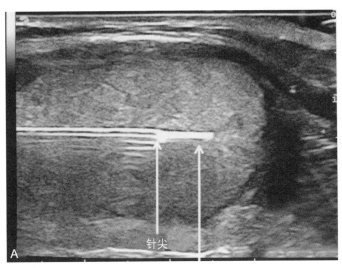

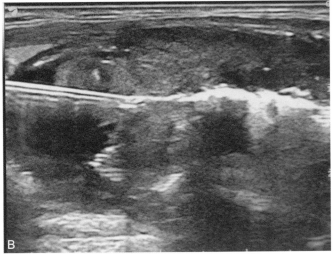

图 16-12 矢状超声图像。图像左侧为头盖形。针与结节长轴平行，光纤由针尖暴露 5 mm。在激光照射过程中，观察到由加热、汽化引起的高回波区域

生剧烈疼痛、咳嗽及其他不良反应时才应复位光纤，暂停操作。

PLA 术后护理

PLA 术后所有患者应立即静推 20 mg 强的松。颈部轻压冰袋。患者推入恢复室，予 100 mg 布洛芬或 1g 扑热息痛注射。观察 2 小时。离院前所有患者应行超声检查。术后第 2 天开始行口服强的松疗法（10 天）。前 3 天每天口服 25 mg；中间 3 天每天口服 12.5 mg；后 4 天每天口服 5 mg。同时应口服质子泵抑制剂（兰索拉唑 30 mg）10 天。

不良反应

在所公布的数据中，很少有并发症和不良反应的报道[58-62,64-66,68-73]，而且在我们连续 3 年对 122 例患者的临床观察中，没有患者接受过紧急治疗或急诊手术。在治疗过程中，没有或很少有疼痛。如果感到疼痛，应当关闭激光，将光纤移到更接近结节中心的位置。8%～40% 的患者出现持续性疼痛，需要额外的药物治疗[58-61,69-71,73]。针刺入过程中的结节内出血可通过快速插入和激光照射来控制，不应因此妨碍常规切除的完成。在我们持续 3 年的系列研究中，将甲状腺囊周出血视为在甲状腺结节周围的一个无临床症状的

低回声层，其发生率约 2.3%，3～4 周后消失。在针刺入过程中，2% 的患者出现伴心动过缓的迷走神经症状，2% 的患者抱怨在针刺过程中出现咳嗽。在后者中，将靠近喉部的光纤后拉，完成 PLA 治疗。而且我们治疗的患者中没有发现术中或术后发声困难，尽管有 2.3% 的患者抱怨 PLA 治疗后 12～24 小时内出现声音改变，间接喉镜检查发现这些患者声带运动降低，在 1～2 个月之内可恢复。有 4.9% 的患者治疗后 2～4 周随着伴有疼痛的颈部肿胀出现假性囊肿，对这些患者用 16～18 号针排放液体。122 例中有 2.5% 的患者部分液体渗入颈部肌筋膜。筋膜下溢出会在 3～4 个月内消失，并没有引起永久的后果。在我们的系列研究中，没有患者需要手术排液。很少发生皮肤（0.3%）以及喘鸣（0.3%）的不良反应。PLA 术后前 6 个月，3.2% 的患者出现甲状腺功能异常：增强（1.3%）或减退（1.3%）。我们尚不清楚这是疾病的自然过程还是激光诱发的不良反应。应当注意的是，列出的不良反应指的是接受 Nd：YAG 激光治疗的患者，包括在学习曲线最初的患者[73]。随着描述治疗和 Ecolaser X4 的引入，不良反应会减弱。

良性冷结节的临床转归

表 16-1 展示了 PLA 对甲状腺良性冷结节体

表16-1　PLA技术对于良性冷结节体积的改变作用		病例数	结节基线体积 均值（标准差）(ml)	PLA 术后结节体积 均值（标准差）(ml)	随访时间（月）	缩小率（%）
Pacella 等[57]（2000）	可行性研究					
Dossing 等[58]（2002）		16	10.0（7.9）	5.4（5.1）	6	46
Spiezia 等[64]（2003）		5	11.1（4.9）	3.7（1.5）	12	74
		6*	3.2（1.3）	0.8（0.5）	12	61
Dossing 等[62]（2003）		1*	8.2	4.9	9	40
Pacella 等[59]（2004）		8	22.7（21.2）	10.8（9.2）	6	63
		16*	7.9（6.3）	4.1（3.3）	6	62
Papini 等[60]（2004）		20	24.1（15.0）	9.6（6.6）	6	64
Dossing 等[69]（2005）	随机	15	8.1（6.1）	4.8（3.0）	6	44
Amabile 等[65]（2006）		23	15.0（6.8）	9.5（4.2）	3	39†/31
Cakir 等[66]（2006）		12	11.9（8.8）	2.2（2.3）	12	82
Gambelunghe 等[72]（2006）	随机	26	8.2（2.8~26.9）	4.16（0.7~1.4）	7	44
Dossing 等[71]（2007）	随机	14*	10.6（2.5）	4.6（0.6）	12	44
Papini 等[70]（2007）	随机	21	11.7（5.1）	6.6（2.7）	12	43
Valcavi 等[61]（2008）		119	24.8（21.1）	12.1（14.9）	12	55
Valcavi 等[73]（2010）		122	23.1（21.3）	12.5（18.8）	36	48
Rotondi 等[67]（2009）		1*	55.0	5.0	10	91

* 高功能性甲状腺结节
† 多结节性甲状腺肿

积影响的可参考文献。结节自身体积缩小范围为36% ~ 82%。在我们研究中心，通过 3 年的追踪研究，我们评估了 PLA 的疗效和安全性[73]。122 例（95 例女性，27 例男性，年龄 52.2±12.3）患有单个甲状腺良性冷结节或非毒性甲状腺肿的患者，接受 Nd：YAG 激光消融。所用能量为（8 522±5 365）J，输出功率为（3.1±0.5）W。PLA 术后 3 年，结节体积由（23.1±21.3）ml 缩小至（12.5±18.8）ml（比初始体积减小 47.8%±33.1%，$P \leqslant 0.001$）（关于这个主题的更多讨论，请浏览 expertconsult.com 网站，包括图 16-4）。术后第 1 天，TSH 水平降低，FT4 水平升高，不伴有临床症状。TSH 和 FT4 在 1 个月内即可恢复正常。FT3、TPOAb 以及 TgAb 未发现改变。

关于这个主题的更多讨论，请浏览 expertconsult.com 网站。

图 16-15 展示了随后 3 年，三光纤 PLA 消融对良性甲状腺冷结节的标准疗效。

射频消融

射频消融的目的是通过电磁能量的聚集对组织诱导产生热损伤，通过高频电流（通常大于 10KHz）交替刺激提升组织温度，一般不会引起肌肉收缩或疼痛[74]。组织内分子首先向一个方向移动，由于电场的交替，之后向相反方向移动（图 16-16），这就是所谓的电介质损耗，是在分子水平由射频引起的组织消融。

关于这个主题的更多讨论，请浏览 expertconsult.com 网站，包括图 16-17。

100℃或以上的温度可以在几分钟之内引起固体物质的坏疽，组织干燥必然会使阻抗升高。小的血管将被完全破坏，而在直径超过 3mm 的大血管内将形成血栓[76-77]。粗略估计，使用针状单极造成凝固坏死的球形直径仅可以达到 1 ~ 1.5cm[76,78]，一次消融需要 8 ~ 12 分钟。人们尝试着改进射频消融技术的探针，使其保持 90℃的温度，可以增大对组织的消融，却不会因组织炭化升高阻抗[79-86]。目前，利用射频消融技术可获得的最大组织消融直径为 3 ~ 4cm。虽然射频消融技术与经皮激光消融技术在临床领域几乎相同，但是在肝癌治疗领域，射频消融技术最为成熟[35,87-88]。

射频消融在甲状腺领域的运用

在甲状腺领域，现行系统是运用低能量或可张开的针极[89-90]。使用 14 ~ 18 号射频消融针与 21 号经皮激光消融针相比可获得更好的效果。

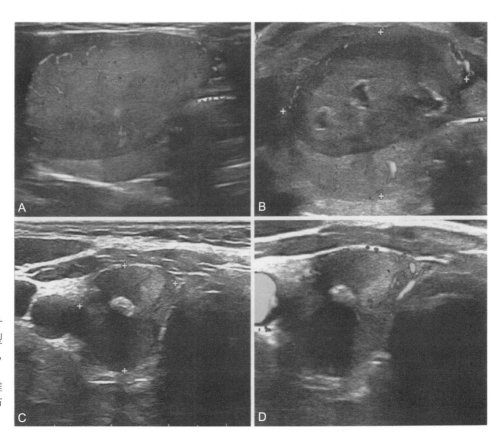

图 16-15 （也见彩图）甲状腺右叶一实性良性冷结节被置入一个典型的三光纤激光器。A，PLA 之前；B，PLA 之后 1 天；C，PLA 之后 1 年；D，PLA 之后 3 年。由于组织纤维化，结节缩小的同时通常伴有结节中心的高回声区

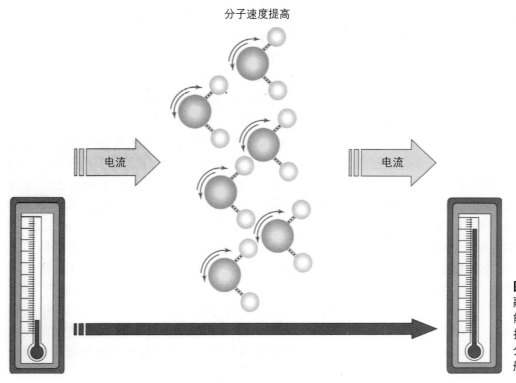

分子速度提高

电流

电流

图 16-16 （也见彩图）射频消融技术（RFA）原理。通过电磁能量的聚集对组织诱导产生热损伤，通过高频电流交替提高分子速度，提升组织温度，一般不会引起肌肉收缩或疼痛

技术及过程

局麻后，以 14～18 号射频消融针在 B 超引导下由峡部向颈总动脉方向横行刺入甲状腺结节[89-95]（图 16-18），相对而言，经皮激光消融技术中多重光纤通过 21 号针极置入[58-59,62,72]。

关于这个主题的更多讨论，请浏览 expertconsult. com 网站，包括图 16-19 至 16-22。

不良反应

尽管我们对射频消融技术在甲状腺结节方面的运用没有专门的实验，但是许多已发表的数据还是给我们提供了少许此技术的并发症[91,94-95]。在一项报告中，选取 236 名患者，使用 17 号电极针，患者服用止痛药缓解疼痛，持续观察后，作者指出，13 例患者（5.5%）需要服用 2 天以上的止痛药。5 例患者

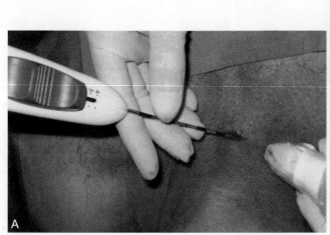

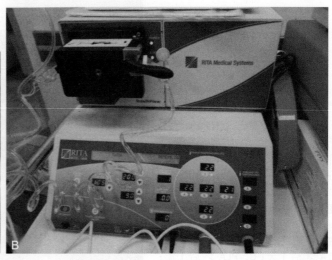

图 16-18 （也见彩图）超声引导下，以 14 号电极针进行射频消融，电极针由峡部向颈总动脉方向刺入甲状腺右叶结节，根据结节大小适时调整针极消融时间。另：RITA 医疗系统（Freemont，加利福尼亚州）射频消融仪注入生理盐水后，与反馈系统一起进行温度与阻抗测量（Courtesy of Professor Stefano Spiezia, Naples.）

（2.1%）发生甲状腺外的血肿，经保守治疗，1个月内均吸收。3例患者（1.3%）出现声音变化，均在2个月内恢复。作者未提及其他严重并发症[93]。

对甲状腺良性结节的临床结果

最近，有一项针对96名老年甲状腺良性冷结节患者的报告，结节平均体积（24.5±2.1）ml，射频消融术后1～2年，结节体积平均减少78.6%～79.4%[94]。另一项研究报告显示，射频消融6个月后，结节平均体积减小46.3%±17.1%[91]。还有一项值得期待的研究，针对30名囊性或小结节（平均体积7.5ml±4.9ml）的患者[93, 95]，射频消融术后6个月，体积减小了79.7%～84.8%。经皮无水乙醇注入技术（PEI）在囊性甲状腺结节方面治疗效果类似[53]。经皮激光消融技术与可控的射频消融技术研究比较仍需临床结果证实。

射频消融术在高功能甲状腺结节治疗中的应用

关于这个主题的更多讨论，请浏览 expertconsult.com 网站。

热消融术的定期随访

热消融术后的定期随访内容应包括彩色超声或实时超声造影，以测量结节体积的变化以及固化区域即无血管区、低回声的区域[97-99]。还有实验室检查（TSH、FT3、FT4、甲状腺球蛋白、TgAb、TPOAb、TSH受体抗体）、不良反应、压迫症状和假象也应记录下来。随诊应该在术后1、6、12个月进行，然后每年进行，术前、术后应行喉镜检查。

射频消融术在高功能甲状腺结节治疗中的应用

将热消融术运用于高功能性甲状腺结节（AFTN）已有报道。16名AFTN患者，共有57个结节进行了PLA处理（1～9次），分43次进行（1～6次不等，中间值1.5次，平均2.7±2次）[59]。每个结节所用能量（1 800～14 900）J（平均4 200 J），平均每毫升体积的结节使用能量约816 J，大概是冷结节平均所耗能量的2倍[59,61]。28名高功能结节患者2年后痊愈，但是在某些情况下没有明显效果[94]。对于高功能结节来说，热消融技术有效或者可能有效，可作为首选治疗办法，从而避免外科手术治疗或放射性碘治疗。因此热消融技术是一种保守治疗方法而不是药物治疗办法。而PEI中，60%以上的患者结节继续生长或甲状腺功能亢进症复发。

甲状旁腺的热消融术

甲状旁腺切除术是治疗甲状旁腺功能亢进症（HPT）的医疗手段。2001年，激光消融术最先报道用于治疗甲状旁腺肿瘤，获得了短期（5个月）的良好效果[100]。甲状旁腺经皮激光消融技术最先于2002年报道，7例患有明显甲状旁腺功能亢进症的患者由于拒绝手术或不适于颈部手术而采用了此技术。

关于这个主题的更多讨论，请浏览 expertconsult.com 网站。

在7例病例中，甲状旁腺体积平均约减少了75%，由基础值（0.67±0.28）ml减少到（0.17±0.04）ml（P＜0.001）。平均血钙水平从（11.7±0.92）mg/dl下降到（9.9±0.52）mg/dl（P＜0.01），平均甲状旁腺素水平从（212±97）pg/ml下降到（78±31）pg/ml（P＞0.001）。经皮激光消融术后3例患者诉颈部轻微疼痛，其中一人诉有短暂发声困难，但并不是永久性的声带麻痹。在此基础上，认为B超引导下的激光消融技术在治疗甲状旁腺功能亢进症方面前景广阔。但遗憾的是，经过长时间的回访，所有7例甲状旁腺功能亢进症的患者在射频消融术后1～3年的时间内都出现了复发（Valcavi，未发表数据）。其他使用PEI或PLA技术的作者也认为[101-104]，随着外科手术切除甲状旁腺技术的进步以及PLA技术在甲状旁腺治疗方面的局限性，除非我们有更好的解释，否则我们应该在甲状旁腺亢进领域放弃使用PLA技术。

热消融技术在颈部内分泌方面的提示

甲状腺良性冷结节

目前，热消融技术在甲状腺领域最重要的提示就是可以减少拒绝手术或不适合手术的良性冷结节甲状

腺患者的症状[52]。对于这些患者，有大量关于 PLA
技术的研究，包括可控的测试、同类的患者以及剂量
应答关系的科研。因此，PLA 技术比射频消融技术的
科学依据更为充分[50]。

其他提示

在我们实验的基础上[61,73]，和已发表的数据是一
致的[57,105-106]，热消融技术适合于以下病例：

1. 对于高功能甲状腺结节患者，能在放射性碘治疗
之前控制其甲状腺功能亢进症症状，能增强放射
性碘诱导组织的消融效果。
2. 小的、低分化甲状腺髓样癌以及对传统治疗方案
耐药的不可切除肿瘤。
3. 恶性肿瘤的局部姑息治疗或远处复发不适合手术或
放射性碘治疗。
4. LA 可以作为低风险的甲状腺乳头状癌患者的首选
治疗方案。选择这些患者进行保守治疗，是因为
术后 30 年的死亡率仅为 1%[107]。

结语

在一些特定的甲状腺疾病方面，热消融技术是一
项有前景、微创、可以替代外科手术的治疗办法，尤
其适合于甲状腺良性冷结节患者。在推荐常规使用这
项技术之前，必须进行前瞻性随机研究，以建立合格
标准，确定长期功效，评估安全、成本效益和生活质
量。

参考文献

[1] Brown DB, Geschwind JF, Soulen MC, et al: Society of Interventional Radiology position statement on chemoembolization of hepatic malignancies, *J Vasc Interv Radiol* 20: S317–S323, 2009.
[2] Lencioni R, Crocetti L: Image-guided thermal ablation of hepatocellular carcinoma, *Crit Rev Oncol Hematol* 66: 200–207, 2008.
[3] Malone DE, Wyman DR, DeNardi FG, et al: Hepatic interstitial laser photocoagulation. An investigation of the relationship between acute thermal lesions and their sonographic images, *Invest Radiol* 29: 915–921, 1994.
[4] Harries SA, Amin Z, Smith ME, et al: Interstitial laser photocoagulation as a treatment for breast cancer, *Br J Surg* 81: 1617–1619, 1994.
[5] Tranberg KG, Moller PH, Hannesson P, et al: Interstitial laser treatment of malignant tumours: initial experience, *Eur J Surg Oncol* 22: 47–54, 1996.
[6] Moller PH, Ivarsson K, Stenram U, et al: Interstitial laser thermotherapy of adenocarcinoma transplanted into rat liver, *Eur J Surg* 163: 861–870, 1997.

[7] Lufkin RB, Gronemeyer DH, Seibel RM: Interventional MRI: update, *Eur Radiol* 7(Suppl 5): 187–200, 1997.
[8] Jolesz FA, Bleier AR, Jakab P, et al: MR imaging of laser-tissue interactions, *Radiology* 168: 249–253, 1988.
[9] Sequeiros RB, Kariniemi J, Ojala R, et al: Liver tumor laser ablation—increase in the subacute ablation lesion volume detected with post procedural MRI, *Acta Radiol* 51: 505–511, 2010.
[10] Vogl TJ, Mack MG, Muller PK, et al: Interventional MR: interstitial therapy, *Eur Radiol* 9: 1479–1487, 1999.
[11] Zientara GP, Saivironporn P, Morrison PR, et al: MRI monitoring of laser ablation using optical flow, *J Magn Reson Imaging* 8: 1306–1318, 1998.
[12] Amin Z, Donald JJ, Masters A, et al: Hepatic metastases: interstitial laser photocoagulation with real-time US monitoring and dynamic CT evaluation of treatment, *Radiology* 187: 339–347, 1993.
[13] Christophi C, Winkworth A, Muralihdaran V, et al: The treatment of malignancy by hyperthermia, *Surg Oncol* 7: 83–90, 1998.
[14] Wheatley DN, Kerr C, Gregory DW: Heat-induced damage to HeLa-S3 cells: correlation of viability, permeability, osmosensitivity, phase-contrast light-, scanning electron- and transmission electron-microscopical findings, *Int J Hyperthermia* 5: 145–162, 1989.
[15] Gage AA, Baust J: Mechanisms of tissue injury in cryosurgery, *Cryobiology* 37: 171–186, 1998.
[16] Onik G, Rubinsky B, Zemel R, et al: Ultrasound-guided hepatic cryosurgery in the treatment of metastatic colon carcinoma. Preliminary results, *Cancer* 67: 901–907, 1991.
[17] Lee FT Jr., Mahvi DM, Chosy SG, et al: Hepatic cryosurgery with intraoperative US guidance, *Radiology* 202: 624–632, 1997.
[18] Mala T, Edwin B, Tillung T, et al: Percutaneous cryoablation of colorectal liver metastases: potentiated by two consecutive freeze-thaw cycles, *Cryobiology* 46: 99–102, 2003.
[19] Seifert JK, Junginger T, Morris DL: A collective review of the world literature on hepatic cryotherapy, *J R Coll Surg Edinb* 43: 141–154, 1998.
[20] Bilchik AJ, Wood TF, Allegra D, et al: Cryosurgical ablation and radiofrequency ablation for unresectable hepatic malignant neoplasms: a proposed algorithm, *Arch Surg* 135: 657–662; discussion 662–664, 2000.
[21] Bown SG: Phototherapy in tumors, *World J Surg* 7: 700–709, 1983.
[22] Masters A, Bown SG: Interstitial laser hyperthermia in tumour therapy, *Ann Chir Gynaecol* 79: 244–251, 1990.
[23] Dachman AH, McGehee JA, Beam TE, et al: US-guided percutaneous laser ablation of liver tissue in a chronic pig model, *Radiology* 176: 129–133, 1990.
[24] Thomsen S: Pathologic analysis of photothermal and photomechanical effects of laser-tissue interactions, *Photochem Photobiol* 53: 825–835, 1991.
[25] Jacques SL: Laser-tissue interactions. Photochemical, photothermal, and photomechanical, *Surg Clin North Am* 72: 531–558, 1992.
[26] Nolsoe CP, Torp-Pedersen S, Burcharth F, et al: Interstitial hyperthermia of colorectal liver metastases with a US-guided Nd-YAG laser with a diffuser tip: a pilot clinical study, *Radiology* 187: 333–337, 1993.
[27] Amin Z, Harries SA, Lees WR, et al: Interstitial tumour photocoagulation, *Endosc Surg Allied Technol* 1: 224–229, 1993.
[28] Germer CT, Roggan A, Ritz JP, et al: Optical properties of native and coagulated human liver tissue and liver metastases in the near infrared range, *Lasers Surg Med* 23: 194–203, 1998.
[29] Heisterkamp J, van Hillegersberg R, Ijzermans JN: Interstitial laser coagulation for hepatic tumours, *Br J Surg* 86: 293–304, 1999.

[30] Dachman AH, Smith MJ, Burris JA, et al: Interstitial laser ablation in experimental models and in clinical use, *Semin Interv Radiol* 10: 101–112, 1993.

[31] Pacella CM, Rossi Z, Bizzarri G, et al: Ultrasound-guided percutaneous laser ablation of liver tissue in a rabbit model, *Eur Radiol* 3: 26–32, 1993.

[32] Nikfarjam M, Muralidharan V, Malcontenti-Wilson C, et al: Progressive microvascular injury in liver and colorectal liver metastases following laser induced focal hyperthermia therapy, *Lasers Surg Med* 37: 64–73, 2005.

[33] Ritz JP, Lehmann KS, Zurbuchen U, et al: Ex vivo and in vivo evaluation of laser-induced thermotherapy for nodular thyroid disease, *Lasers Surg Med* 41: 479–486, 2009.

[34] Ritz JP, Roggan A, Isbert C, et al: Optical properties of native and coagulated porcine liver tissue between 400 and 2400 nm, *Lasers Surg Med* 29: 205–212, 2001.

[35] Tranberg KG: Percutaneous ablation of liver tumours, *Best Pract Res Clin Gastroenterol* 18: 125–145, 2004.

[36] Steger AC, Lees WR, Shorvon P, et al: Multiple-fibre low-power interstitial laser hyperthermia: studies in the normal liver, *Br J Surg* 79: 139–145, 1992.

[37] Ivarsson K, Olsrud J, Sturesson C, et al: Feedback interstitial diode laser (805 nm) thermotherapy system: ex vivo evaluation and mathematical modeling with one and four-fibers, *Lasers Surg Med* 22: 86–96, 1998.

[38] Roggan A, Mesecke-von Rheinbaben I, Knappe V, et al: Applicator development and irradiation planning in laser-induced thermotherapy (LITT), *Biomed Tech (Berl)* 42(Suppl): 332–333, 1997.

[39] Pacella CM, Bizzarri G, Francica G, et al: Percutaneous laser ablation in the treatment of hepatocellular carcinoma with small tumors: analysis of factors affecting the achievement of tumor necrosis, *J Vasc Interv Radiol* 16: 1447–1457, 2005.

[40] Pacella CM, Valle D, Bizzarri G, et al: Percutaneous laser ablation in patients with isolated unresectable liver metastases from colorectal cancer: Results of a phase II study, *Acta Oncol* 45: 77–83, 2006.

[41] Pacella CM, Francica G, Di Lascio FM, et al: Long-term outcome of cirrhotic patients with early hepatocellular carcinoma treated with ultrasound-guided percutaneous laser ablation: a retrospective analysis, *J Clin Oncol* 27: 2615–2621, 2009.

[42] Vogl TJ, Eichler K, Straub R, et al: Laser-induced thermotherapy of malignant liver tumors: general principals, equipment (s), procedure(s)–side effects, complications and results, *Eur J Ultrasound* 13: 117–127, 2001.

[43] Vogl TJ, Straub R, Eichler K, et al: Colorectal carcinoma metastases in liver: laser-induced interstitial thermotherapy—local tumor control rate and survival data, *Radiology* 230: 450–458, 2004.

[44] Veenendaal LM, de Jager A, Stapper G, et al: Multiple fiber laser-induced thermotherapy for ablation of large intrahepatic tumors, *Photomed Laser Surg* 24: 3–9, 2006.

[45] Vogl TJ, Straub R, Eichler K, et al: Malignant liver tumors treated with MR imaging-guided laser-induced thermotherapy: experience with complications in 899 patients (2,520 lesions), *Radiology* 225: 367–377, 2002.

[46] Ahrar K, Gowda A, Javadi S, et al: Preclinical assessment of a 980-nm diode laser ablation system in a large animal tumor model, *J Vasc Interv Radiol* 21: 555–561, 2010.

[47] Moller PH, Lindberg L, Henriksson PH, et al: Temperature control and light penetration in a feedback interstitial laser thermotherapy system, *Int J Hyperthermia* 12: 49–63, 1996.

[48] Olsrud J, Wirestam R, Persson BR, et al: Simplified treatment planning for interstitial laser thermotherapy by disregarding light transport: a numerical study, *Lasers Surg Med* 25: 304–314, 1999.

[49] Kettenbach J, Silverman SG, Hata N, et al: Monitoring and visualization techniques for MR-guided laser ablations in an open MR system, *J Magn Reson Imaging* 8: 933–943, 1998.

[50] Hegedus L: Therapy: a new nonsurgical therapy option for benign thyroid nodules? *Nat Rev Endocrinol* 5: 476–478, 2009.

[51] Cooper DS, Doherty GM, Haugen BR, et al: Revised American Thyroid Association management guidelines for patients with thyroid nodules and differentiated thyroid cancer, *Thyroid* 19: 1167–1214, 2009.

[52] Gharib H, Papini E, Paschke R, et al: American Association of Clinical Endocrinologist, Associazione Medici Endocrinologi, and European Thyroid Association Medical Guidelines for Clinical Practice for the Diagnosis and Management of Thyroid Nodules, *Endocr Pract* 16(Suppl 1): 1–43, 2010.

[53] Valcavi R, Frasoldati A: Ultrasound-guided percutaneous ethanol injection therapy in thyroid cystic nodules, *Endocr Pract* 10: 269–275, 2004.

[54] Esnault O, Franc B, Monteil JP, et al: High-intensity focused ultrasound for localized thyroid-tissue ablation: preliminary experimental animal study, *Thyroid* 14: 1072–1076, 2004.

[55] Esnault O, Franc B, Chapelon JY: Localized ablation of thyroid tissue by high-intensity focused ultrasound: improvement of noninvasive tissue necrosis methods, *Thyroid* 19: 1085–1091, 2009.

[56] Esnault O, Rouxel A, Le Nestour E, et al: Minimally invasive ablation of a toxic thyroid nodule by high-intensity focused ultrasound, *AJNR Am J Neuroradiol* 2010.

[57] Pacella CM, Bizzarri G, Guglielmi R, et al: Thyroid tissue: US-guided percutaneous interstitial laser ablation—a feasibility study, *Radiology* 217: 673–677, 2000.

[58] Dossing H, Bennedbaek FN, Karstrup S, et al: Benign solitary solid cold thyroid nodules: US-guided interstitial laser photocoagulation—initial experience, *Radiology* 225: 53–57, 2002.

[59] Pacella CM, Bizzarri G, Spiezia S, et al: Thyroid tissue: US-guided percutaneous laser thermal ablation, *Radiology* 232: 272–280, 2004.

[60] Papini E, Guglielmi R, Bizzarri G, et al: Ultrasound-guided laser thermal ablation for treatment of benign thyroid nodules, *Endocr Pract* 10: 276–283, 2004.

[61] Valcavi R, Bertani A, Pesenti M, et al: Laser and radiofrequency ablation procedures. In Baskin BJ, Duick DS, Levine RA, editors: *Thyroid ultrasound and ultrasound-guided FNA*, ed 2, New York, 2008, Springer, pp 198–218.

[62] Dossing H, Bennedbaek FN, Hegedus L: Ultrasound-guided interstitial laser photocoagulation of an autonomous thyroid nodule: the introduction of a novel alternative, *Thyroid* 13: 885–888, 2003.

[63] Dossing H, Bennedbaek FN, Hegedus L: Beneficial effect of combined aspiration and interstitial laser therapy in patients with benign cystic thyroid nodules: a pilot study, *Br J Radiol* 79: 943–947, 2006.

[64] Spiezia S, Vitale G, Di Somma C, et al: Ultrasound-guided laser thermal ablation in the treatment of autonomous hyperfunctioning thyroid nodules and compressive nontoxic nodular goiter, *Thyroid* 13: 941–947, 2003.

[65] Amabile G, Rotondi M, De Chiara G, et al: Low-energy interstitial laser photocoagulation for treatment of nonfunctioning thyroid nodules: therapeutic outcome in relation to pretreatment and treatment parameters, *Thyroid* 16: 749–755, 2006.

[66] Cakir B, Topaloglu O, Gul K, et al: Effects of percutaneous laser ablation treatment in benign solitary thyroid nodules on nodule volume, thyroglobulin and anti-thyroglobulin levels, and cytopathology of nodule in 1 yr follow-up, *J Endocrinol Invest* 29: 876–884, 2006.

[67] Barbaro D, Orsini P, Lapi P, et al: Percutaneous laser ablation in the treatment of toxic and pretoxic nodular goiter, *Endocr Pract* 13: 30–36, 2007.

[68] Rotondi M, Amabile G, Leporati P, et al: Repeated laser thermal ablation of a large functioning thyroid nodule restores

euthyroidism and ameliorates constrictive symptoms, *J Clin Endocrinol Metab* 94: 382–383, 2009.

[69] Dossing H, Bennedbaek FN, Hegedus L: Effect of ultrasound-guided interstitial laser photocoagulation on benign solitary solid cold thyroid nodules—a randomised study, *Eur J Endocrinol* 152: 341–345, 2005.

[70] Papini E, Guglielmi R, Bizzarri G, et al: Treatment of benign cold thyroid nodules: a randomized clinical trial of percutaneous laser ablation versus levothyroxine therapy or follow-up, *Thyroid* 17: 229–235, 2007.

[71] Dossing H, Bennedbaek FN, Bonnema SJ, et al: Randomized prospective study comparing a single radioiodine dose and a single laser therapy session in autonomously functioning thyroid nodules, *Eur J Endocrinol* 157: 95–100, 2007.

[72] Gambelunghe G, Fatone C, Ranchelli A, et al: A randomized controlled trial to evaluate the efficacy of ultrasound-guided laser photocoagulation for treatment of benign thyroid nodules, *J Endocrinol Invest* 29: RC23–6, 2006.

[73] Valcavi R, Riganti F, Bertani A, et al: Percutaneous laser ablation of cold benign thyroid nodules. a three-year follow-up in 122 patients, *Thyroid (in print)* 2010.

[74] Siperstein AE, Gitomirsky A: History and technological aspects of radiofrequency thermoablation, *Cancer J* 6: 2293–2303, 2000.

[75] Scudamore C: Volumetric radiofrequency ablation: technical considerations, *Cancer J* 6: S316–S318, 2000.

[76] McGahan JP, Browning PD, Brock JM, et al: Hepatic ablation using radiofrequency electrocautery, *Invest Radiol* 25: 267–270, 1990.

[77] McGahan JP, Brock JM, Tesluk H, et al: Hepatic ablation with use of radio-frequency electrocautery in the animal model, *J Vasc Interv Radiol* 3: 291–297, 1992.

[78] Goldberg SN, Gazelle GS, Dawson SL, et al: Tissue ablation with radiofrequency: effect of probe size, gauge, duration, and temperature on lesion volume, *Acad Radiol* 2: 399–404, 1995.

[79] Goldberg SN, Gazelle GS, Dawson SL, et al: Tissue ablation with radiofrequency using multiprobe arrays, *Acad Radiol* 2: 670–674, 1995.

[80] McGahan JP, Gu WZ, Brock JM, et al: Hepatic ablation using bipolar radiofrequency electrocautery, *Acad Radiol* 3: 418–422, 1996.

[81] Lorentzen T, Christensen NE, Nolsle CP, et al: Radiofrequency tissue ablation with a cooled needle in vitro: ultrasonography, dose response, and lesion temperature, *Acad Radiol* 4: 292–297, 1997.

[82] Livraghi T, Goldberg SN, Monti F, et al: Saline-enhanced radio-frequency tissue ablation in the treatment of liver metastases, *Radiology* 202: 205–210, 1997.

[83] Gazelle GS, Goldberg SN, Solbiati L, et al: Tumor ablation with radio-frequency energy, *Radiology* 217: 633–646, 2000.

[84] Berber E, Flesher N, Siperstein A: Initial clinical evaluation of the RITA 5-centimeter radiofrequency thermal ablation catheter in the treatment of liver tumors, *Cancer Journal* 6(Suppl 4): S319–S329, 2000.

[85] de Baere T, Denys A, Wood BJ, et al: Radiofrequency liver ablation: experimental comparative study of water-cooled versus expandable systems, *AJR Am J Roentgenol* 176: 187–192, 2001.

[86] McGahan JP, Dodd GDI: Radiofrequency ablation of the liver: current status, *AJR Am J Roentgenol* 176: 3–16, 2001.

[87] Gervais DA, Goldberg SN, Brown DB, et al: Society of Interventional Radiology position statement on percutaneous radiofrequency ablation for the treatment of liver tumors, *J Vasc Interv Radiol* 20: S342–S347, 2009.

[88] Gough-Palmer AL, Gedroyc WM: Laser ablation of hepatocellular carcinoma—a review, *World J Gastroenterol* 14: 7170–7174, 2008.

[89] Spiezia S, Garberoglio R, Di Somma C, et al: Efficacy and safety of radiofrequency thermal ablation in the treatment of thyroid nodules with pressure symptoms in elderly patients, *J Am Geriatr Soc* 55: 1478–1479, 2007.

[90] Baek JH, Moon WJ, Kim YS, et al: Radiofrequency ablation for the treatment of autonomously functioning thyroid nodules, *World J Surg* 33: 1971–1977, 2009.

[91] Deandrea M, Limone P, Basso E, et al: US-guided percutaneous radiofrequency thermal ablation for the treatment of solid benign hyperfunctioning or compressive thyroid nodules, *Ultrasound Med Biol* 34: 784–791, 2008.

[92] Kim YS, Rhim H, Tae K, et al: Radiofrequency ablation of benign cold thyroid nodules: initial clinical experience, *Thyroid* 16: 361–367, 2006.

[93] Jeong WK, Baek JH, Rhim H, et al: Radiofrequency ablation of benign thyroid nodules: safety and imaging follow-up in 236 patients, *Eur Radiol* 18: 1244–1250, 2008.

[94] Spiezia S, Garberoglio R, Milone F, et al: Thyroid nodules and related symptoms are stably controlled two years after radiofrequency thermal ablation, *Thyroid* 19: 219–225, 2009.

[95] Baek JH, Kim YS, Lee D, et al: Benign predominantly solid thyroid nodules: prospective study of efficacy of sonographically guided radiofrequency ablation versus control condition, *AJR Am J Roentgenol* 194: 1137–1142, 2010.

[96] Guglielmi R, Pacella CM, Bianchini A, et al: Percutaneous ethanol injection treatment in benign thyroid lesions: role and efficacy, *Thyroid* 14: 125–131, 2004.

[97] Burns PN, Wilson SR: Microbubble contrast for radiological imaging: 1. Principles, *Ultrasound Q* 22: 5–13, 2006.

[98] Wilson SR, Burns PN: Microbubble contrast for radiological imaging: 2. Applications, *Ultrasound Q* 22: 15–18, 2006.

[99] Papini E, Bizzarri G, Bianchini A, et al: Contrast-enhanced ultrasound in the management of thyroid nodules. In Baskin BJ, Duick DS, Levine RA, editors: *Thyroid Ultrasound and Ultrasound-Guided FNA*, ed 2, New York, 2008, Springer, pp 151–171.

[100] Bennedbaek FN, Karstrup S, Hegedus L: Ultrasound guided laser ablation of a parathyroid adenoma, *Br J Radiol* 74: 905–907, 2001.

[101] Solbiati L, Giangrande A, De Pra L, et al: Percutaneous ethanol injection of parathyroid tumors under US guidance: treatment for secondary hyperparathyroidism, *Radiology* 155: 607–610, 1985.

[102] Karstrup S, Hegedus L, Holm HH: Acute change in parathyroid function in primary hyperparathyroidism following ultrasonically guided ethanol injection into solitary parathyroid adenomas, *Acta Endocrinol (Copenh)* 129: 377–380, 1993.

[103] Karstrup S, Hegedus L, Holm HH: Ultrasonically guided chemical parathyroidectomy in patients with primary hyperparathyroidism: a follow-up study, *Clin Endocrinol (Oxf)* 38: 523–530, 1993.

[104] Adda G, Scillitani A, Epaminonda P, et al: Ultrasound-guided laser thermal ablation for parathyroid adenomas: analysis of three cases with a three-year follow-up, *Horm Res* 65: 231–234, 2006.

[105] Monchik JM, Donatini G, Iannuccilli J, et al: Radiofrequency ablation and percutaneous ethanol injection treatment for recurrent local and distant well-differentiated thyroid carcinoma, *Ann Surg* 244: 296–304, 2006.

[106] Papini E, Bizzarri G, Pacella CM: Percutaneous laser ablation of benign and malignant thyroid nodules, *Curr Opin Endocrinol Diabetes Obes* 15: 434–439, 2008.

[107] Hay ID: Management of patients with low-risk papillary thyroid carcinoma, *Endocr Pract* 13: 521–533, 2007.

第4篇 ■ 甲状腺肿瘤

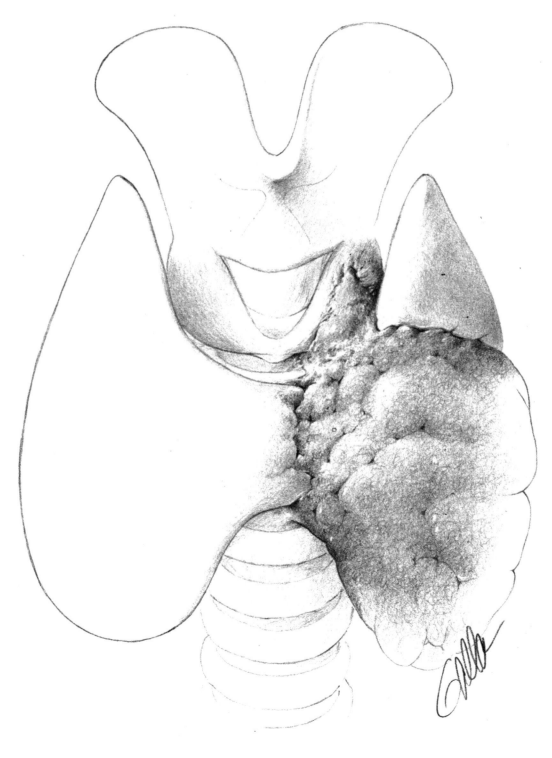

第17章 ■ 甲状腺肿瘤的分子发病机制

MASSIMO SANTORO ■ THOMAS J. FAHEY, III

引言

甲状腺肿瘤包括具有不同预后的多种疾病。已证实不同病理类型的甲状腺肿瘤与一些特定的基因突变和变化有关。本章就是讨论这些基因改变的，尤其重点讨论提示不良预后的基因改变。目前分子生物学技术对甲状腺细针穿刺活检（FNA）标本和手术标本的基因改变均可以进行检测。基因改变中可用来设计甲状腺癌新的治疗措施的分子标识或分子靶点将在本章重点讨论。

甲状腺肿瘤形成：综述

流行病学

甲状腺癌约占所有恶性肿瘤的 1%，内分泌系统肿瘤的 95% 以上[1]。甲状腺癌年龄校准后的发病率为 0.5 ~ 10/100 000（人·年）。女性发病率约为男性的 3 倍，而且女性的发病高峰比男性早 10 ~ 20 年[1]。在美国，预计在 2010 年将有 44 000 甲状腺癌新发病例和 1 690 死亡病例[2]。甲状腺癌，主要是微小乳头状癌，发病率从 20 世纪 80 年代以来一直稳步上升[1-2]。现在还不清楚这种增长趋势是因为日益完善的医疗监督体系和更加准确的筛查手段导致疾病的检出率增高，还是因为过多暴露于环境中如电离辐射或化学致癌物等危险因素而导致发病率的增高[3]。

形态学

甲状腺是由两个不同的激素生成细胞构成：滤泡细胞（产生甲状腺激素）和滤泡旁 C 细胞（产生降钙素）。大多数甲状腺肿瘤来源于这两种细胞[4]。甲状腺癌有五种主要类型：乳头状癌（PTC），滤泡状癌（FTC），低分化癌（PDTC），未分化癌（ATC）和髓样癌（MTC）（参见第 44 章）[4]。甲状腺乳头状癌、滤泡癌、低分化癌、未分化癌均来源于滤泡细胞，统称为甲状腺非髓样癌（NMTC）。甲状腺髓样癌（MTC）起源于分泌降钙素的滤泡旁 C 细胞[4-5]。还有另外一种可能就是甲状腺肿瘤，可能也像许多其他肿瘤一样，来源于甲状腺干细胞[6]。最近有研究证实，甲状腺滤泡癌、乳头状癌和未分化癌中含有少量具有高醛脱氢酶活性的致瘤干细胞样细胞亚群。这些细胞具有无限复制潜能并具备亲代肿瘤细胞的生物学行为[7]。这一干细胞样细胞亚群在甲状腺髓样癌中也同样被分离了出来[8]。

甲状腺乳头状癌（PTC）和滤泡状癌（FTC）仍然保有分化型甲状腺细胞的功能，统称为分化型甲状腺癌（DTC）（参见第 18 章、第 19 章、第 20 章和第 21 章）。而甲状腺低分化癌（PDTC）和未分化癌（ATC）分别属于低分化癌和未分化癌。

特别值得一提的另外一个滤泡细胞来源的甲状腺肿瘤是嗜酸细胞肿瘤（参见第 22 章）。甲状腺嗜酸细胞肿瘤是以 Hurthle 嗜酸细胞（也称 Askanazy 细胞）聚集为特征，虽然最初嗜酸细胞肿瘤被归类在一个单独的类别，但现在更倾向于将它们作为分化型甲状腺癌的变异类型[9]。嗜酸细胞肿瘤中的嗜酸细胞为多角形大细胞，胞质中富含大量的嗜酸性颗粒，研究认为这些嗜酸性颗粒是由于线粒体的聚集所致[9]。而线粒体聚集是继发于氧化磷酸化和 ATP 合成过程异常，并认为是对氧化磷酸化和 ATP 合成异常的代偿。在线粒体中编码呼吸链复合体 I 和 III 的基因发生突变，以及控制线粒体膜电位的非线粒体来源的 GRIM-19 基因变异，已经在甲状腺嗜酸细胞肿瘤中检测到[9]。需要特别指出的是，这种嗜酸性改变在甲状腺炎、结节性甲状腺肿、Graves 病等非肿瘤性甲状腺疾病中也经常被发现。

预后

甲状腺未分化癌（间变性癌）预后非常差，最终均导致死亡[1,10]。分化型甲状腺癌往往临床发展缓慢，发病率和死亡率均较低[1]。然而，部分分化型甲状腺癌患者可能有复发或发展成去分化对放射性碘不敏感的肿瘤，这些肿瘤通常预后较差（参见第18章、第19章、第20章、第21章和第26章）。虽然目前手术治疗对多数早期的甲状腺髓样癌患者是有效的，但疾病持续存在、复发、局部和远处转移仍然是死亡的主要原因[5]。所以对于放射性碘不敏感的分化型甲状腺癌、甲状腺未分化癌和已发生转移的甲状腺髓样癌而言，迫切需要新的治疗措施。

遗传

约25%的MTC病例具有家族遗传倾向[11]。非髓样癌中，主要是甲状腺乳头状癌，也可以表现为家族性，约占所有甲状腺乳头状癌的5%（参见第29章）。与非髓样甲状腺癌相关的家族性风险是所有实体瘤中最高的[12-13]。家族性的非髓样甲状腺癌（FNMTC）可分为两类：综合征型和非综合征型[12-13]。表现为综合征型的FNMTC可发展为不同类型的肿瘤，非综合征型FNMTC主要表现为甲状腺肿瘤。表现为综合征型的FNMTC可与罕见的孟德尔遗传肿瘤综合征、Cowden病、Carney综合征、副神经节瘤综合征、家族性腺瘤性息肉病和Werner综合征（早衰症）相关[13]。家族性FNMTC是一种多基因遗传性疾病，一些基因位点已被认为对于家族性非髓样甲状腺癌非常重要[12]。编码甲状腺特异性转录因子的两个基因FOXE1（TTF2，9q）和NKX2-1（TTF1，14q）的变异，已证实可以导致罹患甲状腺癌的风险增加[14]，预计这些研究结果将很快会用于家族性非髓样甲状腺癌发病风险筛查中，以使筛查结果更加准确。

基因

甲状腺癌的不同形态学亚型与特定的遗传改变相关（表17-1）[15-16]，这方面的知识为旨在通过检测基因变异来提高诊断水平[17]和改善预后[18]的临床研究以及通过分子靶向制剂来改善甲状腺癌患者治疗的临床试验提供了理论基础[19]。最近的一项研究表明，检测甲状腺结节细针穿刺标本的甲状腺癌相关的基因变异可能有助于提高甲状腺结节诊断的准确率。尤其是检测到BRAF、RAS、RET/PTC和PAX8-PPARG基因的突变高度提示恶性肿瘤：与最终石蜡病理对照，检测到上述突变的97%的甲状腺结节为恶性[17]。

因为许多已知的与甲状腺癌相关的基因突变会影响蛋白激酶，蛋白激酶容易被能与ATP竞争的小分子抑制剂干扰[20]。这一方案目前正在开展Ⅱ期和Ⅲ期临床研究（参见第55章）。通过ATP竞争性抑制剂来阻断RET，BRAF或其他激酶来治疗甲状腺癌的初步研究显示支持早期的结果[19]。

除了编码蛋白质基因的突变，最近的研究提示，microRNA在甲状腺癌的分子发病机制中也发挥重要作用[21]。microRNA是小的内源性非编码RNA分子（20~24nt），参与基因转录后基因表达的调控，影响信使RNA的稳定性和翻译过程。microRNA（miRNA）作为初级转录产物被合成（pri-miRNA），初级转录产物合成后被Drosha核糖核酸酶裂解产生70nt的含有四茎环结构的miRNA前体（前体miRNA）。miRNA前体被Dicer核糖核酸酶进一步裂解产生成熟miRNA[21]。成熟miRNA结合到RNA诱导的沉默复合体（RISC），这一复合体可以识别目标miRNA。在不同的肿瘤中，这些特异性的miRNA表达不同，有的表达上调，有的表达下调，这取决于肿

表17-1 甲状腺癌相关的基因异常

基因改变	功能	PTC	FTC	PDPC	ATC	MTC
RET/PTC 重排	酪氨酸激酶受体	20%	—	少见	—	—
TRK-T 重排	酪氨酸激酶受体	5%~13%	—	—	—	—
RET 突变	酪氨酸激酶受体	—	—	—	—	散发病例：30%~50% MEN2：95%
BRAF 突变	丝苏氨酸激酶	45%	—	15%	44%	—
RAS 突变	小 GTP 酶	10%	40%~50%	44%	20%~60%	—
PIK3CA 突变	脂质激酶	少见	少见	少见	20%	—
PPARG 重排	核受体	—	35%	少见	—	—
TP53	抑癌基因转录因子	少见	少见	15%~30%	60%~80%	少见

瘤的类型。对 miRNA 的进一步研究可能会发现新的诊断标记物和治疗靶点[21]。

甲状腺肿瘤：与遗传学改变相关的特异性甲状腺肿瘤

甲状腺滤泡型腺瘤

甲状腺结节非常常见，人群中触诊的检出率为5%～20%。随着现代超声技术的进步，高达67%的人被检出甲状腺内含有大于2 mm的结节[22]。这些结节仅少数是恶性的（小于5%），而良性结节可以是胶质结节、囊肿、炎性结节、增生结节或腺瘤（甲状腺滤泡性腺瘤）（参见第11章）。甲状腺滤泡型腺瘤可以是功能降低（冷结节）的腺瘤、功能正常（温结节）的腺瘤或功能亢进（热结节或毒性）的腺瘤。与冷结节或温结节相比，热结节与基因变异显著相关[15]。

促甲状腺激素（TSH）通过与具有7个跨膜结构域的G-蛋白偶联受体（TSHR）结合，来激活GSα-腺苷酸环化酶-环磷酸腺苷（cAMP）的级联反应；cAMP还可以反过来刺激滤泡细胞生长，并产生甲状腺激素（图17-1）[23]。甲状腺高功能腺瘤通常由功能获得性基因突变引起，这些突变阻断了上述TSH-cAMP信号通路。这些基因突变包括TSHR突变（占所有统计病例的80%）和编码GSα的GNAS1突变（占所有统计病例的6%）[23]。TSHR基因突变也存在于家族性非自身免疫性甲状腺功能亢进症。与此相反，TSHR和GNAS1的突变在甲状腺恶性肿瘤中几乎不存在，这表明这一通路的过度激活不会导致甲状腺恶变[15]。

表现为温结节或冷结节的甲状腺滤泡型腺瘤中，没有发现TSHR-cAMP级联反应的突变。这些甲状腺滤泡型腺瘤（如热结节）与甲状腺滤泡癌具有共同的细胞学特征。两者主要通过是否存在包膜或血液的浸润来区别[4,22]。有时这种差异即使是行组织病理学检查也很难区分，并且有的滤泡性病变表现为微小浸润的滤泡癌（参见第44章）。滤泡型腺瘤和侵袭性滤泡癌之间存在明显的形态学上的连续性，说明一些滤泡性病变是有从良性到恶性的进展过程。分子水平研究结果也支持甲状腺滤泡性病变中这一腺瘤到癌的顺序性改变。研究发现，虽然发病率较低，但甲状腺滤泡型腺瘤与甲状腺滤泡癌具有相同的基因变异。在约40%～50%的甲状腺滤泡癌和20%～40%的甲状腺滤泡型腺瘤中发现RAS突变（表17-1）。已证实RAS

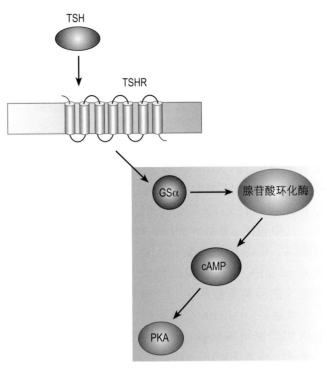

图17-1 促甲状腺激素信号级联反应。在结合TSH后，TSHR（一个具有G蛋白偶联的7个跨膜结构域受体）可以激活三聚体G蛋白。三聚体G蛋白激活后，α亚基从β和γ亚基分离，并激活腺苷酸环化酶产生cAMP，cAMP反过来激活蛋白激酶A（PKA）

基因突变与甲状腺滤泡癌预后较差相关[16]。因此，虽然RAS基因突变并非恶性肿瘤特异性的，但细针穿刺标本中检测到RAS基因突变提示该病变可能有恶性进展的较高风险[16]。同样，PPARG重排在甲状腺滤泡型腺瘤的发病率（2%～10%）低于甲状腺滤泡癌（35%）[16,24]。目前，甲状腺滤泡型腺瘤恶变为甲状腺滤泡癌的分子水平的决定因子仍未知。

甲状腺乳头状癌

甲状腺乳头状癌是最常见的甲状腺癌亚型，占所有甲状腺癌的80%[1,4]。甲状腺乳头状癌特点是具有典型的细胞核改变，包括核增大，有空泡，核膜重叠，无染色质或细尘样染色质，有核沟和包涵体，单个或多个微型或巨型核仁。甲状腺乳头状癌与辐射暴露密切相关，在切尔诺贝利事件后儿童发病率急剧增加（参见第28章）[25]。

甲状腺乳头状癌可分为若干亚型，最常见的类型是经典甲状腺乳头状癌、滤泡型甲状腺乳头状癌和高细胞型甲状腺乳头状癌。高细胞型甲状腺乳头状癌是一个侵袭性的甲状腺乳头状癌亚型，其特征是：有至少50%的大颗粒嗜酸性肿瘤细胞，长（高）宽比大于2，并且具有多个核内包涵体[26]。

超过 70％的甲状腺乳头状癌被证实存在可以引起 MAPK 通路活化的基因改变[15-16]。此途径经典的活化方式是由膜结合的生长因子受体（酪氨酸激酶受体，RTK）（图 17-2）启动。由于其内在的激酶活性，活化后的生长因子受体自身磷酸化成不同的细胞质酪氨酸，成为细胞内分子的结合位点，其中也包括磷酸化酪氨酸结合位点[27]。RTK 激活后会导致 Grb2-SOS 复合物的聚集，Grb2-SOS 复合物是一种小的 GTP 酶，可催化 RAS 基因中 GTP 的交换。结合 GTP 状态的 RAS 可以促进 RAF 家族的丝氨酸 / 苏氨酸激酶活化，其中包括 c-RAF、BRAF 和 ARAF 的活化。一旦被激活，RAF 激酶磷酸化 MEK（ MAP 激酶或 ERK 激酶），MEK 又进一步来磷酸化和激活 MAPK（或细胞外信号调节激酶）[27]。如表 17-1 所示，甲状腺乳头状癌是以 MAPK 通路不同组分的突变为特征的，包括 RET 酪氨酸激酶的重排，或者更少见的 NTRK1 的重排，或者 BRAF 的活化。在甲状腺乳头状癌中，RET/PTC 和 BRAF 基因的变异是相互排斥的，这表明多个位点的突变并不能赋予这一疾病额外的生物学特征，只是证实这些癌基因蛋白的信号传导通路是相互重叠的（参见图 17-2）。

基因病变作为甲状腺乳头状癌的典型特点将在后面深入阐述。可以预见的是特定的甲状腺乳头状癌亚型具有特异性突变模式。例如，有报道高达 40％的滤泡型甲状腺乳头状癌可以检测到 RAS 突变[28]。相对比，25％的浸润性滤泡型甲状腺乳头状癌可以检测到 BRAF 突变。滤泡型甲状腺乳头状癌的 BRAF 突变可能是 K601E 或其他突变，而不是经典的 BRAF V600E 突变。已证实高达 80％的高细胞型甲状腺乳头状癌存在 BRAF V600E 突变，这一比例高于滤泡型甲状腺乳头状癌和经典的甲状腺乳头状癌[16]。

已证实甲状腺乳头状癌与一组特定的 microRNA 表达失控有关[21]。miR-221、miR-222、miR-146B、181b 的表达上调在不同的甲状腺乳头状癌均有报道[29]。有趣的是，miR-221 和 miR-222 的目标有许多，其中包括细胞周期抑制剂 p27kip1。因此，它们在甲状腺乳头状癌的表达上调有利于下调 p27kip1 表达，进而使细胞周期失控[29]。

甲状腺乳头状癌的特异性基因变异

RET/PTC

RET（转染期间重排）是神经胶质源性神经营养

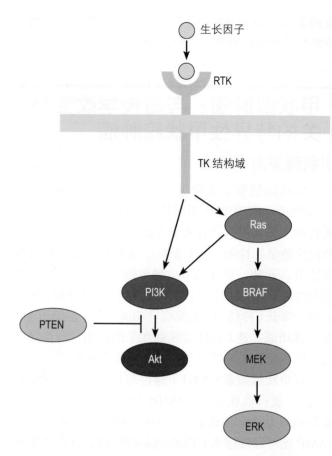

图 17-2　生长因子的信号级联反应。生长因子结合到同源的膜结合酪氨酸激酶受体（ RTK）（ 如 RET、NTRK1）。活化的 RTK 自身磷酸化成酪氨酸残基，进一步介导细胞内信号蛋白的聚集和活化。这最终导致了两个主要的细胞内信号传导通路的激活：MAPK 通路和 PI3K 通路。加载 GTP 的 RAS GTP 酶可促进 RAS 激活，RAS 激活后结合并激活 PI3K 和 RAF 激酶。活化的 RAF 磷酸化 MEK，MEK 又进一步磷酸化和激活 MAPK。另一方面，PI3K（ PI3K 也可以被 RTK 直接激活）合成一种胞内第二信使的脂质 PiP3，PiP3 可以结合蛋白质上具有的脂质结合 PH 结构域，如丝氨酸 / 苏氨酸激酶 AKT。PTEN 是一种脂质磷酸酶，可以水解 PiP3，抑制 PI3K 信号通路

因子（GDNF）配体的受体。在甲状腺乳头状癌，染色体倒位或易位导致 RET 激酶编码域与异源基因的 5'- 端融合，所得到的嵌合序列称为 RET/PTC[30]。不同 RET/PTC 重排的发生率差别很大（平均 20％）（见表 17-1）。RET/PTC1 是 H4（ CCDC6）-RET 融合，RET/PTC3 是 NCOA4（ RFG）-RET 融合，两者是甲状腺乳头状癌中最常见的变异，且两者都是由 10 号染色体长臂的臂内倒位引起（图 17-3）。RET/PTC3 在切尔诺贝利事件之后及甲状腺乳头状癌的年轻患者中更为多见和高发（见第 28 章）[15-16]。

在 RET/PTC 重排中，由于多种重排机制，会有一些预期以外的 RET 表达发生，包括 RET 与广泛表

达的基因伴侣的融合、负调节结构域的缺失、细胞质基质的异位和 RET 激酶的配体非依赖性二聚化[30]。虽然在 10 号染色体的线性图谱上，RET 基因与其最常发生融合的基因（例如，CCDC6 和 NCOA4）之间相隔成百上千万个碱基，但在分裂间期两者的染色质经常相互重叠[31-32]。如此地接近，加上它们位于 10 号染色体的脆性位点，在 DNA 暴露于如电离辐射和过氧化氢等基因毒性的试剂，发生双链断裂后，更易于进行异常重组[33,4]。

RET/PTC 可作为甲状腺乳头状癌的分子标记。通过逆转录 PCR 就可以在细针穿刺标本中检测到 RET/PTC，但该方法需要高质量 RNA[35]。应当指出的是，RET/PTC 重排的分布在涉及大量肿瘤细胞（形成克隆）的病变和仅有少量肿瘤细胞（没有形成克隆）的病变可能会有所不同。虽然 RET/PTC 在一些良性甲状腺疾病也有报道，但是涉及大量肿瘤细胞（形成克隆）RET/PTC 基因变异对甲状腺乳头状癌而言是特异性的[35]。

不同于 BRAF 突变，RET/PTC 重排在有放射性碘浓聚能力的经典甲状腺乳头状癌中没有检测到[16]，而且，RET/PTC 在 ATC 中也没有发现（见表 17-1）。基于上述原因，研究者将 RET/PTC 作为甲状腺乳头状癌分子治疗靶点的兴趣可能就很有限了[30]。

NTRK1

NTRK1（也称为 TRKA）是对神经生长因子有高亲和力的 RTK[36]。与 RET/PTC 重排相似，在 5%~13% 的甲状腺乳头状癌病例中，可以检测到编码 NTRK1 TK 的结构域与异源序列异常重组，从而生成 TRK-T 致癌基因，并最终导致酪氨酸激酶结构组成性激活[36]。

BRAF

BRAF 基因的致癌性转换是甲状腺乳头状癌中最常见的遗传性事件，45% 的病例可以检测到，在高细胞型甲状腺乳头状癌的检出率高达 80%[15-16,37]（见表 17-1）。甲状腺癌中 90% 以上的 BRAF 突变是核苷酸 1799 发生了从胸腺嘧啶到腺嘌呤的颠换，导致残基 600（V600E）中谷氨酸为缬氨酸取代。这一突变破坏了蛋白质的折叠（通常蛋白质折叠后可以保持稳定的催化活性），从而激活组成性激酶活性和 MAPK 信号级联反应。在甲状腺癌中还有其他几个少见的点突变，常在滤泡型甲状腺乳头状癌中检测到，如 K601E、V599ins、G474R、G469R、V600E-K601del、V600D-FLAGT601-605ins 和 T599I-VKSR（600-603）del[37]。BRAF 基因重排，可以导致 AKAP9 和 BRAF 基因的融合，有研究证实这一基因异常重组可以在辐射的诱发甲状腺乳头状癌中检测到[16]。

BRAF 基因突变与成年人的年龄、腺外浸润、复发、广泛转移和放射性碘摄取能力的丧失相关；放射性碘摄取能力的丧失可能是由于钠碘转运体（NIS）的失调造成[37-38]。已证实 BRAF 基因突变是肿瘤复发的独立预测因素[15,18]，并且发现 BRAF 基因突变阳性的甲状腺肿瘤明显富含转移灶[39]，另外在甲状腺癌干细胞中也可以检测到 BRAF 基因突变[7]。值得注意的是，甲状腺未分化癌组织中也被证实存在 BRAF 突变（见表 17-1）。尽管 BRAF 基因突变主要与侵袭性较高的甲状腺乳头状癌相关，但不是所有检测到 BRAF 突变的甲状腺乳头状癌预后都较差，而与 BRAF 基因相关的基因改变对甲状腺乳头状癌的生物学行为的决定作用尚未得到证实。

BRAF 突变可在细针穿刺活检标本中很容易检测到，并且是恶性肿瘤特异性的。因此，当甲状腺结节细针穿刺细胞学检查不能明确诊断时，BRAF 基因检测有助于明确诊断[17]。此外，对于不能摄取放射性碘的甲状腺癌亚型，BRAF 基因无疑是一个极具吸引力的药物治疗靶点[19]。BRAF 的靶向药物，像 PLX4032，正在等待进行进一步的甲状腺癌患者临床试验[40]。

RAS

HRAS、KRAS 和 NRAS 这三个 RAS 基因编码

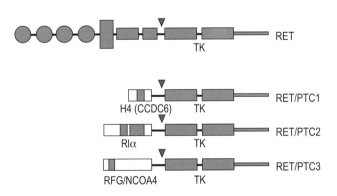

图 17-3　RET/PTC 重排。在甲状腺乳头状癌中，染色体易位（在 RET/PTC2 的情况下），或更常见的 10 号染色体的臂内倒位（在 RET/PTC1 和 RET/PTC3 的情况下），在膜结构域与酪氨酸激酶结构域之间裂解 RET 基因。编码 RET 酪氨酸激酶结构域的部分与异源基因（CCDC6，RIA，NCOA4）5'- 端区域重新排列，这一重新排列有助于转录启动子和蛋白结构域（盒子）的活化，活化后能够介导蛋白质二聚体的形成。图示最常见的 RET/PTC 变异。红色箭头：断点

小 G 蛋白，小 G 蛋白主要参与生长因子受体信号通路（见图 17-2）。激活后，RAS 释放 GDP，GDP 与 GTP 结合，从而可以与 RAF 激酶、PI3K（磷脂酰肌醇 -3 激酶）和其他效应蛋白相互作用，向下游传递信号[41]。野生型 RAS 迅速被 RAS 固有的 GTP 酶活性关闭，并且 RAS 固有的 GTP 酶活性可以被 GAP（GTP 酶激活蛋白）加强。致癌性的 RAS 基因突变主要发生在密码子 12，13，59，61，可以降低 GTP 酶的活性，并反过来导致慢性 RAS 激活[41]。RAS 家族三个成员（HRAS，KRAS，NRAS）全部突变在经典的甲状腺乳头状癌中是少见的，主要局限于滤泡型甲状腺乳头状癌。

甲状腺滤泡癌

虽然相对于甲状腺乳头状癌及其亚型而言甲状腺滤泡癌发病率正在下降，但仍然占所有甲状腺恶性肿瘤的 10%（参见第 20 章）[1,4]。如前所述，在一些情况下，甲状腺滤泡癌很难与甲状腺滤泡型腺瘤区分，并且很可能一些甲状腺滤泡癌是滤泡型腺瘤恶变而来。因此，可以预想，甲状腺滤泡癌与滤泡型腺瘤会有一些共同的基因变异。一部分甲状腺滤泡癌与 RAS 基因突变有关，而 RAS 突变阴性的甲状腺滤泡癌亚型经常可以检测到 PPARG 基因重排，其中最常见的是 PAX8-PPARG 融合（见表 17-1）。RAS 和 PAX-PPARG 并不重叠，它们一起可以解释高达 80% 的甲状腺滤泡癌的分子发病机制[16]。甲状腺滤泡癌还可以表现出一些 microRNA 表达的改变，并且通过 microRNA 分析可能有助于区分甲状腺滤泡癌和甲状腺滤泡型腺瘤。最近的一项研究报道，在传统的甲状腺滤泡癌中，表达高度上调的 microRNA 有 microRNA-187、-224、-155、-222 和 -221，而在传统的甲状腺滤泡型腺瘤中表达高度上调的 microRNA 有 microRNA-339、-224、-205、-210、-190、-328 和 -342[42]。

甲状腺滤泡癌的特异性基因改变
RAS

RAS 家族成员的突变在甲状腺滤泡癌很常见，约占甲状腺滤泡癌的 40% ~ 50%，主要是 HRAS 和 NRAS 的 61 密码子[15-16]。然而，对细针穿刺活检标本或手术标本应用 RAS 基因突变进行诊断性检测目

前尚有争议。正如前面所讨论的，一方面，RAS 突变也可存在于腺瘤中（20% ~ 40%），所以不是恶性肿瘤特异性的。另一方面，RAS 突变可能诱发腺瘤 - 甲状腺滤泡癌的转变，因此应该及时手术切除肿物[16]。

原则上，像我们后边要讨论的低分化癌和未分化癌一样，RAS 似乎可以成为一个代表性的治疗甲状腺滤泡癌的有吸引力的药物靶点。遗憾的是，到目前为止，RAS 对于药物阻断一直极度耐受[43]。已经在探索的一种治疗 RAS 阳性的甲状腺肿瘤的可能有效的方法是阻断 BRAF 或 MEK，因为这两个激酶是在 RAS 的下游发挥作用。然而，至少在其他类型的肿瘤进行的临床前期研究中，这种方法一直没有成功，因为在 RAS 阳性肿瘤中调节通路会迅速补偿药物所致的 MEK 阻断（但有趣的是，在 BRAF 基因阳性肿瘤中这一补偿并未发生）[44]。最后，最近的研究表明，在 RAS 阳性肿瘤进行 BRAF 阻断可能不仅是无效的，甚至可能有害；事实上，在 RAS 突变的细胞中，被药物抑制的 BRAF 会形成一个含有 C- RAF 的复合体，这一复合体是刺激，而不是阻断下游信号传导通路和肿瘤细胞的增殖[45]。

PPARG

PPARG（过氧化物酶体增殖物激活受体 γ）是类固醇 / 甲状腺激素核受体家族的一个成员。在约 35% 的甲状腺滤泡癌中可检测到，融合癌基因是由染色体 2 和 3 之间的平衡易位产生的，并导致编码甲状腺特异性配对盒转录因子 PAX8 和 PPARG 大部分序列之间的融合[24]。另外一个融合是 CREB3L2-PPARG 融合，关于 PPARG 的这种融合是比较少见的[24]。

PAX8-PPARG 重排会导致 PPARG 过度表达（图 17-4）[24]。PAX8 在甲状腺分化过程中发挥重要作用，PPARG 调节细胞周期和细胞凋亡。该 PAX8-PPARG 嵌合蛋白会对 PAX8 或 PPARG 正常功能（显性负效应）产生干扰，这也可以解释其致癌活性[24]。需要进一步证实的是阻断正常 PPARG 功能是否是 PAX8-PPARG 致癌功能的重要组成部分，这非常重要，因为如果上述观点被证实，提示可以通过使用 PPARG 激动剂来恢复 PPARG 功能，从而治疗 PAX8-PPARG 阳性的甲状腺滤泡癌。可能 PAX8-PPARG 与 RAS 的一些常见功能有共同的地方，与 RAS 突变诱导的肿瘤形成类似，都参与了甲状腺肿瘤（甲状腺滤泡型腺瘤和甲状腺滤泡癌）的形成。野生型 PPARG 抑制脂质磷酸酶 PTEN 表达，从而抑制了 PI3K 信号通路向

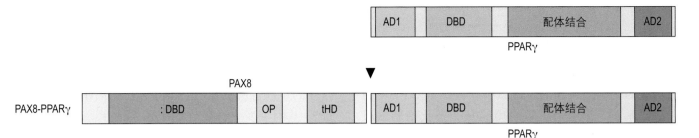

图 17-4 PAX8/PPARG 重排。在甲状腺滤泡癌中被发现，在甲状腺滤泡型腺瘤中不常见，是染色体 2、3 易位导致 PAX8 基因和 PPARG 基因几乎整个编码区的融合。AD1/2：激活结构域 1 和 2；DBD：DNA 结合域；OP：八肽基序；HD：同源域。箭头：断点

下游的传递（参见图 17-1）。因此，作为 PPARG 的显性失活突变体，PAX8-PPARG 可能激活 PI3K 信号传导通路，而 PI3K 信号通路的激活是癌基因蛋白 RAS 和 PAX8-PPARG 的一个共同特征[47]。

PAX8-PPARG 重排可通过逆转录 PCR 或 FISH 分析进行可靠的检测。但 PAX8-PPARG 不能用来诊断恶性肿瘤，因为它在一小部分甲状腺滤泡型腺瘤（2%～10%）中也可以检测到。PAX8-PPARG 阳性的甲状腺滤泡型腺瘤可能代表浸润前的甲状腺滤泡癌[16]。因此，如果在滤泡性肿瘤的细针穿刺活检中证实存在这种改变，在病理诊断时一定要更仔细地检查是否存在包膜和血管浸润。

低分化甲状腺癌

与分化型甲状腺癌相比，低分化甲状腺癌是一种少见的甲状腺肿瘤，其特点是部分去分化、预后不好[47]。低分化甲状腺癌的诊断标准包括实性 - 梁状 - 岛状生长模式的存在，缺乏典型的乳头状癌的核特性，并具有以下至少一种特征：扭曲核（核小、染色质多、核膜扭曲），肿瘤坏死，核分裂象 ≥ 3/HPF（参见第 44章）[47]。

低分化甲状腺癌的基因特性介于分化癌与未分化癌之间。与分化型甲状腺癌相似，低分化甲状腺癌存在 RAS 基因突变（后面讨论）、BRAF 基因突变，其中 BRAF 基因突变较少见，为 15%（参见表 17-1）。与未分化癌相似，约 15%～30% 的低分化癌可以检测到 TP53 基因突变，或 PI3K 基因和它的下游效应因子 AKT 的突变[39]。RAS 突变是在甲状腺低分化癌中最普遍的基因病变，高达低分化癌的 44%[9,48]。RAS 突变主要影响 NRAS 的 61 密码子。值得注意的是，以

甲状腺为靶器官的转基因小鼠模型证实，NRAS 基因突变可以诱发甲状腺低分化癌[49]。

甲状腺未分化癌

甲状腺未分化癌约占所有甲状腺癌的 2%～5%（参见第 26 章）。在超过 25% 的甲状腺未分化癌患者中可以检测到分化良好的癌灶（乳头状癌或者滤泡状癌），提示它们的未分化癌可能来源于先前已存在的乳头状癌或滤泡状癌[4,15-16]。高达 75% 的未分化癌病例在确诊时已发现有远处转移的证据，未分化癌患者的中位生存期是 5 个月[10]。化疗对未分化癌无效，仅在不到 25% 的病例中可获得部分反应[10]。

从基因角度来看，甲状腺未分化癌与 BRAF 和 RAS 基因突变有关（见表 17-1）。在未分化癌中没有发现 RET/PTC 和 TRK-T 基因的突变。BRAF 基因突变主要存在于未分化癌中包含甲状腺乳头状癌的病灶部分，这也支持了未分化癌来源于先前已存在的乳头状癌的观点[16]。

在未分化癌中还发现一些其他突变，包括 β- 连环蛋白和肿瘤抑制因子 TP53 的突变，这些突变在分化型甲状腺癌中很少见（见表 17-1）[15-16]。TP53 功能的丧失对未分化癌表型的建立可能起决定性的作用。在最近的基因表达谱中发现，未分化癌组织中一系列与染色体的易变性和细胞增殖相关的基因表达上调，而且这种上调从发病机制的角度来看是与 TP53 突变相关的[50]。

RAS 和 BRAF 基因在之前段落中已经进行了深入广泛的讨论。最近，在未分化癌中发现 PI3K（磷脂酰肌醇 -3 激酶）信号级联通路中各个组分的突变，这种突变在分化型甲状腺癌并不常见。下面的部分会进

一步总结这些新发现。

PI3K 信号级联通路

PI3K 是具有磷酸化磷脂酰肌醇磷脂的 3- 羟基基团功能的一个代表性的蛋白激酶家族。Ⅰ型 PI3K 由调节亚基 p85 和催化亚基 p110 构成，催化磷脂酰肌醇（3，4，5）- 三磷酸盐（PiP3）的生成。PiP3 可以结合到一些信号通路蛋白的普列克底物蛋白同源（PH）结构域并使其激活，这些信号通路蛋白就包括丝氨酸 / 苏氨酸激酶 Akt[51]。Akt 又可以磷酸化与细胞周期调控、凋亡、迁移和代谢相关的蛋白质而发挥不同的表型效应。Akt 的一个重要效应物是在细胞转化中起关键作用的激酶 mTOR，mTOR 是雷帕霉素及相关抗癌药物的作用靶点[52]。磷酸酶 PETN 可以水解 PiP3，约束和监控 PI3K 信号级联通路。PI3K 可以被有 TK 活性的生长因子受体或结合 GTP 的 RAS 蛋白活化（参见图 17-2 ）。

在多种人类癌症中都发现了 PI3K 的信号级联通路组分的突变。这些突变在分化型甲状腺癌中罕见，主要局限于甲状腺未分化癌，提示它们在甲状腺癌进展中起作用。在最近的一项研究中发现，23% 的甲状腺未分化癌样本中有 PIK3CA 的突变，该基因编码 PI3K 的催化亚基 p110[53]。重要的是，动物实验证实小鼠在甲状腺表达的同时激活 RAS 和破坏 PTEN，迅速发展成为致命的甲状腺未分化癌[54]。这些发现提示 PI3K 信号级联通路可能成为侵袭性甲状腺癌一个非常有前景的治疗靶点。一些最近的临床前期研究已经证实，联合应用 MAPK 通路和 PI3K 信号级联通路的靶向药物在体外实验中取得了一定的疗效[55]。

甲状腺髓样癌

甲状腺髓样癌约占所有甲状腺癌的 5%（参见第 23 章、第 24 章和第 25 章）[5,56]。约 75% 的髓样癌呈散发性，其余表现为常染色体显性遗传的癌症综合征的一部分：多发性内分泌肿瘤综合征 2 型（MEN 2）。MEN 2 包括 3 个亚型：MEN 2A（约占 80%）、MEN 2B 和家族性甲状腺髓样癌（FMTC）[11]。MEN 2 相关的遗传性甲状腺髓样癌是典型的双侧和多中心的，而且通常发病之前呈现多个病灶 C 细胞增生（CCH）。MEN 2A 患者，髓样癌常与嗜铬细胞瘤和甲状旁腺增生并存，也可有皮肤苔藓样淀粉样变性（CLA）和先天性巨结肠病，但较少见。MEN 2B 患者，髓样癌常与嗜铬细胞瘤、累及嘴唇和消化道的多发性神经节瘤和马方综合征体型并存[11]。

目前我们所知的与髓样癌相关的基因病变方面的知识仍然有限。在其他类型的癌细胞中，包括髓样癌以外的甲状腺癌，发现的像 RAS、BRAF、PIK3CA、TP53 基因突变，在髓样癌中很少发生。因此，目前为止发现的与髓样癌明确相关的唯一基因突变是 RET 原癌基因突变。

RET

RET 基因突变存在于几乎所有的家族性髓样癌病例中（参见表 17-1）。95% 的 MEN 2B 病例在 RET 激酶结构域携带 M918T 突变；剩余 5% 的病例中存在 A883F 替代物或其他罕见突变。98% 的 MEN 2A 病例和 90% 家族性甲状腺髓样癌病例中，突变影响到 RET 蛋白胞外富含半胱氨酸的结构域的 5 个半胱氨酸。剩余病例的突变发生在其他一些密码子，主要定位于 RET 基因外显子 13、14 或 15（图 17-5 ）[5,56-57]。约一半的散发性髓样癌患者中发现了定位于 V804、M918 和 E768 的 RET 体细胞突变（参见表 17-1）。所有这些突变都使 RET 基因激活，变成一个显性转变的致癌基因。然而，不同的突变有不同的致癌潜能，而且这也是根据髓样癌指南进行预防性甲状腺切除术的不同时间安排的依据[58]。

综上所述，RET 基因可能成为髓样癌分子治疗的一个可靠靶点。在甲状腺癌患者的临床试验中发现，一些小分子酪氨酸激酶抑制剂有抗 RET 基因活性。其中，范德他尼在两个小的 Ⅱ 期临床研究和一个大型 Ⅲ 期临床研究中取得了满意的效果（参见第 55 章 ）[59-61]。

结语

甲状腺结节很常见，而且在术前区分良性结节和甲状腺癌具有挑战性。多数甲状腺癌患者预后极好。但是，对放射性碘不敏感的分化型甲状腺癌、甲状腺低分化癌、未分化癌、髓样癌，通常在确诊时已经发生转移，临床治疗困难。自 20 世纪 90 年代以来，在分子水平上对甲状腺癌的认识和理解都取得了巨大进步，如 BRAF 基因突变在甲状腺乳头状癌的作用和 RET 基因突变在髓样癌中的作用，这些知识也正被快速地应用到实践中，研发新药阻断癌基因蛋白来治疗相关类型的甲状腺癌。我们相信，在不久的将来，内

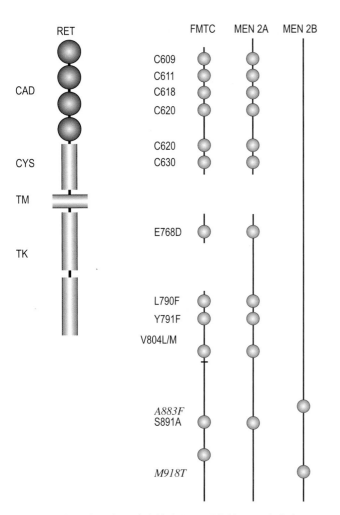

图 17-5　多发性内分泌肿瘤综合征 2 型中的 RET 点突变。RET 蛋白结构包括以下几方面：胞外钙黏蛋白结构域（CAD）、富含半胱氨酸盒子（CYS）、跨膜区域（TM）和分开的酪氨酸激酶结构域（TK）。图示与 FMTC、MEN2A 和 MEN2B 相关的最常见突变。值得注意的是，不同胞外半胱氨酸可以在不同的残基上发生突变（Modified from de Groot JW, Links TP, Plukker JT, et al:RET as a diagnostic and therapeutic target in sporadic and hereditary endocrine tumors. Endocr Rev 27:535-560, 2006. ）

分泌学专家、外科医生和肿瘤科医生一定会有一些新的有效的诊断工具和分子武器来治疗甲状腺疾病。

参考文献

[1]　Sipos JA, Mazzaferri EL: Thyroid cancer epidemiology and prognostic variables, *Clin Oncol (R Coll Radiol)* 22: 395–404, 2010.

[2]　Jemal A, Siegel R, Xu J, et al: Cancer statistics, 2010, *CA Cancer J Clin* 60: 277–300, 2010.

[3]　Nikiforov YE: Is ionizing radiation responsible for the increasing incidence of thyroid cancer? *Cancer* 116: 1626–1628, 2010.

[4]　DeLellis RA, Williams ED: Thyroid and parathyroid tumors. In DeLellis RA, et al, editor: *World Health Organization classification of tumours. Pathology and genetics. Tumours of endocrine organs*, Geneva, 2004, WHO Press, pp 51–56.

[5]　Pacini F, Castagna MG, Cipri C, et al: Medullary thyroid carcinoma, *Clin Oncol (R Coll Radiol)* 22: 475–485, 2010.

[6]　Bomken S, Fiser K, Heidenreich O, et al: Understanding the cancer stem cell, *Br J Cancer* 103: 439–445, 2010.

[7]　Todaro M, Iovino F, Eterno V, et al: Tumorigenic and metastatic activity of human thyroid cancer stem cells, *Cancer Res* 70: 8874–8885, 2010.

[8]　Zhu W, Hai T, Ye L, et al: Medullary thyroid carcinoma cell lines contain a self-renewing CD133þ population that is dependent on ret proto-oncogene activity, *J Clin Endocrinol Metab* 95: 439–444, 2010.

[9]　Mete O, Asa SL: Oncocytes, oxphils, Hurthle, and Askanazy cells: morphological and molecular features of oncocytic thyroid nodules, *Endocr Pathol* 21: 16–24, 2010.

[10]　Smallridge RC, Copland JA: Anaplastic thyroid carcinoma: pathogenesis and emerging therapies, *Clin Oncol (R Coll Radiol)* 22: 486–497, 2010.

[11]　Marx SJ: Molecular genetics of multiple endocrine neoplasia types 1 and 2, *Nat Rev Cancer* 5: 367–375, 2005.

[12]　Eng C: Common alleles of predisposition in endocrine neoplasia, *Curr Opin Genet Dev* 20: 251–256, 2010.

[13]　Khan A, Smellie J, Nutting C, et al: Familial nonmedullary thyroid cancer: a review of the genetics, *Thyroid* 20: 795–801, 2010.

[14]　Gudmundsson J, Sulem P, Gudbjartsson DF: Common variants on 9q22. 33 and 14q13.3 predispose to thyroid cancer in European populations, *Nat Genet* 41: 460–464, 2009.

[15]　Kondo T, Ezzat S, Asa SL: Pathogenetic mechanisms in thyroid follicular-cell neoplasia, *Nat Rev Cancer* 6: 292–306, 2006.

[16]　Nikiforova MN, Nikiforov YE: Molecular diagnostics and predictors in thyroid cancer, *Thyroid* 19: 1351–1361, 2009.

[17]　Nikiforov YE, Steward DL, Robinson-Smith TM, et al: Molecular testing for mutations in improving the fine-needle aspiration diagnosis of thyroid nodules, *J Clin Endocrinol Metab* 94: 2092–2098, 2009.

[18]　Xing M, Clark D, Guan H, et al: BRAF mutation testing of thyroid fine-needle aspiration biopsy specimens for preoperative risk stratification in papillary thyroid cancer, *J Clin Oncol* 27: 2977–2982, 2009.

[19]　Sherman SI: Targeted therapy of thyroid cancer, *Biochem Pharmacol* 80: 592–601, 2010.

[20]　Zhang J, Yang PL, Gray NS: Targeting cancer with small molecule kinase inhibitors, *Nat Rev Cancer* 9: 28–39, 2009.

[21]　Pallante P, Visone R, Croce CM, et al: Deregulation of microRNA expression in follicular-cell-derived human thyroid carcinomas, *Endocr Relat Cancer* 17: F91–F104, 2010.

[22]　Meier CA: Thyroid nodules: pathogenesis, diagnosis and treatment, *Baillieres Best Pract Res Clin Endocrinol Metab* 14: 559–575, 2000.

[23]　Duprez L, Parma J, Van Sande J, et al: TSH receptor mutations and thyroid disease, *Trends Endocrinol Metab* 9: 133–140, 1998.

[24]　Eberhardt NL, Grebe SK, McIver B, et al: The role of the PAX8/PPARgamma fusion oncogene in the pathogenesis of follicular thyroid cancer, *Mol Cell Endocrinol* 321: 50–56, 2010.

[25]　Williams D: Radiation carcinogenesis: lessons from Chernobyl, *Oncogene* (Suppl 2): S9–S18, 2008.

[26]　LiVolsi VA: Papillary carcinoma tall cell variant (TCV): a review, *Endocr Pathol* 21: 12–15, 2010.

[27]　Lemmon MA, Schlessinger J: Cell signaling by receptor tyrosine kinases, *Cell* 141: 1117–1134, 2010.

[28]　Rivera M, Ricarte-Filho J, Tuttle RM, et al: Molecular, morphologic, and outcome analysis of thyroid carcinomas according to degree of extrathyroid extension, *Thyroid* 20: 1085–1093, 2010.

[29]　Visone R, Russo L, Pallante P, et al: MicroRNAs (miR)-221 and miR-222, both overexpressed in human thyroid papillary carcinomas, regulate p27Kip1 protein levels and cell cycle, *Endocr Relat Cancer* 14: 791–798, 2007.

[30]　Santoro M, Carlomagno F, Melillo RM, et al: Dysfunction of

the RET receptor in human cancer, *Cell Mol Life Sci* 61: 2954–2964, 2004.

[31] Nikiforova MN, Stringer JR, Blough R, et al: Proximity of chromosomal loci that participate in radiation-induced rearrangements in human cells, *Science* 290: 138–141, 2000.

[32] Gandhi M, Evdokimova V, Nikiforov YE: Mechanisms of chromosomal rearrangements in solid tumors: the model of papillary thyroid carcinoma, *Mol Cell Endocrinol* 321: 36–43, 2010.

[33] Ameziane-El-Hassani R, Boufraqech M, Lagente-Chevallier O, et al: Role of H2O2 in RET/PTC1 chromosomal rearrangement produced by ionizing radiation in human thyroid cells, *Cancer Res* 70: 4123–4132, 2010.

[34] Gandhi M, Dillon LW, Pramanik S, et al: DNA breaks at fragile sites generate oncogenic RET/PTC rearrangements in human thyroid cells, *Oncogene* 29: 2272–2280, 2010.

[35] Zhu Z, Ciampi R, Nikiforova MN, et al: Prevalence of RET/PTC rearrangements in thyroid papillary carcinomas: effects of the detection methods and genetic heterogeneity, *J Clin Endocrinol Metab* 91: 3603–3610, 2006.

[36] Greco A, Miranda C, Pierotti MA: Rearrangements of NTRK1 gene in papillary thyroid carcinoma, *Mol Cell Endocrinol* 321: 44–49, 2010.

[37] Xing M: BRAF mutation in papillary thyroid cancer: pathogenic role, molecular bases, and clinical implications, *Endocr Rev* 28: 742–762, 2007.

[38] Xing M: Prognostic utility of BRAF mutation in papillary thyroid cancer, *Mol Cell Endocrinol* 321: 86–93, 2010.

[39] Ricarte-Filho JC, Ryder M, Chitale DA, et al: Mutational profile of advanced primary and metastatic radioactive iodine-refractory thyroid cancers reveals distinct pathogenetic roles for BRAF, PIK3CA, and AKT1, *Cancer Res* 69: 4885–4893, 2009.

[40] Salerno P, De Falco V, Tamburrino A, et al: Cytostatic activity of adenosine triphosphate-competitive kinase inhibitors in BRAF mutant thyroid carcinoma cells, *J Clin Endocrinol Metab* 95: 450–455, 2010.

[41] Schubbert S, Shannon K, Bollag G: Hyperactive Ras in developmental disorders and cancer, *Nat Rev Cancer* 7: 295–308, 2007.

[42] Nikiforova MN, Tseng GC, Steward D, et al: MicroRNA expression profiling of thyroid tumors: biological significance and diagnostic utility, *J Clin Endocrinol Metab* 93: 1600–1608, 2008.

[43] Singh A, Settleman J: Oncogenic K-ras "addiction" and synthetic lethality, *Cell Cycle* 8: 2676–2677, 2009.

[44] Pratilas CA, Taylor BS, Ye Q, et al: (V600E) BRAF is associated with disabled feedback inhibition of RAF-MEK signaling and elevated transcriptional output of the pathway, *Proc Natl Acad Sci U S A* 106: 4519–4524, 2009.

[45] Cichowski K, Janne PA: Drug discovery: inhibitors that activate, *Nature* 464: 358–359, 2010.

[46] Diallo-Krou E, Yu J, Colby LA, et al: Paired box gene 8-peroxisome proliferator-activated receptor-gamma fusion protein and loss of phosphatase and tensin homolog

synergistically cause thyroid hyperplasia in transgenic mice, *Endocrinology* 150: 5181–5190, 2009.

[47] Volante M, Collini P, Nikiforov YE, et al: Poorly differentiated thyroid carcinoma: the Turin proposal for the use of uniform diagnostic criteria and an algorithmic diagnostic approach, *Am J Surg Pathol* 31: 1256–1264, 2007.

[48] Volante M, Rapa I, Gandhi M, et al: RAS mutations are the predominant molecular alteration in poorly differentiated thyroid carcinomas and bear prognostic impact, *J Clin Endocrinol Metab* 94: 4735–4741, 2009.

[49] Vitagliano D, Portella G, Troncone G, et al: Thyroid targeting of the N-ras(Gln61Lys) oncogene in transgenic mice results in follicular tumors that progress to poorly differentiated carcinomas, *Oncogene* 25: 5467–5474, 2006.

[50] Salvatore G, Nappi TC, Salerno P, et al: A cell proliferation and chromosomal instability signature in anaplastic thyroid carcinoma, *Cancer Res* 67: 10148–10158, 2007.

[51] Saji M, Ringel MD: The PI3K-Akt-mTOR pathway in initiation and progression of thyroid tumors, *Mol Cell Endocrinol* 321: 20–28, 2010.

[52] Sparks CA, Guertin DA: Targeting mTOR: prospects for mTOR complex 2 inhibitors in cancer therapy, *Oncogene* 29: 3733–3744, 2010.

[53] Garcia-Rostan G, Costa AM, Pereira-Castro I, et al: Mutation of the PIK3CA gene in anaplastic thyroid cancer, *Cancer Res* 65: 10199–10207, 2005.

[54] Miller KA, Yeager N, Baker K, et al: Oncogenic Kras requires simultaneous PI3K signaling to induce ERK activation and transform thyroid epithelial cells in vivo, *Cancer Res* 69: 3689–3694, 2009.

[55] Jin N, Jiang T, Rosen DM, et al: Dual inhibition of mitogen-activated protein kinase and mammalian target of rapamycin in differentiated and anaplastic thyroid cancer, *J Clin Endocrinol Metab* 94: 4107–4112, 2009.

[56] Schlumberger M, Carlomagno F, Baudin E, et al: New therapeutic approaches to treat medullary thyroid carcinoma, *Nat Clin Pract Endocrinol Metab* 4: 22–32, 2008.

[57] de Groot JW, Links TP, Plukker JT, et al: RET as a diagnostic and therapeutic target in sporadic and hereditary endocrine tumors, *Endocr Rev* 27: 535–560, 2006.

[58] American Thyroid Association Guidelines Task Force: Kloos RT, Eng C, Evans DB, et al: Medullary thyroid cancer: management guidelines of the American Thyroid Association, *Thyroid* 19: 565–612, 2009.

[59] Wells SA Jr, Gosnell JE, Gagel RF: Vandetanib for the treatment of patients with locally advanced or metastatic hereditary medullary thyroid cancer, *J Clin Oncol* 28: 767–772, 2010.

[60] Robinson BG, Paz-Ares L, Krebs A, et al: Vandetanib (100 mg) in patients with locally advanced or metastatic hereditary medullary thyroid cancer, *J Clin Endocrinol Metab* 95: 2664–2671, 2010.

[61] Wells SA Jr, Robinson BG, Gagel RF, et al: Vandetanib for the treatment of patients with locally advanced or metastatic hereditary medullary thyroid cancer, *J Clin Oncol* 28: 767–772, 2010.

第18章 ■ 甲状腺乳头状癌

JENNIFER A. SIPOS ■ ERNEST L. MAZZAFERRI

引言

本章对甲状腺乳头状癌（papillary thyroid cancer, PTC）的流行病学特点和早期诊治要点进行总结，分析了甲状腺乳头状癌发病率的变化趋势以及造成这种趋势的病因学要素。本章还分析了各种预后因素对癌症复发率和死亡率的影响，并对 PTC 的治疗策略进行分析，重点在于治疗对长期预后的影响（见第19章）。

甲状腺乳头状癌患者的早期治疗

经典 PTC 的临床特点较为稳定，发病率和致死率均较低。尽管如此，这种疾病的生物学特点和临床特点表现多样，肿瘤特性及初期治疗对该疾病的复发率和死亡率起决定性作用。通常临床医生认为 PTC 是一种低风险的肿瘤，并向患者解释它是一种"好癌"，可患者却通常持相反看法。当患者得知自己患上癌症时，这种解释虽然能够缓解患者的消极情绪，但同时也会意外地使患者放弃长期随访，而长期随访对于该疾病的治疗恰恰是至关重要的。所以让患者认为 PTC 是一种低风险疾病的行为十分具有误导性且非常危险。

当一名患者被确诊为 PTC 后，接诊此患者的内科或外科医生应向患者详细讲解关于本病的特点和治疗方案，包括治疗预期以及潜在并发症等。同时也应鼓励患者参加甲状腺癌支持小组，以便能从其他患者处获取关于甲状腺癌的重要实用信息（参见第14章和第15章）。

流行病学

甲状腺癌发病率的变化

近几十年来甲状腺癌的发病率持续上升。在美国甲状腺癌发病率上升的速度明显高于其他肿瘤[1]。Davies 和 Welch 对美国监测、流行病学及预后机构（SEER）数据库的一项研究显示，美国在 1973 年每 10 万人中有 3.6 人被诊断为甲状腺癌，到 2002 年上升到每 10 万人中有 8.7 人患病，几乎增长了 2.4 倍[2]。在欧洲、亚洲、大洋洲和南美的许多国家也都发现了类似的趋势[3]。欧洲仅 3 个国家出现甲状腺癌发病率下降的趋势，分别为瑞典（男性和女性均下降 18%）、挪威（女性下降 5.8%）和西班牙（女性下降 25.9%）[3]。欧洲其他国家的发病率上升了 5.3%（瑞士）至 155.6%（法国）[3]。澳大利亚南部为发病率上升最严重的地区，相对于 1973—1977 年间的发病率，1998—2002 年间的发病率上升了 177.8%（男性）和 252.2%（女性）[3]。

根据 SEER 的数据统计，儿童和青少年 PTC 的发病率也在以每年 1.1% 的速率上升[4]。在美国，儿童患甲状腺癌的平均年龄为 15.9 岁，男女比例为 1∶4[4]。特定类型的甲状腺癌如甲状腺髓样癌的发病率可能相对低一些。一项针对英国青少年甲状腺癌的研究显示：从 1979—2003 年，青少年甲状腺乳头状癌的发病率正逐年升高[5]，并且比欧洲平均每年 3% 的增长率还要高[6]。

尽管甲状腺癌的总体发病率正在升高，PTC 仍是一种较为少见的癌症，约占全部癌症总数的 2%[7]。2009 年，美国共诊断了 37 200 例新发甲状腺癌，期间有 1 630 人死于此病[7]。各个年龄段的女性发病率约为男性的 3 倍，发病率最高的人群为 40～50 岁的女性，男性发病率最高的年龄段较女性普遍高 10～20 岁[7]。

Davies 和 Welch 发现，美国从 1973—2002 年甲状腺癌的发病率上升了 2.4 倍，其中 PTC 上升了 2.9 倍[2]。约一半新患癌的患者癌灶直径小于 1 cm，小于 2 cm 的占 87%。因此可以认为甲状腺癌发病率的上升主要是由于 PTC 发病率上升所致，而其他类型的甲状腺癌如滤泡状癌、未分化癌及髓样癌的发病率则保持相对稳定。另外大于 5 cm 的肿瘤发病率也几乎未上升。此外，研究者们还发现甲状腺癌的死亡率保持相对稳定。有研究显示高达 36% 的人生前并未查出患有甲状腺癌，而是在死后尸检标本上才发现[8]。因此有人认为甲状腺癌发病率上升是由肿瘤检出率的提高所致[2,9]（见第 11 章）。

可能导致甲状腺癌的因素

检出率的提高

虽然检出率提高对甲状腺癌发病率存在影响的说法已经得到广泛认识，但也有证据证明其他一些因素也会导致甲状腺癌发病率的上升[10]。Chen 等发现各种尺寸肿瘤的发病率都在升高，包括直径大于 4 cm 的肿瘤以及存在远端转移的肿瘤[11]。同时，Enewold 等通过对 SEER 数据库分析发现，各分期肿瘤的发病率都在升高，以此推断甲状腺癌发病率的上升并非仅仅是由于检出率的提高所致。因而我们可以推测，更高的检出率仅能对低风险癌以及微小癌的发病率造成影响[10]。

最近随着滤泡变异型乳头状癌（FVPTC）这种亚型的发现，PTC 在甲状腺癌中占有的比例正在上升，而甲状腺滤泡癌（FTC）的比例则未增长[12]。然而无论怎样重新界定甲状腺癌的分类方法，也不会对每年新增患癌的病例数造成影响。原本随着对甲状腺癌分类的重新界定，PTC 的增长速度理应达到一个平台期，而且我们可以假设，如果越来越多的肿瘤被归类为 FVPTC，则 FTC 所占全部甲状腺癌的比例也应该随之降低。但实际上，FTC 的发病率却一直相当稳定[2,10-11]。

放射线暴露史

对童年电离辐射暴露史导致 PTC 发病的研究开展得相当广泛，同时也有一小部分关于 FTC 的研究。接触放射线后导致罹患 PTC 风险增高的因素有女性、童年恶性肿瘤放疗史（而不是良性肿瘤）以及甲状腺癌家族史[13]。随着医疗诊断用放射线的普及，尤其是 CT，其对甲状腺癌发病率的提高具有不容忽视的作用[14]（参见第 28 章）。

多溴联苯醚

一些人提出多溴联苯醚（PBDE）在甲状腺癌发病过程中起潜在作用[15-16]。这种阻燃剂无处不在，塑料、电器、电视机、电脑、建筑材料、海绵、地毯、室内装潢材料等均含有这种物质[15]。PBDE 与其代谢产物会在人体内蓄积，且与甲状腺激素具有相似的分子结构[17]。这种化合物已被证实能够扰乱人的内分泌系统，且具有很强的类甲状腺激素和类雌激素作用[15]。虽然 PBDE 与罹患甲状腺癌的风险并无直接联系，但这种物质对人体其他组织具有致癌性，这为 PBDE 在甲状腺癌病因学方面的研究开拓了新的思路[18-19]。

肥胖

肥胖常被认为是导致甲状腺癌发病率升高的重要病因之一。的确，2009 年美国近 1/3 癌症患者的死因与肥胖和超重有关，癌症恶变概率的升高也与肥胖息息相关，包括结肠癌、乳腺癌、肾癌和子宫内膜癌[7]。一些研究也证实了肥胖能够导致甲状腺癌发病率升高[20-22]。近期一项针对美国高龄人群的研究显示，肥胖成年人罹患甲状腺癌的风险比体重正常的成年人高 40%[23]。更多关于肥胖影响甲状腺癌疾病进展的研究有待展开，尤其是在欧洲、北美和亚洲等一些肥胖率正在持续升高的地区[24-26]。

尽管造成甲状腺癌发病率上升的真正原因目前仍不清楚，检出率的提高似乎并不是甲状腺癌患者增多的根本原因。目前关于 PTC 患者拥有良好预后的说法得到了广泛认可。但需要注意的是，"低风险"并不等同于"没有风险"，因此医生应该密切关注每个患者的详细病情，让每个患者充分了解自己所患疾病的复发风险及死亡率。2009 年仅有 1630 人死于甲状腺癌[7]，虽然这个数字占人口总数的比例非常微小，但所有可能使患者死亡的肿瘤都应该得到足够重视。虽然一些惰性肿瘤患者的病情十分平稳，但并不除外其中一些患者的肿瘤具有侵袭性增强的趋势，而这些肿瘤最终会导致患者死亡；而将惰性肿瘤从致命性肿瘤中全部区分出来几乎是不可能的。一些研究证实，已经有许多方法和检查手段如 CT 和 PET 可以提高对患者预后判断的准确性。

甲状腺乳头状癌的病因

放射线诱导的甲状腺癌

童年放射线接触史会导致 PTC 的说法广为人知，虽然因此而患癌的患者仅占总患者数的 5% ~ 10%[27]。20 世纪四五十年代，低剂量的放射线被广泛用于治疗头颈部良性疾病，如扁桃体炎、粉刺、鼻窦炎等。虽然这种治疗方法已经不再用于治疗良性疾病，但在接受放疗后的 50 年内，这些患者却一直面临因放疗的致癌作用而患上恶性肿瘤的风险[28]。同样地，那些童年就患有恶性肿瘤的患者在接受头颈部外放射治疗之后，患甲状腺结节和甲状腺癌的风险明显升高[28]。

遗传综合征

大多数甲状腺癌呈散发趋势，然而约 5% 的非髓样癌呈家族性发病[29]。这些遗传性疾病被分为两类：一类是与遗传性癌综合征有关的肿瘤，如家族性腺瘤性息肉病、Gardner 综合征、Cowden 病、Carney 综合征 I 型、Werner 综合征等；以及以甲状腺肿瘤为主要特征的疾病，如家族性甲状腺非髓样癌（见第 29 章）。

家族性甲状腺非髓样癌（FNMTC）

FNMTC 最准确的定义是患者有 3 个或 3 个以上直系亲属患有高分化型甲状腺癌。仅有两名成员患甲状腺癌的家族中，实际上有 38% 的患者为 FNMTC；而有 3 人或以上患癌的家族，成为家族性甲状腺癌的可能性为 96%[30]。这种疾病的基因遗传模式应该是某种不完全外显的显性遗传[29]。一项近期的多中心回顾性研究显示，FNMTC 患者的肿瘤相对于散发性肿瘤更具有侵袭性，患者的无病生存时间更短。然而，并没有研究能够证实 FNMTC 的死亡率与其他肿瘤有所区别（见第 29 章）。

家族性腺瘤样息肉病（FAP）

FAP 是一种由位于 5q21 染色体上 APC 抑癌基因突变所引起的显性遗传疾病[32]。该综合征的特点是高度恶变倾向的胃肠道多发性腺瘤息肉，多见于成年早期。FAP 患者中并发 PTC 的约占 2%。年轻女性是甲状腺癌的高发人群，患有 FAP 的年轻女性患者并发甲状腺癌的概率较未患 FAP 的女性患者高 160 倍[33]。这些肿瘤在组织学上往往表现为筛状结构[34]。

Gardner 综合征

Gardner 综合征是 FAP 的一个亚型，其特征为结肠息肉病合并多发性骨瘤和软组织肿瘤，包括额外牙、硬纤维瘤、上消化道错构瘤和甲状腺肿瘤等。同样地，作为甲状腺癌高危人群的年轻女性 Gardner 综合征患者伴发甲状腺癌的仅占 2%[29]。

Cowden 病

这种疾病是由位于第 10 号染色体上的 PTEN 抑癌基因突变所造成的显性遗传疾病[35]，患有此病的患者同时伴发乳腺肿瘤、结肠肿瘤、子宫内膜肿瘤和甲状腺肿瘤的风险大大提高[35]。患者经常被发现患有滤泡性腺瘤和滤泡癌，PTC 也比较常见。虽然这种疾病比较罕见，但同时伴发 PTC 的可能性却是不容忽视的[35]。

Werner 综合征

也被称为成人早衰综合征。该综合征的特点表现为早衰、白内障、肌肉萎缩症、硬皮病、糖尿病以及肿瘤发病率的增高。它是一种与 WRN 基因突变有关的隐性遗传疾病，WRN 基因与复制和转录过程中 DNA 的损伤有关[36]。在该疾病进展早期即可发现甲状腺癌，其中以甲状腺滤泡癌最常见，乳头状癌和未分化癌出现的频率也比较高[29]。

Carney 综合征

这是一种由于第 17 号染色体上 PRKAR1 基因突变造成的显性遗传疾病[37]。该病患者具有独特的症状、体征，如蓝色痣和雀斑样痣、神经鞘瘤、黏液瘤以及肾上腺肿瘤、垂体肿瘤、睾丸肿瘤及甲状腺肿瘤等各种内分泌肿瘤。高达 75% 的患者在超声筛查中发现有甲状腺结节，其中大多数为滤泡性腺瘤，但这些患者进展为 PTC 或 FTC 的风险也非常高[38]。

影响预后的因素

肿瘤类型对预后的影响

组织学分类

经典 PTC

病理诊断经典 PTC 需要见到核内涵体和核沟等细胞核结构特征，其细胞核比平常更大且存在重叠，有些细胞核则呈现透明样改变。通过这些细胞核特征可以在 FNA 细胞学诊断中鉴别 PTC。此外，PTC 镜下可见乳头分支及位于乳头中心的纤维血管间质，间质内常见呈同心圆状的钙化小体，即砂粒体。约50%的 PTC 病例中可见砂粒体。经典 PTC 通常具有一定侵袭性且癌灶边界不清。经典 PTC 大多预后良好（见第 44 章）。

组织学亚型

根据不同的细胞结构和细胞大小，PTC 被划分为几种组织学亚型。经典 PTC 的细胞核特征可能会出现变异，识别这些变异的组织学亚型十分重要，因为它们可能预示着较差的预后，从而指导医生采取更为积极的初期治疗并展开密切随访。

滤泡型甲状腺乳头状癌（FVPTC）

长期以来一直认为 FVPTC 是一种独立的组织学类型[39]，直到 1977 年 Chem 和 Rosai 在一组病例中对其进行描述之后，FVPTC 才被广泛认可为一种病理学术语[12]。其滤泡样的细胞结构特点使肿瘤的细胞核变化多样。一些人认为 FVPTC 属于一种过度诊断[40]，这可能是由于缺乏统一的诊断标准所致[41]。然而幸运的是这种分型的学术意义大于其临床意义，FVPTC 的生物学行为与经典 PTC 十分相似[42-44]。

高细胞型（TCV）

该亚型的特征是肿瘤细胞呈细长形（高是宽的 2 倍），并排列成乳头样结构，高细胞占肿瘤细胞至少 50% 以上[45]。准确识别这种亚型十分重要，因为该亚型与一种具有很强侵袭性的表型相关[46]。TCV 常见于体积较大的肿瘤、存在淋巴结转移和远端转移的病例中，其致死率显著高于经典 PTC[46]。虽然这种肿瘤具有高侵袭性的原因尚未明确，但可能与其分子生物学特征有关：高达 80% 的 TCV 病例中存在 BRAF 基因突变表达（参见后文癌基因）[47-49]。此外，这种肿瘤也常表现为 PET 基因阳性及放射性碘难治[50]。

柱状细胞型

该亚型十分罕见，仅占全部 PTC 的 0.15%～0.2%[51]。其细胞形态也表现为高是宽的 2 倍，因此容易与 TCV 混淆，但可以通过其细长的细胞核与明显的细胞核分层结构与其他组织学分型加以区分[52]。带有包膜的柱状细胞型 PTC 具有非常好的预后，而广泛浸润型则具有极强的侵袭性[51]；不具有包膜结构的肿瘤通常体积较大，具有较高概率向甲状腺被膜外

浸润，远端转移率高达 87%，与经典 PTC 相比死亡率显著更高[53]。

弥漫硬化型

弥漫硬化型约占全部 PTC 的 5%，在切尔诺贝利核电事故中遭受放射线照射的儿童中发病率很高[54-55]。这种肿瘤呈浸润性生长，通常为双叶发病，淋巴结转移率高达 70%[56]。这种肿瘤的组织学特征和慢性甲状腺炎十分相似，镜下可见鳞状上皮化生、硬化、砂粒体及广泛的淋巴管浸润[54]。远端转移率虽然有高有低，但总体转移率要高于经典 PTC[52]。不论该分型的侵袭性如何，始终有人质疑其长期预后是否比 PTC 更差[52]。

固体型或小梁型

该型肿瘤常见于有放射线暴露史的儿童，尤其是经历切尔诺贝利核电事故的儿童，也见于部分成年人[55]。其细胞核特征与经典 PTC 十分相似，细胞结构主要是固体型[54]。该型肿瘤多数存在腺体外浸润[55]，颈部淋巴结转移也较为常见。儿童患者的生存率与经典 PTC 较为相似[55]。成年患者的预后如何目前尚不清楚，对其死亡率仍存在争议[57-58]。

岛型

该分型的细胞特征表现为高细胞结构与细胞胶质减少，并可见明显的孤立巢状（岛状）细胞群。其中部分肿瘤呈乳头状分化，其余被归类为 FTC。肿瘤的平均直径达到 5cm 以上[59]，半数以上患者伴颈部淋巴结转移，远端转移率高达 70% 以上[60]。其恶性程度介于经典 PTC 与未分化癌之间，30 年死亡率为 25%（经典 PTC 仅 8%）[61]。

甲状舌管乳头状癌

甲状舌骨囊肿较为常见，分别占儿童及成年人颈部中线肿瘤的 75% 以上和 7%，囊肿伴发癌症的病例较为罕见[62]。一项大宗研究报道甲状舌骨囊肿的癌变率为 1.3%[63]，其中 PTC 最为常见（占 90%），多数直径小于 1 cm，多数被诊断为囊肿[64]。由于报道的病例数非常少，对该病的初期诊治尚无统一标准，目前公认 Sistrunk 手术是治疗甲状舌管癌的最佳方案[63-64]。至于是否应行甲状腺全切仍存在争议，因为只有 25%～56% 的患者伴有甲状腺恶性肿瘤。一项对 18 例患者进行分析的单机构研究显示，有 75% 的患者存在侧颈淋巴结转移，伴或不伴中央组淋巴结转移，

有 56% 的患者可在甲状腺腺体内发现癌灶[66]。其中 12 名患者接受了核素治疗，经过平均 12 年（1～22 年，中位值）的随访发现，11 例患者刺激甲状腺免疫球蛋白为阳性，10 例为阴性，另外 2 例为 2 ng/ml，所有患者颈部超声均未发现复发迹象[66]。其他研究报告，无论是从随访还是治疗方面来看，该疾病的预后均较良好[64-65]（见第 6 章）。

肿瘤大小

PTC 原发灶的大小与预后密切相关。一项包含 52 173 名 PTC 患者的回顾性研究[67]显示，其 10 年累积复发率随原发肿瘤直径的增大而递增，小于 1 cm 者复发率为 5%，大于 8 cm 者为 25%（表 18-1）；其癌症相关致死率也随肿瘤直径递增，肿瘤小于 1 cm 者为 2%，肿瘤大于 8 cm 者为 19%（表 18-2）；这表明原发灶的大小与疾病的预后密切相关，包括 10 年肿瘤复发率和癌相关死亡率[68-69]。而且肿瘤较大者有着更高的局部和远端转移率[68]（见第 21 章）。

多灶癌

肿瘤的病灶数量可以影响肿瘤预后。若甲状腺一侧叶患癌，则另一侧叶有 45% 的概率同时患癌[70]，这也是仅行单侧腺叶切除术患者术后复发率更高的原因之一[67,71-72]。另一项研究发现，多灶癌患者有更高的发生疾病迁延和肿瘤复发的风险，即使是已行甲状腺全切除术的患者也不例外[73]。甲状腺微小乳头

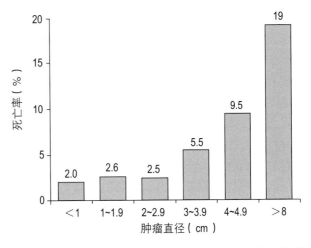

图 18-2 表中数据来源于 Bilimoria 等人，表明癌症相关致死率随肿瘤直径递增，肿瘤小于 1 cm 者为 2%，肿瘤大于 8 cm 者为 19%（P<0.001）（Data from Bilimoria KY, Bentrem DJ, Ko CY, et al: Extent of surgery affects survival for papillary thyroid cancer, *Ann Surg* 246: 375-381, 2007. ）

状癌（PTMC）中也存在多灶性，一项关于 PTMC 的研究显示，病灶数量是唯一能够明显对肿瘤复发率（P<0.002）和早期手术切除范围（P<0.001）产生影响的因素[74]。另一项针对 PTMC 的研究显示，患者的局部复发率与以下因素有关：颈部淋巴结转移、多灶癌以及未经清甲治疗的患者[75]。

腺体外浸润

中央组淋巴结（Ⅵ区）转移患者中约 30% 镜下可见肿瘤向腺体外浸润[7,77]，和不伴浸润的患者相比有着更高的疾病迁延和复发风险[78]以及更低的生存率[68]。术中肉眼可见的 PTC 腺体外浸润约占 9%[79-80]。当肿瘤侵犯周围肌肉组织、气管食管时癌症复发率明显升高[79-80]，生存率明显降低[79-80]，在积极手术治疗后采用外放射治疗会得到比较好的疗效[82-83]（见第 34 章、第 35 章、第 50 章、第 51 章和第 52 章）。

淋巴结转移

53% 的 PTC 患者可在初次手术中发现颈部淋巴结转移[76]，然而根据淋巴结探查方式的不同，其发病率存在较大差异。预防性中央组淋巴结清扫术的淋巴结微转移率比较高（53%～65%）（表 18-3）[76,84]，而广泛淋巴结转移（如术前超声或术中发现淋巴结转移）发生的概率虽然不高但也不容忽视，通常占转移病例的 30%～40%[80]。一项研究着重强调了 PTC 患者行术前超声的重要性：研究显示术前超声提示存在侧颈淋巴结转移的患者，其淋巴结转移癌的无复发生存率显

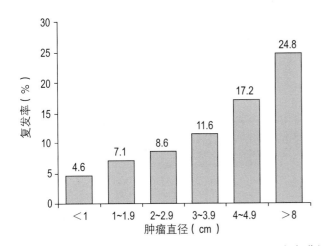

图 18-1 表中数据来源于 Bilimoria 等对 52 173 名 PTC 患者进行的一项回顾性研究。该研究发现患者的 10 年累积复发率随原发肿瘤直径增大而递增，小于 1 cm 者复发率为 5%，大于 8 cm 者复发率为 25%（P<0.001）（Data from Bilimoria KY, Bentrem DJ, Ko CY, et al: Extent of surgery affects survival for papillary thyroid cancer, *Ann Surg* 246: 375-381, 2007. ）

著低于术前超声未发现侧颈淋巴结的患者[85]。而术前超声未发现有侧颈淋巴结转移的患者，行预防性颈淋巴结清扫术并不能改善其无复发生存率[85]。另外一些研究也显示，术前超声提示颈部淋巴结存在广泛转移的 PTMC 患者，无复发生存率更低[86]。转移淋巴结的数量与无复发生存率呈负相关，而淋巴结转移与肿瘤特异性生存率之间的关系尚不明确。一些研究未能证明存在颈部淋巴结转移患者有更高的死亡率[87-89]，而其他研究则显示存在淋巴结转移的患者有着更低的生存率[90-91]。对 SEER 数据库的一项分析很好地解释了各研究中淋巴结转移对死亡率产生不同影响的原因[91]，分析结果显示 45 岁以上患者若发现淋巴结转移，其死亡率较不伴转移的同年龄患者增高了 46%；而淋巴结转移对 45 岁以下患者的生存率并无明显影响（$P<0.001$）[91]。

远处转移

　　PTC 患者出现远处转移的情况并不多见，约 5% 的患者初次就诊时可发现存在远处转移，另有 2.5%~5% 的患者在初次手术治疗后发现远处转移。最常见的转移部位为肺（50%）、骨（25%），其次是肺和骨同时转移（20%）以及其他部位（5%）[92-93]。远处转移提示预后较差。一项研究显示远处转移患者的 3.5 年生存率为 50%[94]。然而一些亚型拥有较好的生存率，尤其是镜下可见转移的青少年儿童和摄碘能力强的肿瘤[93-94]。此外，经过放射性碘治疗的术后患者，如果全身核素扫描（RxWBS）结果为阴性，则

其 10 年生存率为 92%，而扫描显示存在转移的患者 10 年生存率仅为 19%[93]。18FDG-PET/CT 扫描可以进一步提示患者预后。一项研究发现患者生存率和最活跃病灶的 18FDG-PET 结合度以及扫描发现的病灶数呈负相关[95]，18FDG-PET 扫描呈阳性的患者死于甲状腺癌的风险比阴性患者高 7.28 倍[95]（见第 50 章、第 51 章、第 52 章和第 55 章）。

致癌基因

　　致癌基因作为甲状腺癌研究的一个新的重要领域，与其相关的临床研究正在迅速开展。通过对这些基因变异的研究，可以进一步了解甲状腺癌的发病机制，为放射性碘难治的 PTC 和 FTC 的治疗指明了新方向。不久以后临床医生就可以常规应用这些分子标志物作为 FNA 细胞学诊断甲状腺结节良恶性的额外辅助手段[96]。

　　最常见于散发 PTC 的癌基因是 BRAF 基因[97]，不同采样地区的病变率各不相同，但经过汇总分析后可以发现约 39% 的 PTC 患者存在 BRAF 基因突变[98]。虽然关于 BRAF 基因的临床意义目前仍存在争议，但大多数研究都表明 BRAF 基因突变与不良的临床病理特征有关，如肿瘤快速生长、高龄患者复发率增高、淋巴结转移、甲状腺外浸润以及更为恶性的肿瘤分级；它也与癌症治疗失败密切相关[99-100]。BRAF 基因突变甚至也能在一些低风险 PTC 复发患者身上发现[97-98,101]。另一项研究发现 BRAF 基因阳性患者的死亡率普遍增高[101]。然而，也有一些研究未能证实

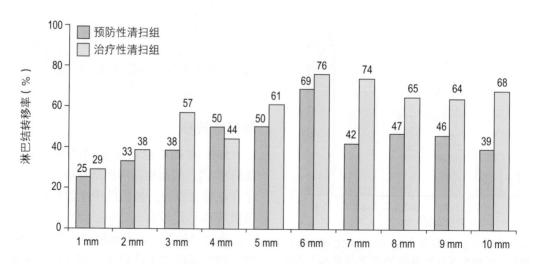

图 18-3　这张图表所展示的数据来自 Wada 等人的一项 PTMC 研究[84]，研究发现治疗性清扫组的中央组淋巴结转移率高于预防性清扫组（95.8% 对 60.9%）；治疗性清扫组的淋巴结复发率也因此比预防性清扫组更高（16.7% 对 0.43%）；但预防性清扫组和未行清扫组之间无明显差异（0.43% 对 0.65%）(Data from Wada N, Duh QY, Sugino K, et al: Lymph node metastasis from 259 papillary thyroid microcarcinomas: frequency, pattern of occurrence and recurrence, and optimal strategy for neck dissection, *Ann Surg* 237:399-407, 2003.)

BRAF 基因突变与较差的临床预后之间有何相关性[98,102]。BRAF 阳性率固然很高（高达近 40%），但同时大多数 PTC 患者的预后都非常良好，所以说并不是所有 BRAF 阳性的患者都没有好结果。此外，侵袭性肿瘤患者也并不都是 BRAF 阳性，说明还有其他因素起着决定肿瘤表型的作用。更多研究有待展开以确定高风险患者的不良预后与 BRAF 基因之间的关系。

RET/PTC 和 PAX8/PPARγ 基因重排、RAS 位点突变等基因突变也与甲状腺乳头状癌密切相关。大量 RET 受体酪氨酸激酶基因的重排会导致甲状腺乳头状癌，其中最常见的基因为 RET/PTC1 和 RET/PTC3。因研究方法的不同以及各种检测方法敏感度各异，最终测得的基因突变率会有所区别，不同地域之间的突变率也存在差异，其范围估计在 20%～50%[103-104]。其中 RET/PTC3 基因突变在切尔诺贝利核电事故中遭到放射线照射的儿童中最为常见[105]。然而 RET/PTC 基因重排的临床意义目前尚未明确，有证据能够表明在某些病例中 RET/PET 基因突变预示着较好的预后[106-107]，而在另一些病例中则与预后无明确相关性[108-109]。RAS 突变可在 PTC、FTC 和甲状腺滤泡性腺瘤（FA）中发现，它对于预后的影响尚不明确[107]。PAX8 与 PPARγ 的融合基因可在 36% 的 FTC、11% 的 FA、13% 的 FVPTC 和 2% 的嗜酸细胞癌患者中发现[110]，未见于经典 PTC 患者。然而在滤泡性腺瘤这种良性疾病中也发现了 PAX8/PPARγ 的分子标志物[111]，所以我们应该重新认识该基因在肿瘤发展过程中所扮演的角色，用该基因对临床预后进行预判的实用性也受到了一定质疑。一项研究发现 PAX8/PPARγ 基因重排似乎更容易导致多灶性血管浸润与甲状腺被膜浸润[112]，而其他研究却没有发现这种现象[113-114]（见第 17 章）。

患者因素对预后的影响

年龄

诊断肿瘤时的年龄对于癌症的预后起着非常重要的影响，40 岁以上癌症患者的复发率和死亡率明显增高[68]，60 岁以上 PTC 患者的复发率和死亡率进一步增加[68]（图 18-4）。

儿童和青少年患者似乎更易患上恶性程度更高的肿瘤。一项大宗研究发现，64% 的儿童甲状腺癌患者存在颈部淋巴结转移，23% 存在远端转移[115]。成年人颈部淋巴结转移率为 40%，而远端转移率仅为

5%[68]。同时，在过去的 20～30 年儿童患者的复发率几乎是成年人的 2 倍，两者分别为 40% 和 20%[68]。尽管儿童癌症的进展较快，但儿童患者的总体生存率却非常高。一项大宗研究的 40 年随访结果显示儿童患者甲状腺癌的相关致死率仅为 2%[116]。

多数人认为患有 PTC 的儿童应行甲状腺全切术和反射性碘治疗[117-119]，也有人认为仅靠手术就能解决问题[116]。分化型甲状腺癌在青春期前儿童患者中恶性程度更高，经过严格的初期手术治疗和 [131]I 治疗，并在后期辅以 TSH 抑制治疗，可以大大改善患者预后[120]（见第 27 章）。

甲状腺自体免疫疾病

一些高分化型甲状腺癌患者同时患有桥本病，而这种淋巴细胞性甲状腺炎是否会增加患甲状腺癌的风险尚不清楚。近期一项关于桥本病伴甲状腺结节患者的前瞻性研究显示，伴有甲状腺自体免疫疾病的甲状腺结节患者，比甲状腺自身抗体阴性患者的恶变率稍低一些[121]。

PTC 并发慢性淋巴细胞性甲状腺炎对于预后的影响尚不明确。近期一项单中心研究显示，214 例桥本病患者的肿瘤直径小于不患有甲状腺自体免疫疾病患者（$P = 0.02$），其复发率似乎也更低，尽管这一结论并没有得到多中心研究的证实[122]。日本的一项大宗研究显示，伴有甲状腺自体免疫病的患者无复发生存率在首次手术后 35 年内有所提升（$P < 0.0001$）[86]。而近期另一项研究则显示自体免疫病对预后没有影响[123]（见第 4 章）。

近期一项研究探讨了高血清 TSH 水平与甲状腺结节癌变之间的关系，其结果显示高血清 TSH 水平，乃至 TSH 正常范围高值都会增高甲状腺结节的癌变率[126]。另一项研究也发现，术前 TSH 水平高的患者更容易出现腺体外浸润[125]。

至于 PTC 合并 Graves 病对于预后的影响目前仍存在争议。一项研究发现，PTC 合并 Graves 病的患者肿瘤体积相对更大，且通常为多灶，并伴有局部浸润和淋巴结转移[126]。在另一项研究中则表现出更高的远端转移率和复发率[127]。而近期的许多分析研究结果却未能很好地证实这些结论[128]。

治疗延误

如果甲状腺癌未能得到及时诊断和治疗，则会对预后产生非常不利的影响。一项研究发现如果 FNA 细胞学诊断结果为假阴性，则会使手术时间耽搁 28

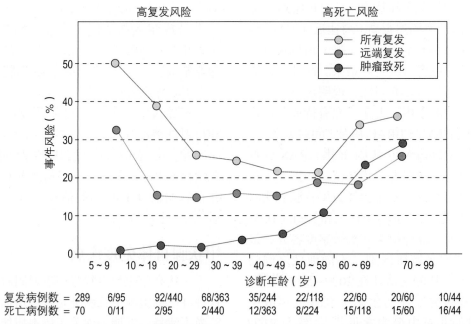

图 18-4　此图说明癌症诊断年龄是影响预后的一项重要因素。年龄超过 40 岁，复发率和死亡率显著提高[68]，而且 PTC 患者在 60 岁以后复发率和死亡率进一步升高（Data from Mazzaferri EL, Jhiang SM: Long-term impact of initial surgical and medical therapy on papillary and follicular thyroid cancer, *Am J Med* 97: 418-428, 1994）

个月[129]，随访发现这些患者伴有被膜或血管浸润且疾病迁延的风险提高 2 倍多（风险比 2.28）。另一项回顾性研究显示[68]如果治疗时间推迟 1 年，患者的死亡率增加 1 倍（13% 对 6%，P < 0.0001）。

不同治疗方法对预后的影响

关于甲状腺早期手术的历史争论

自 20 世纪 50 年代以来，关于分化型甲状腺癌最佳手术方案的争论就从未间断，一些人主张 PTC 患者应行全切或近全切[130-133]，而另一些人则推荐单侧腺叶切除[134-137]。然而最近出版的指南依据大量不同患者年龄、肿瘤大小以及组织学特点进行总结，推荐 PTC 患者初次手术应行甲状腺全切或次全切[138-141]。最佳的手术方案是完全切除肿瘤原发病灶，并切除任何与肿瘤相关的局部转移病灶，同时应避免损伤甲状旁腺和喉返神经等组织。目前关于 PTC 患者初次手术应怎样进行颈部淋巴结清扫的争论最为常见。

甲状腺切除范围

绝大多数人都推荐对于肿瘤直径 ≥ 1 cm 的成年及儿童患者应行甲状腺全切或近全切，有手术禁忌证

者除外[67,138-140]。美国 ATA 甲状腺疾病诊治指南也推荐所有直径超过 1cm 的高分化型甲状腺癌患者应行甲状腺全切或近全切，有手术禁忌证者除外[138]。而对于直径小于 1cm 的低风险、单灶、局限于甲状腺体内的 PTC 且无放射线接触史和颈部淋巴结转移者，可以行单侧叶切除术[67,138]（见第 30 章）。

清除全部甲状腺

对于术前 FNA 无法确诊、术中切除一侧叶后证实为恶性的患者应清除全部甲状腺。恶性肿瘤患者需清除全部甲状腺以达到彻底根除多发病灶[142]的目的，也为术后放射性碘治疗创造条件。大部分[143-144]（并非所有）研究显示[145]，如果 PTC 患者一侧叶存在多个病灶，则对侧叶为癌症的概率相对较高；而单灶癌患者对侧叶为癌症的概率相对较低。而且二次手术与初次手术全切或近全切的外科并发症风险是相近的[146]。

淋巴结清扫范围

淋巴结清扫是否能够改善 PTC 患者的预后尚未明确。一些人认为淋巴结转移并不会改变患者的预后，清除这些淋巴结也不会对预后产生任何影响[147]。然而一项对 SEER 数据库中 9 900 名 PTC 和 FTC 患者进行的多元化分析研究显示，年龄大于 45 岁、伴远端

转移、肿瘤体积较大和伴颈部淋巴结转移的患者远期预后明显更差，无淋巴结转移者和伴淋巴结转移者的14年全因生存率分别为82%和79%（P<0.05），表明淋巴结转移会对年龄≥45岁患者的全因死亡率产生不利影响[90]。

尽管还没有前瞻性随机试验将行淋巴结清扫和密切观察病情对患者预后的影响进行对比，一项来自瑞典的前瞻性研究显示，行预防性中央组淋巴结清扫术的患者死亡率显著低于同期的对照组患者（1.6%对8.4%~11.1%）[148]。此外也有一些回顾性研究显示清扫转移淋巴结能够提高患者生存率[73,149]。一项研究发现系统性的区域淋巴结清扫能够显著提高患者生存率（P<0.005，T1-T3分期患者）、降低术后复发率（P<0.00001，T1-T3分期患者），尤其是那些肿瘤分期为T1-T3的年轻患者和男性患者[149]，但这项研究中使用了历史对照。另一项研究发现，选择性单侧中央组淋巴结清扫与术后6个月血清Tg水平阴性有关，且与历史对照组相比复发率明显更低[52]。关于淋巴结清扫术临床治疗价值的研究仍有待进一步开展。

核素消融治疗（RRA）

术后核素消融治疗（131I）旨在清除残余正常甲状腺组织和术前超声及术中难以发现的微小残余淋巴结转移，并检测血清Tg水平，以确保清除全部甲状腺组织。

一直以来对RRA对于患者预后的影响存在争议，争议主要集中在RRA是否能够降低低风险患者的复发率及死亡率。一些研究显示RRA能够降低癌症复发[68,150]和转移[150]风险，进而改善复发率和死亡率（图18-5）[68]，而其他研究却未能证实RRA有任何优势[151]。

RRA能够显著改善高风险患者的复发率和癌相关死亡率，对45岁以上、肿瘤分期为pT3或pT4、伴严重腺体外浸润及远端转移的患者效果尤为明显[152]（见第50章和第51章）。

TSH抑制治疗

促甲状腺激素（TSH）能够刺激甲状腺滤泡细胞生长，同时也能刺激分化的甲状腺癌细胞生长，因此随访期间患者可通过服用左甲状腺素来抑制TSH的分泌。一项Meta分析发现，这种疗法能够对疾病进展起到积极作用，降低复发率和死亡率[153]。然而TSH抑制治疗需达到的TSH水平和持续治疗时间目前尚不明确。一项多中心研究发现，通过TSH抑制治疗将TSH水平降至0.1 mIU/L之后，只有第Ⅲ期和第Ⅳ期患者的生存率有所改善，而对Ⅰ期患者的治疗效果欠佳，也不能对各期肿瘤的无病生存率产生影响[154]。推荐的TSH抑制水平见表18-3。

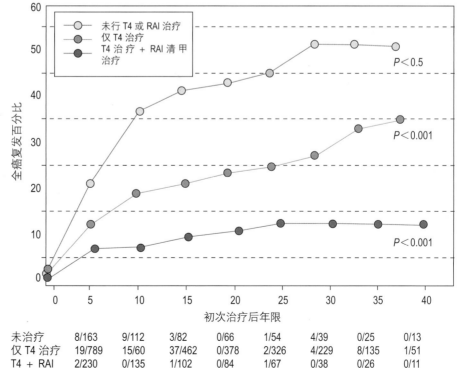

图18-5 图示为1 355名分化型甲状腺癌患者40年内的复发率，其中一组患者未接受任何后续治疗，一组患者仅接受甲状腺素（T4）治疗，而另一组患者同时接受T4治疗和131I清甲（RAI）治疗。结果显示最后一组治疗方案的疗效最佳（P<0.001）。图下方数据中的分子代表复发的患者数，分母代表每个随访时间间隔的患者总数（Data from Mazzaferri EL, Jhiang SM: Long-term impact of initial surgical and medical therapy on papillary and follicular thyroid cancer, *Am J Med* 97: 418-428, 1994.）

未治疗	8/163	9/112	3/82	0/66	1/54	4/39	0/25	0/13
仅T4治疗	19/789	15/60	37/462	0/378	2/326	4/229	8/135	1/51
T4 + RAI	2/230	0/135	1/102	0/84	1/67	0/38	0/26	0/11

甲状腺乳头状癌的初始治疗

初次甲状腺手术

一项包含 52 173 名 PTC 患者的回顾性研究显示，对于肿瘤小于 1 cm 的患者，行甲状腺单侧叶切除术与甲状腺全切对于患者的复发率和生存率没有明显影响[67]。反之对于肿瘤大于 1 cm 的患者，仅行单侧叶切除术的患者 10 年复发率提高了 15%（ $P = 0.04$ ），10 年癌相关死亡风险提高了 31%[67]。为了排除较大肿瘤对整个研究队列的影响，研究还单独分析了包含 15 547 名肿瘤大小介于 1～2 cm 的 PTC 患者的一个亚组，结果发现这些患者的复发率和癌症相关死亡风险分别增加了 4%（ $P = 0.04$ ）和 49%。不过对于肿瘤小于 1 cm、单发并局限于腺体内、无放射线照射史、无明显淋巴结转移和肿物突破腺体被膜的 PTC 患者来说，单侧腺叶切除足矣[138]。

尽管指南推荐对所有肿瘤大于 1 cm 且能够耐受手术的患者行甲状腺全切或近全切[152]，但并非所有患者都能得到适当的治疗。一项针对美国国家肿瘤中心数据库自 1995—2003 年间共 90 382 名 PTC 患者的研究显示[155]，其中共 57 243 名 PTC 肿瘤直径 ≥ 1cm 的患者行甲状腺全切术或单侧腺叶切除，研究还发现甲状腺全切术所占比例从 1985—2003 年近 20 年间上升了 70.8%，回归分析还显示了黑人、45 岁以上、医保、家庭收入较低和受教育程度较低的患者选择做甲状腺全切的比率相对更低（ $P < 0.0001$ ）。此外在大型研究型医疗机构就诊的患者相比于小型社区医疗机构的患者更倾向于选择行甲状腺全切。尽管行甲状腺全切的大于 1 cm 的 PTC 患者日益增多，但患者、肿瘤和医院等因素与单侧腺叶切除术式的选择是密切相关的。大多数医疗机构都推荐肿瘤直径 ≥ 1 cm 的成年及儿童 PTC 患者行甲状腺全切，有禁忌证者除外。

残余甲状腺全部切除术

FNA 无法确定为恶性的甲状腺结节在经过单侧腺叶切除后可能病理诊断为恶性，此时可能需要进行二次手术以彻底切除有较高复发可能性的病变部位。应先将较大的残余甲状腺组织切除后再行 ^{131}I 治疗，以便 ^{131}I 能够彻底消融残余甲状腺组织。一些行甲状腺次全切的患者不需要进行二次手术，包括肿瘤小于 1 cm、单灶、肿瘤局限于腺体被膜以内及不存在远处转移者[138]。对于经验丰富的外科医生来说，甲状腺二次手术的并发症发生率和全切 / 近全切除术相当[146,156]。

淋巴结清扫

虽然关于甲状腺初次手术切除范围的争议在很大程度上得到了解决[138]，但对于颈部淋巴结转移最佳术式选择的争论却逐渐增多起来。淋巴结清扫术式的选择会对预后产生重要影响，应慎重考虑。颈部淋巴结清扫的定义是：将颈部淋巴结连同周围组织一并系统切除，而不是像"摘樱桃"那样仅选择性摘除可疑淋巴结。这种方法并不可取[138]，因为不彻底的清扫会显著提高复发率，而且和系统颈淋巴结清扫相比并没有降低并发症的概率[157]。淋巴结清扫分治疗性和预防性两种，治疗性清扫指术前或术中发现淋巴结转移癌后系统切除颈部淋巴结；预防性清扫指常规切除颈部相关淋巴组织，无论术前超声是否提示存在淋巴结转移。治疗性淋巴结清扫的必要性得到了广泛认可[138]，而对预防性清扫则存在较大争议。

根据淋巴结转移的分布特点，将颈部分为 7 个区域（图 18-6），中央区（Ⅵ区）最佳术式的选择是最具挑战性的。Ⅵ区即双侧中央组淋巴结，是最常发生淋巴结转移的部位，约占全部患者的 50%～65%[84,158]。由于甲状腺会对颈部深层结构产生遮挡，尤其是Ⅵ区

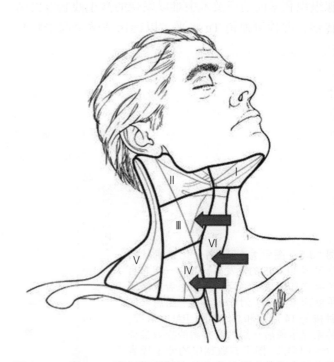

图 18-6　在 Bonnet 等人的研究中，对 115 名肿瘤直径小于 2 cm 的患者行Ⅲ区、Ⅳ区和Ⅵ区预防性淋巴结清扫，结果发现其中有 42% 的患者存在淋巴结转移[175]。图中红色箭头所指区域为预防性淋巴结清扫术的范围（From Janfaza P, et al, editors: *Surgical anatomy of the head and neck*, Philadelphia, 2001, Lippincott Williams & Wilkins. ）

淋巴结，近 50% 的淋巴结在术前超声下难以识别，特别是在中央组（Ⅵ区）淋巴结转移的情况下[159]。位于同侧颈的Ⅲ区和Ⅳ区有着与中央组接近的转移率[160]，术前超声也比较容易发现该区域的淋巴结转移。关于侧颈淋巴结转移的分布模式目前仍存有争议。有研究报道称，相比于Ⅱ组，更低位的区域（Ⅲ组和Ⅳ组）淋巴结转移率更高[160]。而其他研究则发现Ⅱ区、Ⅲ区和Ⅳ区的淋巴结转移呈均匀分布[161]。然而可以肯定的是Ⅰ区和Ⅴ区的转移十分罕见，通常见于淋巴结转移范围更大的患者。跳跃性转移指的是中央组淋巴结为阴性而侧颈转移为阳性的现象，发生率为7%～14%[161-165]。一些研究者主张对侧颈淋巴结转移患者也应行中央组淋巴结清扫[138]。

颈部淋巴结超声检查对于 FNA 结果为恶性的患者来说是一项十分重要的术前评估项目[138]，在20%～30% 的病例中可以发现淋巴结转移[159,166]，并最终对 20% 患者的术式选择造成影响[167-168]。

颈部淋巴结清扫术既能够改善预后，又伴随着并发症的风险，需要在两者之间权衡利弊。中央组淋巴结清扫有可能导致暂时或永久性喉返神经损伤和甲状旁腺功能低下，发生这些并发症的概率和手术医生的经验和技能水平有关，在学术型医疗中心的发生率约为 1%～2%[169]。目前也没有一项前瞻性随机研究能够证实中央组淋巴结清扫是否会增加并发症的风险，然而几个回顾性研究显示与单纯甲状腺切除相比，甲状腺全切＋颈部淋巴结清扫发生永久性甲状旁腺功能低下与单侧喉返神经损伤的概率更高[169-170]。根据清扫区域的不同，侧颈部淋巴结清扫造成副神经麻痹的概率最高可达 27%[171]，乳糜漏的发生率为 4%～8%[171-172]（见第 13 章、第 14 章、第 38 章、第 39 章和第 40 章）。

关于预防性与治疗性淋巴结清扫的争议

对于淋巴结转移，应该如何选择预防性与治疗性淋巴结清扫，最近在学术界内引起了广泛关注与争论[173]。争论的要点集中在几个难题上：中央组淋巴结清扫的适应证该如何确定？治疗效果如何？Ⅵ区淋巴结清扫应该只切一侧还是双侧都切？一侧清扫还是双侧清扫？以及什么情况下应当行侧颈淋巴结清扫？支持预防性清扫的理由是：①淋巴结转移对患者预后会产生不良影响；②中央组淋巴结转移在术中难以准确辨认；③精细的颈部清扫会对疾病治疗起到积极作用；④中央组淋巴结清扫术的手术风险较低；⑤与初次手术相比，再次手术行中央组淋巴结清扫术出现并发症的风险明显增高[173]。

反对者认为，中央组淋巴结清扫术仅适用于术前或术中发现淋巴结转移的患者[173]。美国 ATA 指南推荐行治疗性中央组淋巴结清扫＋甲状腺全切，可做或不做侧颈淋巴结清扫以确保颈部中央区肿瘤得到彻底切除（推荐级别 B）[138]。指南同时还建议对没有明显淋巴结转移证据的晚期原发性肿瘤（T3 和 T4 分期）常规行预防性颈部淋巴结清扫（推荐级别 C，"基于专家意见"）[138]，而对于小型（T1 和 T2 分期）、无侵袭性、无淋巴结转移的 PTC，中央组淋巴结清扫是不必要的[138]。

中央组淋巴结清扫对于患者长期预后的影响目前尚不明确，一篇系统综述发现目前为止还没有关于预防性中央组清扫的前瞻性随机研究[169]。也有多个回顾性研究发现中央组淋巴结清扫可以降低复发率以及提高疾病相关生存率（推荐级别 C）[169]。此外与单独行甲状腺全切相比，中央组淋巴结清扫也可显著降低血清 Tg 水平[169,174]。

预防性清扫的作用也不容忽视，因为许多研究已经发现淋巴结转移的实际范围通常比术前超声所见还要广[76,85]。其中一项研究发现系统的淋巴结清扫术可以改善患者生存率并降低复发率，对于 T1～T3 分期的患者来说效果尤为明显[149]。在一项回顾性研究中[175]，对 115 名肿瘤直径小于 2 cm、术前未发现颈部淋巴结转移的 PTC 患者行甲状腺全切＋预防性中央淋巴结清扫（Ⅵ区）＋单侧颈淋巴结清扫（Ⅲ区和Ⅳ区），有 41.7% 的患者存在淋巴结转移，另外还有 58% 的患者因腺体外浸润或病理分型恶性程度较高而接受了放射性碘治疗。30.5% 的 T1 期患者与 12 名肿瘤直径小于 1 cm 伴淋巴结转移的患者因淋巴结转移而接受放核素治疗，而 13 名肿瘤直径介于 2～3 cm 不伴淋巴结转移的患者未接受核素治疗，由此可见，淋巴结转移对 30.5% 的患者的核素治疗适应证产生了影响[175]。经过为期 1 年的随访发现，所有患者颈部超声均未见异常淋巴结，97% 的患者测不到 TSH 刺激后的 Tg[175]。这项研究综合分析了高侵袭性肿瘤患者联合使用预防性颈淋巴结清扫和放射性碘消融治疗的疗效（图 18-6 至 18-8）。

然而并非所有研究都对预防性颈淋巴结清扫的疗效给予肯定。来自日本的一项研究显示，590 名 PTMC 患者术前超声未发现颈部淋巴结转移，与仅做甲状腺全切相比，预防性侧颈清扫并不能提高患者的无复发生存率[85]。另一方面，术前超声发现淋巴结转移通常预示着更低的无复发生存率。研究者也不能确定切除这些淋巴结是否能够真正改善患者预后[85]。

第4篇

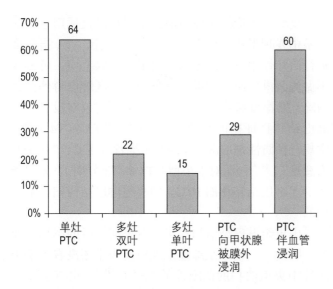

图 18-7 该图反映了在 Bonnet 的研究中行预防性淋巴结清扫患者的病理学分型[175]。研究结果显示肿瘤直径小于 2cm 的甲状腺乳头状癌通常伴有多发淋巴结转移、肿瘤浸润等不良组织学特点（Data from Bonnet S, Hartl D, Leboulleux S, et al: Prophylactic lymph node dissection for papillary thyroid cancer less than 2 cm: implications for radioiodine treatment, *J Clin Endocrinol Metab* 94:1162-1167, 2009.）

核素清甲治疗（RRA）的疗效

术后核素 [131]I 清除全部甲状腺治疗旨在清除少量残余的正常甲状腺组织，随后可以通过连续监测血清 Tg 水平来判断肿瘤是否复发或仍有肿瘤残留。RRA 也可用于肿瘤分期，并能确诊可疑肿瘤。与以上放射性碘（[131]I）的用法不同，对于怀疑有残留病灶但又不能确诊的患者，也可使用 [131]I 进行辅助治疗。总之，使用 RRA 的根本目的在于减少术后复发的风险，并起到改善患者疾病相关死亡率的作用。

作为一种辅助治疗手段，有关核素治疗的争议一直存在。一些研究已经证实 RRA 能够降低患者的术后复发率[27,68,176]，并能提高生存率[68,177-178]，而另一些研究则不然[179-183]。很多研究都显示对于直径小于 1 cm 的低风险肿瘤，核素治疗并不能改善其预后[181,184]。而核素治疗仅能改善肿瘤大于 1.5 cm 且伴术后肿瘤残留患者的预后[176,181,185]。

一篇发表于 2004 年关于 RRA 的系统综述[186]，对 13 个队列研究进行分析发现：PTC 或 FTC 患者在甲状腺全切后行 RRA 治疗可以显著降低甲状腺癌相关死亡率、复发率和远端转移率。在另外 18 个队列研究中，在未对预后因素进行调整或干涉的前提下，结果显示不同研究中心的 RRA 疗法对于降低甲状腺癌相关死亡率和 10 年复发率产生了截然不同的影响。然而 Meta 分析结果显示 RRA 对于 10 年预后仍能产生明显的积极影响，包括肿瘤局部复发率（相对风险 0.31，95% 可信区间，0.2，0.49）和远端转移率（绝对风险降低 3%，95% 可信区间，风险降低 1%～4%）。该作者认为 RRA 可以降低高分化型甲状腺癌的复发风险；然而各个研究中心的结果却显示出较大差异，而且对于行双侧叶全切、术后接受 TSH 抑制治疗的低风险甲癌患者来说，RRA 是否能够改善其预后尚未完全清楚。这些研究对于随访年限和研究队列大小的制定也参差不齐。2008 年对该系统综述进行了一次更新，Meta 分析发现，在 3 个大型队列研究

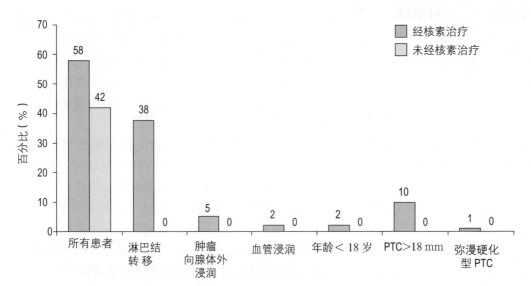

图 18-8 Bonnet 的研究中共有 58% 的患者因淋巴结转移、腺体外浸润和不良组织学特点而接受核素治疗[175]（Data from Bonnet S, Hartl D, Leboulleux S, et al: Prophylactic lymph node dissection for papillary thyroid cancer less than 2 cm: implications for radioiodine treatment, *J Clin Endocrinol Metab* 94:1162-1167, 2009.）

中，RRA 治疗能够显著降低 PTC 患者、PTC 合并 FTC 患者和 FTC 患者的 10 年远端转移率（P<0.005）[187]。表 18-4 至 18-6 为 ATA 指南关于核素治疗方面的内容。

ATA 指南[138] 不推荐直径小于 1 cm 且不伴高风险征象的单发肿瘤行 RRA 治疗（推荐级别 E），而对于不伴高风险征象、直径均为 1 cm 的多灶癌，RRA 治疗也不作为推荐项目[138]（推荐级别 E）。至于具有较强侵袭性、伴血管浸润、多灶癌以及高龄患者等高风险因素的肿瘤，目前仍缺乏足够的数据来证实核素治疗是否能真正改善这些患者的复发率和生存率。我们需要在癌症复发和核素治疗的风险之间权衡利弊，在根据临床实际情况制订治疗方案的同时也应适当参考患者的意见（见第 51 章）。

放射线损伤的风险

核素治疗的潜在风险包括放射线对含钠碘转运体的组织器官产生损伤，如唾液腺、泪腺管、胃、乳房、膀胱和骨髓等。核素治疗的早期和长期并发症见表 18-1。

最常见的不良反应是唾液腺功能障碍，导致暂时性或永久性口干、味觉或嗅觉丧失，并感到疼痛[190]。此外 3% 的患者在接受核素治疗后发生鼻泪管堵塞[189,192]。早期采用泪管球囊扩张术可防止因放射线刺激性炎症造成的泪管完全堵塞[192]，而病情严重者则需行泪管手术。

核素治疗会导致非甲状腺来源的第二原发癌，这是自 2000 年以来关于核素治疗不良反应的最重大发现之一。对 SEER 数据库的一项研究发现，经过平均 103 个月（中位值）的随访，在 2 158 名患者中共发现 2 338 例非甲状腺来源的第二原发癌[193]，发病率显著高于正常人群（P<0.05），每 10 000 人每年的绝对过度风险（AER）为 6.39（表 18-2），这些人患第二原发癌的风险显著高于正常人群。在接受核素治疗后的 5 年内患第二原发癌的风险最高，年轻患者的风险则进一步增高。但该研究存在一个问题：各个患者所接受的放射线剂量并不严格一致。另一项研究发现在累积放射剂量达到 500 mCi 以上的情况下，应用 131I 的剂量与第二原发癌的发病风险呈线性相关[194]。作者根据 10 年随访估计，接受 100 mCi 以上放射线剂量的 10 000 名患者中，至少有 54 名患者继发实性恶性肿瘤，3 名继发白血病[194]。因此 ATA 指南建议对于低风险患者，在保证消融效果的前提下应尽量使用最低剂量的 131I[138]。

提高血清 TSH 水平可以促进甲状腺细胞的摄碘能力，然而 TSH 水平应该如何控制目前尚无定论。一项不含对照实验的研究认为将 TSH 水平控制在 30 mIU/L 以上即可[195]。提高 TSH 水平有两种途径，一种是甲状腺素撤药，另一种是使用重组人促甲状腺激素（rhTSH）。左旋甲状腺素（LT4）撤药是一种较为传统的方法，3 周内 TSH 水平可上升至足够高水平[196]。一些人也主张在 T4 药物撤药的同时联合使用 T3 药物以减轻甲状腺功能减退症的症状[197]。然而，最近许多研究都证实了联合使用 T3 药物会使 TSH 水平上升至目标水平（30 mIU/L）的时间延长几乎一倍（T3 治疗组 32 天，安慰剂组 17 天，P = 0.006）[198]，而且 T3 治疗组和安慰剂组的 Billewicz 分数（一项衡量甲状腺功能减退症程度的评分）并无明显差异[198]。

一些患者可能无法耐受甲状腺素撤药所带来的甲

表18-1　RRA治疗的早期和长期并发症

并发症类型	0 ~ 135 mCi	135 ~ 270 mCi	270 ~ <500 mCi	500 ~ 1000 mCi
唾液腺炎	9%	30%	45%	55%
味觉/嗅障碍	10%	23%	50%	27%
口干	10%	43%	62%	22%
口干症	5%	7%	9%	0%
结膜炎	30%	18%	39%	15%
泪管炎	0%	3%	0%	0%

RRA：放射性碘清除全部甲状腺治疗
Data from Kloos RT, Duvuuri V, Jhiang SM, et al: Nasolacrimal drainage system obstruction from radioactive iodine therapy for thyroid carcinoma, *J Clin Endocrinol Metab* 87:5817-5820, 2002; and Alexander C, Bader JB, Schaefer A, et al: Intermediate and long-term side effects of high-dose radioiodine therapy for thyroid carcinoma, *J Nucl Med* 39:1551-1554, 1998.

表18-2　甲状腺来源第二原发癌实例

肿瘤部位	放射性同位 AER	无放射线 AER
所有肿瘤部位	12.01*	7.86*
女性乳腺癌	2.84	4.59*
胃癌	1.65*	0.16
全部淋巴结和血液系统疾病	3.75*	0.11
前列腺癌	2.78*	3.17*

AER：绝对过度风险
*P<0.05。与正常人群相比，经过和未经过放射线照射的患者所有肿瘤的发病率均明显增高。其中未接受放射线治疗的乳腺癌患者的AER显著高于接受放射线治疗的患者
Data from Brown AP, Chen J, Hitchcock YJ, et al: The risk of second primary malignancies up to three decades after the treatment of differentiated thyroid cancer. *J Clin Endocrinol Metab* 93:504-515, 2008.

表18-3   长期随访中推荐的TSH维持水平

高、中风险患者	TSH < 0.1 mIU/L
低风险患者	TSH 0.1 ~ 0.5 mIU/L
未行核素治疗的低风险患者	TSH 0.1 ~ 0.5 mIU/L

表18-4   ATA指南关于相对低风险甲状腺癌患者行核素治疗的推荐等级

推荐级别	推荐强度涵义
A	强力推荐（循证证据肯定）
B	推荐（循证证据良好）
C	推荐（基于专家意见）
D	反对推荐（基于专家意见）
E	反对推荐（循证证据良好）
F	强力反对推荐（循证证据肯定）
I	不做推荐或不做常规推荐

表18-5   根据TNM分期对不同年龄和肿瘤分期患者是否行核素治疗的推荐

TNM	描 述	是否常规核素治疗	推荐级别
T1	< 1 cm，局限于腺体内	否	E
T1	1 ~ 2 cm，局限于腺体内	选择性使用	I
T2	> 2 ~ 4 cm，局限于腺体内	选择性使用	I
T3	> 4 cm，< 45 岁	是	C
T3	> 4 cm，> 45 岁	是	B
T4a	任何肿瘤大小 / 年龄	选择性使用	I
T4b	伴少量腺体外浸润	是	B
NxN0	临床或病理未见淋巴结转移	否	D
N1	淋巴结转移 < 45 岁	选择性使用	I
N1	淋巴结转移 > 45 岁	选择性使用	I
M1	伴远端转移	是	A

状腺功能减退症症状，也有一些患者的 TSH 水平因垂体功能障碍而无法提高，对于这些患者可以采取注射重组人促甲状腺激素的方法。一项前瞻性随机国际研究对一组准备行 100 mCi 剂量核素治疗的患者分别采用甲状腺素撤药法与注射 rhTSH 法的功效进行了对比研究 [199]，结果发现两种方法都能达到很好地清除全部甲状腺效果 [199]，但 rhTSH 组患者的生存质量评分明显高于另一组 [199-200]。研究还发现 rhTSH 组患者的血液受放射线照射程度明显更低（约 33%）[199]。后续研究还发现 rhTSH 组的患者使用 100 mCi 或 50 mCi 剂量所产生的消融效果几乎相同，但不包括那些

因放射线剂量过低而造成明显全身辐射量不足并产生较差清除全部甲状腺效果的 rhTSH 组患者 [201]。另一项随机研究发现对于低风险患者，无论使用激素撤药法还是 rhTSH 法，使用 50 mCi 照射剂量均可以达到满意的清除全部甲状腺效果 [202]。因此 rhTSH 在美国获准用于核素治疗前的准备治疗。尽管 ATA 指南和ETA 指南一致认为甲状腺激素撤药和 rhTSH 均可用于核素治疗前的准备治疗（推荐级别 A），但甲状腺素撤药会使患者承受更多的辐射 [138,199]。低碘饮食也以提高每 mCi 放射剂量的效量比 [203]。如果患者摄入大量的碘（如静脉造影和服用胺碘酮）会对核素治疗效

表18-6   核素治疗有助于肿瘤分期和随访的依据

TNM	描 述	是否降低死亡率	是否降低复发率	是否便于分期和随访	推荐级别
T1	< 1 cm，局限于腺体内	否	否	是	E
T1	1 ~ 2 cm，局限于腺体内	否	数据存争议	是	I
T2	> 2 ~ 4 cm，局限于腺体内	否	数据存争议	是	C
T3	> 4 cm，< 45 岁	否	数据存争议	是	B
T3	> 4 cm，> 45 岁	是	是	是	B
T4a	任何肿瘤大小 / 年龄	否	数据不足	是	I
T4b	伴少量腺体外浸润	是	是	是	B
NxN0	临床或病理未见淋巴结转移	否	否	是	I
N1	淋巴结转移 < 45 岁	否	数据存争议	是	C
N1	淋巴结转移 > 45 岁	否	选择性使用	是	C
M1	伴远端转移	是	是	是	A

果造成较大影响，此时应该延期 3～6 个月再行核素治疗。患者在核素治疗前应该维持 1～2 周的低碘饮食[138]，期间可以通过尿碘测定来确定患者的摄碘水平是否达到了核素治疗的标准。

锂

锂可以抑制甲状腺释放碘，而不会对摄碘能力产生影响。理论上锂可以促使 ^{131}I 滞留在正常甲状腺细胞及肿瘤细胞内[204]。一项研究发现锂可以将 ^{131}I 在肿瘤细胞和正常甲状腺细胞内滞留的半衰期分别延长 50% 和 90%[205]。另一项前瞻性研究对锂和呋塞米对 ^{131}I 治疗产生的效果进行了评估分析[206]，结果发现使用呋塞米和未使用利尿剂的患者相比，TSH 刺激后的 Tg 水平阴性（＜1 ng/ml）率更高（97.7% 对 79.5%，$P<0.05$），全身扫描（WBS）阴性率更高（97.7% 对 81.1%，$P<0.05$）；其中一个实验组同时给予呋塞米和锂剂，结果发现对 TSH 刺激后的 Tg 水平阴性率（97.7% 对 95.5%）和全身扫描阴性率（97.7% 对 97.7%）并无明显影响。这些结果证明利尿剂联合应用锂剂并不会产生更好的治疗效果[206]。在呋塞米组中可以观察到尿碘含量显著减少的现象，其原因可能是由于机体碘池容量下降所致[206]。另一项研究表明呋塞米作为一种辅助药物，可以显著降低分化型甲状腺癌患者的尿碘含量及提高血碘浓度[207]。

核素治疗的不同方案

常见的核素治疗方案有三种：经验性定量使用 ^{131}I、最高血液浓度剂量以及根据情况制定剂量。通常对于低风险肿瘤患者来说，无论使用以上哪种方案，应尽可能使用最低剂量来达到核素治疗的目的（推荐级别 B）[138]（见第 51 章）。

经验性定量治疗

指根据经验选择不同分期肿瘤的 ^{131}I 剂量。对于低风险肿瘤患者通常采用 50～100 mCi 的 ^{131}I 剂量，存在淋巴结转移或远端转移患者的剂量应增至 150～200 mCi。该方案的缺点在于容易导致治疗不足或过度治疗。两项回顾性间接研究显示[208-209]，经验性使用 200 mCi 剂量可以使相当一部分年龄大于 70 岁的患者达到血清最高辐射值[209]，而另一项研究则显示出截然不同的结果。因此对于老年患者或泌尿系统功能不全的患者应酌情处理以确保合适的治疗剂量。

最高血浓度剂量

指一次性给予安全剂量的 ^{131}I，使血清 ^{131}I 浓度达到饱和状态（通常为 200 rad），以此来计算血液中放射线所能达到的最大剂量[210]。这种方案需要在给予微量的 ^{131}I 后连续收集 4 天以上的血清放射线剂量数据。然而使用这种方法仅能够计算出分布至全身血液的放射线剂量，却无法测量分布至骨髓的剂量，也没有考虑到患者身高和体重所造成的影响，同时也存在无法计算肿瘤接受的实际照射剂量的缺点。这种方案的目的在于用一定剂量的 ^{131}I 来一次性根治那些病情较重的患者。

以病灶为基础的剂量

指根据清除全部甲状腺或治疗远端转移病灶所需的放射线剂量来制定 ^{131}I 的用量[211]。这种方案需要事先了解病灶的分布及规模。

治疗前与治疗后核素扫描

关于核素治疗之前是否需要行诊断性全身核素扫描（DxWBS）目前存在不同观点。一些临床医生会在核素治疗前先进行一次 DxWBS，以确定残余甲状腺组织的大小和放射性碘亲和力，并能够发现转移淋巴结。DxWBS 通常需要患者服用 2～4 mCi 剂量的 ^{131}I 后 24～72 小时内进行。然而应用 DxWBS 却存在两个问题：首先，较大残余甲状腺组织可能会降低 DxWBS 的敏感性，而且那些充分摄碘组织的显影会掩盖一些微弱摄碘病灶的影像，如肺和纵隔转移[212]；其次，也有人认为即使在 DxWBS 中应用小剂量的 ^{131}I，也会削弱靶组织对治疗性 ^{131}I 的摄取能力，即"顿抑效应"[213-215]。尽管 DxWBS 很少能对核素治疗方案产生影响，发生顿抑效应的风险也很低[140,216-217]，许多医生却对其持否定态度。然而仍有人认可 DxWBS 的价值，因为他们发现核素治疗前进行 DxWBS 能够改变 53% 患者的治疗方案[218]。此外顿抑效应实际会造成多大影响也受到质疑，一个研究小组发现，核素治疗前服用小剂量 ^{131}I 用于 DxWBS 的患者，其核素消融率与未进行 DxWBS 的患者相比没有明显差异[219]。他们还发现如果在 DxWBS 完成后的 72 小时内立即进行核素治疗也不会发生顿抑效应[219]。此外使用 ^{123}I 既能得到和碘 ^{131}I 一样的扫描效果，又不会产生顿抑效应[220]，然而由于 ^{123}I 成本高昂且十分稀少，使其实际应用十分有限。ATA 指南建议，在残余甲状腺组织无法通过术中肉眼辨认或术后超声发现的情况下，或是为了达到指导后续 [131]I 治疗的目的，可以考虑进行全身扫描 [138]。为了减少顿抑效应，指南推荐使用 [123]I 或低剂量的 [131]I（1~3 mCi），且尽量在诊断性全身扫描后 72 小时内进行核素治疗 [138]。

治疗后核素扫描

通常认为治疗后全身扫描（RxWBS）是分化型甲状腺癌患者初期治疗的重要组成部分 [138]，在核素治疗后的 1 周内进行。与 DxWBS 相比，RxWBS 更容易发现远端转移和淋巴结转移。在一项研究中，RxWBS 发现的转移病灶比 DxWBS 多 26% [221]，而且还对 10% 患者的肿瘤分期造成影响，并改变了 9%~15% 患者的治疗策略 [221-223]。

然而由于躯体分泌、渗出、炎症以及非甲状腺肿瘤显像等原因会造成一定的假阳性 RxWBS 扫描结果 [224]，而且鼻咽部、唾液腺、胃以及泌尿生殖道都会对造影剂有一定的生理吸收效应 [225]。弥漫性肝显像在 RxWBS 中比较常见，而微小转移灶却很少显像，这种现象是由于甲状腺残余组织或转移组织内的 [131]I 经肝延迟代谢所造成的 [226]。新的显像技术如 SPECT 或 CT 融合扫描可以辅助 RxWBS 进行更精细的显像，起到减少假阳性结果的作用 [227]。

死亡率

虽然各种研究结果都表明甲状腺癌的发病率正在逐年上升，但其死亡率的变化却尚未明确。Davies 和 Welch 进行的一项生存分析显示甲状腺癌的死亡率维持在 0.5/100 000 左右。然而这些数据却不能反映一些疾病亚型的死亡率。对 SEER 数据库进行更具体的研究后发现，各种类型甲状腺癌的死亡率由患者年龄、种族、肿瘤组织学分型和分期等因素决定 [228]，其中女性患者的 5 年相对生存率从 1974 年的 92.7% 上升到 2001 年的 97.4% [228]，而男性甲状腺癌患者死亡率的年度变化百分比（APC）上升了 2.4%，是美国所有男性肿瘤中死亡率上升最多的 [1]。死亡率和人种也有关，黑人男性和黑人女性患者的 APC 分别为 4% 和 2% [1]。此外西班牙男性的 APC 上升了 2.8%，而女性的 APC 却下降了 2%~3% [1]。白人女性死亡率的降低可能是由于疾病早期发现和治疗的结果，而白人和黑人男性生存率的降低则是由于癌症诊断普遍较晚，病

情已经有一定进展后才采取治疗的结果（见第 21 章）。

甲状腺癌的 10 年死亡率与肿瘤大小有关（见表 18-2）。10 年死亡率肿瘤小于 1 cm 为 2%，介于 1~1.9 cm 之间为 2.6%，介于 2~2.9 cm 之间为 5.5%，4~8 cm 为 9.5%，大于 8 cm 为 19% [67]。

肿瘤直径小于 1 cm 的患者死亡率非常低，一篇系统综述发现已报道的最高死亡率仅为 2% [67,229]。因此对于甲状腺微小乳头状癌（PTMC）患者来说，更应该关注他们的复发率而不是死亡率。野口等人对 2 070 名微小癌患者的预后进行了分析，结果发现大于 11 mm 的肿瘤预后良好，而小于 1 cm 的微小癌和年轻患者有着更好的预后 [86]；肿瘤大小介于 6~10 mm 之间的 PTMC 患者 35 年随访复发率为 14%，而小于 6 mm 的微小癌患者的复发率仅为 3.3%。大于 55 岁的患者 30 年复发率为 40%，和年轻患者仅为 10% 的复发率相比其预后显然更差 [86]；伴腺体外浸润患者的复发率更高，最常见的复发部位为颈部。因此作者得出这样的结论：PTMC 与较大乳头状癌相比具有相似的临床特点，术后相当长一段时间内其复发率随年龄增长而提高，因此需要对 PTMC 患者进行长期的术后随访 [86]（见第 19 章）。

自然病史

尸检研究发现患有隐匿性 PTMC 的患者占相当大的比例 [8,230-232]，其发病率与患者地域因素及病理切片厚度有关。一项芬兰的研究显示在 36% 的尸检病理切片中发现微小癌，其他研究的发病率为 2%~8% [230-231,233]（图 18-9），外科队列研究也显示出 3%~9% 的发病率 [234-236]（图 18-10），这些微小癌的病理分型多数为乳头状癌。在日本的一项队列研究中，建议一些微小癌患者放弃手术治疗，定期进行超声检查与密切随访 [237]，1395 名患者中有 340 人（17%）选择了观察病情。经过为期 5 年和 10 年的随访发现，肿瘤生长超过 3 mm 者分别占 6.4% 和 15.9% [238]，5 年和 10 年淋巴结转移率分别为 1.4% 和 3.4% [238]。经过初期观察，109 名患者因各种原因选择手术治疗，术后也未发现疾病复发的迹象。这些发现有力地证明了即使微小癌可能存在病程进展的风险，经过初期观察后再进行手术治疗也为时不晚。此外，研究还强调多数 PTMC 表现出十分稳定的特点，只有极个别患者出现了病程进展的征象。

然而 PTMC 的潜在风险却不容忽视。很多研究都显示 PTMC 与远端转移甚至死亡率有关。一项关于低风险 PTC 的研究发现，肿瘤直径小于 1.5 cm 的

患者中有 25% 发生了病情迁延，高达 64% 的患者出现淋巴结转移，局部和远端复发率分别为 5.9% 和 1.5%[229]。虽然罕见，但报道的死亡率最高可达 2%[229]。因此对于具有高复发率、高死亡率的微小癌的更多相关研究仍有待进一步开展，研究如何通过超声检查将这些高侵袭性肿瘤同惰性肿瘤区分开来。

肿瘤分期系统

欧洲癌症治疗研究组织（EORTC）甲状腺癌合作小组于 1979 年发表了一个关于各种甲状腺癌病理分型预后分期法，该分期法是基于对 507 名患者进行平均 40 个月的随访结果进行多元化分析而制定的[239]。研究发现确诊年龄、患者性别、主要细胞类型、未分化癌征象、肿瘤类别和转移灶数量是影响预后的关键因素。有趣的是，作者指出"由于在这些分析中忽略

了治疗因素造成的影响，而这些治疗因素实际上确实能够决定某些预后因素的重要性。只有在确定这些治疗因素不会对疾病的自然病史造成影响的前提下才可以忽视治疗因素，而事实上可能并非如此。"[239]

这项里程碑式的分期方法为后续的预后分期系统奠定了基础，以至于后来几乎所有的分期方法都采用了同样的变量。而其中最重要的预后因素是死亡率。

1998 年 Sherman 等报道了一种全新的预后分期方法，这种方法包含了所有类型的甲状腺癌，并被 NTCTCS 注册使用。该分级方法的主要目的在于对预后进行验证以及与现存的其他分级方法进行比较。共 1607 名患者加入到研究中，其中 I 期患者占 43%，II 期占 24%，III 期占 24%，IV 期占 9%。研究人员还对这种分期方法和之前发表的六种分期方法进行了对比，对比主要依据患者的肿瘤类型。结果显示，无论对于哪种类型的肿瘤，NTCTCS 采用的分期对于疾病相关死亡率和无残留病变率始终显示出最高的预测

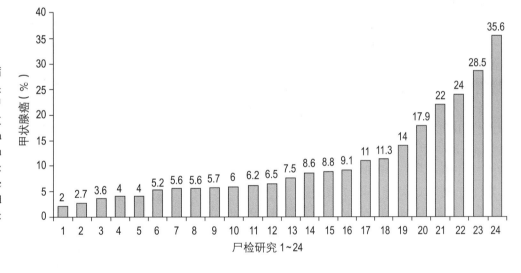

图 18-9 该图显示尸检病例中发现隐匿性甲状腺乳头状癌的比例，24 个不同尸检研究共包含 71 156 例，发病率最多相差 18 倍（Data from Pazaitou-Panayiotou K, Capezzone M, Pacini F: Clinical features and therapeutic implication of papillary thyroid microcarcinoma, *Thyroid* 17: 1085-1092, 2007.）

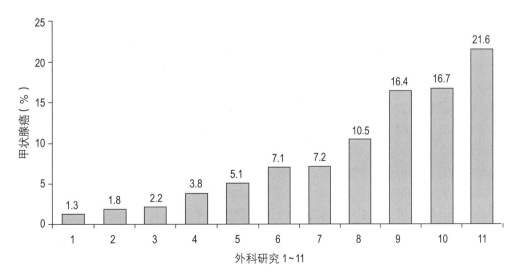

图 18-10 该图显示甲状腺良性疾病在术中被证实为隐匿性 PTMC 的比例，平均隐匿性癌发病率为 8.8 ± 6.68% SD（Data from Pazaitou-Panayiotou K, Capezzone M, Pacini F: Clinical features and therapeutic implication of papillary thyroid microcarcinoma, *Thyroid* 17: 1085-1092, 2007.）

值。NTCTCS 的分期方法为短期评估甲状腺癌患者的预后提供了一个行之有效的方案。该分期方法的作者分析总结显示，NTCTCS 分期法在评估甲状腺癌患者短期预后以及近期随访无残留病变率方面，与 TNM 分期和 EORTC 分期法具有同等作用。然而该分期方法的作者同时声称，无论哪种分期方法都无法对一小部分特殊病例的短期疾病相关死亡率和无病变残留率进行预测。

在 EORTC 分期系统投入临床应用后的 35 年内，至少 15 种肿瘤预后分期法相继问世。许多专家都提出了这样几个主要问题：这些评分系统能否真实反映预后情况？评分系统是否能准确预测复发率？是否可以根据预后评分去指导治疗策略？各评分系统关于初期治疗方面有何区别？

许多研究都对这些分期系统进行了细致评估。由于还没有一种分期系统能够得到广泛认可，一个研究小组 [241] 对当时可用的各种甲状腺癌分期系统进行了文献回顾，并使用了方差比例（PVE）模型，结果发现 AJCC 和 UICC 制定的 TNM 分期法要普遍优于其他分期方法。由于 AJCC 和 UICC 的 TNM 分期法目前使用较为广泛，且适用于其他部位的肿瘤，因此作者推荐将这两种分期法应用于甲状腺癌患者的治疗和预后 [241]。

各种分期系统存在一个共同缺点：只能根据初次治疗时的因素，却无法根据随访期间的危险因素对肿瘤进行分期。甲状腺癌即使在初期治疗的 40 年后仍存在复发风险 [68]。一项研究显示即使是 I 期患者经过平均 11 年的随访发现仍有 15% 的复发率 [242]，尽管通常认为 I 期患者具有较低风险且总体死亡率非常低（1.7%），但其复发率可能对患者生存质量和幸福指数造成潜在影响 [242]。而现有的分期系统却未能对这种风险进行预测（见第 21 章）。

分期系统除起到分析患者预后的作用外，也对医生为每个患者制定最佳的治疗策略起到重要指导意义。低风险分组的患者可以采取较为保守的治疗，而高风险分组患者则应采取更为积极的初期治疗措施。然而这种笼统的方法对于甲状腺癌患者的治疗来说没有实际意义。大多数甲状腺癌患者会被归类为低风险肿瘤或 I 期分组 [179,242]，但因低风险肿瘤而死亡的患者人数要远高于高风险肿瘤患者，因为低风险患者所占全部患者的比例远高于高风险患者 [179]。因此 ETA 和 ATA 指南推荐将 TNM 分期和组织学因素联合起来作为判断预后的标准 [138,140]。在参考 TNM 分期的同时，还要根据肿瘤的多灶性、是否伴腺体外浸润及血管浸润、肿瘤组织学特点和放射线暴露史等因素来决定手术范围 [138]。同样也应该根据肿瘤组织学特点、腺体外浸润程度和肿瘤切除彻底程度来决定是否行核素清除全部甲状腺治疗 [138]。

由于 TNM 分期系统并不能可靠地预测疾病复发，ATA 制定的分级系统依照复发风险高低将患者分为三类，为各种风险提供了更为全面的框架 [138]。复发风险低的患者具备以下几个特征：无局部或远端淋巴结转移、切除全部肉眼可见的肿瘤、无腺体外浸润、无血管浸润、术后核素扫描显示甲状腺床部位不显影，且肿瘤的病理分型不具有侵袭性（如高细胞型、岛型和柱状细胞型甲状腺癌等）[138]；出现以下任何一条即满足中度复发风险标准：肿瘤镜下腺体外浸润、颈部淋巴结转移、术后核素扫描甲状腺床显影、血管浸润或肿瘤病理分型具有侵袭性 [138]；高风险患者包括肿瘤切除不彻底者、肉眼可见的肿瘤腺体外浸润、远端转移或出现与术后核素扫描结果不相符的 Tg 水平 [138]。这种分期方法和普通分期方法相比能够提供更有针对性的持续评估。

结语

PTC 是一种复杂且难以预测的疾病，需要进行多元化的治疗并密切关注疗效，这对于患者的长期预后具有重要意义。

参考文献

[1] Ries LAG, Harkins D, Krapcho D, et al: ea. *SEER Cancer Statistics Review, 1997–2003.* http://seer. cancer. gov/csr/1975_2001/results_merged/sect_25_thyroid. pdf, SEER Cancer Stat Fact Sheets. 1-7- 2010.

[2] Davies L, Welch HG: Increasing incidence of thyroid cancer in the United States, 1973-2002, *JAMA* 295: 2164–2167, 2006.

[3] Kilfoy BA, Zheng T, Holford TR, et al: International patterns and trends in thyroid cancer incidence, 1973–2002, *Cancer Causes Control* 20: 525–531, 2009.

[4] Hogan AR, Zhuge Y, Perez EA, et al: Pediatric thyroid carcinoma: incidence and outcomes in 1753 patients, *J Surg Res* 156: 167–172, 2009.

[5] Alston RD, Geraci M, Eden TO, et al: Changes in cancer incidence in teenagers and young adults (ages 13 to 24 years) in England 1979–2003, *Cancer* 113: 2807–2815, 2008.

[6] Steliarova-Foucher E, Stiller CA, Pukkala E, et al: Thyroid cancer incidence and survival among European children and adolescents (1978–1997): report from the Automated Childhood Cancer Information System project, *Eur J Cancer* 42: 2150–2169, 2006.

[7] American Cancer Society: *Cancer Facts and Figures 2009.* www. cancer. org. 1-25-2010.

[8] Harach HR, Franssila KO, Wasenius VM: Occult papillary carcinoma of the thyroid. A "normal" finding in Finland. A

systematic autopsy study, *Cancer* 56: 531–538, 1985.

[9] Hall SF, Walker H, Siemens R, et al: Increasing detection and increasing incidence in thyroid cancer, *World J Surg* 33: 2567–2571, 2009.

[10] Enewold L, Zhu K, Ron E, et al: Rising thyroid cancer incidence in the United States by demographic and tumor characteristics, 1980–2005, *Cancer Epidemiol Biomarkers Prev* 18: 784–791, 2009.

[11] Chen AY, Jemal A, Ward EM: Increasing incidence of differentiated thyroid cancer in the United States, 1988–2005, *Cancer* 115: 3801–3807, 2009.

[12] Chem KT, Rosai J: Follicular variant of thyroid papillary carcinoma: a clinicopathologic study of six cases, *Am J Surg Pathol* 1: 123–130, 1977.

[13] Ron E, Lubin JH, Shore RE, et al: Thyroid cancer after exposure to external radiation: a pooled analysis of seven studies, *Radiat Res* 141: 259–277, 1995.

[14] Baker SR, Bhatti WA: The thyroid cancer epidemic: is it the dark side of the CT revolution? *Eur J Radiol* 60: 67–69, 2006.

[15] McDonald TA: A perspective on the potential health risks of PBDEs, *Chemosphere* 46: 745–755, 2002.

[16] Zuurbier M, Leijs M, Schoeters G, et al: Children's exposure to polybrominated diphenyl ethers, *Acta Paediatr Suppl* 95: 65–70, 2006.

[17] Hooper K, McDonald TA: The PBDEs: an emerging environmental challenge and another reason for breast-milk monitoring programs, *Environ Health Perspect* 108: 387–392, 2000.

[18] Hardell L, Bavel B, Lindstrom G, et al: In utero exposure to persistent organic pollutants in relation to testicular cancer risk, *Int J Androl* 29: 228–234, 2006.

[19] Zhao G, Wang Z, Zhou H, et al: Burdens of PBBs, PBDEs, and PCBs in tissues of the cancer patients in the e-waste disassembly sites in Zhejiang, China, *Sci Total Environ* 407: 4831–4837, 2009.

[20] Brindel P, Doyon F, Rachedi F, et al: Anthropometric factors in differentiated thyroid cancer in French Polynesia: a case-control study, *Cancer Causes Control* 20: 581–590, 2009.

[21] Clavel-Chapelon F, Guillas G, Tondeur L, et al: Risk of differentiated thyroid cancer in relation to adult weight, height, and body shape over life: The French E3N cohort, *Int J Cancer* 2009.

[22] Dal Maso L, La Vecchia C, Franceschi S, et al: A pooled analysis of thyroid cancer studies. V. Anthropometric factors, *Cancer Causes Control* 11: 137–144, 2000.

[23] Leitzmann MF, Brenner A, Moore SC, et al: Prospective study of body mass index, physical activity and thyroid cancer, *Int J Cancer* 126: 2947–2956, 2010.

[24] Berghofer A, Pischon T, Reinhold T, et al: Obesity prevalence from a European perspective: a systematic review, *BMC Public Health* 8: 200, 2008.

[25] Wang Y, Beydoun MA: The obesity epidemic in the United States–gender, age, socioeconomic, racial/ethnic, and geographic characteristics: a systematic review and meta-regression analysis, *Epidemiol Rev* 29: 6–28, 2007.

[26] Zheng Y, Stein R, Kwan T, et al: Evolving cardiovascular disease prevalence, mortality, risk factors, and the metabolic syndrome in China, *Clin Cardiol* 32: 491–497, 2009.

[27] Samaan NA, Schultz PN, Ordonez NG, et al: A comparison of thyroid carcinoma in those who have and have not had head and neck irradiation in childhood, *J Clin Endocrinol Metab* 64: 219–223, 1987.

[28] Kikuchi S, Perrier ND, Ituarte P, et al: Latency period of thyroid neoplasia after radiation exposure, *Ann Surg* 239: 536–543, 2004.

[29] Vriens MR, Suh I, Moses W, et al: Clinical features and genetic predisposition to hereditary nonmedullary thyroid cancer, *Thyroid* 19: 1343–1349, 2009.

[30] Charkes ND: On the prevalence of familial nonmedullary thyroid cancer, *Thyroid* 8: 857–858, 1998.

[31] Alsanea O, Wada N, Ain K, et al: Is familial non-medullary thyroid carcinoma more aggressive than sporadic thyroid cancer? A multicenter series, *Surgery* 128: 1043–1050, 2000.

[32] Nakamura Y, Nishisho I, Kinzler KW, et al: Mutations of the APC (adenomatous polyposis coli) gene in FAP (familial polyposis coli) patients and in sporadic colorectal tumors, *Tohoku J Exp Med* 168: 141–147, 1992.

[33] Nose O, Tatsumi K, Nakano Y, et al: Congenital combined pituitary hormone deficiency attributable to a novel PROP1 mutation (467insT), *J Pediatr Endocrinol Metab* 19: 491–498, 2006.

[34] Harach HR, Williams GT, Williams ED: Familial adenomatous polyposis associated thyroid carcinoma: a distinct type of follicular cell neoplasm, *Histopathology* 25: 549–561, 1994.

[35] Liaw D, Marsh DJ, Li J, et al: Germline mutations of the PTEN gene in Cowden disease, an inherited breast and thyroid cancer syndrome, *Nat Genet* 16: 64–67, 1997.

[36] Chakraborty P, Grosse F: WRN helicase unwinds Okazaki fragment-like hybrids in a reaction stimulated by the human DHX9 helicase, *Nucleic Acids Res* 38(14): 4722-4730, 2010.

[37] Kirschner LS, Sandrini F, Monbo J, et al: Genetic heterogeneity and spectrum of mutations of the PRKAR1A gene in patients with the Carney complex, *Hum Mol Genet* 9: 3037–3046, 2000.

[38] Stratakis CA, Kirschner LS, Carney JA: Clinical and molecular features of the Carney complex: diagnostic criteria and recommendations for patient evaluation, *J Clin Endocrinol Metab* 86: 4041–4046, 2001.

[39] Lindsay S, Hedinger CE: Papillary thyroid carcinoma revisited. In *Thyroid Cancer*, Heidelberg, 1969, Springer-Verlag, p 29.

[40] Renshaw AA, Gould EW: Why there is the tendency to "overdiagnose" the follicular variant of papillary thyroid carcinoma, *Am J Clin Pathol* 117: 19–21, 2002.

[41] Chan JK: Strict criteria should be applied in the diagnosis of encapsulated follicular variant of papillary thyroid carcinoma, *Am J Clin Pathol* 117: 16–18, 2002.

[42] Burningham AR, Krishnan J, Davidson BJ, et al: Papillary and follicular variant of papillary carcinoma of the thyroid: initial presentation and response to therapy, *Otolaryngol Head Neck Surg* 132: 840–844, 2005.

[43] Passler C, Prager G, Scheuba C, et al: Follicular variant of papillary thyroid carcinoma: a long-term follow-up, *Arch Surg* 138: 1362–1366, 2003.

[44] Zidan J, Karen D, Stein M, et al: Pure versus follicular variant of papillary thyroid carcinoma: clinical features, prognostic factors, treatment, and survival, *Cancer* 97: 1181–1185, 2003.

[45] Ghossein R, LiVolsi VA: Papillary thyroid carcinoma tall cell variant, *Thyroid* 18: 1179–1181, 2008.

[46] Leung AK, Chow SM, Law SC: Clinical features and outcome of the tall cell variant of papillary thyroid carcinoma, *Laryngoscope* 118: 32–38, 2008.

[47] Adeniran AJ, Zhu Z, Gandhi M, et al: Correlation between genetic alterations and microscopic features, clinical manifestations, and prognostic characteristics of thyroid papillary carcinomas, *Am J Surg Pathol* 30: 216–222, 2006.

[48] Groussin L, Fagin JA: Significance of BRAF mutations in papillary thyroid carcinoma: prognostic and therapeutic implications, *Nat Clin Pract Endocrinol Metab* 2: 180–181, 2006.

[49] Xing M, Westra WH, Tufano RP, et al: BRAF mutation predicts a poorer clinical prognosis for papillary thyroid cancer, *J Clin Endocrinol Metab* 90: 6373–6379, 2005.

[50] Ghossein RA, Leboeuf R, Patel KN, et al: Tall cell variant of papillary thyroid carcinoma without extrathyroid extension: biologic behavior and clinical implications, *Thyroid* 17: 655–661, 2007.

[51] Wenig BM, Thompson LD, Adair CF, et al: Thyroid papillary

carcinoma of columnar cell type: a clinicopathologic study of 16 cases, *Cancer* 82: 740–753, 1998.

[52] Sywak M, Pasieka JL, Ogilvie T: A review of thyroid cancer with intermediate differentiation, *J Surg Oncol* 86: 44–54, 2004.

[53] Yunta PJ, Ponce JL, Prieto M, et al: The importance of a tumor capsule in columnar cell thyroid carcinoma: a report of two cases and review of the literature, *Thyroid* 9: 815–819, 1999.

[54] LiVolsi VA: Unusual variants of papillary thyroid carcinoma. In Mazzaferri EL, Kreisberg RA, Bar RS, editors: *Advances in Endocrinology and Metabolism*, St. Louis, MO, 1995, Mosby Yearbook Inc, pp 39–54.

[55] Nikiforov Y, Gnepp DR: Pediatric thyroid cancer after the Chernobyl disaster. Pathomorphologic study of 84 cases (1991–1992) from the Republic of Belarus, *Cancer* 74: 748–766, 1994.

[56] Albareda M, Puig-Domingo M, Wengrowicz S, et al: Clinical forms of presentation and evolution of diffuse sclerosing variant of papillary carcinoma and insular variant of follicular carcinoma of the thyroid, *Thyroid* 8: 385–391, 1998.

[57] Carcangiu ML, Zampi G, Rosai J: Papillary thyroid carcinoma: a study of its many morphologic expressions and clinical correlates, *Pathol Annu* 20(Pt 1): 1–44, 1985.

[58] Mizukami Y, Noguchi M, Michigishi T, et al: Papillary thyroid carcinoma in Kanazawa, Japan: prognostic significance of histological subtypes, *Histopathology* 20: 243–250, 1992.

[59] Lam KY, Lo CY, Chan KW, et al: Insular and anaplastic carcinoma of the thyroid: a 45-year comparative study at a single institution and a review of the significance of p53 and p21, *Ann Surg* 231: 329–338, 2000.

[60] Pilotti S, Collini P, Mariani L, et al: Insular carcinoma: a distinct de novo entity among follicular carcinomas of the thyroid gland, *Am J Surg Pathol* 21: 1466–1473, 1997.

[61] Burman KD, Ringel MD, Wartofsky L: Unusual types of thyroid neoplasms, *Endocrinol Metab Clin North Am* 25: 49–68, 1996.

[62] Ellis PD, van Nostrand AW: The applied anatomy of thyroglossal tract remnants, *Laryngoscope* 87: 765–770, 1977.

[63] Doshi SV, Cruz RM, Hilsinger RL Jr : Thyroglossal duct carcinoma: a large case series, *Ann Otol Rhinol Laryngol* 110: 734–738, 2001.

[64] Mazzaferri EL: Thyroid cancer in thyroglossal duct remnants: a diagnostic and therapeutic dilemma, *Thyroid* 14: 335–336, 2004.

[65] Patel SG, Escrig M, Shaha AR, et al: Management of well-differentiated thyroid carcinoma presenting within a thyroglossal duct cyst, *J Surg Oncol* 79: 134–139, 2002.

[66] Hartl DM, Al Ghuzlan A, Chami L, et al: High rate of multifocality and occult lymph node metastases in papillary thyroid carcinoma arising in thyroglossal duct cysts, *Ann Surg Oncol* 16: 2595–2601, 2009.

[67] Bilimoria KY, Bentrem DJ, Ko CY, et al: Extent of surgery affects survival for papillary thyroid cancer, *Ann Surg* 246: 375–381, 2007.

[68] Mazzaferri EL, Jhiang SM: Long-term impact of initial surgical and medical therapy on papillary and follicular thyroid cancer, *Am J Med* 97: 418–428, 1994.

[69] Bilimoria KY, Bentrem DJ, Linn JG, et al: Utilization of total thyroidectomy for papillary thyroid cancer in the United States, *Surgery* 142: 906–913, 2007.

[70] Pacini F, Elisei R, Capezzone M, et al: Contralateral papillary thyroid cancer is frequent at completion thyroidectomy with no difference in low- and high-risk patients, *Thyroid* 11: 877–881, 2001.

[71] Alzahrani AS, Al Mandil M, Chaudhary MA, et al: Frequency and predictive factors of malignancy in residual thyroid tissue and cervical lymph nodes after partial thyroidectomy for differentiated thyroid cancer, *Surgery* 131: 443–449, 2002.

[72] Mazzaferri EL, Young RL: Papillary thyroid carcinoma: a 10 year follow-up report of the impact of therapy in 576 patients, *Am J Med* 70: 511–518, 1981.

[73] Perrino M, Vannucchi G, Vicentini L, et al: Outcome predictors and impact of central node dissection and radiometabolic treatments in papillary thyroid cancers < or ¼ 2 cm, *Endocr Relat Cancer* 16: 201–210, 2009.

[74] Chow SM, Law SC, Chan JK, et al: Papillary microcarcinoma of the thyroid—Prognostic significance of lymph node metastasis and multifocality, *Cancer* 98: 31–40, 2003.

[75] Baudin E, Travagli JP, Ropers J, et al: Microcarcinoma of the thyroid gland: the Gustave-Roussy Institute experience, *Cancer* 83: 553–559, 1998.

[76] Grant CS, Stulak JM, Thompson GB, et al: Risks and adequacy of an optimized surgical approach to the primary surgical management of papillary thyroid carcinoma treated during 1999–2006, *World J Surg* 34: 1239–1246, 2010.

[77] Mercante G, Frasoldati A, Pedroni C, et al: Prognostic factors affecting neck lymph node recurrence and distant metastasis in papillary microcarcinoma of the thyroid: results of a study in 445 patients, *Thyroid* 19: 707–716, 2009.

[78] Lee SH, Lee SS, Jin SM, et al: Predictive factors for central compartment lymph node metastasis in thyroid papillary microcarcinoma, *Laryngoscope* 118: 659–662, 2008.

[79] Arora N, Turbendian HK, Scognamiglio T, et al: Extrathyroidal extension is not all equal: implications of macroscopic versus microscopic extent in papillary thyroid carcinoma, *Surgery* 144: 942–947, 2008.

[80] Gemsenjager E, Heitz PU, Seifert B, et al: Differentiated thyroid carcinoma. Follow-up of 264 patients from one institution for up to 25 years, *Swiss Med Wkly* 131: 157–163, 2001.

[81] Brierley J, Tsang R, Panzarella T, et al: Prognostic factors and the effect of treatment with radioactive iodine and external beam radiation on patients with differentiated thyroid cancer seen at a single institution over 40 years, *Clin Endocrinol (Oxf)* 63: 418–427, 2005.

[82] Chiang FY, Lin JC, Lee KW, et al: Thyroid tumors with preoperative recurrent laryngeal nerve palsy: clinicopathologic features and treatment outcome, *Surgery* 140: 413–417, 2006.

[83] McCaffrey JC: Evaluation and treatment of aerodigestive tract invasion by well-differentiated thyroid carcinoma, *Cancer Control* 7: 246–252, 2000.

[84] Wada N, Duh QY, Sugino K, et al: Lymph node metastasis from 259 papillary thyroid microcarcinomas: frequency, pattern of occurrence and recurrence, and optimal strategy for neck dissection, *Ann Surg* 237: 399–407, 2003.

[85] Ito Y, Tomoda C, Uruno T, et al: Preoperative ultrasonographic examination for lymph node metastasis: usefulness when designing lymph node dissection for papillary microcarcinoma of the thyroid, *World J Surg* 28: 498–501, 2004.

[86] Noguchi S, Yamashita H, Uchino S, et al: Papillary microcarcinoma, *World J Surg* 32: 747–753, 2008.

[87] Bhattacharyya N: A population-based analysis of survival factors in differentiated and medullary thyroid carcinoma, *Otolaryngol Head Neck Surg* 128: 115–123, 2003.

[88] Hay ID, Bergstralh EJ, Goellner JR, et al: Predicting outcome in papillary thyroid carcinoma: development of a reliable prognostic scoring system in a cohort of 1779 patients surgically treated at one institution during 1940 through 1989, *Surgery* 114: 1050–1057, 1993.

[89] Shaha AR, Shah JP, Loree TR: Risk group stratification and prognostic factors in papillary carcinoma of thyroid, *Ann Surg Oncol* 3: 534–538, 1996.

[90] Podnos YD, Smith D, Wagman LD, et al: The implication of lymph node metastasis on survival in patients with well-differentiated thyroid cancer, *Am Surg* 71: 731–734, 2005.

[91] Zaydfudim V, Feurer ID, Griffin MR, et al: The impact of lymph node involvement on survival in patients with papillary and follicular thyroid carcinoma, *Surgery* 144: 1070–1077, 2008.

[92] Lee J, Soh EY: Differentiated thyroid carcinoma presenting

with distant metastasis at initial diagnosis clinical outcomes and prognostic factors, *Ann Surg* 251: 114–119, 2010.

[93] Durante C, Haddy N, Baudin E, et al: Long-term outcome of 444 patients with distant metastases from papillary and follicular thyroid carcinoma: benefits and limits of radioiodine therapy, *J Clin Endocrinol Metab* 91: 2892–2899, 2006.

[94] Sampson E, Brierley JD, Le LW, et al: Clinical management and outcome of papillary and follicular (differentiated) thyroid cancer presenting with distant metastasis at diagnosis, *Cancer* 110: 1451–1456, 2007.

[95] Robbins RJ, Wan Q, Grewal RK, et al: Real-time prognosis for metastatic thyroid carcinoma based on 2-[18F]fluoro-2-deoxy-D-glucose-positron emission tomography scanning, *J Clin Endocrinol Metab* 91: 498–505, 2006.

[96] Nikiforov YE, Steward DL, Robinson-Smith TM, et al: Molecular testing for mutations in improving the fine-needle aspiration diagnosis of thyroid nodules, *J Clin Endocrinol Metab* 94: 2092–2098, 2009.

[97] Puxeddu E, Moretti S, Elisei R, et al: BRAF(V599E) mutation is the leading genetic event in adult sporadic papillary thyroid carcinomas, *J Clin Endocrinol Metab* 89: 2414–2420, 2004.

[98] Fugazzola L, Puxeddu E, Avenia N, et al: Correlation between B-RAFV600E mutation and clinico-pathologic parameters in papillary thyroid carcinoma: data from a multicentric Italian study and review of the literature, *Endocr Relat Cancer* 13: 455–464, 2006.

[99] Kebebew E, Weng J, Bauer J, et al: The prevalence and prognostic value of BRAF mutation in thyroid cancer, *Ann Surg* 246: 466–470, 2007.

[100] Lupi C, Giannini R, Ugolini C, et al: Association of BRAF V600E mutation with poor clinicopathological outcomes in 500 consecutive cases of papillary thyroid carcinoma, *J Clin Endocrinol Metab* 92: 4085–4090, 2007.

[101] Elisci R, Ugolini C, Viola D, et al: BRAF(V600E) mutation and outcome of patients with papillary thyroid carcinoma: a 15-year median follow-up study, *J Clin Endocrinol Metab* 93: 3943–3949, 2008.

[102] Brzezianska E, Pastuszak-Lewandoska D, Wojciechowska K, et al: Investigation of V600E BRAF mutation in papillary thyroid carcinoma in the Polish population, *Neuro Endocrinol Lett* 28: 351–359, 2007.

[103] Nikiforov YE: RET/PTC rearrangement in thyroid tumors, *Endocr Pathol* 13: 3–16, 2002.

[104] Tallini G, Asa SL: RET oncogene activation in papillary thyroid carcinoma, *Adv Anat Pathol* 8: 345–354, 2001.

[105] Nikiforov YE, Rowland JM, Bove KE, et al: Distinct pattern of ret oncogene rearrangements in morphological variants of radiation-induced and sporadic thyroid papillary carcinomas in children, *Cancer Res* 57: 1690–1694, 1997.

[106] Musholt TJ, Musholt PB, Khaladj N, et al: Prognostic significance of RET and NTRK1 rearrangements in sporadic papillary thyroid carcinoma, *Surgery* 128: 984–993, 2000.

[107] Nikiforova MN, Nikiforov YE: Molecular diagnostics and predictors in thyroid cancer, *Thyroid* 19: 1351–1361, 2009.

[108] Basolo F, Molinaro E, Agate L, et al: RET protein expression has no prognostic impact on the long-term outcome of papillary thyroid carcinoma, *Eur J Endocrinol* 145: 599–604, 2001.

[109] Santoro M, Papotti M, Chiappetta G, et al: RET activation and clinicopathologic features in poorly differentiated thyroid tumors, *J Clin Endocrinol Metab* 87: 370–379, 2002.

[110] Placzkowski KA, Reddi HV, Grebe SK, et al: The role of the PAX8/PPARgamma fusion oncogene in thyroid cancer, *PPAR Res* 2008: 672829, 2008.

[111] Eberhardt NL, Grebe SK, McIver B, et al: The role of the PAX8/PPARgamma fusion oncogene in the pathogenesis of follicular thyroid cancer, *Mol Cell Endocrinol* 321: 50–56, 2010.

[112] Nikiforova MN, Biddinger PW, Caudill CM, et al: PAX8-PPARgamma rearrangement in thyroid tumors: RT-PCR and immunohistochemical analyses, *Am J Surg Pathol* 26: 1016–1023, 2002.

[113] Marques AR, Espadinha C, Frias MJ, et al: Underexpression of peroxisome proliferator-activated receptor (PPAR)gamma in PAX8/PPARgamma-negative thyroid tumours, *Br J Cancer* 91: 732–738, 2004.

[114] Sahin M, Allard BL, Yates M, et al: PPARgamma staining as a surrogate for PAX8/PPARgamma fusion oncogene expression in follicular neoplasms: clinicopathological correlation and histopathological diagnostic value, *J Clin Endocrinol Metab* 90: 463–468, 2005.

[115] Kumar A, Bal CS: Differentiated thyroid cancer, *Indian J Pediatr* 70: 707–713, 2003.

[116] Hay ID, Gonzalez-Losada T, Reinalda MS, et al: Long-term outcome in 215 children and adolescents with papillary thyroid cancer treated during 1940 through 2008, *World J Surg* 34: 1192–1202, 2010.

[117] Demidchik YE, Demidchik EP, Reiners C, et al: Comprehensive clinical assessment of 740 cases of surgically treated thyroid cancer in children of Belarus, *Ann Surg* 243: 525–532, 2006.

[118] Hallwirth U, Flores J, Kaserer K, et al: Differentiated thyroid cancer in children and adolescents: the importance of adequate surgery and review of literature, *Eur J Pediatr Surg* 9: 359–363, 1999.

[119] Jarzab B, Handkiewicz JD, Wloch J, et al: Multivariate analysis of prognostic factors for differentiated thyroid carcinoma in children, *Eur J Nucl Med* 27: 833–841, 2000.

[120] Lazar L, Lebenthal Y, Steinmetz A, et al: Differentiated thyroid carcinoma in pediatric patients: comparison of presentation and course between pre-pubertal children and adolescents, *J Pediatr* 154: 708–714, 2009.

[121] Anil C, Goksel S, Gursoy A: Hashimoto's thyroiditis is not associated with increased risk of thyroid cancer in patients with thyroid nodules: a single-center prospective study, *Thyroid* 20: 601–606, 2010.

[122] Kim EY, Kim WG, Kim WB, et al: Coexistence of chronic lymphocytic thyroiditis is associated with lower recurrence rates in patients with papillary thyroid carcinoma, *Clin Endocrinol (Oxf)* 71: 581–586, 2009.

[123] Del Rio P, Cataldo S, Sommaruga L, et al: The association between papillary carcinoma and chronic lymphocytic thyroiditis: does it modify the prognosis of cancer? *Minerva Endocrinol* 33: 1–5, 2008.

[124] Haymart MR, Repplinger DJ, Leverson GE, et al: Higher serum thyroid stimulating hormone level in thyroid nodule patients is associated with greater risks of differentiated thyroid cancer and advanced tumor stage, *J Clin Endocrinol Metab* 93: 809–814, 2008.

[125] Haymart MR, Glinberg SL, Liu J, et al: Higher serum TSH in thyroid cancer patients occurs independent of age and correlates with extrathyroidal extension, *Clin Endocrinol (Oxf)* 71: 434–439, 2009.

[126] Belfiore A, Garofalo MR, Giuffrida D, et al: Increased aggressiveness of thyroid cancer in patients with Graves' disease, *J Clin Endocrinol Metab* 70: 830–835, 1990.

[127] Pellegriti G, Belfiore A, Giuffrida D, et al: Outcome of differentiated thyroid cancer in Graves' patients, *J Clin Endocrinol Metab* 83: 2805–2809, 1998.

[128] Yano Y, Shibuya H, Kitagawa W, et al: Recent outcome of Graves' disease patients with papillary thyroid cancer, *Eur J Endocrinol* 157: 325–329, 2007.

[129] Yeh MW, Demircan O, Ituarte P, et al: False-negative fine-needle aspiration cytology results delay treatment and adversely affect outcome in patients with thyroid carcinoma, *Thyroid* 14: 207–215, 2004.

[130] Mazzaferri EL, Young RL, Oertel JE, et al: Papillary thyroid carcinoma: the impact of therapy in 576 patients, *Medicine (Baltimore)* 56: 171–196, 1977.

[131] Mazzaferri EL, Jhiang SM: Long-term impact of initial surgical and medical therapy on papillary and follicular thyroid cancer, *Am J Med* 97: 418–428, 1994.

[132] DeGroot LJ, Kaplan EL, McCormick M, et al: Natural history, treatment, and course of papillary thyroid carcinoma, *J Clin Endocrinol Metab* 71: 414–424, 1990.

[133] Udelsman R, Westra WH, Donovan PI, et al: Randomized prospective evaluation of frozen-section analysis for follicular neoplasms of the thyroid, *Ann Surg* 233: 716–722, 2001.

[134] Cohn KH, Backdahl M, Forsslund G, et al: Biologic considerations and operative strategy in papillary thyroid carcinoma: arguments against the routine performance of total thyroidectomy, *Surgery* 96: 957–971, 1984.

[135] McConahey WM, Hay ID, Woolner LB, et al: Papillary thyroid cancer treated at the Mayo Clinic, 1946 through 1970: Initial manifestations, pathologic findings, therapy and outcome, *Mayo Clin Proc* 61: 978–996, 1986.

[136] Hay ID, Grant CS, Taylor WF, et al: Ipsilateral lobectomy versus bilateral lobar resection in papillary thyroid carcinoma: a retrospective analysis of surgical outcome using a novel prognostic scoring system, *Surgery* 102: 1088–1095, 1987.

[137] Crile G Jr, Antunez AR, Esselstyn CB Jr, et al: The advantages of subtotal thyroidectomy and suppression of TSH in the primary treatment of papillary carcinoma of the thyroid, *Cancer* 55: 2691–2697, 1985.

[138] Cooper DS, Doherty GM, Haugen BR, et al: Revised American Thyroid Association management guidelines for patients with thyroid nodules and differentiated thyroid cancer, *Thyroid* 19: 1167–1214, 2009.

[139] Gharib H, Papini E, Paschke R, et al: American Association of Clinical Endocrinologists, Associazione Medici Endocrinologi, and European Thyroid Association Medical Guidelines for Clinical Practice for the Diagnosis and Management of Thyroid Nodules, *Endocr Pract* 1–43, 2010.

[140] Pacini F, Schlumberger M, Dralle H, et al: European consensus for the management of patients with differentiated thyroid carcinoma of the follicular epithelium, *Eur J Endocrinol* 154: 787–803, 2006.

[141] Udelsman R, Shaha AR: Is total thyroidectomy the best possible surgical management for well-differentiated thyroid cancer? *Lancet Oncol* 6: 529–531, 2005.

[142] Pacini F, Elisei R, Capezzone M, et al: Contralateral papillary thyroid cancer is frequent at completion thyroidectomy with no difference in low- and high-risk patients, *Thyroid* 11: 877–881, 2001.

[143] Pasieka JL, Thompson NW, McLeod MK, et al: The incidence of bilateral well-differentiated thyroid cancer found at completion thyroidectomy, *World J Surg* 16: 711–716, 1992.

[144] Kim ES, Kim TY, Koh JM, et al: Completion thyroidectomy in patients with thyroid cancer who initially underwent unilateral operation, *Clin Endocrinol (Oxf)* 61: 145–148, 2004.

[145] Shaha AR, Jaffe BM: Completion thyroidectomy: a critical appraisal, *Surgery* 112: 1148–1153, 1992.

[146] Erdem E, Gulcelik MA, Kuru B, et al: Comparison of completion thyroidectomy and primary surgery for differentiated thyroid carcinoma, *Eur J Surg Oncol* 29: 747–749, 2003.

[147] Rossi RL, Cady B, Silverman ML, et al: Current results of conservative surgery for differentiated thyroid carcinoma, *World J Surg* 10: 612–622, 1986.

[148] Tisell LE, Nilsson B, Molne J, et al: Improved survival of patients with papillary thyroid cancer after surgical microdissection, *World J Surg* 20: 854–859, 1996.

[149] Scheumann GF, Gimm O, Wegener G, et al: Prognostic significance and surgical management of locoregional lymph node metastases in papillary thyroid cancer, *World J Surg* 18: 559–567, 1994.

[150] Sawka AM, Thephamongkhol K, Brouwers M, et al: Clinical review 170: a systematic review and metaanalysis of the effectiveness of radioactive iodine remnant ablation for well-differentiated thyroid cancer, *J Clin Endocrinol Metab* 89: 3668–3676, 2004.

[151] Hay ID, McConahey WM, Goellner JR: Managing patients with papillary thyroid carcinoma: insights gained from the Mayo Clinic's experience of treating 2,512 consecutive patients during 1940 through 2000, *Trans Am Clin Climatol Assoc* 113: 241–260, 2002.

[152] Cooper DS, Doherty GM, Haugen BR, et al: Revised American Thyroid Association management guidelines for patients with thyroid nodules and differentiated thyroid cancer, *Thyroid* 19: 1167–1214, 2009.

[153] McGriff NJ, Csako G, Gourgiotis L, et al: Effects of thyroid hormone suppression therapy on adverse clinical outcomes in thyroid cancer, *Ann Med* 34: 554–564, 2002.

[154] Jonklaas J, Sarlis NJ, Litofsky D, et al: Outcomes of patients with differentiated thyroid carcinoma following initial therapy, *Thyroid* 16: 1229–1242, 2006.

[155] Bilimoria KY, Bentrem DJ, Linn JG, et al: Utilization of total thyroidectomy for papillary thyroid cancer in the United States, *Surgery* 142: 906–913, 2007.

[156] Kupferman ME, Mandel SJ, DiDonato L, et al: Safety of completion thyroidectomy following unilateral lobectomy for well- differentiated thyroid cancer, *Laryngoscope* 112: 1209–1212, 2002.

[157] Musacchio MJ, Kim AW, Vijungco JD, et al: Greater local recurrence occurs with "berry picking" than neck dissection in thyroid cancer, *Am Surg* 69: 191–196, 2003.

[158] Mirallie E, Visset J, Sagan C, et al: Localization of cervical node metastasis of papillary thyroid carcinoma, *World J Surg* 23: 970–973, 1999.

[159] Shimamoto K, Satake H, Sawaki A, et al: Preoperative staging of thyroid papillary carcinoma with ultrasonography, *Eur J Radiol* 29: 4–10, 1998.

[160] Machens A, Hinze R, Thomusch O, et al: Pattern of nodal metastasis for primary and reoperative thyroid cancer, *World J Surg* 26: 22–28, 2002.

[161] Kupferman ME, Patterson M, Mandel SJ, et al: Patterns of lateral neck metastasis in papillary thyroid carcinoma, *Arch Otolaryngol Head Neck Surg* 130: 857–860, 2004.

[162] Xiao GZ, Gao L: Central lymph node metastasis: is it a reliable indicator of lateral node involvement in papillary thyroid carcinoma? *World J Surg* 34: 237–241, 2010.

[163] Chung YS, Kim JY, Bae JS, et al: Lateral lymph node metastasis in papillary thyroid carcinoma: results of therapeutic lymph node dissection, *Thyroid* 19: 241–246, 2009.

[164] Roh JL, Park JY, Rha KS, et al: Is central neck dissection necessary for the treatment of lateral cervical nodal recurrence of papillary thyroid carcinoma? *Head Neck* 29: 901–906, 2007.

[165] Machens A, Hinze R, Thomusch O, et al: Pattern of nodal metastasis for primary and reoperative thyroid cancer, *World J Surg* 26: 22–28, 2002.

[166] Solorzano CC, Carneiro DM, Ramirez M, et al: Surgeon-performed ultrasound in the management of thyroid malignancy, *Am Surg* 70: 576–580, 2004.

[167] Kouvaraki MA, Shapiro SE, Fornage BD, et al: Role of preoperative ultrasonography in the surgical management of patients with thyroid cancer, *Surgery* 134: 946–954, 2003.

[168] Stulak JM, Grant CS, Farley DR, et al: Value of preoperative ultrasonography in the surgical management of initial and reoperative papillary thyroid cancer, *Arch Surg* 141: 489–494, 2006.

[169] White ML, Gauger PG, Doherty GM: Central lymph node dissection in differentiated thyroid cancer, *World J Surg* 31: 895–904, 2007.

[170] Cheah WK, Arici C, Ituarte PH, et al: Complications of neck dissection for thyroid cancer, *World J Surg* 26: 1013–1016, 2002.

[171] Kupferman ME, Patterson DM, Mandel SJ, et al: Safety of modified radical neck dissection for differentiated thyroid carcinoma, *Laryngoscope* 114: 403–406, 2004.

[172] Roh JL, Kim DH, Park CI: Prospective identification of chyle leakage in patients undergoing lateral neck dissection for metastatic thyroid cancer, *Ann Surg Oncol* 15: 424–429, 2008.

[173] Mazzaferri EL, Doherty GM, Steward DL: The pros and cons of prophylactic central compartment lymph node dissection for papillary thyroid carcinoma, *Thyroid* 19: 683–689, 2009.

[174] Sywak M, Cornford L, Roach P, et al: Routine ipsilateral level VI lymphadenectomy reduces postoperative thyroglobulin levels in papillary thyroid cancer, *Surgery* 140: 1000–1005, 2006.

[175] Bonnet S, Hartl D, Leboulleux S, et al: Prophylactic lymph node dissection for papillary thyroid cancer less than 2 cm: implications for radioiodine treatment, *J Clin Endocrinol Metab* 94: 1162–1167, 2009.

[176] DeGroot LJ, Kaplan EL, Straus FH, et al: Does the method of management of papillary thyroid carcinoma make a difference in outcome? *World J Surg* 18: 123–130, 1994.

[177] Sawka AM, Brierley JD, Tsang RW, et al: An updated systematic review and commentary examining the effectiveness of radioactive iodine remnant ablation in well-differentiated thyroid cancer, *Endocrinol Metab Clin North Am* 37: 457–480, 2008 x.

[178] Taylor T, Specker B, Robbins J, et al: Outcome after treatment of high-risk papillary and non-Hurthle-cell follicular thyroid carcinoma, *Ann Intern Med* 129: 622–627, 1998.

[179] Hundahl SA, Fleming ID, Fremgen AM, et al: A National Cancer Data Base report on 53,856 cases of thyroid carcinoma treated in the U. S., 1985–1995, *Cancer* 83: 2638–2648, 1998.

[180] Sanders LE, Cady B: Differentiated thyroid cancer: reexamination of risk groups and outcome of treatment, *Arch Surg* 133: 419–425, 1998.

[181] Hay ID, Thompson GB, Grant CS, et al: Papillary thyroid carcinoma managed at the Mayo Clinic during six decades (1940–1999): temporal trends in initial therapy and long-term outcome in 2444 consecutively treated patients, *World J Surg* 26: 879–885, 2002.

[182] Kim S, Wei JP, Braveman JM, et al: Predicting outcome and directing therapy for papillary thyroid carcinoma, *Arch Surg* 139: 390–394, 2004.

[183] Lundgren CI, Hall P, Dickman PW, et al: Influence of surgical and postoperative treatment on survival in differentiated thyroid cancer, *Br J Surg* 94: 571–577, 2007.

[184] Jonklaas J, Sarlis NJ, Litofsky D, et al: Outcomes of patients with differentiated thyroid carcinoma following initial therapy, *Thyroid* 16: 1229–1242, 2006.

[185] Mazzaferri EL: Thyroid remnant 131I ablation for papillary and follicular thyroid carcinoma, *Thyroid* 7: 265–271, 1997.

[186] Sawka AM, Thephamongkhol K, Brouwers M, et al: Clinical review 170: A systematic review and metaanalysis of the effectiveness of radioactive iodine remnant ablation for well-differentiated thyroid cancer, *J Clin Endocrinol Metab* 89: 3668–3676, 2004.

[187] Sawka AM, Brierley JD, Tsang RW, et al: An updated systematic review and commentary examining the effectiveness of radioactive iodine remnant ablation in well-differentiated thyroid cancer, *Endocrinol Metab Clin North Am* 37: 457–480, 2008 x.

[188] Alexander C, Bader JB, Schaefer A, et al: Intermediate and long-term side effects of high-dose radioiodine therapy for thyroid carcinoma, *J Nucl Med* 39: 1551–1554, 1998.

[189] Kloos RT, Duvuuri V, Jhiang SM, et al: Nasolacrimal drainage system obstruction from radioactive iodine therapy for thyroid carcinoma, *J Clin Endocrinol Metab* 87: 5817–5820, 2002.

[190] Alexander C, Bader JB, Schaefer A, et al: Intermediate and long-term side effects of high-dose radioiodine therapy for thyroid carcinoma, *J Nucl Med* 39: 1551–1554, 1998.

[191] Reference deleted in proofs.

[192] Burns JA, Morgenstern KE, Cahill KV, et al: Nasolacrimal obstruction secondary to I(131) therapy, *Ophthal Plast Reconstr Surg* 20: 126–129, 2004.

[193] Brown AP, Chen J, Hitchcock YJ, et al: The risk of second primary malignancies up to three decades after the treatment of differentiated thyroid cancer, *J Clin Endocrinol Metab* 93: 504–515, 2008.

[194] Rubino C, Adjadj E, Guerin S, et al: Long-term risk of second malignant neoplasms after neuroblastoma in childhood: role of treatment, *Int J Cancer* 107: 791–796, 2003.

[195] Edmonds CJ, Hayes S, Kermode JC, et al: Measurement of serum TSH and thyroid hormones in the management of treatment of thyroid carcinoma with radioiodine, *Br J Radiol* 50: 799–807, 1977.

[196] Grigsby PW, Siegel BA, Bekker S, et al: Preparation of patients with thyroid cancer for 131I scintigraphy or therapy by 1–3 weeks of thyroxine discontinuation, *J Nucl Med* 45: 567–570, 2004.

[197] Hilts SV, Hellman D, Anderson J, et al: Serial TSH determination after T3 withdrawal or thyroidectomy in the therapy of thyroid carcinoma, *J Nucl Med* 20: 928–932, 1979.

[198] Leboeuf R, Perron P, Carpentier AC, et al: L-T3 preparation for whole-body scintigraphy: a randomized-controlled trial, *Clin Endocrinol (Oxf)* 67: 839–844, 2007.

[199] Pacini F, Ladenson PW, Schlumberger M, et al: Radioiodine ablation of thyroid remnants after preparation with recombinant human thyrotropin in differentiated thyroid carcinoma: results of an international, randomized, controlled study, *J Clin Endocrinol Metab* 91: 926–932, 2006.

[200] Schroeder PR, Haugen BR, Pacini F, et al: A comparison of

short-term changes in health-related quality of life in thyroid carcinoma patients undergoing diagnostic evaluation with recombinant human thyrotropin compared with thyroid hormone withdrawal, *J Clin Endocrinol Metab* 91: 878–884, 2006.

[201] Pilli T, Brianzoni E, Capoccetti F, et al: A comparison of 1850 (50 mCi) and 3700 MBq (100 mCi) 131-iodine administered doses for recombinant thyrotropin-stimulated postoperative thyroid remnant ablation in differentiated thyroid cancer, *J Clin Endocrinol Metab* 92: 3542–3546, 2007.

[202] Chianelli M, Todino V, Graziano FM, et al: Low-activity (2.0 GBq; 54 mCi) radioiodine post-surgical remnant ablation in thyroid cancer: comparison between hormone withdrawal and use of rhTSH in low-risk patients, *Eur J Endocrinol* 160: 431–436, 2009.

[203] Maxon HR, Thomas SR, Boehringer A, et al: Low iodine diet in I-131 ablation of thyroid remnants, *Clin Nucl Med* 8: 123–126, 1983.

[204] Pons F, Carrio I, Estorch M, et al: Lithium as an adjuvant of iodine-131 uptake when treating patients with well-differentiated thyroid carcinoma, *Clin Nucl Med* 12: 644–647, 1987.

[205] Koong SS, Reynolds JC, Movius EG, et al: Lithium as a potential adjuvant to 131I therapy of metastatic, well differentiated thyroid carcinoma, *J Clin Endocrinol Metab* 84: 912–916, 1999.

[206] Barbaro D, Grosso M, Boni G, et al: Recombinant human TSH and ablation of post-surgical thyroid remnants in differentiated thyroid cancer: the effect of pre-treatment with furosemide and furosemide plus lithium, *Eur J Nucl Med Mol Imaging* 37: 242–249, 2010.

[207] Matovic MD, Jankovic SM, Jeremic M, et al: Unexpected effect of furosemide on radioiodine urinary excretion in patients with differentiated thyroid carcinomas treated with iodine 131, *Thyroid* 19: 843–848, 2009.

[208] Kulkarni K, Van Nostrand D, Atkins F, et al: The relative frequency in which empiric dosages of radioiodine would potentially overtreat or undertreat patients who have metastatic well-differentiated thyroid cancer, *Thyroid* 16: 1019–1023, 2006.

[209] Tuttle RM, Leboeuf R, Robbins RJ, et al: Empiric radioactive iodine dosing regimens frequently exceed maximum tolerated activity levels in elderly patients with thyroid cancer, *J Nucl Med* 47: 1587–1591, 2006.

[210] Maxon HR, Thomas SR, Samaratunga RC: Dosimetric considerations in the radioiodine treatment of macrometastases and micrometastases from differentiated thyroid cancer, *Thyroid* 7: 183–187, 1997.

[211] Lassmann M, Reiners C, Luster M: Dosimetry and thyroid cancer: the individual dosage of radioiodine, *Endocr Relat Cancer* 17: R161–R172, 2010.

[212] Carril JM, Quirce R, Serrano J, et al: Total-body scintigraphy with thallium-201 and iodine-131 in the follow-up of differentiated thyroid cancer, *J Nucl Med* 38: 686–692, 1997.

[213] Leger AF, Pellan M, Dagousset F, et al: A case of stunning of lung and bone metastases of papillary thyroid cancer after a therapeutic dose (3.7 GBq) of 131I and review of the literature: implications for sequential treatments, *Br J Radiol* 78: 428–432, 2005.

[214] Muratet JP, Giraud P, Daver A, et al: Predicting the efficacy of first iodine-131 treatment in differentiated thyroid carcinoma, *J Nucl Med* 38: 1362–1368, 1997.

[215] Rawson RW, Rall JE, Peacock W: Limitations and indications in the treatment of cancer of the thyroid with radioactive iodine, *J Clin Endocrinol Metab* 11: 1128–1142, 1951.

[216] Schlumberger M, Berg G, Cohen O, et al: Follow-up of low-risk patients with differentiated thyroid carcinoma: a European perspective, *Eur J Endocrinol* 150: 105–112, 2004.

[217] Amdur RJ, Mazzaferri EL: The role of diagnostic radioiodine whole body scan. In Amdur RJ, Mazzaferri EL, editors: *Essentials of thyroid cancer management*, New York, 2005, Springer, p 63.

[218] Van Nostrand D, Aiken M, Atkins F, et al: The utility of radioiodine scans prior to iodine 131 ablation in patients with well-differentiated thyroid cancer, *Thyroid* 19: 849–855, 2009.

[219] Morris LF, Waxman AD, Braunstein GD: The nonimpact of thyroid stunning: remnant ablation rates in 131I-scanned and nonscanned individuals, *J Clin Endocrinol Metab* 86: 3507–3511, 2001.

[220] Urhan M, Dadparvar S, Mavi A, et al: Iodine-123 as a diagnostic imaging agent in differentiated thyroid carcinoma: a comparison with iodine-131 post-treatment scanning and serum thyroglobulin measurement, *Eur J Nucl Med Mol Imaging* 34: 1012–1017, 2007.

[221] Sherman SI, Tielens ET, Sostre S, et al: Clinical utility of posttreatment radioiodine scans in the management of patients with thyroid carcinoma, *J Clin Endocrinol Metab* 78: 629–634, 1994.

[222] Fatourechi V, Hay ID, Mullan BP, et al: Are posttherapy radioiodine scans informative and do they influence subsequent therapy of patients with differentiated thyroid cancer? *Thyroid* 10: 573–577, 2000.

[223] Rosario PW, Barroso AL, Rezende LL, et al: 5 mCi pretreatment scanning does not cause stunning when the ablative dose is administered within 72 hours, *Arq Bras Endocrinol Metabol* 49: 420–424, 2005.

[224] Greenler DP, Klein HA: The scope of false-positive iodine-131 images for thyroid carcinoma, *Clin Nucl Med* 14: 111–117, 1989.

[225] Carlisle MR, Lu C, McDougall IR: The interpretation of 131I scans in the evaluation of thyroid cancer, with an emphasis on false positive findings, *Nucl Med Commun* 24: 715–735, 2003.

[226] Chung JK, Lee YJ, Jeong JM, et al: Clinical significance of hepatic visualization on iodine-131 whole-body scan in patients with thyroid carcinoma, *J Nucl Med* 38: 1191–1195, 1997.

[227] Geerlings JA, van Zuijlen A, Lohmann EM, et al: The value of I-131 SPECT in the detection of recurrent differentiated thyroid cancer, *Nucl Med Commun* 31: 417–422, 2010.

[228] Ries LAG, Eisner MP, Kosary CL, et al: *SEER Cancer Statistics Review, 1975–2001, 2010:* Bethesda, MD, 2010, National Cancer Institute. http: //seer_cancer. gov/ csr/1975_2001/.

[229] Mazzaferri EL: Management of low-risk differentiated thyroid cancer, *Endocr Pract* 13: 498–512, 2007 .

[230] de Matos PS, Ferreira AP, Ward LS: Prevalence of papillary microcarcinoma of the thyroid in Brazilian autopsy and surgical series, *Endocr Pathol* 17: 165–173, 2006.

[231] Solares CA, Penalonzo MA, Xu M, et al: Occult papillary thyroid carcinoma in postmortem species: prevalence at autopsy, *Am J Otolaryngol* 26: 87–90, 2005.

[232] Yoshimoto Y, Ezaki H, Etoh R, et al: Prevalence rate of thyroid diseases among autopsy cases of the atomic bomb survivors

in Hiroshima, 1951–1985, *Radiat Res* 141: 278–286, 1995.

[233] Pazaitou-Panayiotou K, Capezzone M, Pacini F: Clinical features and therapeutic implication of papillary thyroid microcarcinoma, *Thyroid* 17: 1085–1092, 2007.

[234] Barbaro D, Simi U, Meucci G, et al: Thyroid papillary cancers: microcarcinoma and carcinoma, incidental cancers and non-incidental cancers – are they different diseases? *Clin Endocrinol (Oxf)* 63: 577–581, 2005.

[235] Lokey JS, Palmer RM, Macfie JA: Unexpected findings during thyroid surgery in a regional community hospital: a 5-year experience of 738 consecutive cases, *Am Surg* 71: 911–913, 2005.

[236] Sakorafas GH, Stafyla V, Kolettis T, et al: Microscopic papillary thyroid cancer as an incidental finding in patients treated surgically for presumably benign thyroid disease, *J Postgrad Med* 53: 23–26, 2007.

[237] Ito Y, Uruno T, Nakano K, et al: An observation trial without surgical treatment in patients with papillary microcarcinoma of the thyroid, *Thyroid* 13: 381–387, 2003.

[238] Ito Y, Miyauchi A, Inoue H, et al: An observational trial for papillary thyroid microcarcinoma in Japanese patients, *World J Surg* 34: 28–35, 2010.

[239] Byar DP, Green SB, Dor P, et al: A prognostic index for thyroid carcinoma. A study of the E. O. R. T. C. Thyroid Cancer Cooperative Group, *Eur J Cancer* 15: 1033–1041, 1979.

[240] Sherman SI, Brierley JD, Sperling M, et al: Prospective multicenter study of thyroid carcinoma treatment: initial analysis of staging and outcome. National Thyroid Cancer Treatment Cooperative Study Registry Group, *Cancer* 83: 1012–1021, 1998.

[241] Brierley JD, Panzarella T, Tsang RW, et al: A comparison of different staging systems predictability of patient outcome. Thyroid carcinoma as an example, *Cancer* 79: 2414–2423, 1997.

[242] Loh KC, Greenspan FS, Gee L, et al: Pathological tumor-node-metastasis (pTNM) staging for papillary and follicular thyroid carcinomas: a retrospective analysis of 700 patients, *J Clin Endocrinol Metab* 82: 3553–3562, 1997.

第19章 甲状腺微小乳头状癌

DOUGLAS S. ROSS

甲状腺微小乳头状癌是指肿瘤最大径小于 1 cm 的乳头状癌，世界卫生组织（WHO）的最新疾病分类系统建议将这种肿瘤定义为一种偶发性疾病[1]。甲状腺微小乳头状癌过去曾被称为隐匿性乳头状癌，因为这种病变通常在尸检或二次手术时才被发现。然而随着医学技术的进步，采用高分辨率超声已经能够发现微小癌变，于是逐渐抛弃了"隐匿性"这种术语称呼。也正因如此，随着微小癌的检出率不断增高，其统计学意义也逐渐突显出来，在某些研究中心可占所有甲状腺癌的 40%~43%[2-3]。虽然微小癌和较大癌症的治疗原则基本一致，但随着微小癌的检出率和发病率不断提高，需要我们对该病的自然病史及治疗效果加以特殊关注（见第 18 章和第 21 章）。

发病率

微小乳头状癌的发病率在过去十年间显著升高，其中很大一部分是在尸检中发现的，另一部分则与高分辨率超声的普及有关。美国的许多研究显示，微小乳头状癌的发病率高达 13%[4]，世界上其他地区的发病率也十分高。例如，芬兰的发病率甚至高达 36%，芬兰的研究人员认为"隐匿性甲状腺微小乳头状癌在芬兰十分普遍，以至于认为发现患有这种疾病是十分正常的"[5]。病理学切片上能否发现微小癌和阅片人的技术水平也有关；西班牙的一项研究显示，微小癌在大体标本上的肉眼识别率为 5.3%，而将标本切块后进行仔细组织学检查可将识别率提高至 22%[6]。一些研究显示微小乳头状癌的发病率与患者年龄有关，如在瑞典 50 岁以下和 80 岁以上患者的发病率约为 7%[7]，而在美国威斯康星州的一项尸检研究显示年轻人的发病率仅为 3%[8]。微小乳头状癌也经常在甲状腺手术过程中被发现，术中病理切片显示其发病率约占 2%~24%[9]。

一种流行病？

通过美国国家癌症研究机构 SEER 数据库的数据可以对微小乳头状癌的未来流行趋势进行预测[10]。2007 年美国甲状腺癌（所有甲状腺癌，不仅限于微小乳头状癌）的发病人数为 434 256 人，而根据尸检研究的结论我们可以假设美国微小乳头状癌的发病率为 6%，因此可以推算出总发病人数将超过 1 800 万。美国甲状腺癌的发病率逐年升高[11]，SEER 数据库显示 2007 年为每 10 万人中有 11.99 人患病，而 1975 年仅为 4.85 人，但甲状腺癌的死亡率却十分稳定。虽然关于美国人的发病率是否真正增加仍存在争议，但因影像学诊断技术进步而造成的测量偏倚被公认是发病率上升的原因之一，使得微小甲状腺癌变得更加容易被发现。日本的一项研究显示，联合 FNA 细胞学诊断进行超声筛查后发现，30 岁以上女性的甲状腺癌发病率为 3.5%，其中 75% 的肿瘤直径小于 15 mm[12]。而假设美国如果真的有 1 800 万人患有甲状腺微小乳头状癌，说明所有癌症患者中只有不到 2.5% 得到了诊断。然而随着影像学检查的不断进步以及超声引导下 FNA 细胞学诊断的大力推广，甲状腺癌的发病率自 1975 年以来几乎翻番的事实并不令人意外。

各医院的病理数据可以支持这样一个假设：甲状腺癌的发病率增高和微小癌检出率的提高密切相关。比如在香港伊丽莎白医院，手术病理切片中发现微小乳头状癌的比率从 1960 年至 1980 年间的 5.1% 上升到 1991 年至 2000 年间的 21.7%[13]；美国威斯康星州大学和意大利 Ferrara 大学在 2006 年发布的研究结果显示，两所机构所有手术的甲状腺癌病例中，微小癌分别占 43% 和 40%[2-3]。

因此在对微小乳头状癌的自然病史进行数据分析时，需要注意的是已报道的病例仅占全部临床病例的 2.5%，而最近的一些研究也发现了许多过去未能诊断的微小乳头状癌。

观察数据

日本的伊藤医院通过连续观察随访，已经获得了关于微小乳头状癌自然病史的重要信息[14]。1395名经细胞学诊断确诊为微小乳头状癌的患者，排除肿瘤紧邻气管和喉返神经、伴淋巴结转移以及组织学恶性程度较高的病例后，共有340名患者选择不做手术而是定期观察，其中28%的肿瘤为多灶，9%伴中央组淋巴结肿大，这些患者并未被排除在外。经过平均74个月（18~187个月）的随访发现，9%的肿瘤增大至10 mm以上，增大3 mm以上的肿瘤占9%（5年6%，10年16%），2%发展为侧颈淋巴转移（5年1.4%，10年3.4%），最终340名患者中有109人因各种原因而接受手术治疗（肿瘤增大为最主要原因）。这些选择定期观察的患者和接受早期手术的患者相比，手术疗效几乎没有差别。经过平均76个月的随访发现，这些经手术治疗的109位患者均未复发；而1055例行早期手术治疗的患者中有32例（3%）出现复发，其中2.5%发生在颈部淋巴结，0.6%发生在甲状腺床，0.1%转移至远端器官。

该研究说明大多数微小乳头状癌在为期6~15年的随访过程中并未发生生长，其余一些则生长得十分缓慢，观察期间也仅有很小一部分患者出现了侧颈淋巴转移。研究数据还对小于1 cm的结节是否需要进行细针穿刺活检提出了严重质疑。如果这种治疗策略得到广泛接受，也许甲状腺乳头状癌的发病率会因此而降低。

微小乳头状癌患者的临床队列研究

一些单中心机构开展了许多关于微小乳头状癌患者的队列研究。美国梅奥医学中心最新的队列研究对900名患者进行了平均时间为17.2年（6~89年）的密切随访[15]，其中23%为多灶癌，17%为双叶癌，2%伴腺体外浸润，30%伴淋巴结转移，0.3%存在远端远处转移；小于5 mm的肿瘤不到25%，介于9~10 mm之间的肿瘤占1/3以上；40年病因相关死亡率为0.7%——全部3名死亡患者均伴淋巴结转移，1人为广泛淋巴结转移，另1人存在肺转移；8%的患者出现复发，复发部位多为颈部淋巴结，但也有

1.5%出现在甲状腺床部位；术前伴可疑淋巴结肿大的患者复发率为16%，而未见可疑淋巴结的患者复发率仅为0.8%；多灶癌患者有11%的复发率，而单灶癌的复发率仅为4%。

日本野口甲状腺医院近期也对研究队列进行了更新，共包含2 070名患者，平均随访时间为15年[16]。10.3年内的复发率为3.5%，出现远端远处转移的患者仅占0.2%；癌灶较大者（大于5 mm）、多灶癌和浸润性癌（如侵犯喉返神经或食管）的复发率明显更高，而伴甲状腺自体免疫疾病的患者复发率反而更低。

法国Gustave-Roussy研究机构开展的队列研究对281名微小乳头状癌患者进行随访，同时引入一批小于1 cm的微小滤泡状癌患者作为对比，结果两者显示出几乎相同的复发率：颈部淋巴结占2.5%，甲状腺床占1.4%[17]。

香港伊丽莎白医院对203名患者展开队列研究显示，颈部淋巴结复发率为4.9%，甲状腺床局部复发率为1%[18]，另外有2名患者发展为肺部转移（1%），共有2名患者死亡。术前伴淋巴结肿大患者的术后复发风险提高了6.2倍，多灶癌的复发风险提高了5.6倍；研究人员发现小于5 mm肿瘤的复发率并未提高，但肿瘤直径较大者伴随着更高的腺体外浸润的风险。然而与大型乳头状癌相比，微小乳头状癌出现多灶癌的概率与前者几乎相同，而大型乳头状癌却有着更高的淋巴结转移率和术后淋巴结、局部和远端复发率。

韩国的一项研究对293名患者进行了平均65个月的随访，结果发现复发率为4.8%，颈部淋巴结肿大通常预示着更高的复发风险。意大利罗马开展的一项研究显示，在287名患者中，复发率为3.1%，2名患者（0.7%）出现远端转移；多灶癌、腺体外浸润、颈部肿大淋巴结数量增多等都是复发率增高的风险因素[20]。

多个研究数据显示[3,15-25]，对于微小乳头状癌，多灶癌占20%~40%，双叶癌占10%~19%，腺体外浸润占2%~38%，颈部淋巴结转移占17%~43%，远处转移约占0~3%（见表19-1）。一项来自韩国首尔的研究显示，在671名微小乳头状癌患者中，24%伴中央组淋巴结转移，3.7%伴双侧颈淋巴结转移[25]。

早期手术治疗的疗效

目前还没有开展关于微小乳头状癌的大规模前瞻性随机试验，受选择性偏倚的影响，也几乎没有可用的回顾性研究数据——因为恶性程度较高的患者通常

表19-1　甲状腺微小乳头状癌的临床特点

多灶癌	20% ~ 40%
双叶癌	10% ~ 19% *
颈部淋巴结转移	17% ~ 43% *
腺体外浸润	2% ~ 38%
远端转移	0% ~ 3%

*一项研究结果显示，中央组淋巴结转移率为24%，侧颈淋巴结转移率3.7%[25]

都采取了更为积极的治疗。美国国家甲状腺癌治疗合作研究组（NTCTCSG）对北美12个中心的前瞻性研究进行 Meta 分析显示[24]：710 名微小乳头状癌患者中，除伴腺体外浸润和远端转移的患者外，611 名患者在早期治疗（手术或核素治疗）后未出现复发，经过平均 4 年（0~18 年）的随访后发现，6.2% 的患者在 2.8±2.4 年内出现复发；多灶癌和单灶癌患者在行甲状腺全切或近全切后的复发率几乎完全相同（6%）。然而对于切除范围小于次全切的患者，多灶癌的复发率（18%）要明显高于单灶癌（4%；$P < 0.01$）；在多灶癌患者中，行全切或近全切患者的复发率（6%）低于切除范围小于近全切的患者（18%），然而这种差距并没有统计学意义（$P = 0.058$）。因为该研究队列中 38% 的患者为多灶癌，而且与前文中其他研究中多灶癌的比例十分接近，所以该研究强调凡是术前诊断为乳头状癌的患者，只要术者的技术水平足够高且能够保证不出现并发症，无论肿瘤大小都应行甲状腺全切或近全切。另一方面，由于微小乳头状癌的长期预后十分理想，患者在无法接受高端甲状腺外科专科医生手术的情况下，可以适当采取稍微保守的手术治疗。

美国梅奥研究中心[15]和法国 Gustave-Roussy 研究机构[17]的报道同时发现，仅行单侧腺叶切除的微小乳头状癌患者有较高的复发率。与之相反，一项对美国国家肿瘤数据库（1985 年至 1998 年）的分析显示，对于大于 1 cm 的乳头状癌，接受甲状腺全切或近全切可以降低患者的复发率和死亡率，然而对于小于 1 cm 的微小癌效果则不明显[26]。此外一项对 SEER 数据库的分析显示，无论行甲状腺全切/近全切还是单侧腺叶切除，患者的 15 年疾病相关生存率均为 99.9%[27]（见第 30 章）。

清除全部甲状腺

目前缺乏资料来证实行单侧腺叶切除的微小

乳头状癌患者是否应该进一步清除全部甲状腺。NTCTCSG 的早期数据表明，对于单发微小癌，没有实施甲状腺完全清除的必要。术中仅切下一侧腺体，当然无从知晓对侧叶是否也存在额外癌灶。2009 年版 ATA 指南中提到，如果初次术前病理学检查结果提示为恶性而行单侧叶全切者，再次手术时应将甲状腺完全清除[28]。而如果核素治疗适应证（2009 年版 ATA 指南未将多灶癌本身作为核素治疗的适应证之一）不明确，对是否应该将已被病理切片证实为多灶癌患者的甲状腺完全切除也存在很多疑点。这种情况下最好待术后根据超声检查和 FNA 细胞学诊断结果来决定是否应将甲状腺完全切除。

淋巴结清扫

目前没有前瞻性随机实验能够为微小乳头状癌患者制定合适的淋巴结清扫范围。术前超声对于甲状腺癌患者的手术能够起到重要指导意义，如果术前发现颈部可疑淋巴结，那么毫无疑问必需行治疗性颈部淋巴结清扫。然而，微小乳头状癌患者是否应行预防性颈部淋巴结清扫，需要医生在患者预后和中央区淋巴结清扫并发症的风险之间权衡利弊加以取舍（见第 24 章、第 37 章、第 38 章、第 39 章和第 40 章）。

一项研究包含了 414 例行甲状腺手术的患者，其中 24 例患者行治疗性淋巴结清扫，235 例患者行预防性淋巴结清扫，155 例附带发现乳头状癌的患者未行淋巴结清扫[29]。结果显示行治疗性淋巴结清扫的患者有高达 21% 的复发率，预防性淋巴结清扫患者复发率为 0.4%，未行淋巴结清扫者为 0.7%。然而 79% 的未清扫患者和 22% 的预防性清扫患者的肿瘤均小于 5 mm，所以以上各组数据之间并没有可比性。尽管如此，这些数据也曾被用于证明预防性颈部淋巴结清扫是不必要的。

如果患者术前发现中央组淋巴结肿大则有必要进行预防性淋巴结清扫，此时应重点关注淋巴结转移的风险而不是清扫术并发症的风险。一项研究显示，术前淋巴结 FDG-PET/CT 扫描阳性患者的中央组淋巴结转移率比扫描阴性患者高出 2 倍以上[30]。

关于预防性淋巴结清扫和核素治疗之间的关系存在争议：一些人认为预防性淋巴结清扫能够更好地确诊淋巴结转移[31]，此时核素治疗可作为推荐治疗项目以进一步降低复发率（但也有此举会削弱核素对微小乳头状癌的治疗效果一说），但也有人提出因为中央组淋巴结清扫术后的复发率很低，已经没有再行核素治疗的必要。伊藤等对小于 2 cm 的甲状腺乳头状癌患者进行手术后，经过平均 91 个月（6～240 个月）的随访后发现，仅有 2% 的患者复发；96% 的患者接受了中央组淋巴结清扫，57% 的患者中央组淋巴结有转移，但仅有 3 人接受了核素治疗[32]。因此对于 I 期患者（39% 为微小癌），与之前队列研究中提到的微小乳头状癌患者相比，中央组淋巴结清扫（而不做核素治疗）可以降低复发率。

中央组淋巴结清扫术虽然能够降低复发率，但其并发症的风险也需要我们去注意。微小乳头状癌的复发对于生存率的影响微乎其微，而且即使中央组淋巴结有转移也不会对生存率造成太大影响。对于非甲状腺外科专科医生来说，行中央组淋巴结清扫术发生喉返神经损伤和甲状旁腺功能减退症并发症的概率更高。假设中央组淋巴结清扫术能够降低 2%～6% 的复发风险[32]（参考伊藤的数据），而常规行中央组淋巴结清扫会使喉返神经和甲状旁腺损伤的风险提高 4 倍（和仅做甲状腺全切相比）；此外假设仅有一小部分未做预防性淋巴结清扫的患者复发，虽然这些复发患者二次手术并发症的风险增加了 10 倍，但总体看来初次手术未行淋巴结清扫术患者的预后并不差。由此可见，要根据术者的水平来制定治疗策略，我们应该对数量更多的甲状腺专科医生的手术数据进行研究，以制定新的治疗指导方案，而不是仅仅将研究集中在某几个著名的医生身上。

核素治疗

NTCTCSG 关于微小乳头状癌的研究也强调了放射性碘治疗的疗效[24]。研究显示对于未接受核素治疗的患者，多灶癌患者的复发率（7%）显著高于单灶癌患者（2%）；然而对于多灶乳头状癌患者来说，是否行核素治疗对复发风险并无明显影响；伴淋巴结转移患者的复发风险更高，但核素治疗却未能降低微小乳头状癌伴淋巴结转移患者的复发率。

梅奥研究中心的数据显示，微小乳头状癌伴淋巴结转移的患者有着更高的复发率，这可能与核素治疗患者往往受到更多关注（随访率增加）所造成的选择性偏倚有关。对于未见淋巴结转移的患者，是否接受核素治疗对复发率没有明显影响（0% 和 0.6%）[15]。

唯一能够证明核素治疗对患者产生有利影响的研究来自香港伊丽莎白医院[18]。研究显示该医院微小乳头状癌伴淋巴结转移的患者是否行核素治疗对复发率未产生明显影响，至于未见淋巴结转移的患者中，95 名接受核素治疗的患者全部未出现复发，42 名未接受核素治疗的患者中有 3 人复发。

一项对 SEER 数据库（1988 年至 2005 年）的研究显示，无论微小乳头状癌患者是否接受核素治疗[27]，其 15 年疾病相关生存率均为 99.9%。包括对整个 NTCTCSG 的队列研究[33] 和 Mazzaferri 及 Jhiang 关于 I 期患者的研究[34] 在内，许多回顾性研究也未能证明核素治疗对 I 期乳头状癌有何治疗意义。然而值得注意的是，当前的 TNM 分期系统将微小乳头状癌伴中央组淋巴结划分为 III 期，伴侧颈淋巴结转移者划分为 IV a 期。2009 年版美国 ATA 指南仅推荐具有相关临床特点的 I 期患者接受核素治疗，而不包括多灶微小乳头状癌患者[28]（见第 51 章）。

术后随访

微小乳头状癌的术后随访原则和其他乳头状癌完全一致。然而由于大多数微小癌患者不会接受核素治疗，全身碘扫描仅用于需要接受核素治疗的高风险患者，或用于辅助癌转移的治疗。其中高风险患者包括以下几种情况：伴严重腺体外浸润、广泛淋巴结转移、病理结果高度恶性或出现远处转移。大多数患者会在服用甲状腺素的同时进行超声检查及血清 Tg 水平测定，然而并没有资料能够确定合适的超声复查频率。一项对患者术后进行的为期 4 个月至 2 年以上影像学复查的基线研究（数据来自 NTCTCSG，半数以上患者在术后前 3 年内复发）显示，即使增加随访间隔，也能够及时发现淋巴结转移和局部复发。应该在术前测定 Tg 水平，然后每年复查一次。由于大多数患者不会接受核素治疗，即使低水平的 Tg 也能被测定出来；当发现 Tg 基线水平升高或 Tg 水平异常增高时应进行额外的影像学检查。对于使用 rhTSH 或甲状腺激素撤药的高复发风险患者更应该严格测定其血清 Tg 水平。

结语和建议

尽管多灶癌和淋巴结转移患者比例高达 43%，但绝大多数患者的总体预后是十分理想的，死亡率也低于 1%；虽然颈部淋巴结复发率高达 6%（表 19-2），

表19-2　微小乳头状癌患者的复发率

淋巴结复发	2.5% ~ 5%
局部复发	1% ~ 4%
死亡率	0% ~ 1%

但对于患者的生存率并不造成威胁。多数存在远处转移的患者通常首先表现为颈部巨大淋巴结增生，因此而死亡的患者十分罕见；不伴远处转移或颈部巨大淋巴结增生患者的死亡率为 0.1% ~ 0.2%。

甲状腺全切或近全切患者的复发率明显更低。对于仅行单侧腺叶切除却意外发现多灶癌的患者，进行二次手术清除全部甲状腺的必要性尚无定论，这种情况下可以等到术后超声发现对侧叶存在结节或 FNA 证实对侧叶结节为恶性后再决定是否进行二次手术。如果术者对自己的经验水平没有把握，不建议将中央组淋巴结清扫作为常规，因为相对于疾病复发的风险，手术相关并发症的风险更为致命。核素治疗对于 1 期患者复发率的改善效果并不明显，对于微小乳头状癌伴淋巴结肿大者效果也欠佳。核素治疗仅适用于伴严重腺体外浸润、广泛淋巴结转移、病理高度恶性或伴远处转移的患者。术后随访观察项目应该包括每年进行一次超声检查，连续检查 3 年以上，然后适当减少复查间隔，并每年检查一次血清 Tg 水平（见第 50 章）。

参考文献

[1] DeLellis RA, Lloyd RV, Heitz PU, et al, editors: *WHO Classification of tumors: Pathology and genetics of tumors of endocrine organs*, Lyon, 2004, France IARC Press.

[2] Cheema Y, Repplinger D, Elson D, et al: Is tumor size the best predictor of outcome for papillary thyroid cancer? *Ann Surg Oncol* 13: 1524–1528, 2006.

[3] Roti E, Rossi R, Trasforini G, et al: Clinical and histological characteristics of papillary thyroid microcarcinoma: results of a retrospective study in 243 patients, *J Clin Endocrinol Metab* 91: 2171–2178, 2006.

[4] Wang C, Crapo LM: The epidemiology of thyroid disease and implications for screening, *Endocrinol Metab Clin North Am* 26: 189–218, 1997.

[5] Harach HR, Franssila KO, Wasenius VM: Occult papillary cancer of the thyroid. A "normal" finding in Finland. A systematic autopsy study, *Cancer* 56: 531–538, 1985.

[6] Martinez-Tello FJ, Martinez-Cabruga R, Fernandez-Martin J, et al: Occult carcinoma of the thyroid. A systematic autopsy study from Spain of two series performed with two different methods, *Cancer* 71: 4022–4029, 1993.

[7] Bondenson L, Ljungberg O: Occult papillary thyroid carcinoma in the young and the aged, *Cancer* 53: 1790–1792, 1984.

[8] Komorowski RA, Hanson GA: Occult thyroid pathology in the young adult: an autopsy study of 138 patients without clinical thyroid disease, *Hum Pathol* 19: 689–696, 1988.

[9] Sakorafas GH, Giotakis J, Stafyla V: Papillary thyroid microcarcinoma: a surgical perspective, *Cancer Treat Rev* 31: 423–438, 2005.

[10] Altekruse SF, Kosary CL, Krapcho M, et al, editors: *SEER Cancer Statistics Review, 1975-2007*, Bethesda, MD, 2010, National Cancer Institute http://seer.cancer.gov/csr/1975_2007/ based on November 2009 SEER data submission, posted to the SEER website.

[11] Enewold L, Zhu K, Ron E, et al: Rising thyroid cancer incidence in the United States by demographic and tumor characteristics, 1980–2005, *Cancer Epidemiol Biomarkers Prev* 18: 784–791, 2009.

[12] Takebe K, Date M, Yamamoto Y, et al: Mass screening for thyroid cancer by ultrasonography, *KARKINOS* 7: 309–317, 1994.

[13] Chow S-M, Law SCK, Au S-K, et al: Changes in clinical presentation, management and outcome in 1348 patients with differentiated thyroid carcinoma: experience in a single institution in Hong Kong, 1960-2000, *Clin Oncol* 15: 329–336, 2003.

[14] Ito Y, Miyauchi A, Inoue H, et al: An observational trial for papillary thyroid microcarcinoma in Japanese patients, *World J Surg* 34: 28–35, 2010.

[15] Hay ID, Hutchinson ME, Gonzalez-Losada T, et al: Papillary thyroid microcarcinoma: A study of 900 cases observed in a 60- year period, *Surgery* 144: 980–988, 2008.

[16] Noguchi S, Yamashita H, Uchino S, et al: Papillary microcarcinoma, *World J Surg* 32: 747–753, 2008.

[17] Baudin E, Travagli JP, Ropers J, et al: Microcarcinoma of the thyroid gland. The Gustave-Roussy Institute experience, *Cancer* 83: 553–559, 1998.

[18] Chow S-M, Law SCK, Chan JKC, et al: Papillary microcarcinoma of the thyroid—prognostic significance of lymph node metastases and multifocality, *Cancer* 98: 31–40, 2003.

[19] Kim TY, Hong SJ, Kim JM, et al: Prognostic parameters for recurrence of papillary thyroid microcarcinoma, *BMC Cancer* 8: 296, 2008.

[20] Lombardi CP, Bellantone R, De Crea C, et al: Papillary thyroid microcarcinoma: extrathyroidal extension, lymph node metastases, and risk factors for recurrence in a high prevalence of goiter area, *World J Surg* epub.

[21] Lim DJ, Baek KH, Lee YS, et al: Clinical, histopathological, and molecular characteristics of papillary thyroid microcarcinoma, *Thyroid* 17: 883–888, 2007.

[22] Pellegriti G, Scollo C, Lumera G, et al: Clinical behavior and outcome of papillary thyroid cancers smaller than [1] 5 cm in diameter: study of 299 cases, *J Clin Endocrinol Metab* 89: 3713–3720, 2004.

[23] Mercante G, Frasoldati A, Pedroni C, et al: Prognostic factors affecting neck lymph node recurrence and distant metastasis in papillary microcarcinoma of the thyroid: results of a study in 445 patients, *Thyroid* 19: 707–716, 2009.

[24] Ross DS, Litofsky D, Ain KB, et al: Recurrence after treatment of micropapillary thyroid cancer, *Thyroid* 19: 1043–1048, 2009.

[25] Kwak JY, Kim E-K, Kim MJ, et al: Papillary microcarcinoma of the thyroid: predicting factors of lateral neck node metastasis, *Ann Surg Oncol* 16: 1348–1355, 2009.

[26] Bilimoria KY, Bentrem DJ, Ko CY, et al: Extent of surgery affects survival for papillary thyroid cancer, *Ann Surg* 246: 375–384, 2007.

[27] Lin HW, Bhattacharyya N: Survival impact of treatment options for papillary microcarcinoma of the thyroid, *Laryngoscope* 119: 1983–1987, 2009.

[28] Cooper DS, Doherty GM, Haugen B: Revised American Thyroid Association management guidelines for patients with thyroid nodules and differentiated thyroid cancer, *Thyroid* 19: 1167–1214, 2009.

[29] Wada N, Duh Q-Y, Sugino K, et al: Lymph node metastasis

from 259 papillary thyroid microcarcinomas. Frequency, pattern of occurrence and recurrence, and optimal strategy for neck dissection, *Ann Surg* 237: 399–407, 2003.

[30] Yun M, Noh T-W, Cho A, et al: Visually discernible [18F] fluorodeoxyglucose uptake in papillary thyroid microcarcinoma: a potential new risk factor, *J Clin Endocrinol Metab* epub.

[31] Bonnet S, Hartl D, Leboulleux S, et al: Prophylactic lymph node dissection for papillary thyroid cancer less than 2 cm: implications for radioiodine treatment, *J Clin Endocrinol Metab* 94: 1162–1167, 2009.

[32] Ito Y, Masuoka H, Fukushima M, et al: Excellent prognosis of patients with solitary T1N0M0 papillary thyroid carcinoma who underwent thyroidectomy and elective lymph node dissection without radioiodine therapy, *World J Surg* epub.

[33] Jonklaas J, Sarlis NJ, Litofsky D, et al: Outcomes of patients with differentiated thyroid carcinoma following initial therapy, *Thyroid* 16: 1229–1242, 2006.

[34] Mazzaferri E, Jhiang SM: Long-term impact of initial surgical and medical therapy on papillary and follicular thyroid cancer, *Am J Med* 97: 418–428, 1994.

第20章 ■ 甲状腺滤泡癌

JOSHUA P. KLOPPER ■ BRYAN R. HAUGEN

引言

甲状腺滤泡癌（follicular thyroid cancer，简称FTC）是滤泡细胞衍生的一种甲状腺癌，属于分化型甲状腺癌（differentiated thyroid cancer，简称DTC），位于甲状腺乳头状癌（papillary thyroid cancer，简称PTC）之后，是甲状腺癌第二常见的组织学类型。FTC的发病率9%~40%，取决于不同种类人群、碘摄取量以及甲状腺乳头状癌滤泡亚型（FVPTC）作为一种子诊断的应用[1-2]。FTC占所有甲状腺癌的10%~15%。大部分FTC是微小浸润性滤泡癌。在过去的几十年里，DTC（包括PTC和FTC）的发病率不断上升。尽管起初认为这种上升是由于对小于1cm的PTC的监测引起的[1]，但是更多最近的数据显示，所有增加的DTC都存在大于4cm的肿瘤，因此发病率上升很可能是真实的[3-4]。

流行病学

美国大多数（90%）新发甲状腺癌患者是白人，但不论男女，每年百分比增长最多的是黑人（4.6%~5.8%）[3]。FTC占所有甲状腺癌的比例，1985年到1990年是14.2%，1991年到1995年是11.4%[5]。这期间新增的FTC患者中，约有40%年龄在30~50岁。美国一个更新的分析表明，FTC的发生率在1973年到2002年之间稳定在1/100 000，与此同时，PTC的发病率则从3/100 000上升到7/100 000[1]。意大利一项更大的针对4187名DTC患者的队列研究表明，在1990年之后FTC的患病率为9%，而在1969年和1990年之间，FTC的患病率为19.5%[6]。FTC患病率下降可能跟近几年碘预防策略的实施有关，世界趋势分析也可以证实这点[7]（见表20-1）。一项针对法国甲状腺癌患者的分析显示，从

1983年到2000年FTC的发病率也有小幅度下降，男女下降的比例分别是每年2.2%和0.5%[8]。在这个分析资料中，大多数肿瘤在1~4cm，而且FTC肿瘤比PTC肿瘤大。尽管很多人认为发病率下降与甲状腺乳头状癌滤泡亚型的成功诊断和碘供应计划有关，但是发病率下降的原因还没有完全确认。

虽然数据并不一致，但在一些碘缺乏地区甲状腺肿和甲状腺癌有一定的联系已得到广泛认同。在意大利西西里岛周边，甲状腺癌的相关风险在碘缺乏人群与碘充足人群之间的比值是1.4比1[9]。在丹麦类似的研究却未见差异[10]。其他流行病学研究表明，无论是公共卫生的统计，还是个人从碘缺乏地区搬到碘充足地区，只要增加碘的供应，就会有从甲状腺滤泡癌向甲状腺乳头状癌转变的趋势[11]。另外，缺碘时间（如童年或成人）也可能是易患原因[12]。然而，所有与碘的状态相关的FTC和DTC的流行病学数据都有一个问题，就是缺乏对照组或其他相关变量的分析。例如，硒缺乏可影响细胞分化，而硒缺乏常伴随碘的缺乏，但在碘与甲状腺癌的研究当中却很少考虑到硒[13]。

总之，流行病学研究表明FTC的发病率和患病率在降低。碘供应计划看起来要么是没有任何效果，要么只是稍微降低了甲状腺滤泡癌发病率。

病因学

DTC经典的临床可评估风险因素包括电离辐射（尤其是在青少年时期）和甲状腺癌家族史。1986年，前苏联切尔诺贝利发生的核反应堆事故证明放射性照射可引起甲状腺癌（见第28章）。大多数切尔诺贝利事故引起的DTC是伴随着RET/PTC重组的PTC，而只有小部分是FTC[14]。电离辐射看起来对PTC的影响大于FTC。有大量的文献是关于家族性甲状腺非髓样癌（FNMTC）与PTC和FTC有关，但是没有发现能预测风险的基因标记或基因簇（见第29章）。在瑞

表20-1 世界年龄标准率*（每10万人年）和每种组织学分型分布

	乳头状癌		滤泡状癌		未分化癌		髓样癌		所有类型	
	率	%	率	%	率	%	率	%	率	%
1978—1982	1.02	42.7	0.53	22.3	0.21	10.5	0.09	3.7	2.26	100
1983—1987	1.37	48.5	0.67	23.1	0.13	5.5	0.18	5.6	2.69	100
1988—1992	2.17	58.7	0.66	18.6	0.16	4.5	0.30	6.0	3.50	100
1993—1997	3.07	68.2	0.71	13.9	0.11	2.7	0.23	3.5	4.52	100
15~39 岁	2.09	70.9	0.50	17.0	0.01	0.2	0.13	4.5	2.94	100
40~59 岁	4.53	65.1	1.23	17.6	0.15	2.2	0.33	4.8	6.96	100
60 岁以上	2.77	38.7	1.42	19.9	0.86	12.0	0.35	4.9	7.14	100
男性	0.81	53.2	0.29	18.0	0.13	6.7	0.16	7.8	1.53	100
女性	3.05	59.8	0.98	18.2	0.16	4.2	0.24	3.8	4.96	100

FTC比率随时间呈下降趋势，可能是由于人群中计划性提供的碘越来越多所致。美国在同一时间段的统计结果与世界范围比率相似
* 三个年龄段的比率并未标准化
From Colonna M, Grosclaude P, Remontet L, et al: Incidence of thyroid cancer in adults recorded by French cancer registries (1978-1997). *Eur J Cancer* 38(13):1762-1768, 2002.

典一个 DTC 患者的病例对照研究表明，尽管父母患有甲状腺乳头状癌会使患病风险增加 4 倍，但同样情况对 FTC 并不具有统计学意义[15]。尽管瑞典的队列研究显示使用加碘盐可减少 FTC，但是没有明显证据表明饮食和体重指数（BMI）与甲状腺癌有关[16-19]。

最近几年分子药物已经检测出重要的 FTC 变异（图 20-1）（见第 17 章）[20]，但是肿瘤形成的深层原因还不清楚。Kroll 等描述 PAX8-PPARγ 融合基因是主要的负转录因子，而且出现在滤泡癌的亚型里[21]。一项对 15 名组织学证明为 FTC 患者的研究表明，8/15（53%）存在 PAX8-PPARγ 重组，其中有照射史的 3 人 100% 存在这种变异[22]。最近对 17 项研究的综述表明，在 36%（112/310）的 FTC、16%（13/83）的 FVPTC 和 11%（27/247）的滤泡腺瘤（FTA）中都发现了 PAX8-PPARγ 重组，说明 PAX8-PPARγ 重组在滤泡瘤的形成过程中至关重要[23]。Giordano 团队应用全球基因表达分析，在有 PAX8-PPARγ 重组和无 PAX8-PPARγ 重组的情况下比较 FTA 和 FTC[24]。他们发现了 68- 基因标记组合，这一发现对 PAX8-PPARγ 依赖 FTC 的分子机制提供了线索。这包括 3p

染色体基因和脂肪酸及碳水化合物代谢相关基因。另一个普遍而且明确的 FTC 相关的变异就是通过点突变激活 RAS（N-RAS，H-RAS，K-RAS），进一步诱发胞外信号调节激酶（MAPK）致癌信号通路。在 49% 的 FTC 中发现 RAS 变异，在 88% 的 FTC 病例中发现 RAS 变异或 PAX8-PPARγ 重组[25]。另外，最近对 FTC 组织的研究表明，肿瘤中伴随着活跃的 Akt（pAkt）有较高的百分比，后者激活 MAPK（pERK），这表明 FTC 更依赖 PI3K-Akt 通道，而不是 MAPK 通道，而 PTC 更依赖后者[26]。相对于找出导致 FTC 基因缺陷的证据而言，这些基因标记更有助于诊断，下文我们会谈到。

诊断

临床表现

与其他分化型甲状腺癌相似，甲状腺滤泡癌通常表现为无症状结节。甲状腺结节中恶性风险为 10%～15%，这些结节包括患者自己或做颈部检查时

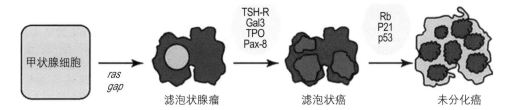

图 20-1 甲状腺癌形成的多级癌变模型。良性甲状腺结节的发生是由多种生长因子变换引起的。滤泡瘤是由 Ras 或如图所示的其他因子突变的甲状腺细胞构成。未分化肿瘤是由抑癌基因突变的分化肿瘤组成的（Adapted from Kroll TG, Sarraf P, Pecciarini L, et al: PAX8-PPARgamma1 fusion oncogene in human thyroid carcinoma [corrected]. *Science* 289(5483):1357-1360, 2000.）

发现，或因其他检查无意间发现的（胸部 CT、颈动脉超声等)（见第 11 章）[27]。相关临床特征包括甲状腺结节增长迅速、肿块固定或质地坚硬，患者有甲状腺癌家族史或个人颈部或头部外放射史，尤其是童年时放射线暴露史[28]。作为最初检查手段，可完善甲状腺及颈部超声来定义甲状腺结节特性，评估其余结节，评估有特征性的转移淋巴结（见第 13 章）[29]。最近的一项研究对比了 FTA 和 FTC 的超声特征，发现两者超声表现相似，但肿瘤大、无超声光环、超声回波少、无囊性变，倾向于甲状腺滤泡癌的诊断[30]。据报道极少病例表现为早期广泛、严重的转移，如肺、骨、腮腺转移[31-33]。

细胞病理学

通过甲状腺结节细针穿刺组织学检查来阐释和分辨滤泡病变良恶性是甲状腺结节诊断工作中最重要的环节（见第 12 章，甲状腺的细针穿刺抽吸）。对于滤泡癌恶性度的恰当分类，细胞病理学专业知识固然十分重要，而临床医生和细胞病理学家之间的沟通也是至关重要的。2007 年，美国国立癌症研究所（the National Cancer Institute）举办国家科学会议，尝试统一制定甲状腺细胞病理学术语指南[34]。结果出现六种不同的甲状腺细针穿刺细胞分类：良性，不确定意义的非典型增生 / 不确定意义的滤泡病变，滤泡 /

Hurthle 瘤，可疑恶性，PTC，未诊断。注意：FTC 和可疑 FTC 并未在以上分类中（图 20-2）。相对于良性滤泡腺癌，FTC 的功能学定义为肿瘤侵犯肿瘤包膜，而是否侵犯包膜无法由细针穿刺组织学样本决定。与经典 PTC（拥有典型细胞与细胞核特征）不同，FTC 可有带状滤泡上皮，且仅有亚型改变提示癌症。另外，大于 4 cm 的结节 FNA 假阴性率较小结节的 20% 高出约 3%~5%。最近一项研究显示，大于 4 cm 的结节，活检为良性的有 14% 组织病理学证实为 FTC[35]。同样的另一项研究显示，细胞学未能确定而划分为滤泡瘤（不同于滤泡病变）且直径大于 4 cm 的结节中，37.5% 为恶性，而在所有结节中这个比值只有 21%。大多数恶性滤泡瘤最终组织病理学证实为 FTC[36]。对细针穿刺活检无法确定 FTC 的患者，可通过细胞学、临床、超声、生物化学等一系列特征估计是否需要再次手术或密切观察。针对滤泡病变的临床和细胞学特征的研究显示，只有结节直径大于 4 cm 具有提示恶性的临床意义[37]。提示恶性的细胞学特征包括穿支血管，细胞核大小不一，多形性，单一细胞比例增加，细胞结构增加，核沟和异形，巨滤泡结构减少。为了更好地对细针穿刺活检结果不确定的患者进行风险分级，最新的研究显示促甲状腺激素水平升高与甲状腺癌及肿瘤进展密切相关[38]。最终，对不确定的甲状腺结节细针穿刺结果，美

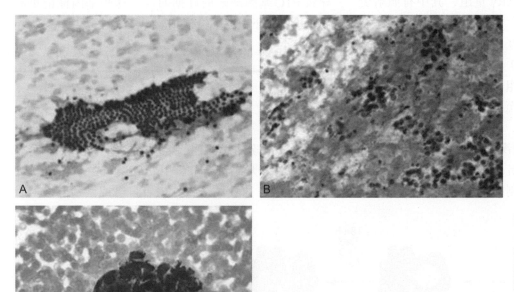

图 20-2（也见彩图）滤泡病变的细胞学表现。A，良性胶质结节（20×），细胞宽大，无细胞异型表现；B，FLUS（20×），细胞开始形成微滤泡结构，出现核异型和核拥挤；C，滤泡瘤（40×），细胞出现核异型和核拥挤，形成微滤泡。A 和 B 应用的是巴氏染色，C 应用的是 Diff-Quick 染色（Images kindly provided by Dr. Sharon Sams.）

国甲状腺协会（the American Thyroid Association，简称 ATA）指南建议行甲状腺扫描（^{123}I 或 ^{99}Tc）有助于进行甲状腺肿瘤恶性风险分层（相对周围组织摄取率高的，风险低；若为冷结节，则风险较高）[29,39]。有一大部分患者只有通过手术切除后的病理诊断才能获得明确诊断。

组织病理学

甲状腺滤泡组织可分成三类不同临床实体：滤泡腺瘤，微小浸润性滤泡癌，广泛浸润性滤泡癌（图 20-3）。恰当的诊断依赖于对肿瘤包膜全面而细致入微的评估。即使对肿瘤包膜有完整评估，对微小浸润性滤泡癌的准确定义仍然存在争议[40]。微小浸润性滤泡癌定义为肿瘤至少穿透或破坏一处肿瘤包膜。该定义中，破坏 / 穿透肿瘤包膜或血管少于 4 处的患者复发风险低[41-42]。微小浸润性滤泡癌的行为像滤泡腺瘤，基本不需要行病灶射频消融及放射碘治疗[43]。与 PTC 易发生淋巴结转移不同，FTC 更易发生血行转移，使得 FTC 较 PTC 更容易出现远处转移[32,44]。然而，并不能因此而误以为 FTC 不发生局部淋巴结转移，更不能依赖于这一错误信息制定手术方案[44-45]。对细胞病理学怀疑 FTC 病变准备手术治疗的患者，应完善术前超声检查以评估淋巴结转移情况[29]。

分子诊断学

有时单纯通过细胞学分析来鉴别甲状腺滤泡腺瘤、FTC 甚至 FVPTC 几乎不可能。甲状腺滤泡癌的组织病理学分型之间存在明显差异[46]。自 20 世纪 90 年代开始，许多研究尝试识别某些细胞标记物，该标记物可以在术前区分良、恶性滤泡病变[47]（表 20-2）。这些研究的目的在于，针对细针穿刺细胞学检查结果不确定的患者，哪些实行甲状腺腺叶切除或甲状腺全切除术，哪些采取保守治疗提供指导依据。PPARγ 重排与 FTC 的发生有关，有可能应用于术前细针穿刺诊断不明确的患者。一项通过分裂间期荧光原位杂交（FISH）检测 PPARγ 重排的研究显示，存在该重排的 2/2 病灶组织病理学证实为 FTC 和 FVPTC，而良性病灶未见该重排。但细胞病理学（和组织病理学）FISH 检测阴性的病历中有 8 例最终病理学证实为恶性，说明该测试并不完美，敏感性差[48]。最新一项研究应用新的 RT-PCR 方法发现 PAX-PPARγ 重排在 FTC 高达 62%[49]。该细胞标记物具有阴性预测价值，但作为单个检测项目排除恶性的临床用处低。半乳凝素 -3 是 β 半乳糖苷结合蛋白家族的一种，作为甲状腺癌的标记物而得到广泛研究。该蛋白具有抗凋亡活性，同时调节细胞 - 细胞和细

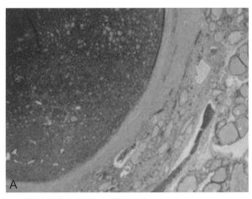
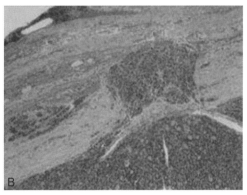
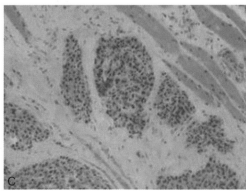

图 20-3 （也见彩图）滤泡病变的组织病理学表现。A，滤泡瘤（4×），肿瘤包膜完整无中断；B，微小浸润性滤泡癌（10×），FTC 破坏部分肿瘤包膜，但未穿透；C，广泛浸润性滤泡癌（20×），FTC 浸润甲状腺周围软组织及肌肉（All images are hematoxylin and eosin stained and were kindly provided by Dr. Sherif Said. ）

表20-2　甲状腺细针穿刺活检（FNAB）促进甲状腺癌诊断的突变检测的分子研究

作者	所检测的突变	检测材料	检测方法
Bentz 等（2009）	BRAF	细胞学切片中提取的 DNA	荧光定量 PCR/ 荧光探针溶解曲线分析
Cheung 等（2001）	RET/PTC1, -2, -3	FNAB 组织中提取的 RNA	RT-PCR/Southern 杂交
Chung 等（2006）	BRAF	手术吸取的结节中提取的 DNA	PCR/ 测序，PCR-RFLP
Cohen 等（2004）	BRAF	细胞学切片中提取的 DNA	PCR/ 测序，Mutector 检测
French 等（2008）	PAX8/PPAR γ	FNAB 所获得的细胞	FISH
Jin 等（2006）	BRAF	细胞学切片中提取的 DNA	PCR/ 测序，Mutector 检测，FRET 探针的荧光定量 PCR，等位基因特异性 CYBR Green 荧光定量 PCR
Jo 等（2009）	BRAF	FNAB 组织中提取的 DNA	PCR/ 焦磷酸测序 PCR/ 双脱氧测序
Nikiforov 等（2009）	BRAF, RAS, RET/PTC, PAX8/PPAR γ	FNAB 组织中提取的 DNA/RNA	荧光定量 PCR/ 荧光探针溶解曲线分析，检测重排的 RT-PCR
Pizzolanti 等（2007）	BRAF, RET/PTC	FNAB 组织中提取 DNA，切除结节中提取 RNA	特异性等位基因 LightCycler PCR，Mutector 实验，重组 RT-PCR
Rowe 等（2006）	BRAF	细胞学切片中提取 DNA	LightCycler PCR/ 荧光探针溶解曲线分析，PCR/ 测序
Sapio 等（2007a）	BRAF (+ galectin-3 expression)	FNAB 组织中提取 DNA	突变等位基因扩增 (MASA)，(ICC)
Sapio 等（2007b）	RET/PTC, TRK, BRAF	FNAB 组织中提取 DNA 和 RNA	突变等位基因扩增 (MASA)，RT-PCR
Xing 等（2004）	BRAF	FNAB 组织中提取 DNA	PCR/ 测序，Mutector 实验
Xing 等（2009）	BRAF	FNAB 组织中提取 DNA	Mutector 实验

From Eszlinger M, Paschke R: Molecular fine-needle aspiration biopsy diagnosis of thyroid nodules by tumor specific mutations and gene expression patterns. *Mol. Cell Endocrinol* 322(1-2):29-37, 2010.

胞 - 间质相互作用，以及黏附、转移，从而有可能与 DTC 相关[50]。一项对 465 例手术治疗的滤泡癌的研究显示，术前 FNA 免疫细胞化学与最终组织病理学结果比较，半乳凝素 -3 阳性的阳性预测值（PPV）为 82%，阴性预测值（NPV）为 91%[51]。另一项研究结果却显示出较差的 PPV 和 NPV（针对 FTC 的敏感性仅有 44%）[50]。联合应用多种分子标记物有助于增强分子检测的敏感性及特异性。联合应用半凝乳素 -3 和 HBME-1 检测细针穿刺细胞学切片，敏感性 95%，特异性 76%，阳性预测值（PPV）为 83%，阴性预测值（NPV）为 92%，明显优于单独应用任意标记物。经组织病理学验证的癌症包括 FTC、FVPTC 和 Hurthle 细胞癌[52]。也有研究应用基因表达分析来区分 FTA 和 FTC，可能有一个 2 ~ 15 个基因的小片段可用于区分[53]。以上研究有待进一步验证，目前并无基因表达序列用于临床实践。最近，甲状腺癌特异的突变分析的应用被证实有效。在经过单一通路的细针穿刺标本中可以进行合适的点突变或基因重排的核酸分析。一项前瞻性研究分析了 419 例穿刺标本，细致描述了促分裂原活化蛋白激酶致癌信号传导途径（RET/PTC，RAS 和 BRAF）以及 PAX/PPARγ 重排的突变情况；在 52 例活检结果不确定的病例中，突变分析预测癌症的准确度为 95%[54]，而这些分析在某些特定实验室是可以实现临床应用的。

治疗

外科治疗

手术切除是 FTC 治疗的重要组成部分。甲状腺切除可改善肿瘤大于 1 cm 患者的无瘤生存，因此建议应用于多数该类患者[29]。每年实施超过百例甲状腺相关手术的外科医生，并发症发生率明显降低[55]，因此我们建议尽可能多转诊给有经验的外科医生治疗。尽管很多 FTC 患者进行全甲状腺切除术，但针对较小肿瘤无淋巴结转移患者的手术范围仍存在争议，尤其是针对 FTC 细胞学诊断不确定的患者。一些外科医生和病理学家应用术中冰冻切片来指导手术范围（通常是或止步于单侧甲状腺切除术或继续进行全甲状腺切除术）。冰冻切片的应用依赖于它的便利程度和病理学家的专业水准。一项有代表性的研究表明，142例不确定病变的手术患者，只有30%的癌症经冰冻切片确诊，由此可见冰冻切片也许并不是一项有效而可靠的技术[56]。冰冻切片的应用并不一致，美国甲状腺协会（ATA）指南并没有特殊强调冰冻切片的应用[29,57]。如果没有高风险因素（男性、45岁以上、可疑淋巴结疾病、肿瘤较大），对于不确定病变及滤泡性肿瘤，单侧甲状腺切除术是合理的手术方案。接近10%的FTC具有多灶性或局部区域的淋巴结转移。对术后组织病理学证实广泛浸润的甲状腺癌患者（即多个区域的肿瘤被膜不完整）应进行全甲状腺切除术，同时可考虑颈部中央区清扫[58]。FTC的微小癌进行单侧甲状腺切除术较合适，尤其是术前超声显示对侧腺叶无结节及异常淋巴结。ATA关于分化型甲状腺癌的最新指南对PTC及FTC的手术建议并无区别[29]。总之，较大病变（＞4 cm）或患者具有甲状腺癌家族史，或患者有头颈部照射史，应切除全部甲状腺。美国国立甲状腺癌治疗合作研究组（the National Thyroid Cancer Treatment Cooperative Study Group）的数据研究显示对中、高风险患者（Ⅱ～Ⅳ期）行全甲状腺切除可改善生存期[59]。

内科治疗

FTC仍保持Na^+-I转运体功能，可应用放射碘显像及治疗，因此属于DTC（详见第50章和51章）。对215位FTC患者的回顾性研究显示，放射碘治疗可以使全部的局部复发及死亡率降低近75%[60]。更重要的是，部分有远处转移的患者也可获益于放射碘治疗。对SEER数据库的分析也支持该结论，该分析显示高风险疾病，包括肿瘤较大（＞2 cm）以及局部甚至远处转移，可通过放射性碘治疗明显受益[61]。另一项对DTC远处转移患者的大样本长期研究表明，大多数分化程度高的FTC（92%）摄取放射活性碘（RAI），而只有77%的PTC及53%分化程度差的FTC患者出现转移灶RAI浓聚[62]。该研究进一步显示RAI摄取阳性的患者预后也相对较好。对于大多数Ⅰ期甲状腺癌患者，应用放射碘对残余病灶行消融治疗并不能改善生存期及减少复发[59]，所以该治疗手段应限制用于侵袭性更强的病例（甲状腺腺外转移、广泛的淋巴结转移）。美国国立甲状腺癌治疗合作研究组指出，RAI可全面改善Ⅱ期患者的生存期[59]。

应用超过生理剂量的甲状腺激素行促甲状腺素抑制治疗，是FTC患者的最终治疗手段（详见第50章）。该治疗可通过术后即刻开始服用T4完成，初始剂量为1.8～2 μg/(kg·d)。T4/T3联合治疗[63]或干燥甲状腺剂[64]对DTC患者无主观及客观益处。有证据表明，相较于正常表达，充分抑制TSH更能延长高风险甲状腺癌患者的生存期[59,63,65]。ATA指南建议应用外源性T4抑制TSH，针对高复发风险及高死亡率患者（多数Ⅲ、Ⅳ期，部分Ⅱ期），TSH水平应控制在0.1 mU/L以下，低风险患者（多数Ⅰ期）TSH水平可介于0.1～0.5 mU/L。对于临床治愈的患者，应减少T4的剂量，使TSH上升到正常范围低值水平[29,66]。

预后

DTC患者的恢复情况取决于疾病的最初诊断分期（详见第21章）。DTC分期有很多系统，但所有系统都无法预言个体患者的死亡率[67]。美国癌症联合委员会（AJCC）制定的肿瘤、淋巴结、转移（TNM）分级系统评估性最好，在美国，得到内分泌科医生、外科医生、肿瘤科医生及核医学专家的广泛应用[29]。通常，该分期在最初治疗前难以确定，要根据术中评估、组织病理学检查、后期诊断或治疗性放射碘等来确定。甲状腺癌是在AJCC/TNM分期中唯一涉及年龄的恶性肿瘤，由此可见年龄绝对影响FTC及PTC患者的生存。45岁以下患者只有Ⅰ期（无远处转移）和Ⅱ期（远处转移）甲状腺癌；而45岁以上患者，即使镜下只有一个淋巴结转移，也属于Ⅲ期。对于少数患者，单纯依靠AJCC/TNM分级并不能制定出合适而个体化的治疗及监测方案。因此另有一些风险分级表应运而生，能够更好地调整及监测DTC患者[68]。

研究表明转移是甲状腺癌死亡率的影响因子之一，67%的患者死于FTC[60]。多变量分析支持此说法，同时预示可能会使死亡率相对风险提高47%。甲状腺腺外扩散可使FTC的死亡率升高3倍，但放射性碘治疗可改善生存。如果是无远处转移的患者，原发灶局部的严重程度影响预后。对132例FTC患者的研究显示，死亡率为21%[69]。肉眼可见甲状腺外扩散的患者，38%复发，33%死亡，中位随访时间为7.5年。类似的一项对168例FTC患者的研究显示，10年期间的死亡率为28%[45]。该研究同样显示435例

PTC 患者 10 年期间的死亡率为 9%。通过多变量分析显示，远处转移和肿瘤大小为影响 FTC 死亡的唯一有意义因素（前者 OR 值 5.38，后者 OR 值 2.84）。FTC 发现时肿瘤更大（相较于 PTC 大出 75% ~ 100%）[70-71]，而 FTC 更容易出现骨转移[72]。发生骨转移的 DTC 患者 3 年死亡率为 50%[73]。大样本研究显示，相较于骨转移患者 25% 的 10 年生存率，肺转移的 DTC 患者 10 年生存率更好（63%）[74]。总之，FTC 患者年龄越大、肿瘤越大、转移越远，预后较 PTC 越差。

结语

FTC 是 DTC 的第二大常见形式。FTC 发病年龄偏高，死亡率高于 PTC。发现晚的一个潜在原因为甲状腺结节细针穿刺诊断 FTC 困难。细胞学标记物在临床的广泛应用可能改善术前诊断。手术切除仍然是首选治疗方法，对于高风险患者，射频消融及辅助治疗仍可使其受益。

参考文献

[1] Davies L, Welch HG: Increasing incidence of thyroid cancer in the United States, 1973-2002, *JAMA* 295(18): 2164–2167, 2006.

[2] Williams ED, Doniach I, Bjarnason O, et al: Thyroid cancer in an iodide rich area: a histopathological study, *Cancer* 39(1): 215–222, 1977.

[3] Chen AY, Jemal A, Ward EM: Increasing incidence of differentiated thyroid cancer in the United States, 1988-2005, *Cancer* 115(16): 3801–3807, 2009.

[4] Morris LG, Myssiorek D: Improved detection does not fully explain the rising incidence of well-differentiated thyroid cancer: a population-based analysis, *Am J Surg* 200(4): 454–461, 2010.

[5] Hundahl SA, Fleming ID, Fremgen AM, et al: A National Cancer Data Base report on 53,856 cases of thyroid carcinoma treated in the U. S., 1985-1995 [see comments], *Cancer* 83(12): 2638–2648, 1998.

[6] Elisei R, Molinaro E, Agate L, et al: Are the clinical and pathological features of differentiated thyroid carcinoma really changed over the last 35 years? Study on 4187 patients from a single Italian institution to answer this question, *J Clin Endocrinol Metab* 95(4): 1516–1527, 2010.

[7] Colonna M, Grosclaude P, Remontet L, et al: Incidence of thyroid cancer in adults recorded by French cancer registries (1978-1997), *Eur J Cancer* 38(13): 1762–1768, 2002.

[8] Colonna M, Guizard AV, Schvartz C, et al: A time trend analysis of papillary and follicular cancers as a function of tumour size: A study of data from six cancer registries in France (1983-2000), *Eur J Cancer* 43: 891–900, 2010.

[9] Belfiore A, La Rosa GL, Padova G, et al: The frequency of cold thyroid nodules and thyroid malignancies in patients from an iodine-deficient area, *Cancer* 60(12): 3096–3102, 1987.

[10] Sehestedt T, Knudsen N, Perrild H, et al: Iodine intake and incidence of thyroid cancer in Denmark, *Clin Endocrinol (Oxf)* 65(2): 229–233, 2006.

[11] Pettersson B, Coleman MP, Ron E, et al: Iodine supplementation in Sweden and regional trends in thyroid cancer incidence by histopathologic type, *Int J Cancer* 65(1): 13–19, 1996.

[12] Knobel M, Medeiros-Neto G: Relevance of iodine intake as a reputed predisposing factor for thyroid cancer, *Arq Bras Endocrinol Metabol* 51(5): 701–712, 2007.

[13] Feldt-Rasmussen U: Iodine and cancer, *Thyroid* 11(5): 483–486, 2001.

[14] Nikiforov YE: Radiation-induced thyroid cancer: what we have learned from Chernobyl, *Endocr Pathol* 17(4): 307–317, 2006.

[15] Galanti MR, Ekbom A, Grimelius L, et al: Parental cancer and risk of papillary and follicular thyroid carcinoma, *Br J Cancer* 75(3): 451–456, 1997.

[16] Bosetti C, Negri E, Kolonel L, et al: A pooled analysis of case-control studies of thyroid cancer. VII. Cruciferous and other vegetables (International), *Cancer Causes Control* 13(8): 765–775, 2002.

[17] Bosetti C, Kolonel L, Negri E, et al: A pooled analysis of case-control studies of thyroid cancer. VI. Fish and shellfish consumption, *Cancer Causes Control* 12(4): 375–382, 2001.

[18] Dal ML, La VC, Franceschi S, et al: A pooled analysis of thyroid cancer studies. V. Anthropometric factors, *Cancer Causes Control* 11(2): 137–144, 2000.

[19] Galanti MR, Hansson L, Bergstrom R, et al: Diet and the risk of papillary and follicular thyroid carcinoma: a population-based case-control study in Sweden and Norway, *Cancer Causes Control* 8(2): 205–214, 1997.

[20] Parameswaran R, Brooks S, Sadler GP: Molecular pathogenesis of follicular cell derived thyroid cancers, *Int J Surg* 8(3): 186–193, 2010.

[21] Kroll TG, Sarraf P, Pecciarini L, et al: PAX8-PPARgamma1 fusion oncogene in human thyroid carcinoma [corrected], *Science* 289(5483): 1357–1360, 2000.

[22] Kroll TG: Molecular rearrangements and morphology in thyroid cancer, *Am J Pathol* 160(6): 1941–1944, 2002.

[23] Placzkowski KA, Reddi HV, Grebe SK, et al: The role of the PAX8/PPARg fusion oncogene in thyroid cancer, *PPAR Res* 2008: 672829, 2008.

[24] Giordano TJ, Au AY, Kuick R, et al: Delineation, functional validation, and bioinformatic evaluation of gene expression in thyroid follicular carcinomas with the PAX8-PPARG translocation, *Clin Cancer Res* 12(7 Pt 1): 1983–1993, 2006.

[25] Nikiforova MN, Lynch RA, Biddinger PW, et al: RAS point mutations and PAX8-PPAR gamma rearrangement in thyroid tumors: evidence for distinct molecular pathways in thyroid follicular carcinoma, *J Clin Endocrinol Metab* 88(5): 2318–2326, 2003.

[26] Liu Z, Hou P, Ji M, et al: Highly prevalent genetic alterations in receptor tyrosine kinases and phosphatidylinositol 3-kinase/akt and mitogen-activated protein kinase pathways in anaplastic and follicular thyroid cancers, *J Clin Endocrinol Metab* 93(8): 3106–3116, 2008.

[27] Nam-Goong IS, Kim HY, Gong G, et al: Ultrasonography-guided fine-needle aspiration of thyroid incidentaloma: correlation with pathological findings, *Clin Endocrinol (Oxf)* 60(1): 21–28, 2004.

[28] Hegedus L: Clinical practice. The thyroid nodule, *N Engl J Med* 351(17): 1764–1771, 2004.

[29] Cooper DS, Doherty GM, Haugen BR, et al: Revised American Thyroid Association management guidelines for patients with thyroid nodules and differentiated thyroid cancer, *Thyroid* 19(11): 1167–1214, 2009.

[30] Sillery JC, Reading CC, Charboneau JW, et al: Thyroid follicular carcinoma: sonographic features of 50 cases, *AJR Am J Roentgenol* 194(1): 44–54, 2010.

[31] Alzaraa A, Stone J, Williams G, et al: Direct spread of thyroid follicular carcinoma to the parotid gland and the internal jugular vein: a case report, *J Med Case Reports* 2: 297, 2008.

[32] Sreedharan S, Pang CE, Chan GS, et al: Follicular thyroid carcinoma presenting as axial skeletal metastases, *Singapore Med J* 48(7): 640–644, 2007.

[33] Sampson E, Brierley JD, Le LW, et al: Clinical management and outcome of papillary and follicular (differentiated) thyroid cancer presenting with distant metastasis at diagnosis, *Cancer* 110(7): 1451–1456, 2007.

[34] Baloch ZW, Cibas ES, Clark DP, et al: The National Cancer Institute thyroid fine needle aspiration state of the science conference: a summation, *Cytojournal* 5: 6, 2008.

[35] McCoy KL, Jabbour N, Ogilvie JB, et al: The incidence of cancer and rate of false-negative cytology in thyroid nodules greater than or equal to 4 cm in size, *Surgery*, 142(6): 837–844, 2007.

[36] Williams MD, Suliburk JW, Staerkel GA, et al: Clinical significance of distinguishing between follicular lesion and follicular neoplasm in thyroid fine-needle aspiration biopsy, *Ann Surg Oncol* 16(11): 3146–3153, 2009.

[37] Lubitz CC, Faquin WC, Yang J, et al: Clinical and cytological features predictive of malignancy in thyroid follicular neoplasms, *Thyroid* 20(1): 25–31, 2010.

[38] Haymart MR, Repplinger DJ, Leverson GE, et al: Higher serum thyroid stimulating hormone level in thyroid nodule patients is associated with greater risks of differentiated thyroid cancer and advanced tumor stage, *J Clin Endocrinol Metab* 93(3): 809–814, 2008.

[39] Wilhelm SM: Utility of I-123 thyroid uptake scan in incidental thyroid nodules: an old test with a new role, *Surgery* 144(4): 511–515, 2008.

[40] Thompson LD, Wieneke JA, Paal E, et al: A clinicopathologic study of minimally invasive follicular carcinoma of the thyroid gland with a review of the English literature, *Cancer* 91(3): 505–524, 2001.

[41] Ghossein R: Problems and controversies in the histopathology of thyroid carcinomas of follicular cell origin, *Arch Pathol Lab Med* 133(5): 683–691, 2009.

[42] Collini P, Sampietro G, Pilotti S: Extensive vascular invasion is a marker of risk of relapse in encapsulated non-Hurthle cell follicular carcinoma of the thyroid gland: a clinicopathological study of 18 consecutive cases from a single institution with a 11-year median follow-up, *Histopathology* 44(1): 35–39, 2004.

[43] Collini P, Sampietro G, Rosai J, et al: Minimally invasive (encapsulated) follicular carcinoma of the thyroid gland is the low- risk counterpart of widely invasive follicular carcinoma but not of insular carcinoma, *Virchows Arch* 442(1): 71–76, 2003.

[44] Verburg FA, Mader U, Luster M, et al: Histology does not influence prognosis in differentiated thyroid carcinoma when accounting for age, tumour diameter, invasive growth and metastases, *Eur J Endocrinol* 160(4): 619–624, 2009.

[45] Passler C, Scheuba C, Prager G, et al: Prognostic factors of papillary and follicular thyroid cancer: differences in an iodine-replete endemic goiter region, *Endocr Relat Cancer* 11(1): 131–139, 2004.

[46] Hirokawa M, Carney JA, Goellner JR, et al: Observer variation of encapsulated follicular lesions of the thyroid gland, *Am J Surg Pathol* 26(11): 1508–1514, 2002.

[47] Eszlinger M, Paschke R: Molecular fine-needle aspiration biopsy diagnosis of thyroid nodules by tumor specific mutations and gene expression patterns, *Mol Cell Endocrinol* 322(1–2): 29–37, 2010.

[48] French CA, Fletcher JA, Cibas ES, et al: Molecular detection of PPAR gamma rearrangements and thyroid carcinoma in preoperative fine-needle aspiration biopsies, *Endocr Pathol* 19(3): 166–174, 2008.

[49] Geciras-Schimnich A, Milosevic D, McIver B, et al: Evaluation of the PAX8/PPARG translocation in follicular thyroid cancer with a 4-color reverse-transcription PCR assay and automated high-resolution fragment analysis, *Clin Chem* 56(3): 391–398, 2010.

[50] Weber KB, Shroyer KR, Heinz DE, et al: The use of a combination of galectin-3 and thyroid peroxidase for the diagnosis and prognosis of thyroid cancer, *Am J Clin Pathol* 122(4): 524–531, 2004.

[51] Bartolazzi A, Orlandi F, Saggiorato E, et al: Galectin-3-expression analysis in the surgical selection of follicular thyroid nodules with indeterminate fine-needle aspiration cytology: a prospective multicentre study, *Lancet Oncol* 9(6): 543–549, 2008.

[52] Franco C, Martinez V, Allamand JP, et al: Molecular markers in thyroid fine-needle aspiration biopsy: a prospective study, *Appl Immunohistochem Mol Morphol* 17(3): 211–215, 2009.

[53] Cerutti JM, Delcelo R, Amadei MJ, et al: A preoperative diagnostic test that distinguishes benign from malignant thyroid carcinoma based on gene expression, *J Clin Invest* 113(8): 1234–1242, 2004.

[54] Nikiforov YE, Steward DL, Robinson-Smith TM, et al: Molecular testing for mutations in improving the fine-needle aspiration diagnosis of thyroid nodules, *J Clin Endocrinol Metab* 94(6): 2092–2098, 2009.

[55] Stavrakis AI, Ituarte PH, Ko CY, et al: Surgeon volume as a predictor of outcomes in inpatient and outpatient endocrine surgery, *Surgery* 142(6): 887–899, 2007.

[56] Monzani F, Caraccio N, Iacconi P, et al: Prevalence of cancer in follicular thyroid nodules: is there still a role for intraoperative frozen section analysis? *Thyroid* 13(4): 389–394, 2003.

[57] Lin JD, Chao TC: Follicular thyroid carcinoma: from diagnosis to treatment, *Endocr J* 53(4): 441–448, 2006.

[58] Monchik JM, DeLellis RA: Re-operative neck surgery for well-differentiated thyroid cancer of follicular origin, *J Surg Oncol* 94(8): 714–718, 2006.

[59] Jonklaas J, Sarlis NJ, Litofsky D, et al: Outcomes of patients with differentiated thyroid carcinoma following initial therapy, *Thyroid* 16(12): 1229–1242, 2006.

[60] Chow SM, Law SC, Mendenhall WM, et al: Follicular thyroid carcinoma: prognostic factors and the role of radioiodine, *Cancer* 95(3): 488–498, 2002.

[61] Podnos YD, Smith D, Wagman LD, et al: Radioactive iodine offers survival improvement in patients with follicular carcinoma of the thyroid, *Surgery* 138(6): 1072–1076, 2005.

[62] Durante C, Haddy N, Baudin E, et al: Long-term outcome of 444 patients with distant metastases from papillary and follicular thyroid carcinoma: benefits and limits of radioiodine therapy, *J Clin Endocrinol Metab* 91(8): 2892–2899, 2006.

[63] Pujol P, Daures JP, Nsakala N, et al: Degree of thyrotropin suppression as a prognostic determinant in differentiated thyroid cancer, *J Clin Endocrinol Metab* 81(12): 4318–4323, 1996.

[64] Regalbuto C, Maiorana R, Alagona C, et al: Effects of either LT4 monotherapy or LT4/LT3 combined therapy in patients totally thyroidectomized for thyroid cancer, *Thyroid* 17(4): 323–331, 2007.

[65] McGriff NJ, Csako G, Gourgiotis L, et al: Effects of thyroid hormone suppression therapy on adverse clinical outcomes in thyroid cancer, *Ann Med* 34(7–8): 554–564, 2002.

[66] Hovens GC, Stokkel MP, Kievit J, et al: Associations of serum thyrotropin concentrations with recurrence and death in differentiated thyroid cancer, *J Clin Endocrinol Metab* 92(7): 2610–2615, 2007.

[67] Sherman SI, Brierley JD, Sperling M, et al: Prospective multicenter study of thyroid carcinoma treatment: initial analysis of staging and outcome. National Thyroid Cancer Treatment Cooperative Study Registry Group, *Cancer* 83(5): 1012–1021, 1998.

[68] Tuttle RM, Leboeuf R: Follow up approaches in thyroid cancer: a risk adapted paradigm, *Endocrinol Metab Clin North Am* 37(2): 419, 2008.

[69] D'Avanzo A, Treseler P, Ituarte PH, et al: Follicular thyroid carcinoma: histology and prognosis, *Cancer* 100(6): 1123–1129, 2004.

[70] Machens A, Holzhausen HJ, Dralle H: The prognostic value of primary tumor size in papillary and follicular thyroid carcinoma, *Cancer* 103(11): 2269–2273, 2005.

[71] Lin JD, Hsueh C, Chao TC: Early recurrence of papillary and follicular thyroid carcinoma predicts a worse outcome, *Thyroid* 19(10): 1053–1059, 2009.

[72] Eustatia-Rutten CF, Romijn JA, Guijt MJ, et al: Outcome of palliative embolization of bone metastases in differentiated thyroid carcinoma, *J Clin Endocrinol Metab* 88(7): 3184–3189, 2003.

[73] Do MY, Rhee Y, Kim DJ, et al: Clinical features of bone metastases resulting from thyroid cancer: a review of 28 patients over a 20-year period, *Endocr J* 52(6): 701–707, 2005.

[74] Durante C, Haddy N, Baudin E, et al: Long-term outcome of 444 patients with distant metastases from papillary and follicular thyroid carcinoma: benefits and limits of radioiodine therapy, *J Clin Endocrinol Metab* 91(8): 2892–2899, 2006.

第21章 | 分化型甲状腺癌动态风险的分组分析

GENEVIEVE RONDEAU ■ R. MICHAEL TUTTLE

引言

正如第 17 章、第 18 章、第 19 章、第 28 章和第 29 章中所详细论述的那样，少数几个临床病理因素被用于多种甲状腺癌的分期系统中（例如，TNM AJCC，MACIS，AMES，AGES）以评估分化型甲状腺癌患者的死亡风险[1-2]。这些因素包括患者就诊时的年龄，组织类型，肿瘤大小，切除彻底性，就诊时转移存在与否等。但是，在临床实践中，完整的首次风险分级需要回顾所有初次诊断和治疗中可以获得的有用资料（表 21-1）。对这些因素的分析可以对死亡风险和复发风险进行评估。

然而，虽然大多数分期系统都能考虑到疾病特异性死亡率，但是不能有效地预测复发风险[3]。此外，这些分期系统未能充分考虑到初次治疗的影响（除了切除的彻底性之外）[4]。由于初次治疗对于预后有着重要的影响，未将治疗效果考虑到分级系统中会最终导致风险评估时低估了少数对初次治疗反应不佳的低风险患者的复发风险性，并且高估了一些对初次治疗反应良好的高风险患者的复发风险。

而且更为重要的是，目前的分级系统反映的是患者就诊时的情况，并没有随着时间而发生变化[5-6]。很明显，临床中我们的风险评估会因每个患者个体对治疗反应的不同而发生变化。例如，一名"低风险"患者如果随着时间的推移而出现了甲状腺球蛋白的快速升高或新的肺结节，但基于初次风险分级会永远属于"低风险"患者，但是实际中该患者复发的风险性已明显增加，由于这些新出现的因素患者死于甲状腺癌的风险会增高。由于没有将初次治疗的影响考虑进去，加之我们目前分级系统的静态性，致使不能用这些分级系统来指导长期的跟踪和随访。

动态风险评估系统的重要性怎么强调都不过分。事实上，在最新的 ATA 指南中，对于甲状腺癌和甲状腺结节患者的个体化风险评估，绝大多数指导建议已考虑了患者大多数的重要临床因素（表 21-2）[7]。因此，将 ATA 指南用于临床中时需要综合考虑我们治疗的每个个体患者的死亡风险和复发风险。

表21-1 首次风险分组中用到的重要因素

术前所见	体格检查
	声带功能
	各种影像学检查
术中所见	甲状腺外的大体侵袭
	颈部重要器官的累及
	肿瘤切除术的完全性
	淋巴结的转移
病理所见	组织学分型
	血管浸润
	明显的甲状腺外侵袭
	分子学特征
实验室检查	术后血清甲状腺球蛋白水平
核医学治疗	放射性碘扫描
	FDG（氟脱氧葡萄糖）PET 扫描

表21-2 ATA指南中与患者个体风险相关的癌症建议

ATA 推荐	处理因素
26	初次手术的程度
27	预防性中央区淋巴结清扫术的适应证
29	甲状腺全切的适应证
31	首次评估所使用的分级系统
32	核素消融的适应证
37	核素消融所用的剂量
40	目标 TSH 水平
41	外照射的适应证
45	低风险患者的跟踪方式
46	对低风险患者进行全身核素诊断扫描的适应证
47	对于高风险患者进行全身核素诊断扫描的适应证
48	随访中超声的诊断适应证，频率
49	随访中的目标 TSH 水平
59	系统性治疗和额外治疗的适应证
77	持续性疾病的处理

首次风险分级

　　虽然用目前的风险分组系统进行首次风险分组有许多局限性，但是能够为以后的风险评估提供一个起始点。我们认同最新 ATA 指南对于甲状腺癌及结节治疗的建议，它用 AJCC TNM 系统来预测分化型甲状腺癌的死亡风险，又用手术之后的临床病理分级来提高预测的准确性以便制定分化型甲状腺癌的随访计划。由于通用的首次分级系统不能充分预测肿瘤复发的风险性，ATA 指南推荐使用合理但未被证实的三层分级系统来评估肿瘤复发的风险性[7]（详见框 21-1 和第 18 章）。

　　最近我们对 588 例分化型甲状腺癌患者采用 AJCC 系统和 ATA 新提出的复发风险分层系统来预测肿瘤的复发风险，患者在甲状腺全切并行 RAI 消融后平均随访了 7 年的时间[8]。与以前的报道一致[9-10]，如果考虑到患者生化水平的变化和存在持续性带瘤状态，AJCC 系统不能充分地进行风险分级（图 21-1）。同预期一样，28 例Ⅳ期患者中有 26 例死亡，另有 1 例Ⅱ期患者和 1 例Ⅲ期患者死亡。然而，有肿瘤持续性状态或复发性疾病的风险与 AJCC 分期的Ⅰ、Ⅱ、Ⅲ期患者类似。因此，虽然 AJCC 系统在预测患者死亡风险时非常有用，但是它不能充分预测疾病持续状态或复发性的风险，这需要有计划的跟踪研究。

　　而 ATA 三级预测复发风险系统要好得多。在我们

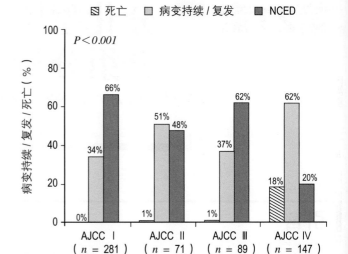

图 21-1　588 例患者在手术和核素消融后 AJCC 分期的风险分级。虽然 AJCC 分期系统能够对疾病特异性死亡率进行风险分级，但是疾病的复发率和持续性状态类在Ⅰ、Ⅱ、Ⅲ期间类似。NCED：无病的临床证据

的病例中，依据这一系统进行分级，23% 属于低风险组，50% 是中风险组，27% 是高风险组[8]。如图 21-2 的总结，低风险患者疾病复发风险仅有 14%，而中风险患者高达 44%。如预期的一样，高风险患者的复发风险高达 86%。有意思的是，低风险患者的复发性风险 85% 表现在生化水平而不是组织学上的复发（见图 21-2），而中风险和高风险患者分别有 45% 和 78% 表现为组织学上的复发。因此，ATA 风险分级系统既能

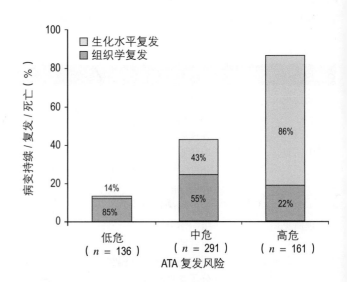

图 21-2　ATA 甲状腺癌指南中肿瘤复发风险分级系统。ATA 风险分级系统中不同风险组之间复发的风险性明显存在区别。而且，85% 低风险组的复发是生化水平的复发，而仅仅 55% 的中风险组和 22% 的高风险组的复发是生化水平的复发

鉴别出是否有疾病复发，还能说明复发风险是在生化水平上还是组织学上。

对治疗的反应的评估

虽然首次风险评估是以后风险分级的基础，很明显，在跟踪随访中所获得的新的资料能够改变首次风险评估的结果[6]。表21-3 提供了一个能够改变首次风险评估的资料的例子[12-20]。不论首次评估时 AJCC 分期和 ATA 风险分层如何，持续性的 Tg 水平或 Tg 抗体水平升高可能增加疾病复发的风险。相反，Tg 水平降低或检测不到、颈部超声阴性结果及其他代表性的影响可能降低疾病复发和死亡的风险。

我们曾经制订了一个初始治疗评估方案，根据患者的治疗结果，分为优异、可接受、不良的治疗反应（表21-4）。在该评估体系中，对每个患者治疗结果的反馈，都建立在标准化的检测基础上，这些检测结果全部来源于分化型甲状腺癌。对于治疗结果"优良"的患者，在影像学断层扫描的结果中我们是不会发现阳性病灶的，并且检验结果中也检测不到刺激性的 Tg。如果进行 RAI 扫描，结果也只会显示正常摄取碘的甲状腺床，而不会出现肿瘤转移的证据。对于治疗结果"可接受"的患者，他们的检验结果中会有低水平、持续的 Tg（抑制性 Tg＜1 ng/ml，刺激性

Tg＜10 ng/ml），或在断层扫描中发现了非特异性改变，即虽未发现异常，但也不能认为完全正常。我们之所以定义"可接受的治疗结果"是因为在实践中发现对这些患者需要进行密切的观察随访，不能在短期摧放弃随访监测。最后，我们将初始治疗失败的患者归类为"不良的治疗反应"，在这些患者均发现了持续升高的 Tg 或在第 2 年随访中发现升主的 Tg 或同时确定了新的器质性病变。我们的解释是：无论患者初始风险分级如何，若患者对治疗的效果反应极佳，那么患者疾病复发或疾病持续状态的概率会比原先预测值要低。

我们的 588 例分化型甲状腺癌患者在甲状腺全切及核素消融后平均随访 7 年，其中 471 例患者的 Tg 水平可用，以此证实了我们提出的治疗反应的分级系统[8]。如图 21-3 所显示，不论初次风险分组如何，有良好反应的患者仅有 4% 的复发风险，有可接受反应的患者复发率为 13%（大多数复发是生化水平上而非结构上的）。对治疗反应不佳者有 96% 的复发概率，

表21-3 治疗效果评估项目
血清甲状腺球蛋白水平的动态变化
血清 Tg 抗体水平的动态变化
刺激状态甲状腺球蛋白检测结果
颈部超声随访结果
RAI 扫描结果
其他断层扫描
FDG-PET 成像结果
体格检查

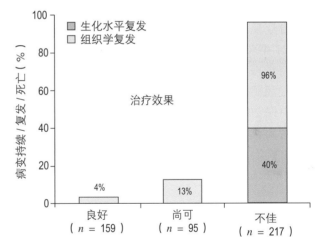

图 21-3 基于对治疗反应的风险分级。不论首次风险分级如何，对治疗反应良好或可以接受的患者复发率较低。在治疗反应良好组和可以接受组中，所有患者的复发都只是生化水平的复发，而没有组织学上的复发。在治疗反应不佳组，仅有 40% 是生化水平的复发

表21-4 治疗后的反应类型		
反应良好	**可接受的反应**	**反应不佳**
以下所有	以下任何一项	以下任何一项
抑制性和刺激性 Tg 水平＜1 ng/ml	抑制性 Tg＜1 ng/ml 且刺激性 Tg≥1 ng/ml 并＜10 ng/ml	抑制性 Tg≥1 ng/ml 或刺激性 Tg≥10 ng/ml
颈部超声没有疾病复发证据	颈部超声显示没有特异性的变化或稳定的毫米级淋巴结	持续升高的 Tg 水平
核素扫描阴性	核素扫描虽然不完全正常但没有特征性的改变	核素扫描有持续出现或新出现的病变

且超过 50% 为可以鉴别出的组织学上的复发。

虽然我们使用的治疗反应的术语是新的，但是肿瘤持续或复发的风险性会因以下因素而发生变化的观点却是来自于以前所出版的文献。这些因素包括血清 Tg 水平或 Tg 抗体水平[12-17]，肺转移结节对 RAI 的结合力[18]，低风险人群中颈部超声阴性但存在探测不到的刺激性 Tg 水平[19]，FDG-PET 对高风险患者的扫描结果[20]。

结合治疗反应效果的首次风险评估（动态风险评估）

从临床角度看，对于大多数病例，应当以对治疗反应的效果指导我们对患者的跟踪和随访，而不是一直用首次治疗时制定的风险评估去指导。因此使用 AJCC TNM 分期和 ATA 复发风险评估系统能恰当地评估患者的风险性，然后依据每个个体对治疗的反应效果对评估的风险程度进行实时更新，以获得一个动态的、真实的风险评估。

治疗反应的效果对于初次风险分级的影响可以用图 21-4 来理解，图内列出了每一个 ATA 风险组中肿瘤持续或复发的风险比率。对治疗反应良好的患者复发风险明显降低，甚至在最初低风险组和中风险组中仅 2% 的患者会有复发。即使在高风险组，如果患者对治疗有良好的效果，复发风险也会大大降低（如果治疗效果良好，复发风险会从最初的 66% 降至 14%）[8]。

相反，初次评估为低风险和中风险的患者如果对治疗反应不佳，随访中发现肿瘤的复发率会明显增加。虽然低风险患者仅有 3% 的复发风险，但是如果对治疗反应不佳，复发的风险会增至 13%。相类似的，中风险患者如果对治疗反应不佳，复发风险会从 18% 增至 41%。

这些发现会影响到 50% 中风险的患者肿瘤的复发性或持续状态首次评估结果。有近 20% 的组织学上的复发需要密切跟踪随访。但是如果中风险患者在最初的 2 年随访中对治疗反应良好或可以接受，则肿瘤复发率会急剧下降到 2%。因此，如果对治疗反应良好，对中风险患者应当以低风险患者的标准进行随访，并将其复发风险率评估为 2%，而不是最初评估的 18%。

这些发现可能会影响到 50% 最初疾病复发/持续风险评定为中危的患者。20% 的疾病复发/持续风险需要密切的随访。然而，若这些中危患者在随访的前两年表现为疗效良好或可接受，则疾病复发/持续风险就会降至仅有 2%。因此，对中危但治疗效果良好的患者应按照"低危"患者的方案随访，即随访强度适用于调整后的 2% 的预估风险而不是最初评估的 18% 的风险。

代表性案例

或许演示动态风险评估的最好方法就是应用实例，看看个体因素是如何在初始 2 年内的跟踪随访中影响风险评估的动态改变和我们治疗计划的变更。

例如，一位 35 岁的女性患者，在每年常规体检

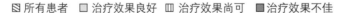

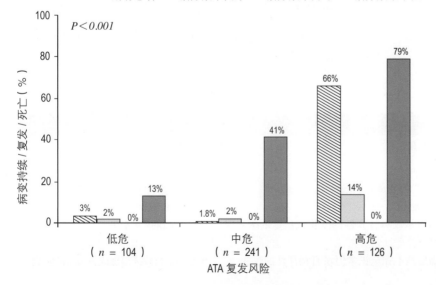

图 21-4   我们的 471 例患者在 2 年跟踪随访之后将治疗反应效果整合到最初的风险分层中。在每一组中，治疗良好或可以接受时都会降低肿瘤的复发率。类似的对治疗反应不佳者会增加最初所评估的复发风险

中发现甲状腺无症状结节。超声发现甲状腺右叶一个3 cm 大小的结节，且右侧颈部 3、4 区淋巴结有异常肿大的淋巴结。FNA 证实为分化型甲状腺癌和颈部淋巴结转移。患者接受了甲状腺全切、中央区清扫和右颈外侧清扫。术中所见肿瘤和转移的淋巴结完全切除，没有甲状腺外侵袭。病理最终回报 2.5 cm 大小乳头状癌伴甲状腺外脂肪组织的镜下转移，14/24 淋巴结转移也与分化型乳头状甲状腺癌相符合。术后 6 周该患者接受了剂量为 100 mCi 的 RAI 治疗，治疗后扫描提示核素仅仅集聚在甲状腺床和最初怀疑有颈部淋巴结转移的部位。消融治疗时该患者的刺激性 Tg 水平为 14 ng/ml，Tg 抗体阴性。

最初该患者的风险分期为 AJCC 1 期（死亡率低于 1%），但 ATA 肿瘤复发风险属于中风险（按照我们的数据复发率为 44%）。随后患者接受了每 6 个月一次的抑制性 Tg 水平监测共 2 年，每年 1 次颈部超声检查。核素消融后 18 个月进行了一次刺激性 Tg 水平检测。

随访方案 1

在这一方案中，患者对治疗反应良好。患者的抑制性 Tg 水平在每 6 个月检查时小于 1 ng/ml，18 个月时没有检测到刺激性 Tg 水平。在术后 1~2 年的随访中，患者的颈部超声完全正常。基于我们的资料，患者的治疗反应良好，预测其复发率降至 2%。

这一重新风险分级使我们将其归入低风险组而不是先前的中风险组。与第 45 版 ATA 甲状腺癌指南相一致，患者每年做 1 次体格检查和抑制性 Tg 检查。如果 Tg 水平有改变将行超声检查。不需进行刺激性 Tg 检查。

随访方案 2

在这一方案中，患者对治疗反应不佳。虽然首次评估为中风险组，但是患者的血清 Tg 水平始终能够检测到。事实上，在随访中，其血清 Tg 水平从 6 个月时的 6 ng/ml 升高到 12 个月时的 14 ng/ml，18 个月时的 36 ng/ml，24 个月时的 77 ng/ml。患者的颈部超声没有发现新的病变，但是颈部 MRI 显示咽后部有一个 2 cm 的淋巴结，在 FDG-PET 扫描中呈现活性表现。此外，6 个月时肺部 CT 发现一小于 1 cm 的结节，在第 1 年随访结束时增至 1~2 cm，且由 PET 阴性变为 PET 阳性。150 mCi ^{131}I 治疗后扫描呈阴性。

尽管首次评估时患者属于 AJCC 1 期死亡低风险组，复发属中风险组（44%）。但是她的病变进展很快，出现了 RAI 不敏感的结节，不但复发概率增加而且死亡概率也会增加。幸运的是，大多数低风险患者不是这样。而这一方案对于死亡率为 1%~2% 的低、中风险患者非常典型。对治疗反应不佳在治疗早期就可以表现出来。尽管应用了许多治疗措施，但疾病的逐渐进展是低风险患者死于甲状腺癌的特征之一。

回顾大多数文献，无论是 MACIS 还是 AJCC 分期，这例患者都应当属于低风险组，并属于不会死于甲状腺癌的低风险患者。在实际中，如果在随访 1 年时没有胸部 CT 和 FDG-PET 扫描，在随访的最初几个月她一直被认为是死亡低风险组中。

此外，如果她对治疗有良好反应，但在初始诊治后的 6 个月内就因为她的不完全缓解而重新进行评估和治疗。因此，动态风险评估不仅能识别比预期复发风险要低的患者，而且能识别比首次评估风险要高的患者，从而能及时进行合适的影像学检查和进一步治疗。

针对治疗的反应修正 ATA 风险分级系统进行评估的临床意义

虽然鉴别出肿瘤复发风险升高的患者以便进行及时治疗非常重要，但是同样重要的是鉴别出肿瘤复发风险降低的患者以便减少不必要的临床干预。如前所述，鉴别出低风险的患者需要将患者对治疗的反应结合到首次风险评估中，以便获得一个动态、进行性的风险评估。正如风险分级实例中所表现的那样，有一些因素被用于确定治疗的反应。这些因素主要是血清甲状腺球蛋白（抑制性或刺激性）、颈部超声及其他一些针对高风险患者的影像学检查。

为确定这些重要因素在随访中评估无瘤证据的能力，我们分析了这些因素对预后的意义，采用的是前面所述的 588 例患者（图 21-5）。

如所预计的一样，在随访中，低风险和中风险组患者检测不到 Tg 水平（抑制性或刺激性），与高风险患者相比，Tg 水平更能预测无瘤的状态。这并不奇怪，低风险和中风险组患者大多是分化较好的甲状腺癌，通常能够分泌甲状腺球蛋白，而高风险组患者包括许多分化较差的肿瘤，其合成和分泌的甲状腺球蛋白较少。

但是正如前所述，对于低风险和中风险组患者，随访中无瘤证据的获得是通过影像学检查（主要是颈部超声）联合刺激性甲状腺球蛋白水平[19]。正如所预

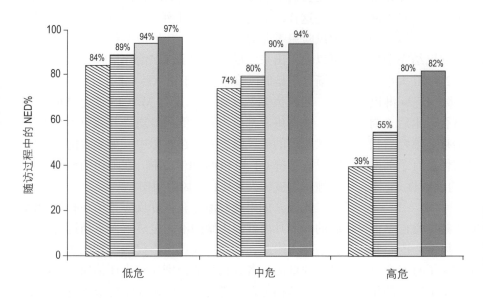

图 **21-5**　标准化检查的评估能力对于临床的意义。在每一个风险组，随访中影像学上的阴性结果及检测不到刺激性 Tg 水平提供了最可能的无瘤证据

料的，即使影像学和 Tg 结果均为阴性的高风险患者，仅有 82% 是真正的无瘤（无肿瘤复发或带瘤状态）患者。因此对于这些高风险患者需要进行另外的影像学检查或特别的随访，即使是在最初随访的 1～2 年内有良好治疗反应的患者也应如此。

因此，对于低风险和中风险患者的随访主要依赖（但不完全是）血清 Tg 水平和颈部超声检查。对于这些患者来说影像学检查只是在对治疗为可接受程度或反应不佳时才进行。对治疗反应不佳的患者可从额外的影像学检查和特别随访中获益。这些建议与第 45 版 ATA 指南中对于低风险患者（无残留癌肿、颈部超声阴性、无 TSH 刺激性的甲状腺球蛋白水平）的处理方法（每年仅需要进行临床检查和抑制性 Tg 检测即可）相吻合 [7]。

相反，在每年随访期间，对于高风险患者需要进行额外的影像学检查和功能性检测。仅对极少数对治疗反应良好的高风险患者才可以放宽随访标准。毫无疑问，随访的强度和类型应当依据每个个体肿瘤复发风险和疾病特异性死亡率而制定。

结语

初次处理意见应当遵循 AJCC TNM 分期风险分级和 ATA 肿瘤复发评估风险而制定。这些最初的意见应当包括首次治疗的信息，如甲状腺切除程度、淋巴

结的清扫程度、是否需要 RAI 核素消融、TSH 抑制治疗等。在随访的最初 1～2 年内应当收集血清 Tg 水平、颈部超声及其他功能性影响资料，以便针对个体患者对于初次治疗的反应对首次风险评估进行修正，从而采用一种动态性、进行性的评估方式。然后依据更新的、修正的评估风险制定长期的随访方式，完善依据真实的评估风险制定的随访方式和密度。

在我们看来，风险分层治疗是一个持续并动态变化的治疗过程，所有新获取的病情数据都可能提高或降低我们之前评估的风险等级。这个动态过程更好地反映了经验丰富的临床医生们在临床实践中对其患者的管理方式，为风险个体化治疗打下基础，也就是对复发 / 死亡高风险的患者实施最高强度的检查和治疗方案，而对于低危患者，也就是很有可能完全恢复正常生活的甲状腺癌幸存者，采取最简单的检测和随访方案。

参考文献

[1] *2010 AJCC Cancer Staging Manual*, ed 7, New York, 2010, Springer-Verlag.

[2] Hay ID, Bergstralh EJ, Goellner JR, et al: Predicting outcome in papillary thyroid carcinoma: development of a reliable prognostic scoring system in a cohort of 1779 patients surgically treated at one institution during 1940 through 1989, *Surgery* 114: 1050–1057, 1993; discussion 1057–1058.

[3] Tuttle RM, Leboeuf R, Martorella AJ: Papillary thyroid cancer: monitoring and therapy, *Endocrinol Metab Clin North Am* 36: 753–778, vii, 2007.

[4] Byar DP, Green SB, Dor P, et al: A prognostic index for thyroid carcinoma. A study of the E. O. R. T. C. Thyroid Cancer

Cooperative Group, *Eur J Cancer* 15: 1033–1041, 1979.

[5] Tuttle RM: Risk-adapted management of thyroid cancer, *Endocr Pract* 14: 764–774, 2008.

[6] Tuttle RM, Leboeuf R: Follow up approaches in thyroid cancer: a risk adapted paradigm, *Endocrinol Metab Clin North Am* 37(2): 419–435, 2008.

[7] Cooper DS, Doherty GM, Haugen BR, et al: Revised American Thyroid Association management guidelines for patients with thyroid nodules and differentiated thyroid cancer, *Thyroid* 19: 1167–1214, 2009.

[8] Tuttle RM: Estimating risk of recurrence in differentiated thyroid cancer after total thyroidectomy and RAI remnant ablation: using response to therapy variables to modify the initial risk estimates predicted by the new ATA staging system, *Thyroid* In press.

[9] Baek SK, Jung KY, Kang SM, et al: Clinical risk factors associated with cervical lymph node recurrence in papillary thyroid carcinoma, *Thyroid* 20: 147–152, 2010.

[10] Orlov S, Orlov D, Shaytzag M, et al: Influence of age and primary tumor size on the risk for residual/recurrent well-differentiated thyroid carcinoma, *Head Neck* 31: 782–788, 2009.

[11] Tuttle RM, Lopez N, Leboeuf R, et al: Radioactive iodine administered for thyroid remnant ablation following recombinant human thyroid stimulating hormone preparation also has an important adjuvant therapy function, *Thyroid* 20: 257–263, 2010.

[12] Castagna MG, Brilli L, Pilli T, et al: Limited value of repeat recombinant human thyrotropin (rhTSH)-stimulated thyroglobulin testing in differentiated thyroid carcinoma patients with previous negative rhTSH-stimulated thyroglobulin and undetectable basal serum thyroglobulin levels, *J Clin Endocrinol Metab* 93: 76–81, 2008.

[13] Chiovato L, Latrofa F, Braverman LE, et al: Disappearance of humoral thyroid autoimmunity after complete removal of thyroid antigens, *Ann Intern Med* 139: 346–351, 2003.

[14] Kloos RT, Mazzaferri EL: A single recombinant human thyrotropin-stimulated serum thyroglobulin measurement predicts differentiated thyroid carcinoma metastases three to five years later, *J Clin Endocrinol Metab* 90: 5047–5057, 2005.

[15] Mazzaferri EL, Robbins RJ, Spencer CA, et al: A consensus report of the role of serum thyroglobulin as a monitoring method for low-risk patients with papillary thyroid carcinoma, *J Clin Endocrinol Metab* 88: 1433–1441, 2003.

[16] Spencer CA: Serum thyroglobulin measurements: clinical utility and technical limitations in the management of patients with differentiated thyroid carcinomas, *Endocr Pract* 6: 481–484, 2000.

[17] Toubeau M, Touzery C, Arveux P, et al: Predictive value for disease progression of serum thyroglobulin levels measured in the postoperative period and after (131)I ablation therapy in patients with differentiated thyroid cancer, *J Nucl Med* 45: 988–994, 2004.

[18] Durante C, Haddy N, Baudin E, et al: Long-term outcome of 444 patients with distant metastases from papillary and follicular thyroid carcinoma: benefits and limits of radioiodine therapy, *J Clin Endocrinol Metab* 91: 2892–2899, 2006.

[19] Pacini F, Molinaro E, Castagna MG, et al: Recombinant human thyrotropin-stimulated serum thyroglobulin combined with neck ultrasonography has the highest sensitivity in monitoring differentiated thyroid carcinoma, *J Clin Endocrinol Metab* 88: 3668–3673, 2003.

[20] Robbins RJ, Wan Q, Grewal RK, et al: Real-time prognosis for metastatic thyroid carcinoma based on 2-[18F]fluoro-2-deoxy-D-glucose-positron emission tomography scanning, *J Clin Endocrinol Metab* 91: 498–505, 2006.

[21] Robbins RJ, Chon JT, Fleisher M, et al: Is the serum thyroglobulin response to recombinant human thyrotropin sufficient, by itself, to monitor for residual thyroid carcinoma? *J Clin Endocrinol Metab* 87: 3242–3247, 2002.

第22章 甲状腺嗜酸细胞肿瘤

EREMY L. FREEMAN ■ DAE S. KIM

引言

2011 年，美国新发甲状腺癌病例约 48 000 例，其中女性 36 500 例，男性 11 500 例[1]。甲状腺嗜酸细胞癌（Hurthle cell carcinoma，简称 HCC）是一种不常见的甲状腺恶性肿瘤，占所有甲状腺癌的 3%～10%，所以很少有研究机构对其有充分的研究。也因它的稀少，目前对其自然病史以及合理的治疗仍存在争议。这类肿瘤的临床经过很难预测，已有报道指出那些表现为良性的嗜酸细胞腺瘤（Hurthle cell adenomas，简称 HCA），到了晚期也会表现出恶性行为和发生转移[2-3]。更进一步说，甲状腺嗜酸细胞肿瘤（Hurthle cell tumor，简称 HCT）的这种经常出现侵袭的行为，导致我们更加愿意采用积极的外科手术和辅助治疗手段。尽管如此，这些年我们也取得了一些进步，尤其是通过分子标志物的检测进一步更新了 HCT 的临床分类，也促使我们对于这种少见疾病的生物学行为有了更好的理解并进一步改进分层治疗手段。

病理学

1898 年德国病理学家 Max Askanazy 首次描述了嗜酸细胞，后来这些细胞却被德国生理学家 Hurthle 错误地命名，实际上这位生理学家描述的是滤泡内的 C 细胞。嗜酸细胞（Hurthle cell）也被称为嗜酸瘤细胞（oncocyte）或嗜酸细胞（oxyphilic cell），常见于甲状腺的非肿瘤性疾病（桥本甲状腺炎、甲状腺结节和毒性甲状腺肿）和肿瘤性疾病（参见第 44 章）。嗜酸瘤细胞是一种大的多角形细胞，在苏木素-伊红染色时由于线粒体的堆积可以特征性地显示出富含嗜酸性颗粒的胞浆。它们有大量带有显著核仁的多形性富含染色质的细胞核。尽管关于甲状腺中嗜酸细胞的起源争论不断，但我们通常认为来源于滤泡上皮。我们相信嗜酸瘤细胞是由于炎症以及在与细胞应激相关的一些情况下所产生的细胞化生的结果。嗜酸瘤细胞的增殖导致了增生和肿瘤结节。我们也可以在甲状腺以外的组织中见到嗜酸细胞，包括脑下垂体、唾液腺、咽、食管、气管、喉、肾和肝。

目前将嗜酸细胞肿瘤定义为一类嗜酸细胞含量超过 75% 的包膜完整的病变。我们曾将这类肿瘤称为嗜酸细胞肿瘤（oxyphil tumor）或大嗜酸粒细胞瘤（oncocytoma）。这类肿瘤中通常都含有嗜酸细胞，很少有淋巴细胞，但是如果同时有桥本甲状腺炎，淋巴细胞也可以存在并占优势。单纯依靠细针穿刺活检细胞学分析是不能区分这类肿瘤的良恶性的。根据组织切片中血管和包膜的侵犯或腺外侵犯以及局部（淋巴结）转移或远处转移等可以明确区别 HCC 与 HCA。目前对于嗜酸细胞肿瘤恶变发生率的报道差别很大，在一定程度上是因为区分良恶性的组织学上的定义不一致；总体上说约 33% 的肿瘤表现出典型的恶性病变的特点[4]。这可能是导致在不同的研究中对于死亡率的报道变化很大的主要因素，而这也导致了很多关于 HCT 生物学行为和自然史的争论。

1988 年，世界卫生组织将嗜酸细胞癌归类为甲状腺滤泡细胞癌的一种嗜酸性亚型。然而，我们应该注意到既往也描述过在甲状腺乳头状癌（PTC）中有嗜酸细胞（oncocytic PTC）的存在（参见第 44 章）。这些 PTC 病变的分类是基于其中是否存在乳头状结构，而不是基于 PTC 的典型的细胞核特点。对于那些缺乏乳头状结构的肿瘤，由于嗜酸细胞中的细胞核浓染而使我们辨认 PTC 中有诊断性意义的细胞核特点变得更加困难，从而导致不能确定诊断。基于最近的分子学研究，我们相信一部分嗜酸瘤细胞甲状腺肿瘤是分化良好的甲状腺乳头状癌的一种变异（参见第 18 章、第 19 章和第 44 章）。我们已经提出了关于此类病变的更新的分类标准，根据这种分类标准可以更好地预测临床预后以及制订治疗计划（参见图 22-1

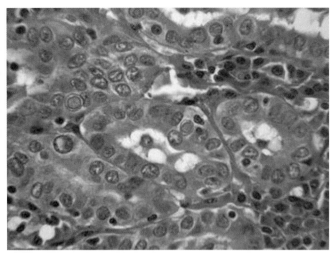

图 22-1 （也见彩图）嗜酸细胞乳头状癌（嗜酸瘤细胞乳头状癌）。肿瘤细胞具有丰富的粉红色颗粒状细胞质，可以表达乳头状癌的细胞核特点，包括核内有假包含物，沟槽，染色质苍白，微核仁，不规则轮廓的椭圆形核仁，浓聚。这种肿瘤也与大量的浆细胞相关

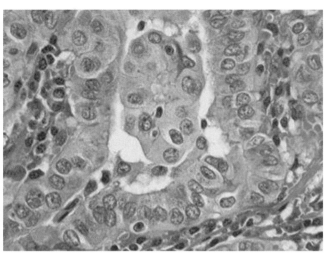

图 22-2 （也见彩图）也被称作有乳头状突起的 Warthin 样嗜酸瘤细胞乳头状癌。细胞质内富含颗粒状粉红色细胞质。这种变异类型的乳头状突起的基质中富含浆细胞（提示是 Warthin 瘤）。在这类肿瘤中我们也能够观察到表现类似于甲状腺乳头状癌的细胞核的一些特点（包涵体，凹槽，苍白透明的染色质，微核仁和浓聚；长椭圆形核）

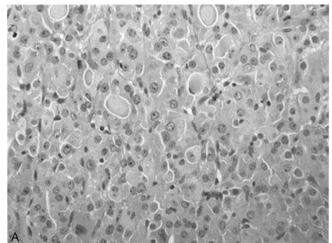

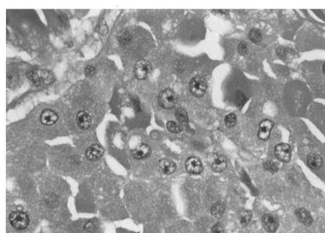

图 22-4 （也见彩图）嗜酸细胞滤泡状癌。嗜酸细胞滤泡状癌在高倍率图显像中可见特征性的不规则巨核仁的泡状核

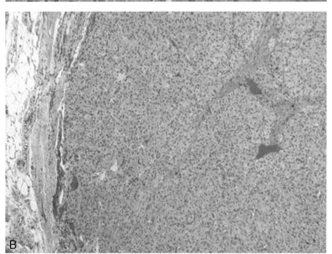

图 22-3 （也见彩图）嗜酸细胞腺瘤。嗜酸细胞呈梁状和微滤泡性排列（A），并且被一层薄的纤维囊包围（B）。细胞核圆形或卵圆形，具有深色粗大的染色质和巨核仁

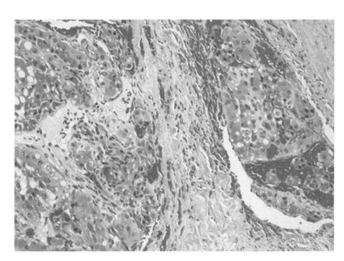

图 22-5 （也见彩图）嗜酸细胞滤泡状癌。低倍率图像可见血管侵犯（右）。细胞核呈带有巨核的圆形和囊泡状

至 22-5，见图 22-6）[5]。

概述和自然病史

大多数 HCC 患者都表现为甲状腺结节或肿物。平均发病年龄 50～60 岁，较其他类型的分化型甲状腺癌大 10 岁[6-7]。研究报道女性和男性发病率比值为 3 比 1[7]。

通常认为 HCC 在生物学行为方面比其他分化良好的甲状腺癌更有侵袭性。但是，目前关于 HCC 死亡率和生存率的所有报道差别很大。长期以来的这些争论可能是由于样本量小、存在选择偏倚以及治疗原则的偏倚所致。许多早期的研究指出，相比于乳头状和滤泡状甲状腺癌，嗜酸细胞癌有较高的死亡率，这导致我们在很大程度上相信 HCC 较其他分化较好的甲状腺癌更加具有侵袭性和较差的临床预后[8-11]。在旧金山加利福尼亚大学开展的一项关于 33 名患者 25 年间治疗经过的研究中，Kushchayeva 等总结报道 5 年和 10 年的疾病特异性生存率（DSS）分别是 74% 和 49%，而 5 年和 10 年的无病生存率（DFS）分别是 65% 和 40%[8]。同时作者也报道了这些患者的转移率是 36%，而复发率是 24%。Lopez-Penabad 等报道了关于近 50 年来在 MD Anderson 肿瘤中心治疗的 89 名 HCC 患者的回顾性研究结果，发现这些患者也有相似的高死亡率，约 40%[9]。而这些与分化较好的癌 2% 的总体死亡率正好相反。其他研究则关注 HCC 倾向局部和远处转移的生物学行为。在一篇关于 60 年间对 59 名 HCC 患者治疗的综述中，Stojadinovic 等报道了 33% 的远处转移率和 21% 的结节转移率[10]。Ruegemer 等也证明 HCC 患者中 34% 的远处转移率，而相应的甲状腺乳头状癌（PTC）和甲状腺滤泡状癌（FTC）的远处转移率分别只有 7% 到 19%[11]。

然而，最新研究和大样本数据库的调查提示，相

比于其他分化型甲状腺癌亚型，HCC 患者有更好的生存曲线[7,12-13]。我们的研究团队回顾性分析了 45 名 HCC 患者的资料，最后证明即使有很高的颈部局部转移率（55%），HCC 患者的总体疗效还是令人满意的（5 年 DSS 是 96%）[12]。在这项研究中我们观察到较高的淋巴结转移率和相对良好的临床经过，这些表现与分化良好的 PTC 的临床表现是非常一致的。Bhattacharyya 通过流行病学和最终结局监测数据库（SEER），研究了从 1988 年到 1998 年十年间的嗜酸细胞癌和 555 例非转移性 HCC 患者的随访资料，最终得出 5 年和 10 年生存率分别为 85% 和 71%[7]。这与相对应的 411 名 FTC 的平均生存率是有可比性的。作者报道在多变量分析中，患者年龄和肿瘤大小是仅有的可以用来预测不良后果的变量[7]。

最近基于在 Ret/PTC 重排的分子检测方面所做的工作，已经可以将一些 HCT 分类为 HCC 的一种乳头状变异，称之为嗜酸细胞乳头状甲状腺癌（HCPTC），参见前文所述（图 22-6）[4,14]。与非乳头状 HCC 相比，这些病变表现出更好的临床行为。2006 年一项关于 42 名 HCPTC 患者的研究报道，HCPTC 患者 5 年和 10 年的总生存率分别是 94% 和 87%，而 5 年和 10 年无病生存率分别是 93% 和 81%。在这项研究中我们可以看到高达 31%（13/42）的淋巴结转移率和 5%（2/42）的远处转移率。10%（4/42）的患者发生局部复发，7%（3/42）的患者死于此类疾病[15]。尽管很多 HCPTC 在确诊时就已经有很高的淋巴结转移率，但其仍可以表现出与乳头状甲状腺癌相似的生物学行为及较好的预后。而非乳头状 HCC 则与之相反，它们代表了一类与高远处转移率相关的高侵袭性疾病并表现出很差的临床预后。目前，我们可以通过分子检测技术将 HCPTC 从大批高侵袭性非乳头状 HCT 中鉴别出来（参照下文关于"基于 Ret/PTC 基因监测的肿瘤分类"的部分内容）。

发病机制

迄今，我们没有发现 HCC 的发病与环境及感染性致癌物没有明显的联系。同其他实体肿瘤一样，我们通常认为通过逐步积累的体细胞基因突变从而增加更多恶性细胞亚型的这种正常细胞的改革转变模式是嗜酸细胞肿瘤的发病基础（参见第 17 章）。通过基因突变和染色体易位来实现的癌基因激活在甲状腺癌中比较常见。我们目前已经证明在分化良好的滤泡状甲

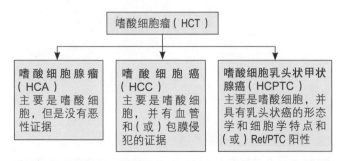

图 22-6 嗜酸细胞瘤分类

状腺癌包括嗜酸细胞癌中，Ras 癌基因是被激活的癌基因中最普遍的存在。

Ret/PTC 重排

最近很多研究团队已经通过检测 ret/PTC 重排来界定 HCPTC 是 HCT 的一个亚型[4,14]。一组研究团队采用 RT-PCR 技术对 27 名 HCC、4 名嗜酸性 FTC、5 名嗜酸性 PTC 以及 16 名嗜酸性腺瘤患者进行 ret/PTC 重排的检测，结果发现 4/5 的嗜酸性 PTC 和 0/4 的嗜酸性 FTC 中 ret/PTC 为阳性。有趣的是，7/27 的 HCC 和 3/16 的嗜酸性腺瘤患者中也表现为 ret/PTC 阳性[17]。他们的数据显示在 HCC 患者和传统的 PTC 患者中 ret/PTC 阳性百分比是类似的。此外，Chiappetta 等通过免疫组化的方法对于 49 名嗜酸细胞病变患者（20 名腺瘤、19 名癌症以及 10 名增生性病变）进行了检测，数据显示 12/20（60%）的腺瘤和 9/19（47%）的恶性患者中存在 ret 基因激活；同时利用 RT-PCR 检测出在 7/12（58%）的腺瘤及 4/7（57%）的恶性患者中有 ret/PTC 阳性表达。我们在正常甲状腺组织或良性增生性嗜酸性病变中没有发现 ret/PTC 的阳性表达[18]。

总的来说，这些研究结果提示大多数 HCC 存在一种乳头状家系，同时也揭示出 ret/PTC 突变（和其他遗传异常）在这类嗜酸细胞肿瘤发展过程中可能起到决定性的作用[4,17]。进一步来说，由于大多数 HCA

和 HCC 中 ret/PTC 的阳性率相似，所以我们可以认为有这些基因异常的 HCT 应该是恶性的，即使它们缺乏恶性 HCA 中所特有的组织学表现。这种假设将有助于我们对那些表面上呈良性组织学表现但晚期却出现远隔转移的病变进行解释[1-2]。在分子检测应用以前的早期研究中，学者们只能简单依照可以辨认的组织学结构和广泛侵袭的形式将病变确诊为 HCC，同时通过简单的组织学评估也将大多数实际上是恶性的病变误诊为良性。显然上述研究结果支持基因检测在 HCT 中的诊断作用，基因检测有助于改进肿瘤分类和临床预测，从而更好地进行分层治疗（图 22-7）。

在乳头状甲状腺癌中，BRAF 和 Ret/PTC 突变都是比较常见的基因变异（参见第 17 章）。而且，BRAF V600E 突变是目前在 Ret/PTC 阴性的肿瘤中发现的唯一突变。一组检测 BRAF 变异的研究人员在 44 名有良好特征性的嗜酸瘤细胞滤泡状甲状腺肿瘤中并没有发现 BRAF 突变，进一步支持了这类嗜酸瘤细胞滤泡状肿瘤更加接近于滤泡状癌而不是乳头状癌的观点[19]。

其他分子学检测方法，例如，DNA 倍数测量等[31]，被认为可以提供预测信息。然而，由于这些结果缺乏一致性和重复性，我们在常规临床检测中并不使用。线粒体相关基因变异，例如，线粒体 DNA 的突变，已经在 HCT 中有所发现[20-21]。在一项研究中发现几乎所有的嗜酸细胞肿瘤在线粒体 DNA 中都存在一个点突变[22]。嗜酸细胞肿瘤通常是非整倍体，而且对 DNA 的非整倍体性研究已经表现出高频率的异常流式细胞计数结果[23]。对于流式细胞仪中检测出

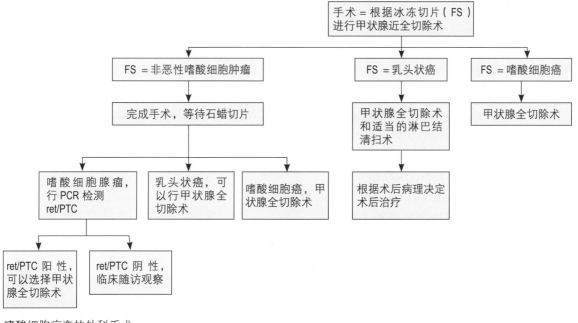

图 22-7 嗜酸细胞病变的外科手术

的异常 DNA 序列，可以作为侵袭性强的临床行为的可能标志物，但有趣的是不能够用于鉴别肿瘤的良恶性。我们也研究了其他分子靶点在 HCT 发展和预后方面的作用。这些研究包括对 GRIM 基因突变（一种线粒体基因）[20]、P27 表达以及 LOH 的研究 [24]。然而，并没有一致性和决定性的证据证明它们在病因学中的作用。

分期和预后因素

我们可以运用很多预后评分（AGES，AMES，和 MACIS）系统和分期系统（TNM）去评估分化良好的甲状腺癌（参见第 21 章），但对于嗜酸细胞肿瘤却没有特定的分期系统。现行的预测评分系统并不能对 HCC 进行全面评估，然而一项对于 40 例患者使用 AMES 风险评分系统评估的回顾性研究显示，现行的评分系统对于 HCC 以及其他分化型甲状腺癌患者的术后复发和生存预测是有效的。学者发现所有 19 名低危患者保持无病生存，而在 21 名高危患者中有 48% 的患者进展为复发或死亡 [25]。

淋巴结转移和远处转移

大多数研究一致认为，不同于乳头状甲状腺癌，如果 HCC 在确诊时已存在淋巴结转移，将导致死亡率的增加和不好的预后 [10,15-16,26-27]。在一篇关于 1946 年至 2003 年间 HCC 患者治疗的综述中，Mills 等发现淋巴结情况、远隔转移以及肿瘤分期是无病生存的独立预测因素 [26]。

远隔转移

对照其他甲状腺癌和非甲状腺癌，许多研究显示，HCC 患者发生远隔转移与明显的不良预后有很强的相关性 [8,10,15,26]。

肿瘤大小

大多数研究表明肿瘤大小和恶性风险相关 [5,7,9-10,25-26]，例如，HCC 较 HCA 有更大的尺寸。Sippel 等证明在 HCT 患者中肿瘤的大小和恶性潜能是相关的，小于 2 cm 的肿瘤没有恶性可能，而所有大于 6 cm 的肿瘤均为恶性，大小在 4 cm 或更大的肿瘤则有 50% 的恶性风险 [27]。类似地，Pisanu 等报道肿瘤大于 3～4 cm 对于恶性的预测更有意义 [28]。然而，其他报道均未能显示肿瘤大小与癌症风险的显著关系 [6,12,15,19]。鉴于 HCC 的稀少，这些存在差异的结论可能是由于研究样本量少以及每个研究序列的研究样本固有的异质性而产生的。

年龄

与其他甲状腺癌亚型一样，研究一再表明在 HCC 患者中老年患者（一般大于 50 岁）一般预后差 [7,9,15]。

侵袭性

我们发现在 HCC 患者中肿瘤组织学侵袭程度对于预后和结局的影响很大，这与在包括其他类型甲状腺癌在内的大多数人类恶性肿瘤中的发现是一致的。广泛侵袭的 HCC 已经表现出一种侵袭性的恶性肿瘤，这样的患者有很高的肿瘤相关死亡和高复发风险 [10]。一项对 60 年间 77 例 HCC 患者治疗的大型研究中，Sloan-Kettering 癌症纪念中心的研究团队发现那些最低限度侵袭的病变几乎与复发和死亡不相关，而那些广泛侵袭的病变则有 73% 的复发率和 55% 的死亡率 [10]。同样是这个研究团队，发现即使是在比较惰性和包膜较好的 HCC 中，血管侵犯与疾病的复发也有很高的相关性 [29]。我们超过 22 年的经验表明，血管侵犯是预测显著不良临床结局的唯一危险因素 [12]。

手术范围

对 HCC 患者进行理想治疗所必需的外科手术范围，一直存在争议。这些争论部分是源于这种肿瘤类型不确定的自然病程和假定的侵袭性。最近一项关于近 50 年间在 Marsden 医院患者治疗的观测显示，HCC 比分化型甲状腺癌更有侵袭性，并且手术范围是一个独立的影响疾病特异性生存率的危险因素，由此我们推荐行甲状腺全切除术 [26]。同样地，在一篇关于 1946 年到 2003 年间 HCC 患者治疗的综述中，通过 Meta 分析 Mills 等发现，外科手术范围是影响疾病特异性生存率的唯一独立因素。然而相反地，大多数其他研究显示采取的外科手术范围和预后并没有差异 [8,9,10,12,17]。

术前评估

目前在手术前还没有可靠的方法来鉴别诊断 HCC 和 HCA 以及其他良性甲状腺病变。

细针抽吸活检

细针抽吸细胞学（FNA）可疑为嗜酸细胞肿瘤的患者有 20%～30% 的恶性可能[27]。嗜酸细胞在 FNA 中的一些特征性表现已经远远超过了良性 HCA 和良性病变，则可以提示为恶性 HCC，这些特征性表现包括核异型和浓聚，细胞黏附，核质比增加，出现柱状细胞而不是多角形细胞，以及有丝分裂速度增加等。在肿瘤病变中，嗜酸细胞的黏附性较甲状腺炎和多结节性甲状腺肿弱，与慢性甲状腺炎相比也基本上缺乏胶质和淋巴细胞。然而，FNA 在确定诊断方面的价值还是有限的。Pisanu 等报道，FNA 对于 HCC 的检出敏感性只有 23.8%，因此这些作者以及之前曾经报道过相似低预测率的作者都推荐对所有嗜酸细胞占优势的结节应该手术治疗[28]。

超声及其他影像学检查

相比其他类型甲状腺癌的处理，对于评估嗜酸细胞甲状腺病变和相关结节性病变来说，颈部高分辨率超声扫描仍是唯一有效的显像方法（参见第 13 章）。例如，一旦出现异常丰富的血供以及微钙化等特点时，我们就应该重视，这往往提示为恶性肿瘤。我们也应该考虑甲状腺结节的大小和同质性等其他特点。相比于小的单一的囊性病变，我们更应该关注大的混合型病变。

其他检查包括骨显像、胸部 X 线片以及 CT 扫描等，可用来评估临床可疑的局部进展性病变是否能够切除及是否存在远隔转移等。

Ret/PTC 基因确定肿瘤分类

通过预测 HCC 的临床行为并据此选择适合的治疗方法，对此是存在争议的。一些学者相信 HCC 具有与其他分化良好的甲状腺癌相似的惰性生物学行为，反之另一些学者则认为它们具有更加显著的侵袭性[12]。而且，那些明显良性的 HCT 的行为是不能通过已经报道的复发或晚期转移的 HCA 来预测的[1-2]。一些在临床处理方面的争论通常源于嗜酸细胞肿瘤的病理学评估方面的困难。我们已经应用不同的形态标准去区分嗜酸细胞病变的良恶性。即使是经验丰富的病理评估，由于形态学上评估恶性困难，许多 HCT 仍可能被分类为不确定。利用目前在组织学和分子学诊断方面的最新进展，几十年前诊断的肿瘤可能会有

不同的分类；许多良性肿瘤现在被重新诊断为癌。实际上，Stojadinovic 等回顾性研究了近 50 年来治疗的 102 名 HCT 患者，有 28% 的患者需要修正诊断[10]。

最近的分子学研究让我们可以鉴定和区别出 HCT 的滤泡状和乳头状变异是 HCT 群体中两种不同的恶性表现形式，这将有助于临床医生更好地预测 HCT 的生物学行为（见图 22-6）。嗜酸细胞 PTC（HCPTC）的存在可能有助于解释为什么一些 HCT 会发展为远处淋巴结转移以及在长期生物学观察中的惰性行为。Cheung 等最近已经证明大多数确诊的滤泡性 HCT 中 ret/PTC 为阳性[14]。他们回顾性研究了 56 名诊断为 HCT 的患者，并按照 ret/PTC 的检测结果将这些 HCT 重新划分成三种类型：HCA，21（38%）；HCC，15（27%）；HCPTC，20（36%）。HCA 被定义为在免疫组化和 RT-PCR 分析时没有包膜或血管侵犯并且缺乏 ret/PTC 基因序列的 HCT；HCC 则是有包膜或血管侵犯并且缺乏 ret/PTC 基因重排的 HCT；HCPTC 是在分子检测时含有 ret/PTC 突变的任何肿瘤。只有一名 HCC 患者和 5 名 HCPTC 患者有结节转移。在他们的研究中，因为 ret/PTC 基因重排是针对 PTC，所以 HCPTC 的诊断就可以扩展到那些缺乏乳头状结构但包含 ret/PTC 突变的肿瘤（参照图 22-7）。尽管对主要由嗜酸细胞组成的 PTC 一直都有描述，但对于这些 PTC 的分类通常是根据表现出来的乳头状结构而不是根据特征性 PTC 的细胞核特点。在缺乏乳头状结构的 HCPTC 中，识别可用来诊断 PTC 的特征是很难的，这是由于这些特征性改变可能被在嗜酸细胞化生时的细胞核深染所掩盖，最终导致不准确的诊断。ret/PTC 可以明晰这个问题。波士顿和意大利的两个独立研究小组开展的两组后续分子学研究，已经用确定的数据表明在 HCC 中 ret/PTC 基因重排的高患病率[15,19]。对于临床医生而言，最基本的问题是如何鉴别嗜酸细胞腺瘤、嗜酸细胞癌以及嗜酸细胞乳头状甲状腺癌（参见图 22-7）。这种鉴别对治疗有显著的指导意义。嗜酸细胞癌的诊断必须明确显示出血管或包膜的侵犯。然而，像之前所说的一样，HCPTC 的表现可能由于细胞核的过度染色而掩盖了其癌症特点，从而误诊为腺瘤。因此对于可疑的腺瘤进行 Ret/PTC 的免疫组化研究对诊断可能是有帮助的。如果在腺瘤中 Ret/PTC 染色阳性，则高度怀疑 HCPTC。

能够准确地将恶性 HCT 划分为滤泡状和乳头状变异型将有助于解释这些年所观察到的引发很多争论的临床行为的异质性。期待 HCPTC 与其他 PTC 表现一致，有淋巴结转移的倾向和更加惰性的临床过

程。事实上，在一项大宗病例研究中，Maxwell 等发现在 Ret/PTC 阳性组中有明显的淋巴结转移，而在 Ret/PTC 阴性组中只有 1 例表现出淋巴结受累[12]。他们的研究表明即使有较高的颈部局部转移的发生率（25/45），也可以有良好的总体结果（5 年 DSS 是 96%）。这种良好的结果明显不同于某些滤泡状病变的预期，而这些滤泡状病变往往都具有典型特征性的血行远处播散倾向和侵袭性的临床行为。在他们的研究中观察到的高淋巴结转移的发生率和相对良性的生物学行为在很大程度上都与 PTC 的临床行为一致。此外，可导致之前报道过的那些不可预料的晚期侵袭性行为的[1-2]原因很多，在某些 HCC 中则归咎于错过了观察到包膜侵犯，而在 HCPTC 中则归咎于缺乏 ret/PTC 分析以及最初由于之前讨论的细胞核改变导致的识别困难而产生误诊。

筛查 HCT 中 ret/PTC 阳性的意义在于准确进行 HCT 的分类和区分乳头状和滤泡状亚型。这种区分有助于改善对临床预后的预测，指导患者选择接受合理的诊疗，以及帮助制定辅助治疗计划。基于 ret/PTC 的情况，我们制订了一套处理流程（参见图 22-7）。当 FNA 诊断为 HCT 时，我们推荐行甲状腺次全切除术同时进行术中冰冻切片检查。如果诊断为滤泡状 HCC，我们推荐进行甲状腺全切除术。如果诊断为乳头状 HCC，我们推荐的处理策略是基于那些典型的 PTC，包括行甲状腺全切除术及适当的淋巴结清扫术。如果冰冻切片证明是 HCT 但是没有恶性的组织学证据，我们推荐行甲状腺次全切除术，并等待石蜡切片结果。如果最后的病理证实为 HCC 或 HCPTC，应该进一步行甲状腺全切除术。当石蜡病理诊断为嗜酸细胞腺瘤时，我们建议分析 ret/PTC 重排。对于 ret/PTC 阴性的 HCA 患者，只需要进行临床随访。然而，对于 ret/PTC 阳性的 HCA 患者，则需要像对待乳头状 HCT 一样进行甲状腺全切除术和适当的淋巴结清扫术（参见图 22-7）。

外科手术

关于外科手术，如果病理学已经明确诊断为嗜酸细胞癌，目前大多数学者仍推荐早期行甲状腺腺叶切除或全切除。然而，Kushchayeva 等研究指出，手术的切除范围并不影响预后[8]。在一项关于 77 名 HCC 患者的大型研究中发现，对于微侵袭和广泛侵袭的 HCC 患者来说手术范围并不影响预后[10]。其他

学者也观察到患者并不能从甲状腺全切除术中获益更多，因此他们的观点是甲状腺全切除术可能是过度治疗，尤其是对于微侵犯和早期的 HCC 患者。相反，近期的一项对于 50 年间在伦敦 Royal Marsden 医院治疗的患者的调查研究显示，HCC 具有高侵袭性疾病谱，并且外科手术范围是影响生存率的一个独立因素[26]。另外，一些对于 HCC 患者进行甲状腺全切除术的支持者认为，甲状腺全切除术不仅允许使用甲状腺球蛋白作为随访的肿瘤标志物，而且可以增加它的有效性，同时如果后期需要也有利于运用放射性碘治疗。

不同于其他分化良好的甲状腺癌，伴淋巴结转移的 HCC 患者与不良临床预后相关；因此，对于颈部淋巴结转移的治疗通常采用改良的颈淋巴结清除术。由于Ⅰ区颈部淋巴结很少出现转移，因此不需要常规处理。

这种肿瘤亚型的自然史和侵袭性是不确定的，这种不确定性使我们对于 HCC 患者的外科手术需要切除的最佳范围的讨论充满争议。各种研究中最终确定的这些与复发和不良预后相关的危险因素（包括年龄、分期、局部和远处转移以及之前提到的肿瘤侵袭力等）可以用于指导外科决策。

术中冰冻切片

在手术初始阶段，术中冰冻切片（FS）可用于指导是否进行对侧甲状腺切除术。但是，术中冰冻切片检查也有局限性，主要是由于许多程序性的困难，包括取样误差、切片厚度变化、不规则的包膜、冰冻工艺和血管崩塌变形等，以及难于区分荚膜截留和实际侵犯等。冰冻切片的使用在诊断价值方面很大程度上也依赖于各单位人员的专业知识和经验。

2002 年，Dahl 等报道了一项关于 116 名诊断为嗜酸细胞肿瘤患者的回顾性调查。49 名患者发现癌，而 67 名患者发现良性嗜酸细胞肿瘤[5]。在初始手术时冰冻切片对于癌症诊断的准确率只有 19%，而术后病理则是 100%。然而，大多数冰冻切片（75%）是不确定的[5]。那些明确反对使用术中 FS 指导手术范围的学者也报道了同样低的灵敏度数据。

术前或术中 Ret/PTC 检测

虽然需要进一步的研究，但是可以想象和期待的是在不久的将来于术前或术中对 FNA 标本和 FS 标本进行 ret/PTC 重排的基因分析是切实可行的[30]。这将允许我们在术前就对嗜酸细胞恶性肿瘤做出更加准确

的诊断，从而指导我们采取更加适合的手术方式。

辅助治疗

放射性碘治疗

不幸的是，由于此类肿瘤的发生率低，我们缺乏源于明确的大样本研究的临床指南。与其他分化型甲状腺癌相比，HCC 患者的碘亲和力较低，因此一般认为它们对于放射碘治疗（RAI）的反应较差（见第 51 章）。Lopez-Penabad 等对 89 名 HCC 患者的研究证明，已知存在转移的患者中只有 40% 的放射性碘摄取率。尽管 RAI 治疗对于改善生存没有太大意义，但是亚组分析显示那些接受 RAI 辅助消融治疗的患者比没有接受的患者有较好的临床预后[9]。另一项最新研究检测了肿瘤复发患者和肿瘤持续存在患者的放射性碘摄取率，并得出近 70% 的（11/16）摄取率，从而提出 RAI 治疗对于大多数类似的患者是有效的[33]。对于甲状腺残余腺体的消融治疗有助于将血清甲状腺球蛋白作为一种肿瘤标志物的使用，同时也有助于对摄取 ^{131}I 的复发或转移病灶进行更加敏感的检测。

笔者推荐在分化良好的甲状腺癌现行治疗指南中应该采纳 RAI 治疗（美国甲状腺协会 [2009] 和英国甲状腺协会 [2007] 指南），或者治疗规范应该基于 MACIS 评分[34]或术后甲状腺球蛋白水平的检测[35]。

甲状腺激素抑制治疗

甲状腺嗜酸细胞癌患者通常也应该使用甲状腺激素抑制治疗。抑制治疗的风险包括心血管不良事件，如心律失常，以及骨密度减低等。为了降低不良反应的发生率，一般推荐对于高危组的患者 TSH 水平维持在 0.01～0.1 的范围，对于低危组的患者则维持在 0.1～0.4。

对于由于存在周围淋巴结多发转移、软组织或血管侵犯以及切缘阳性而有局部复发高风险的进展期甲状腺癌患者而言，粒子束外放射治疗（EBR）是一种有效的物理治疗方法（参照第 52 章）。Phlips 等分别回顾分析了 94 例采用消融治疗的分化良好的甲状腺癌患者，其中 56 名患者仅使用放射性碘治疗，而其他 38 名患者则额外增加了外放射治疗（55 Gy 共 5.5 周）[36]。即使接受额外外放射性治疗的患者通常都有更为进展的疾病，但是所有 94 名患者在生存方面没有区别。放射性碘治疗的患者局部复发率为 21%，而额外放射治疗的患者则减少到 3%。作者推断放射性

治疗对于进展期甲状腺癌是很有效的，并且对于那些在初次手术时就确定存在肉眼或显微镜下病灶残留，或是发现有颈部淋巴结包膜外扩散的患者推荐行辅助放疗。

目前只有一项研究是特定检验 EBR 在嗜酸细胞癌治疗中疗效的。2003 年，Foote 等关注了 18 名运用 EBR 治疗的进展期嗜酸细胞癌的患者（包括广泛侵犯、初始手术后的切缘阳性以及无法切除的病变）[37]。在这些患者中总的 5 年生存率是 66.7%。他们观察到对高危的癌症患者给予 EBR 辅助治疗可以成功预防复发，这些高危患者包括肿瘤较大（直径大于 6.5 cm）、病变侵犯气管、血管受侵、肌肉受侵、包括多个淋巴结转移灶、软组织转移灶以及阳性切缘等。他们推断嗜酸细胞癌是一种放射线敏感的肿瘤，并且推荐对于有高复发风险、侵犯广泛的肿瘤患者以及肿瘤不能完全切除或无法切除的患者应给予外放射治疗。

通常认为化疗对于进展期和转移的甲状腺癌的作用是有限的。正在尝试的新的靶向治疗已经初步得到令人鼓舞的结果。[38]

随访

对于甲状腺癌患者长期随访的一般原则也适用于 HCC 患者（参见第 50 章）。平均复发区间一般是在初次诊断后的 5 年，但是也有不少病例是在治疗 15 年以后才出现复发。因此，对于有很高复发风险的患者需要终身随访。

对于这些患者的随访，检测血清甲状腺球蛋白可能是最有效的方式。放射性碘扫描对于嗜酸细胞癌可能敏感性较低，这是由于与其他分化良好的甲状腺癌相比，嗜酸细胞癌并不摄取放射性碘。但是，最近的一项针对肿瘤持续存在患者和术后复发患者的摄碘率检测研究表明，几乎 70%（11/16）的患者是摄碘的；研究人员提出对于这些患者的随访也应该考虑行 RAI 扫描[33]。

由于放射性碘的潜在性问题，对于那些通过检测甲状腺球蛋白升高而发现疾病复发的患者，也应该采用其他显像方式（包括高分辨率超声、计算机断层扫描 [CT]/ 磁共振显像 [MRI]、正电子发射断层显像 [PET] 以及其他少数特殊的闪烁扫描术）。在 RAI 扫描阴性的病例中使用奥曲肽闪烁扫描术可能会提示局部复发或转移，这是因为某些 HCT 可以表达生长抑素受体[39-40]。最近的研究表明 FDG PET/CT 扫描对于诊断 HCC 中是否存在转移病灶是有用的，尤其是对

那些碘亲和力较低的肿瘤。Pryma 等报道 FDG PET 在诊断的准确性方面超过 CT 和 RAI 扫描。此外，他们还报道 FDG 的摄取增强可以提示不良的预后[41]。

结语

嗜酸细胞癌是一种不常见的甲状腺恶性病变，在甲状腺癌中的比例不到 10%。尽管早期认为嗜酸细胞肿瘤是一种变异的滤泡细胞癌，但最近的分子学和临床研究帮助临床医生更好地了解了嗜酸细胞癌的生物学行为，并帮助我们对这些病变进行重新分类。

它们很可能代表了一类临床上有着较为广泛侵袭性变异的肿瘤群体。广泛侵袭的非乳头状 HCC 是特殊的侵袭性癌，而微侵袭性的乳头状 HCC 则表现出更多的惰性。整体的死亡率要高于乳头状癌和滤泡状癌。然而，基于是否存在 ret/PTC 突变而将 HCC 划分成不同的生物学亚型，这样能增强对临床预后的预见性，有助于临床咨询疏导患者，也有助于对患者进行更有针对性的治疗。

外科治疗 HCC 的方式是甲状腺全切除术。我们应该注意到很多年后也可能有复发，所以必须进行仔细的随访监测。一些嗜酸细胞癌对于碘的摄取较差，因此，在随访监测中只能使用其他的显像方式。早期研究表明，对于 RAI 扫描阴性的复发患者进行 FDG-PET 扫描可能是有效的。进展期的嗜酸细胞恶性肿瘤患者在手术后进行外照射治疗可能受益。

参考文献

[1] *Cancer Facts & Figures 2009*, American Cancer Society. Available at: http: //www. cancer. org/Cancer/ThyroidCancer/DetailedGuide/thyroid-cancer-key-statistics.

[2] Sugino K, Ito K, Mimura T, et al: Hürthle cell tumor of the thyroid: analysis of 188 cases, *World J Surg* 25(9): 1160–1163, 2001.

[3] Guadagni S, Francavilla S, Agnifili A, et al: Hürthle cell adenoma of the thyroid: in 32 consecutive cases, *J R Coll Surg Edinb* 41(4): 246–249, 1996.

[4] Azadian A, Rosen IB, Walfish PG: Management considerations in Hürthle cell carcinoma, *Surgery* 118(4): 711–714, 1995; discussion 714–715.

[5] Belchetz G, Cheung CC, Freeman J, et al: Hürthle cell tumors: using molecular techniques to define a novel classification system, *Arch Otolaryngol Head Neck Surg* 128(3): 237–240, 2002.

[6] Dahl LD, Myssiorek D, Heller KS: Hurthle cell neoplasms of the thyroid, *Laryngoscope* 112(12): 2178–2180, 2002.

[7] Bhattacharyya N: Survival and prognosis in Hürthle cell carcinoma of the thyroid gland, *Arch Otolaryngol Head Neck Surg* 129(2): 207–210, 2003.

[8] Kushchayeva Y, Duh QY, Kebebew E, et al: Prognostic indications for Hürthle cell cancer, *World J Surg* 28(12): 1266–1270, 2004.

[9] Lopez-Penabad L, Chiu AC, Hoff AO, et al: Prognostic factors in patients with Hürthle cell neoplasms of the thyroid, *Cancer* 97(5): 1186–1194, 2003.

[10] Stojadinovic A, Hoos A, Ghossein RA, et al: Hürthle cell carcinoma: a 60-year experience, *Ann Surg Oncol* 9(2): 197–203, 2002.

[11] Ruegemer JJ, et al: Distant metastases in differentiated thyroid carcinoma: a multivariate analysis of prognostic variables, *J Clin Endocrinol Metab* 67: 501, 1988.

[12] Maxwell EL, Palme CE, Freeman J: Hürthle cell tumors: applying molecular markers to define a new management algorithm, *Arch Otolaryngol Head Neck Surg* 132(1): 54–58, 2006.

[13] Khafif A, Khafif RA, Attie JN: Hürthle cell carcinoma: a malignancy of low-grade potential, *Head Neck* 21(6): 506–511, 1999.

[14] Cheung CC, Ezzat S, Ramyar L, et al: Molecular basis of Hurthle cell papillary thyroid carcinoma, *J Clin Endocrinol Metab* 85(2): 878–882, 2000.

[15] Besic N, Hocevar M, Zgajnar J, et al: Aggressiveness of therapy and prognosis of patients with Hürthle cell papillary thyroid carcinoma, *Thyroid* 16(1): 67–72, 2006.

[16] Haigh PI, Urbach DR: The treatment and prognosis of Hürthle cell follicular thyroid carcinoma compared with its non- Hürthle cell counterpart, *Surgery* 138(6): 1152–1157, 2005; discussion 1157–1158.

[17] Musholt PB, Imkamp F, von Wasielewski R, et al: RET rearrangements in archival oxyphilic thyroid tumors: new insights in tumorigenesis and classification of Hürthle cell carcinomas? *Surgery* 134(6): 881–889, 2003; discussion 889.

[18] Chiappetta G, Toti P, Cetta F, et al: The RET/PTC oncogene is frequently activated in oncocytic thyroid tumors (Hurthle cell adenomas and carcinomas), but not in oncocytic hyperplastic lesions, *J Clin Endocrinol Metab* 87(1): 364–369, 2002.

[19] Musholt PB, Musholt TJ, Morgenstern SC, et al: Follicular histotypes of oncocytic thyroid carcinomas do not carry mutations of the BRAF hot-spot, *World J Surg* 32(5): 722–728, 2008.

[20] Fusco A, Viglietto G, Santoro M: Point mutation in GRIM-19: a new genetic lesion in Hurthle cell thyroid carcinomas, *Br J Cancer* 92(10): 1817–1818, 2005.

[21] Máximo V, Botelho T, Capela J, et al: Somatic and germline mutation in GRIM-19, a dual function gene involved in mitochondrial metabolism and cell death, is linked to mitochondrion-rich (Hurthle cell) tumours of the thyroid, *Br J Cancer* 92(10): 1892–1898, 2005.

[22] Máximo V, Sobrinho-Simões M: Hürthle cell tumours of the thyroid. A review with emphasis on mitochondrial abnormalities with clinical relevance, *Virchows Arch* 437(2): 107–115, 2000.

[23] El-Naggar AK, Batsakis JG, Luna MA, et al: Hürthle cell tumors of the thyroid. A flow cytometric DNA analysis, *Arch Otolaryngol Head Neck Surg* 114(5): 520–521, 1988.

[24] Stankov K, Pastore A, Toschi L, et al: Allelic loss on chromosomes 2q21 and 19p 13.2 in oxyphilic thyroid tumors, *Int J Cancer* 111(3): 463–467, 2004.

[25] McDonald MP, Sanders LE, Silverman ML, et al: Hürthle cell carcinoma of the thyroid gland: prognostic factors and results of surgical treatment, *Surgery* 120(6): 1000–1004, 1996; discussion 1004–1005.

[26] Mills SC, Haq M, Smellie WJ, et al: Hürthle cell carcinoma of the thyroid: retrospective review of 62 patients treated at the Royal Marsden Hospital between 1946 and 2003, *Eur J Surg Oncol* 35(3): 230–234, 2009.

[27] Sippel RS, Elaraj DM, Khanafshar E, et al: Tumor size predicts malignant potential in Hürthle cell neoplasms of the thyroid, *World J Surg* 32(5): 702–707, 2008.

[28] Pisanu A, Sias L, Uccheddu A: Factors predicting malignancy of Hürthle cell tumors of the thyroid: influence on surgical treatment, *World J Surg* 28(8): 761–765, 2004.

[29] Ghossein RA, Hiltzik DH, Carlson DL, et al: Prognostic factors of recurrence in encapsulated Hurthle cell carcinoma of the thyroid gland: a clinicopathologic study of 50 cases, *Cancer* 15; 106(8): 1669–1676, 2006.

[30] Cheung CC, Carydis B, Ezzat S, et al: Analysis of ret/PTC gene rearrangements refines the fine needle aspiration diagnosis of thyroid cancer, *J Clin Endocrinol Metab* 86(5): 2187–2190, 2001.

[31] Flint A, Lloyd RV: Hürthle-cell neoplasms of the thyroid gland, *Pathol Annu* 25(Pt 1): 37–52, 1990.

[32] Wu HH, Clouse J, Ren R: Fine-needle aspiration cytology of Hürthle cell carcinoma of the thyroid, *Diagn Cytopathol* 36(3): 149–154, 2008.

[33] Besic N, Vidergar-Kralj B, Frkovic-Grazio S, et al: The role of radioactive iodine in the treatment of Hürthle cell carcinoma of the thyroid, *Thyroid* 13(6): 577–584, 2003.

[34] Hay ID, McConahey WM, Goellner JR: Managing patients with papillary thyroid carcinoma: insights gained from the Mayo Clinic's experience of treating 2,512 consecutive patients during 1940 through 2000, *Trans Am Clin Climatol Assoc* 113: 241–260, 2002.

[35] Vaisman A, Orlov S, Yip J, et al: Application of post-surgical stimulated thyroglobulin for radioiodine remnant ablation selection in low-risk papillary thyroid carcinoma, *Head Neck* 32(6): 689–698, 2010.

[36] Phlips P, Hanzen C, Andry G, et al: Postoperative irradiation for thyroid cancer, *Eur J Surg Oncol* 19: 399–404, 1993.

[37] Foote RL, Brown PD, Garces YI, et al: Is there a role for radiation therapy in the management of Hurthle cell carcinoma? *Int J Radiat Oncol Biol Phys* 56(4): 1067–1072, 2003.

[38] Younes MN, Yazici YD, Kim S, et al: Dual epidermal growth factor receptor and vascular endothelial growth factor receptor inhibition with NVP-AEE788 for the treatment of aggressive follicular thyroid cancer, *Clin Cancer Res* 12(11): 3425–3434, 2006.

[39] Kostoglou-Athanassiou I, Pappas A, Gogou L, et al: Scintigraphy with [111In]octreotide and 201Tl in a Hürthle cell thyroid carcinoma without detectable radio-iodine uptake. Report of a case and review of the literature, Horm Res 60(4): 205–208, 2003.

[40] Tisell LE, Ahlman H, Wängberg B, et al: Expression of somatostatin receptors in oncocytic (Hürthle cell) neoplasia of the thyroid, *Br J Cancer* 79(9–10): 1579–1582, 1999.

[41] Pryma DA, Schoder H, Gonen M, et al: Diagnostic accuracy and prognostic value of 18F-FDG PET in Hurthle cell thyroid cancer patients, *J Nucl Med* 47(8): 1260–1266, 2006.

第23章 ■ 散发性甲状腺髓样癌

EFFERY F. MOLEY

引言

甲状腺髓样癌（medullary thyroid carcinoma，MTC）占所有甲状腺癌的5%~10%。MTC来源于滤泡旁细胞或神经内分泌C细胞，分为遗传性（占25%）和散发性（75%）两种。与遗传性MTC相比，散发性MTC更具有侵袭性，经常转移到颈部淋巴结（见第24章、第25章、第44章和第67章）。对原发病灶和转移的淋巴结进行彻底清除仍是MTC最主要的治疗方式。外科手术清除残存病灶和复发疾病不仅可以有效降低血清降钙素水平，而且能很好地控制颈部并发症的发生。放射性碘治疗、体外照射治疗和常规化疗都没有较好的治疗效果。新的全身治疗方式（小分子抑制剂）给人们带来了希望，目前正处于临床试验阶段。

病理学

C细胞因为能分泌降钙素而得名，约占甲状腺细胞的1%。C细胞起源于神经外胚层，属于氨前体摄取和脱梭细胞家族（the amine precursor uptake decarboxylation，APUD）。主要集中分布于甲状腺腺体的后上1/3。C细胞通常存在于甲状腺滤泡周围，6~8个细胞群。这些细胞分泌降钙素和其他物质，如癌胚抗原（carcinoembryonic antigen，CEA）、组织胺酶、神经特异性烯醇、降钙素基因相关肽、生长激素抑制剂、甲状腺球蛋白、促甲状激素、促肾上腺皮质激素、胃泌素相关肽、5-羟色胺、嗜铬粒蛋白、P物质等[1]。降钙素在其他脊椎动物中维持钙稳态的作用机制是明确的，但是在人类其作用机制还不清楚。甲状腺术后的患者进行C细胞的替代治疗是没有必要的。

20世纪初，德国的医学文献将MTC描述为一种发生淀粉样蛋白基质病变的恶性甲状腺肿。接下来的数十年，人们一直认为MTC是间变性甲状腺癌的变体。直到1959年，Hazard、Hawk和Crile首次描述了MTC的特征之后，人们才认识到它是一种独特的疾病[2]。MTC病灶肉眼见边界清楚、灰色或灰白色、有砂砾。镜下所见，细胞呈多边形，分布很多含有中央核的嗜酸性颗粒样物质。还存在几乎所有肿瘤都能见到的大量梭形细胞。尽管淀粉样病变不一定在所有的细胞中见到，但是淀粉样病变的存在使MTC与众不同。淀粉样变之所以能使MTC与其他肿瘤区别开来，是因为它是由降钙素或降钙素原沉积而成。散发性病例中，单发约占68%，双侧或多灶约占32%。家族性MTC病例中，双侧或多灶约占94%，单发约占6%。组织学角度讲，可以根据主要的组织学特征对肿瘤进行分类，包括分化良好的、富含淀粉样变、孤立的、有小梁的、上皮样变的等。分化良好的比较常见（约占48.9%），其次是富含淀粉样变（约占38.3%）[3-4]。C细胞的增生与MTC密切相关，尤其是家族性MTC。C细胞增生被认为是恶性转化成MTC的前体阶段[5-6]。

临床分型

MTC分为两型：散发性和家族性。家族性大多表现为多灶性和双侧性。散发性的微小髓样癌在以后的文章中将做详细介绍（见第24章）。大多数关于MTC的文献将散发性和家族性MTC数据统计在一起，两者之间很难做出比较。总体来讲，尽管遗传性MTC可能表现为双侧性和处于低进展阶段，经分期加权后，散发性MTC与遗传性MTC表现相似，而且有相似的预后。

散发性MTC常为单侧病变。第25章将有详细论述。有甲状腺结节的患者常在检测到升高的降钙素或CEA后才发现散发性MTC[7]，临床表现为来自于甲状腺肿瘤或颈部淋巴结转移的颈部肿块。一些患者可能表现为远处转移或MTC肿瘤细胞分泌的物质所致的腹泻。由于CEA升高而发现MTC很少见，例如，大肠癌治疗后的患者。

降钙素的测定

甲状腺 C 细胞和 MTC 细胞分泌降钙素。降钙素是在基础状态或在钙和五肽胃泌素的促分泌作用下，在血液中能够检测到的敏感性和特异性较强的肿瘤标志物。散发性 MTC 病例，降钙素水平总是升高的（尽管在患有大量镜下微小肿瘤的遗传性 MTC 患者出现症状前不一定升高）。测定降钙素水平有助于筛查 MTC 高风险人群，也有利于 MTC 患者的治疗后随访。在 MTC 术后随访过程中，如果降钙素持续性或再发性地升高预示着发生局部区域性或远处病变。影像学检查可能无法确定肿物的位置，在这种情况下，有些患者病程进展缓慢。一些 MTC 细胞也能分泌 CEA，但是与降钙素相比，其半衰期较长，特异性较低，决定了其不能作为有效的标志物。

一般采用放射性免疫分析法测定外周血降钙素水平。对于 MTC 患者而言，基础血降钙素水平与肿瘤大小直接相关。以前在美国常规开展降钙素刺激试验（直到 2005 年）。五肽胃泌素能够刺激降钙素释放，因此曾被广泛用于所谓的降钙素刺激试验中（有或没有额外的钙输入）。在这个试验中，给予五肽胃泌素（0.5 mg/kg，>5 秒）后，静脉输入葡萄糖酸钙（2 mg/kg，>1 分钟），并且在输入葡萄糖酸钙前、后 1 分钟、2 分钟、3 分钟和 5 分钟后分别抽取血样。血降钙素的高峰值一般出现在输入葡萄糖酸钙后 1~2 分钟[8-9]。然而，随着放射性免疫测定基础降钙素水平（<3 pg/ml）敏感性提高，在美国又难以获得五肽胃泌素，基本上废弃了该试验。此外，此试验中，患者经常抱怨用药后极不舒服，出现恶心、发汗、躁动、尿急等症状。对散发性 MTC 患者的随访，测定基础降钙素水平足矣。

欧洲部分国家，已经对患有结节性甲状腺疾病的患者进行常规的降钙素测定以排除 MTC。在第 25 章将对此进行详细讨论。

遗传学

看似散发的 MTC，术前应考虑有无家族性 MTC 的可能。尽管 MTC 患者缺少家族史，但是表面看为散发性 MTC（索引病例）的病例，约<10% 发生了 RET 原癌基因种系突变[10-11]。测定 RET 基因对于这些患者是很有帮助的。首先，如果表面上看是散发性

MTC 的患者发生了 RET 基因突变，那么与它有相同基因的家族成员，首先是一级亲属，也应该进行基因测定。家族成员应该进行适当的治疗和预防性手术。其次，如果一名患者发现 RET 基因突变，那么就应该筛查他或她是否患有甲状旁腺功能亢进症或嗜铬细胞瘤。最后，相对于 MTC 的临床表现来讲，RET 基因突变的类型还有预后意义。特定的基因突变可预料发病年龄、外科治疗方式、复发风险及与其他内分泌肿瘤的关系。我们建议所有有 C 细胞增生、MTC 或 MEN2 诊疗史的患者都进行 RET 基因突变的筛查（见第 17 章）。

体细胞突变是一种只在肿瘤细胞中发生而不是在所有机体细胞都能发生的种系突变。对于散发性癌变来讲，作为家族性癌的种系癌变的基因发生体细胞突变也很常见（结肠癌中的 APC 基因突变）。40%~50% 的 MTC 患者和 70% 的散发性甲状腺乳头状癌患者确定发生了体细胞突变或包含 RET 基因在内的基因重排[12-13]。发生在 MTC 患者的大多数突变是点突变，如与 MEN2 综合征相关的相同密码子，包括 918、634 和 883[12]。在 RET 基因发生改变的散发性 MTC 患者中，60%~80% 的病例发现有 M918T 突变[12,14-16]。与没有发生 RET 基因突变的散发性 MTC 患者相比，发生 RET 基因突变（特别是 M918T）的散发性 MTC 患者诊断时更多为进展期，病灶切除后，复发性病变或持续性病变的发生率增加，而且长期生存率较差[12,15-16]。此外，散发性 MTC 是异基因性的，与 RET 突变的分布相关。对 MTC 的分子研究表明，存在于原发病灶或转移灶的一些细胞亚群存在 RET 基因突变，然而其他细胞不存在这种情况[17-18]。这预示着 RET 基因突变是肿瘤形成发生的晚期事件，发生于已经形成的 MTC 亚组中。目前 RET 基因突变的存在是否给予这些细胞亚群生存优势还不清楚，RET 基因突变是否应该为临床所见的不良预后负责也不明确。

临床特点

散发性 MTC 患者通常表现为明显的甲状腺或颈部肿物。约 15% 的病例表现为吞咽困难、气短、声音嘶哑等。MTC 通常发生局部淋巴结转移，临床表现明显的患者，在初诊时多已经有远处转移的征象。有文献报道，颈部原发肿瘤病灶明显的患者，颈部淋巴结的转移率已经超过 50%[19-23]。肿瘤可扩散到中央区淋巴结（Ⅵ区），然后是同侧的颈静脉区淋巴结（Ⅱ区到Ⅴ区）和对侧的颈部淋巴结。也可扩散到上纵隔和前纵隔[19,24]（图 23-1）。血源性播散可转移至肺、

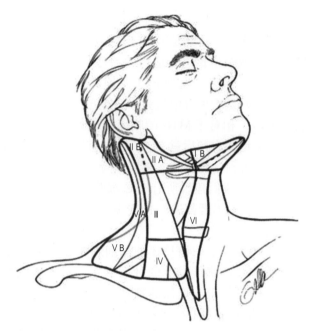

图 23-1 展示了在 MTC 外科手术治疗中遇到的上纵隔及颈部解剖学标志和淋巴结组成。中央区的下界为无名动脉，上界为舌骨，两边到颈动脉鞘，背部到椎前筋膜。包含了淋巴管、食管周围软组织以及气管前和气管旁的淋巴结，共同引流甲状腺床的淋巴（Ⅳ区）。颈外侧包括颈动脉鞘、胸锁乳突肌和斜方肌之间的区域。下界是锁骨下静脉，上界是舌上神经。紧邻颈静脉的淋巴结链自颅侧至尾侧被分为上颈静脉淋巴结（Ⅱ区），颈静脉中部淋巴结（Ⅲ区）、颈静脉下部淋巴结（Ⅳ区）。Ⅴ区淋巴结位于胸锁乳突肌背外侧、斜方肌、锁骨下静脉之间的后三角形区域。Ⅶ区淋巴结指纵隔淋巴结

肝、骨骼和软组织。由于病变是粟粒状的，影像学检查很不容易发现远处转移病灶。对于 MTC 外科治疗后随访中降钙素水平升高的患者，25% 的病例通过腹腔镜直接检查肝能发现传统影像学检查不能发现的小转移病灶[25]。

MTC 是相对惰性的恶性肿瘤，文献报道其 10 年生存率为 69%~89%[26-28]。术后血降钙素处于正常水平的患者有较高的长期生存率。美国癌症联合会将 MTC 分为四期（表 23-1A 和 B）。分期考虑到肿瘤的大小，局部淋巴结和远处淋巴结情况，肿瘤侵袭情况等。MTC 的预后与年龄和分期有关。一项早期研究表明，10 年生存率为 71%。平均诊断年龄为 46 岁的 53 名 MTC 患者中，家族性 MTC 比例为 17%，而散发性 MTC 比例为 83%。分期和与生存密切相关的术后基础血清降钙素水平影响患者预后[29]。一项对 104 名 MTC 患者（其中 44% 为遗传性 MTC）进行的回顾性研究表明，特定病因生存率为 89%。通过单变量分析显示：年龄、分期、性别、远处转移、手术范围都是有重要意义的预后影响因素。然而，通过多变量分

析表明，只有年龄和分期有显著统计学意义[30]。一项由 Rendel 等进行的近期回顾性研究证实了以上观点。生存率最敏感的预后指标为诊断年龄和肿瘤分期[31]。文章指出，治疗超过 42 年（平均随访 9.5 年）的 32 名 MTC 患者的生存率为 84.4%。从确诊的时间算起，估计平均生存时间为 31 年。然而，基于患者是否达到生化和影像上的缓解，生存时间上是存在差别的。没有达到缓解的病例中，10 年生存时间轻微下降至 73%。这些表现证实了 MTC 的惰性性质、技术可行时再次手术的适当性、临床可控制疾病的杀细胞药的有用性。

表23-1A	美国癌症联合会关于MTC的TMN分期标准
TMN	**标准**
Tx	不能确定有无原发肿瘤
T0	无原发肿瘤存在的证据
T1	肿瘤限于甲状腺内，最大直径≤2cm；T1a：肿瘤最大直径≤1cm；T1b 肿瘤最大直径>1cm 且<2cm
T2	肿瘤局限于甲状腺内，最大直径>2cm 且≤4cm
T3	肿瘤局限于甲状腺内或轻微的膜外侵犯，最大直径>4cm
T4	T4a：无论肿瘤大小，只要侵犯到皮下软组织、喉、气管、食管或喉返神经；T4b：肿瘤侵犯椎前筋膜、颈动脉鞘或纵隔血管
Nx	不能确定有无区域淋巴结转移
N0	未发现区域淋巴结转移
N1	区域淋巴结转移；N1a：转移至Ⅵ区淋巴结（气管前、气管旁及喉前淋巴结）；N1b：转移至单侧、双侧、对侧的颈部、咽后或上纵隔淋巴结
Mx	不能确定有无远处转移
M0	无远处转移
M1	有远处转移

表23-1B	美国癌症联合会关于MTC的分期		
分期	**T 分类**	**N 分类**	**M 分类**
Ⅰ	T1	N0	M0
Ⅱ	T2 或 T3	N0	M0
Ⅲ	T1 或 T2 或 T3	N1a	M0
ⅣA	T4a	N0 或 N1a 或	M0
	T1 或 T2 或	N1b	
	T3	N1b	
ⅣB	T4b	任何 N	M0
ⅣC	任何 T	任何 N	M1

Tables 23-1A and 23-1B from AJCC cancer staging handbook, ed 7, New York, 2010, Springer, P 89

诊断

家族性 MTC 通常表现为多灶性、双侧性。散发性 MTC 通常表现为单灶性、发病年龄晚、缺少 C 细胞增生等特点[32-34]。每个最新诊断为 MTC 的患者在诊断为其他疾病前应高度怀疑家族性 MTC。因此，在对 MTC 患者问诊时要详细了解其家族史。体检时，应明确记录颈部肿物的大小、活动度以及是否存在颈部淋巴结受累。同时，应记录 MEN2B 的特征性表现。如果患者出现吞咽困难、声音嘶哑、咳嗽等症状，可能出现局部组织或器官侵犯。手术前应该常规检查声带，查明喉返神经术前是否已经受侵犯。如果患者的血清降钙素升高，疾病初期会有腹泻等症状出现。皮肤出现扁平苔藓预示着 MEN2A 的可能，应进行基因检测并进行合理的临床相关检查。对明显的结节首先应该进行细针穿刺（FNA），辅以免疫细胞化学法检测降钙素。FNA 用于诊断 MTC 还有一定的缺陷，诊断成功率大于 80%。余下的患者还需要外科手术切除病灶进行细胞病理学的诊断。

对高度怀疑 MTC（FNA 或降钙素升高）的患者，应该进行一系列的相关检查已完成术前评估，如测定血降钙素、癌胚抗原（CEA）、血清钙以及进行 RET 原癌基因分析。对于已超过 10 年病史的 MTC 患者应进行嗜铬细胞瘤的相关生化检查。术前应进行颈部超声检查以明确颈部和上纵隔淋巴结情况（图 23-2）。即使是有经验的医生，通过术中触诊发现淋巴结转移的敏感率仅为 64%[35]。颈部结节明显的患者，经常出现颈部淋巴结转移（> 75%），其中 10% ~ 15% 的患者可能出现远处转移[35]。MTC 常见的远处转移部位有骨骼、肝以及肺。发现远处转移病灶主要依赖于颈、胸及腹部 CT。对于肺部和纵隔的远处转移，CT 比较敏感。与骨扫描和普通 MRI 相比，增强 CT 对于发现肝转移及骨骼转移具有更高的敏感性。对于发现肺、肝以及骨骼转移来说，CT 比 FDG-PET 有更高的优势。然而，对于颈部和上纵隔的转移病灶，FDG-PET 比 CT 敏感性要高。没有必要对每一位患者都进行影像学检查以排查是否出现远处转移病灶。目前的证据表明，只有出现局部淋巴结转移或血降钙素水平升至 150 ~ 400 pg/ml 或更高时，才进行影像学检查以排除是否出现远处转移[38]。

MTC 在 CT 表现为结节合并钙化，可能出现膜外侵犯。对甲状腺结节或转移的中央组淋巴结进行 FNA，是明确 MTC 诊断的敏感方式。颈部超声检查可明确颈部淋巴结转移[39]。

外科治疗

自 20 世纪 90 年代初，MTC 的外科手术治疗策略进展显著。90 年代后期，对于散发性 MTC 最流行的术式是甲状腺全切除术而不进行淋巴结清扫（基于美国癌症协会统计的 1996 年接受治疗的甲状腺癌患者数据）[28]。现今已经明确，对于所有的 MTC 病例均应进行系统的淋巴结清扫术（除外降钙素水平较低且早期的家族性 MTC）[40]。作者认为，自从 20 世纪 90 年代以来美国对 MTC 的治疗策略已经发生显著变化。现在，大多数 MTC 患者都接受了甲状腺全切除术及一定范围的淋巴结清扫术的治疗。

MTC 的外科治疗受到很多因素的影响：①相对于分化型甲状腺癌来讲，MTC 的临床发展较快，尤其是在年轻患者中，复发率和死亡率均较高；② MTC 癌细胞对放射性碘治疗不敏感；③内分泌抑制治疗无效；④ 90% 的家族性及 20% 的散发性 MTC 患者表现为多病灶性和双侧性；⑤ 70% 以上颈部有明显肿块的 MTC 患者存在淋巴结转移；⑥术后通过监测血降钙素水平可以评估是否彻底切除病灶。目前已经出版的临床诊疗指南对于合并其他临床疾病的 MTC 患者治疗进行了规范，有助于临床医生做出正确的诊治[41]。

可触及病变的 MTC（散发性或家族性）患者，甲状腺全切除术和中央区淋巴结清扫术是治疗原发性肿瘤的最理想手术方式。这些患者中降钙素水平几乎均升高（见第 38 章）。对中央区淋巴结清除术的方法和

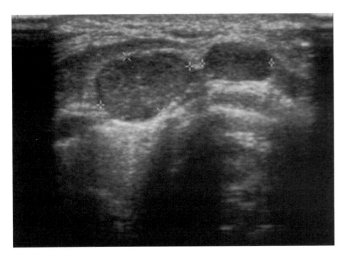

图 23-2 散发性 MTC 气管前的中央区淋巴结转移

类别有很多种描述[35,40,42,44]。手术过程中应该完全清除上至舌骨下至无名动脉的甲状腺组织和结缔组织。与单纯将淋巴组织切除相比，系统完全地清除颈部中央区组织可以改善复发率和生存率[42]。术前超声评估颈部淋巴结是很有帮助的。标注可疑的淋巴结（皮肤标记即足够），并于术中清除相应淋巴结。CT 和 FDG-PET 也有所帮助。然而，超声对结节的结构有比较详细的评估，而且容易定位、穿刺活检和进行围术期的标记[39,45]。

尽管有淋巴结"跳跃式"转移的报道，颈外侧（Ⅱ区～Ⅳ区）的淋巴结受累与中央区淋巴结转移是否存在及其范围有关[35,46]。一项研究表明，中央区淋巴结的转移个数为 0、1～3 个或 ≥4 个时，出现同侧 Ⅱ区～Ⅳ区淋巴结转移的概率分别为 10.1%、77% 和 98%。没有中央区淋巴结转移、转移 1～9 个或 ≥10 个，对侧颈外侧淋巴结转移的概率分别为 4.9%、28% 和 77%[47]。我们的一项研究报告是对 73 名 MTC 患者进行了外科医生术中发现转移淋巴结的能力评估[35]。研究表明，80% 出现中央区淋巴结转移，75% 出现同侧颈静脉区淋巴结转移（Ⅱ～Ⅳ区），41% 出现对侧颈静脉区淋巴结转移。在这一系列的转移淋巴结中，术中触诊并不能准确预测特定区域淋巴结转移与否。术者术中对淋巴结评估的准确性仅为 64%，特异性仅为 71%。因此，对术中评估淋巴结的依赖错估了 36% 已转移的淋巴结。尽管在分化型甲状腺癌中超声检查的意义已经阐述，但是，分化型甲状腺癌术前超声检查对于确定淋巴结扩散和清除淋巴结的范围确实有很大帮助[48]。因此术前超声检查提示颈部中央区淋巴结转移时，要认真考虑行预防性的同侧淋巴结清扫。临床表现明显的 MTC 患者，甲状腺全切除术及分区性淋巴结清扫术达到长期控制和治愈疾病是非常有益的[40,49]。

甲状旁腺功能的保留是非常重要的。大多数外科医生能原位保留甲状旁腺，同时保留一些甲状旁腺的血供。切除缺少血供的甲状旁腺腺体，并将其切碎自体移植到胸锁乳突肌或前臂肌（所有的甲状旁腺组织均应保留）[50-53]。过去我们认为如果想彻底进行中央区淋巴结清扫，将甲状旁腺保留在原位而且保证其血供是不可能完成的，因此，常规将 4 个甲状旁腺切除并做自体移植。文献报道应用这种方法永久性甲状旁腺功能减退症的发生率很低[9]。我们现在是将原发肿瘤侧的两个甲状旁腺腺体及对侧的下极甲状旁腺腺体切除并行自体移植。如果可能的话原位保留对侧上极甲状腺并保证其血供。所有切除的甲状旁腺都切成（1×3）mm 的碎片，然后将碎片移植到自体

的肌肉囊袋中（每个囊袋 2～4 个碎片），并用缝线缝合[54]。不鼓励将整个腺体的碎块移植到一个肌肉囊袋中。散发性 MTC 病例、FMTC、MEN 2B 等病例，甲状旁腺碎片应该移植到胸锁乳突肌的肌肉囊袋中。对于 MEN 2A 病例，如果没有将来发生甲状旁腺功能亢进症的风险，可以将甲状旁腺碎片移植到前臂肌肉（634RET 密码子变异携带者）。原因是对于部分 MEN 2A 患者移植后可能发生继发性的移植物依赖性甲状旁腺功能亢进症，这样在前臂很容易定位和治疗（详见第 67 章和第 68 章）。

美国外科医师协会关于癌症患者护理评估研究的最新数据表明，甲状腺癌手术中喉返神经损伤的风险概率约为 1.3%。风险概率从不行淋巴结清扫时的 0.7% 增加到行甲状腺全切除术及淋巴结清扫术的 2.7%。甲状腺全切除术后不行淋巴结清扫的暂时性低血钙的发生率由 12% 上升到行淋巴结清扫的 14%[28]。此项研究并没有说明长期低钙血症的发生风险，但是对于有经验的外科医生来讲发生概率是很低的。

表 23-2 总结了 MTC 手术中进行的一系列分区淋巴结清扫术。报道提供了 Ⅳ 级证据，并对临床确诊、可触及的散发 MTC 患者行甲状腺全切除术并选择性淋巴结清扫术作了 C 级推荐。

生化指标持久和已经有远处转移的患者虽然都能达到完全缓解，但是生存率是有差别的[31]。甲状腺结节明显的 MTC 患者，如前所述，发生局部淋巴结转移的风险比较高。一系列数据表明，即使患者已经接受了甲状腺全切除术加中央区淋巴结清扫术的治疗，如果 MTC 复发或持续存在，还需要再次手术治疗[30]。复发性疾病再次手术存在更高的手术风险。一项最新的研究表明，在术后淋巴结阴性的患者中，62% 的患者血降钙素水平正常[38]。

MTC 单侧手术

Miyauchi 等（2002）的一项研究为我们提供了关于散发性 MTC 患者接受单侧甲状腺切除术能否达到生化治愈（术后降钙素水平正常）的回顾性和前瞻性数据[57]。遗传性 MTC 通常是多中心病灶的，双侧性、散发性 MTC 是单侧、单中心的。对 22 例散发性 MTC 患者回顾性分析表明，15 例 MTC 患者（基因检测之后）除非有接受甲状腺全切除术的适应证，否则可以接受单侧腺叶切除加峡部切除术。系统的中央区淋巴结清扫及同侧颈部淋巴结清扫术依然可以进行，

表23-2 甲状腺髓样癌淋巴结的分区切除

系列	患者例数 （遗传性 / 散发性）	作者推荐	研究评注
Jackson 1983[55]	98（70/28）	激活的降钙素检查被推荐用于发现早期可治愈的疾病	对淋巴结受累或再次探查时降钙素水平升高的患者行中央区淋巴结清扫，降钙素水平不会降至正常
Ellenhon 1993[86]	36（未分类）	区域淋巴结转移的 MTC 应行手术切除	出现转移的 MTC 患者行区域淋巴结清扫后 5 年生存率为 63%
Kallinowski 1993[56]	40（未分类）	初始治疗时应切除 CND，如果中央区淋巴结受累或血降钙素升高行淋巴结清扫术	初次手术治疗时淋巴结的受累程度是主要的预后因素（P = 0.001）
Dralle 1994[20]	82（25/57）	定向显微解剖优于分区性淋巴结清扫术	分区性手术提高了生存率（P<0.005）
Moley 1997[95]	73（41/32）	对可触及肿瘤的患者应推荐行中央区和侧颈淋巴结清扫	肿块明显的 MTC 患者淋巴结受累的风险较高（中央区 80%，同侧 75%，对侧 7%）
Fleming 1999[43]	40（17/23）	MTC 早期应行分区性淋巴结清扫	明确有淋巴结转移需行分区性淋巴结清扫术时会出现更高概率的永久性甲状旁腺功能减退，仅有 1/16 的患者降钙素水平正常
Weber 2001[22]	36（20/16）	初始行甲状腺切除的 MTC 应彻底清扫中央区和侧颈区的淋巴结	30% 淋巴结转移的患者降钙素水平正常，89% 淋巴结未转移的患者降钙素水平正常（P = 0.005）
Hamy 2005[64]	43（0/43）	对隐匿性 SmMTC 患者中央区颈淋巴结清扫的价值存在争议	SmMTC 淋巴结转移率低，仅行甲状腺切除效果较好；随着手术范围增大，甲状旁腺功能减退的发生概率增大

CT：降钙素；SmMTC：散发性微小甲状腺髓样癌；LN：淋巴结；CND：中央区颈淋巴结清扫

因为淋巴结转移与生化治愈负相关。本组研究中，生化治愈率为 80%，剩余的腺体没有复发的迹象[55]。单侧甲状腺切除术有其理论上的优势，如没有发生甲状旁腺功能减退症的风险以及对侧喉返神经损伤的风险，不需要术后甲状腺激素替代治疗。原发肿瘤需要进一步清除同侧周围组织时，甲状旁腺及喉返神经问题显得非常重要。对于已经发生远处转移和具有明显并发症的患者手术时应该考虑到这一点。由于这只是一个单一小样本重叠研究，与分区性清扫相比，并不推荐其对散发性 MTC 患者作为初始治疗的作用。

当患者因为甲状腺结节可疑恶性接受了甲状腺腺叶切除术并术后诊断为 MTC 时，通常对于这样的患者，应该推荐检测 RET 致癌基因、基础血降钙素水平及颈部超声以明确是否存在淋巴结病变[58]。对于以下患者均应行额外的外科治疗如甲状腺全切除术：MEN2 且有家族史，明确存在 RET 基因突变，超声提示持续存在的局部病变，开始病理学检查提示 C 细胞增生，多中心病灶，切缘阳性，膜外侵犯等。另外，即使在没有确定的残留病变时，一些内分泌外科

团队（包括我们）已经将术后血降钙素升高作为是否进行甲状腺全切的考虑因素[49-61]。

推荐证据

许多阐述 MTC 外科治疗方式的文献已经明确Ⅳ级和Ⅴ级证据，并推荐为 C 级[49]。随机的前瞻性研究还未开展。因为 MTC 的罕见和惰性特点，不可能设计和进行一个有充分统计功效的试验来阐明这些问题。Udelsman 等描述了甲状腺乳头状癌中的相关问题[62]。

目前，对散发性 MTC 外科处理的合理方式应考虑到已有的证据。对于散发性微小 MTC（第 25 章对其进行讨论）来讲，没有必要进行常规的中央组淋巴结清扫[61-72]。制定手术计划时应考虑血降钙素水平[73-77]，同时术前超声评估颈部淋巴结情况是非常必要的。

对于临床表现明显的散发性 MTC 患者，甲状腺全切除术加分区性淋巴结清扫一直是实现术后疾病长期处于可控状态和治愈的很有效的治疗方式，也是当前Ⅲ级和Ⅳ级证据支持的标准治疗（C 级推荐）。然而，单侧甲状腺切除术达到生化学治愈和临床治

愈的很多报道提示在选择性的患者中限制性手术是有意义的。

散发性 MTC 术后血降钙素水平升高的患者，如果没有 CT、B 超、FDG-PET 等影像学检查结果表明出现远处转移，密切观察和随访是合理的。如果初次手术不充分、影像学检查肿瘤仍存在或为了缓解临床症状，可以考虑行再次手术治疗。上述问题已有 IV 级证据的研究发表，并被作为 C 级推荐。

随访

甲状腺切除术后的后续治疗中，甲状腺激素的替代治疗是必需的。患者可能需要口服几周的钙和维生素 D 直到甲状旁腺功能恢复。为了更好地监测持续存在的 MTC 或复发，应该间断监测血降钙素水平。

已经达到生化缓解的患者，在随访过程中可能会出现生化上的复发[78]。所谓的生化治愈是指 MTC 术后血降钙素水平正常的状态。尽管对于生存获益的证据并不清楚，但术后完全的血降钙素水平正常与 MTC 长期低复发风险密切相关。血降钙素持续或反复升高提示是否存在 MTC 病灶或 MTC 复发，需要进一步的检查，至少是影像学检查。然而，由于大多数 MTC 的惰性病程，即使有复发的生化证据，有时影像学检查不一定有必然的结果。用五肽胃泌素和钙进行的降钙素刺激试验对小部分病例是非常敏感的，但是五肽胃泌素在美国应用的并不是很广泛。

术前血降钙素水平作为肿瘤标志，术后血降钙素基础水平的下降预示着成功切除肿瘤病灶。血降钙素通常在术后约 72 小时稳定，而后可能持续下降[50,79]。如何处理边界水平（＜150 pg/ml）但很稳定的降钙素还不是很明确。这种水平的降钙素可能与局部病变有关。血降钙素水平升高或有可触及的病变提示出现转移。要明确是否存在局部病变应先进行颈部超声检查。对任何可疑的结节都可以行 FNA 检查来确定诊断。远处转移的评估如前所述。许多患者术后血降钙素持续升高，但仍可多年状态良好且无疾病复发的放射学或临床证据。

我们建议，已经接受手术治疗的 MTC 患者术后应该监测血降钙素水平，之后每半年监测 1 次。彻底切除病灶后，基础的血降钙素值会迅速下降。推荐监测降钙素倍增时间。降钙素倍增时间 ＞2 年通常比 ＜6 个月有更好的长期预后[80-81]。对于血降钙素升高在边界水平但稳定的患者来讲临床经过良好，对这些病人的随访和治疗也不需太激进[82-84]。

疾病复发

局限于颈部复发的患者，如果可能，应该接受再次手术治疗切除所有的病灶。手术可使长期生存获益，还能减少颈部疾病再次复发所带来的并发症[40]。血降钙素升高且存在以下情况的患者考虑行再次手术治疗：初次手术治疗不充分，影像学检查表明疾病复发或持续存在，压迫或侵犯气管和主要血管等。已经出现肿瘤转移的全身症状（如疼痛、面红、腹泻等）行减瘤手术可能会获益。对于有经验的医生来说，局部复发的患者再次进行手术可使 1/3 患者获得长时间的控制并达到生化治愈[40,42,83,85-87]。

术后血降钙素水平评估过程中，如果检测值突然升高或呈上升趋势，临床医生应高度怀疑复发。血降钙素水平超过 1000 pg/ml 与肿瘤的平均直径 ＞2.5 cm 相关[88]。CEA 水平也能反应肿瘤负荷。一项研究表明，CEA 超过 30 ng/ml 时，超过 70% 的患者会出现中央区或颈外侧淋巴结转移[59]。定位局部病变时应进行仔细的颈部超声检查。如果发现了病灶，要行 FNA 检查进行确诊。CT 扫描、MRI 或 PET 可能有助于进一步了解肿瘤特征和发现远处转移病灶。在复发的 MTC 患者中，血降钙素水平通常但不总是升高。对于低分化的 MTC 患者来讲，即使有巨大的肿瘤负荷也可能不出现血降钙素水平升高。如果出现与肿瘤快速进展相关的转移性全身症状（如恶病质、体弱等），或异常高水平的 CEA 值伴正常或低于正常的血降钙素值，应高度怀疑复发。

开始颈部有效的再次手术之前，还要评估肺、肝和骨骼是否出现转移。喉镜检查评估声带功能。对于由于高降钙素血症欲考虑再次行颈部手术的患者，行诊断性腹腔镜检查肝表面有时是很有帮助的[89]。

颈部的再次探查切除转移的淋巴结存在较高的并发症风险，如胸导管瘘、喉返神经损伤、甲状旁腺功能减退症等（见第 53 章）。由于甲状旁腺很小，儿童颈部中央区再次手术时非常危险。因此除非必需（如体积较大的病变威胁到了气管或大血管等），尽可能避免再次手术。再次颈部中央区清扫可采取"后门"或侧方入路的办法。将带状肌群从颈动脉向侧方拉开，在颈动脉气管之间的间隙进入[90]（见第 38 章，图 38-3）。确认了喉返神经和甲状旁腺之后，可以安全去除复发或残存的中央区病灶和淋巴结。我们团队所进行的 100 例再次中央区手术的患者中，应用上述策略，没有出现一例喉返神经损伤[89]。术前影像学检查提示出现转移灶，无论中央区淋巴结是否已经累及，必需清扫颈外侧淋巴结（Ⅱ区~Ⅳ区）。

对持续存在或复发疾病的最佳外科治疗还存在争议。再次手术时，面临着更高的并发症发生率。与初次手术时喉返神经损伤率0~3%相比，再次手术的喉返神经损伤率增加到8%。再次手术术后甲状旁腺功能减退症的发生率会增加4倍。鉴于以上风险，对降钙素水平升高但是放射学检查没有发现病灶的患者没必要进行选择性探查。这样可能会导致没有切除肿瘤也达到生化缓解。相反，对这样的患者应该随访，随访时行放射线检查以发现复发病灶。初次手术不彻底、影像学检查发现复发病灶、出现肿瘤压迫或侵犯气管和大血管的证据时，应该进行再次手术治疗。如果选择合适，局部发生病变的患者再次手术能达到生化治愈。一篇对93例MTC患者接受再次颈部手术后随访8~10年的报告曾有这样的报道[83]。报道指出，家族性和散发性MTC分别占总人数的47%和52%。在10年随访过程中没有复发证据的患者中，26%达到了生化缓解。开始颈部探查之前，评估肺、肝、骨骼的情况是非常必要的。已经出现远处转移的全身症状（疼痛、面红、腹泻等）的患者可以进行减瘤手术缓解症状。

如前所述，颈部的再次探查喉返神经损伤率相当高。基于这个原因，我们采取侧方入路的办法首先确认喉返神经。要求外科医生在以前没有操作过的区域接近喉返神经。颈动脉和甲状腺床之间、舌骨到无名动脉和主动脉弓之间所有残留的淋巴组织作为一个整体全部清除掉。仔细识别甲状旁腺，如果探测过程中供应血管阻断，应将其移植到胸锁乳突肌（53章）。根据术前超声检查和外科触诊的结果决定是否进行颈侧方淋巴结（Ⅱ区~Ⅴ区）清扫。

放射治疗

手术是MTC最有效的初始治疗方式。甲状腺C细胞不吸收放射性碘，因此放射性碘治疗对MTC无效[92]。土耳其一项最新的非对照性的报告认为，甲状腺内的MTC作为"旁观者效应"可能受到放射性碘治疗的影响，因为治疗后血降钙素水平下降[93]。需要大的对照性研究来评估上述情况。外照射治疗用于MTC患者作用有限，还没有显示出生存获益（见第52章）。美国外科医师协会癌症分会的数据表明，手术切除后有时会应用外放射治疗。散发性MTC患者，13.9%的患者接受过放射线治疗[28]。几个回顾性研究

表明外放射治疗有助于复发疾病的局部控制。然而，不同于外科治疗，所有这些研究中没有一项提示外放射治疗能降低任何MTC患者的血降钙素水平[94]。

外放射治疗可以缓解骨转移，但是对于颈部复发疾病有没有持续的疗效还不确定[94]。所有已经公开发表的涉及外放射治疗在MTC治疗中的作用的文章，均为使用少量患者队列的回顾性分析。基于这些研究，最可能在术后外放射治疗中获益的患者，其病理检查提示"高风险的特征"：残余腺体存在微小病灶、腺体外侵犯或淋巴结转移。Brierley等也进行了相关研究，73名患者中，46名接受了平均40 Gy的外放射治疗。结果正在接受外放射治疗的患者没有获益。但是，对40名具有"高风险特征"的患者进行亚组分析，其中25名接受了外放射治疗，10年后局部无复发率为86%。未接受外放射治疗的患者中，10年后局部无复发率为52%[94]。外放射的缺点之一就是对组织的损害（辐射诱导的瘢痕及纤维化等），导致后续手术干预的风险大大增加。如果没有更多的证据证明ERBT在MTC中的作用，我们认为ERBT应该用于肿瘤已经威胁到气管、食管和大血管的高风险、病灶不能切除的患者。

对于局部晚期或远处转移的患者，外科手术的目的就是缓解症状，主要是防止潜在的后续问题出现，如讲话或吞咽困难。应该考虑让这些患者参加临床试验，研究新的治疗策略，如EBET、全身治疗、肝转移的栓塞治疗等。局部手术切除的范围取决于周围结构受累及的范围及程度（如气管、食管、喉返神经等）。这些发现与基于远处转移范围及其他并发症基础上的可预期寿命应该是一致的。对低负荷瘤远处转移的患者完全可以彻底切除局部病灶以阻止局部肿瘤复发和缓解颈部症状。相反，对高负荷瘤的远处转移患者外科手术的目的就是能够保持吞咽和说话的能力。

残余或复发MTC的再次手术治疗

大量研究表明，对于大多数患者而言，切除颈部残余或复发的肿瘤可以降低血降钙素水平（表23-3）。有报道称，近1/3的患者术后血降钙素水平立即降至正常[51,101-102]。这些患者中的相当一部分血降钙素水平可能会再次升高，长期疗效的报告是可预期的。其他治疗方法包括放射疗法和化疗，并不能证实可以改善长期生存。其他新的全身治疗药物的研究结果令人

表23-3　残余或复发MTC再次手术治疗

系列研究	采样点数量 （家族性/散发性）	CT 影响（病人数量）	随访
Mrad 1989[95]	5（3/2）	bCT 正常（1） bCT 减少（2）	平均3.2 年 9 个月 ~ 4.7 年
Norton1980[96]	7（2/5）	sCT 正常（1） sCT 减少（5）	平均17 个月 6 个月 ~ 3 年
Tisell 1986[105]	11（4/7）	sCT 正常（4） sCT 减少（4）	2 ~ 6 年
Van Heerden 1990[82]	11（未分类）	sCT 正常（0）	1.3 ~ 16.8 年
Moley 1993[96a]	32（17/15）	sCT 正常（9） sCT 减少（13）	2 个月 ~ 2.5 年
Moley 1997[104]	45 有效（21/24） 7 缓解（5/2）	sCT 正常（17） sCT 减少（18）	1 个月 ~ 2 年
Moley 2010[40]	92 有效（43/49） 55 缓解（35/20）	有效组 8 ~ 10 年间 22% 的患者 sCT 降 至小于 10 pg/ml	8 ~ 10 年 随 访 了 43 人
Block 1978[97]	8（5/3）	sCT 正常（2） sCT 减少（3）	平均2.6 年 6 个月 ~ 6 年
Brumsen 1992[98]	4（3/1）	sCT 正常（1）	8 ~ 16 年
Ellenhorn 1993[86]	16（7/29）	CT 正常（1） CT 减少（14）	平均4.4 年 2 ~ 13 年
Dralle 1994[20]	36（未分类）	sCT 正常（4）	2 ~ 22 年
Pelizzo 1994[99]	13（未分类）	sCT 正常（3）	平均5.7 年
Buhr 1995[100]	53（9/44）	sCT 正常（8）	平均3.2 年

CT：降钙素

期待（见第 55 章）。

颈部再次手术时因瘢痕组织游离风险增加，应谨慎操作。对于仅有血降钙素升高、影像学没有发现的病例，观察即可，许多这样的患者不给予干预也能有较好的长期生存[103]。目前在这方面还没有对照性外科研究。再次手术适用于初次手术未彻底或放射性检查阳性的复发性疾病，尤其是出现气管或大血管的压迫或侵犯症状。复发肿瘤可能会出现难以忍受的症状，包括疼痛、皮肤潮红和腹泻，可以通过减瘤手术减轻这些症状。25% 影像学检查未发现病灶的患者，行腹腔镜直接评估肝情况可以发现小的肝转移[25]。这些信息可以改变以侵袭性手术处理颈部复发疾病的决定。颈部再次探查引起的主要并发症包括甲状旁腺损伤引起的永久性低钙血症、胸导管瘘、喉返神经损伤，发生率从 2% ~ 15% 不等[102,104]。

颈部再次探查通常采用颈部低领横向切口，必要时采取自外侧向上的沿胸锁乳突肌后缘切口[51]。按 1986 年 Tisell 所述将所有淋巴组织按顺序分区清扫[105]。如果可能，确认并保留剩下的甲状旁腺。但是在一个瘢痕化的颈部能做到这点是很困难的，甚至是不可能

的，尤其是在儿童。因此，作者并不提倡儿童再次行颈部手术，除非能够确定以前已经移植过甲状旁腺，或能保留甲状旁腺的有限探查，或体积较大肿瘤威胁重要的中央区结构。单侧或双侧颈部清扫是必要的（Ⅱ区 ~ Ⅴ区，图 23-1）[51]。

我们的一项研究表明，38% 的患者再次手术后血降钙素降至正常水平，仅有 13% 的患者术后血降钙素没有明显降低。此项研究包括 45 名患者，无死亡，并发症发生率极低[104]。另一项研究表明，16 名肿瘤转移（包括零散的远处转移）行姑息性再手术患者中，平均无症状生存时间为 8.2 年[106]。再次手术的益处主要是预防主要组织结构的压迫或侵犯，提高局部可控性，增加长期生存时间等。已发表的研究提供了Ⅳ级和Ⅴ级证据，C级推荐。

远处转移
全身治疗

应用于 MTC 治疗的免疫疗法正在研发当中。MTC 生物合成活动生成 CEA。希望很渺茫的以 CEA 为目标的分子靶向抗体处于临床试验中。一项研究表

明，人源化的抗 CEA 单克隆抗体拉贝珠单抗在体内有明显抑制 MTC 肿瘤生长及增强 MTC 对传统化疗的敏感性的作用[107]。另一项关于人源化抗 CEA 单克隆抗体拉贝珠单抗的研究证实，在体内有明显的抑制 MTC 肿瘤生长的作用。但是在Ⅰ期临床试验中，拉贝珠单抗对于晚期的 MTC 患者只有有限获益[108]。治疗反应不明显可能与药物代谢动力学与肿瘤负荷之间的关系有关，药物对早期阶段的肿瘤更有效。

直到近期，对局部晚期或转移的患者进行全身化疗的研究中，临床反应率并不高（见第 55 章）。然而，对 MTC 分子肿瘤组成的深入认识发现了新的分子治疗靶点。对 MTC 发病机制的新理解引出了对 MTC 分子靶向治疗的尝试。下面是这些治疗的简单描述。甲磺酸伊马替尼（格列卫）是一种酪氨酸激酶抑制剂，作用目标是酪氨酸激酶，临床应用于治疗慢性粒细胞白血病和胃肠间质瘤。此药物体外研究证实对 MTC 细胞具有剂量依赖的抑制作用和抑制 RET 蛋白磷酸化[107,109-110]。一项开放的Ⅱ期试验中，9 名用药的患者无缓解[111]。

目前，大多数分子靶向治疗药物都属于酪氨酸激酶抑制剂（TKI）。范得他尼（ZD6474）是一种新的化学合成的选择性抑制血管内皮细胞生长因子受体（VEGFR）、上皮细胞生长因子受体和 RET 酪氨酸激酶受体的药物。范得他尼并不是对所有的 RET 基因种系突变都有效。因此，对于确定的特殊种系突变患者的疗效有待研究[112-113]。此药物用于肿瘤不能切除、局部晚期或远处转移的遗传性 MTC 患者的多中心Ⅱ期试验已经开展。主要的研究终点就是肿瘤的反应，其次就是观察疾病控制率及生化反应。患者每日口服300mg，直到疾病恶化或不良事件发生。登记的 30 名患者中，30% 开始有部分缓解，另 30% 疾病稳定，疾病的控制率为 50%[114]。血降钙素从基线水平降低50%，持续至少 6 周。常见的不良反应有皮疹、腹泻、疲乏无力和恶心。世界范围内正在进行一个多中心随机安慰剂对照试验。索拉菲尼（BAY43-9006）也是口服的 TKI 抑制剂，选择性作用于 RET 基因。美国食品和药品管理局已经批准了这一药物用于晚期肾癌和无法切除的肝癌的治疗。在一项前瞻性研究中，已经对索拉菲尼是否对 MTC 有效进行了试验。在受试的 26 名患者中，记录了两项反应，一项是关于散发性 MTC 患者，一项是遗传性 MTC 患者[115]。舒尼替尼（SU11248）是另外一个针对于 RET 基因的 TKI 类分子靶向药物。在一项Ⅱ期试验中，舒尼替尼能使 83% 的 MTC 患者达到疾病稳定状态[116-117]。然而，

在这项试验中，分化型甲状腺癌和 MTC 都接受舒尼替尼治疗，43 名登记的患者中只有 6 名是 MTC。莫特塞尼也是一种 VEGF、PDGF 和 KIT 的抑制剂。一项Ⅱ期研究中，91 名 MTC 患者接受治疗。2 名患者有客观反应，48% 的患者病情稳定[118]。化疗治疗局部晚期或转移性 MTC 究竟能有多大效果，回答这个问题还需要做很多的工作。大多数分子靶向化疗药物都能抑制肿瘤的生长。这对于表现惰性、生长缓慢的 MTC 患者来讲有重大的临床意义（见第 55 章）。

化疗药物的代表药物 17- 丙烯氨基 -17- 去甲氧基格尔德霉素（17-AAG）同时作为热休克蛋白和 TKI 抑制剂起作用。已经证明在体内具有特殊的抗 RET 蛋白和 MTC 细胞系活性[110,119]。此药物在我们中心已经在晚期的髓样癌和分化型甲状腺癌患者中进行试验性治疗。

结语

甲状腺髓样癌是一种罕见的恶性肿瘤，占所有甲状腺癌的不到 10%。手术仍然是任何可切除 MTC 的一线治疗方式。容易转移至中央区淋巴结是 MTC 的典型特征，在所有临床机构中均需外科治疗。切除所有淋巴结能使疾病得到长期治愈或控制。熟悉中央区淋巴结解剖和 MTC 在结节内扩散的路径对于外科医生治疗这些患者非常重要。甲状旁腺与中央区组织关系非常密切，应该仔细认真地处理甲状旁腺，降低发生甲状旁腺功能减退症的风险，尤其在青少年中必须避免甲状旁腺功能减退症的发生。ERBT 在缓解或局部控制复发或晚期 MTC 中的作用还有待进一步研究。许多试验都在进行之中，为局部不能切除或转移的 MTC 患者提供更好的治疗选择。加深 MTC 肿瘤形成分子机制的认识有助于实现更多的靶向治疗选择。总之，在循证医学的谨慎管理之下，MTC 患者可有很高的长期生存获益。

参考文献

[1] Moley JF: Medullary thyroid cancer, *Surg Clin North Am* 75(3): 405–420, 1995.

[2] Hazard J, Hawk W, Crile G: Medullary (Solid) Carcinoma of the Thyroid—A Clinicopathologic Entity, *JCEM* 19: 152–161, 1959.

[3] Saad MF, et al: Medullary carcinoma of the thyroid: a study of the clinical features and prognostic factors in 161 patients, *Medicine* 63(6): 319–342, 1984.

[4] Chi DD, Moley JF: Medullary thyroid carcinoma: genetic advances, treatment recommendations, and the approach to the

patient with persistent hypercalcitoninemia, *Surg Oncol Clin N Am* 7(4): 681–706, 1998.

[5] LiVolsi VA: C cell hyperplasia/neoplasia, *J Clin Endocrinol Metab* 82(1): 39–41, 1997.

[6] Dralle H, et al: Prophylactic thyroidectomy in 75 children with hereditary medullary thyroid carcinoma: German and Austrian experience, *World J Surg* 22: 744–751, 1998.

[7] Elisei R, et al: Impact of routine measurement of serum calcitonin on the diagnosis and outcome of medullary thyroid cancer: experience in 10,864 patients with nodular thyroid disorders, *J Clin Endocrinol Metab* 89(1): 163–168, 2004.

[8] Tisell LE, Dilley WG, Wells SA: Progression of postoperative residual medullary thyroid carcinoma as monitored by plasma calcitonin levels, *Adv Anat Embryol Cell Biol* 132: 1–56, 1996.

[9] Skinner MA, et al: Prophylactic thyroidectomy in multiple endocrine neoplasia type 2A, *N Engl J Med* 353(11): 1105–1113, 2005.

[10] Pacini F, et al: RET proto-oncogene mutations in thyroid carcinomas: clinical relevance, *J Endocrinol Invest* 23(5): 328–338, 2000.

[11] Eng C: Low frequency of germline mutations in the RET proto-oncogene in patients with apparently sporadic medullary thyroid carcinoma, *Clin Endocrinol (Oxf)* 43(1): 123–127, 1995.

[12] Elisei R, et al: Prognostic significance of somatic RET oncogene mutations in sporadic medullary thyroid cancer: a 10-year follow-up study, *J Clin Endocrinol Metab* 93(3): 682–687, 2008.

[13] Arighi E, Borrello MG, Sariola H: RET tyrosine kinase signaling in development and cancer, *Cytokine Growth Factor Rev* 16(4–5): 441–467, 2005.

[14] Marsh DJ: Somatic mutations in the RET proto-oncogene in sporadic medullary thyroid carcinoma, *Clin Endocrinol (Oxf)* 44(3): 249–257, 1996.

[15] Zedenius J, et al: Mutations of codon 918 in the RET proto-oncogene correlate to poor prognosis in sporadic medullary thyroid carcinomas, *J Clin Endocrinol Metab* 80(10): 3088–3090, 1995.

[16] Schilling T, et al: Prognostic value of codon 918 (ATG–>ACG) RET proto-oncogene mutations in sporadic medullary thyroid carcinoma, *Int J Cancer* 95(1): 62–66, 2001.

[17] Eng C, et al: Mutation of the RET protooncogene in sporadic medullary thyroid carcinoma, *Genes Chromosomes Cancer* 12(3): 209–212, 1995.

[18] Eng C, et al: Heterogeneous mutation of the RET proto-oncogene in subpopulations of medullary thyroid carcinoma, *Cancer Res* 56(9): 2167–2170, 1996.

[19] Moley JF, DeBenedetti MK: Patterns of nodal metastases in palpable medullary thyroid carcinoma: recommendations for extent of node dissection, *Ann Surg* 229(6): 880–887; discussion 887–888, 1999.

[20] Dralle H, Damm I, Scheumann GF, et al: Compartment-oriented microdissection of regional lymph nodes in medullary thyroid carcinoma, *Surg Today* 24(2): 112–121, 1994.

[21] Dralle H: Lymph node dissection and medullary thyroid carcinoma, *Br J Surg* 89(9): 1073–1075, 2002.

[22] Weber T, Schilling T, Frank-Raue K, et al: Impact of modified radical neck dissection on biochemical cure in medullary thyroid carcinomas, *Surgery* 130(6): 1044–1049, 2001.

[23] Tamagnini P, et al: Lymph node involvement in macroscopic medullary thyroid carcinoma, *Br J Surg* 92(4): 449–453, 2005.

[24] Musholt TJ, Moley JF: Management of persistent or recurrent medullary thyroid carcinoma, *Problems in General Surgery* 14(4): 89–109, 1997.

[25] Tung WS, et al: Laparoscopic detection of hepatic metastases in patients with residual or recurrent medullary thyroid cancer, *Surgery* 118(6): 1024–1029, 1995.

[26] Hundahl SA: A National Cancer Data Base report on 53,856 cases of thyroid carcinoma treated in the U. S., 1985–1995 [see comments], *Cancer* 83(12): 2638–2648, 1998.

[27] Modigliani E: Prognostic factors for survival and for biochemical cure in medullary thyroid carcinoma: results in 899 patients. The GETC Study Group. Groupe d'etude des tumeurs a calcitonine, *Clin Endocrinol (Oxf)* 48(3): 265–273, 1998.

[28] Hundahl SA: Initial results from a prospective cohort study of 5583 cases of thyroid carcinoma treated in the United States during 1996. U. S. and German Thyroid Cancer Study Group. An American College of Surgeons Commission on Cancer Patient Care Evaluation study, *Cancer* 89: 202–217, 2000.

[29] Dottorini ME, et al: Multivariate analysis of patients with medullary thyroid carcinoma. Prognostic significance and impact on treatment of clinical and pathologic variables, *Cancer* 77(8): 1556–1565, 1996.

[30] Kebebew E, et al: Medullary thyroid carcinoma: clinical characteristics, treatment, prognostic factors, and a comparison of staging systems, *Cancer* 88(5): 1139–1148, 2000.

[31] Rendl G: Long-term prognosis of medullary thyroid carcinoma, *Clin Endocrinol (Oxf)* 69(3): 497–505, 2008.

[32] Samaan NA, Schultz PN, Hickey RC: Medullary thyroid carcinoma: prognosis of familial versus sporadic disease and the role of radiotherapy, *J Clin Endocrinol Metab* 67(4): 801–805, 1988.

[33] Bergholm U: Clinical characteristics in sporadic and familial medullary thyroid carcinoma. A nationwide study of 249 patients in Sweden from 1959 through 1981, *Cancer* 63(6): 1196–1204, 1989.

[34] Rosenberg-Bourgin M, et al: Comparison of sporadic and hereditary forms of medullary thyroid carcinoma, *Henry Ford Hosp Med J* 37(3–4): 141–143, 1989.

[35] Moley JF, DeBenedetti MK: Patterns of nodal metastases in palpable medullary thyroid carcinoma: recommendations for extent of node dissection, *Ann Surg* 229(6): 880–887; discussion 887–888, 1999.

[36] Giraudet AL, et al: Imaging medullary thyroid carcinoma with persistent elevated calcitonin levels, *J Clin Endocrinol Metab* 92(11): 4185–4190, 2007.

[37] Oudoux A, et al: Sensitivity and prognostic value of positron emission tomography with F-18-fluorodeoxyglucose and sensitivity of immunoscintigraphy in patients with medullary thyroid carcinoma treated with anticarcinoembryonic antigen-targeted radioimmunotherapy, *J Clin Endocrinol Metab* 92(12): 4590–4597, 2007.

[38] Machens A: Prospects of remission in medullary thyroid carcinoma according to basal calcitonin level, *J Clin Endocrinol Metab* 90(4): 2029–2034; Epub 2005, Jan 5, 2005.

[39] Kouvaraki MA: Role of preoperative ultrasonography in the surgical management of patients with thyroid cancer, *Surgery* 134(6): 946–954; discussion 954–955, 2003.

[40] Moley JF: Medullary thyroid carcinoma: management of lymph node metastases, *J Natl Compr Canc Netw* 8(5): 549–556, 2010.

[41] Kloos RT, et al: Medullary thyroid cancer: management guidelines of the American Thyroid Association, *Thyroid* 19(6): 565–612, 2009.

[42] Dralle H, et al: Compartment-oriented microdissection of regional lymph nodes in medullary thyroid carcinoma, *Thyroid* 4(1): 93–98, 1994.

[43] Fleming JB, Lee JE, Bouvet M, et al: Surgical strategy for the treatment of medullary thyroid carcinoma, *Ann Surg* 230(5): 697–707, 1999.

[44] Carty SE, et al: Consensus statement on the terminology and classification of central neck dissection for thyroid cancer, *Thyroid* 19(11): 1153–1158, 2009.

[45] Musholt TJ: Evaluation of fluorodeoxyglucose-positron emission tomographic scanning and its association with glucose transporter expression in medullary thyroid carcinoma and

pheochromocytoma: a clinical and molecular study, *Surgery* 122(6): 1049–1060; discussion 1060–1061, 1997.

[46] Machens A, Holzhausen HJ, Dralle H: Skip metastases in thyroid cancer leaping the central lymph node compartment, *Arch Surg* 139(1): 43–45, 2004.

[47] Machens A, Hauptmann S, Dralle H: Prediction of lateral lymph node metastases in medullary thyroid cancer, *Br J Surg* 95(5): 586–591, 2008.

[48] Solorzano CC, Evans DB: Same-day ultrasound guidance in reoperations for locally recurrent papillary thyroid cancer, *Surgery* 142(6): 973–975, 2007.

[49] Moley JF, Fialkowski EA: Evidence-based approach to the management of sporadic medullary thyroid carcinoma, *World J Surg* 31(5): 946–956, 2007.

[50] Quayle FJ, Moley JF: Medullary thyroid carcinoma: including MEN 2A and MEN 2B syndromes, *J Surg Oncol* 89(3): 122–129, 2005.

[51] Cohen MS, Moley JF: Surgical treatment of medullary thyroid carcinoma, *J Intern Med* 253(6): 616–626, 2003.

[52] Brandi ML, et al: Guidelines for diagnosis and therapy of MEN type 1 and type 2, *J Clin Endocrinol Metab* 86(12): 5658–5671, 2001.

[53] Decker RA: Prophylactic surgery for multiple endocrine neoplasia type IIa after genetic diagnosis: is parathyroid transplantation indicated? *World J Surg* 20(7): 814–820; discussion 820–821, 1996.

[54] Olson JA: Parathyroid autotransplantation during thyroidectomy. Results of long-term follow-up, *Ann Surg* 223(5): 472–478; discussion 478–480, 1996.

[55] Jackson CE, Talpos GB, Kambouris A, et al: The clinical course after definitive operation for medullary thyroid carcinoma, *Surgery* 94: 995–1001, 1983.

[56] Kalinowski F, Buhr HJ, Meybier H, et al: Medullary carcinoma of the thyroid—therapeutic strategy derived from fifteen years of experience, *Surgery* 114: 491–496, 1993.

[57] Miyauchi A, et al: Prospective trial of unilateral surgery for nonhereditary medullary thyroid carcinoma in patients without germline RET mutations, *World J Surg* 26(8): 1023–1028, 2002.

[58] Kloos RT, et al: Medullary thyroid cancer: management guidelines of the American Thyroid Association, *Thyroid* 19(6): 565–612, 2009.

[59] Dotzenrath C, et al: Is there any consensus in diagnostic and operative strategy with respect to medullary thyroid cancer? A questionnaire answered by 73 endocrine surgical units, *Langenbecks Arch Surg* 386(1): 47–52, 2001.

[60] Schott M, Identification of occult metastases of medullary thyroid carcinoma by pentagastrin-stimulated intravenous calcitonin sampling followed by targeted surgery, *Clin Endocrinol (Oxf)* 66(3): 405–409, 2007.

[61] Pelizzo MR, et al: Natural history, diagnosis, treatment and outcome of medullary thyroid cancer: 37 years experience on 157 patients, *Eur J Surg Oncol* 33(4): 493–497, 2007.

[62] Udelsman R, Lakatos E, Ladenson P: Optimal surgery for papillary thyroid carcinoma, *World J Surg* 20(1): 88–93, 1996.

[63] Papi G, et al: Value of routine measurement of serum calcitonin concentrations in patients with nodular thyroid disease: A multicenter study, *J Endocrinol Invest* 29(5): 427–437, 2006.

[64] Hamy A, Pessaux P, Mirallié E, et al: Central neck dissection in the management of sporadic medullary thyroid microcarcinoma, *Eur J Surg Oncol* 31(7): 774–777, 2005.

[65] Elisei R: Impact of routine measurement of serum calcitonin on the diagnosis and outcome of medullary thyroid cancer: experience in 10,864 patients with nodular thyroid disorders. [see comment], *J Clin Endocrinol Metab* 89(1): 163–168, 2004.

[66] Iacobone M, et al: Can sporadic medullary thyroid carcinoma be biochemically predicted? Prospective analysis of 66 operated

patients with elevated serum calcitonin levels, *World J Surg* 26(8): 886–890, 2002.

[67] Kaserer K: Sporadic versus familial medullary thyroid microcarcinoma: a histopathologic study of 50 consecutive patients. [see comment], *Am J Surg Pathol* 25(10): 1245–1251, 2001.

[68] Peix JL, et al: Occult micro medullary thyroid carcinoma: therapeutic strategy and follow-up, *World J Surg* 24(11): 1373–1376, 2000.

[69] Ozgen AG, et al: Evaluation of routine basal serum calcitonin measurement for early diagnosis of medullary thyroid carcinoma in seven hundred seventy-three patients with nodular goiter, *Thyroid* 9(6): 579–582, 1999.

[70] Henry JF: Latent subclinical medullary thyroid carcinoma: diagnosis and treatment, *World J Surg* 22(7): 752–756; discussion 756–757, 1998.

[71] Niccoli P: Interest of routine measurement of serum calcitonin: study in a large series of thyroidectomized patients. The French Medullary Study Group. [see comment], *J Clin Endocrinol Metab* 82(2): 338–341, 1997.

[72] Rieu M: Prevalence of sporadic medullary thyroid carcinoma: the importance of routine measurement of serum calcitonin in the diagnostic evaluation of thyroid nodules. [see comment], *Clin Endocrinol (Oxf)* 42(5): 453–460, 1995.

[73] Ainahi A, et al: Treatment evaluation, follow-up and familial screening of medullary thyroid carcinoma by highly specific calcitonin measurements, *Indian J Cancer* 43(2): 75–79, 2006.

[74] Machens A, et al: Prospects of remission in medullary thyroid carcinoma according to basal calcitonin level, *J Clin Endocrinol Metab* 90(4): 2029–2034, 2005.

[75] Bugalho MJ, Santos JR, Sobrinho L: Preoperative diagnosis of medullary thyroid carcinoma: fine needle aspiration cytology as compared with serum calcitonin measurement, *J Surg Oncol* 91(1): 56–60, 2005.

[76] Ukkat J, et al: Single center experience in primary surgery for medullary thyroid carcinoma, *World J Surg* 28(12): 1271–1274, 2004.

[77] Yen TW: Medullary thyroid carcinoma: results of a standardized surgical approach in a contemporary series of 80 consecutive patients, *Surgery* 134(6): 890–899; discussion 899–901, 2003.

[78] Franc S: Complete surgical lymph node resection does not prevent authentic recurrences of medullary thyroid carcinoma, *Clin Endocrinol (Oxf)* 55(3): 403–409, 2001.

[79] Fugazzola L, et al: Disappearance rate of serum calcitonin after total thyroidectomy for medullary thyroid carcinoma, *Int J Biol Markers* 9(1): 21–24, 1994.

[80] Jackson CE, et al: Clinical value of calcitonin and carcinoembryonic antigen doubling times in medullary thyroid carcinoma, *Henry Ford Hosp Med J* 35(2–3): 133–138, 1987.

[81] Giraudet AL, et al: Progression of medullary thyroid carcinoma: assessment with calcitonin and carcinoembryonic antigen doubling times, *Eur J Endocrinol* 158: 239–246, 2008.

[82] van Heerden JA, Grant C, Gharib H, et al: Long-term course of patients with persistent hypercalcitoninemia after apparent curative primary surgery for medullary thyroid carcinoma, *Arch Intern Med* 150(10): 2125–2128, 1990.

[83] Fialkowski E, DeBenedetti M, Moley J: Long-term outcome of reoperations for medullary thyroid carcinoma, *World J Surg* 32(5): 754–765, 2008.

[84] Clark JR, et al: Prognostic variables and calcitonin in medullary thyroid cancer, *Laryngoscope* 115(8): 1445–1450, 2005.

[85] Buhr HJ, et al: Microsurgical neck dissection for occultly metastasizing medullary thyroid carcinoma: three-year results, *Proc Natl Acad Sci U S A* 90(24): 11924–11928, 1993.

[86] Ellenhorn JD, Shah JP, Brennan MF: Impact of therapeutic regional lymph node dissection for medullary carcinoma of the thyroid gland, *Surgery* 114(6): 1083–1089, 1993.

[87] Tisell LE, Jansson S: Recent results of reoperative surgery in medullary carcinoma of the thyroid, *Surg Gynecol Obstet*

166(6): 567–579, 1988.

[88] Machens A, et al: Prospects of remission in medullary thyroid carcinoma according to basal calcitonin level, *J Clin Endocrinol Metab* 90(4): 2029–2034, 2005.

[89] Tung WS, Vesely TM, Moley JF: Laparoscopic detection of hepatic metastases in patients with residual or recurrent medullary thyroid cancer, *Surgery* 118(6): 1031–1035, 1995.

[90] Tisell LE, et al: Reoperation in the treatment of asymptomatic metastasizing medullary thyroid carcinoma, *J Endocrinol* 108(1): 17–23, 1986.

[91] Moley JF, Preservation of the recurrent laryngeal nerves in thyroid and parathyroid reoperations, *Surgery* 126(4): 673–677; discussion 677–679, 1999.

[92] Saad M, Guido J, Samaan N: Radioactive iodine in the treatment of medullary carcinoma of the thyroid, *J Clin Endocrinol Metab* 57: 124, 1983.

[93] Faik Erdogan M, Radioactive iodine treatment in medullary thyroid carcinoma, *Nucl Med Commun* 27(4): 359–362, 2006.

[94] Brierley J, et al: Medullary thyroid cancer: analyses of survival and prognostic factors and the role of radiation therapy in local control, *Thyroid* 6(4): 305–310, 1996.

[95] Mrad M, Gardet P, Rache A, et al: Value of venous catheterization and calcitonin studies in the treatment and management of clinically inapparent medullary thyroid cancer, *Cancer* 63: 133–138, 1989.

[96] Norton J, Doppman J, Brennan M: Localization and resection of clinically inapparent medullary carcinoma of the thyroid, *Surgery* 87: 616–622, 1980.

96a] Moley JF, Wells SA, Dilley WG: Reoperation for recurrent or persistent medullary thyroid cancer, *Surgery* 114: 1090–1095, 1993.

[97] Block M, Jackson C, Tashjian A: Management of occult medullary thyroid carcinoma: evidenced only by serum calcitonin elevations after apparently adequate neck operations, *Arch Surg* 113: 368–372, 1978.

[98] Brumsen C, Haak H, Goslings B, et al: Should patients with medullary thyroid carcinoma undergo extensive lymph node (re) operation to improve longterm survival? *Henry Ford Hosp Med J* 40: 271–275, 1992.

[99] Pelizzo MR, Bernante P, Piotto A, et al: The extent of surgery for thyroid medullary cancer, *Tumori* 80: 427–432, 1994.

[100] Buhr HJ, Kallinowski F, Raue F, et al: Microsurgical neck dissection for metastasizing medullary thyroid carcinoma, *Eur J Surg Oncol* 21: 195–197, 1995.

[101] Moley JF, Dilley WG, DeBenedetti MK, et al: Improved results of cervical reoperation for medullary thyroid carcinoma, *Ann Surg* 225(6): 734–740, 1997.

[102] Kebebew E, et al: Long-term results of reoperation and localizing studies in patients with persistent or recurrent medullary thyroid cancer, *Arch Surg* 135(8): 895–901, 2000.

[103] Van Heerden J, et al: Long-term course of patients with persistent hypercalcitoninemia after apparent curative primary surgery for medullary thyroid carcinoma, *Ann Surg* 212: 395–401, 1990.

[104] Moley J, Dilley W, DeBenedetti M: Improved results of cervical reoperation for medullary thyroid carcinoma, *Ann Surg* 225: 734–743, 1997.

[105] Tisell L, Hansson G, Jansson S, et al: Reoperation in the treatment of asymptomatic metastasizing medullary thyroid carcinoma, *Surgery* 99: 60–66, 1986.

[106] Chen H, et al: Effective long-term palliation of symptomatic, incurable metastatic medullary thyroid cancer by operative resection, *Ann Surg* 227(6): 887–895, 1998.

[107] Stein R, Goldenberg DM: A humanized monoclonal antibody to carcinoembryonic antigen, labetuzumab, inhibits tumor growth and sensitizes human medullary thyroid cancer xenografts to dacarbazine chemotherapy, *Mol Cancer Ther* 3(12): 1559–1564, 2004.

[108] Sharkey RM, et al: A phase I trial combining high-dose 90Y-labeled humanized anti-CEA monoclonal antibody with doxorubicin and peripheral blood stem cell rescue in advanced medullary thyroid cancer, *J Nucl Med* 46(4): 620–633, 2005.

[109] de Groot JW, et al: Cellular effects of imatinib on medullary thyroid cancer cells harboring multiple endocrine neoplasia Type 2A and 2B associated RET mutations, *Surgery* 139(6): 806–814, 2006.

[110] Cohen MS, Hussain HB, Moley JF: Inhibition of medullary thyroid carcinoma cell proliferation and RET phosphorylation by tyrosine kinase inhibitors, *Surgery* 132(6): 960–966, 2002; discussion 966–967.

[111] Frank-Raue K, et al: Efficacy of imatinib mesylate in advanced medullary thyroid carcinoma, *Eur J Endocrinol* 157(2): 215–220, 2007.

[112] Carlomagno F, et al: ZD6474, an orally available inhibitor of KDR tyrosine kinase activity, efficiently blocks oncogenic RET kinases, *Cancer Res* 62(24): 7284–7290, 2002.

[113] Carlomagno F, et al: Disease associated mutations at valine 804 in the RET receptor tyrosine kinase confer resistance to selective kinase inhibitors, *Oncogene* 23(36): 6056–6063, 2004.

[114] Wells SA: Vendatenib for the treatment of patients with locally advanced or metastatic hereditary medullary thyroid carcinoma, *J Clin Oncol 2010.* published online January 11, 2010.

[115] Lam ET: Phase II Clinical trial of the multi-kinase inhibitor, Sorafenib, in metastatic medullary thryroid cancer, *J Clin Oncol* in press.

[116] Chow LQ, Eckhardt SG: Sunitinib: from rational design to clinical efficacy, *J Clin Oncol* 25(7): 884–896, 2007.

[117] Cleary JM, et al: Neoadjuvant treatment of unresectable medullary thyroid cancer with sunitinib, *J Clin Oncol* 28(23): e390–e392, 2010.

[118] Schlumberger MJ, et al: Phase II study of safety and efficacy of motesanib in patients with progressive or symptomatic, advanced or metastatic medullary thyroid cancer, *J Clin Oncol* 27(23): 3794–3801, 2009.

[119] Georgakis GV, Younes A: Heat-shock protein 90 inhibitors in cancer therapy: 17AAG and beyond, *Future Oncol* 1(2): 273–281, 2005.

HENNING DRALLE ■ ANDREAS MACHENS ■ MICHAEL BRAUCKHOFF

引言

在 20 世纪初期，甲状腺髓样癌（MTC）就被认为是广泛的甲状腺恶性肿瘤中一种独立病理类型[1-4]。这种特殊的散发肿瘤生物学类型在 20 世纪中叶以前一直被描述为"早期通过淋巴和血液散布的小瘤"[4]，然而多发性MTC[5]被证实具有家族性肿瘤的特征。1901 年，Walther Burk 发现第一例多发性内分泌瘤病（MEN）2B，患者是一名 12 岁小男孩。1965 年，E.D.Williams 在出版的与MTC相关的遗传性嗜铬细胞瘤（PCC）[6]系列丛书中，首次将MTC综合征明确定义为独立的实体瘤[6]。1993 年，Mulligan[7] 和Donis-Keller[8]等发现了遗传性MTC的易感基因，从此进入了以基因 - 表型为导向的预防性手术时代[9-12]（表 24-1），并完成了从临床、生物化学到最终从分子学角度对遗传性MTC认识的历时 100 年的进化传奇。遗传性MTC在遗传性癌症综合征的很多方面具有独特性，并有如下特点（见第 23 章和第 25 章）：

- 25% 的MTC患者具有遗传变异性[13]，且这种遗传变异性与许多其他常见的遗传性肿瘤相比更加频繁[14]

- 与许多其他的遗传性肿瘤不同，遗传性MTC的生物学特征表现出很强的基因 - 表型相关性[12,15]，并被广泛用以进行风险评估[16-18]。这种基因依赖、年龄相关性的肿瘤进展特征[12]不仅构成了遗传性MTC发展的基础，而且促使着 MEN2- 相关性PCC[19]和甲状旁腺功能亢进症（HPT）的形成[20-23]

- 由 C 细胞的增生发展到MTC的病变过程是一个随机事件，而不是完全受基因携带者基因组的控制，这种恶性进展过程需要获得体细胞的突变[24]。血清降钙素是一个敏感的MTC诊断指标，比基因携带者潜在性的RET（REarranged during

Transfection）基因突变能更好地反应 C 细胞病变程度[25]，并且也许可以通过监测血清降钙素水平来了解其病变程度，进而调整外科治疗的时间和手术范围[26]

- 淋巴结转移是疾病进展的提示因素，对散发性和遗传性MTC同样预示着不良的预后[27]。尽管与散发性MTC相比，多病灶肿瘤生长在遗传性MTC中更常见（65% 对 8%）[28]，但经过疾病发病程度调整后，无论是生化治愈率还是生存预后，两者之间均没有差异[27,29]

- MEN 2B 是 MEN 2 一种特殊的恶性变异类型，其特点是主要起病于婴儿早期。超过 90% 的 MEN 2B 型 RET 基因携带者中包含从头胚系突变（种系突变）。这种突变在其他MTC综合征如家族性MTC（FMTC）和 MEN 2A 型中很少见[21,30]。因此，基于DNA技术筛查家族成员 MEN 2B 型的特征以早期检测出遗传性MTC很少作为一种选择。有趣的是，在 MEN 2B 婴儿身上早期会出现一些提示线索，如"哭时无泪和假性巨结肠病"。这些临床症状可能有助于疾病在进展出现典型的 MEN 2B 皮肤红斑前识别出基因携带者，并有利于促使行快速 DNA 筛查和立即的外科干预[30]。

不同基因型的临床表现

家族性甲状腺髓样癌和多发性内分泌瘤病 2A 型

激活的 RET 原癌基因种系突变位于染色体 10q11.2，聚集于热区，这种激活涉及身体的所有细胞（在 Knudson 肿瘤形成学中被称为初次打击）[17,19,23-25,31]（见图 24-1）。必须指出这种种系突变并不会同等地影响所有神经内分泌和非内分泌组织，还有许多组织并没有受到影响[24]。考虑到其复杂性，多种综合征的表现

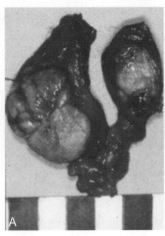
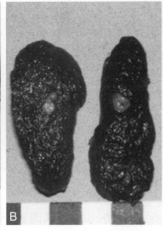
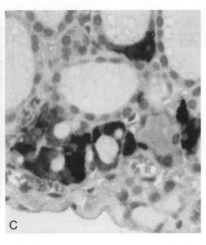

图 24-1 （也见彩图）遗传性 C 细胞疾病在临床（A）、生化学（B）和分子学（C）时代的诊断

大部分受年龄影响且具有许多变异的特征，特别是对于种系突变具有最弱转导能力的携带者。不同组织特异的易感性是 FMTC/MEN 2A/MEN 2B 基因型主要的驱动力，所有这一切都表明应将 MTC 作为一个整体来看待[24]。

家族性甲状腺髓样癌（FMTC）

FMTC 最初被定义为一种独立的疾病，根据家族中至少 4 个成员患病即可诊断成立，目前认为 FMTC 是 MEN 2 的顿挫型，且随着疾病的发展表现为 PCC 或 HPT。患者一生中出现从仅有 FMTC 到 MEN2 表型的转变是必然，RET 基因 918 和 634 号密码子胚系突变的例外情况，通常这种突变发生于密码子 620 和 618，较少发生于密码子 611 和 609（ATA B 类），很少发生于密码子 768、790、791、804 和 891（ATA A 类）[18]。至少 9.5% 拟诊为散发 MTC 的患者可能带有 RET 种系突变[32]。除非对相关的基因外显子进行基因筛查，否则这部分基因携带者常被漏诊[17,26]。

多发性内分泌瘤病 2A 型（MEN 2A）

MEN 2A 型包含以下部分或全部内容。神经内分泌系统：MTC（单病灶或多发病灶，单侧或双侧）、PCC（单病灶或多发病灶，单侧或双侧）、HPT（甲状旁腺病理性增生，或单个腺体或多个腺体的腺瘤）；非内分泌系统：巨结肠病和皮肤苔藓淀粉样变。

RET 种系突变是 MEN 2A 的基础，主要涉及的密码子为 634（ATA C 类）（也称为 MEN 2A 密码子），频繁发生的密码子为 620、618，较少程度发生的密码子为 611、609（ATA B 类），罕见发生的密码子为 768、790、791、804 或 891（ATA A 类）。

FMTC/MEN 2A 的神经内分泌组分
甲状腺髓样癌（MTC）

MTC 是 FMTC、MEN 2A 和 MEN 2B 三种类型仅有的共同表型成分，也是 MEN 2A 综合征常见的第一种组分。RET 种系突变能驱使 C 细胞病理性增生，这种改变随着附加发生 RET 或其他基因的体细胞突变（二次打击）可进展为明显的 MTC[12]。C 细胞的增生通常是多病灶的，涉及双侧甲状腺叶，特别易发生于密码子 918（ATA D 类）和 634（ATA C 类）种系突变的携带者。因为体细胞突变需要时间进行恶性转化，所以 MTC 的发展是年龄依赖的，并且随着受影响的 RET 密码子的不同而变化[18,24-25]（见图 24-2）：ATA D 类突变出生后开始，ATA C 类突变 1 岁时开始，ATA B 类突变 5 岁时开始，ATA A 类突变 10 岁时开始。

嗜铬细胞瘤（PCC）

相对于甲状腺 C 细胞，肾上腺髓质易感性较低，因此 PCC 成为此综合征第二大常见表现形式[19]。所有存在 PCC 的突变携带者中，诊断时 MTC 和 PCC 共存者在 ATA D 类（密码子 918）突变中占 60%，ATA C 类（密码子 634）突变中占 35%。而携带者的综合征组分中仅有 PCC 的情况很少见：ATA D 类（密码子 918）突变中占 0%，ATA C 类（密码子 634）突变中占 36%，ATA B 类（密码子 620 或 618）突变中占 40%，ATA A 类（密码子 791）突变中占 100%[19]。肾上腺神经节细胞瘤尽管不常见，但也许是 MEN 2A 和 2B 综合征的另一组分[33]。

RET 种系突变的活化也可能导致肾上腺髓质增生，PCC 也许会随着染色体 1p 上等位基因的缺失或

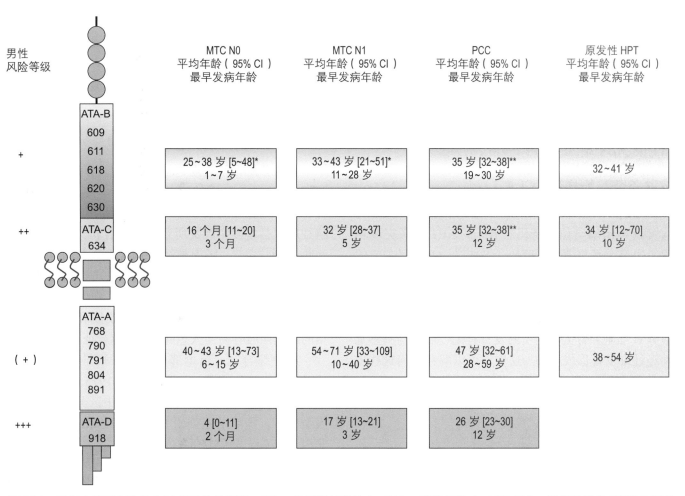

男性
风险等级

	MTC N0 平均年龄（95% CI） 最早发病年龄	MTC N1 平均年龄（95% CI） 最早发病年龄	PCC 平均年龄（95% CI） 最早发病年龄	原发性 HPT 平均年龄（95% CI） 最早发病年龄
+ ATA-B 609 611 618 620 630	25~38 岁 [5~48]* 1~7 岁	33~43 岁 [21~51]* 11~28 岁	35 岁 [32~38]** 19~30 岁	32~41 岁
++ ATA-C 634	16 个月 [11~20] 3 个月	32 岁 [28~37] 5 岁	35 岁 [32~38]** 12 岁	34 岁 [12~70] 10 岁
(+) ATA-A 768 790 791 804 891	40~43 岁 [13~73] 6~15 岁	54~71 岁 [33~109] 10~40 岁	47 岁 [32~61] 28~59 岁	38~54 岁
+++ ATA-D 918	4 [0~11] 2 个月	17 岁 [13~21] 3 岁	26 岁 [23~30] 12 岁	

图 24-2　MEN 2 基于 DNA 和年龄相关性的表现。ATA：美国甲状腺协会；PCC：嗜铬细胞瘤；MTC N0/1：淋巴结阴性 / 阳性的甲状腺髓样癌；primary HPT：原发性甲状旁腺功能亢进症；*：最小的 - 最大的关于个体化 ATA-B 突变的评估；**：对于 ATA B 类（ATA-B）和 ATA C 类（ATA-C）的联合评估。数字代表已报道的中位年龄（年）（置信区间），在其前面出现的是最早出现症状时的年龄

降解途径中林希基因的删除而进展。这个过程因受影响的密码子不同而呈现多样化（见图 24-2）：ATA D 类和 C 类突变：10 岁时开始；ATA B 类和 A 类的突变：20 岁时开始。

甲状旁腺功能亢进症（HPT）

　　甲状旁腺主细胞也许并不像甲状腺滤泡旁 C 细胞或肾上腺髓质细胞一样受 RET 活化的影响。因为很多未知原因，HPT 整体上比较温和，并不是 MEN 2B 型综合征的组成部分。老年携带者的 RET 种系突变在密码子 634（ATA C 类）[23] 上相当常见，但较弱的 RET 种系突变很少位于密码子 620、618、611 和 609 或 768、790、791、804 或 891（ATA A 类）。因为 HPT 很少见，因此对于携带 RET 突变的密码子除 634 外少有研究。此外，HPT 的发展是年龄依赖的（为了获得"二次打击"），并且因受影响的密码子不同而变

化（见图 24-2）：ATA C 突变 10 岁时开始，ATA B 类突变 30 岁时开始，ATA A 类的突变根据现有的少量数据没有明确估计。

FMTC/MEN 2A 型的非内分泌组分
巨结肠病

　　有趣的是，6% ~ 16% 的家族性外显子 10（密码子 620 和 618，非常罕见于密码子 611 和 609，ATA B 分类）的 RET 种系突变会发展为一个特殊的表型，包括"获得功能"的 FMTC/MEN 2A 表型和"功能缺失"的巨结肠病表型（HSCR）[34]。这些基因型也称为"罗马神基因"，指罗马神的门朝向任一个方向。个案报道也有描述巨结肠病的实例，其在密码子 791 上携带 RET 种系突变 [35]。HSCR 通常在 MTC 和 PCC 临床表现之前出现。"功能缺失"的 HSCR 表型被认为是由于内质网上的 RET 前体受体蛋白缺陷导致转导细胞膜的

途径障碍。细胞表面RET受体蛋白浓度的下降被认为是导致早产儿在怀孕期的第5周和第12周肠神经元头尾位迁移停滞的原因。黏膜下层和肌间神经丛的自主神经节缺失是导致HSCR功能性障碍和巨结肠症状的原因[34]。与此形成鲜明对比的是，胃肠道神经节细胞瘤是神经丛中存在神经节细胞瘤，也称为假性巨结肠病，是MEN 2B型（密码子918）的典型特征。

皮肤苔藓淀粉样变（CLA）

多达9%（18/199）的MEN 2A家族会出现CLA。通常这种疾病与位于密码子634的RET种系突变相关，也有个案报道位于密码子804[36]。CLA最主要的表现是瘙痒。病变多位于一侧或双侧上背部肩胛间区且伴有反复的抓痕，主要累及的神经感觉区位于颈4到胸5节段[37]。胚胎发育期，神经嵴细胞不仅与滤泡旁C细胞和肾上腺髓质的发育有关，而且与胸感觉神经纤维发育形成有关。这也许可以解释为何这些皮肤症状常频繁出现于MTC临床表现之前[36]。然而，CLA的演变过程独立于疾病的发展过程，且与PCC或HPT的发展无关[37]。

MEN 2B

MEN 2B的定义为是MTC和PCC的结合（不包含HPT），表现为眼、口、肠内和骨骼肌系统的神经节瘤和独特的肌肉骨骼疾病[18,22]。MTC发展比较早，以至于①存在于每一个MEN 2B患者；②确诊时疾病已有很大程度的进展；③预后较差。超过50%的患者会出现PCC且通常累及双侧肾上腺[18,22]。

MEN 2B的非内分泌系统表现

非内分泌系统表现包括口、眼、肠和骨骼肌的皮肤红斑（表24-1，图24-3至24-5）。口腔红斑包括前舌、唇和颊黏膜的结节[38-39]，也包括齿列不齐[40]。眼睛红斑包括复发结膜炎所致的结膜结节、角膜纤维化和睑内翻[38,41-44]。肠内神经节瘤病通常表现为慢性便秘或肠梗阻[45-48]。肌肉骨骼的皮肤红斑包括各种明显的畸形，例如，关节松弛、肌无力、中面部颚突、漏斗胸畸形、脊柱侧凸、股骨头骨垢滑脱和足畸形。典型的细长四肢容易使人想起"马方综合征"[49-50]。

这种综合征（至少部分症状）很早以前就有描述[1,41,51-54]，但术语MEN 2B直到1975年才正式提出，当时是为了从典型的西波尔症中区分出"神经瘤表型"[55]。随后的系列研究揭示MEN2B在内分泌和非内分泌系统表型中存在大量变异[39,56-58]。

少于5%的MEN 2B患者也许没有完全表达非内分泌表型，也具有其他RET种系突变，包括双突变如A883F[59-61]、V804M/E805K[62]、V804M/Y806C[63-64]和V804M/S904C[65]（见表24-2）。这些非典型的MEN 2B突变比典型的MEN 2B密码子918突变（ATA D

表24-1　MEN 2B型非内分泌系统表现的皮肤红斑

红斑	临床表现	病理学底物	诊断病情的检查
口	前舌、唇和颊黏膜的结节，隆起的嘴唇和明显的唇系带	黏膜的神经节瘤	临床检查；组织活检
	病损的牙列	未知	口腔检查
眼	结膜结节	结膜神经瘤	眼科检查；裂隙灯检查；基础泪液分泌实验
	角膜纤维化	角膜神经增厚	
	干性结膜炎	少泪	
	睑内翻	未知	
肠	假性巨结肠病伴慢性便秘，再发性腹痛，腹胀	肠肌间神经节瘤病	放射线检查；直肠抽吸活检；病理学检查
	生长不良	合并肠内和肌肉骨骼肌的症状	体格检查
	腹泻	生物胺的作用也许会导致高降钙素血症	排除乳糖不耐症的鉴别诊断
骨骼肌肉	伴关节松弛的马方综合征体质	可能是由神经系统发育疾病引起	神经和骨骼检查；肌电图检查；特殊的X线成像
	肌无力		
	弓形足；凹形足		
	脊柱侧凸；髌脱离		

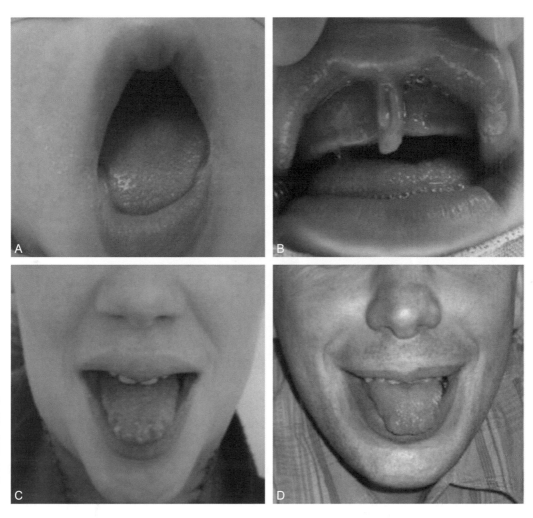

图 24-3 （也见彩图）年龄依赖的 MEN 2B 型口腔皮肤红斑表现（M918T 突变）。A，6 个月大的男婴；B，6 个月大的女婴；C，12 岁女孩舌和唇的红斑；D，30 岁男性舌上的红斑

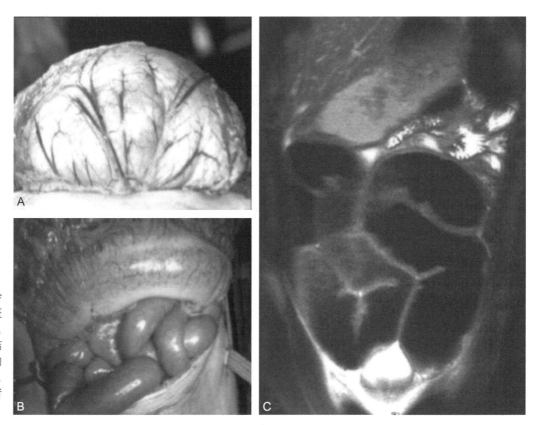

图 24-4 （也见彩图）年龄依赖的 MEN 2B 型肠内红斑的表现（M918T 突变）。A，伴再发性腹痛的 16 岁巨结肠女性患者；B，伴腹泻的 15 岁男性巨结肠患者；C，反复便秘的 16 岁男性患者的腹部 MRI 图像

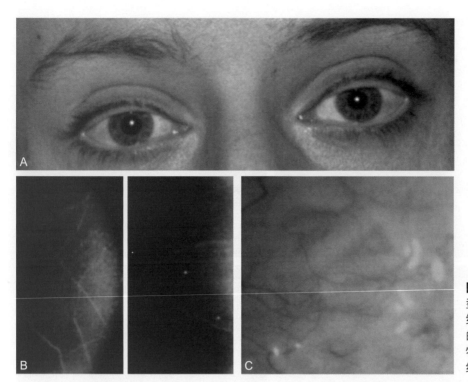

图 24-5 （也见彩图）年龄依赖的 MEN 2B 型眼部红斑的表现。A，伴睑内翻和反复结膜炎的 17 岁男孩；B，裂隙灯检查揭示的 30 岁男性明显的角膜纤维化；C，眼部特写视图显示同一个 30 岁男性增厚的角膜纤维化

分类）具有更低的侵袭性和渗透性，这种结果与体外研究的结论相一致 [66-67]。

MEN 2B 型内分泌和非内分泌表型以年龄依赖性的方式发展（表 24-3，也见图 24-3）。携带典型 MEN 2B 型密码子 918 突变的患者在出生后的第 1 个月往往就出现 MTC[48,69]，此时仍有外科治疗的机会。但 1 岁以后就丧失了外科手术时机，因此大多数超过 4 岁的

MEN 2B 型患者在诊断后无法治愈 [68]。PCC 作为 MEN 2B 内分泌表型的第二部分很少在青春期前被发现 [19]，报道的最年轻的 MEN 2B 型患者是 12 岁 [58]。

多数 RET 基因突变携带者（918 位密码子的经典突变）在母体子宫内可以正常发育和出生，并且出生时体重和形体大小均无异常。没有相关数据可用于鉴别非典型的 MEN 2B 基因的突变。但在出生后数月，

表24-2　MEN 2B基因型–表型的相关性

基因型	例数	诊断年龄（岁）	MTC（%）	进展性 MTC（%）	PCC（%）	口腔黏膜神经瘤（%）	胃肠道症状	角膜纤维化（%）	马方综合征体质（%）	参考文献
RET 单突变										
M918T	32	14	100	68	33	87	95	75	70	30
	22*	13	100	55	48	100	84	69	68	79
	28	11.5	n.i.	n.i.	n.i.	n.i.	93	n.i.	n.i.	47
	18*	13	100	83	33	67	61	71	89	124
A883F	2	19	100	50	50	100	n.i.	n.i.	100	59, 61
	2	n.i.	100	n.i.	n.i.	100	n.i.	n.i.	100	60
RET 双突变										
V804M/E805K	1	50	100	100	100	100	n.i.	100	100	62
V804M/Y806C	1	23	100	0	100†	100	100	100	n.i.	63
V804M/S904C	4	29	75	0	0	25	0	0	0	65

超过10例携带M918T胚系突变的样本被纳入研究
n.i.：没有被纳入
* 大多数患者被证实含有M918T基因
† 肾上腺髓质增生

表24-3　年龄依赖的MEN 2B型患者出生后1年内甲状腺外皮肤红斑和症状的发育期（M918T突变）与健康对照者相比			
	对照组 年龄≤1岁	MEN 2B 年龄≤1岁	MEN 2B 随访
干眼（%）	0	86	91
慢性充血（%）	0	61	71
弓形足（%）	0	30	75
结膜炎（%）	2	24	55
关节松弛（%）	0	19	52
嘴唇肿大（%）	0	17	96
口腔神经瘤（%）	0	17	92
骨骼疾病（%）	0	0	38
嗜铬细胞瘤（%）	0	0	28
结膜神经瘤（%）	0	0	11

Modified after Brauckhoff M,Machens A,Hess S et al: Premonitory symptoms preceding metastatic medullary thyroid cancer in MEN 2B: an exploratory analysis. *Surgery* 144:1044-1051,2008.

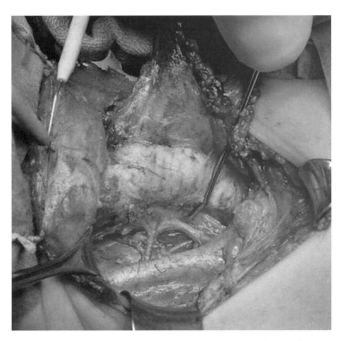

图 24-6　（也见彩图）19 个月的 MEN 2B 型甲状腺髓样癌婴儿全甲状腺切除术的中央区清扫

患儿不能正常成长，由于伴有吮乳无力和慢性便秘症状，该症状可能会成为发现 MEN 2B 基因突变的首要线索[30]。

神经节细胞瘤和增厚的神经鞘可能是非内分泌型MEN2B 的特征性病理改变，这些病理改变都指明了RET 受体在神圣峻发育过程中的关键作用[70]。在裂隙灯下检查可见突出的角膜神经，喉返神经增粗（图24-5 和图24-6）也是常见的。针对神经的研究结果发现，由于神经鞘增厚，神经传导速度和动作电位的振幅会降低，感觉神经元内的 Aa、Ad、C 构成元件也减少[49]。这种病理改变的发生更像是一种始动因素，其背后不仅有肌肉骨骼的病理改变，也有结膜炎、泪液产生减少的症状。神经节细胞广泛表达，并且大量存在于口腔（见图 24-3）、肠黏膜（见图 24-4）和结膜组织中（见图 24-5）。在结肠，神经节细胞瘤会干扰肠道蠕动和消化，从而引发"伪先天性巨结肠症"[45]（见图 24-4）。

对于基因携带者的外科评估

FMTC 和 MEN 2A-MTC

髓样癌（MTC）细胞合成降钙素的神经内分泌功能是由神经鞘衍生而来。降钙素储存在分泌颗粒的致密核心中，在有刺激因子存在时被激活进而释放入血液中。因为静脉注射五肽胃泌素（典型方法是每公斤体重 0.5 μg）会导致令人厌烦的不良反应，所以五肽胃泌素在许多国家包括美国已被限制使用。在分子时代到来之前，临床确立的家族性 MEN 2 成员为了早期确诊，会根据疾病的特点定期进行五肽胃泌素刺激降钙素筛查实验。如果结果是阳性，对这些患者会优先推荐考虑全甲状腺切除。因为存在非肿瘤性（"反应性"）C 细胞的增生，生化学的筛查偶尔也会出现假阳性结果，使一些并不需要进行甲状腺切除的家族成员采取了手术治疗，这些成员随后被证实并没有继承家族的 RET 种系突变。当然，对于隐匿性 MTC 患者而言，降钙素水平越高风险性越大。降钙素筛查实验作为一种强有力的诊断工具已在很大程度上消减了RET 基因携带者的超额死亡率（主要是由于未被发现的 PCC 或转移的 MTC 所致的高血压危象 [儿茶酚胺过多分泌]）[71]。

随着分子时代的到来，基于 DNA 技术筛查位于热区的外显子 10、11、13、14、15 和 16 的 RET 基因很快成为了诊断的金标准。除非样本或实验室的错误，以 DNA 技术为基础的筛查没有假阳性的结果。因此 DNA 筛查技术在很大程度上已经取代了降钙素筛查技术，成为早期诊断基因携带者的方法[17]。然而，对于隐匿性 MTC，特别是有良性结节病变背景的患者，降钙素水平增高比高分辨超声（很难发现小于 5mm 的肿瘤）更敏感[72]。

嗜铬细胞瘤（PCC）

因终末分化损害所致的 MEN2 相关性 PCC 频繁产生肾上腺素而非去甲肾上腺素[73]，这暗示着许多患有 PCC 的 RET 基因携带者维持着阵发性而不是持续性的高血压。如果延误诊断使 PCC 进一步进展，即使是微小的触发也会促使大量的儿茶酚胺分泌，这种情况（40～50 岁左右常会出现）通常会导致致死性的高血压危象。以前这是导致 RET 基因携带者死亡的最常见原因。随着常规使用敏感性筛查技术进行儿茶酚胺和其代谢物的筛查，越来越多的 PCC 在还没有症状时就得到了诊断[74]。肾上腺髓质的肿瘤足够大时通常可以在肾上腺彩超、计算机断层显像和磁共振扫描上成像。为了避免诱发高血压危象的风险，在还没有应用肾上腺受体阻滞剂时不要处理这些肿瘤[75]。

甲状旁腺功能亢进症（HPT）

一些组织病理学证据证实，即使患者的血钙和全段甲状旁腺激素在正常范围内，许多 RET 基因携带者会存在甲状旁腺的增生或腺瘤。血钙未增高时，HPT 的诊断不能仅仅依据增高的全段甲状旁腺激素水平。通常高分辨率彩超成像就可以发现增大的甲状旁腺，因此更多复杂的成像方式一般仅在再次手术时才需要。

巨结肠病

年轻的 MEN 2A 家族 RET 基因携带者表现为巨结肠病（HSCR）相关症状，如重度便秘或肠梗阻，同时也可能隐匿着甲状腺 C 细胞疾病。HSCR 病的诊断检查包括钡剂灌肠，可显示有神经节段的扩大近端和无神经节段的缩窄远端的尺寸对比；非神经节段抽吸活检，通过对神经节细胞 / 神经复合物进行胆碱酯酶组织化学染色，能够确诊 HSCR 病，同时可排除胃肠道神经节瘤病或与 MEN 2B 表型相关的假性巨结肠病的诊断。

皮肤苔藓淀粉样变（CLA）

CLA 通常是临床诊断，如果需要，也可以在受累的皮肤上穿孔活检获得病理学证实。

MEN 2B

对于 MEN2B 基因携带者，真正的"预防性"MTC 手术按照这个词的原本意思来讲并不可行，因为肿瘤的发病年龄非常早[30-31,48,69]。也存在特殊的情况，一名有典型 M918T RET 突变的 6 个月大的婴儿经证实在甲状腺上并没有 C 细胞的肿瘤性疾病[76]。另外一名 MEN 2B 型患者直到 14 个月大出现了 C 细胞的病理性增生才知道存在 RET 突变[77-78]。

大多数 MEN 2B 种系突变的患者都会出现生殖细胞的从头合成[30,79]。尽管传递到下一代的家族性 RET 种系突变在后代中可以很容易被确诊，然而大多数 MEN 2B 患者没有孩子。由于缺乏相关的家族史，给无症状的患者辨别出 RET 种系突变造成了极大挑战。当患者出现 MEN 2B 相关的非内分泌性皮肤红斑时，及时辨别是识别这种疾病的主要方法。通常在出现 MTC 临床表现之前出现这些皮肤红斑[30]。悲哀的是即使典型的红斑非常明显，许多患者仍未被确诊为 MEN 2B 而得到及时的处理[79]。因为 MEN 2B 非常罕见，所以根据其特点对所有新生儿进行筛查并不是一个可行方式。

肠内神经节细胞瘤病

90% 的 MEN 2B 患者会发展出现肠道症状。40%～85% 的患者会频繁出现 MEN 2B 型的症状[47]，包括过度肿胀或胃肠胀气、腹部膨隆、便秘和再发性腹痛。这些临床主诉与影像学诊断的巨结肠具有很好的关联性。因为肠内神经节细胞瘤病是 MEN 2B 发展过程范围外的一个特例[80-81]，目前的 ATA 指南[18]推荐对这些患者的肠组织进行 RET 基因分析。神经节细胞瘤病的组织学证据应以使用结构化方式的肠肌间神经节细胞计数为依据[82]。因为许多 MEN 2B 患者都是在出生后第 1 年出现肠内症状[30]，RET 基因分析也许是唯一可以在疾病可治愈时检测到 MTC 的方式。超过 70% 的患者是在 6 岁或更早时确诊的，在诊断以前已经有了肠内神经节细胞瘤病的证据。

口腔黏膜红斑

尽管口腔黏膜红斑（结节状唇、黏膜神经瘤、异常齿列）暗示着 MEN 2B，然而这些特征似乎没有一个在 MTC 临床表现前出现[30]。如果出现这些红斑（特别是口腔黏膜的神经瘤），应该敦促行 RET 筛查，尽管有证据认为多数黏膜神经瘤并不是只与 MEN 2B

有关[83]。

虑进行 RET 筛查。

增厚的角膜神经和哭时无泪

增厚的角膜神经最早于一名 3 个月大的女婴身上发现[77]，也可累及 MEN 2A 患者。直接通过裂隙灯检查就可诊断。因为增厚的角膜神经通常不明显，常常是未知临床意义的意外发现。虽然在眼科报告中很少重视泪液的减少伴随后出现的干性结膜炎，但却是 MEN 2B 眼部疾病众所周知的组分[38,43]。泪液分泌试验可确诊。几乎所有父母都能早期发现孩子泪少，分辨出孩子是否"哭时无泪"[30]。这种症状的鉴别诊断包括许多少见的情况，包括肖格伦综合征、triple-A 综合征和一些环境与营养因素[88]。然而，鉴于早期诊断 MEN 2B 的重要性，对"哭时无泪"的孩子应该考

外科治疗

对于临床明显的遗传性 MTC 的外科治疗
同时存在 MTC 和 PCC

根据潜在的 RET 种系突变，多达 30%～50% 的携带者也许会发展为 PCC。60% 隐匿着 ATA D 类（密码子 918）突变的 PCC 患者和 35% 隐匿着 ATA C 类（密码子 634）突变的 PCC 患者最终会同时诊断有 MTC[19]。对于这种情况主要有两种外科选择方式：①保留肾上腺皮质的肾上腺切除术＋全甲状腺切除术，对更多有限的颈部疾病可以一次同时进行；或者②对于进展期的颈

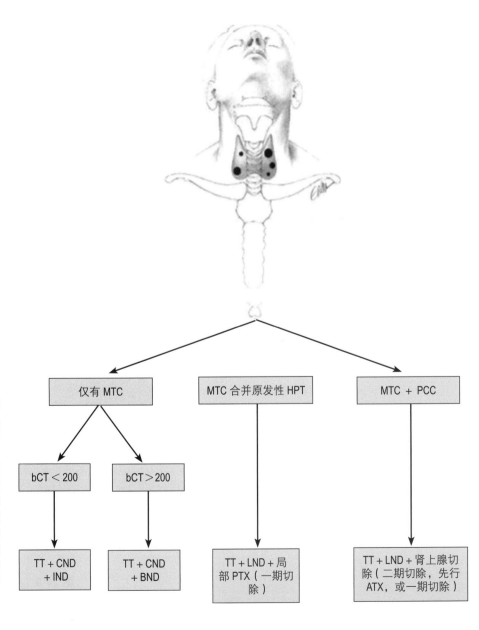

图 24-7 对于临床上明显的遗传性甲状腺髓样癌的初次手术。bCT：基础降钙素（参考范围＜10 pg/ml）；TT：全甲状腺切除术；LND：颈淋巴结清扫术；CND：中央组淋巴结清扫术；IND：同侧侧颈部淋巴结清扫术；BND：双侧侧颈部淋巴结清扫术；ATX：肾上腺切除术；更倾向于大部分保留肾上腺皮质的肾上腺切除术；PTX：甲状旁腺切除术；有限的甲状旁腺切除术指仅移除增大的甲状旁腺腺体，与此相对照的是大部或全甲状旁腺切除术＋甲状旁腺自体移植术

仅有 MTC

MTC 合并原发性 HPT

MTC ＋ PCC

bCT＜200

bCT＞200

TT ＋ CND ＋ IND

TT ＋ CND ＋ BND

TT＋LND＋局部 PTX（一期切除）

TT＋LND＋肾上腺切除（二期切除，先行 ATX，或一期切除）

部疾病，手术应分两次进行（图 24-7）。无论何时，在肾上腺切除术前应使用有效的 α 受体阻滞剂[75,89]。

同时存在 MTC 和 HPT

大部分 MEN 2A 患者带有密码子 634 的 ATA C 分类突变。这类人 HPT 发生率为 20%～30%[91]。由于缺乏多腺体疾病（MEN 2A 患者并不常见），HPT 的临床病程通常比较缓和。因此，外科策略在于移除非常大的甲状旁腺腺体而不是进行甲状旁腺大部切除术或甲状旁腺全部切除术 + 自体移植。后两个操作适合于累及 3 个或 4 个腺体的疾病[18,92]。正常的甲状旁腺应尽可能保留在原位，这应该作为遗传性 MTC 外科治疗的常规标准[93]。只有当血运完全性破坏时，正常的甲状旁腺才应该被切除后进行自体移植，尽可能减少术后甲状旁腺功能减退症的概率[94]。

甲状腺切除的范围

因为每一个孤立的滤泡旁 C 细胞都有恶性进展的潜能，部分甲状腺切除不能降低由残留甲状腺引起的遗传性 MTC 的风险。此外，C 细胞不表达钠 / 碘同向转运体，因而不会浓聚放射性碘，因此放射性碘治疗对 MTC 是无效的。

淋巴结清扫的范围

大多数临床表现明显的 MTC 患者都有双侧颈部淋巴结转移，因此双侧中央区和外侧区需要仔细清扫[89,95-98]。目前基于治疗前基础降钙素水平提出了一个新的个体化淋巴结清扫概念：当降钙素水平小于或等于阈值 200pg/ml（参考范围 ＜10 pg/ml），对侧颈部无淋巴结转移，不需要清扫[25]（见图 24-7）；降钙素水平在阈值范围之上，双侧颈淋巴结转移，也包括纵隔和远处转移，将逐渐呈现[99-101]。分区的外科治疗将肿瘤灶从邻近至关重要的颈部结构中移除[102-103]，将有助于预防肿瘤相关的并发症并有助于全身性靶向治疗[104-105]。

持续性或复发性颈部肿瘤起源于不全甲状腺切除、不充分的颈淋巴结清扫或两者都有。当肿瘤复发或持续存在时应该进行颈部的再次手术，必须清除病灶。对于放射线影像学不明显的肿瘤，是否需要再手术治疗还没有定论。决策的产生必须考虑初次手术的范围及细致程度（可以通过手术记录和病理报告获得）和再次颈部手术所致的额外手术并发症的发生率。如果有条件，对于有高危突变（ATA D，C 和 B 分类）的携带者和有明显复发疾病的患者应该谨慎地从颈部、纵隔或远处转移部位根除"疾病的起搏器"（图 24-8 和图 24-9）。对 MTC 复发转移的探查，18- 氟多巴胺受体（^{18}F-DOPA）或氟脱氧葡萄糖（FDG）正电

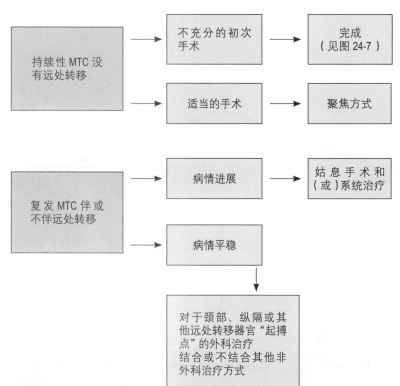

图 24-8　对于临床上明显的遗传性甲状腺髓样癌的再手术治疗

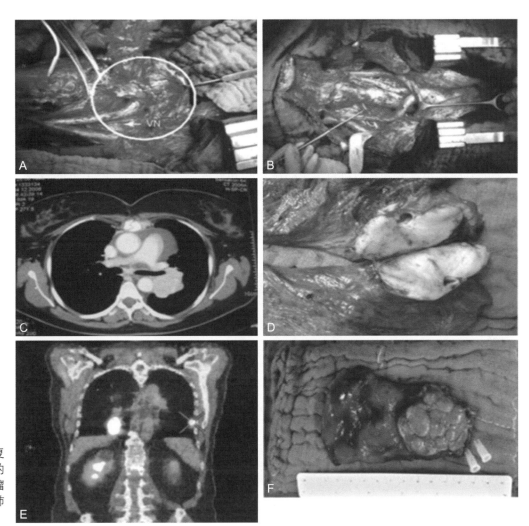

图 24-9 （也见彩图）处理复发甲状腺髓样癌在上纵隔的"起搏点"（A、B）；肺门肿瘤阻塞左主支气管（C、D）和肺实质（E、F）

子发射断层扫描 / 计算机断层扫描（PET/CT）与常规显像效果更好[106-107]。

无症状的基因携带者预防性外科手术治疗

最近的迹象显示使用整合 DNA/ 生物化学的观念[25-26]（图 24-10）也许在预示 C 细胞疾病程度方面比单独使用年龄相关的危险评估更有效[18]。有机构对 308 名 RET 携带者进行遗传性 MTC 外科治疗的系列研究，结果表明淋巴结转移仅发生于基础降钙素水平升高的患者[25,108-109]。按照推论，基础降钙素水平正常的携带者也许能安全地放弃淋巴结清扫，进而免去在手术过程中造成的过多的手术并发症（甲状旁腺功能减退症、喉返神经麻痹）。如果需要，预防性甲状腺切除可以延期超过各自推荐的突变年龄（ATA 分类）[18]，直到刺激的降钙素水平开始升高而基础降钙素水平仍在正常范围内时进行（见图 24-10）。这样的延期也许更适合幼儿，因其组织结构与大龄儿童和成

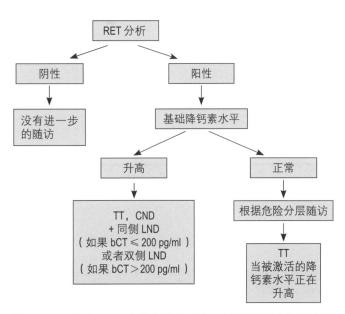

图 24-10 整合 DNA- 生物化学的观念：基因诊断的处理流程和对具有危险因素的发展中遗传性甲状腺髓样癌 RET 基因携带者的外科治疗。TT：全甲状腺切除术；CND：中央组淋巴结清扫术；ND：淋巴结清扫术；bCT：基础降钙素（参考范围 <10 pg/ml）；LND：颈侧部淋巴结清扫

人相比更加小、精细，手术空间更小，因此这部分患者的外科手术并发症的发生率更高。较小的孩子也很少能遵从甲状腺素替代治疗的要求。基于这些原因，整合的 DNA- 生物化学策略与单纯的 ATA 年龄分类依据的观念相比也许能够提供更大的余地，从而降低不足治疗或过度治疗的可能 [26]。

大多数 MEN 2B 患者在诊断时已经有基础降钙素水平的升高，迫使必须及时进行全甲状腺切除和分区的颈淋巴结清扫 [68]。尽管只有最年轻的 MEN 2B 患者能够通过外科治愈，但是诊断时的年龄明显不能作为生物治疗的唯一决定因素。有趣的是大于 12 岁的

MEN 2B 患者的生存率要高于年龄较小的同辈人 [68]，也许是因为对于幼儿进展期疾病的颈部外科治疗需要更多的手术空间。这暗示着应尽可能尽早实施分区划分的外科治疗，但是对于迟发患者也可提高生存率。

遗传性 MTC 术后并发症和疗效
对无症状基因携带者的预防性外科治疗

尽管全世界都接受对 RET 基因携带者进行预防性外科治疗的理念，但缺乏术后转归的数据（表24-4）。最主要的外科并发症是永久性甲状旁腺功能减退症，发生率高达 6% [11,94,110-114]。产生这种结果的

表24-4　遗传性C细胞疾病行预防性手术切除的术后并发症

	RLNP		甲状旁腺功能减退症		淋巴结清扫比例 (n)	生化治愈率 (%)(n 治愈例数 / 总例数)
	暂时性	永久性	暂时性	永久性		
Dralle 1998[11]（ $n=75$ ）（ 3 ~ 20 y ）	4	1	20	5	57/75	96 （ 72/75 ）
Ukkat 2001[108]（ $n=36$ ）（ 3 ~ 20 y ）	0	0	9	0	大部分病例均行 LND.	97 （ 35/36 ）
Gimm 2002[110]（ $n=27$ ）（ 5 ~ 57 y ）	n.i.	0	n.i.	0	18/27	93 （ 25/27 ）
Kahraman 2003[111]（ $n=13$ ）（ 4 ~ 14 y ）	0	0	n.i.	1	10/13	100 （ 13/13 ）
Skinner 2005[94]（ $n=50$ ）（ 3 ~ 19 y ）	n.i.	n.i.	n.i.	3	45/50	88 （ 44/50 ）
Piolat 2006[112]（ $n=5$ ）（ 2 ~ 5 y ）	1	0	3	0	5/5	100 （ 5/5 ）
Frank-Raue 2006[118]（ $n=46$ ）（ 4 ~ 21 y ）	n.i.	0	n.i.	1	34/46	89 （ 41/46 ）
Punales 2008[113]（ $n=41$ ）（ 5 ~ 25 y ）	n.i.	n.i.	n.i.	6	39/41	76 （ 31/41 ）
Schellhaas 2009[114]（ $n=17$ ）（ 4 ~ 36 y ）	1	0	5	1	17/17	88 （ 15/17 ）
Zenaty 2009[31]（ $n=6$ ）（ 3 ~ 12 m ）	0	0	n.i.	1	5/6	100 （ 6/6 ）
合计 （ n, %）	1/225 （ 0.4% ）		18/316 （ 5.7% ）		230/280 （ 82% ）	287/316 （ 91% ）

RLNP：喉返神经麻痹；y：年；m：月；n.i.：没有纳入研究

最主要原因是不小心切除了上极甲状旁腺腺体，或是在进行预防性颈中央区淋巴结清扫术[115-117]时故意移除甲状旁腺以进行甲状旁腺移植[93]。只要基因携带者具有正常的基础降钙素水平就不刻意进行中央区淋巴结清扫[25]，并且始终使用原位保留的正常甲状旁腺腺体[93]是进一步降低基因携带者术后甲状旁腺功能减退症发生率的关键。

生化治愈率变动范围为76%~100%（见图24-4），是否能达到90%主要取决于抢先手术治疗的时间和范围。在基础降钙素水平升高之前使用整合DNA-生物化学理念进行预防性甲状腺切除可能使治愈率达到100%[26]。预防性外科治疗后，无论是对孩子还是成人都需要进行认真随访，这种随访不仅是为了监测复发，也是为了进行有效的甲状腺激素替代治疗[118]和社会心理学治疗[119]。

临床症状明显的遗传性MTC携带者的外科治疗

出现淋巴结和远处转移的患者预后差，即使对于这样的患者，分区的外科治疗也许是有益的[25,29,108,110,113,120-122]。对于治疗前基础降钙素水平≤1 000 mg/ml的患者行双颈分区性外科治疗，至少有50%的患者可以获得生化治愈。然而对于基础降钙素水平>1 000 mg/ml（参考范围<10 mg/ml）的患者却达不到这样的疗效[72]。早期检测是治疗成功的关键，对于有MEN 2或MTC个人或家族史的患者应给予遗传学建议，并提供RET基因检测。在德国，由于筛查的普及，可探测的肿瘤大小已由1961—1980年出生的携带者的14 mm减半至1981—2000年出生的携带者的7 mm[123]。

参考文献

[1] Burk W: *Über einen Amyloidtumor mit Metastasen*, Inaugural-Dissertation, Tübingen Germany, 1901, Pietzcker.

[2] Jaquet AJ: Ein Fall von metastasierenden Amyloidtumoren (Lymphosarkom), *Virchows Arch* 185: 251–267, 1906.

[3] Stoffel E: Lokales Amyloid der Schilddrüse, *Virchows Arch* 201: 245–252, 1910.

[4] Wegelin C: Malignant disease of the thyroid gland and its relations to goitre in man and animals, *Cancer Rev* 3: 297–313, 1928.

[5] De Quervain F: *Struma maligna*, Neue Deutsche Chirurgie. F. Sauerbruch. Hrsg.), Band 64, Stuttgart, 1941, Ferdinand Enke Verlag.

[6] Williams ED: A review of 17 cases of carcinoma of the thyroid and phaeochromocytoma, *J Clin Path* 18: 288–292, 1965.

[7] Mulligan LM, Kwok JB, Healey CS, et al: Germ-line mutations of the RET proto-oncogene in multiple endocrine neoplasia type 2A, *Nature* 363: 458–460, 1993.

[8] Donis-Keller H, Dou S, Chi D, et al: Mutations in the RET proto-oncogene are associated with MEN 2A and FMTC, *Hum Mol Genet* 2: 851–856, 1993.

[9] Wells SA, Chi DD, Toshima K, et al: Predictive DNA testing and prophylactic thyroidectomy in patients at risk for multiple endocrine neoplasia type 2A, *Ann Surg* 220: 237–250, 1994.

[10] Lips CJM, Landsvater RM, Höppener JWM, et al: Clinical screening as compared with DNA analysis in families with multiple endocrine neoplasia type 2A, *N Engl J Med* 331: 828–835, 1994.

[11] Dralle H, Gimm O, Simon D, et al: Prophylactic thyroidectomy in 75 children and adolescents with hereditary medullary thyroid carcinoma: German and Austrian experience, *World J Surg* 22: 744–751, 1998.

[12] Machens A, Niccoli-Sire P, Hoegel J, et al: Early malignant progression of hereditary thyroid cancer, *N Engl J Med* 349: 1517–1527, 2003.

[13] Bergholm U, Adami HO, Bergström R, et al: Long-term survival in sporadic and familial medullary thyroid carcinoma with special reference to clinical characteristics as prognostic factors, *Acta Chir Scand* 156: 37–46, 1990.

[14] Foulkes WD: Inherited susceptibility to common cancers, *N Engl J Med* 359: 2143–2153, 2008.

[15] Machens A, Gimm O, Hinze R, et al: Genotype-phenotype correlation in hereditary medullary thyroid carcinoma: oncological features and biochemical properties, *J Clin Endocrinol Metab* 86: 1104–1109, 2001.

[16] Brandi ML, Gagel RF, Angeli A, et al: Guidelines for diagnosis and therapy of MEN type 1 and type 2, *J Clin Endocrinol Metab* 86: 5658–5671, 2001.

[17] Machens A, Dralle H: Genotype-phenotype based surgical concept of hereditary medullary thyroid carcinoma, *World J Surg* 31: 957–968, 2007.

[18] Kloos RT, Eng C, Evans CE, et al: Medullary thyroid cancer: management guidelines of the American Thyroid Association, *Thyroid* 19: 565–612, 2009.

[19] Machens A, Brauckhoff M, Holzhausen HJ, et al: Codon-specific development of pheochromocytoma in multiple endocrine neoplasia type 2, *J Clin Endocrinol Metab* 90: 3999–4003, 2005.

[20] Mulligan LM, Marsh DJ, Robinson BG, et al: Genotype-phenotype correlation in multiple endocrine neoplasia type 2: report of the international RET mutation consortium, *J Intern Med* 238: 343–346.

[21] Frank-Raue K, Höppner W, Frilling, et al: Mutations of the ret protooncogene in German multiple endocrine neoplasia families: relation between genotype and phenotype, *J Clin Endocrinol Metab* 81: 1780–1783, 1996.

[22] Eng C, Clayton D, Schuffenecker I, et al: The relationship between specific RET proto-oncogene mutations and disease phenotype in multiple endocrine neoplasia type 2, *JAMA* 276: 1575–1579, 1996.

[23] Schuffenecker I, Virally-Monod M, Brohet R, et al: Risk and penetrance of primary hyperparathyroidism in multiple endocrine neoplasia type 2A families with mutations at codon 634 of the RET proto-oncogene, *J Clin Endocrinol Metab* 83: 487–491, 1998.

[24] Machens A, Lorenz K, Dralle H: Constitutive RET tyrosine kinase activation in hereditary medullary thyroid cancer: clinical opportunities, *J Intern Med* 266: 114–125, 2009.

[25] Machens A, Lorenz K, Dralle H: Individualization of lymph node dissection in RET (rearranged during transfection) carriers at risk for medullary thyroid cancer, *Ann Surg* 250: 305–310, 2009.

[26] Machens A, Dralle H: Prophylactic thyroidectomy in RET carriers at risk for hereditary medullary thyroid cancer, *Thyroid* 19: 551–554, 2009.

[27] Machens A, Schneyer U, Holzhausen HJ, et al: Prospects of remission in medullary thyroid carcinoma according to basal calcitonin level, *J Clin Endocrinol Metab* 90: 2029–2034, 2005.

第4篇

[28] Machens A, Hauptmann S, Dralle H: Increased risk of lymph node metastasis in multifocal hereditary and sporadic medullary thyroid cancer, *World J Surg* 31: 1960–1965, 2007.

[29] Modigliani E, Cohen R, Campos JM, et al: Prognostic factors for survival and for biochemical cure in medullary thyroid carcinoma: results in 899 patients, *Clin Endocrinol* 48: 265–273, 1998.

[30] Brauckhoff M, Machens A, Hess S, et al: Premonitory symptoms preceding metastatic medullary thyroid cancer in MEN 2B: an exploratory analysis, *Surgery* 144: 1044–1051, 2008.

[31] Zenaty D, Aigrain Y, Peuchmaur M, et al: Medullary thyroid carcinoma identified within the first year of life in children with hereditary multiple endocrine neoplasia type 2A (codon 634) and 2B, *Eur J Endocrinol* 160: 807–813, 2009.

[32] Wiench M, Wygoda Z, Gubala E, et al: Estimation of risk of inherited medullary thyroid carcinoma in apparent sporadic patients, *J Clin Oncol* 19: 1374–1380, 2001.

[33] Lora MS, Waguespack SG, Moley JF, et al: Adrenal ganglioneuromas in children with multiple endocrine neoplasia type 2: a report of two cases, *J Clin Endocrinol Metab* 90: 4383–4387, 2005.

[34] Machens A, Hauptmann S, Dralle H: Modification of multiple endocrine neoplasia 2A phenotype by cell membrane proximity of RET mutations in exon 10, *Endocr Relat Cancer* 16: 171–177, 2009.

[35] Vaclavikova E, Dvorakova S, Sykorova V, et al: RET mutation Tyr791Phe: the genetic cause of different diseases derived from neural crest, *Endocrine* 36: 419–424, 2009.

[36] Rothberg AE, Raymond VM, Gruber SB, et al: Familial medullary thyroid carcinoma associated with cutaneous lichen amyloidosis, *Thyroid* 19: 651–655, 2009.

[37] Verga U, Fugazzola L, Cambiaghi S, et al: Frequent association between MEN 2A and cutaneous lichen amyloidosis, *Clin Endocrinol* 59: 156–161, 2003.

[38] Carney JA, Sizemore GW, Lovestedt SA: Mucosal ganglioneuromatosis, medullary thyroid carcinoma, and pheochromocytoma: multiple endocrine neoplasia, type 2b, *Oral Surg Oral Med Oral Pathol* 41: 739–752, 1976.

[39] Carney JA, Sizemore GW, Hayles AB: Multiple endocrine neoplasia, type 2b, *Pathobiol Annu* 8: 105–153, 1978.

[40] Accurso B, Mercado A, Allen CM: Multiple endocrine neoplasia-2B presenting with orthodontic relapse, *Angle Orthod* 80: 585–590, 2010.

[41] Wagenmann A: Multiple neurome des auges und der zunge, *Berl Dtsch Ophthal Ges* 43: 282–285, 1922.

[42] Tomida I, Rohrbach JM, Zierhut M, et al: Conjunctival neuromas and prominent corneal nerve fibers as diagnostic indication of multiple endocrine disease, *Klin Monbl Augenheilkd* 218: 463–465, 2001.

[43] Parker DG, Robinson BG, O'Donnell BA: External ophthalmic findings in multiple endocrine neoplasia type 2B, *Clin Experiment Ophthalmol* 32: 420–423, 2004.

[44] Puvanachandra N, Aroichane M: Diffuse corneoscleral limbal neuromas with prominent corneal nerves in multiple endocrine neoplasia syndrome type IIB, *J Pediatr Ophthalmol Strabismus* 1–3, 2009.

[45] Carney JA, Go VL, Sizemore GW, et al: Alimentary-tract ganglioneuromatosis. A major component of the syndrome of multiple endocrine neoplasia, type 2b, *N Engl J Med* 295: 1287–1291, 1976.

[46] Smith VV, Eng C, Milla PJ: Intestinal ganglioneuromatosis and multiple endocrine neoplasia type 2B: implications for treatment, *Gut* 45: 143–146, 1999.

[47] Cohen MS, Phay JE, Albinson C, et al: Gastrointestinal manifestations of multiple endocrine neoplasia type 2, *Ann Surg* 235: 648–654, 2002.

[48] Evans CA, Nesbitt IM, Walker J, et al: MEN 2B syndrome should be part of the working diagnosis of constipation of the newborn, *Histopathology* 52: 646–648, 2008.

[49] Dyck PJ, Carney JA, Sizemore GW, et al: Multiple endocrine neoplasia, type 2b: phenotype recognition; neurological features and their pathological basis, *Ann Neurol* 6: 302–314, 1979.

[50] Carney JA, Bianco AJ Jr, Sizemore GW, et al: Multiple endocrine neoplasia with skeletal manifestations, *J Bone Joint Surg Am* 63: 405–410, 1981.

[51] Froboese C: Das aus markhaltigen nervenfasern bestehende, ganglienzellose, echte neurom in rankenform. Zugleich ein beitrag zu den nervösen geschwülsten der zunge und des augenlides, *Virchows Arch Pathol Anat* 240: 312–327, 1923.

[52] Williams ED, Pollock DJ: Multiple mucosal neuromata with endocrine tumours: a syndrome allied to von Recklinghausen's disease, *J Pathol Bacteriol* 91: 71–80, 1966.

[53] Gorlin RJ, Sedano HO, Vickers RA, et al: Multiple mucosal neuromas, pheochromocytoma and medullary carcinoma of the thyroid—a syndrome, *Cancer* 22: 293–299, 1968.

[54] Schimke RN, Hartmann WH, Prout TE, et al: Syndrome of bilateral pheochromo cytoma, medullary thyroid carcinoma and multiple neuromas. A possible regulatory defect in the differentiation of chromatin tissues, *N Engl J Med* 279: 1–8, 1968.

[55] Chong GC, Beahrs OH, Sizemore GW, et al: Medullary carcinoma of the thyroid gland, *Cancer* 35: 695–704, 1975.

[56] Vasen HF, Nieuwenhuijzen Kruseman AC, Berkel H, et al: Multiple endocrine neoplasia syndrome type 2: the value of screening and central registration. A study of 15 kindreds in The Netherlands, *Am J Med* 83: 847–852, 1987.

[57] O'Riordain DS, O'Brien T, Crotty TB, et al: Multiple endocrine neoplasia type 2B: more than an endocrine disorder, *Surgery* 118: 936–942, 1995.

[58] Skinner MA, DeBenedetti MK, Moley JF, et al: Medullary thyroid carcinoma in children with multiple endocrine neoplasia types 2A and 2B, *J Pediatr Surg* 31: 177–181, 1996.

[59] Smith DP, Houghton C, Ponder BA: Germline mutation of RET codon 883 in two cases of de novo MEN 2B, *Oncogene* 15: 1213–1217, 1997.

[60] Gimm O, Marsh DJ, Andrew SD, et al: Germline dinucleotide mutation in codon 883 of the RET proto-oncogene in multiple endocrine neoplasia type 2B without codon 918 mutation, *J Clin Endocrinol Metab* 82: 3902–3904, 1997.

[61] Toogood AA, Eng C, Smith DP, et al: No mutation at codon 918 of the RET gene in a familiy with multiple endocrine neoplasia type 2B, *Clin Endocrinol* 43: 759–762, 1995.

[62] Cranston AN, Carniti C, Oakhill K, et al: RET is constitutively activated by novel tandem mutations that alter the active site resulting in multiple endocrine neoplasia type 2B, *Cancer Res* 66: 10179–10187, 2006.

[63] Miyauchi A, Futami H, Hai N, et al: Two germline missense mutations at codons 804 and 806 of the RET proto-oncogene in the same allele in a patient with multiple endocrine neoplasia type 2B without codon 918 mutation, *Jpn J Cancer Res* 90: 1–5, 1999.

[64] Kameyama K, Okinaga H, Takami H: RET oncogene mutations in 75 cases of familial medullary thyroid carcinoma in Japan, *Biomed Pharmacother* 58: 345–347, 2004.

[65] Menko FH, van der Luijt RB, de Valk IA, et al: Atypical MEN type 2b associated with two germline RET mutations on the same allele not involving codon 918, *J Clin Endocrinol Metab* 87: 393–397, 2002.

[66] Borrello MG, Smith DP, Pasini B, et al: RET activation by germline MEN2A and MEN2B mutations, *Oncogene* 11: 2419–2427, 1995.

[67] Iwashita T, Murakami H, Kurokawa K, et al: A two-hit model for development of multiple endocrine neoplasia type 2B by RET mutations, *Biochem Biophys Res Commun* 268: 804–808, 2000.

[68] Brauckhoff M, Gimm O, Weiss CL, et al: Multiple endocrine neoplasia 2B syndrome due to codon 918 mutation: clinical manifestation and course in early and late onset disease, *World*

J Surg 28: 1305–1311, 2004.

[69] Unruh A, Fitze G, Jänig U, et al: Medullary thyroid carcinoma in a 2-month-old male with multiple endocrine neoplasia 2B and symptoms of pseudo-Hirschsprung disease: a case report, *J Pediatr Surg* 42: 1623–1626, 2007.

[70] Eng C, Mulligan LM: Mutations of the RET proto-oncogene in the multiple endocrine neoplasia type 2 syndromes, related sporadic tumours, and Hirschsprung disease, *Hum Mutat* 9: 97–109, 1997.

[71] Gagel RF, Tashjian AH Jr, Cummings T, et al: The clinical outcome of prospective screening for multiple endocrine neoplasia type 2a. An 18-year experience, *N Engl J Med* 318: 478–484, 1988.

[72] Machens A, Dralle H: Biomarker-based risk stratification for previously untreated medullary thyroid cancer, *J Clin Endocrinol Metab* 95: 2655–2663, 2010.

[73] Eisenhofer G, Lenders JW, Linehan WM, et al: Plasma normetanephrine and metanephrine for detecting pheochromocytoma in von Hippel-Lindau disease and multiple endocrine neoplasia type 2, *N Engl J Med* 340: 1872–1879, 1999.

[74] Neumann HP, Bausch B, McWhinney SR, et al: Freiburg-Warshaw-Columbus Pheochromocytoma Study. Germ-line mutations in nonsyndromic pheochromocytoma, *N Engl J Med* 246: 1459–1466, 2002.

[75] Machens A, Behrmann C, Dralle H: Chemoembolization of liver metastases from medullary thyroid carcinoma, *Ann Intern Med* 132: 596–597, 2000.

[76] Engiz O, Ocal G, Siklar Z, et al: Early prophylactic thyroidectomy for RET mutation-positive MEN 2B, *Pediatr Int* 51: 590–593, 2009.

[77] Samaan NA, Draznin MB, Halpin RE, et al: Multiple endocrine syndrome type IIb in early childhood, *Cancer* 68: 1832–1834, 1991.

[78] Waguespack SG, Rich TA: Multiple endocrine syndrome type 2B in early childhood: long-term benefit of prophylactic thyroidectomy, *Cancer* 116: 2284, 2010.

[79] Wray CJ, Rich TA, Waguespack SG, et al: Failure to recognize multiple endocrine neoplasia 2B: more common than we think? *Ann Surg Oncol* 15: 293–301, 2008.

[80] Ledwidge SF, Moorghen M, Longman RJ, et al: Adult transmural intestinal ganglioneuromatosis is not always associated with multiple endocrine neoplasia or neurofibromatosis: a case report, *J Clin Pathol* 60: 222–223, 2007.

[81] Feichter S, Meier-Ruge WA, Bruder E: The histopathology of gastrointestinal motility disorders in children, *Semin Pediatr Surg* 18: 206–211, 2009.

[82] Swaminathan M, Kapur RP: Counting myenteric ganglion cells in histologic sections: an empirical approach, *Hum Pathol* [Epub ahead of print].

[83] Pujol RM, Matias-Guiu X, Miralles J, et al: Multiple idiopathic mucosal neuromas: a minor form of multiple endocrine neoplasia type 2B or a new entity? *J Am Acad Dermatol* 37: 349–352, 1997.

[84] Kinoshita S, Tanaka F, Ohashi Y, et al: Incidence of prominent corneal nerves in multiple endocrine neoplasia type 2A, *Am J Ophthalmol* 111: 307–311, 1991.

[85] Takai S, Kinoshita S, Tanaka F, et al: Prominent corneal nerves in patients with multiple endocrine neoplasia type 2A: diagnostic implications, *World J Surg* 16: 620–623, 1992.

[86] Kasprzak L, Nolet S, Gaboury L, et al: Familial medullary thyroid carcinoma and prominent corneal nerves associated with the germline V804M and V778I mutations on the same allele of RET, *J Med Genet* 38: 784–787, 2001.

[87] Ong DS, Lakhani V, Oates JA, et al: Kindred with prominent corneal nerves associated with a mutation in codon 804 of RET on chromosome 10q11, *Arch Opthalmol* 128: 247–249, 2010.

[88] Alves M, Dias AC, Rocha EM: Dry eye in childhood: epidemiological and clinical aspects, *Ocul Surf* 6: 44–51,

2008.

[89] Dralle H, Scheumann GFW, Kotzerke J, et al: Surgical management of MEN 2, *Rec Res Cancer Res* 125: 167–195, 1992.

[90] Scheumann GFW, Dralle H: Surgical approach of synchronous medullary thyroid carcinoma and pheochromocytoma in MEN 2 syndrome, *Henry Ford Hosp Med J* 40: 278–280, 1992.

[91] Raue F, Kraimps JL, Dralle H, et al: Primary hyperparathyroidism in multiple endocrine neoplasia type 2A, *J Int Med* 238: 369–373, 1995.

[92] Herfarth KK, Bartsch D, Doherty GM, et al: Surgical management of hyperparathyroidism in patients with multiple endocrine neoplasia type 2A, *Surgery* 120: 966–973, 1996.

[93] Decker AR, Geiger JD, Cox CE, et al: Prophylactic surgery for multiple endocrine neoplasia type IIa after genetic diagnosis: is parathyroid transplantation indicated? *World J Surg* 20: 814–821, 1996.

[94] Skinner MA, Moley JA, Dilley WG, et al: Prophylactic thyroidectomy in multiple endocrine neoplasia type 2A, *N Engl J Med* 353: 1105–1113, 2005.

[95] Dralle H, Scheumann GFW, Proye C, et al: The value of lymph node dissection in hereditary medullary thyroid carcinoma: a retrospective, European, multicentre study, *J Int Med* 238: 357–361, 1995.

[96] Moley JF, DeBenedetti MK: Pattern of nodal metastases in palpable medullary thyroid carcinoma, *Ann Surg* 229: 880–888, 1999.

[97] Fleming JB, Lee JE, Bouvet M, et al: Surgical strategy for the treatment of medullary thyroid carcinoma, *Ann Surg* 230: 697–707, 1999.

[98] Scollo C, Baudin E, Travagli JP, et al: Rationale for central and bilateral lymph node dissection in sporadic and hereditary medullary thyroid cancer, *J Clin Endocrinol Metab* 88: 2070–2075, 2003.

[99] Machens A, Holzhausen HJ, Dralle H: Prediction of mediastinal lymph node metastasis in medullary thyroid carcinoma, *Br J Surg* 91: 709–712, 2004.

[100] Machens A, Holzhausen HJ, Dralle H: Contralateral cervical and mediastinal lymph node metastasis in medullary thyroid cancer: systemic disease? *Surgery* 139: 28–32, 2006.

[101] Machens A, Hauptmann S, Dralle H: Prediction of lateral lymph node metastases in medullary thyroid cancer, *Br J Surg* 95: 586–591, 2008.

[102] Chen H, Roberts JR, Ball DW, et al: Effective long-term palliation of symptomatic, incurable metastatic medullary thyroid cancer by operative resection, *Ann Surg* 227: 887–895, 1998.

[103] Machens A, Hinze R, Lautenschläger C, et al: Thyroid carcinoma invading the cervicovisceral axis: routes of invasion and clinical implications, *Surgery* 129: 23–28, 2001.

[104] Robinson BG, Paz-Ares L, Krebs A, et al: Vandetanib (100 mg) in patients with locally advanced or metastatic hereditary medullary thyroid cancer, *J Clin Endocrinol Metab* 2010. DOI 10. 1210/jc. 2009-2461.

[105] Lam ET, Ringel MD, Kloos RT, et al: Phase II clinical trial of sorafenib in metastatic medullary thyroid cancer, *J Clin Oncol* 28: 2323–2330, 2010.

[106] Beheshti M, Pöcher S, Vali R, et al: The value of ^{18}F-DOPA PET-CT in patients with medullary thyroid carcinoma: comparison with ^{18}F-FDG PET-CT, *Eur Radiol* 19: 1425–1434, 2009.

[107] Marzola MC, Pelizzo MR, Ferdeghini M, et al: Dual PET/CT with ^{18}F-DOPA and ^{18}F-FDG in metastatic medullary thyroid carcinoma and rapidly increasing calcitonin levels: comparison with conventional imaging, *Eur J Surg Oncol* 36: 414–421, 2010.

[108] Ukkat J, Lorenz K, Hinze R, et al: Importance of early screening and prophylactic thyroidectomy in asymptomatic nonindex RET germline carriers, *World J Surg* 25: 713–717, 2001.

[109] Gimm O, Ukkat J, Niederle BE, et al: Timing and extent of surgery in patients with familial medullary thyroid carcinoma/multiple endocrine neoplasia 2A-related RET mutations not affecting codon 634, *World J Surg* 28: 1312–1316, 2004.

[110] Gimm O, Niederle BE, Weber T, et al: RET proto-oncogene mutations affecting codon 790/791: a mild form of multiple endocrine neoplasia type 2A syndrome? *Surgery* 132: 952–959, 2002.

[111] Kahraman T, de Groot JWB, Rouwe C, et al: Acceptable age for prophylactic surgery in children with multiple endocrine neoplasia type 2a, *Eur J Surg Oncol* 29: 331–335, 2003.

[112] Piolat C, Dyon JF, Sturm N, et al: Very early prophylactic thyroid surgery for infants with a mutation of the RET proto-oncogene at codon 634: evaluation of the implementation of international guidelines for MEN type 2 in a single centre, *Clin Endocrinol* 65: 118–124, 2006.

[113] Punales MKC, Possatti da Rocha A, Meotti C, et al: Clinical and oncological features of children and young adults with multiple endocrine neoplasia type 2A, *Thyroid* 18: 1216–1268, 2008.

[114] Schellhaas E, König C, Frank-Raue K, et al: Long-term outcome of "prophylactic therapy" for familial medullary thyroid cancer, *Surgery* 146: 906–912, 2009.

[115] Henry JF, Gramatica L, Denizot A, et al: Morbidity of prophylactic lymph node dissection in the central neck area in patients with papillary thyroid carcinoma, *Langenbecks Arch Surg* 383: 167–169, 1998.

[116] Sywak M, Cornford L, Roach P, et al: Routine ipsilateral level VI lymphadenectomy reduces postoperative thyroglobulin levels in papillary thyroid cancer, *Surgery* 140: 1000–1007, 2006.

[117] Palestini N, Borasi A, Cestino L, et al: Is central neck dissection a safe procedure in the treatment of papillary thyroid cancer? Our experience, *Langenbecks Arch Surg* 393: 693–698, 2008.

[118] Frank-Raue K, Buhr H, Dralle H, et al: Long-term outcome in 46 gene carriers of hereditary medullary thyroid carcinoma after prophylactic thyroidectomy: impact of individual RET genotype, *Eur J Endocrinol* 155: 229–236, 2006.

[119] Freyer G, Dazord A, Schlumberger M, et al: Psychosocial impact of genetic testing in familial medullary-thyroid carcinoma: A multicentric pilot-evaluation, *Ann Oncol* 10: 87–95, 1999.

[120] Wells SA, Baylin SB, Leight GS, et al: The importance of early diagnosis in patients with hereditary medullary thyroid carcinoma, *Ann Surg* 195: 595–599, 1982.

[121] Niccoli-Sire P, Murat A, Rohmer V, et al: Familial medullary thyroid carcinoma with noncysteine RET mutations: phenotype-genotype relationship in a large series of patients, *J Clin Endocrinol Metab* 86: 3746–3753, 2001.

[122] Schreinemakers JMJ, Vriens MR, Valk GD, et al: Factors predicting outcome of total thyroidectomy in young patients with multiple endocrine neoplasia type 2: a nationwide long-term follow-up study, *World J Surg* 34: 852–860, 2010.

[123] Machens A, Dralle H: Decreasing tumor size of thyroid cancer in Germany: institutional experience 1995–2009, *Eur J Endocrinol* 2010. DOI. 10.1530/EJE-10-0203.

[124] Leboulleux S, Travagli JP, Caillou B, et al: Medullary thyroid carcinoma as part of a multiple endocrine neoplasia type 2B syndrome, *Cancer* 94: 44–50, 2002.

第25章 ■ 散发性微小甲状腺髓样癌

原著 BRUNO NIEDERLE ■ CHRISTIAN SCHEUBA

引言

生化筛查可以在患有遗传性 MTC 的家族中早期诊断出 C 细胞疾病[1-2]。基于此，北美的几个研究小组认为，为了早期诊断散发性 MTC 并使之处于可治愈阶段，甲状腺结节的患者应常规筛查血降钙素（calcitonin，CT）水平（见第 23 章和第 24 章）[3-14]。

甲状腺结节患者常规筛查 CT 的优、劣势仍是目前争论的焦点[15-19]。美国内分泌医师协会（AACE）和欧洲甲状腺协会（ETA）联合制定的涉及甲状腺结节诊断和治疗多方面的指南对 CT 筛查做了明确说明[20]。结合 Shine[21] 和 Cheung 等[22] 提出的 CT 诊断模型、计算方法及应用 CT 筛查的预期初步检查结果[3-14]，可以做出这样的结论：基础 CT 值测定对于甲状腺结节的初次评估也许是一个实用的检测方式。甲状腺结节患者术前应考虑检测未受刺激时的血 CT 水平。如果血 CT 值升高，重复测一次。如果确定升高，应该进行五肽胃泌素和钙刺激试验以明确诊断（美国已经不再进行此项试验）[20]。

对甲状腺结节患者常规行血基础 CT 筛查后发现，许多患者是多种 C 细胞增生性疾病（C-cell hyperplasia，CCH）或 MTC 疾病类型中某一种的高危人群。受刺激后 CT 水平再次升高，高度提示是 MTC 或一种 CCH[23-24]。考虑到两种疾病的可能（CCH 和 MTC），实施检查时对基础血 CT 水平和受激后血 CT 水平进行截断值定义并且对两者进行严格的个体化联合解读，将会避免假阳性结果的出现[23-24]。受刺激后血 CT 值 > 100 pg/ml 时，可以明确 MTC 的诊断[25]。

尽管在比较大的单中心 MTC 临床研究中，肿块可触及且伴颈部淋巴结转移的散发性 MTC 比较多见，但是在血 CT 筛查中小的和无明显临床表现的微小 MTC（medullary thyroid microcarcinoma，微小 MTC）占主要部分[3-14]。

MTC 和 C 细胞增生病的定义、临床表现及生化检查

定义

MTC 是表现为 C 细胞分化的甲状腺恶性肿瘤。大多数情况下，肿瘤细胞呈 CT 阳性。肿瘤细胞中存在许多神经内分泌标志物如嗜铬粒蛋白 A、突触小泡蛋白等。大部分病例中能检测到癌胚抗原（CEA）（见第 23 章和第 24 章）。假如肿瘤最大直径 ≤ 10 mm 且病变局限于甲状腺腺体内，则称之为微小 MTC（microMTC）[28-29]。

发病率和流行病学

回顾尸检研究发现，微小 MTC 的发病率约为 0.04% ~ 0.80%[30-31]。通过 CT 筛检发现，目前 MTC 的发病率为 0.4% ~ 1.4%[3-6,8-12,14]。法国全国范围的数据（1971—1996）显示，1984 年以前，散发性微小 MTC 约占所有散发性 MTC 的 3.6%，1984—1989 年为 14.3%，然而基于更加系统全面的筛检，该比值在 1990—1996 年间达到了 22%[30]。

临床特点

大多数微小 MTC 是不可触及的。所有怀疑 C 细胞病变的患者均应常规行颈部超声检查。颈部超声能发现各种尺寸的单发或多发结节。但是微小 MTC 尤其是对于结节性甲状腺肿患者而言，很少被怀疑[32]。有研究对 80 名微小 MTC 患者的临床表现进行分析显示，因血 CT 升高发现微小 MTC 约占 47.5%，病理发现占 36.2%，临床明显淋巴结转移占 10%，远处转移占 6.3%。其他学者做过相关的描述，临床怀疑颈部增大的淋巴结或远处转移都与微小 MTC 有关[31-35]。临床确定淋巴结已经转移但是甲状腺肿瘤病灶无触及的患者可能会出现腹泻或面部潮红的症状[30-31]。

形态学特征

C 细胞增生（CCH）

　　CT 筛查过程中，对切除的甲状腺腺体进行仔细的组织学检查可能会发现伴或不伴微小 MTC 的 CCH[24,36]。对 CCH 的定义存在一些异议（见第 44 章）[37]。比较严格的分类标准将 CCH 定义为：免疫学检查发现甲状腺腺叶每低倍视野中 C 细胞的个数 > 50[38]。甲状腺切除后依据组织学证据进行 CCH 的分类（点状、分散的、结节性的等）[38-41]。术语 CCH 涵盖了"生理的"和"新生的"变异。这两种病理状况具有不同的肿瘤潜能[41-43]。"新生的" CCH（所谓的 C 细胞原位癌）已经公认是遗传性 MTC 的癌前病变，且与 RET 原癌基因的种系突变有关。最新研究认为，"新生的" CCH 几乎存在于所有的遗传性 MTC[24]。目前还没有完全证实"继发的"或"生理性" CCH 是否具有潜在恶性，及其与散发性 MTC 的疾病进展关系的关联还不清楚[36,40,43]。具体病例时"新生的" CCH 与微侵袭 MTC 很难区分。

　　"新生的" CCH 形态学上以滤泡内非典型 C 细胞群为特征，伴部分或完全滤泡腔闭塞[43]。增生指数随着分子变异和单克隆性的增加而呈现渐进性的增加，导致形成侵袭性 MTC[44]。癌巢周围的纤维化和免疫组化或电子显微镜发现的滤泡基底膜的缺陷可明确判别两类疾病的不同[45]。

微小甲状腺髓样癌（微小 MTC）

位置

　　尽管多灶性和双侧性是遗传性 MTC 的主要表现，但约 20% 的散发性 MTC 也表现为多灶性和双侧性（18.5%[33]，25.6%[31]）。

　　在一项关于微小 MTC 的研究中[32]，组织学检查显示，68 名散发性 MTC 患者为单灶肿瘤（77.3%），29 名散发性 MTC 患者为双侧或多灶肿瘤（22.7%）。肿瘤的平均直径为（4.2±2.6）mm（范围：0.32~10 mm）。

　　按照定义（国际抗癌联盟，UICC），单灶的微小 MTC 应归类于 pT1a（UICC1997，UICC2009），单侧叶或双侧叶的多灶性病变应归类于 pT1b（UICC1997）或 PT1am（UICC2009）[46]。UICC 是基于 2009[46] 年出版的 TNM 标准进行分期的。UICC Ⅰ 期为 pT1a（m）N0，M0；Ⅲ 期为 pT1a（m）N1a（转移至喉前、气管前或气管旁淋巴结）M0；Ⅳa 期为 pT1a（m）N1b（转移至单侧、双侧或对侧颈外侧淋巴结或上纵隔淋巴结）；Ⅳb 期为 pT1a（m）N1a 或 N1b M1。

　　重要的是，单侧叶或双侧叶多灶性病变在术前并不能确定。所以，如果怀疑微小 MTC 应该行甲状腺全切除术。

淋巴结间隔和淋巴结转移

　　Dralle[47] 提出了一个简单的淋巴结分类方法。与传统的 Robbins 水平面分类法相比，这种分类方法应用于 MTC 更有意义[47]。"区域分类法"的概念有利于更好地了解疾病及其扩散的潜能，"区域分类法"包括颈部中央区（C1；右侧：C1a；左侧：C1b），右颈外侧（C2），左颈外侧（C3），上纵隔区（C4；右侧：C4a；左侧：C4b）。

　　颈部中央区（C1a 和 C1b）上至舌骨，下至无名静脉，侧面至颈动脉鞘。该区域包括气管前和气管旁淋巴结。颈部侧区（C2、C3）上至乳突，下至锁骨下静脉，本质上是颈内静脉与斜方肌边缘构成的三角形区域。重要的淋巴结是与颈静脉有关的淋巴结和颈后三角的淋巴结。纵隔区域（C4a 和 C4b）上至头臂动脉下方，下至气管分叉处。

中央区（C1）清除

　　淋巴结转移在 MTC 病程的早期即可出现，且与肿瘤的大小、数量和位置无直接关系[35]。诊断为微小 MTC 同时行淋巴结清扫的患者（68.8%）中，约 30.9% 的淋巴结出现转移。同时多灶性的散发微小 MTC 与单灶性病变病人相比，转移率更高[30]。然而，Hamy 及其同事[33] 检查了从 41 名散发性微小 MTC 患者体内清除的 601 个淋巴结，结果没有 1 个出现转移。他们认为，散发性微小 MTC 出现淋巴结转移非常罕见，系统的中央区淋巴结清扫有无价值还值得商榷。

　　Pillarisetty 等[48] 回顾性分析了 18 名患者的资料，4 名患者（22.2%）出现了淋巴结转移。如果按肿瘤大小细分为直径 ≤5 mm（9 例，偶然诊断）和 >5 mm（9 例，术前可疑 MTC）两组，6 名肿瘤直径 >5 mm 且行淋巴结清扫的患者中，4 例存在淋巴结转移。随访过程中，4 名患者血降钙素一直持续升高。

侧区（C2/C3）淋巴结清扫

Scollo[35] 报道 12 名微小 MTC 患者中，8 名（67%）患者出现淋巴结转移。中央区（C1）淋巴结、颈部同侧侧方淋巴结和颈部对侧侧方淋巴结都可以出现转移，而且频率多变[35]。相反，Dralle[47] 研究表明，35 名微小 MTC 患者中，5 名（14%）出现淋巴结转移，都发生在中央区或同侧侧方淋巴结。因此，笔者推荐行中央区（C1）淋巴结清扫和颈侧方淋巴结清扫。其他的相关研究表明，97 名患者中，11 名（11.3%）出现了淋巴结转移，即中央区 2 名、中央区和同侧区 5 名、对侧 5 名[32,49]。与 Scollo 等的研究一致，Scheuba 等[32] 综合考虑 CT 水平和肿瘤特征等因素，认为散发性微小 MTC 患者应该进行 C2 和 C3 区淋巴结清扫。

纵隔淋巴结（C4）清扫

Machens 等认为[50]，目前不能说明微小 MTC 在纵隔淋巴结区（C4）会出现淋巴结转移，所以，初始手术治疗时，没有必要清扫 C4 区淋巴结。然而，在个别微小 MTC 患者可能会出现纵隔淋巴结转移。

结缔组织增生性基质反应（DSR）是淋巴结清扫时的术中标志

约 1/3 甲状腺内 MTC 很难发生"结缔组织增生性基质反应"（desmoplastic stromal reaction，DSR）[51-53]。DSR 是一种可以在侵略性上皮肿瘤细胞周围形成新的纤维化病变基质的物质。在没有肿瘤形成的甲状腺组织内未发现 DSR。冰冻切片（苏木精和伊红 HE 染色）中可以发现 DSR[39,51]。"DSR 阴性"的 MTC 患者不会出现淋巴结转移。DSR 区分 N0 和 N1 的特异性和敏感性分别为 100% 和 36%。DSR 阴性是术中不进行淋巴结清扫的有效标志[51]。所有"DSR 阴性"的肿瘤患者可以避免行最初的双侧颈外侧（C2、C3）淋巴结清扫。"DSR 阳性"的患者强烈推荐行双侧颈外侧功能性淋巴结清扫。

生物化学特征与形态学联系
CCH 和微小 MTC

大多数研究认为，五肽胃泌素刺激引起的 CT 值升高 > 100pg/ml 时，应高度怀疑 MTC[8,25]。然而，在 MTC、微小 MTC 和 C 细胞增生三者之间有甲状腺 C 细胞病理的重叠。为了避免不必要的手术干预，Iacobone 等提出了新的基础 CT 的截断值为大于 30 pg/ml，刺激后 CT 的截断值为大于 200 pg/ml。MTC 的阳性预测值为 100%，阴性预测值为 63%。因此，法国学者根据这些新的截断值决定是否进行手术干预[54-55]。

基于对部分患者的研究，Milone[56] 建议五肽胃泌素刺激后 CT 的截断值定为 275 ng/ml，更有利于术前将 CCH 与 MTC 区别开来，也有利于选择需要手术治疗的患者。

Scheuba 等[24,32] 认为，患有微小 MTC 的患者可以分为 CT "轻微"升高组和 CT "明显"升高组（表 25-1）。CT "轻微"升高组的患者包括各种类型的 CCH（79.8%）和微小 MTC（20.2%）。基础或刺激后的 CT 没有绝对的阈值，也能可靠地将非恶性病变（正常或 CCH）与微小 MTC 区别开来[23,54,56]。CT 值"明显升高"的患者，微小 MTC 诊断准确率 100%。在 159 名患者中，推荐的生化标准能预测出 153 名（96.2%）患有 C 细胞恶性疾病[32]。持续升高的刺激后 CT 值（200 pg/ml）伴随着 MTC 患者的增长和 CCH 患者的减少呈显著的线性趋势（$P < 0.0001$）[24]。总之，女性相比男性而言，MTC 患者更多（$P < 0.01$[24]）。将刺激后 CT 水平分为两个亚组：一组 CT 值介于 100～200 pg/ml 之间，另一组介于 201～400 pg/ml 之间。MTC 发病率女性明显多于男性[24]。Guyetant 等[57] 与 Cherenkeo[58] 认为，在基础和刺激后 CT 水平未超过 30～200 pg/ml 的患者中，女性的微小 MTC 患病率是男性的 3 倍。因此甲状腺全切除术的适应证女性应该比男性更宽泛[24]。

淋巴结转移：是与否

尽管 CT 水平与肿瘤负荷相关[23,59]，但基础或刺激后 CT 水平并不能够区分是否已有淋巴结转移。37 名 CT 水平"轻微"升高的患者中，1（2.7%）名出现淋巴结转移；而 54 名 CT 水平"明显"升高的患者中，10 名（18.5%）出现淋巴结转移。因此除甲状腺全切外，也应推荐双侧中央区（C1a 和 C1b）清扫。

Iacobone 等[54] 认为，当基础 CT 值 < 30 pg/ml、刺激后 CT 值 < 200 pg/ml 时，不推荐淋巴结清扫。55 名患者中，5 名（8%）肿瘤直径 ≤5 mm 的微小 MTC 患者没有淋巴结转移[58]。然而，如前所述，至少 1 名女性患者未发现右侧一个直径 3 mm 的微小 MTC 病灶和 4 个转移的淋巴结（C1，C2 区，4/73）。

基础 CT 水平 < 22 pg/ml 的散发性微小 MTC（7/38）患者的淋巴结阴性[23]。

最终组织学检查中的偶然诊断

　　尽管对于 MTC 来讲，血 CT 值是比较敏感和特异性强的生物化学标志物，但是在术前或术后随访过程中，也会表现出 CT 值正常的情况[31]。Scheuba 研究发现，6 名（3.8%）患者偶然发现微小 MTC（表 25-1）。这 6 名患者 CT 值均 < 10 pg/ml，术前均没有进行五肽胃泌素（pentagastrin，PG）刺激试验[32]。

　　对切除的甲状腺组织进行术后组织学评估，可能会偶然发现 MTC。肿瘤平均直径（2.2±1.0）mm（变动范围：1.0~4.0 mm）。Raffael[60] 建议，应根据术后刺激试验的结果决定是否再次手术。5 名散发性微小 MTC 患者，五肽胃泌素刺激试验阴性可以排除疾病的存在。

　　Peix 等[61] 依据一项对 17 名直径 < 5 mm 的散发微小 MTC 和 2 名较大肿瘤患者的研究发现，只有直径 > 5 mm 的微小 MTC 或血降钙素升高时才需考虑再次手术。Peix[61] 和 Scheuba 等[32] 认为，对于直径 ≤ 5 mm 且术前基础血 CT 正常的微小 MTC，即使施行甲状腺次全切除 + 中央区淋巴结清扫也能治愈。

分子遗传研究

　　没有家族病史的甲状腺结节患者并不能排除遗传性甲状腺疾病的可能。表面上看是散发性疾病而实际上是遗传性 MTC 的患病率高达 14.6%[32,62]。因此，明显的散发性微小 MTC 患者，应行种系突变检测，筛查 RET 原癌基因外显子 8、10、11、13、14、15、16[63]。对 97 名微小 MTC 患者进行基因分析，结果发现 6 名（6.2%）患者发生基因突变[32]。这些患者中，偶然诊断为微小 MTC 的患者被证实其外显子 14 V804L 发生突变。对该患行患侧甲状腺腺叶切除 + 中央（C1a）区淋巴结清扫后，五肽胃泌素刺激后的血 CT 值从 2 pg/ml 上升到 21 pg/ml。进一步行甲状腺全切除术 + 颈部淋巴结清扫后，在对侧腺叶又发现一个直径 1 mm 的微小 MTC 病灶，未发现淋巴结转移（0/71）[32]。因此，除了分子基因筛查外，基础和刺激后 CT 水平也能指导是否需要再次手术[60]。

随访和治愈率

　　已经公开发表的文献中，关于散发性微小 MTC 治愈率的数据很少。一项回顾性多中心研究表明，与散发性微小 MTC 的生存率相比，散发性 MTC 的 10 年存活率为 93.9%±4.4%（P = 0.04）。71.7% 的微小 MTC 患者术后基础 CT 水平正常，而散发性微小 MTC 为 33.6%（P < 0.01）。

　　Guyyétant 等对 29 名患者进行了平均 53.6 个月（1~147 天）的随访，结果显示，21 名患者（72.4%）健在且无病生存，4 名患者（13.8%）随访过程中无病死亡，2 名患者分别在随访至 80 个月和 99 个月时出现局部复发和持续的高降钙素血症。2 名患者分别于术后 24 个月和 46 个月死于该病。单变量分析显示：有症状（明显的淋巴结转移、腹泻、伴症状的远处转移）的微小 MTC 患者预后不良（P < 0.00008）[31,32,34]，术前 CT 水平（P = 0.007）和术后升高的 CT 水平（P = 0.004）一样也预示着不良预后。在 30 个组织病理学的标准中，只有淀粉样变性与不良预后相关（P = 0.018[30]）。

表25-1　五肽胃泌素测试的解释和C细胞病理的预测：依赖于基础CT水平的患者组(b)和刺激后CT水平的患者组（s）；变动范围基于不同的CT试验值[71-72]

PG 测试	C 细胞病理预测	CIS		DPC	
		bCT（pg/ml）	sCT(pg/ml)	bCT（pg/ml）	sCT(pg/ml)
正常	否	≤ 10	n.s.	≤ 8	n.s.
		> 10 < 64	< 100	> 8 < 51	< 80
不正常 "轻微的"	CCH/MTC	> 10 < 64	≥ 100 < 560	> 8 < 51	≥ 80 < 448
病态的 "显著地"	MTC	> 10 < 64	≥ 560	> 8 < 51	≥ 448
		≥ 64*	升高 2 × bCT	≥ 51	升高 2 × bCT

* 仅适用于以下方法的正常肾功能定义：CIS（法国）-IRMA手动两步法；Nichols（美国）-ICMA自动一步法；DPC（美国）-ICMA自动一步法

即使初次手术治疗 MTC 看起来很彻底或已经生化治愈，仍有可能出现淋巴结复发[64]。9 名微小 MTC 患者中，5 名患者彻底切除淋巴结，4 名患者没有淋巴结转移，其中一名有 2 个淋巴结转移的患者诊断 1.3 年后生化复发。结果显示，对 MTC 甚至是微小 MTC 患者术后随访过程中应该定期行生化检查，因为即使已经采取了合适的初始治疗，也可能再次复发[64]。

一项前瞻性研究中[32]，当术后 6 个月基础 CT 和刺激后 CT 值无法检测到时，即认为患者已经治愈（基础与刺激后的 CT < 1pg/ml；平均 46.8 ± 34.6 个月），可检测到基础 CT 水平或五肽胃泌素刺激后 CT 水平则认为还存在残余肿瘤病灶。97 名患者中，95 名患者在初次（91 患者）或再次（1 名患者）手术治疗后达到生化治愈（bCT/sCT：< 2 pg/ml），然而，11 名淋巴结出现转移的患者中，9 名被治愈。1 名患者死于 MTC。2 名状态不佳病人出现可触及的淋巴结转移[32]。

实践推荐

检索到的文献中，有一些回顾性非对照的单中心或多中心研究分析了一部分患者。只有一个前瞻性单中心研究有统一的诊断和治疗计划。依据不同的回顾性数据，推荐了不同的外科处理方式[65-66]。

"临床表现明显"的 MTC 患者的"标准术式"是甲状腺切除术加双侧中央区（C1）及双侧颈外侧（C2、C3）淋巴结清扫。有些患者可以清扫上纵隔淋巴结（C4）[47]（见 23 章和 24 章）。考虑到微小 MTC 有不可预料的侵犯性，理论上讲，临床表现"沉默"的 C 细胞肿瘤也应该采取上述手术策略。

最近一项对 73 名内分泌外科专家进行的调查问卷显示，仅有 1/3 的专家偏爱上述手术方式（特别是当怀疑或已经证实患者存在淋巴结转移的情况时）[67]。

很多文献都涉及对微小 MTC 的手术和淋巴结清扫范围的争论[67]。所描述的各种手术方式包括腺叶切除术、甲状腺全切除术和淋巴结清扫[23,33-34,61,65-66]。尽管高达 26.7% 的微小 MTC 患者会出现中央区和侧方淋巴结的转移，接近 2/3 的有经验的外科医生推荐甲状腺切除术，但仍有一小部分进行了淋巴结清扫[60]。Hamy 等[33] 报道，与单纯进行甲状腺切除术相比，进行中央区淋巴结清扫有较高的并发症发生率，他们认为对颈部淋巴结清扫的意义还存在疑问。Peix 等[61] 认为直径 ≤5mm 且没有生化证据证明肿瘤持续存在时，

不应进行甲状腺全切除术加颈部淋巴结清扫。清扫完淋巴结或再次手术后，远处转移很少出现，在未行扩大颈部淋巴结清扫术的患者 CT 水平也会降至正常。

尽管文献中证据水平不足和缺乏（证据水平：Ⅳ 区 ~ Ⅴ 区，推荐级别：C~D[68]），现在也确定了一个合理的概念：散发性微小 MTC 的"适当外科治疗"。基于组织学、生物化学、分子遗传学发现及考虑到已经发布的数据，总结概括了最终的推荐治疗意见：

1. 对甲状腺结节的患者进行 CT 筛查可以提高微小 MTC 的相对和绝对检出率，指导手术和手术范围[3-6,8-12,14,69]。

2. 如果确定 CT 水平升高，应该进行刺激试验。对基础和刺激后 CT 值的关键性解读是必需的[20,23]。

3. 病理科医生也应该知道术前基础和刺激后的 CT 水平，这样可以在冰冻切片和最后的组织学或免疫组化检查中寻找微小 MTC 病灶[36]。为了寻找 CCH 或微小 MTC 的可靠证据，有必要对整个甲状腺腺叶的上 2/3 进行连续切片[36]。

4. 综合考虑基础与刺激后的 CT 水平，既不能区别 CCH 和微小 MTC、单侧和双侧微小 MTC，也不能判定微小 MTC 有或无淋巴结转移[23,32]。因此，一旦怀疑 C 细胞病变，应该进行甲状腺切除术（甲状腺全切除术）和双侧中央区（C1）淋巴结清扫[32]。

5. 尽管系统的双侧中央区（C1）淋巴结清扫可能被理解为过度治疗，然而其有助于适当的肿瘤学分期和发现不能触诊的微小淋巴结转移，允许适当的肿瘤学治疗，避免高发病率的再次手术[61]。同时行中央区清扫可进一步降低再手术清扫的发病率。

6. 综合考虑基础和刺激后的 CT 水平及甲状腺损害的形态学特征如 DSR，可以评估淋巴结是否受到牵连；如果最后组织学检查确诊为微小 MTC，也能指导再次手术和淋巴结清扫的范围。

7. 微小 MTC 患者如果 DSR 阳性，CT 水平明显升高，其治疗方式与"可触及"MTC 一样，应该行甲状腺（全）切除术加双侧中央区（C1）淋巴结清扫，双侧颈外侧淋巴结清扫（C2 和 C3）。双侧中央区和侧区淋巴结的受侵犯率达到 20%，与原始病灶的位置和数量无关。微小 MTC 上纵隔淋巴结可能受侵犯，但是很少见。二次手术后五肽胃泌素阳性，应该清扫上纵隔淋巴结，发生远处转移时除外。"DSR 阴性"的肿瘤，可以不进行中央区或侧方（C1/C2）淋巴结清扫。

8. CT "轻微"升高的患者除甲状腺（全）切除术外，

应清扫双侧中央区（C1）淋巴结。淋巴结转移很少见，但有 5% 的患者也可能会出现。DSR 阳性的肿瘤刺激后 CT 水平升高，预示着中央区淋巴结以外出现转移。因此要同时行双侧颈外侧（C2 和 C3）淋巴结清扫。

9. 术前基础血 CT 水平正常，而术后经组织或免疫学检查偶然发现微小 MTC 的情况很少见。这些肿瘤直径大多数都 ≤5mm，没有淋巴结转移。再次手术的必要性依赖于术后刺激试验和分子遗传学检查。

参考文献

[1] Simpson WJ, Carruthers JS, Malkin D: Results of a screening program for C-cell disease (medullary thyroid cancer and C-cell hyperplasia), *Cancer* 65: 1570–1576, 1990.

[2] Lips CJ, Hoppener JW, Thijssen JH: Medullary thyroid carcinoma: role of genetic testing and calcitonin measurement, *Ann Clin Biochem* 38: 168–179, 2001.

[3] Costante G, Meringolo D, Durante C, et al: Predictive value of serum calcitonin levels for preoperative diagnosis of medullary thyroid carcinoma in a cohort of 5817 consecutive patients with thyroid nodules, *J Clin Endocrinol Metab* 92: 450–455, 2007.

[4] Elisei R, Bottici V, Luchetti F, et al: Impact of routine measurement of serum calcitonin on the diagnosis and outcome of medullary thyroid cancer: experience in 10,864 patients with nodular thyroid disorders, *J Clin Endocrinol Metab* 89: 163–168, 2004.

[5] Hahm JR, Lee MS, Min YK, et al: Routine measurement of serum calcitonin is useful for early detection of medullary thyroid carcinoma in patients with nodular thyroid diseases, *Thyroid* 11: 73–80, 2001.

[6] Herrmann BL, Schmid KW, Goerges R, et al: Calcitonin screening and pentagastrin testing: predictive value for the diagnosis of medullary carcinoma in nodular thyroid disease, *Eur J Endocrinol* 162: 1141–1145, 2010.

[7] Karanikas G, Moameni A, Poetzi C, et al: Frequency and relevance of elevated calcitonin levels in patients with neoplastic and nonneoplastic thyroid disease and in healthy subjects, *J Clin Endocrinol Metab* 89: 515–519, 2004.

[8] Niccoli P, Wion-Barbot N, Caron P, et al: Interest of routine measurement of serum calcitonin: study in a large series of thyroidectomized patients. The French Medullary Study Group, *J Clin Endocrinol Metab* 82: 338–341, 1997.

[9] Ozgen AG, Hamulu F, Bayraktar F, et al: Evaluation of routine basal serum calcitonin measurement for early diagnosis of medullary thyroid carcinoma in seven hundred seventy-three patients with nodular goiter, *Thyroid* 9: 579–582, 1999.

[10] Pacini F, Fontanelli M, Fugazzola L, et al: Routine measurement of serum calcitonin in nodular thyroid diseases allows the preoperative diagnosis of unsuspected sporadic medullary thyroid carcinoma, *J Clin Endocrinol Metab* 78: 826–829, 1994.

[11] Papi G, Corsello SM, Cioni K, et al: Value of routine measurement of serum calcitonin concentrations in patients with nodular thyroid disease: a multicenter study, *J Endocrinol Invest* 29: 427–437, 2006.

[12] Rieu M, Lame MC, Richard A, et al: Prevalence of sporadic medullary thyroid carcinoma: the importance of routine measurement of serum calcitonin in the diagnostic evaluation of thyroid nodules, *Clin Endocrinol (Oxf)* 42: 453–460, 1995.

[13] Vierhapper H, Niederle B, Bieglmayer C, et al: Early diagnosis and curative therapy of medullary thyroid carcinoma by routine measurement of serum calcitonin in patients with thyroid disorders, *Thyroid* 15: 1267–1272, 2005.

[14] Vierhapper H, Raber W, Bieglmayer C, et al: Routine measurement of plasma calcitonin in nodular thyroid diseases, *J Clin Endocrinol Metab* 82: 1589–1593, 1997.

[15] Deftos LJ: Should serum calcitonin be routinely measured in patients with thyroid nodules—will the law answer before endocrinologists do? *J Clin Endocrinol Metab* 89: 4768–4769, 2004; author reply 4769–4770.

[16] Dunn JT: When is a thyroid nodule a sporadic medullary carcinoma? *J Clin Endocrinol Metab* 78: 824–825, 1994.

[17] Hodak SP, Burman KD: The calcitonin conundrum—is it time for routine measurement of serum calcitonin in patients with thyroid nodules? *J Clin Endocrinol Metab* 89: 511–514, 2004.

[18] Horvit PK, Gagel RF: The goitrous patient with an elevated serum calcitonin—what to do? *J Clin Endocrinol Metab* 82: 335–337, 1997.

[19] Sheppard MC: Should serum calcitonin be measured routinely in all patients with nodular thyroid disease? *Clin Endocrinol (Oxf)* 42: 451–452, 1995.

[20] Gharib H, Papini E, Paschke R, et al: American Association of Clinical Endocrinologists, Associazione Medici Endocrinologi, and European Thyroid Association Medical guidelines for clinical practice for the diagnosis and management of thyroid nodules: executive summary of recommendations, *Endocr Pract* 16: 468–475, 2010.

[21] Shine B: *Routine calcitonin measurement in management of thyroid nodules: a decision analysis approach*, Endorine Abstracts. 2007, Ed ECoE: BioScientifica Endorine Abstracts.

[22] Cheung K, Roman SA, Wang TS, et al: Calcitonin measurement in the evaluation of thyroid nodules in the United States: a cost-effectiveness and decision analysis, *J Clin Endocrinol Metab* 93: 2173–2180, 2008.

[23] Scheuba C, Kaserer K, Weinhäusl A, et al: Is medullary thyroid cancer predictable? A prospective study of 86 patients with abnormal pentagastrin tests, *Surgery* 126: 1089–1095, 1999; discussion 1096.

[24] Scheuba C, Kaserer K, Moritz A, et al: Sporadic hypercalcitoninemia: clinical and therapeutic consequences, *Endocr Relat Cancer* 16: 243–253, 2009.

[25] Barbot N, Calmettes C, Schuffenecker I, et al: Pentagastrin stimulation test and early diagnosis of medullary thyroid carcinoma using an immunoradiometric assay of calcitonin: comparison with genetic screening in hereditary medullary thyroid carcinoma, *J Clin Endocrinol Metab* 78: 114–120, 1994.

[26] Kebebew E, Greenspan FS, Clark OH, et al: Extent of disease and practice patterns for medullary thyroid cancer, *J Am Coll Surg* 200: 890–896, 2005.

[27] Kebebew E, Ituarte PH, Siperstein AE, et al: Medullary thyroid carcinoma: clinical characteristics, treatment, prognostic factors, and a comparison of staging systems, *Cancer* 88: 1139–1148, 2000.

[28] Deftos LJ, Bone HG 3rd, Parthemore JG: Immunohistological studies of medullary thyroid carcinoma and C cell hyperplasia, *J Clin Endocrinol Metab* 51: 857–862, 1980.

[29] Baloch ZW, LiVolsi VA: Microcarcinoma of the thyroid, *Adv Anat Pathol* 13: 69–75, 2006.

[30] Beressi N, Campos JM, Beressi JP, et al: Sporadic medullary microcarcinoma of the thyroid: a retrospective analysis of eighty cases, *Thyroid* 8: 1039–1044, 1998.

[31] Guyetant S, Dupre F, Bigorgne JC, et al: Medullary thyroid microcarcinoma: a clinicopathologic retrospective study of 38 patients with no prior familial disease, *Hum Pathol* 30: 957–963, 1999.

[32] Scheuba C, Kaserer K, Bieglmayer C, et al: Medullary thyroid microcarcinoma recommendations for treatment—a single-center experience, *Surgery* 142: 1003–1010, 2007; discussion 10 e1–3.

[33] Hamy A, Pessaux P, Mirallie E, et al: Central neck dissection in the management of sporadic medullary thyroid microcarcinoma, *Eur J Surg Oncol* 31: 774–777, 2005.

[34] Henry JF, Denizot A, Puccini M, et al: Latent subclinical medullary thyroid carcinoma: diagnosis and treatment, *World J Surg* 22: 752–756, 1998; discussion 756–757.

[35] Scollo C, Baudin E, Travagli JP, et al: Rationale for central and bilateral lymph node dissection in sporadic and hereditary medullary thyroid cancer, *J Clin Endocrinol Metab* 88: 2070–2075, 2003.

[36] Kaserer K, Scheuba C, Neuhold N, et al: Recommendations for reporting C cell pathology of the thyroid, *Wien Klin Wochenschr* 114: 274–278, 2002.

[37] Biddinger PW, Ray M: Distribution of C cells in the normal and diseased thyroid gland, *Pathol Annu* 28(Pt 1): 205–229, 1993.

[38] Rosai: *Tumors of the thyroid gland*, Washington DC, 1992, Armed Forces Institute of Pathology.

[39] Kaserer K, Scheuba C, Neuhold N, et al: Sporadic versus familial medullary thyroid microcarcinoma: a histopathologic study of 50 consecutive patients, *Am J Surg Pathol* 25: 1245–1251, 2001.

[40] Kaserer K, Scheuba C, Neuhold N, et al: C-cell hyperplasia and medullary thyroid carcinoma in patients routinely screened for serum calcitonin, *Am J Surg Pathol* 22: 722–728, 1998.

[41] Perry A, Molberg K, Albores-Saavedra J: Physiologic versus neoplastic C-cell hyperplasia of the thyroid: separation of distinct histologic and biologic entities, *Cancer* 77: 750–756, 1996.

[42] Albores-Saavedra JA, Krueger JE: C-cell hyperplasia and medullary thyroid microcarcinoma, *Endocr Pathol* 12: 365–377, 2001.

[43] LiVolsi VA: C cell hyperplasia/neoplasia, *J Clin Endocrinol Metab* 82: 39–41, 1997.

[44] Matias-Guiu X, Peiro G, Esquius J, et al: Proliferative activity in C-cell hyperplasia and medullary thyroid carcinoma. Evaluation by PCNA immunohistochemistry and AgNORs staining, *Pathol Res Pract* 191: 42–47, 1995.

[45] McDermott MB, Swanson PE, Wick MR: Immunostains for collagen type IV discriminate between C-cell hyperplasia and microscopic medullary carcinoma in multiple endocrine neoplasia, type 2a, *Hum Pathol* 26: 1308–1312, 1995.

[46] Sobin LH, Gospidarowicz M, Wittekind C: *TNM classification of malignant tumors*, ed 7, Oxford, 2009, John Wiley & Sons.

[47] Dralle H: Lymph node dissection and medullary thyroid carcinoma, *Br J Surg* 89: 1073–1075, 2002.

[48] Pillarisetty VG, Katz SC, Ghossein RA, et al: Micromedullary thyroid cancer: how micro is truly micro? *Ann Surg Oncol* 16: 2875–2881, 2009.

[49] Machens A, Holzhausen HJ, Dralle H: Skip metastases in thyroid cancer leaping the central lymph node compartment, *Arch Surg* 139: 43–45, 2004.

[50] Machens A, Hinze R, Thomusch O, et al: Pattern of nodal metastasis for primary and reoperative thyroid cancer, *World J Surg* 26: 22–28, 2002.

[51] Scheuba C, Kaserer K, Kaczirek K, et al: Desmoplastic stromal reaction in medullary thyroid cancer—an intraoperative "marker" for lymph node metastases, *World J Surg* 30: 853–859, 2006.

[52] Koperek O, Scheuba C, Puri C, et al: Molecular characterization of the desmoplastic tumor stroma in medullary thyroid carcinoma, *Int J Oncol* 31: 59–67, 2007.

[53] Koperek O, Scheuba C, Cherenko M, et al: Desmoplasia in medullary thyroid carcinoma: a reliable indicator of metastatic potential, *Histopathology* 52: 623–630, 2008.

[54] Iacobone M, Niccoli-Sire P, Sebag F, et al: Can sporadic medullary thyroid carcinoma be biochemically predicted? Prospective analysis of 66 operated patients with elevated serum calcitonin levels, *World J Surg* 26: 886–890, 2002.

[55] Gibelin H, Essique D, Jones C, et al: Increased calcitonin level in thyroid nodules without medullary carcinoma, *Br J Surg* 92: 574–578, 2005.

[56] Milone F, Ramundo V, Chiofalo MG, et al: Predictive value of pentagastrin test for preoperative differential diagnosis between C-cell hyperplasia and medullary thyroid carcinoma in patients with moderately elevated basal calcitonin levels, *Clin Endocrinol (Oxf)* 73: 85–88, 2010.

[57] Guyetant S, Josselin N, Savagner F, et al: C-cell hyperplasia and medullary thyroid carcinoma: clinicopathological and genetic correlations in 66 consecutive patients, *Mod Pathol* 16: 756–763, 2003.

[58] Cherenko M, Slotema E, Sebag F, et al: Mild hypercalcitoninaemia and sporadic thyroid disease, *Br J Surg* 97: 684–690, 2010.

[59] Cohen R, Campos JM, Salaun C, et al: Preoperative calcitonin levels are predictive of tumor size and postoperative calcitonin normalization in medullary thyroid carcinoma. Groupe d'Etudes des Tumeurs a Calcitonine (GETC), *J Clin Endocrinol Metab* 85: 919–922, 2000.

[60] Raffel A, Cupisti K, Krausch M, et al: Incidentally found medullary thyroid cancer: treatment rationale for small tumors, *World J Surg* 28: 397–401, 2004.

[61] Peix JL, Braun P, Saadat M, et al: Occult micro medullary thyroid carcinoma: therapeutic strategy and follow-up, *World J Surg* 24: 1373–1376, 2000.

[62] Wiench M, Wygoda Z, Gubala E, et al: Estimation of risk of inherited medullary thyroid carcinoma in apparent sporadic patients, *J Clin Oncol* 19: 1374–1380, 2001.

[63] Fink M, Weinhäusl A, Niederle B, et al: Distinction between sporadic and hereditary medullary thyroid carcinoma (MTC) by mutation analysis of the RET proto-oncogene. "Study Group Multiple Endocrine Neoplasia Austria (SMENA)" *Int J Cancer* 69: 312–316, 1996.

[64] Franc S, Niccoli-Sire P, Cohen R, et al: Complete surgical lymph node resection does not prevent authentic recurrences of medullary thyroid carcinoma, *Clin Endocrinol (Oxf)* 55: 403–409, 2001.

[65] Miyauchi A, Matsuzuka F, Hirai K, et al: Unilateral surgery supported by germline RET oncogene mutation analysis in patients with sporadic medullary thyroid carcinoma, *World J Surg* 24: 1367–1372, 2000.

[66] Miyauchi A, Matsuzuka F, Hirai K, et al: Prospective trial of unilateral surgery for nonhereditary medullary thyroid carcinoma in patients without germline RET mutations, *World J Surg* 26: 1023–1028, 2002.

[67] Dotzenrath C, Goretzki PE, Cupisti K, et al: Is there any consensus in diagnostic and operative strategy with respect to medullary thyroid cancer? A questionnaire answered by 73 endocrine surgical units, *Langenbecks Arch Surg* 386: 47–52, 2001.

[68] Harbour R, Miller J: A new system for grading recommendations in evidence based guidelines, *BMJ* 323: 334–336, 2001.

[69] Mirallie E, Rigaud J, Mathonnet M, et al: Management and prognosis of metastases to the thyroid gland, *J Am Coll Surg* 200: 203–207, 2005.

[70] Asari R, Niederle BE, Scheuba C, et al: Indeterminate thyroid nodules: a challenge for the surgical strategy, *Surgery* 148: 516–525, 2010.

[71] Bieglmayer C, Scheuba C, Niederle B, et al: Screening for medullary thyroid carcinoma: experience with different immunoassays for human calcitonin, *Wien Klin Wochenschr* 114: 267–273, 2002.

[72] Bieglmayer C, Vierhapper H, Dudczak R, et al: Measurement of calcitonin by immunoassay analyzers, *Clin Chem Lab Med* 45: 662–666, 2007.

第26章 ■ 甲状腺未分化癌与甲状腺淋巴瘤

KENNETH B. AIN ■ JOSEPH VALENTINO

甲状腺未分化癌

病变特征

甲状腺未分化癌（anaplastic thyroid carcinoma，ATC）是最具侵袭性与致死性的甲状腺恶性肿瘤，也是人类最具致死性的实体瘤之一。尽管发病率较低，不足甲状腺癌发病率的2%，但随着20世纪90年代以来甲状腺恶性肿瘤（尤其是乳头状癌）发病率的提高，其发病率也明显提高。一项研究表明，更好处理分化型甲状腺癌[1]及在一些地区增加碘盐饮食[2]可以减少甲状腺未分化癌的发生。然而，我们的印象是北美洲甲状腺未分化癌的例数已经逐步增加。这种快速进展的肿瘤抵抗所有已知的细胞毒素制剂，是致死性实体瘤的典型代表，其临床过程极具侵袭性。

有证据表明甲状腺未分化癌是从先前存在的甲状腺滤泡细胞恶性肿瘤终极完全去分化而来（见第17章）。长期的研究发现未分化癌中含有甲状腺滤泡状癌或乳头状癌的事实证实了这一联系[3-4]，现代遗传分析进一步证明了这一假说。在相同的患者中发现在分化型甲状腺癌与ATC中有相同的遗传学改变[5-6]。ATC有一种清晰持续的生化特征是P53诱导核蛋白增强表达[7]；另一种生化特征是micro-RNA特殊模式的低表达[8]，进一步的发现包括一个与UbcH-10[10]过度表达相同名为甲状腺未分化癌过表达-1（OEATC-1）[9]的新基因的表达。Smallridge等[11]的综述对上述发现进行了广泛总结。然而，未分化癌来自分化型甲状腺癌这一可能的发病机制给临床医生在分化型甲状腺癌转变为致死性的未分化癌的癌前诊断与治疗带来很大负担。

ATC是典型的快速进展癌。我们观察到肿瘤的倍增时间最短只有3天。因此要求医生为患ATC的患者开放诊疗绿色通道。尽管有许多治疗性研究创新和实验，但自从20世纪90年代末期我们对这一疾病进行最后总结以来，对ATC的治疗仍未找到令人满意的

办法[12]。尽管当原发病灶可以切除时多种强力治疗方法明显增加了生存率，但在最近的一些研究中显示，接受不同治疗干预的患者中位生存时间为3~5个月[13-15]。据国家癌症研究所SEER数据库回顾1973—2000年516例未分化甲状腺癌显示，病因特异性死亡率6个月为68%，1年为81%[17]。如果不能得到局部控制而出现远处转移，ATC会导致快速死亡。少数存活超过2年的甲状腺未分化癌患者通常被确认为治愈，随后治疗重点将集中到潜在的分化型甲状腺癌。另一方面，我们的研究经验表明，一个有经验的治疗团队通过及时、果断的多学科治疗有可能改善这种灾难性状况。

临床表现与病理

甲状腺未分化癌最常发现于快速增大的甲状腺肿物的患者中，常伴音哑及呼吸困难、吞咽困难和颈部疼痛等症状[18-20]。原发肿瘤大小平均直径在5~8 cm[15,17,21-22]。超过1/3的患者表现为长期存在的甲状腺结节（未确诊的分化型甲状腺癌）突然增大[3]，或者接受治疗的乳头状癌或滤泡状癌患者发现突然出现的转移灶，经活检或切除的转移灶证实为ATC。虽然临床发病的中位年龄在70岁[13-15,23]，但也有少见的19岁或26岁的年轻患者发病[24-25]。超过40%的患者有颈淋巴结转移，并且30%的患者有自发性声带麻痹[3,19,21]。女性患者是男性患者的2~3倍[18,23]，可能反映出起源的分化型甲状腺癌女性占多数的特点。有许多ATC不同寻常临床表现的病例报道，包括迷走神经受压导致的心动过缓、上腔静脉综合征、暂时性甲状腺功能亢进症、急性霍纳综合征、粒细胞集落刺激因子分泌造成的白细胞增多症、球-瓣膜式呼吸困难或早期胃肠症状[26-33]。

ATC的侵袭性在临床表现中非常清晰明显。多数ATC已有转移。尽管小的甲状腺内原发肿瘤是最容易处理的，但仅有2%~9%的患者有这样的肿瘤。多数患者肿瘤较大且有明显的甲状腺外侵犯[15,23]。同

样地，34%~62% 的患者有局部转移，18%~46% 的患者有远处转移[15-17,22-23]。远处转移常见部位有肺（80%），骨转移和脑转移为15%[19-20]。所有的报道可能都低估这种疾病的转移能力，这也就能解释诊断转移部位的技术研究存在的差异了。我们参与 ATC 患者尸解时发现转移瘤广泛分布的区域，在影像分期研究中却不明显。

任何甲状腺肿物尤其是快速增长的肿物的初步评估必须使用细针穿刺（fine-needle aspiration，FNA）细胞学检查。一项包括113名 ATC 病例的 FNA 细胞学检查回顾性分析显示，95% 的细胞学已经显示恶性。其中109例患者分析表明通过细针穿刺 90% 已经明确诊断 ATC，而只有不到 6% 显示与分化型甲状腺癌共存，接近 5% 显示非特异性恶性肿瘤[34]。细胞学诊断不确定的主要原因包括肿瘤退化性变（坏死、出血和白细胞浸润），广泛的细胞纤维化和由于共存的分化型甲状腺癌引起的抽样误差（在其他报道中注意到的问题[35]）。

甲状腺未分化癌肉眼外观为灰白色，鱼肉状的巨块肿瘤，通常伴甲状腺外浸润（见第44章）。肿瘤部分坏死和出血[36]。在 ATC 中三种主要组织学类型包括梭形细胞（53%）、大细胞（50%）和鳞状细胞（19%），以上组织学类型可能重叠存在[37-38]。ATC 显示嗜血管性生长（偏好向中等直径动静脉肌壁内生长）[38]，细胞间变显示奇异的肿瘤细胞，高有丝分裂率[36]和低细胞凋亡率[39]。在不同的文献报道中，免疫组化显示不同的结果。0%~55% 的患者甲状腺球蛋白染色可以随处看到，波形蛋白染色为 23%~94%，细胞角蛋白为 12%~80%，波形蛋白与细胞角蛋白共同表达为 39%~75%，30% 的病例所有标记物均为阴性[20,37,39-41]。

由 AJCC[42]与 UICC[43]颁布的最新病理分期系统表明，所有的甲状腺未分化癌均为 T4，甲状腺内原发肿瘤为 T4a，伴甲状腺外侵犯的为 T4b；N0 为没有区域淋巴结转移，N1 指至少1个局部淋巴结转移；M0 指没有远处转移，M1 有远处转移。按照定义，所有的甲状腺未分化癌均为Ⅳ期，然而，Ⅳ-A 期指 T4a，任何 N，M0；Ⅳ-B 期指 T4b，任何 N，M0；Ⅳ-C 期指有远处转移，不管原发肿瘤范围或区域淋巴结转移情况。晚期有转移的分化型甲状腺癌转变为甲状腺未分化癌无法明确分级，然而，任何远处转移的变化都属于Ⅳ-C。

通过仔细回顾20世纪90年代之前的医学文献就会注意到一种类型 ATC，称为小细胞 ATC。之后，发现这实际上是一种对淋巴瘤、岛状细胞癌、髓样癌或转移性小细胞肺癌肿瘤的误分类[44-45]。由于这种原因，对于文献发表的有长期生存或对老的化疗药如阿霉素敏感的患者，应该怀疑为是这种误分类肿瘤[37,46]。

有一些特殊和不常见的 ATC 亚型。一些病例含有非细胞纤维化或不典型梭形细胞巢的梗死组织，称之为"ATC 寡细胞变异"，可能被误以为是 Riedel 甲状腺炎[47-48]。其他病例显示骨肉瘤分化（癌肉瘤），伴有明显的骨样形成和灶状钙化[49-51]。一种名为梭形细胞鳞状细胞癌的不寻常 ATC 亚型似乎与高细胞乳头状癌相关联[52]。然而，随后的报道暗示相似的病例没有报道这种特殊关联[53-54]。21世纪早期，病理学家报道一种 ATC 横纹肌肉瘤的变异[55-57]，但是，这种肿瘤与典型的 ATC 相比是否具有更好或相似的生物学行为还不清楚。长期以来认为甲状腺血管肉瘤是甲状腺未分化癌的变异，然而，它们到底是甲状腺未分化癌的亚型还是原发的血管肉瘤尚不清楚[58-59]。同样，很难将非常少见的原发性甲状腺鳞癌与 ATC 中的鳞状上皮类型进行区分[60-62]。

诊断性评估与分级

正如前面强调的，成功的 ATC 治疗需要快速而有效的诊断和治疗方法的使用。通常，作为一个快速增长的肿瘤，细针穿刺活检应首先在诊室进行。尽管超声引导能够避免在没有诊断意义的肿瘤坏死区穿刺，但在没有超声时对可触及肿瘤可轻松穿刺，没有理由为此延误诊断。另一方面，如果有超声检查，可用来指导活检，有助于评估气道是否通畅和是否存在局部转移。如果怀疑肿瘤为淋巴肉瘤，应用流式细胞仪和免疫细胞化学重复检查，很短时间内即可获得细胞学检查结果（见本章"甲状腺淋巴肉瘤"部分）[63]。

再次强调，应该让放射医生直接做出初期评估，避免日常工作流程造成的延迟。氟脱氧葡萄糖（F-fluorodeoxyglucose，FDG）正电子发射断层扫描（PET）[18]在这方面的价值是独一无二的[64-65]，特别是在计算机图形扫面图像模糊的时候[66]。ATC 的 FDG-PET 敏感性增高的细胞学基础是由于它能增强葡萄糖转化产物（葡萄糖-1）的表达，导致肿瘤吸收更多的葡萄糖[67]。以钆作为造影剂的 MRI 可提供最好的颈部和上纵隔细节，能够在疾病浸润环境下对原发灶切除做治疗计划[68-69]。另外，如果不适合做 MRI 或无条件做 MRI 时可行静脉内注射或口服造影剂的 CT 检查。尽管有可能同时伴随分化型甲状腺癌，放射性碘扫描与治疗对这类患者的紧急处理没有作用，因此关于稳定碘污染的担忧可以暂不考虑，直到甲状腺未分化癌被完全清除后相当长的时间（通常超过1年）且基础的分化型甲状腺癌也得到治疗。CT扫描应该从头到骨盆以完整评估患者的远处转移，确定完整的分期并制定基线研究。

治疗计划概述

ATC有效控制的重点在于合适的治疗目标。如果伴随的分化型甲状腺癌未侵袭重要结构或未使发病率发生明显改变，先保证甲状腺未分化癌得到有效治疗，然后治疗伴随的分化型甲状腺癌。核素治疗对甲状腺未分化癌无效，并且没有附带的好处。自从20世纪初期，许多研究表明，积极的多重治疗方法（手术、外放射、化疗）能明显提高存活率，甚至治愈一些患者，尤其是Ⅳ-A期和部分Ⅳ-B期患者[70-77]。不是所有的患者都会受益于艰巨的治疗，特别是对于有远处转移或原发肿瘤侵袭性生长的患者。另外，医生应该参照国家癌症研究所临床实验数据库，获得合适的临床治疗方法。

所有工作都应快速完成，应该建立多学科治疗组（外科医生、肿瘤学医生、内分泌医生、姑息治疗专家），亲自参加会议或行电话会议，为患者的疾病和临床状态制订治疗方案。在某些地区，这项工作可以在查房时进行。患者及家属应该参加会议，向他们充分提供可能采取的治疗方案的好处和风险，包括创新性治疗、实验性治疗和姑息性治疗。同时，医生有责任对患者做治疗决定的能力进行充分评估。有时，可能需要精神病科医生或伦理学家进行会诊。无论患者选择什么样的治疗方案，都应鼓励他或她预立医疗指示、指定代理人、定义代码状态、告知临终意愿。

多学科治疗组进行治疗时应明确治疗组长，由组长向患者及家属提供一个简单的信息沟通渠道并协调各位专家的意见，这很重要。在多学科治疗团队治疗时，由于由多名医生及其团队参与治疗，很容易导致没有人与患者沟通。

手术初步评估

与典型的分化型甲状腺癌患者不同，甲状腺未分化癌患者的全身状况更能影响是否手术的决定。对高龄人群，需要对可能影响治疗计划的预存疾病进行彻底评估。外科手术禁忌证可能是相对的，但是可能改变治疗的先后次序。肝和肾疾病会影响辅助化疗的耐受性，而之前的外照射（external beam radiation，

XRT）病史也许可以防止在该区域额外应用。在癌症治疗的压力下，经常出现轻微的老年痴呆。严重的认知功能障碍经常引至许多不切实际的治疗和潜在的不道德的出现。患者和家属需要深入坦诚地讨论这些事情，而且必须参与制订治疗计划。

再次重申"时间最重要"。外科医生必须加速全麻的准备与手术压力的评估。典型的3~4周延迟以获得影像学资料、术前医疗咨询和麻醉咨询、之前的随访再评估都是不合适的。这样延迟到手术日期，可能使原本可以切除的甲状腺未分化癌变为不可切除。内分泌、肝、肾、免疫系统、神经系统和营养学问题的单独一项可能不是手术禁忌证，但是，在做一个根治性手术评估时，必须考虑这些因素。一个本来准备进行整个原发灶切除的手术经常会转变成一个减瘤手术。甲状腺未分化癌的快速增长需要术后立即开始辅助治疗。手术后延长的恢复期将影响临床效果，应该尽量避免。术前（新辅助）XRT可能是一个合理的治疗选择，可能可以导致肿瘤缩小，以允许原本无法切除的肿瘤可以切除[78]。

ATC通常会对最初的临床状态有潜在的严重影响，随后出现呼吸困难、吞咽困难、声带麻痹、心动过缓和胸廓入口梗阻[3,18]。这可能需要在切除原发病灶之前进行处理。气道的保留和监测是最重要的，因为呼吸困难——源于气管受累、外来的压力或双侧喉返神经麻痹——需要立即处理。需要决定行气管切开或者减瘤术（有或无气道支架）哪个更为合适，而且要由能胜任的医生立即完成。声带麻痹很常见，通常伴呼吸困难，尤其是如果同时伴有咽会厌以下的食管阻塞。同样，吞咽困难也很常见，导致脱水和营养不良，需要肠内营养。这些问题必须同时诊断、治疗和处理。

甲状腺未分化癌原发灶手术

一旦做出甲状腺未分化癌的诊断，治疗团队就要决定能否手术治疗该疾病。不是每一个手术者都有更广泛的切除经验，而且甲状腺未分化癌患者经常需要修复重建。手术切除的彻底性是影响预后最重要的因素[79-80]，并且缺乏复杂头颈肿瘤切除经验的外科医生不能增加患者的生存时间或提供局部控制。对ATC患者来说治疗团队的无政府主义是不合时宜的。如果需要，应该立即转送到有经验的医生处，否则肿瘤充分生长将导致所有治疗失败。更糟糕的是，由缺乏手

术经验的手术医生施行的首次失败手术后，再次姑息性手术将导致治疗延迟，造成组织污染，肿瘤种植并且加速肿瘤生长[81]。

术前事项

放射学研究是提供术前评估邻近结构的最佳方法。由于大体肿瘤的完整切除（gross total resection，GTR）与良好预后紧密相连，根治性手术要求切除全部大体可见受累的软组织[74,82-83]。一些大样本的 ATC 患者研究报道称，高达 73% 的患者行广泛性切除[17,84-85]。这种肿瘤的致死性特征使死亡率潜在提高，这一事实比高分化甲状腺癌更易被接受。与绝大多数其他甲状腺癌不同，88% 的 ATC 患者具有广泛侵犯性特点[86]。甲状腺外科医生不得不放弃许多他或她已经建立的习惯和手术方法。甲状腺肿瘤大部分生长于甲状腺包膜内，典型表现为 2～4 cm 直径的肿物。尽管一名熟练的甲状腺外科医生在切除甲状腺过程中能保留喉返神经和甲状旁腺的血供，但甲状腺未分化癌的侵袭性特征能使有效切除变得困难重重。通过仔细评估肿瘤侵犯颈部器官、邻近血管结构和后方棘突旁的结构，能做出可切除的决定。Zhang 等报道[69] 在 58 例甲状腺未分化癌患者中，69% 气管侵犯，55% 食管侵犯，39% 颈动脉侵犯[83]。前方侵犯并不常见，并且通过皮肤切除和切口封闭容易处理。

颈部的侵犯范围是患者能否完全切除肿瘤的主要影响因素。因此，应该通过影像学检查气管、喉、食管的受侵程度，补充内镜检查评估下咽、食管、喉和气管。有计划地进行喉或气管的部分切除也许风险最小，但如果食管腔受累需要食管切除，则更复杂。ATC 术前评估颈动脉鞘和纵隔血管结构对于在整块切除或 GTP 手术中避免出血并发症和降低卒中风险是十分关键的。肿瘤向后方侵犯颈椎或棘突旁肌肉提示无法完全切除。类似地，椎前筋膜受累通常伴随着食管受累。幸运的是作为甲状腺未分化癌患者，能否切除的独立因素较少发生。基于疾病表现为胸廓入口和上纵隔受累，手术医生需要评估需要胸外科医生支持的可能性，还需要一支手术技能强的团队。控制来自胸腔血管的出血需要紧急胸骨劈开，并且手术团队要为紧急事件做好准备。

气道管理

大部分 ATC 患者肿瘤会侵犯气道，因此对 ATC一个特别重要的外科关注点就是保持气道通畅。典型的是气管移位和气管受压，有时是直接的喉气管侵犯

和喉返神经受累。术前对这一问题的评估将有助于外科处理。过去的观点"所有的甲状腺未分化癌都需要气管切开"并不被文献和临床经验支持。在这类人群中，气管切开不能延长生命[87]，也不能提高生活质量。我们同意在甲状腺未分化癌患者中进行深思熟虑的气管切开[88]。由于气管切开会通过或接近肿瘤，肿瘤将在该部位继续生长，在气管腔内和外部变得不断地外生性生长。患者持续地与后来在气管内和气管套管周围的出血斗争，导致难以对付的咳嗽、出血和气道堵塞。气道内的肿瘤生长使通气减少，使患者失音并且使更换气管套管变得非常困难。这样，气管切开通常难以避免患者窒息死亡，更不必说复杂的气管切开护理。我们建议对不能从姑息切除获益的无法完整切除肿瘤的患者进行气管切开，在这些人当中容易发生立即窒息。他们的呼吸困难对皮质类固醇激素不起反应。进行放化疗和未行原发灶手术的气道严重狭窄的患者或许需要气管切开。不适合侵入性治疗的患者选择姑息治疗可不用气管切开[89]。

气管表面的肿瘤使气管切开变得非常困难，更好的方法是在全麻插管下进行。在插管过程中为保证气道通畅，有经验的麻醉医生是非常重要的。插管可以在直接喉镜、经纤维支气管镜或纤维喉镜下进行，通常可触摸的标志可能被肿瘤阻挡，需要术前进行影像分析。随着气道得到保障，外科手术切口可以在辨识清楚的气管部位。切口很少在中线，因为这通常需要切除部分肿瘤才能暴露气管，在此过程中还要面临出血的挑战。通常需要延长的气管插管，因为从气管到皮肤的距离由于肿瘤原因被延长，并且由于很多老年患者驼背的缘故，而使气管更向后背的位置。

由于外部或内部病变造成远端气管阻塞，最好的办法是气管切开和应用足够长度的插管并就近予以固定。外部生长的肿瘤可以阻塞气道，通常通过 TAG或 KTP 激光进行管腔内的减瘤可以暂时性改善症状。在减瘤与止血过程中常需要通过声门或气管切开置入硬质支气管镜。气管支架可以保证中段气道的稳定性，但是在很多病例中，肿瘤延伸到声门下，放置有效的支架是很困难的。

肠内营养的维护

吞咽困难是常见症状，偶尔伴随营养失调、消瘦和脱水。常见原因是由于食管外压。喉咽功能失调可与原有的基础疾病如卒中一起使其成为一种混合性问题。胃造瘘置管可以提供必需的营养与液体，尤其是在准备做 XRT 时。由于胸廓入口处食管、气道狭窄，

经皮胃造瘘术需要技术上的变化。内镜医生必须应用镇静剂提前预防潜在的气道阻塞，内镜设备应该为困难的气道条件做好准备。你会发现儿科与新生儿纤维内镜更容易通过，如果食管严重受累，还需要推进技术，例如，Brown-Mueller 系统。

手术入路

本部分主要限于介绍 ATC 手术治疗的相关问题，而对于甲状腺切除、甲状腺外切除和结节切除在本书的其他章节有详尽描述（见第 30 章、第 34 章、第 35 章、第 38 章和第 40 章）。20%～25% 的病例首选病灶完整手术切除 [23,86,90]。尽管想要得到阴性的切缘，但即使在术前认为有可能做到的 26 例病例中也只有 80% 实现了切缘阴性 [23]。由于我们拟行术后放疗，如果可能，最好在术后 2～4 周进行，严重的术后并发症会延迟术后放疗并可能影响多学科治疗效果。全食管或胸骨切除手术的程序性风险导致的预后延迟对疾病预后是否具有积极意义目前仍不清楚。胸骨切除或局限性胸骨柄劈开可以切除上纵隔病变，但未愈的胸骨切除在放疗野内，增加并发症出现的风险。另外，大范围切除，诸如喉咽和气管切除，已经成功应用于 ATC [91]。部分喉或气管切除可以安全地应用于多数患者。当术者预料到有部分肿瘤将残留在颈部或上纵隔时，仍造成严重的手术并发症是不合理的。

当无法切除全部肿瘤时，应局部切除多数肿瘤。多数情况下，减瘤术的好处在于减轻局部压迫，缓和胸廓出口综合征症状。减瘤术可能为术后 XRT 和化疗增敏。局部病灶没有得到有效控制，多数 ATC 患者将会死于胸廓出口处局部病灶的进展 [92]。甚至对于一些 IV-C 期的患者，外科手术仍有价值，因为加强肿瘤的局部控制会延长生存期并且提高生活质量 [90,93]。

与当前甲状腺癌微创手术相反，肿瘤外科学的传统原则更适用于 ATC 手术。我们宁愿选择足够宽的切口以允许在未受病变侵袭的组织开始清除病变，并且提供足够的暴露范围。为更好地暴露病变，通常需要切除带状肌，尤其是单侧胸骨甲状肌，或分离胸骨舌骨肌。术者必须准备好从各种路径切除。例如，尽管颈正中路径通常能确定喉返神经的位置，但如果这样做变得非常困难，则转换到侧方路径，从胸锁乳突肌和颈鞘朝向气食管沟方向分离，或许更为成功。

在处理简单部位病变之前，最好先处理最具手术难度的病变部位。例如，不清楚左侧侵袭性病灶是否能从食管切除，一个方法就是在切除右侧甲状腺之前从左侧切除开始。术前放置一个食管探条或在食管腔内进行气管插管，将会使食管更容易辨认并有助于避免损伤食管。在另外一个病例中，在一个不想做喉切除的患者，先前探查右颈可明确右侧环状软骨是否受侵，并允许在对侧喉返神经可能损伤之前终止手术。

通常，ATC 的肿瘤大小会影响病变能否充分切除。肿瘤周围的解剖变形使对肿瘤可切除性的评估变得困难。有时肿瘤上表面的情况能决定肿瘤的最佳暴露和能否切除受累上纵隔部分。肿瘤能掩盖喉和气管的侵犯范围。当重要区域被掩盖时，将肿瘤分为两部分或更多部分可以更清楚地评估病变侵犯范围。手术切口种植使预后变得更差，尤其是无法切除的病变。

大约 75% 的 ATC 存在颈淋巴结转移，需要行颈淋巴清扫术 [92]。颈清扫切除胸锁乳突肌和颈内静脉的机会高于典型的甲状腺恶性肿瘤。淋巴结经常出现被膜外侵犯，因此不像其他甲状腺恶性肿瘤，血管壁外膜经常受累。动脉外膜可以剥脱一层，但静脉壁一旦受累常常需要切除整个静脉。下颈部淋巴结和颈动脉背侧的淋巴结经常被肿瘤侵犯，与经典的甲状腺癌颈清扫相比需要更大范围地清扫颈部 IV 区。由于胸导管通常位于左颈或较大的淋巴导管位于右颈根部，必须修复或结扎术后淋巴瘘。更需避免膈神经与交感神经节的损伤。

手术并发症的处理

手术并发症的处理遵从"时间最重要"的原则。很明显，避免术后并发症最好的处理原则是术前详尽的治疗计划和小心、细致的手术操作。及时发现术后并发症有利于问题的尽早解决，便于尽早行术后辅助治疗。出血、切口感染、淋巴瘘、声带麻痹、吞咽困难、甲状旁腺功能减退症、腮腺瘘是 ATC 手术最常见的并发症。对这些问题的处理书中已有介绍（见第 46 章和第 47 章）。大的腮腺瘘需要用或不用皮瓣进行开放或结扎，以便于尽早术后放疗，缩短因常规换药而需要的 1～2 个月愈合时间。当出现中度吞咽困难时应该放置肠内营养管。随后的 XRT 将会加重这种吞咽困难，同时增加发生吸入性肺炎的风险。虽然可以考虑声带内移的技术，但是当出现由 XRT 造成的气道水肿时，声带内移可能阻塞气道。待气道稳定、辅助治疗完成和原发疾病被控制后才可以考虑进行甲状软骨成形术和杓状软骨内收术。

不能手术切除的原发疾病的新辅助疗法

有些时候，术前分期和对于原发灶的影像学评估可能暗示原发灶无法切除或存在不可接受的手术风险。在进行完整的或者部分放疗后，对有些患者可以计划或考虑一个延后的手术。肿瘤出现降期，从明显腺外侵袭的Ⅳ-B期降至原发灶呈现较小侵袭性，从而可行手术治疗。在一些医学中心放疗与原发灶的手术一样有效[84]。我们常规对局部疾病初始评估为手术无法切除的病例采用这种方法。行根治性放疗，伴或不伴放疗增敏化疗，并且在2～4周后重新评估。用影像学研究和体格检查进行疗效评估。没有远处转移和局部病灶向可手术方向转化的疾病更适合行根治性手术。尽管存在远处转移，对于Ⅳ-C期区域病变的切除仍可以提高患者的生存率，与积极行姑息治疗相符。在此情形下，控制胸腔入口处的病灶可以降低局部肿瘤的有害影响，并且帮助预防一些严重并发症的出现。有大量远处转移灶的病例不适合行大范围根治性的姑息手术。

体外放射治疗

无论是在原发灶成功切除术后作为多学科综合治疗的一部分，还是应用在不能或不全切除肿瘤后的积极姑息治疗中，XRT是ATC有效治疗的重要组成部分（见第52章）。与其他实体恶性肿瘤相比，ATC相对抵抗放射性，并且通常要超过40 Gy的剂量才有效[78,94-95]。考虑到快速的繁殖率和高剂量的需求，临床医生利用超分割法提高剂量[78,96-98]，并且积极探索新技术来满足当靶区放射剂量超过60 Gy时减少毒性的需要，例如，调强放疗（intensity-modulated radiotherapy，IMRT）[99-100]。虽然增加XRT的次数和剂量在临床有效性上显示出更好的趋势，但是仍要考虑放疗的毒性[101-102]。在我们的ATC患者中，这将影响肠内营养的早期使用，并且增加对水合作用及镇痛需要的关注。

1973年首次报道了在XRT中同步使用化疗药物作为增敏剂对ATC患者是否有效的争论[103]。这项技术是在20世纪80年代的前、中期经Kim和Leeper[104-105]报道可提高疾病的局部控制后才得到广泛应用。最常用的是低剂量的阿霉素。尽管可提高局部放疗毒性，但阿霉素的效用（与不同期使用阿霉素的根治性放疗计划相比的头对头对照研究）仍未得到认可。最近，为了在大范围的实体肿瘤上实现这个目的，尝试利用其他制剂，而且有很多放疗致敏剂[106-109]。对这一方法我们最关心的是，几乎没有化疗药物在对抗ATC上具有系统活性，并且因为化疗放疗增敏药物的剂量比正常用于全身化疗时要低很多，所以为了增加放疗敏感性而使用和随后系统化疗同一种药物是非常愚蠢的，因为这样有降低随后全身化疗疗效的风险。

无论是作为甲状腺切除术后局部疾病控制的辅助治疗，还是作为不可切除的原发肿瘤的新辅助治疗，XRT可以作为远处转移的姑息治疗。同样，聚焦XRT技术（像伽马刀）作为积极姑息治疗方案的一部分，或许可以选择性地应用在脑转移的患者上。

系统性化疗

如果不出意外，在诊断时ATC已经是一个全身性疾病。即使手术和XRT可以局部控制疾病，尤其是对于原发灶是T4a期的肿瘤，但长期生存仍然需要依靠全身化疗。不幸的是，ATC对于绝大多数化疗药物没有反应，不论是单药还是联合应用[110]。很多过去的文献都将甲状腺淋巴瘤和ATC搞混淆，由此可能得出阿霉素有效的错误结论。阿霉素是FDA批准的唯一一个可用于甲状腺癌治疗的抗肿瘤药物。最近的一些临床试验并没有明确证明阿霉素对ATC有特别明显的疗效[110-113]，即使脂质体阿霉素可能有轻微的改善作用。

将体外实验的ATC细胞株移植到裸鼠身上，用来系统性检测目前可使用的化疗药物的效果，这个实验提示紫杉醇有明显的抗肿瘤活性的作用[115]。虽然紫杉醇不能完全治愈肉眼可见的远处转移，但是在2000年完成的一项Ⅱ期临床试验中[116]，已进一步证实其有效。最近的研究[75]已经证实上述发现，尤其是对于连续3周每周给药、4周为一周期的方案的患者，紫杉醇与其他紫杉类药物（比如多烯紫衫醇）可能具有相似的活性[117]。紫杉醇的亲脂性衍生物可以提高其活性[118]，然而还没有任何关于白蛋白结合型紫杉醇有效的公开报道。多细胞泵是导致化疗耐药的主要原因，它可将化疗药物从细胞内排出，而如果没有多细胞泵的影响，紫杉醇的药物活性可能更强[119]。一种新的紫杉类，卡巴他赛，最近被FDA批准用于治疗激素难治性前列腺癌，似乎未受这些泵的影响[120]，可将其作为一种合理的候选药物用于ATC的临床试验，而且它可以穿过血脑屏障却不能通过中枢神经系统。我们有理由认为，除临床试验研究的化疗药物以外，紫杉醇（或其他紫衫类）是治疗ATC最有效的临床细胞毒药物。

通常对于临床试验药物，有丝分裂抑制剂[121]，例如，微管蛋白稳定型紫杉烷类，已被证明是治疗 ATC 最有效的药物。康普瑞汀磷酸盐在 I 期临床试验[122]和实验室研究[123-124]中显示出大有希望。然而进一步的单药治疗和与其他化疗药物联合使用的临床试验中却未能显示出与 I 期临床试验及实验室研究相同的活性。康普瑞汀磷酸盐具有微管去稳定性，可以分裂肿瘤血管，要想成为临床有用的 ATC 治疗方法或许需要联合一种或多种细胞毒药物。很多基础或临床预实验发现，肿瘤血管靶向试剂和抗血管生成试剂可能对抗 ATC 潜在的活性，包括基质金属蛋白酶激活的炭疽致死毒素[125]、血管内皮生长因子单克隆抗体[126]、TNP-470[127-128]、雷公藤甲素[129]、阿普立定[130]和一些不同的酪氨酸或丝氨酸/苏氨酸激酶抑制剂[131-137]。

其他基础和临床前期研究提示潜在的药物活性通过广泛的组合和不同的细胞机制来进行，例如，噻唑烷二酮类药物[138]、极光激酶抑制剂[139]、组蛋白去乙酰化酶抑制剂[140-143]、法尼基转移酶抑制剂[144]、3-羟基-3-甲基戊二酰辅酶一种还原酶抑制剂[145-146]、蛋白酶体抑制剂[147-148]和逆转录酶抑制剂[149]。在研究比较充分的领域，过氧化物酶体增殖物受体 r（PPARγ）通路的激活可以引起 ATC 细胞细胞周期的明显变化[150-154]，这描述了一种已开展临床实验的 PPARγ 激动剂[155]。不寻常的方法包括应用 E1b 早期基因缺失的转基因腺病毒（ONYX-015），此腺病毒只能在 P53 变异细胞中复制，可选择性地杀死 ATC 细胞[156-157]；还有变异的可复制的牛痘病毒（GLV-1h68）可在裸鼠中选择性杀死 ATC 细胞[158]；还有一种基因改造条件复制的腺病毒（ONYX-411），对眼癌通路障碍的细胞具有杀伤作用，同时可以杀死裸鼠中的 ATC 细胞。最后，如果应用病毒载体的基因治疗可以提高临床生存率，那么治疗 ATC 将会很有前景，包括转移 P53 活性基因[160-163]、Gadd45γ 基因[164]、白细胞介素-12 融合基因[165]和利用携带白细胞介素-2 基因的逆转录病毒载体和自杀基因，单纯疱疹病毒 1 型胸苷激酶，在两例 ATC 患者的实验室研究中发现该激酶可以被更昔洛韦激活[166]。大量潜在富有成果的基础研究方向意味着大量临床试验的爆发，所有试验都在争夺数量有限的 ATC 患者。因此对于内科医生来说，当他们试图为 ATC 患者找出"最好的"临床试验机会时，与基础科学和肿瘤学同事一起相互研究就显得格外重要。

临床随访和肿瘤监测

根据不同的临床情况我们对 ATC 患者治疗情况的监测方法是不同的。最好的情况是 ATC 患者成功接受了原发肿瘤的完整切除，并且随后进行全程 XRT 治疗。术前分期显示没有远处转移，在 XRT 治疗期间可以每 2 周进行 1 次 CT 扫描，在临近完成 XRT 之时行 FDG-PET/CT 检查。随后患者进行合理周期的化疗，可能使用紫杉类药剂。在化疗期间，每周使用 1 次紫杉醇连用 3 周，在第 4 周进行诊断性重新分期，此为一个治疗周期。足够周期化疗后在确认没有疾病表现的情况下，分期研究的间隔可延长。对于首次手术后无瘤生存 6 个月以上的患者，此间隔可以延长到每 2 个月进行 1 次 CT 扫描重新诊断分期，每 4 个月行 PET-CT 检查。无瘤生存 1 年以上 CT 扫描的间隔变为 3 个月，PET-CT 扫描间隔变为 6 个月。如果首次手术后 2 年都没有肿瘤，应该注意基础的分化型乳头状或滤泡状癌，行放射碘扫描和放射性碘治疗。从这一点来说，临床研究的时间应该由内科医生裁定，但必须要无限期地持续。具备这样条件的患者应该是极度幸运并且少见的。

当原发灶手术加全程 XRT 治疗后出现局部复发时，如果要进行再次手术切除仍然要考虑很多因素。对于放疗后的患者，需要考虑时间、手术方法和术区重建。如果可能，尽量延迟至全程 XRT 后 3 ~ 6 周进行再次手术，以避免放疗的不良反应。切除方法包括切除肿瘤瘢痕外不重要的器官，如带状肌。当颈部出现淋巴结转移和考虑有原位复发时，尽管已经行过淋巴结清扫，如果可以承受再次颈部淋巴结清扫的并发症，仍需行颈部淋巴结清扫术。我们应该可以预计伤口相关并发症的发生比例较高，一般采用肌或肌筋膜皮瓣修复颈部软组织。食管黏膜和咽下部的修复也是常被提及的，如果可能，应该在未照射区取皮瓣。必须预先考虑到手术后的气道水肿。术前使用皮质类固醇是有效的，并且可以延迟拔管。术后如果患者插管困难或出现气道阻塞危险的时候，应首先考虑气管切开术。术后这样的患者通常会出现典型的吞咽困难和高概率的误吸。床边吞咽评估、视频辅助的内镜吞咽评估和改良吞钡试验对评估吞咽困难都是有效的。术后 XRT 不应在之前照射过的患者身上尝试。如前面讨论的，这样的患者适合化疗。

即使初次手术切除成功有效，随后行 XRT 治疗，ATC 患者出现远处转移仍很普遍，这通常意味着死亡。对于这样的患者，持续性重新评估非常重要，并应时刻关注他们对治疗计划改变和体力受限时的态度转变。一些患者积极寻求新的化疗制剂或新的临床试验。大部分患者最终还是采用姑息疗法，并且在这些方面得到了他们医生的关心和支持。

甲状腺淋巴瘤

疾病的性质

原发性甲状腺淋巴瘤（primary thyroid lymphomas，PTL）像甲状腺未分化癌（ATC）一样罕见，占甲状腺恶性肿瘤的 1%～5%，占淋巴瘤的 2% 左右[167-170]，在丹麦每年每百万人口中有 2.06 例发病[170]。虽然不同于其他国家的旧报告，最近在日本神奈川对淋巴瘤病例进行的一项详细评估发现，所有淋巴瘤病例中有 46.6% 是原发性结外淋巴瘤，而其中4.3% 是原发性甲状腺淋巴瘤[171]。发病的平均年龄是59～71 岁[170,172-173]，有 50% 的患者年龄在 60～79 岁[173]。有一种趋势是男性比女性患病年龄要年轻 5～10 岁，而且在男女发病比例中女性占显著优势，约 3～4 比 1[170,172-173]。这与女性在自体免疫性甲状腺疾病中发病率较高类似，尤其是桥本甲状腺炎（淋巴细胞性甲状腺炎），而且与 PTL 表现出显著的病因学关系。

绝大多数 PTL 患者无论在疾病发作之前或之后都伴有甲状腺自身抗体的循环升高[172,174-176]。在患有桥本病的人群中发展为 PTL 的风险提高了 67～80 倍[177-178]；然而，这项观察结果没有临床意义，因为在发生 PTL 的同一年龄组的所有女性患者中，有 1/3 伴淋巴细胞性甲状腺炎自身抗体的表达[179]。在伴桥本甲状腺炎患者身上获取 PTL 组织做 IgH 基因序列分析表明，12 例患者中有 4 例在甲状腺炎和 PTL 组织中的克隆性 IgH 基因带是同源的[180]。同样，普遍存在于 PTL 组织中的各种高频变异在 14% 桥本甲状腺炎的患者中也可见[181]。这些发现表明，在甲状腺淋巴浸润中异常体细胞的超变及慢性抗原刺激都在 PTL的病理过程中发挥作用[176]，然而，对于任何桥本甲状腺炎的患者而言，要想发展为原发性甲状腺淋巴瘤都是极其罕见的。

临床表现、病理和分期

最常见的临床表现是迅速增大的甲状腺肿块，有时是在预先存在甲状腺肿物的情况下发生的。这与甲状腺未分化癌的临床表现类似，而且因为其在治疗上的明显差别，所以需要即刻的鉴别诊断。最常见的症状是由肿块引起，包括声音嘶哑、吞咽和呼吸困难[167,170,182-183]。有时，这足以导致喘鸣音[169,184-185]或上腔静脉综合征[186]。不出所料，因其是一种自身免疫性甲状腺疾病，所以患者普遍出现甲状腺功能减退症而需要甲状腺激素替代治疗。有些患者还会出现全身症状（被划分为"B"类[43]），如发热、盗汗以及无法解释的在发病前 6 个月体重减轻 10% 以上。

对于这类患者的最初评估必须是细胞学或组织学方面的，而且除了处理喘鸣或类似的紧急情况外，不应被放射研究或其他干预措施所耽误。在大多数情况下，伴或不伴超声引导下的细针穿刺细胞学能够提示或诊断 PTL[187]，而且应用流式细胞术能迅速提高诊断的特异性[188-189]。另一方面，在伴桥本甲状腺炎和非诊断性细针穿刺细胞学固有风险存在的情况下，有时应用超声引导的细针活组织检查甚至开放性手术活检都是有用处的[190]。这样就为免疫组织化学的准备以及细胞表面标记物的流式细胞学分析提供了材料。

有几种 PTL 的组织学亚型，包括弥漫型大细胞淋巴瘤（DLBCL），占 68%；黏膜相关的淋巴组织边缘区 B 细胞淋巴瘤，占 10%；滤泡性淋巴瘤，占 10%；小淋巴细胞性淋巴瘤，占 3%；还有 2% 的霍奇金淋巴瘤。非霍奇金淋巴瘤占所有病例的 98%[173]。甲状腺伯基特淋巴瘤占一系列的 4%[191]，还有极其罕见的原发性甲状腺套细胞淋巴瘤[192]和原发性 T 细胞淋巴瘤的报道[193-194]。最常见的 PTL 是弥漫型 B 细胞淋巴瘤，这是一种最具侵袭性的类型，死亡率是黏膜相关淋巴组织淋巴瘤的 5 倍[173]。因为近 1/3 的弥漫型B 细胞淋巴瘤包含黏膜相关淋巴组织淋巴瘤，据推测它们可能由黏膜相关淋巴组织淋巴瘤转变而来[191,195]。黏膜相关淋巴组织淋巴瘤是典型的惰性淋巴瘤，而且可能在未怀疑此诊断的全甲状腺切除术后才被诊断。尽管对于许多局限性的黏膜相关淋巴组织淋巴瘤行原发灶切除或局部放疗已经足够[191,196]，但这高度依赖准确的分期，因为播散性疾病需要系统治疗，对于这类肿瘤的治疗效仿弥漫型 B 细胞淋巴瘤是比较明智的（见第 44 章）[198]。

用于 PTL 的分期体系是基于霍奇金淋巴瘤 Rye分类体系的安阿伯修正。这一体系并不像在非霍奇金淋巴瘤或黏膜相关淋巴组织淋巴瘤中预期的那样，但却仍然是 PTL 分期的惯用标准[43]。在此系统中，下标"E"像在所有的原发性甲状腺淋巴瘤病例中一样，适用于腺外淋巴瘤。大约一半 PTL 患者的病灶局限于甲状腺内（分期为 IE），1/3 PTL 患者伴局部淋巴结转移。（分期为ⅡE）[173]。分期为ⅢE 的患者伴双侧淋巴结转移。分期为 ⅣE 的患者表现出腺外多淋巴器官的弥漫性或播散性转移，总共约占 13% ~ 15%[173,199-200]；然而，这种情况将很难区分是原发性淋巴瘤还是继发性甲状腺受累，此类情况已收录于出版的刊物中[201-202]。

一旦做出 PTL 的细胞学或组织学诊断，就需要完善临床分期。颈部超声不仅简便，而且经常能够提供有用的信息[203]。然而，在显示颈部其他相关重要结构方面磁共振更有用[204]。对于此病应用放射性碘扫描没有任何作用。性价比最高的全身性检查当属 CT 成像，用于检查头、颈、腹部及盆腔，使用适当的对照[18]。正电子发射断层扫描应用脱氧葡萄糖和 CT 成像的融合，在原发性甲状腺淋巴瘤的临床分期方面或许会提供强有力的帮助，但是在已发布的经验中提及甚少[205-206]。

治疗

因为 PTL 对放疗和化疗都很敏感，外科手术的作用就很有限[185,207]。对于这类患者诊断性开放活检仍然是重要的确诊手段，而最初的针吸活组织检查粗针穿刺所提供的证据不够充分。而且，就像之前提到的，确诊的惰性 IE 期黏膜相关淋巴组织淋巴瘤通常被诊断为甲状腺切除术的适应证。为了紧急保留气道，外科方面的尝试可能被批准；然而，气管支架正在被证明是一种有价值的替代方法[208-210]，特别是由 XRT 带来的快速缓解[211]。此外，大剂量的糖皮质激素可以有效缓解 PTL 所引起的气道阻塞，从而没有必要采取以上的治疗措施。

总之，应用序贯化疗和局部放疗的多模式综合治疗能够取得最好的临床疗效。有效的放疗剂量范围为 40 ~ 60Gy[169]，然而，临床上局限性的 PTL 患者单纯接受放射治疗后约有 30% 出现远处复发，这说明全身系统治疗还是必要的[212]。标准方案的标准是由 Matsuzuka 等在 1993 年制定的[213]，他们证明 16 例患者先接受一个疗程的联合化疗，然后是 40 ~ 60 Gy 的放疗，最后再以同样的方案增加 5 个疗程化疗，所有患者全部能够达到 8 年存活。他们的联合化疗方案组成为环磷酰胺 + 阿霉素 + 长春新碱 + 泼尼松龙（CHOP）。

利妥昔单抗（美罗华）是一种 CD20 抗原的单克隆抗体，CD20 抗原来源于前 B 和成熟 B 淋巴细胞[214]。已经在同年龄组的 PTL 患者中证实利妥昔单抗可显著提高 CHOP 化疗方案的效果[215]。一个案例报告在伴弥漫型大细胞淋巴瘤的 PTL 患者中成功应用 R-CHOP 化疗方案[216]。关于原发性结节性淋巴瘤患者已经发布的 Meta 分析证实，增加利妥昔单抗的联合化疗具有优越性[217]，而且达到治疗目的的费用合理[218]。考虑到原发性甲状腺淋巴瘤的罕见性，建议性的治疗方案应该是一个疗程的 R-CHOP 方案化疗，之后放疗，最后追加 5 个疗程的 R-CHOP 化疗。

纵观可能应用于甲状腺未分化癌和原发性甲状腺淋巴瘤的试验性治疗新进展，在不久的将来很可能会有更多的治疗选择。到那时，合理和及时的临床干预将会显著提高患者的治疗效果。

参考文献

[1] Albores-Saavedra J, Henson DE, Glazer E, et al: Changing patterns in the incidence and survival of thyroid cancer with follicular phenotype—papillary, follicular, and anaplastic: a morphological and epidemiological study, *Endocr Pathol* 18(1): 1–7, 2007.

[2] Besic N, Hocevar M, Zgajnar J: Lower incidence of anaplastic carcinoma after higher iodination of salt in Slovenia, *Thyroid* 20(6): 623–626, 2010.

[3] Aldinger KA, Samaan NA, Ibanez M, et al: Anaplastic carcinoma of the thyroid: a review of 84 cases of spindle and giant cell carcinoma of the thyroid, *Cancer* 41(6): 2267–2275, 1978.

[4] Nishiyama RH, Dunn EL, Thompson NW: Anaplastic spindle-cell and giant-cell tumors of the thyroid gland, *Cancer* 30(1): 113–127, 1972.

[5] Begum S, Rosenbaum E, Henrique R, et al: BRAF mutations in anaplastic thyroid carcinoma: implications for tumor origin, diagnosis and treatment, *Mod Pathol* 17(11): 1359–1363, 2004.

[6] Hunt JL, Tometsko M, LiVolsi VA, et al: Molecular evidence of anaplastic transformation in coexisting well-differentiated and anaplastic carcinomas of the thyroid, *Am J Surg Pathol* 27(12): 1559–1564, 2003.

[7] Ito Y, Motoo Y, Yoshida H, et al: High level of tumour protein p53-induced nuclear protein 1 (TP53INP1) expression in anaplastic carcinoma of the thyroid, *Pathology* 38(6): 545–547, 2006.

[8] Visone R, Pallante P, Vecchione A, et al: Specific microRNAs are downregulated in human thyroid anaplastic carcinomas, *Oncogene* 26(54): 7590–7595, 2007.

[9] Mizutani K, Onda M, Asaka S, et al: Overexpressed in anaplastic thyroid carcinoma-1 (OEATC-1) as a novel gene responsible for anaplastic thyroid carcinoma, *Cancer* 103(9): 1785–1790, 2005.

[10] Pallante P, Berlingieri MT, Troncone G, et al: UbcH10 overexpression may represent a marker of anaplastic thyroid carcinomas, *Br J Cancer* 93(4): 464–471, 2005.

[11] Smallridge RC, Marlow LA, Copland JA: Anaplastic thyroid cancer: molecular pathogenesis and emerging therapies, *Endocr Relat Cancer* 16(1): 17–44, 2009.

[12] Ain KB: Anaplastic thyroid carcinoma: behavior, biology, and therapeutic approaches, *Thyroid* 8(8): 715–726, 1998.

[13] Besic N, Hocevar M, Zgajnar J, et al: Prognostic factors in anaplastic carcinoma of the thyroid-a multivariate survival analysis of 188 patients, *Langenbecks Arch Surg* 390(3): 203–208, 2005.

[14] Jiang JY, Tseng FY: Prognostic factors of anaplastic thyroid carcinoma, *J Endocrinol Invest* 29(1): 11–17, 2006.

[15] Kim TY, Kim KW, Jung TS, et al: Prognostic factors for Korean patients with anaplastic thyroid carcinoma, *Head Neck* 29(8): 765–772, 2007.

[16] Yau T, Lo CY, Epstein RJ, et al: Treatment outcomes in anaplastic thyroid carcinoma: survival improvement in young patients with localized disease treated by combination of surgery and radiotherapy, *Ann Surg Oncol* 15(9): 2500–2505, 2008.

[17] Kebebew E, Greenspan FS, Clark OH, et al: Anaplastic thyroid carcinoma. Treatment outcome and prognostic factors, *Cancer* 103(7): 1330–1335, 2005.

[18] Demeter JG, De Jong SA, Lawrence AM, et al: Anaplastic thyroid carcinoma: risk factors and outcome, *Surgery* 110(6): 956–961, 1991; discussion 961–963.

[19] Hadar T, Mor C, Shvero J, et al: Anaplastic carcinoma of the thyroid, *Eur J Surg Oncol* 19(6): 511–516, 1993.

[20] Venkatesh YS, Ordonez NG, Schultz PN, et al: Anaplastic carcinoma of the thyroid: a clinicopathologic study of 121 cases, *Cancer* 66(2): 321–330, 1990.

[21] Nel CJC, van Heerden JA, Goellner JR, et al: Anaplastic carcinoma of the thyroid: a clinicopathologic study of 82 cases, *Mayo Clin Proc* 60(1): 51–58, 1985.

[22] Roche B, Larroumets G, Dejax C, et al: Epidemiology, clinical presentation, treatment and prognosis of a regional series of 26 anaplastic thyroid carcinomas (ATC). Comparison with the literature, *Ann Endocrinol (Paris)* 71(1): 38–45, 2010.

[23] McIver B, Hay ID, Giuffrida DF, et al: Anaplastic thyroid carcinoma: a 50-year experience at a single institution, *Surgery* 130(6): 1028–1034, 2001.

[24] Pichardo-Lowden A, Durvesh S, Douglas S, et al: Anaplastic thyroid carcinoma in a young woman: a rare case of survival, *Thyroid* 19(7): 775–779, 2009.

[25] Szalecki M, Nawrotek J, Lange D, et al: Anaplastic thyroid carcinoma in a 14-year-old boy, *Endokrynol Diabetol Chor Przemiany Materii Wieku Rozw* 11(1): 43–46, 2005.

[26] Alagol F, Tanakol R, Boztepe H, et al: Anaplastic thyroid cancer with transient thyrotoxicosis: case report and literature review, *Thyroid* 9(10): 1029–1032, 1999.

[27] Broome JT, Gauger PG, Miller BS, et al: Anaplastic thyroid cancer manifesting as new-onset Horner syndrome, *Endocr Pract* 15(6): 563–566, 2009.

[28] Carter N, Milroy CM: Thyroid carcinoma causing fatal laryngeal occlusion, *J Laryngol Otol* 110: 1176–1178, 1996.

[29] Fujita T, Ogasawara Y, Naito M, et al: Anaplastic thyroid carcinoma associated with granulocyte colony-stimulating factor: report of a case, *Surg Today* 36(1): 63–67, 2006.

[30] Heymann RS, Brent GA, Hershman JM: Anaplastic thyroid carcinoma with thyrotoxicosis and hypoparathyroidism, *Endocr Pract* 11(4): 281–284, 2005.

[31] Lee WC, Walsh RM: Anaplastic thyroid carcinoma presenting as a pharyngeal mass with ball-valve type obstruction of the larynx, *J Laryngol Otol* 110(11): 1078–1080, 1996.

[32] Lip GYH, Jaap AJ, McCruden DC: A presentation of anaplastic carcinoma of the thyroid with symptomatic intra-abdominal metastases, *Br J Clin Pract* 46(2): 143–144, 1992.

[33] Phillips DL, Benner KG, Keeffe EB, et al: Isolated metastasis to small bowel from anaplastic carcinoma, *J Clin Gastroenterol* 9(5): 563–567, 1987.

[34] Us-Krasovec M, Golouh R, Auersperg M, et al: Anaplastic thyroid carcinoma in fine needle aspirates, *Acta Cytol* 40(5): 953–958, 1996.

[35] Bauman ME, Tao L-C: Cytopathology of papillary carcinoma of the thyroid with anaplastic transformation: a case report, *Acta Cytol* 39(3): 525–529, 1995.

[36] LiVolsi VA: *Surgical pathology of the thyroid*, Philadelphia, 1990, W. B. Saunders Co.

[37] Carcangiu ML, Steeper T, Zampi G, et al: Anaplastic thyroid carcinoma. A study of 70 cases, *Am J Clin Pathol* 83(2): 135–158, 1985.

[38] Rosai J, Saxén EA, Woolner L: Session III: Undifferentiated and poorly differentiated carcinoma, *Semin Diagn Pathol* 2(2): 123–136, 1985.

[39] Ordóñez NG, El-Naggar AK, Hickey RC, et al: Anaplastic thyroid carcinoma: immunocytochemical study of 32 cases, *Am J Clin Pathol* 96(1): 15–24, 1991.

[40] LiVolsi VA, Brooks JJ, Arendash-Durand B: Anaplastic thyroid tumors: immunohistology, *Am J Clin Pathol* 87: 434–442, 1987.

[41] Shvero J, Gal R, Avidor I, et al: Anaplastic thyroid carcinoma: a clinical, histologic, and immunohistochemical study, *Cancer* 62(2): 319–325, 1988.

[42] American Joint Committee on Cancer: *AJCC cancer staging manual*, ed 7, New York, 2009, Springer.

[43] Sobin LH, Gospodarowicz MK, Wittekind C: International Union against Cancer: *TNM classification of malignant tumours*, ed 7, Chichester, West Sussex, UK; Hoboken, NJ, 2010, Wiley-Blackwell.

[44] Hölting T, Möller P, Tschahargane C, et al: Immunohistochemical reclassification of anaplastic carcinoma reveals small and giant cell lymphoma, *World J Surg* 14(3): 291–295, 1990.

[45] Wolf BC, Sheahan K, DeCoste D, et al: Immunohistochemical analysis of small cell tumors of the thyroid gland: an Eastern Cooperative Oncology Group study, *Hum Pathol* 23(11): 1252–1261, 1992.

[46] Nusynowitz ML: Differentiating anaplastic thyroid carcinomas, *J Nucl Med* 32(7): 1363–1364, 1991.

[47] Canos JC, Serrano A, Matias-Guiu X: Paucicellular variant of anaplastic thyroid carcinoma: report of two cases, *Endocr Pathol* 12(2): 157–161, 2001.

[48] Wan SK, Chan JK, Tang SK: Paucicellular variant of anaplastic thyroid carcinoma. A mimic of Riedel's thyroiditis, *Am J Clin Pathol* 105(4): 388–393, 1996.

[49] Blasius S, Edel G, Grünert J, et al: Anaplastic thyroid carcinoma with osteosarcomatous differentiation, *Pathol Res Pract* 190: 507–510, 1994.

[50] Donnell CA, Pollock WJ, Sybers WA: Thyroid carcinosarcoma, *Arch Pathol Lab Med* 111: 1169–1172, 1987.

[51] Pascal-Vigneron V, Schneegans O, Weryha G, et al: Osteogenic anaplastic carcinoma of the thyroid, *Thyroid* 3(4): 319–323, 1993.

[52] Bronner MP, LiVolsi VA: Spindle cell squamous carcinoma of the thyroid: an unusual anaplastic tumor associated with tall cell papillary cancer, *Mod Pathol* 4(5): 637–643, 1991.

[53] Bol S, Belge G, Thode B, et al: Cytogenetic tetraclonality in a rare spindle cell variant of an anaplastic carcinoma of the thyroid, *Cancer Genet Cytogenet* 125(2): 163–166, 2001.

[54] Brandwein-Gensler MS, Wang BY, Urken ML: Spindle cell transformation of papillary carcinoma: an aggressive entity distinct from anaplastic thyroid carcinoma, *Arch Pathol Lab Med* 128(1): 87–89, 2004.

[55] Carda C, Ferrer J, Vilanova M, et al: Anaplastic carcinoma of the thyroid with rhabdomyosarcomatous differentiation: a report of two cases, *Virchows Arch* 446(1): 46–51, 2005.

[56] Lai ML, Faa G, Serra S, et al: Rhabdoid tumor of the thyroid gland: a variant of anaplastic carcinoma, *Arch Pathol Lab Med* 129(3): e55–e57, 2005.

[57] Olthof M, Persoon AC, Plukker JT, et al: Anaplastic thyroid carcinoma with rhabdomyoblastic differentiation: a case report with a good clinical outcome, *Endocr Pathol* 19(1): 62–65, 2008.

[58] Njim L, Moussa A, Hadhri R, et al: Angiomatoid tumor of the thyroid gland: primitive angiosarcoma or variant of anaplastic carcinoma? *Ann Pathol* 28(3): 221–224, 2008.

[59] Papotti M, Volante M, Negro F, et al: Thyroglobulin mRNA expression helps to distinguish anaplastic carcinoma from angiosarcoma of the thyroid, *Virchows Arch* 437(6): 635–642, 2000.

[60] Harada T, Shimaoka K, Katagiri M, et al: Rarity of squamous

cell carcinoma of the thyroid: autopsy review, *World J Surg* 18(4): 542–546, 1994.

[61] Oktay MH, Smolkin MB, Williams M, et al: Metastatic anaplastic carcinoma of the thyroid mimicking squamous cell carcinoma: report of a case of a challenging cytologic diagnosis, *Acta Cytol* 50(2): 201–204, 2006.

[62] Simpson WJ, Carruthers J: Squamous cell carcinoma of the thyroid gland, *Am J Surg* 156: 44–46, 1988.

[63] Daneshbod Y, Omidvari S, Daneshbod K, et al: Diffuse large B cell lymphoma of thyroid as a masquerader of anaplastic carcinoma of thyroid, diagnosed by FNA: a case report, *Cytojournal* 3: 23, 2006.

[64] Bogsrud TV, Karantanis D, Nathan MA, et al: 18F-FDG PET in the management of patients with anaplastic thyroid carcinoma, *Thyroid* 18(7): 713–719, 2008.

[65] Khan N, Oriuchi N, Higuchi T, et al: Review of fluorine-18-2-fluoro-2-deoxy-D-glucose positron emission tomography (FDG-PET) in the follow-up of medullary and anaplastic thyroid carcinomas, *Cancer Control* 12(4): 254–260, 2005.

[66] Nguyen BD, Ram PC: PET/CT staging and posttherapeutic monitoring of anaplastic thyroid carcinoma, *Clin Nucl Med* 32(2): 145–149, 2007.

[67] Samih N, Hovsepian S, Notel F, et al: The impact of N- and O-glycosylation on the functions of Glut-1 transporter in human thyroid anaplastic cells, *Biochim Biophys Acta* 1621(1): 92–101, 2003.

[68] Miyakoshi A, Dalley RW, Anzai Y: Magnetic resonance imaging of thyroid cancer, *Top Magn Reson Imaging* 18(4): 293–302, 2007.

[69] Takashima S, Matsushita T, Takayama F, et al: Prognostic significance of magnetic resonance findings in advanced papillary thyroid cancer, *Thyroid* 11(12): 1153–1159, 2001.

[70] Baroli A, Pedrazzini L, Lomuscio G, et al: Anaplastic thyroid carcinoma. Practical aspects of multimodal therapy and data emerging from a 40-year experience at a single Italian institution, *Minerva Endocrinol* 35(1): 9–16, 2010.

[71] Busnardo B, Daniele O, Pelizzo MR, et al: A multimodality therapeutic approach in anaplastic thyroid carcinoma: study on 39 patients, *J Endocrinol Invest* 23(11): 755–761, 2000.

[72] Chen J, Tward JD, Shrieve DC, et al: Surgery and radiotherapy improves survival in patients with anaplastic thyroid carcinoma: analysis of the surveillance, epidemiology, and end results 1983–2002, *Am J Clin Oncol* 31(5): 460–464, 2008.

[73] De Crevoisier R, Baudin E, Bachelot A, et al: Combined treatment of anaplastic thyroid carcinoma with surgery, chemotherapy, and hyperfractionated accelerated external radiotherapy, *Int J Radiat Oncol Biol Phys* 60(4): 1137–1143, 2004.

[74] Haigh PI, Ituarte PH, Wu HS, et al: Completely resected anaplastic thyroid carcinoma combined with adjuvant chemotherapy and irradiation is associated with prolonged survival, *Cancer* 91(12): 2335–2342, 2001.

[75] Higashiyama T, Ito Y, Hirokawa M, et al: Induction chemotherapy with weekly paclitaxel administration for anaplastic thyroid carcinoma, *Thyroid* 20(1): 7–14, 2010.

[76] Swaak-Kragten AT, de Wilt JH, Schmitz PI, et al: Multimodality treatment for anaplastic thyroid carcinoma—treatment outcome in 75 patients, *Radiother Oncol* 92(1): 100–104, 2009.

[77] Wallin G, Lundell G, Tennvall J: Anaplastic giant cell thyroid carcinoma, *Scand J Surg* 93(4): 272–277, 2004.

[78] Tennvall J, Lundell G, Wahlberg P, et al: Anaplastic thyroid carcinoma: three protocols combining doxorubicin, hyperfractionated radiotherapy and surgery, *Br J Cancer* 86(12): 1848–1853, 2002.

[79] Pierie JP, Muzikansky A, Gaz RD, et al: The effect of surgery and radiotherapy on outcome of anaplastic thyroid carcinoma, *Ann Surg Oncol* 9(1): 57–64, 2002.

[80] Sugino K, Ito K, Mimura T, et al: The important role of operations in the management of anaplastic thyroid carcinoma,

Surgery 131(3): 245–248, 2002.

[81] Kal HB, Struikmans H, Barten-van Rijbroek AD: Surgical stress and accelerated tumor growth, *Anticancer Res* 28(2A): 1129–1132, 2008.

[82] Brignardello E, Gallo M, Baldi I, et al: Anaplastic thyroid carcinoma: clinical outcome of 30 consecutive patients referred to a single institution in the past 5 years, *Eur J Endocrinol* 156(4): 425–430, 2007.

[83] Zhang ZM, Xu ZG, Tang PZ, et al: A retrospective analysis of anaplastic thyroid carcinoma, *Zhongguo Yi Xue Ke Xue Yuan Xue Bao* 28(3): 322–324, 2006.

[84] Besic N, Auersperg M, Us-Krasovec M, et al: Effect of primary treatment on survival in anaplastic thyroid carcinoma, *Eur J Surg Oncol* 27(3): 260–264, 2001.

[85] Ito Y, Higashiyama T, Hirokawa M, et al: Investigation of the validity of UICC stage grouping of anaplastic carcinoma of the thyroid, *Asian J Surg* 32(1): 47–50, 2009.

[86] Tan RK, Finley RK 3rd, Driscoll D, et al: Anaplastic carcinoma of the thyroid: a 24-year experience, *Head Neck* 17(1): 41–47, 1995; discussion 47–48.

[87] Holting T, Meybier H, Buhr H: Problems of tracheotomy in locally invasive anaplastic thyroid cancer, *Langenbecks Arch Chir* 374(2): 72–76, 1989.

[88] Shaha AR: Airway management in anaplastic thyroid carcinoma, *Laryngoscope* 118(7): 1195–1198, 2008.

[89] Mosenthal AC, Lee KF: Management of dyspnea at the end of life: relief for patients and surgeons, *J Am Coll Surg* 194(3): 377–386, 2002.

[90] Haigh PI: Anaplastic thyroid carcinoma, *Curr Treat Options Oncol* 1(4): 353–357, 2000.

[91] Goldman JM, Goren EN, Cohen MH, et al: Anaplastic thyroid carcinoma: long-term survival after radical surgery, *J Surg Oncol* 14(4): 389–394, 1980.

[92] Are C, Shaha AR: Anaplastic thyroid carcinoma: biology, pathogenesis, prognostic factors, and treatment approaches, *Ann Surg Oncol* 13(4): 453–464, 2006.

[93] Nilsson O, Lindeberg J, Zedenius J, et al: Anaplastic giant cell carcinoma of the thyroid gland: treatment and survival over a 25-year period, *World J Surg* 22(7): 725–730, 1998.

[94] Goutsouliak V, Hay JH: Anaplastic thyroid cancer in British Columbia 1985–1999: a population-based study, *Clin Oncol (R Coll Radiol)* 17(2): 75–78, 2005.

[95] Junor EJ, Paul J, Reed NS: Anaplastic thyroid carcinoma: 91 patients treated by surgery and radiotherapy, *Eur J Surg Oncol* 18: 83–88, 1992.

[96] Dandekar P, Harmer C, Barbachano Y, et al: Hyperfractionated accelerated radiotherapy (HART) for anaplastic thyroid carcinoma: toxicity and survival analysis, *Int J Radiat Oncol Biol Phys* 74(2): 518–521, 2009.

[97] Heron DE, Karimpour S, Grigsby PW: Anaplastic thyroid carcinoma: comparison of conventional radiotherapy and hyperfractionation chemoradiotherapy in two groups, *Am J Clin Oncol* 25(5): 442–446, 2002.

[98] Kim JH, Leeper RD: Treatment of anaplastic giant and spindle cell carcinoma of the thyroid gland with combination Adriamycin and radiation therapy: a new approach, *Cancer* 52(6): 954–957, 1983.

[99] Bhatia A, Rao A, Ang KK, et al: Anaplastic thyroid cancer: Clinical outcomes with conformal radiotherapy, *Head Neck*, .

[100] Posner MD, Quivey JM, Akazawa PF, et al: Dose optimization for the treatment of anaplastic thyroid carcinoma: a comparison of treatment planning techniques, *Int J Radiat Oncol Biol Phys* 48(2): 475–483, 2000.

[101] Mitchell G, Huddart R, Harmer C: Phase II evaluation of high dose accelerated radiotherapy for anaplastic thyroid carcinoma, *Radiother Oncol* 50(1): 33–38, 1999.

[102] Wong CS, Van Dyk J, Simpson WJ: Myelopathy following hyperfractionated accelerated radiotherapy for anaplastic

thyroid carcinoma, *Radiother Oncol* 20: 3–9, 1991.

[103] Wallgren A, Norin T: Combined chemotherapy and radiation therapy in spindle and giant cell carcinoma of the thyroid gland. Report of a case, *Acta Radiol Ther Phys Biol* 12(1): 17–20, 1973.

[104] Kim JH, Leeper RD: Treatment of anaplastic giant and spindle cell carcinoma of the thyroid gland with combination Adriamycin and radiation therapy. A new approach, *Cancer* 52(6): 954–957, 1983.

[105] Kim JH, Leeper RD: Treatment of locally advanced thyroid carcinoma with combination doxorubicin and radiation therapy, *Cancer* 60: 2372–2375, 1987.

[106] Overgaard J: Hypoxic radiosensitization: adored and ignored, *J Clin Oncol* 25(26): 4066–4074, 2007.

[107] Shewach DS, Lawrence TS: Antimetabolite radiosensitizers, *J Clin Oncol* 25(26): 4043–4050, 2007.

[108] Tofilon PJ, Camphausen K: Molecular targets for tumor radiosensitization, *Chem Rev* 109(7): 2974–2988, 2009.

[109] Verheij M, Vens C, van Triest B: Novel therapeutics in combination with radiotherapy to improve cancer treatment: rationale, mechanisms of action and clinical perspective, *Drug Resist Updat* 13(1–2): 29–43, 2010.

[110] Asakawa H, Kobayashi T, Komoike Y, et al: Chemosensitivity of anaplastic thyroid carcinoma and poorly differentiated thyroid carcinoma, *Anticancer Res* 17(4A): 2757–2762, 1997.

[111] Tamura K, Shimaoka K, Mimura T, et al: Intensive chemotherapy for anaplastic thyroid carcinoma: combination of cisplatin, doxorubicin, etoposide and peplomycin with granulocyte granulocyte colony-stimulating factor support. Chemotherapy Committee, The Japanese Society of Thyroid Surgery, *Jpn J Clin Oncol* 25(5): 203–207, 1995.

[112] Schlumberger M, Parmentier C, Delisle MJ, et al: Combination therapy for anaplastic giant cell thyroid carcinoma, *Cancer* 67(3): 564–566, 1991.

[113] Shimaoka K, Schoenfeld DA, DeWys WD, et al: A randomized trial of doxorubicin versus doxorubicin plus cisplatin in patients with advanced thyroid carcinoma, *Cancer* 56(9): 2155–2160, 1985.

[114] Moscetti L, Padalino D, Capomolla E, et al: A partial response in anaplastic carcinoma of the thyroid with liposomal doxorubicin, *J Exp Clin Cancer Res* 24(1): 151–154, 2005.

[115] Ain KB, Tofiq S, Taylor KD: Antineoplastic activity of taxol against human anaplastic thyroid carcinoma cell lines in vitro and in vivo, *J Clin Endocrinol Metab* 81(10): 3650–3653, 1996.

[116] Ain KB, Egorin MJ, DeSimone PA: Treatment of anaplastic thyroid carcinoma with paclitaxel: phase 2 trial using ninety-six-hour infusion. Collaborative Anaplastic Thyroid Cancer Health Intervention Trials (CATCHIT) Group, *Thyroid* 10(7): 587–594, 2000.

[117] Kawada K, Kitagawa K, Kamei S, et al: The feasibility study of docetaxel in patients with anaplastic thyroid cancer, *Jpn J Clin Oncol* 40(6): 596–599, 2010.

[118] Pignatello R, Paolino D, Panto V, et al: Lipoamino acid prodrugs of paclitaxel: synthesis and cytotoxicity evaluation on human anaplastic thyroid carcinoma cells, *Curr Cancer Drug Targets* 9(2): 202–213, 2009.

[119] Satake S, Sugawara I, Watanabe M, et al: Lack of a point mutation of human DNA topoisomerase II in multidrug-resistant anaplastic thyroid carcinoma cell lines, *Cancer Lett* 116(1): 33–39, 1997.

[120] Cisternino S, Bourasset F, Archimbaud Y, et al: Nonlinear accumulation in the brain of the new taxoid TXD258 following saturation of P-glycoprotein at the blood-brain barrier in mice and rats, *Br J Pharmacol* 138(7): 1367–1375, 2003.

[121] Kingston DG: Tubulin-interactive natural products as anticancer agents, *J Nat Prod* 72(3): 507–515, 2009.

[122] Remick S, Robertson K, Dowlati A, et al: *A phase I pharmacokinetic study of single dose intravenous Combretastatin A4 phosphate in patients with advanced cancer: Final report*, Paper presented at: AACR-NCI-EORTC International Conference, Miami Beach, FL, 2001.

[123] Dziba JM, Marcinek R, Venkataraman G, et al: Combretastatin A4 phosphate has primary antineoplastic activity against human anaplastic thyroid carcinoma cell lines and xenograft tumors, *Thyroid* 12(12): 1063–1070, 2002.

[124] Yeung SC, She M, Yang H, et al: Combination chemotherapy including Combretastatin A4 phosphate and paclitaxel is effective against anaplastic thyroid cancer in a nude mouse xenograft model, *J Clin Endocrinol Metab* 92(8): 2902–2909, 2007.

[125] Alfano RW, Leppla SH, Liu S, et al: Inhibition of tumor angiogenesis by the matrix metalloproteinase-activated anthrax lethal toxin in an orthotopic model of anaplastic thyroid carcinoma, *Mol Cancer Ther* 9(1): 190–201, 2010.

[126] Bauer AJ, Terrell R, Doniparthi NK, et al: Vascular endothelial growth factor monoclonal antibody inhibits growth of anaplastic thyroid cancer xenografts in nude mice, *Thyroid* 12(11): 953–961, 2002.

[127] Hama Y, Shimizu T, Hosaka S, et al: Therapeutic efficacy of the angiogenesis inhibitor O-(chloroacetyl-carbamoyl) fumagillol (TNP-470; AGM-1470) for human anaplastic thyroid carcinoma in nude mice, *Exp Toxicol Pathol* 49(3–4): 239–247, 1997.

[128] Nahari D, Satchi-Fainaro R, Chen M, et al: Tumor cytotoxicity and endothelial Rac inhibition induced by TNP-470 in anaplastic thyroid cancer, *Mol Cancer Ther* 6(4): 1329–1337, 2007.

[129] Zhu W, He S, Li Y, et al: Anti-angiogenic activity of triptolide in anaplastic thyroid carcinoma is mediated by targeting vascular endothelial and tumor cells, *Vascul Pharmacol* 52(1–2): 46–54, 2010.

[130] Straight AM, Oakley K, Moores R, et al: Aplidin reduces growth of anaplastic thyroid cancer xenografts and the expression of several angiogenic genes, *Cancer Chemother Pharmacol* 57(1): 7–14, 2006.

[131] Gomez-Rivera F, Santillan-Gomez AA, Younes MN, et al: The tyrosine kinase inhibitor, AZD2171, inhibits vascular endothelial growth factor receptor signaling and growth of anaplastic thyroid cancer in an orthotopic nude mouse model, *Clin Cancer Res* 13(15 Pt 1): 4519–4527, 2007.

[132] Jin N, Jiang T, Rosen DM, et al: Dual inhibition of mitogen-activated protein kinase and mammalian target of rapamycin in differentiated and anaplastic thyroid cancer, *J Clin Endocrinol Metab* 94(10): 4107–4112, 2009.

[133] Kim S, Schiff BA, Yigitbasi OG, et al: Targeted molecular therapy of anaplastic thyroid carcinoma with AEE788, *Mol Cancer Ther* 4(4): 632–640, 2005.

[134] Liu Z, Hou P, Ji M, et al: Highly prevalent genetic alterations in receptor tyrosine kinases and phosphatidylinositol 3-kinase/akt and mitogen-activated protein kinase pathways in anaplastic and follicular thyroid cancers, *J Clin Endocrinol Metab* 93(8): 3106–3116, 2008.

[135] Nappi TC, Salerno P, Zitzelsberger H, et al: Identification of Polo-like kinase 1 as a potential therapeutic target in anaplastic

thyroid carcinoma, *Cancer Res* 69(5): 1916–1923, 2009.

[136] Schiff BA, McMurphy AB, Jasser SA, et al: Epidermal growth factor receptor (EGFR) is overexpressed in anaplastic thyroid cancer, and the EGFR inhibitor gefitinib inhibits the growth of anaplastic thyroid cancer, *Clin Cancer Res* 10(24): 8594–8602, 2004.

[137] Schweppe RE, Kerege AA, French JD, et al: Inhibition of Src with AZD0530 reveals the Src-focal adhesion kinase complex as a novel therapeutic target in papillary and anaplastic thyroid cancer, *J Clin Endocrinol Metab* 94(6): 2199–2203, 2009.

[138] Antonelli A, Ferrari SM, Fallahi P, et al: Thiazolidinediones and antiblastics in primary human anaplastic thyroid cancer cells, *Clin Endocrinol (Oxf)* 70(6): 946–953, 2009.

[139] Arlot-Bonnemains Y, Baldini E, Martin B, et al: Effects of the Aurora kinase inhibitor VX-680 on anaplastic thyroid cancer-derived cell lines, *Endocr Relat Cancer* 15(2): 559–568, 2008.

[140] Bravo SB, Garcia-Rendueles ME, Seoane R, et al: Plitidepsin has a cytostatic effect in human undifferentiated (anaplastic) thyroid carcinoma, *Clin Cancer Res* 11(21): 7664–7673, 2005.

[141] Catalano MG, Poli R, Pugliese M, et al: Valproic acid enhances tubulin acetylation and apoptotic activity of paclitaxel on anaplastic thyroid cancer cell lines, *Endocr Relat Cancer* 14(3): 839–845, 2007.

[142] Greenberg VL, Williams JM, Cogswell JP, et al: Histone deacetylase inhibitors promote apoptosis and differential cell cycle arrest in anaplastic thyroid cancer cells, *Thyroid* 11(4): 315–325, 2001.

[143] Kim TH, Yoo YH, Kang DY, et al: Efficacy on anaplastic thyroid carcinoma of valproic acid alone or in combination with doxorubicin, a synthetic chenodeoxycholic acid derivative, or lactacystin, *Int J Oncol* 34(5): 1353–1362, 2009.

[144] She M, Yeung SC: Combining a matrix metalloproteinase inhibitor, a farnesyltransferase inhibitor, and a taxane improves survival in an anaplastic thyroid cancer model, *Cancer Lett* 238(2): 197–201, 2006.

[145] Wang CY, Zhong WB, Chang TC, et al: Lovastatin, a 3-hydroxy-3-methylglutaryl coenzyme A reductase inhibitor, induces apoptosis and differentiation in human anaplastic thyroid carcinoma cells, *J Clin Endocrinol Metab* 88(7): 3021–3026, 2003.

[146] Zhong WB, Liang YC, Wang CY, et al: Lovastatin suppresses invasiveness of anaplastic thyroid cancer cells by inhibiting Rho geranylgeranylation and RhoA/ROCK signaling, *Endocr Relat Cancer* 12(3): 615–629, 2005.

[147] Conticello C, Adamo L, Giuffrida R, et al: Proteasome inhibitors synergize with tumor necrosis factor-related apoptosis- induced ligand to induce anaplastic thyroid carcinoma cell death, *J Clin Endocrinol Metab* 92(5): 1938–1942, 2007.

[148] Mitsiades CS, McMillin D, Kotoula V, et al: Antitumor effects of the proteasome inhibitor bortezomib in medullary and anaplastic thyroid carcinoma cells in vitro, *J Clin Endocrinol Metab* 91(10): 4013–4021, 2006.

[149] Landriscina M, Fabiano A, Altamura S, et al: Reverse transcriptase inhibitors down-regulate cell proliferation in vitro and in vivo and restore thyrotropin signaling and iodine uptake in human thyroid anaplastic carcinoma, *J Clin Endocrinol Metab* 90(10): 5663–5671, 2005.

[150] Aiello A, Pandini G, Frasca F, et al: Peroxisomal proliferator-activated receptor-gamma agonists induce partial reversion of epithelial-mesenchymal transition in anaplastic thyroid cancer cells, *Endocrinology* 147(9): 4463–4475, 2006.

[151] Bonofiglio D, Qi H, Gabriele S, et al: Peroxisome proliferator-activated receptor gamma inhibits follicular and anaplastic thyroid carcinoma cells growth by upregulating p21Cip1/WAF1 gene in a Sp1-dependent manner, *Endocr Relat Cancer* 15(2): 545–557, 2008.

[152] Chung SH, Onoda N, Ishikawa T, et al: Peroxisome proliferator-activated receptor gamma activation induces cell cycle arrest via the p53-independent pathway in human anaplastic thyroid cancer cells, *Jpn J Cancer Res* 93(12): 1358–1365, 2002.

[153] Hayashi N, Nakamori S, Hiraoka N, et al: Antitumor effects of peroxisome proliferator activate receptor gamma ligands on anaplastic thyroid carcinoma, *Int J Oncol* 24(1): 89–95, 2004.

[154] Marlow LA, Reynolds LA, Cleland AS, et al: Reactivation of suppressed RhoB is a critical step for the inhibition of anaplastic thyroid cancer growth, *Cancer Res* 69(4): 1536–1544, 2009.

[155] Copland JA, Marlow LA, Kurakata S, et al: Novel high-affinity PPARgamma agonist alone and in combination with paclitaxel inhibits human anaplastic thyroid carcinoma tumor growth via p21WAF1/CIP1, *Oncogene* 25(16): 2304–2317, 2006.

[156] Portella G, Scala S, Vitagliano D, et al: ONYX-015, an E1B gene-defective adenovirus, induces cell death in human anaplastic thyroid carcinoma cell lines, *J Clin Endocrinol Metab* 87(6): 2525–2531, 2002.

[157] Portella G, Pacelli R, Libertini S, et al: ONYX-015 enhances radiation-induced death of human anaplastic thyroid carcinoma cells, *J Clin Endocrinol Metab* 88(10): 5027–5032, 2003.

[158] Lin SF, Price DL, Chen CH, et al: Oncolytic vaccinia virotherapy of anaplastic thyroid cancer in vivo, *J Clin Endocrinol Metab* 93(11): 4403–4407, 2008.

[159] Reddi HV, Madde P, Reichert-Eberhardt AJ, et al: ONYX-411, a conditionally replicative oncolytic adenovirus, induces cell death in anaplastic thyroid carcinoma cell lines and suppresses the growth of xenograft tumors in nude mice, *Cancer Gene Ther* 15(11): 750–757, 2008.

[160] Blagosklonny MV, Giannakakou P, Wojtowicz M, et al: Effects of p53-expressing adenovirus on the chemosensitivity and differentiation of anaplastic thyroid cancer cells, *J Clin Endocrinol Metab* 83(7): 2516–2522, 1998.

[161] Moretti F, Farsetti A, Soddu S, et al: p53 re-expression inhibits proliferation and restores differentiation of human thyroid anaplastic carcinoma cells, *Oncogene* 14(6): 729–740, 1997.

[162] Nagayama Y, Yokoi H, Takeda K, et al: Adenovirus-mediated tumor suppressor p53 gene therapy for anaplastic thyroid carcinoma in vitro and in vivo, *J Clin Endocrinol Metab* 85(11): 4081–4086, 2000.

[163] Narimatsu M, Nagayama Y, Akino K, et al: Therapeutic usefulness of wild-type p53 gene introduction in a p53-null anaplastic thyroid carcinoma cell line, *J Clin Endocrinol Metab* 83(10): 3668–3672, 1998.

[164] Chung HK, Yi YW, Jung NC, et al: Gadd45gamma expression is reduced in anaplastic thyroid cancer and its reexpression results in apoptosis, *J Clin Endocrinol Metab* 88(8): 3913–3920, 2003.

[165] Shi Y, Parhar RS, Zou M, et al: Gene therapy of anaplastic thyroid carcinoma with a single-chain interleukin-12 fusion protein, *Hum Gene Ther* 14(18): 1741–1751, 2003.

[166] Barzon L, Pacenti M, Taccaliti A, et al: A pilot study of combined suicide/cytokine gene therapy in two patients with

end- stage anaplastic thyroid carcinoma, *J Clin Endocrinol Metab* 90(5): 2831–2834, 2005.

[167] Ansell SM, Grant CS, Habermann TM: Primary thyroid lymphoma, *Semin Oncol* 26(3): 316–323, 1999.

[168] Aozasa K, Inoue A, Tajima K, et al: Malignant lymphomas of the thyroid gland: analysis of 79 patients with emphasis on histologic prognostic factors, *Cancer* 58: 100–104, 1986.

[169] Logue JP, Hale RJ, Stewart AL, et al: Primary malignant lymphoma of the thyroid: a clinicopathological analysis, *Int J Radiat Oncol Biol Phys* 22(5): 929–933, 1992.

[170] Pedersen RK, Pedersen NT: Primary non-Hodgkin's lymphoma of the thyroid gland: a population based study, *Histopathology* 28(1): 25–32, 1996.

[171] Fujita A, Tomita N, Fujita H, et al: Features of primary extranodal lymphoma in Kanagawa, a human T-cell leukemia virus type 1 nonendemic area in Japan, *Med Oncol* 26(1): 49–54, 2009.

[172] Derringer GA, Thompson LD, Frommelt RA, et al: Malignant lymphoma of the thyroid gland: a clinicopathologic study of 108 cases, *Am J Surg Pathol* 24(5): 623–639, 2000.

[173] Graff-Baker A, Roman SA, Thomas DC, et al: Prognosis of primary thyroid lymphoma: demographic, clinical, and pathologic predictors of survival in 1,408 cases, *Surgery* 146(6): 1105–1115, 2009.

[174] Kossev P, Livolsi V: Lymphoid lesions of the thyroid: review in light of the revised European-American lymphoma classification and upcoming World Health Organization classification, *Thyroid* 9(12): 1273–1280, 1999.

[175] Niitsu N, Okamoto M, Nakamura N, et al: Clinicopathologic correlations of stage IE/IIE primary thyroid diffuse large B-cell lymphoma, *Ann Oncol* 18(7): 1203–1208, 2007.

[176] Rossi D: Thyroid lymphoma: beyond antigen stimulation, *Leuk Res* 33(5): 607–609, 2009.

[177] Holm LE, Blomgren H, Lowhagen T: Cancer risks in patients with chronic lymphocytic thyroiditis, *N Engl J Med* 312(10): 601–604, 1985.

[178] Kato I, Tajima K, Suchi T, et al: Chronic thyroiditis as a risk factor of B-cell lymphoma in the thyroid gland, *Jpn J Cancer Res* 76(11): 1085–1090, 1985.

[179] Mariotti S, Sansoni P, Barbesino G, et al: Thyroid and other organ-specific autoantibodies in healthy centenarians, *Lancet* 339(8808): 1506–1508, 1992.

[180] Moshynska OV, Saxena A: Clonal relationship between Hashimoto thyroiditis and thyroid lymphoma, *J Clin Pathol* 61(4): 438–444, 2008.

[181] Takakuwa T, Miyauchi A, Aozasa K: Aberrant somatic hypermutations in thyroid lymphomas, *Leuk Res* 33(5): 649–654, 2009.

[182] Ha CS, Shadle KM, Medeiros LJ, et al: Localized non-Hodgkin lymphoma involving the thyroid gland, *Cancer* 91(4): 629–635, 2001.

[183] Weinstein LJ, Ain KB: Primary thyroid lymphoma: a comprehensive assessment and clinical approach, *The Endocrinologist* 9(1): 45–51, 1999.

[184] Anscombe AM, Wright DH: Primary malignant lymphoma of the thyroid—a tumour of mucosa-associated lymphoid tissue: review of seventy-six cases, *Histopathol* 9: 81–97, 1985.

[185] Singer JA: Primary lymphoma of the thyroid, *Am Surg* 64: 334–337, 1998.

[186] Souhami L, Simpson WJ, Carruthers JS: Malignant lymphoma of the thyroid gland, *Int J Radiat Oncol Biol Phys* 6: 1143–1147, 1980.

[187] Matsuzuka F, Miyauchi A, Katayama S, et al: Clinical aspects of primary thyroid lymphoma: diagnosis and treatment based on our experience of 119 cases, *Thyroid* 3(2): 93–99, 1993.

[188] Liu K, Mann KP, Vitellas KM, et al: Fine-needle aspiration with flow cytometric immunophenotyping for primary diagnosis of intra-abdominal lymphomas, *Diagn Cytopathol* 21(2): 98–104, 1999.

[189] Mourad WA, Tulbah A, Shoukri M, et al: Primary diagnosis and REAL/WHO classification of non-Hodgkin's lymphoma by fine-needle aspiration: cytomorphologic and immunophenotypic approach, *Diagn Cytopathol* 28(4): 191–195, 2003.

[190] Kwak JY, Kim EK, Ko KH, et al: Primary thyroid lymphoma: role of ultrasound-guided needle biopsy, *J Ultrasound Med* 26(12): 1761–1765, 2007.

[191] Thieblemont C, Mayer A, Dumontet C, et al: Primary thyroid lymphoma is a heterogeneous disease, *J Clin Endocrinol Metab* 87(1): 105–111, 2002.

[192] Guastafierro S, Falcone U, Celentano M, et al: Primary mantle cell lymphoma of the thyroid, *Leuk Res* 34(4): 548–550, 2010.

[193] Koida S, Tsukasaki K, Tsuchiya T, et al: Primary T-cell lymphoma of the thyroid gland with chemokine receptors of Th1 phenotype complicating autoimmune thyroiditis, *Haematologica* 92(3): e37–e40, 2007.

[194] Yang H, Li J, Shen T: Primary T-cell lymphoma of the thyroid: case report and review of the literature, *Med Oncol* 25(4): 462–466, 2008.

[195] Skacel M, Ross CW, Hsi ED: A reassessment of primary thyroid lymphoma: high-grade MALT-type lymphoma as a distinct subtype of diffuse large B-cell lymphoma, *Histopathology* 37(1): 10–18, 2000.

[196] Tsang RW, Gospodarowicz MK, Pintilie M, et al: Localized mucosa-associated lymphoid tissue lymphoma treated with radiation therapy has excellent clinical outcome, *J Clin Oncol* 21(22): 4157–4164, 2003.

[197] Malek SN, Hatfield AJ, Flinn IW: MALT Lymphomas, *Curr Treat Options Oncol* 4(4): 269–279, 2003.

[198] Widder S, Pasieka JL: Primary thyroid lymphomas, *Curr Treat Options Oncol* 5(4): 307–313, 2004.

[199] Mortensen JD, Woolner LB, Bennett WA: Secondary malignant tumors of the thyroid gland, *Cancer* 9: 306–309, 1956.

[200] Shimaoka K, Sokal JE, Pickren JW: Metastatic neoplasms in the thyroid gland, *Cancer* 15: 557–565, 1962.

[201] Burke JS, Butler JJ, Fuller LM: Malignant lymphomas of the thyroid. A clinical pathologic study of 35 patients including ultrastructural observations, *Cancer* 39: 1587–1602, 1977.

[202] Devine RM, Edis AJ, Banks PM: Primary lymphoma of the thyroid: a review of the Mayo Clinic experience through 1978, *World J Surg* 5: 33–38, 1981.

[203] Ota H, Ito Y, Matsuzuka F, et al: Usefulness of ultrasonography for diagnosis of malignant lymphoma of the thyroid, *Thyroid* 16(10): 983–987, 2006.

[204] Takashima S, Nomura N, Noguchi Y, et al: Primary thyroid lymphoma: evaluation with US, CT, and MRI, *J Comput Assist Tomogr* 19(2): 282–288, 1995.

[205] Basu S, Li G, Bural G, et al: Fluorodeoxyglucose positron emission tomography (FDG-PET) and PET/computed tomography imaging characteristics of thyroid lymphoma and their potential clinical utility, *Acta Radiol* 50(2): 201–204, 2009.

[206] Lee CJ, Hsu CH, Tai CJ, et al: FDG-PET for a thyroid MALT lymphoma, *Acta Oncol* 47(6): 1165–1167, 2008.

[207] Pyke CM, Grant CS, Habermann TM, et al: Non-Hodgkin's

lymphoma of the thyroid: is more than biopsy necessary? *World J Surg* 16(4): 604–610, 1992.

[208] Hopkins C, Stearns M, Watkinson AF: Palliative tracheal stenting in invasive papillary thyroid carcinoma, *J Laryngol Otol* 115(11): 935–937, 2001.

[209] Noppen M, Poppe K, D'Haese J, et al: Interventional bronchoscopy for treatment of tracheal obstruction secondary to benign or malignant thyroid disease, *Chest* 125(2): 723–730, 2004.

[210] Tsutsui H, Kubota M, Yamada M, et al: Airway stenting for the treatment of laryngotracheal stenosis secondary to thyroid cancer, *Respirology* 13(5): 632–638, 2008.

[211] Lee J, Won JH, Kim HC, et al: Emergency dilation by self-expandable tracheal stent for upper airway obstruction in a patient with a giant primary thyroid lymphoma, *Thyroid* 19(2): 193–195, 2009.

[212] Doria R, Jekel JF, Cooper DL: Thyroid lymphoma: The case for combined modality therapy, *Cancer* 73: 200–206, 1994.

[213] Matsuzuka F, Miyauchi A, Katayama S, et al: Clinical aspects of primary thyroid lymphoma: diagnosis and treatment based on our experience of 119 cases, *Thyroid* 3(2): 93–99, 1993.

[214] Keating GM: Rituximab: a review of its use in chronic lymphocytic leukaemia, low-grade or follicular lymphoma and diffuse large B-cell lymphoma, *Drugs* 70(11): 1445–1476, 2010.

[215] Pfreundschuh M, Schubert J, Ziepert M, et al: Six versus eight cycles of bi-weekly CHOP-14 with or without rituximab in elderly patients with aggressive CD20+ B-cell lymphomas: a randomised controlled trial (RICOVER-60), *Lancet Oncol* 9(2): 105–116, 2008.

[216] Dai CW, Zhang GS, Pei MF, et al: Thyroid diffuse large B cell lymphoma (DLBCL) following thyroid medullary cancer: long-term complete remission with R-CHOP therapy, *Ann Hematol* 88(7): 701–702, 2009.

[217] Gao G, Liang X, Jiang J, et al: A systematic review and meta-analysis of immunochemotherapy with rituximab for B-cell non-Hodgkin's lymphoma, *Acta Oncol* 49(1): 3–12, 2010.

[218] Johnston KM, Marra CA, Connors JM, et al: Cost-effectiveness of the addition of rituximab to CHOP chemotherapy in first-line treatment for diffuse large B-cell lymphoma in a population-based observational cohort in British Columbia, Canada, *Value Health* 13(6): 703–711, 2010.

第27章 ■ 儿童甲状腺癌

ABDAALLA E. ZARROUG ■ GEOFFREY B. THOMPSON

引言

如同许多儿科疾病一样，儿童甲状腺癌的治疗不同于成年人。尽管还有许多领域尚未进一步研究，但我们深信对于儿童甲状腺癌的治疗不能等同于成年人。本章着重强调儿童甲状腺癌不同于成年甲状腺癌的治疗之处。甲状腺癌占儿童恶性肿瘤的 1%~3%，占儿童头颈部恶性肿瘤的 7%[1-2]。认识到儿童甲状腺癌属于少见病例很重要，一项长达 30 年的病例研究也仅仅包含几百名病例[3]。超过 90% 的儿童甲状腺癌是甲状腺乳头状癌（PTC）和乳头状癌的滤泡亚型（FVPTC），因此本章我们的讨论将着重于儿童甲状腺乳头状癌[4]。不同年龄段男/女发病率也不同：5~9 岁比率为 6∶1，10~14 岁比率为 1∶1，15~19 岁比率为 2∶5，15~19 岁为高发期[1,5]。

病因学

数十年间已对甲状腺癌的发病与放射性暴露之间的关系进行了充分探讨。历史事件（见第 28 章）已证实射线暴露与甲状腺乳头状癌发病之间的关系[6]。直到 20 世纪 70 年代之前，放射线用于治疗扁桃腺或胸腺肿大以及痤疮这些良性疾病，患甲状腺癌的儿童大多数都有辐射暴露史[7-8]。对于马绍尔群岛、广岛市、长崎市居民的一些研究和由芝加哥迈克尔瑞茜医院进行的一项长期研究发现，儿童人群中有外照射史，患甲状腺癌的易感性增加[9-10]。这些儿童经常表现为局部晚期和高比率的远隔转移。从 20 世纪 70 年代早期不再将放疗常规用于一些疾病的治疗后，儿童甲状腺癌的发病率也在下降。然而 1986 年的切尔诺贝利核电站事故再一次提示放射性暴露与儿童甲状腺癌发生率的相关性，且这种作用是毁灭性的。核电站周围儿童受辐射剂量是 2.1~4.7Gy[11]。这次辐射后，当地的

一些国家，比如白俄罗斯，甲状腺癌发病率增长超过 60%。而且不幸的是，这些肿瘤多为晚期，表现更具侵袭性。局部和远隔转移分别为 57% 和 15%[11]。另外一些甲状腺疾病，包括结节性甲状腺肿、增生、慢性甲状腺炎，也超出比例。另一项研究是关于射线暴露后与甲状腺癌发病之间潜伏期的研究。虽然传统上认为潜伏期为 8~11 年，但在关于切尔诺贝利的研究和迈克尔瑞茜医院的研究中发现，潜伏期可缩短至 3 年[17]。

其他一些已知与甲状腺疾病有关的危险因素包括霍奇金淋巴瘤、毒性弥漫性甲状腺肿、桥本甲状腺炎、地方性甲状腺肿和 ^{131}I 的治疗剂量[13-14]。越来越多的数据显示，用来治疗儿童恶性肿瘤的化疗（比如烷化剂）也是一个在数十年后发展为甲状腺癌的危险因素。我们强调这点是因为我们预期在那些患白血病和淋巴瘤有着良好预后的孩子中，会有越来越多的病例罹患包括甲状腺癌在内的继发恶性肿瘤[16]。随着儿科肿瘤学的进步，今天的儿童比过去更多接受着积极但适当的化学药物治疗。越来越多关于这一领域的数据提示内科医生应对这种危险因子予以注意。

病理学

儿童甲状腺癌最常见的组织学类型是乳头状癌及其滤泡型变异（>90%）（见第 44 章）。其他小儿甲状腺癌罕见，包括单纯性滤泡型甲状腺癌（占 3%~5%）、嗜酸细胞肿瘤（<1%）、甲状腺髓样癌（5%）、渐变癌（<1%）、甲状腺肉瘤（<1%）和甲状腺淋巴瘤（<1%）。PTC 通常是一个固体，是有部分包膜或无包膜的肿块，其组织学特点与成人 PTC 无明显差别。甲状腺包膜外侵犯儿童 PTC 比成人更多见。PTC 可直接侵犯局部结构如食管、气管、喉返神经和血管，有较明显的局部损害（图 27-1）。儿童 PTC 通常侵犯淋巴管，通过腺内播散出现多发灶，达

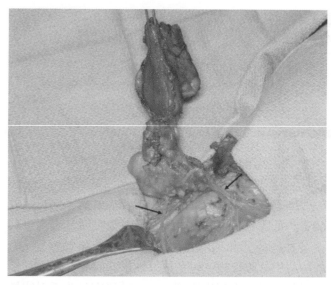

图 27-1　（也见彩图）甲状腺左叶，喉返神经被肿大的淋巴结包绕。箭头所示为喉返神经

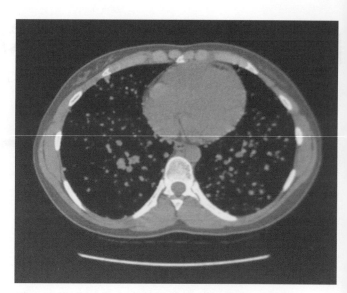

图 27-3　胸部轴位 CT 平扫示肺内大块状和微小转移灶

30% ~ 80%[1]。区域淋巴结转移高达 70% ~ 90%（图 27-2）。诊断儿童 PTC 的经验是要借助彩超和 CT 检查非常小心地查找淋巴结转移[17]。儿童 PTC 经常表现为远隔转移（肺），然而重要的是，它与同期成人 PTC 相比更少引起死亡。实际上 Mayo 临床团队和其他人已经证实儿童 PTC 伴肺转移的患者死亡率明显低于 45 岁以上成人 PTC 伴肺转移患者（图 27-3）[18]。

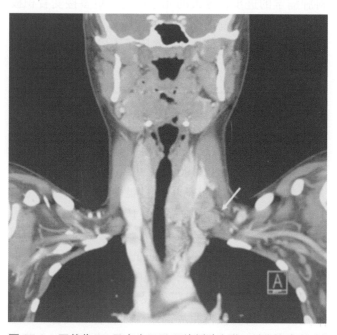

图 27-2　冠状位 CT 示中央区及颈外侧肿大淋巴结（箭头所示）

FVPTC 代表了一部分儿童 PTC（20% ~ 25%）[19]。这些肿瘤易表现为包膜内型，一些权威人士提出疑问：是否在既往研究中存在将这些病变诊断为滤泡癌[1,20]。FVPTC 的治疗与 PTC 相似。PTC 的另一种重要亚型是弥漫硬化性变异，其特点是可以引起甲状腺增大，双叶被坚硬、钙化的肿瘤所替代。这是一种对儿童、青少年及青年人更有侵犯性的疾病。一项系列研究显示，该病在诊断时 100% 出现淋巴结转移，25% 出现肺受累[21]。儿童其他少见但有侵犯性的亚型有高细胞、柱状细胞和实体性变异（分化很差），预后都很差（见第 44 章）。

与 PTC 一样，单纯滤泡型癌及其嗜酸细胞亚型是两种高分化癌，放射性暴露可增加其发病[22]。儿童中罕见，因其存在微小的被膜或血管侵犯，故归为微侵袭亚型。肉眼观察中，广泛侵犯的亚型很容易诊断。在广泛侵犯亚型中，尽管转移到淋巴结罕见，但通过血行途径转移至肺和骨很常见。儿童滤泡型癌通常属于微侵袭性，肿瘤直径 <4 cm，复发率和死亡率很低。

甲状腺髓样癌（medullary thyroid carcinoma，MTC）不像其他起源于甲状腺滤泡细胞的甲状腺癌，而是起源于滤泡旁细胞，后者分泌降钙素（见第 23 章、第 24 章和第 25 章）。这些肿瘤起源于神经嵴细胞，与遗传突变有很强的相关，这不仅影响儿童 MTC 的治疗，而且也影响其他神经嵴来源的与遗传突变有关的疾病。

遗传发生学

儿童甲状腺癌与成人甲状腺癌在遗传突变和生长因子表达方式上存在量及可能质上的差别（见第17章）[23]。髓样癌是一种遗传性常染色体占优势的疾病，是最常见的遗传性甲状腺癌。尽管在本书其他章节中详细讨论了MTC遗传发生的各方面（见第23章、第24章和第25章），但儿童MTC的特点将在本章讨论。MTC可能与亲族性MTC和多发性内分泌肿瘤（MEN）2A和2B型有关。两种其他变异已得到确认，包括巨结肠病、皮肤地衣样淀粉样变[24]。总之，MTC有遗传倾向或与家族性综合征有关，1/3病例有上述表现。与MEN 2有关的基因（RET）是在转染期间重组的位于10号染色体的原癌基因。这是一种酪氨酸激酶受体蛋白质，参与肠源性神经系统祖细胞的调控、存活、增殖、分化和迁移。现在已知道RET是与巨结肠病和MEN 2综合征有关联的一种常见的致病因素[25]。RET原癌基因中的突变可以导致功能丧失引起巨结肠病，也可能导致功能增强引起MEN 2。尽管致肿瘤的RET突变在不同人群中可以发生改变，但对MEN的RET分析彻底改变了对儿童MEN 2的处理。现在已有通过对遗传性RET原癌基因进行精细分析预测MTC风险的能力。危险密码子处理方案已用于指导治疗，特别是C634和M918T突变（分别与MEN 2A和MEN 2B有关）与早期侵袭性疾病和远隔转移有关，因此需要尽早在1岁以前进行预防性甲状腺切除。

已有材料证明遗传因素在甲状腺恶性肿瘤的发展中起着重要作用。家族性非髓样甲状腺癌（familial nonmedullary thyroid cancer，FNMTC）（包括2名或更多的一级亲属诊断为非髓样甲状腺癌），在所有甲状腺癌病例中约占5%（见第29章）[25]。FNMTC可以是家族性癌症综合征的一部分，这也是临床医生对儿童患者特别感兴趣的原因。加德纳综合征（APC）、Cowden病（PTEN）、Carney综合征1型（PRKAR1a）、沃纳综合征（WRN）和McCune-Albright综合征（GNAS1）都与FNMTC有关[26]。FNMTC是一种依靠常染色体显性遗传模式进行不完整外显的疾病。约90%的FNMTC病例是甲状腺乳头状癌。现今，还没有确定非综合征性FNMTC的特定基因或基因群，然而一系列相关性研究已经确认其与染色体位点1q21、2q21和19p13.2有关。很多研究者

已经排除RET、PTEN、MET、APC和MNG1作为FNMTC候选基因的可能性。许多研究表明FNMTC要比散发性分化型甲状腺癌更有侵犯性，未检索的FNMTC病例预后似乎更好[27]。因此，对于诊断为FNMTC的患者，需进行全或近全甲状腺切除术及预防性的中央区颈淋巴结清扫术[26]。这包括筛选或基因检测有阳性结果的年轻患者。内野等筛查了一组3岁患儿[28]。正如我们从FNMTC的基因遗传中了解到的很多信息一样，儿童内分泌科医生应该询问出详细的家族史和最近发现的病情（见第29章）。

FNMTC不能与散发性非髓样甲状腺癌相混淆，后者的遗传发生因素正在被阐明。在散发性和放射性引起的甲状腺乳头状癌中，至少已经确认了12种不同类型的RET基因重排[24]。这些体细胞突变可以导致甲状腺滤泡细胞中RET基因活性化，这也是引起高分化恶性肿瘤的原因。

表现

评估

虽然早期的研究报告显示在儿童甲状腺结节中恶性肿瘤高发（30%～50%），但最近的研究表明儿童单发甲状腺结节中恶性率较低，约20%～30%[29-30]。对于任何儿童甲状腺结节，无论结节的大小、生长方式或数量，均应考虑为恶性，直至证明并非如此。同时也应注意，对儿童囊性病变的处理是有争议的，因为囊中可能含有隐匿性乳头状癌。尽管甲状腺结节的诊断和检查不在本章讨论范围内，但我们将讨论儿童中独有的方面，特别是细针穿刺的应用（见第11章、第12章和第13章）[30-31]。应当说明，对于有经验的医生辨别颈侧部不可触及的结节超声是非常有用的（图27-4），在确定和计划淋巴结清扫范围方面也大有益处。我们建议术前应对所有甲状腺癌患者检查对侧腺叶和双颈淋巴结。其他检查方式，如术前核素闪烁图，除非用来评估结节性疾病患者的血清促甲状腺激素（TSH）的抑制水平，大多数可以放弃。胸部X片应常规进行，CT平扫可以证实小结节的肺转移和肺内淋巴管转移。如果彩超和触诊已怀疑上呼吸消化道或重要血管受侵，也可用磁共振成像（MRI）或CT对颈部和纵隔进行评估。正电子发射断层扫描（PET）作为一种甲状腺疾病的诊断工具，尚未在儿童中进行充分的研究。

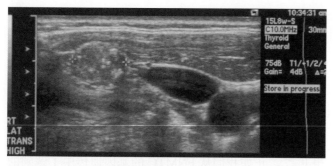

图 27-4 含微小钙化的甲状腺结节（PTC）

细针穿刺

　　Mayo 诊所 Gharib 等对儿童的细针穿刺（FNA）进行了研究[31]。对 57 例年龄小于 17 岁的患者进行 FNA，其中 13% 是无诊断意义（图 27-5）。无假阳性，但有 1 例为假阴性（1/7 恶性病变，14%）。最近的一项 Meta 分析发现，综合评估的敏感性和特异性分别为 94% 和 81%[32]。如果 20% 的结节是恶性的，则准确性、阳性预测值和阴性预测值分别为 83.6%、55.3% 和 98.2%，这提供了很好的证据，表明甲状腺结节细针穿刺活检在儿童群体中是一个敏感的检测，可以成为排除年轻患者恶性肿瘤的一个有用工具[32]。然而，对于 FNA 的"不充分"和"无诊断意义"仍存在争议。一部分高危病变可以通过彩超特征、阳性家族史及电离辐射暴露史予以确认。另一方面，重复 FNA 和外科切除都是合理选择。然而，如果再次行 FNA 后仍无确定结果，建议手术切除。另一个争论是怎样处理 FNA 结果为良性囊肿的青春期前儿童（＜10 岁）的甲状腺疾病。Orlandi 等对首次 FNA 结果为良性的 306 例患者（14 ~ 84 岁）进行超过 12 年的随访[33]，结果 3 例（0.98%）发展为可疑恶性，4 例（1.3%）发展为 PTC。尽管作者建议 1 年内至少做

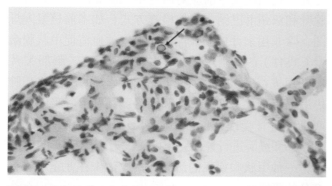

图 27-5 （也见彩图）有核包涵体（箭头所示）的 PTC，细针抽吸活检标本

3 次 FNA 以减少 PTC 的漏诊，却不适合儿童。对良性囊肿行重复性 FNA 的作用至今不知，而且这些患者都不是青春期前的儿童。对于青春期前的儿童，如果超声呈良性特征、没有甲状腺疾病家族史、没有电离辐射暴露史、穿刺细胞学良性，则在有经验的医疗中心里进行系统身体检查是合理的选择。如结节增大，需重复行 FNA 进行再评估，或者外科切除更好。

治疗

风险分层

　　已发现儿童甲状腺癌的一些新趋势。从历史上看，约 50% 的儿童有头部或颈部电离辐射暴露史。除了切尔诺贝利灾难地区，现代研究已发现辐射数量下降到 3% 以下[3]。随时间推移，儿童甲状腺癌的表现形式有以下变化趋势：①可触及的颈部淋巴结肿大从 63% 下降到 36%；②邻近结构侵犯的发生率从 31% 下降到 6%；③远处（肺）转移发生率从 19% 下降到 6%。同时，甲状腺单发结节的发病已从 37% 升高到 73%。尽管这可能体现的是肿瘤生物学的变化，但这些趋势可能在一定程度上与临床认识的提高有关。

　　正如前面提到的，甲状腺癌是一种儿童罕见病，而且治疗建议仅仅是基于回顾性数据和专家的意见。因此，根据对过去几十年在不同实践中收集的数据进行分析而得出有意义的结论这对我们而言是很有挑战性的。鉴于这种情况及儿童 PTC 是一种无痛且通常非致死性的疾病这一事实，使得人们几乎无法进行随机的前瞻性试验。因此，多数建议都是出自小规模的多中心回顾性分析，而且是由成人研究和指导原则演推得到的。然而，在迄今为止最大、最新的分析系列中，Mayo 诊所的作者对 1940—2008 年间治疗的 215 名 PTC 儿童和青少年的结果进行了回顾分析，其中中位随访期近 30 年[3]。他们发现，在完成手术切除后，40 年内复发的 PTC 占 32%；而在 20 年时，局部、区域和远处部位复发率分别为 7%、21% 和 5%。奇怪的是，尽管发现 40 年时的死亡率只有 1%，但从 30 ~ 50 年，死亡数（全部死因）却明显高于预期。重要的是，22 例死亡中有 15 例（68%）是由非甲状腺恶性肿瘤所致。作者得出的结论是：应当预期 PTC 患儿能够存活，但他们猜测随后由非甲状腺恶性肿瘤所致的死亡可能与术后放射治疗有关，这些治疗包括在为期 60 年的漫长研究期内接受的放射性碘（RAI）、体外放疗及镭植入物。对于多个中心采用的标准治疗

方案，这可能会提供一些新的见解。

　　显然，儿童因 PTC 而死亡的死亡率很低。然而，与儿童治疗病例的常见情况一样，复杂的治疗不仅关系到死亡率，还关系到发病率。例如，10 岁以下的儿童疾病持续或复发的风险可能特别高 [34]。有些作者还查看了影响 PTC 患儿疾病进展的特定因素。Dinauer 等在单因素分析中发现，肿瘤尺寸大、多病灶、结节可触及和远处转移是显著因素；但多因素分析中，只有多病灶是显著因素 [1,23]。Grigsby 等发现，在超过半数的情况下，淋巴结转移会使疾病进展；而在近 1/3 的情况下，肺部转移会引起疾病进展 [35]。他们还发现：T4 病期、残留的大肿瘤、远处转移以及年龄小于 15 岁都会使疾病进展。Jarzab 等发现：在多因素分析中，未能将甲状腺全切除的手术会使疾病进展，而放射性碘（RAI）则不显著 [36]。Landau 等发现，患者年龄小于 10 岁及未进行甲状腺激素抑制治疗（THST）会使疾病进展的风险升高 [37]。LaQuaglia 等最初报告称，年龄和组织学亚型是疾病进展的重要决定因素，但在 12 年后，他们报告称：T4 和 N1 疾病、结节切除、结节切除的类型以及肿瘤切除不完全都是最重要的因素。Newman 等发现，年龄和残留病灶是疾病进展的重要决定因素 [38]。Palmer 等发现，初诊淋巴结受累（$P < 0.01$）和多发性结节（$P < 0.05$）的患者 PTC 的复发率较高 [2]。有 16 名复发的 PTC 儿童需要进行第二次手术，6 名需要进行第三次手术，平均随访期为 65 个月。对于儿童的远处转移，Mayo 诊所的 Brink 等对 14 名患 PTC 并在诊断后 6 个月内发现肺转移的儿童进行了回顾分析 [18]。在经过中位随访期 162 个月后，未发现死亡。同一机构的 Zimmerman 等将 1946 — 1975 年间诊断和治疗的 58 名儿童与 981 名成人进行了对比，中位随访期超过 28 年 [39]。尽管初诊时这些儿童的 PTC 更常转移到淋巴结和肺，而且更常随时间的推移而在颈部淋巴结复发，但儿童 PTC 的致死率较低。或许甲状腺癌会诱导儿童产生强大的免疫反应，这可能使其生存期延长 [23]。与成人相比，这些儿童的非二倍体肿瘤明显不那么常见。

甲状腺切除范围

　　尽管对儿童期甲状腺癌手术切除的范围仍存在争论，但最初的手术治疗应①去除原发病灶；②去除局部浸润性疾病；③除去受累的颈部淋巴结；④降低并发症发生率；⑤可对预后及随访准确分期；⑥有利于术后酌情用 RAI 治疗；⑦可供对复发情况进行准确的长期监测；⑧最大程度减少复发的风险。

　　过去，在甲状腺切除范围上有两种外科观点，一种行甲状腺全切除，一种行甲状腺近全切除。赞成行近全切除的医生认为，甲状腺近全切除术虽然没有延长生存期，但两种最主要的并发症风险有所降低（喉返神经损伤和永久性甲状旁腺功能减退症）；赞成行全甲状腺切除的医生认为 PTC 经常是多灶的，局部复发较少，易于行 RAI 治疗（放射性活性碘治疗），在随访中可将血浆甲状腺球蛋白作为一种精细化肿瘤标记物使用。近来一致的意见是，对于有经验的医生来说，甲状腺全或近全切除是最好的手术，这种治疗理念我们也认同。

　　多灶性发病和双侧发病常见于儿童 PTC，主要原因可能是腺体内淋巴播散或肿瘤可以同步或异步发病，后者可能与 RET/PTC 重排有关 [40]。Dinauer 等发现与行次全切或全甲状腺切除的儿童相比（即使 PTC 是单侧实性结节），行单侧腺叶切除的儿童复发率明显升高 [34]。Borson-Chazot 等进行的一项总数为 74 例的研究中也有类似的发现 [41]。在一项 Mayo 医学中心的系列研究中发现，成人和儿童行一侧腺叶切除，残叶复发率是全 / 近全切除的 7 倍 [42-43]。Mayo 医学中心进行的一项对 215 例患儿进行评估的最大系列研究发现，单侧腺叶切除要比双叶切除复发率明显升高。特别是双叶切除后，40 年原位复发率为 6%，与此相对应的单侧腺叶切除后复发率明显升高，达 35%（$P < 0.001$）。与之相似，单侧叶切除和双叶切除的局部复发率分别为 60% 和 13%（$P < 0.0001$）。双叶和单叶切除后 40 年肿瘤复发率分别为 25% 和 65%（$P = 0.002$）。1970 ~ 2008 年，94% 的双叶甲状腺切除是全切除（51 例）或近全切除（59 例）。比较两组间肿瘤复发率和特异性病死率。在研究期间，两组均无因 PTC 而死亡的病例，研究者发现两种术式在原位（$P = 0.42$）、局部（$P = 0.10$）、远隔转移（$P = 0.10$）的复发率和生存期无明显差异。

　　Hay 等的系列研究发现，在 20 世纪 50 年代、60 年代和 70 年代全甲状腺切除后永久性甲状旁腺功能减退症的发生率较高，分别为 69%、56% 和 25%，但在 21 世纪（2000 — 2008 年），27 例近全或全甲状腺切除者术后永久性甲状旁腺功能减退症的发生率明显降低至 0。通过更好地了解如何保留甲状旁腺，甲状旁腺切除后常规做自体移植，注意细节，使用放大镜可以减少手术并发症。近几年，喉返神经损伤也明显下降，可能与手术数量及术中使用神经监测有关。

单侧腺叶及峡部切除术适于偶发的微小乳头状癌（<1 cm）且对侧叶正常者，以及直径 <2 cm 伴微小包膜侵犯的甲状腺滤泡癌，需除外放射暴露史、对侧有结节，局部或远隔转移、甲状腺癌阳性家族史[1]。尽管我们的讨论大多集中在 PTC 和 FVPTC，但滤泡型甲状腺的治疗与此类似。

微侵袭性滤泡癌的复发率和病死率都很低。滤泡癌的第一步治疗是甲状腺切除，其对 RAI 和 TSH 抑制治疗（thyroid hormone suppressive therapy，THST）都很敏感。TNM 分期和预后与 PTC 相似（表 27-1）。实际上，因为绝大多数儿童滤泡癌都是 T1-2N0M0，经正确治疗后的复发率比 PTC 还低，生存期与 PTC 相当。如果针吸病理诊断为滤泡癌或 Hurthle 细胞，行根治性甲状腺癌切除术前应行冰冻切片检查。如果冰冻切片仍不能确诊，应待术后病理结果明确后行最终治疗。

颈部淋巴结清扫与并发症

儿童区域性淋巴结转移的外科治疗是从 1940 年开始的中央区和颈外侧淋巴结摘除，到常规中央区淋巴结清扫和彩超指导下选择性颈侧清扫逐步发展起来的。儿童 PTC 不需要根治性颈淋巴结清扫术。因为这种手术只能增加手术并发症，不影响死亡率和复发[22]。我们已经提出术前彩超利于颈淋巴结清扫。应彻底探查位于气管前、喉返神经旁、胸骨柄下方的中央区淋巴结，注意保护喉返神经和有活性的甲状旁腺。有血运障碍的甲状旁腺必须按标准操作规程行自体移植。仅行淋巴结摘除不能改变长期生存且容易引起淋巴结复发[42-43]。残留淋巴结可能对 RAI 有反应，但多数没有反应，因为随着时间的推移淋巴结与

表27-1　PTC及FTC TNM分期	
分期	**年龄大于 45 岁**
1	任何 T，任何 N，M0
2	任何 T，任何 N，M1
3	无
4	无

原发灶TNM分期：大小：T1≤2 cm；T2 > 2 cm但≤4 cm；T3>4 cm；T4甲状腺腺外侵犯
局部淋巴结转移：N0无；N1有
远隔转移：M0无；M1有
From *AJCC cancer staging handbook*，ed 7，NEW York，2010，Springer，p89.

RAI 缺乏亲和性[1]。尽管滤泡型甲状腺癌的淋巴结转移不常见，但只要临床上发现淋巴结受累就应行淋巴结清扫。

局部侵袭性 PTC 侵犯重要的结构，如喉返神经，需要专业人员对局部病变行整块切除，同时尽量减少围术期并发症。行儿童甲状腺手术时，外科医生应具有操作技能和合适的儿童甲状腺手术器械，例如，在适当的时候进行神经移植（图 27-6）。尽管意外可能发生，但在所有甲状腺切除中永久性声带麻痹发生率应 <2%，永久性甲状旁腺功能减退症应 <3%。

甲状腺髓样癌（MTC）

不管降钙素水平如何，有 RET 突变的患者都应进行手术治疗，因为外科治疗的目的是在侵袭性甲状腺髓样癌发作之前切除腺体（见第 24 章）。手术前对 MTC 患者应进行嗜铬细胞瘤扫描，如果证明有嗜铬细胞瘤需在甲状腺切除前应用药物治疗和切除肾上腺。对有 RET 突变的儿童行全甲状腺切除的观点已得到认可，并根据特异的 RET 突变确定手术时间。当肿瘤富于侵袭性、降钙素水平升高或出现淋巴结转移时才可进行淋巴结清扫术，从而减少预防性手术的并发症。

放射性碘治疗和随访

尽管放射性碘治疗（RAI）已广泛应用于成人，

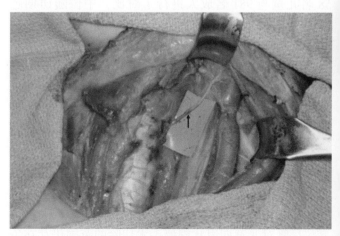

图 27-6　（也见彩图）全甲状腺切除、中央区及颈外侧淋巴结清扫伴 RLN 部分切除。左 RLN 与颈丛神经吻合。箭头所指为颈丛神经与 RLN 吻合处

但儿童对核素的反应却比成人高 3 倍多[29]。直觉认为儿童[131]I 治疗后的几十年存活时间内二次致癌的风险增加。毕竟，外照射是侵袭性甲状腺癌的最大危险因素。在儿童中[131]I 放射治疗已很普遍而非仅限于世界上大的医疗中心。然而，最近在 Mayo 医学中心发表的一些引人关注的数据却对这种儿童甲状腺癌的治疗原则提出挑战[3]。在他们的一组大型单中心队列研究中，单纯手术和术后加 RRA 在局部复发、颈部淋巴结转移、局部区域复发、远隔转移及所有部位复发上统计学分析均无意义。此外，作者阐明了使用 RAI 无法替代或挽救首次治疗失败的手术。

RAI 已常规用于儿童患者。支持常规行 RAI 的理由包括：很难做到全甲状腺切除，以及即使在所谓的全甲状腺切除以后，在全身扫描中有意义的残余吸收仍有显著意义。因此，任何消融之前的转移可能会因为正常甲状腺组织对放射性碘的相对亲和力而未被检测到。如果不进行清除甲状腺治疗，未来使用[131]I 治疗转移灶将会失败[4]。大多数作者认为，清除甲状腺治疗后，在未来针对持续性和复发性疾病的随访中，可以使血清甲状腺球蛋白成为更特异的肿瘤标记物[4]。清除甲状腺治疗应当在术后 6 周进行。儿童应服用 4 周三碘甲状腺氨酸，伴低碘饮食，然后停药 2 周。目的是获得血清促甲状腺激素水平 >25 μU/ml，从而诱导残留甲状腺最大限度吸收碘。在残留去除前，行全身扫描来确定残留腺体的范围和位置。治疗的目标是达到全身扫描阴性，颈部彩超阴性，更理想的是甲状腺激素撤退，甲状腺球蛋白水平低于检测值水平。一旦目标完成，每年一次随访，行体格检查、颈部超声，球蛋白水平（当在甲状腺激素抑制治疗中抗体为阴性时）、血清促甲状腺激素水平以及胸部放射线检查。对儿童中扫描前使用重组 TSH 和刺激球蛋白水平的研究很少。Biondi 及其同事建议在外科治疗和清除甲状腺治疗后使用左旋甲状腺素抑制 TSH[47-48]，此建议已经推荐到青少年和儿童，但是却没有可靠的数据来证明。目前，我们仍然没有有效的办法将患者分为低危组和高危组，从而进行适当的长期随访。我们也缺乏治疗甲状腺球蛋白水平较高而影像学阴性病例的经验。未来可以期望基因和分子标记物，例如，BRAF、RET/PTC 和 RAS 等，可以更好地帮助我们对儿童的危险因素进行分层（参见 17 章）。在对接受过放射性碘治疗的儿童终身随访中，特别要注意双重癌。

总结

儿童甲状腺癌是一种少见疾病。治疗儿童甲状腺癌需要行全甲状腺切除或近全甲状腺切除术和适当的淋巴结清扫（不是淋巴结摘除）。应尽力保留甲状旁腺和喉返神经的功能。避免进行根治性颈淋巴结清扫术，所有手术要由经验丰富的内分泌、儿科、头颈外科医生来完成。

参考文献

[1] Thompson GB, Hay ID: Current strategies for surgical management and adjuvant treatment of childhood papillary thyroid carcinoma, *World J Surg* 28: 1187–1198, 2004.

[2] Palmer BA, Zarroug AE, Poley RN, et al: Papillary thyroid carcinoma in children: risk factors and complications of disease recurrence, *J Pediatr Surg* 40: 1284–1288, 2005.

[3] Hay ID, Gonzalez-Losada T, Reinalda MS, et al: Long-term outcome in 215 children and adolescents with papillary thyroid cancer treated during 1940 through 2008, *World J Surg* 34: 1192–1202, 2010.

[4] Hung W, Sarlis NJ: Current controversies in the management of pediatric patients with well-differentiated nonmedullary thyroid cancer: a review, *Thyroid* 12: 683–702, 2002.

[5] Harach HR, Williams ED: Childhood thyroid cancer in England and Wales, *Br J Cancer* 72: 777–783, 1995.

[6] La Quaglia MP, Black T, Holcomb GW 3rd, et al: Differentiated thyroid cancer: clinical characteristics, treatment, and outcome in patients under 21 years of age who present with distant metastases. A report from the Surgical Discipline Committee of the Children's Cancer Group, *J Pediatr Surg* 35: 955–959, 2000.

[7] Winship T, Rosvoll RV: Cancer of the thyroid in children, *Proc Natl Cancer Conf* 6: 677–681, 1970.

[8] Duffy BJ Jr, Fitzgerald PJ: Cancer of the thyroid in children: a report of 28 cases, *J Clin Endocrinol Metab* 10: 1296–1308, 1950.

[9] Hamilton TE, van Belle G, LoGerfo JP: Thyroid neoplasia in Marshall Islanders exposed to nuclear fallout, *JAMA* 258: 629–635, 1987.

[10] Yoshimoto Y, Ezaki H, Etoh R, et al: Prevalence rate of thyroid diseases among autopsy cases of the atomic bomb survivors in Hiroshima, 1951–1985, *Radiat Res* 141: 278–286, 1995.

[11] Astakhova LN, Anspaugh LR, Beebe GW, et al: Chernobyl-related thyroid cancer in children of Belarus: a case-control study, *Radiat Res* 150: 349–356, 1998.

[12] Reiners C, Demidchik YE, Drozd VM, et al: Thyroid cancer in infants and adolescents after Chernobyl, *Minerva Endocrinol* 33: 381–395, 2008.

[13] Holm LE, Blomgren H, Lowhagen T: Cancer risks in patients with chronic lymphocytic thyroiditis, *N Engl J Med* 312: 601–604, 1985.

[14] Corrias A, Cassio A, Weber G, et al: Thyroid nodules and cancer in children and adolescents affected by autoimmune thyroiditis, *Arch Pediatr Adolesc Med* 162: 526–531, 2008.

[15] Gow KW, Lensing S, Hill DA, et al: Thyroid carcinoma presenting in childhood or after treatment of childhood malignancies: An institutional experience and review of the literature, *J Pediatr Surg* 38: 1574–1580, 2003.

[16] Taylor AJ, Croft AP, Palace AM, et al: Risk of thyroid cancer in survivors of childhood cancer: results from the British Childhood Cancer Survivor Study, *Int J Cancer* 125: 2400–2405, 2009.

[17] Marshall CL, Lee JE, Xing Y, et al: Routine pre-operative ultrasonography for papillary thyroid cancer: effects on cervical recurrence, *Surgery* 146: 1063–1072, 2009.

[18] Brink JS, van Heerden JA, McIver B, et al: Papillary thyroid cancer with pulmonary metastases in children: long-term prognosis, *Surgery* 128: 881–886, 2000.

[19] Sierk AE, Askin FB, Reddick RL, et al: Pediatric thyroid cancer, *Pediatr Pathol* 10: 877–8983, 1990.

[20] Harness J: ed 1, *Childhood thyroid carcinoma*, vol 1, Philadelphia, 1997, pp 75–81.

[21] Carcangiu ML, Bianchi S: Diffuse sclerosing variant of papillary thyroid carcinoma. Clinicopathologic study of 15 cases, *Am J Surg Pathol* 13: 1041–1049, 1989.

[22] La Quaglia MP, Corbally MT, Heller G, et al: Recurrence and morbidity in differentiated thyroid carcinoma in children, *Surgery* 104: 1149–1156, 1988.

[23] Dinauer C, Francis GL: Thyroid cancer in children, *Endocrinol Metab Clin North Am* 36: 779–806, 2007.

[24] Richards M: Thyroid cancer genetics: multiple endocrine neoplasia type 2, non-medullary familial thyroid cancer, and familial syndromes associated with thyroid cancer, *Surg Oncol Clin N Am* 18: 39–52, 2009.

[25] Nose V: Familial non-medullary thyroid carcinoma: an update, *Endocr Pathol* 19: 226–240, 2008.

[26] Kebebew E: Hereditary non-medullary thyroid cancer, *World J Surg* 32: 681–682, 2008.

[27] Lupoli G, Vitale G, Caraglia M, et al: Familial papillary thyroid microcarcinoma: a new clinical entity, *Lancet* 353: 637–639, 1999.

[28] Uchino S, Noguchi S, Yamashita H, et al: Detection of asymptomatic differentiated thyroid carcinoma by neck ultrasonographic screening for familial nonmedullary thyroid carcinoma, *World J Surg* 28: 1099–1102, 2004.

[29] Hung W, Anderson KD, Chandra RS, et al: Solitary thyroid nodules in 71 children and adolescents, *J Pediatr Surg* 27: 1407–1409, 1992.

[30] Corrias A, Einaudi S, Chiorboli E, et al: Accuracy of fine needle aspiration biopsy of thyroid nodules in detecting malignancy in childhood: comparison with conventional clinical, laboratory, and imaging approaches, *J Clin Endocrinol Metab* 86: 4644–4648, 2001.

[31] Gharib H, Zimmerman D, Goellner JR, et al: Fine-needle aspiration biopsy: use in diagnosis and management of pediatric thyroid diseases, *Endocr Pract* 1: 9–13, 1995.

[32] Stevens C, Lee JK, Sadatsafavi M, et al: Pediatric thyroid fine-needle aspiration cytology: a meta-analysis, *J Pediatr Surg* 44: 2184–2191, 2009.

[33] Orlandi A, Puscar A, Capriata E, et al: Repeated fine-needle aspiration of the thyroid in benign nodular thyroid disease: critical evaluation of long-term follow-up, *Thyroid* 15: 274–278, 2005.

[34] Dinauer CA, Breuer C, Rivkees SA: Differentiated thyroid cancer in children: diagnosis and management, *Curr Opin Oncol* 20: 59–65, 2008.

[35] Grigsby PW, Gal-or A, Michalski JM, et al: Childhood and adolescent thyroid carcinoma, *Cancer* 95: 724–729, 2002.

[36] Jarzab B, Handkiewicz Junak D, Wloch J, et al: Multivariate analysis of prognostic factors for differentiated thyroid carcinoma in children, *Eur J Nucl Med* 27: 833–841, 2000.

[37] Landau D, Vini L, A'Hern R, et al: Thyroid cancer in children: the Royal Marsden Hospital experience, *Eur J Cancer* 36: 214–220, 2000.

[38] Newman KD, Black T, Heller G, et al: Differentiated thyroid cancer: determinants of disease progression in patients <21 years of age at diagnosis: a report from the Surgical Discipline Committee of the Children's Cancer Group, *Ann Surg* 227: 533–541, 1998.

[39] Zimmerman D, Hay ID, Gough IR, et al: Papillary thyroid carcinoma in children and adults: long-term follow-up of 1039 patients conservatively treated at one institution during three decades, *Surgery* 104: 1157–1166, 1988.

[40] Fenton CL, Lukes Y, Nicholson D, et al: The ret/PTC mutations are common in sporadic papillary thyroid carcinoma of children and young adults, *J Clin Endocrinol Metab* 85: 1170–1175, 2000.

[41] Borson-Chazot F, Causeret S, et al: Predictive factors for recurrence from a series of 74 children and adolescents with differentiated thyroid cancer, *World J Surg* 28: 1088–1092, 2004.

[42] Hay ID, Bergstralh EJ, Goellner JR, et al: CS. Predicting outcome in papillary thyroid carcinoma: development of a reliable prognostic scoring system in a cohort of 1779 patients surgically treated at one institution during 1940 through 1989, *Surgery* 114: 1051–1057, 1993.

[43] Hay ID, Thompson GB, Grant CS, et al: Papillary thyroid carcinoma managed at the Mayo Clinic during six decades (1940– 1999): temporal trends in initial therapy and long-term outcome in 2444 consecutively treated patients, *World J Surg* 26: 879–885, 2002.

[44] Telander RL, Moir CR: Medullary thyroid carcinoma in children, *Semin Pediatr Surg* 3: 188–193, 1994.

[45] Schellhaas E, Konig C, Frank-Raue K, et al: Long-term outcome of "prophylactic therapy" for familial medullary thyroid cancer, *Surgery* 146: 906–912, 2009.

[46] Machens A, Lorenz K, Dralle H: Individualization of lymph node dissection in RET (rearranged during transfection) carriers at risk for medullary thyroid cancer: value of pretherapeutic calcitonin levels, *Ann Surg* 250: 305–310, 2009.

[47] Biondi B, Filetti S, Schlumberger M: Thyroid-hormone therapy and thyroid cancer: a reassessment, *Nat Clin Pract Endocrinol Metab* 1: 32–40, 2005.

[48] Biondi B, Palmieri EA, Klain M, et al: Subclinical hyperthyroidism: clinical features and treatment options, *Eur J Endocrinol* 152: 1–9, 2005.

[49] Kronenberg HM: *Williams textbook of endocrinology*, vol 1, ed 3, Philadelphia, 2007, Saunders Elsevier.

第28章 ■ 切尔诺贝利与辐射诱导的甲状腺癌

ROBERT MCCONNELL ■ YURI E. NIKIFOROV ■ DANIEL I. BRANOVAN

> 上帝把父辈们的原罪报应在他们的孩子身上。
>
> 欧里庇得斯，公元前480—公元前406

乌克兰切尔诺贝利核电站坐落于乌克兰北部的普里皮亚季河流域，在白俄罗斯与俄罗斯联邦共和国交界附近。1986年4月，核电站的一次爆炸和大火释放了放射性毒云，3个国家数百万的人民暴露于大量放射性同位素 ^{131}I 和 ^{137}Cs 的辐射之下。据估计，此次灾难产生了 4.6×10^7 Ci 的 ^{131}I，是三里岛核泄露事件所产生放射性物质的3百万倍（如表28-1）。活跃的泄露持续了近10天，儿童和青少年甚至饮用了放射性碘污染的牛奶。由于 ^{131}I 有较短的半衰期（8天），所以在最初的几周内，土地中 ^{131}I 的放射活性大幅度地衰变。然而，可以导致全身辐射的放射性 ^{137}Cs 有更长的半衰期（30年），直到现在，仍可以在欧洲大部分地区的土壤和一些食物中监测到（图28-1）。

通过对在生命早期即暴露于切尔诺贝利事件人群的大量研究，发现这场灾难导致的最重要的健康后果就是甲状腺癌（几乎全部为乳头状癌）呈现上升的趋势（表28-2）。围绕这一事件的中心目标就是确定暴露于大剂量的放射性物质导致甲状腺癌发生率增长的确切程度，因为放射性碘同位素广泛应用于甲状腺疾病的诊断和治疗，并且是未来核泄露事件或恐怖袭击中放射性尘埃的重要成分。回答这一问题对临床医学与公共卫生非常重要。因此，切尔诺贝利事件为我们提供了一个独特的机会，让我们能够计算暴露于放射性碘后发生甲状腺癌的风险，了解辐射诱导甲状腺癌的发生机制，并且对易感人群的随访与治疗做出合理的建议。

辐射诱导甲状腺肿瘤的流行病学

甲状腺是射线敏感器官之一，外部射线照射将增加甲状腺癌和滤泡性腺瘤发生的风险，特别是在生命早期[6-7]。然而，在切尔诺贝利事件发生的时候，我们并不清楚放射性碘的内部射线照射和X线一样存在相同的风险。之前从马歇尔群岛和汉福德核设施所得到的研究数据显示，对于暴露于含有放射性同位素碘尘埃的人群，甲状腺癌的发生风险并未明显增加[8-9]。内华达研究所实验表明，在暴露的儿童中甲状腺肿瘤（良性和恶性）的发生率明显增加，然而单独甲状腺癌的增加并无统计学意义[10-12]。另外，在选取18岁以下大约5 000名儿童作为研究对象的试验中，为实现诊断目的这些儿童均接受中等剂量1 Gy的 ^{131}I，试验发现甲状腺癌的发生风险并未增加[13]。

甲状腺癌

仅仅在切尔诺贝利事件发生6年后，甲状腺癌发生增加的报道相继发表，说明与甲状腺外照射后数十年潜伏期比较，内部射线照射有更短的潜伏期[14-15]。随后报道确定了甲状腺癌的流行，并且据世界卫生组织专家团队估计，1986—2002年间，超过4000例新发甲状腺癌患者在切尔诺贝利事件发生时为儿童或者

表28-1 核泄漏事件 ^{131}I 释放的相对量

	时间（年）	释放 ^{131}I 量（Ci）	相对值
三里岛事件	1979	15	1
汉福德事件	1945—1947	7×10^5	4.6×10^4
切尔诺贝利事件	1986	4.6×10^7	3.1×10^6
内德华核试验场事件	1951—1962	1.5×10^8	1.0×10^7

将三里岛事件释放 ^{131}I 量随机设定为1个单位

Adapted from Williams ED: Chernobyl and thyroid cancer. *J Surg Oncol* 94:670, 2006.

337

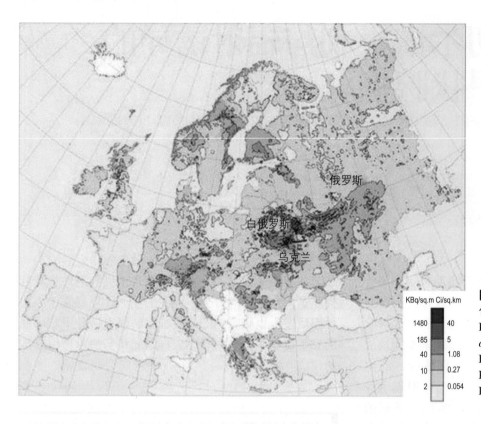

图 28-1（也见彩图）切尔诺贝利事件中被 ^{137}Cs 污染的土地分布图（From DeCort M, et al: *Atlas of caesium deposition on Europe after the Chernobyl accident*, EUR report 16733, Office for Official Publications of the European Communities, Luxembourg, 1998, plate 1.）

表28-2　切尔诺贝利事件后儿童甲状腺癌的主要研究

监测项目	监测时间	研究类型	研究对象例数	研究人群
国际癌症研究机构：年轻甲状腺癌患者的病例对照研究	1986—1998	病例对照	276 例病例 1 300 例对照	白俄罗斯，俄罗斯
儿童甲状腺癌的病例对照研究	1986—1987	病例对照	26 例病例 52 例对照	布良斯克地区，俄罗斯
Fred Hutchinson 儿童甲状腺癌研究	1986—1998	病例对照	66 例病例 132 例对照	布良斯克州，俄罗斯
切尔诺贝利笹川医疗卫生合作项目	1991—1996	队列研究	160 000 例	白俄罗斯，乌克兰，俄罗斯
乌克兰 - 白俄罗斯 - 美国儿童甲状腺癌研究	1996—2007	队列研究	25 000 例	白俄罗斯，乌克兰

Adapted from Bennett B，Michael Repacholi M，Carr Z，editors:WHO Expert Group report:*Health effects of the Chernobyl accident and special health care programmes*: report of the UN Chernobyl Forum Health Expert Group，Geneva，2006，World Health Organization；availible at www.who.int/ionizing_radiation.

青少年[16]。根据同期国家癌症注册信息，在白俄罗斯、乌克兰和俄罗斯污染严重的地区诊治了近 5000 例儿童甲状腺癌（表 28-3）。白俄罗斯的甲状腺癌发病率最高，1986 年为 0.085/（100 000·年），和西方国家同期数据接近；1993 年增长为 4/（100 000·年）；在辐射污染严重的高美尔地区，1996 年发病率高达 12.6/（100 000·年）。

虽然早期有一些研究分析了辐射剂量和甲状腺癌的关系，但是都是根据估计剂量做的回顾性研究[17-20]。最近，一项大型前瞻性队列研究中，选取乌克兰年龄小于 18 岁接受辐射的儿童为研究对象，在其接受辐射的数周内单独测量辐射剂量，实验发现甲状腺癌的发生与辐射剂量存在明显的线性正相关[21]。此外，研究发现儿童暴露于 ^{131}I 的致癌效应与治疗性 X 线辐射的致癌效果并无明显不同[6,21]（表 28-4）。在此项研究的随访过程中，由于射线暴露而增加的甲状腺癌发生风险持续了 20 年，至少在观察期限内，没有发现风险下降的证据[123]。

表28-3 1986–2002年在白俄罗斯、俄罗斯和乌克兰不同暴露年龄组被诊断为甲状腺癌的儿童例数

暴露年龄（岁）	病例数			
	白俄罗斯*	俄罗斯†	乌克兰‡	总计
0～14	1 711	349	1 762	3 822
15～17	299	134	582	1 015
总计	2 010	483	2 344	4 837

* 白俄罗斯癌症注册中心，2006年
† 俄罗斯国家癌症注册中心及射线测量中心，2006年（4个污染最重的区域）
‡ 乌克兰癌症注册中心，2006年
Adapted from Bennett B, Michael Repacholi, M, Carr Z, editors: WHO Expert Group report:*Health effects of the Chernobyl accident and special health care programs*: report of the UN Chernobyl Forum Health Expert Group, Geneva, 2006, World Health Organization; available at www.who.int/ionizing_radiation.

表28-4 儿童内部[131]Ⅰ辐射与外部X线辐射致癌效果比较[6,15,51-52]

	X线		[131]I	
	癌[6]	腺瘤[51]	癌[15]	腺瘤[52]
ERR/Gy*	7.7	7.8	5.25	2.07
风险调整：				
性别（女＞男）	是	否	是	是
年龄（小＞老）	是	否	是	否

* 过度相对风险/Gy

风险调整

切尔诺贝利事件后，发现一些因素可以影响甲状腺癌的风险，其中最重要的就是年龄、性别和碘的摄入。与以外部接受辐射的人群为实验对象的研究相同，在切尔诺贝利事件中越年轻的人群，癌发生的风险越高，而且多数实验表明，女性的癌发生风险更高[13,23-26]。然而，与年龄和性别不同，碘摄入对于辐射诱导的甲状腺癌的影响并不十分确定。

暴露年龄

散发儿童甲状腺癌（与辐射暴露无关）并不常见（详见第27章）[27-30]。例如，美国青春期前儿童甲状腺癌发病率为1/（百万·年），青春期儿童则为18/（百万·年）[30]。相比而言，经历切尔诺贝利事件的年轻儿童中，甲状腺癌的发生率明显增加[31-33]。在白俄罗斯和乌克兰两个仅拥有6千万人口的国家中，从1985年到2003年，14岁以下的儿童每年就有近1 100例因甲状腺癌接受手术。在人口更多的西方国家，即使观察时间更长，儿童甲状腺癌的发病率依然

表28-5 儿童甲状腺癌发病年龄段的分布百分率

年龄（岁）	乌克兰	白俄罗斯	英国	意大利和法国
＜5	2.8%*	1.1%	6.5%	3%
5～9	24.6%	22.8%	23.4%	31%
10～14	72.6%	76.1%	70.1%	66%
病例数	358	740	154	158

乌克兰 1986—1997年，参考文献32
白俄罗斯 1985—2003年，参考文献26
英国 1963—1992年，参考文献39
意大利和法国 1977—1997年，参考文献31
* 每个年龄段病例数占总病例数的百分比

低于上述两个国家（表28-5）。在乌克兰，核泄漏发生以前的5年时间里，14岁以下的甲状腺癌仅仅只有25例，而在1986—1997年，这一数字增长为358例[32]。在白俄罗斯，从1985年到2003年，740例儿童行甲状腺癌手术，并且超过3/4年龄在10～15岁[33]。

由于资料匮乏，成人接受辐射后甲状腺癌的发生风险并不清楚。一项国际研究，选取因颈部肿瘤接受仅0.11 Gy剂量射线照射的女性为研究对象，发现甲状腺癌的发生并未明显增加[34]。原子弹爆炸的幸存者，外部暴露于伽马射线和中子射线，甲状腺平均接受到0.27 Gy的辐射，所有年龄组癌发生的风险均增加，然而成人组明显低于儿童组[35]。虽然一项早期俄罗斯报道已经发现，在清扫切尔诺贝利核泄漏事故地区的工作人员中，接受射线的剂量与甲状腺癌的发生存在正相关，然而，后续研究发现，在核泄漏事故发生的时间里，15～69岁的人群，癌发生风险与射线暴露无关[36-37]。所以，直到现在，我们依然无法确定在切尔诺贝利事件中暴露于射线的成年人是否拥有更高的甲状腺癌发生风险。

性别

在切尔诺贝利和西方国家甲状腺癌发生特点的比较中，另一项潜在的不同就是性别比。对于散发儿童甲状腺癌来说，青春期前女孩与男孩的比率低于青春期[38]。一项关于英国15岁以下未暴露于射线的手术儿童的大型系列研究表明，总体的女男性别比为2.3：1，10岁以下儿童组为1.2：1，年龄更大的儿童组为3.6：1，和成人性别比例相同[39]。然而，切尔诺贝利事件中的儿童，性别比率并没有随着年龄的增长而快速上升（表28-6）。在白俄罗斯，15岁以下儿童组的性别比为1.6：1，同时在乌克兰年轻儿童组比率几乎相同（1.7：1），而在15～18岁儿童组，性别比率仅轻度升高（2.7：1）[32-33]。乌克兰另一项大型研

表28-6	甲状腺癌不同年龄组的性别比（女：男）				
年龄（岁）	乌克兰	白俄罗斯	美国	英国	意大利
<15	1.7：1	1.6：1	2.6：1	2.3：1	1.5：1
15～18	2.7：1		5.5：1		5.5：1

乌克兰，参考文献32
白俄罗斯，参考文献33
美国，参考文献30，两组均为白人
英国，参考文献39
意大利，参考文献28

究发现，14～32岁手术患者的性别比为2.1：1，由此可见，随着年龄的增长，射线暴露可以减慢儿童患者性别比率的增长[23]。

碘的摄入

由于碘在甲状腺的稳态维持中起着重要作用，所以碘的摄入可以影响甲状腺肿瘤的发生发展。碘的摄入不仅在射线暴露过程中影响了甲状腺[131]I的摄取总量，并且在随后也改变了腺体对最初辐射损伤的反应。甲状腺所接受的放射性碘的剂量，与其摄取百分比以及吸收污染物质的总量成正比，而与甲状腺腺体的大小成反比[40]。慢性碘缺乏的患者，一方面通过增加[131]I的摄取量而增加碘的转运，另一方面地方性甲状腺肿患者增大的腺体反而减少[131]I的摄取量。直到现在，这些矛盾结果中哪一个更令人信服依然不得而知。

理论上的证据表明，碘缺乏可以增加甲状腺滤泡细胞对放射性碘损伤的敏感性[41]。可作为抗氧化剂的碘，通过减少过氧化氢产生的反应性氧分子，从而减少在甲状腺激素合成过程中生成的自由基，进而减少其对DNA的损伤[42]。最初人群接受辐射后，由于碘缺乏，导致促甲状腺激素升高，刺激腺体增生，进而增加反应性分子，从而增加辐射损伤的效果。

在切尔诺贝利地区，碘缺乏普遍存在。从1930年到1950年的临床研究发现，生活在乌克兰北部和白俄罗斯南部的人群，地方性甲状腺肿的发病率较高，尤其是在高美尔地区[43]。虽然由于20世纪50年代碘盐的使用，甲状腺肿的发病率明显下降，然而，在切尔诺贝利事件发生的时候，并没有意识到碘摄入

的重要性[44]。随着甲状腺癌发病率的增加，在20世纪90年代，碘的摄入受到人们的关注。儿童研究表明，虽然高美尔地区碘缺乏比其他地区轻，但是整个乌克兰地区普遍存在轻到中度的碘缺乏[45-46]。受切尔诺贝利事件影响的乌克兰北部，碘缺乏的比率更高[47]。从2000年到2001年在白俄罗斯和乌克兰实行的强制性碘盐摄入计划已经很好地说明了这一问题，并且，已经有可靠证据表明，现在碘的摄入已经得到了很好的改善[48]。

虽然从理论上来说，碘缺乏可以影响切尔诺贝利事件后癌的发病率，但是相关研究已经得出了相反的结果[49]。在白俄罗斯和俄罗斯进行的病例对照研究发现，无论是在切尔诺贝利事件发生的时候还是数年后，辐射诱导的肿瘤与碘的摄入存在负相关的关系[19,50]（表28-7）。然而，一项英国皇家学院的研究发现，无论是过去碘缺乏导致的弥漫性甲状腺肿，或是可以作为检测碘摄入指标的尿碘浓度，都与甲状腺癌的发病风险无关[21]。

滤泡性腺瘤

切尔诺贝利核泄露后，良性滤泡性腺瘤的发病率增加，这与观察新生儿和儿童早期接受外部射线照射的病例所得到的结果一致[7,51]。最近从英国皇家学院得到的一项数据表明，虽然滤泡性腺瘤与辐射剂量效应之间呈线性关系，但在一些前瞻性研究中，滤泡性腺瘤发生的过度相对风险比恶性肿瘤更低（每格瑞2.07对5.25）[52]。女性滤泡性腺瘤发生的风险比男性高，而在暴露年龄这项指标上则无明显差别（见表28-4）。然而应该记住，外部射线暴露后滤泡性腺瘤的潜伏期长于甲状腺癌，所以，这些只是初步的研究结果，可能随着长期的观察而有所改变。

射线诱导甲状腺癌的病理形态和机制

之前已经提到，切尔诺贝利事件后在接受辐射的患病人群中，乳头状癌是甲状腺癌的主要病理类

表28-7	切尔诺贝利事件后根据碘摄入和碘化钾预防所计算的每格瑞甲状腺癌过度相对风险（ERR/Gy）				
	切尔诺贝利总体值	切尔诺贝利高碘摄入组	切尔诺贝利低碘摄入组	切尔诺贝利高碘摄入＋碘化钾预防组	切尔诺贝利低碘摄入＋碘化钾预防组
ERR/Gy	4.5～7.4	2.5	9.8	0.1	2.3

Adapted from Cardis E, et al: Risk of thyroid cancer after exposure to 131I in childhood. *J Natl Cancer Inst* 97: 724, 2005.

型，与接受治疗性外部射线照射的患者和在日本原子弹爆炸后的幸存者中观察到的结果一致。围绕切尔诺贝利的周边区域，被诊断为甲状腺癌的儿童和青少年患者中，接近95%为甲状腺乳头状癌。在白俄罗斯，两项大型研究表明，在生命早期接受辐射的患者中，甲状腺乳头状癌的百分比为94%～96%，而滤泡性腺瘤仅占到5%[31,53]。在乌克兰受到辐射污染的地区，93%～95%的儿童甲状腺癌为乳头状癌[32,54]。通过对比，在两个欧洲国家儿童和青少年散发肿瘤中，甲状腺乳头状癌占所有甲状腺癌的82%，而滤泡癌占15%[31]。这与美国等其他国家甲状腺乳头状癌的总体发病率相似，在美国，甲状腺乳头状癌约占甲状腺癌的80%[30,55-56]。

许多切尔诺贝利事件后的乳头状癌有独特的镜下结构。虽然癌细胞具有乳头状癌的细胞核特点（如核增大、轮廓不清的椭圆核、核沟、假性包涵体和染色质交换），但它们并没有形成典型的乳头状结构，取而代之的生长模式是在固体薄膜内，混有多种新生滤泡成分生长（图28-2）[57-58]。由于乳头状结构的缺失和固体生长模式的主导地位，这些肿瘤被分类为乳头状癌固体或者固体滤泡亚型。切尔诺贝利事件后，固体亚型约占乳头状癌的30%，其他1/3主要为以滤泡生长模式主导，同时混有大量固体生长成分[32,57,59]。在生命早期（0～2岁）暴露于射线的甲状腺癌患者中，固体滤泡亚型非常常见[60]。相比而言，固体亚型

在总人群中相对较少，在儿童和成人甲状腺乳头状癌的患者中仅占1%～2%[61-62]。正如在本章随后讨论的一样，切尔诺贝利事件导致的甲状腺癌患者中，固体亚型和特异的基因易位（比如RET/PTC3染色体重排）明显相关。

切尔诺贝利事件后的甲状腺乳头状癌有很多组织病理特点，包括典型的更具侵袭性的生物学行为。与欧洲两个国家未接受辐射的甲状腺癌儿童患者比较，切尔诺贝利事件后发生的甲状腺癌，有明显更高的腺体外侵袭率（49%对25%）和淋巴结转移率（65%对54%）[31]，但是，两者的远处肺转移率相同。其他研究表明，核泄漏事件后的甲状腺癌患者有更高的腺体外肿瘤播散率，特别是接受辐射年龄较早和潜伏期较短（接受辐射到手术的时间）的患者[53,60]。一些病理医生发现，广泛肿瘤浸润、区域淋巴结转移、固体生长模式的高比率是肿瘤低分化的证据，从而推断，射线诱导肿瘤更具侵袭性。然而，这一推论并未被证实。2002年，儿童期暴露于射线的超过4 000例甲状腺癌患者中，仅15例患者死于疾病进展[16,63-64]。虽然在儿童患者中，甲状腺癌有更高的腺体外侵袭率和淋巴结转移率，但其他相关研究表明，儿童甲状腺癌整体病死率更低，预后更好（见第27章）[65-67]。然而，也有报道表明，切尔诺贝利事件后发生的甲状腺癌有更长的潜伏期，分化良好，侵袭性更弱[60]。

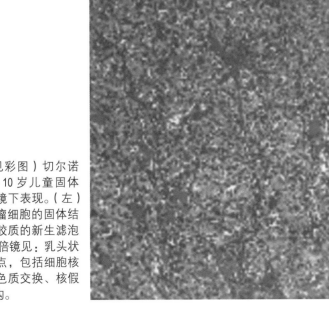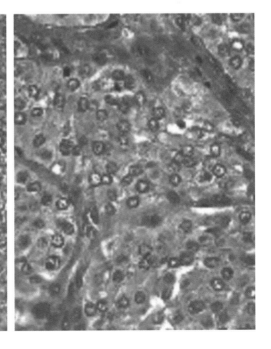

图28-2（也见彩图）切尔诺贝利地区一名10岁儿童固体型乳头状癌的镜下表现。（左）低倍镜见：肿瘤细胞的固体结构，少量包含胶质的新生滤泡浸润；（右）高倍镜见：乳头状癌的特异核特点，包括细胞核边界不清、染色质交换、核假性包涵体与核沟。

切尔诺贝利事件后甲状腺癌的分子遗传机制

重要的染色体重排

　　大量的分子学研究已经证实，切尔诺贝利事件后发生的甲状腺乳头状癌的染色体重排具有更高的普遍性，例如 RET/PTC 基因。RET/PTC 基因重排是基于编码酪氨酸激酶受体的 RET 基因 3′ 端和不同无关基因的 5′ 端融合产生（图 28-3）。两个最常见的重排类型为 RET/PTCI 和 RET/PTC3，是因旁中心倒位而形成的两种 RET 基因，拥有各自不同的融合对象。H4 或 NCOA4（也被称为 ELEI、RFG、ARE70）基因存在于 10 号染色体的长臂上[68-70]。RET/PTC2 和其他 9 种类型都是最近发现的 RET/PTC 基因类型，均为染色体间易位形成[71-72]。所有的融合类型均导致 RET 酪氨酸激酶的激活，MARK 信号通路的开启以致甲状腺滤泡细胞的癌变[73,75]。在人群中，RET/PTC 基因存在于 10%～40% 的甲状腺乳头状癌的患者中，年轻患者则更常见，RET/PTC1 基因在人群中最为常见[76]。在切尔诺贝利事件发生后 10 年内，甲状腺肿瘤患者中 RET/PTC 基因重排率为 64%～86%；而暴露 10 年以上或更久的患者，RET/PTC 基因重排率近 50%[62,77-80]。RET/PTC3 是暴露后 4～8 年内的患者中最常见的重排类型，然而那些经过长时间潜伏期被排除的患者的主要基因型为 RET/PTC1，这一点与散发肿瘤相似[79-80]。辐射暴露同样促进了 RET 基因与特殊融合基因的融合，如一些在普通人群中非常少见的特殊 RET/PTC 基因类型，这部分重排基因占切尔诺贝利事件后甲状腺肿瘤患者的 4%[81-85]。

　　切尔诺贝利事件后甲状腺癌的不同病理组织类型与不同的 RET/PTC 基因重排有较强的相关性[62]。例如，乳头状癌的固体亚型与 RET/PTC3 的存在相关，而其他典型的乳头状癌则更多拥有 RET/PTC1 的基因重排[59,62,80]。

　　其他射线相关的乳头状癌中，RET/PTC 基因重排比率也较高。在暴露于治疗性射线（多为外照射）的患者中，50%～80% 的乳头状癌存在 RET/PTC 基因重排[86-87]。在日本原子弹爆炸后的幸存者中，RET/PTC 基因重排出现的概率和接受射线的剂量直接相关[88]。已有相关研究阐述了 RET/PTC 基因重排与碘辐射的关系，无论是通过在体外培养的人类甲状腺细胞[89-90]还是接种于免疫缺陷小鼠上的人类婴儿甲状腺组织[91-92]，都发现 RET/PTC 基因重排出现的概率和电离辐射的剂量呈正相关。

　　除了 RET/PTC 基因重排外，在切尔诺贝利事件后的甲状腺癌中还发现了其他两种染色体重排：TRK 和 BRAF/AKAP9[80,93-94]。这两种重排都为典型的染色体内部倒位。等位基因均位于 1 号染色体（TRK）和 7 好染色体（BRAF/AKAP9）的长臂。和 RET/PTC3 基因重排一样，经过一个短暂的潜伏期，BRAF/AKAP9 基因的重排在肿瘤发展过程中大量出现[93]。

　　与染色体重排相比，BRAF 和其他基因的点突变在切尔诺贝利事件后的甲状腺癌中并不常见。V600E，

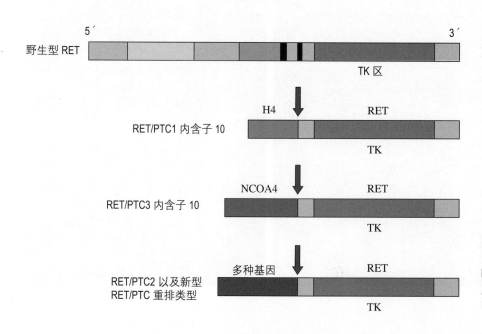

图 28-3　图示野生型 RET 基因，RET 基因拥有酪氨酸激酶活性的胞内 3′ 端和 H4、NCOA4 或其他基因的 5′ 端融合后形成的 RET/PTC 重排。红色箭头指示基因断裂位点

一个 BRAF 基因的特异点突变，也是在散发性乳头状癌中最常见的点突变，约占所有乳头状癌病例的 40%～45%[95-96]。切尔诺贝利事件后，BRAF 基因的点突变并未在甲状腺癌中立即出现，而是经过了一个短暂的潜伏期（5～6 年）后才有所上升。在暴露射线后 9～12 年后，也仅仅只有 5%～16% 的甲状腺癌患者中检测出此突变[93,97-100]。同样的，其他基因如 RAS 和 TP53 的点突变也非常少见[101-103]。这些研究说明染色体重排是射线诱导甲状腺癌发生的主要机制，正如切尔诺贝利事件后的甲状腺癌。而散发乳头状癌的主要发病机制为基因点突变的活跃（表 28-8）。

射线暴露后染色体重排的机制

由电离辐射导致染色体重排的确切机制仍不清楚。然而，细胞核的结构在 PET/PTC 基因重排的过程中有重要作用，并且在癌细胞细胞核内潜在染色体重排发生的地点找到了其他反复重排的染色体。例如，RET/PTC 基因，最初就是针对 RET/PTC1 重排类型之一的 RET 和 H4 基因而言[104]。通过荧光原位杂交和三维共聚焦显微镜技术，定位了人类甲状腺细胞分裂间期细胞核中 RET 和 H4 基因座的位置，这些基因的位置比通过基因组分离所预期的更近[104]。事实上，在超过 1/3 的正常成人甲状腺细胞中至少有一对 RET 和 H4 基因位置并列。最近，同样发现了 RET/PTC3 重排的基因 RET 和 NCOA4[105]。另外，在甲状腺乳头状癌中，另一重排基因 TRK 同样具备空间接近性[106]。这种空间接近性可能导致两个基因区域同时受到射线损伤，可能是由于一个单独的射线轨道，使两个相互靠近的游离 DNA 末端立即错配，从而导致了一种特殊染色体重排的产生，例如，RET/PTC。

相关研究提出了 RET/PTC 重排形成的一些 DNA 修复机制。对于切尔诺贝利事件后甲状腺肿瘤细胞中 RET/PTC3 融合基因序列的分析发现，其中可能存在着非同源末端连接（NHEJ）、微同源介导末端连接（MMEJ）以及少部分的单链退火（SSA）机制[107-110]。非同源末端连接是利用游离 DNA 末端 2～4 核苷酸的微同源，从而在断点产生基因的微小缺失或插入，经常通过快速末端加工而加入到相关 DNA 的末端[111]。非同源末端连接的核苷酸序列特点为在融合点存在微同源区域和序列改变，比如在融合点基因的微小缺失或者插入。在 31 例存在 RET/PTC3 基因组序列的切尔诺贝利事件后的甲状腺癌患者中，超过一半的患者在基因断裂点存在 3～5 个同源核苷酸，其中许多在基因断裂点存在改变，特别是微小缺失[107-109]。对于切尔诺贝利事件后的甲状腺肿瘤，距离基因断裂点 50 个核苷酸区域内的额外微同源区域可能是 RET/PTC 重排形成的机制。

微同源介导末端连接是应用短同源序列的另一修复机制。这种 DNA 修复机制是存在 5 和 25 同源区域以及侧方断裂缺失[112-113]。在 RET/PTC3 融合基因中，大量病例存在 5 个或更多同源核苷酸或者 5～10 个非完整核苷酸同源区域，说明微同源介导末端连接可能也是 RET/PTC 重排形成的机制。

单链退火是应用 15 个或更多核苷酸的同源区域，通过同时缺失一个或更多重复基因，诱导直接重复序列间的重新结合[114]。RET/PTC3 融合序列的研究表明，在其病例中并不存在 15 个核苷酸串联重复同源序列。然而，在一些病例的两种融合类型中，存在弥漫同源 2 个、3 个或 4 个核苷酸重复系列。所以，与非同源末端连接、微同源介导末端连接机制相比，可能单链退火并不常见，但是对于切尔诺贝利事件后甲状腺肿瘤，单链退火可能在 RET/PTC 重排形成的过程中是另一种潜在的修复机制。

随访与治疗

事故发生时在反应堆或周围工作的人群由于全身接受辐射而导致急性射线损伤，从而使 28 人在短期内死亡，随后又相继死亡 20 余人[16]。我们对于儿童甲状腺癌发病数量的早期迅速增长感到意外，并且对于首批报道持怀疑态度，因为我们觉得暴露于粉尘中的放射性碘在短期内产生这样的效果并不合理[115-116]。在回顾中，发现当初的怀疑是不可取的，而且，据现在估计，射线暴露的额外癌症风险上升 75%[21]。

对接受辐射的人群实行重度医学筛查的作用和价值并不清楚。例如，在一项对暴露于外部射线的儿童

表28-8 切尔诺贝利事件诱发和散发乳头状癌中染色体重排与基因点突变的流行程度		
基因改变	切尔诺贝利事件后肿瘤（%）	散发肿瘤（%）
RET/PTC 重排[62,79-80]	50～85	10～40
TPK 重排[80,94]	6	<5
BRAF 重排[93]	11	1
BRAF 点突变[97-100]	0～4	40～45
RAS 点突变[101-103]	0	10～15

的前瞻性研究中，通过筛查，超过一半的肿瘤直径小于 10 mm[117]。与常规诊疗相比，筛查通过减少肿瘤复发率从而改善整体预后，但是仅限于不大于 10 mm 的微小癌。然而，对于切尔诺贝利事件中的癌并没有可以比较的信息。

越来越多的证据表明，切尔诺贝利事件后的乳头状癌的病理形态学、临床发展、超声特点随时间而不断变化。众所周知，早期肿瘤多为固体亚型并且存在广泛的腺体内和腺体外浸润[57-58]。拥有更长潜伏期的甲状腺癌呈现典型的良好分化和低浸润性，表明切尔诺贝利事件后的甲状腺癌并没有独特的病理形态学特点[60,118]。虽然这种改变可能是来自于甲状腺癌生物学的改变，但是它也同样会受超声监测甲状腺结节的能力和最初诊断甲状腺癌的方法所影响。最近一项来自于英国皇家学院的队列研究发现，乳头状癌的固体亚型在超声下比其他亚型更明显，进而提出通过一段时间的观察，亚型的变化可能反映了结节明显性的变化[119]。其他研究发现，随着潜伏期的增加，切尔诺贝利事件后的甲状腺癌并没有出现太多与其恶性程度相关的超声特点[120]。

在 20 世纪 90 年代早期，切尔诺贝利事件后的甲状腺癌主要的手术治疗方法为甲状腺次全切除术和腺叶切除术，少数为甲状腺全切，而且颈部淋巴结清扫仅限于术前超声和活检证实存在淋巴结转移的病例。然而，我们发现这些有限的术式远远不够，并于 10 年内被甲状腺全切、单侧和双侧颈部淋巴结清扫术取代，而且完全甲状腺切除运用的更广[33,121-122]。保守的术式仅限于无转移证据的甲状腺内微小癌。一项白俄罗斯大型的儿科研究，包含了切尔诺贝利事件中的大部分儿童，结果表明甲状腺全切辅以放射性碘治疗是最理想的治疗方法，并且发现诊断年龄、多病灶、N1 期、缺少单侧或双侧颈淋巴结清扫与淋巴结复发的高风险密切相关[33]。

参考文献

[1] Williams ED: Chernobyl and thyroid cancer, *J Surg Oncol* 94: 670, 2006.

[2] Ron E: Thyroid cancer incidence among people living in areas contaminated by radiation from the Chernobyl accident, *Health Phys* 93: 502, 2007.

[3] Robbins J: Lessons from Chernobyl: the event, the aftermath fallout: radioactive, political, social, *Thyroid* 7: 189, 1997.

[4] Bard D, Verger P, Hubert P: Chernobyl, 10 years after: health consequences, *Epidemiol Rev* 19: 187, 1997.

[5] Likhtarev IA, et al: Thyroid cancer in the Ukraine, *Nature* 375: 365, 1995.

[6] Ron E, et al: Thyroid cancer after exposure to external radiation, a pooled analysis of 7 studies, *Radiat Res* 141: 259, 1995.

[7] Ron E, et al: Thyroid neoplasia following low-dose radiation in childhood, *Radiat Res* 120: 516, 1989.

[8] Conard RA: Late radiation effects in Marshall Islanders exposed to fallout twenty-eight years ago. In Boice JD Jr, Fraumeni JF Jr, editors: *Radiation carcinogenesis: epidemiology and biological significance*, New York, 1984, Raven Press, pp 57–71.

[9] Davis S, et al: Thyroid neoplasia, autoimmune thyroiditis, and hypothyroidism in persons exposed to iodine 131 from the Hanford nuclear site, *JAMA* 292: 2600, 2004.

[10] Rallison ML, et al: Cohort study of thyroid disease near the Nevada Test Site: a preliminary report, *Health Phys* 59: 739, 1990.

[11] Kerber RA, et al: A cohort study of thyroid disease in relation to fallout from nuclear weapons testing, *JAMA* 270: 2076, 1993.

[12] Gilbert ES, et al: Thyroid cancer rates and 131I doses from Nevada atmospheric nuclear bomb tests, *J Natl Cancer Inst* 90: 1654, 1998.

[13] Hahn K, et al: Thyroid cancer after diagnostic administration of iodine-131 in childhood, *Radiat Res* 156: 61, 2001.

[14] Kazakov VS, Demidchik EP, Astakhova LN: Thyroid cancer after Chernobyl, *Nature* 359: 21, 1992.

[15] Baverstock K, et al: Thyroid cancer after Chernobyl, *Nature* 359: 21, 1992.

[16] Bennett B, Repacholi M, Carr Z, editors: *WHO Expert Group report "Health Effects of the Chernobyl Accident and Special Health Care Programmes: Report of the UN Chernobyl Forum Health Expert Group*, Geneva, 2006, World Health Organization available at www. who. int/ionizing_radiation.

[17] Astakhova LN, et al: Chernobyl-related thyroid cancer in children of Belarus: a case-control study, *Radiat Res* 150: 349, 1998.

[18] Davis S, et al: Risk of thyroid cancer in the Bryansk Oblast of the Russian Federation after the Chernobyl Power Station accident, *Radiat Res* 162: 241, 2004.

[19] Cardis E, et al: Risk of thyroid cancer after exposure to 131I in childhood, *J Natl Cancer Inst* 97: 724, 2005.

[20] Kopecky KJ, et al: Childhood thyroid cancer, radiation dose from Chernobyl, and dose uncertainties in Bryansk Oblast, Russia: a population-based case-control study, *Radiat Res* 166: 367, 2006.

[21] Tronko MD, et al: A cohort study of thyroid cancer and other thyroid diseases after the Chornobyl accident: thyroid cancer in Ukraine detected during first screening, *J Natl Cancer Inst* 98: 897, 2006.

[22] Shore RE: Issues and epidemiological evidence regarding radiation-induced thyroid cancer, *Radiat Res* 131: 98, 1992.

[23] Bogdanova TI, et al: A cohort study of thyroid cancer and other thyroid diseases after the Chornobyl accident. Pathology analysis of thyroid cancer cases in Ukraine detected during the first screening (1998-2000), *Cancer* 107: 2559, 2006.

[24] Williams D: Radiation carcinogenesis: lesions from Chernobyl, *Oncogene* 27: S9, 2009.

[25] Buglova EE, Kenigsberg JE, Sergeeva NV: Cancer risk estimation in Belarusian children due to thyroid irradiation as a consequence of the Chernobyl nuclear accident, *Health Phys* 71: 45, 1996.

[26] Hatch M, et al: The Chernobyl disaster: cancer following the accident at the Chernobyl nuclear power plant, *Epidemiol Rev* 27: 56, 2005.

[27] Zimmerman D, et al: Papillary thyroid carcinoma in children and adults: long-term follow-up of 1039 patients conservatively treated at one institution during three decades, *Surgery* 104: 1157, 1988.

[28] Dottorini ME, et al: Differentiated thyroid carcinoma in children and adolescents: a 37-year experience in 85 patients, *J Nucl Med* 38: 69, 1997.

[29] Chaukar DA, et al: Pediatric thyroid cancer, *J Surg Oncol* 92:

130, 2005.

[30] Ries LAG, et al: *Cancer Statistics Review, 1975-2004*, Bethesda, MD, 2007, National Cancer Institute.
http: //seer. cancer. gov/csr/1975_2004/. Based on November 2006 SEER data submission, posted to the SEER website.

[31] Pacini F, et al: Post-chernobyl thyroid carcinoma in belarus children and adolescents: comparison with naturally occurring thyroid carcinoma in Italy and France, *J Clin Endocrinol Metab* 82: 3563, 1997.

[32] Tronko MD, et al: Thyroid carcinoma in children and adolescents in Ukraine after the Chernobyl nuclear accident. Statistical data and clinicomorphologic characteristics, *Cancer* 86: 149, 1999.

[33] Demidchik YE, et al: Comprehensive clinical assessment of 740 cases of surgically treated thyroid cancer in children of Belarus, *Ann Surg* 243: 525, 2006.

[34] Boice JD Jr , et al: Radiation dose and second cancer risk in patients treated for cancer of the cervix, *Radiat Res* 116: 3, 1988.

[35] Thompson DE, et al: Cancer incidence in atomic bomb survivors. Part II: Solid tumors, 1958-1987, *Radiat Res* 137: S17, 1994.

[36] Ivanov VK, et al: Thyroid cancer among "liquidators" of the Chernobyl accident, *Br J Radiol* 70: 937, 1997.

[37] Ivanov VK, et al: Thyroid cancer incidence among adolescents and adults in the Bryansk region of Russia following the Chernobyl accident, *Health Phys* 84: 46, 2003.

[38] Dinauera CA, Breuerb C, Rivkees SA: Differentiated thyroid cancer in children: diagnosis and management, *Curr Opin Oncol* 20: 59, 2008.

[39] Harach HR, Williams ED: Childhood thyroid cancer in England and Wales, *Brit J Cancer* 72: 777–783, 1995.

[40] Robbins J, et al: Iodine nutrition and the risk from radioactive iodine: a workshop report in the Chernobyl long-term follow-up study, *Thyroid* 11: 487, 2001.

[41] Dal Maso L, Bosetti C, La Vecchia C, Franceschi S, et al: Risk factors for thyroid cancer: an epidemiological review focused on nutritional factors, *Cancer Causes Control* 20: 75–86, 2009.

[42] Liu XH, et al: Iodine mediated mechanisms and thyroid carcinoma, *Crit Rev Clin Lab Sci* 46: 302, 2009.

[43] Kholodova EA, Fedorova LP: Epidemiology of endemic goiter in Belarus, *IDD Newsletter* 8: 3, 1992.

[44] Arinchin A, et al: Goiter prevalence and urinary iodine excretion in Belarus children born after the Chernobyl accident, *IDD Newsletter* 16: 7, 2000.

[45] Mityukova TA, et al: Urinary iodine excretion in Belarus children, *Eur J Endocrinol* 133: 216, 1995.

[46] Ashizawa K, et al: Prevalence of goiter and urinary iodine excretion levels in children around Chernobyl, *J Clin Endo Metab* 82: 3430, 1997.

[47] Bolshova EV, Tronko ND, VanMiddlesworth L: Iodine deficiency in Ukraine, *Acta Endocrinol (Copenh)* 129: 594, 1993.

[48] Tronko M, et al: Iodine excretion in regions of Ukraine affected by the Chornobyl accident: experience of the Ukrainian-American Cohort Study of Thyroid Cancer and Other Thyroid Diseases, *Thyroid* 15: 1291, 2006.

[49] Williams ED, et al: Morphologic characteristics of Chernobyl-related childhood papillary thyroid carcinomas are independent of radiation exposure but vary with iodine intake, *Thyroid* 18: 847, 2008.

[50] Shakhtarin VV, et al: Iodine deficiency, radiation dose, and the risk of thyroid cancer among children and adolescents in the Bryansk region of Russia following the Chernobyl power station accident, *Int J Epidemiol* 32: 584, 2003.

[51] Shore RE, et al: Benign thyroid adenomas among persons X-irradiated in infancy for enlarged thymus glands, *Radiat Res* 134: 217, 1993.

[52] Zablotska LB, et al: A cohort study of thyroid cancer and other thyroid diseases after the chornobyl accident: dose-response analysis of thyroid follicular adenomas detected during first screening in Ukraine (1998-2000), *Am J Epidemiology* 167: 305, 2008.

[53] Farahati J, et al: Inverse association between age at the time of radiation exposure and extent of disease in cases of radiation-induced childhood thyroid carcinoma in Belarus, *Cancer* 88: 1470, 2000.

[54] Stsjazhko VA, et al: Childhood thyroid cancer since accident at Chernobyl, *BMJ* 310: 801, 1995.

[55] Parkin DM, et al: Global cancer statistics, 2002, *CA Cancer J Clin* 55: 74, 2005.

[56] Hundahl SA, et al: A national cancer data base report on 53,856 cases of thyroid carcinoma treated in the U. S., 1985-1995, *Cancer* 83: 2638, 1998.

[57] Nikiforov Y, Gnepp DR: Pediatric thyroid cancer after the Chernobyl disaster. Pathomorphologic study of 84 cases (1991-1992) from the Republic of Belarus, *Cancer* 74: 748, 1994.

[58] Furmanchuk AW, et al: Pathomorphological findings in thyroid cancers of children from the Republic of Belarus: a study of 86 cases occurring between 1986 ("post-Chernobyl") and 1991, *Histopathology* 21: 401, 1992.

[59] Thomas GA, et al: High prevalence of RET/PTC rearrangements in Ukrainian and Belarussian post-Chernobyl thyroid papillary carcinomas: a strong correlation between RET/PTC3 and the solid-follicular variant, *J Clin Endocrinol Metab* 84: 4232, 1999.

[60] Williams ED, et al: Thyroid carcinoma after Chernobyl latent period, morphology and aggressiveness, *Br J Cancer* 90: 2219, 2004.

[61] Radivoyevitch T, et al: On target cell numbers in radiation-induced H4-RET mediated papillary thyroid cancer, *Radiat Environ Biophys* 40: 191, 2001.

[62] Nikiforov YE, et al: Distinct pattern of ret oncogene rearrangements in morphological variants of radiation-induced and sporadic thyroid papillary carcinomas in children, *Cancer Res* 57: 1690, 1997.

[63] Chernobyl's legacy: health, environmental and socio-economic impacts. *The Chernobyl Forum* 2003-2005.

[64] Cardis E, et al: Cancer consequences of the Chernobyl accident: 20 years on, *J Radiol Prot* 26: 127, 2006.

[65] Ceccarelli C, et al: Thyroid cancer in children and adolescents, *Surgery* 104: 1143, 1988.

[66] La Quaglia MP, et al: Differentiated thyroid cancer: clinical characteristics, treatment, and outcome in patients under 21 years of age who present with distant metastases. A report from the Surgical Discipline Committee of the Children's Cancer Group, *J Pediatr Surg* 35: 955, 2000; discussion 960.

[67] Schlumberger M, et al: Differentiated thyroid carcinoma in childhood: long term follow-up of 72 patients, *J Clin Endocrinol Metab* 65: 1088, 1987.

[68] Grieco M, et al: PTC is a novel rearranged form of the ret proto-oncogene and is frequently detected in vivo in human thyroid papillary carcinomas, *Cell* 60: 557, 1990.

[69] Santoro M: Molecular characterization of RET/PTC3; a novel rearranged version of the RET proto-oncogene in a human thyroid papillary carcinoma, *Oncogene* 9: 509, 1994.

[70] Bongarzone I, et al: Frequent activation of ret protooncogene by fusion with a new activating gene in papillary thyroid carcinomas, *Cancer Res* 54: 2979, 1994.

[71] Nikiforov YE: Papillary carcinoma. In Nikiforov YE, et al, editor: *Diagnostic pathology and molecular genetics of the thyroid*, Baltimore, 2009, Lippincott Williams & Wilkins, pp 160–213.

[72] Ciampi R, et al: HOOK3-RET: a novel type of RET/PTC rearrangement in papillary thyroid carcinoma, *Endocr Relat Cancer* 14: 445, 2007.

[73] Jhiang SM, et al: Targeted expression of the ret/PTC1 oncogene induces papillary thyroid carcinomas, *Endocrinology* 137: 375, 1996.

[74] Santoro M, et al: Development of thyroid papillary carcinomas secondary to tissue-specific expression of the RET/PTC1 oncogene in transgenic mice, *Oncogene* 12: 1821, 1996.

[75] Powell DJ Jr , et al: The RET/PTC3 oncogene: metastatic solid-type papillary carcinomas in murine thyroids, *Cancer Res* 58: 5523, 1998.

[76] Nikiforov YE: RET/PTC Rearrangement in Thyroid Tumors, *Endocr Pathol* 13: 3, 2002.

[77] Fugazzola L, et al: Oncogenic rearrangements of the RET proto-oncogene in papillary thyroid carcinomas from children exposed to the Chernobyl nuclear accident, *Cancer Res* 55: 5617, 1995.

[78] Klugbauer S, et al: High prevalence of RET rearrangement in thyroid tumors of children from Belarus after the Chernobyl reactor accident, *Oncogene* 11: 2459, 1995.

[79] Smida J, et al: Distinct frequency of ret rearrangements in papillary thyroid carcinomas of children and adults from Belarus, *Int J Cancer* 80: 32, 1999.

[80] Rabes HM, et al: Pattern of radiation-induced RET and NTRK1 rearrangements in 191 post-Chernobyl papillary thyroid carcinomas: biological, phenotypic, and clinical implications, *Clin Cancer Res* 6: 1093, 2000.

[81] Klugbauer S, et al: Molecular analysis of new subtypes of ELE/RET rearrangements, their reciprocal transcripts and breakpoints in papillary thyroid carcinomas of children after Chernobyl, *Oncogene* 16: 671, 1998.

[82] Klugbauer S, Rabes HM: The transcription coactivator HTIF1 and a related protein are fused to the RET receptor tyrosine kinase in childhood papillary thyroid carcinomas, *Oncogene* 18: 4388, 1999.

[83] Klugbauer S, et al: A novel type of RET rearrangement (PTC8) in childhood papillary thyroid carcinomas and characterization of the involved gene (RFG8), *Cancer Res* 60: 7028, 2000.

[84] Salassidis K, et al: Translocation t(10; 14)(q11.2: q22.1) fusing the kinetin to the RET gene creates a novel rearranged form (PTC8) of the RET proto-oncogene in radiation-induced childhood papillary thyroid carcinoma, *Cancer Res* 60: 2786, 2000.

[85] Rabes HM: Gene rearrangements in radiation-induced thyroid carcinogenesis, *Med Pediatr Oncol* 36: 574, 2001.

[86] Bounacer A, et al: High prevalence of activating ret proto-oncogene rearrangements, in thyroid tumors from patients who had received external radiation, *Oncogene* 15: 1263, 1997.

[87] Elisei R, et al: RET/PTC rearrangements in thyroid nodules: studies in irradiated and not irradiated, malignant and benign thyroid lesions in children and adults, *J Clin Endocrinol Metab* 86: 3211, 2001.

[88] Hamatani K, et al: RET/PTC rearrangements preferentially occurred in papillary thyroid cancer among atomic bomb survivors exposed to high radiation dose, *Cancer Res* 68: 7176, 2008.

[89] Ito T, et al: In vitro irradiation is able to cause RET oncogene rearrangement, *Cancer Res* 53: 2940, 1993.

[90] Caudill CM, et al: Dose-dependent generation of RET/PTC in human thyroid cells after in vitro exposure to gamma-radiation: a model of carcinogenic chromosomal rearrangement induced by ionizing radiation, *J Clin Endocrinol Metab* 90: 2364, 2005.

[91] Mizuno T, et al: Continued expression of a tissue specific activated oncogene in the early steps of radiation-induced human thyroid carcinogenesis, *Oncogene* 15: 1455, 1997.

[92] Mizuno T, et al: Preferential induction of RET/PTC1 rearrangement by X-ray irradiation, *Oncogene* 19: 438, 2000.

[93] Ciampi R, et al: Oncogenic AKAP9-BRAF fusion is a novel mechanism of MAPK pathway activation in thyroid cancer, *J Clin Invest* 115: 94, 2005.

[94] Beimfohr C, et al: NTRK1 re-arrangement in papillary thyroid carcinomas of children after the Chernobyl reactor accident, *Int J Cancer* 80: 842, 1999.

[95] Kimura ET, et al: High prevalence of BRAF mutations in thyroid cancer: genetic evidence for constitutive activation of the RET/PTC-RAS-BRAF signaling pathway in papillary thyroid carcinoma, *Cancer Res* 63: 1454, 2003.

[96] Cohen Y, et al: BRAF mutation in papillary thyroid carcinoma, *J Natl Cancer Inst* 95: 625, 2003.

[97] Nikiforova MN, et al: Low prevalence of BRAF mutations in radiation-induced thyroid tumors in contrast to sporadic papillary carcinomas, *Cancer Lett* 209: 1, 2004.

[98] Kumagai A, et al: Low frequency of BRAFT1796A mutations in childhood thyroid carcinomas, *J Clin Endocrinol Metab* 89: 4280, 2004.

[99] Lima J, et al: BRAF mutations are not a major event in post-Chernobyl childhood thyroid carcinomas, *J Clin Endocrinol Metab* 89: 4267, 2004.

[100] Powell N, et al: Frequency of BRAF T1796A mutation in papillary thyroid carcinoma relates to age of patient at diagnosis and not to radiation exposure, *J Pathol* 205: 558, 2005.

[101] Nikiforov YE, et al: Prevalence of mutations of ras and p53 in benign and malignant thyroid tumors from children exposed to radiation after the Chernobyl nuclear accident, *Oncogene* 13: 687, 1996.

[102] Santoro M, et al: Gene rearrangement and Chernobyl related thyroid cancers, *Br J Cancer* 82: 315, 2000.

[103] Suchy B, et al: Absence of RAS and p53 mutations in thyroid carcinomas of children after Chernobyl in contrast to adult thyroid tumours, *Br J Cancer* 77: 952, 1998.

[104] Nikiforova MN, et al: Proximity of chromosomal loci that participate in radiation-induced rearrangements in human cells, *Science* 290: 138, 2000.

[105] Gandhi M, et al: Interphase chromosome folding determines spatial proximity of genes participating in carcinogenic RET/PTC rearrangements, *Oncogene* 25: 2360, 2006.

[106] Roccato E, et al: Proximity of TPR and NTRK1 rearranging loci in human thyrocytes, *Cancer Res* 65: 2572, 2005.

[107] Klugbauer S, et al: RET rearrangements in radiation-induced papillary thyroid carcinomas: high prevalence of topoisomerase I sites at breakpoints and microhomology-mediated end joining in ELE1 and RET chimeric genes, *Genomics* 73: 149, 2001.

[108] Nikiforov YE, et al: Chromosomal breakpoint positions suggest a direct role for radiation in inducing illegitimate recombination between the ELE1 and RET genes in radiation-induced thyroid carcinomas, *Oncogene* 18: 6330, 1999.

[109] Bongarzone I, et al: Comparison of the breakpoint regions of ELE1 and RET genes involved in the generation of RET/PTC3 oncogene in sporadic and in radiation-associated papillary thyroid carcinomas, *Genomics* 42: 252, 1997.

[110] Gandhi MS, et al: Gene position within chromosome territories correlates with their involvement in distinct rearrangement types in thyroid cancer cells, *Genes Chromosomes Cancer* 48: 222, 2009.

[111] Lobrich M, Rydberg B, Cooper PK: Repair of x-ray-induced DNA double-strand breaks in specific Not I restriction fragments in human fibroblasts: joining of correct and incorrect ends, *Proc Natl Acad Sci U S A* 92: 12050, 1995.

[112] McVey M, Lee SE: MMEJ repair of double-strand breaks (director's cut): deleted sequences and alternative endings, *Trends Genet* 24: 529, 2008.

[113] Katsura Y, et al: Involvement of Ku80 in microhomology-mediated end joining for DNA double-strand breaks in vivo, *DNA Repair (Amst)* 6: 639, 2007.

[114] Odom OW, et al: Chlamydomonas chloroplasts can use short

dispersed repeats and multiple pathways to repair a double-strand break in the genome, *Plant J* 53: 842, 2008.

[115] Shigematsu I, Thiessen JW: Childhood thyroid cancer in Belarus, *Nature* 359: 681, 1992.

[116] Beral V, Reeves G: Childhood thyroid cancer in Belarus, *Nature* 359: 680, 1992.

[117] Bucci A, et al: Behavior of small thyroid cancers found by screening radiation-exposed individuals, *J Clin Endocrinol Metab* 86: 3711, 2001.

[118] Bogdanova TI, et al: A cohort study of thyroid cancer and other thyroid diseases following the Chornobyl accident: pathology analysis of thyroid cancer cases in Ukraine detected during first screening (1998-2000), *Cancer* 107: 2559, 2006.

[119] O'Kane P, et al: Differences in sonographic conspicuity according to papillary thyroid cancer subtype: results of the Ukrainian–American Cohort Study after the Chornobyl accident, *Am J Roentgenol* 191: W293, 2008.

[120] Drozd VM, et al: The usual ultrasonographic features of thyroid cancer are less frequent in small tumors that develop after a long latent period after the Chernobyl radiation release accident, *Thyroid* 19: 725, 2009.

[121] Miccoli P, et al: Completion total thyroidectomy in children with thyroid cancer secondary to the Chernobyl accident, *Arch Surg* 133: 89, 1998.

[122] Rybakov SJ, et al: Thyroid cancer in children of Ukraine after the Chernobyl accident, *World J Surg* 24: 1446, 2000.

[123] Brenner, et al: I-131 dose-response for incident thyroid cancers in Ukraine related to the Chernobyl accident. *Environ Health Perspect* 2011 March 14 Epub ahead of publication.

第29章 家族性甲状腺非髓样癌

AARTI MATHUR ■ ELECTRON KEBEBEW

引言

1955年，英国的 Robinson 和 Orr 最先报道了一对24岁同卵孪生子先后患甲状腺非髓样癌[1]。20年后，Němec 等报道了一对母子患有甲状腺非髓样癌，并明确排除了危险因素暴露史[2]。自此，学者们对这种起源于甲状腺滤泡细胞的家族性甲状腺癌进行了越来越多的报道和研究。大宗的流行病学研究表明，甲状腺非髓样癌的近亲患甲状腺癌的风险增加5~9倍。这种家族聚集发生的滤泡细胞起源的甲状腺癌被命名为家族性甲状腺非髓样癌（FNMTC），这种疾病具有独特的临床病理学特征。本章回顾了 FNMTC 的流行病学、分类、临床表现、遗传学、治疗和预后及转归。

流行病学

20世纪80年代以来，甲状腺癌的发病率增加了1倍，预计到2010年将增加37 000个以上的新病例。其中，5%的病例为起源于产生降钙素的滤泡旁细胞（又称 C 细胞）的髓样癌。甲状腺髓样癌被描述为家族性事件，且与2A型及2B型多发性内分泌瘤病有关。另外95%的甲状腺癌为起源于甲状腺滤泡细胞的非髓样癌。甲状腺非髓样癌包括4种病理类型：乳头状癌（85%）、滤泡状癌（11%）、Hurthle 细胞癌（3%）和未分化癌（1%）[4-5]。尽管目前多数病例是散发的，但已经有许多学者对甲状腺癌的家族聚集现象进行了报道，目前已有研究表明，FNMTC 在甲状腺癌病例中所占的比例已经达到3.8%~6.2%[6-8]。

分类

FNMTC 是指排除环境致病诱发因素外，发生于2个或2个以上一级亲属的滤泡细胞来源的高分化甲状腺癌。然而，Charkes 的统计数据表明，只有两个家族成员发病的情况下，62%~69%的病例可能是散发性的；而当有3个或3个以上家庭成员发病时，散发性疾病的比例降低到6%以下[9]。

FNMTC 包括一组异质性的家族性疾病，并可能作为某个综合征的组成部分，如家族性腺瘤性息肉病（FAP）、Gardner 综合征、Cowden 病、1型 Carney 综合征、Werner 综合征等；除此之外，FNMTC 也可以单独发生（即不伴有其他综合征）[10-22]。McCune-Albright 综合征、Peutz-Jeghers 综合征和共济失调-毛细血管扩张症（Louis-Bar 综合征）也可能与 FNMTC 的发生发展有关，但是能证明这些综合征与 FNMTC 之间关系的数据有限[23-25]。其中一些综合征已知的临床特点及遗传因素见表29-1。

主要基于流行病学和亲族研究的证据显示，FNMTC 是一种独立的具有遗传易感性的疾病，这种家族聚集性的非髓性甲状腺癌可以影响多代人。

一些流行病学研究已经证明甲状腺非髓样癌患者的一级亲属中该病的患病风险比普通人群高5~9倍[22,26-27]。一项基于美国康涅狄格州人群的病例对照研究中，通过对159例甲状腺非髓样癌和285例性别、年龄相匹配的对照人群的研究发现，甲状腺非髓样癌一级亲属患病的相对风险是普通人群的5.2倍[26]。一项基于美国犹他地区人口数据库的统计发现，甲状腺癌患者一级亲属的相对患病风险是普通人的8.6倍（$P<0.05$，95% CI为4.7~13.7）[27]。同样，另一项研究对339名加拿大 FNMTC 患者与319名对照组人群进行比较后发现，5%的患者至少有一位一级亲属同样患甲状腺癌[22]。瑞士的一项流行病学研究显示，患者的兄弟姐妹患病的风险较其他成员高，而且，患者的姐妹患病风险更高[28]。家庭成员患甲状腺乳头状癌的相对风险分别为3.21（父母患病）、6.24（兄弟姐妹患病）。姐妹中一人患病时，另一人患病的相对风险为11.9，这在所有家庭成员

表29-1　与FNMTC相关的综合征：临床特征以及遗传因素

名称	相关基因 / 突变	甲状腺癌的组织学亚型	甲状腺以外的临床特点
家族性腺瘤性息肉病（FAP）	APC 基因失活性突变	小梁状乳头状癌	胃肠道黏膜潜在恶变的多发性腺瘤性息肉，特别是发生于结肠者
Gardner 综合征	APC 基因失活性突变	小梁状乳头状癌	FAP 的变异，包括结肠以外的表现，如多生牙、骨纤维结构不良、纤维瘤、硬纤维瘤、上皮囊肿、肥厚性视网膜色素上皮、上消化道错构瘤、肝母细胞瘤
Cowden 病	PTEN	滤泡状癌	乳腺、结肠、子宫内膜、大脑错构瘤
Werner 综合征	WRN	乳头状癌、滤泡状癌、未分化癌	早熟，硬皮病样皮肤改变，白内障，皮下钙化性肌萎缩症以及糖尿病
McCune-Albright 综合征	GNAS1	乳头状癌、透明细胞	皮肤咖啡牛奶斑的黑色素沉着，多骨性纤维结构不良，内分泌功能亢进（性早熟、甲状腺功能亢进症、肢端肥大症、库欣综合征）
Carney 综合征	PRKAR1α	乳头状癌、滤泡状癌	软组织黏液瘤，皮肤黏膜色素沉着（蓝痣），神经鞘瘤，肾上腺、垂体及睾丸肿瘤

中是最高的。母亲患病时，下一代子女患病相对风险相同；而父亲患病时，儿子患病相对风险为 4.98（$P<0.05$，95% CI 为 2.13~9.86），女儿则为 3.44（$P<0.05$，95% CI 为 1.96~5.60）。

基于人群研究的一个主要缺点是无法控制选择偏倚或某些混杂因素，如环境暴露（如放射线照射、碘缺乏或过量）可能增加甲状腺癌的患病风险。然而，也有报道显示，FNMTC 可发生在一个家族的大多数成员中，最多可达 16 个家族成员患病，而这些家族成员所处的环境因素并不相同。这些研究还表明，与散发性病例相比，FNMTC 具有独有的特征，这进一步支持了 FNMTC 是一个独立的疾病。这些特征包括第二部位恶性肿瘤，发病年龄较年轻（30±11 岁），与散发病例相比男性更易发病。例如，一项荟萃了 15 个病例报告的 Meta 分析表明，FNMTC 的平均发病年龄为 39 岁，男女比例为 1：2.2[29]。不同于散发病例，FNMTC 的发生与甲状腺以外腺瘤的发生密切相关。Pal 等发现甲状腺癌患者的亲属患肿瘤的概率比普通人高 38%[22]。基于美国犹他州人群的研究显示，甲状腺癌的家族聚集性与白血病、乳腺癌、前列腺癌和软组织肿瘤的发生存在重要联系[27]。相似的研究表明，FNMTC 与乳腺癌、肾癌、结肠癌、膀胱癌以及黑色素瘤、淋巴瘤的发生相关[30-31]。Capezzone 等通过对 47 例 FNMTC 的第一代和第二代子女进行比较后发现，子代发病年龄趋于更年轻，且肿瘤更具侵袭性[32]。这一现象被称为遗传早现。遗传早现是指一些遗传性肿瘤在连续几代的遗传中，发病年龄提前并且病情严重程度增加的现象。这些数据表明，FNMTC 是一种家族遗传性疾病，并不是偶然发生的散发病例。

临床特点

多数研究认为 FNMTC 比散发性甲状腺非髓样癌更具侵袭性，其发生甲状腺外组织侵袭、多中心肿瘤、淋巴结转移和复发的概率高于散发性甲状腺非髓样癌。FNMTC 也经常伴发良性甲状腺疾病。

Uchino 及其同事通过对来自 154 个家庭的 258 例患者的研究发现，与散发病例相比，FNMTC 更容易伴发甲状腺良性疾病、多中心肿瘤以及淋巴结转移[33]。30 年内局部淋巴结复发的概率 FNMTC 为 40%，而散发病例为 20%。FNMTC 有更高的复发率和较短的无病生存期。两组患者在诊断年龄、原发肿瘤大小、甲状腺外侵犯、远处转移及总体生存率上无明显差异。然而，这项研究确诊 FNMTC 患者时，只要求至少一个一级亲属患甲状腺癌，从而可能包括偶发性病例误诊为 FNMTC。

一项对 14 名 FNMTC 患者进行回顾性分析的研究发现，93% 的患者为多中心疾病，其中 43% 的患者患有两种疾病[30]。散发性甲状腺非髓样癌侵犯其他组织的概率为 5%~14%，而 FNMTC 则高达 57%。除此之外，FNMTC 的复发率较散发性病例高 50%[30]。另外一项大型多中心病例匹配的队列研究发现，FNMTC 的复发率为 44%，明显高于对照组的 17%[34]。研究者们还发现，FNMTC 的无病生存期明显短于对照组。患有甲状腺癌的家庭成员数以及是否发生远处转移是决定无病生存期长短的主要影响因素。能够证明 FNMTC 侵略性质的最引人注目的研究就是 Lupoli 及其同事对 119 例甲状腺癌患者进行的描述性研究，其中 7 例为 FNMTC[35]。这项研究发现，FNMTC 发生多中心肿瘤、甲状腺双侧叶均发生肿瘤的概率以及发生淋巴结转移、血管侵犯、肿瘤复发的概率均高于散发性甲状腺非髓样癌。

尽管多项研究认为 FNMTC 具有侵略性质，但也并不是所有的研究结果都支持这一结论。Ito 及其同事通过对 273 例 FNMTC 患者与对照组散发性甲状腺非髓样癌患者进行研究后发现，两组患者在无病生存期长度方面并无显著差异[36]。甲状腺非髓样癌发生多中心肿瘤的概率确实较高，但在整体预后方面，两者并无显著性差异。这些学者也对 6 个可疑 FNMTC 的家庭进行研究后发现，FNMTC 在侵袭性如甲状腺外组织侵犯、肿瘤大小、淋巴结及远处转移等方面与散发病例比较并无显著性差异。Loh 发表的 Meta 分析也并不支持 FNMTC 较散发病例更具侵袭性[29]。

肿瘤组织学表现

家族性甲状腺乳头状癌是 FNMTC 最常见的组织学亚型，其次分别为 Hurthle 细胞癌、滤泡状细胞癌。家族性甲状腺乳头状癌是缺乏特征性病理学表现的多中心肿瘤样病变，是伴或不伴嗜酸细胞增多的多发性腺瘤样结节[38-41]。

家族性腺瘤性息肉病（FAP）

与 FAP 相关的甲状腺肿瘤一般有两个或两个以上病灶。FAP 患者患甲状腺乳头状癌的概率比散发病例高出约 10 倍[38]。甲状腺乳头状癌散发病例的癌细胞常呈小梁状排列并含有梭形细胞成分，而 FNMTC 的癌细胞常伴有明显的纤维化。小梁状乳头状癌桑椹胚样变是甲状腺乳头状癌的一种罕见亚型，约占 0.1%~0.2%[14]。

Cowden 病

Cowden 病是以多发性腺瘤样结节为特征的一组综合征[42]。Cowden 病可累及甲状腺，表现为弥漫性分布的黄褐色边界清楚的结节；显微镜下表现为富含细胞、边界清楚的无包膜的结节，与甲状腺滤泡状癌相似。有的结节周围纤维组织增生可形成假包膜。Cowden 病常发生滤泡状腺瘤，并且通常是多发的。

滤泡状腺瘤也可能发生恶变形成滤泡状癌。甲状腺乳头状癌很少发生于此病[42]。

Werner 综合征

患有 Werner 综合征的患者发生多种肿瘤的风险增高，包括甲状腺良性病变和甲状腺乳头状癌（白种人患者的唯一类型的甲状腺癌），其次为甲状腺滤泡状癌（14%）和甲状腺未分化癌（2%）[19,43-44]。

Carney 综合征

Carney 综合征累及甲状腺时常表现为多发性结节，可以为多发性腺瘤样结节、滤泡状腺瘤。另外，15% 的 Carney 综合征患者可同时发生甲状腺乳头状癌和滤泡样癌[20]。

遗传学

遗传综合征

FNMTC 的发生与多种遗传性肿瘤综合征相关，这些综合征的某些易感基因已经为我们所认识（见表 29-1）。

家族性腺瘤性息肉病（FAP）

FAP 是一种常染色体显性遗传病，是由位于 5 号染色体长臂（5q21）的 APC 肿瘤抑制基因的失活性突变引起的[13]。其特征是沿胃肠道黏膜分布的潜在恶变的多发性腺瘤性息肉，特别是发生于结肠者，发病年龄较早。FAP 的结肠外表现为骨瘤、上皮囊肿、硬纤维瘤、上消化道错构瘤、肥厚性视网膜色素上皮、肝母细胞瘤和甲状腺肿瘤。甲状腺乳头状癌是 FAP 的结肠外表现之一，发生于约 2% 的 FAP 患者。年轻的女性 FAP 患者较普通人患甲状腺乳头状癌的概率高出 160 倍。大多数伴甲状腺乳头状癌的女性 FAP 患者除存在 APC 基因突变外，还存在体细胞 RET/PTC 突变[12,45]。

Gardner 综合征

Gardner 综合征是 FAP、大肠息肉病的变异，该病与许多结肠外表现密切相关，如多生牙、骨纤维结构不良、颅骨纤维异常增殖症、下颌骨骨瘤、硬纤维瘤纤维瘤、上皮囊肿、肥厚性视网膜色素上皮、上消化道错构瘤、肝母细胞瘤以及甲状腺肿瘤。甲状腺肿瘤多发生于年轻女性患者。Gardner 综合征患者患甲状腺癌的概率大约为 2%[15-17]。

Cowden 病

Cowden 病是一种常染色体显性遗传病，是位于 10 号染色体长臂（10q22-23）的抑癌基因 PTEN 发生突变引起的[46]。Cowden 病以错构瘤以及甲状腺、乳腺、结肠、子宫内膜、大脑发生的其他肿瘤为特征性表现。该病最常见的皮肤外表现就是甲状腺肿瘤，可以是良性肿瘤，也可以是甲状腺滤泡状癌。约 2/3 的 Cowden 病患者可发生甲状腺肿瘤[18,38,46]。

Werner 综合征

Werner 综合征为发生于常染色体的隐性遗传病，是位于 8 号染色体短臂（8p11-21）的 WRN 基因发生突变引起的[40]。主要特征为早熟、硬皮病样皮肤改变、白内障、皮下钙化性肌萎缩症、糖尿病。除此之外，Werner 综合征患者更易患肿瘤性疾病。甲状腺肿瘤主要发生于年轻患者，主要以甲状腺滤泡状癌为主，也可以发生甲状腺乳头状癌以及未分化癌[19]。

Carney 综合征

Carney 综合征是一种常染色体显性遗传病，是由位于 17 号染色体长臂（17q24）的 PRKAR1 基因发生失活性突变引起的。主要特征为软组织黏液瘤、皮肤黏膜色素沉着（蓝痣）、神经鞘瘤、肾上腺、垂体及睾丸肿瘤。约 11% 的患者发生甲状腺疾病，包括腺瘤样增生、囊变、乳头状或甲状腺滤泡状癌[20]。

非综合征型 FNMTC

不同家系和遗传学回顾性研究表明，非综合征型 FNMTC 是一种伴不完全外显和可变表现度的常染色体显性遗传病。然而，致病基因尚未确定。通过连锁分析，确定了非综合征型 FNMTC 易感基因可能存在的五个染色体区（表 29-2）。法国的 NMTC 联盟所做的第一项相关研究确定了一个法国家庭患甲状腺嗜酸性肿瘤的决定基因位于 19 号染色体短臂（19p13.2）[47]。来自澳大利亚的研究确定了一个来自塔斯马尼亚家族的甲状腺乳头状癌滤泡型的决定基因位于 2 号染色体长臂（2q21）[48]。一例来自美国的患有甲状腺乳头状癌和肾乳头状癌的家庭致病基因（PRN1）被证实位于 1 号染色体长臂（1q21）[49]。为证实这些基因所做的尝试已经取得了不同程度的成功。值得一提的是，TCO 和 NMTC1 位点已经在一些

表29-2	非综合征型FNMTC决定基因的可能基因位点		
肿瘤类型	染色体位点	候选基因	参考文献
家族性甲状腺乳头状癌合并肾乳头状癌	1q21	无	49
家族性甲状腺乳头状癌	2q21	无	48
家族性甲状腺非髓样癌	6q22	无	57
家族性甲状腺乳头状癌	8q24	无	56
家族性甲状腺乳头状癌合并嗜酸细胞增多症	19q13.2	TIMM44	47

独立的家族得到证实，且这两个位点可以相互影响，从而增加甲状腺肿瘤的患病风险[48]。TIMM44，一个新的变异基因，可以映射到 TCO 位点，并可以与 TCO 表型共分离，虽然在体外功能实验表明，它们不会导致功能的缺失[50]。对 FNMTC 患者的肿瘤标本进行评估时发现，一部分标本的 TCO/NMTC1 基因缺失[51]。这些发现表明，TCO 和 NMTC1 基因的改变只发生于一部分 FNMTC 患者，这并不奇怪，因为大多数病例是甲状腺乳头状癌，而不是 Hurthle 细胞癌或甲状腺乳头状癌滤泡型。

Prazere 及其同事的研究发现，FNMTC 患者的 19p13.2 和 2q21 融合基因缺失，这为之前假设的抑癌基因失活性突变与 FNMTC 有关提供了证据。另一方面，FNMTC 家族世代连锁分析研究表明，这些家族几乎没有连锁基因，这也证明了染色体上易感基因位点的存在[52]。这些相互矛盾的结果凸显了前面提到的阳性研究结果的主要局限性。这些基因突变都只存在于一个或几个患病的家庭，然而所有的家庭都存在不同的罕见基因突变。连锁分析已经排除了 MNG1、TCO 和 RET 作为 FNMTC 易感基因主基因的可能性[53]。

用于了解 FNMTC 遗传学特点的另一种方法是识别并描述滤泡细胞起源的甲状腺癌相关体细胞突变的共同特点，并确定他们在 FNMTC 患者中是否发生了胚系突变。这样的研究已经排除了散发性甲状腺癌存在胚系基因突变的可能性，包括 BRAF、RET、RET/PTC、MET、MEK1、MEK2、RAS 和 NTRK[51,54]。然而，尽管没有发现胚系突变，Cavaco 及其同事观察到相同的体细胞突变（RAS 和 BRAF）会产生类似的发病率和疾病分布。研究人员认为，这些体细胞突变可能参与 FNMTC 患者的肿瘤发生与发展。

一个葡萄牙研究小组最近使用单核苷酸多态性

（SNP）队列平台进行研究，发现一个葡萄牙 FNMTC 患病家族的易感基因位于染色体 8p23.1-P22 位点 [55]。另外一项研究确认一个同时患甲状腺癌及黑色素瘤的家族的致病基因位于 8 号染色体长臂 8q24 位点，随后该位点被证实也为导致另外 25 个无黑色素瘤病史的家庭患甲状腺乳头状癌的致病基因 [56]。另一研究小组对 38 个家庭所做的以 SNP 阵列为基础的连锁分析发现，1q21 和 6q22 连锁基因位点可能为致病基因 [57]。在冰岛的一个大型全基因组关联研究，对 192 例乳头状或甲状腺滤泡状癌与健康人分别进行 SNP 分析后发现，试验组 9q22.33 和 14q13.3 位点表现为较高信号 [58]。目前还不清楚这种基于人口的研究结果是否可以外推到 FNMTC 患病家族。

有研究证明某些肿瘤端粒酶活性增高，端粒长度缩短。据此，可以对端粒 - 端粒酶复合物进行研究来判断其与 FNMTC 的关系。Capezzone 及其同事对 FNMTC 患者外周血中端粒 - 端粒酶复合体进行研究后发现，FNMTC 患者端粒长度较健康人显著缩短，而 hTERT mRNA 的表达和端粒酶活性均显著高于健康人 [59]。且患者子代中患病个体端粒的长度与其亲代相似，也明显较其健康子代短。这表明，端粒 - 端粒酶复合体的失衡可能在 FNTMC 中起到一定的作用。

治疗

甲状腺全切或次全切除术与预防性颈淋巴结清扫术是 FNMTC 患者的最佳治疗方法。因为对于这些患者而言，至少在理论上，存在剩余的"正常"滤泡细胞，而这些细胞有形成肿瘤的倾向，并且这些细胞患多灶性疾病的概率也比较高。多数临床研究表明，这些患者可能会发生更具侵袭性的甲状腺外组织浸润、淋巴结转移并具有较高的复发率。只有当术前影像学或体格检查发现颈部淋巴结转移征象时，才会进行治疗性的颈部淋巴结清扫。我们还建议 FNMTC 患者在甲状腺切除后，进行高剂量放射性 [131]I 治疗，以减少复发。虽然尚未有数据对 FNMTC 患者的治疗方法进行比较，但这种治疗方法的优势与对散发性病例的相似，因为它可以使残留病灶或疾病复发时血清甲状腺球蛋白水平的术后监测更敏感，并且可能与较低的复发率相关。

预后 / 结局

尽管大多数 FNMTC 患者使用了这种积极的治疗

表29-3　FNMTC部分相关研究结果

作者	样本大小	研究类型	甲状腺癌类型	家族性甲状腺髓样癌与散发性相比的区别	复发率区别	总体生存率
Uchino 等 [33]	258	回顾性分析	乳头状或滤泡状癌	更高的甲状腺内转移灶（40.7% 对 28.5%）其他多发性良性肿瘤（41.5%对29.8%）	16.3%对9.6%	无差别
Grossman 等 [30]	14	回顾性分析	乳头状癌（13）和 Hurthle 细胞癌（1）	原发肿瘤病灶较大（2.7 cm 对 2~2.2 cm）多发病灶（93%）甲状腺周围组织侵犯（57%）远处转移及区域淋巴结转移（57%）	50%	未提及
Alsanea 等 [34]	48	回顾性对照分析	乳头状癌（45）和 Hurthle 细胞癌（3）	发病年龄较早（39±11 岁 对 46±15 岁）	44% 对 17%	无差别
Lupoli 等 [35]	119（7 例 FNMTC）	回顾性分析	乳头状微小癌	多中心疾病（72%）淋巴结转移（43%）局部和血管转移（43%）	43%	未提及
Triponez 等 [60]	139	回顾性分析	乳头状癌、Hurthle 细胞癌、未分化癌	未提及	未提及	FNMTC 生存期较短（3 个或以上家庭成员患病，或诊断时未明确为家族性疾病的情况下）

方式，仍有高达 12% 的患者在术后尚未痊愈，44% 的患者病情会反复发作，需要进行多次手术 [5,34]。一些研究试图探讨 FNMTC 对无病生存期和总生存期（表 29-3）的影响。然而事实上，甲状腺癌的死亡率很低，这样就需要更庞大的患者群以及更长的随访时间才可以显示各组之间的差异。然而，一项回顾性分析对 139 例患者和 757 名健康人进行比较后发现，经治疗的 FNMTC 患者的生存期与其未患病家属无异 [60]。然而，当有 3 个或以上家族成员患病，或者诊断时尚未明确为家族性疾病的情况下，FNMTC 患者的生存率明显缩短。Uchino 等通过大样本研究发现，FNMTC 患者无病生存期明显低于散发病例。然而，总生存期并无明显差异 [33]。

结语

家族性甲状腺非髓样癌约占所有甲状腺癌的 5%。FNMTC 是指两个或两个以上家庭成员同时患滤泡细胞起源的甲状腺癌。与散发病例相比，FNMTC 常于幼年时发病，并具有多发病灶，且更具侵袭性肿瘤的生物学特性。与散发病例相比，FNMTC 患者通常预后较差。因此，积极的治疗非常必要，通常采用甲状腺全切或次全切并行预防性中央区颈部淋巴结清扫，当临床发现阳性淋巴结时，行治疗性淋巴结清扫。最重要的是找出致病基因，以便更好地进行风险分层，并进行早期诊断及治疗。

参考文献

[1] Robinson DW, Orr TG: Carcinoma of the thyroid and other diseases of the thyroid in identical twins, *AMA Arch Surg* 70(6): 923–928, 1955.

[2] Nemec J, et al: Familial occurrence of differentiated (non-medullary) thyroid cancer, *Oncology* 32(3–4): 151–157, 1975.

[3] Akerstrom G, Stalberg P: Surgical management of MEN-1 and -2: state of the art, *Surg Clin North Am* 89(5): 1047–1068, 2009.

[4] Hemminki K, Li X: Familial risk of cancer by site and histopathology, *Int J Cancer* 103(1): 105–109, 2003.

[5] Alsanea O, Clark OH: Familial thyroid cancer, *Curr Opin Oncol* 13(1): 44–51, 2001.

[6] Sippel RS, Caron NR, Clark OH: An evidence-based approach to familial nonmedullary thyroid cancer: screening, clinical management, and follow-up, *World J Surg* 31(5): 924–933, 2007.

[7] Kebebew E: Hereditary non-medullary thyroid cancer, *World J Surg* 32(5): 678–682, 2008.

[8] Vriens MR, et al: Clinical features and genetic predisposition to hereditary nonmedullary thyroid cancer, *Thyroid* 19(12): 1343–1349, 2009.

[9] Charkes ND: On the prevalence of familial nonmedullary thyroid cancer in multiply affected kindreds, *Thyroid* 16(2): 181–186, 2006.

[10] Hemminki K, Dong C: Familial relationships in thyroid cancer by histo-pathological type, *Int J Cancer* 85(2): 201–205, 2000.

[11] Ron E, et al: Familial nonmedullary thyroid cancer, *Oncology* 48(4): 309–311, 1991.

[12] Cetta F, et al: The ret/ptc1 oncogene is activated in familial adenomatous polyposis-associated thyroid papillary carcinomas, *J Clin Endocrinol Metab* 83(3): 1003–1006, 1998.

[13] Cetta F, et al: Germline mutations of the APC gene in patients with familial adenomatous polyposis-associated thyroid carcinoma: results from a European cooperative study, *J Clin Endocrinol Metab* 85(1): 286–292, 2000.

[14] Cetta F, et al: Genetics and clinicopathological findings in thyroid carcinomas associated with familial adenomatous polyposis, *Am J Pathol* 155(1): 7–9, 1999.

[15] Bell B, Mazzaferri EL: Familial adenomatous polyposis (Gardner's syndrome) and thyroid carcinoma, A case report and review of the literature, *Dig Dis Sci* 38(1): 185–190, 1993.

[16] Camiel MR, et al: Association of thyroid carcinoma with Gardner's syndrome in siblings, *N Engl J Med* 278(19): 1056–1058, 1968.

[17] Haggitt RC, Reid BJ: Hereditary gastrointestinal polyposis syndromes, *Am J Surg Pathol* 10(12): 871–887, 1986.

[18] Mallory SB: Cowden syndrome (multiple hamartoma syndrome), *Dermatol Clin* 13(1): 27–31, 1995.

[19] Goto M, et al: Excess of rare cancers in Werner syndrome (adult progeria), *Cancer Epidemiol Biomarkers Prev* 5(4): 239–246, 1996.

[20] Stratakis CA, et al: Thyroid gland abnormalities in patients with the syndrome of spotty skin pigmentation, myxomas, endocrine overactivity, and schwannomas (Carney complex), *J Clin Endocrinol Metab* 82(7): 2037–2043, 1997.

[21] Yu CE, et al: Positional cloning of the Werner's syndrome gene, *Science* 272(5259): 258–262, 1996.

[22] Pal T, et al: Increased risk for nonmedullary thyroid cancer in the first degree relatives of prevalent cases of nonmedullary thyroid cancer: a hospital-based study, *J Clin Endocrinol Metab* 86(11): 5307–5312, 2001.

[23] Collins MT, et al: Thyroid carcinoma in the McCune-Albright syndrome: contributory role of activating Gs alpha mutations, *J Clin Endocrinol Metab* 88(9): 4413–4417, 2003.

[24] Zirilli L, et al: Differentiated thyroid carcinoma (DTC) in a young woman with Peutz-Jeghers syndrome: are these two conditions associated? *Exp Clin Endocrinol Diabetes* 117(5): 234–239, 2009.

[25] Sandoval C, et al: Parotid and thyroid gland cancers in patients with ataxia-telangiectasia, *Pediatr Hematol Oncol* 18(8): 485–490, 2001.

[26] Ron E, et al: A population-based case-control study of thyroid cancer, *J Natl Cancer Inst* 79(1): 1–12, 1987.

[27] Goldgar DE, et al: Systematic population-based assessment of cancer risk in first-degree relatives of cancer probands, *J Natl Cancer Inst* 86(21): 1600–1608, 1994.

[28] Hemminki K, Eng C, Chen B: Familial risks for nonmedullary thyroid cancer, *J Clin Endocrinol Metab* 90(10): 5747–5753, 2005.

[29] Loh KC: Familial nonmedullary thyroid carcinoma: a meta-review of case series, *Thyroid* 7(1): 107–113, 1997.

[30] Grossman RF: Familial nonmedullary thyroid cancer. An emerging entity that warrants aggressive treatment, *Arch Surg* 130(8): 892–897, 1995; discussion 898–899.

[31] Tucker MA, Boice JD Jr, et al: Second cancer following cutaneous melanoma and cancers of the brain, thyroid, connective tissue, bone, and eye in Connecticut, 1935-82, *Natl Cancer Inst Monogr* 68: 161–189, 1985.

[32] Capezzone M, et al: Familial non-medullary thyroid carcinoma displays the features of clinical anticipation suggestive of a

distinct biological entity, *Endocr Relat Cancer* 15(4): 1075–1081, 2008.

[33] Uchino S, et al: Familial nonmedullary thyroid carcinoma characterized by multifocality and a high recurrence rate in a large study population, *World J Surg* 26(8): 897–902, 2002.

[34] Alsanea O: Is familial non-medullary thyroid carcinoma more aggressive than sporadic thyroid cancer? A multicenter series, *Surgery* 128(6): 1043–1050, 2000; discussion 1050–1051.

[35] Lupoli G, et al: Familial papillary thyroid microcarcinoma: a new clinical entity, *Lancet* 353(9153): 637–639, 1999.

[36] Ito Y, et al: Biological behavior and prognosis of familial papillary thyroid carcinoma, *Surgery* 145(1): 100–105, 2009.

[37] Ito Y, et al: Prevalence and prognosis of familial follicular thyroid carcinoma, *Endocr J* 55(5): 847–852, 2008.

[38] Nose V: Familial non-medullary thyroid carcinoma: an update, *Endocr Pathol* 19(4): 226–240, 2008.

[39] Malchoff CD, Malchoff DM: Familial nonmedullary thyroid carcinoma, *Cancer Control* 13(2): 106–110, 2006.

[40] Malchoff CD, Malchoff DM: The genetics of hereditary nonmedullary thyroid carcinoma, *J Clin Endocrinol Metab* 87(6): 2455–2459, 2002.

[41] Malchoff CD, Malchoff DM: Familial nonmedullary thyroid carcinoma, *Semin Surg Oncol* 16(1): 16–18, 1999.

[42] Harach HR, et al: Thyroid pathologic findings in patients with Cowden disease, *Ann Diagn Pathol* 3(6): 331–340, 1999.

[43] Nehlin JO, Skovgaard GL, Bohr VA: The Werner syndrome. A model for the study of human aging, *Ann N Y Acad Sci* 908: 167–179, 2000.

[44] Zambrano E, et al: Abnormal distribution and hyperplasia of thyroid C-cells in PTEN-associated tumor syndromes, *Endocr Pathol* 15(1): 55–64, 2004.

[45] Sturgeon C, Clark OH: Familial nonmedullary thyroid cancer, *Thyroid* 15(6): 588–593, 2005.

[46] Hobert JA, Eng C: PTEN hamartoma tumor syndrome: an overview, *Genet Med* 11(10): 687–694, 2009.

[47] Canzian F: A gene predisposing to familial thyroid tumors with cell oxyphilia maps to chromosome 19p13.2, *Am J Hum Genet* 63(6): 1743–1748, 1998.

[48] McKay JD, et al: Evidence for interaction between the TCO and NMTC1 loci in familial non-medullary thyroid cancer, *J Med Genet* 41(6): 407–412, 2004.

[49] Malchoff CD, et al: Papillary thyroid carcinoma associated with papillary renal neoplasia: genetic linkage analysis of a distinct heritable tumor syndrome, *J Clin Endocrinol Metab* 85(5): 1758–1764, 2000.

[50] Bonora E, et al: Novel germline variants identified in the inner mitochondrial membrane transporter TIMM44 and their role in predisposition to oncocytic thyroid carcinomas, *Br J Cancer* 95(11): 1529–1536, 2006.

[51] Cavaco BM, et al: Familial non-medullary thyroid carcinoma (FNMTC): analysis of fPTC/PRN, NMTC1, MNG1 and TCO susceptibility loci and identification of somatic BRAF and RAS mutations, *Endocr Relat Cancer* 15(1): 207–215, 2008.

[52] Prazeres HJ, et al: Loss of heterozygosity at 19p13. 2 and 2q21 in tumours from familial clusters of non-medullary thyroid carcinoma, *Fam Cancer* 7(2): 141–149, 2008.

[53] Lesueur F, et al: Genetic heterogeneity in familial nonmedullary thyroid carcinoma: exclusion of linkage to RET, MNG1, and TCO in 56 families, *NMTC Consortium, J Clin Endocrinol Metab* 84(6): 2157–2162, 1999.

[54] Hou P, Xing M: Absence of germline mutations in genes within the MAP kinase pathway in familial non-medullary thyroid cancer, *Cell Cycle* 5(17): 2036–2039, 2006.

[55] Cavaco BM: Mapping a new familial thyroid epithelial neoplasia susceptibility locus to chromosome 8p23. 1-p22 by high-density single-nucleotide polymorphism genome-wide linkage analysis, *J Clin Endocrinol Metab* 93(11): 4426–4430, 2008.

[56] He H, et al: A susceptibility locus for papillary thyroid carcinoma on chromosome 8q24, *Cancer Res* 69(2): 625–631, 2009.

[57] Suh I, et al: Distinct loci on chromosome 1q21 and 6q22 predispose to familial nonmedullary thyroid cancer: a SNP array- based linkage analysis of 38 families, *Surgery* 146(6): 1073–1080, 2009.

[58] Gudmundsson J, et al: Common variants on 9q22.33 and 14q13.3 predispose to thyroid cancer in European populations, *Nat Genet* 41(4): 460–464, 2009.

[59] Capezzone M, et al: Short telomeres, telomerase reverse transcriptase gene amplification, and increased telomerase activity in the blood of familial papillary thyroid cancer patients, *J Clin Endocrinol Metab* 93(10): 3950–3957, 2008.

[60] Triponez F, et al: Does familial non-medullary thyroid cancer adversely affect survival? *World J Surg* 30(5): 787–793, 2006.

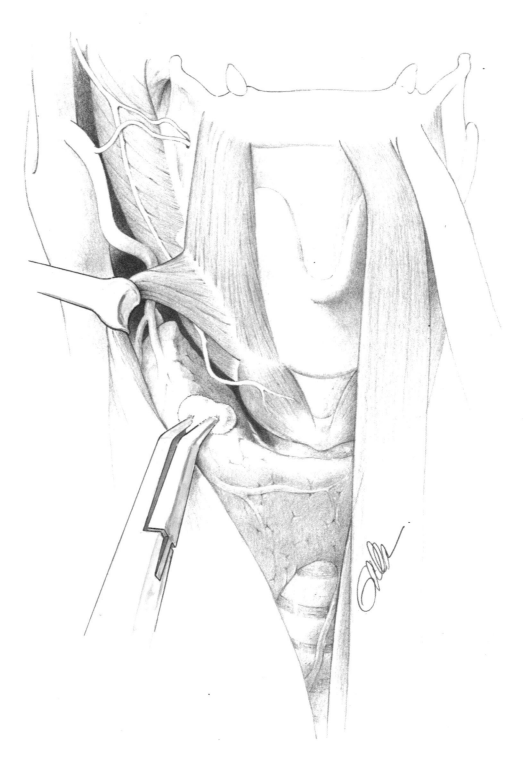

第30章

甲状腺手术的基本原则

GREGORY W. RANDOLPH ■ ORLO H. CLARK

引言

本书有多个章节介绍各种特殊的甲状腺手术方式，包括微创手术、颈外入路手术、机器人手术以及经口咽入路手术（详见第31章和第36章）。本章总结了标准甲状腺切除术的基本技术原则，在某种程度上适用于所有的甲状腺手术。标准的甲状腺开放手术被认为是所有甲状腺外科医生的起始点。毋庸置疑，熟悉掌握这一手术的外科解剖原理，是进行其他非常规入路甲状腺手术必备的入门步骤。

甲状腺切除术的切除范围

包括细胞学检查在内的多项临床指标对于是否进行甲状腺手术以及甲状腺手术的切除范围产生重要影响。这些临床指标包括患者年龄（小于20岁和大于60岁患者具有更高的恶性风险），患者性别（男性具有更高的恶性风险），甲状腺恶性肿瘤综合征的家族史如家族性乳头状癌，错构瘤综合征（Cowden综合征）和多发性内分泌腺瘤（MEN2A或MEN2B型）（详见第24章和第29章），放射线暴露史尤其是幼年暴露史（详见第28章），以及迅速增大的甲状腺肿块病史（详见第11章）[1]。在体检时应特别留意甲状腺结节的大小、质地以及活动度。声带麻痹和淋巴结肿大则提示恶性的可能性极高（详见第14章和第15章）。促甲状腺激素（TSH）水平升高和一些特定的超声检查发现（包括质地坚硬、边界不规则、粗大钙化、微小钙化、结节中央血流信号、纵横径比≥1以及弹性成像显示硬度和密度增加）也提示恶性风险增加（详见第13章）[2-3]。细针穿刺（FNA）尽管仍未在临床常规使用，但细针穿刺细胞学标本的临床分子学评估（包括检测BRAF、RET-PTC、RAS、PAX8/PPARγ基因和半乳凝素3的免疫组化染色）也将在评估恶性可能性中发挥重要作用（详见第11章和17章）。当然，细胞病理学在决定是否进行甲状腺切除术以及切除范围中占据至关重要的地位。但是也要注意，这些细胞学检测结果虽然重要，也应当与上述重要的临床指标结合起来综合运用，而不能孤立地依据细胞病理学进行评判（详见第12章）。

基于细针穿刺细胞学检查的甲状腺手术切除范围

美国国家癌症协会在2007年召开了一项学术会议，就甲状腺细胞病理学术语进行了整理并提出指南[4]。该会议将甲状腺细针穿刺细胞学评判结果分为六大类：无法诊断，良性，未定性的不典型病理改变/未定性的滤泡性病变，滤泡性/Hurthle细胞肿瘤，可疑恶性病变以及甲状腺乳头状癌（PTC）。我们将分别讨论外科医生对于这几类细胞病理学结果的应对措施。正如前文所述，临床工作者应该根据总体情况，将细针穿刺细胞学结果与病史、体检等临床指标相结合进行综合评判。有时，对细针穿刺细胞学结果显示为良性但临床指标高度怀疑恶性者，也推荐进行手术切除，这种情况并不少见。

良性结节

当穿刺活检获得足够多的细胞并诊断为良性时，一般建议定期超声检查评估而非手术（详见第11章）。偶尔由于结节巨大或为消除患者顾虑，可以进行甲状腺切除术，这种情况下多采用单侧甲状腺叶切除术。

无法诊断的结节

对无法诊断的结节应在超声引导下进行重复穿刺。50%病例在进行重复穿刺后可获得诊断[5]。反复多次细针穿刺结果均无法明确诊断时，可行诊断性甲状腺叶切除术，也可考虑粗针穿刺活检。此类结节中约 10% 为恶性。

滤泡性肿瘤或 Hurthle 细胞肿瘤

如果穿刺活检结果提示滤泡性或 Hurthle 细胞肿瘤，一般可行甲状腺腺叶切除术，并通过组织学对包膜完整性进行评估，冷冻切片检查不适用于这类结节。但是需要告知患者，有约 20% 的可能性要进行再次手术以完成双侧腺叶切除。根据患者的性别（男性恶性风险高于女性）和病变大小（>4 cm 的恶性风险更高），如果结节具有较高的恶性风险，建议进行双侧甲状腺全切术 [6]。根据患者年龄，如果患者为甲状腺癌，其年龄为不良预后因素时或对侧甲状腺腺叶存在未做活检的实性结节，也可初次手术即行双侧甲状腺全切术。

可疑甲状腺乳头状癌

细针穿刺检查结果怀疑为乳头状癌的病例中约有 60% 最终诊断为恶性。一般推荐行甲状腺腺叶切除术加术中冷冻切片和细胞学印片检查（详见第 12 章）。如果术中病理学诊断为乳头状癌，可行全甲状腺切除术。可疑淋巴结的穿刺活检有助于乳头状癌的诊断。

髓样癌、未分化癌或淋巴瘤

初次穿刺活检提示为甲状腺髓样癌的病例需要排除嗜铬细胞瘤和甲状旁腺功能亢进症，并需要进行放射影像学检查以评估颈部淋巴结状况，可能需要进行全甲状腺切除术和中央区颈淋巴结清扫术，并单侧或双侧颈外侧淋巴结清扫术（详见第 23 章、第 24 章和第 25 章）。血降钙素、CEA 水平以及 RET 基因突变分析有助于确定病情严重程度以及判断患者为遗传性还是散发性。如果病理诊断为未分化癌，一般建议手术，尤其是大体病变可以切除的情况下，但是这种情况相对少见。由于未分化癌的诊断关系重大，因此 FNA 诊断后可以考虑行开放式的切除活检。对于未分化癌，更常见的手术方法是甲状腺峡部切除术加组织病理学检查；如果气道受累可能需要同时行气管切开术。细针穿刺诊断为淋巴瘤的病例，需要进一步行粗针穿刺活检或开放式活检 / 峡部切除术，从而明确病理学亚型（详见第 26 章）。

甲状腺乳头状癌

关于分化良好的甲状腺癌，尤其是甲状腺乳头状癌（PTC）的手术切除范围，头颈部肿瘤外科已经争论了几十年。大部分乳头状癌患者可以长期存活 [7]。

也正因为如此，很难实施随机化前瞻性研究，这也是关于甲状腺乳头状癌手术切除范围的争论僵持不定的原因之一。基于 Bilimoria 等的研究，美国甲状腺协会（ATA）和美国国家癌症综合网络（NCCN）指南推荐所有直径大于 1 cm 的 PTC 行全甲状腺切除术或近全切除术，因为这便于术后放射性碘治疗和扫描，以及定期监测血清甲状腺球蛋白水平 [8-10]。但是由于 PTC 具有的一些特性，对于细针穿刺诊断为 PTC 病例的最佳手术方式仍存在争议（详见第 18 章和第 19 章）。

甲状腺乳头状癌特性

小 PTC 病灶的发病率高，预后良好

乳头状癌的首要特性就是隐蔽性或微小癌的存在。一般将此类病灶定义为小于 1 cm 且局限在甲状腺内的 PTC [11-12]。其在人群中较为普遍，常在因其他病灶进行甲状腺切除术中偶然发现，在甲状腺手术标本中的发现率平均为 8.5% [13-14]。根据国家的不同，在尸检中 PTC 的发现率波动在 5% ~ 36%。而根据 SEER 临床发病率估计，实际上已存在的 PTC 人群中仅约 2% 获得临床明确诊断 [15-16]。尽管小的隐蔽性 PTC 病灶会有 30% 的病例发生颈部淋巴结转移，但很少出现严重的临床转移病灶或导致死亡 [17-18]。小 PTC 病灶的良好预后已得到充分的证实。Woolner 在 1960 年描述了 6 名通过颈部淋巴结活检发现的隐蔽性甲状腺乳头状癌患者，在未经任何甲状腺手术的情况下进行多年的跟踪随访，6 名患者均未出现任何的疾病进展 [11]。在日本，一项通过对活检证实的小 PTC 病灶人群进行的无干预临床观察，超过 94% 的人在长期随访中未出现疾病进展 [19]。

PTC 颈部淋巴结微转移

乳头状癌第二个特性就是颈部淋巴结转移，尤其是局部淋巴结床的镜下微转移发病率高。但是对大多数患者来说，几乎不影响预后 [7,20]。早期有报道淋巴结阳性患者预后更好，但后来的研究表明，这是由于淋巴结受累患者的年龄较小造成的 [20-21]。也有一些证据表明，尽管颈部淋巴结转移对于生存期影响较小，但会增加复发风险，并且对较大年龄的患者预后影响更大 [22-23]。近期，根据 SEER 系统数据库中近 10 000 名患者的一项分析结果表明，肉眼可见的淋巴结转移对生存期有决定性的影响，尤其是对于年龄在 45 岁以上的患者 [24-26]。

乳头状癌通常同时转移到中央组和侧颈区淋巴

结。尽管只有 30% 的患者在初诊时（通过体检和超声检查）伴有临床阳性转移淋巴结（如肉眼可见的阳性淋巴结），但组织学病理研究表明 50%～80% 的患者伴有镜下阳性的区域淋巴结转移，而对侧甲状腺叶受侵犯率高达 80%[27-29]。而未经治疗的乳头状癌较少出现临床进展，这与其镜下转移的高发生率相矛盾[30-31]。因此，可以推测大部分病例的颈部转移病灶不具有活动性。由于镜下转移灶发病率高但对临床影响较小的不一致性，目前已不推荐对 N0 患者行选择性颈外侧淋巴结清扫术[27,29]。但对是否进行同侧中央组颈淋巴结清扫还存在争议[32]。

PTC 的预后风险分组系统

可以成功地将 PTC 患者分为几个预后风险组。20 世纪 60 年代 Woolner 开始将年龄和浸润范围作为 PTC 患者预后分组的指标（详见第 21 章）[33]。识别影响预后的变量可以帮助我们将乳头状癌患者分为不同的预后风险组。不同的风险分组系统中包含的预后相关因素较为相似（见表 30-1），与患者本身的因素（年龄、性别）和肿瘤因素（肿瘤的大小、甲状腺外侵犯及组织学分级）均有关系。根据这些指标，不同的系统将分化良好的甲状腺癌（如滤泡性和乳头状癌）分成 2～3 个预后风险组，各组具有不同的复发率和生存期[21,34-35]。

适当的预后风险分组可以帮助我们对高危组患者进行更充分的治疗，并且避免对低危组患者进行过度治疗及相关并发症的发生（见表 30-2），目前乳头状癌预后风险分组体系常用的关键因素包括以下几项：

1. 年龄超过 45 岁
2. 浸润程度或甲状腺包膜外侵犯（浸润性增加可增加局部、区域和远处复发风险，降低生存期）
3. 转移（远处转移降低生存期）
4. 性别（男性预后通常比女性差）
5. 病灶大小（大于 4 cm 的病灶预后较差，而小于 2 cm 的病灶预后较好）
6. 触诊可及的淋巴结转移，特别是伴淋巴结包膜外侵犯
7. 组织学分化差

Brierly 在 382 名患者中对 10 个常用的预后评分系统进行了评估，发现 AGES、TNM、EORTC、MACIS 和 AMES 系统的预后预测结果相似[36]。两项最著名的预后分组系统是由 Hay 和 Cady 提出的[21,34]。Hay 提出的乳头状癌预后分组系统包括年龄、性别、侵犯范围和病灶大小，简写为 AGES；Cady 提出的滤

表30-1　各种预后评估方案的要点

斯隆凯特琳纪念医院	Mayo 诊所		莱希诊所	卡洛琳斯卡研究所
GAMES	AGES	MACIS	AMES	DAMES
分级	年龄	转移情况	年龄	DNA
年龄	分级	年龄	转移情况	年龄
转移情况	肿瘤范围	是否完全切除	肿瘤范围	转移情况
肿瘤范围		周围侵犯情况	肿瘤大小	肿瘤范围
肿瘤大小	肿瘤大小	肿瘤大小		肿瘤大小

表30-2　不同风险等级对预后的影响

机构	风险等级	例数	构成比（%）	死亡率（%）
Sloan Ketterling 纪念医院	低危	264	40	1
	中危	357	38	15
	高危	210	22	54
Mayo	低危	737	86	2
	高危	121	14	46
Lahey	低危	277	89	1.8
	高危	33	11	46

泡性和乳头状癌预后分组体系指标包括年龄、转移、侵犯范围和病灶大小，简写为 AMES。这些著名的风险评估体系可以清晰地将患者分成不同的风险组。在 Cady 的分组中，低危组包括 40 岁以下的男性或 50 岁以下的女性并且无远处转移；年纪较大但是仅有微小甲状腺包膜侵犯、无远处转移、病灶直径小于 5cm 的患者也被分在低危组。高危组包括所有远处转移的患者，年纪较小出现甲状腺包膜大部侵犯的滤泡性癌患者，年纪较大出现甲状腺包膜外侵犯的乳头状癌患者以及病灶直径大于 5cm 的乳头状癌患者。89% 的患者属于 Cady 体系中的低危组，低危组复发率为 7.7%，死亡率为 1.8%；11% 的患者归入了 Cady 体系中的高危组，高危组患者复发率为 59%，死亡率为 46%（见表 30-2 ）。

除了以上指标，还有其他因素可以影响分化良好的甲状腺癌的预后。初次手术有肉眼可见病灶残留的患者预后较差[37]。术后给予放射性 [131]I 治疗和 T4 抑制治疗通常可以改善预后，但也有小部分甲状腺癌专家不认可这一结论[38-39]。还有一些预后评估体系将组织学分级纳入了评估标准[40]。

美国甲状腺协会（ATA）近来推荐将 AJCC/UICC TNM 分级体系用于所有的分化型甲状腺癌[9]。但需要注意的是，尽管 AJCC/UICC TNM 分级体系使用广泛、简单易行且广为人知，但这一体系没有将几个重要的独立预后因素考虑进去。并且这一预后分级体系主要用于评估死亡风险，无法评估复发风险。目前的风险分层体系也没有考虑更具侵袭性的组织学亚型以及其他的病理学特征，包括有丝分裂频率、肿瘤坏死、微小甲状腺包膜外浸润，或原发肿瘤的分子学特性。TNM 体系主要基于甲状腺切除术后的临床评估数据和病理学检查结果，在整个病程中较恒定，但实际上患者复发或死亡的风险可随着肿瘤对治疗的反应而发生变化（详见第 21 章）。为了提高对复发风险的评估，ATA 建立了一个复发风险分层体系，将患者分成低、中、高危复发组[9]。ATA 低危复发组包括无远处转移，肉眼所见肿瘤已完全切除，肿瘤未侵犯局部结构，组织学上无侵袭性或无血管侵犯，以及首次全身核素扫描（WBS）无甲状腺床以外的摄碘灶。ATA 中危复发组包括镜下局部浸润，颈部淋巴结受累或行 [131]I 消融术后首次全身核素扫描在甲状腺床以外有摄碘灶，以及组织学具有侵袭性或存在血管侵犯的病例。ATA 高危复发组包括肉眼可见的肿瘤浸润，肿瘤未能完全切除，以及伴有远处转移或甲状腺球蛋白水平与全身核素扫描的吸收灶不成比例[9]。这三组的复发率分别为 14%、44% 和 86%（详见第 21 章）。

直径大于 1 cm 的甲状腺乳头状癌的切除范围

正如前文所述，乳头状癌，尤其是低危组 PTC 患者手术切除范围的争论已经持续了几十年，其中重要的原因是大部分 PTC 患者可以长期存活，而更广泛的手术则可能导致更多并发症的出现。尽管高分化甲状腺癌也可能致命，但绝大多数患者可以长期存活。

前文已经提到，Bilimoria 等对全美国超过 52 000 位乳头状癌患者的数据进行了分析研究，采用 Cox 风险比例模型对年龄、人种、收入、淋巴结病变、远处转移、是否接受放射性碘治疗以及诊断的年龄进行调整。这一研究发现，对于直径为 1 cm 或以上的肿瘤病灶，相比于非甲状腺全切术，进行全甲状腺切除术的患者十年生存率更高，而复发率更低[8]。2009 年修订的 ATA 指南第 26 条建议提出，对于术前明确诊断的 PTC 患者大多应考虑全甲状腺切除术[9]。目前 NCCN 指南也推荐所有的 PTC 患者行全甲状腺切除术，除外一些具有预后极为良好因素的患者，这些因素包括年龄小、没有放射线暴露史、无远处转移、无颈部淋巴结累及、组织学无侵袭性以及肿瘤直径 < 4 cm[10]。大部分内分泌疾病指南也强烈推荐全甲状腺切除术，其中包括美国和欧洲的临床内分泌医师协会指南[41-42]。

尽管目前大部分内分泌组织推荐甲状腺全切术，但需要谨记的是，PTC 尤其是低危组 PTC 患者的甲状腺切除范围已经争论了几十年，有大量的文献研究不同切除范围的生存期和复发率，这些文献中既有支持[7,22-23,38,43-51]，也有大量反对[18,31,35,40,47-48,52-58]PTC 患者行全甲状腺切除术的。

PTC 患者甲状腺全切术的其他注意事项

除上面提到的可以延长生存期、降低复发率，还有其他很多原因支持全甲状腺切除术，如全切术后便于进行常规全身核素扫描及甲状腺球蛋白作为监测指标的敏感性。全甲状腺切除术后放射性碘消融治疗消除残余甲状腺，有助于全身核素扫描和甲状腺球蛋白作为敏感监测方法的运用[59]。当无正常的甲状腺组织残留时，血甲状腺球蛋白是最可靠的肿瘤标志物[60]。但也有部分学者认为当有甲状腺叶或部分腺叶存在时，仍可以使用甲状腺球蛋白作为监测指标。Schlumberger 发现即使患者行甲状腺次全切除术，术后不行放射性碘消融治疗，甲状腺球蛋白仍可作为有效的监测指标[61]。Harvey 等检测了 84 名行甲状腺叶切除术和 58 名行全甲状腺切除术的高分化甲状腺癌患者的血甲状腺球蛋白水平，结果显示两组中甲状腺球蛋白水平升高均很好地预测了肿瘤复发的风险。因此他们认为，虽然甲状腺癌腺叶切除术后有甲状腺组织残余，但血甲状腺球蛋白水平仍然能够预测是否存在严重的转移病灶[62]。

即使是经验丰富的专家在行全甲状腺切除术后，仍会有相当数量的患者存在残余甲状腺组织，并需要行术后消融治疗。Auguste 研究发现，在进行全甲状腺切除术的 80 名患者中，有 13 人需要行术后放射性碘消融治疗[63]。Marchetta 也提出，全甲状腺切除术后平均有高达 15% 的患者术后出现颈部放射性碘吸收灶[64]。令人惊奇的是，Szilagy 等发现在他们行全甲状腺切除术的病例中，有 20% 的患者术后不需要 T4 替代治疗[65]。毫无疑问，和次全甲状腺切除术伴术后放射性碘消融术比起来，全甲状腺切除术后甲状腺功能减退症出现的更早。我们稍后将讨论全甲状腺切除术后存在放射性碘吸收灶的三个区域。

全甲状腺切除术还可以避免对侧甲状腺叶因存在潜在的乳头状癌病灶而产生的复发或非常少见的去分化改变。但是必须谨记，世界上不同地区对于甲状腺乳头状癌的处理方式存在较大差异。在日本，常用的手术方法是行部分甲状腺切除术，保留对侧大部分甲状腺组织，同时行同侧或双侧颈部淋巴结清扫。有趣的是，这种关注微小病灶，强调同侧颈部淋巴结清扫而忽视对侧甲状腺叶的做法，却获得了很好的疗效[66]。

最后一点需要说明的是，外科文献中"风险分组"的说法兴起于 20 世纪 90 年代。但是至今仍有明显的概念混淆：①隐匿性癌和微小癌；② AMES 体系的低风险组和 AGES 体系的低风险组。两组的说法并不完全等同。但是显然低危组不仅仅包括肿瘤直径为 1cm 或以下的乳头状癌患者。而大多数低危组患者可以获得良好的预后，长期存活[53]。

直径小于 1 cm 的甲状腺乳头状癌（PMC）的切除范围

上文提到的 Bilimoria 近期的研究表明，对于病灶小于 1 cm（如微小乳头状癌，PMC）的患者，全甲状腺切除术和甲状腺腺叶切除术两者术后的生存期和复发率没有明显差异[8]。对于 PMC，已有大量研究认为甲状腺腺叶切除术与全甲状腺切除术的疗效等同[8,67-69]。如果在术前已经诊断为微小乳头状癌，应该由外科医生、内分泌专家和患者共同决定手术切除范围。如果超声显示对侧腺叶有异常发现，应考虑淋巴结受累情况。随着目前医疗机构对甲状腺小结节的细致评估诊断，越来越多的微小乳头状癌在术前得以确诊。特别是 ATA 最新的指南推荐对于高危组患者，即便结节小到 5mm，也应该行甲状腺细针穿刺检查[9]。

甲状腺腺叶切除标本发现的小于 1 cm 的 PTC（PMC）手术切除范围：全甲状腺切除术

在甲状腺腺叶切除标本中发现 PMC 病灶的概率为 1.3% ~ 21.6%，近期研究显示其平均发生率为 8.5%[70-80]。最新的 ATA 指南推荐对于初次手术前明确诊断的患者行全甲状腺切除术，取代之前推荐的次全甲状腺切除术。这一手术适用于除以下情况外的所有甲状腺癌患者：肿瘤小于 1 cm，单发肿瘤病灶，肿瘤局限在甲状腺内，无淋巴结受累或低危肿瘤[9]。而 NCCN 指南对于全甲状腺切除术的适应证则更为自由，在一些预后较好的情况（包括无甲状腺外侵犯、边缘阴性、无多发病灶、无颈部淋巴结受累、无侵袭性病理学改变以及无对侧颈部病灶）下，即便肿瘤直径已达 4 cm，也可以临床观察代替手术治疗[10]。有意思的是，通过回顾 PMC 相关文献发现，其发生多发性病灶、双侧侵犯、甲状腺外扩展、淋巴结转移、远处转移的概率以及复发和 BRAF 阳性的概率几乎与普通甲状腺癌（即非微小乳头状癌）相当[12,19,81-90]。

而有些研究认为，直径小于 5 mm 的 PMC 预后良好，这至少体现在甲状腺外播散、淋巴结转移或远处转移、生存年限以及复发几方面[14,81-82,91-95]。小于 5 mm 的 PMC 也称为微小癌（minute carcinoma）[96]。对侧受累可以根据病变侧 PMC 的特征进行预测，这些特征包括多个原发灶，术前超声检查发现对侧腺叶结节，患侧组织学特征表现出侵袭性，放射线治疗史以及家族性或乳头状癌[90,92,97,101]。有报道称不同的 PMC 病灶具有不同的分子学特性[102]。而近年来的研究显示，对于一个有经验的甲状腺外科医生来说，全甲状腺切除术是一个较为安全的过程[103-104]。

综上所述，我们认为在决定对 PMC 进行全甲状腺切除术之前要考虑多种因素。重要的影响因素有病灶大小（即原发灶直径 > 5 mm），多个病灶存在的证据，术前超声检查发现对侧腺叶结节，侵袭性组织学特性，甲状腺外浸润以及体检或超声检查发现淋巴结受累。实际可操作性也应考虑在内。患者术后是否接受激素替代治疗、术后是否需要由内分泌专家做全身核素扫描以及术后甲状腺球蛋白检测，也都是决定手术范围的重要因素。术后喉部检查[105]和对先切除的一侧甲状旁腺保存情况的术中及病理学评估是决定是否进行补充性甲状腺全切除术最重要的决定因素，其与再次手术的风险密切相关。因此，决定做何种手术，应当由患者、内分泌医生和外科医生在经过充分商讨后共同决定。

手术并发症

手术既要尽可能完全清除肿瘤病灶，也要将并发症的发生风险降到最小。当然由有经验的医生行全甲状腺切除术的并发症发生率很低[106]。但值得注意的是，有86%的常规甲状腺手术是由非甲状腺专科的外科医生实施[107]；在美国，50%行甲状腺手术的患者的主刀医生每年所做的甲状腺切除术不足5台[108]。这些医生施行甲状腺切除术时并发症的发生率更高[107]。大量文献表明，除外独立的甲状腺专科中心，其他医疗机构施行双侧甲状腺手术的并发症发生率高于单侧甲状腺手术，这些并发症包括喉返神经麻痹和永久性甲状旁腺功能减退症[40,109]（详见第45章、第46章、第47章和第48章）。

喉返神经麻痹

由熟练的甲状腺外科医生进行的手术导致永久性喉返神经（RLN）麻痹的发生率一般介于1%~2%[110]。但实际报道的发生率远高于此，一般在6%~8%，报道过的最高发生率高达23%（详见第33章）[48,57-58]。在Hockauf对超过1 000名患者和Segal对61名儿科患者进行的此类手术调查中，声带麻痹的发生率为10%[111-112]。而Sinclair的报告显示RLN麻痹的发生率在常规甲状腺切除术中仅为1.1%，在对胸骨后甲状腺肿施行的手术中却高达17.5%[113]。Martensson研究表明，RLN麻痹在双侧甲状腺手术、再次甲状腺手术、恶性病变手术或因出血而再次手术的病例中发生率更高[114]。实际报道的甲状腺手术中RLN损伤的发生率差异较大。最近进行的一项对27篇文献、超过25 000位甲状腺切除术患者的系统回顾研究，结果显示术后即刻发生声带麻痹（VCP）的平均概率为9.8%。而永久性VCP的发生率则根据喉部检查方式的不同介于0~18.6%[115]。随着全国手术疗效数据库的建立，我们得到了充足的任意时间点的围手术信息，用来研究上述问题。北欧质量注册局（SQR）甲状腺和甲状旁腺手术部分，根据2008年40家来自瑞典和丹麦内分泌手术专科机构的数据显示，术后即刻VCP的发生率为4.3%[116]。而英国国

家甲状腺和内分泌外科医师协会（BAETS）的数据显示，VCP的发生率为2.5%[117]。但需要明确的是，北欧和英国的质量注册局是从外科医生那里获得的数据而没有进行常规的术后喉部检查。根据SQR的数据，相对于仅对术后出现持续且严重的声音改变的患者进行喉镜检查，如果所有患者术后行常规喉部检查将使VCP的发现率翻倍。因此这两大国家性数据库的管理人员认为，暂时性和永久性RLN麻痹的发生率被远远低估了[116-117]。由于术中左右两侧支配气道入口的颅神经容易同时受到损伤，双侧甲状腺切除术在头颈外科中受到重视。对于富有经验的一流医生，全甲状腺切除术中发生暂时性双侧声带麻痹，需要行气管切开术的概率在2%~3%[118]。双侧甲状腺手术中发生的双侧声带麻痹成为气管切开术的新适应证[119]。

由于不是所有研究中的甲状腺切除术患者都进行术后喉部检查，故认为目前报道的RLN发生率低于实际值。Lo研究发现，如果对所有此类患者都行术后喉部检查，声带麻痹的发生率则上升到6.6%，而这些患者中只有1.1%于术中被发现神经受到损伤[120]。RLN麻痹发生率表述为每根可能受损神经出现麻痹的概率更为确切。De Roy Van Zuidewign发现每根可能受损的神经出现麻痹的概率为3.1%[121]。因此双侧甲状腺手术发生神经受损的概率更高。Thomusch的研究则发现，RLN的损伤概率与手术范围、是否为再次手术以及术者在手术中是否看到喉返神经相关[122]。多数有经验的外科医生认为，手术时需要仔细识别RLN并分离，明确看到其入喉。识别神经既可以肉眼发现，也可以使用神经生理刺激装置。这种刺激比较安全，有助于外科医生及时发现神经麻痹性损伤，从而推迟进行对侧甲状腺手术（详见第33章）[123-124]。

甲状旁腺功能减退症

甲状旁腺功能减退症（甲旁减）是行双侧甲状腺切除术后患者常见的并发症。此时需要每日服用钙剂或合用维生素D，并进行仔细的监测。低钙引起的症状非常棘手，有时甚至可能危及生命，而高钙则可能引起肾结石。一过性甲旁减（定义为甲状腺切除术后6个月内血甲状旁腺激素水平低于8.0 mg/dl）在全甲状腺切除术患者中的发生率为17%~40%[125]。而有经验的医生施行的全甲状腺切除术后发生永久性甲旁减的概率为1.2%~6.5%[52,125]。在一项由美国外科医师协会进行的研究中，研究人员回顾了24 108例甲状腺手术，其中永久性甲旁减的发生率为8%[126]。Mazzaferri调查发现社区

机构进行的全甲状腺切除术后永久性甲旁减的发生率为 13%[49]，而这一概率在选入调查的三级医疗机构中则高达 29%～48%[34,127]。Thomusch 认为甲状旁腺损伤与手术切除范围大、复发后再次手术、年龄大、女性以及因 Grave 病进行的手术相关[122]。侵袭性肿瘤手术以及术中清扫颈部淋巴结也将增加发生甲旁减的风险。当然也与术者的经验密切相关。一位有经验的外科医生发现在其进行的全甲状腺切除术中甲旁减的总发生率为 3.2%，但在其最开始进行的 25 个病例中，这一概率为 25%[29]。

PTC 手术范围总结：初次手术切除范围应包含甲状腺所有肉眼可见的肿瘤病灶和受累淋巴结

尽管关于分化良好的甲状腺癌（WDTC）的手术方式在不同文献里各有差异，我们还是可以确定一个合适的术式。但是鉴于这些文献中的数据都基于回顾性观察研究，所以不要盲从于其中任何一种方法。

WDTC 患者的预后呈现两极分化。大部分患者预后极为良好，而余下的一小部分患者则预后极为不良。目前对于预后最关键的影响因素是年龄和是否发生远处转移。大部分专家都同意 Schlumberger 的观点：应该根据风险程度个体化制定治疗和随访计划[128]。当决定 WDTC 的甲状腺切除范围时，医生应该将这一观点牢记于心。大量的研究数据认为目前 WDTC 手术治疗的主流原则是，在初次手术中应切除甲状腺所有肉眼可见的肿瘤病灶以及颈部受累淋巴结。而到目前为止，对侧腺叶和颈部淋巴结的微小癌灶还不具有临床意义。Tsang 指出："目前我们手术的目标应该是肉眼可见肿瘤病灶的完全切除。在我们的病例中微小病灶残留并不影响生存期，而放射性碘治疗则被证实可以很好地控制局部病灶[48]。"大部分病例中这些微小病灶无活动性，无任何临床表现。因此初次手术只需完全切除肉眼可见的肿瘤病灶以及肿大的淋巴结。如果肿瘤明显侵犯气管，则应行节段性气管切除术。

对于有经验的术者来说全甲状腺切除术是一种很好的手术方式，特别是当手术不会引起明显的相关并发症时。但是，即便是有经验的外科医生也很难避免一部分患者发生甲状腺组织残余（主要发生在 Berry 韧带、椎体叶和上极）（见图 30-1）。较为彻底的双侧甲状腺切除术并不能减少术后行放射性碘消融的需求。因此可以考虑在远离肿瘤病灶的对侧腺叶保留一小部分无结节的甲状腺组织，从而保留甲状旁腺功能，避免神经损伤。住院医生在施行全甲状腺切除术

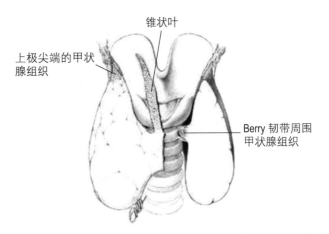

图 30-1 甲状腺及喉部正面观：显示全甲状腺切除术后甲状腺床存在放射性碘吸收灶的三个区域：①Berry 韧带周围甲状腺组织；②残留的锥体叶甲状腺组织；③残留的甲状腺上极锥状组织

之前需要进行技术培训，重点在于如何保留有充足血供的甲状旁腺和避免喉返神经损伤。

有一点需要强调的是，在为患者制订个体化手术方式时，除根据患者的风险分组及手术所见外，还要根据手术进展情况，尤其是当对侧腺叶未受累及时。如果在切除一侧腺叶的过程中，明确保留了两个颜色正常、血供良好的甲状旁腺，并且该侧喉返神经未受到损伤得到证实，在该侧切除完成之后给予电刺激反应良好，则此时进行对侧腺叶切除较为安全。如果在首先进行的一侧腺叶切除就不顺利，则在当天就不宜再进行对侧腺叶切除，应适当延后进行。根据甲状旁腺颜色改变判断其血供情况并不完全可靠。如果甲状旁腺颜色表现出特征性的发黑，很可能静脉血供破坏，提示甲状旁腺受到损伤并可能存在功能障碍。但有时动脉供血不足并不出现明显的颜色改变，而此时仍然会导致严重的甲状旁腺功能障碍。支持术中使用喉返神经监测的医生认为这有助于对喉返神经的识别和分离，在手术结束时还可以帮助判断神经功能是否良好（详见第 33 章）[124]。但很多有经验的外科医生习惯于肉眼识别并分离喉返神经。

对孕妇施行的甲状腺切除术

在对保健应用计划全国住院患者样本进行的一项大型研究中，回顾了 201 名孕妇在妊娠期间进行的甲状腺或甲状旁腺切除术。研究发现无论是因良性疾病还是恶性疾病进行的手术，孕妇围术期并发症的发生率均为非孕者的 2 倍，其中胎儿的并发症（如胎儿宫内窘迫、流产）发生率为 5.5%，母亲的并发症（如剖宫产手术、子宫切除）发生率为 4.5%。因此内分泌协

会建议如果必须施行甲状腺手术，则应在妊娠4~6个月，即胎儿器官已经形成，但还不具有体外生活能力的时间段。当然，孕妇的甲状腺手术应当经过患者本人、妇产科专家、内分泌专家以及手术医生反复彻底的商讨。特别是对于低危的PTC妊娠患者，如果条件允许，应尽量推迟到分娩后进行手术，而避免妊娠期间手术[130]。

甲状腺切除术相关的专业术语

手术方式的命名要能直观地反映出切除范围。部分甲状腺腺叶切除术（目前已很少采用）即指切除一侧腺叶的一部分。甲状腺腺叶切除术则指完整切除一侧腺叶及其包膜，而不包括甲状腺峡部。偏侧腺叶切除术是指完整切除一侧甲状腺叶及其包膜，同时一并切除峡部及存在的锥体叶。甲状腺次全切除术是指完整切除病变侧腺叶和峡部，而对侧腺叶行部分切除，通常切除内侧和腹侧而保留后部组织。双侧甲状腺次全切则指两侧腺叶均行大部切除术。甲状腺近全切术是指切除几乎所有的甲状腺组织，每侧只保留1 g残余组织，一般是为了保护邻近的甲状旁腺或避免分离远端喉返神经[131]。残余的甲状腺组织必须无结节并且远离癌灶。而在双侧全甲状腺切除术中，术者切除所有肉眼可见的甲状腺组织。在甲状腺切除术中非常重要的一点是，切勿在未认清喉返神经走行方向的情况下就盲目钳夹剩余软组织。甲状腺峡部切除术是指完全切除甲状腺的峡部，一般用于活检以诊断甲状腺淋巴瘤、未分化癌或Riedel甲状腺炎。有时候峡部切除术需要同时行气管切开术。更少见的施行甲状腺峡部切除术的情况是当良性病变局限于峡部时，例如，峡部毒性结节、滤泡性肿瘤或Hurthle细胞肿瘤。在本章我们将介绍偏侧甲状腺切除术（完整切除一侧腺叶、峡部以及锥体叶），它是单侧WDTC施行的最小手术范围。但是我们要知道对于绝大多数恶性甲状腺疾病患者，最好的手术治疗是双侧全甲状腺切除术。目前对甲状腺癌已经不再使用部分腺叶切除术，因为它会增加再次手术的复杂程度，很容易损伤喉返神经和甲状旁腺。

甲状腺切除术的手术步骤

甲状腺切除术是由从腹侧（颈部腹侧皮肤开始）到背侧（向着脊柱方向）的一系列步骤序贯相连。在切开颈阔肌后，术者面对的是甲状腺峡部的腹侧和颈前带状肌群，在颈部中线处将肌肉分开。之后，应对的最背侧的结构是甲状腺中静脉，紧邻甲状腺腺叶的外缘腹侧部分（见图30-2）。随后，向背侧分离可以见到甲状腺切除术中的一个重要结构，即下甲状旁腺，通常位于喉返神经之前（腹侧）。从甲状腺下极分离出下甲状旁腺后，再往背侧见到的重要结构就是喉返神经。识别出喉返神经，再往背侧也是位置最深的重要结构是上甲状旁腺，通常在环状软骨水平紧邻喉返神经的入喉处。在行甲状腺切除术时记住这些从腹侧到背侧的一系列顺序结构是非常有用的。

无论是否切开峡部，都可以切除甲状腺叶。一些专家喜欢首先游离甲状腺下部，找出下甲状旁腺和喉返神经，随后在Berry韧带附近找出上甲状旁腺，最后游离上极的血管。而另一些专家则习惯于先游离锥体叶和气管周围峡部偏头侧组织（即Delphian淋巴结所在的位置），再游离腺叶上部。环状软骨以上平面的甲状腺分离应在咽缩肌和环甲肌的外侧进行，以避免损伤喉上神经外侧支（也称高音神经或Amelita Galla-Curci神经，详见第32章）。通常将甲状腺上极向下侧、外侧牵拉，以便于分离甲状腺上部（见图30-3）。在环状软骨以上平面损伤喉返神经的概率较小，除非存在右侧喉不返神经。对上极的血管也应该逐一分离，并在靠近甲状腺的较低部位进行结扎，以避免损伤喉上神经外侧支（见图30-3）。上极血管结扎之后，如果还没有找到上极甲状旁腺，可以在Berry韧带和Zuckerkandl结节附近仔细寻找。如果此处出现出血，则应轻轻压迫止血，在找到喉返神经之前不宜盲目进行血管钳夹。我们也经常在甲状旁腺上夹一个小夹子，一方面可以在分离时减少腺体操作，另一方面可以帮助我们在术中或术后，尤其是在深部淋巴结肿大的病例中，识别甲状旁腺。接下来可以用锐性分离将腺叶从气管游离出来。对于全甲状腺切除术，对侧腺叶进行同样的操作。

术前相关注意事项

想成功完成甲状腺手术，既要有精湛的操作技术，也要注意细节。术前需进行充分评估，包括患者疾病情况、术前喉部检查以及对重要合并症如凝血功能异常的评估（详见第14章和第15章）。甲状腺功能亢进症患者术前要将甲状腺激素水平调至正常。而甲状腺髓样癌患者在术前需要排除嗜铬细胞瘤。术前与麻醉师进行充分沟通非常重要，特别是当甲状腺肿或

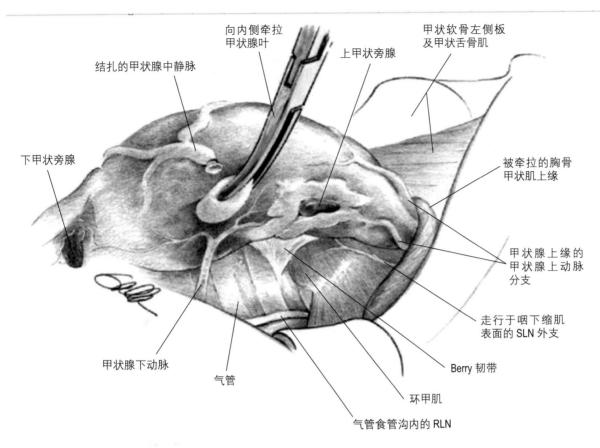

上甲状旁腺　　　　　　　　甲状软骨左侧板
向内侧牵拉　　　　　　　　及甲状舌骨肌
甲状腺叶

结扎的甲状腺中静脉

下甲状旁腺　　　　　　　　　　　　　　　　被牵拉的胸骨
甲状肌上缘

甲状腺上缘的
甲状腺上动脉
分支

走行于咽下缩肌
表面的 SLN 外支

甲状腺下动脉　　　　　　　　　　　　　　　Berry 韧带

气管　　　环甲肌

气管食管沟内的 RLN

图 30-2　暴露后的甲状腺外侧部分的左侧面观。结扎甲状腺中静脉并向外侧牵拉颈前带状肌群即可暴露出图示结构。随后即可向内侧牵拉该侧腺叶。这样其深部的组织——包括甲状腺下动脉、甲状旁腺和喉返神经，就很容易显露出来

甲状腺恶性病变影响到声门或气道时。如果计划术中使用喉返神经监测和刺激，则除在麻醉诱导期外，不要使用麻痹性药物。患者有颈椎关节炎、颈椎退行性关节病、寰枢椎半脱位和不能充分伸展颈部的病史或术前 CT 发现以上病变时，则应进行充分讨论。术前应完成颈椎病变定位，以评估颈部可伸展的程度以及可能因此导致的疼痛或其他症状。

　　大多数专家认为，充分暴露和识别喉返神经和甲状旁腺及其血供是减少手术并发症及完成全甲状腺切除术的基本要求。也有一些术者提倡连同包膜完整切除，而不必刻意去识别或分离解剖喉返神经和甲状旁腺。他们认为，"分离组织的目的不应该在于识别或显露喉返神经"，而识别甲状旁腺的操作过程很可能会导致甲状旁腺功能减退症[132]。最近的文献中提到："全甲状腺切除术中不应该追求找到甲状旁腺和喉返神经，我们只需要避开它们[133]。"但是我们仍赞同 Lennquist 的观点："亲眼见到你正在做的东西更让人安心[134]。"所有的甲状腺外科医生都需要保持手术野

无血、整洁。也有很多医生在手术中会使用放大镜。

患者体位

　　手术时患者仰卧，颈部伸展，手臂垫起并收拢放在身体两侧。垫起手臂时注意不要压迫肘部以避免损伤桡、尺神经，也不要压迫到静脉输液管、血压计和脉搏血氧仪等设备。在患者肩部放可充气球囊或卷垫以使患者颈部充分伸展。伸展程度根据患者个体情况进行调整（见图 30-4）。支撑物放在肩膀下、两侧肩胛骨之间，从而保证颈部伸展、肩部下沉。这样可以使甲状腺向前上部移动。要特别注意颈部伸展的程度，头部一定要有东西支撑，如圆环状软枕。术者和麻醉师要分别检查头部是否得到了充分支撑。由于颈部过伸会导致术后出现严重的后颈部疼痛以及头部得不到充分支撑，在摆体位时应避免。而对于颈椎有问题的患者尤其要注意上述问题，可以轻度伸展或不伸展颈部（见图 30-4）。

　　反向特伦伯位可以降低静脉压力。一般不推荐术

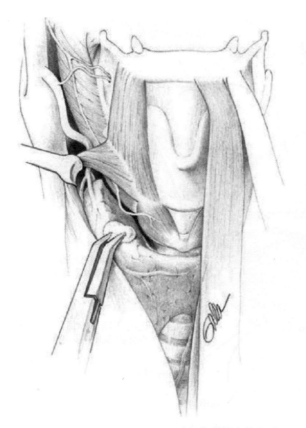

图 30-3   分离腺叶上极、游离及结扎上极血管时要注意保护喉上神经的外侧支。为此结扎上极血管要紧靠腺叶上极包膜

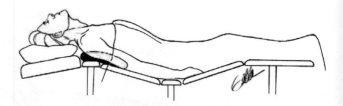

图 30-4   患者肩下放置卷垫以使颈部伸展，头部用环状海绵充分支持。保持 20° 反向特伦伯卧位，以避免发生颈静脉怒张

前预防性使用抗生素。眼部要使用眼药膏并严密遮盖以防止角膜擦伤。没有证据显示术后行放射性碘治疗的严格时机不能使用含碘制剂，因此可以用酒精或碘伏消毒。铺巾范围上至颏部，两边至颈外侧部，下至胸骨上切迹。这几个标志性结构也有利于做出适于颈部轮廓和形态的对称切口。一般将耳垂、下颌缘和下唇暴露在外，以利于在颈部分离组织时定位。

切口及皮瓣

当患者颈部充分伸展、手术野消毒铺巾后，采用无菌手术标记笔将重要的颈部解剖标志标记清楚，包括喉结、中线、环状软骨前角、胸骨切迹和双侧锁骨。通常切口选择在颈部皮肤皱褶上或与皱褶平行，便于隐藏手术瘢痕（图 30-5）。通常切口位于环状软骨前角下一横指、甲状腺峡部所在部位。用缝线在拟定切口处皮肤上作压迹，从而保证切口的平衡和对称（图 30-6）。除非是做颈外侧手术，切口应选择在颈部中线。切开皮肤时切线不能交叉，通常用外科标记笔在切口中线部位画阴影线。如手术切口过低，特别是对于乳房较大的女性患者，会导致切口牵拉降到胸骨处形成明显的瘢痕；而如果切口过高，平时穿衣服时

瘢痕会明显暴露在外。切口必须足够长以便于手术操作及术野的充分暴露。目前倾向于选择 4～5 cm 的小切口，但对于有些患者，如脖子较短、较粗，或喉及甲状腺位置较低，可能需要较大的切口以便更好地暴露（图 30-6）（详见第 42 章）。

沿两侧颈阔肌和中央的筋膜层游离皮瓣，用 Alice 或 Kelly 钳牵拉皮瓣，外科医生用手指保持向下牵拉的张力（图 30-7）。注意保留颈前静脉，游离皮瓣时注意避免穿破皮肤，特别是在甲状软骨突起处，由于该处皮肤较薄，且与皮下组织黏附较紧。下方皮瓣也同上进行游离（图 30-7）。有些甲状腺外科医生认为不需要游离皮瓣[135]。游离的皮瓣可以缝合或采用 Mahorner、Gelpi、Goldman 钳或 Joll 牵引器牵拉。

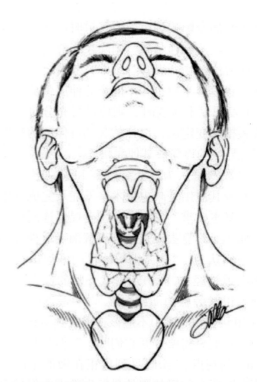

图 30-5   全甲状腺切除术切口的合适选择，约在环状软骨前角下一横指处。切口最好选择在颈部皮纹处

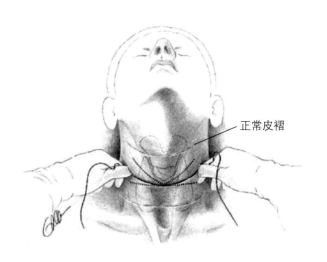

图 30-6 切口应选择在甲状腺峡部颈部正中皮纹或与 Langer 线平行处。可以用 2-0 丝线在颈部作切迹，标记切口位置。切口通常位于环状软骨下 1cm 处。可采用灭菌的记号笔标明中线、切口及切口的外侧缘。图中虚线显示的是不正确的切口

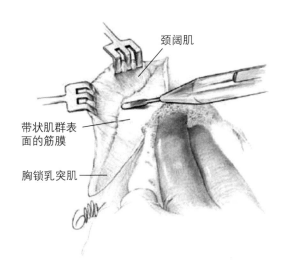

图 30-7 在颈前静脉浅面和颈阔肌深面之间有一层无血供的层面。该层面向上延伸至甲状软骨，向下延伸至胸骨上切迹和锁骨。通常在中线部位切开颈深筋膜浅层，并向两侧分离牵拉颈前带状肌群。该切口上至甲状软骨，下至胸骨上切迹

颈前带状肌群和中线气道

仔细解剖分离位于中线处、两侧颈前带状肌群之间的颈深筋膜浅层。颈前肌群的外层包括胸骨舌骨肌和肩胛舌骨肌。需要特别注意肩胛舌骨肌，因为颈部中央组的侧方转移淋巴结可以沿该肌肉延伸。当该肌肉跨过颈内静脉向颈外侧走行时，可以发现肿大的淋巴结与该肌肉关系密切。深层的肌肉包括胸骨甲状肌和更上方的甲状舌骨肌。在游离甲状腺时首先涉及浅层的胸骨舌骨肌和深层的胸骨甲状肌，这两个肌肉共同覆盖甲状腺的腹侧面。胸骨舌骨肌较厚，牵拉能

力较强。位于其深层稍外侧的胸骨甲状肌则较薄。因此，必须将胸骨舌骨肌的内侧边缘提起来才能暴露其下方的胸骨甲状肌。胸骨甲状肌的喉侧沿斜线附着于甲状软骨侧板，并不同程度覆盖甲状腺上极。离断胸骨甲状肌喉侧有时有助于暴露甲状腺上级（图 30-8）。

将胸骨舌骨肌之间的中缝命名为白线。当沿白线分离两侧的颈前肌群并牵拉暴露出甲状腺腹侧时，偶尔会发现由于细针穿刺抽吸造成的纤维化反应。当无法轻易沿该层分离肌肉和甲状腺时，则需要考虑肿瘤侵犯颈前肌肉的可能。如果是这种情况，需要将胸骨甲状肌保留在甲状腺上。如果向两侧牵拉颈前肌群时无法充分暴露手术视野，则需要将肌肉横断。在甲状腺病灶较大和甲状腺及喉位置较低，特别是伴有慢性阻塞性肺疾病（COPD）桶状胸的男性患者，由于颈根部气管向背侧深入，切断肌肉有助于手术操作。横断颈前肌群不会造成功能丧失或影响美观[136]。应该在较高位置横断颈前肌群，防止明显的肌肉去神经化。如前所述，上端切断胸骨甲状肌有助于暴露甲状腺上极。如要横断颈前肌群，需要分辨清楚肌肉的外侧缘，因为肌肉的外侧缘与颈内静脉和颈总动脉鞘紧密相连（图 30-9）。在分离颈前肌群时，要注意保持术野的无血。在沿颈阔肌深面游离好皮瓣准备进行颈前肌群解剖分离前，最好辨识中线位置，就在环状软骨下方甲状腺峡部浅面及峡部下方上颈部气管前。在解剖分离峡部下方时，外科医生必须留意左、右甲状腺下静脉，该静脉可以在峡部下方形成甲状腺下静脉丛。还需要注意是否有高位无名动脉或甲状腺最下动脉存在。甲状腺最下动脉不对称地从无名动脉、颈总动脉或主动脉弓发出，发生率为 1.5%～12%。在该步骤注意从甲状腺峡部上、下方辨识气管，从而始终保持手术过程中中线的定位，这有利于随后分离喉返神经。始终保持这种气管中线的定位，有助于在恶性或良性结节改变颈根部解剖时的手术操作（图 30-3）。

将颈前肌群向外侧牵拉或横断后，肌肉下层与甲状腺真性包膜之间充填的松散结缔组织是一层蛛网样的薄层筋膜。该层筋膜称为甲状腺外包膜或假性甲状腺包膜，由中部的气管前部分和颈深筋膜脏层组成。在真性甲状腺包膜与肌肉深面之间偶尔有血管穿行。这些血管最好进行分离烧灼。如果采用手指钝性分离该间隙可能导致出血。甲状腺真性包膜与甲状腺实质紧密连接，并以纤维隔膜形式深入甲状腺实质将其分离为小叶。真性甲状腺包膜有大的包膜血管，如果太过暴力牵拉甲状腺可能导致明显出血。

锥体叶是甲状舌骨管在胚胎发育残留的最下极部

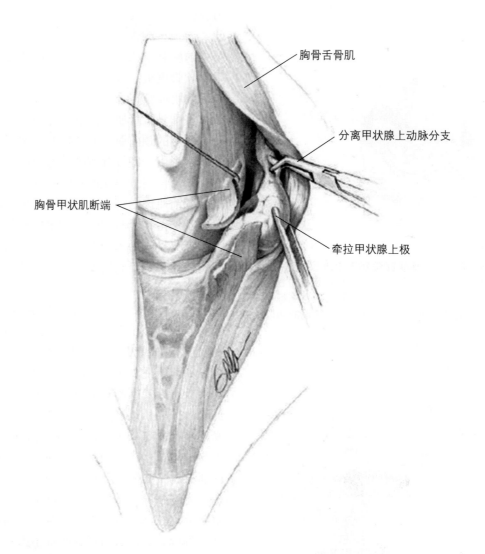

胸骨舌骨肌

分离甲状腺上动脉分支

胸骨甲状肌断端

牵拉甲状腺上极

图 30-8　左侧甲状腺上级解剖分离正面图。横断胸骨甲状肌后向外下方牵拉甲状腺上级有助于暴露上极区域，便于在甲状腺上极包膜水平逐个分离结扎甲状腺上动脉各分支

分，在人群中的发生率为 30% ~ 40%。通常是从甲状腺峡部中间发出，也可能从侧部甚至从右侧或左侧甲状腺上极发出。环状软骨相对较致密的筋膜可能掩盖锥体叶。因此，在峡部上方的间隔内对任何横断组织都需要仔细辨别，可以轻易分辨锥体叶的横断面。锥体叶可向上延伸到甲状软骨中间凸起甚至舌骨（图 30-1）。在解剖分离该部位时要注意是否有喉前或假性结节。

甲状腺侧方的暴露——甲状腺中静脉

　　将颈前肌群向外侧牵拉或横断后，应首先分离甲状腺的侧方，使侧方游离并解剖分离出甲状腺中静脉。将甲状腺中静脉结扎分离后，甲状腺侧方就游离

开了。甲状腺中静脉无伴行动脉（图 30-10）。在结扎离断甲状腺中静脉后，将颈前肌群甚至颈动脉鞘和胸锁乳突肌向外侧牵拉就可以充分暴露甲状腺外侧部分。最好采用 army-navy 样牵引器将颈前肌群向外上方牵拉，并暴露颈动脉鞘。向中部牵拉甲状腺及喉气管结构，从而暴露甲状旁腺和喉返神经。Kocher 将该方法称为 "甲状腺肿中间侧移位法"（图 30-11）。外科医生用纱布包裹甲状腺（可以防止手指在甲状腺表面打滑），并向内侧牵拉甲状腺和喉部，并在气管前适当轻微旋转甲状腺。慢慢牵拉甲状腺腺叶，并逐渐中部靠近喉气管结构。避免用 Lahey 或其他钳子穿破甲状腺，这样可能导致出血或恶性肿瘤细胞播散。纱布覆盖后用手指牵拉是最好的方式。

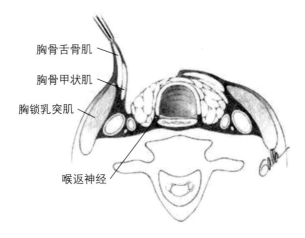

图 30-9 分离胸骨舌骨肌和胸骨甲状肌，上至舌，下降袢水平，侧方至颈内静脉处，有利于甲状腺腺叶切除术的术野暴露

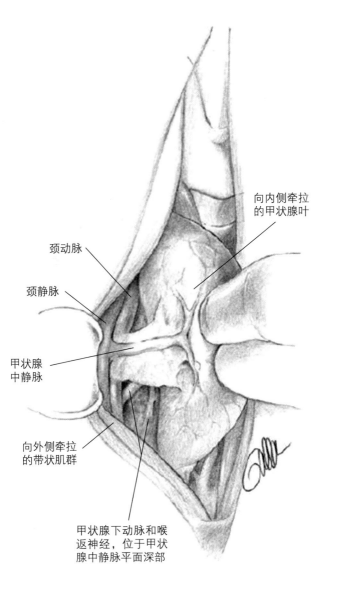

胸骨舌骨肌

胸骨甲状肌

胸锁乳突肌

喉返神经

向内侧牵拉的甲状腺叶

颈动脉

颈静脉

甲状腺中静脉

向外侧牵拉的带状肌群

甲状腺下动脉和喉返神经，位于甲状腺中静脉平面深部

图 30-10 外科医生用手将甲状腺向前方中部牵拉，从而暴露甲状腺背侧面。可以用浸湿的纱布包膜甲状腺便于牵拉。随后将甲状腺中静脉分离、结扎、离断

下极甲状旁腺

向外牵拉颈前肌群并离断甲状腺中静脉后，下一步是向背侧解剖分离甲状腺下极相关静脉丛。当分离这些静脉时，要注意辨别下极甲状旁腺，沿下极旁腺头侧端内侧进行分离，从而保留该旁腺。最好在分辨出下极甲状旁腺时，用小外科夹进行标记，并向下外侧方翻转便于暴露喉返神经。

喉返神经

有多种方法寻找和保留喉返神经（详见第 33 章）。喉返神经可以在胸廓入口的喉返神经三角处寻找，该方法由 Lore 总结命名[137]。在该区域分辨喉返神经的优点是它是该软组织内的唯一神经（在分支前）。在再次手术中，该处也通常位于上次手术瘢痕之下，解剖层次较清楚。大部分喉外分支是在该神经跨过甲状腺下极动脉后发出的。如果在该较低部位辨别出喉返神经，则最好避免沿该神经向上进行全程分离。如果常规进行这种分离，会不可避免地破坏外侧向内侧走行的下极甲状旁腺血供。在该区域分辨出喉返神经后，最好向上跳跃式地分离该神经，使大部分沿甲状腺外侧走行的神经处于未分离状态。该区域喉返神经上方有一条小血管跨过，即甲状腺下动脉，有助于分辨喉返神经。有专门研究探讨喉返神经与甲状腺下动脉的相对关系。通常，甲状腺下动脉或其分支与喉返神经相交叉，神经多位于动脉下（图 30-12）。一旦发现甲状腺下动脉的搏动，根据喉返神经与甲状腺下动脉的相互关系有助于分辨神经。即使同一患者动脉和神经间的关系在两侧都不同。无需在所有病例中刻意分辨甲状腺下动脉，但分辨该动脉不仅有利于分辨喉返神经，如果沿该动脉的中间分支可以寻找到下极甲状旁腺。

甲状腺下动脉是由锁骨下动脉的甲状腺颈干向上发出的，从颈总动脉的后方进入甲状腺侧方区域，并经常向下方弯曲并在中点处发出分支进入甲状腺的侧方，并发出分支供应下极，有时也供应上极甲状旁腺。上极甲状旁腺通常由甲状腺上、下动脉形成吻合环路提供血供（图 30-2）。甲状腺下动脉还发出分支供应 Berry 韧带的下缘（图 30-13）。

在甲状腺下动脉上方，即从上向下解剖分离喉返神经时，会遇到 Berry 韧带。该韧带也称为甲状腺上极背侧或附着区悬韧带，使甲状腺附着于环状软骨下缘和第一及第二软骨环的外侧面。该附着作用导致甲状腺在吞咽时随喉和气管向上运动。这一紧密、血供丰富的结构与喉返神经关系紧密且多变（详见第 33

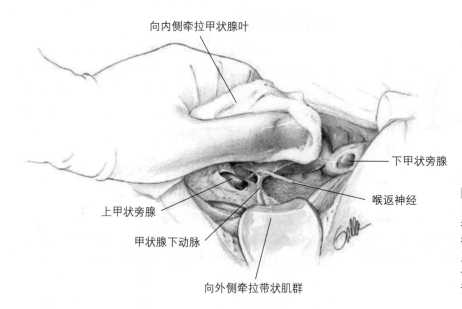

向内侧牵拉甲状腺叶

下甲状旁腺

上甲状旁腺

喉返神经

甲状腺下动脉

向外侧牵拉带状肌群

图 30-11 将甲状腺叶向前内侧适度牵拉可以使甲状腺下动脉保持一定张力并便于喉返神经的暴露。下极甲状旁腺通常位于喉返神经前方，在甲状腺下动脉与喉返神经交叉点下方约 1cm 处。上极甲状旁腺通常位于甲状腺下动脉的上方，喉返神经的后方，该处神经在咽下缩肌深面走行

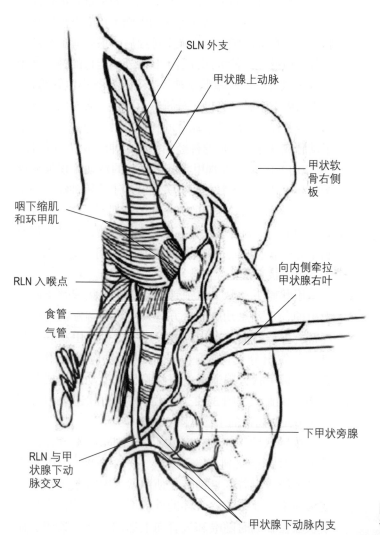

SLN 外支

甲状腺上动脉

甲状软骨右侧板

咽下缩肌和环甲肌

向内侧牵拉甲状腺右叶

RLN 入喉点

食管

气管

下甲状旁腺

RLN 与甲状腺下动脉交叉

甲状腺下动脉内支

图 30-12 甲状腺外侧面的右侧观，显示了喉返神经沿颈部向上走行时与甲状腺下动脉交叉

章）。通常，喉返神经在该韧带深面或在其较大前叶和较小后叶之间走行（图 30-14）。甲状腺包膜在 Berry 韧带区域变得相对分散。可以将 Berry 韧带认为是甲状腺包膜在该区域的汇集。因此，导致甲状腺组织不同程度地伸入 Berry 韧带，使甲状腺组织与喉返神经紧邻[138]。Zuckerkandl 结节，即出现在喉返神经下后方或 Berry 韧带前下方的甲状腺组织结节（详见第 2 章）[136]。该结节，如果存在的话，会使甲状腺组织与喉返神经直接贴邻。Berry 韧带结构致密、血供丰富且与临近甲状腺组织关系紧密。该区域内包含喉返神经、其外侧分支和上极甲状旁腺。因此，该区域是甲状腺外科手术解剖分离最困难的部位（图 30-13）。任意地钳夹、烧灼都可能导致神经损伤。纱布或止血棉垫暂时压迫是处理该区域小血管出血的安全方法。用稀释的肾上腺素浸湿的止血棉垫效果更好。也可用尖端双极电凝进行止血。需向上解剖分离喉返神经，直到它在环状软骨下缘处环甲肌外侧咽下缩肌最下方肌肉纤维下方入喉消失于术野。该部位是喉返神经离开甲状腺手术术野的精确部位，称为入喉点（详见第 33 章）。

当一只手解剖分离喉返神经时，另一只手可以牵拉甲状腺及喉部，向头侧轻微牵拉。这会影响喉返神经的入喉点和神经走行的直线性，可以减少冗余，便于无损伤地解剖分离该神经。如果 Berry 韧带在喉返神经

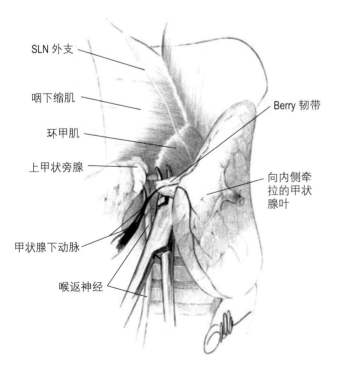

图 30-13 甲状腺切除及 Berry 韧带离断。喉返神经穿过 Berry 韧带，并在环状软骨平面咽下缩肌深面穿行。有小动脉穿过该悬韧带。如果该处出血，应轻轻压迫或用含有凝血酶的明胶海绵止血，以保持喉返神经始终可见

后方有分叶，即使正确牵拉甲状腺叶也可能导致神经向气管外侧面弯曲甚至扭曲。这种牵拉造成的神经位置改变偶尔可导致一过性神经麻痹，这是造成术后喉返神经一过性麻痹的最可能原因。神经监测研究结果显示，喉返神经损伤通常发生在 Berry 韧带过度牵拉，而仔细检查该部位虽然重要但不可过度。因此，当一名医生在牵拉甲状腺叶时，另一名医生必须确保喉返神经始终在视野内，并明确牵拉导致的神经位置改变，特别在 Berry 韧带区域的解剖分离时，更为重要。

另一种喉返神经解剖分离的途径是上入路，可以避免解剖分离胸廓入口。上入路是从神经入喉点附近进行解剖分离。该方法需要首先解剖分离甲状腺上极，从而暴露神经入喉点（图 30-8）。选择性横断胸骨甲状肌有助于暴露甲状腺上极，并在解剖分离时便于发现喉上神经的外侧支（详见第 32 章）。

甲状旁腺

当解剖分离了喉返神经和下极甲状旁腺后，术者开始寻找上极甲状旁腺。甲状旁腺的位置与胚胎迁移路径相关。因此，了解甲状旁腺的胚胎发育过程对于成功分辨这种从下颌到中纵隔位置不定、细小的结构非常有帮助（详见第 2 章）。一个正常甲状旁腺的重量为 35～40 mg，大小约为（5×3×1）mm。解剖分离甲状旁腺需要非常小心，避免损伤从侧方向中部走行的血供。而且解剖分离要做到无血操作，因为出血不利于外科医生辨识甲状旁腺的位置以及识别甲状旁腺特异性的颜色。强烈推荐使用放大装置。可以通过以下多个特性辨别甲状旁腺（表 30-3）。第一，甲状旁腺独一无二的颜色，通常为棕色到红褐色，经常被形容为鲑鱼色。与之对应的，正常的脂肪通常为亮黄色，但棕色脂肪在颜色上与正常甲状旁腺十分相似。甲状腺组织质地较硬且有斑驳的红棕色，而淋巴结表面有显著的点蚀面，颜色从灰色、褐色到红色不等，且质地比甲状旁腺硬。重要的是，与甲状腺组织或淋巴结、脂肪不同，甲状旁腺有特异性的血管门（一个血管带）。甲状旁腺的表面光滑，因为它是颈部的一个包膜内器官。甲状腺颜色较斑驳，特别是淋巴结表面呈特异性的斑点状。甲状旁腺的形状也非常特异。Wang 曾经描述为甲状旁腺通常形状像一个四季豆，但也可以像其他形状[139]。淋巴结通常脂肪含量少，多呈球形。除非位于甲状腺内或甲状腺结节沟内，通常甲状旁腺可以从临近的甲状腺表面游离开，并且保持侧面血管蒂。甲状腺表面结节可能会被误认为是正常或异常甲状旁腺，但通常部分位于甲状腺内。将其

图中标注：
SLN 外支
咽下缩肌
环甲肌
上甲状旁腺
甲状腺下动脉
喉返神经
Berry 韧带
向内侧牵拉的甲状腺叶

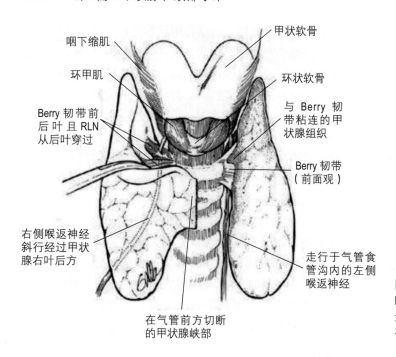

咽下缩肌

甲状软骨

环甲肌

环状软骨

Berry 韧带前
后叶且 RLN
从后叶穿过

与 Berry 韧
带粘连的甲
状腺组织

Berry 韧带
（前面观）

右侧喉返神经
斜行经过甲状
腺右叶后方

走行于气管食
管沟内的左侧
喉返神经

在气管前方切断
的甲状腺峡部

图 30-14 甲状腺和喉的正面观，显示喉返神经穿过
Berry 韧带。喉返神经可以从 Berry 韧带深面或其分支间穿
过。甲状腺组织可能深入到 Berry 韧带中，使甲状腺组织
在该区域与喉返神经邻近

从甲状腺上分离开时，比将包膜内的甲状旁腺分离开
更易出血。

　　甲状旁腺的一个重要特性是其独特的包膜内类器
官特性，当与临近附着的脂肪组织在一起时更容易
分辨出来。甲状旁腺有独立的边界。当游离周围脂肪
（下极甲状旁腺周围的胸腺脂肪和上极甲状旁腺周围
位于甲状腺上极后侧方的脂肪颗粒）时，甲状旁腺也
包绕在其中，如同一叶扁舟飘荡在涟漪的水面，由于
游离而导致在脂肪组织内无规律地改变位置，可以称
为移行现象。这是由于甲状旁腺包膜包绕而导致的特
异性的移动特性，与其固定的颜色、形状、血供特点
等帮助鉴别甲状旁腺。甲状旁腺瘤由于其细胞内和细
胞间脂肪较少，因此比正常的甲状旁腺颜色更深且质
地更硬。

　　行全甲状腺切除术时，双侧甲状旁腺构象和位置
的对称性有助于辨别甲状旁腺。Akerström 指出，双
侧上极甲状旁腺的对称性达到 80%，而下极为 70%。
（详见第 65 章）[140] Gilmore 指出约 90% 正常上极甲

状旁腺位于环状软骨水平 [141]。分离出一侧的甲状旁
腺便于术者在相对应的位置分辨出对侧的甲状旁腺。
虽然双侧甲状旁腺具有对称性，但下极甲状旁腺与上
极甲状旁腺的性状并不一定相同。如前所述，即使在
同一患者，喉返神经与甲状腺下动脉的相对关系左、
右侧可能都有差异。

　　Pyrtec 提出，根据颈部喉返神经平面的状况，甲
状旁腺具有明确的定位（图 30-15）[142]。如果沿喉返
神经在颈部走行形成的冠状面，则下极甲状旁腺位于
该冠状面的腹侧或前面（即在颈部的更浅层），而上极
甲状旁腺位于其背侧或后面（即在颈部的更深层）。这
种相对于喉返神经的甲状旁腺位置利于辨别上、下极
甲状旁腺。

　　Wang、Gilmore 和 Akerström 都总结过上、下极
甲状旁腺的正常位置 [139-141]。在成人，下极甲状旁腺
（来自于第三鳃囊的甲状旁腺 Ⅲ）比上极甲状旁腺（来
自于第四鳃囊的甲状旁腺 Ⅳ）的位置变化更大，因为
其胚胎发育迁移的路程更远（框 30-1）。下极甲状旁

表30-3　甲状旁腺的特点					
组织	颜色	质地坚硬	形状	成分可滑动	有血管门结构
甲状腺	红色	是	多样	否	否
脂肪	明黄色	否	无确定形状	否	否
淋巴结	白灰色至红色	是	球形或椭圆形	+/-	否
胸腺	白黄色	否	无确定状	否	否
甲状旁腺	黄褐色，棕色，橙红色	柔软	椭圆，扁平	是	是

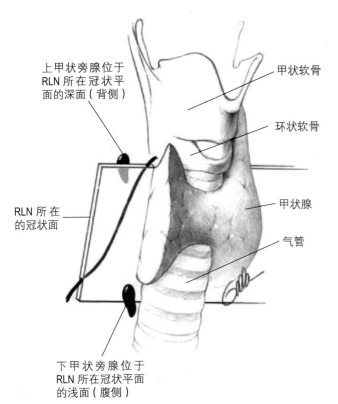

上甲状旁腺位于
RLN 所在冠状平
面的深面（背侧）

甲状软骨

环状软骨

甲状腺

气管

RLN 所在
的冠状面

下甲状旁腺位于
RLN 所在冠状平面
的浅面（腹侧）

图 30-15　甲状腺和气道的右前斜面观。如果沿喉返神经在颈部走行形成的冠状面，上极甲状旁腺位于其背侧或深面，下极甲状旁腺位于其腹侧或浅面

腺与胸腺一起迁移，因此多位于甲状腺下极下或后外侧 1～2 cm 处。也可位于甲状腺胸腺系带、胸腺或甲状腺下极邻近脂肪内。当这些脂肪增厚、独立且相对被包裹时，则成为甲状腺胸腺角，是正进行脂肪退行性变的胸腺残留。当下极甲状旁腺在迁移过程中脱离其颈根部的附着时，会导致位置变高，如位于颈动脉分叉处，它通常与残余胸腺组织关系密切，既从组织学上证实了其来源，同时也说明这本该是靠下位置的腺体。这样的甲状旁腺被称为未下降的旁胸腺。解剖分离甲状腺下动脉并沿其中间分支解剖有助于找到下极甲状旁腺。但其末端动脉很细小，容易损伤。

　　上极甲状旁腺从第四鳃囊发展而来，并随侧方

路径：与胸腺伴行，较上极甲状旁腺位置变化更大
位置：甲状腺下极下方或侧方 1 cm 范围内
与喉返神经的关系：浅层
血供：甲状腺下动脉
辨别方法：轻轻将甲状腺胸腺脂肪从颈前肌群下分离开，
　　　　　范围为从前纵隔到甲状腺下极下侧面

- 路径：与侧方甲状腺原基 /C- 细胞复合物伴行，该复合物发展成甲状腺叶侧方的上半部分
- 位置
  - 相对较固定：环甲关节周围 1 cm 内
  - 相对不固定：甲状腺下动脉与喉返神经交叉点头侧 1 cm 处
- 血供：甲状腺下动脉或甲状腺下动脉与甲状腺上动脉最后侧分支形成的吻合支
- 辨认方法：分离甲状腺叶侧方后，将薄层筋膜从甲状腺真包膜上分离开；上极甲状旁腺就位于甲状腺上极后侧方与其紧密相连的脂肪颗粒中

的甲状腺原基 -C 细胞复合体一起迁移。因此，上极甲状旁腺临近甲状腺上极背外侧（框 30-2）。通常位于环状 - 甲状软骨接合水平，即位于环状软骨上缘和甲状软骨下缘连接处的外侧。也描述为位于喉返神经和甲状腺下动脉交叉处上方约 1 cm 处。但这两个线形结构在颈部交叉点的位置变异较大，因此以此定位上极甲状旁腺似乎不太可靠。上极甲状旁腺位于上甲状腺后外侧的脂肪团内，其深面为喉返神经。逐层分离真性甲状腺包膜外的薄层筋膜并离断甲状腺上极后就可以暴露上极甲状旁腺。虽然上、下极甲状旁腺都由甲状腺下动脉提供血供，但 Halstead 和 Evans 在 1907 年即提出，随后 Nobori 等也指出，上极甲状旁腺也受甲状腺上动脉供应[143]。因此在解剖分离该区域时，要注意甲状腺上动脉最后侧分支对上极甲状旁腺的供应，在离断甲状腺上极血管蒂时注意保留该血管分支（框 30-2 和图 30-2）。在分离该区域时，由于筋膜层的存在，使甲状腺内侧可能与临近的覆盖下咽部和食管的肌肉混合。在这些筋膜层下方有上极甲状旁腺。异位的上极甲状旁腺通常位于喉后方或食管后方，在超声检查中难以发现。由于正常的上极甲状旁腺位置较深、较靠后，异位的上极甲状旁腺瘤容易沿气管食管沟从后方沿椎前筋膜迁移到后纵隔，也可能是由于反复的吞咽和胸腔负压的力量造成。

　　如前所述，将甲状腺上极紧邻其后方的被膜离断后，将甲状腺从其后方的筋膜、脂肪包括甲状旁腺和血管在内的软组织中牵拉提起。这不仅保留了甲状旁腺，也保留了其血供。甲状腺下动脉通常沿外侧向中间方向走行。甲状腺上动脉营养上极甲状旁腺的分支通常直接向下方走行，当解剖离断甲状腺上极后就可以看到。

　　分辨出甲状旁腺后，术者将其和周围脂肪组织与

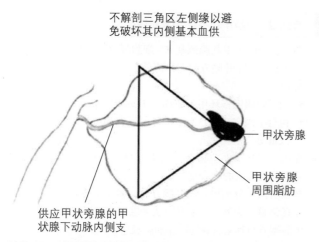

图 30-16　甲状旁腺血供的保留。在甲状腺切除术后根据甲状旁腺的颜色不足以判断其功能是否完好。如果甲状旁腺未从其临近的脂肪分离且如果包含甲状旁腺血供的甲状旁腺侧方的三角形区域未分离开，甲状旁腺的血供基本能较好地保留

甲状腺牵拉分离开，这些组织与包含血管的未分离、侧向的软组织蒂相连（图 30-16）。如 Attie 描述的，在分离过程中，需要辨别并保留甲状腺下动脉的远侧分支，它位于甲状腺包膜水平甲状旁腺的内侧[144]（图 30-17）。Kocher 最先提出在全甲状腺切除术时从侧方结扎甲状腺下动脉，从而减少失血。Halstead 随后提出，应该在甲状腺下动脉最远端中间分支的紧邻腺体处结扎血管，从而保留甲状旁腺血供[145]。1938

年 Lahey 提出了甲状腺次全切除合并侧方结扎甲状腺动脉，并发现甲状旁腺功能减退症发生率降低[146]。人们通常认为甲状旁腺内侧和甲状腺外侧面间的血管连接不足以为甲状旁腺供血[144,147]。1930 年 Curtis 提出，远端甲状旁腺动脉切断后可以由气管和食管的吻合血管供应，在甲状腺次全切除术中这种吻合血管得以保留[147]。因此，如果甲状旁腺保留在残留甲状腺上，它可以从气管食管吻合血管中获取充足血供。但该方法由于导致部分甲状腺残留，不值得推荐。应采用包膜外完全的甲状腺切除术从而完整切除所有甲状腺腺体。而甲状旁腺的血供需要仔细解剖分离得以保留。如果无法从甲状腺上剥离甲状旁腺，则需将其切除并种植于胸锁乳突肌内。

甲状腺上极和喉上神经

有人推荐将离断甲状腺上极作为全甲状腺切除术的第一步，而有人将其作为最后步骤，还有人在中间处理。我们更倾向于先离断甲状腺下极，将下极甲状旁腺在甲状腺侧方分离开，并找到喉返神经，然后再分离上极。将上极留到最后处理是为了给甲状腺腺叶提供更大的操作空间，便于向下牵拉上极并暴露甲状腺上极区域和喉上神经的外侧支（详见第 32 章）。将上极留到最后处理，还有利于保留上极甲状旁腺的血管蒂。由于位于背侧，最好将分离上极甲状旁腺留到

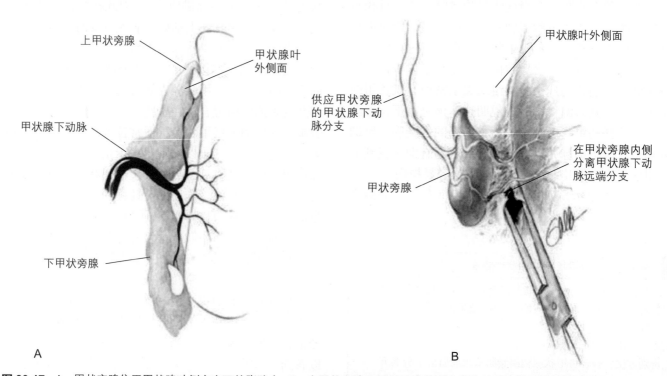

图 30-17　A，甲状旁腺位于甲状腺叶侧方表面的脂肪中；B，在甲状旁腺内侧甲状腺包膜上分离，从而保留甲状旁腺侧方的血供

最后进行。一旦甲状旁腺从后外侧分离保留后，就易于移动甲状腺上极并向下牵拉，也便于分离上极血管并暴露喉上神经的外侧支。一旦上极血管离断后，用Mayo 钳或 DeBakey 钳可以轻易将上极实质向下牵拉。而当上、下极都游离后，Berry 韧带和喉返神经的最后部分就很容易暴露了。如果甲状腺上极很大或其他原因导致难以分离时，可以采用两个步骤暴露甲状腺上极区域。首先是切断胸骨甲状肌。胸骨甲状肌跨过甲状腺上极并向上沿斜线附着在甲状软骨上。向外牵拉胸骨舌骨肌，向内牵拉甲状腺 - 喉气管复合体便于暴露该肌肉束。胸骨甲状肌喉侧端进入甲状软骨斜线处，是喉上神经外侧支的重要标记点，它在咽下缩肌的深面沿喉外侧缘向下向环甲肌走行。这种小肌肉离断不会增加患者的疼痛、水肿或引流量（图 30-8）。第二个暴露甲状腺上极的方法是离断甲状腺峡部并分离 Berry 韧带，使甲状腺上极附着处完全悬吊。这可增加腺叶活动度且有利于向下牵拉腺叶并分离上极。需要仔细分离甲状腺上极血管以便于止血并避免损伤喉上神经外侧分支。甲状腺上动脉的后侧支可以为上极甲状旁腺提供血供，如果可能应向后牵拉尽量保留该血管。

　　喉上神经由上颈部迷走神经分出，并向喉部伸展，从颈总动脉内、外侧支深面走行（详见第 32 章），肉眼可以在 80% 病例中发现该神经，而在神经刺激下可以 100% 发现。该神经沿咽下缩肌外侧面往下内侧喉的方向走行，支配环甲肌的垂直面和斜面部分，而环甲肌是保持声带张力的主要肌肉。Lennquist 发现在 20% 病例中，该神经外侧支是在咽下缩肌内走行的 [148]。通过神经刺激技术可以发现这种神经分支，因为，在这种情况下刺激神经只引起环甲肌抽动。Cernea 发现，在 20% 的患者中，喉上神经的外侧支在甲状腺上极水平或以下与甲状腺上动脉交叉，这种情况下，极易损伤该神经 [149]（详见第 32 章）。Mooseman 和 Cernea 详细阐述了喉上神经的解剖以及与甲状腺上极的关系 [149-150]。

　　因此，就喉上神经而言就有了一个 20% ~ 20% 的规则：20% 的情况下它通过咽下缩肌筋膜深面从喉侧方走向环甲肌，20% 情况下，其末端在甲状腺上极水平以下与甲状腺上极血管交叉，因此在上极处理时可能损伤该神经。我们发现，该神经在向下走行支配环甲肌时一般都沿咽下缩肌外侧面走行。通常，它在胸骨甲状肌附着到喉的部位的后方。胸骨甲状腺是以斜线方向附着到甲状软骨板上的。虽然当该

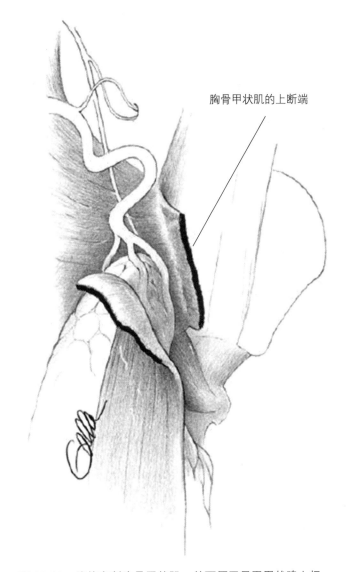

胸骨甲状肌的上断端

图 30-18　烧灼离断胸骨甲状肌，从而便于暴露甲状腺上极

神经走行在肌肉筋膜深面时肉眼无法发现（约 20%），但可以以肌肉喉附着点为标记利用电刺激寻找到（图 30-3 和 30-18）。

峡部

　　甲状腺峡部可以在全甲状腺切除术的任何时间切开分离。因此，我们建议在最后完成该步骤。通常，我们是在肿瘤所在腺叶对侧与峡部交汇处断开峡部。为了万一需要再次手术提供便利，最好不要在上颈部气管前遗留任何甲状腺组织（详见第 10 章和第 53 章）。有些患者在一侧腺叶切除术后会发生代偿性的甲状腺肥大，因此，为了美观的原因，建议将峡部完全切除。峡部的残端可以采用 2-0 可吸收线或丝线缝合，也可以采用其他外科设备进行处理。切除的标本在峡部端应以丝线缝合标记。这有助于病理学专家准

确判断切除标本的方位。除桥本甲状腺炎外，一般一侧甲状腺可以在无外源性补充的情况下维持正常甲状腺激素水平。不过，术后一般都会给予 6 周的甲状腺激素替代治疗。

对侧的手术：安全备忘录

外科医生在切除对侧甲状腺之前，必须确保是否有充足的理由切除对侧。是否因为恶性而继续对侧手术？是否对侧有结节而需要继续对侧手术？在继续对侧手术前，医生必须确保喉返神经是完好无损的。不仅需要肉眼检查，最好进行神经检测，如一篇综述总结的在甲状腺腺叶切除术中采用迷走神经刺激记录的电生理数据[124]（详见第 33 章）。在继续对侧手术前，需要确认的第二点是评估甲状旁腺状况。如果这一侧的甲状旁腺清晰地保留，颜色很好，没有与周围脂肪分离，且有侧方血管蒂营养，这样的甲状旁腺通常功能正常。但如果需要自体移植，或虽然保留在原位但颜色明显变深，或血管蒂供血欠佳，则尽可能保留对侧甲状腺。

全甲状腺切除术后的甲状腺床吸收放射性碘

甲状腺叶是由包膜包裹的独立结构，通常可以完整切除，但其完整性在三处有所降低。基于甲状腺体在这三处的延伸情况和外科医生的手术情况，甲状腺组织可能在原位残留，并造成全甲状腺切除术后甲状腺床的放射性碘吸收（图 30-1）。在 Graves 病手术患者中，甲状腺组织的残留也可能导致甲亢复发（详见第 9 章）。Emerick 发现 65 位接受全甲状腺切除术的滤泡性癌患者中 82% 有残留的有功能的甲状腺组织，并需要放射性碘消融治疗[151]。Attie 和 Auguste 发现，接受全甲状腺切除术的患者有 15% 术后甲状腺床摄碘率超过 1.5%，且需要消融治疗[63,152]。Marchetta 发现，全甲状腺切除术后平均甲状腺床摄碘率为 15%（4% ~33%）[64]。Clark 等发现 82 位全甲状腺切除患者中 47 位甲状腺床摄碘率超过 1%[153]。全甲状腺切除术后可残留明显的甲状腺组织。

甲状腺组织残留的最常见区域是后上悬韧带或 Berry 韧带。该韧带在第 33 章中有详细阐述，可将 Berry 韧带看做是甲状腺真包膜的聚集，从甲状腺的底面向相对应的气管及环状软骨的前侧方伸展。如同 Berlin 和 Wafae 等描述的，甲状腺组织可以在该韧带中延续，使甲状腺组织与喉返神经紧密相邻[138,154]。此外，Zuckerkandl 结节不同程度地位于 Berry 韧带的

下方，并可在喉返神经后方走行，在全甲状腺切除术中可能残留下来。这两种情况下，除非细致地解剖分离喉返神经最末端，甲状腺组织可能在靠近 Berry 韧带区域残留。这在切除甲状腺良性疾病时不是特别重要。如果甲状腺组织在 Berry 韧带处残留，它可以在 Berry 韧带切缘处呈球形；术后核素扫描时，会在甲状腺床上气管两侧留下对称的显影区域。有作者认为，可以在 Berry 韧带处保留少量残留甲状腺组织以确保神经的完整性[133]。我们认为甲状腺组织延伸入 Berry 韧带时，甲状腺组织的切除程度需要考虑喉返神经的直径和喉返神经离开附着处的程度。如果神经很细且被提拉离开原来位置，该区域的过度组织切除可能导致神经麻痹（特别是一过性的麻痹）。如果该处组织无结节且远离癌灶，在 Berry 韧带处保留少量甲状腺组织可以降低喉返神经和甲状旁腺损伤的概率。如果神经较粗且牢牢固定在其解剖位置，可以通过仔细的解剖分离将肉眼可见甲状腺组织完全切除（详见第 33 章）。

术后导致甲状腺床摄碘的第二个区域是锥体叶[155]。锥体叶可以平整地隐藏在环状软骨筋膜的深面，还可以部分偏离中线位置，甚至可能从左侧或右侧甲状腺上极的内侧发出。因此，必须认真分离切除锥体叶，通常应到达甲状软骨结节水平。

第三个术后摄碘的区域是甲状腺上极。甲状腺上极通常比圆钝的下极尖，可以在甲状腺上极的筋膜带内向上延伸成一小缕腺体，甚至被当成甲状腺上极血供，这种情况并不少见。因此，钳夹结扎上极血供时应足够高，从而确保将这部分腺体切除。但同时，分离结扎甲状腺上极的位置越高，喉上神经外侧支损伤的概率也越大（图 30-1 和 30-2）。特别是用直角钳大块结扎甲状腺上极血管时，更危险。我们推荐甲状腺上动脉的各分支应分别进行解剖分离及结扎（图 30-8）。

切口关闭和最后步骤

如果可能，将腺叶切除标本送冰冻切片检查，通常用于术前细针穿刺怀疑但未诊断为癌的结节。一旦明确诊断而无需继续手术时，需要仔细检查颈部淋巴结是否肿大。需要仔细检查、触诊同侧气管旁、气管前和喉前区域，以及颈外侧的 3、4 区淋巴结。

应将任何一个甲状旁腺都视为最后一个甲状旁腺来对待。以后可能需要对侧手术。在偏侧甲状腺切除术标本送冰冻切片检查前，应仔细检查是否有甲状旁腺随腺叶一同被切除。Lee 对 414 例甲状腺切除标

本进行检测，发现 11% 的标本含有甲状旁腺，其中 60% 为甲状腺外的，可以原位保留或自体种植[156]。甲状腺下极和甲状腺上极的后外侧面需要特别仔细的查看。对任何疑似的甲状旁腺都应进行活检，证实后需要自体移植。在等待快检结果的过程中，活检剩余的部分甲状旁腺应置于冰盐水内并保证无菌。术野中保留的明显的甲状旁腺在关闭切口前要仔细检查。色深的甲状旁腺可能缺血，也需要送活检并可能需要自体移植。我们认为，虽然甲状旁腺不呈黑色，也不代表其血供完好无损。变黑的甲状旁腺主要是由于静脉流出受阻造成。如果动脉血供受阻，甲状旁腺颜色也可能保持正常颜色。从甲状腺切除标本上游离下来的甲状旁腺颜色变化也较小。因此，必须认真检查甲状旁腺的血供情况。如在甲状旁腺外侧方有较大片未分离的组织存在，或者甲状旁腺未从周围脂肪中分离出来，且颜色较好，一般术后功能都较好。

准备自体移植的甲状旁腺必须保存在冷盐水中并保持无菌。如果冰冻切片检查确认为甲状旁腺，应将其分离成 1mm 大小的组织块并放入事先准备好的胸锁乳突肌的几个肌肉"口袋"中，并用不可吸收缝线或小夹子标记[157-160]。要确保肌肉"口袋"内无出血。之所以标记甲状旁腺种植的部位，是因为有报道在甲状腺切除术后，甲状旁腺自体移植后发生原发性甲状旁腺功能亢进症[161]。术后需要迅速治疗有症状的低钙血症。治疗低钙血症不会降低甲状旁腺自体移植率[158]。新鲜移植的甲状旁腺需要 6~10 周才开始发挥作用。全甲状腺切除术后广泛采用甲状旁腺自体移植成功可能造成较高的一过性甲状旁腺功能减退症，但永久性的发生率降低。

术后需要在甲状腺床、颈前肌群及颈阔肌处仔细检查止血情况。可以请麻醉师给予几个呼吸周期的正压机械通气以增加静脉压力，从而检查是否有隐匿性的静脉出血（如咽鼓管充气检查法）。Berry 韧带处的少量渗出最好通过细丝线缝扎止血，如果可能，简单压迫止血或用凝血酶浸透的凝胶海绵或氧化纤维素止血。也可以采用尖头的双极电凝短暂烧灼。在未明显分离喉返神经的情况下钳扎和烧灼可能造成喉返神经损伤。

甲状腺切除术后通常不需要引流[162]，但必须根据患者个体情况而定。有较大死腔存在、广泛分离和颈前肌群横断时，最好放置引流。可以采用 15 号的 French Jackson Pratt 引流管，将引流管从切口引出，在颈阔肌层关闭，缝一针宽松地将其固定在位即可。在皮肤切缘处可以留置 5-0 丝线，当第二天早晨拔出引流管后，可将丝线打结关闭切口。颈前肌群采用 3-0 可吸收丝线缝合。在缝合颈前肌群时要尽量将颈前肌束覆盖。未覆盖的肌束可能与颈阔肌 / 皮瓣的深面瘢痕黏连，并可能导致吞咽时上方皮瓣褶皱。用可吸收丝线缝合颈阔肌。可以将真皮最深部分也缝合在该层内，从而使皮肤切缘整齐对合。我们推荐采用不可吸收缝线进行皮下缝合，并采用无菌粘胶黏合皮肤，2 周后拆除皮内缝合线（详见第 42 章）。

手术记录及概要报告

术中发现及处置对术后的患者处理至关重要，应详细告知内分泌医生。这些信息对计算预后参数如 MACIS 得分有重要帮助，可用于解释术后放射性碘消融中的摄碘灶、超声检查和甲状腺球蛋白水平，并确定是否需要放射性碘消融及治疗。Chambers 等发现，手术结束后除常规手术记录外，进行在线概要信息填写可增加信息量。Chambers 推荐术前喉部检查结果、关键解剖信息（如与甲状旁腺、喉返神经和喉上神经相关的信息）以及是否侵犯、肿瘤大小和是否完整切除等细节都应包括在系统的手术报告中[163]。

参考文献

[1] Rago T, et al: Combined clinical, thyroid ultrasound and cytological features help to predict thyroid malignancy in follicular and Hupsilonrthle cell thyroid lesions: results from a series of 505 consecutive patients, *Clin Endocrinol (Oxf)* 66(1): 13–20, 2007.

[2] Boelaert K, et al: Serum thyrotropin concentration as a novel predictor of malignancy in thyroid nodules investigated by fine-needle aspiration, *J Clin Endocrinol Metab* 91(11): 4295–4301, 2006.

[3] Haymart MR, et al: Higher serum thyroid stimulating hormone level in thyroid nodule patients is associated with greater risks of differentiated thyroid cancer and advanced tumor stage, *J Clin Endocrinol Metab* 93(3): 809–814, 2008.

[4] Baloch ZW, et al: The National Cancer Institute Thyroid fine needle aspiration state of the science conference: a summation, *Cytojournal* 5: 6, 2008.

[5] Alexander EK, et al: Assessment of nondiagnostic ultrasound-guided fine needle aspirations of thyroid nodules, *J Clin Endocrinol Metab* 87(11): 4924–4927, 2002.

[6] Tuttle RM, Lemar H, Burch HB: Clinical features associated with an increased risk of thyroid malignancy in patients with follicular neoplasia by fine-needle aspiration, *Thyroid* 8(5): 377–383, 1998.

[7] McConahey WM, et al: Papillary thyroid cancer treated at the Mayo Clinic, 1946 through 1970: initial manifestations, pathologic findings, therapy, and outcome, *Mayo Clin Proc* 61(12): 978–996, 1986.

[8] Bilimoria KY, et al: Extent of surgery affects survival for papillary thyroid cancer, *Ann Surg* 246(3): 375–381, 2007; discussion 381–384.

[9] Cooper DS, et al: Revised American Thyroid Association management guidelines for patients with thyroid nodules and differentiated thyroid cancer, *Thyroid* 19(11): 1167–1214, 2009.

第 5 篇

[10] National Comprehensive Cancer Network (NCCN): *Thyroid cancer guidelines version 1. 2011.* cited; Available from: www. nccn. rg/professionals/physician_gls/pdf/thyroid. pdf.

[11] Woolner LB, et al: Occult papillary carcinoma of the thyroid gland: a study of 140 cases observed in a 30-year period, *J Clin Endocrinol Metab* 20: 89–105, 1960.

[12] Hay ID, et al: Papillary thyroid microcarcinoma: a study of 535 cases observed in a 50-year period, *Surgery* 112(6): 1139–1146, 1992; discussion 1146–1147.

[13] Wang C, Crapo LM: The epidemiology of thyroid disease and implications for screening, *Endocrinol Metab Clin North Am* 26(1): 189–218, 1997.

[14] Harach HR, Franssila KO, Wasenius VM: Occult papillary carcinoma of the thyroid. A "normal" finding in Finland. A systematic autopsy study, *Cancer* 56(3): 531–538, 1985.

[15] Ries L, et al: *SEER Cancer Statistics Review, 1975-2004, based on November 2006 SEER data submission, posted to the SEER web site, in SEER Cancer Statistics Review, 1975-2004,* Bethesda, MD, 2007, National Cancer Institute.

[16] Ross DS: Editorial: predicting thyroid malignancy, *J Clin Endocrinol Metab* 91(11): 4253–4255, 2006.

[17] Rossi RL, et al: Current results of conservative surgery for differentiated thyroid carcinoma, *World J Surg* 10(4): 612–622, 1986.

[18] Vickery AL Jr, Wang CA, Walker AM: Treatment of intrathyroidal papillary carcinoma of the thyroid, *Cancer* 60(11): 2587–2595, 1987.

[19] Ito Y, et al: An observation trial without surgical treatment in patients with papillary microcarcinoma of the thyroid, *Thyroid* 13(4): 381–387, 2003.

[20] Shah JP, et al: Prognostic factors in differentiated carcinoma of the thyroid gland, *Am J Surg* 164(6): 658–661, 1992.

[21] Cady B, Rossi R: An expanded view of risk-group definition in differentiated thyroid carcinoma, *Surgery* 104(6): 947–953, 1988.

[22] Rossi RL, et al: Malignancies of the thyroid gland. The Lahey Clinic experience, *Surg Clin North Am* 65(2): 211–230, 1985.

[23] DeGroot LJ, et al: Natural history, treatment, and course of papillary thyroid carcinoma, *J Clin Endocrinol Metab* 71(2): 414–424, 1990.

[24] Podnos YD, et al: The implication of lymph node metastasis on survival in patients with well-differentiated thyroid cancer, *Am Surg* 71(9): 731–734, 2005.

[25] Zaydfudim V, et al: The impact of lymph node involvement on survival in patients with papillary and follicular thyroid carcinoma, *Surgery* 144(6): 1070–1077, 2008; discussion 1077–1078.

[26] Lundgren CI, et al: Clinically significant prognostic factors for differentiated thyroid carcinoma: a population-based, nested case-control study, *Cancer* 106(3): 524–531, 2006.

[27] Noguchi S, Murakami N: The value of lymph-node dissection in patients with differentiated thyroid cancer, *Surg Clin North Am* 67(2): 251–261, 1987.

[28] Russell WO, et al: Thyroid carcinoma: classification, intraglandular dissemination, and clinicopathological study based upon whole organ sections of 80 glands, *Cancer* 16: 1425–1460, 1963.

[29] Attie JN, Khafif RA, Steckler RM: Elective neck dissection in papillary carcinoma of the thyroid, *Am J Surg* 122(4): 464–471, 1971.

[30] Maxon HR 3rd, Smith HS: Radioiodine-131 in the diagnosis and treatment of metastatic well differentiated thyroid cancer, *Endocrinol Metab Clin North Am* 19(3): 685–718, 1990.

[31] Tollefsen HR, Shah JP, Huvos AG: Papillary carcinoma of the thyroid. Recurrence in the thyroid gland after initial surgical treatment, *Am J Surg* 124(4): 468–472, 1972.

[32] Randolph GW: Papillary cancer nodal surgery and the advisability of prophylactic central neck dissection: primum, non nocere, *Surgery* 148(6): 1108–1112, 2010.

[33] Woolner LB, et al: Classification and prognosis of thyroid carcinoma. A study of 885 cases observed in a thirty year period, *Am J Surg* 102: 354–387, 1961.

[34] Hay ID, et al: Ipsilateral lobectomy versus bilateral lobar resection in papillary thyroid carcinoma: a retrospective analysis of surgical outcome using a novel prognostic scoring system, *Surgery* 102(6): 1088–1095, 1987.

[35] Shah JP, et al: Lobectomy versus total thyroidectomy for differentiated carcinoma of the thyroid: a matched-pair analysis, *Am J Surg* 166(4): 331–335, 1993.

[36] Brierley JD, et al: A comparison of different staging systems predictability of patient outcome. Thyroid carcinoma as an example, *Cancer* 79(12): 2414–2423, 1997.

[37] Simpson WJ, et al: Papillary and follicular thyroid cancer. Prognostic factors in 1,578 patients, *Am J Med* 83(3): 479–488, 1987.

[38] Mazzaferri EL, Jhiang SM: Long-term impact of initial surgical and medical therapy on papillary and follicular thyroid cancer, *Am J Med* 97(5): 418–428, 1994.

[39] Samaan NA, et al: Pulmonary metastasis of differentiated thyroid carcinoma: treatment results in 101 patients, *J Clin Endocrinol Metab* 60(2): 376–380, 1985.

[40] Cohn KH, et al: Biologic considerations and operative strategy in papillary thyroid carcinoma: arguments against the routine performance of total thyroidectomy, *Surgery* 96(6): 957–971, 1984.

[41] Gharib H, et al: American Association of Clinical Endocrinologists, Associazione Medici Endocrinologi, and European Thyroid Association Medical Guidelines for Clinical Practice for the Diagnosis and Management of Thyroid Nodules, *Endocr Pract* 16(Suppl 1): 1–43, 2010.

[42] Pacini F, et al: European consensus for the management of patients with differentiated thyroid carcinoma of the follicular epithelium, *Eur J Endocrinol* 154(6): 787–803, 2006.

[43] Samaan NA, et al: The results of various modalities of treatment of well differentiated thyroid carcinomas: a retrospective review of 1599 patients, *J Clin Endocrinol Metab* 75(3): 714–720, 1992.

[44] Samaan NA, et al: Impact of therapy for differentiated carcinoma of the thyroid: an analysis of 706 cases, *J Clin Endocrinol Metab* 56(6): 1131–1138, 1983.

[45] Massin JP, et al: Pulmonary metastases in differentiated thyroid carcinoma. Study of 58 cases with implications for the primary tumor treatment, *Cancer* 53(4): 982–992, 1984.

[46] Taylor T, et al: Outcome after treatment of high-risk papillary and non-Hurthle-cell follicular thyroid carcinoma, *Ann Intern Med* 129(8): 622–627, 1998.

[47] Hay ID, et al: Unilateral total lobectomy: is it sufficient surgical treatment for patients with AMES low-risk papillary thyroid carcinoma? *Surgery* 124(6): 958–964, 1998; discussion 964–966.

[48] Tsang RW, et al: The effects of surgery, radioiodine, and external radiation therapy on the clinical outcome of patients with differentiated thyroid carcinoma, *Cancer* 82(2): 375–388, 1998.

[49] Mazzaferri EL, Young RL: Papillary thyroid carcinoma: a 10 year follow-up report of the impact of therapy in 576 patients, *Am J Med* 70(3): 511–518, 1981.

[50] Rose RG, et al: Follow-up study of thyroid cancer treated by unilateral lobectomy, *Am J Surg* 106: 494–500, 1963.

[51] Grant CS, et al: Local recurrence in papillary thyroid carcinoma: is extent of surgical resection important? *Surgery* 104(6): 954–962, 1988.

[52] Schroder DM, Chambors A, France CJ: Operative strategy for thyroid cancer. Is total thyroidectomy worth the price? *Cancer* 58(10): 2320–2328, 1986.

[53] Cady B, et al: Further evidence of the validity of risk group definition in differentiated thyroid carcinoma, *Surgery* 98(6): 1171–1178, 1985.

[54] Sanders LE, Cady B: Differentiated thyroid cancer: reexamination of risk groups and outcome of treatment, *Arch Surg* 133(4): 419–425, 1998.

[55] Shaha AR, Shah JP, Loree TR: Low-risk differentiated thyroid cancer: the need for selective treatment, *Ann Surg Oncol* 4(4): 328–333, 1997.

[56] Fremgen AM, et al: Clinical highlights from the National Cancer Data Base, 1999, *CA Cancer J Clin* 49(3): 145–158, 1999.

[57] Cunningham MP, et al: Survival discriminants for differentiated thyroid cancer, *Am J Surg* 160(4): 344–347, 1990.

[58] Wanebo H, et al: Total thyroidectomy does not enhance disease control or survival even in high-risk patients with differentiated thyroid cancer, *Ann Surg* 227(6): 912–921, 1998.

[59] Randolph G: The incidence of follicular carcinoma in the contralateral thyroid lobe: radioactive iodine ablation versus completion thyroidectomy. In *Fourth International Conference on Head and Neck Cancer*, Toronto, 2000, p 95 Toronto.

[60] Ozata M, et al: Serum thyroglobulin in the follow-up of patients with treated differentiated thyroid cancer, *J Clin Endocrinol Metab* 79(1): 98–105, 1994.

[61] Schlumberger M, Baudin E: Serum thyroglobulin determination in the follow-up of patients with differentiated thyroid carcinoma, *Eur J Endocrinol* 138(3): 249–252, 1998.

[62] Harvey RD, et al: Measurement of serum thyroglobulin is of value in detecting tumour recurrence following treatment of differentiated thyroid carcinoma by lobectomy, *Br J Surg* 77(3): 324–326, 1990.

[63] Auguste LJ, Attie JN: Completion thyroidectomy for initially misdiagnosed thyroid cancer, *Otolaryngol Clin North Am* 23(3): 429–439, 1990.

[64] Marchetta FC, Krause L, Sako K: Interpretation of scintigrams obtained after thyroidectomy, *Surg Gynecol Obstet* 116: 647–649, 1963.

[65] Szilagyi DE, et al: Radioiodine (I131) tracer studies after total thyroidectomy, *Ann Surg* 134(4): 546–565, 1951.

[66] Noguchi S, et al: Papillary thyroid carcinoma: modified radical neck dissection improves prognosis, *Arch Surg* 133(3): 276–280, 1998.

[67] Hay ID, et al: Papillary thyroid microcarcinoma: a study of 900 cases observed in a 60-year period, *Surgery* 144(6): 980–987, 2008; discussion 987–988.

[68] Ross DS, et al: Recurrence after treatment of micropapillary thyroid cancer, *Thyroid* 19(10): 1043–1048, 2009.

[69] Lin HW, Bhattacharyya N: Survival impact of treatment options for papillary microcarcinoma of the thyroid, *Laryngoscope* 119(10): 1983–1987, 2009.

[70] Fink A, et al: Occult micropapillary carcinoma associated with benign follicular thyroid disease and unrelated thyroid neoplasms, *Mod Pathol* 9(8): 816–820, 1996.

[71] de Matos PS, Ferreira AP, Ward LS: Prevalence of papillary microcarcinoma of the thyroid in Brazilian autopsy and surgical series, *Endocr Pathol* 17(2): 165–173, 2006.

[72] Sakorafas GH, et al: Microscopic papillary thyroid cancer as an incidental finding in patients treated surgically for presumably benign thyroid disease, *J Postgrad Med* 53(1): 23–26, 2007.

[73] Yamashita H, et al: Extracapsular invasion of lymph node metastasis is an indicator of distant metastasis and poor prognosis in patients with thyroid papillary carcinoma, *Cancer* 80(12): 2268–2272, 1997.

[74] Carlini M, et al: Incidental thyroid microcarcinoma in benign thyroid disease. Incidence in a total of 100 consecutive thyroidectomies, *Chir Ital* 58(4): 441–447, 2006.

[75] Pelizzo MR, et al: High prevalence of occult papillary thyroid carcinoma in a surgical series for benign thyroid disease, *Tumori* 76(3): 255–257, 1990.

[76] Lokey JS, Palmer RM, Macfie JA: Unexpected findings during thyroid surgery in a regional community hospital: a 5-year experience of 738 consecutive cases, *Am Surg* 71(11): 911–913,

2005; discussion 913–915.

[77] Park SH, Suh EH, Chi JG: A histopathologic study on 1,095 surgically resected thyroid specimens, *Jpn J Clin Oncol* 18(4): 297–302, 1988.

[78] Terzioglu T, et al: Concurrent hyperthyroidism and thyroid carcinoma, *Br J Surg* 80(10): 1301–1302, 1993.

[79] Delides GS, et al: Occult thyroid carcinoma in a Greek population, *Neoplasma* 34(1): 119–125, 1987.

[80] Olen E, Klinck GH: Hyperthyroidism and thyroid cancer, *Arch Pathol* 81(6): 531–535, 1966.

[81] Arora N, et al: Papillary thyroid carcinoma and microcarcinoma: is there a need to distinguish the two? *Thyroid* 19(5): 473–477, 2009.

[82] Noguchi S, et al: Papillary microcarcinoma, *World J Surg* 32(5): 747–753, 2008.

[83] Roh JL, Kim JM, Park CI: Central cervical nodal metastasis from papillary thyroid microcarcinoma: pattern and factors predictive of nodal metastasis, *Ann Surg Oncol* 15(9): 2482–2486, 2008.

[84] Baudin E, et al: Microcarcinoma of the thyroid gland: the Gustave-Roussy Institute experience, *Cancer* 83(3): 553–559, 1998.

[85] Yamashita H, et al: Extracapsular invasion of lymph node metastasis. A good indicator of disease recurrence and poor prognosis in patients with thyroid microcarcinoma, *Cancer* 86(5): 842–849, 1999.

[86] Chow SM, et al: Papillary microcarcinoma of the thyroid—Prognostic significance of lymph node metastasis and multifocality, *Cancer* 98(1): 31–40, 2003.

[87] Pellegriti G, et al: Clinical behavior and outcome of papillary thyroid cancers smaller than 1.5 cm in diameter: study of 299 cases, *J Clin Endocrinol Metab* 89(8): 3713–3720, 2004.

[88] Roti E, et al: Clinical and histological characteristics of papillary thyroid microcarcinoma: results of a retrospective study in 243 patients, *J Clin Endocrinol Metab* 91(6): 2171–2178, 2006.

[89] Barbaro D, et al: Thyroid papillary cancers: microcarcinoma and carcinoma, incidental cancers and non-incidental cancers—are they different diseases? *Clin Endocrinol (Oxf)* 63(5): 577–581, 2005.

[90] Mercante G, et al: Prognostic factors affecting neck lymph node recurrence and distant metastasis in papillary microcarcinoma of the thyroid: results of a study in 445 patients, *Thyroid* 19(7): 707–716, 2009.

[91] Machens A, Holzhausen HJ, Dralle H: The prognostic value of primary tumor size in papillary and follicular thyroid carcinoma, *Cancer* 103(11): 2269–2273, 2005.

[92] Miccoli P, et al: Intrathyroidal differentiated thyroid carcinoma: tumor size-based surgical concepts, *World J Surg* 31(5): 888–894, 2007.

[93] Hundahl SA, et al: A National Cancer Data Base report on 53,856 cases of thyroid carcinoma treated in the U.S., 1985–1995 [see comments], *Cancer* 83(12): 2638–2648, 1998.

[94] Furlan JC, Bedard YC, Rosen IB: Significance of tumor capsular invasion in well-differentiated thyroid carcinomas, *Am Surg* 73(5): 484–491, 2007.

[95] Pelizzo MR, et al: Papillary thyroid microcarcinoma (PTMC): prognostic factors, management and outcome in 403 patients, *Eur J Surg Oncol* 32(10): 1144–1148, 2006.

[96] Kasai N, Sakamoto A: New subgrouping of small thyroid carcinomas, *Cancer* 60(8): 1767–1770, 1987.

[97] Koo BS, et al: Prophylactic lymphadenectomy of neck level II in clinically node-positive papillary thyroid carcinoma, *Ann Surg Oncol* 17(6): 1637–1641, 2010.

[98] Pitt SC, Sippel RS, Chen H: Contralateral papillary thyroid cancer: does size matter? *Am J Surg* 197(3): 342–347, 2009.

[99] Kim ES, et al: Completion thyroidectomy in patients with thyroid cancer who initially underwent unilateral operation, *Clin Endocrinol (Oxf)* 61(1): 145–148, 2004.

[100] Pasieka JL, et al: The incidence of bilateral well-differentiated

thyroid cancer found at completion thyroidectomy, *World J Surg* 16(4): 711–716, 1992; discussion 716–717.

[101] Kawaura M, et al: Multicentricity in papillary thyroid carcinoma: analysis of predictive factors, *J Otolaryngol* 30(2): 102–105, 2001.

[102] Shattuck TM, et al: Independent clonal origins of distinct tumor foci in multifocal papillary thyroid carcinoma, *N Engl J Med* 352(23): 2406–2412, 2005.

[103] Erdem E, et al: Comparison of completion thyroidectomy and primary surgery for differentiated thyroid carcinoma, *Eur J Surg Oncol* 29(9): 747–749, 2003.

[104] Kupferman ME, et al: Safety of completion thyroidectomy following unilateral lobectomy for well-differentiated thyroid cancer, *Laryngoscope* 112(7 Pt 1): 1209–1212, 2002.

[105] Randolph GW: The importance of pre- and postoperative laryngeal examination for thyroid surgery, *Thyroid* 20(5): 453– 458, 2010.

[106] Clark OH: Thyroid cancer: predisposing conditions, growth factors, signal transduction and oncogenes, *Aust N Z J Surg* 68(7): 469–477, 1998.

[107] Sosa JA, et al: The importance of surgeon experience for clinical and economic outcomes from thyroidectomy, *Ann Surg* 228(3): 320–330, 1998.

[108] Saunders BD, et al: Who performs endocrine operations in the United States? *Surgery* 134(6): 924–931, 2003; discussion 931.

[109] Farrar WB, Cooperman M, James AG: Surgical management of papillary and follicular carcinoma of the thyroid, *Ann Surg* 192(6): 701–704, 1980.

[110] Randolph GW: *Surgery of the Thyroid and Parathyroid Glands,* .

[111] Hockauf H, Sailer R: Postoperative recurrent nerve palsy, *Head Neck Surg* 4(5): 380–384, 1982.

[112] Segal K, et al: Surgery of thyroid cancer in children and adolescents, *Head Neck* 20(4): 293–297, 1998.

[113] Sinclair IS: The risk to the recurrent laryngeal nerves in thyroid and parathyroid surgery, *J R Coll Surg Edinb* 39(4): 253–257, 1994.

[114] Martensson H, Terins J: Recurrent laryngeal nerve palsy in thyroid gland surgery related to operations and nerves at risk, *Arch Surg* 120(4): 475–477, 1985.

[115] Jeannon JP, et al: Diagnosis of recurrent laryngeal nerve palsy after thyroidectomy: a systematic review, *Int J Clin Pract* 63(4): 624–629, 2009.

[116] Bergenfelz A, et al: Complications to thyroid surgery: results as reported in a database from a multicenter audit comprising 3,660 patients, *Langenbecks Arch Surg* 393(5): 667–673, 2008.

[117] 2010, F. P. f. B. J. *Pre and Post Operative Laryngoscopy in Thyroid and Parathyroid Surgery British Association of Endocrine and Thyroid Surgeons Consensus 2010,* 2010: cited; Available from:
www. baets. org. uk/... /Vocal_cord_check_consenus_document_2010_final. pdf
www. baets. org. uk/.

[118] Harness JK, et al: Total thyroidectomy: complications and technique, *World J Surg* 10(5): 781–786, 1986.

[119] Thomas C, Nunn G, Buckwalter J: *Indications for tracheotomy in patients with thyroid cancer in The Program of the International Association of Endocrine Surgeons and Societe Internationale de Chirurgie,* Abstract ES-F. San Francisco. San Francisco.

[120] Lo CY, Kwok KF, Yuen PW: A prospective evaluation of recurrent laryngeal nerve paralysis during thyroidectomy, *Arch Surg* 135(2): 204–207, 2000.

[121] de Roy van Zuidewign DEA: Complications from thyroid surgery, *Ann Surg Oncol* 2: 56, 1995.

[122] Thomusch O, et al: Multivariate analysis of risk factors for postoperative complications in benign goiter surgery: prospective multicenter study in Germany, *World J Surg* 24(11): 1335–1341, 2000.

[123] Randolph G, e.a. O. Head, and N. S. 115 : *Comparison of intraoperative recurrent laryngeal nerve monitoring techniques during thyroid surgery* e. a. O. Head, and N. S. 115(abstract), 115, (abstract), 115.

[124] Randolph GW, et al: Electrophysiologic recurrent laryngeal nerve monitoring during thyroid and parathyroid surgery: international standards guideline statement, *Laryngoscope* 121(Suppl 1): S1–S16, 2011.

[125] van Heerden JA, Groh MA, Grant CS: Early postoperative morbidity after surgical treatment of thyroid carcinoma, *Surgery* 101(2): 224–227, 1987.

[126] Foster RS Jr : Morbidity and mortality after thyroidectomy, *Surg Gynecol Obstet* 146(3): 423–429, 1978.

[127] Beahrs OH, Ryan RF, White RA: Complications of thyroid surgery, *J Clin Endocrinol Metab* 16(11): 1456–1469, 1956.

[128] Schlumberger MJ: Papillary and follicular thyroid carcinoma, *N Engl J Med* 338(5): 297–306, 1998.

[129] Kuy S, et al: Outcomes following thyroid and parathyroid surgery in pregnant women, *Arch Surg* 144(5): 399–406, 2009; discussion 406.

[130] Holt EH: Care of the pregnant thyroid cancer patient, *Curr Opin Oncol* 22(1): 1–5, 2010.

[131] Schlumberger M, Pacini F: Differentiated thyroid tumors, *in Thyroid tumors,* Paris, 1999, Nucleon.

[132] Perzik SL: Total thyroidectomy in the management of Graves' disease. A review of 282 cases, *Am J Surg* 131(3): 284–287, 1976.

[133] Reeve TS, et al: Total thyroidectomy. The preferred option for multinodular goiter, *Ann Surg* 206(6): 782–786, 1987.

[134] Lennquist S: Thyroidectomy, *in Textbook of Endocrine Surgery,* Philadelphia, 1997, WB Saunders.

[135] Kramer JA, et al: Primary tumour size is a prognostic parameter in patients suffering from differentiated thyroid carcinoma with extrathyroidal growth: results of the MSDS trial, *Eur J Endocrinol* 163(4): 637–644, 2010.

[136] Jaffe V, Young AE: Strap muscles in thyroid surgery: to cut or not to cut? *Ann R Coll Surg Engl* 75(2): 118, 1993.

[137] Lore JM Jr, Kim D, Elias S: Total thyroid lobectomy and isthmusectomy with exposure and preservation of the recurrent laryngeal nerve, *Trans Sect Otolaryngol Am Acad Ophthalmol Otolaryngol* 84(5): ORL896–7.

[138] Berlin DD: The recurrent laryngeal nerves in total ablation of the normal thyroid gland: an anatomical and surgical study, *Surg Gynecol Obstet* 60: 19–26, 1935.

[139] Wang C: The anatomic basis of parathyroid surgery, *Ann Surg* 183(3): 271–275, 1976.

[140] Akerstrom G, Malmaeus J, Bergstrom R: Surgical anatomy of human parathyroid glands, *Surgery* 95(1): 14–21, 1984.

[141] Gilmore J: The embryology of the parathyroid glands, thymus and certain associated rudiments, *J Pathol Bacteriol* 45: .

[142] Pyrtek L, Painter RL: An Anatomic study of the relationship of the parathyroid glands to the recurrent laryngeal nerve, *Surg Gynecol Obstet* 119: 509–512, 1964.

[143] Nobori M, et al: Blood supply of the parathyroid gland from the superior thyroid artery, *Surgery* 115(4): 417–423, 1994.

[144] Attie JN: Primary hyperparathyroidism, *Curr Ther Endocrinol Metab* 6: 557–565, 1997.

[145] Halstead W, Evans HN: The parathyroid glandules: their blood supply and their preservation in operations upon the thyroid gland, *Ann Surg* 46(4): 489–506, 1907.

[146] Lahey FH: Routine dissection and demonstration of the recurrent laryngeal nerve in subtotal thyroidectomy, *Surg Gynecol Obstet* 66: .

[147] Curtis G: The blood supply of the human parathyroids, *Surg Gynecol Obstet* 51: .

[148] Lennquist S, Cahlin C, Smeds S: The superior laryngeal nerve in thyroid surgery, *Surgery* 102(6): 999–1008, 1987.

[149] Cernea CR, et al: Surgical anatomy of the external branch of the superior laryngeal nerve, *Head Neck* 14(5): 380–383, 1992.

[150] Moosman DA, DeWeese MS: The external laryngeal nerve as related to thyroidectomy, *Surg Gynecol Obstet* 127(5): 1011–1016, 1968.

[151] Emerick GT, et al: Diagnosis, treatment, and outcome of follicular thyroid carcinoma, *Cancer* 72(11): 3287–3295, 1993.

[152] Attie JN, et al: Feasibility of total thyroidectomy in the treatment of thyroid carcinoma: postoperative radioactive iodine evaluation of 140 cases, *Am J Surg* 138(4): 555–560, 1979.

[153] Clark OH, et al: Thyroid cancer: the case for total thyroidectomy, *Eur J Cancer Clin Oncol* 24(2): 305–313, 1988.

[154] Wafae N, Vieira MC, Vorobieff A: The recurrent laryngeal nerve in relation to the inferior constrictor muscle of the pharynx, *Laryngoscope* 101(10): 1091–1093, 1991.

[155] Lennquist S, Persliden J, Smeds S: The value of intraoperative scintigraphy as a routine procedure in thyroid carcinoma, *World J Surg* 12(5): 586–592, 1988.

[156] Lee NJ, et al: Unintentional parathyroidectomy during thyroidectomy, *Laryngoscope* 109(8): 1238–1240, 1999.

[157] Lore JM Jr, Pruet CW: Retrieval of the parathyroid glands during thyroidectomy, *Head Neck Surg* 5(3): 268–269, 1983.

[158] Salander H, Tisell LE: Incidence of hypoparathyroidism after radical surgery for thyroid carcinoma and autotransplantation of parathyroid glands, *Am J Surg* 134(3): 358–362, 1977.

[159] Wells SA Jr : et al: Transplantation of the parathyroid glands in man: clinical indications and results, *Surgery* 78(1): 34–44, 1975.

[160] Lahey FH: The transplantation of parathyroids in partial thyroidectomy, *Surg Gynecol Obstet* 42: .

[161] D'Avanzo A, et al: Hyperparathyroidism after thyroid surgery and autotransplantation of histologically normal parathyroid glands, *J Am Coll Surg* 190(5): 546–552, 2000.

[162] Wax MK, Valiulis AP, Hurst MK: Drains in thyroid and parathyroid surgery. Are they necessary? *Arch Otolaryngol Head Neck Surg* 121(9): 981–983, 1995.

[163] Chambers AJ, Pasieka JL, Temple WJ: Improvement in the accuracy of reporting key prognostic and anatomic findings during thyroidectomy by using a novel Web-based synoptic operative reporting system, *Surgery* 146(6): 1090–1098, 2009.

第
5
篇

第31章 ■ 微创内镜辅助甲状腺切除术

PAOLO MICCOLI ■ GABRIELE MATERAZZI

引言

甲状旁腺腺瘤大多数为良性且直径小，特别适合小切口入路手术。故腔镜辅助的颈部手术首次提出便应用于甲状旁腺切除术，旨在减少颈部的创伤[1-2]。（见第 61 章）。而后，同样的手术方式经过改良也得到证实适用于切除甲状腺小结节[3-5]。目前，关于怎样才是真正意义上的甲状腺微创手术仍然存在争议。1998 年我们首次提出的微创内镜辅助甲状腺切除术（MIVAT），是采用外部拉钩免注气的方式，因为注气对于在颈部构建足够大的手术空间来说是非必需的，而且一些文献夸大了颈部注入 CO_2 可能产生的不利影响[6]（见第 36 章）。

我们所在的科室从 21 世纪初开展这种术式，通过对 2500 例患者的对比分析，发现这种手术方式的治疗效果优于标准开放手术。当然，这种术式并不适用于所有患者，只有 15% 的患者符合 MIVAT 的适应证。

术前评估和麻醉

适应证和主要禁忌证见表 31-1。其中最大的限制就是术前通过超声检查精确测量得到的结节和腺体的大小。在地方性甲状腺肿的地区，结节外的甲状腺体积大小的确与手术适应证密切相关，腺体较大的有必要中转为开放手术。超声检查对排除甲状腺炎是很有意义的，因甲状腺炎会使手术解剖变得困难。如果超声提示怀疑甲状腺炎可能，应该检测血清自身抗体。术前考虑甲状腺炎的患者为手术禁忌。

最有争议性的一项适应证就是恶性肿瘤的治疗。在甲状腺乳头状癌治疗方面，比萨外科的两项不同研究清楚地表明，在甲状腺区域的操作层面，MIVAT 术式能够提供与传统术式相同的手术空间。第一项是前

表31-1 MIVAT术式的适应证与禁忌证

适应证*	禁忌证
良性病变	复发的病变
低复发危险的乳头状癌	局部进展期或转移性癌
Graves 病	颈短的肥胖患者

*甲状腺体积小于25 ml且结节直径小于3 cm

瞻性的随机研究[7]：对 35 例低复发危险的乳头状癌患者进行分组，16 例采用 MIVAT 术式（A 组），19 例采用传统术式（B 组）。术后 1 个月，检测所有患者的血清甲状腺球蛋白（Tg）水平和 ^{131}I 全身显像（WBS）情况，两组患者检查的结果之间的差异没有统计学意义（A、B 两组血清 Tg 分别为 5.3 ± 5.8 ng/L 和 7.6 ± 21.7 ng/L，放射性碘的平均摄取率分别为 3.9% ±4.4% 和 4.6% ±6.7%）。第二项前瞻性研究纳入了 221 例甲状腺乳头状癌患者，肿瘤直径小于 30 mm，超声评估甲状腺体积小于 30ml 且彩超没有提示淋巴结转移及甲状腺炎[8]。171 例患者采用 MIVAT 术式（A 组），50 例采用传统术式（B 组），平均随访 3.6 ± 1.5 年（1～8 年，中位数是 5 年），两组间的年龄、性别、平均随访年限的差异没有统计学意义。两组患者的血清 Tg、TSH 水平和 ^{131}I 颈部摄取率的差异没有统计学意义（表 31-2）。直到随访结束，实行 MIVAT 术式与传统开放术式的甲状腺乳头状癌患者治愈率的差异没有统计学差异；甲状旁腺功能减退症、喉返神经麻痹的发生率也都相同。长达 5 年的随访结果明确证实，对于低-中度复发危险的甲状腺乳头状癌患者，MIVAT 是一种安全、有效的手术方式。

毫无疑问，"低危"的甲状腺乳头状癌是采用 MIVAT 术式的最佳适应证，但必须要有确切证据表明颈部淋巴结是否有转移。事实上，对于 MIVAT 术式能够彻底切除甲状腺乳头状癌尽管是毫无争议的，但要特别注意可能遇到淋巴结转移或甲状腺被膜外侵犯的病变。这些情况下内镜手术可能无法完全清扫淋巴

表31-2　MIVAT术式（M）和传统术式（CT）的甲状腺乳头状癌患者在术后^{131}I清甲时手术彻底性的指标比较（血清Tg、TSH水平和^{131}I颈部摄取率的差异没有统计学意义）

	M	C	显著性差异
	$n = 174$	$n = 51$	$P < 0.05$
血清 Tg（ng/ml）			
均数	25.3 ± 118.4	8.5 ± 9.4	0.3
范围	$1 \sim 1\,322$	$1 \sim 38$	
中位数	4	4.9	
血清 TSH（mU/ml）			
均数	56.1 ± 23.9	51.1 ± 17	0.16
范围	$11.6 \sim 205$	$12.9 \sim 75$	
中位数	55.9	53	
颈部 ^{131}I 摄取率（%）			
均数	5.4 ± 23.9	5.7 ± 5	0.66
范围	$0 \sim 31$	$0.3 \sim 21$	
中位数	3.9	3.6	

结或切除全部的肿瘤组织（侵犯气管或食管）。再次强调，精确的超声检查对判断患者是否可以采用 MIVAT 术式是非常重要的。

MIVAT 术式一般在全麻下进行，也可以在局麻（双侧颈深丛神经阻滞）下进行。

所有患者，术前甲状腺功能应正常。有甲状腺毒症的患者，术前准备尤为重要，以避免术中及术后发生甲状腺危象。应与患者探讨手术的方式，必须获得其书面知情同意，特别强调一旦术中遇到局部进展期癌、甲状腺炎腔镜下切除困难或者术中大出血时可能中转开放手术。

强烈建议所有患者在术前常规进行喉镜检查以识别术前无症状的声带麻痹（参阅第 15 章）。

外科技术

手术室布局

患者

- 仰卧位，颈部无需过伸
- 传统的颈部准备和铺巾
- 无菌贴膜覆盖皮肤

团队站台（图 31-1）

- 术者站在手术台的右边
- 第一助手站在手术台的左边（术者的对面）
- 第二助手站在手术台的头侧
- 第三助手站在手术台的左边
- 器械护士站在手术台的右边，术者的旁边

器械（图 31-2）（MIVAT 专用器械）

- 30° 内镜，直径 5 mm，长 30 cm
- 可控式钝头剥离子吸引器，长 21 cm，带有套芯
- 锯齿状薄的耳钳，工作杆长度 12.5 cm
- 传统的甲状腺拉钩（army-navy 拉钩）
- 纤细的双头组织拉钩，长 12.5 cm。
- 血管施夹器
- 直剪，长度 12.5 cm
- 超声刀主机
- 单个屏幕（双屏很有用，但不是必需的）
- 单极电刀

手术技巧

建立操作空间

患者仰卧位，颈部无需过伸，过伸会减少操作空间（图 31-1）。无菌贴膜（Tegaderm）保护皮肤。在胸骨切迹上方 2 cm，于颈部正中作一个 1.5 cm 长的横切口。仔细分离皮下脂肪和颈阔肌，尽量避免出血。这一步骤，术者可使用一薄的无菌贴膜隔绝电刀头，仅保留刀尖部位来电凝，以避免损伤皮肤和浅表组织。采用两个小拉钩暴露颈白线，并在无血管区，将颈白线切开 2 ~ 3 cm（图 31-4）。

通过皮肤切口，略微牵拉，采用精细的剥离子将甲状腺叶与带状肌做钝性分离。当大部分甲状腺叶与带状肌分离开后，置入更大、更深的拉钩以维持内镜操作过程中的手术空间；然后，通过皮肤切口置入 30°、5 mm 或 7 mm 的内镜，接下来的手术步骤均在内镜下完成，直到腺叶的娩出。早期，此步骤的操作是在内镜下使用 2 mm 的精细器械（比如剥离子、镊子、剥离子吸引器、剪刀）完成对带状肌和腺体侧面的分离。

凝闭甲状腺主要血管

当两侧的喉返神经未显露时，凝闭主要血管时避免使用单极或双极电刀，这点相当重要。我们采用超声刀凝闭几乎所有的血管，但是当血管在走行过程中非常靠近喉返神经时，要通过一次性或者可重复使用的血管夹来止血。

首先凝闭的是中静脉（如果存在）或出现在颈内

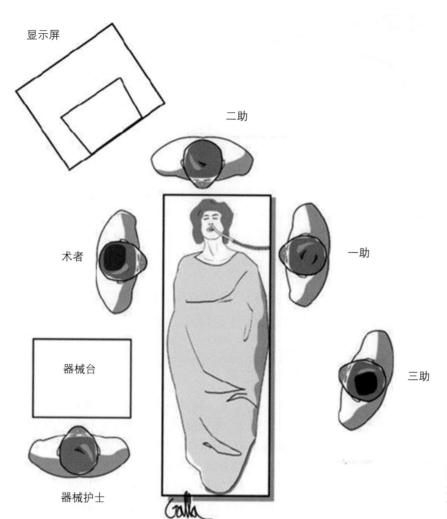

显示屏

二助

术者

一助

三助

器械台

器械护士

图 31-1 手术室布局：术者站在手术台的右边，一助站在手术台的左边（术者的对面），二助站在手术台的头侧，三助站在手术台的左边，器械护士站在手术台的右边，术者的旁边

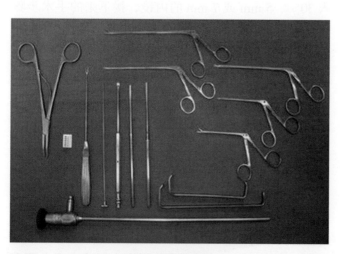

图 31-2 （也见彩图）MIVAT 使用的器械

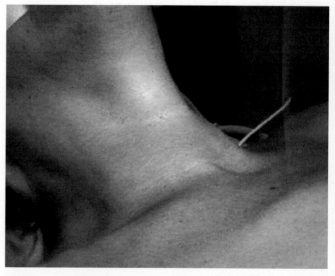

图 31-3 （也见彩图）MIVAT 患者在手术台上的体位（颈部无需过伸）

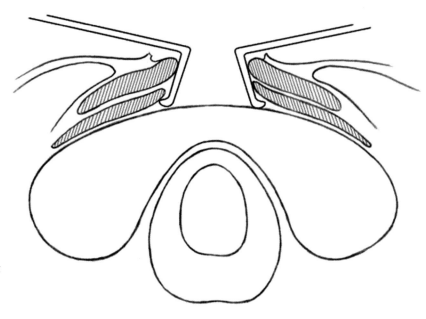

图 31-4 创建操作空间：取胸骨上 2 横指作 1.5 cm 长的横形切口，用两把拉钩暴露空间，定位并切开颈白线

静脉与甲状腺被膜之间的小静脉。这一步骤将使甲状腺侧面和气管食管沟得到很好的暴露，以便于后续对喉返神经的识别。在这一过程中，内镜要伸入切口内，保持 30° 镜头尖端朝下，并与气管和甲状腺叶垂直。

接下来的上极的暴露必须非常小心，直到完全清楚地显露甲状腺上动脉的各个不同血管分支。这一过程中必须旋转镜头 180°，尖端朝上，并与气管、甲状腺叶保持平行才能更好地显示上极。

通过拉钩和剥离子将甲状腺叶向下、向内牵拉，暴露甲状腺上极。为获得暴露甲状腺上极血管的最好视觉效果，拉钩的正确位置至关重要（包括带状肌的拉钩和甲状腺上极部位的拉钩）；多数情况下，用另外的剥离子将血管推向外侧，可以较为容易地暴露喉上神经的外侧支。超声刀的非功能刀头位于内侧，以避免喉上神经外支的热损伤。在这一部位避免接触超声刀的工作刀头，以免热损伤传导损伤喉上神经的外

支。可以根据血管直径和解剖情况使用超声刀整体或梯次离断甲状腺上极血管（图 31-6 和 31-7）。

辨认、分离喉返神经和甲状旁腺

将甲状腺叶向内上方牵拉，用剥离子稍加分离打开筋膜间隙。此时需要重新调整 30° 镜头使尖端朝下，并与气管和甲状腺叶垂直。这个时候喉返神经通常出现在气管食管沟间，位于 Zuckerkandl 结节这一术中重要的解剖标识后方。全局视野下，喉返神经和甲状旁腺可以从甲状腺上很好地分离开来（见图 31-8）。

没有必要在内镜下从纵隔开始完全分离喉返神经至入喉点，这对于内镜手术而言可能非常浪费时间。但在腔镜下识别出喉神经是恰当和安全的，应该尽可能多地将神经从甲状腺被膜上剥离下来。需要强调的是，在后续操作中，待甲状腺叶娩出后直视下完全分

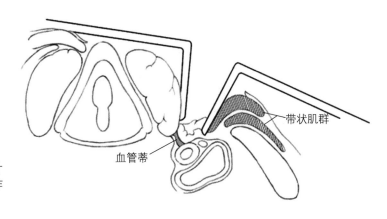

图 31-5 MIVAT 术中操作空间的建立（当大部分甲状腺叶与带状肌分离开后，置入更大更深的拉钩以维持内镜操作过程中的手术空间）

离喉返神经更为容易。借助内镜的放大作用可以很容易地识别上、下甲状旁腺，选择性离断甲状腺下动脉的分支可保留甲状旁腺的血供。分离过程中，大血管或神经旁边的小血管的止血可以使用 3 mm 的钛夹。

牵出和切除甲状腺腺叶

一旦甲状腺腺叶完全松解，就可以撤出内镜和拉

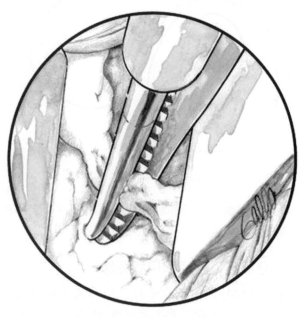

图 31-6 MIVAT 内镜视野下甲状腺上极的处理：可以根据血管直径和解剖情况使用超声刀整体或梯次离断甲状腺上极血管。超声刀的非功能刀头位于内侧，以免喉上神经外支的热损伤

钩，使用普通的血管钳旋转并牵拉出甲状腺上极。稍加牵拉腺体即可使甲状腺腺叶完全拉出。这时候转为像常规手术那样在直视下进行，凝闭小血管，解剖 Berry 韧带，将腺体从气管上分离下来。此时需要再次检查喉返神经，避免在最后的步骤发生损伤，这一点非常重要。随后将峡部从气管前分离并离断，完全暴露气管，切除腺叶。

放置引流管不是必须的。颈白线缝合一针，皮下缝合关闭颈阔肌，最后使用皮肤黏合剂黏合皮肤。

如果拟行全甲状腺切除，当一侧腺叶切除后，可采用同样的手术步骤切除对侧腺叶。无须放置引流管。

▎术后治疗

术后护理

MIVAT 患者术后前 5 ~ 10 个小时需要在病房严密观察。术后必须密切观察并立即评估是否存在发声困难、气道阻塞和颈部肿胀。在术后早期必须注意是否出现血肿，万一出现术后血肿，必须立即进行血肿清除。

如果患者在手术当晚能够经口进食，则第 2 天就可以出院。在术后第 1 天和第 2 天，必须检查血清钙情况并按照表 31-3 对症处理。

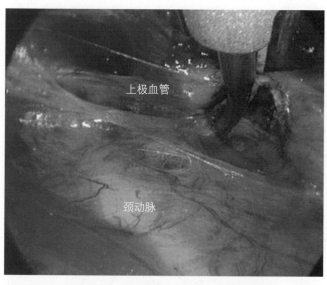

图 31-7 （也见彩图）内镜视野下超声刀离断甲状腺上极。颈总动脉可以很好地暴露和受到保护

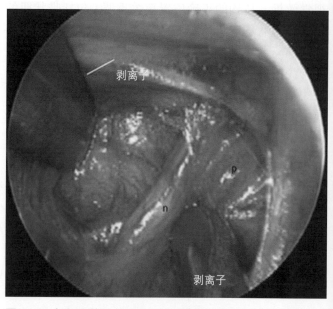

图 31-8 （也见彩图）MIVAT 内镜视野下喉返神经的分离：喉返神经（n）位于气管食管沟内，甲状腺旁腺也可以很好地显露（p）

表31-3 术后低钙血症的管理	
甲状腺切除术后第 1 天低钙血症的管理	
急性症状	葡萄糖酸钙静脉注射
无症状血清钙 ≤ 7.5* mg/dl	每日口服钙（3 g）+维生素 D（0.5 μg）
无症状 血清钙 7.5 ~ 7.9 mg/dl	每日口服钙（1.5 g）

*正常范围：8~10 mg/dl

MIVAT 术后不一定要行切口换药。通过静脉或口服镇痛药进行行术后镇痛。

发音障碍、客观或主观的发声困难，需术后立即进行声带检查。如果术后声音正常，声音的检查可以推迟（见第 15 章）。

内镜辅助手术方式的展望

发展方向之一，就是于 2007 在比萨提出的微创内镜辅助侧颈淋巴结清扫手术（MIVALL），但这种方式有待于进一步规范[9]。到目前为止，MIVALL 只实行了 5 例，这些患者术前在影像学上仅有单侧颈淋巴结转移。

MIVALL 手术方式是通过增加胸锁乳突肌外侧缘的切口，针对侧颈部淋巴结清扫的内镜辅助方式，多发淋巴结转移是其禁忌。MIVALL 和 MIVAT 术式具有相同的优点：良好的美容效果，放大的手术视野，最小的分离范围，如果与前哨淋巴结技术相结合，在今后或许能够应用于微创的侧颈淋巴结清扫。

结语

进入 21 世纪以来，提出了许多治疗甲状腺良恶性疾病的微创手术方式，并不断发展和规范化。对于低危甲状腺恶性肿瘤，MIVAT 手术方式也已证实是能够在不同机构安全推广应用的治疗方法[10-15]。目前的文献表明，低危乳头状癌患者采用 MIVAT 手术方式与传统手术方式，手术治疗的彻底性相同，包括相同的生存率和复发率。需要注意的是，MIVAT 有严格的纳入标准，如果在术中证实肿瘤局部浸润或出现淋巴结转移，微创内镜辅助术式必须中转为传统的开放手术。

参考文献

[1] Miccoli P, Cecchini G, Conte M, et al: Minimally invasive, video-assisted parathyroid surgery for primary hyperparathyroidism, *J Endocrinol Invest* 20: 429–430, 1997.

[2] Gagner M: Endoscopic subtotal parathyroidectomy in patients with primary hyperparathyroidism, *Br J Surg* 83(6): 875, 1996.

[3] Hüscher CS, Chiodini S, Napolitano C, et al: Endoscopic right thyroid lobectomy, *Surg Endosc* 11(8): 877, 1997.

[4] Ikeda Y, Takami H, Sasaki Y, et al: Endoscopic resection of thyroid tumors by the axillary approach, *J Cardiovasc Surg (Torino)* 41: 791–792, 2000.

[5] Miccoli P, Berti P, Conte M, et al: Minimally invasive surgery for thyroid small nodules: preliminary report, *J Endocrinol Invest* 22: 849–851, 1999.

[6] Gottlieb A, Sprung J, Zheng XM, et al: Massive subcutaneous emphysema and severe hypercarbia in a patient during endoscopic transcervical parathyroidectomy using carbon dioxide insufflation, *Anesth Analg* 84: 1154–1156, 1997.

[7] Miccoli P, Elisei R, Materazzi G, et al: Minimally Invasive Video Assisted Thyroidectomy for Papillary Carcinoma: a prospective study about its completeness, *Surgery* 132: 1070–1074, 2002.

[8] Miccoli P, Pinchera A, Materazzi G, et al: Surgical treatment of low- and intermediate-risk papillary thyroid cancer with minimally invasive video-assisted thyroidectomy, *J Clin Endocrinol Metab* 94(5): 1618–1622, 2009.

[9] Miccoli P, Materazzi G, Berti P: Minimally invasive video-assisted lateral lymphadenectomy: a proposal, *Surg Endosc* 22(4): 1131–1134, 2008.

[10] Miccoli P, Materazzi G: Minimally invasive video assisted thyroidectomy (MIVAT), *Surg Clin North Am* 84: 735–741, 2004.

[11] Miccoli P, Berti P, Ambrosini CE: Perspectives and lessons learned after a decade of minimally invasive video-assisted thyroidectomy, *ORL J Otorhinolaryngol Relat Spec* 70(5): 282–286, 2008.

[12] Gourakis G, Sotiropoulos GC, Neuhäuser M, et al: Comparison between minimally invasive video-assisted thyroidectomy and conventional thyroidectomy: is there any evidence-based information? *Thyroid* 18(7): 721–727, 2008.

[13] Miccoli P, Minuto MN, Ugolini C, et al: Minimally invasive video-assisted thyroidectomy for benign thyroid disease: an evidence-based review, *World J Surg* 32(7): 1333–1340, 2008.

[14] Lombardi CP, Raffaelli M, D'alatri L, et al: Video-assisted thyroidectomy significantly reduces the risk of early postthyroidectomy voice and swallowing symptoms, *World J Surg* 32(5): 693–700, 2008.

[15] Terris DJ, Angelos P, Steward DL, et al: Minimally invasive video-assisted thyroidectomy: a multi-institutional North American experience, *Arch Otolaryngol Head Neck Surg* 134(1): 81–84, 2008.

第 5 篇

第32章 ■ 喉上神经的外科解剖

CLAUDIO R. CERNEA ■ LENINE GARCIA BRANDÃO ■ ABDULLAH N. HISHAM

从 Kocher 首次记载甲状腺手术以来，甲状腺手术技术的变化很少[1]。当有经验的外科医生进行甲状腺手术时，并发症的发生率通常很低。最常见的并发症包括喉返神经损伤和甲状腺功能减退症。然而，喉上神经外支（external branch of the superior laryngeal nerve，EBSLN）的损伤可以发生在剥离及钳夹甲状腺上血管的时候，这种损伤可易导致环甲肌（cricothyroid muscle，CTM）瘫痪，损伤高音域，并改变声音的基础频率，尤其是对于女人及专业歌手来说，这是个很大的问题。是否发生喉上神经外支瘫痪在术后常规的喉镜检查中很难发现，但对于依靠声音工作的人来说却可导致灾难性的后果。掌握甲状腺上极区域的解剖变异并细致分离甲状腺上极，可以避免这类损伤的发生。

历史

1892 年，Fort 报道了环甲肌的解剖特征，并提到其运动由喉上神经外支支配[2]。在此之前，一些出版物已经通过一系列尸体解剖研究过喉上神经外支的结构[3-9]，其中最大规模的研究由 Moosman 和 DeWeese 完成，包含 200 具新鲜尸体[6]。

20 世纪初，喉上神经外支的手术解剖并没有得到重视。实际上，即便是 Kocher 也没有特意在他的书中提到这条神经[1]。作为甲状腺手术的基石，他在书中记载了超过 3 000 例甲状腺切除术的个人经验。直到 1935 年，人们才了解喉上神经外支保护的重要性。Amelita Galli-Curci 是当时世界最著名的女高音歌唱家，她在局部麻醉下接受了甲状腺切除术（为确定喉返神经没有受到损伤，医生要求她在手术中说话），切除甲状腺肿重达 170 g。经仔细辨认和保护，喉返神经并未受到损伤。然而她的声音在术后却仍戏剧性地音调降低并永久沙哑，这使她不得不放弃了歌唱。时代周刊记者写道："那令人惊叹的声音已经一

去不返，鬼魅般悲伤的嘶哑取代了天鹅绒般柔软的天籁[10]。"从那时起，喉上神经外支便被称为"Amelita Galli-Curci 神经"。有趣的是，最近一些学者开始质疑这件事情的真实性[11]。

1957 年，Gregg 指出即使他已积累了大量的经验（8000 例甲状腺切除术），但仍然不能确定如何避免和发现喉上神经外支的损伤[12]。随后，一些学者提出，要小心分离甲状腺上极结构，从而避免在结扎甲状腺上血管时损伤此神经[13-17]。

一些报道曾提到在术中辨认喉上神经外支的方法，一些学者的方法仅仅是基于此神经的解剖结构[8,10]，而另外一些人则尝试利用电刺激来辅助辨认[18-22]，特别是对于甲状腺明显增大的患者[23]。

解剖学

喉上神经是第十脑神经的第一分支（迷走神经）之一。它在节状神经节与迷走神经分离，大约距颈动脉分叉 4 cm[24]。下行约 1.5 cm 后，喉上神经分为 2 支，即内支和外支[7]。喉上神经外支在颈血管背外侧下降，与颈血管交叉到达内侧并延伸至喉。此神经通常宽 0.8 mm[25]，总长度 8.0[7]～8.9 cm[26]（图 32-1）。1968 年 Moosman 和 DeWeese 定义胸骨甲状腺 - 喉部三角，它的边界内侧是咽下缩肌和环甲肌，前侧是胸骨甲状肌，外侧是甲状腺上极[6]（图 32-2）。通过 200 具尸体解剖的研究显示，喉上神经外支几乎无一例外地通过此三角入喉。

由于此神经临近甲状腺上血管，其在外科领域中有着重要意义。在大多数情况下，喉上神经外支在甲状腺上极以上越过甲状腺上动静脉，在理论上防止了手术损伤的发生。然而 Droulias 等对 24 具尸体进行甲状腺切除，在临近甲状腺上极处钳夹甲状腺上极，却发现在多数情况下，神经也包含在其中[26]。Clader、Luter 和 Daniels 进行了 48 具尸体解剖，发现

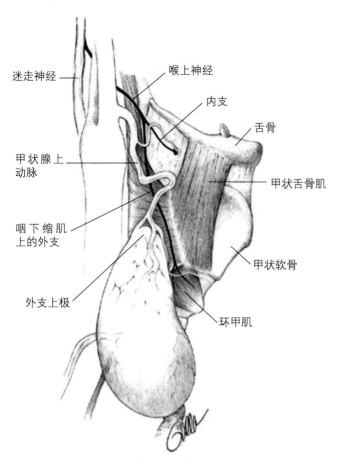

迷走神经

喉上神经

内支

舌骨

甲状腺上动脉

甲状舌骨肌

咽下缩肌上的外支

甲状软骨

外支上极

环甲肌

图 32-1 喉上神经外支在颈血管背外侧下降，与其交叉到达内侧并延伸至喉

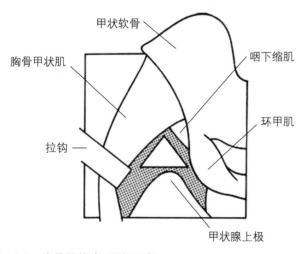

甲状软骨

胸骨甲状肌

咽下缩肌

拉钩

环甲肌

甲状腺上极

图 32-2 胸骨甲状腺 - 喉部三角

68% 的喉上神经外支与甲状腺上极联系紧密，在施行手术时易受损伤[27]。另一方面，Espinoza、Hamoir、Dehm[28] 及 Lennquist、Cahlin、Smeds[8] 分别指出 "危险位置" 的喉上神经外支存在率并不高（分别为 15% 和 18%）。此 外，Lennquist、Cahlin 和 Smeds 强调，

人群中有 20% 的喉上神经外支位于咽下缩肌的纤维中，仅 80% 的神经可以在手术中被识别[8]。

1992 年，基于喉上神经与甲状腺上血管、甲状腺上极的关系，我们提出了喉上神经外支的以下外科解剖分类[9]。

1 型：以 EBSLN 在甲状腺上极与甲状腺上血管的交叉点为标准，该交叉点在同侧甲状腺上极的水平以上，距离 >1 cm 者

2a 型：该交叉点在同侧甲状腺上极的水平以上，而距离 <1 cm 者

2b 型：该交叉点在同侧甲状腺上极的水平以下（图 32-3）

显然，2b 型发生医源性损伤的风险最高。在尸体解剖中，笔者发现这种类型的喉上神经外支占 20%。在临床上，我们发现在正常大小和轻度增大的甲状腺中 2b 型的神经占 14%[21]。幸运的是，1 型神经依然是最常见的类型（60% 的尸体解剖研究、68% 的临床记录）。

1998 年，Kierner 等发表了类似的分类，加入了第四种类型，即 EBSLN 走行于甲状腺上极背侧，使其辨认更加困难[29]。他们观察到，这种类型占他们案例的 13%，而 1 型（42%）则相对少于我们的研究。

2002 年，Friedman 等提出了一种不同的分类方法，他们着眼于神经和咽下收缩肌的关系以及与环甲肌的连接。基于 1 057 例手术的经验，他们可以辨认其中 900 例的神经，并将其分类[30]。

在最近的几篇论文中，笔者提出的解剖分类已经被广泛接受。一些作者也报道了与笔者原结果相似的 2b 型 EBSLN 发生率。Ozlugedik 等[31] 研究了 40 例半侧颈部标本，其中 2b 型占 17.5%。在一项涉及 78 名甲状腺上极手术患者的前瞻性研究中，Mishra 等[32] 观察到 2b 型占 10.25%。在其他论文中，2b 型的发生率比我们的原始结果明显增高。Pagedar 和 Freeman[33] 评估了 112 名患者的 178 条喉上神经外支，其中 48.3% 为 2b 型。Chuang 等[34] 研究了 43 具尸体的 86 条喉上神经外支，其中 38.3% 为 2b 型。

一些学者指出，一些个体的 "内在因素" 可能与 2b 型 EBSLN 的增加有关。Furlan 等[35] 在 35 具未经防腐处理的尸体上进行解剖研究，2b 型神经在腺体较小的个体（$P=0.0006$）和腺体体积增大（$P=0.0007$）的个体中明显较多，差异具有统计学意义。

Morton 等[36] 在一篇综述中批评了所有现有的 EBSLN 解剖分类方法，他们认为所有的分类都没能建立一个可靠的解剖学标志，从而在进行甲状腺切除

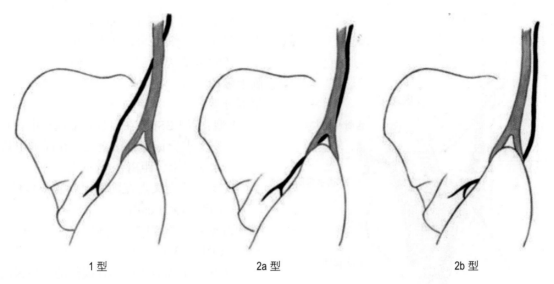

| 1 型 | 2a 型 | 2b 型 |

图 32-3　EBSLN 外科解剖分类

术时可以安全辨认并保护喉上神经外支。然而我们坚信，外科医生接近甲状腺上极的方式是手术时保护神经最重要的因素，尤其是当处理肿大的甲状腺时。

生理和病理生理

　　喉上神经外支是支配环甲肌运动的唯一神经。Tschiassny[37] 和 Arnold[38] 分别在 1944 年和 1961 年证明了环甲肌收缩对于声音产生的影响。环甲肌有 2 个肌腹，分别为直部和斜部，这两部分各自的功能尚不明确，但这两部分共同作用，可以调节声带的长度和紧张度[39]。

　　声带振动的频率受声带紧张度的影响，而声带紧张度则由甲杓肌和环甲肌功能的平衡而决定。环甲肌使环状软骨抬高，缩短其与甲状软骨的距离。环状软骨的运动使声带的长度和紧张度增加（图 32-4）。Arnold 称这种由环甲肌介导、甲杓肌引起的声带张力为"外部张力"，这种张力在高频声音的发声中至关重要。除了 EBSLN 的发声功能，一些作者指出其在呼

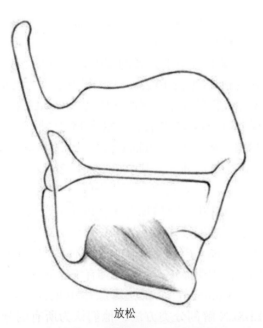

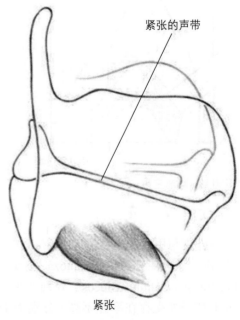

放松　　　　　　　　　　　　　　　紧张的声带

紧张

图 32-4　放松和收缩环甲肌，引起环状软骨及甲状软骨的运动，声带紧张

吸运动中也有重要作用，尤其是在呼气时[40-41]。

EBSLN 的损伤可以导致环甲肌完全瘫痪，在肌电图上表现为"电静息"[21]。在性能上，声音的基础频率会减低，语音功能也明显恶化，尤其是发出高频率声音之时（见第 45 章和第 46 章）[21]。

手术技术

在大多数涉及甲状腺的手术中，甲状腺上极的分离都是必要的。一些术者喜欢在手术之初先进行甲状腺上极分离[14,21]，而另一些人则喜欢最后进行这一步骤[17]。无论次序，甲状腺上极的分离通常开始于整个甲状腺腺叶游离。为了方便开始腺叶的游离，建议对甲状腺中静脉进行切断结扎。在上极进行操作前，强烈建议完全显露胸骨甲状腺 - 喉部三角（见图 32-2）。多数情况下，当甲状腺体积正常或仅轻度增大时，没有必要完全分离带状肌。然而多数情况下，电刀局部切断甲状胸骨肌就有助于达到甲状腺上极的目的（图 32-5）（见第 30 章）。

甲状腺上极血管常分为 3 支环绕上极，2 支位于前方，1 支位于背侧。外科医生小心分离并单独结扎这些分支是非常有必要的，缝线也需非常小心（图 32-6）。Loré 等强调轻柔的牵拉可以保持 EBSLN 的完整性[17]。

一般来说，EBSLN 位于甲状腺上缘，严格遵守上述原则将会为神经提供合理的保护。然而约有 15%～20% 的神经为 2b 型，因此在所有病例中，都应该严格地在甲状腺 - 喉部三角内操作，沿甲状腺上极内侧表面结扎和分离上极血管，充分暴露。当解剖分离此区域时，医生应使用神经刺激器，尤其是当 EBSLN 深至咽下缩肌筋膜（大约 20%）时更有益处[8]。当神经接受电刺激，环甲肌即刻发生快速而有力的收缩（参阅本章的 SLN 录像）。一旦观察到 EBSLN，就必须在整个上极分离时均保持对它直视（图 32-7）。在甲状腺上极解剖完成后，此神经的完整性也可以通过电刺激进行探测（见第 33 章）。

一些作者仅根据对 EBSLN 的外科解剖发现来识别和保护 EBSLN[8,10]。处理 EBSLN 时，神经刺激的一个明显优点在于即便当其位于咽下缩肌纤维表面以下时，也可以获得阳性的信号。阳性结果导致环甲肌的收缩和气管插管监测系统出现典型的微小反应（通过人的神经交通支）。一群组织作为甲状腺上极处理的一部分，在被分离之前对刺激可能无反应（见第 33

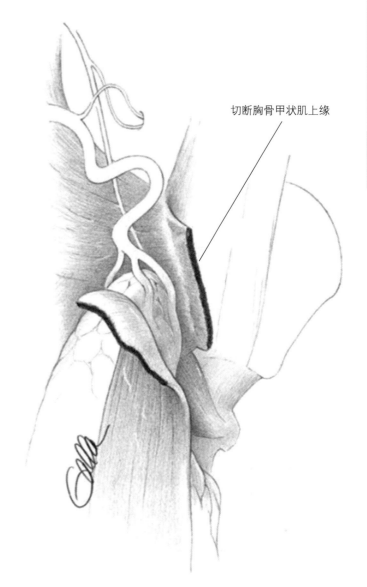

图 32-5　通过电刀切断胸骨甲状肌，增加上极的暴露

章）。然而，像许多国际文献中提到的[18-20,22]，我们更希望得到电刺激的阳性结果[21,23]。最近 Barczynski 进行的一项包含 210 例患者的随机对照研究，将喉返神经和喉上神经外支单纯暴露与暴露结合神经刺激监测对比，发现利用监测识别 EBSLN 有显著提高（83% 联合监测对 34% 没有监测），并显著改善多项早期术后声音参数（见第 33 章）[48]。

当甲状腺肿大时，上极的解剖分离较困难。在这种情况下，甲状腺上缘明显升高，使其与 EBSLN 的联系更加紧密（图 32-8）。另一个问题在于甲状腺上血管增粗，常常平行于甲状腺，对其分离时要更加小心。带状肌的分离可以为该区域提供更好、更安全的视野。我们已经证实甲状腺肿患者中高危 2b 型神经的发生率高达 54%[23]。因此，对于甲状腺肿大的患者

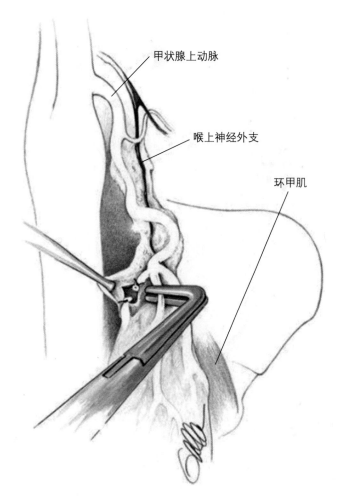

图 32-6　通过单独结扎甲状腺上动脉分离甲状腺上极，缝线尽量远离尾端

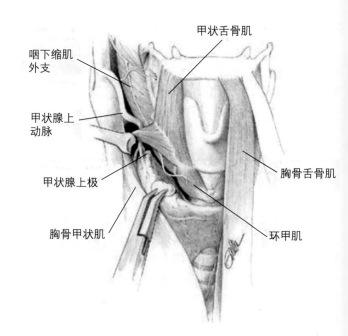

图 32-7　轻柔地牵拉利于保持 EBSLN 的完整性

积极识别 EBSLN 尤为重要。

　　最近，一些作者采用甲状腺微创技术，包括视频辅助甲状腺切除术。需要强调的是，我们在 1992 年提出的解剖分类所使用的尸体是僵直后未经防腐处理的，使尸体颈部呈现自然过伸体位，与以往传统甲状腺切除术的体位一致。但在视频辅助甲状腺切除术中不再使用颈部过伸体位，从而使 EBSLN 靠近甲状腺上极。Dedivitis 和 Guimarães 在有限的 12 例病例中，可以清楚识别 83.3% 病例的神经，其中 80% 的 EBSLN 走行于甲状腺上血管分支的内侧，20% 位于血管外侧[42]。另一方面，腔镜的视野放大、更清晰，有利于促进 EBSLN 的暴露和保护。

　　Inabnet 等在 2009 年进行了一项包括 10 例患者于局麻下微创甲状腺切除术并行 EBSLN 神经监测的前瞻性研究[43]。对于 15 根高危神经，8 根神经得到识别并成功保护。这些神经的正常功能评估通过术中神经监测和术后视频喉镜得到确认。

EBSLN 麻痹的诊断

　　EBSLN 麻痹的诊断很难单独通过临床和内镜表现获得（见第 45 章和第 46 章）。声音的改变通常较轻微，尤其是男性患者。然而，对于女性或语音专业人士，一些症状较常出现，如声音频率的降低、不能发出高调的声音、每天出现的发声疲劳。如果进行更细的语音评估，可以发现辅音 /z/ 的发音时间缩短、高音语调的降低和音域的缩窄[21]。

　　Teitelbaum 和 Wenig 报道，电视录像动态喉镜检测可能有助于诊断甲状腺切除术后 EBSLN 麻痹[44]。他们报道神经麻痹导致了患侧声带的弯曲，声门后部向麻痹侧旋转，麻痹侧声带向下移位，以及声带黏膜波形的不对称。

　　用于检测 EBSLN 损伤最客观的方法是环甲肌的肌电图检查[21,35]。应用甲状软骨下缘与环状软骨的上方作为外部解剖标志，电极经皮放置入肌肉，并且让患者发出高音 /e/。如果神经完好，环甲肌的电位活动会立即显著增加。然而如果 EBSLN 损伤，电活动增强就会消失。对侧肌肉可用作对照。肌电图是一种侵入性、有痛苦的检查，不应常规应用。

EBSLN 损伤的发生率

　　在国际上为数不多的几篇文献中比较 EBSLN 损伤的发生率比较困难，因为各篇文献中所给出的检查

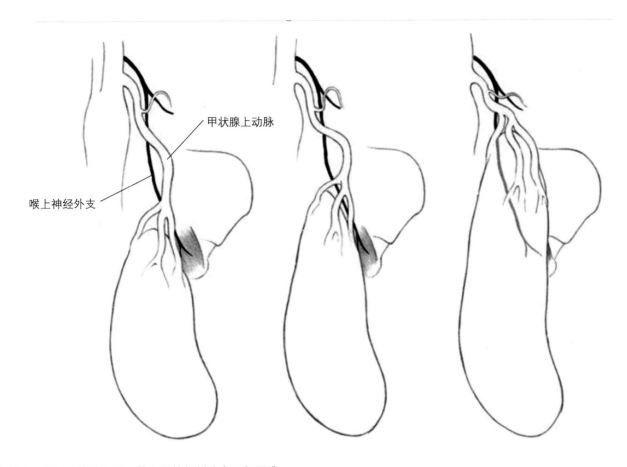

甲状腺上动脉

喉上神经外支

图 32-8 当甲状腺肿大时，其上极的解剖分离更加困难

方法差别很大。Loré 等报道在 111 名患者中其损伤发生率为 0.9%，但他们只运用了间接喉镜直视检查的方法 [45]。Rossi 等发现在 309 名患者中只有 0.3% 的患者出现损伤，但是他们没有描述检查的方法 [46]。Lennquist、Cahlin 和 Smeds 尝试积极地保护这一神经，他们在一项 38 名患者的前瞻性队列研究中发现，2.6% 的患者发生了神经损伤 [8]。Lekakos 等注意到在接受"高位结扎"甲状腺上血管手术的患者中有 11% 发生了神经损伤；相比之下，对甲状腺上血管分支做分别结扎的 122 名患者，发生率为 0 [15]。Jansson 等报道，20 例患者在甲状腺切除术前、术后均进行了肌电图和声学分析，其中 58% 的患者出现了 EBSLN 的"部分"受损 [47]。Teitelbaum 和 Wenig 发现，在 20 名患者中的发生率为 5% [35]。Loré 等在一篇最近的报道中提出，在 934 例高危 EBSLN 患者中，只有 0.1% 的患者喉镜下会出现麻痹表现 [17]。在我们的一项前瞻性临床队列研究中发现，术中没有明确识别 EBSLN 的患者，12% ~ 28% 的患者神经出现损伤；进一步长期肌电图监测发现，其中的一些病例是永久性损伤 [21]。

EBSLN 损伤的治疗

不幸的是，EBSLN 损伤一旦发生，目前尚没有确切有效的治疗方法。强化声音疗法被强烈推荐。正如 Amelita Galli-Curci 案例所显示的一样，如果麻痹是永久性的，那么对于以发声为事业的人士而言后果是非常严重的，尽管对既往的文献报道还存在争议 [11]。Hong 等基于其的研究结果建议，部分患者行喉成形术可能有一定帮助 [39]。但是就笔者所知，目前尚没有前瞻性的临床队列研究证实这一疗法的有效性。

结语

EBSLN 与甲状腺上极解剖关系十分密切。在 15% ~ 20% 的患者中，这一神经表现为 2b 型——即其在甲状腺上极的下方穿过甲状腺上血管。在这些情形下，甲状腺切除术就存在损伤 EBSLN 的风险。因此，我们建议分开结扎甲状腺上动脉和静脉的分支，远离尾端。如果在这一区域发现任何神经，神经电刺激器的阳性发现则是有益的。在处理明显增大的甲状腺切除手术中，往往也需要对 EBSLN 进行神经监测。为了避免损伤 EBSLN，以避免对以发声为职业的人士造成无法弥补的损失，唯一可行的方法就是熟练掌握其解剖知识，并且在手术中轻柔处理甲状腺上极。

参考文献

[1] Kocher ET: Indikationen und Resultäte bei Kropfoperation. In Kocher ET, editor: *Chirurgische operationslehre*, ed 5, Jena, 1907, Gustav Fischer.

[2] Fort JA: *Anatomie descriptive et dissection*, Paris, 1892, Octave Doin.

[3] Berlin DD, Lahey FH: Dissections of the recurrent and superior laryngeal nerves: the relation of the recurrent to the inferior thyroid artery and the relation of the superior to abductor paralysis, *Surg Gynecol Obstet* 49: 102, 1929.

[4] Vernetti L: Studio anatomo-chirurgico sui rapporti della branca esterna del nervo laringeo superiore com il pedunculo vascolare superiore della tireoid, *Minerva Chir* 2: 427, 1947.

[5] Durham CF, Harrison TS: The surgical anatomy of the superior laryngeal nerve, *Surg Gynecol Obstet* 118: 38, 1964.

[6] Moosman DA, DeWeese MS: The external laryngeal nerve as related to thyroidectomy, *Surg Gynecol Obstet* 129: 1011, 1968.

[7] Kambic V, Zargu M, Radsel Z: Topographic anatomy of the external branch of the superior laryngeal nerve: its importance in head and neck surgery, *J Laryngol Otol* 98: 1121, 1984.

[8] Lennquist S, Cahlin C, Smeds S: The superior laryngeal nerve in thyroid surgery, *Surgery* 102: 999, 1987.

[9] Cernea CR, et al: Surgical anatomy of the external branch of the superior laryngeal nerve, *Head Neck* 14: 380, 1992.

[10] Kark AE, et al: Voice changes after thyroidectomy: role of the external laryngeal nerve, *Br Med J* 289: 1412, 1984.

[11] Crookes PF, Recabaren JA: Injury to the superior laryngeal branch of the vagus during thyroidectomy: lesson or myth? *Ann Surg* 233: 588–593, 2001.

[12] Gregg RL: Avoiding injury to the extralaryngeal nerves, *Ann Otol Rhinol Laryngol* 66: 656, 1957.

[13] Kirchner JÁ: Surgically induced disorders of the vocal cords, *Conn Med* 28: 24, 1964.

[14] Ferraz AR, Toledo AC: Aspectos técnicos no tratamento do bócio nodular, *Rev Hosp Clin Fac Med Sao Paulo* 34: 88, 1979.

[15] Lekakos NL, et al: The superior laryngeal nerve in thyroidectomy, *Am Surg* 53: 610, 1987.

[16] Teitelbaum BJ, Wenig BL: Superior laryngeal nerve injury from thyroid surgery, *Head Neck* 17: 36, 1995.

[17] Loré JM Jr , et al: Thirty-eight-year evaluation of a surgical technique to protect the external branch of the superior laryngeal nerve during thyroidectomy, *Ann Otol Rhinol Laryngol* 107: 1015, 1998.

[18] Kratz RC: The identification and protection of the laryngeal motor nerves during thyroid and laryngeal surgery: a new microsurgical technique, *Laryngoscope* 83: 59, 1973.

[19] Friedman M, Toriumi DM: Functional identification of the external laryngeal nerve during thyroidectomy, *Laryngoscope* 96: 1291, 1986.

[20] Friedman M, Pacella BL: Total versus subtotal thyroidectomy: arguments, approaches and recommendations, *Otolaryngol Clin North Am* 23: 413, 1990.

[21] Cernea CR, et al: Identification of the external branch of the superior laryngeal nerve during thyroidectomy, *Am J Surg* 164: 634, 1992.

[22] Timon CI, Raferty M: Nerve monitoring in thyroid surgery: is it worthwhile? *Clin Otolaryngol* 24: 487, 1999.

[23] Cernea CR, Nishio S, Hojaij FC: Identification of the external branch of the superior laryngeal nerve (EBSLN) in large goiters, *Am J Otolaryngol* 16: 307, 1995.

[24] Sow ML, et al: Le nerf laryngé externe dans le chirurgie d'exérèse thyroidienne: correlations anatomo-chirurgicales à propos de 30 dissections, *Dakar Med* 27: 177, 1982.

[25] Lang J, et al: Über den Nervus Laryngeus superior und die Arteria Laryngea superior, *Acta Anat* 130: 309, 1987.

[26] Droulias C, et al: The superior laryngeal nerve, *Am Surg* 42: 635, 1976.

[27] Clader DN, Luter PW, Daniels BT: A photographic study of the superior and inferior laryngeal nerves and the superior and inferior thyroid arteries, *Am Surg* 23: 609, 1957.

[28] Espinoza J, Hamoir M, Dhem A: Preservation of the external branch of the superior laryngeal nerve in thyroid surgery: an anatomic study of 30 dissections, *Ann Otolaryngol Chir Cervicofac* 106: 127, 1989.

[29] Kierner AC, Aigner M, Burian M: The external branch of the superior laryngeal nerve: its topographical anatomy as related to surgery of the neck, *Arch Otolaryngol Head Neck Surg* 124: 301, 1998.

[30] Friedman M, LoSavio P, Ibrahim H: Superior laryngeal nerve identification and preservation in thyroidectomy, *Arch Otolaryngol Head Neck Surg* 128: 296–303, 2002.

[31] Ozlugedik S, Acar HI, Apaydin N, et al: Surgical anatomy of the external branch of the superior laryngeal nerve, *Clin Anat* 20: 387–391, 2007.

[32] Mishra AK, Temadari H, Singh N, et al: The external laryngeal nerve in thyroid surgery: the "no more neglected" nerve, *Indian J Med Sci* 61: 3–8, 2007.

[33] Pagedar NA, Freeman JL: Identification of the external branch of the superior laryngeal nerve during thyroidectomy, *Arch Otolaryngol Head Neck Surg* 135: 360–362, 2009.

[34] Chuang FJ, Chen JY, Shyu JF, et al: Surgical anatomy of the external branch of the superior laryngeal nerve in Chinese adults and its clinical applications, *Head Neck* 32: 53–57, 2010.

[35] Furlan JC, Cordeiro AC, Brandão LG: Study of some "intrinsic risk factors" that can enhance an iatrogenic injury of the external branch of the superior laryngeal nerve, *Otolaryngol Head Neck Surg* 128: 396–400, 2003.

[36] Morton RP, Whitfield P, Al-Ali S: Anatomical and surgical considerations of the external branch of the superior laryngeal nerve: a systematic review, *Clin Otolaryngol* 31: 368–374, 2006.

[37] Tschiassny K: Studies concerning the action of the muscle cricothyroideus, *Laryngoscope* 54: 589, 1944.

[38] Arnold GE: Physiology and pathology of the cricothyroid muscle, *Laryngoscope* 71: 687, 1961.

[39] Hong KH, et al: Functional differences between the two bellies of the cricothyroid muscle, *Otolaryngol Head Neck Surg* 118: 714, 1998.

[40] Woodson GE: Effects of recurrent laryngeal nerve transection and vagotomy on respiratory contraction of the cricothyroid muscle, *Ann Otol Rhinol Laryngol* 98: 373, 1989.

[41] Woodson GE: Respiratory activity of the cricothyroid muscle in conscious humans, *Laryngoscope* 100: 49, 1990.

[42] Dedivitis RA, Guimarães AV: Identification of the external branch of the superior laryngeal nerve during minimally invasive video-assisted thyroidectomy, *Braz J Otorhinolaryngol* 71: 326–328, 2005.

[43] Inabnet WB, Murry T, Dhiman S, et al: Neuromonitoring of the external branch of the superior laryngeal nerve during minimally invasive thyroid surgery under local anesthesia: a prospective study of 10 patients, *Laryngoscope* 119: 597–601, 2009.

[44] Teitelbaum BJ, Wenig BL: Superior laryngeal nerve injury from thyroid surgery, *Head Neck* 17: 36, 1995.

[45] Loré JM Jr, Kim DJ, Elias S: Preservation of the laryngeal nerves during total lobectomy, *Ann Otol Rhinol Laryngol* 86: 777, 1977.

[46] Rossi RL, Cady B, Silverman ML: Current results of conservative surgery for differentiated thyroid carcinoma, *World J Surg* 10: 612, 1986.

[47] Jansson S, et al: Partial laryngeal nerve lesions before and after thyroid surgery, *World J Surg* 12: 522, 1988.

[48] Barczynski M, Konturek A, Stopa M, et al: Randomized controlled trial of visualization versus neuromonitoring of the external branch of the superior laryngeal nerve during thyroidectomy, *World J Surg* 36(6): 1340–1347, 2012.

第
5
篇

第33章 ■ 喉返神经的手术解剖与监测

GREGORY W. RANDOLPH

> 出血意外是个小恶魔……虽然还有其他更为可怕可怕的情况，但切断喉返神经是更为极其危险的情况。每当发生这种不幸，患者或因此致命，或将失去上帝给予的美好生活的权利；然而，如果外科医生能够熟悉解剖结构，知晓这些神经的解剖位置，这些危险则是可以避免的。
>
> **Dr. Fulvio Gherli**，医学博士，斯坎迪亚诺，意大利

本章包含一些在线额外内容，详情请浏览 expertconsult.com 网站。

引言

公元 2 世纪，Galen 发现并命名了喉返神经。他发现切断猪的喉返神经可导致其失声。在此之前，发音被认为是由心脏控制的[1]。公元 7 世纪，Paulus Aegineta 建议，在甲状腺的手术治疗时需要保护喉返神经。16 世纪，Vesalius 提供了喉返神经的解剖图谱和喉上神经的分布[2]。1872 年，Kocher 进行了第一次甲状腺切除术。Kocher 细致的技术减少了手术死亡率并被 Halstead 采用。在此期间，Billroth 由于出血和术后脓毒血症废弃了该保护步骤。Wolfler 指出在 Billroth 的 44 例手术中，29.5% 的患者在术后 5 年内出现喉返神经麻痹[3]。1909 年 Kocher 由于在生理学、病理学以及甲状腺手术方面的贡献被授予诺贝尔奖。在经过与 Kocher 一段时间的学习后，Halsted 在美国提出"安全的甲状腺手术"，这是 Crile 诊所、Lahey 诊所和 Mayo 诊所建立的基础（见第 1 章）。本章回顾了喉返神经解剖、相关的手术管理策略以及喉返神经的监测技术。喉上神经的讨论只涉及甲状腺手术时与喉返神经相关的部分，所以喉上神经的手术解剖请读者参考第 32 章。

喉返神经麻痹的发生率

在甲状腺切除术中，喉返神经解剖、相关的手术管理策略以及喉返神经的监测技术决定了喉返神经麻痹的发生率和其重要性。报道的喉返神经麻痹的发生率在第 15 章有详尽描述。

在专家所做的手术中，喉返神经永久损伤率已经控制在 1% ~ 2%[4]。然而在许多研究中，由于多种原因，甲状腺切除术后喉返神经损伤的发生率被低估。首先，不利的数据会被漏报；其次，外科医生不能及时发现大多数损伤。例如，Lo 报道外科医生发现了 1% 的喉返神经损伤率，但事实上却有 7% 的患者出现喉返神经损伤[5]。

喉返神经损伤发生率被低估的另一个重要原因是，并不是所有患者都接受术后喉检查。通常，只有存在显著和持续症状的患者才会进行喉部检查。一些研究者发现声带损伤的临床症状缺乏可靠性（见第 15 章）[6-8]。损伤程度、声带位置、对侧声带的代偿以及损伤侧的演变，这些因素均导致症状的差异性。对于声带功能的评估，医生总是倾向于"肯定成功，忽略失败"[5]。斯堪的纳维亚质量注册发现，当所有患者行常规术后喉部检查时，喉返神经损伤概率会翻倍[9]。因此如果我们要评估喉返神经损伤的发生概率，所有患者都需要术前和术后的喉部检查。

尽管喉返神经损伤的发生概率在专家的手术中可能会较低，但最近 Djohan 报道："标准甲状腺切除术的喉返神经损伤的发生率为 2% ~ 13%"[10]。Steurer 最近发现，如果对甲状腺癌患者手术后 1 周进行检查，15% 存在喉返神经损伤[8]。Foster 回顾了 24 108 例甲状腺切除术，其中气管切开术概率为 2.5%[11]。最近的一次大型系统综述回顾了 25 000 例患者，术后有 9.8% 的损伤概率[12]。

双侧甲状腺切除术在头颈外科是独特的，因为左侧和右侧颅神经在同一外科手术中均有损伤风险。双侧喉返神经参与调节气道入口。双侧声带麻痹经常发

生在进行双侧甲状腺手术的患者身上，而这是气管切开术的适应证[13]。一些研究者建议，对于需要扩大切除的患者进行预防性气管切开术[11]。

几位研究者发现，在以下情况中发生喉返神经损伤的概率更大：①在手术过程中缺乏对喉返神经的识别；②双侧手术；③癌症手术；④术中合并重要淋巴结切除的手术；⑤合并 Grave 病或甲状腺炎的手术；⑥二次手术；⑦胸骨后甲状腺肿的手术；⑧手术时间较长或大失血的手术；⑨因为出血再次手术的患者。此外，外科医生的临床经验与喉返神经损伤率有关。外科医生每年进行 45 例以上的神经解剖则损伤率小于1%[4-5,14-17]。德国大型多中心研究得出了以下危险因素［按照重要性（优势比）降序排列］：肿瘤复发（6.66），甲状腺肿复发（4.67），肿瘤第一次手术（2.04）（与良性结节性甲状腺肿比较），部分切除术（对比次全切除，1.76），无识别神经与神经识别（1.41），医院经验（1.34），外科医生经验（1.23）[17]。

所有患者的术前与术后喉部检查

手术前后了解声带功能与喉返神经的手术操作及术中神经监测是相辅相成的（见第 15 章）。

术前喉部检查的必要性：

1. 由于缺少对发音的不适主诉，声带麻痹可能在术前已存在

2. 术前声带麻痹提示恶性肿瘤侵犯神经的可能。有利于术前诊疗计划的制订和影像学评估

3. 术前声带麻痹可以发生在某些良性疾病（稍后讨论）

4. 术前对声带功能的判断可以影响术中发现喉返神经受侵的治疗决策

5. 术前如果无法证明声带麻痹的存在，则可能被错误地归咎于手术原因

6. 术前为术后喉部检查提供了评估基线

术后喉部检查的必要性：

1. 声带检查是准确评估术后喉返神经损伤情况的唯一方法。声音变化可能并没有发生声带麻痹，声带麻痹也可能没有声音的变化

2. 术后声带功能检查最大程度解释了术中神经肌电图（EMG）的监测数据

3. 声带麻痹对于术后吞咽的安全和未来对侧甲状腺手术的规划都有着重要影响。术后单侧声带麻痹无论是否出现症状，都是重要的。多达 40% 的声带麻痹患者工作受到重大影响[18]

本章假设所有进行甲状腺和甲状旁腺手术的患者均有术前和术后喉部检查（见第 15 章）。没有这一基本信息，讨论手术的神经管理是没有意义的。

术前声带麻痹

术前声带麻痹在一组外科良性甲状腺疾病患者中已有研究。总体来说，术前声带麻痹的患者中，患有良性甲状腺疾病的约为 0.7%[53,56]。但是，Shin 等报告，在一组 198 名患有良性疾病且从未接受过颈部外科手术的病例中，有 2% 的患者患有声带麻痹[19]。

良性疾病导致声带麻痹的可能机制包括牵拉、压迫、水肿、缺血、周围神经纤维化、钙化以及中毒性神经炎[53,59]。一些术前声带麻痹的病例可能与甲状腺无关，而与左侧动脉扩大、主动脉瘤，或者头颈部、食管、肺、纵隔以及可能是特发的非甲状腺增生性疾病有关。当然，术前发现麻痹提示需要进行积极的影像学评估，特别是轴向对比增强计算机体层扫描，以全面检查颈部的解剖情况。

良性甲状腺疾病合并声带麻痹的患者预后还是相当不错的，有报道指出，37% ~ 66% 的患者在外科手术后能够得到缓解。Ceroni 及其他学者们注意到，这一症状的恢复通常出现在外科手术后的 4 ~ 6 个月，很少超过 1 年[36,53,59-62]。有人可能会质疑，在没有喉镜支持的前提下，有些病例活动的康复，实际上可能是对侧声带的代偿或者是患侧声带的逐步适应带来的症状上的缓解。而就我个人的经验来说，这些伴有术前声带麻痹的患者，如果在手术过程当中通过刺激迷走神经不能诱发出声带肌电图，则手术后患者的症状将不会恢复（见下一部分，"术前喉部检查及术中电刺激"）。

术前声带麻痹是侵袭性甲状腺疾病的强烈提示信号，所以需要更积极地进行影像学评估，包括 CT 检查或核磁共振显像（MRI）以评估侵袭性疾病的程度。CT 和 MRI 检查可以发现与声带麻痹有关的喉部更细节的病变，包括环杓后肌萎缩、甲杓肌萎缩、杓状软骨前内侧移位、梨状窝扩大、喉室扩大以及声带旁正中位等[20]（图 33-1）。如果已经确认有同侧声带麻痹，则影像科医生所做出的"不确定是否具有侵袭性"的肿物就应当被判定为侵袭性的，除非最后证实不具侵袭性。CT 或 MRI 对于声带麻痹的诊断可能不总是准确，所以有时需要颈部及气道的超薄 CT 扫描以及一名有经验的头颈部放射科医生。因此，术前对于喉部的影

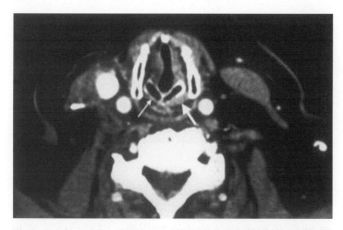

图33-1   轴向CT，该图显示一位右侧声带麻痹患者的喉部情况。小箭头示环杓后肌萎缩。大箭头示左侧环杓后肌正常

像学评估是不能被术前喉部检查所替代的。

术前喉部检查及术中电刺激

喉部检查、电刺激和神经侵袭之间的关系很有趣。在我们观察的一系列患者中，对几组感兴趣的患者观察了喉部功能，并在术中监测了喉部肌电图数据（见图33-2A和B）（Ditpi Kamani和Greg Randolph，未发表的数据，2011）。最终我们发现，22名患者被证实存在恶性肿瘤的神经受侵，而其中45%的患者术前喉部检查是正常的，少于有异常的患者（55%）。手术中，这22名伴恶性肿瘤神经侵袭的患者，通常在被肿瘤侵袭区域的上方或下方找到喉返神经。随后我们对这些神经进行了电刺激。在这些患者中，36%的病例喉返神经受到电刺激后表现为无反应；而63%的患者，即使在术中发现神经受侵，他们的喉返神经受到电刺激后仍然表现为有反应。如果术前声带功能是正常的，则这些受到侵袭的神经平均能出现180μV波幅的应答，但若患者在术前存在声带麻痹，则受到

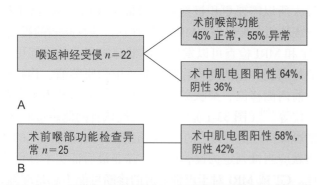

图33-2   A，恶性肿瘤侵及神经：术前喉部功能及术中电刺激；B，术前喉部神经功能受损的患者术中电生理刺激反应（From Ditpi Kamani and Gregory Randolph, unpublished data, 2011.）

电刺激后只有平均63μV波幅的应答。因此，受侵犯的神经约50%出现神经麻痹，但是在2/3的病例当中，受侵的神经仍然保持着电反应性（EMG低水平应答）。切除这些神经将会对发声和吞咽造成不利影响，所以即便是有神经受侵，仍然应当向患者指出，即使他们之中有50%的病例已经伴有术前神经麻痹（见图33-2A）。

我们也观察了一个囊括25名患者的病例组，他们的术前喉部功能是异常的，我们发现他们在术中的肌电图应答率在58%。如果喉部功能异常与既往外科手术有关，而且患者对电刺激仍然有反应，则电刺激的平均波幅只有93μV。相反，如果术前喉部功能异常是由侵袭性肿瘤所引起，且神经仍然有电刺激活性，那么平均的电刺激应答波幅只有63μV。需要指出的是，在术前喉部功能异常的患者当中，有42%的患者喉返神经对电刺激是没有反应的。Goretzki等做了术前声带麻痹患者的一组小规模的病例研究，发现术中患者对电刺激保留了一定反应[21]。因此，伴有术前喉部麻痹或轻瘫的患者，有60%的患者仍然对电刺激保留了低水平的肌电图反应，而这一反应的程度取决于麻痹的病因（见图33-2B）。

神经显露

对所有病例都应该观察显露喉返神经。Lahey在1938年探索并介绍了甲状腺术中常规分离和认定喉返神经的办法。Lahey相信，辨认喉返神经是非常重要的，以至于他常规将甲状腺下动脉分离到一边，以便于分离出喉返神经进入同侧喉部的入口。在随后3年多的时间里，Lahey分离喉返神经的术式使得超过3000多例术中采取神经分离的患者术后的声带麻痹率从1.6%降至0.3%[22]。Crile也主张进行喉返神经的认定，但是他认为相对于其他外周神经来说，喉返神经对手术创伤更敏感，所以他提出了"忽视学说"（doctrine of vulnerability）[37]。Kocher的甲状腺切除技术中包括在侧结扎甲状腺中静脉后将甲状腺翻向内侧[38]。他保留了后被膜的完整性以保护喉返神经及甲状旁腺。Lore主张在手术过程中显露保护喉返神经，Lennquist同样主张这一观点。但是忽视学说也有支持者[39-40]。Wade相信，在喉返神经的区域进行任何手术操作都可能会使声带麻痹恶化[41]。Perzik指出，"不管任何时候，分离组织都应该直视并且在未覆盖喉返神经的前提下进行"[31]。这些学者都建议在喉返神经的处理上采取所谓的"保留被膜技术"（blind capsule technique）。我们现在已经了解，喉返神经可

以耐受适当的手术切除[42-45]。也有报道指出，喉返神经的显露和分离并不增加甲状旁腺的失灌注概率[23]。

很多研究证实在甲状腺切除术中喉返神经的辨认与降低术后喉返神经麻痹相关[23-25]。Jatzko 回顾了 10 项囊括 12 211 例甲状腺切除术的研究，在那些没有确认喉返神经的病例中，他发现暂时性的喉返神经麻痹发生率为 7.9%，而永久性的麻痹占到 5.2%；而确认了喉返神经的病例中，暂时性和永久性喉返神经麻痹的发生率分别为 2.7% 和 1.2%[23]。Chiang 组织的一项最近的研究也证实，在甲状腺外科手术中常规在直视下确认喉返神经是被推荐的，并且在文献中明确报道，在手术中特意避免损伤的神经在术后是最有可能恢复的[26]。Hvidegaard 描述的喉返神经发生麻痹的概率（不做喉返神经确认）是 3%～9.4%；而做了喉返神经确认的手术，其术后发生麻痹的概率在 0.3%～2%[46]。Wagner 报道在进行喉返神经确认及未进行确认的喉返神经麻痹率分别为 3.8% 和 7%[17]。Mountain 报道，在未进行常规喉返神经暴露的手术中，喉返神经麻痹的发生率是进行了喉返神经暴露手术的 3～4 倍[47]。Riddell 报道暴露与不暴露喉返神经的手术，喉返神经麻痹的概率分别为 0.6% 和 2%[21]。有趣的是，Jatzko 注意到在原发性术后麻痹的患者中，术中确认喉返神经与术后喉返神经功能更好地恢复是密切相关的（喉返神经确认者恢复率为 57%，而不做确认者为 34%）[23]。很多其他的临床工作者也同意在甲状腺切除术中，喉返神经的确认是非常必要的[48-50]。

手术解剖学

人类只会去看他们准备要去看的事物。
RALPH WALDO EMERSON, JOURNALS, 1863

对迷走神经、喉返神经和喉上神经解剖的透彻了解——包括分支形态和解剖变异——对于任何甲状腺或甲状旁腺的外科医生都是非常必要的。

迷走神经解剖

在 16 世纪，Willis 最早以现代的形式描述了迷走神经[27]。迷走神经的血供源于离散的迷走神经动脉，而后者是甲状腺下动脉的分支，而这一分支可来源于颈内动脉、颈总动脉、主动脉弓、支气管动脉和食管动脉[28]。在甲状腺手术中，手术医生需要关注到迷走神经的颈支，包括喉上神经的内支和外支，以及喉返神经。喉上神经的内支发出一般内脏神经到达下咽部、声门上喉、声带和舌根，并发出特殊内脏神经进入会厌和味蕾。喉上神经的外支发出神经至环甲肌和咽下缩肌。正如下面所述，喉上神经的内支也可以发出运动神经至环杓后肌和内杓状肌，而一些患者，喉上神经的外支可以发出有限的运动神经纤维至甲杓肌。喉返神经的分支包含咽下缩肌、环咽肌、除环甲肌以外的所有内部肌群的传出神经，以及普通内脏神经分支到达喉部（声带及以下）、食管上部以及气管[29]。喉返神经分支同样包含下咽部、喉部、气管及食管上段的交感和副交感分支。除了咽部和喉部，迷走神经同样提供了传入神经和副交感神经到达心脏、食管、胃、小肠、肝、脾及肾。

控制喉部功能的皮质区域（包括 Broca 区、运动皮质以及前扣带区）投射到脑干的双侧核团，主要是疑核[30]，随后疑核再投射到同侧的部分喉部[31-32]。Gacek 在猫类体内做的工作已经证实，顺着同侧疑核上行的过程，背侧核团发出的喉部运动神经主要支配内收肌的功能，而腹侧核团发出的运动神经主要支配外展神经元。他证实，在后部的神经支配有来自面神经后核的部分神经，这些神经元由此分布到沿中央部上升的环甲肌和环杓后肌的外展肌纤维，以及更外围的内收肌纤维[31,33]。

迷走神经是由一大群小的迷走神经根以及延髓外侧面的副神经的延髓根所组成，并经由颈动脉孔的神经部出颅。它在颈动脉鞘中沿着颈部下降，起始于颈内动脉的内侧面，然后向下位于颈内静脉和颈内动脉之间（图 33-3）[34]。迷走神经的起始分支包括伸展到蛛网膜下腔的脑膜纤维，发出到外耳道的耳廓分支（Arnold 神经），发出到中耳海角的 Jacobson 神经，以及咽支。迷走神经的上神经节位于颈静脉孔内，而下神经节或结状神经节位于颈静脉孔下方。咽支发放运动神经到达咽缩肌，感觉神经分布在咽部的黏膜下方[34]。结状神经节位于颈部交感神经节旁边，包含感觉神经元和副交感神经纤维。在结状神经节下方，喉上神经迅即离开。

Dionigi 等指出，术中进行神经监测，对迷走神经的分离和刺激并没有增加死亡率和延长手术时间。他们提到，73% 的病例，迷走神经直接位于颈内动、静脉的后方；15% 的病例位于颈内动脉的后方；8% 的病例直接位于颈内静脉后方；4% 的病例位于颈动脉鞘中颈内动、静脉的前方[35]。

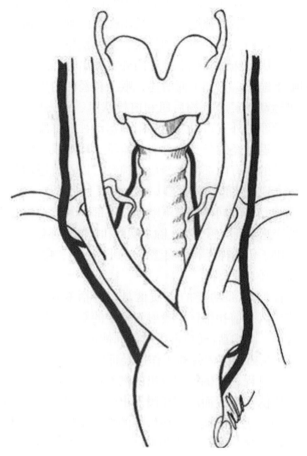

图 33-3 双侧迷走神经及喉返神经前面观

喉返神经解剖

因为在胚胎发育过程中心脏和大血管一直在下降，喉返神经也被主动脉弓的最低处拖移而下降（见第2章）。右侧迷走神经在颈部的颈内静脉后方，勾绕第一锁骨下动脉的基底部走行。喉返神经的分支走行在锁骨下动脉的上后部（第4鳃弓），沿着胸膜内侧下行；在胸膜顶部走在颈总动脉后方，并于颈的基底部进入胸廓。左迷走神经在左颈基底部的颈动脉鞘内走行，并行于主动脉弓前方（第6肋，动脉韧带）。喉返神经分支勾绕主动脉弓下方，恰好位于已经闭合的动脉导管旁边（图33-4）。

因为右侧喉返神经走行在右侧锁骨下动脉的周围，该神经在颈基底部进入胸廓入口时相比左侧喉返神经更靠外侧（见图33-4）[36]。右侧喉返神经随后上升至颈部，进入胸廓入口，在颈总动脉下方出现，在上升过程当中由外侧移行至内侧，最终与甲状腺下动脉相交叉。在其走行的最后1 cm内，它位于相当于气管旁的位置，随后到达咽下缩肌的最下缘。Shindo等发现在他们的远端走行过程中，左侧和右侧的喉返神经都与气管形成了一个典型的15°~30°的夹角，但正如早期报道指出的，总的来说右侧喉返神经在气管旁区域倾向于走行更倾斜的一段路程，而相比之下

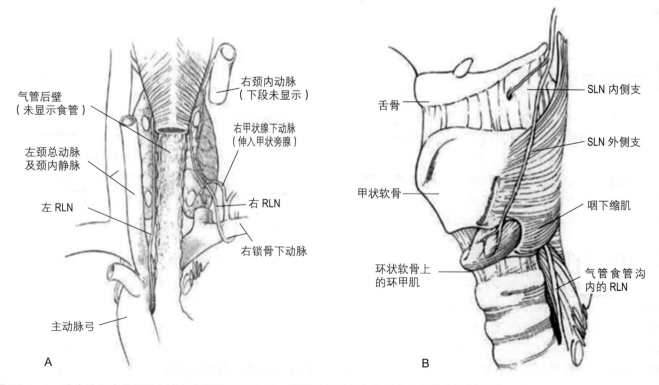

A   B

图 33-4 A，迷走神经在颈部及上胸部走行的后面观；B，喉返神经及喉上神经在喉部分布的侧面观

左侧喉返神经的走行更密切地贴近于气管食管沟[37]。Hisham 发现，60% 的神经位于气管食管沟上，而 5% 的神经更偏向于气管外侧，28% 的神经直接位于甲状腺叶的后方[38]。

在环状软骨下缘的后外方，喉返神经走行在咽下缩肌最下部纤维的下方（如环咽肌），进入到咽下缩肌的深部，并上行至环甲关节的后方，最后进入喉部。在大约 30% 的病例中，喉返神经在入喉前已有分支进入咽下缩肌的下部肌纤维（见图 33-4B）[39]。目前对这一解剖仍无准确的描述，据认为喉返神经会走行在环甲软骨的深部，而不是在咽下缩肌群中[40-41]。在这些章节中，喉返神经在咽下缩肌群的下方肌纤维中进入的部位，被定义为入喉处，这是甲状腺手术术野中喉返神经最远端的暴露位置。喉返神经延伸到咽下缩肌下部纤维的下方，然后在喉内环甲软骨关节的后方上行。在入喉前大约最后 1 cm，喉返神经走行在气管的外侧缘。

在颈段的迷走神经部分，迷走神经含神经外膜直径为 4 mm，不包含神经外膜为 3 mm。在喉返神经入喉点迷走神经的直径减少为约 2 mm[42]。喉返神经的直径平均 2 mm 左右，范围是 1～3 mm[42-43]。迷走神经从第二颈椎到分出喉返神经处的长度平均右侧为 11.5 cm，左侧为 13.5cm。喉返神经从分出到入喉处的长度为右侧 8.5 cm，左侧 10 cm[42]。这些不同的长度使诱发的检测波呈现出离散的不同波形，可以由此辨别不同部位的神经，为神经功能的研究提供明确的证据。

喉上神经

喉上神经由迷走神经上部的结节状神经节（nodose ganglion）分出，在颈动脉鞘的内侧下降。在甲状腺上级上方 2～3 mm 处分为内外两支，分支点可能会变化（见第 32 章）。内支延颈动脉鞘内侧走行，进入甲状舌骨膜的后方，支配同侧声门上区和舌根部的感觉。外支沿咽下缩肌筋膜下降到甲状腺上极平面进入环甲肌。因为外支斜行下降到咽下缩肌下极，它与甲状腺上级关系密切[44]。研究表明，20% 的病例中，喉上神经外支在甲状腺上极水平与甲状腺上动脉关系密切，因此在结扎甲状腺上极的血管时，有损伤喉上神经外支的风险[43-45]。另外，在 20% 的病例中，喉上神经外支位于咽下缩肌下部，虽然术中无法直接观察，但仍可以用电流刺激检测[44-45]。随着甲状腺上极的发育，胸骨甲状肌可覆盖甲状腺上极区域。分离胸骨甲状肌有助于暴露此区域。如果喉上神经外支损伤，声带张力将减弱，将出现声带易疲劳，

高音域将受损。术后单侧喉上神经外支损伤的检测比较困难，尚存在争议。目前检测发现，损伤后患侧声带变低并呈弓形。由此可见，喉上神经外支的损伤将终结 Amelita Galli-Curci 的歌剧生涯，当然这只是玩笑（喉上神经的监测见后文叙述，喉上神经的外科解剖请见第 32 章）。

喉返神经的显微解剖

Gacek 向我们展示了猫的喉返神经，它位于环状软骨下方 2 cm，由接近 55% 的运动神经纤维和 45% 的感觉神经纤维组成。在喉返神经远侧入喉的部分，运动神经纤维的比例增加到 80%，因为感觉神经纤维已经从喉返神经中分出，进入毗邻的气管和食管[31,33]。喉返神经包含交感神经纤维和副交感神经纤维，副交感神经的细胞体位于结状神经节和丛状神经节[30]。Gacek 发现右侧喉返神经比左侧含有更多的神经纤维，这个结论已被其他学者证实[31,33,46]。

Murtagh 研究发现在人类的喉返神经中有 2 000～3 000 个有髓鞘的神经纤维[46]。狗的喉返神经远端入喉的部分，含有的运动神经元的数目是 143～370[47]。Murtagh 同时描述了人类喉返神经包含的三类神经纤维。第一类直径在 4～12 μm，可以被乙酰胆碱酯酶染色；第二类包含直径在 1～5 μm、能被乙酰胆碱酯酶染色的神经纤维；第三类是由直径在 4～12 μm、不能被乙酰胆碱酯酶染色的神经纤维组成，被认为是感觉和自主神经纤维[48]。Malmgren 和 Gacek 指出，喉返神经被覆的神经外膜比人体其他外周神经明显增厚，喉返神经由 1～11 束神经纤维束组成[48]。

在迷走神经中，尽管在上颈部的运动神经纤维主要分布在迷走神经的前半部分，在下颈部主要分布在迷走神经中部，但支配内收肌和外展肌的神经纤维并未完全分离[30-31,33,49,50]。在喉返神经入喉的部位，内收肌和外展肌缺少特异的分隔，整个融合在一起[31,33,49]。喉返神经含有的内收肌的神经纤维数目是外展肌神经纤维数目的 2～4 倍[31,33,51]。

视觉识别

喉返神经外观呈白色，直径约 2 mm。呈线状，但有时也可稍有弯曲，与颈外侧手术中所见的副脊神经很相似。正常的喉返神经表面几乎都有血管走行，仿佛红腰带。但在巨大的甲状腺肿或神经被牵拉的情况下，喉返神经变细，这个现象将不明显，喉返神经

肉眼所见的表现也将不明显。应用电刺激检测补充了视觉的不足，避免了视觉所见的错误信息。Raffaelli和Henry指出，喉返神经远端的交感神经分支肉眼类似于喉不返神经，交感神经的中部分支与喉返神经类似[58]。他们指出，这些神经肉眼所见易与喉返神经混淆，但将其游离后可发现这些神经起源于交感神经星状神经节而不是迷走神经[58]。在这种情况下，喉返神经监测提供的功能信息将补充肉眼所见的信息，从而进一步帮助手术。刺激交感神经分支的时候不出现喉部肌电图的活动。

喉返神经在不损伤的情况下可以通过外科解剖来观察。Chiang等发现切除大于5 cm的甲状腺肿手术，发生声带麻痹的概率并不高于神经游离较少的手术[52]。

喉不返神经

喉不返神经（nonrecurrent RLN）的发生率是0.5%~1%，与右锁骨下动脉从主动脉弓直接发出相关[53]。在这些案例中，右锁骨下动脉为食管后位，更少见的是位于食管和气管之间[53]。Henry发现在喉不返神经存在的情况下，食管与锁骨下动脉相交并不都引起继发的吞咽困难。当存在吞咽困难时，食管受压出现的吞咽困难很难与由甲状腺疾病引起的吞咽困难相鉴别。Epstein的研究显示，其研究病历中有10%吞咽困难的患者的症状与喉不返神经存在相关[54]。60%的病例中压迫症状与食管后位锁骨下动脉及Kommerell憩室（在主动脉分出处扩张）相关，或者与其他大动脉、心脏、脊椎动脉、胸导管的异常解剖位置相关，例如，右位胸导管[54]。钡剂造影能够发现食管后位的锁骨下动脉[53]。Watanabe通过研究594名患者的术前CT发现，如果在轴位CT上右锁骨下动脉位于气管膜的背部，则能够在术前预测右侧喉不返神经的发生率[55]。Iacobone发现超声也能够发现这一血管畸形[56]。

喉不返神经从迷走神经分出后直接从颈内侧延伸，从颈动脉的后部到达喉部，走行的路径取决于它从迷走神经分出水平的高低，一般都呈现出一个向下的环路，但也可以有水平和向上的路径[53,57-59]。喉不返神经从迷走神经分出的部位高，可以和甲状腺上极同水平；部位低，可以和甲状腺下动脉同水平。据此，Avisse提出了一个分类表：Ⅰ型的特征是从迷走神经高位分出后伴甲状腺上极的血管走行；ⅡA型的特征是从喉气管结合部平面分出，伴甲状腺下动脉走行；ⅡB型的特征是从喉气管结合部平面分出，在甲状腺

下动脉的下方，呈现向下的环路直至入喉。喉不返神经可能与甲状腺下动脉距离很近[60]。在18%~40%的病例中，它可有两支或多个分支[53,61]（图33-5）。在一项针对31例喉不返神经的病例研究中，神经损伤的发生率是12.9%，这说明喉不返神经更容易发生损伤[62]。喉不返神经可伴有在右侧喉返神经位置存在较细小的喉返神经分支。Katz发现11例喉不返神经中5例是这种情况，Karlin发现5例中存在2例[61,63-65]。喉不返神经与正常解剖位置的右侧喉返神经并存的现象并未得到所有人的认可，但是这一发现将使外科医生在手术探查时若发现右侧喉返神经较细小时要注意寻找可能存在的喉不返神经主干[53]。左侧喉不返神经可能存在于内脏转位右侧主动脉弓的情况下，此时存在左锁骨下动脉异位，并且左侧动脉韧带缺失的情况[87]。Henry报道这种情况的发生率是0.04%[53]。

颈交感神经系统和喉返神经之间的交通支的作用目前还不清楚，可能与喉部血管收缩的控制相关[66]。这些神经纤维一般起源于颈交感神经结的中部，直径略细于正常的喉返神经[58]。1.5%的病例中存在大的颈交感源性的喉返神经吻合支（比喉不返神经发生率高）[58]。Maranillo通过尸检发现样本的发生率高达17%[67]。当大的颈交感源性的喉返神经吻合支存在时，它与喉返神经入喉处的距离在2cm以内。这种大的颈交感源性的喉返神经吻合支可能与喉不返神经混淆。通过神经刺激可以区分两者。

迷走神经电刺激可以很容易地发现右侧喉返不返神经，特别是当从迷走神经分出的部位位于甲状腺上动脉和甲状腺下动脉之间时。于甲状腺下动脉水平下刺激迷走神经是标准的神经刺激法。在这一水平成功的刺激可证实神经监测的有效性。如果位于右侧，此时

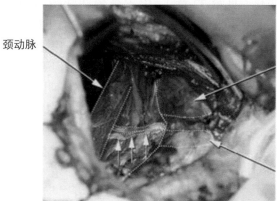

颈动脉　　甲状软骨　　环状软骨

图33-5　右侧位的甲状腺后部区域显示右侧喉不返神经。3个白色的小箭头指的是右侧喉不返神经的两个分支从颈动脉后出现，向喉部延伸。甲状软骨、环状软骨和气管用白点标明

面的迷走神经刺激为阴性，可以在迷走神经的更高水平进行刺激。一般来说，甲状软骨上部的刺激将引起反应。如果在更高平面的迷走神经刺激才引起喉部肌电图的变化，外科医生可以诊断喉不返神经[68]。

喉返神经移位

喉返神经的位置在甲状腺肿的患者中存在明显异常，特别是胸骨后和气管后甲状腺肿。在气管旁喉返神经链状结节病存在的情况下，喉返神经的位置和识别可能更加困难。在甲状腺肿中，神经的改变可以发生在任何方向，甚至可以位于下极的腹侧。关键问题是，甲状腺肿的增大可能使喉返神经固定展开在增大的甲状腺叶的表面下。此时，因为甲状腺肿的范围很大，将不能再使用在胸廓入口处常规识别喉返神经的方法。推荐使用的方法是钝性分离切口下或胸骨后的甲状腺肿，不必识别喉返神经。在52例颈部巨大甲状腺肿或胸骨后甲状腺肿的病例中，16%的喉返神经固定在甲状腺肿的表面之下，在甲状腺肿的表面展开，或者存在显著的解剖位置异常。左叶和右叶同等程度地被累及。在184例无甲状腺肿的非侵袭性肿瘤病例中，未发现喉返神经固定在甲状腺表面之下的现象。在甲状腺肿的患者中，喉返神经的固定和展开发生概率也有所不同，更大的甲状腺肿、胸骨后甲状腺肿、CT提示存在气管压迫或术前气管插管困难的病例中，发生率更高。Sinclair的研究工作表明，对于胸骨后甲状腺肿的患者，不识别喉返神经进行甲状腺肿的分离，术后喉返神经麻痹的发生率是17.5%。Sinclair写道：

> 在部分病例中，喉返神经与甲状腺相关，因此当胸骨后肿块移向颈部时，使用手指从下向后分离肿块的技巧存在神经损伤的风险。所有甲状腺外科医生都必须意识到这个风险的存在，每一条由胸骨后甲状腺肿延续的组织，在被解剖学证实之前，都应认为可能是神经组织[69]。

1938年，Lahey介绍了一种识别喉返神经的方法："即使位于很深的胸骨后甲状腺肿向膈肌延续的很近"[70]。我们相信因为在甲状腺肿表面存在神经固定和展开的可能性，在无神经识别的情况下，钝性分离存在拉伸损伤的风险。在这些案例中识别喉返神经是关键且是必须的。当神经在甲状腺肿表面固定和展开，应该在分离甲状腺之前对神经进行精细的解剖。目前可以应用一种先进的方法对神经进行识别（稍后

讨论），并且可以在手指分离甲状腺之前进行。先对甲状腺肿进行仔细检查，在甲状腺肿切除后再进行检查发现神经已没有意义，但若术中疏忽，在术后进行的神经刺激和功能都正常，这也是有意义的。若术前CT检查发现甲状腺肿延伸到食管后，则须注意喉返神经可能移位到甲状腺肿表面的腹侧。这是一个容易忽视的位置，神经损伤的可能性较大，即使是对于经验丰富的外科医生而言也不例外。因此分析气管后甲状腺肿患者的术前CT，有助于提醒术者注意到喉返神经移位的可能（见第7章）。

Zuckerkandl 结节

除甲状腺组织位于Berry韧带区，在韧带附近的甲状腺表面结节和小叶也令喉返神经远端的解剖更加困难。甲状腺组织的小叶位置多变，典型的是在甲状腺边缘的后外侧Berry韧带尾端，被称作"Zuckerkandl 结节（TOZ）"。Zuckerkandl于1904年将其描述为"突起的后腺（processus posterior glandulae）"[40,71]，Madelung于1867年将其描述为"甲状腺后角"[72]（见第2章图2-2和2-3D）。

成人正常位置的甲状腺源于内外侧两部分的融合（见第2章）。外侧甲状腺原基始于第四咽囊，包含后鳃体（包括第四咽囊的腹侧和部分第五咽囊）和神经脊源性的滤泡旁C细胞。在胚胎第7周前，随着甲状腺的下降，外侧部逐渐与增大的内侧部（源于胚胎舌基的甲状腺原基）融合。融合点与其他几个关键结构临近：上方的甲状旁腺（PIV）（源于毗邻的第四咽囊背部两翼）、喉返神经（迷走神经和喉返神经由第四和第五咽囊之间上升），还有甲状腺下动脉（源于第四主动脉弓）。甲状腺组织的外侧叶向后侧部延伸的部分可以称为Zuckerkandl结节，是侧叶与中间部融合的位置，并且与周围的组织关系密切，特别是对于手术有重要意义的喉返神经和甲状旁腺。

Zuckerkandl结节典型的位置是位于Berry韧带的尾端。由于喉返神经与Berry韧带关系密切，所以该结节对于喉返神经的辨识尤为重要。神经多位于结节的深面，也可包埋在结节与甲状腺叶深面之间的裂隙里（见第2章图2-2和2-3D）。93%的神经位于Zuckerkandl结节的深面，仍有7%的神经横跨结节的腹侧，因此在外科手术中容易受到损伤[72]。Hisham也发现6%的患者喉返神经走行在结节之前，这个比例在二次手术的患者中更多见（见第2章图2-2和2-3D）[38]。当结节向背侧延伸，神经被移向腹侧。如气管后甲状腺肿和后纵隔甲状腺肿，两者都会使喉返

神经向腹侧移位（图 7-7B）。即使神经位于结节的深面，也可能被 Zuckerkandl 结节与临近甲状腺间的裂隙所包埋。切除 Zuckerkandl 结节时，喉返神经将被牵拉或有误伤的可能。

甲状腺小叶与喉返神经具有多变的关系。一般来说，甲状腺小叶掩盖喉返神经远端的走行，使远侧端的解剖更加困难。Zuckerkandl 结节的位置是多变的。大多数情况下，Zuckerkandl 结节位于甲状腺中间区域的后外侧边缘部位，所以位于 Berry 韧带下。在这一位置，Zuckerkandl 结节位于喉返神经上面，神经延伸到 Berry 韧带并进入喉部[73]。然而，Zuckerkandl 结节可能位置变高，覆盖 Berry 韧带区域，掩盖 Berry 韧带区的神经及神经入喉处。Zuckerkandl 结节也可能出现在甲状腺上极的后外侧边缘，即在喉返神经入喉处的上方[73-74]。Zuckerkandl 结节与甲状腺下动脉也有密切的关系。甲状腺下动脉多位于 Zuckerkandl 结节的背侧。甲状旁腺一般位于 Zuckerkandl 结节的外侧或上外侧边缘（见第 2 章图 2-2 和 2-3D）[72]。

Zuckerkandl 结节的分级：1 级（小于 5 mm）、2 级（5～10 mm）和 3 级（大于 1 cm）[75]。明显的 Zuckerkandl 结节（例如，3 级）存在于 14%～61% 的患者中，并且左右两侧存在差异，右侧多于左侧（一项研究结果是右侧为 69.9%，左侧 53.2%）[72,76-77]。当然，作为甲状腺组织的一部分，Zuckerkandl 结节存在各种良性或恶性的病变。这种差异的存在限制了其作为神经识别的有效方法[78]。

喉返神经的喉外分支

许多外科手术和尸体解剖显示 30%～78% 的喉返神经在入喉前有分支[63-64,79-82]。对多达 5 个分支已有描述[82]。这些研究并未分辨喉返神经分出的小的分支和延伸到毗邻的气管（感觉神经）、食管（感觉和运动神经）、咽下缩肌（感觉和运动神经）、交感神经链和神经末端分出的支配喉部肌肉的典型大的分支。当然，包含喉部固有的运动神经纤维在内的分支经入喉处一同进入喉部，不再向前或向后延伸，否则则提示它们是感觉神经纤维或非喉部的神经纤维。显而易见的是，只有入喉的分支将影响喉部的运动功能。笔者和 Serpell 等研究认为，50%～60% 的患者喉返神经有一些小的分支进入气管、食管及咽下缩肌，而这些喉外分支 20%～30% 可支配喉部运动，电刺激将引起喉部肌电活动[83-84]。Morrison 之前的工作也证实了这点，他指出约 1/3 的患者喉返神经至少一侧存在喉外的分支[85]。最近 Bergergama 和 Serpell 的研究也证

实了这点[84]。气管内的监测系统只能发现甲杓肌的去极化，而评估喉痉挛或喉后部的电极则需要环杓后肌（PCA）的去极化。依笔者的经验，当刺激喉返神经进入食管和咽下缩肌的小的分支时，将导致与之相关的食管与咽下缩肌局部肌肉的收缩。Brok 发现，经过仔细分离，在 9 名患者中都发现了 4～5 个进入环咽肌的喉返神经分支[29]。

若在手术中不能发现喉返神经存在的喉外分支，这些神经可能会受到损伤。在颈部喉返神经的正常直径是 1～2 mm，而其分支的直径常小于 1 mm。大部分喉返神经的喉内分支是从喉返神经末端分出的，该分支的 90% 在喉返神经和甲状腺下动脉的交叉处以上分出[63]。Reed 发现在 506 例解剖的神经分支中只有 5.4% 位于喉返神经和甲状腺下动脉交叉的部位[100]。众所周知，喉返神经末段分出的喉内分支大部分在环甲关节以上分出[27]。Serpell 研究团队发现，从咽下缩肌底部开始测量，大部分分支在喉返神经末端约 2 cm 处出现，平均值是 18 mm，范围是 5～34 mm[83-84]。可以将喉返神经的喉外分支假设为与喉内分支功能类似，除非这些分支从咽下缩肌下缘下部发出。咽下缩肌的最下缘就是环咽肌。

若存在喉返神经的喉外分支，多位于 Berry 韧带水平，一般不会在甲状腺下动脉以下。如 Lore 所述，甲状腺下动脉下部缺少喉返神经的分支[86]。目前已经发现喉返神经分支的出现率和形式在相同的患者中左右两边也不同。Morrison 和 Katz 的研究也发现了这点[63,85]。Katz 指出，在 1 771 例研究中，如果一侧出现喉外分支，39% 的患者另一侧也存在分支[64]。

最重要的一点是，对于存在喉外分支的患者，因为存在解剖的复杂性和喉返神经分支的细小，发生短暂和永久声带麻痹的危险性将增加。Sancho 等的工作表明，有神经分支的患者术后发生声带麻痹的概率（15.8%）是没有神经分支（8%）的 2 倍[87]。Cassella 的研究也表明有神经分支的患者声带麻痹的概率是没有神经分支患者的 7～12 倍[88]。

喉返神经分支功能的可变性：外展和内收纤维

前面陈述过当存在喉外分支时，它们有两方面相反的功能。喉外分支的后半部分支配外展肌（例如，环杓后肌），而前半部分为内收纤维，支配甲杓肌、勺状软骨间的肌肉、环杓肌侧面和甲状会厌肌[32-33,89-92]。假设这些神经纤维的功能是分离的，可以推测，在甲状腺切除术中损伤一个分支将引起不同

的可预见的喉部运动损伤。然而，部分人认为所有的运动神经元均位于分支的前方。

并非所有人都同意喉返神经的分支具有相反的各自独立的功能。Sunderl 和 and Swaney 在 65 人的样本研究中，在喉返神经干里，没有发现一致的外展和内收功能分离的神经纤维束[50]。Gacek 以猫为研究对象进行的工作得出了类似的结果，没有发现迷走神经或喉返神经分出的分支具有独立的外展或内收功能[31,33,49]。即使 Sepulveda 将喉返神经分为独立的几束，并且可以追溯到迷走神经，但仍未能证明每束神经纤维具有独立的外展或内收功能[42]。Pichler 和 Gisel 分离了 100 例，仍然没有成功分离出具有独立的外展或内收功能的神经纤维束[92]。在应用 Sihler 技术对 5 只狗的喉组织进行染色的实验中，Wu 等发现喉返神经后支与喉上神经内支纤维汇合[93]，与喉返神经的前支分出的细小神经纤维到达环杓后肌后部。Sunderland 和 Swaney 发现了以下变异：

1. 喉返神经前支
   a. 可能支配环杓侧肌、甲杓肌和甲状会厌肌
   b. 可能支配所有的喉内肌
   c. 可能支配所有的喉内肌，并且发出吻合支与喉上神经内支相吻合
2. 喉返神经后支
   a. 可能支配环杓后肌和杓间肌，并且发出吻合支与喉上神经内侧分支相吻合
   b. 可能不支配任何的喉内肌，并且延续到与喉上神经内侧分支相吻合[50]

Biller 写道："前支支配所有的喉部肌肉可能存在变异的情况，外展肌的神经支配可能来自两种分支。"[94]Sunderland 和 Swaney 的研究表明喉返神经前支包括内收肌或内收肌和外展肌的神经纤维，而且喉返神经后支包含外展肌或不包含运动神经纤维。Sanudo 和 Sato 的研究也证实了这点。我们近期对喉返神经喉内分支的研究和 Galen 也同样证实了这点[50,95-96]。近期 Maranillo 等发现支配环杓后肌的纤维从喉返神经喉内段的前支分出，但是在 4% 的患者中，支配环杓后肌神经纤维来自于可能不含有运动神经纤维的后支神经纤维[97]。笔者认为，可将喉返神经的喉外分支看做是喉内分支位于咽下缩肌下缘以下水平的一种变异。笔者相信，对于 RLN 真性喉外分支，最好的理解为，它是正常 RLN 喉内分支的一种变异，分支发出点较低，即从相对近端的位置发出，于是我们看到的是该分支

位于咽下缩肌最下缘的下方。

Galen 吻合

Sanudo、Sato 等指出，在几乎所有的患者中，大部分喉返神经后支与喉上神经内支后部的分支吻合，形成了 Galen 吻合（也称为 ramus 吻合）[95-96,98-100]。Galen（160~220 年）和之后的 Martin（1734 年）、Haber（1876 年）以及 Portman（1951 年）将喉返神经/喉上神经后部的吻合描述为 Galen 吻合[101-104]。Bowden 描述了人类以及其他物种的 Galen 吻合的现象[93]。Lamere 发现 Galen 吻合在人和狗中均存在，可以是单个神经干，可以是多个分支，也可以以一丛神经纤维的形式存在，部分还能够深入环杓后肌内部[89]。目前传统观点认为 Galen 吻合主要是感觉神经纤维的吻合，即使目前有新的证据表明一些运动神经元的功能也包含在其中。这样，可以认为喉返神经第一个后部或背部分支组成喉返神经的感觉神经纤维，此纤维构成 Galen 吻合。它可能包括或不包括支配外展肌运动的纤维（图 33-7）。Sunderland 和 Swaney 指出，喉返神经后部的分支包含的外展神经是可变的[50]。一项研究对猫、狗、人类的喉返神经分支进行解剖分类，分为外展神经和内收神经。这个研究表明，至少在一部分人类中，喉返神经后部分支存在一些外展功能[105-107]。Maranillo 等的近期研究表明，在 90% 的解剖中，支配环杓后肌的神经纤维包含一个或多个支配内收肌的纤维[108]。根据喉返神经后部的分支包含所有的外展神经纤维，前部分支包含所有的内收神经纤维，Petersen 进行了一项研究，将分离的前部和后部的喉返神经分支进行神经移植术[109]。通过对 Galen 神经的识别，一些对喉返神经分支功能的研究包括详细的喉内段分支的解剖，并且能够明确分离出环杓后肌的分支和前部的外展分支[110]。虽然位于喉内背侧的分支最终引起神经纤维功能的分离，但是当术者观察咽下缩肌下部的分支时，并不能通过甲状腺手术来证明其解剖功能。

Serpell 等近期的研究表明，通过声带肌的肌电图和喉痉挛的评估，64 名有喉返神经分支的患者中，前部的分支均含有内收和外展的运动神经纤维[83]。这不能表明后部的分支不含有环杓后肌的神经纤维。应该进行包含更多患者的研究，以使对环杓后肌的评估对于神经的辨认具有更多的可信性。经验丰富的研究者认为，在甲状腺手术中，任何喉返神经分支的损伤都可能引起声带麻痹[61]。在甲状腺切除术中，选择性地分离前部和后部的神经分支不能预见内收或外展肌的

功能丧失（Joseph Attie，个人通信，1996）。笔者未发表的肌电图数据也证实了这点，这些数据是在甲状腺切除术中通过刺激喉返神经前部或后部的分支得到的。因此，在甲状腺切除术中，对喉返神经所有的喉外分支都应当加以识别和保护。虽然 Serpell 的工作很有意义，但是分支在大部分情况下是从前部分出的，包含内收肌和外展肌的神经纤维，并且，如果后部的分支首次被发现时被当做唯一的喉返神经干，则前部的分支将有被损伤的危险。进一步的解剖将会引起重要的前部分支的损伤。术中神经监视能够避免此情况的发生[83]。

关于这个主题的更多讨论，请浏览 expertconsult.com 网站。

喉返神经 - 喉上神经的连接：甲状腺手术的关键

为了全面评估喉外神经分支的功能和说明书中喉上神经的监视信息，甲状腺外科医生不仅需要知道喉上神经与喉返神经的解剖，更需要知道它们的相互联系（见图 33-6 和 33-7）。喉上神经内支主要是下咽部的传入神经，例如，舌基部、声门上区和声带。喉上神经的外支支配环甲肌的运动和声门下区前部的感觉。传入信号对于喉部的保护功能很重要，这主要由喉上神经内支负责[117]。

在众多的解剖学研究中，15%～83% 的病例证实了喉返神经与喉上神经之间的联系[34,108,118-119]。Satoh 和 Satoh，通过对 113 具尸体的 201 次解剖，发现在 53.7% 的病例中，喉返神经和喉上神经内支有直接的联系[120]。大部分人认为这种联系是喉上神经与喉返神经末梢感觉神经纤维的吻合，但是有部分研究发现这种吻合与喉上神经的运动神经组分也相关。Dilworth 指出，迷走神经分支之间的相互吻合在全身各个由其支配的器官中均可见到[121]。Galen 和之后的 Martin 认为，喉返神经离断引起的功能损伤在喉上神经再生后可恢复（即声音）[101]。近期，研究者再次发现了一种在喉返神经损伤后修复声带功能的方法，这个方法是通过移植喉上神经的运动神经干实现的[122]。喉上神经和喉返神经的联系在功能上的重要性体现在四个方面（见图 33-7）：一是 Galen 吻合；二是喉上神经外支和喉返神经末梢的吻合；三是勺状软骨间的吻合；四是喉上神经内支与喉返神经在甲杓肌区域的吻合。

关于这个主题的更多讨论，请浏览 expertconsult.com 网站。

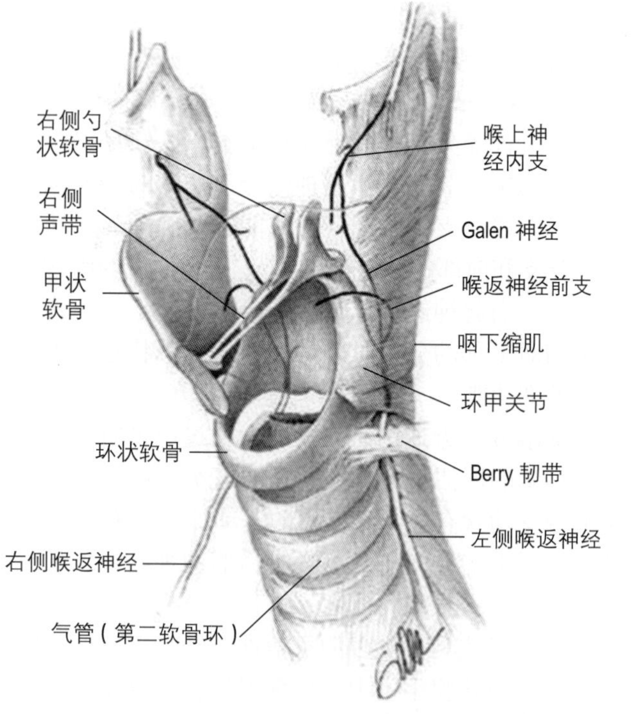

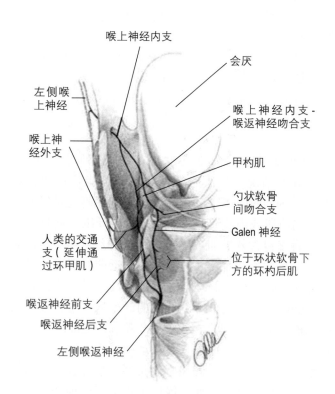

图 33-6　双侧喉返神经在咽下缩肌下部入喉的三维图，展示了喉返神经在喉内的前支和后支。左侧甲状软骨未画

图 33-7 左侧半喉的后面观。喉返神经和喉上神经之间的 4 个重要解剖区域：①Galen 神经；②人类交通支（延伸通过环甲肌）；③勺状软骨间吻合支；④喉上神经内支与喉返神经甲杓肌区域的吻合支

喉返神经和甲状腺下动脉

　　甲状腺动脉直接从甲状颈干分出，延伸到颈动脉的下方进入颈中部，环行向下到甲状腺的中部（并非位于甲状腺下极）。喉返神经和甲状腺下动脉之间的联系多变。喉返神经的位置或深或浅，或者可能与动脉的分支交叉。但是，最基础的关系是动脉和神经相交叉。根据 Hollingshead 的描述，50% 的病例中喉返神经位于甲状腺下动脉的深部，25% 位于甲状腺下动脉的分支之间，25% 位于甲状腺下动脉之上[139]。Reed 发现了喉返神经与甲状腺下动脉的 28 个不同的形式，并且指出仅有 17% 的患者左右对称[140]。Sturniolo 等指出，在 192 名患者中，48.8% 进行的是双侧手术的患者，其中喉返神经与甲状腺下动脉的关系左右均不相同[141]。Sato 和 Shimada 发现，8% 的尸解中，喉返神经与甲状腺下动脉平行走行而非交叉[96]。Hollingshead 指出，甲状腺下动脉可在侧方颈动脉之后分出上下两支。Hollingshead 还指出，在 0.2%～5.9% 的病例中甲状腺下动脉缺如[139]。由甲状腺上动脉替代了甲状腺下动脉的血管分布[142]。喉返神经由甲状腺下动脉的后支供血[142]。笔者认为神经的多变异——与动脉交叉，锁骨下动脉走行的变化，加上动脉可能缺如、可能与神经平行走行等，这些都使得对喉返神经的识别变得更加困难。

Berry 韧带

　　Berry 韧带的纤维将甲状腺固定在喉气管复合体上（图 33-8A）。该韧带也被称为甲状腺后悬韧带，由 Gruber 和 Henle 于 1880 年以及 James Berry 于 1888 年首次描述。此韧带将甲状腺固定在气道上，使甲状腺随着吞咽动作而上下移动。在 1888 年，Berry 这样写道：

　　　　我已注意到手术中的这类问题，无论是在其他人所做的手术中，还是在我本人所做的尸体甲状腺切除中，我发现分离肿瘤最困难的地方是这些韧带部分……我想，这种困难——分离喉返神经——是甲状腺肿切除过程频发意外的主要根源[143]。

　　Berlin 发表于 1935 年的研究描述了喉返神经和 Berry 韧带的位置关系，他称该部位为"粘连地带"[118]。Berry 韧带起自环状软骨、第一、第二、有时是第三气管环的后外侧部分，终止于甲状腺侧叶中间部分的相对深面，被认为是甲状腺被膜的浓缩部分[118,144]。Sasou 测量该韧带长度平均为 11.5 mm（范围：8～14 mm），宽平均 4.4 mm（范围：2～7 mm）[144]。Berry 韧带与相对不强韧的前侧悬韧带有明显分别，前侧悬韧带起自上部气管的中线和旁正中线，终止于甲状腺峡部

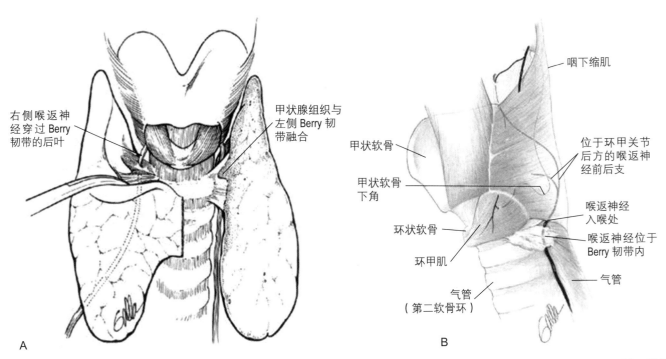

图 33-8　A，甲状腺和气管的前面观，显露 Berry 韧带的前叶和后叶。在患者的右侧，神经穿过 Berry 韧带的后叶。在左侧，甲状腺组织有可能和韧带相连续，因此部分患者的甲状腺组织通过 Berry 韧带和神经相连。B，喉部的侧面观，可见 Berry 韧带和（喉返神经的）入喉处，其与甲状软骨下角体表可触标志相对

深面。Berry 韧带高度压缩且血供丰富，其下缘得到甲状腺下动脉的分支供血。这根动脉在甲状腺手术中较为知名，常导致甲状腺切除的最后阶段出血，处理棘手。这根韧带和甲状腺邻近组织紧密相连，在某些变异情况下两者可融合，或非常靠近喉返神经（见图 33-8A）。Berlin 于 1935 年回顾了喉返神经、Berry 韧带和邻近甲状腺组织三者的关系。他进行了 140 例大体解剖和 72 例手术解剖，除喉返神经走行于 Berry 韧带深部这一经典描述外，他还发现其中 30% 的解剖病例中喉返神经穿过韧带[145]。Lore 也曾描述喉返神经穿过韧带而不是位于韧带后方的情况[86]。10% 的解剖病例显示喉返神经实际上穿过甲状腺组织和 Berry 韧带的融合区域[118]。Armstrong 在大体解剖中也发现 15% 的病例喉返神经穿过甲状腺组织[82]。Berlin 和 Armstrong 的结论得到了 Wafae 的支持，他发现在 38% 的大体解剖中甲状腺在 Berry 韧带处包埋喉返神经[39]。尽管认为 Berry 韧带是由甲状腺周围被膜的高度浓缩而成，而不是真正的甲状腺被膜，但该区域的甲状腺被膜混合了周边邻近的 Berry 韧带。甲状腺近全叶切除术后偶可见该处残留少量甲状腺组织，导致术后甲状腺术区存在摄取。

正是出于这种解剖上的考虑，禁止被膜下分离解剖可作为一种防止喉返神经损伤的方法。尽管解剖现状如此，但有人仍然认为非直视下的被膜切除依然可

以避免喉返神经损伤。

对于喉返神经和 Berry 韧带较准确的位置关系仍有争论。当然所有人都同意喉返神经总体上位于韧带的后外侧，但一些人认为 0.6%～10% 的喉返神经或许穿过该韧带[36,118,146]，但其他人认为神经从未贯穿而总是位于后外侧[38,144]。

喉返神经远端在入喉前存在弯曲或折角，1%～2% 的概率出现在 Berry 韧带内，需要极端警惕并仔细暴露韧带部位的神经[147]。Berry 韧带的高度致密和血供丰富、喉返神经在该水平存在多个分支、喉返神经入喉处存在折角及甲状腺组织和 Berry 韧带紧密相连，这些因素使该区域的神经分离成为手术中最困难的部位。因此，慢而谨慎地解剖非常重要。即使少量渗血也最好用神经外科脱脂棉轻柔按压止血。充分暴露神经后用双极电凝止血是可行的。推荐沿着 Berry 韧带寻找神经而不是沿着甲状腺被膜。盲目地钳夹和烧灼将有可能导致神经损伤（见图 33-9A 和 B）。

甲状软骨下角：喉返神经入喉处的标记

喉返神经入喉处的位置大多是固定不变的。无论是甲状腺肿致使神经移位还是喉不返神经，总能在这里找到神经。由于附近存在强韧、纤维化及血供丰富的 Berry 韧带，尽管解剖上位置固定，在入喉处寻找

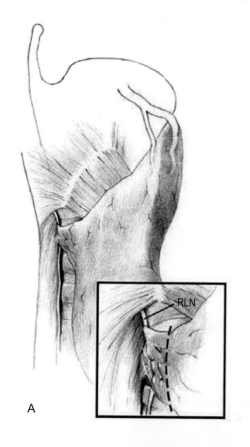

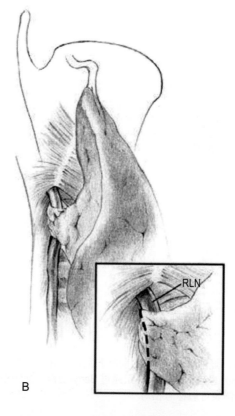

图 33-9 A，如果神经直径小，尤其神经被游离远离手术区域时，在 Berry 韧带处可能会发生神经牵拉，因此建议在此遗留小部分甲状腺组织；B，如果神经直径大，且牢牢附于其手术区，则神经在 Berry 韧带处可经受得住甲状腺全切过程中更进一步的解剖

该神经仍很困难。神经可能在韧带后方或穿行于韧带内，且与甲状腺组织紧密结合。甲状软骨下角被认为是喉返神经入喉处的定位点，起初由 Berlin 于 1935 年提出，随后 Rustad（1952）、Riddell（1970）和 Wang（1975）也做出描述[25,80,145,148]。喉返神经的入喉处在甲状软骨下角尾部下约 1 cm 处，易触及[149]。

我们建议，在甲状腺手术时以环状软骨代表喉返神经的标记位点，而不是依据触摸可变的甲状软骨结节。在甲状腺切除术时，环状软骨前弓是一个清晰的标记位点，代表着环状软骨下缘，侧面即是喉返神经的入喉处。

喉返神经的手术路径

避免损伤任何重要的结构是外科手术的基本原则，术者需清晰辨认这些重要结构，喉返神经也不例外……任何情况下，均应仔细辨认喉返神经。

WHEELER，1990

甲状腺手术中见到喉返神经即说明喉返神经已受到损伤。

PRIOLEAU，1993

笔者同意 Wheeler 医生上述第一个引文。尽管许多研究表明喉返神经在可视情况下损伤发生率更低（前文讨论过），有些人仍然推荐在未暴露喉返神经下进行非直视的被膜内切除[40,150]。Berlin 和 Wafae 的研究显示，正如前文所述，Berry 韧带处的甲状腺组织有可能部分或全部覆盖喉返神经[39-145]。这一解剖关系及喉返神经和甲状腺表面结节的关系密切，使得被膜内切除存在缺陷。

术者即使想显露喉返神经也是存在一定困难的。最近一项 192 个病例报告显示，研究者制定了"术中系统搜索"来定位喉返神经，结果仍在近 18% 的患者均未发现两侧喉返神经。在二次手术的病例中，42% 的神经不能被定位。研究者认为"喉返神经是极端变异的……神经、甲状腺下动脉、气管食管沟和甲状腺叶无任何恒定的解剖关系[141]。"记住上面这些内容，在手术时常用三种常规路径寻找和辨认喉返神经。

辨认总原则

最重要的原则是在喉返神经没有暴露于视野或

电刺激之前不要切除任何结构。若能坚持这一简单原则，喉返神经损伤，主要是牵拉伤，将极为罕见。识别喉返神经需要术野无明显渗血。喉返神经有其特定的位置、标志性的波状外形和特征性的血管条纹，可依此辨别。腺体肿大的病例中，可牵拉带状肌，若需扩大显露范围，应切除带状肌。带状肌被拉向外侧的同时，将甲状腺和喉部气管复合体作为一个整体向中间牵拉，以显露甲状腺外侧区。过度牵拉可导致神经牵拉伤，脊柱神经外科手术已明确证明这一理论[151]。

远端的喉返神经会向腹侧走行并沿上颈部气管从斜上方出气管食管间沟。当切除甲状腺和自颈部游离时会逐渐被向内侧牵拉，并且一定程度上导致气管自身在这种牵拉下上移和旋转（图 33-10）。远端上部的喉返神经在这些操作下可能会突出并发生继发损伤，尤其在甲状腺次全切除术时，这时不会显露喉返神经末端入喉之前的一段走行[36,152]。缝合和钳夹剩余甲状腺组织可能会损伤神经。

神经触诊被推荐为神经识别的一种方法。一种方法是向上牵拉可移动的甲状腺叶，然后触诊、"拉扯"易辨认神经[153]。支持者认为，牵拉甲状腺会累及甲状腺下动脉，反过来会使喉返神经向腹侧移位。笔者认为这种方法可能会导致神经牵拉伤，因此尚未在临床实践中应用。

一旦甲状腺叶全切除后，Berry 韧带处经常渗血。控制出血要有耐心，而不是盲目烧灼或钳夹。可用神经外科脱脂棉擦拭，从而暴露喉返神经和出血区域，

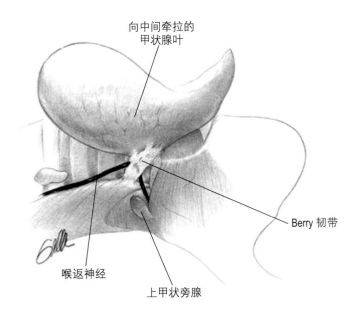

向中间牵拉的甲状腺叶

Berry 韧带

喉返神经

上甲状旁腺

图 33-10　甲状腺和喉部侧面观，表明在某些情况下牵拉甲状腺会使远端的喉返神经自颈部拉向腹侧，这是个潜在的危险

最后再小心应用双极电凝或钳夹小的出血点。少量渗血可用止血纱布止住。

侧面途径

在甲状腺切除术时必须仔细辨认喉返神经，基于此我们将手术方法分为三种类型（图33-11和表33-1）。首先侧面途径，该途径需在高颈部甲状腺中极水平辨认该神经。在侧面途径显露喉返神经，首先需游离腺体上下极，然后将整个腺叶于喉和气管上方向内侧牵拉。同时向外侧牵拉带状肌，甲状腺和气管的内侧牵拉将极大范围地暴露侧面的甲状腺区域。甲状腺中静脉游离后完全打开了该区域。为完全牵拉内侧的腺叶，最好首先解剖下甲状旁腺，使其远离下极。在这种途径中，喉返神经在胸廓入口处没有完全暴露，这有助于保持甲状旁腺血管供应，尤其是下甲状旁腺。另外，本途径更适用于更高颈部的喉返神经部分解剖。侧面途径还可利用不同的标志，包括甲状软骨下角下缘和喉返神经以及甲状腺下动脉的交叉处[145,154-155]。

侧面途径是理想的常规手术途径。在甲状腺肿大或发育完全的 Zuckerkandl 结节病例中，该区域或许不能充分暴露，以至难以辨清喉返神经。此外，再次手术时，该区域往往因为致密的瘢痕而不易分离。此时最好在之前解剖平面以外的下方辨认神经。侧面途径的另一个缺点是，喉返神经在甲状腺下动脉交叉这个相对高平面以上的部位其喉外分支容易损伤。右侧喉不返神经，由于走行存在变异，存在接近90°的折角，侧方显露时应仔细操作。初次手术时侧面途径和所谓的甲状腺和甲状旁腺的二次手术的后门途径不同（见第53章和第68章）[23]。

下途径

下途径由 Sedgwick 提出，Lore 描述（见图33-11A和表33-1），利用喉返神经三角，涉及喉返神经在胸廓入口处的辨认[86,156-157]。Lore 描述的喉返神经三角，其下顶点在胸廓入口内。内侧壁由气管构成，侧壁由牵拉的带状肌内侧缘构成，上基底由牵拉的甲状腺下极

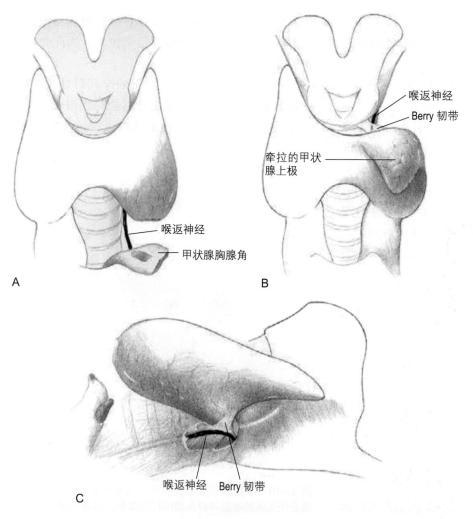

图 33-11 喉返神经进入途径。A，下途径；B，上途径；C，侧面途径

表33-1　甲状腺或甲状旁腺手术进入喉返神经的途径

	用途	优点	缺点
侧面途径 将甲状腺向中间牵拉，在甲状腺中极水平经侧面寻找喉返神经	常规病例	保护甲状旁腺血供，尤其下甲状旁腺；喉返神经限长解剖	大甲状腺肿物或初次手术瘢痕；该水平可有喉外分支；需考虑右侧喉不返神经存在的可能
下途径 右侧经胸廓入口处外侧，左侧在胸廓入口处气管旁寻找	二次手术或颈部较大的甲状腺肿	喉返神经在疏松蜂窝状组织内单独存在，没有分支；在二次手术瘢痕外发现神经；不适于侧面途径进入的颈部大肿物	需喉返神经长段解剖且涉及结扎下甲状旁腺血供；必须考虑右侧喉不返神经存在的可能
上途径 Berry 韧带区域的入喉处寻找	大的颈部或胸骨后甲状腺肿；其他途径失败、考虑为喉不返神经	喉返神经颈部常见位点；侧面和下面不易显露神经的颈部和胸骨后大肿物；甲状软骨下角可触及或接近神经的位置，易于定位	Berry 韧带纤维化和易出血；需首先游离上极，这样外支和上甲状旁腺可能会受影响；上极较大时，需要避免喉上神经的外支损伤

下缘构成[86,156]。在右侧胸廓入口的侧面和左侧胸廓入口气管旁处寻找神经。这种术式的优点是神经在疏松的组织内可行无创分离。与纤维化的 Berry 韧带不同，在该处软组织内轻柔地用止血钳移动该部位的喉返神经不会损伤神经。另一个在胸廓入口分离神经的优点是，神经在该部位还未发出喉外分支，而仅有一支主干，其喉外分支多位于甲状腺下动脉交叉以上。

这种路径主要适用于二次手术，在该部位的喉返神经可在前一次手术瘢痕的下方辨认和解剖。此路径还适用于无法用侧面途径进入的较大的颈部肿物。下途径的缺点是要解剖较长部分的喉返神经，有可能影响甲状旁腺的血供（尤其是下部的甲状旁腺），并且不适用于右侧无喉返的喉返神经。而且下途径不适用于大的胸骨后甲状腺肿。

上途径

上途径中，首先在 Berry 韧带的入喉处辨认喉返神经（见图 33-11 和表 33-1）。该方法需要在腺叶切除术的开始阶段，将甲状腺上极游离后向下、向外牵拉以显露喉返神经。入喉处代表喉返神经在颈部的恒定解剖部位。该方法适用于较大的颈部和胸骨后甲状腺肿，肿物的大小和位置决定了从侧面和下途径进入不实际。上极暴露后，在 Berry 韧带的深处可发现神经，延展到咽下缩肌下缘的下方。可触及的甲状软骨下角用来协助该区域的神经定位[145]。

上途径辨认喉返神经的缺点是，在 Berry 韧带处操作容易出血，纤维化使操作较困难。而且该处的

神经可能存在分支。该术式中应用神经监测是很有帮助的。少量出血应常规用脱脂棉压迫，而不是盲目钳夹或烧灼。喉上神经可能存在一个低位分支，常同甲状腺肿大合并出现，使操作更加困难。因为该途径首先要解剖上极，所以术者要小心避免外支的损伤。而且，术者要避免断流甲状旁腺的血供，上甲状旁腺的血供主要来自甲状腺上动脉。该方法在处理肿大的甲状腺上极时在技术上存在困难。选择性切断胸骨甲状肌的上端可有助于暴露上极区域。

喉返神经解剖技巧和易犯错误

鉴于神经解剖和术中的神经监测经验，我们总结了如下一些甲状腺切除术中关于喉返神经解剖操作的要点。

1. "看不见则不切"原则。甲状腺切除术中不要在神经监测未明的情况下切除喉返神经沿线的任何组织。如果迷走神经已经被辨认或被刺激，那么则可以牵拉、安全分离在刺激探针下没有发出神经冲动的一束不明组织。

2. 如果神经和甲状旁腺都需关注，那么优先考虑保护神经。甲状腺叶切除术时，当发现甲状旁腺紧紧贴附在该神经附近的甲状腺被膜上，辨认喉返神经有时很棘手。应尝试各种方法努力抬高甲状旁腺使其远离甲状腺，然后完全解剖神经。如果不

可行，应优先考虑如何暴露神经。甲状旁腺可行自体移植。

3. 行气管前解剖时，术者必须将解剖区域局限于气管前面，避免扩展到气管侧面的气管旁区域，因为喉返神经被拉到这个区域而受到损伤，尤其是最远端的神经节段。左侧位于邻近气管食管鞘内的神经也是如此。

4. 自始至终都必须刺激迷走神经。手术开始需要行神经刺激以提供一个阳性的肌电信号来定位和搜索神经。只有在手术初始阶段存在阳性迷走神经冲动，在气管旁寻找喉返神经的阴性结果才是可信赖的（见下文的监测部分）。在手术结尾阶段也可实施迷走神经刺激，以全面检测迷走神经和喉返神经。

5. 牵拉时注意神经。Berry 韧带处是行喉返神经解剖的最后阶段，必须要小心操作。此时甲状腺叶更完全地被解剖和牵拉，因此术者必须小心腺叶牵拉和其对喉返神经的牵拉效应。Berry 韧带的后叶会导致相应的小叶牵拉而影响到神经，导致神经损伤。同样，当牵拉腺叶时其供血动脉会抬高或绞索神经。在这两种情况下，对腺叶的牵拉会直接作用在神经上。神经损伤多发生在将较细的神经从其原先所在的解剖位置中分离出来时。这种情况下，在游离 Berry 韧带前应先辨认特异的神经变异。在某些特定情况下，尤其是当甲状腺组织与神经末端粘连时，特别是如果神经较细小或已被完全从原位游离下来，在远离癌肿的前提下可保留少量入喉处的甲状腺组织（见图 33-9A 和 B）。

6. 除非能在 Berry 韧带处见到神经，否则腹侧分离是很危险的。避免从腹侧分离甲状腺，因为这可导致神经在 Berry 韧带处被拉伸，尤其有 Berry 韧带后叶存在的情况下。这种分离式在某些甲状腺微创手术时是需要的，因此分离腺体前应了解 Berry 韧带的解剖。

7. 手术各个阶段，尤其在对 Berry 韧带进行操作时，必须直视神经，这样操作者才不会撑起或牵拉神经。

8. 中线上的环状软骨前弓是甲状腺手术的良好标记。直到喉返神经进入环状软骨侧面下缘以下的咽下缩肌之前，神经都存在受损伤的风险。在神经入喉处，喉返神经离开了甲状腺手术区域。

9. 手术完成后，神经可能因吸引器、纱布及"花生米"等的不当使用而造成损伤。

10. 在神经附近使用双极电凝需小心操作并控制时间。推荐使用比较精细的双极电凝。

11. 在甲状腺肿尤其是胸骨后甲状腺肿的手术过程中，喉返神经是手术初始阶段的关注焦点。一旦肿物游离后，就会较少关注远端神经，或许在此阶段会损伤神经。须牢记整个手术过程均需注意神经保护，直到神经在环状软骨下缘的侧面进入喉部。

12. 如果远端神经看起来较细，要返回重新解剖神经以显露其他分支。如果神经在侧面途径被定位，且直径小，则返回再解剖，不要逆行，要确保在神经远端找到不止一条分支。

13. 处理 Berry 韧带时要小心，可能会受到较粗大的神经后支的误导而损伤未辨明清楚的前支

14. 喉上神经不可能总能直视，常规可通过肌电信号监测仪或观察环甲肌的痉挛来排除其存在。解剖环甲肌时要仔细，因为其纤薄或重叠。烧灼不谨慎会导致相当严重的肌肉损伤或术后喉功能障碍。胸骨甲状肌的喉端是喉上神经外支的解剖标志，其主干沿咽下缩肌侧面下移（图 33-12）。

喉返神经监测仪

我相信对喉返神经最好的管理是预防。

Lahey，1938

颅神经监测已应用于头颈部手术，尤其是在耳科和神经科已常规使用[158]。肌电图监测已被证明可改善颅底面神经手术的预后[159]。

迷走神经和喉返神经监测已经获得了广泛的认可。最新估计显示美国 40% ~ 45% 的普通外科手术和耳鼻喉科术中神经电生理监测（IONM）。培训时多应用 IONM。有趣的是，IONM 更常见于甲状腺手术（>100 例 / 每年）。这说明对经验丰富的医生来说 IONM 是一个有用的工具，而不仅仅是解剖知识和手术技术的替代[160-161]。喉返神经监测不但可以用于甲

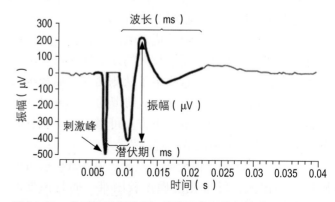

图 33-12　典型的神经监测 - 伴指示参量波形的激发波形

状腺与甲状旁腺手术，也可以用于其他的颈部手术，包括食管憩室，颈动脉内膜切除手术，喉气管狭窄手术，颈前入路的颈椎手术，某些颅底、心脏、上胸部的操作[162]。例如，在颅内，因舌咽神经痛行舌咽和上段迷走神经神经根切断术，其迷走神经运动支有损伤风险，有 20% 以上的概率出现声带瘫痪。我们已在这样的操作中使用气管内喉返神经监测系统。舌咽神经与颅内的三主支迷走神经分支（感觉支）——迷走神经运动纤维不能诱发肌电图——被溶解了。术后舌咽神经痛消失且双侧正常的声带运动功能被保留。

在我们采取神经监测的病例中，我们感觉神经监测系统所带来的额外益处应该适用于所有患者。在应用喉返神经监测进行解剖时，喉部检查与迷走神经刺激是必要和有用的因素。因此，对于每名患者，必要的信息包括术前喉部检查、术中初次使用迷走神经刺激、术中初次使用喉返神经刺激和最终刺激、术后末次迷走神经刺激和术后喉部检查。这一措施总结为 L1，R1，V1-L2，R2，V2。我们认为术前了解所有患者的这些数据是非常有必要的。

IONM 和指南

在甲状腺手术指南的文献中，关于 IONM 的内容有限，但已逐渐增加。德国内分泌外科医师协会指南建议 IONM 可以用于所有的甲状腺手术，在喉返神经识别、预测术后患者的神经功能、避免双侧声带麻痹中都具有实用性。协会还指出，在二次手术中 IONM 的实用性已经得到了证实[163]。波兰内分泌外科协会的神经监测研究小组在 2011 年 4 月 16 日于克拉科夫举行的小组成员学习会议上指出，甲状腺手术中心应该配备完整的神经监测系统（发表于波兰外科杂志）。

喉返神经监测益处的分类
IONM 的研究与喉返神经麻痹的发生率

在最近的一篇综述世界范围内应用或不应用神经监测方法的患者的神经麻痹的发生率的文献综述中，数据虽有分歧，但仍有趋势显示，应用 IONM 识别喉返神经导致的神经麻痹发生率比不应用 IONM 的比率低，但一般不具有统计学显著性差异。使用 IONM 后神经麻痹的发生率平均值为 4.7%，而不用 IONM 的为 5.7%[17,68,164-179]。最近的一篇对 44 项研究结果进行的 Meta 分析显示，在神经识别条件下进行甲状腺切除与在神经监测条件下进行甲状腺切除两者神经损伤的发生率没有显著性差异[180]。

Dralle 已经从统计学功效方面研究这个主题，以证明用神经监测确实能降低神经麻痹的发生率。他的研究需要 9 000 000 名患良性结节性甲状腺肿的患者与约 40 000 名甲状腺癌的患者以保证统计学上的有效性[17]。除了统计学有效性问题外，大多数研究还被各种各样的问题所困扰，包括神经监测、使用音频信号的系统而不是肌电图数据、多种外科医生参与、术后喉部检查实施的差异、以电针和气管内插管为基础的电极记录的变异性等。在德国，值得注意的是，Dralle 指出大多数中心外科医生们不愿意随机分配到一个无 IONM 的组内[164]。这显示神经监测一旦实行就对外科医生的技术配备产生了巨大的影响[181]。

多样的个体研究十分有趣。Barczynski 的随机研究显示，与仅行神经识别的患者相比，神经监测的患者具有更低的短暂性麻痹发生率（约低 3%）[182]。两个德国的研究报告记录的一项大型多中心研究，初次包含了 45 家医院和 4382 名患者，再次研究包含了 63 家医院和近 30 000 个可能存在风险的神经病例。首先，在早期研究中，多变量分析显示在良性甲状腺肿的外科手术中使用 IONM 具有更低的声带麻痹发生率。二次研究中，当手术量较少的外科医生使用神经监测以及良性甲状腺切除术（包括 Graves 病、桥本甲状腺炎的早期手术治疗）中使用神经监测，可有效降低神经麻痹的发生率[17,183]。虽然这些研究因缺乏随机化而受到批评，但值得注意的是在研究的起始阶段对随机化进行了充分的讨论，但受到具有丰富神经监测经验并已有固定神经监测模式的临床外科医生的反对[179,184]。Shindo 等也发现在良性亚组中神经监测导致更低的术后喉返神经麻痹的发生率[178]。Chan 等的有效数据显示在实行风险较高的二次手术的患者中，应用 IONM 可有效降低术后麻痹的发生率，发生率由原有的 19% 下降至 7.8%。并且，他们发现当神经监测用于胸骨后甲状腺肿和甲状腺癌的手术中，也具有降低麻痹发生率的趋势[177]。我们发现的有效数据显示，一系列实行甲状腺肿外科手术的患者喉返神经麻痹的风险下降了 87%[185]。

IONM 益处的分类

在前面的讨论中所提到的应用 IONM 技术可降低神经麻痹发生率仅代表了对患者一方的益处，神经检测的益处还包含以下几个部分：①神经的识别与定位；②神经一旦辨认，有助于手术分离；③损伤识别和术后神经预测。信号辅助神经的肉眼识别的益处显而易见。仅应用视觉信息是远远不够的，特别是二次手术时可能受瘢痕组织所干扰而出现局限性。当神经走行出现异常，如神经节临近颈部 Berry 韧带区，电生理可先于解剖学确认其可能的走行。神经监测也提供功能性的信息，从神经功能损伤信息到神经支运动和感觉纤维的比较。这样的信息是无法通过视觉得到的。神经监测不会替代而是增添了外科手术技术和解剖学知识，并且提供了新的功能性动力。神经监测不会替代神经视觉识别的需求，它需要一个更加无血干净的视野。神经监测确实需要一段时间的学习周期，我们感觉这个学习周期可通过应用规范化神经监测仪器而缩短（稍后讨论）。神经监测设备导致了许多额外的支出，我们认为这些额外的支出换取了额外的信息，与其他技术获得额外优势是类似的，例如，在麻醉中使用的标准脉搏血氧监测仪。在脉搏血氧监测仪推广初期，这些设备的额外支出成为了争论的主题。

1. 神经识别与神经定位

喉返神经可被定位，通过对气管旁区域的线性刺激神经定位后，直接进行分离处理。大量研究表明神经定位可使神经识别比率达到 98%～100%[186]。Chiang 等记录了 100% 的喉返神经识别率，其中包括了 25% 因解剖学结构复杂而识别困难的神经[187]。先于视觉的神经电生理定位让直接的分离操作成为可能，特别是在具有瘢痕的手术区域具有显著优势。

2. 辅助分离

在肉眼识别神经之后，对神经的间歇刺激可用于比较临近非神经组织，利于在术野中追踪神经及其分支，该方法类似于腮腺切除术中对面神经进行间歇神经刺激。精准的喉返神经定位描述对于 Berry 韧带区的分离非常有效。Snyder 指出在他的 9.2% 的初治患者神经分离中使用了 IONM 辅助设备[174]。

3. 术后神经功能预测和损伤部位识别

虽然就神经识别而言监测十分有帮助，并且对于甲状腺切除术的神经分离具有重大辅助作用，但喉返神经监测的主要功能还是术中对于术后神经功能的预测。钝物或牵拉对于神经的损伤常难以发现。神经结构上的完整并不意味功能上的完整。神经监测的预测能力对于双侧甲状腺手术是非常重要的，因为在该类手术中支配喉气道入口的双侧神经都处于损伤的危险位置。多项研究表明外科手术进行中外科医生基本无法判断喉返神经的损伤情况。多项研究表明只有 10%～14% 的神经损伤在手术过程中被发

现[5,188]。Bergenfelz 在研究了斯堪的纳维亚内分泌质量登记的超过 3660 个病例之后指出，只有 11.3% 的外科医生在术中意识到发生了神经损伤，而且事实上，只有 16% 的双侧损伤在术中被发现。在 Snyder 等最近的研究中显示，大多数神经损伤在术中视觉上的结构是完整的[189]。因此，视觉检查对于术后喉返神经功能的预测是非常不充分的，它只能辨别大致 10% 的神经损伤。相比之下，目前的研究表明，IONM 对术后神经功能的预测具有极高的阴性预测率，可达 92%～100%[164]。值得注意的是，该研究使用的是早期单纯声音系统（无 EMG 波形），研究显示了极低的阳性预测率和高变异率（9.2%～92%）[186]。Goretzki 等人的一项大型队列研究显示，当一侧神经信号消失时，可合理地改变手术策略以避免双侧神经麻痹，而如果在一侧神经信号消失的情况下仍进行另一侧手术，则会有 19% 的患者出现双侧声带麻痹。神经监测的预测能力在避免双侧声带麻痹的发生中具有重要意义[190]。这个有意义的优势无法在数据测试中体现，但绝对是 IONM 被推广接受的主要原因。

简而言之，电生理监测较视觉识别更为优秀。如果电生理监测指出第一根喉返神经损伤，可推迟另一边的操作。在这样的规则下，在甲状腺手术中将不会发生双侧声带麻痹。更进一步的神经监测将被用于测试损伤神经的节段性定位辨别。

精确的肌电图改变与术后声带麻痹的相关性已明确。Mu 认为如果神经纤维结构的完整小于 50%，则必然发生声带麻痹[257,268]。

我们推测剩余的神经纤维仍能以原有的阈值和绝对不应期来传导信号。然后，更少的神经纤维参与反馈，所以导致了更小的幅度[191]。进行甲状腺和甲状旁腺手术的 125 名患者（所有患者术后都具有正常的声带功能）的详细肌电图数据显示，他们在术中都具有标准的肌电图数据，所以术后都具有正常的声带功能（图表 33-13）。这些标准分成了①起始/设置标准，用于告知外科医生神经适宜识别和监测系统的工作情况；②最终/预后的肌电图参数，如果结果满意，是与术后正常的声带功能密切相关[192]。其他研究显示潜伏期延长情况下，协调的幅度下降与预后密切相关。在声带刺激阈值高于 0.4～0.5 mA 的情况下，刺激阈值上升与术后声带功能缺陷密切相关[193-194]。然而，Hermman 发现术后声带麻痹患者的阈值并无差异[192]。已发现接近神经刺激阈的电刺激结果在颅部手术中耳神经、面神经的预后判断具有意义[195]。最近的研究表明，0.05 mA 的手术后阈值刺激结果可判

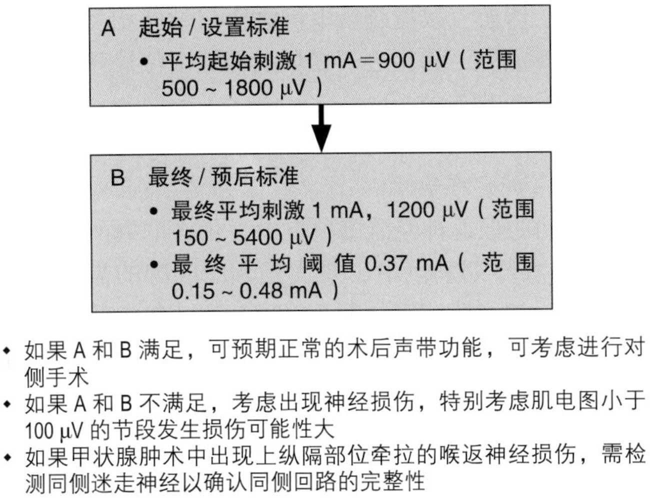

```
A  起始 / 设置标准
   • 平均起始刺激 1 mA = 900 μV（范围
     500 ~ 1800 μV）
```

↓

```
B  最终 / 预后标准
   • 最终平均刺激 1 mA，1200 μV（范围
     150 ~ 5400 μV）
   • 最终平均阈值 0.37 mA（范围
     0.15 ~ 0.48 mA）
```

- 如果 A 和 B 满足，可预期正常的术后声带功能，可考虑进行对侧手术
- 如果 A 和 B 不满足，考虑出现神经损伤，特别考虑肌电图小于 100 μV 的节段发生损伤可能性大
- 如果甲状腺肿术中出现上纵隔部位牵拉的喉返神经损伤，需检测同侧迷走神经以确认同侧回路的完整性

图 33-13　喉返神经监测：预后功能。电生理结果预测正常的术后声带功能

别不同的面神经预后结果[159]。

　　国际神经监测研究小组强调精确的神经预后监测中迷走神经刺激的重要性[186]。在猪和狗的动物模型实验以及人体手术中，喉返神经远侧节段的神经损伤在术中仍能保持正常的神经刺激。狗的动物模型显示远侧节段能维持电刺激超过 3 天[174,196-197]。

预后检测的错误和如何避免

　　手术完成时的刺激可用于术后喉返神经功能的检测。正如先前讨论的，近期多项研究表明，极高的阴性预测值使神经监测对神经损伤的预测优于视觉识别。然而，以下将要提及的错误类别也时常发生，需要所有的监测医生认真考虑。在这一部分，我们限定检测 + 在手术结束时丢失肌电图信号（如检测发现术后喉返神经麻痹阳性）和检测 – 在手术结束时仍维持肌电图信号（如术后检测喉返神经麻痹呈阴性）。

1. 假阳性（如丢失信号情况下术后保持完整的声带功能）。导致假阳性的发生原因如下：
   - 众多设备在刺激和记录时出现气管内插管移位的问题
   - 血液和筋膜遮挡了刺激的神经节段
   - 神经肌肉阻滞
   - 因监测刺激导致的抑制人工切断时期使早期应答消失
   - 早期神经修复出现声带麻痹
   大多数假阳性预后检测与插管位置异常密切相关
2. 假阴性（如在良好肌电图数据的情况下发生术后

声带麻痹）。虽然术中非生理性神经刺激和术后意向性功能的关系尚未完全理解，但显然，阴性预测率高达 95% 与术后意向性功能的强烈对比所传递的信息是明确的。然而，术中肌电图虽然与意向性功能相关，但这只是意向性功能检测的一种，所以两者可能不存在完全 100% 的关联。已知的假阴性原因如下：

- 对损伤神经节段的远侧刺激。这是在手术结束时进行迷走神经刺激最初的主要原因
- 损伤发生于检测刺激之后，如在伤口冲洗和缝合时
- 延迟的功能性麻痹。一种假说认为发生于喉内区域内（如环甲关节处）的喉返神经进行性水肿可能导致该症状
- 后支损伤。气管内波形反应喉返神经前支完整性。在持续声门信号情况下，潜在的后支运动纤维可能发生断裂，这类患者在术后可能出现延展运动障碍[198-199]
- 无非神经损伤导致的声带病变，如喉部水肿或杓状软骨脱位导致的声带固定

过去的技术

　　在甲状腺外科手术中，多种方法用于术中神经监测。这些不同的神经监测模式包括喉部触诊、声门观察、声门压力监测、食管内镜替代声带肌肉内电极、穿透环甲膜的肌肉内电极、环状软骨后表面电极、气管内插管表面电极等，且都经过了各种讨论[186,200]。出于模式的简单性、实用性、安全性等方面考虑，气管内插管的表面电极在甲状腺切除术的神经监测中具有明显优势。针状电极让局部麻醉下的 IONM 成为可能[201]。

IONM 标准指南

介绍

　　尽管 IONM 应用范围愈发多样，文献综述和临床经验指出在不同的中心该神经监测设备仍有巨大差异。差异存在于喉部术前和术后检查，各式各样的记录表面和刺激电极，有的检测设备提供喉部 EMG 监控波形的描记，有的只提供声音信号。毫无疑问，现在没有一个标准的规则系统用于规定气管内镜的位置或故障排除的信号。文献指出监测不准确性是由于未采用标准化的监测技术，近期大量数据记录显示

3.8%～23% 的监测患者出现的设备问题与气管内插管异位密切相关[17,165,167,174,178,192,202-206]。Dionigi 等研究显示在神经监测的早期暴露中，10% 的患者存在设置错误，53% 的患者出现插管旋转，33% 的患者出现插管插入深度错误，7% 的患者存在插管大小错误，1% 的患者存在电极位置错误[205]。经验显示，监测人员在未经过标准化课程的指导之前，操作并不规范（Gian Dionigi，个人讨论，2011）。Duclos 等指出，神经监测技术可有效改变外科医生的神经切断术的学习曲线，大多数外科医生在 100 例手术内可掌握这项技术[207]。有其他研究显示，通过 50～100 例手术即可掌握。Chiang 研究显示，使用 IONM 后[184,205]，设备相关问题的发生率从 4.4% 下降至 0%[208]。

对于最佳 IONM 的标准化，首要基本元素包括：①术前和术后的喉镜检查（L1 和 L2）；以及②所有患者外科手术前后的迷走神经刺激检查（V1 和 V2）。术前喉镜检查在手术前提供给我们声带功能信息。虽然术后的神经刺激和声门功能密切相关，我们对于两者关系的认知仍在不断进展中。在所有病例中，进行术后喉部检查都是必需的，然而 IONM 仍在不断发展以提高对术后神经刺激和声门功能预后关系的认识。

外科切断前进行迷走神经刺激用于验证系统功能并进行喉返神经定位（如刺激阴性确认为真阴性）。术后迷走刺激是最精确的声门功能预后检测方式，并且相比用于声门麻痹的方式，具有更高的敏感性、更高的特异性、更高的阳性预测率、更高的阴性预测率[164,186]。对于右侧神经监测，如果迷走神经阳性刺激呈强阳性，而阴性刺激呈强阴性，则说明可能存在喉不返神经[68]。迷走神经刺激可在不做迷走神经切开的情况下直接实施，即刺激探针置于颈静脉和颈动脉之间，刺激强度 1～2 mA。IONM 记录的基本数据元素来自 L1、V1、R1 和 R1、V1、L1。单一声音系统提供声音数据而不提供原始 EMG 图像数据，给记录造成了困难，因为无法提供波形、阈值、幅度、潜伏期等方面的信息。因为单一声音系统，导致无法判断信号丢失是人为因素还是信号自身因素。

基础系统设置

记录接地和神经刺激器的阳极表面电极置于患者肩膀处，并通过连接盒与监测仪相连（图 33-14）。刺激电极是单极或双极。刺激通过的解剖结构目前仍未清楚，所以精确的刺激电流投射至神经所通过的刺激结构都是未知的。双极刺激对于局部神经刺激具有潜在优势。然而，双极刺激电极需要与神经相关的标准的阴阳极定位，相比之下在早期神经定位操作中单极刺激适用性更强。

麻醉

成功的喉返神经监测项目中，优秀的麻醉是必需的[209]。在早期病例中，要优先考虑麻醉的需要。早期，因为神经监测需要精确和稳定的 EMG 反馈，所以必须避免神经肌肉阻断。诱导后任何神经肌肉阻断剂都会影响 EMG 活力。因此，麻醉诱导后的最佳方案是使插管相关的神经肌肉阻断剂的作用渐渐消除。除此以外，麻醉师可自由选择适于患者的麻醉方案，像其他麻醉剂（除外神经肌肉接头阻断剂）对于外周神经和肌肉的影响都极小。只要能保证正常的肌肉活力可在插管数分钟后恢复，琥珀酰胆碱或小剂量的去极化肌松药物都可使用。众所周知，喉部存在一个短暂的反馈时间，然后从神经肌肉阻断剂中快速复原[210-211]。值得注意的是在这类病例中，麻醉使用的亚硝氧化物和其他气体吸入剂可有效禁止任何本能的声带活动，此类声带活动会导致无法区分有意识地诱发刺激活动和自发活动。此麻醉等级深于单纯应用神经肌肉阻断药物[186]。

1. 最佳插管位置的确定和功能（框 33-1）

利多卡因软膏和其他插管润滑剂在神经监测的气管内插管中是禁用的。大量的唾液分泌可能导致信号的改变，所以术前干燥剂的使用和术中抽吸十分有帮助。在插管时，麻醉师和外科医生需标记进入深度及电极与声带的角度。在亚裔人种中的研究表明，气管

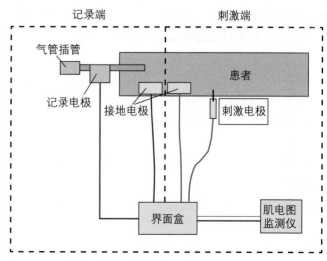

图 33-14　患者和气管内插管 ETT 的监测方案

框33-1 监测插管位置的规则

1. 插管通过短效、无去极化的需或无需注射的麻痹剂。记录进入深度和暴露电极的转动与声带的关系。
2. 摆好患者体位（头部暴露，甲状腺与肩膀成角），让麻醉人员可顺利进行气管内插管。
3. 在摆好患者体位后（如暴露之后），确认气管内插管电极位置，确认方式包括：
   a. 呼吸的基线变异情况或
   b. 声门检查
4. 用胶带固定插管，拔除喉镜时确保插管位置。将体表的电极贴于患者皮肤。
5. 检查监测设置：
   a. 气道阻力小于 5 kOhm，变异小于 1 kOhm
   b. 电压阈值 100 μV
   c. 刺激探针 1 mA
6. 外科手术区域
   a. 首先用肌肉测试刺激探针；区分局部肌肉抽搐并确认电流通畅，可被监测器接收
   b. 迷走神经刺激：在确认组织阴性（喉返神经）之前，鉴别迷走神经并确认是真实阳性的信号。此时，你可以着手进行喉返神经的定位

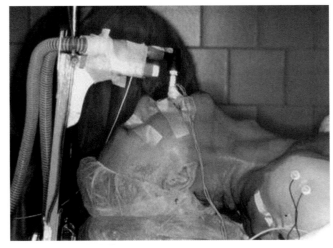

图 33-16 气管内插管支持装置防止口内插管发生折断。表面接触电极在患者的右肩

内插管的进入深度距入口 20 cm 最为合适，Lu 等研究发现，进入深度与年龄和 BMI 无关；但 Cherng 等的研究指出，患者的身高可能对进入深度有一定的影响 [212]。在 Lu 的系列研究中表明，重视早期置管位置后，需要在术中进行置管重调的只有 5.7%（图 33-15 和 33-16）[206]。将记录和刺激器电极接头通过皮肤黏附或皮下电极针放置在患者肩膀水平并置于监测器的一侧（图 33-14 和 33-16）。

电凝部件需放置在远离神经监测部件超过 10 英尺（约 3 m）的地方，神经监测才不会受心脏起搏器的活动所影响，也不会干扰起搏器的功能。当然 Harmonic 和 LigaSure 的设备可配伍使用 [186]。

插管之后，患者处于外科手术需要的头部暴露体位。Yap 等研究表明当患者被移动至完全的颈部暴露体位时，神经电极插入位置内部增加了 21 mm，外部增加了 33 mm，这一变化与气管内插管的移位密切相关，导致了气管内插管可能出现大约 6 cm 的移动 [213]。这意味着对所有与声带电极密切相关的气管内插管位置的检查都应在完全确认患者体位后进行。国际 IONM 研究小组给出了两个选项。第一个是观察呼吸变异情况（图 33-17）。当双侧电极处于正确位置时，呼吸变异具有自发波形（30~70 μV），这可在非深度麻醉情况下，插管结束麻醉剂作用消退后观察到。呼吸变异在患者开始自发活动时显示明显。如果无法识别呼吸变异，推荐重复喉镜检查以明确气管内插管定位。喉镜检查录像对于术后重复喉镜检查是有

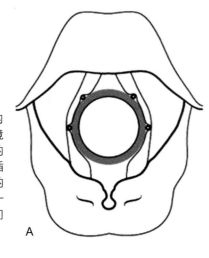

图 33-15 A，监测气管内插管在正确位置下的内镜所示图；B，喉部和气管的剖面图，显示了气管内插管的位置。气管内插管的套囊在声门下，在管路一侧的黑线代表了连接声门网状表层的电极暴露区域

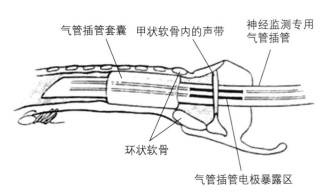

气管插管套囊　甲状软骨内的声带　神经监测专用气管插管

环状软骨

气管插管电极暴露区

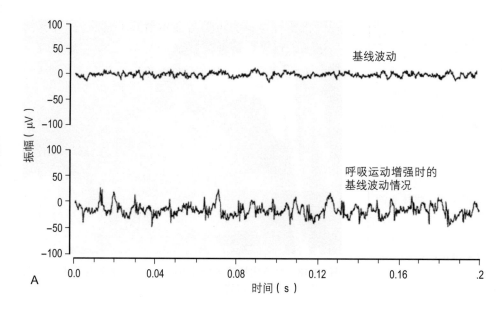

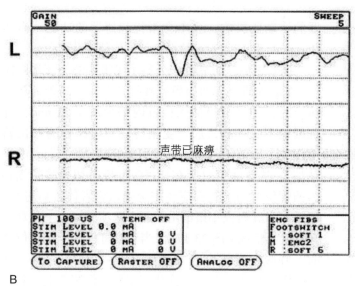

图 33-17 A，（上方的线）基线干扰，常规多为 10~20 μV。（下方的线）间断发生的基线粗化（-70~ -30 μV），可描述呼吸活动情况。活动发生于麻醉早期呛咳的边缘时间；B，左、右的基线记录了患者在甲状腺手术后经历的已知右侧声带麻痹。左侧声带显示呼吸活动正常，右侧声带电生理活动是静止的

帮助的（图 33-15）。

在气管内插管准确定位后，需评估监测设备，当气道阻力率较低时，表示连接良好。监测电压阈值常规设定在 100 μV，神经探针电流设定 1~2 mA。在手术开始时，刺激带状肌时肌肉收缩，显示麻痹剂作用消退，可用刺激监测功能。正如先前讨论的，外科手术切断前必须先刺激迷走神经。只有当迷走神经被刺激并给予稳定的 EMG 活动时，方可明确系统功能完全且经由神经定位的喉返神经是正确的。在早期的迷走刺激呈阳性基础上，随后的喉返神经阴性刺激可被接受（见框 33-1 和图 33-18）。

2. 解决监测问题：信号丢失规则

在喉返神经监测中的一个重要原则，即在认可刺激呈阴性的组织可被分离之前，外科医生必须在迷走神经刺激中得到令人满意的电信号证明。当某一组织不反馈刺激，并不能视其为非神经性组织，直到发现另一组织并获得良好的电刺激反应提示其为真正的神经组织。对阴性反应不应认为是真阴性直到真正阳性的反应被识别。直到识别真阳性之前，任何阴性刺激的组织都不能被处理。

当刺激神经时，外科医生对于肌电图活动缺失的第一反应应该是刺激迷走神经的同时感受喉部反应（见图 33-19 和 33-20）。如果存在喉痉挛，证明监测系统刺激一侧的工作正常。电流传导至功能性的神经，监测系统功能障碍发生于记录的一侧（图 33-14）。虽然其他记录侧的连接问题也有可能，但大多数记录侧的问题与气管内插管移位密切相关。纠正的方法是在

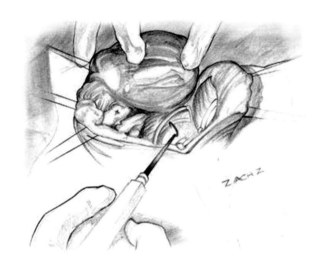

图 33-18　右侧甲状腺叶收缩，神经刺激器通过诱发刺激定位喉返神经位置

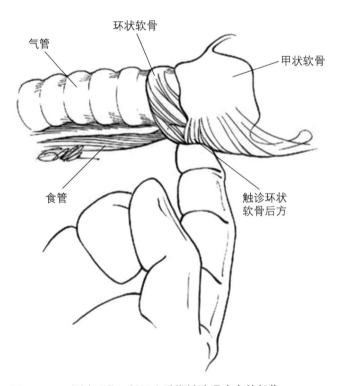

图 33-19　喉侧面观，所示为手指触诊喉痉挛的部位

麻醉师复位气管内插管的同时刺激迷走神经。另一种评估喉痉挛的方法也可通过刺激对侧迷走神经实现。喉痉挛是术中刺激喉返神经时一种简单的触诊后环杓肌的方法。此手法需将手指准确放在环状软骨后板上（图 33-19）。术中能否触及喉痉挛与术后声带功能密切相关，有报道称触及喉痉挛者术后 97.6% 无声带功能异常[179]。喉痉挛在肌电图的检测阈值附近即可被识别，十分灵敏[214]。

若刺激神经时未检测到喉痉挛，术者应当考虑刺

激电流是否足够。可参考显示器所示电流值。同时，应确认该连接点是否存在神经肌肉阻滞。若胸锁乳突肌对 1～2 mA 的电流有反应，则应尝试刺激对侧迷走神经；若刺激阳性，应当考虑同侧迷走神经损伤；若刺激对侧迷走神经也无反应，则应检查刺激侧的连接及是否存在神经肌肉阻滞。

信号缺失

如果仔细逐项检查仍无法检测到设备及技术的故障，则外科医生应考虑为真性信号缺失并应高度怀疑神经损伤所致。信号缺失被定义为分离神经后无法检测到显著的肌电活动，即在干燥术野中以 1～2 mA 电流刺激神经后肌电图测定值小于等于 100 μV，并且无喉痉挛或声带运动。神经检测系统单纯采用发声来判断神经损伤的方法较难准确定义信号缺失[186]。若信号缺失，术者应当自喉返神经的远端起，连续向近端刺激神经，以判断是否有节段的神经损伤[189]。节段性损伤称为 I 型喉返神经损伤，损伤段的辨析有助于术者判断是否有局部过度牵拉、压迫、钳夹等损伤[186]。若经逆行性的检测发现喉返神经和迷走神经全段信号缺失，则为 II 型喉返神经损伤，又称全段损伤。虽然不能完全理解，但是这意味着喉内功能障碍的焦点[186]。真性信号缺失的情况下，术者应当慎重行对侧手术，以免造成双侧神经麻痹。

损伤机制

非横断性神经损伤的发生原因多样，包括但不限于压迫、牵拉和热损伤。术中神经监测技术有助于研究损伤的发生机制。Snyder 等通过损伤后定位提出在甲状腺腺叶切除时 Berry 韧带的牵拉是最常见的非横断性神经损伤的原因。损伤多见于神经入喉处远端 2 cm 的部位。其他较少见的损伤原因包括结扎和压迫[189]。Roberts 等认为牵拉是胸部手术中喉返神经损伤的可能机制[162]。Chiang 等应用神经监测技术对 16 名信号缺失患者的损伤原因进行研究，发现其中有 1 例横断损伤、1 例神经收缩、2 例压迫损伤和 12 例 Berry 韧带的牵拉损伤[215]。Serpell 最近通过卡尺测量发现喉返神经分离后直径增加 0.71 mm。直径的增加可能与分离引起的水肿相关，未增加神经麻痹的风险，与肌电图活动增加相关[216]。多数研究证实喉返神经可以适当耐受手术分离[42-45]。

术中喉返神经刺激失败

引起术中喉返神经刺激失败的原因有很多，可以

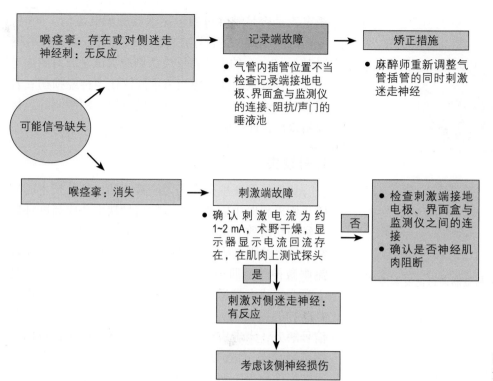

图 33-20　术中信号损失标准评估流程

分为以下三类[186]：

1. 无效刺激：包括刺激端血液蓄积引起的电路中断，探头与神经接触不良，探头故障或刺激电流不足。气管内插管位置不当和监测器报警阈值设置过高均可能造成刺激失败的假象。由于刺激电流为脉冲波，建议连探头不离开皮肤连续刺激所测组织而非跳跃式刺激，以防在脉冲波的间期触及皮肤导致错失电流。

2. 非神经组织的传导作用：液体或小血管可能将电流从非神经组织传导到神经组织，引起假阳性结果。此时应将刺激电流调低，使非神经组织不被刺激，而神经本身的刺激仍然存在。另一类短路是跨气管传导，即气管旁的刺激直接跨越气管壁，传导至气管内的导电粒子。

3. 刺激端或记录端的异常：电刀的应用可能降低监视并阻滞有效刺激。声门处唾液蓄积可能减弱仪器记录的效果。当两个金属器械同时接触术野，或电极和刺激器的电线缠住时都可能引起假阳性结果。冷水灌洗、双极电凝的长时间热刺激和患者麻醉过浅均可能导致自发的肌电图反应。

甲状腺手术中被动的肌电图活动

关于面神经的研究提示我们，反复的不自主肌电图活动可能来自于术中机械或灼烧刺激导致的神经去极化，此时应重新审视手术过程，尤其当神经活动发生于特殊手术操作时[217]。Prass 发现，对于面神经，操作刺激至监测到神经反应的间隔可长达数秒至数分钟[217]。可以导致喉返神经此类异常神经活动的创伤不一定会导致神经麻痹，损伤与麻痹的相关性仍不甚明了。基于笔者对于人和犬的观察发现，神经牵拉较容易产生持久的自发神经电活动，而挤压和锐性损伤不一定会伴随波形改变。Prass 指出："创伤刺激产生动作电位的能力并不一定与其损伤神经的潜能成比例。例如，在面神经附近使用金刚砂钻会导致极其强烈的肌电图反应，但不产生任何损伤"[217]。面神经的自发肌电活动与面神经手术中神经分离、操作、灌洗、神经附近的电刀使用和牵拉都有关系[217-218]。Terrell 发现腮腺术后早期面部无力与术中面神经刺激导致的电位改变有密切关系，这一现象在面神经前支、眼支中较为明显，而在颊肌支、边缘支和下颌支中不明显[219]。Pearlman 等将这些机械刺激引起的 EMG 反应称作"猝发"，并提出这种猝发 EMG 活动可能指示着一定程度的神经损伤[220]。面神经手术中神经紧张性放电只与面神经损伤有粗略的关系[159]。

笔者偶尔观察到一些与甲状腺或喉气管操作、双极电刀、伤口灌洗或吸引器操作相关或不相关的自发 EMG 活动。笔者曾观察到喉返神经牵拉后产生高达 152 μV 的自发电活动，以及临近双极电刀刺激后持续 1 分钟的 62 ~ 102 μV 的电活动。笔者在操作甲状腺时见过 45 μV 的电活动，灌洗和吸引器吸引时见过 100~243 μV 的电活动。所有产生这些电活动的操作均未导致术后声带运动异常。笔者认为，即使术中操作引发电活动，只要这些异常的喉返神经电活动能够自发地立即消退，并且手术结束后刺激电流在预测值之内（见功能预后一段），神经功能就不会受损。

虽然喉返神经监测可以持续、实时地监测神经功能，但术者必须清楚，监视器不一定能够监测到每一次喉返神经损伤。对进行喉切除的人和狗进行试验发现，一次性的机械损伤，如器械触碰神经，一般产生一个单一的类似电击刺激时产生的 EMG 波形。牵拉或热刺激常产生连串的"猝发" EMG 活动，很可能与持续的神经去极化有关。如果这样的猝发 EMG 活动持续 1 分钟或以上且具备一定的幅度，则应当暂停手术，重新审视手术操作，尤其注意甲状腺牵引是否造成了喉返神经的牵拉。然而，如果一个未知神经被止血钳压迫或直接横断，常常不产生 EMG 活动改变。因此，任何时刻都不能完全依赖监视器来监测是否发生了喉返神经损伤。电生理监测虽然能够辅助肉眼进行喉返神经确认，但绝对不能代替肉眼观察。笔者曾监测 6 名进行半喉切除术、全喉切除术或颈部血管球迷走神经术的患者，共研究 7 个喉返神经和 1 个迷走神经。在 EMG 监测下，我们对这些神经进行了牵拉、钳夹然后横断的操作。总体上，只有 23% 的损伤操作有继发 EMG 改变。牵拉、钳夹和横断后继发 EMG 改变的百分比分别为 14%、42% 和 14%。牵拉刺激引发的 EMG 活动持续时间较长。所有刺激产生的 EMG 改变平均幅度仅为 148 μV。总体上，80% 的损伤并未继发 EMG 改变。但需要注意的是，这些刺激引起的损伤在术终监测时会因神经刺激波特征改变而被发现（见功能预后一段）。

正常检测数值

标准波形

正常检测值的树立对于术中监测至关重要，但此领域的相关研究甚少。近年来对于喉返神经和迷走神经术中神经刺激正常的振幅、潜伏期和阈值的数据已有一些定义，但是这些定义或术语可能只是来自于其他临床神经生理学仪器测绘得来[221]。人喉返神经或迷走神经的基础诱发波形参数见图 33-12（也参见图 33-21）。

振幅

典型的双相波形应在声门水平使用 cordal 表面电极记录同侧声带肌的累加电极动作单元电位。振幅的

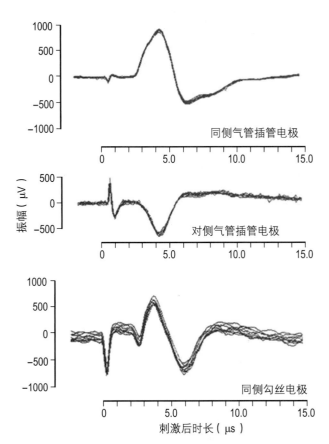

图 33-21　同侧气管插管电极、对侧气管内电极和同侧勾丝电极 1 mA 刺激单侧喉返神经的记录单。需要注意的是同侧气管插管的电位是双相的，并且与相应的同侧勾丝电极肌电活动相重叠。而对侧气管插管电极的波形是相反极性的

测量结果可能与在标准喉肌电中参与极化的肌纤维数量有关。在清醒状态正常讲话的状态下，声带的去极化振幅在 100~800 μV[221]。使用现有的肌电图监测生理的标准，我们定义监视波形的振幅是正向波形的最高点到负向波形的最低点的垂直高度（即波峰到波谷），但也可以定义为基线至正向峰值的距离。术中监测中振幅可能在不同患者之间存在很大差异。在甲状腺切除术过程中获得的 EMG 振幅的幅度有较大差异的因素包括：①神经刺激电极探针接触的差异（比如手持式探针按压的力度）；②神经表面覆盖的软组织及筋膜的差异；③术野湿度的差异（血液和组织液分流的程度）；④喉电极 / 气管插管位置的变化；⑤温度和神经干燥程度的差异；⑥神经运动纤维的确切位置与刺激探头的距离（如迷走神经内运动纤维的偏心位置）；⑦性别、年龄以及患者其他体态特征等。相应伪迹波形见图 33-22 和图 33-23。

阈值

现有关于阈值的定义是施加到神经可以触发识

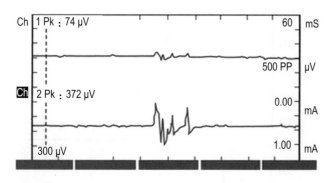

图 33-22 金属接触所致的伪波形。可以看到离散的尖波，与刺激波形不相关

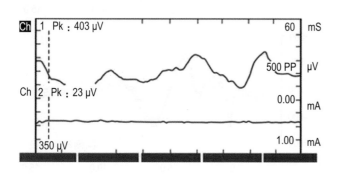

图 33-23 套囊漏气所致的伪波形。通道 1 显示基线波动持续增宽变形，与从部分塌陷的插管套囊泄露的空气节奏一致

别的最小肌电活动。阈值刺激的振幅明显小于最大振幅，最大振幅是在增加刺激强度振幅在肌电反应中不再增大的值。在这一强度刺激时，所有神经纤维被去极化，这时是最大刺激值和由此产生的肌电图。超过这一点，即使增加刺激强度也不会进一步增加肌电值。人喉返神经的最大去极化刺激电流值为 0.8mA（见图 33-25）。这也是神经监测刺激电流值在 1mA 的原因，在这一电流刺激下可以获得很好并且安全的阈上刺激。使用 2 mA 刺激强度并不能得到更高肌电振幅，但可以使刺激探针周围更多的组织去极化，这对于初学者刚开始进行喉返神经监测，寻找喉返神经有一定的帮助。

潜伏期

潜伏期目前在不同的手术监测文献中定义不同。通常认为振幅是参与极化的纤维数量，而潜伏期与刺激诱发去极化的速度或缓解的速度以及刺激点距同侧声带的距离相关。由于两侧迷走神经的位置不同，在甲状腺切除手术中颈部正中刺激左侧的潜伏期较对侧更长（稍后讨论）。目前尚没有可以在波形上精确测量出潜伏期的标准。Schwartz 和 Berry 指出："目前常用

的观点认为，潜伏期的测量应在出现的峰值开始下降的时间点"[22]。

笔者因此定义潜伏期是从刺激即刻到出现第一个诱发波形峰值的时间。测量从零基线到第一个诱发波形峰值的潜伏期的方法多样，需要进行统一，以便于准确找到波形刚开始离开基线的确切点。然而，德国学者通过积累大量的神经监测经验获得了大量监测潜伏期的数据（稍后讨论）。

笔者最近未公布的标准数据显示，在 1~2 mA 的刺激下的潜伏期见表 33-2（潜伏期定义如前）。

这些标准数据分析结果显示迷走神经与喉返神经潜伏期有显著差异。此外，左侧迷走神经潜伏期比右侧长。正是由于这一特点，术中神经监测可以区分中央刺激组织结构、喉返神经、喉上神经和迷走神经。并且通过迷走神经刺激可以很容易区分左、右迷走神经。有趣的是右侧迷走神经振幅显著大于左侧。此外，笔者发现喉返神经或喉上神经从手术开始至手术结束，电刺激特点没有变化，这意味着手术切除或反复神经刺激不会造成电刺激特征变化。另外，喉上神经的平均振幅约等于喉返神经振幅的 34%。

笔者发现 1 mA 和 2 mA 刺激强度下振幅无显著差异，男性和女性之间无显著差异。

这些数据与 Lorenz 等研究的结果类似[223]。他们回顾分析了 6 家德国医学中心近 2 000 例接受 2 mA 神经刺激的病例。他们对于潜伏期的定义与笔者不同，但是得到的结果数据与我们类似。他们的结果显示喉返神经和迷走神经之间以及左、右两侧迷走神经的潜伏期的差异与笔者类似。有意思的是他们发现迷走神经振幅在女性中较男性更显著，潜伏期也更长。同样他们发现年龄小于 40 岁的年轻患者潜伏期更短。

Brauckhoff 等推测潜伏期的延长可能与近期颈部手术后钙离子水平升高和局部水肿有关，与体型、性

表33-2　人类神经监测的标准数据*			
	振幅 (μV)	潜伏期 (μs)	阈值 (mA)
右侧 RLN	783（+/-512）	3.19（2.47~4.25）	0.51（0.25~1.4）
左侧 RLN	604（+/-504）	3.7（2.5~4.34）	0.61（0.25~1）
右侧迷走神经	717（+/-479）	6.77（4.25~9.5）	0.41（0.25~0.85）
左侧迷走神经	420（+/-255）	7.67（6.1~10）	0.41（0.1~0.8）
SLN	269（+/-178.6）		0.5（+/-0.1）

* 刺激电流为1~2 mA，±SD或极差

别或年龄无关[57]。笔者发现在一些病例接受持续迷走神经监测中神经接触冷水可能导致短暂的潜伏期延长（Randolph，观察结果尚未发表）。

高位迷走神经刺激可以得到喉肌反应，而远端迷走神经则达不到此效果，这样可以辨别喉不返神经[68]。喉不返神经潜伏期显著缩短，一般平均2.7 ms（刺激即刻到出现第一个诱发波形峰值的时间）。

对于猪模型的研究显示，迷走神经潜伏期约为6.7 ms，阈值约为0.3 mA，最大刺激值为0.8 mA[224]。一项关于犬喉返神经模型的研究显示阈值在0.1～0.2 mA，潜伏期为1.8 ms，振幅1 600 μV[196]。

神经监测安全性

多项研究已证实在耳科和神经外科手术中，如果患者条件和医疗设备合适，反复对面神经进行刺激是安全的[211,213,218]。许多学者研究结果也已显示甲状腺切除手术中反复应用喉返神经刺激安全[136,198,225-226]。笔者的经验，采用1 mA或2 mA的脉冲刺激强度（4次／秒，每次刺激100 μs）反复刺激患者喉返神经上百次不会造成任何不良反应。笔者也同意Hughes和Prass的观点：脉冲常数刺激方法较持续电压刺激的安全性更高[227-228]。Friedman发现无论在犬模型还是人类，迷走神经和喉返神经接受2～4 mA、10～25 Hz的刺激（脉冲时间500 μs）耐受性良好，不会出现喉部以及心脏呼吸道并发症[228]。

Leonetti研究了咽旁间隙手术中迷走神经刺激的安全性[229]。通过植入永久性迷走神经线圈电极间歇性、长时间进行迷走神经刺激，现已被用来治疗一些顽固性癫痫病，并已发现其耐受性良好、安全。在猪和犬模型中，持续性、长时间的迷走神经刺激也被证实不会造成明显的心肺不良反应，并且不会改变迷走神经和喉返神经的电刺激值（Phelan等，已出版）[230]。没有证据显示这种迷走神经或喉返神经的刺激方式会造成任何负面生理作用或者损害神经。国际神经监测研究组基于他们本身积累的经验和对相关文献的回顾研究，最近指出对迷走神经或者喉返神经的反复神经刺激不会造成神经损伤，可以安全应用于成人和儿童；研究组也指出迷走神经刺激不会造成缓慢性心律失常或支气管痉挛[186,231-232]。有报道指出神经监测可能会造成脑电双频指数监测的一过性假性升高[233]。

有研究显示神经监测可以成功地通过微创的方式实施[234-235]。通过将探针电极放置在环甲膜监测双侧声带功能，已经有报道在局部麻醉声带监测中应用此方法（Snyder，个人学术交流，2012）[201]。

无创神经监测的有效性

笔者比较了表面气管插管肌电图监测和喉部肌电评估的金标准方法——勾丝电极监测的差异[226,236]，结果显示两种方法效果一致。气管插管表面电极记录的肌电图振幅与勾丝电极的振幅一致性良好（R＝0.89）（图33-24）。随着刺激强度的增加，肌电图的振幅存在差异，肌电图振幅的增加表现为强度－反应方式（图33-25）。这项研究中气管插管的阈刺激为0.36 mA（0.2～0.6 mA），勾丝电极的阈刺激为0.39 mA（0.15～0.6 mA）。两者的肌电图最大振幅

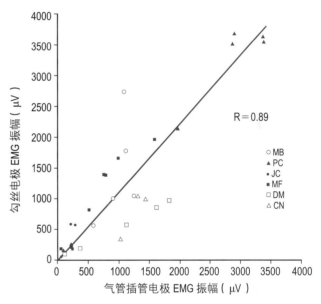

图33-24　气管插管方式和勾丝电极方式记录肌电图的潜伏期、振幅关系

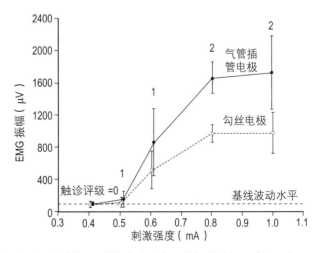

图33-25　刺激强度提高对肌电图振幅影响的强度－反应关系。按照喉肌的触诊评级为0～2。注意反应阈值出现在约0.4 mA，最大效应值在0.8 mA

分别为 1 640 μV 和 1 382 μV。肌电图的潜伏期两者类似，分别为 3 ms 和 4 ms。气管插管方式的信噪比较勾丝电极低。这项研究与其他研究结果一致 [237-239]。

神经监测的适应证

恰当使用神经监测可以获益，应考虑应用于所有患者。当然对于术前评估存在喉返神经损伤高风险的患者应当优先考虑进行神经监测（之前已讨论）。然而如所有外科医生所公认的，许多术前没有类似高危特征的患者术中可能仍出现高风险，这时可能会从神经监测中获益。即使神经监测为困难的甲状腺手术中带来了很大的益处，但是常规应用需要通过积累更多经验、识别信号含义、系统故障解决，这通常是陡峭的学习曲线 [205]。上述信息表明，如果外科医生采用神经检测，可以考虑对所有患者进行神经监测。

持续性迷走神经监测（C-IONM）

间歇性术中神经监测理论上可能存在造成刺激间期神经损害的风险；如果损害已经发生，间隙性刺激也可以发现损伤。发生在外科患者中的这种被动、非诱发性的神经活动，由于在行甲状腺切除术时神经没有被探知，有可能造成喉返神经损伤。在这些病例中，可能发生自主神经活动而没有任何术后功能性关联（例如，伤口冲洗）和其他造成神经损伤的重要事件中肌电图没有任何神经活动（见之前甲状腺外科被动肌电图活动部分）。

Xu 和其他学者提出神经损伤可能出现一系列的急性波形特征改变，如阈值、振幅、潜伏期和波形长度 [200,240]。Schneider 发现在猪模型中压榨、牵拉和热损伤可以造成喉返神经振幅降低，潜伏期增长。迷走波形的这些变化在某些病例中确实演变成信号消失，但在许多病例中则在手术结束前得到改善。不足的是，该项研究中没有进行术后喉部检查 [224]。

对新的电极结构进行了研发，通过一个单独的专用电极，可以提供持续波形数据，进行特异性的幅度和潜伏期的测量，从而达到连续行迷走神经刺激的目的。在神经损伤分级事件的定义中（如 Berry 韧带的挛缩），振幅下降、相应的潜伏期增加可能发生在神经失能损害的最早时期，也可能出现在大块损伤之前。如果在这一时期停止造成损伤的外科手术可以避免造成神经失能性损伤。但如果是突发的严重神经损伤，如急性横断已经形成时，则不可能避免。

目前持续性迷走神经监测技术尚处在开始应用阶段，因此数据尚少。Lamade 于 2000 年最早报道了持续性迷走神经检测技术，随后又报道了应用袖式迷走神经刺激电极，持续 1 小时 0.3 ~ 0.8 mA、300 ~ 900 μV 神经刺激 7 名患者的安全性 [241-242]。这一研究组报道另外 19 名患者应用持续性迷走神经监测平均 65 min，电极安装约需 6 min，没有发现任何并发症 [243]。Schneider 采用锚型迷走神经刺激器刺激 78 例神经标本平均 38 min，结果显示刺激不会造成中枢、迷走心功能、胃肠功能不良反应 [244]。尽管人体研究显示持续迷走神经检测安全有效，但目前还没有任何关于术中肌电图、定期迷走神经监测装置监测后不出现不良反应的文献报道。

通过留置迷走神经电极进行长期迷走神经刺激已用于治疗药物依赖性癫痫、抑郁症和阿尔兹海默症，并且发现对于心肺迷走神经功能是安全的 [245-247]。需要特别注意的是，其安全性研究中刺激频率介于 20 ~ 30 Hz，如果刺激频率超过 50 Hz 可能会造成迷走神经损伤。同时肺部迷走神经在刺激强度达到 2 mA 时可能会被激活。因此反复每几秒刺激一次，1 ~ 2 mA 的神经刺激在人甲状腺手术中应用是完全安全的 [246-247]。Ulmer 等最近报道对 5 名患者进行迷走神经监测，刺激强度 0.5 ~ 5 mA、脉冲 200 ms、频率每秒 2 次，持续 81 min。他们发现不会造成心律失常或血流动力学改变，但是在刺激过程中副交感神经在心率变化中起主导作用 [248]。

结合德国 Henning Dralle 博士的研究组的研究，笔者也进行了一项应用自动型周期刺激（APS）电极（Medtronic，Jacksonville，Florida）的多中心非随机前瞻性观察志愿者试验。APS 可以提供周期性、低刺激强度、间歇性的迷走神经免手持刺激。研究通过实时探测喉返神经，以早期预警神经功能的改变。APS 目前已被美国食品与药品管理局（FDA）IONM 批准应用于术中颅神经监测。在 100 名患者中进行每 6 s 1 次、每次持续 100 ms 的 1 mA 电流刺激。对最初的 50 名患者施行了这种刺激，每名患者接受了 506 个电流脉冲。装置的平均安装时间接近 7 s，电极位移也没有带来明显的问题。我们发现这种装置很容易安装，并且不会带来不良的神经、心脏和胃肠道后遗症。使用这种装置可以对刺激电流的波幅、间隔时间进行持续评估。对波幅、间隔时间变化的分析正在进行中（Randolph，Dralle，个人交流，2012）。

神经浸润的处理

局部浸润的甲状腺乳头状癌的发生率约为

16%[249-250]。尽管肿瘤浸润的确切位置很重要，总体来说，局部浸润的肿瘤往往使局部复发率和远处转移率增加，从而降低患者的 5 年生存率[250,254]。由于颈部复发所导致的死亡占甲状腺乳头状癌所致死亡病例的 1/3 ~ 1/2[249-250,255]。其中喉返神经是除肌肉之外最常见的浸润部位[256]。甲状腺乳头状癌局部浸润的位置，按照发生率高低依次是肌肉、喉返神经、气管、食管、喉及其他部位（包括颈动脉、颈静脉和椎前筋膜）[249-250,256]。

关于高分化甲状腺癌肿瘤浸润的处理仍存在很多争议（参见第 34 章和第 35 章）。一些研究者已经证明浸润性疾病的不完全切除往往预示着较差的预后[253,257]。Grillo 等赞成包含气道重建的完全切除术[251,258]。而这一争议已经延伸到了对被侵及的喉返神经的处理上。所有人都认为在术前存在喉返神经麻痹的病例中，如果术中发现喉返神经被肿瘤浸润，应当切除该神经。然而，争议存在于对术前功能正常的喉返神经的处理上。Falk 和 McCaffrey 回顾了 262 个侵袭性高分化甲状腺癌病例，其中 123 名患者发生了喉返神经浸润。他们发现如果术后给予 ^{131}I 和 T4 抑制治疗，在切除喉返神经与保留喉返神经的患者之间进行比较，生存率并无差异[256]。保守治疗失败的患者更易发生远处转移而非局部复发。Falk 和 McCaffrey 分析了 19 例术前喉返神经功能正常而术中发现神经浸润的病例，其中 12 例切除了喉返神经，而另外 7 例则保留了喉返神经。他们发现两组在生存率上并无差别。值得重视的一点是，正如 Falk 和 McCaffrey 所写的，单独的肌肉浸润或喉返神经浸润都不会降低生存率。因此我们可以这样认为，对单独存在的神经浸润的具体处理方式不会对生存率产生明显影响[249-250,256]。Nishida 也发现在 50 名喉返神经浸润但术前功能正常的病例中，切除喉返神经与保留喉返神经在预后和局部复发率上无差别。在 Nishida 治疗的患者中，60% 保留喉返神经的患者在术后 6 个月仍具有正常喉返神经功能。这些患者都没有使用 ^{131}I 治疗，但都在术后进行了 T4 抑制治疗[259]。

术中切除喉返神经除要考虑术前喉返神经的功能外，还有几个因素需要考虑在内。首先，要排除良性疾病对神经的浸润、压迫或牵拉。这种类型的喉返神经麻痹可见于 Graves 病、桥本甲状腺炎、病毒性甲状腺炎、Riedel 甲状腺炎、孤立甲状腺结节、结节性甲状腺肿、良性甲状腺囊肿、甲状旁腺腺瘤和胸骨后甲状腺肿。这些良性病变也可以浸润神经，伴或不伴神经麻痹。良性甲状腺疾病患者中声带麻痹的发生率为

0.96% ~ 1.15%[260-267]。术前喉返神经功能障碍的良性病变患者，在术后相应功能可能会有改善。Falk 记载了 7 例患有良性疾病的患者，其中 4 例术后喉返神经功能得到恢复[256]。其他作者的研究表明，术后声带麻痹恢复可见于 38% ~ 89% 的良性病变患者[261,263,265]。而恢复情况则与声带麻痹持续时间成负相关[252,260]。在考虑切除被浸润的有功能障碍的神经时，还要想到淋巴瘤浸润的可能。淋巴瘤所致的声带麻痹在给予针对淋巴瘤的非手术治疗后会有所改善[256]。另外要注意的是，术前因浸润而发生功能障碍的神经在术中仍有可能通过电击激活。而根据笔者的经验，那些振幅小的波形最有代表性（参见之前内容"术前喉返神经切除及术中电刺激"及图 33-2）。Mu 已经证明如果未被浸润的神经纤维少于 50%，那么就不可能维持正常的声带功能。因此，临床上声带麻痹的患者可能仍有一些可以被电击激活的正常神经纤维存在[257,268]。但是，目前可查的文献表明，术前因肿瘤浸润而麻痹的喉返神经如果在术中保留的话，术后其功能不会恢复。基于这一点，出于手术在肿瘤学方面获益的考虑，最好切除这样的喉返神经。

总之，如果术前喉返神经功能正常而受肿瘤浸润，如果可能应尽量保留。浸润喉返神经的肿瘤应尽可能切除干净，不要残留明显的病灶。对微小病变应予以 ^{131}I 和 T4 抑制治疗。如果发生局部复发，可积极地进行再次手术治疗。如果喉返神经受良性疾病或淋巴瘤浸润，则应予以保留。如果术前就存在喉返神经麻痹，术中发现喉返神经浸润，应当切除该神经（图 33-26 和 33-27）。在某些不幸的情况下，双侧喉返神经被肿瘤侵及，术者必须考虑切除受浸润更严重一侧的喉返神经，并且在术后对对侧喉返神经密切随访并予以辅助治疗。

如前所述，肿瘤侵袭的喉返神经可见于 50% 术前临床神经麻痹的病例，然而有 2/3 可以被电击激活（低级别的肌电反映）。切除这些神经可能会使发音和吞咽困难恶化（参见图 33-2A）。

神经损伤的处理

神经断裂

Horsley 于 1909 年首先描述了因枪击横断的喉返神经的神经缝合术。他提到术后喉返神经的正常功能[269]。类似地，Lahey 于 1929 年描述了一例术后功能正常的喉返神经缝合修补术[270]。对于喉返神经横断的情况，

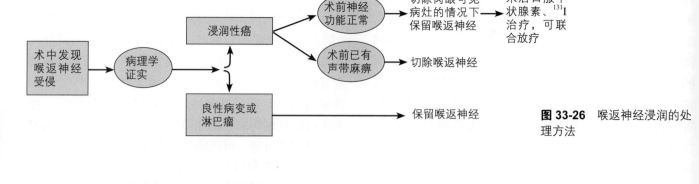

图 33-26 喉返神经浸润的处理方法

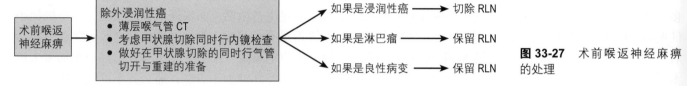

图 33-27 术前喉返神经麻痹的处理

有很多做法可供选择，包括神经缝合术、明胶海绵（正式名为聚四氟乙烯）注射法、声带成形术（甲状软骨成形术）、杓状软骨手术、神经（舌下祥神经、膈神经、迷走神经）移植术、神经肌肉椎弓根转移术等，或不予处理（参见第45章和第46章）[271-273]。

关于声门麻痹功能恢复的研究为我们提供了喉部神经肌肉功能的丰富知识，并为如何处理断裂的神经提出了启示。Dedo 发现在神经缝合术后30~60天后甲杓肌出现了肌电活动[274]。Boles 和 Fritzell 也发现了声带恢复肌电活动的现象以及神经缝合部位轴突再生的组织学证据，但他们发现声带功能恢复很差[275]。Gordon 和 McCabe 发现犬的神经缝合部位远端轴突数量是正常神经纤维的47%~95%[276]，但无论喉返神经吻合部位有无旋转，声带功能绝大多数都有内收。Mu 发现在神经缝合术后5~6周时出现甲杓肌和环杓肌的活动，10周时出现自发的内收活动，12周时出现微弱的自发外展活动。声门内收功能比外展功能恢复更快也更完全。4个月时，内收功能大约恢复至正常的90%~100%，而外展功能只恢复到正常水平的30%~50%[257,268]。有趣的是，Murakami 发现神经缝合术后切除喉返神经的"内收"支后外展功能的成功恢复[105]。

尽管可见一些神经缝合术后声门功能恢复正常的孤立报道，但大多数临床上关于神经缝合术和交叉神经支配的研究都显示术后声带功能恢复不佳，主要有两个特点：①内收功能占据支配地位（相比外展功能）；②异常的声带运动（即吸气时联动矛盾的内收运动），认为主要是由于内收和外展神经纤维的错误引导[100,112,237,263-265,268]。缺乏喉返神经缝合术成功的病例，这与面神经再吻合后的功能恢复形成了鲜明对照[274]。喉返神经缝合术后内收功能占支配地位的特点可能是由于在喉返神经内内收纤维相比外展纤维占优势（两者大约为4：1），这又导致内收肌比外展肌更强有力[31,33,51,65-66,68,83,259,273,277]。除了内收与外展神经纤维的错误引导外，导致神经缝合术后声门功能不佳的因素可能还与神经移植后运动神经单位的减少、新生轴突无法到达肌肉纤维（由于瘢痕、神经瘤形成或其他因素）、肌肉功能受损（由于肌肉萎缩和瘢痕形成）、环杓关节强直有关[257,274,278]。Pitman 等最近的小鼠模型研究表明，在第七气管软骨环水平的喉返神经横断吻合术后，再生的喉返神经在16周时达到成熟[279]。

不支持在意外切断神经时一期神经缝合的依据还包括声带较强健、萎缩程度较低，杓状软骨更稳固地处于正常位置（由于附着肌肉的维持能力较强）。在接受甲状腺切除术并有喉返神经横断的患者中，Ezaki 认为经过神经缝合术的患者的发音功能较发生喉返神经横断而未接受神经缝合术的患者要好[280]。当然，早期的神经缝合术并不妨碍后续的声门功能治疗（图33-28）。

在发生神经横断损伤并行延后的神经移植或神经吻合手术的情形里，术者必须牢记神经远端可能只是在很短时间内可经电击激活的。我们在犬模型上的研究表明远端喉返神经的可激活性仅维持了5天[196]。如果需要在再次手术探查时用电刺激的方法确定远端神经，那么知道这一点就变得很重要。

	处理	原理
■ 压迫、牵拉：	● 不需立即外科处理，术后应用皮质醇	● 普遍能恢复良好的功能，没有明显的连带运动
■ 横断（没有局部缺损）：	● 一期再吻合，修补神经外膜（9-0线缝合2~3针）；考虑行远端 RLN 后支分离术 ● 术后6个月考虑静态修复或神经转位修复	● 保证持续的神经支配、肌张力，从而改善声带固定、杓状软骨位置 ● 后支分离术有助于减少连带运动
■ 局部缺损：	● 游离 RLN 远端残端至穿咽下缩肌入喉处；颈襻与 RLN 的内收肌分支吻合 ● 术后6个月考虑行静态修复或神经转位修复	● 有局部缺损时不可能完成无张力的一期吻合。颈襻与 RLN（内收肌分支）吻合可保证神经张力，避免去神经化

图 33-28 单侧喉返神经损伤：钝性伤、横断伤和局部缺损的术中处理指导

喉返神经的部分缺失

在治疗浸润性肿瘤时，典型做法是必须切除喉返神经的一部分。Kanaji 和 Fujimoto 报道了在患有甲状腺癌的 320 名患者中，12.5% 需要切除喉返神经[267]。如果神经有部分缺失，则进行无张力的神经吻合就变得不太可行。但是，通过植入神经行神经移植术还是令人满意地改善了发音功能。当然，由于部分神经的缺失，无法完全恢复正常的发音功能。Crumley 认为，在不存在神经供体紧缺的条件下，最优的选择是舌下襻神经移植[268]。舌下神经襻可以与喉返神经主干或其前支吻合。舌下襻-前喉返神经干的吻合可以获得较好的尺寸匹配，因而会有助于基本的声带内收功能恢复。目标是重建一个有最小连带运动、固定而又有力的声带。其他选择包括迷走神经分裂、舌下神经或膈神经捐赠。舌下襻的功能缺损并不重要。胸骨甲状肌和胸骨舌骨肌在呼吸和发音时仍活动[269]。对这些神经支配恢复的患者在将来仍可以考虑进行静态修复（即甲状软骨成形术）[121,264,268,270]。Miyauchi 报道了这样一种技术，即远端喉返神经残余的清扫可以向上扩展到穿过下部的咽下缩肌，这样延长清扫了 3~4 mm[281]。Crumley 报道了 20 例舌下襻与远端喉返神经吻合的病例。远端喉返神经通过显微镜进行辨认，然后通过点刺激进行确认。舌下襻最长、最靠下的分支是支配胸骨甲状肌的那支。将这支神经从中间横切，然后在显微镜下用 10-0 尼龙线进行吻合。Crumley 将上述做法与明胶海绵注射结合起来。他认为最终杓状肌位置正常，发音功能恢复出色且未发现声带萎缩。另外，他还认为如果手术在喉返神经损伤之后的 24 个月之内施

行能获得最好的结果（参见图 33-28）[112,121,268]。Su 等报道了 10 例成功的舌下襻穿过甲状软骨上的开窗移植到甲杓肌的病例[282]。Miyauchi 等报道了 35 例通过神经移植、吻合，或者说通过舌下襻与喉返神经吻合重建神经支配的病例，结果发现显著改善了重建后患者的最长发声时间[283]。

钝性非横断性损伤

Seddon 和 Sunderland 分别于 1943 年和 1951 年定义了神经损伤的分级，这对于处理甲状腺切除术时神经损伤的处理很有帮助。此分级中，最轻损伤为失用性神经损伤（1级），即病灶局部的神经髓鞘损伤，而不伴有轴突损伤，通常表现为持续数天到数周的部分或全部神经传导阻断，通常会完全回复，不遗留后遗症。更严重的损伤是轴突断裂，即轴突损伤。根据受轴突损伤影响的神经范围可分为 2~4 级（依次为轴突损伤、神经内膜损伤、神经束膜损伤）。与之伴随的是随着神经再生后于损伤 3~7 天内出现的远端神经沃勒变性。另外还有中央逆行神经轴突反应，但在实验模型中，喉返神经损伤时神经元死亡的发生率并不高[284]。考虑到轴索断裂包括损伤程度的一个范围，其转归多样，但总的来说，功能预后较好、后遗症较少。最后，最严重的神经损伤是神经横断。整个神经纤维的轴突完全受损，不能完全恢复并累及运动。喉部神经的重新支配可经由受损神经的再生长或临近的支配喉部肌肉的神经（包括喉上神经系统）的生长。由于不正确的神经肌肉重新连接，这种重新支配可能伴有不同程度的连带运动，因此，不能实现良好的功能恢复[135,285]。在神经损伤的最初几周行喉部肌电图

检查，通过探测纤颤电位和尖锐波，也许可以找出存在神经轴突损伤并发生沃勒变性的患者。这可以指导预后并针对损伤而采取相应的治疗措施[284,286]。在行甲状腺切除术时，钝性非横断性损伤意味着总体上完整的神经，这类损伤可能是髓鞘损伤，或者是症状明显的神经失用。

对人类和动物的研究表明，如果喉返神经被钳夹或结扎，单纯解除挤压即可，不必行神经缝合术（参见图33-28）。数名研究人员注意到在发生神经挤压损伤后4~8周内，狗的神经功能恢复良好[263,270]。Mu发现狗的肌电图活动和声带运动在发生双侧神经挤压伤后3个月内仍在正常范围内，如果永久结扎神经，则没有明显的恢复[238]。VanLith-Bijl发现猫发生喉返神经挤压伤后的2~4周内肌电图就恢复，最早的声带运动恢复则发生在损伤后2.5周，在损伤后10周时，声带外展功能完全恢复[271]。我们在犬模型上的研究表明双侧喉返神经挤压伤在6周内达到完全的功能恢复[196]。Tessema在一个鼠模型的研究中发现，以0.61 N压力结扎喉返神经后，肌电活动在损伤后3~4周恢复，肉眼可见的声带运动的恢复发生在损伤后6周[287-288]。

在一项包含295名患者的非随机前瞻性研究中，Wang发现100 mg氢化可的松单次静脉注射可以将暂时性神经麻痹的持续时间由40天降至28天，但并不能明显降低喉返神经麻痹的发生率[289]。Lore记录到在围术期使用类固醇后，神经麻痹发生率从9.1%降至2.6%[104]。初步研究表明钙通道阻滞剂尼莫地平可能会改善恢复率[284,286]。几名研究人员已经在大鼠模型上证明腺病毒运载体基因疗法治疗喉返神经麻痹[290-291]，其他人员研究了神经保护剂T-588在阿尔茨海默病中的作用，结果表明可以改善损伤位点的神经传导速度[292]。为了预防可能发生的神经水肿以及呕吐，我们对所有接受甲状腺手术的患者常规给予10mg地塞米松。另外，如果术中神经电生理监测显示神经损伤或明显需要行神经切除术，我们会在术后6个小时重复给予上述剂量。

声带功能恢复：时机和评估

如需了解更多关于喉返神经麻痹、评估、治疗的内容，请参见第45章。在一项关于声带麻痹的大规模研究中，Hockauf和Sailor观察了175名甲状腺切除术所致声带麻痹的患者，并对其中53名患者进行了长期随访[272]。单侧声带麻痹的患者中，43%完全恢复，4%重新获得了部分声带运动功能（即轻瘫），53%在术后1年无变化。单侧部分声带麻痹的患者中，66%完全恢复，33%在术后1年无变化。在有双侧声带麻痹的患者中（长期随访的22名中10名仍可联系到），10%双侧完全恢复，60%部分恢复（即一侧声带完全或部分性恢复，另一侧未恢复），30%在术后1年无变化。Hockauf注意到在因良性疾病而行手术的患者中恢复可能性更大。

Jatzko注意到与未明确喉返神经的病例相比，明确喉返神经的患者发生声带麻痹后恢复的可能性更大[23]。总体来说，Hockauf和其他人的研究表明，甲状腺手术所导致的单侧声带麻痹患者中，约40%的患者声带功能最终会恢复[272-273]。但是，Woodson在他的病例中发现，因甲状腺手术损伤神经的35名患者的声带功能都没有恢复正常[274]。Woodson发现的甲状腺切除术所致声带麻痹的糟糕预后也被别的研究所证实[275]。Chiang最近研究了40名在甲状腺切除术后出现声带麻痹的患者，发现87%的患者恢复功能，恢复期在3天到4个月之间，平均30天。如果术中未发现神经损伤，则术后声带麻痹恢复可能性更大。Graves病和二次手术患者中发生暂时性声带麻痹的比例是11%~12%，二次手术患者发生永久性声带麻痹的比例是8%[26]。

暂时性声带麻痹一般被认为是6个月之内。Sinclair和其他研究者注意到约80%暂时性声带麻痹会在6个月之内恢复[13,30,93]。Wagner注意到他的暂时性声带麻痹的患者于术后3天到9个月内恢复[17]。Karlan报道了4例暂时性麻痹的病例，在术后1周到3个月内恢复正常[91]。Mundnich注意到在术后9~12个月时，暂时性声带麻痹仍存在功能完全恢复的可能[276]。有术后18个月功能恢复的报道[21,277]。与术后功能恢复相关的因素除神经修复外，还包括肌肉萎缩或瘢痕形成及环杓关节固定。环杓关节固定开始于声带麻痹后的5~7个月[293-294]。最近关于6项研究的一个回顾分析发现，对于未治疗的声带麻痹，8%~42%的患者得到完全的功能恢复，发生于术后6~19个月[295]。

肌电图评估在声带麻痹中的作用是有争议的，但这项评估总体上对于嗓音恢复有预测意义[221]。似乎在那些恢复较差的患者中最有意义[296]。如前所述，由于连带运动的存在（原因可能是来自喉返神经新生轴突或喉上神经移植神经的错误支配，或者慢性环杓关节畸形），即使在声门功能未恢复的情况下，肌电活动也可能恢复。肌电图评估可能对术后早期（6个月内）恢复情况有帮助，并且在损伤后6~7周内做最有预测意义。锐尖波形、纤颤电位、电活动静息、多相波形、复杂的重复性放电、自发性收缩和连带运动，则与糟糕的预后相关（参见第45章）[221,279,285,296-300]。

基于与手术医生的讨论及症状（包括呼吸系统），笔者认为对于那些明确尚未发生神经横断者，6个月是合理的观察时间，不需更早的处理。在某些情况下，如果在最初几个月内能做肌电图，则对患者的治疗也是很有用的[300]。除非症状或肌电图信息明确指示声带功能恢复，否则要在6个月以后治疗声带麻痹。

喉上神经监测

喉上神经的处理已经在第32章中深入阐释。损伤喉上神经外支可导致明显的声音改变，尤其是歌手，通常表现为在音高方面变弱，不能唱出更高的音，同时也会减少声音的投射。除了这些变化，喉部转向受伤一侧的声带、声带变弯、声带下移都曾有报道。但在外支麻痹或轻度瘫痪时声门检查通常正常。Robinson研究了35个喉上神经麻痹或轻瘫患者的喉肌电图检查结果，发现发声时间的最大值和频率范围都有明显下降，同时发现流率、震动、闪光和谐噪比的平均值都有增高[301]。Eisele估计喉上神经麻痹的比率变化范围在9%~14%，而Cernea曾经报道比率达到28%[45,302]。

用点刺激监测神经的方法可以用来识别喉上神经外支[303-304]。在20%的病例中，喉上神经外支隐藏在下括约肌筋膜下，不能直接看到[44]（想了解更多喉上神经解剖的知识，请看第32章）。除了这些解剖，一个神经刺激器可以通过下括约肌传到外支，引起环状软骨的阵发性痉挛。我们已经发现在外支线性倾斜传导路径上的一个极好的标志物，它穿过下括约肌并下行至环状软骨肌，它就是胸骨甲状肌的喉端。用1~2 mm斜向喉部的线（胸骨甲状肌的喉端，也就是插在甲状软骨上的薄片）可以准确识别喉上神经。用神经刺激器盲目刺激此区域，都能识别出能导致环状软骨肌阵发性痉挛的神经刺激的线性传导路径。尤其当外支在肌肉筋膜的深部时结果更为准确。用这种方法，刺激喉上神经外支应该能在100%的病例中确定这支神经（图33-29）。一些研究者描述了神经刺激器在鉴别喉上神经中的应用[235,302,304-307]。

用气管内导管记录肌电信号进行肌电图监测的方法，对于喉上神经可能没有对于喉返神经那么重要，因为环状软骨的收缩容易观察到。我们最近完成了一组70名患者的病例（Randolph，未发表的数据），在这项研究中我们确定了甲状腺切除术时喉上神经受刺激的电生理反应。应该注意的是，它的波形很小，所以监测仪器应该根据反应截断值的阈值进行调整。另外，波形很早并有短的潜伏期，所以必须将监测仪器配置成一种不抑制这些很早的（例如，短的潜伏期）随着刺激而来的波形模式。以1~2 mA的电流刺激患者，其中77%的患者可以获得肌电图信号。喉上神经波形的平均振幅为269 mV（范围50~1 137 mV）。喉上神经刺激的阈值为0.5 mA（标准差0.1）。我们发现从手术开始到结束波形的特征无明显差别，这表明外科切除和电流刺激不会对神经电生理功能产生不利的影响。另外，我们发现，以1 mA或2 mA电流刺激，波形在男性和女性中没有明显差别。比较喉上神经和同侧喉返神经的波形特征时我们发现，喉上神经的平均振幅为同侧喉返神经的34%。甲杓肌的振幅在刺激外支时比刺激喉返神经时低，这与Nasri用狗的实验数据得出的结论是一致的[112]。据报道，在

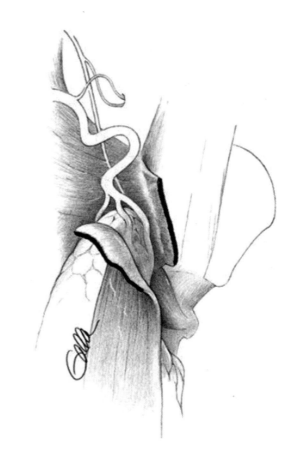

图33-29 胸骨甲状肌的喉端指示喉上神经外支的走行路径

70% 的人类中神经有交通支，在狗中约有 47%[112]。在我们的研究中，那些刺激外支没有甲杓肌反应的患者或者没有交通支，或者是电极放置位置没有达到肌电图活跃标准，这可能占了 1/3[112]。而刺激喉上神经外支监测声带的肌电图变化，Mermelstein 发现了一个复杂波形（双相/三相波）并伴有平均 0.5 ms 的延迟。而这项研究没有包含肌电图振幅的变化[136]。用伴有双极同侧环甲软骨肌记录电极的经皮穿刺刺激电极，Satoh 发现了一个多相波，有 10～16 ms 的延迟，振幅为 2～4 mV、持续时间 6～7 ms。Satoh 记录的这种延迟反应可能代表了一种迷走神经诱导的反应[66]。在一项 21 名患者的研究中，Timon 发现刺激喉上神经外支的阈值：双相电极为 0.6 mA（范围 0.1～1 mA），单极刺激为 1.01 mA（范围 0.2～2 mA）[305]。

Saunders 指出，在手术中，对喉上神经、喉返神经及迷走神经刺激导致感觉纤维介导的反应还没有研究过[115]。对于术中患者的监测时间不够长，不足以看到迷走神经诱导的反应。但我们都知道，无论是犬还是人类，这样的刺激并不会导致延迟诱发的声带运动（G. Randolph，未发表的观察结果）。

两项近期研究表明，外支神经监测有利于声音的预后。在一项局麻下甲状腺环切术的小研究中，Lifante 等发现，根据术后神经检查，外支监测可以提高神经的可见性和患者的声音转归[307]。Barczynski 等最近的一项杰出研究（IEAS 会议，2011 年 5 月，Yokahama 摘要 #0854）表明，在一项随机对照实验中，监测喉返神经和外支可明显提高外支的辨别率（85% 对 34%），降低主、客观声音不利参数的影响。但这种神经监测引起的改善是由喉返神经介导、外支介导还是两者都有，目前尚不清楚。

参考文献

[1] Kaplan EL, Salti GI, Roncella M, et al: History of the recurrent laryngeal nerve: from Galen to Lahey, *World J Surg* 33(3): 386–393, 2009.

[2] Dedo HH: The paralyzed larynx: an electromyographic study in dogs and humans, *Laryngoscope* 80(10): 1455–1517, 1970.

[3] Wolfler A: Die kropfexstirpationen an hofr: Billroth's Klinik von 1877 bis 1881, 32: 5, *Wien Med Wochenschr* 32: 1882, 1877.

[4] Eisele D: Complication of thyroid surgery. In Eisele D, editor: *Complications in head and neck surgery*, St. Louis, 1993, Mosby.

[5] Lo CY, Kwok KF, Yuen PW: A prospective evaluation of recurrent laryngeal nerve paralysis during thyroidectomy, *Arch Surg* 135(2): 204–207, 2000.

[6] Flynn MB, Lyons KJ, Tarter JW, et al: Local complications after surgical resection for thyroid carcinoma, *Am J Surg* 168(5): 404–407, 1994.

[7] Levin KE, Clark AH, Duh QY, et al: Reoperative thyroid surgery, *Surgery* 111(6): 604–609, 1992.

[8] Steurer M, Passler C, Denk DM, et al: Advantages of recurrent laryngeal nerve identification in thyroidectomy and parathyroidectomy and the importance of preoperative and postoperative laryngoscopic examination in more than 1000 nerves at risk, *Laryngoscope* 112(1): 124–133, 2002.

[9] Bergenfelz A, Jansson S, Kristoffersson A, et al: Complications to thyroid surgery: results as reported in a database from a multicenter audit comprising 3,660 patients, *Langenbecks Arch Surg* 393(5): 667–673, 2008.

[10] Djohan RS, Rodriguez HE, Connolly MM, et al: Intraoperative monitoring of recurrent laryngeal nerve function, *Am Surg* 66(6): 595–597, 2000.

[11] Foster RS Jr, Morbidity and mortality after thyroidectomy, *Surg Gynecol Obstet* 146(3): 423–429, 1978.

[12] Jeannon JP, Orabi AA, Bruch GA, et al: Diagnosis of recurrent laryngeal nerve palsy after thyroidectomy: a systematic review, *Int J Clin Pract* 63(4): 624–629, 2009.

[13] Thomas C, Nunn GW, Buckwalter JA: Indications of tracheotomy in patients with thyroid cancer, *Program of International Association of Endocrine Surgeons and Societe Internationale de Chirugie* (abstract ES-F)188: (abstract ES-F).

[14] Wagner HE, Seiler C: Recurrent laryngeal nerve palsy after thyroid gland surgery, *Br J Surg* 81(2): 226–228, 1994.

[15] Martensson H, Terins J: Recurrent laryngeal nerve palsy in thyroid gland surgery related to operations and nerves at risk, *Arch Surg* 120(4): 475–477, 1985.

[16] Perzik S: The place of total thyroidectomy in the management of 909 patients with thyroid disease, *Am J Surg* 132(4): 480–483, 1976.

[17] Dralle H, Sekulla C, Haerting J, et al: Risk factors of paralysis and functional outcome after recurrent laryngeal nerve monitoring in thyroid surgery, *Surgery* 136(6): 1310–1322, 2004.

[18] Smith E, Taylor M, Mendoza M, et al: Spasmodic dysphonia and vocal fold paralysis: outcomes of voice problems on work-related functioning, *J Voice* 12(2): 223–232, 1998.

[19] Shin JJ, Grillo HC, Mathisen D, et al: The surgical management of goiter: Part I. Preoperative evaluation, *Laryngoscope* 121(1): 60–67, 2011.

[20] Romo LV, Curtin HD: Atrophy of the posterior cricoarytenoid muscle as an indicator of recurrent laryngeal nerve palsy, *AJNR Am J Neuroradiol* 20(3): 467–471, 1999.

[21] Chi SY, Lammers B, Boehner H, et al: Is it meaningful to preserve a palsied recurrent laryngeal nerve? *Thyroid* 18(3): 363–366, 2008.

[22] Lahey F: Routine dissection and demonstration of the recurrent laryngeal nerve in subtotal thyroidectomy, *Surg Gynecol Obstet* 66: 775, 1938.

[23] Jatzko GR, Lisborg PH, Muller MG, et al: Recurrent nerve palsy after thyroid operations—principal nerve identification and a literature review, *Surgery* 115(2): 139–144, 1994.

[24] Mountain JC, Stewart GR, Colcock BP: The recurrent laryngeal nerve in thyroid operations, *Surg Gynecol Obstet* 133(6): 978–980, 1971.

[25] Riddell V: Thyroidectomy: prevention of bilateral recurrent nerve palsy. Results of identification of the nerve over 23 consecutive years (1946–69) with a description of an additional safety measure, *Br J Surg* 57(1): 1–11, 1970.

[26] Chiang FY, Wang LF, Huang YF, et al: Recurrent laryngeal nerve palsy after thyroidectomy with routine identification of the recurrent laryngeal nerve, *Surgery* 137(3): 342–347, 2005.

[27] Steinberg JL, Khane GJ, Fernandes CM, et al: Anatomy of the recurrent laryngeal nerve: a redescription, *J Laryngol Otol* 100(8): 919–927, 1986.

[28] Fernando DA, Lord RS: The blood supply of vagus nerve in the human: its implication in carotid endarterectomy, thyroidectomy and carotid arch aneurectomy, *Ann Anat* 176(4): 333–337,

1994.

[29] Brok HA, Copper MP, Stroeve RJ, et al: Evidence for recurrent laryngeal nerve contribution in motor innervation of the human cricopharyngeal muscle, *Laryngoscope* 109(5): 705–708, 1999.

[30] Hartl DM, Brasnu DF: Recurrent laryngeal nerve paralysis: current concepts and treatment: Part III—Surgical options, *Ear Nose Throat J* 80(1): 17–21, 27–28, 2001 27–28.

[31] Gacek RR, Malmgren LT, Lyon MJ: Localization of adductor and abductor motor nerve fibers to the larynx, *Ann Otol Rhinol Laryngol* 86(6 Pt 1): 771–776, 1977.

[32] Lemere F: Innervation of larynx. Part 4. An analysis of Simon's law, *Ann Otol Rhino Laryngol* 43: 525, 1934.

[33] Gacek RR: Localization of laryngeal motor neurons in the kitten, *Laryngoscope* 85(11pt 1): 1841–1861, 1975.

[34] Lemere F: Innervation of the larynx: part 1: Innervation of the laryngeal muscle, *Am J Anat* 51: 417, 1932.

[35] Dionigi G, Chiang FY, Rausei S, et al: Surgical anatomy and neurophysiology of the vagus nerve (VN) for standardised intraoperative neuromonitoring (IONM) of the inferior laryngeal nerve (ILN) during thyroidectomy, *Langenbecks Arch Surg* 395(7): 893–899, 2010.

[36] Hunt PS, Poole M, Reeve TS: A reappraisal of the surgical anatomy of the thyroid and parathyroid glands, *Br J Surg* 55(1): 63–66, 1968.

[37] Shindo ML, Wu JC, Park EE: Surgical anatomy of the recurrent laryngeal nerve revisited, *Otolaryngol Head Neck Surg* 133(4): 514–519, 2005.

[38] Hisham AN, Lukman MR: Recurrent laryngeal nerve in thyroid surgery: a critical appraisal, *ANZ J Surg* 72(12): 887–889, 2002.

[39] Wafae N, Vieira MC, Vorobieff A: The recurrent laryngeal nerve in relation to the inferior constrictor muscle of the pharynx, *Laryngoscope* 101(10): 1091–1093, 1991.

[40] Reeve TS, Delbridge L, Cohen A, et al: Total thyroidectomy. The preferred option for multinodular goiter, *Ann Surg* 206(6): 782–786, 1987.

[41] Chonkich GD, Petti GH Jr, Goral W: Total thyroidectomy in the treatment of thyroid disease, *Laryngoscope* 97(8 Pt 1): 897–900, 1987.

[42] Sepulveda A, Sastre N, Chousleb A: Topographic anatomy of the recurrent laryngeal nerve, *J Reconstr Microsurg* 12(1): 5–10, 1996.

[43] Moosman DA, DeWeese MS: The external laryngeal nerve as related to thyroidectomy, *Surg Gynecol Obstet* 127(5): 1011–1016, 1968.

[44] Lennquist S, Cahlin C, Smeds S: The superior laryngeal nerve in thyroid surgery, *Surgery* 102(6): 999–1008, 1987.

[45] Cernea CR, Ferraz AR, Nishio S, et al: Surgical anatomy of the external branch of the superior laryngeal nerve, *Head Neck* 14(5): 380–383, 1992.

[46] Murtagh JA, Campbell CJ: The respiratory function of the larynx. III. The relation of fibre size to function in the recurrent laryngeal nerve, *Laryngoscope* 61(7): 581–590, 1951.

[47] Peterson KL, Graves M, Berke GS, et al: Role of motor unit number estimate electromyography in experimental canine laryngeal reinnervation, *Otolaryngol Head Neck Surg* 121(3): 180–184, 1999.

[48] Malmgren LT, Gacek RR: Acetylcholinesterase staining of fiber components in feline and human recurrent laryngeal nerve. Topography of laryngeal motor fiber regions, *Acta Otolaryngol* 91(5–6): 337–352, 1981.

[49] Gacek RR: Morphologic correlates for laryngeal reinnervation, *Laryngoscope* 111(11 Pt 1): 1871–1877, 2001.

[50] Sunderland S, Swaney WE: The intraneural topography of the recurrent laryngeal nerve in man, *Anat Rec* 114(3): 411–426, 1952.

[51] Woodson GE: Configuration of the glottis in laryngeal paralysis. II: Animal experiments, *Laryngoscope* 103(11 Pt 1): 1235–

1241, 1993.

[52] Chiang FY, Lu IC, Tsai CJ, et al: Does extensive dissection of recurrent laryngeal nerve during thyroid operation increase the risk of nerve injury? Evidence from the application of intraoperative neuromonitoring, *Am J Otolaryngol* .

[53] Henry JF, Audiffret J, Denizot A, et al: The nonrecurrent inferior laryngeal nerve: review of 33 cases, including two on the left side, *Surgery* 104(6): 977–984, 1988.

[54] Epstein DA, Debord JR: Abnormalities associated with aberrant right subclavian arteries—a case report, *Vasc Endovascular Surg* 36(4): 297–303, 2002.

[55] Watanabe A, Kawabori S, Osanai H, et al: Preoperative computed tomography diagnosis of non-recurrent inferior laryngeal nerve, *Laryngoscope* 111(10): 1756–1759, 2001.

[56] Iacobone M, Viel G, Zanella S, et al: The usefulness of preoperative ultrasonographic identification of nonrecurrent inferior laryngeal nerve in neck surgery, *Langenbecks Arch Surg* 393(5): 633–638, 2008.

[57] Brauckhoff M, Machens A, Sekulla C, et al: Latencies shorter than 3.5 ms after vagus nerve stimulation signify a nonrecurrent inferior laryngeal nerve before dissection, *Ann Surg* 253(6): 1172–1177, 2011.

[58] Raffaelli M, Iacobone M, Henry JF: The "false" nonrecurrent inferior laryngeal nerve, *Surgery* 128(6): 1082–1087, 2000.

[59] Proye CA, Carnaille BM, Goropoulos A: Nonrecurrent and recurrent inferior laryngeal nerve: a surgical pitfall in cervical exploration, *Am J Surg* 162(5): 495–496, 1991.

[60] Avisse C, Marcus C, Delattre JF, et al: Right nonrecurrent inferior laryngeal nerve and arteria lusoria: the diagnostic and therapeutic implications of an anatomic anomaly. Review of 17 cases, *Surg Radiol Anat* 20(3): 227–232, 1998.

[61] Katz AD, Nemiroff P: Anastamoses and bifurcations of the recurrent laryngeal nerve—report of 1177 nerves visualized, *Am Surg* 59(3): 188–191, 1993.

[62] Toniato A, Mazzarotto R, Piotto A, et al: Identification of the nonrecurrent laryngeal nerve during thyroid surgery: 20-year experience, *World J Surg* 28(7): 659–661, 2004.

[63] Nemiroff PM, Katz AD: Extralaryngeal divisions of the recurrent laryngeal nerve. Surgical and clinical significance, *Am J Surg* 144(4): 466–469, 1982.

[64] Karlan MS, Catz B, Dunkelman D, et al: A safe technique for thyroidectomy with complete nerve dissection and parathyroid preservation, *Head Neck Surg* 6(6): 1014–1019, 1984.

[65] Sanders G, Uyeda RY, Karlan MS: Nonrecurrent inferior laryngeal nerves and their association with a recurrent branch, *Am J Surg* 146(4): 501–503, 1983.

[66] Satoh I: Evoked electromyographic test applied for recurrent laryngeal nerve paralysis, *Laryngoscope* 88(12): 2022–2031, 1978.

[67] Maranillo E, Vazquez T, Quer M, et al: Potential structures that could be confused with a nonrecurrent inferior laryngeal nerve: an anatomic study, *Laryngoscope* 118(1): 56–60, 2008.

[68] Brauckhoff M, Walls G, Brauckhoff K, et al: Identification of the non-recurrent inferior laryngeal nerve using intraoperative neurostimulation, *Langenbecks Arch Surg* 386(7): 482–487, 2002.

[69] Sinclair IS: The risk to the recurrent laryngeal nerves in thyroid and parathyroid surgery, *J R Coll Surg Edinb* 39(4): 253–257, 1994.

[70] Lahey F: Exposure of the recurrent laryngeal nerves in thyroid operations: Further experience, *Surg Gynecol Obstet* 239: .

[71] Zuckerkandl E: Atlas der topographischen Anatomie des menschen. liepiz, In 1904, Wilhelm Braumuller.

[72] Mirilas P, Skandalakis JE: Zuckerkandl's tubercle: Hannibal ad Portas, *J Am Coll Surg* 196(5): 796–801, 2003.

[73] Yalcin B, Ozan H: Relationship between the Zuckerkandl's tubercle and entrance point of the inferior laryngeal nerve, *Clin Anat* 20(6): 640–643, 2007.

[74] Yalcin B, Tatar I, Ozan H: The Zuckerkandl tubercle and the

recurrent laryngeal nerve, *Am J Surg* 196(2): 311–312, 2008.

[75] Oneill J, Fenton JE: The recurrent laryngeal nerve in thyroid surgery, *Surgeon* 6(6): 373–377, 2008.

[76] Yalcin B, Poyrazoglu Y, Ozan H: Relationship between Zuckerkandl's tubercle and the inferior laryngeal nerve including the laryngeal branches, *Surg Today* 37(2): 109–113, 2007.

[77] Sheahan P, Murphy MS: Thyroid tubercle of Zuckerkandl: importance in thyroid surgery, *Laryngoscope* 121(11): 2335–2337.

[78] Miller MC, Spiegel JR: Identification and monitoring of the recurrent laryngeal nerve during thyroidectomy, *Surg Oncol Clin N Am* 17(1): 121–144, viii–ix, 2008 viii–ix.

[79] Yalcin B: Anatomic configurations of the recurrent laryngeal nerve and inferior thyroid artery, *Surgery* 139(2): 181–187, 2006.

[80] Rustad WH, Morrison LF: Revised anatomy of the recurrent laryngeal nerves. Surgical importance based on the dissection of 100 cadavers; a preliminary report, *Laryngoscope* 62(3): 237–249, 1952.

[81] Weeks C, Hinton JW: Extralaryngeal division of the recurrent laryngeal nerve: its significance in vocal cord paralysis, *Ann Surg* 116(2): 251–258, 1942.

[82] Armstrong WG, Hinton JW: Multiple divisions of the recurrent laryngeal nerve. An anatomic study, *AMA Arch Surg* 62(4): 532–539, 1951.

[83] Serpell JW, Yeung MJ, Grodski S: The motor fibers of the recurrent laryngeal nerve are located in the anterior extralaryngeal branch, *Ann Surg* 249(4): 648–652, 2009.

[84] Beneragama T, Serpell JW: Extralaryngeal bifurcation of the recurrent laryngeal nerve: a common variation, *ANZ J Surg* 76(10): 928–931, 2006.

[85] Morrison LF: Recurrent laryngeal nerve paralysis; a revised conception based on the dissection of one hundred cadavers, *Ann Otol Rhinol Laryngol* 61(2): 567–592, 1952.

[86] Lore JM Jr, Kim DJ, Elias S: Preservation of the laryngeal nerves during total thyroid lobectomy, *Ann Otol Rhinol Laryngol* 86(6 Pt 1): 777–788, 1977.

[87] Sancho JJ, Pascual-Damieta M, Pereira JA, et al: Risk factors for transient vocal cord palsy after thyroidectomy, *Br J Surg* 95(8): 961–967, 2008.

[88] Casella C, Pata G, Nascimbeni R, et al: Does extralaryngeal branching have an impact on the rate of postoperative transient or permanent recurrent laryngeal nerve palsy? *World J Surg* 33(2): 261–265, 2009.

[89] Lemere F: Innervation of the larynx. Part II. Ramus anastomoticus and ganglion cells of the superior laryngeal nerve, *Anat Rec* 54: 389, 1932.

[90] Lemere F: Innervation of the larynx. Part III. Experimental paralysis of the laryngeal nerve, *Adv Otolaryngol* 18: 413, 1933.

[91] King BT, Gregg RL: An anatomical reason for the various behaviors of paralyzed vocal cords, *Ann Otol Rhinol Laryngol* 57(4): 925–944, 1948.

[92] Lore JM Jr: Complications in management of thyroid cancer, *Semin Surg Oncol* 7(2): 120–125, 1991.

[93] Wu BL, Sanders I, Mu L, et al: The human communicating nerve. An extension of the external superior laryngeal nerve that innervates the vocal cord, *Arch Otolaryngol Head Neck Surg* 120(12): 1321–1328, 1994.

[94] Biller HF, Lawson W: Identification of the recurrent laryngeal nerve, *Laryngoscope* 88(4): 697–700, 1978.

[95] Sanudo JR, Maranillo E, Leon X, et al: An anatomical study of anastomoses between the laryngeal nerves, *Laryngoscope* 109(6): 983–987, 1999.

[96] Sato I, Shimada K: Arborization of the inferior laryngeal nerve and internal nerve on the posterior surface of the larynx, *Clin Anat* 8(6): 379–387, 1995.

[97] Maranillo E, Leon X, Ibanez M, et al: Variability of the nerve supply patterns of the human posterior cricoarytenoid muscle, *Laryngoscope* 113(4): 602–606, 2003.

[98] Sanders I, Wu BL, Mu L, et al: The innervation of the human larynx, *Arch Otolaryngol Head Neck Surg* 119(9): 934–939, 1993.

[99] Schweizer V, Dorfl J: The anatomy of the inferior laryngeal nerve, *Clin Otolaryngol Allied Sci* 22(4): 362–369, 1997.

[100] Crumley RL: Repair of the recurrent laryngeal nerve, *Otolaryngol Clin North Am* 23(3): 553–563, 1990.

[101] Martin: The experiment of cutting the recurrent laryngeal nerve carried farther than has hitherto been done, *Medical Essays of Edinburgh* 2: 114, 1734.

[102] Habershon SO: The pathology of pneumogastric nerve, *Medical Times and Gazette* .

[103] Porter JM, Lange MJ: Noniatrogenic vocal cord paralysis in simple goiter, *Int Surg* 62(11–12): 595–599, 1977.

[104] Bowden R: Innervation of intrinsic laryngeal muscle. In Wyke B, editor: *Ventilatory and phonatory control systems: an international symposium*, London, 1974, Oxford University Press.

[105] Murakami Y, Kirchner JA: Vocal cord abduction by regenerated recurrent laryngeal nerve. An experimental study in the dog, *Arch Otolaryngol* 94(1): 64–68, 1971.

[106] Fex S: Functioning remobilization of vocal cords in cats with permanent recurrent laryngeal nerve paresis, *Acta Otolaryngol* 69(4): 294–301, 1970.

[107] Rice DH, Burstein FD: Restoration of physiologic vocal fold abduction with the ansa cervicalis nerve, *Arch Otolaryngol* 109(7): 480–481, 1983.

[108] Maranillo E, Leon X, Orus C, et al: Variability in nerve patterns of the adductor muscle group supplied by the recurrent laryngeal nerve, *Laryngoscope* 115(2): 358–362, 2005.

[109] Peterson KL, Andrews R, Manek A, et al: Objective measures of laryngeal function after reinnervation of the anterior and posterior recurrent laryngeal nerve branches, *Laryngoscope* 108(6): 889–898, 1998.

[110] Crumley RL: Selective reinnervation of vocal cord adductors in unilateral vocal cord paralysis, *Ann Otol Rhinol Laryngol* 93(4 Pt 1): 351–356, 1984.

[111] Rosenfield DB, Miller RH, Sessions RB, et al: Morphologic and histochemical characteristics of laryngeal muscle, *Arch Otolaryngol* 108(10): 662–666, 1982.

[112] Nasri S, Beizai P, Ye YM, et al: Cross-innervation of the thyroarytenoid muscle by a branch from the external division of the superior laryngeal nerve, *Ann Otol Rhinol Laryngol* 106(7 Pt 1): 594–598, 1997.

[113] Nakamura F: Movement of the larynx induced by electrical stimulation of the laryngeal nerves. In Brewer D, editor: *Research potential in voice physiology: International conference on research potential in voice physiology*, Syracuse, NY, 1961, New York University Press.

[114] Lundy DS, Casiano RR, Landy HJ, et al: Effects of vagal nerve stimulation on laryngeal function, *J Voice* 7(4): 359–364, 1993.

[115] Sanders I, Aviv J, Biller HF: Transcutaneous electrical stimulation of the recurrent laryngeal nerve: a method of controlling vocal cord position, *Otolaryngol Head Neck Surg* 95(2): 152–157, 1986.

[116] Erlanger J, Gasser HS: The action potential in fibers of slow conduction spinal roots and somatic nerves, *Am J Physiol* 92: 43, 1930.

[117] Sant'Ambrogio FB, Tsubone H, Mathew OP, et al: Afferent activity in the external branch of the superior laryngeal and

recurrent laryngeal nerves, *Ann Otol Rhinol Laryngol* 100(11): 944–950, 1991.

[118] Berlin D, Lahey FH: The relationship of the recurrent laryngeal nerve to the inferior thyroid artery and the relationship of the superior to abduction paralysis, *Surg Gynecol Obstet* 49: 102, 1929.

[119] Norland M: the larynx as related to the surgery of the thyroid based on anatomical study, *Surg Gynecol Obstet* 51: 449, 1930.

[120] Sato I, Sato T, Shimada K: Communication between the superior cervical sympathetic ganglion and the inferior laryngeal nerve, *J Anat* 190(Pt 1): 147–148, 1997.

[121] Dilworth T: The nerves of the larynx. In Jackson C, Jackson CL, editors: *Diseases of the nose, throat and ear*, Philadelphia, 1945, WB Saunders.

[122] Martin F: Animal experiment studies of collateral reinnervation of denervated laryngeal musculature, *Laryngorhinootologie* 68(1): 57–61, 1989.

[123] Vogel PH: The innervation of the larynx of man and the dog 1, 2, *Am J Anat* 90(3): 427–447, 1952.

[124] Sanders I, Mu L: Anatomy of the human internal superior laryngeal nerve, *Anat Rec* 252(4): 646–656, 1998.

[125] Sanders I, Li Y, Biller H: Axons enter the human posterior cricoarytenoid muscle from the superior direction, *Arch Otolaryngol Head Neck Surg* 121(7): 754–757, 1995; discussion 758.

[126] Maranillo E, Leon X, Quer M, et al: Is the external laryngeal nerve an exclusively motor nerve? The cricothyroid connection branch, *Laryngoscope* 113(3): 525–529, 2003.

[127] Dilworth TF: The nerves of the human larynx, *J Anat* 56(Pt1): 48–52, 1921.

[128] Durham CF, Harrison TS: The surgical anatomy of the superior laryngeal nerve, *Surg Gynecol Obstet* 118: 38–44, 1964.

[129] Meng Z: Observations on the anatomy of the laryngeal nerves, *Chin Med J* 56: 177, 1976.

[130] Mu L, Sanders I: The human cricothyroid muscle: three muscle bellies and their innervation patterns, *J Voice* 23(1): 21–28, 2009.

[131] Dedo HH: Recurrent laryngeal nerve section for spastic dysphonia, *Ann Otol Rhinol Laryngol* 85(4 Pt 1): 451–459, 1976.

[132] Venker-van Haagen AJ, Hartman W, Goedegebuure A, et al: The source of normal motor unit potentials in supposedly denervated laryngeal muscles of dogs, *Zentralbl Veterinarmed A* 25(9): 751–761, 1978.

[133] Shindo ML, Herzon GD, Hanson DG, et al: Effects of denervation on laryngeal muscles: a canine model, *Laryngoscope* 102(6): 663–669, 1992.

[134] Tucker HM: Human laryngeal reinnervation, *Laryngoscope* 86(6): 769–779, 1976.

[135] Crumley RL, McCabe BF: Regeneration of the recurrent laryngeal nerve, *Otolaryngol Head Neck Surg* 90(4): 442–447, 1982.

[136] Mermelstein M, Nonweiler R, Rubinstein EH: Intraoperative identification of laryngeal nerves with laryngeal electromyography, *Laryngoscope* 106(6): 752–756, 1996.

[137] Lipton RJ, McCaffrey TV, Litchy WJ: Intraoperative electrophysiologic monitoring of laryngeal muscle during thyroid surgery, *Laryngoscope* 98(12): 1292–1296, 1988.

[138] Mu L, Sanders I, Wu BL, et al: The intramuscular innervation of the human interarytenoid muscle, *Laryngoscope* 104(1 Pt 1): 33–39, 1994.

[139] Hollinshead WH: Anatomy of the endocrine glands, *Surg Clin North Am* 1115–1140, 1952.

[140] Reed A: The relationship of the inferior laryngeal nerve to inferior thyroid artery, *Anat Rec* 85: 17, 1943.

[141] Sturniolo G, D'Alia C, Tonante A, et al: The recurrent laryngeal nerve related to thyroid surgery, *Am J Surg* 177(6): 485–488, 1999.

[142] Moreau S, Goullet de Rugy M, Babin E, et al: The recurrent laryngeal nerve: related vascular anatomy, *Laryngoscope* 108(9): 1351–1353, 1998.

[143] Berry J: Suspensory ligaments of the thyroid gland. In proceedings of the Anatomic Society of Great Britain and Ireland, July 1887, *J Anat* 22: .

[144] Sasou S, Nakamura S, Kurihara H: Suspensory ligament of Berry: its relationship to recurrent laryngeal nerve and anatomic examination of 24 autopsies, *Head Neck* 20(8): 695–698, 1998.

[145] Berlin D: The recurrent laryngeal nerve in total ablation of the normal thyroid gland, *Surg Gynecol Obstet* 60: 19, 1935.

[146] Yalcin B, Tugcu H, Canturk N, et al: Critical course of the anterior laryngeal branch of the inferior laryngeal nerve, *ANZ J Surg* 76(6): 481–483, 2006.

[147] Thompson N: Differentiated thyroid carcinoma in children. In Robins J, editor: *Proceeding of a workshop "Treatment of Thyroid Cancer in Children"*, Bethesda, MD, 1992, NIH.

[148] Wang C: The use of the inferior cornu of the thyroid cartilage in identifying the recurrent laryngeal nerve, *Surg Gynecol Obstet* 140(1): 91–94, 1975.

[149] Cakir BO, Ercan I, Sam B, et al: Reliable surgical landmarks for the identification of the recurrent laryngeal nerve, *Otolaryngol Head Neck Surg* 135(2): 299–302, 2006.

[150] Debry C, Schmitt E, Senechal G, et al: Analysis of complications of thyroid surgery: recurrent paralysis et hypoparathyroidism. On a series of 588 cases, *Ann Otolaryngol Chir Cervicofac* 112(5): 211–217, 1995.

[151] Kriskovich MD, Apfelbaum RI, Haller JR: Vocal fold paralysis after anterior cervical spine surgery: incidence, mechanism, and prevention of injury, *Laryngoscope* 110(9): 1467–1473, 2000.

[152] Pyrtek L, Painter RL: An anatomic study of the relationship of the parathyroid glands to the recurrent laryngeal nerve, *Surg Gynecol Obstet* 119: 509–512, 1964.

[153] ProcaccIante F, Picozzi P, Pacifici M, et al: Palpatory method used to identify the recurrent laryngeal nerve during thyroidectomy, *World J Surg* 24(5): 571–573, 2000.

[154] Akin JT Jr, Skandaliakis JE: Technique of total thyroid lobectomy, *Am Surg* 42(9): 648–652, 1976.

[155] Attie JN, Khafif RA: Preservation of parathyroid glands during total thyroidectomy. Improved technic utilizing microsurgery, *Am J Surg* 130(4): 399–404, 1975.

[156] Lore JM Jr, Practical anatomical considerations in thyroid tumor surgery, *Arch Otolaryngol* 109(9): 568–574, 1983.

[157] Sedjwick C: *Major problems in clinical surgery*, Philadelphia, 1974, WB Saunders.

[158] Moller A: Practical aspects of intraoperative cranial nerve monitoring, *Adv Otolaryngol Head and Neck Surg* (9): 147, 1955.

[159] Dong CC, Macdonald DB, Akagami R, et al: Intraoperative facial motor evoked potential monitoring with transcranial electrical stimulation during skull base surgery, *Clin Neurophysiol* 116(3): 588–596, 2005.

[160] Horne SK, Gal TJ, Brennan JA: Prevalence and patterns of intraoperative nerve monitoring for thyroidectomy, *Otolaryngol Head Neck Surg* 136(6): 952–956, 2007.

[161] Sturgeon C, Sturgeon T, Angelos P: Neuromonitoring in thyroid surgery: attitudes, usage patterns, and predictors of use among endocrine surgeons, *World J Surg* 33(3): 417–425, 2009.

[162] Roberts JR, Wadsworth J: Recurrent laryngeal nerve monitoring during mediastinoscopy: predictors of injury, *Ann Thorac Surg* 83(2): 388–391, 2007; discussion 391–392.

[163] Musholt TJ, Clerici T, Dralle H, et al: German Association of Endocrine Surgeons practice guidelines for the surgical treatment of benign thyroid disease, *Langenbecks Arch Surg* 396(5): 639–649, 2011.

[164] Dralle H, Sekulla C, Lorenz K, et al: Intraoperative monitoring of the recurrent laryngeal nerve in thyroid surgery, *World J Surg* 32(7): 1358–1366, 2008.

[165] Eltzschig HK, Posner M, Moore FD Jr: The use of readily available equipment in a simple method for intraoperative monitoring of recurrent laryngeal nerve function during thyroid surgery: initial experience with more than 300 cases, *Arch Surg* 137(4): 452–456, 2002; discussion 456–457.

[166] Gavilan J, Gavilan C: Recurrent laryngeal nerve. Identification during thyroid and parathyroid surgery, *Arch Otolaryngol Head Neck Surg* 112(12): 1286–1288, 1986.

[167] Echeverri A, Flexon PB: Electrophysiologic nerve stimulation for identifying the recurrent laryngeal nerve in thyroid surgery: review of 70 consecutive thyroid surgeries, *Am Surg* 64(4): 328–333, 1998.

[168] Tomoda C, Hirokawa Y, Uruno T, et al: Sensitivity and specificity of intraoperative recurrent laryngeal nerve stimulation test for predicting vocal cord palsy after thyroid surgery, *World J Surg* 30(7): 1230–1233, 2006.

[169] Hamelmann WH, Meyer T, Timm S, et al: A critical estimation of intraoperative neuromonitoring (IONM) in thyroid surgery, *Zentralbl Chir* 127(5): 409–413, 2002.

[170] Kunath M, Marusch F, Horschig P, et al: The value of intraoperative neuromonitoring in thyroid surgery—a prospective observational study with 926 patients, *Zentralbl Chir* 128(3): 187–190, 2003.

[171] Jonas J, Bahr R: Intraoperative neuromonitoring of the recurrent laryngeal nerve—results and learning curve, *Zentralbl Chir* 131(6): 443–448, 2006.

[172] Hemmerling TM, Schmidt J, Bosert C, et al: Intraoperative monitoring of the recurrent laryngeal nerve in 151 consecutive patients undergoing thyroid surgery, *Anesth Analg* 93(2): 396–399, 2001; 393rd contents page.

[173] Dackiw AP, Rotstein LE, Clark OH: Computer-assisted evoked electromyography with stimulating surgical instruments for recurrent/external laryngeal nerve identification and preservation in thyroid and parathyroid operation, *Surgery* 132(6): 1100–1106, 2002; discussion 1107–1108.

[174] Snyder SK, Hendricks JC: Intraoperative neurophysiology testing of the recurrent laryngeal nerve: plaudits and pitfalls, *Surgery* 138(6): 1183–1191, 2005; discussion 1191–1192.

[175] Yarbrough DE, Thompson GB, Kasperbauer JL, et al: Intraoperative electromyographic monitoring of the recurrent laryngeal nerve in reoperative thyroid and parathyroid surgery, *Surgery* 136(6): 1107–1115, 2004.

[176] Robertson ML, Steward DL, Gluckman JL, et al: Continuous laryngeal nerve integrity monitoring during thyroidectomy: does it reduce risk of injury? *Otolaryngol Head Neck Surg* 131(5): 596–600, 2004.

[177] Chan WF, Lang BH, Lo CY: The role of intraoperative neuromonitoring of recurrent laryngeal nerve during thyroidectomy: a comparative study on 1000 nerves at risk,

Surgery 140(6): 866–872, 2006; discussion 872–873.

[178] Shindo M, Chheda NN: Incidence of vocal cord paralysis with and without recurrent laryngeal nerve monitoring during thyroidectomy, *Arch Otolaryngol Head Neck Surg* 133(5): 481–485, 2007.

[179] Cavicchi O, Caliceti U, Fernandez IJ, et al: Laryngeal neuromonitoring and neurostimulation versus neurostimulation alone in thyroid surgery: a randomized clinical trial, *Head Neck* .

[180] Higgins TS, Gupta R, Ketcham AS, et al: Recurrent laryngeal nerve monitoring versus identification alone on post-thyroidectomy true vocal fold palsy: a meta-analysis, *Laryngoscope* 121(5): 1009–1017, 2011.

[181] Duclos A, Lifante JC, Ducarroz S, et al: Influence of intraoperative neuromonitoring on surgeons' technique during thyroidectomy, *World J Surg* 35(4): 773–778.

[182] Barczynski M, Konturek A, Cichon S: Randomized clinical trial of visualization versus neuromonitoring of recurrent laryngeal nerves during thyroidectomy, *Br J Surg* 96(3): 240–246, 2009.

[183] Thomusch O, Sekulla C, Walls G, et al: Intraoperative neuromonitoring of surgery for benign goiter, *Am J Surg* 183(6): 673–678, 2002.

[184] Dralle H, et al: What benefits does neural monitoring bring to thyroid surgery? *Artz and Krankenhaus* 12: 369–376, 2004.

[185] Randolph GW, Shin JJ, Grillo HC, et al: The surgical management of goiter: Part II. Surgical treatment and results, *Laryngoscope* 121(1): 68–76, 2011.

[186] Randolph GW, Dralle H, Abdullah H, et al: Electrophysiologic recurrent laryngeal nerve monitoring during thyroid and parathyroid surgery: international standards guideline statement, *Laryngoscope* 121(Suppl 1): S1–S16, 2011.

[187] Chiang FY, Lu IC, Chen HC, et al: Intraoperative neuromonitoring for early localization and identification of recurrent laryngeal nerve during thyroid surgery, *Kaohsiung J Med Sci* 26(12): 633–639, 2010.

[188] Patow CA, Norton JA, Brennan MF: Vocal cord paralysis and reoperative parathyroidectomy. A prospective study, *Ann Surg* 203(3): 282–285, 1986.

[189] Snyder SK, Lairmore TC, Hendricks JC, et al: Elucidating mechanisms of recurrent laryngeal nerve injury during thyroidectomy and parathyroidectomy, *J Am Coll Surg* 206(1): 123–130, 2008.

[190] Goretzki PE, Schwarz K, Brinkmann J, et al: The impact of intraoperative neuromonitoring (IONM) on surgical strategy in bilateral thyroid diseases: is it worth the effort? *World J Surg* 34(6): 1274–1284.

[191] Randolph G: *Surgical anatomy of recurrent laryngeal nerve*, Philadelphia, 2003, Saunders.

[192] Hermann M, Hellebart C, Freissmuth M: Neuromonitoring in thyroid surgery: prospective evaluation of intraoperative electrophysiological responses for the prediction of recurrent laryngeal nerve injury, *Ann Surg* 240(1): 9–17, 2004.

[193] Donnellan KA, Pitman KT, Cannon CR, et al: Intraoperative laryngeal nerve monitoring during thyroidectomy, *Arch Otolaryngol Head Neck Surg* 135(12): 1196–1198, 2009.

[194] Brennan J, Moore EJ, Shuler KJ: Prospective analysis of the efficacy of continuous intraoperative nerve monitoring during thyroidectomy, parathyroidectomy, and parotidectomy, *Otolaryngol Head Neck Surg* 124(5): 537–543, 2001.

[195] Marin P, Pouliot D, Fradet G: Facial nerve outcome with a Perioperative stimulation threshold under 0.05 mA, *Laryngoscope* 121(11): 2295–2298.

[196] Scott AR, Chong PS, Hartnick CJ, et al: Spontaneous and evoked laryngeal electromyography of the thyroarytenoid muscles: a canine model for intraoperative recurrent laryngeal nerve monitoring, *Ann Otol Rhinol Laryngol* 119(1): 54–63.

[197] Birkholz T, Irouschek A, Labahn D, et al: Electromyographic response persists after peripheral transection: endorsement of current concepts in recurrent laryngeal nerve monitoring in a porcine model, *Langenbecks Arch Surg* 395(2): 121–125, 2010.

[198] Rea JL, Khan A: Clinical evoked electromyography for recurrent laryngeal nerve preservation: use of an endotracheal tube electrode and a postcricoid surface electrode, *Laryngoscope* 108(9): 1418–1420, 1998.

[199] Marcus B, Edwards B, Yoo S, et al: Recurrent laryngeal nerve monitoring in thyroid and parathyroid surgery: the University of Michigan experience, *Laryngoscope* 113(2): 356–361, 2003.

[200] Randolph GW, editor: *Surgery of the thyroid and parathyroid glands*, Philadelphia, 2003, Saunders-Elsevier Science, p 620.

[201] Alon EE, Hinni ML: Transcricothyroid electromyographic monitoring of the recurrent laryngeal nerve, *Laryngoscope* 119(10): 1918–1921, 2009.

[202] Beldi G, Kinsbergen T, Schlumpf R: Evaluation of intraoperative recurrent nerve monitoring in thyroid surgery, *World J Surg* 28(6): 589–591, 2004.

[203] Thomusch O, Sekulla C, Machens A, et al: Validity of intraoperative neuromonitoring signals in thyroid surgery, *Langenbecks Arch Surg* 389(6): 499–503, 2004.

[204] Chan WF, Lo CY: Pitfalls of intraoperative neuromonitoring for predicting postoperative recurrent laryngeal nerve function during thyroidectomy, *World J Surg* 30(5): 806–812, 2006.

[205] Dionigi G, Bacuzzi A, Boni L, et al: What is the learning curve for intraoperative neuromonitoring in thyroid surgery? *Int J Surg* 6(Suppl 1): S7–S12, 2008.

[206] Lu IC, Chu KS, Tsai CJ, et al: Optimal depth of NIM EMG endotracheal tube for intraoperative neuromonitoring of the recurrent laryngeal nerve during thyroidectomy, *World J Surg* 32(9): 1935–1939, 2008.

[207] Duclos A, Lifante JC, Ducarroz S, et al: Influence of intraoperative neuromonitoring on surgeons' technique during thyroidectomy, *World J Surg* 35(4): 773–778, 2011.

[208] Chiang FY, Lee KW, Chen HC, et al: Standardization of intraoperative neuromonitoring of recurrent laryngeal nerve in thyroid operation, *World J Surg* 34(2): 223–229, 2010.

[209] Deiner S: Highlights of anesthetic considerations for intraoperative neuromonitoring, *Semin Cardiothorac Vasc Anesth* 14(1): 51–53, 2010.

[210] Marusch F, Hussock J, Haring G, et al: Influence of muscle relaxation on neuromonitoring of the recurrent laryngeal nerve during thyroid surgery, *Br J Anaesth* 94(5): 596–600, 2005.

[211] Bragg P, Fisher DM, Shi J, et al: Comparison of twitch depression of the adductor pollicis and the respiratory muscles. Pharmacodynamic modeling without plasma concentrations, *Anesthesiology* 80(2): 310–319, 1994.

[212] Cherng CH, Wong CS, Hsu CH, et al: Airway length in adults: estimation of the optimal endotracheal tube length for orotracheal intubation, *J Clin Anesth* 14(4): 271–274, 2002.

[213] Yap SJ, Morris RW, Pybus DA: Alterations in endotracheal tube position during general anaesthesia, *Anaesth Intensive Care* 22(5): 586–588, 1994.

[214] Randolph GW, Kobler JB, Wilkins J: Recurrent laryngeal nerve identification and assessment during thyroid surgery:

[215] Chiang FY, Lu IC, Kuo WR, et al: The mechanism of recurrent laryngeal nerve injury during thyroid surgery—the application of intraoperative neuromonitoring, *Surgery* 143(6): 743–749, 2008.

[216] Serpell JW, Woodruff S, Bailey M, et al: Recurrent laryngeal nerve diameter increases during thyroidectomy, *Ann Surg Oncol* 18(6): 1742–1747.

[217] Prass RL, Luders H: Acoustic (loudspeaker) facial electromyographic monitoring: Part 1. Evoked electromyographic activity during acoustic neuroma resection, *Neurosurgery* 19(3): 392–400, 1986.

[218] Prass RL: Iatrogenic facial nerve injury: the role of facial nerve monitoring, *Otolaryngol Clin North Am* 29(2): 265–275, 1996.

[219] Terrell JE, Kileny PR, Yian C, et al: Clinical outcome of continuous facial nerve monitoring during primary parotidectomy, *Arch Otolaryngol Head Neck Surg* 123(10): 1081–1087, 1997.

[220] Pearlman RC, Isley MR, Ruben GD, et al: Intraoperative monitoring of the recurrent laryngeal nerve using acoustic, free-run, and evoked electromyography, *J Clin Neurophysiol* 22(2): 148–152, 2005.

[221] Blitzer A, Crumley RL, Dailey SH, et al: Recommendations of the Neurolaryngology Study Group on laryngeal electromyography, *Otolaryngol Head Neck Surg* 140(6): 782–793, 2009.

[222] Schwartz DM, Berry GA: *Normative aspects of the ABR*, San Diego, CA, 1985, College Hill Press.

[223] Lorenz K, Sekulla C, Schelle J, et al: What are normal quantitative parameters of intraoperative neuromonitoring (IONM) in thyroid surgery? *Langenbecks Arch Surg* 395(7): 901–909.

[224] Schneider R, Przybyl J, Pliquett U, et al: A new vagal anchor electrode for real-time monitoring of the recurrent laryngeal nerve, *Am J Surg* 199(4): 507–514, 2010.

[225] Rea J, Khan A: Recurrent laryngeal nerve localisation in thyroid and parathyroid surgery: use of an indwelling laryngeal surface electrode with evoked electromyography, *Oper Tech Otolaryngol* 5: 91, 1994.

[226] Randolph G: Comparison of intraoperative recurrent laryngeal nerve monitoring techniques during recurrent laryngeal nerve surgery, *Otolaryngol Head Neck Surg* 115: 102, 1996.

[227] Prass R, Luders H: Constant-current versus constant-voltage stimulation, *J Neurosurg* 62(4): 622–623, 1985.

[228] Friedman M, Toriumi DM, Grybauskas VT, et al: Implantation of a recurrent laryngeal nerve stimulator for the treatment of spastic dysphonia, *Ann Otol Rhinol Laryngol* 98(2): 130–134, 1989.

[229] Leonetti JP, Brackmann DE, Prass RL: Improved preservation of facial nerve function in the infratemporal approach to the skull base, *Otolaryngol Head Neck Surg* 101(1): 74–78, 1989.

[230] Wu CW, Lu IC, Randolph GW, et al: Investigation of optimal intensity and safety of electrical nerve stimulation during intraoperative neuromonitoring of the recurrent laryngeal nerve: a prospective porcine model, *Head Neck* 32(10): 1295–1301, 2010.

[231] White WM, Randolph GW, Hartnick CJ, et al: Recurrent laryngeal nerve monitoring during thyroidectomy and related cervical procedures in the pediatric population, *Arch Otolaryngol Head Neck Surg* 135(1): 88–94, 2009.

[232] Meyer T, Hocht B: Recurrent laryngeal nerve monitoring

during thyroid surgery in childhood, *Eur J Pediatr Surg* 16(3): 149–154, 2006.

[233] Sloan PA: Interference of bispectral index monitoring with intraoperative use of the electromyograph endotracheal tube, *Can J Anaesth* 54(12): 1028–1029, 2007.

[234] Terris DJ, Anderson SK, Watts TL, et al: Laryngeal nerve monitoring and minimally invasive thyroid surgery: complementary technologies, *Arch Otolaryngol Head Neck Surg* 133(12): 1254–1257, 2007.

[235] Dionigi G, Boni L, Rovera F, et al: Neuromonitoring and video-assisted thyroidectomy: a prospective, randomized case- control evaluation, *Surg Endosc* 23(5): 996–1003, 2009.

[236] Hirano M, Ohala J: Use of hooked-wire electrodes for electromyography of the intrinsic laryngeal muscles, *J Speech Hear Res* 12(2): 362–373, 1969.

[237] Tschopp KP, Gottardo C: Comparison of various methods of electromyographic monitoring of the recurrent laryngeal nerve in thyroid surgery, *Ann Otol Rhinol Laryngol* 111(9): 811–816, 2002.

[238] Severtson MA, Leonetti JP, Jarocki D: Vagal nerve monitoring: a comparison of techniques in a canine model, *Am J Otol* 18(3): 398–400, 1997.

[239] Hemmerling TM, Schmidt J, Wolf T, et al: Surface vs intramuscular laryngeal electromyography, *Can J Anaesth* 47(9): 860–865, 2000.

[240] Xu W, Han D, Hou L, et al: Value of laryngeal electromyography in diagnosis of vocal fold immobility, *Ann Otol Rhinol Laryngol* 116(8): 576–581, 2007.

[241] Lamade W, Meyding-Lamade U, Buchhold C, et al: First continuous nerve monitoring in thyroid gland surgery, *Chirurg* 71(5): 551–557, 2000.

[242] Lamade W, Ulmer C, Seimer A, et al: A new system for continuous recurrent laryngeal nerve monitoring, *Minim Invasive Ther Allied Technol* 16(3): 149–154, 2007.

[243] Ulmer C, Koch KP, Seimer A, et al: Real-time monitoring of the recurrent laryngeal nerve: an observational clinical trial, *Surgery* 143(3): 359–365, 2008.

[244] Schneider R, Przybyl J, Hermann M, et al: A new anchor electrode design for continuous neuromonitoring of the recurrent laryngeal nerve by vagal nerve stimulations, *Langenbecks Arch Surg* 394(5): 903–910, 2009.

[245] Hatton KW, McLarney JT, Pittman T, et al: Vagal nerve stimulation: overview and implications for anesthesiologists, *Anesth Analg* 103(5): 1241–1249, 2006.

[246] Agnew WF, McCreery DB: Considerations for safety with chronically implanted nerve electrodes, *Epilepsia* 31(Suppl 2): S27–S32, 1990.

[247] Groves DA, Brown VJ: Vagal nerve stimulation: a review of its applications and potential mechanisms that mediate its clinical effects, *Neurosci Biobehav Rev* 29(3): 493–500, 2005.

[248] Ulmer C, Friedrich C, Kohler A, et al: Impact of continuous intraoperative neuromonitoring on autonomic nervous system during thyroid surgery, *Head Neck* 33(7): 976–984, 2011.

[249] McCaffrey TV, Lipton RJ: Thyroid carcinoma invading the upper aerodigestive system, *Laryngoscope* 100(8): 824–830, 1990.

[250] McCaffrey TV, Bergstralh EJ, Hay ID: Locally invasive papillary thyroid carcinoma: 1940–1990, *Head Neck* 16(2): 165–172, 1994.

[251] Andersen PE, Kinsella J, Loree TR, et al: Differentiated carcinoma of the thyroid with extrathyroidal extension, *Am J Surg* 170(5): 467–470, 1995.

[252] Ballantyne AJ: Resections of the upper aerodigestive tract for locally invasive thyroid cancer, *Am J Surg* 168(6): 636–639, 1994.

[253] Ishihara T, Kobayashi K, Kikuchi K, et al: Surgical treatment of advanced thyroid carcinoma invading the trachea, *J Thorac Cardiovasc Surg* 102(5): 717–720, 1991.

[254] Friedman M, Danielzadeh JA, Caldarelli DD: Treatment of patients with carcinoma of the thyroid invading the airway, *Arch Otolaryngol Head Neck Surg* 120(12): 1377–1381, 1994.

[255] Tollefsen HR, Decosse JJ, Hutter RV: Papillary carcinoma of the thyroid. A clinical and pathological study of 70 fatal cases, *Cancer* 17: 1035–1044, 1964.

[256] Falk SA, McCaffrey TV: Management of the recurrent laryngeal nerve in suspected and proven thyroid cancer, *Otolaryngol Head Neck Surg* 113(1): 42–48, 1995.

[257] Mu L, Yang S: An experimental study on the laryngeal electromyography and visual observations in varying types of surgical injuries to the unilateral recurrent laryngeal nerve in the neck, *Laryngoscope* 101(7 Pt 1): 699–708, 1991.

[258] Simpson WJ, McKinney SE, Carruthers JS, et al: Papillary and follicular thyroid cancer. Prognostic factors in 1,578 patients, *Am J Med* 83(3): 479–488, 1987.

[259] Nishida T, Nakao K, Hamaji M, et al: Preservation of recurrent laryngeal nerve invaded by differentiated thyroid cancer, *Ann Surg* 226(1): 85–91, 1997.

[260] Rueger RG: Benign disease of the thyroid gland and vocal cord paralysis, *Laryngoscope* 84(6): 897–907, 1974.

[261] Holl-Allen RT: Laryngeal nerve paralysis and benign thyroid disease, *Arch Otolaryngol* 85(3): 335–337, 1967.

[262] MacLellan DG, Stephens DA: Recurrent laryngeal nerve paralysis: compression by a thyroid cyst, *Med J Aust* 2(8): 450, 1980.

[263] McCall AR, Ott R, Jarosz H, et al: Improvement of vocal cord paresis after thyroidectomy, *Am Surg* 53(7): 377–379, 1987.

[264] Worgan D, Saunders S, Jones J: Recurrent laryngeal nerve paralysis and the non-malignant thyroid, *J Laryngol Otol* 88(4): 375–378, 1974.

[265] Rowe-Jones JM, Rosswick RP, Leighton SE: Benign thyroid disease and vocal cord palsy, *Ann R Coll Surg Engl* 75(4): 241–244, 1993.

[266] Holl-Allen RT: A new look at recurrent nerve paralysis associated with thyroid disease, *Proc R Soc Med* 66(8): 753–754, 1973.

[267] Lucarotti ME, Holl-Allen RT: Recurrent laryngeal nerve palsy associated with thyroiditis, *Br J Surg* 75(10): 1041–1042, 1988.

[268] Mu LC, Yang SL: Electromyographic study on end-to-end anastomosis of the recurrent laryngeal nerve in dogs, *Laryngoscope* 100(9): 1009–1017, 1990.

[269] Horsley JS: IX. Suture of the recurrent laryngeal nerve: with report of a case, *Ann Surg* 51(4): 524–528, 1910.

[270] Lahey FH: Suture of the recurrent laryngeal nerve for bilateral abductor paralysis, *Ann Surg* 87(4): 481–484, 1928.

[271] Frazier CH: The treatment of paralysis of the recurrent laryngeal nerve by nerve anastomosis, *Ann Surg* 79(2): 161–171, 1924.

[272] Balance C: Results obtained in some experiments in which the facial and recurrent laryngeal nerves are anastomosed with other nerves, *BMJ* (20): 349, 1924.

[273] Paniello RC, West SE, Lee P: Laryngeal reinnervation with the hypoglossal nerve. I. Physiology, histochemistry,

electromyography, and retrograde labeling in a canine model, *Ann Otol Rhinol Laryngol* 110(6): 532–542, 2001.

[274] Dedo HH: Electromyographic and visual evaluation of recurrent laryngeal nerve anastomosis in dogs, *Ann Otol Rhinol Laryngol* 80(5): 664–668, 1971.

[275] Boles R, Fritzell B: Injury and repair of the recurrent laryngeal nerves in dogs, *Laryngoscope* 79(8): 1405–1418, 1969.

[276] Gordon JH, McCabe BF: The effect of accurate neurorrhaphy on reinnervation and return of laryngeal function, *Laryngoscope* 78(2): 236–250, 1968.

[277] Hartl DM, Brasnu D: Recurrent laryngeal nerve paralysis: current knowledge and treatment, *Ann Otolaryngol Chir Cervicofac* 117(2): 60–84, 2000.

[278] Rubio A, Fernandez MR, Figols J, et al: Experimental study on neurorrhaphy of the recurrent laryngeal nerve in dogs, *J Laryngol Otol* 110(8): 748–753, 1996.

[279] Pitman MJ, Weissbrod P, Roark R, et al: Electromyographic and histologic evolution of the recurrent laryngeal nerve from transection and anastomosis to mature reinnervation, *Laryngoscope* 121(2): 325–331, 2011.

[280] Ezaki H, Ushio H, Harada Y, et al: Recurrent laryngeal nerve anastomosis following thyroid surgery, *World J Surg* 6(3): 342–346, 1982.

[281] Miyauchi A, Ito Y, Miya A, et al: Lateral mobilization of the recurrent laryngeal nerve to facilitate tracheal surgery in patients with thyroid cancer invading the trachea near Berry's ligament, *World J Surg* 31(11): 2081–2084, 2007.

[282] Su WF, Hsu YD, Chen HC, et al: Laryngeal reinnervation by ansa cervicalis nerve implantation for unilateral vocal cord paralysis in humans, *J Am Coll Surg* 204(1): 64–72, 2007.

[283] Miyauchi A, Inoue H, Tomoda C, et al: Improvement in phonation after reconstruction of the recurrent laryngeal nerve in patients with thyroid cancer invading the nerve, *Surgery* 146(6): 1056–1062, 2009.

[284] Hydman J, Bjorck G, Persson JK, et al: Diagnosis and prognosis of iatrogenic injury of the recurrent laryngeal nerve, *Ann Otol Rhinol Laryngol* 118(7): 506–511, 2009.

[285] Crumley RL: Laryngeal synkinesis: its significance to the laryngologist, *Ann Otol Rhinol Laryngol* 98(2): 87–92, 1989.

[286] Hydman J, Remahl S, Bjorck G, et al: Nimodipine improves reinnervation and neuromuscular function after injury to the recurrent laryngeal nerve in the rat, *Ann Otol Rhinol Laryngol* 116(8): 623–630, 2007.

[287] Tessema B, Pitman MJ, Roark RM, et al: Evaluation of functional recovery of recurrent laryngeal nerve using transoral laryngeal bipolar electromyography: a rat model, *Ann Otol Rhinol Laryngol* 117(8): 604–608, 2008.

[288] Tessema B, Roark RM, Pitman MJ, et al: Observations of recurrent laryngeal nerve injury and recovery using a rat model, *Laryngoscope* 119(8): 1644–1651, 2009.

[289] Wang LF, Lee KW, Kuo WR, et al: The efficacy of intraoperative corticosteroids in recurrent laryngeal nerve palsy after thyroid surgery, *World J Surg* 30(3): 299–303, 2006.

[290] Sakowski SA, Heavener SB, Lunn JS, et al: Neuroprotection using gene therapy to induce vascular endothelial growth factor-A expression, *Gene Ther* 16(11): 1292–1299, 2009.

[291] Rubin A, Mobley B, Hogikyan N, et al: Delivery of an adenoviral vector to the crushed recurrent laryngeal nerve, *Laryngoscope* 113(6): 985–989, 2003.

[292] Mori Y, Shiotani A, Saito K, et al: A novel drug therapy for recurrent laryngeal nerve injury using T-588, *Laryngoscope* 117(7): 1313–1318, 2007.

[293] R L. Experimentelli unterschungen zur ankylose des crycoarytaenoidgelenkes an kanninchenkehlkopt, *Laryngol Rhino Otol* 52: 67, 1973.

[294] Gabriel P, Chilla R: Indication and timing of conservative surgery of peripheral neurogenic vocal cord pareses (author's transl), *HNO* 23(11): 333–336, 1975.

[295] Stager SV, Bielamowicz SA: Evidence of return of function in patients with vocal fold paresis, *J Voice* 24(5): 614–622, 2010.

[296] Meyer TK, Hillel AD: Is laryngeal electromyography useful in the diagnosis and management of vocal fold paresis/paralysis? *Laryngoscope* 121(2): 234–235, 2011.

[297] van Lith-Bijl JT, Mahieu HF, Stolk RJ, et al: Laryngeal abductor function after recurrent laryngeal nerve injury in cats, *Arch Otolaryngol Head Neck Surg* 122(4): 393–396, 1996.

[298] Crumley RL: Teflon versus thyroplasty versus nerve transfer: a comparison, *Ann Otol Rhinol Laryngol* 99(10 Pt 1): 759–763, 1990.

[299] Munin MC, Rosen CA, Zullo T: Utility of laryngeal electromyography in predicting recovery after vocal fold paralysis, *Arch Phys Med Rehabil* 84(8): 1150–1153, 2003.

[300] Min YB, Finnegan EM, Hoffman HT, et al: A preliminary study of the prognostic role of electromyography in laryngeal paralysis, *Otolaryngol Head Neck Surg* 111(6): 770–775, 1994.

[301] Robinson JL, Mandel S, Sataloff RT: Objective voice measures in nonsinging patients with unilateral superior laryngeal nerve paresis, *J Voice* 19(4): 665–667, 2005.

[302] Cernea CR, Ferraz AR, Furlani J, et al: Identification of the external branch of the superior laryngeal nerve during thyroidectomy, *Am J Surg* 164(6): 634–639, 1992.

[303] Eisele DW, Goldstone AC: Electrophysiologic identification and preservation of the superior laryngeal nerve during thyroid surgery, *Laryngoscope* 101(3): 313–315, 1991.

[304] Friedman M, Toriumi DM: Functional identification of the external laryngeal nerve during thyroidectomy, *Laryngoscope* 96(11): 1291–1292, 1986.

[305] Timon CI, Rafferty M: Nerve monitoring in thyroid surgery: is it worthwhile? *Clin Otolaryngol Allied Sci* 24(6): 487–490, 1999.

[306] Friedman M, LoSavio P, Ibrahim H: Superior laryngeal nerve identification and preservation in thyroidectomy, *Arch Otolaryngol Head Neck Surg* 128(3): 296–303, 2002.

[307] Lifante JC, McGill J, Murry T, et al: A prospective, randomized trial of nerve monitoring of the external branch of the superior laryngeal nerve during thyroidectomy under local/regional anesthesia and IV sedation, *Surgery* 146(6): 1167–1173, 2009.

第34章

局部晚期甲状腺癌的手术治疗：喉

MARK LAWRENCE URKEN ■ ERAN E. ALON

侵袭性甲状腺癌被定义为侵犯到甲状腺外或转移淋巴结侵及邻近结构的一种疾病。几十年前，侵袭性问题较普遍，因为患者往往在出现症状时才会找医生就诊。而现在，一般而言甲状腺癌患病率的增加主要是由于在疾病的早期阶段检测出了疾病[1]。这种演变对甲状腺癌治疗的影响是，临床医生在治疗甲状腺癌时，往往对所需手术的复杂性盲目自满，而不在意处理这一治疗过程中日渐明显的其他方面的广泛病变。因此，也没有告知患者外科手术切除范围需要扩大以保证肿物切缘阴性。

1958年，Frazell等发表了关于中央区重要器官和神经受侵的报道[2]。甲状腺癌中有侵袭性行为的发病率从1%~23%[3-5]。以一个特定中心以及一定时段来看，侵袭性疾病的发病率可能受该疾病性质的影响。此外，侵袭性疾病的发病率受一系列问题的影响，包括单纯的分化良好的甲状腺癌或分化差的甲状腺癌甚或是未分化类型的甲状腺癌[6]。可能涉及的中央区重要器官主要包括喉、气管和食管。神经主要包括喉上神经和喉返神经。疾病向下方侵袭或淋巴结转移可能导致大血管和纵隔受累。

本章将探讨侵及喉部的甲状腺癌的治疗。其他器官的处理方式将在相关章节叙述（见第33章和第35章）。对每一种甲状腺疾病而言，喉返神经（RLN）是最常受累的结构。Breaux等报道的病例中RLN受累的发生率达47%[7]。其他报道的发生率分别是Fujimoto（56%）、McConahey（38%）、McCaffrey（47%）、Nishida（59%）和Nakao（61%）[5,8-11]。一些作者在报道时未能将气管受累和喉受累的患者分开，因此，真正累及喉的发生率只能从少数的病例研究中推断。该范围内的发病率从Nakao等报道的0%至Breaux等报道的34%[7,11]。一开始就考虑到浸润性甲状腺癌侵及多个周围重要器官往往比只考虑到侵及一个器官更重要。例如，当一名患者病变位于气管食管沟时就应当考虑到表面的带状肌以及气管和食管可能也会受累（图34-1）。

在本章中，我们将讨论症状和体征，侵犯的机理，侵袭性疾病的诊断和喉部受侵的手术治疗。如前所述，多器官受累是很常见的，并不是例外。要想深入了解侵袭性甲状腺癌侵犯周围器官的处理方法，读者可以查看其他章节关于气管、喉返神经、食管浸润的相关内容以全面了解关于术前评估及术中处理的内容（见第33章和第35章）。术后[131]I和外照射放疗（EBRT）的作用将在随后的章节讨论（第52章）。

侵袭性甲状腺癌的症状和体征

如前所述，侵袭性甲状腺癌的患者通常是无症状的，并且甲状腺腺体或气管旁淋巴结累及的喉气管病变会令措手不及的外科医生大吃一惊。术前评估具有以下五种类型的患者患侵袭性甲状腺癌的风险增加：

1. 活检证实或可疑的病变并存在声带功能障碍或声门下或气管肿物。此外，外科医生需要鉴别因为黏

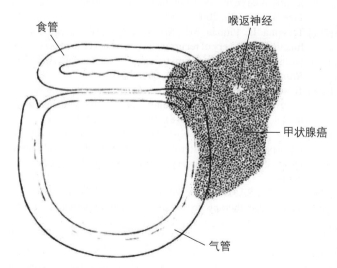

图34-1 浸润性甲状腺癌(Tumor)发生在气管食管沟时通常会累及喉返神经、食管和气管。可能会通过气管膜侵入气管腔

膜下肿物引起的梨状隐窝区的不对称。

2. 有症状且活检证实或可疑的病变伴声音变化、吞咽困难、呼吸困难或咯血。

3. 活检证实全身转移。

4. 既往已行治疗的复发性甲状腺癌。

5. 活检证实病变，术前横断面影像显示器官受累或转移性淋巴结包膜外侵犯。

所有存在前四种类别改变的患者应进行更广泛的颈部和纵隔的影像学检查以便更好地确定患者的原发肿瘤的范围。即使在横断面成像不能显示甲状腺癌的气管内浸润，外科医生在术中仍可以发现软骨组织受侵犯。最初的表现包括颈部可扪及的肿块（98%～100%），声嘶（18%～22%），吞咽困难（25%），咯血（11%～25%），或呼吸困难（5%～33%）[12-13]。肿瘤浸润穿透的患者很可能会有咯血或呼吸道阻塞的经历[12]。20%～70%的浸润性甲状腺癌患者可能表现声带麻痹[12,14]。Randolph等报道声带麻痹患者只有1/3出现声音变化。有报道声音变化作为声带麻痹的标志其敏感性出乎意料的低，只有33%[14]。

虽然几乎所有的浸润性甲状腺癌患者均可触及颈部肿块，但这一结果对发现侵袭性病灶的敏感性较低。因此，如果没有任何令人担忧的症状，则体检和随后的影像学诊断将在评估侵袭性疾病的严重程度中发挥重要作用。提示肿瘤有甲状腺腺外侵犯的体检特征包括：固定的颈部肿物，肿物与甲状软骨粘连，颈部皮肤与肿物粘连或受侵犯。因为声音改变作为器官受侵犯标志的低敏感性，所有患者都需要获取间接的证据，包括纤维喉镜检查了解真声带麻痹或不全麻痹，出血，分泌物潴留，黏膜下改变，气管、喉或下咽腔内明显的侵犯病灶。例行的气管镜和食管镜检查可记录侵犯的范围，以便更好地制订手术方案，并可以更详细地与患者进行讨论[15-16]。

重要的是必须认识到，并非所有的侵袭性甲状腺癌的腔内病灶均为可视的。有作者最近提出了几个被他们误诊为侵袭性甲状腺疾病的病例。1例为良性、气管内存在残留甲状腺组织的甲状腺癌患者；1例为毗邻一个良性甲状腺结节的良性气管狭窄；1例为喉癌和甲状腺肿瘤同时存在，分别是甲状腺乳头状癌（PTC）和原发性喉鳞状细胞癌；1例为有严重气管受压的巨大喉返神经神经鞘瘤；2例气管和喉的软骨肉瘤。虽然多数有腔内肿物且活检证实为甲状腺癌的患者都会有侵袭性病灶，但外科医生应保持这

些意识，以确保计划的手术范围适合患者的实际病情[12]。

影像学检查

影像学检查已成为甲状腺癌诊断和分期不可或缺的一个组成部分。超声检查（US）是已被广泛接受的一线影像工具。通过熟练的操作，高分辨率超声检查对甲状腺结节及颈部转移淋巴结是非常敏感和特异的。然而，其在评估甲状腺腺体外侵犯扩散到气管、喉、食管的作用有限。美国的数份研究报告提示超声在检测气管侵犯方面的敏感性十分有意义，但没有数据说明超声对喉受累的评估有帮助[17-18]。计算机断层扫描（CT）在评估中央和纵隔淋巴结转移以及评估甲状腺外侵犯具有更高的检测灵敏度[19-21]。CT与碘剂一起使用可能推迟手术治疗后放射性碘的应用，但缺乏碘剂对比会影响CT的整体灵敏度。在一些实例中，已经发现磁共振成像（MRI）在甲状腺腺体外扩散的范围的评估中有一定作用[22-24]。

目前没有数据表明FDG-PET或FDG-PET/CT显像对甲状腺癌侵犯喉内有评估作用，但可能对远处转移病灶的评估起到一定作用，尤其是[131]I扫描阴性的患者[25-26]。对怀疑是甲状腺癌的患者首先需要做超声检查，包括细针穿刺活检以明确诊断。如果临床或超声检查怀疑甲状腺外或纵隔受侵犯，应该继续行CT或MRI检查。最后，为了制订详尽的手术方案，对甲状腺外广泛侵犯累及大血管的患者可能需要行球囊闭塞血管造影术检查。

甲状腺癌侵袭周围器官的机制

很多参数已被确定为与分化型甲状腺癌患者的预后相关，其中包括患者年龄、肿瘤大小、组织学和远处转移（参见第21章）。针对分化型甲状腺癌提出的各种不同的分期系统中，甲状腺包膜外侵犯（ETE）的概念是少数被普遍接受的观点之一[27-34]。在第7版美国癌症分期指南联合委员会（AJCC）中甲状腺包膜外侵犯分为两种情况：肿物侵犯局限于胸骨甲状肌或其上方覆盖的软组织（T3期）；广泛侵犯皮下软组织、喉/气管、食管和喉返神经（T4期）[35]。原发肿瘤病灶的增大会增加ETE的发病率[36]。然而，即使是肿物直径小于1cm的微小型甲状腺乳头状癌，

也可有 21％ 的甲状腺包膜外侵犯的病例 [37]。ETE 与疾病导致的复发及死亡的上升率相关 [38]。Breaux 和 Guillamondegui 报道了 MD 安德森癌症中心的经验，并指出肿物直径大于 4 cm 将增加死亡率。另外，如果侵及周围结构超过 4 个，无患者幸存 [7]。

　　显而易见，ETE 是肿瘤的生物攻击性行为和其所在腺体位置的共同产物。肿瘤位置在包膜下更可能突破甲状腺实质。在 Mete 等 [39] 作者的书中认为如何定义甲状腺包膜外侵犯是一个很重要的话题。对甲状腺包膜的解剖结构至今仍了解甚少，而这些作者提供了目前对于甲状腺外层认识的全面回顾。作者得出的结论是甲状腺不具有真包膜，而是纤维脂肪组织的不连续层构成的假包膜。此外，他们指出，峡部是一个独特的区域，在此皮下脂肪与甲状腺实质直接延续，并且正常的骨骼肌也十分靠近腺体实质。因此，当肿瘤分类属于 ETE 时必须详细解释。甲状腺癌仅仅延续至皮下组织或肌肉，特别是对于位于峡部的肿瘤，可能不能定义为 ETE。很显然，ETE 的发生率与预后之间的关系可能很大程度受这些定义含糊的解剖学细节所影响。标记为 ETE，肿瘤分期将上调至 pT4 期，更易于识别，同时减少争议。

　　淋巴结的包膜外侵袭（ECE）也被证实可影响预后，同时也是转移的气管旁淋巴结引起喉返神经侵袭的原因。Yamashita 等作者报道了淋巴结的包膜外侵袭对预后的影响，认为其增加远处转移及死亡的风险 [40]。Leboulleux 等作者进一步确定喉神经（LN）受淋巴结包膜外侵袭的数目为肿瘤复发的重要预测因素。在该系列研究中，作者发现，少于 3 条喉神经受淋巴结包膜外侵袭的患者 10 年复发率为 2％，而多于 3 条时，10 年复发率可高达 38％ [41]。最后，Ito 认定不管是小范围的还是广泛的淋巴结包膜外浸润均意味着更差的生存率 [42]。

　　对于甲状腺癌侵及气管的进一步分类，Shin 等将其划分为 4 级。第 1 级为侵及邻近气管软骨膜，但没有侵入软骨；第 2 级为侵及软骨但没有穿透扩展；第 3 级为肿瘤完全浸润软骨但没有突破黏膜；最后，第 4 级为肿瘤侵及软骨同时还突破黏膜。此外，不同阶段的侵袭有其预后意义。第 1、2 和 3 级的病例有明显的区别，但其中没有 1 名患者在手术后 5 年内死亡，然而在第 4 级病例中，11 例患者有 5 例在这段期间死亡 [43]。虽然 Shin 等报道的甲状腺癌侵袭气管的不同程度分级同样适用于喉，但对于甲状腺癌喉累及尚无类似的分级系统。

侵袭性甲状腺癌累及喉的机制

　　侵袭性甲状腺癌通过三种途径影响喉的功能和结构。第一种途径最常见，即通过原发肿瘤或转移的气管旁淋巴结直接侵袭喉返神经。第二种为原发肿瘤直接侵袭环状软骨、甲状软骨板或甲状软骨后方环绕的声门旁间隙。第三种是软骨的转移，这种途径通常很少发生（图 34-2）。

　　McCaffrey 等作者回顾了 Mayo 医院在 1940～1990 年间收治的侵袭性甲状腺癌病例，确定了喉气管复合性侵袭的四个途径。第一是沿甲状腺上极围绕的甲状软骨板后缘进入声门旁间隙；第二个途径涉及转移淋巴结对气管的侵袭；第三个播散途径是，甲状腺上极病灶直接侵及甲状软骨板；最后，第四个途径是通过位于峡部的原发肿瘤直接侵及环状软骨或气管 [10]（图 34-3）。侵袭性甲状腺癌全喉切除标本的全组织连续切片显示了病变侵犯喉气管复合体的这些路径（图 34-4）。

　　Dralle 等通过不同部位的侵袭性甲状腺癌的浸润将其分为 6 个不同的类型。浸润的位置对于提示全喉切除和重建术是很有必要的。在他们所描述的 6 种类型中，1、3、5 和 6 型累及了喉复合体。在大多数典型的甲状腺癌侵犯喉的病例中，经常可见气管复合体以及食管受累。1 型侵犯范围涉及环状软骨和第一气管环的外侧面的一个有限区域。3 型包括超过 2cm 的较大范围的喉气管复合体的受累或需要切除的病灶超过周长的 1/3。从重建的角度来看，1 型和 3 型之间的主要区别是，相对于 3 型，1 型适合用胸锁乳突肌肌瓣修复，3 型需要行喉气管切除术和端 - 端吻合术（图 34-5）。最后，5 型为更显著的喉复合体浸润，这种类型采取喉部分切除术和修复术是不可能的，全喉切除术是唯一肿瘤学认可的合理选择。第 6 种浸润类型需采取全喉切除术，但如果浸润包括了食管或下咽部，则全喉咽切除术是必要的 [43a]。

外科治疗

　　肉眼可见的浸润性甲状腺癌侵犯喉部的外科治疗总体目标包括阻止甲状腺癌对中央区的进一步侵犯并构成对患者呼吸通道和吞咽通道的威胁。此外，外科医生应努力减少因为这些结构受累所致的疾病相关症

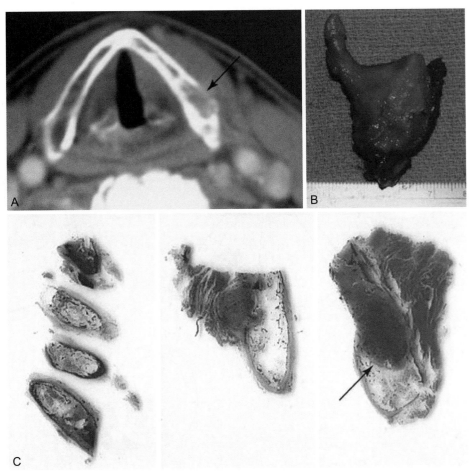

图 34-2 （也见彩图）A，甲状软骨板（箭头）的侵袭是通过与甲状腺乳头状癌血行播散这条显而易见的路线；B，甲状软骨板切除提供了清除这种疾病的方法；C，该组织切片证明软骨受累没有扩散至喉内软组织（箭头所指为肿瘤位置）

状。最好的实现方式是在切除术中做到切缘阴性和重建中央区相关结构，以此达到呼吸道和消化道的稳定以及保留患者的发音功能。

侵袭性甲状腺癌的手术范围包括从削除术这种有限的手术到全喉咽切除术不等。主治医生应熟悉上呼吸消化道的解剖及在尝试保证功能的基础上，采取不同的手术方式以达到治愈目的。疾病严重程度的评估包括详细的身体检查或术中食管镜及支气管镜检查以及之前的影像学检查。对考虑采取保留喉功能手术的患者应仔细评估潜在的肺部疾病，因为这可能对决策起到一定作用。在极端情况下，严重的疾病需要多学科合作，包括血管外科和胸外科专家的协助。

在任何外科尝试中，术中冰冻切片病理学检查都充当着重要角色。与喉鳞状细胞癌相比，分化良好的甲状腺癌只需切除几毫米的阴性切缘即可达到成功的手术切除，远处转移病灶也不是外科处理的禁忌证，因为分化良好的甲状腺癌患者能够带瘤存活多年[46]。然而，应考虑到肿瘤的组织学类型，某些组织学亚型，如高细胞型、嗜酸细胞型或岛状细胞型可能表现得更具侵袭性，非手术方式疗效较差，因此需要更大

的切除范围。外科医生必须留心侵袭性甲状腺癌可能不摄碘；因此，对于该疾病的处理彻底的外科治疗对于实现前面提到的目标是非常重要的。在重建之前，大体标本的切缘阴性是必须的，然而，对于软骨被侵及这种情况，冰冻切片也有其局限性。例如，老年患者的骨化甲状软骨通过冰冻切片检查可能难以发现软骨的安全边界，只能通过石蜡切片分析。必须告知患者，最终结果出来后可能仍需要进一步的手术治疗。

如前面所讨论的，Shin 等人尝试将气管侵袭程度作为手术范围的指引[43]。对局限性病灶是否采取削除术方式仍然存在争议[12,47-50]。然而，多中心研究表明，最大限度将肉眼可见的病灶切除随后给予辅助治疗能够显著改善生存情况[51]。当喉受累的深度和范围局限于软骨及颈前带状肌时，外科医生可以考虑类似于气管侵袭的处理原则，仅行软骨切除术同时保存其深面的软组织结构。通常，早期涉及软骨的疾病局限在一个区域，同时，切除软骨不会损害功能[10,51,52]。外科医生经常会面临的最大挑战之一是判定疾病侵犯的范围。术前横断面影像往往是非常有帮助的，如图 34-1 所示。然而，问题是不知情的外科医生遇到了环

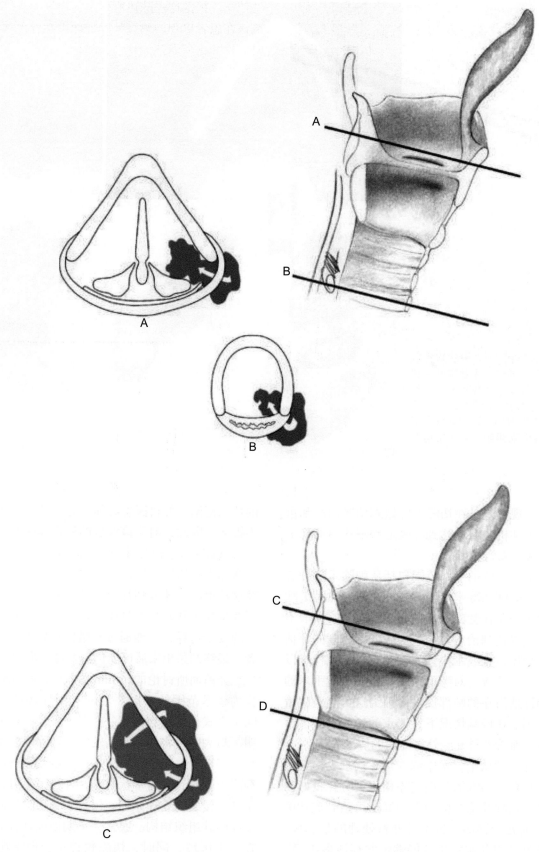

图 34-3   侵袭性甲状腺癌侵犯喉气管复合体的途径。A，从甲状腺上极经甲状软骨板的后缘侵入梨状窝；B，气管食管沟水平的转移性淋巴结向气管的侵入；C，甲状软骨及其后缘周围的侵入；D，峡部肿瘤直接蔓延至气管前部

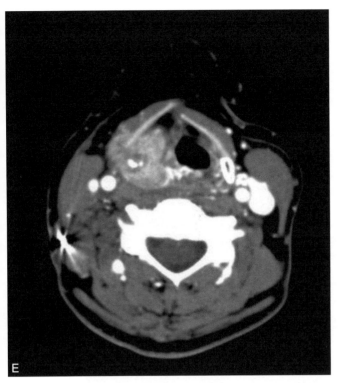

图 34-3（续） E，横断面影像显示围绕甲状软骨后缘周围的甲状腺上极病灶侵袭梨状窝

状软骨或甲状软骨受累而影像学却未能提示。在这样的情况下，采取较为局限的切除可能是有害的尝试。

　　肿瘤侵犯的机制和肿瘤病灶的范围将决定喉保留手术的可行性。部分喉手术的基本原则和已经应用于喉鳞状细胞癌的标准技术处理可被转用于侵袭性甲状腺癌患者的处理[53]。必须保留一条有功能的喉返神经以及至少一个完整的杓状软骨环杓关节复合体，以便有充分的气道保护、完整的空气通道及发声功能。

侵袭性甲状腺癌的喉返神经处理

　　如前所述，声嘶的主诉和声带麻痹的证据往往是侵袭性甲状腺癌的征兆（见第33章）。话虽如此，但外科医生要记住的是，并非所有伴随甲状腺结节相关的声带麻痹，都与侵袭性甲状腺癌相关。有资深作者曾遇到 2 例结节内出血使胸骨后甲状腺肿迅速长大引起的暂时性声带麻痹的案例（图 34-6）。在上述 2 个病例中，腺叶切除后声带情况得到恢复，推测声带麻痹可能与喉返神经的牵拉相关。此外，里德尔甲状腺炎以及淋巴瘤在治疗时也可能出现暂时性的声带麻痹（图 34-7）中。桥本甲状腺炎也与声带麻痹和喉返神经浸润相关[44]。因此，与声带功能障碍可能相关的良性或非侵袭性恶性病变不应作为外科医生牺牲该神经

的依据。根据这一陈述所引出的推论为，外科医生不应该在患者出现同侧声带麻痹而甲状腺癌诊断未明确时，以牺牲喉返神经为代价。

　　所涉及的喉返神经的处理取决于是否在手术前有声带功能障碍的证据或者声带是否能自由活动。此外，对侧声带的神经支配状态是决策的关键。也就是说，对于侵袭性甲状腺癌，为了能在最大风险情况下确定喉返神经保留的可行性和安全性，更严重一侧的侵袭性甲状腺癌需先进行手术治疗。以下是外科医生在侵袭性甲状腺癌的喉返神经处理方面的几项原则：

1. 声带可活动的情况下，应尽一切努力将喉返神经从肿瘤中分离出来。
2. 如果同侧声带确实出现麻痹情况，应手术切除同侧喉返神经以获得切缘阴性。
3. 外科医生对于至少有一侧声带功能正常的患者不应该同时牺牲两条喉返神经。如果采取包括外照射等辅助治疗时，可以考虑推迟牺牲喉返神经。
4. 如果需要切除软骨以获得阴性切缘时，手术医生还需要探查喉返神经入喉处的神经移动度。喉返神经入口附近的咽下缩肌的松弛提供了这种机会，这样软骨就可以安全切除了[54]。

　　对于肿瘤累及喉返神经同时伴有同侧声带瘫痪的患者，对目前采取的牺牲喉返神经这种做法是没有多少争议的。面临的挑战是当一条神经在术中发现受侵袭，但术前评估证明该侧声带可正常活动。因此，对所有将要接受甲状腺癌手术治疗的患者，必须在术前评估其声带的活动度，不仅是早期活动度的改变、有无出现声音嘶哑，也需记录下神经受侵犯时的声带功能。Falk 和 McCaffrey 对 262 例侵袭性甲状腺癌患者进行评估，其中 123 例患者有喉返神经受侵情况。24 例喉返神经受侵的患者单独或合并肌肉受侵。作者此前曾确定了肌肉受累及并未会对患者预后产生影响，因此，他们包括在这个分组里。5 例声带麻痹的患者行同侧喉返神经的完全切除。19 例喉返神经受侵却没有声带麻痹的患者中，12 例行完整肿瘤切除的同时切除喉返神经，另外 7 例行肿瘤的不完全切除同时不切除喉返神经。上述 24 例患者的平均随访时间为 19 年。所有患者均行放射性碘治疗以及甲状腺抑制治疗。结果显示喉返神经切除组（n = 17）和喉返神经保存组（n = 7）在生存上没有统计学差异。值得注意的是，唯一死亡的局灶未控的患者采取的是喉返神经完全切除的治疗方式。作者的结论是喉返神经的完全

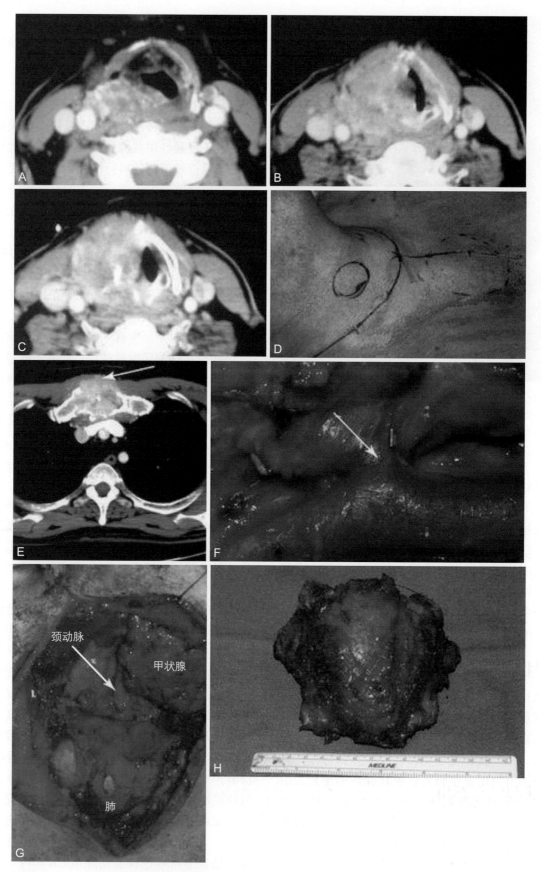

图 34-4（也见彩图）A-C，表现为声带麻痹的甲状腺乳头状癌所致广泛喉气管入侵。不同方式的侵入点通过各个横断面图像显示。D 和 E，原发肿瘤切除以及疾病涉及的非连续的重点部分（箭头所示），通过 T 形切口提供喉气管复合体和胸骨柄切除的入路。F. 甲状腺上静脉与面静脉交界的静脉管腔内发现肿瘤瘤栓（箭头）。G 和 H，在侵袭性甲状腺癌中，手术切除胸骨柄后（H），可见纵隔组织和颈总动脉

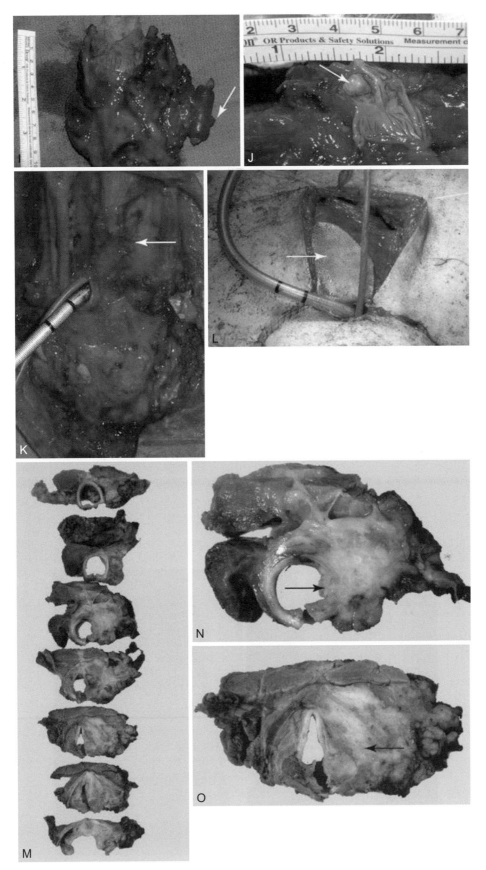

图34-4（续）（也见彩图）I，在全喉切除标本中显示的部分颈内静脉（箭头）。J，颈内静脉管腔内血栓（箭头）。K，封闭的咽部采取的是线性闭合方法（箭头）。L，胸大肌肌皮瓣（箭头）用于提供纵隔及咽缝合线的扩张性修复。胸大肌皮肤被用来修复喉气管造口的下部。M，肿物侵及喉和气管的患者采取全喉切除术，可见进入喉气管复合体的入路。N，通过气管侧壁的侵袭。O，通过甲状软骨的后缘及邻近区域侵犯环状软骨及声门旁间隙

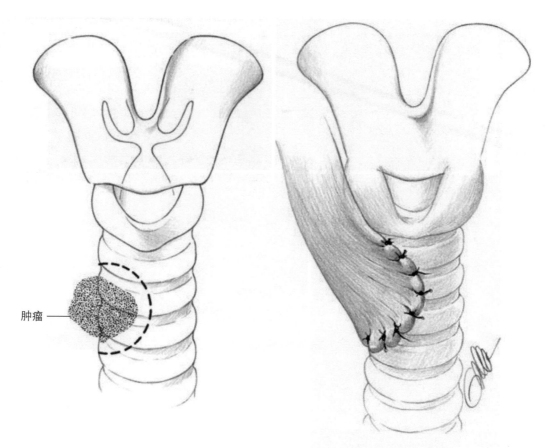

图 34-5　采用气管窗型切除术切除累及气管环周不足 1/3 的气管，用胸锁乳突肌肌瓣—期修复缺损

肿瘤 ——

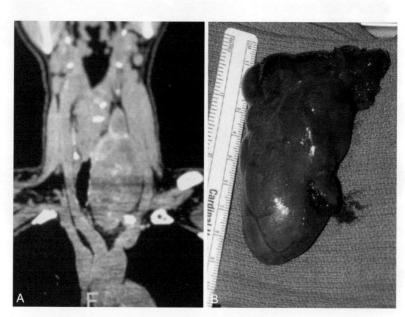

图 34-6　（也见彩图）A，患者的术前影像学提示突然扩大的甲状腺肿瘤导致声带麻痹的急性发作。B，切除肿瘤的胸骨后延伸组织。术后病理报告证实为出血，这解释了病灶之所以能迅速增大至引起喉返神经牵拉的原因

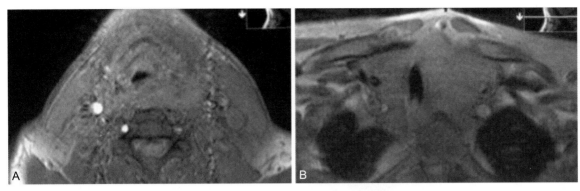

图 34-7　A 和 B，横断面图像显示甲状腺浸润性肿瘤同时引起术前声带麻痹和霍纳综合征两种症状。最终的病理显示为 B 细胞淋巴瘤

切除未能使该名患者的生存获益[45]。虽然这项研究就喉返神经的术中处理决策做出了重要贡献，但基于患者样本量相当小和没有报告表明患者 [131]I 摄取的情况，对这些用词仍需谨慎对待。需注意的一点是作者没有报道喉返神经保留组患者声带功能的恢复情况。

　　Nishida 等回顾研究了 50 例声带功能正常，但甲状腺癌侵犯了喉返神经的患者的情况。35 例为甲状腺乳头状癌，5 例是滤泡状癌。27 例甲状腺癌被认为是分化良好，23 例为低分化。23 例手术治疗时保留了喉返神经，另 27 例则切除了喉返神经。对于分化差的甲状腺癌患者，在神经切除组占到 60%，而在神经保留组只占 30%，尽管两组在组织学分类上构成比差异明显，但两组的局部发病率、区域范围远处复发均无明显差异。因此作者提出为使肿瘤根治而采取的喉返神经切除这一做法没有带来额外的生存获益。这项研究与 Falk 和 McCaffrey 的研究一样，都存在样本量少和相对缺乏组织学的可比性[5]。

肿瘤侵袭一侧喉部

　　当肿物从一侧声门旁间隙侵及半喉，同时伴声门旁区域的侵袭时，需行垂直半喉切除或额侧位半喉切除术[55]（图 34-8）。手术缺损可通过局部软组织、区域肌皮瓣或根据缺损尺寸所取的各种游离皮瓣和相邻的结构如下咽部修补。如果只是切除了一侧甲状软骨板而没有切除其深面的软组织，那么就没有必要进行重建手术。对于原发性声带癌的传统半喉切除术，可通过在其上覆带状肌重建来达到安全保存喉的目的（图 34-9）。Urken 等描述了他们在半喉及咽部的重建经验，即通过一半的环状软骨和一半的甲状软骨切除加上前臂桡侧游离皮瓣结合游离肋软骨瓣移植予以修复。这为更广泛的缺损提供了传统手段不能达到的修复新途径[56]。

前方肿瘤侵袭

　　前方肿瘤侵袭虽不常见，但是因为手术复杂，尝试采取喉保留手术时，有时需要行分期重建，这构成了独特的挑战。显然，只要保留至少一条有功能的喉返神经，上述方法就具有可行性。大多数情况下，当前方肿瘤侵袭能够被看见，它会累及环状软骨的可见部分。通常需要采取喉裂开术来评估喉的情况。通过创建喉腔，分期重建在某些情况下是适当的。首先，这将使得外科医生在最终重建前获得一个确定的病理报告。喉前壁重建可有多种选择，包括喉气管成形术及软骨移植或钛网分期重建。钛网重建涉及三个阶段。

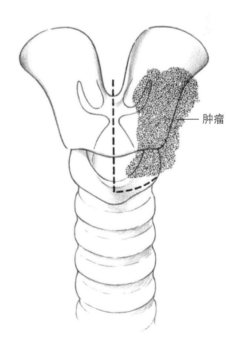

图 34-8　肿物横向入侵半喉（用虚线展示）的切除范围包括环状软骨及甲状软骨

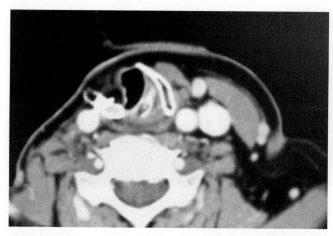

图 34-9　采取半喉切除的侵袭性甲状腺癌患者的 CT 随访影像结果。尽管失去另外一半的喉部支持，患者的呼吸道等功能得以保留

第一阶段包括原发肿物的切除及喉腔的创建，此处将健康皮肤边缘缝合到切除黏膜的边缘。第二阶段是重建开始的 3 周后，包括将包埋在皮下腔内的钛网放置于相邻的喉腔。最后一步是上提用厚皮瓣包绕的钛网。此皮瓣沿喉腔旋转形成前喉壁。周围的皮肤上抬关闭皮瓣缘。在颈部皮肤不足以实现闭合的情况下，也可以采用胸三角肌皮瓣[57-59]。只要有可能，理想的重建涉及使用来源于上呼吸道的同类组织，因其黏膜层和软骨支持是这一区域组织所提供的独特功能，现有的可行重建方法难以复制此功能。尽管有利用包埋了肋软骨瓣的前臂皮瓣修复软骨和上皮的报道，但是被移植物的表面是皮肤，可能含有毛发，同时它缺乏气管黏膜独特的润滑性和纤毛蠕动特性[60]。

环状软骨切除术

当环状软骨受累时，表面的扩大削除术是可行的。然而，因为出现管腔内扩散，必须行部分环状软骨切除术时，不超过 1/3 的前部软骨的切除不会破坏喉的稳定性和出现声门下狭窄的重大风险[16,51,52]。环状软骨环的各种重建技术已有描述。Friedman 等提出利用胸锁乳突肌骨膜瓣与锁骨骨膜重建周长小于 25% 的缺损。如果多于 1/3 的前部环状软骨环被切除，可采用软骨移植物重建类似于喉气管移植术所使用的技术。气管成形技术可用于超过 60% 前外侧环状软骨被切除的情况[61-62]。Grillo 等描述了各种用来重建环状软骨及声门下喉切除后缺损的修复技术。环状软骨缺损的带血管蒂肩胛骨游离皮瓣的重建技术也有报道[6,16,63]。能作为环状软骨替代物的基本要求是，提供内层组织和支撑。该内层组织必须充分血管化同时要薄，从而维持管腔空间尺寸和避免危及最终的肉芽组织增生这一结果。必须切除声带本身这种情况是罕见的，因此，对于重建的环状软骨而言，杓状软骨尖固定术提供了一个对应剩余、有活动功能的声带的极好语言恢复途径。一期的气管修复可能需要松解喉部来实现无张力化[57]。为了在术后早期阶段实现功能的平衡，外科医生当务之急是要顾及分化较差的侵袭性病灶的外放射治疗的潜在必要性问题，然而，有些作者提倡当环状软骨切除超过 50% 以上时采取全喉切除术[55]。

全喉切除术

当有显著的双侧管腔内肿瘤侵犯延伸到喉和环状软骨大部时必需行全喉切除术。一些学者主张当超过 50% 的喉大体受侵时，需行全喉切除术[16,59,62,64]。当有双侧喉返神经受累使喉丧失原有功能，或以往行切除手术或放疗治疗术后局部复发者也应该考虑全喉切除术治疗[64]。全喉切除术的缺损可以一期直接闭合，然而，当有咽的侵犯需扩大切除时，另需额外的软组织修复以增强管腔的吞咽功能和避免发生狭窄。

全喉切除术伴部分下咽切除术的缺损可用局部肌皮瓣或游离软组织瓣修补闭合，如前臂皮瓣或大腿股前外侧皮瓣。当有环周缺损时，咽部可由游离皮瓣修复，其中包括管状的肌皮瓣，如前臂皮瓣和大腿前外侧皮瓣，或消化道组织包括空肠和结肠游离肠瓣或胃上拉以修复胸食管段缺损的手段进行重建[65,66]。最后，我们通常在重建的早期创建一个气管食管穿刺瘘道来为无喉者提供食管发音的阀门。

相对于全喉切除术，必须针对患者的潜在并发症对保喉手术的决定进行权衡。和潜在的喉感觉功能缺失一样，一侧声带的缺失会使许多患者感觉气道漏气和明显的吸气不适。有肺部疾病和肺功能不全的患者忍受不了慢性呼吸道梗阻，同时也增加了吸入性肺炎的风险。并发症的总体风险应该与保留喉手术后避免了行永久性气管造瘘的潜在好处进行仔细权衡。即使是执行保留喉手术的治疗，通常认为临时气管造瘘术是必需的。

结语

外科医生怀疑一切的思维方式是一种极为重要的培训，这将有助于侵袭性甲状腺癌的患者获得恰当地处理，并接受常规有效的影像学评估方法。首次治疗是获得手术切缘阴性并避免并发症发生的最佳时机。充分了解根治性手术和修复性手术的各种技术手段，至关重要的是，无论是否切除下咽壁，全喉切除术或部分喉切除术的选择都应取决于如何获得最佳的术后功能。通过培训使外科医生获得实现这些目标的技能是很重要的。正如本章所述，早期甲状腺癌病例的快速增加对自以为甲状腺手术是简单手术的、毫无戒心的外科医生是有负面影响的。详细询问病史和认真的体格检查，了解甲状腺癌复发的生物学基础，不仅有助于外科医生的治疗准备工作，更有助于患者对侵袭性甲状腺癌需要做更加全面的影像学检查、需要更加复杂的外科手术、需要更长的术后恢复时间有充分的准备。

参考文献

[1] Davies L, Welch HG: Increasing incidence of thyroid cancer in the United States, 1973–2002, *JAMA* 295(18): 2164–2167, 2006.

[2] Frazell EL, Foote FW Jr: Papillary cancer of the thyroid; a review of 25 years of experience, *Cancer* 11(5): 895–922, 1958.

[3] Britto E, et al: Laryngotracheal invasion by well-differentiated thyroid cancer: diagnosis and management, *J Surg Oncol* 44(1): 25–31, 1990.

[4] Djalilian M, et al: Intraluminal involvement of the larynx and trachea by thyroid cancer, *Am J Surg* 128(4): 500–504, 1974.

[5] Nishida T, et al: Preservation of recurrent laryngeal nerve invaded by differentiated thyroid cancer, *Ann Surg* 226(1): 85–91, 1997.

[6] Grillo HC, et al: Resectional management of thyroid carcinoma invading the airway, *Ann Thorac Surg* 54(1): 3–9, 1992; discussion 9–10.

[7] Breaux GP Jr, Guillamondegui OM: Treatment of locally invasive carcinoma of the thyroid: how radical? *Am J Surg* 140(4): 514–517, 1980.

[8] Fujimoto Y, et al: Aggressive surgical approach for locally invasive papillary carcinoma of the thyroid in patients over forty- five years of age, *Surgery* 100(6): 1098–1107, 1986.

[9] McConahey WM, et al: Papillary thyroid cancer treated at the Mayo Clinic, 1946 through 1970: initial manifestations, pathologic findings, therapy, and outcome, *Mayo Clin Proc* 61(12): 978–996, 1986.

[10] McCaffrey TV, Bergstralh EJ, Hay ID: Locally invasive papillary thyroid carcinoma: 1940–1990, *Head Neck* 16(2): 165–172, 1994.

[11] Nakao K, et al: Merits and demerits of operative procedure to the trachea in patients with differentiated thyroid cancer, *World J Surg* 25(6): 723–727, 2001.

[12] McCarty TM, et al: Surgical management of thyroid cancer invading the airway, *Ann Surg Oncol* 4(5): 403–408, 1997.

[13] Segal K, et al: Invasive well-differentiated thyroid carcinoma: effect of treatment modalities on outcome, *Otolaryngol Head Neck Surg* 134(5): 819–822, 2006.

[14] Randolph GW, Kamani D: The importance of preoperative laryngoscopy in patients undergoing thyroidectomy: voice, vocal cord function, and the preoperative detection of invasive thyroid malignancy, *Surgery* 139(3): 357–362, 2006.

[15] McCaffrey JC: Evaluation and treatment of aerodigestive tract invasion by well-differentiated thyroid carcinoma, *Cancer Control* 7(3): 246–252, 2000.

[16] Price DL, Wong RJ, Randolph GW: Invasive thyroid cancer: management of the trachea and esophagus, *Otolaryngol Clin North Am* 41(6): 1155–1168, 2008. ix-x.

[17] Shimamoto K, et al: Preoperative staging of thyroid papillary carcinoma with ultrasonography, *Eur J Radiol* 29(1): 4–10, 1998.

[18] Yamamura N, et al: Relation between ultrasonographic and histologic findings of tracheal invasion by differentiated thyroid cancer, *World J Surg* 26(8): 1071–1073, 2002.

[19] Choi JS, et al: Preoperative staging of papillary thyroid carcinoma: comparison of ultrasound imaging and CT, *AJR Am J Roentgenol* 193(3): 871–878, 2009.

[20] Ishigaki S, et al: Multi-slice CT of thyroid nodules: comparison with ultrasonography, *Radiat Med* 22(5): 346–353, 2004.

[21] Loevner LA, et al: Cross-sectional imaging of the thyroid gland, *Neuroimaging Clin N Am* 18(3): 445–461, 2008. vii.

[22] Takashima S, et al: Using MR imaging to predict invasion of the recurrent laryngeal nerve by thyroid carcinoma, *AJR Am J Roentgenol* 180(3): 837–842, 2003.

[23] Wang J, et al: Esophageal invasion by thyroid carcinomas: prediction using magnetic resonance imaging, *J Comput Assist Tomogr* 27(1): 18–25, 2003.

[24] Wang JC, et al: Tracheal invasion by thyroid carcinoma: prediction using MR imaging, *AJR Am J Roentgenol* 177(4): 929–936, 2001.

[25] Jeong HS, et al: Integrated 18F-FDG PET/CT for the initial evaluation of cervical node level of patients with papillary thyroid carcinoma: comparison with ultrasound and contrast-enhanced CT, *Clin Endocrinol (Oxf)* 65(3): 402–407, 2006.

[26] Stokkel MP, Duchateau CS, Dragoiescu C: The value of FDG-PET in the follow-up of differentiated thyroid cancer: a review of the literature, *Q J Nucl Med Mol Imaging* 50(1): 78–87, 2006.

[27] Byar DP, et al: A prognostic index for thyroid carcinoma. A study of the E. O. R. T. C. Thyroid Cancer Cooperative Group, *Eur J Cancer* 15(8): 1033–1041, 1979.

[28] Hay ID, et al: Ipsilateral lobectomy versus bilateral lobar resection in papillary thyroid carcinoma: a retrospective analysis of surgical outcome using a novel prognostic scoring system, *Surgery* 102(6): 1088–1095, 1987.

[29] Cady B, Rossi R: An expanded view of risk-group definition in differentiated thyroid carcinoma, *Surgery* 104(6): 947–953, 1988.

[30] DeGroot LJ, et al: Natural history, treatment, and course of papillary thyroid carcinoma, *J Clin Endocrinol Metab* 71(2): 414–424, 1990.

[31] Hay ID, et al: Predicting outcome in papillary thyroid carcinoma: development of a reliable prognostic scoring system in a cohort of 1779 patients surgically treated at one institution during 1940 through 1989, *Surgery* 114(6): 1050–1057, 1993; discussion 1057–1058.

[32] Mazzaferri EL, Jhiang SM: Long-term impact of initial surgical and medical therapy on papillary and follicular thyroid cancer, *Am J Med* 97(5): 418–428, 1994.

[33] Shaha AR, Loree TR, Shah JP: Prognostic factors and risk group analysis in follicular carcinoma of the thyroid, *Surgery* 118(6): 1131–1136, 1995; discussion 1136–1138.

[34] Sherman SI, et al: Prospective multicenter study of thyroid carcinoma treatment: initial analysis of staging and outcome. National Thyroid Cancer Treatment Cooperative Study Registry Group, *Cancer* 83(5): 1012–1021, 1998.

[35] *AJCC cancer staging manual*, New York, 2009, Springer.

[36] Machens A, Holzhausen HJ, Dralle H: The prognostic value of primary tumor size in papillary and follicular thyroid carcinoma, *Cancer* 103(11): 2269–2273, 2005.

[37] Chow SM, et al: Papillary microcarcinoma of the thyroid—prognostic significance of lymph node metastasis and multifocality, *Cancer* 98(1): 31–40, 2003.

[38] Kebebew E, Clark OH: Differentiated thyroid cancer:

"complete" rational approach, *World J Surg* 24(8): 942–951, 2000.

[39] Mete O, Rotstein L, Asa SL: Controversies in thyroid pathology: thyroid capsule invasion and extrathyroidal extension, *Ann Surg Oncol* 17(2): 386–391, 2010.

[40] Yamashita H, et al: Extracapsular invasion of lymph node metastasis is an indicator of distant metastasis and poor prognosis in patients with thyroid papillary carcinoma, *Cancer* 80(12): 2268–2272, 1997.

[41] Leboulleux S, et al: Prognostic factors for persistent or recurrent disease of papillary thyroid carcinoma with neck lymph node metastases and/or tumor extension beyond the thyroid capsule at initial diagnosis, *J Clin Endocrinol Metab* 90(10): 5723–5729, 2005.

[42] Ito Y, et al: Extranodal tumor extension to adjacent organs predicts a worse cause-specific survival in patients with papillary thyroid carcinoma, *World J Surg* 31(6): 1194–1201, 2007.

[43] Shin DH, et al: Pathologic staging of papillary carcinoma of the thyroid with airway invasion based on the anatomic manner of extension to the trachea: a clinicopathologic study based on 22 patients who underwent thyroidectomy and airway resection, *Hum Pathol* 24(8): 866–870, 1993.

[43a] Dralle H, Brauckhoff M, Machens A, et al: Surgical management of advanced thyroid cancer invading the aerodigestive tract. In Clark OH, Duh QY, editors: *Textbook of endocrine surgery*, Philadelphia, WB Saunders, pp 318–333.

[44] McCall AR, et al: Improvement of vocal cord paresis after thyroidectomy, *Am Surg* 53(7): 377–379, 1987.

[45] Falk SA, McCaffrey TV: Management of the recurrent laryngeal nerve in suspected and proven thyroid cancer, *Otolaryngol Head Neck Surg* 113(1): 42–48, 1995.

[46] Sugitani I, Fujimoto Y, Yamamoto N: Papillary thyroid carcinoma with distant metastases: survival predictors and the importance of local control, *Surgery* 143(1): 35–42, 2008.

[47] Czaja JM, McCaffrey TV: The surgical management of laryngotracheal invasion by well-differentiated papillary thyroid carcinoma, *Arch Otolaryngol Head Neck Surg* 123(5): 484–490, 1997.

[48] Gaissert HA, et al: Segmental laryngotracheal and tracheal resection for invasive thyroid carcinoma, *Ann Thorac Surg* 83(6): 1952–1959, 2007.

[49] Nishida T, Nakao K, Hamaji M: Differentiated thyroid carcinoma with airway invasion: indication for tracheal resection based on the extent of cancer invasion, *J Thorac Cardiovasc Surg* 114(1): 84–92, 1997.

[50] Park CS, Suh KW, Min JS: Cartilage-shaving procedure for the control of tracheal cartilage invasion by thyroid carcinoma, *Head Neck* 15(4): 289–291, 1993.

[51] Gillenwater AM, Goepfert H: Surgical management of laryngotracheal and esophageal involvement by locally advanced thyroid cancer, *Semin Surg Oncol* 16(1): 19–29, 1999.

[52] McCaffrey TV, Lipton RJ: Thyroid carcinoma invading the upper aerodigestive system, *Laryngoscope* 100(8): 824–830, 1990.

[53] Urken ML, Biller HF: Management of early vocal cord carcinoma, *Oncology (Williston Park)* 2(4): 48–62, 1988.

[54] Miyauchi A, et al: Lateral mobilization of the recurrent laryngeal nerve to facilitate tracheal surgery in patients with thyroid cancer invading the trachea near Berry's ligament, *World J Surg* 31(11): 2081–2084, 2007.

[55] McCaffrey JC: Aerodigestive tract invasion by well-differentiated thyroid carcinoma: diagnosis, management, prognosis, and biology, *Laryngoscope* 116(1): 1–11, 2006.

[56] Urken ML, Blackwell K, Biller HF: Reconstruction of the laryngopharynx after hemicricoid/hemithyroid cartilage resection. Preliminary functional results, *Arch Otolaryngol Head Neck Surg* 123(11): 1213–1222, 1997.

[57] Urken ML: Prognosis and management of invasive well-differentiated thyroid cancer, *Otolaryngol Clin North Am* 43(2): 301–328, 2010. viii.

[58] Biller HF, Lawson W, Weisberg V: Staged repair of extensive tracheal and laryngotracheal stenoses, *Ann Otol Rhinol Laryngol* 95(6 Pt 1): 586–589, 1986.

[59] Kim KH, et al: Therapeutic dilemmas in the management of thyroid cancer with laryngotracheal involvement, *Otolaryngol Head Neck Surg* 122(5): 763–767, 2000.

[60] Teng MS, Malkin BD, Urken ML: Prefabricated composite free flaps for tracheal reconstruction: a new technique, *Ann Otol Rhinol Laryngol* 114(11): 822–826, 2005.

[61] Wein RO: Management of the locally aggressive thyroid carcinoma, *Am J Otolaryngol* 26(3): 186–192, 2005.

[62] Friedman M: Surgical management of thyroid carcinoma with laryngotracheal invasion, *Otolaryngol Clin North Am* 23(3): 495–507, 1990.

[63] Mayot D, et al: An original technique of reconstruction of the cricoid cartilage by vitalized scapular flap. Application to pharyngolaryngeal carcinology, *Ann Otolaryngol Chir Cervicofac* 110(1): 34–40, 1993; discussion 40–41.

[64] Honings J, et al: The management of thyroid carcinoma invading the larynx or trachea, *Laryngoscope* 120(4): 682–689, 2010.

[65] Stepnick DW, Hayden RE: Options for reconstruction of the pharyngoesophageal defect, *Otolaryngol Clin North Am* 27(6): 1151–1158, 1994.

[66] Withers EH, et al: Immediate reconstruction of the pharynx and cervical esophagus with the pectoralis major myocutaneous flap following laryngopharyngectomy, *Plast Reconstr Surg* 68(6): 898–904, 1981.

第35章 局部进展性甲状腺癌的手术治疗：气管

ASHOK R. SHAHA ■ JATIN P. SHAH

引言

在美国，甲状腺癌发病率正在逐年增加，到 2011 年预计新增发病人数 45 000 例[1]。自从 20 世纪 80 年代甲状腺癌发病率已翻了两番，虽然这种发病率升高主要是由于甲状腺结节手术偶然发现和常规影像学检查或体检发现的微小癌[2]。其中，大多数处于休眠状态，不易被发现。绝大多数偶发瘤是微小乳头状癌，这种癌的预后非常好，总体生存率可达 98%。此外还发现，女性甲状腺癌的发病率明显增加。而甲状腺癌相关死亡率自 20 世纪 80 年代没有明显变化。在美国，每年有约 1 500 名患者死于该疾病[1]。而大部分导致患者死亡的甲状腺癌是甲状腺未分化癌、甲状腺髓样癌或高级别和高风险分化型甲状腺癌，这点在老年患者中更显著。20 世纪 60 年代以来，甲状腺癌的常规处理方法没有太大变化，包括甲状腺腺叶切除术或全甲状腺切除术，放射性碘消融和甲状腺抑制治疗。而近年来对甲状腺癌及其相关预后因素的研究使我们对是选择甲状腺腺叶切除还是全甲状腺切除术产生了争论[3-9]。低危甲状腺癌患者的预后非常好，因此可以预见关于甲状腺切除术范围的争论仍会持续多年。

甲状腺癌与人类其他癌症如乳腺癌、肺癌、胰腺癌不同，大部分甲状腺癌患者预后非常好，而少数患者在初诊或甲状腺癌复发时就被明确判断为高风险甲状腺癌[7]。自从 20 世纪 80 年代对甲状腺癌预后因素和危险度分组的详细分析开始，我们对甲状腺癌的理解有了显著提高（详见第 21 章）。分化良好的甲状腺癌的相关预后因素包括年龄、肿瘤分级、甲状腺腺外侵犯、肿瘤大小和远处转移。其他因素如性别、淋巴结转移及组织学对远期预后影响较小。危险度分级系统对提供最佳治疗有至关重要的作用，在 Memorial Sloan-Kettering 肿瘤中心，甲状腺癌患者被分为低、中、高危三个组（详见第 18 章、第 19 章、第 20 章和第 21 章）[6-9]。低危人群生存率超过 98%，辅助治疗的作用较小。在中危和高危人群，合适的治疗包括合理的术式和足够的切除范围，对部分患者术后有选择地给予放射性碘消融治疗（详见第 50 章和第 51 章）。除了高危甲状腺癌或肿瘤无法完全切除的患者，外放射治疗的疗效尚不明确（详见第 52 章）。预后因素和由 Mayo 诊所（MACIS）、Lahey 诊所（AMES）以及 Memorial Sloan-Kettering 肿瘤中心（GAMES）提出的甲状腺癌相关危险因素都被广泛采用。有众多关于甲状腺癌相关危险因素的文献报告，全球目前已达成了甲状腺癌相关危险度分级和预后因素的共识[7-8]。

甲状腺癌的生物学特性

甲状腺癌具有最佳的预后。大多数分化良好的甲状腺癌患者在接受适当治疗后可以继续正常生活。虽然甲状腺疾病确实包括预后最好的乳头状癌和滤泡状癌，但也包括预后最差的未分化癌。有意思的是，甲状腺癌是一组有连续性的疾病。研究显示，甲状腺癌从乳头状癌发展到高细胞型、孤立细胞型、分化不良甲状腺癌，最后到最致命的甲状腺未分化癌。分子生物学已阐明从正常甲状腺滤泡细胞到滤泡性腺瘤 - 滤泡性癌 - 侵袭性甲状腺癌 - 未分化癌不同阶段的分子变化。了解分子层面的变化对我们认识甲状腺癌的临床表现、从分化良好的甲状腺癌到未分化甲状腺癌的进展、针对分子靶点的靶向治疗的开展都有重要作用（详见第 17 章）。这种进展模式也有助于我们理解为何放射性碘治疗对分化良好的甲状腺癌效果较好，但对高级别肿瘤疗效却欠佳。自 20 世纪 90 年代开始，有相关研究报道了正电子成像术（PET）对低分化甲状腺癌随访中的作用，这类肿瘤 PET 阳性率较高[10]。对于甲状腺床、颈部或远处器官有复发转移病灶的局部侵袭性甲状腺癌或高风险甲状腺癌患者的随访具有重要作用。

对于甲状腺癌分子生物学的认识有助于甚至在初次手术前就可通过细针穿刺抽吸样本的分子学分析来确定甲状腺癌的侵袭性。BRAF基因突变检测有助于侵袭性甲状腺癌。此外，还有其他分子标记物，但这些标记物在日常甲状腺癌的临床处理中尚无影响力[11-12]。预计将来，分子标志物对确认甲状腺癌的侵袭性及根据甲状腺癌的分子学差异选择治疗具有重要作用。有些医疗机构尝试对进展性甲状腺癌、术后复发的甲状腺癌或术后有明显肿瘤残留的甲状腺癌进行不同的靶向治疗。但是甲状腺癌仍是个外科疾病，肿瘤的完整切除仍然是影响患者长期预后的最重要因素。

局部进展性甲状腺癌

大多数临床确诊的甲状腺癌处于早期，多局限于甲状腺包膜内。但有10%~15%的甲状腺癌在初诊时已经突破了甲状腺包膜发生包膜外浸润[13-17]。最常受侵犯的组织器官包括颈前肌群（53%），喉返神经（47%），气管（30%），食管（21%）和喉（12%）[14]。颈外侧结构包括颈部软组织和大血管，在局部侵袭性甲状腺癌中很少被侵犯。但如果原发甲状腺肿瘤或转移淋巴结发展到颈外侧时，也会侵犯上述结构。在不同的预后系统和危险度分级分析系统中，甲状腺包膜外侵犯都预示着预后不良。该组患者的长期生存率从90%降到57%。甲状腺包膜外侵犯可分为前型和后型两组[15]。前型包膜外侵犯多侵犯颈前肌群，这类肿瘤很容易被切除，因此对长期预后没有明显影响。后型包膜外侵犯包括气管壁、喉返神经或食管的受侵，该类型对外科医生的挑战较大，局部复发的风险也较高。这更多见于病理学高级别或病程长的老年甲状腺癌患者。中央区的复发甲状腺癌的局部控制较难达到，因为理想的手术切除范围应包括气管、喉返神经和食管。本章我们主要讨论甲状腺癌侵犯气管的处理方法。食管受侵犯的甲状腺癌将在其他章节阐述（详见第33章）。局部侵袭性甲状腺癌，特别是侵犯气管的肿瘤，对甲状腺外科医生是一个挑战，既要完整切除所有肿瘤（R0），又要便于随后对特定患者实施的放射性碘消融和外放射治疗[18-26]。气管受侵犯预示着更具侵袭性的癌组织和更高的死亡风险。肿瘤的局部复发，包括单侧或双侧喉返神经受侵、气管受侵、气

管内出血和气道受压等，对术者都是巨大的挑战。局部侵袭性甲状腺癌的处理最重要的是术前肿瘤侵犯范围的准备评估、肉眼所见肿瘤的完整切除和辅助治疗的采用。这种局部侵袭性甲状腺癌的临床处理在年老患者中更常见，这也是由肿瘤的生物学特性决定的[27]。

初次评估

对疾病的范围和气管受侵犯的可能性的初次评估很重要。准确评估气管受侵犯程度有助于手术医生制定具体的手术方案并在术前与患者及其家属进行恰当沟通。这也有助于甲状腺外科医生在需要的情况下，术中请相关辅助外科支持进行扩大的气管切除术。如果术前术者和患者都没有准备好可能需要更广泛的手术方式，而术中却发现气管受侵犯需要节段切除气管，情况就会非常尴尬。而这种情况下，二次手术难以达到满意预后，且二次手术的死亡风险普遍较高。

术前评估应从病史采集和体格检查开始，这是初始评估疾病范围的基础。病程较长的肿瘤、增长迅速的肿瘤或中央区肿块较固定，都提示可能为局部进展性甲状腺癌。初始评估中出现的呼吸症状如呼吸困难、咯血以及声音嘶哑都不容忽视。Grillo及其同事报道了一项包含82位接受气管节段切除术的甲状腺癌患者的研究结果，其中35%术前伴声带麻痹，30%伴呼吸困难和喘鸣音，24%伴咯血。但如果肿瘤只是侵犯了气管表面或仅与气管壁粘连，则可能完全无症状。术前对声带进行评估是非常重要的[27-28]。采用额镜还是纤维喉镜检查，取决于医生的选择和经验。纤维喉镜有助于进行喉内评估，包括声带是否麻痹、对侧声带状况以及气道的情况。大多数情况下，可以看到声门下区域和上气管区域。这有助于外科医生确定是否需要横断扫描影像学检查，如CT扫描或MRI[15-16]。术前通常会选择超声检查以评估甲状腺疾病，但比起甲状腺外侵犯的患者，超声检查可能更适用于甲状腺内的疾病。超声检查可以检测到40%~90%气管受侵犯的病例。横断影像学扫描通常更重要。超声检查评估甲状腺包膜外侵犯更多依赖于操作者及其经验。术前细针穿刺抽吸活检技术有助于明确恶性诊断，有时细胞学检查还可能判断是否有侵袭性甲状腺癌的可能（如孤岛样或低分化型甲状腺癌）。术前明确声带的功能对于术中判断是否进行对侧甲状腺手术至关重

要[28]。如果一侧喉返神经麻痹，那么对侧喉返神经的损伤就可能因双侧喉返神经功能异常而导致通气障碍等问题。虽然在标准的甲状腺切除术中常规应用神经监测还存在争论，但在这种情况下，神经监测就能发挥重要作用。最好的横断影像学技术是CT扫描。CT平扫加增强可以更好地判断肿瘤范围及血管结构。由于增强剂可能影响术后放射性碘消融效果，因此CT扫描时是否采用增强剂还存在争论。然而，术前准确评估肿瘤范围对手术更重要，术后适当推迟放射性碘治疗对疗效不会造成太大影响（详见第14章）[28]。影像学检查有助于评估肿瘤的范围，肿瘤是否侵犯气管，是否因气管环受侵犯而使气管黏膜或气管壁发生不规则改变。薄层CT扫描有助于评估黏膜下层区域以及是否有气管腔内突起。

术前评估还应包括是否存在合并症，如肺部情况，是否能耐受长时间的手术。肺功能检查可能有所帮助，但通常不会反映气管的状况。术前食管镜、气管镜及支气管镜检查有助于评估肿瘤范围及气管是否受侵犯，以及肿瘤是否侵及黏膜下层或气管腔内。准确评估气管受侵犯的部位以及肿瘤与环状软骨的距离也很重要，这对于确定气管切除范围及声门下区域切除后是否能达到满意的切缘，都非常重要。如果根治性手术还存在阳性切缘或有大体肿瘤残留，则是非常尴尬的情况。如果要施行端端吻合术，那么能被切除的气管范围就十分有限。因此，术前评估肿瘤的纵向范围很关键。术前或术中气管镜检查都有助于判断该肿瘤范围。MRI也能发挥一定作用，但高分辨率CT横断扫描作用更大。在肿瘤侵袭性较高，或怀疑有转移，或从外科技术上难以或不太可能完整切除大体肿瘤的情况下，可以考虑选择PET扫描。PET扫描还有助于评估是否有侵袭性组织学变异。对于颈部中央区有巨大肿块并侵犯临近气管或环状软骨的患者，可能需要重新评估是否需要在切除上段气管的同时切除喉（详见第34章）。决定在气管切除的同时是否进行部分或全喉切除对获得满意的手术疗效和预后至关重要[7]。患者及其家属对于这种死亡率较高的广泛切除手术要有所准备。术前谈话中要注意提及全喉切除术后需要永久性的气管造瘘。

气管侵犯分期

我们对于气管侵犯的方式及分期的认识主要来自于Grillo及其同事的经验。Shin等也帮助我们进一

步了解气管受侵犯的途径及范围。基于麻省总医院Grillo医生的经验，采用临床病理学对伴气管浸润的甲状腺乳头状癌进行评估，并指导手术切除。Grillo是气管外科专家，对原发气管肿瘤手术及甲状腺癌气管侵犯的外科手术治疗有重大贡献。甲状腺癌可以通过原发肿瘤直接侵犯周围组织，也可通过转移的气管食管沟淋巴结侵犯气管。气管食管沟转移淋巴结存在时间越久、病理分级越高，其侵犯气管的可能性更大。根据Shin和Grillo的研究，甲状腺肿瘤可以突破气管前筋膜直接侵犯临近的气管。甲状腺后被膜和气管前壁之间只有一层非常薄的间隙，肿瘤可以直接侵犯气管壁的软骨膜。除非肿瘤直接侵犯了气管壁，大多数情况下，可以轻易从气管前平面的气管前壁将肿瘤剥离下来。气管软骨与甲状腺后被膜之间有一层致密的纤维结缔组织。该致密纤维组织内的血管垂直进入气管腔。当该纤维层由于纤维化或瘢痕而异常致密时，在手术分离肿瘤时要注意不要造成气管穿孔。

Shin和Grillo[18]对建立甲状腺肿瘤气管侵犯的分期系统贡献巨大（图35-1）。0期为肿瘤局限在甲状腺内；1期为肿瘤突破甲状腺及其包膜，紧邻气管的外层软骨膜；2期为侵犯气管软骨环，造成少量的软骨破坏；3期为肿瘤突破软骨或通过软骨环之间侵犯气管内层黏膜；4期为肿瘤突破气管壁全层，并造成黏膜的隆起和气管腔内的溃疡形成及气道阻塞。3期和4期肿瘤可能通过内镜从气道内看到黏膜下肿块或溃疡。Shin等的研究显示，1、2和3期肿瘤预后都很好，但4期患者的存活率仅50%。该分期系统有助于我们评估肿瘤侵犯气管的范围，也有助于我们确定肿瘤切除的范围。

气管侵犯的外科处理：预后与局部疾病控制

甲状腺癌的外科切除目标是完整切除所有可见的肿瘤病灶并保留重要结构及其功能（表35-1）。究竟是保守切除，即削除肿瘤，还是根治性切除，即切除部分气管壁或气管袖状切除，目前仍存在争论。保守术式是基于分化良好的甲状腺癌的生物学特点。这类肿瘤生长非常缓慢，除非气管受侵较为严重，通常这类肿瘤很容易从气管上削除。对于气管壁上或喉返神经上残留的微病灶，辅助治疗的疗效也比较肯定，特别是对于年轻患者。这类保守手术方式包括保守的肿瘤削除、气管部分全层切除（开窗切除）或袖套切除

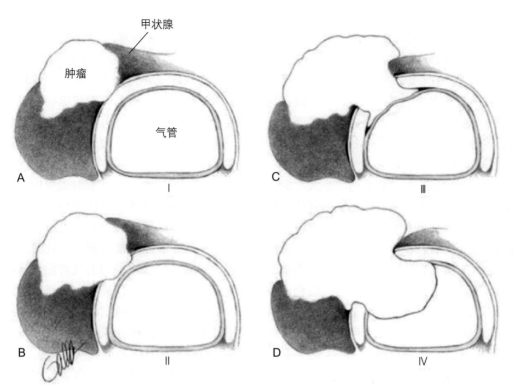

图 35-1 根据组织学侵犯范围，甲状腺乳头状癌气道侵犯的分期。A，1 期：肿瘤突破甲状腺及其包膜，紧邻气管的外层软骨膜；B，2 期：肿瘤侵犯气管软骨环，造成少量的软骨破坏；C，3 期：肿瘤突破软骨或通过软骨环之间侵犯气管内层黏膜；D，4 期：肿瘤突破气管壁全层，并造成黏膜的隆起和气管腔内的溃疡形成及气道阻塞（Redrawn from Shin DH, Mark EJ, Suen HC，*Grillo HC:HumPathol* 24：867，1993.）

表35-1　局部浸润性甲状腺癌的处理方式
1. 必须切除所有肉眼可见的病灶
2. 保留肿瘤的结构
3. 尽量保留喉返神经的功能
4. 评估肿瘤范围，并实施适当的手术切除
5. 喉头切除术很少作为初次手术方式
6. 在最佳的局部疾病控制和满意的生活质量之间寻找最佳平衡点
7. 通常需要 RAI 和外放射治疗等辅助治疗方法

加端 - 端吻合术（图 35-2 ）。

　　最常见的手术方式是甲状腺肿瘤的削除切除法，是将肉眼可见的所有肿瘤从气管表面切除。术前纤维食管镜和支气管镜检查可以有效评估是否存在黏膜下肿块或气道内占位，如 4 期的气道侵犯。但对于 4 期气管侵犯的肿瘤患者，削除切除法可能造成气管内肿瘤的残留。削除法需要术前通过横断影像扫描等结果对肿瘤的范围有充分了解，且可根据术中肉眼所见肿瘤范围决定手术方式 [14,17]。如肿瘤侵犯了气管壁且通过削除无法完整切除肉眼所见的病灶，则根据需要可能选择更激进的手术方式如气管切除等。患者及家属对这种术式的改变要有充分准备，外科医生也要做好请求其他协助的可能。McCaffrey 等报道，根治性手

术或保守手术的患者之间存活率没有明显差异 [14]，当然，是在所有肉眼可见肿瘤均被切除后。对于肉眼可见肿瘤有残留的患者，其生存率明显降低。削除手术的优点在于手术简便易行，并发症少，气道完整保留。气管的部分或横断切除需要一些特殊技巧，存在一定的学习曲线。但当肿瘤突破气管壁时，削除术式常常受到挑战。反对削除术的人认为削除术无法达到完整的肿瘤切除，因为外层软骨膜与气管环间的致密纤维组织间并没有间隙。关于甲状腺肿瘤侵犯气管壁后行削除的文献研究中，目前仍然存在巨大争议。对于部分仔细筛选的患者，有些研究者报道，削除手术和激进的气管切除术之间，患者的存活率和局部疾病控制时间是相似的。另有研究报道，即使采用了放射性碘消融和外放射等辅助治疗方法，患者的存活率仍下降，而局部复发率增加。不幸的是，削除术或气管节段切除术后气管部肿瘤再次复发的患者，即使能再次行手术挽救，其无病生存及总体生存预后均很差。由于对于气管侵犯范围定义及切除完整性的差异，目前的文献很难解释此结果。目前尚缺乏采取削除手术方式的患者的确切选择标准。因此，目前需要针对保守手术方式及辅助治疗的前瞻性研究，从而建立明确的临床指南。对于中央区肿瘤病灶侵犯气管的挽救性手术更复杂、困难，并且由于疾病侵犯的垂直及侧面

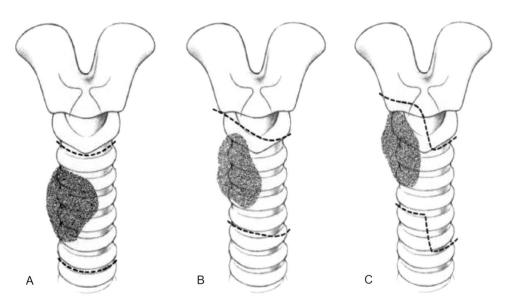

图 35-2 不同的切除模式。A，气管袖套切除。横断切除的最高点通常在环状软骨的下缘；B，当肿瘤侵犯环状软骨或非常靠近时，可以斜面切除部分环状软骨，从而完整切除肿瘤。这种情况下喉返神经有可能被切断也可能被保留；C，Bayonet 线切除：当肿瘤从前面或侧面侵犯环状软骨上缘或超过上缘时，可以选择该术式。横断切除的上缘位于声带下的环状软骨的前侧面或侧面部分。下端切除的形状要根据喉部的缺损决定。该方法仅需修剪两个软骨环即可保持稳定。该类患者的喉返神经在手术前都由于肿瘤侵犯而失去功能，或由于该术式而必须牺牲喉返神经的功能（Redrawn from Grillo HC, Zannini P：*Ann ThoracSurg* 42：291，1986.）

范围，需要极高的手术技巧。

　　侵犯气管的肿瘤手术切除技术包括开窗切除或节段切除。开窗切除是指完整切除部分气管或气管壁。该术式仅适用于局限在气管前或侧壁的肿瘤[31-33]。气管环周的 1/3 切除较简单，需注意通过冰冻病理明确切缘为阴性。切除后的窗口可以通过不同技术覆盖，如骨膜瓣、软骨或胸锁乳突肌等。最简单的办法是将切除窗口进行气管造瘘，一段时间后可以将瘘口关闭。也可以采用局部的肌肉或软骨膜瓣进行移行气管成形术。有时肿瘤在黏膜下蔓延，通常是沿着气管环扩散，可能造成开窗切除的切缘阳性，复发风险很高。因此，由于甲状腺癌沿黏膜下蔓延，肿瘤的侵犯范围可能具有一定的欺骗性。虽然肿瘤的纵行范围容易评估，但环形的范围却难以确定。这是有些作者认为节段切除加端 - 端吻合在技术上和肿瘤学上更可行的主要原因。气管节段袖套切除术中对气管全层的切除有助于对肿瘤的侵犯深度和切缘状态进行判断，并可以即刻进行气管重建，避免气管造口术。这需要熟练的手术技巧，有时还需要胸外科医生的协助。气管节段切除中很重要的一点是对肿瘤范围进行评估，从而获得肿瘤学上满意的阴性切缘。可以通过切断带状肌与舌骨的连接等保证气管端 - 端吻合时的无张力。切除时要特别注意保护喉返神经，将该神经从切除部位分离出来，并保持其完整性。如果患者术前已经存

在一侧声带麻痹，那么术中要十分注意保护对侧喉返神经，即使是一过性的神经损伤也要避免发生。双侧喉返神经损伤可能导致呼吸困难，这类患者可能需要气管造瘘术。气管节段切除加吻合术后的患者如果行气管造瘘术，可能导致感染、吻合口瘘或吻合口脱开。气管的大部分血供来自甲状腺下动脉和支气管静脉。最好避免进行大范围的环气管分离，并尽量减少气管的移动，特别是在纵隔中。通常，可以切除 4～5 个气管环，并通过颈部前屈进行端 - 端吻合。离断舌骨上、下肌群可以增加气管切除的长度（舌骨松解）。

　　很少需要更激进的手术，如胸骨劈开术和肺门移动术，而如果需要，可能需要专门的胸外科医生的辅助（详见第 8 章）。在进行这类手术前需要对肿瘤范围有充分评估，从而确定合适的手术切除范围及肿瘤完整切除的可能性。由经验丰富的气管外科中心进行该类手术的风险很低。Ozaki、Tsumori 和 Ishihara 等报道的 58 例联合气管切除的患者，无一例因手术导致死亡[33-36]。最近，Giasset 报道的死亡率为 1.2%，且并发症较高[19]。对这类手术，外科专家及其经验非常重要，并与较好的预后相关。对于分化良好的年轻患者，如果有微小或显微病灶残留，最好的办法是选择放射性碘治疗。当肿瘤与喉返神经关系密切，将肿瘤从喉返神经上剥离后，神经上可能有残留的小肿瘤病

灶残留，放射性碘消融可以很好地对病灶进行局部控制。但不幸的是，目前还没有研究对比不同手术方式的优劣，为保守的手术方式和辅助治疗提供依据。个体化的治疗方式是达到良好长期预后的最佳办法。有时，外科医生在进行全甲状腺切除术时偶然发现气管直接被肿瘤侵犯或包绕，为了完整切除病灶可能需要进行气管切除术。这种情况下，外科医生需要根据肿瘤的范围，选择气管开窗切除或节段切除。外科医生由于对这类气管切除手术没有做充分准备或觉得在进行这类手术前没有获得患者的同意，可能会选择二次手术进行气管切除，这种情况偶尔会发生。关于这类的二次手术尚缺乏充分的经验。

气管切除术的手术操作技巧

如前所述，术前需要基于影像学技术对肿瘤范围进行评估[15-16,27]（图35-3）。确定手术切除处有足够的正常气管或至少是环状软骨至关重要。整个环状软骨或喉气管复合体被肿瘤侵犯的患者可能需要全喉切除。术前评估还包括气管镜和食管镜检查。一侧声带麻痹的患者术后气道相关事件发生的风险非常高。这种情况下，术中神经监测显得十分重要（详见第33章）。术前细针穿刺细胞学检查有助于排除未分化癌。如果中央区有广泛病灶存在，或细针或粗针穿刺细胞学提示可能为甲状腺未分化癌，或肿瘤增长迅速，都需要评估是否可切除该病灶。

常规的甲状腺切除术不需要进行抗感染治疗，但广泛的手术切除范围，如气管切除术可能需要在术前和术后48小时进行抗感染治疗。术前通常推荐使用头孢菌素或克林霉素。术前采用纤维食管镜检查有助于外科医生判断插管的难易程度。对这类患者的插管要尽量无损伤，从而避免任何声带损伤和术后喉头水肿的发生。插管深度最好在24～26 cm，因为颈部的张力可能导致气管内插管回缩并可能使插管切缘临近声带造成喉头水肿。该类患者可能需要使用术中神经监测用气管插管，且整个外科团队，包括麻醉师都需要熟悉神经监测流程（详见第33章）。需要常规在患者肩膀下放置垫子从而保持颈部张力。双臂要放置在体侧，这样手术医生可以在颈部两侧自由移动。备皮范围包括从嘴唇到双侧乳头区域，并至少包括部分胸廓部位，因为有可能需要进行胸骨劈开。在下颌部位我们推荐使用透明的铺巾，这样在手术全过程中都可以清楚看到气管内插管和气道连接装置。根据外科医

生的偏好，可能需要一些特殊器械，包括外科线圈、微血管钳、单极或双极电凝和超声刀等。气管切除前，需要进行全甲状腺切除并确切分离保护双侧喉返神经和甲状旁腺。大部分患者由于肿瘤的侵袭性可能需要中央区的切除。如果肿瘤造成气管腔的狭窄，气管插管要非常小心，避免任何的黏膜水肿和气管内出血。如果肿瘤部位较高接近环状软骨，可能需要切除部分环状软骨并进行重建，同样外科医生也需要进行充分准备。偶尔肿瘤可能邻近食管肌群，切除肿瘤时可能要切除部分喉部肌肉。应最大可能避免损伤喉返神经和甲状旁腺。如果甲状旁腺血供受到影响，应行自体移植。术前和术中还需要评估中央组和颈外侧淋巴结的状况。手术的基本原则是切除所有肉眼可见的肿瘤病灶并保留重要器官的功能。

气管袖套切除的手术步骤

全甲状腺切除术后，当外科医生发现肿瘤侵犯气管壁时，需要决定是否进行气管切除术。在超过气管受侵犯肿瘤部位远端的气管进行横断切口。气管腔在第5和第6软骨环处暴露，注意不要刺破气管插管的气囊，术中麻醉师可能会根据手术需要调整气管内插管的部位。这时，在气管切除部位可以看到气管内插管。当完成远端切口后，再决定近端切缘。近端切缘通常在第1或第2软骨环处。将气管与周围组织及食管分离后，气管环周切除。在气管和食管间放置烟卷式引流。如果肿瘤侵犯了食管肌群，最好也一并切除。需要避免食管黏膜的损伤。如果有食管黏膜的损伤，最好采用可吸收缝合材料进行修补。这时，在气囊放气后，将气管内插管后退，完整切除受侵犯气管。此时外科医生可以明确气管缺损的范围。后退的气管内插管需要重新调整位置进行连续通气。最好选择 Monocryl 或 Prolene 缝线进行端端吻合。如果使用 Prolene 线，最好避免穿入黏膜腔内，从而防止肉芽肿形成、瘢痕形成和狭窄。通常在切除5个气管环后，将第1和第6气管环进行端端吻合。首先缝合气管的后侧壁，缝线在气管腔外打结，然后将气管前壁缝合至环状软骨环上。可以在吻合口区域倒一些生理盐水，并在气囊放气后过度通气，检查并确保缝合处不漏水。如果在气管吻合处有任何渗漏，需要加强缝合。伤口处通常采用烟卷引流。在手术结束前习惯性地用0号粗尼龙线将下颌和前胸壁缝合，从而保持颈部前屈，避免不注意时颈部过伸，因为这可能拉扯气

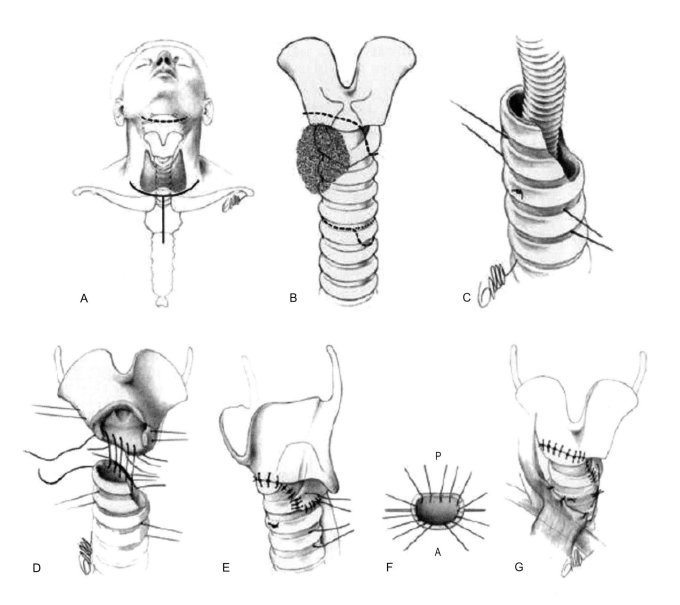

图 35-3 复合体切除的技巧。A，通常情况下，延长的衣领样切口足够施行手术。如果需要进一步充分暴露气管，可能需要胸骨部分劈开以提供充分的暴露。但很少需要这样；B，确定切除范围。点线显示的是初始选择的远端横断切除线，而虚线显示的是根据重建需要修饰过的切缘；C，气管的远端部分根据个体患者近端缺损进行调整。需要在切缘一个软骨环上、下及侧面中线处进行牵引缝合。手术区域需要弹簧软管进行通气；D，端端吻合从背侧中线处开始，进行仔细的吻合。右侧甲状软骨侧缘中线处有缝线牵引，而左侧侧缘中线环状软骨处也有牵引。所有缝合都不要穿入腔内，远端气管处也一样；E，完成吻合后，确保喉部与气管完美对合。如图显示的侧缘牵引缝合，在手术中，通常将两端的缝线打结，从而使吻合口处无张力；F，显示端端吻合的三个部位。背侧（P）：一半向左，一半向右；前缘（A）：从一侧的侧缘中线牵引缝合处到另一端；G，由于气管缩短后，环状软骨到无名动脉的距离很短，需要将胸骨甲状肌或胸骨舌骨肌在无名动脉前后吻合到气管壁，从而保护无名动脉。需要在环状软骨和保护肌肉之间的气管部位作标记缝合，从而为术后可能的气管造口术标记部位

管吻合口。无张力吻合是非常重要的。通常下巴-胸部缝合要保持 10~14 天。通常患者需在手术室内拔除气道插管，便于在手术室或术后恢复室仔细监测气道情况。偶尔因手术持续到很晚，患者可能维持气管插管过夜，第二天早晨条件允许时再拔除气管插管。

　　气管节段切除和端端吻合需要由有气管手术经验的外科医生开展，并且医生具有甲状腺癌切除的经

验。术后并发症包括伤口感染、一过性和永久性甲状旁腺功能减退症和气管瘘。大多数情况下，气管瘘过段时间后会自愈。但如果气管吻合口有一定张力，则可能导致气道吻合口裂开，从而导致严重的气道相关事件和纵隔炎。更严重的是，如果双侧声带麻痹或双侧喉返神经均损伤，患者可能发生严重的气道阻塞，如发生这种情况则非常难处理。可能需要气管造

瘘保证气道通气。但在气道吻合处进行造瘘，可能导致吻合口难以愈合。对于有经验的气管外科医生而言，手术的风险很低。Giasset 等报道了手术相关死亡率的风险为 1.2%。但相关并发症的发生率则高达 26%～44%[19]。必须意识到的是，不能因为手术相关并发症和手术风险的发生就选择更保守的手术方式。外科医生的经验及相关专家的参与能够减少这类事情的发生。

对于局部侵袭性甲状腺癌，手术治疗的最好结果是将所有肉眼可见的肿瘤病灶完全切除。这可以达到最佳的局部肿瘤控制。对削除手术和节段切除术的争论还将继续。但准确评估肿瘤的确切范围、肿瘤与气管的关系以及肿瘤侵犯气管的程度都非常重要。如果肿瘤已经侵犯到气管腔内或已经发展到黏膜下，那么削除手术很难将所有肿瘤病灶完全切除，气管节段切除可能使患者获益更大。大多数这类患者还需要接受其他辅助治疗，如放射性碘治疗和外放射治疗。如果肿瘤分化良好，则放射性碘的疗效较好。但大多数年老患者的肿瘤为高柱状细胞、孤岛状或低分化肿瘤，对于这类肿瘤，外放射治疗的局部控制作用更好。

这类患者需要密切监测和随访。对这类患者最好的随访检查不是甲状腺球蛋白和超声，而是横断扫描影像学检查。采用增强的薄层 CT 扫描比甲状腺球蛋白水平和超声检查能更好地评估疾病范围。超声检测无法评估气管内肿瘤是否复发。对于侵袭性更高的肿瘤，采用 PET 扫描可以评估肿瘤是否发生远处内脏和骨转移。有些情况下，即使伴有远处转移，特别是伴咯血或气道相关事件的患者，也可以选择姑息性气管切除手术。以前文献报道的手术方式如根治性的气管切除术、喉切除术和纵隔气管造瘘术等，由于手术相关死亡率和并发症发生率较高，已较少采用。对于更广泛的气管切除仍存在困难，因为没有有效的气管重建方法，虽然有人尝试了前臂游离皮瓣和假体重建技术。Iediahra 等介绍了一种采用肋软骨钛网和旋转皮瓣的气管重建方法，但目前相关经验不充分，且只在几个特定的中心开展。

参考文献

[1] Jemal A, Bray F, Center MM, et al: Global cancer statistics, *CA Cancer J Clin* 61(2): 69–90, 2011.

[2] Davies L, Welch HG: Increasing incidence of thyroid cancer in the United States, 1973-2002, *JAMA* 295: 2164–2167, 2006.

[3] Randolph GW, Thompson GB, Branovan DI, et al: Treatment of thyroid cancer: a basic review, *Int J Radiat Oncol Biol Phys* 69(2 Suppl): S92–S97, 2007.

[4] Hundahl SA, Fleming ID, Fremgen AM, et al: A National Cancer Data Base report on 53,856 cases of thyroid carcinoma treated in the U.S., 1985-1995 [see comments], *Cancer* 83(12): 2638–2648, 1998.

[5] Bilimoria KY, Bentrem DJ, Ko CY, et al: Extent of surgery affects survival for papillary thyroid cancer, *Ann Surg* 246 (3): 375–381, 2007; discussion 381–384.

[6] Shaha AR: Controversies in the management of thyroid nodule, *Laryngoscope* 110(2 Pt 1): 183–193, 2000.

[7] Shaha AR: Advances in the management of thyroid cancer, *Int J Surg* 3(3): 213–220, 2005.

[8] Shaha A: Selective surgical management of well differentiated thyroid cancer, *Ann N Y Acad Sci* 1138: 58–64, 2008.

[9] Shah JP, Loree TR, Dharker D, et al: Lobectomy versus total thyroidectomy for differentiated carcinoma of the thyroid: a matched-pair analysis, *Am J Surg* 166(4): 331–335, 1993.

[10] Are C, Hsu JF, Ghossein RA, et al: Histological aggressiveness of fluorodeoxyglucose positron-emission tomogram (FDG-PET)-detected incidental thyroid carcinomas, *Ann Surg Oncol* 14(11): 3210–3215, 2007.

[11] Sherman SI: Cytotoxic chemotherapy for differentiated thyroid carcinoma, *Clin Oncol* 22: 464–468, 2010.

[12] Sherman SI: Targeted therapies for thyroid tumors, *Mod Pathol* 24: S44–S52, 2011.

[13] Anderson PE, Kinsella J, Loree TR, et al: Differentiated carcinoma of the thyroid with extrathyroidal extension, *Am J Surg* 170(5): 467–470, 1995.

[14] McCaffey TV, Bergstralh EJ, Hay ID: Locally invasive papillary thyroid carcinoma: 1940-1990, *Head Neck* 16: 165–172, 1994.

[15] Price DL, Wong RJ, Randolph GW: Invasive thyroid cancer: management of the trachea and esophagus, *Otolaryngol Clin N Am* 41: 1155–1168, 2008.

[16] Urken ML: Prognosis and management of invasive well-differentiated thyroid cancer, *Otolaryngol Clin N Am* 43: 301–328, 2010.

[17] Czaja JM, McCaffrey TV: The surgical management of laryngotracheal invasion by well-differentiated papillary thyroid carcinoma, *Arch Otolaryngol Head Neck Surg* 123: 484–490, 1997.

[18] Shin DH, Mark EJ, Suen HC, et al: Pathologic staging of papillary carcinoma of the thyroid with airway invasion based on the anatomic manner of extension to the trachea: a clinicopathologic study based on 22 patients who underwent thyroidectomy and airway resection, *Human Pathol* 24(8): 866–900, 1993.

[19] Gaissert HA, Honings J, Grillo HC, et al: Segmental laryngotracheal and tracheal resection for invasive thyroid carcinoma, *Ann Thoracic Surg* 83: 1952–1959, 2007.

[20] Honings J, Stephen AE, Marres HA, et al: The management of thyroid carcinoma invading the larynx or trachea, *Laryngoscope* 120: 682–689, 2010.

[21] Ark N, Zemo S, Nolen D, et al: Management of locally invasive well-differentiated thyroid cancer, *Surg Oncol Clin N Am* 17: 145–155, 2008.

[22] Nishida T, Nakao K, Hamaji M: Differentiated thyroid carcinoma with airway invasion: indications for tracheal resection based on the extent of cancer cell invasion, *J Thorac Cardiovasc Surg* 114: 84–92, 1997.

[23] Tsukahara K, Sugitani I, Kawabata K: Surgical management of tracheal shaving for papillary thyroid carcinoma with tracheal invasion, *Acta Otolaryngol* 129: 1498–1502, 2009.

[24] Park CS, Suh KW, Min JS: Cartilage-shaving procedure for the control of tracheal cartilage invasion by thyroid carcinoma, *Head Neck* 15: 289–291, 1993.

[25] Kasperbauer JL: Locally advanced thyroid carcinoma, *Ann Otol Rhinol Laryngol* 113(9): 749–753, 2004.

[26] Wu MH: Spiral tracheoplasty after tangential resection of trachea, *Ann Thorac Surg* 88: 2041–2043, 2009.

[27] Patel KN, Shaha AR: Locally advanced thyroid cancer, *Curr*

Opin Otolaryngol Head Neck Surg 13(2): 112–116, 2005.

[28] Randolph GW, Kamani D: The importance of preoperative laryngoscopy in patients undergoing thyroidectomy: voice, vocal cord function and the preoperative detection of invasive thyroid malignancy, *Surgery* 139(3): 357–362, 2006.

[29] Grillo HC, Suen HC, Mathisen DJ, et al: Resectional management of thyroid carcinoma invading the airway tracheal blood supply, *Ann Thorac Surg* 54: 1, 1992.

[30] Grillo HC, Zannini P: Resectional management of airway invasion by thyroid carcinoma, *Ann Thorac Surg* 42: 3, 1986.

[31] Friedman M, Toriumi D, Owens R, et al: Experience with the sternocleidomastoid mucoperiosteal flap for reconstruction of subglottic and tracheal defects: modification of technique and report of long-term results, *Laryngoscope* 98: 1003–1011, 1988.

[32] Friedman M: Surgical management of thyroid carcinoma with laryngotracheal invasion, *Otolaryngol Clin North Am* 23: 495–507, 1990.

[33] Ozaki O, Sugino K, Mimura T, et al: Surgery for patients with thyroid carcinoma invading the trachea: circumferential sleeve resection followed by end-to-end anastomosis, *Surgery* 117: 268–271, 1995.

[34] Tsumori T, Nakao K, Miyata M, et al: Clinicopathologic study of thyroid carcinoma infiltrating the trachea, *Cancer* 56: 2843–2848, 1985.

[35] Esihara M, Kishimoto S, Hayashi R, et al: Window resection of the trachea and secondary reconstruction for invasion by differentiated thyroid carcinoma, *Auris Nasus Larynx* 38: 271–275, 2011.

[36] Ishihara T, Yamazaki S, Kobayashi K, et al: Resection of the trachea infiltrated by thyroid carcinoma, *Ann Surg* 195: 496–500, 1982.

[37] Lee N, Tuttle M: The role of external beam radiotherapy in the treatment of papillary thyroid cancer, *Endocr Relat Cancer* 13: 971–977, 2006.

第
5
篇

第36章 ■ 机器人与颈外入路的甲状腺与甲状旁腺手术现代分类表

F. CHRISTOPHER HOLSINGER ■ RONALD B. KUPPERSMITH ■ WOONG YOUN CHUNG

引言

微创外科技术[1]在过去的20年里改变了外科实践，这开始于腹腔镜胆囊切除术[2]和第一个比较开放和腹腔镜结肠切除术的随机前瞻性试验手术[3]。在很多情况下微创技术已被证明可达到预期的与传统的手术方法相同的手术目的，而且能显著减少切口长度、疼痛和发病率。因此，这些技术已经在腹部、骨盆和胸部手术取代了许多"开放"技术。而微创技术在甲状腺、甲状旁腺和颈部手术中的应用进展速度慢得多。

甲状腺癌发病率的上升和患者需求加速了内镜颈部手术的演进。Davies和Welch回顾了源自美国国立重要统计信息系统（the National Vital Statistics System）的SEER（Surveillance, Epidemiology and End Results）数据库中1973—2002年的甲状腺癌死亡率，发现甲状腺癌的发病率从1973的3.6/100 000升至2002年的8.7/100 000，即增长超过2倍（$P<0.001$）[4]。大部分与新增加的乳头状甲状腺癌病例相关，乳头状甲状腺癌从2.7/100 000上升到7.7/100 000，这10年几乎增加了3倍（$P<0.001$）。虽然尽管分化好的甲状腺癌的发病率在增加，但1973—2002年间总体死亡率并没有改变，继续维持在约0.5/100 000。作者认为，这一增长是对隐匿微癌检测改善的结果，而不是临床显著的甲状腺癌真实发生的增加。Chen及其同事回顾了相同的美国国家癌症中心（the National Cancer Institute）-SEER数据库中1988年至2005年的数据，发现在这一时期女性和男性分化好的甲状腺癌（well-differentiated thyroid cancer, WDTC）所占的比率均有上升[5]。在最近的病例中，WDTC在所有疾病分期中的发病率都有增加，意味着仅用诊断细查的增加并不能解释这一趋势。Elisei等在欧洲发现了类似的趋势[6]。在21世纪，更多的患者，其中大部分是女性，需要甲状腺手术。因此，尤其是对于预后良好的分化型甲状腺癌，外科医生发现可用新方法来处理这一老问题。许多外科创新依赖于一个颈外入路来处理甲状腺和甲状旁腺，使可见瘢痕最小化（见第42章），有些是微创的。这些均为内镜下的。

随着技术的提高，外科医生重新审视传统的手术方法并发展创新的内镜方法，这些方法可提供显著的益处（见第43章）。传统的甲状腺手术由Kocher在19世纪80年代所描述，经历了多年的改进，这与麻醉、解剖和外科技术的增强有关（见第30章、第31章和第61章）。改进的可视化技术和设备提供了改变甲状腺和甲状旁腺手术方法的潜能。尽管创新令人兴奋，但有一点很重要，就是创新要发生于一个合理的形式并且要基于甲状腺手术目标的考量。多角度的成本和益处，包括患者、外科医生、卫生保健系统，甚至社会，也必须加以考虑。创新是流体式的，使用新技术确实存在学习曲线，患者可能在这过程之中承受风险。

内镜甲状腺手术的目标

评估任何外科手术技术时的考虑过程目标是很重要的，其中有可能是权衡。完成一个目标可能以其他目标为代价，所以优先考虑手术目标是很重要的。参数应设置为可接受的结果，这样可以评估潜在的局限性和进行权衡。此外，当前的标准方法（传统开放甲状腺切除术）需作为基准进行比较，以评估改进。

甲状腺手术有三个主要目标。这些目标中显然最重要的首要任务是有效地治疗疾病。对其他两个目标的相对优先级可能会有一些争论，这种意见分歧甚至存在于医生和患者之间。

目标1：有效地治疗疾病

对于甲状腺癌，根除疾病和维持长期缓解是最重要的目标。如果手术没有充分或适当地治疗原疾病，那么无论怎么创新，都不应接受这种新的方法。该技术必须是跨机构可重复的，这样才能正确评估肿瘤治疗结果和功能结果。如果经过适当培训的外科医生不能可靠地保证结果，那么这项技术的价值是值得怀疑的。

目标2：最小化手术的长期不良反应并减少并发症

在某些情况下，可以将手术的长期影响考虑为并发症，而外科医生只认为这是正常的手术后遗症。产生的长期影响和变化最终可能是极受关注的。例如，根据患者的理解，甲状腺切除术后需要甲状腺素替代治疗、永久性神经损伤造成语音变化以及颈部瘢痕可能对患者产生长期的影响。对于一些患者这些可能是严重的问题，而其他人可能没有察觉到问题的存在。虽然术前知情同意和患者教育可以帮助患者建立适当的预期，但仍需要一些创新以减少对患者的长期影响。

传统甲状腺切除术并发症的类型和发生率已在文献中描述（见第33章和第47章）。在新技术完全开发后，与传统的甲状腺切除术进行评估比较并发症类型和发生率是相当重要的。新技术也可能导致传统方法并不存在的新的并发症。对这些新的并发症需要仔细评估和考虑。

比较新技术的并发症时，需要考虑到学习曲线和外科医生的经验。可能有些风险与学习曲线本身相关。如果这些风险不能通过训练消除，则必须在引入技术时考虑这些并发症的发生率及其成本，并尽可能减少发生。

目标3：减少术后不适和疼痛

虽然这是一个重要目标，但使用当前的技术与方法还是很容易控制与甲状腺手术相关的疼痛。消除疼痛和不适可使患者更快地恢复正常活动。在某些情况下，患者可能更愿意忍受不适而最小化手术的长期后遗症或减少并发症的风险。

创新的成本和效益

如果一个新技术能对现有的标准技术提供理想的改进，则必须考虑相关的成本和效益。在许多情况下，这可能难以分析，因为并不是所有的益处都可以完全定值为某个经济价值。患者、医生、医院、医疗保险计划、政府甚至是整个社会可能在结果和经济成本获得既得利益。此外，成本和获益可能归于不同的群体，而经济现状和激励才是一项技术是否真正进步的体现。对于相冲突的经济激励，可能需要校准运用模式以证明创新有理。重要的是要给创新产生的机会，而不因成本与利益原因使创新在短期内被扼杀。也不应采用缺乏合理益处的技术，而仅仅因为此技术可供使用。怀疑论者有一个拒绝创新的倾向，因为不存在可供比较的数据来证明新的成本合理。虽然比较数据是至关重要的，但这些数据在创新初步探索前无法收集。正式的成本效益分析可能较复杂，甚至存在偏见，但它是一个重要的过程，应将其考虑为创新过程的一部分。

最近的外科创新

手术创新可能通过应用新技术或采用新操作过程或解剖途径去完成现有的外科手术目标。有时这些创新可能是增量；其他情况下，新技术相比于传统的"开放"手术可能毫无优势。几种技术的进步已经用于甲状腺手术，每种都有潜在的益处。

可视化技术

自1990年代以来，照明和放大这两个领域的重大技术进步促进了可视化的实现。固定照明和头灯都增加了可用光的强度。牵引器内置光源可以将光源直接照射入手术领域，从而提高可视化。

放大是外科可视化的另一个方面。许多外科医生在直视下进行甲状腺手术，开放手术中使用手术放大镜可通过放大关键结构，极大地提高了可视化。

内镜摄像系统的应用，如视频辅助甲状腺切除术，可通过结合放大和出色的照明提供一个优秀的二维视图。三维视觉的缺乏会影响准确判断深度结构的能力，同时也影响学习曲线。内视镜的物理旋转和带角度的内镜有利于不能直视位置的显示。目前的镜头技术允许高清图片和数字放大。使用这些镜头时要求外科医生只使用一只手操作，使用机械支架修正视野范围，或有一个熟练的助手在手术过程中扶镜。

立体可视化技术进一步利用两个内视镜，从不同角度收集图像，以提供三维图像放大，增强可视化。真正的立体系统需要计算机图像集成和显示在一个专门的沉浸式系统。沉浸式系统是使用 LED 眼镜和特殊的显示器，一个头戴显示器，或通过一个固定的控制台，允许外科医生"沉浸于"图像。在恢复深度知觉方面三维图像大大优于二维图像。成角的内视镜也可以使用这种技术。

术中监测

改善术中监测，特别是对麻醉的监测是提高手术安全性的关键。此外，神经监测、超声波、术中甲状旁腺定位，在本书其他章节讨论，也代表了外科创新（见第 32 章和第 33 章）。

器械的改善

新方法也促进了器械的改善。在某些情况下，减少标准仪器的尺寸或改变工作机制将促进标准仪器的设计，如通过小切口或较远的位置。腹腔镜仪器提供了一组创新工具，这些创新工具可被使用和做可能的修改。此外，手动和机器关节器械可能改善不易进入的手术区域操作的灵活性。使用机器人技术，也可以实现震颤过滤、动作的扩展和增强。

改善止血

安全手术中止血是至关重要的。电刀、结扎、外科夹钳和止血敷料的改善使甲状腺手术得以更快地完成、更少的失血、无需引流。以上每一种技术都有其优缺点，需要予以理解，尤其是在更复杂的操作中综合运用时。

手术技术分类

自 1990 年代以来，内镜手术技术已扩展至甲状腺和甲状旁腺手术。尽管许多技术在出版物中被视为"可行的"，但除 Miccoli[7-9] 和 Bellantone[10] 报道的视频辅助甲状腺和甲状旁腺切除术（见第 31 章和第 61 章）以及最近 Chung[11] 报道的无充气的腋下入路机器人甲状腺切除术外（见框 36-1 的详细描述），其中仅有部分技术在发展这一技术的机构以外得到广泛实践。表 36-2 比较了这些方法。

随着技术的迅速提高，许多外科医生正在考虑甲状腺手术的创新，可能会进一步发展当前的方法或完全开发新方法。为了这个原因，重要的是要有一个分类系统为进一步创新提供一个系统的外科手术框架，促进技术比较，并允许外科医生精确描述和记录执行操作的程序。

框36-1　机器人甲状腺切除术：Chung腋下入路无气技术[4,33-34]

定位和标记

患者仰卧位垫肩枕，同侧手臂延伸向头部暴露腋窝。首先，标记从胸骨切迹到舌骨的垂直线。之后，在腋下的胸大肌肌肉外侧边界划 5~6 cm 的标记线。手臂放入自然位置，确认切口可被隐藏。

工作空间的创建和维护

沿标志线切开腋下皮肤、皮下组织、颈阔肌，皮瓣由胸大肌表面游离提起从而创建"工作空间"。使用带照明的乳腺牵开器或头灯，在表面皮肤标记范围内越过锁骨继续解剖。接下来，锁骨之间的空间和胸骨的负责人确认胸锁乳突肌肌肉胸骨头与锁骨头间间隙并标识，并向上打开。肩胛舌骨肌向上、后外牵拉或游离，提起胸骨舌骨肌和胸骨甲状肌，暴露甲状腺。有平顶的牵开器置于带状肌下，确保有足够的工作空间并充分暴露甲状腺。开口至少 4 cm 高。如果使用两切口，那么在胸壁靠近中央癌做一个 8 mm 的垂直切口。使用止血钳创建一个通道，然后由此隧道放置套管针至工作空间。这个可选的切口可用于机器人的第三个臂装配组织钳（ProGrasp）。

机器人对接

达·芬奇外科系统移至操作台与机械臂邻近的位置。30°立体内镜摄像头置于中心，且应该在窗口中内高外低的位置。然后将 5 mm 超声刀（harmonic curved shears）和 5mm 解剖器（Maryland dissector）放置入腋部端口。在单切口入路中[34,62]，ProGrasp 钳置于摄像头下方，但高于其他设备。超声刀放在外科医生优势手对应的位置。设备应放置为外高内低的位置，所以这些设备在相机下方。

甲状腺切除

同侧甲状腺叶的上极由 ProGrasp 钳牵拉，从环甲肌和其他周围组织解剖出。接下来，使用超声刀切断上极血管蒂，将甲状腺的下部分从气管游离。然后使用 ProGrasp 钳向中线侧和前侧牵拉甲状腺，使之远离气管和食管沟。这样，可以识别和保护喉返神经和甲状旁腺。若需做全甲状腺切除或次全切除，注意力开始转向对侧上极，并切断它。然后在甲状腺内侧和气管之间包膜下平面进行解剖。辨认喉返神经，仔细解剖甲状腺和切除。识别对侧喉返神经和完整切除对侧组织在技术上比同侧手术困难，与学习曲线显著相关。止血，置入吸引管，随后关闭伤口。

表36-1　甲状腺手术的分类因素

- 途径
  - Ⅰ型：直接中线
  - Ⅱ型：区域
  - Ⅲ型：远程
  - Ⅲm型：经黏膜
- 工作空间的维持
  - 无气的 / 牵开器
  - 充气
- 可视化
  - 传统的
  - 放大镜放大
  - 内镜
  - 立体
- 器械
  - 手工的
  - 机器人的

表36-2　一般操作方法的比较

方法	优点	缺点
传统甲状腺手术（Ⅰ型、非充气、手动）	<ul><li>所有患者均可实施</li><li>暴露</li><li>设备成本最低</li><li>容易教 / 学</li></ul>	<ul><li>大切口</li></ul>
小切口（Ⅰ型、无气、内镜、手动）	<ul><li>小切口</li><li>很容易转换成传统手术</li><li>无引流</li></ul>	<ul><li>有限的适应证</li><li>学习曲线</li><li>需要昂贵的设备</li><li>需要多个助手</li><li>二维视图；损失深度</li><li>更长的操作时间</li></ul>
腋下（Ⅲ型、无气、立体、机器人）	<ul><li>隐藏的切口</li><li>改善可视化</li><li>所有设备和镜头由外科医生控制</li></ul>	<ul><li>有限的适应证</li><li>学习曲线</li><li>需要昂贵的设备</li><li>更多侵入性过程</li><li>更长的操作时间</li><li>放置引流管</li></ul>

分类因素和定义

区分并且从而组织内镜甲状腺手术新兴技术的关键因素包括手术径路的情况、如何保持工作空间、可视化技术和设备的使用（见表36-1）。其他重要因素可随着时间推移而确定，并可以很容易地纳入此框架。

方法：直接中线、区域、远处

甲状腺的解剖入路是描述外科技术时第一个需要广泛考虑的因素。这些方法大致可以分为直接中线、区域和远程：

Ⅰ型：直接中线方法包括所有通过颈部切口暴露甲状腺的技术。Kocher 的甲状腺切除术是直接方法的典型例子（图36-1）

Ⅱ型：区域方法，通过颈部其他部位的切口进入颈中央部分（图36-2）

Ⅲ型：从颈部以外的切口进入中央区域的远程入路。例如经腋下、前胸壁以及乳房入路（图36-3）。

Ⅲm型：经黏膜的方法代表远程方法的一个子集，其中所有切口通过黏膜而不是通过皮肤，如经口的方法

维护的工作空间：无气，充气

在任何外科手术，暴露目标部位的解剖是至关重要的。为容纳手术器械并运用这些器械进行精细操作，必须维持一个足够的操作空间。维持这个空间的两种主要方法是无气悬挂和使用二氧化碳充气。无气悬挂是指没有充气，通常通过使用牵开器完成，牵开

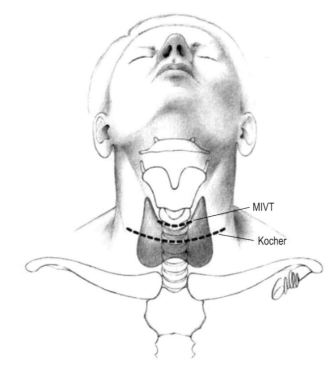

图36-1　正中切口直接显示在这里，展示经典的"Kocher"切口，位于环状软骨下方，甲状腺暴露充分，特别是上极。Miccoli 切口是一个微缩版的 Koch 切口，位于中线、环状软骨下方

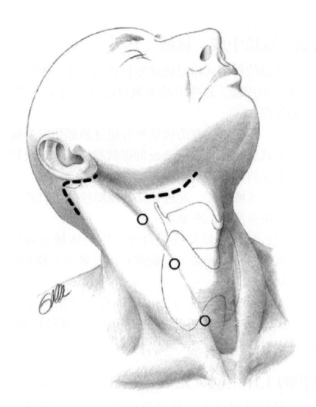

图 36-2 Henry 的侧颈内镜端口位于 SCM 内侧边缘（小圆圈）。耳廓后（Terris 方法）和下颌下的方法也在此描述。耳廓后切口（有或没有腋窝切口）为甲状腺手术提供了一个美观上的伪装。这种方法也适合特定内镜下上颈部淋巴结清扫术

器可以在手术中操纵或可能是固定、静态的。还有一些技术将固定牵开器与手动牵开器相结合。

可视化：传统与内镜/立体

可视化的改善可以帮助外科医生在甲状腺手术中识别和保护关键结构。可视化的类型包括：

传统的可视化包括直接、无放大的增强手术照明。外科医生也可以使用放大镜放大提高可视化。这些都是传统甲状腺手术中所运用的最常见的可视化类型。

内镜可视化是指使用有摄像系统的手术镜，可提供二维图像的显示。目前很多相机系统可提供高清晰度（HD）图像。此类型的可视化是常用的视频辅助方法。立体可视化是指使用 2 个或以上的内视镜、相机和一个集成这些图片的系统以提供三维的沉浸式图像。这种类型的可视化可用于视频辅助，但是更常用于机器人手术。

使用设备：手工与机器人

到目前为止，大多数传统的和内镜的方法是由外科医生使用手动工具直接操纵。这可能包括传统或腹腔镜手术仪器。现在已可使用手动的关节连接器械以增加自由度，外科医生也可操作机器人设备，该设备的接口和执行部分是分开的。手腕式设备具有 540°的旋转和关节度，可以改善对难以触及的解剖部位的操作。通过计算机处理可以抑制震颤、扩展和提高灵活性。

手术方法分类

表 36-3 提供了甲状腺和甲状旁腺手术总体分类的一种方法。类似于用于疾病程度分类的 TMN 分类，这一分类方法分为本地/直接、区域和远处/远程方法进入颈部中央。其他因素包括工作空间的维护、可视化技术以及设备应用来进一步描述每项技术。可以很容易地将新方法和技术添加到这个框架中。

Ⅰ型：直接中线

直接中线的方法包括传统的开放甲状腺切除术和使用小切口的视频辅助甲状腺切除术（参见图 36-1）。这些过程不充气，直视或内镜下，使用手动工具（见第 30 章、第 31 章和第 61 章）。

1997 年，比萨大学（the University of Pisa）的 Miccoli 及其同事成功使用视频辅助内镜方法，利用"迷你切口"（mini-incision）机械化甲状旁腺腺瘤手术[7]，1999 年进行甲状腺腺叶切除[8]。这是第一个直接内镜下无气的手术，被命名为微创视频辅助甲状腺切除术

表36-3   甲状腺或甲状旁腺手术方法的分类

方式	工作空间	视觉化	使用设备
• Ⅰ型：直接中线			
传统的	无气	传统 +/- 放大镜	手动
小切口	无气	放大镜 +/- 内镜	手动
• Ⅱ型：区域			
侧颈	充气/无气	内镜/立体	手动/机器人
颌下	无气	内镜/立体	手动/机器人
• Ⅲ型：远处			
前胸壁	充气	内镜/立体	手动/机器人
双环切口乳房	充气	内镜/立体	手动/机器人
ABBA/BABA	充气/无气	内镜/立体	手动/机器人
耳廓后	充气/无气	内镜/立体	手动/机器人
经腋窝	充气/无气	内镜/立体	手动/机器人
• Ⅲm型：经黏膜			
经口	充气	内镜/立体	手动/机器人

（ minimally invasive video-assisted thyroidectomy，MIVAT ）。Miccoli 团队成功地通过 15mm 切口进行一侧甲状腺叶切除，手术时间 87 分钟[8]。此后，Miccoli 报告了 833 名患者的结果，一些患者接受 MIVAT 下部分甲状腺切除术，其他患者为全甲状腺切除术[9]，证明这种方法是安全有效的，并发症率类似于标准开放甲状腺切除术，但受限于腺体或切除结节的大小。传统的甲状腺切除术和 MIVAT 在世界各处被广泛描述与实施，这些在本书其他章节有详细讨论。

II 型：区域
颈侧入路（充气 / 无气，内镜，手动 / 机器人）

经颈的内镜入路一直使用手工器械。1995 年，Gagner 使用 5 mm 腹腔镜器械、30° 内镜，以 15 mmHg 压力二氧化碳持续充气，在带状肌与甲状腺之间创建工作空间，识别并成功切除甲状旁腺腺瘤。在这种入路中，需要做 4 个颈外侧切口以到达甲状腺区域[12]。手术耗时近 5 小时，在此期间患者由于充气而出现高碳酸血症，术后由于机械换气过度需要留在重症监护室。术后患者出现脸部至小腹和阴囊的皮下气肿，但在数日内消除。总的来说，与传统开放手术相比，该手术在治疗疾病时成功获得了更为美容的效果。

一年以后，在意大利，Hüscher 实施了第一个内镜下甲状腺叶切除术[13]。他没有报道任何术中高碳酸血症或术后气肿。并发症减少归因于使用腹腔镜“牵拉”（ wall-lifter ）技术（ Laparo Tenser，CHIO-MED Treviglio，Bergamo，Italy ），整个过程只需要低压二氧化碳充气。

1999 年[14-15]，Henry 提出了混合方法，依赖“颈侧”胸锁乳突肌前缘的 3 个切口到达甲状旁腺。充气建立工作空间，将 0° 内镜放置于中间切口，用于识别目标区域解剖结构。使用内镜上方及下方的器械，细致解剖并移动甲状旁腺腺瘤（参见图 32-2 ）。随后移除充气设备，在手动牵拉下，外科医生通过中间 1.5 cm 切口切除腺体。在这次甲状旁腺手术报道后，类似的方法也提倡用于甲状腺手术[15]。Palazzo 等认为这种方法只适用于精心挑选的患者：单一结节，最大的直径小于 3 cm，没有既往颈部手术与放射史。然而，如使用此标准，在他的医院中只有 5% 的甲状腺手术患者适合此方法。

几个团队修改了 Henry 的“颈侧”方法，使用角度镜且未充气。Udelsman 与 Donovan 略微改变了此方法，采用更靠中心的切口，以到达甲状旁腺，类似传统的双侧探查而切口较小[16]。分开胸骨舌骨的肌肉之间的缝隙，以到达目标解剖结构。Udelsman 称这为“小型的 Kocher”切口[17]。

Agarwal 等通过类似的 2 ~ 3 cm 的小切口到达甲状腺区，位于外侧而介于胸锁乳突肌肌肉（ SCM ）前缘和带状肌外侧缘[19-20]。此称为“聚焦外侧方法”，其他外科团队也对这一方式提供了修改[18,21]，强调这种方法的可重复性。

2011 年，Terris 及其同事描述了一种颈侧的方法，利用立体可视技术和机器人设备通过面部提拉类型的切口进行甲状腺手术（图 32-2 ）。根据他们的前期经验建议仅限于单侧甲状腺腺叶切除[22-23]。

下颌下的（无气，内镜，手动）

Yamashita 及其同事使用无气方法通过颈侧颌下的切口到达甲状腺区[24]。开始是从上方直视下使用超声刀进行上极血管蒂结扎，然后在颈部屈曲位下使用 5 mm 30° 内镜完成余下的操作（图 36-2 ）。

III 型：远处
前胸壁（充气，内镜 / 立体，手动 / 机器人）

在亚洲，Ishii 首先提出颈外内镜甲状腺切除入路，使用“前胸壁”入路治疗了 3 名患者（图 36-3C ）[25]。在这种方法中，使用吹气充气、内镜和手动工具。他的团队用 6 mmHg 的二氧化碳充气，使用 3 个套管建立和维护颈阔肌下工作空间。在中线一 12 mm 的截口置入内镜，胸壁两侧分别置入 5 mm 和 12 mm 的套管，用于放置分离器械如超声刀。英国和法国的团队使用立体视像与机器人设备通过前胸壁路径进行甲状腺手术（个人交流，N.Tolley，2010；B.Lallemant，2010 ）。

双环切口乳房（充气，内镜，手动）

同一组最初描述前胸壁方法的学者还描述了一种使用双环乳房切口的修改方法。这一改变可为“经乳入路”和“不留瘢痕”手术，有可见的胸骨旁瘢痕[26]。

经腋（充气 / 无气，内镜 / 立体，手动 / 机器人）

1999—2000 年 Ikeda 和 Takami 率先描述通过内镜经由腋窝切口行甲状腺切除术的可行性（图 36-3A ）[27]。将患者的手臂置于头部，因此锁骨向上内旋转，颈部和腋窝之间的距离显著减小，能获得良好的暴露。然后，在腋窝内侧褶皱皮肤处做 3 cm 切口，造

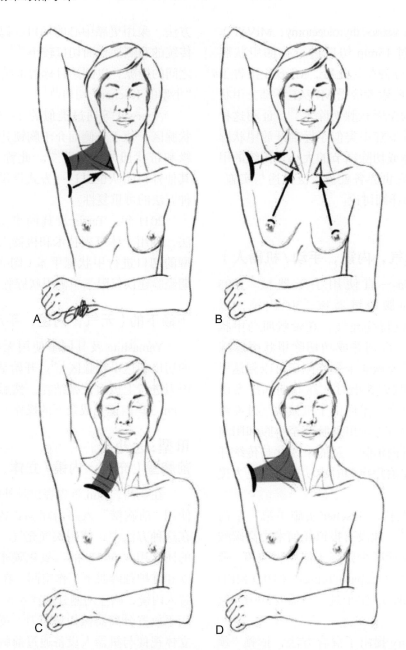

图 36-3 A，Ikeda 和 Takami 从两个腋窝切口进入甲状腺区。一个 12 mm 套管针通过 30 mm 皮肤插入切口，位于腋窝线锁骨下大约 3 cm。套管针（trocar）周围予荷包缝合以阻止二氧化碳的损失。额外的器械可以通过一个或两个独立的 5 mm 套管针。B，腋窝和双环切口下充气以进入甲状腺和甲状旁腺区。单侧腋窝和双侧乳房切口称为 ABBA，双侧腋和双侧腋窝切口时称为 BABA；C，胸壁前锁骨下切口是第一个颈外甲状腺入路方式，1998 年由 Ishii 等介绍[20]。虽然未见的颈部切口，但这种无气方法使用明显的胸部切口；D，Chung 第一描述了一种非充气的方法，经由一个腋窝切口使用机器人操作的可重复的甲状腺手术方式，最初的描述包括前胸壁 6~8 mm 的小切口

隧道并延伸至甲状腺区，术中使用"Vein Harvest"系统（Ethicon Endo-Surgery Co., Ltd, Cincinnati, Ohio）。通过这一切口放入两个套管，套管大小分别为 12 mm 和 5 mm，并作荷包缝合以防止漏气。通过套管针插入柔镜（EL2-TF410；Fuji Photo Optical Co., Tokyo, Japan），4 mm Hg 二氧化碳充气用于维护"工作空间"。将另一个 5 mm 的套管放于前述的下方切口。Ikeda 与 Takami 从腋下使用两个器械端口和一个

弹性软镜进行了第一次手术，耗时 3 小时，依靠超声刀结扎血管以及分离喉返神经附近的 Berry 悬韧带。在最初病例报告后，这一团队开始比较开放和腋下入路内镜甲状腺切除术[28]。他们发现内镜组术后感觉异常、感觉过敏主诉显著减少，患者对美容结果很满意。Ikeda 及其同事展示了腋下入路的可行性，包括建立工作空间的步骤和手臂定位的重要性。此外，他们的方法强调了加强超声刀作为血管结扎和解剖能量

平台的重要性[29]。他们还展示了，胸大肌表面可以创建很大的工作空间，以增强甲状腺的暴露。

为消除与二氧化碳气体充气相关联的风险，在韩国发展了一些无充气或称为无气的经腋下的新方法。2006 年，可能受 Hüscher 使用的腹壁提拉器的启发，Yoon 及其同事报告了 30 例无气、经腋的甲状腺叶切除术病例[30]。也是在韩国，2007 年 Jung 报告了 35 例无气、经腋的病例[31]。两组报道术后腋并发症轻微并有良好的美容效果。

内镜甲状腺切除术中的创新技术在 21 世纪初迅速展开，主要是利用腋下的方法[30,32-34]。在北美，有些团体在亚洲以外展示了使用这一技术的可行性，包括腺叶切除甚至近全甲状腺切除术[35-37]。这些方法均依靠为腹部和胸部手术开发的无关节的腹腔镜器械，活动范围和自由度有限。这些限制导致首尔的 Chung 和他的团队使用达·芬奇手术机器人系统（daVinci Surgical System robotic system）进行内镜甲状腺切除术，以克服传统腹腔镜手术的局限性。与传统腹腔镜在一个复杂的三维空间运用单目内镜不同，达·芬奇系统运用双目 30° 内镜创造了一个三维环境，改善手术区域的可视化。腕式器械可 540° 旋转，促进了难以进入空间的灵巧操作。从 2007 年第一次报道以来，Chung 等已经成功治疗了超过 1500 名患者[11]。Holsinger 首次在美国介绍了该技术[38]，其他团队也已经证实其可行性，并针对北美人群予以修改[39-40]。

ABBA（充气 / 无气，内镜 / 立体，手动 / 机器人）

2002 年 Shimazu 和同事通过合并腋窝切口修改他们的"乳房"方法[41]。这种方法被称为双侧胸乳入路（bilateral axillo-breast approach，ABBA），就是通过两个双环乳房（circum-mammary）切口和一个腋窝切进入甲状腺区（图 36-3B）。该技术去除了胸骨旁的切口，可将可见瘢痕隐藏于自然褶皱处。这组报道手术时间短，相比"乳房入路"（breast approach），减少失血，并获得更好的美容效果。

其他团队也描述了类似的方法，联合双环乳房切口与腋下切口入路，使用二氧化碳充气。在德国，Strik 根据西方人特点予以调整，使用修改的套管、5 mm 30° 内镜与二氧化碳连续充气[42]。Choe 及其同事接受 ABBA 技术，但发现通过这种有三个端口的方法进行全甲状腺切除有困难[43]。他们使用 BABA，也就是通过添加一侧腋切口来改善全甲状腺切除术的可视化（图 36-3B）。所有的这些技术均依赖于二氧化碳

充气以及标准无关节腹腔镜设备及内镜。

Koh 开展了单侧腋乳、无气方法[44]。将外部牵开器通过腋下的皮肤切口插入，并使用悬吊装置维持。通过这个工作空间，置入 10 mm 的 30° 硬镜，而两个小切口（一个在腋下，另一个在同侧乳晕上缘）被用来置入分离钳与超声刀。

通过使用经腋下和乳房的入路，外科医生可以克服一些单纯"腋下"入路人体工程学的局限性和困难。首先，也是最重要的，BABA 入路重现了开放甲状腺手术的操作，允许外科医生从双侧颈部手术。这一配置不仅减少单侧腺叶切除的技术性困难，也有利于全甲状腺切除。然而，尽管 ABBA 或 BABA 去除了颈部切口，许多患者仍不愿在乳房褶皱或乳晕附近有切口。

Lee 等已经使用机器人通过 BABA 入路手术，最近发表了 15 例手术经验[45]。作者指出，此方法没有明显的并发症，使用达·芬奇机器人系统可迅速减少手术时间，且与非机器人腹腔镜技术相比学习曲线相对较短。

耳廓后 - 经腋（非充气，内镜，手动）

于是，Lee 等发明了一种使用耳廓后和腋窝切口的新技术，命名为"耳廓后入路"（postauricular approach）[46]。这一系列包括 10 位患者，Lee 报道尽管相比于直接经腋入路需要更长的手术时间，但该入路有较好的美容效果（见图 36-2）。锻炼必要的手眼协调能力需要一个重要的学习曲线。

Ⅲ m 型入路：远程经黏膜
经口（充气，内镜 / 立体，手动 / 机器人）

尽管大多数经颈和经颈外入路可伪装或去除颈部切口的"烙印"，外科医生仍在探索没有胸部或颈部可见瘢痕的方法，获得通过自然孔道 - 嘴的入路[47]。2008 年 Witzel 等发表了最早的 10 例使用舌下经口方法、单个 20 mm 腋窝镜的猪甲状腺叶切除术[48]。在单一腋窝镜下使用三角布局的器械是困难的，所以需要在喉水平做额外切口。早在 2009 年，Benhidjeb 和 Wilhelm 在 5 具尸体上进行低压二氧化碳低压充气下的视频辅助经口的甲状腺叶切除术[49]。该方法是通过双侧口腔前庭和舌下，使内镜到达整个甲状腺。鉴于口腔黏膜愈合的能力，该团队假定此入路手术时间短和"不留瘢痕"。2009 年 3 月，Wilhelm 与 Metzig 首次实施了经口内镜下人体的甲状腺切除术[50]。这些团队正在计划一项前瞻性多中

心研究，以进一步评估这种"自然孔道"入路的风险和收益。此外，约翰霍普金斯大学的一个团队在尸体模型上使用机器人系统进行经口入路手术[50]。

结果、问题和未来方向

一些研究比较了内镜技术与传统的甲状腺切除术，结果显示内镜手术具有更少的术后疼痛、更短的住院时间以及更高的美容、嗓音、吞咽满意度，这是令人鼓舞的[52-53]。但重要的是要认识到，这些益处可能是取决于操作者而非技术。此外，如手术创伤、囊破裂等结果以及导致新的手术并发症的情况并没有得到广泛研究。

直到最近，内镜甲状腺切除术仅限于小到中等、细针穿刺病理提示良性或乳头状甲状腺癌。现在有了改进的超声波技术和更好的超声成像，许多患者的肿瘤在早期阶段已被发现。因此，有着向微创方法手术的趋势，有扩大内镜甲状腺切除术适应证以包括更多低、中危甲状腺癌的趋势[54]。尽管适应证不断改变且可能与技术相关，但有一点很重要，就是外科医生需要负责任地采用这些新技术并安全实施[39-40,55-56]。因为并不是所有患者都适合这些新方法，且这些方法比传统的甲状腺手术要复杂得多，外科医生应该考虑自身是否有足够的经验和操作例数，在学习积累经验中可能令患者承受的风险增加[55]。

尽管甲状腺微创手术有很多优点，但已有肿瘤播种在器械插入口的报道。有一篇个案详细报道了一名25岁女性在经乳入路内镜下甲状腺切除术后，出现内镜皮下隧道内的复发病变[57]。另一项研究报告了内镜甲状腺手术后甲状腺腺瘤软组织种植。作者推测术后种植是由于手术中甲状腺包膜的破裂[58]。其他致病因素包括肿瘤细胞在二氧化碳充气和泄漏中沿套管位移造成肿瘤细胞在端口的播种[59]。很明显，这些调查和进一步的研究是十分必要的，以确定发病率并修改技术。

结语

应用新技术和进行甲状腺手术的创新是有前途的，可能为患者和医生提供益处。对新技术需要仔细评估以确定能否实现甲状腺手术目标。也需要考虑成本和收益。最后，这些创新方法也可能是更复杂的颈部手术的基石，包括食管切除和重建，喉框架手术，甚至内镜下颈清扫术[60]。在不影响肿瘤治疗结果的情况下，根治性颈清扫术已逐步为功能性和择区性颈清扫术所取代，范围和并发症发病率也在稳步下降。一些作者提出了微创内镜和机器人手术。在猪和人类尸体模型上的颌下腺切除、择区性颈清扫、腮腺切除术、胸腺切除术成功的结果均已有报道[61-65]。

参考文献

[1] Hunter JG: Minimally invasive surgery: the next frontier, *World J Surg* 23: 422–424, 1999.

[2] A prospective analysis of 1518 laparoscopic cholecystectomies. The Southern Surgeons Club, *N Engl J Med* 324: 1073–1078, 1991.

[3] Clinical Outcomes of Surgical Therapy Study Group: A comparison of laparoscopically assisted and open colectomy for colon cancer, *N Engl J Med* 350: 2050–2059, 2004.

[4] Davies L, Welch HG: Increasing incidence of thyroid cancer in the United States, 1973-2002, *JAMA* 295(18): 2164–2167, 2006.

[5] Chen AY, Jemal A, Ward EM: Increasing incidence of differentiated thyroid cancer in the United States. 1988-2005, *Cancer* 155: 3801–3807, 2009.

[6] Elisei R, Molinaro E, Agate L, et al: Are the clinical and pathological features of differentiated thyroid carcinoma really changed over the last 35 years? Study on 4187 patients from a single Italian institution to answer this question, *J Clin Endocrinol Metab* 95(4): 1516–1527, 2010.

[7] Miccoli P, Pinchera A, Cecchini G, et al: Minimally invasive, video-assisted parathyroid surgery for primary hyperparathyroidism, *J Endocrinol Invest* 20: 429–430, 1997.

[8] Miccoli P, Berti P, Conte M, et al: Minimally invasive surgery for thyroid small nodules: preliminary report, *J Endocrinol Invest* 22: 849–851, 1999.

[9] Miccoli P, Berti P, Frustaci GL, et al: Video-assisted thyroidectomy: indications and results, *Langenbecks Arch Surg* 391: 68–71, 2006.

[10] Bellantone R, Lombardi CP, Raffaelli M, et al: Minimally invasive, totally gasless video-assisted thyroid lobectomy, *Am J Surg* 177(4): 342–343, 1999.

[11] Kang SW, Jeong JJ, Nam KH, et al: Robot-assisted endoscopic thyroidectomy for thyroid malignancies using a gasless transaxillary approach, *J Am Coll Surg* 209: e1–e7, 2009.

[12] Inabnet WB 3rd, Jacob BP, Gagner M: Minimally invasive endoscopic thyroidectomy by a cervical approach, *Surg Endosc* 17: 1808–1811, 2003.

[13] Huscher CS, Chiodini S, Napolitano C, et al: Endoscopic right thyroid lobectomy, *Surg Endosc* 11: 877, 1997.

[14] Henry JF, Defechereux T, Gramatica L, et al: Minimally invasive videoscopic parathyroidectomy by lateral approach, *Langenbecks Arch Surg* 384: 298–301, 1999.

[15] Palazzo FF, Sebag F, Henry JF: Endocrine surgical technique: endoscopic thyroidectomy via the lateral approach, *Surg Endosc* 20: 339–342, 2006.

[16] Udelsman R, Donovan PI, Sokoll LJ: One hundred consecutive minimally invasive parathyroid explorations, *Ann Surg* 232: 331–339, 2000.

[17] Udelsman R: Unilateral neck exploration under local or regional anesthesia. In Gagner M, Inabnet WBI, editors: *Minimally invasive endocrine surgery*, Philadelphia, 2002, Lippincott Williams & Wilkins, pp 96–98.

[18] Shindo ML, Rosenthal JM: Minimal access parathyroidectomy using the focused lateral approach: technique, indication, and

results, *Arch Otolaryngol Head Neck Surg* 133: 1227–1234, 2007.

[19] Agarwal G, Barraclough BH, Reeve TS: Minimally invasive parathyroidectomy using the "focused" lateral approach. II. Surgical technique, *ANZ J Surg* 72: 147–151, 2002.

[20] Agarwal G, Barraclough BH, Robinson BG: Minimally invasive parathyroidectomy using the "focused" lateral approach. I. Results of the first 100 consecutive cases, *ANZ J Surg* 72: 100–104, 2002.

[21] Koren I, Shpitzer T, Morgenshtern S, et al: Lateral minimal parathyroidectomy: safety and cosmetic benefits, *Am J Otolaryngol* 26: 83–86, 2005.

[22] Singer MC, Seybt MW, Terris DJ: Robotic facelift thyroidectomy: I. pre-clinical simulation and morphometric assessment, *Laryngoscope* 2011 In press.

[23] Terris DJ, Singer MC, Seybt MW: Robotic facelift thyroidectomy: II. clinical feasibility and safety, *Laryngoscope* 2011 In press.

[24] Yamashita H, Watanabe S, Koike E, et al: Video-assisted thyroid lobectomy through a small wound in the submandibular area, *Am J Surg* 183: 286–289, 2002.

[25] Ishii S, Ohgami M, Arisawa Y, et al: Endoscopic thyroidectomy with anterior chest wall approach [abstract 0.537., *Surg Endosc* 12: 611, 1998.

[26] Ohgami M, Ishii S, Arisawa Y, et al: Scarless endoscopic thyroidectomy: breast approach for better cosmesis, *Surg Laparosc Endosc Percutan Tech* 10: 1–4, 2000.

[27] Ikeda Y, Takami H, Niimi M, et al: Endoscopic thyroidectomy by the axillary approach, *Surg Endosc* 15: 1362–1364, 2001.

[28] Ikeda Y, Takami H, Sasaki Y, et al: Clinical benefits in endoscopic thyroidectomy by the axillary approach, *J Am Coll Surg* 196: 189–195, 2003.

[29] Amaral JF: The experimental development of an ultrasonically activated scalpel for laparoscopic use, *Surg Laparosc Endosc* 4: 92–99, 1994.

[30] Yoon JH, Park CII, Chung WY: Gasless endoscopic thyroidectomy via an axillary approach: experience of 30 cases, *Surg Laparosc Endosc Percutan Tech* 16: 226–231, 2006.

[31] Jung EJ, Park ST, Ha WS, et al: Endoscopic thyroidectomy using a gasless axillary approach, *J Laparoendosc Adv Surg Tech A* 17: 21–25, 2007.

[32] Ikeda Y, Takami H, Sasaki Y, et al: Endoscopic resection of thyroid tumors by the axillary approach, *J Cardiovasc Surg (Torino)* 41: 791–792, 2000.

[33] Kim JS, Kim KH, Ahn CH, et al: A clinical analysis of gasless endoscopic thyroidectomy, *Surg Laparosc Endosc Percutan Tech* 11: 268–272, 2001.

[34] Ikeda Y, Takami H, Niimi M, et al: Endoscopic thyroidectomy and parathyroidectomy by the axillary approach, A preliminary report, *Surg Endosc* 16: 92–95, 2002.

[35] Lobe TE, Wright SK, Irish MS: Novel uses of surgical robotics in head and neck surgery, *J Laparoendosc Adv Surg Tech A* 15: 647–652, 2005.

[36] Miyano G, Lobe TE, Wright SK: Bilateral transaxillary endoscopic total thyroidectomy, *J Pediatr Surg* 43: 299–303, 2008.

[37] Chang EH, Lobe TE, Wright SK: Our initial experience of the transaxillary totally endoscopic approach for hemithyroidectomy, *Otolaryngol Head Neck Surg* 141: 335–339, 2009.

[38] Lewis CM, Chung WY, Holsinger FC: Feasibility and surgical approach of transaxillary robotic thyroidectomy without CO (2) insufflation, *Head Neck* 32(1): 121–126, 2010.

[39] Holsinger FC, Terris DJ, Kuppersmith RB: Robotic thyroidectomy: operative technique using a transaxillary endoscopic approach without CO2 insufflation, *Otolaryngol Clin North Am* 43: 381–388, 2010.

[40] Kuppersmith RB, Holsinger FC: Robotic thyroid surgery: an initial experience with north american patients, *Laryngoscope* 121(3): 521–526, 2011.

[41] Shimazu K, Shiba E, Tamaki Y, et al: Endoscopic thyroid surgery through the axillo-bilateral-breast approach, *Surg Laparosc Endosc Percutan Tech* 13: 196–201, 2003.

[42] Strik MW, Anders S, Barth M, et al: Total videoendoscopic thyroid resection by the axillobilateral breast approach. Operative method and first results, *Chirurg* 78: 1139–1144, 2007.

[43] Choe JH, Kim SW, Chung KW, et al: Endoscopic thyroidectomy using a new bilateral axillo-breast approach, *World J Surg* 31: 601–606, 2007.

[44] Koh YW, Kim JW, Lee SW, et al: Endoscopic thyroidectomy via a unilateral axillo-breast approach without gas insufflation for unilateral benign thyroid lesions, *Surg Endosc* 23: 2053–2060, 2009.

[45] Lee KE, Rao J, Youn YK: Endoscopic thyroidectomy with the da Vinci robot system using the bilateral axillary breast approach (BABA) technique: our initial experience, *Surg Laparosc Endosc Percutan Tech* 19: e71–e75, 2009.

[46] Lee KE, Kim HY, Park WS, et al: Postauricular and axillary approach endoscopic neck surgery: a new technique, *World J Surg* 33: 767–772, 2009.

[47] Benhidjeb T, Witzel K, Barlehner E, et al: The natural orifice surgery concept. Vision and rationale for a paradigm shift, *Chirurg* 78: 537–542, 2007.

[48] Witzel K, von Rahden BH, Kaminski C, et al: Transoral access for endoscopic thyroid resection, *Surg Endosc* 22: 1871–1875, 2008.

[49] Benhidjeb T, Wilhelm T, Harlaar J, et al: Natural orifice surgery on thyroid gland: totally transoral video-assisted thyroidectomy (TOVAT): report of first experimental results of a new surgical method, *Surg Endosc* 23: 1119–1120, 2009.

[50] Wilhelm T, Metzig A: Video, Endoscopic minimally invasive thyroidectomy: first clinical experience, *Surg Endosc* 24: 1757–1758, 2010.

[51] Richmon JD, Pattani KM, Benhidjeb T, et al: Transoral robotic-assisted thyroidectomy: a preclinical feasibility study in 2 cadavers, *Head Neck* 33(3): 330–333, 2011.

[52] Bellantone R, Lombardi CP, Bossola M: Video-assisted vs conventional thyroid lobectomy: a randomized trial, *Arch Surg* 137: 301–304, 2002; discussion 305.

[53] Lombardi CP, Raffaelli M, D'Alatri L, et al: Video-assisted thyroidectomy significantly reduces the risk of early postthyroidectomy voice and swallowing symptoms, *World J Surg* 32: 693–700, 2008.

[54] Lai SY, Walvekar RR, Ferris RL: Minimally invasive video-assisted thyroidectomy: expanded indications and oncologic completeness, *Head Neck* 30: 1403–1407, 2008.

[55] Perrier ND, Randolph GW, Inabnet WB, et al: Robotic thyroidectomy: a framework for new technology assessment and safe implementation, *Thyroid* 20(12): 1327–1332, 2010.

[56] Kuppersmith R, Salem A, Holsinger F: Advanced approaches for thyroid surgery, *Otolaryngol Head Neck Surg* 141 (3): 340–342, 2009.

[57] Kim JH, Choi YJ, Kim JA, et al: Thyroid cancer that developed around the operative bed and subcutaneous tunnel after endoscopic thyroidectomy via a breast approach, *Surg Laparosc Endosc Percutan Tech* 18: 197–201, 2008.

[58] Lee YS, Yun JS, Jeong JJ, et al: Soft tissue implantation of thyroid adenomatous hyperplasia after endoscopic thyroid surgery, *Thyroid* 18: 483–484, 2008.

[59] Wille G, Miccoli P: Re: soft tissue implantation of thyroid adenomatous hyperplasia after endoscopic thyroid surgery, *Thyroid* 19: 313, 2009.

[60] Holsinger FC, Sweeney AD, Jantharapattana K, et al: The emergence of endoscopic head and neck surgery, *Curr Oncol Rep* 12: 216–222, 2010.

[61] Carreno OJ, Wilson WR, Nootheti PK: Exploring endoscopic neck surgery in a porcine model, *Laryngoscope* 109: 236–240, 1999.

[62] Dulguerov P, Vaezi AE, Belenger J, et al: Endoscopic neck

dissection in an animal model: comparison of nodal yield with open-neck dissection, *Arch Otolaryngol Head Neck Surg* 126: 417–420, 2000.

[63] Dulguerov P, Leuchter I, Szalay-Quinodoz I, et al: Endoscopic neck dissection in human cadavers, *Laryngoscope* 111: 2135–2139, 2001.

[64] Terris DJ, Monfared A, Thomas A, et al: Endoscopic selective neck dissection in a porcine model, *Arch Otolaryngol Head Neck Surg* 129: 613–617, 2003.

[65] Terris DJ, Haus BM, Gourin CG, et al: Endo-robotic resection of the submandibular gland in a cadaver model, *Head Neck* 27: 946–951, 2005.

AMANDA M. LAIRD ■ DAVID L. STEWARD ■ GERARD M. DOHERTY

引言

尽管 2010 年仅有 1690 人死于甲状腺癌，但是新发病例估计可达 44 670 例[1]。新发病例中分化型甲状腺癌占据大多数，其中 85% 是甲状腺乳头状癌[2]。死亡病例主要来源于更具侵袭性的组织学变异、低分化或未分化的甲状腺癌。从 1973 年到 2002 年，主要受微小乳头状癌检出率增加的影响，甲状腺癌的发病率从每年 3.6 人 /10 万增加到了 8.7 人 /10 万，其中甲状腺乳头状癌增加了 5 人 /10 万[3]。甲状腺癌乳头状的主要治疗是甲状腺切除术以及必要时的淋巴结清扫术。

术前必须进行颈部淋巴结评估以决定手术分期，从而决定手术范围（参见第 14 章）[2]。初诊时超过 50%的甲状腺乳头状癌患者有临床可触及的颈部淋巴结转移[2,4-5]。而 90% 的病例中可能存在隐匿或微小转移的淋巴结[6-7]。位于甲状腺上极的肿瘤更可能出现颈侧方淋巴结的"跳跃性"转移，但更常见的转移还是位于中央区淋巴结[8-9]。对术前有明显淋巴结转移的病例，目前的共识明确支持进行治疗性中央区淋巴结清扫术；此外，为了避免不必要的再次手术治疗，对患者淋巴结状况进行术前和术中评估的重要性也正受到更多专家的认可。

预防性中央区淋巴结清扫术的作用仍不明确，我们会在本章中对目前关于预防性中央区淋巴结清扫必要性的辩论进行总结[10-11]。而有关中央区淋巴结清扫的技术细节内容请参见第 38 章和第 53 章。到目前为止，仍然没有前瞻性的随机对照试验能用来评估预防性中央区淋巴结清扫对甲状腺乳头状癌预后的影响。然而，最近的一项 Meta 分析结果（涉及 1 264 例患者的回顾性研究）显示，是否进行预防性中央区淋巴结清扫对局部区域复发率（2% 对 3.9%），以及中央区（1.9% 对 1.7%）或颈侧方（3.7% 对 3.8%）淋巴结复发率上并没有显著差异[12]。

定义

中央区淋巴结通常指Ⅵ区淋巴结，如果下界延伸到无名动脉，Ⅶ区的淋巴结也包含在内。从解剖学上看，颈部中央区的边界上达舌骨，外至颈动脉鞘的内侧，前方是颈深筋膜浅层，后方是颈深筋膜深层，下至无名动脉。该区域内的淋巴结则依据解剖部位进一步细分，其中喉前、气管旁和气管前淋巴结是甲状腺癌（不论左和右）最常见的转移淋巴结，但转移也可能涉及咽后、食管后或喉旁的淋巴结。

最近的共识中建议使用一致的专用术语来分类和描述颈部中央区淋巴结清扫术。这包括定义出清扫目的是治疗性和预防性。治疗性清扫包括切除术前或术中确定有转移的淋巴结（临床分期为 N1），预防性清扫则是指切除无明显转移的淋巴结（临床分期为N0）。预防性清扫也被称为选择性清扫。此外，中央区淋巴结清扫的范围需明确是单侧或双侧（相对于气管旁部分），以及是哪一侧的单侧清扫。单侧中央区淋巴结清扫需要切除喉前、气管前以及同侧气管旁的淋巴脂肪组织。双侧中央区淋巴结清扫则需要切除喉前、气管前以及两侧气管旁的淋巴脂肪组织[13]。最后，不论是单侧还是双侧，完整的中央区淋巴结清扫是不同于颈部淋巴结摘除术的，后者伴有明显的高复发率，因此强烈拒绝推荐。

治疗性淋巴结清扫术

对所有伴临床颈淋巴结转移的患者，2009 年美国甲状腺协会（ATA）指南就开始推荐在甲状腺切除治疗的同时应进行治疗性中央区淋巴结（Ⅵ区淋巴结）清扫[2]。术前和术中都需要认真寻找颈部淋巴结存在转移的临床证据，以免遗漏。在甲状腺切除的同时进行治疗性淋巴结清扫的基本目的相对简单，彻底切除已有明显转移的淋巴结以及邻近可能转移的亚临床病灶，就是为了减少针对初诊时已有癌灶的再次手术的发生概率。

治疗性淋巴结清扫的范围可以是单侧或双侧。临床上存在双侧气管旁病变证据时需要进行双侧清扫，当颈中央区存在临床上可疑淋巴结时推荐在初次手术时就进行双侧治疗性中央区淋巴结清扫。需要切除淋巴结的数量和甲状腺球蛋白水平呈负相关，淋巴结清除的越彻底术后越容易达到血清内无甲状腺球蛋白状态[14]。对仅限于一侧气管旁的复发或残留病变，为了减少双侧喉返神经功能受损的风险，可以首选单侧中央区淋巴结清扫。

最近的一篇关于随访、流行病学、最终结果（SEER）的综述显示，在校正了年龄、性别、人种、种族、放疗、肿瘤大小、肿瘤范围和手术类型因素的影响后，伴淋巴结转移的甲状腺乳头状癌患者年龄超过 45 岁后死亡风险会增加。年龄小于 45 岁的患者无论有无淋巴结转移，生存预后不存在差别[15]。Podnos 等回顾最终结果的数据发现，22% 的乳头状或滤泡型甲状腺癌患者被划分为临床上的 N1 期，其中淋巴结阴性患者的 14 年存活率为 82%，而淋巴结阳性的患者为 79%（P＜0.0001）。该研究还显示对于 45 岁以下的患者，淋巴结转移也会降低生存期（96% N0 对 90% N1）[16]。切除临床上明显转移淋巴结的目的还包括减缓复发疾病的发展和延长生存期。多个研究都论证了淋巴结转移和疾病复发 / 残留比例增加之间存在相关性[4-5,17-18]。

甲状腺乳头状癌的外科治疗方案应包括术前颈淋巴结状态的评估。所有甲状腺癌患者在术前都应当接受颈部淋巴结超声检查[2]，这样能减少初次手术后的疾病残留和复发[19]。作为患者初诊评估的一部分，颈部超声是术前首选的影像学检查方法，其优点在于准确、无创和易操作。在缺乏颈部淋巴结超声评估经验时，也可采用颈部的计算机断层扫描（CT）或磁共振成像（MRI）。在初次手术前超声检查对淋巴结转移的评估有 83.5% 的敏感性和 97.7% 的特异性[20]，并使体检不能发现的异常淋巴结检出率提高 20%[21]。但遗憾的是，由于被前方甲状腺掩盖或微转移的缘故，术前超声检查对Ⅵ区淋巴结转移的漏诊率高达 50%～90%[22-23]。最近的一篇综述展示了术前超声检查能准确评估淋巴结转移范围的重要性[24]。

转移淋巴结的超声特征包括低回声、血流丰富和淋巴门结构消失；它们外形大而圆，会出现囊性变或

微钙化（图 37-1 和 37-2）。囊性变、微钙化和淋巴门结构消失、周边富血管化是超声怀疑淋巴结转移的主要标准（图 37-3）。这些结论来自对术前 4 天的超声检查结果和术后病理结果的相关性分析（表 37-1）[25]。

表37-1	淋巴结的超声评估标准		
	病理证实的转移淋巴结数 / 超声怀疑的转移淋巴结数	敏感性 %	特异性 %
高回声门		100	29
存在	0/8		
不存在	28/48		
囊性变		11	100
无	25/53		
有	3/3		
高回声斑点		46	100
不存在	15/43		
存在	13/13		
周边血管形成		86	82
无	4/27		
有	24/29		

Adapted from Leboulleux S, et al: Ultrasound criteria of malignancy for cervical lymph nodes in patients followed up for differentiated thyroid cancer. *J Clin Endocrinol Metab* 92(9):3590-3594, 2007. Table 37-2 Pros and Cons of Central Neck Dissection

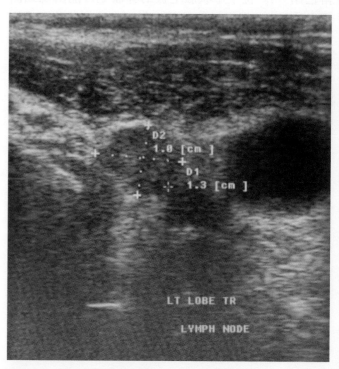

图 37-1　Ⅵ区气管旁淋巴结

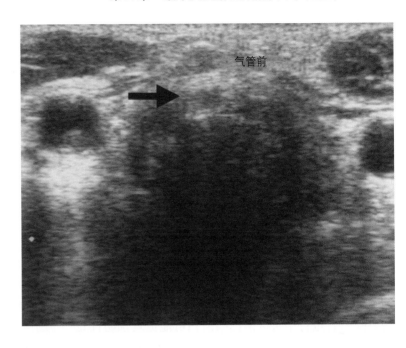

图 37-2　Ⅵ区气管前淋巴结

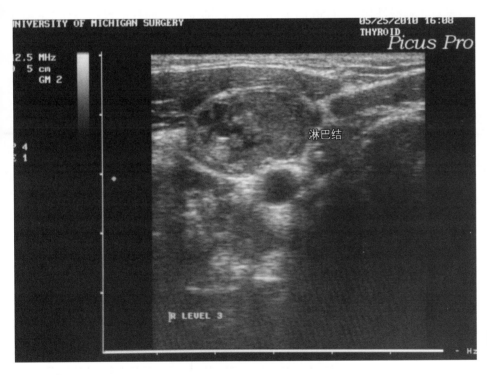

图 37-3　Ⅲ区有部分囊性变的转移淋巴结影像

术中中央区淋巴结检测是另一项评估中央区淋巴结是否需要清扫的技术。尽管术中检测结果会低于实际的转移情况（特别是微转移）[39]，但近来一项研究认为，外科医生准确可靠地评估需要清扫的中央区淋巴结状况需要基于术前超声检查和术中探查两者的结合[26]。临床上，甲状腺乳头状癌的转移淋巴结通常呈现深蓝色或黑色外观。此外，大于 1 cm 的中央区淋巴结也提示转移的存在。但前哨淋巴结或随机抽样的术中冰冻活检等辅助技术对明确中央区淋巴结是否需

要清扫的帮助尚不清楚。

预防性颈淋巴结清扫

因为在甲状腺乳头状癌中淋巴结的隐匿性转移很常见，所以对临床上淋巴结阴性患者是否需要淋巴结清扫的争论持续存在。术后随访已经证实临床上可探及的阳性淋巴结与疾病的残留和复发率增加明显相

关[5]。目前还缺乏术前可靠的针对淋巴结的无创性监测方法。虽然一些学者建议Ⅵ区淋巴结清扫应作为分化型甲状腺癌外科治疗的常规部分，但目前对临床上淋巴结阴性的分化型甲状腺癌患者增加Ⅵ区淋巴结清扫并未达成共识。迄今为止，没有研究证实预防性中央区淋巴结清扫能降低复发率和死亡率，近期的一项Meta分析发现在甲状腺切除术的同时有或没有预防性中央区淋巴结清扫对复发率没有显著影响（2%对3.9%，OR为1.05，95% CI为0.48～2.31）[12]。因此一般只会对复发或死亡率可能增加的分化型甲状腺癌患者选择预防性中央区清扫。当然也有一些其他策略帮助我们决定是否实施预防性中央区清扫，主要是对患者进行更准确的分期和对低风险原发肿瘤（T1或T2）患者可选择后期辅助的放射性碘治疗。因此，对高风险患者进行中央区淋巴结清扫可能更具预防性意义，如原发肿瘤侵犯甲状腺外组织（T3或T4）、存在BRAF突变或更具侵袭性的组织学表型如弥漫硬化性、孤立性或低分化型。对甲状腺髓样癌患者推荐预防性中央区淋巴结清扫[27]。中央区淋巴结清扫的优点和缺点见表37-2。

选择性中央区淋巴结清扫的范围可以是单侧或双侧。和双侧清扫相比单侧清扫很少发生术后低钙血症，所以对于有明确病理分期特别是单侧原发肿瘤的患者推荐首选单侧清扫。如果在选择单侧清扫过程中发现有临床上淋巴结转移的证据，就应改行治疗性双侧清扫。对于明确病理诊断为原发双侧肿瘤或者属高风险的患者也应选择双侧清扫。

预防性Ⅵ区淋巴结清扫可以在首次外科治疗中进行[2]。一些研究已证实有淋巴结转移的患者局部区域复发率会上升[18,28]。尽管区域淋巴结转移会增加局部复发率，但可能并不影响最终的生存期[11]。但同时也有一些研究证实淋巴结转移会增加患者的死亡率[29]。

表37-2 中央区淋巴结清扫的优点和缺点		
	优点	缺点
治疗性中央区淋巴结清扫	减少疾病复发 延长生存期 减少再次手术发生率	术后低钙血症 术后一过性或永久性喉返神经麻痹
预防性中央区淋巴结清扫	可能延长生存期 可能减少疾病复发 准确分期能减少术后对放射性碘治疗的需求 未被证实的生存、复发获益	术后低钙血症 术后一过性或永久性喉返神经麻痹 再次手术变得更为复杂

瑞典的一项研究数据支持常规进行中央区淋巴结清扫，但是未能区分治疗性和预防性的清扫目的，因此可能存在选择性偏差[30]。一所医院的内分泌外科小组总结了从1970年到1989年195例甲状腺乳头状癌的患者资料，所有患者都接受了Ⅵ区淋巴结清扫。平均随访期是13年，两组来自其他北欧国家的患者做对照组。瑞典组甲状腺癌患者的死亡率是1.6%，两个对照组分别是8.4%和11.1%；但是瑞典组的入选患者在初诊时已经排除了远处转移的存在，而对照组则包括所有分期的患者，甚至是病灶无法切除的患者。其他研究也报道了淋巴结清扫能改善预后[4,31]。

Sywak等用甲状腺球蛋白检测结果作为支持预防性中央区淋巴结清扫的替代措施[32]。该研究入组了447例淋巴结阴性并接受外科治疗的甲状腺乳头状癌患者，基于手术方式的不同分为两组，单行甲状腺全切术（391例）或甲状腺全切+Ⅵ区淋巴结清扫术（56例）。两组患者都接受了同样的放射性碘（RAI）治疗，淋巴结清扫组术后血清甲状腺球蛋白水平明显下降，而且淋巴结清扫组有更多的患者达到血清甲状腺球蛋白检测不出的状态（分别为72%和43%，P<0.001）。然而，在淋巴结清扫组中位随访期（25个月和70个月）较短的情况下，有关局部复发率（3.6%和5.6%）和特定疾病相关死亡率（0和0）的数据并不存在差异[32]。但是随后一项来自密歇根大学的研究未能支持预防性中央区淋巴结清扫能获得更好的生化检测结果[33]。

最近的一系列研究证实有无Ⅵ区淋巴结清扫对颈部中央区的复发率并无显著影响（4.4%比16.7%，P=0.13），两组患者术后都接受了放射性碘（RAI）治疗。但是该研究中清扫组的放射性碘剂量更高，肿瘤平均直径更小[34]。近来另一项研究显示临床N0的甲状腺乳头状癌患者，是否接受中央区淋巴结清扫与复发率无相关性（6.3%和7.7%）[35]，但是其中仅行甲状腺全切的患者接受了更长周期的随访。另一项研究则证实临床N0的甲状腺癌乳头状患者5年无病生存率与是否接受中央区淋巴结清扫无关（88%比86%，P=0.72）[36]。

其他研究小组的研究结果同样证实预防性中央区淋巴结清扫对复发率和生存获益没有影响。其中一个证实预防性中央区淋巴结清扫不会对复发率产生显著影响[37]。另一些研究小组则证实微转移不会影响淋巴结复发率[23,38]。其他研究小组也没有找到预防性中央区淋巴结清扫能使生存获益的证据[39]。上述研究中的甲状腺乳头状癌患者的5年、10年总生存率分别是

92% 和 89%，其中接受预防性中央区淋巴结清扫的患者 10 年总生存率为 88%，统计学上无显著差异。

反对者主要认为预防性Ⅵ区淋巴结清扫对疾病复发、生存以及潜在的发病率增加方面的优势都不能被证实，反而可能增加并发症的发生率。单行甲状腺全切导致永久性甲状旁腺功能减退症和永久性喉神经损伤的发生率均为 1%～2%[41]。目前还没有针对预防性中央区淋巴结清扫的前瞻性随机对照研究。因此还不能证实预防性中央区淋巴结清扫会增加永久性甲状旁腺功能减退症的发生，但是已有的研究结果多数显示淋巴结清扫会增加一过性甲状旁腺功能减退症的发生[9,30,32,39,42-43]。最近的 Meta 分析显示淋巴结清扫会明显增加一过性低钙血症的发生，但是永久性甲状旁腺损伤或喉返神经损伤并没有显著性增加[40]。大规模研究中心发布的结果是否适用于所有外科医生进行中央区淋巴结清扫还存在疑问。但是最近指南建议，如果是专业的甲状腺外科医生，可以对患者特别是高风险患者实施甲状腺全切的同时进行预防性中央区淋巴结清扫[2]。

治疗性中央区淋巴结清扫比预防性中央区淋巴结清扫更容易出现甲状旁腺或喉返神经的损伤。一项研究中，159 例甲状腺癌乳头状患者接受了同一个外科医生的治疗[44]。所有患者在初次手术时接受了甲状腺全切，42 例患者同时接受了治疗性淋巴结清扫，29 例患者同时接受了预防性淋巴结清扫，88 例患者未接受淋巴结清扫。后两组患者中没有发生永久性的并发症，第一组患者中有 5 例发生了永久性喉返神经损

伤。其中 4 例损伤被认为与广泛的淋巴结清扫有关，另 1 例与肿瘤侵犯有关。

尽管淋巴结清扫可能增加并发症的发生，但对于高风险患者为了减少疾病复发率和再手术率，仍然建议在初次手术时进行选择性淋巴结清扫。相对于初次手术，复发性甲状腺乳头状癌进行再次中央区手术的甲状旁腺和喉返喉神经的损伤率会明显增加[45-47]。但一些来自甲状腺专科中心的数据显示，再次手术并不增加上述并发症的发生[48]。再次手术需要清除残存和复发的病灶[13]。部分患者在再次手术前已经存在甲状旁腺和喉返喉神经的损伤，这会对再次手术造成极大的困难[49]。来自 Simon 等的研究报道了 252 例接受外科治疗的分化型甲状腺癌患者，其中 117 例患者接受了一次手术，77 例因疾病复发接受了再次手术。初次手术后喉返喉神经麻痹和甲状旁腺功能减退症的发生率分别为 6.8% 和 1.7%，再次手术后喉返神经麻痹和甲状旁腺功能减退症的发生率分别为 2.6% 和 3.9%。其他一些报道术后永久性低钙血症的发病率高达 9%，永久性喉返神经麻痹高达 25%[50]。中央区清扫的手术适应证列于表 37-3。

常规进行中央区淋巴结清扫的另一个用途是用于准确分期。准确的分期是术后放射性碘治疗调整方案所需要的。分化型甲状腺癌术后进行放射性碘治疗是为了清除残余甲状腺、辅助治疗或清除已知的残存病灶[2]。目前术后放射性碘治疗的适应证包括已知的远处转移、甲状腺外侵犯、肿瘤超过 1 cm、证实有淋巴结转移以及存在其他高风险因素。最近一篇综述显

表37-3　中央区清扫的手术适应证

		手术目的	疾病范围	ATA 复发风险评估小组	中央区清扫范围
绝对适应证	治疗性（cN1）				
	初次手术		单侧气管旁	中度	单侧或双侧
				高度	双侧
			气管前 / 喉前	中度	单侧或双侧
				高度	双侧
			双侧气管旁	中度或高度	双侧
	再次手术		单侧气管旁	中度或高度	单侧
			气管前 / 喉前	中度或高度	气管前 / 喉前
			双侧气管旁	中度或高度	双侧
相对适应证	选择性（cN0）				
	分期结果		单侧原发肿瘤	低	无或单侧
			双侧原发肿瘤	低	无、单侧或双侧
	预防性清扫		单侧原发肿瘤	中度	无或单侧
				高度	无、单侧或双侧
			双侧原发肿瘤	中度或高度	无、单侧或双侧

示，放射性碘治疗并不能降低早期高分化甲状腺癌患者的疾病相关死亡率或复发率[51]。近期一篇关于患者资料的综述显示了预防性淋巴结清扫对术后分期以及放射性碘治疗潜在需求的帮助[52]。Bonnet 等回顾了肿瘤小于 2cm 的甲状腺乳头状癌患者的资料，在 152 例接受外科治疗的患者中，115 例患者没有淋巴结转移的临床证据。所有患者都常规接受了预防性中央区淋巴结和同侧Ⅲ区、Ⅳ区淋巴结清扫，个别患者还接受了Ⅱ区和Ⅴ区淋巴结清扫。术后证实有 42% 的淋巴结转移（中央区是 36.7%）。肿瘤小于 2cm、无淋巴结转移和其他预后不良因素的患者占 42%，未接受放射性碘治疗；其他 58% 的患者有预后不良相关因素，如淋巴结转移、肿瘤侵犯甲状腺被膜、血管侵犯、病理类型更具侵袭性、年龄低于 18 岁、接受了放射性碘治疗。淋巴结病检结果改变了术后放射性碘治疗的需求占 30.5%（25/82 患者），不包括 33 例 pT3 的患者。术后低钙血症和喉返神经麻痹的发生率均为 0.9%。1 年随访后，97.4% 的患者血清甲状腺球蛋白保持在无法测出的水平，超声监测也为阴性。该研究组结果显示准确的淋巴结分期不会增加手术并发症，但会使 30% 的患者术后放射性碘治疗方案发生改变。

结语

　　关于中央区淋巴结清扫存在大量观点相矛盾的文献。毫无疑问的是对临床上明显的转移淋巴结应当在初次手术时给予清除；因此，治疗性中央区淋巴结清扫多数适用于上述一类患者。对于外科医生而言，制订初次手术治疗方案的关键问题是术前、术中能准确判断淋巴结转移的存在与范围。

　　中央区淋巴结的选择性清扫是相对的，更具争议性。一般包括①对低风险原发肿瘤术后放射性碘治疗选择提供准确的病理分期；②对高风险原发肿瘤进行预防性清扫以减少复发和再手术的相关风险。然而选择性中央区淋巴结清扫的优势还未能令人信服。此外在美国，多数甲状腺疾病（82%）包括甲状腺癌的手术是由非专业医生操作[53]。因此，实施预防性中央区淋巴结清扫前应仔细衡量利弊。尽管中央区淋巴结清扫可能导致术后并发症的增加，但也要注意到甲状腺再次手术的难度更大、更复杂。此外，淋巴结切除也会使患者分期更准确，利于判断患者是否能从辅助治疗中获益。总之，因为缺乏前瞻性随机对照的数据，很难确定其明确的优势。

参考文献

[1] Jemal A, Siegel R, Xu J, et al: Cancer statistics, 2010, *CA Cancer J Clin* 60(5): 277–300, 2010.

[2] Cooper DS, Doherty GM, Haugen BR, et al: Revised American Thyroid Association management guidelines for patients with thyroid nodules and differentiated thyroid cancer, *Thyroid* 19(11): 1167–1214, 2009.

[3] Davies L, Welch HG: Increasing incidence of thyroid cancer in the United States, 1973-2002, *JAMA* 295(18): 2164–2167, 2006.

[4] Scheumann GF, Gimm O, Wegener G, et al: Prognostic significance and surgical management of locoregional lymph node metastases in papillary thyroid cancer, *World J Surg* 18(4): 559–567, 1994; discussion 567–568.

[5] Machens A, Hinze R, Thomusch O, et al: Pattern of nodal metastasis for primary and reoperative thyroid cancer, *World J Surg* 26(1): 22–28, 2002.

[6] Arturi F, Russo D, Giuffrida D, et al: Early diagnosis by genetic analysis of differentiated thyroid cancer metastases in small lymph nodes, *J Clin Endocrinol Metab* 82(5): 1638–1641, 1997.

[7] Qubain SW, Nakano S, Baba M, et al: Distribution of lymph node micrometastasis in pN0 well-differentiated thyroid carcinoma, *Surgery* 131(3): 249–256, 2002.

[8] Machens A, Holzhausen HJ, Dralle H: Skip metastases in thyroid cancer leaping the central lymph node compartment, *Arch Surg* 139(1): 43–45, 2004.

[9] Gimm O, Rath FW, Dralle H: Pattern of lymph node metastases in papillary thyroid carcinoma, *Br J Surg* 85(2): 252–254, 1998.

[10] Carling T, Long WD 3rd, Udelsman R: Controversy surrounding the role for routine central lymph node dissection for differentiated thyroid cancer, *Curr Opin Oncol* 22(1): 30–34, 2010.

[11] Mazzaferri EL, Doherty GM, Steward DL: The pros and cons of prophylactic central compartment lymph node dissection for papillary thyroid carcinoma, *Thyroid* 17(12): 683–689, 2009.

[12] Zetoune T, Keutgen X, Buitrago D, et al: Prophylactic central neck dissection and local recurrence in papillary thyroid cancer: a meta-analysis, *Ann Surg Oncol* 17(12): 3287–3293, 2010.

[13] Carty SE, Cooper DS, Doherty GM, et al: Consensus statement on the terminology and classification of central neck dissection for thyroid cancer, *Thyroid* 19(11): 1153–1158, 2009.

[14] Low TH, Delbridge L, Sidhu S, et al: Lymph node status influences follow-up thyroglobulin levels in papillary thyroid cancer, *Ann Surg Oncol* 15(10): 2827–2832, 2008.

[15] Zaydfudim V, Feurer ID, Griffin MR, et al: The impact of lymph node involvement on survival in patients with papillary and follicular thyroid carcinoma, *Surgery* 144(6): 1070–1077, 2008; discussion 1077–1078.

[16] Podnos YD, Smith D, Wagman LD, et al: The implication of lymph node metastasis on survival in patients with well-differentiated thyroid cancer, *Am Surg* 71(9): 731–734, 2005.

[17] Mazzaferri EL, Jhiang SM: Long-term impact of initial surgical and medical therapy on papillary and follicular thyroid cancer, *Am J Med* 97(5): 418–428, 1994.

[18] Ito Y, Jikuzono T, Higashiyama T, et al: Clinical significance of lymph node metastasis of thyroid papillary carcinoma located in one lobe, *World J Surg* 30(10): 1821–1828, 2006.

[19] Marshall CL, Lee JE, Xing Y, et al: Routine pre-operative ultrasonography for papillary thyroid cancer: effects on cervical recurrence, *Surgery* 146(6): 1063–1072, 2009.

[20] Stulak JM, Grant CS, Farley DR, et al: Value of preoperative ultrasonography in the surgical management of initial and reoperative papillary thyroid cancer, *Arch Surg* 141(5): 489–494, 2006; discussion 494–496.

[21] Kouvaraki MA, Shapiro SE, Fornage BD, et al: Role of

preoperative ultrasonography in the surgical management of patients with thyroid cancer, *Surgery* 134(6): 946–954, 2003; discussion 954–955.

[22] Sipos JA: Advances in ultrasound for the diagnosis and management of thyroid cancer, *Thyroid* 19(12): 1363–1372, 2009.

[23] Ito Y, Tomoda C, Uruno T, et al: Clinical significance of metastasis to the central compartment from papillary microcarcinoma of the thyroid, *World J Surg* 30(1): 91–99, 2006.

[24] Mazzaglia PJ: Surgeon-performed ultrasound in patients referred for thyroid disease improves patient care by minimizing performance of unnecessary procedures and optimizing surgical treatment, *World J Surg* 34(6): 1164–1170, 2010.

[25] Leboulleux S, Girard E, Rose M, et al: Ultrasound criteria of malignancy for cervical lymph nodes in patients followed up for differentiated thyroid cancer, *J Clin Endocrinol Metab* 92(9): 3590–3594, 2007.

[26] Shen WT, Ogawa L, Ruan D, et al: Central neck lymph node dissection for papillary thyroid cancer: the reliability of surgeon judgment in predicting which patients will benefit, *Surgery* 148(2): 398–403, 2010.

[27] Kloos RT, Eng C, Evans DB, et al: Medullary thyroid cancer: management guidelines of the American Thyroid Association, *Thyroid* 19(6): 565–612, 2009.

[28] Loh KC, Greenspan FS, Gee L, et al: Pathological tumor-node-metastasis (pTNM) staging for papillary and follicular thyroid carcinomas: a retrospective analysis of 700 patients, *J Clin Endocrinol Metab* 82(11): 3553–3562, 1997.

[29] Lundgren CI, Hall P, Dickman PW, et al: Clinically significant prognostic factors for differentiated thyroid carcinoma: a population-based, nested case-control study, *Cancer* 106(3): 524–531, 2006.

[30] Tisell LE, Nilsson B, Molne J, et al: Improved survival of patients with papillary thyroid cancer after surgical microdissection, *World J Surg* 20(7): 854–859, 1996.

[31] Noguchi S, Murakami N, Yamashita H, et al: Papillary thyroid carcinoma: modified radical neck dissection improves prognosis, *Arch Surg* 133(3): 276–280, 1998.

[32] Sywak M, Cornford L, Roach P, et al: Routine ipsilateral level VI lymphadenectomy reduces postoperative thyroglobulin levels in papillary thyroid cancer, *Surgery* 140(6): 1000–1005, 2006; discussion 1005–1007.

[33] Hughes, et al: Prophylactic central neck dissection influence on post-operative thyroglobulin levels and radioiodine treatment in papillary cancer, *Surgery* 2010.

[34] Moo TA, McGill J, Allendorf J, et al: Impact of prophylactic central neck lymph node dissection on early recurrence in papillary thyroid carcinoma, *World J Surg* 34(6): 1187–1191, 2010.

[35] Costa S, Giugliano G, Santoro L, et al: Role of prophylactic central neck dissection in cN0 papillary thyroid cancer, *Acta Otorhinolaryngol Ital* 29(2): 61–69, 2009; PMCID: 2808683.

[36] Zuniga S, Sanabria A: Prophylactic central neck dissection in stage N0 papillary thyroid carcinoma, *Arch Otolaryngol Head Neck Surg* 135(11): 1087–1091, 2009.

[37] Roh JL, Park JY, Park CI: Total thyroidectomy plus neck dissection in differentiated papillary thyroid carcinoma patients: pattern of nodal metastasis, morbidity, recurrence, and postoperative levels of serum parathyroid hormone, *Ann Surg* 245(4): 604–610, 2007; PMCID: 1877043.

[38] Bardet S, Malville E, Rame JP, et al: Macroscopic lymph node involvement and neck dissection predict lymph node recurrence in papillary thyroid carcinoma, *Eur J Endocrinol* 158(4): 551–560, 2008.

[39] Steinmuller T, Klupp J, Rayes N, et al: Prognostic factors in patients with differentiated thyroid carcinoma, *Eur J Surg* 166(1): 29–33, 2000.

[40] Chisholm EJ, Kulinskaya E, Tolley NS: Systematic review and meta-analysis of the adverse effects of thyroidectomy combined with central neck dissection as compared with thyroidectomy alone, *Laryngoscope* 119(6): 1135–1139, 2009.

[41] White ML, Gauger PG, Doherty GM: Central lymph node dissection in differentiated thyroid cancer, *World J Surg* 31(5): 895–904, 2007.

[42] Pereira JA, Jimeno J, Miquel J, et al: Nodal yield, morbidity, and recurrence after central neck dissection for papillary thyroid carcinoma, *Surgery* 138(6): 1095–1100, 2005; discussion 1100–1101.

[43] Leboulleux S, Rubino C, Baudin E, et al: Prognostic factors for persistent or recurrent disease of papillary thyroid carcinoma with neck lymph node metastases and/or tumor extension beyond the thyroid capsule at initial diagnosis, *J Clin Endocrinol Metab* 90(10): 5723–5729, 2005.

[44] Gemsenjager E, Perren A, Seifert B, et al: Lymph node surgery in papillary thyroid carcinoma, *J Am Coll Surg* 197(2): 182–190, 2003.

[45] Moley JF, Lairmore TC, Doherty GM, et al: Preservation of the recurrent laryngeal nerves in thyroid and parathyroid reoperations, *Surgery* 126(4): 673–677, 1999; discussion 677–679.

[46] Simon D, Goretzki PE, Witte J, et al: Incidence of regional recurrence guiding radicality in differentiated thyroid carcinoma, *World J Surg* 20(7): 860–866, 1996; discussion 866.

[47] Uruno T, Miyauchi A, Shimizu K, et al: Prognosis after reoperation for local recurrence of papillary thyroid carcinoma, *Surg Today* 34(11): 891–895, 2004.

[48] Shen WT, Ogawa L, Ruan D, et al: Central neck lymph node dissection for papillary thyroid cancer: comparison of complication and recurrence rates in 295 initial dissections and reoperations, *Arch Surg* 145(3): 272–275, 2010.

[49] Kim MK, Mandel SH, Baloch Z, et al: Morbidity following central compartment reoperation for recurrent or persistent thyroid cancer, *Arch Otolaryngol Head Neck Surg* 130(10): 1214–1216, 2004.

[50] Segal K, Friedental R, Lubin E, et al: Papillary carcinoma of the thyroid, *Otolaryngol Head Neck Surg* 113(4): 356–363, 1995.

[51] Sawka AM, Brierley JD, Tsang RW, et al: An updated systematic review and commentary examining the effectiveness of radioactive iodine remnant ablation in well-differentiated thyroid cancer, *Endocrinol Metab Clin North Am* 37(2): 457–480, 2008.

[52] Bonnet S, Hartl D, Leboulleux S, et al: Prophylactic lymph node dissection for papillary thyroid cancer less than 2 cm: implications for radioiodine treatment, *J Clin Endocrinol Metab* 94(4): 1162–1167, 2009.

[53] Saunders BD, Wainess RM, Dimick JB, et al: Who performs endocrine operations in the United States? *Surgery* 134(6): 924–931, 2003; discussion 931.

RALPH P. TUFANO ■ ANDRE POTENZA ■ GREGORY W. RANDOLPH

古时一位圣人 Delphi 说：我是最明智的希腊人，因为全希腊只有我知道我一无所
苏格拉底　公元前 470—公元[

引言

阿波罗城堡中的圣人 Delphi 在预言和忠告方面的智慧，不仅在古希腊，而且在波士顿也负有盛名。Delphian 这一名称，最初是由一名四年级医学生 Raymon Randall 向哈佛医学院外科教授 Oliver Cope 提议，用于喉前淋巴结的命名，而后在 1948 年出版的 James Mean 教材《甲状腺及其疾病》中首次应用。病理性 Delphian 淋巴结预示着恶性肿瘤的可能[1-2]。

甲状腺癌的淋巴结转移很常见，尤其是在中央区。由于检测方式和标准不一，甲状腺乳头状癌患者淋巴结转移的发生率在 21%～81%[3]。对甲状腺乳头状癌患者的研究发现颈部淋巴结转移（指术前体检、超声、术中探查所能发现的转移淋巴结）存在于 21%～35% 的患者中[4-8]。因此，有近 1/3 的甲状腺乳头状癌患者需要淋巴结清扫。病理证实的淋巴结转移阳性率更高，术前检查未发现淋巴结转移并接受预防性淋巴结清扫的患者中有 23%～81% 在术后证实存在淋巴结转移[5,7,9-16]。近期研究显示临床上 N0 的患者，术后病理证实中央区淋巴结存在转移的占 38%～62%[17-19]。

的确，2009 年 ATA 指南强调"外科手术的完整性是一个重要的预后决定因素……残余的转移淋巴结代表了疾病最常见的残存和复发部位……充分的手术是最重要的预后影响因素。"[20] 尽管预防性侧方淋巴结清扫已经被认为是过激的手术方式而遭遗弃，但是关于预防性中央区淋巴结清扫仍然争论不断[21]。第 37 章我们已经对这些争论做了总结，因此本章的重点是定义中央区的解剖和相关的手术术语，以及对中央区淋巴结进行全面安全清扫的技巧。其中，很多学者已经提及中央区淋巴结清扫的技巧[22-26]。这里对中央区淋巴结清扫的再次手术仅作简单回顾，详尽内容请

参看第 53 章。

治疗性中央区淋巴结清扫通常发生在已有颈部淋巴结转移时。最近的研究表明术前利用 CT/ 超声可以对颈部淋巴结转移实现影像学定位的目的。

解剖和术语

ATA 曾组建外科医生和内分泌学专家工作组来帮助阐明颈部中央区的相关解剖学和术语。这一努力的动力是在文献报道中央淋巴结清扫时缺乏一致的定义。这些努力的最终结果发表于 2009 年的《甲状腺》杂志上，并获得了 ATA、美国内分泌外科医师协会（AAES）、美国耳鼻喉科-头颈外科学院（AAOHNS）和美国头颈协会（AHNS）的支持[28]。

颈部中央区包括Ⅵ区和Ⅶ区的淋巴结。Ⅵ区淋巴结的边界是：上至舌骨，下至胸骨切迹，侧方达颈动脉，后方是椎前筋膜，前方是胸骨甲状肌。Ⅶ区淋巴结位于上纵隔相关大血管（无名静脉和无名动脉）的上方，属于 ATA 定义的颈中央区最低区域。下界基本是无名血管横过气管的近似水平。应该说这是一个不确定的下界，因为无名动脉并不延伸到气管左侧的区域。胸骨切迹和无名动脉也是可变的关系，25% 的尸解发现动脉高于胸骨切迹[29]。中央区淋巴结转移时纵隔内病变位于无名静脉毗邻气管分叉处是很少见的，与肿瘤分化不良和远处转移有关，该处的淋巴结病变可以经术前 CT 检查发现[30]。低位气管旁和气管前淋巴结的血供可能源自动脉弓并引流到锁骨下或无名静脉。在中央区淋巴结清扫时应注意充分保护这些相关小静脉。

颈中央区的重要结构包括气管、食管、喉返神经、甲状旁腺。其他结构有喉、咽、颈部胸腺、喉上神经以及血管（甲状腺上、下动脉，甲状腺上、中、

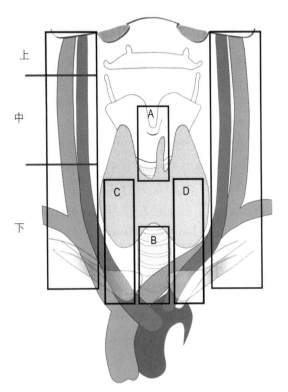

图 38-1 （也见彩图）颈中央区由 4 个主要区域构成最重要的淋巴结区域，包括喉前（A）、气管前（B）和双侧气管旁（C 和 D）

下静脉）。

尽管淋巴结可以出现在颈部中央区的任何位置，但是中央区淋巴结主要涉及 4 个独立的区域（见图 38-1）：

1. 喉前淋巴结（也称 Delphian 淋巴结）
2. 气管前淋巴结
3. 左侧气管旁淋巴结
4. 右侧气管旁淋巴结

重要的双侧气管旁区域被当做一个矩形空间，始于环状软骨下缘（通常应低于上极甲状旁腺），向下延伸止于前述的无名血管横过气管的近似水平。尽管淋巴结可能出现在颈部中央区的多个部位，例如，咽喉旁淋巴结、伸向侧方的肩胛舌骨肌深面的淋巴结、甲状腺上血管以及肩胛舌骨肌横过颈动脉鞘周围的淋巴结，但是颈中央区多数淋巴结位于 4 个区域（见图 38-1）。所有这些区域在初次甲状腺切除时都会涉及。

沿着气管侧壁呈链状分布的气管旁淋巴结也被称为喉返神经淋巴结链。气管旁淋巴结的数量有 3~30 个[31]。Harrison 在尸检和临床清扫中发现每侧气管旁淋巴结的数量有 2~10 个[32]。Pereira 发现病理检测时平均每侧气管旁有 8 个淋巴结[33]。

关于中央区淋巴结清扫的外科文献是存在问题的，因为它们的解剖范围和数据统计方面缺乏统一标准。ATA 共识表明标准的中央区淋巴结清扫至少要包括喉前、气管前和一侧的气管旁淋巴结[28]。当中央区淋巴结清扫涉及特殊区域时应当在手术记录中标明。外科医生还应该标明中央区淋巴结清扫的目的是预防性（例如，为了清除正常或微转移淋巴结）还是治疗性（例如，为了清除转移淋巴结）。虽然颈动脉淋巴结位于中央区和侧方淋巴结的交界处，但因为邻近喉返神经和迷走神经，最好将它们纳入气管旁区域。

ATA 对中央区淋巴结清扫的共识中强调只包含一侧气管旁区域的淋巴结清扫仍然被认为是中央区淋巴结清扫[28]。因为颈中央区手术的重要并发症（如低钙血症和双侧喉返神经损伤导致的呼吸困难）主要源于双侧气管旁清扫，所以双侧清扫只在必要时进行。

多年的证据证实孤立摘除转移的淋巴结是违背淋巴结外科手术原则的，会引起复发率增高，最终带来再手术的风险[10,34]。因此，存在转移淋巴结时，外科医生应该选择治疗性淋巴结清扫（包括图 38-1 中的 A、B、C 和 D）以避免有可疑阳性的淋巴结残留。

术前评估

在中央区淋巴结清扫术前应对所有患者进行喉部检查（见第 15 章）[35]。更精确的评估可能需要电子喉镜检查。

确定需要中央区淋巴结清扫的患者，需要术前对淋巴结状况进行评估。甲状腺球蛋白水平升高和独立的 PET 扫描结果虽然有提示意义，但不能明确诊断和定位颈淋巴结病变。术前必须对转移的淋巴结进行影像学解剖定位。在甲状腺存在时超声对中央区淋巴结并不敏感（小于 25%），超声和 CT 联用于中央区淋巴结探查的效果优于单独使用超声检查，增强 CT 会提高中央区淋巴结转移的发现率[27]。当术前超声和 CT 检查发现大于 8 mm 的淋巴结时，高度怀疑淋巴结转移，应考虑淋巴结清扫。客观的影像学定位应成为外科计划的一部分，并在术前提供给患者和内分泌科医生讨论使用。影像学定位还能在手术时帮助外科医生明确淋巴结状态。术后需要放射性碘治疗的患者应当尽快获得碘对比检测图形，这可以在手术和术后管理时协同进行。

一些医生喜欢在术前用超声引导下的细针穿刺来证实需要治疗性清扫的淋巴结。然而，在高分辨率超声和CT检测高度怀疑存在淋巴结转移时，没有细针穿刺证实仍应进行区域淋巴结清扫。这些检查结果和治疗性或预防性中央区淋巴结清扫计划的最终确定会在患者手术前由医生进行详细的分析和讨论（见第14章和第37章）。

手术技巧

我们将概述在初次手术时进行中央区淋巴结清扫的符合肿瘤手术原则的安全流程。同时进行甲状腺全切和完全中央区淋巴结清扫属于标准的甲状腺手术。游离皮瓣上至喉结，下至胸骨切迹。从喉结到胸骨切迹水平自正中线纵形分开颈前肌群。在术中可使用放大器具帮助寻找甲状旁腺和喉返神经。有学者认为放大器具的常规使用可以降低甲状旁腺的误切率[36]。

在甲状腺切除时，可以在远离其血供的地方用血管夹或缝线标记以帮助我们在中央区淋巴结清扫时辨认甲状旁腺，特别是下极的甲状旁腺。患者在术后进行CT或MRI颈部评估时这些血管夹还用作定位标志。双极电凝可以用于颈部的精细止血操作，但要注意它的持续使用可能对邻近神经产生热损伤。更新的颈部手术器械如超声刀在喉返神经附近使用时也应注意潜在的热损伤。

第一步：喉前淋巴结清扫

喉前淋巴结很容易在切除锥体叶时看到。可以在切除甲状腺的同时或之后清除该处的淋巴结。喉前淋巴结的清扫范围上至环状软骨，下至甲状腺峡部上缘，后方为环甲膜和甲状软骨表面。喉前淋巴组织可能会连接到环甲膜上，所以此处的清扫应当足够深，只保留该区域的软骨膜和环甲肌筋膜。特别注意不要损伤环甲肌。对环甲肌表面的出血不主张使用电凝止血，因为环甲肌的肌肉很纤细，电凝容易引起环甲肌功能失调，在术后造成类似喉上神经麻痹的症状。也应同时切除锥体叶。对外科医生进行喉前淋巴结清扫有帮助的解剖标志有准确的中线结构、环状软骨弓前缘、环甲肌（见第30章）。

第二步：气管前淋巴结清扫

气管前淋巴结清扫和喉前淋巴结清扫相类似，包括甲状腺峡部下缘和无名血管穿越气管处之间的气管前方的淋巴脂肪组织。在清扫前仔细触诊并识别无名动脉很重要，同时也要注意不要损伤很罕见的无名静脉。另一种方法是先清扫右侧气管旁淋巴结，这样更容易辨认无名动脉。气管前有一些很小的滋养血管为该区域组织供血，该区域的止血一定要彻底。气管前清扫时除了不要误切气管前壁外，还要注意不要向气管侧方过度解剖，这可能会误伤喉返神经，特别是左侧喉返神经更贴近气管上行。气管前清扫时可能会遇到气管旁淋巴结，此时如果尝试清除该淋巴结容易过早遇到喉返神经，特别是左侧的喉返神经。任何气管侧方淋巴结的清扫都应该在喉返神经清楚显露的前提下进行。

第三步：气管旁淋巴结清扫

气管旁淋巴结的清扫范围是一个矩形区域，上界环状软骨下缘，下至无名动脉横过气管水平（见图38-1），外侧是颈总动脉，内侧是气管。显露气管旁区域的第一步是打开颈动脉鞘，上界甲状软骨上缘，下界锁骨上缘。向外侧拉开颈前带状肌群是显露颈总动脉下段的最佳方式，这一步骤的重要性在于显露中央区的外侧缘。完整的颈动脉鞘一旦被打开，就可以进行迷走神经刺激。如果有喉返神经监测仪可用，可以根据国际神经监测指南操作以明确气管侧方区域的喉返神经走行[37]。

喉返神经是中央区淋巴结清扫时需要注意的重要结构，具体的保护方法请参看第33章。气管旁淋巴结也称为喉返神经淋巴结链，因为该区淋巴结总是沿喉返神经走行分布并与之紧密相关。这些淋巴结可能简单地与神经相邻，也可能附在神经表面甚至侵入神经。正因如此，在进行气管旁淋巴结清扫过程中需要保证喉返神经始终处于良好显露状态。如果淋巴结是附着在神经上，要注意清除淋巴结时对神经的牵拉就可能造成神经损伤。

右侧和左侧气管旁区域是有一些不同存在的：

- 首先，由于右侧锁骨下动脉和主动脉弓与气管相对关系的不同，右侧喉返神经自外下斜向内上呈角度走行，向下方走行时更偏向外侧。而左侧喉返神经一般是在气管食管沟内垂直下行（见图38-2A和B）。

- 其次，因为无名动脉横过气管的影响，气管旁右下区域的血管解剖位置比左侧的主动脉弓更深。所以喉返神经起始部的解剖位置也是右侧比左侧更深，同样右侧喉返神经颈段起始部的解剖位置也

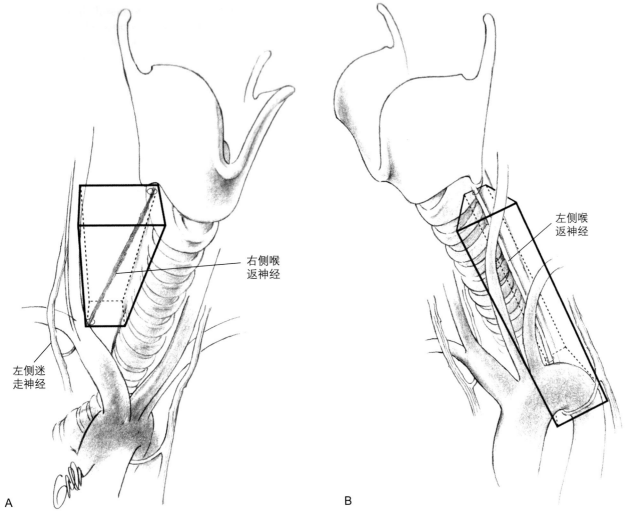

图 38-2　气管旁左侧和右侧的解剖比较。因为左侧喉返神经在无名静脉后方走行，所以左侧气管旁的淋巴结区域（A）要更深。右侧喉返神经的斜向走行将右侧气管旁划分为两个三角形：一个外上三角和一个内下三角。更重要的是神经还将右侧气管旁划分为前后两个区域，这需要在清扫右侧时沿神经进行 360°解剖和清扫。右侧气管旁区域（B）也更平坦些

比左侧深。右侧喉返神经背后有更多的空间可以容纳淋巴结，这导致清扫气管旁右侧时更容易有淋巴结残留，需要外科医生沿神经进行 360°的仔细解剖（见图 38-2B）。

标本在送病理检查前都需要仔细寻找有无被切除的甲状旁腺。其中可疑的甲状旁腺可以送术中冰冻以确证和回种。确保甲状旁腺组织，将其与恶性淋巴组织分开无疑是很重要的。

气管旁清扫时甲状旁腺的保留

相比于下极甲状旁腺，气管旁淋巴结清扫时更容易保留上极的甲状旁腺。上极甲状旁腺的位置一般在平行或稍高于环状软骨下缘的水平，因此在气管旁淋巴结清扫时容易被保留。应该首先寻找下极甲状旁腺并保留其血管蒂，如果不能原位保留也应将分离出的甲状旁腺行自体种植。尽量避免甲状旁腺的双侧切除和种植以减少低钙血症的发生。对所有切除的气管旁

右侧气管旁淋巴结清扫

从甲状软骨到胸骨切迹下方无名动脉水平解剖颈总动脉。辨认迷走神经，在清扫前、后刺激和评估喉返神经的完整性（见第 33 章）。淋巴结清扫需要广泛解剖喉返神经时，术中使用喉返神经监测仪有明确的帮助。在甲状腺切除后即显露全程的喉返神经颈段。除非术前、术中对淋巴结评估时发现更高位存在转移淋巴结，淋巴结清扫的上界只到喉返神经入喉水平，

也就是环状软骨下缘水平。对喉返神经需要进行仔细地 360° 解剖，这在右侧气管旁清扫时特别重要，因为此处喉返神经后内方特别容易有淋巴结残留。气管旁区域有一部分是气管和喉内转移所致（图 38-3）。

可将右侧气管旁区域视为一个纵向的矩形。斜行的右侧喉返神经横穿气管旁区域的中上角到外下角，并因此将右侧气管旁区域划分为两个三角形区域：外上三角和内下三角。对这两个三角区域可以分开清扫和切除，或者通过 360° 解剖神经整块切除。尽量减少对神经的操作，使用神经拉钩可以减少术后神经发生暂时性麻痹。对创面的止血也应小心，低功率的双极电凝可能会有帮助。肾上腺素浸泡也是可选的方法之一，有助于保护甲状旁腺和喉返神经的功能。由于上极甲状旁腺高于或平行于喉返神经入喉处，所以清扫时一般都可以保留。

应当从椎前筋膜上清除甲状腺下动脉下方的纤维脂肪组织。在清扫过程中，要始终留意喉返神经并避免牵拉。清扫的下界是无名动脉。右侧气管旁靠下的部分会向深处延伸，因此要特别注意，该区域在接近右椎动脉和肺尖处可能有较大的淋巴结，在解剖时注

意避免出血和良好显露[24]。对胸腺静脉应该细致地解剖和结扎，同时需要注意该区域还有隐藏的头臂静脉和锁骨下静脉。转移的淋巴结一般很少在胸腺内。Khatib 在接受中央区淋巴结清扫、甲状腺全切和双侧胸腺切除手术的 45 例分化型甲状腺癌患者中只发现 2 例存在胸腺内转移淋巴结。这两个淋巴结属于微转移并且和原发肿瘤同侧。Khatib 同时发现胸腺切除会增加术后低钙血症发生的风险[38]。

左侧气管旁淋巴结清扫

左侧喉返神经绕过动脉导管韧带后折返回颈部，然后沿气管食管沟垂直上行。左侧气管旁淋巴结清扫同样是在颈总动脉内侧，上起甲状软骨下缘，下至假想的无名动脉横过气管的水平线。应该从环状软骨侧方下缘的喉返神经入喉处开始全程解剖显露喉返神经直到锁骨上其进入纵隔处。在清扫左侧淋巴结的过程中同样需要显露迷走神经以便于刺激神经和评估喉返神经电生理上的完整性。应保留甲状腺下动脉主干和

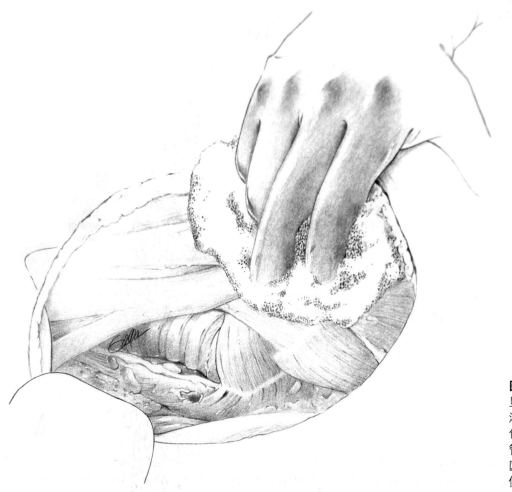

图 38-3 通过"后门"的方法显露气管旁区域并完成中央区淋巴结清扫。重要的定位标志包括颈总动脉内侧、气管和食管以及环状软骨下缘。气管旁区域的完整显露需要通过向内侧牵开气管和喉来实现

任何可能的甲状旁腺组织，下极甲状旁腺不能原位保留时需要行自体种植。清除所有气管食管旁、椎前筋膜前方甲状腺下动脉下方的淋巴脂肪组织，需要强调的是左侧喉返神经不需要像右侧那样行 360° 解剖（见图 38-3）。

手术完成后，用生理盐水冲洗创腔并仔细止血。有无淋巴结清扫对伤口的缝合没有影响。一项前瞻性随机对照临床研究明确证实甲状腺全切伴或不伴中央区淋巴结清扫术后并不一定需要常规放置引流，而且无引流的情况下会缩短住院时间[39-40]。

对所有的颈部中央区手术都应该在手术完成后评估迷走神经电生理的完整性，这样可以为术后喉返神经功能提供预后信息（见第 33 章）[37]。

双侧气管旁淋巴结清扫

双侧气管旁淋巴结清扫有发生双侧甲状旁腺和喉返神经损伤的风险。为了减少上述问题的发生，可以考虑在进行双侧清扫时尽量保证一侧神经和甲状旁腺的功能完整，对侧再进行彻底地清扫。在完成一侧清扫手术后最好对同侧迷走神经进行刺激以确认喉返神经的肌电图活性和声门的开关，这样可以防止双侧声带麻痹的发生，也是喉返神经重要且基本的监测原则（见第 33 章）。

术前喉部检查的重要性

所有颈中央区手术前的患者都应当接受电子喉镜检查以评估喉返神经的完整性（见第 15 章）。声带固定提示喉返神经存在医源性损伤或肿瘤侵犯。单侧喉返神经被肿瘤或病变淋巴结侵犯时，可以在确保对侧喉返神经功能正常的前提下对患者的神经实施切断吻合术。喉返神经可能被原发肿瘤、转移的淋巴结或残余肿瘤的复发灶侵犯。比较麻烦的局面是喉返神经功能尚正常但是术中发现喉返神经与肿瘤粘连紧密，此时应该在尽可能清除病变淋巴结的同时尝试保留喉返神经结构和电生理的完整性（见第 33 章），特别是在对复发或残存病灶的处理上。外科医生应当尽可能地清除所有病变组织，同时也需要在保留神经完整性和中央区疾病残留风险之间权衡利弊。当仅存唯一一个有功能的喉返神经时可以考虑放射性碘治疗或外放疗（图 38-4）。

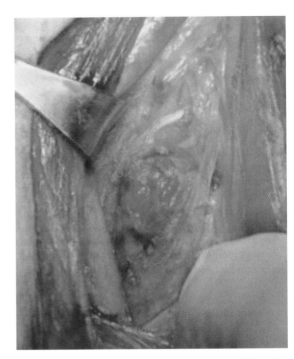

图 38-4 （也见彩图）右侧气管旁存在一个明显的转移淋巴结，该淋巴结与喉返神经关系密切。注意将气管向对侧牵拉可以更好地显露该区域

术后注意事项

中央区淋巴结清扫术后患者会有一过性或永久性低钙血症的风险。对出现低钙血症的患者应当遵循个体化原则按指南要求给予处理。电子喉镜是判断术后声带运动和喉返神经功能的重要措施。颈中央区淋巴结清扫的术后相关并发症见第 37 章。

再次手术的注意事项

颈部中央区的再次手术会遇到一些独特的问题，但是多数都可以获得安全的解决。甲状腺癌的再次手术，包括中央区淋巴结的再次清扫的主要内容请参见第 53 章。再次手术时颈前肌肉可能会阻碍手术野的显露，必要时可以切除部分颈前肌肉（特别是胸骨甲状肌）来增加显露。对于粘连严重特别是经历了多次手术的患者，颈前正中入路可能会受到瘢痕的干扰，此时从颈外侧选入路更有帮助（见图 38-4）。颈动脉鞘是再次中央区淋巴结清扫的重要标志，而迷走神经也需要在术前、术后进行神经刺激监测。将颈前肌肉分离牵拉或切除以显露手术野。中央区淋巴结再次清扫的主要内容请参见第53章，本章我们主要简介重要的相关技术要点。再次中央区淋巴结清扫可以分为以下几个步骤进行：

1. 皮瓣的游离和初期显露。按照美观的原则选择是否需要切除原有的手术瘢痕，这对肿瘤预后没有影响。如果原切口位置很低，可能在再次手术时需要延长切口少许，一般只有在需要侧方淋巴结清扫时才会明显延长切口。皮瓣的游离范围要足够大，上缘应到甲状软骨缺口处或舌骨水平，侧方一般到胸锁乳突肌腹侧才合适。

2. 中线定位的环状软骨解剖。如果再次中央区淋巴结清扫需要清除喉前或气管前淋巴结，中线处需要从喉结到无名血管横过气管水平彻底显露。如果只需要清扫气管旁区域，中线处向上只需要显露到环状软骨下缘就足矣，由于之前手术瘢痕的干扰，可能不容易触诊到甲状软骨和环状软骨。特别要注意环状软骨的识别，因为环状软骨下缘是喉返神经入喉水平的重要标志，该处需要用双极电凝进行无血化小范围清扫。

3. 胸锁乳突肌和颈动脉鞘的解剖。同侧胸锁乳突肌内缘自甲状软骨到锁骨水平的解剖显露对气管旁淋巴结的清扫很重要。如果以前进行过侧方清扫或颈动脉鞘解剖，受薄壁的颈内静脉与瘢痕紧密粘连的影响，该区域的再次显露会变得很困难，特别是在颈部下端颈内静脉进入胸廓的位置必须要小心静脉的损伤。一旦打开颈动脉鞘，就可以进行迷走神经刺激来监测喉返神经的功能，这是目前术中监测神经完整性的主要方法[37]。

4. 颈前带状肌肉下端的分离。颈前带状肌肉下端呈扇形连接于锁骨，对颈动脉鞘的充分显露需要解剖该处。切断这些肌肉能使气管旁区域的下端显露的更充分。

5. 气管旁区域喉返神经的电图形。将颈前肌群向中线方向牵拉以显露中央的气管、食管和侧方的颈动脉以及整个气管旁区域（见图38-3）。在助手牵拉颈前肌肉时，术者必须认真识别病变的淋巴结组织，有时它们可能会附着在胸锁乳突肌内面。完成上述步骤后，应当用神经探测仪绘制气管旁区域内喉返神经的电图形。绘图完成后开始解剖和显露全程的喉返神经。肉眼和电监测都确认喉返神经的完整性后就可以进行气管旁区域的淋巴结清扫。向上应追溯到喉返神经入喉处，并和气管前、喉前淋巴结清扫范围汇合（见第2步）。对气管旁区域的清扫也可以分为几个部分进行。左侧可以分为喉返神经到气管前的一部分和神经、食管外侧的部分，右侧可以如前述分为喉返神经外上部分和内上部分两个三角形区域。整块切除淋巴结脂肪组织并没有什么优点，所以术中可以根据病变淋巴结与神经的相互关系来决定是整块切除还是分几部分切除。

再次手术时医生可以先在较初次手术区域更低的位置解剖显露喉返神经。一般而言，瘢痕粘连紧密的区域位于喉返神经上端，最明显的粘连多位于喉返神经贴近气管侧壁距入喉处约1 cm的范围，该处常有残留的甲状腺。临床上有多种显露喉返神经的方法，一般分为下端入路（如本段开始所述）、侧方入路和上端入路（参看第33章）。因为可以避开初次手术所造成的粘连，一般我们会选择下端入路。

6. 清扫的程度。一般我们在术前根据评估结果预设的清扫范围多是包括至少一个气管旁区域的完全性淋巴结清扫。然而，术前影像学检查并不能完全评估瘢痕的范围和程度。尽管我们应当努力完成对术前评估存在淋巴结转移的气管侧方区域的完全性淋巴结清扫，但是由于不可预知的粘连影响，再次清扫的范围和程度可能会低于术前的预想。如前所述，明显的气管侧方粘连最常发生在清扫范围的上部。在该区域喉返神经受瘢痕粘连的影响会紧贴气管和环状软骨侧壁并难以解剖，所以再次手术时如果上述区域没有明显转移淋巴结存在就不应该进行盲目清扫。总之，再次手术的原则是综合考虑术中淋巴结探查情况和喉返神经与周围组织的粘连情况，实施一个有度的完全性区域淋巴结清扫。

参考文献

[1] Iyer NG, et al: Delphian node metastasis in head and neck cancers—oracle or myth? *J Surg Oncol* 102: 354–358, 2010; doi: 10.1002/jso.21640.

[2] Means JH: Massachusetts General Hospital Boston: Thyroid Clinic. [from old catalog]: *The thyroid and its diseases; from the Thyroid Clinic of the Massachusetts General Hospital*, ed 2, 1948, J. B. Lippincott co.

[3] Wang TS, Dubner S, Sznyter LA, et al: Incidence of metastatic well-differentiated thyroid cancer in cervical lymph nodes, *Arch Otolaryngol Head Neck Surg* 130: 110–113, 2004; doi: 10.1001/archotol.130.1.110.

[4] Gemsenjager E, et al: Lymph node surgery in papillary thyroid carcinoma, *J Am Coll Surg* 197: 182–190, 2003; doi: 10.1016/S1072-7515(03)00421-6.

[5] Mirallie E, et al: Localization of cervical node metastasis of papillary thyroid carcinoma, *World J Surg* 23: 970–973, 1999; discussion 973–974.

[6] Gilliland FD, Hunt WC, Morris DM, et al: Prognostic factors

for thyroid carcinoma. A population-based study of 15,698 cases from the Surveillance, Epidemiology and End Results (SEER) program 1973-1991, *Cancer* 79: 564–573, 1997.

[7] Hay ID, et al: Unilateral total lobectomy: is it sufficient surgical treatment for patients with AMES low-risk papillary thyroid carcinoma? *Surgery* 124: 958–964, 1998; discussion 964–966.

[8] Bardet S, et al: Macroscopic lymph-node involvement and neck dissection predict lymph-node recurrence in papillary thyroid carcinoma, *Eur J Endocrinol* 158: 551–560, 2008; doi: [10] 1530/EJE-07-0603.

[9] Tisell LE, et al: Improved survival of patients with papillary thyroid cancer after surgical microdissection, *World J Surg* 20: 854–859, 1996.

[10] Scheumann GF, Gimm O, Wegener G, et al: Prognostic significance and surgical management of locoregional lymph node metastases in papillary thyroid cancer, *World J Surg* 18: 559–567, 1994; discussion 567–558.

[11] Attie JN, Khafif RA, Steckler RM: Elective neck dissection in papillary carcinoma of the thyroid, *Am J Surg* 122: 464–471, 1971.

[12] Noguchi M, et al: Regional lymph node metastases in well-differentiated thyroid carcinoma, *Int Surg* 72: 100–103, 1987.

[13] Rosen IB, Maitland A: Changing the operative strategy for thyroid cancer by node sampling, *Am J Surg* 146: 504–508, 1983.

[14] Gimm O, Rath FW, Dralle H: Pattern of lymph node metastases in papillary thyroid carcinoma, *Br J Surg* 85: 252–254, 1998; doi: 10.1046/j.1365-2168.1998.00510. x.

[15] Buhr HJ, Mann B: Thyroidectomy and lymphadenectomy, *Chirurg* 70: 987–998, 1999.

[16] Noguchi S, Murakami N, Yamashita H, et al: Papillary thyroid carcinoma: modified radical neck dissection improves prognosis, *Arch Surg* 133: 276–280, 1998.

[17] Sywak M, ct al: Routinc ipsilateral levcl VI lymphadenectomy reduces postoperative thyroglobulin levels in papillary thyroid cancer, *Surgery* 140: 1000–1005, 2006; discussion 1005–1007. doi: 10.1016/j. surg. 2006.08.001.

[18] Hughes DT, et al: Influence of prophylactic central lymph node dissection on postoperative thyroglobulin levels and radioiodine treatment in papillary thyroid cancer, *Surgery* 148: 1100–1106, 2010; discussion 1106–1107. doi: 10.1016/j. surg. 2010. 09. 019.

[19] Qubain SW, Nakano S, Baba M, et al: Distribution of lymph node micrometastasis in pN0 well-differentiated thyroid carcinoma, *Surgery* 131: 249–256, 2002.

[20] Cooper DS, et al: Revised American Thyroid Association management guidelines for patients with thyroid nodules and differentiated thyroid cancer, *Thyroid* 19: 1167–1214, 2009; doi: 10.1089/thy. 2009. 0110.

[21] Mazzaferri EL, Doherty GM, Steward DL: The pros and cons of prophylactic central compartment lymph node dissection for papillary thyroid carcinoma, *Thyroid* 19: 683–689, 2009; doi: 10. 1089/thy. 2009. 1578.

[22] Clayman GL, et al: Approach and safety of comprehensive central compartment dissection in patients with recurrent papillary thyroid carcinoma, *Head Neck* 31: 1152–1163, 2009; doi: 10. 1002/hed. 21079.

[23] Farrag TY, et al: Algorithm for safe and effective reoperative thyroid bed surgery for recurrent/persistent papillary thyroid carcinoma, *Head Neck* 29: 1069–1074, 2007; doi: 10. 1002/hed. 20634.

[24] Pai SI, Tufano RP: Central compartment neck dissection for thyroid cancer. Technical considerations, *ORL J Otorhinolaryngol Relat Spec* 70: 292–297, 2008; doi: 10. 1159/000149831.

[25] Grodski S, Cornford L, Sywak M, et al: Routine level VI lymph node dissection for papillary thyroid cancer: surgical technique, *ANZ J Surg* 77: 203–208, 2007; doi: 10.1111/j. 1445-2197 2007. 04019. x.

[26] Ferlito A, et al: Paratracheal node dissection for well-differentiated cancer of the thyroid: indications, technique and results, *Auris Nasus Larynx* 35: 463–468, 2008; doi: 10.1016/j. anl. 2007. 11. 008.

[27] Lesnik DC, Zurakowski D, et al: *Papillary thyroid carcinoma nodal surgery directed by a preoperative radiographic map: CT scan and ultrasound in all primary and reoperative patients*, Boston, 2011, Massachusetts Eye and Ear Infirmary.

[28] Carty SE, et al: Consensus statement on the terminology and classification of central neck dissection for thyroid cancer, *Thyroid* 19: 1153–1158, 2009; doi: 10. 1089/thy. 2009. 0159.

[29] Martins AS: Neck and mediastinal node dissection in pharyngolaryngoesophageal tumors, *Head Neck* 23: 772–779, 2001.

[30] Machens A, Dralle H: Prediction of mediastinal lymph node metastasis in papillary thyroid cancer, *Ann Surg Oncol* 16: 171–176, 2009; doi: 10. 1245/s10434-008-0201-y.

[31] Weber RS, et al: Paratracheal lymph node dissection for carcinoma of the larynx, hypopharynx, and cervical esophagus, *Otolaryngol Head Neck Surg* 108: 11–17, 1993.

[32] Harrison DFN: *Cancer of the larynx*, 1984, University of London PhD thesis.

[33] Pereira JA, et al: Nodal yield, morbidity, and recurrence after central neck dissection for papillary thyroid carcinoma, *Surgery* 138: 1095–1100, 2005; discussion 1091–1100. doi: 10. 1016/j. surg. 2005. 09. 013.

[34] Musacchio MJ, Kim AW, Vijungco JD, et al: Greater local recurrence occurs with "berry picking" than neck dissection in thyroid cancer, *Am Surg* 69: 191–196, 2003; discussion 196–197.

[35] Randolph GW: The importance of pre- and postoperative laryngeal examination for thyroid surgery, *Thyroid* 20: 453–458, 2010; doi: 10. 1089/thy. 2010. 1632.

[36] Pata G, Casella C, Mittempergher F, et al: Loupe magnification reduces postoperative hypocalcemia after total thyroidectomy, *Am Surg* 76: 1345–1350, 2010.

[37] Randolph GW, et al: Electrophysiologic recurrent laryngeal nerve monitoring during thyroid and parathyroid surgery: international standards guideline statement, *Laryngoscope* 121(Suppl 1): S1–S16, 2011; doi: 10. 1002/lary. 21119.

[38] El Khatib Z, et al: Is thymectomy worthwhile in central lymph node dissection for differentiated thyroid cancer? *World J Surg* 34: 1181–1186, 2010; doi: 10. 1007/s00268-009-0363-1.

[39] Khanna J, et al: Is the routine drainage after surgery for thyroid necessary? A prospective randomized clinical study [ISRCTN63623153], *BMC Surg* 5: 11, 2005; doi: 10. 1186/1471-2482-5-11.

[40] Lee SW, et al: Is lack of placement of drains after thyroidectomy with central neck dissection safe? A prospective, randomized study, Laryngoscope 116: 1632–1635, 2006; doi: 10. 1097/01. mlg. 0000231314. 86486. be.

第39章 ■ 颈外侧淋巴结清扫术：适应证

JESUS E. MEDINA ■ AVI KHAFIF HEFETZ

近年来，有关分化型甲状腺癌患者治疗方案的争议已经从甲状腺切除的范围（即甲状腺腺叶切除术或全甲状腺切除术）转移到初次手术淋巴结清扫的范围，具体来说，即颈中央区淋巴结的处理（见第37章和第38章）。尽管甲状腺癌的诊疗指南已广泛应用，而对该区域的淋巴结处理仍然备受争议，因为目前尚无前瞻性的随机研究，并且由于分化型甲状腺癌的预后较好，长期随访较难获得确切的结果。此外，淋巴结转移对生存率的影响仍有待阐明。另外，对于低危患者放射性碘治疗的效果也尚未明确。因此，在本章中，我们将在支持不同观点的文献中找出最佳的证据来解决当前分化型甲状腺癌患者颈部处理的争议问题。

甲状腺的淋巴引流

甲状腺的淋巴管可分成三个组（图39-1，也可参见第38章图38-1）。第一组，发自甲状腺中下叶的淋巴管与甲状腺下静脉伴行，第一站注入气管旁和气管前淋巴结（Ⅵ区）和颈内静脉下组淋巴结（Ⅳ区），第二站注入纵隔前上淋巴结（Ⅶ区），很少注入下纵隔淋巴结；第二组，发自甲状腺外侧的淋巴管伴行甲状腺中静脉注入颈内静脉淋巴结（Ⅱ、Ⅲ、Ⅳ区）；第三组，发自甲状腺上叶和峡部的淋巴管注入喉前淋巴结（Delphian淋巴结）和颈内静脉淋巴结，特别是颈内静脉中组淋巴结（Ⅲ区）。

这种看似有序的淋巴引流会使人认为可以根据甲状腺内原发肿瘤的位置预测其淋巴转移的途径。这个问题一直没有得到系统地验证，直到近期Mirallie等[1]的一项回顾性研究的发表。该研究纳入了119位甲状腺乳头状癌患者，手术方式均为甲状腺全切术加双侧改良根治性颈淋巴结清扫术，结果并未发现颈淋巴结转移部位与甲状腺内的原发肿瘤位置之间的相关性。然而，研究者发现位于甲状腺下极的肿瘤发生淋巴结转移的概率明显低于其他位置的肿瘤。有意思的

是，这些肿瘤位于甲状腺下极的患者当中，仅有一位发生了二腹肌下方的淋巴结转移，并且此患者同时存在气管旁和颈内静脉中组淋巴结转移。这一发现表明，位于甲状腺下极的肿瘤发生Ⅱ区淋巴结转移的风险较低。由此可见，甲状腺癌淋巴结转移的规律存在多变性并且很难准确预测。

淋巴结转移的模式

尽管原发肿瘤位于甲状腺腺体内，甲状腺癌淋巴结转移的第一站通常是气管旁淋巴结[2-3]。88%的甲状腺癌患者前哨淋巴结位于气管旁区域[4]。尽管将Ⅵ区（即中央区淋巴结）和Ⅶ区（即上纵隔淋巴结）当做所有甲状腺癌淋巴引流的第一站是相对安全的，然而

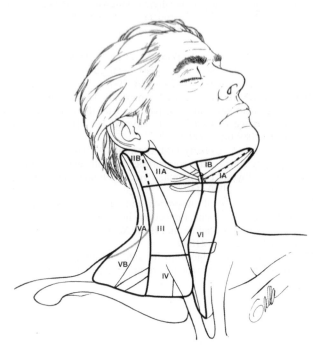

图39-1 颈部的淋巴引流（From Janfaza P, et al, editors: *Surgical anatomy of the head and neck*, Philadelphia, 2001, Lippincott Williams & Wilkins.）

仍有 18% 的患者出现跳跃式转移[5]，即跳过第一站转移至颈外侧淋巴结。如前所述，考虑到沿颈内静脉的淋巴结链，肿瘤在甲状腺内的原发位置和淋巴结转移的区域看似并不存在关联[2]。

颈内静脉淋巴结链最常累及的是Ⅳ区，即颈内静脉下组淋巴结，占 52%。紧接着是Ⅲ区、Ⅴ区和Ⅱ区，分别为 45%、33% 和 30%[6]。颌下三角区域淋巴结（Ⅰ区）转移并不常见，主要出现在一些晚期病例且颈部其他区域淋巴结，尤其是Ⅱ区淋巴结已经受累的情况[7-8]。

多达 24% 的患者出现对侧淋巴结转移，特别是肿块较大、累及峡部或肿瘤复发的患者[2,9]。单侧肿瘤尤其是微小癌发生对侧淋巴结转移的概率较低。近期的一项研究报道，57 名单侧微小癌（直径 < 1 cm）患者，仅 1 人发生对侧气管旁淋巴结转移[10]。而就如 Attie 所建议的，通过甲状腺腺内播散至对侧的情况并不多见[11]。

近期的一项研究，Mirallie 等指出甲状腺乳头状癌常见淋巴结转移区域，旨在帮助明确哪些淋巴结应该取活检从而确定是否需行颈部淋巴结清扫以及清扫的范围。他们回顾性分析了 119 位接受全甲状腺切除加双侧改良根治性颈淋巴结清扫术的甲状腺乳头状癌患者。正如所预料的，51% 的患者有中央区淋巴结（Ⅵ区）转移，47% 的患者累及颈外侧（Ⅱ区、Ⅲ区和Ⅳ区）淋巴结。然而有趣的是，组织学证实全部淋巴结转移的一组患者中，有 20% 没有气管旁淋巴结转移，37% 没有颈内静脉中组淋巴结转移，49% 没有锁骨上淋巴结转移。另外，13% 有正常颈内静脉中组和气管旁淋巴结的患者和 14% 有正常锁骨上和气管旁淋巴结的患者发生了颈部其他区域淋巴结的转移。另外也有报道提出 9% ~ 10% 没有气管旁淋巴结转移的患者病理证实在其他区域存在阳性淋巴结[12-13]。以上发现说明有无气管旁、颈内静脉中组或锁骨上淋巴结转移并不能准确预测有无其他部位的淋巴结转移，通过以上区域的淋巴结活检来决定是否行颈部淋巴结清扫的可靠性也应受到质疑。

淋巴结转移的危险因素

甲状腺癌淋巴结转移主要有以下几个危险因素。

组织学亚型

乳头状癌发生淋巴结转移的概率最高。总的平均转移率为 60%，置信区间为 30% ~ 90%[2,5,14-21]。这一数据在儿童中更高，平均转移率达到 80%[6,22-24]。在所有甲状腺癌患者中，首发的临床症状为可触及转移淋巴结的占 13% ~ 30%[25-27]，而在甲状腺微小乳头状癌患者当中，这一数据为 20%[15]。甲状腺乳头状癌亚临床淋巴结转移的发生率为 44% ~ 82%[8,16,28-30]。乳头状癌滤泡亚型发生淋巴结转移的概率相对较小，有研究报道，这一数据分别为 22% 和 57%（参见第 18 章和第 19 章）[31]。滤泡状癌更易发生血行转移，发生淋巴结转移的概率较低（12% ~ 14%）（参见第 20 章）[32-35]。有报道称滤泡状癌的一个亚型 Hurthle 细胞癌有高达 50% 的淋巴结转移率[36]。而近期的研究显示其淋巴结转移率与单纯的滤泡状癌相仿（参见第 22 章）[20-21,37]。

甲状腺乳头状癌的高细胞变异（TCV）被认为是一种具有较高侵袭性的变异，预后较差。有趣的是，Morris 等利用 SEER 数据库选取了 278 名高细胞变异患者和 2522 名普通乳头状癌患者进行配对研究发现，两种病理类型淋巴结转移率没有明显差异（39.6% 和 36.5%）[38]。

肿瘤大小

Lee 等进行了一项回顾性研究，该研究纳入 335 名甲状腺微小乳头状癌患者，手术方式为全甲状腺切除或腺叶切除并行选择性中央区淋巴结清扫。结果显示肿瘤直径（> 5 mm）、男性、年龄（< 45 岁）和向甲状腺被膜外生长这些因素均为淋巴结转移的预测因素[39]。其他研究也报道了肿瘤大小与淋巴结转移之间的关联[40-41]。

肿瘤的侵犯特征

肿瘤呈现被膜外生长、血管侵犯、没有包膜这些特征更易发生淋巴结转移，男性患者肿瘤的侵袭性更强。两项独立的研究显示当肿瘤呈现被膜外生长和血管侵犯两个特征时，淋巴结转移率高达 87%，而没有这些特征时，转移率仅为 37%[29,39]。

生物学标志

迄今为止，尚没有生物学标志物被充分证实能够常规用作分化型甲状腺癌淋巴结转移的术前预测指标。然而，BRAF 基因突变却是关系到甲状腺乳头状癌淋巴结转移和预后的一个潜在预测指标。诸多研究证实 BRAF 基因的突变与淋巴结转移显著相关，并且与其他一些临床病理学指标，包括被膜外生长、疾病分期、肿瘤复发等相关联[42-43]。Xing 等通过细针穿刺活检检测 BRAF 基因的突变情况，从而预测肿瘤的分期和临床预后。结果发现，与野生型相比，BRAF 基因突变更易发生淋巴结转移（38% 对 18%；$P=0.002$），更易出现被膜外生长（23% 对 11%；$P=0.039$），更易发生甲状腺包膜侵犯（29% 对 16%；$P=0.045$）。值得注意的是，该研究中中央区淋巴结清扫主要针对有明显肿大淋巴结的患者，因此，BRAF 基因突变与淋巴结转移的关联程度可能被低估。这些发现表明，术前进行 BRAF 基因筛查可能会对患者是否需行中央区淋巴结清扫有指导意义（参见第 37 章和第 38 章）[44]。Rodolico 等近期发现肿瘤直径小于 1 cm 的甲状腺乳头状癌患者，有 BRAF[V600] 基因突变和 p27[Kip1] 蛋白水平下调者，更易发生淋巴结转移；与没有该基因突变的患者相比，这些患者淋巴结转移的数目更多，且更易出现被膜外生长。然而，颈部淋巴结转移区域之间（中央区与颈外侧）并没有差异[45]。BRAF 基因突变是甲状腺癌不良预后的一个较好预测指标[46]。

抑制基因 p53 的表达与甲状腺乳头状癌的侵袭性相关[47-48]。Morita 等近期发现 p53 蛋白的过表达与肿瘤大小、淋巴结转移及转移的平均数目显著相关[49]。存在 RAS 基因突变的乳头状癌通常是滤泡亚型，这一突变更易发生血行转移，而淋巴结转移的概率降低[50-51]。

RET/PTC 基因重排和甲状腺乳头状癌的预后之间的关联目前尚不明确，有证据表明 RET/PTC1 重排基因型与病情的好转相关[52]。

淋巴结转移的预后意义

淋巴结转移对分化型甲状腺癌患者预后的影响目前已经比较明确。在过去，一些研究表明，甲状腺乳头状癌淋巴结转移并不会降低患者的生存期[5,14,24,27,41,53-59]。某些研究甚至表明有淋巴结转移的患者生存反而受益[27,32,60]。然而，这些研究结果并未经过患者的年龄因素加以校正。另外，大部分研究随访时间也不够长。Harness 等[56]强调应该延长分化型甲状腺癌患者的随访时间以获得更加准确的生存期统计数据。Mazzaferri 和 Jhiang[61]对 1 355 位甲状腺乳头状癌和滤泡状癌患者随访了 10～30 年，结果发现有淋巴结转移的患者生存期显著下降，一些死亡病例出现在治疗后的 20～30 年，再一次强调了长期随访的重要性。近期，Podnos 等[62]报道了源自 SEER 数据库的一项队列研究，该研究纳入 9904 例甲状腺乳

头状癌的患者，经多变量分析得出淋巴结转移、年龄大于 45 岁、远处转移、肿瘤体积大这些因素均为不良预后的重要预测指标。有淋巴结转移的患者 14 年生存率为 79%，而没有淋巴结转移的患者为 82%（$P<0.05$）。在最近一项源自 SEER 数据库的研究中，Zaydfudim 等[63]总结出，颈部淋巴结转移可降低长期生存率，但是仅在 45 岁以上乳头状癌和滤泡状癌患者中有这一发现。其他一些研究发现，有淋巴结转移的患者局部复发率高于无淋巴结转移者，尤其是多区域淋巴结转移的患者和癌灶突破甲状腺包膜的患者[64]。

无淋巴结转移的颈部处理

颈外侧

对分化型甲状腺癌患者不推荐做选择性颈外侧淋巴结清扫，因为并没有明确的生存受益[65-67]。然而，有些外科医生，特别是日本的外科医生，会推荐有高风险因素的患者做选择性颈外侧淋巴结清扫（Ⅱ区～Ⅴ区）[5-6,30,68-70]。

颈中央区

对于分化型甲状腺癌的手术治疗，目前主要的争议集中在颈中央区淋巴结选择性清扫的作用上（见第 37 章和第 38 章）[71]。美国甲状腺学会最新发表的指南[72]中提到：对于颈部淋巴结没有明显临床受累征象的甲状腺乳头状癌患者，特别是晚期原发性肿瘤患者（T3 或 T4 期），预防性中央区淋巴结清扫（患侧或双侧）可能是适用的。在该指南的支持证据中，上述建议来源于"专家意见"，并有着如下补充说明："（该建议）应根据外科手术技术的水平来决定是否执行"，当主刀医生经验不足或很少做该手术时，手术后出现相关并发症的可能性会升高。2006 年欧洲甲状腺癌特别工作组的共识中指出："没有证据表明它（中央区淋巴结清扫）可改善复发率或死亡率，但它可以明确疾病的准确分期，这也许可以指导后续治疗和随访"[73]。

由于缺乏前瞻性随机试验数据来证明中央区淋巴结清扫可以对分化型甲状腺癌患者的复发率或疾病相关存活率产生有利影响，因此这些建议都有些模棱两可。然而，许多回顾性研究和病例系列研究表明了相关的有利作用。一部分人认为目前支持选择性中央区淋巴结清扫的最佳证据是 Tisell 等所做的研究[74]，此研究被描述成一项前瞻性的研究。但该研究实际上是

一个看似标准化临床试验的回顾性分析。作者回顾分析了 1970 年到 1989 年在瑞典哥德堡的萨尔格伦斯卡大学医院因甲状腺乳头状癌进行手术的连续 195 位患者的情况。内分泌外科的医生们为所有患者进行了手术，手术方式采取了甲状腺全切或近全切，以及所谓的"精细颈部中央区淋巴结清扫"，清扫范围为从颈内静脉舌骨下水平到无名静脉。只有 12 名患者（6%）进行了术后放射性碘治疗，原因包括远处转移（4 名患者）和残余甲状腺消融（8 名患者）。中位随访时间 13 年，时间跨度 0.2～26 年。8 名患者死于甲状腺癌（4%），其中 5 名患者在初次诊治时即有远处转移（第 4 期），而另外 3 名患者（1.6%）则处于疾病第 3 期。对于没有远处转移的患者，1.6% 的死亡率是值得注意的。作者进一步将他们的结果与另外两项新发表的斯堪的纳维亚地区的研究结果进行了比较，两项研究结果分别来自芬兰[75]和挪威[76]。在这两项研究中，患者并未接受常规颈部中央区淋巴结清扫。作者指出，这样的比较是可行的，因为这三个国家同处于斯堪的纳维亚地区，生活条件和卫生保健系统类似。与该研究的死亡率 1.6% 相比，来自芬兰和挪威的研究死亡率分别为 11.1% 和 8.4%。作者由此推断出，他们的结论强有力地证实了精细的甲状腺和中央区淋巴结微清扫可以提高甲状腺乳头状癌患者的生存率。然而，所选的研究是否适于比较仍有待推敲，因为该队列研究在患者的肿瘤分期和术后治疗方面并没有可比性。更重要的是，在两项用于比较的研究中，一项并没有提供对淋巴结作何处理的信息，而另一项普遍采用的是淋巴结"摘草莓式"的手术方法。

除了该研究外，近期的 2 篇包括了 4 项回顾性研究和至少 7 个病例系列研究的系统评估同样指出，选择性中央区淋巴结清扫可能会使甲状腺乳头状癌患者的复发率降低、疾病相关存活率提高[77-78]。然而，由于相似的回顾性观察研究并未发现该有利作用[79]，因此这一领域的争议依然存在。

除了在控制局部癌灶和提高生存率方面有潜在的有利影响外，支持选择性颈部中央区淋巴结清扫的学者们指出，该手术方式的合理性还能从如下几个方面得以体现：

1. 不论是术前超声检查抑或是术中肉眼观察，都无法准确判断颈部中央区淋巴结是否有癌灶转移。由于甲状腺腺体的阻挡，难以通过超声检查来评估气管旁淋巴结的情况。已经有数个研究证实，通过选择性颈部中央区淋巴结清扫所得到的淋巴结中，只有约一半的淋巴结能通过术前超声检查观察到[80-81]。另外还有研究表明，中央区淋巴结清扫术后通过病理检查证实有癌灶转移的淋巴结中，仅有不到 50% 能由手术医生在术中正确地判断出来[82]。

2. 选择性中央区淋巴结清扫可以提高疾病分期的准确性，并能降低术后甲状腺球蛋白水平。Sywak 等回顾性研究了 447 名淋巴结临床症状阴性的甲状腺乳头状癌患者的情况，这些患者在术后随访时所使用的长期监测指标均为甲状腺球蛋白水平[83]。其中，56 名患者接受了甲状腺全切术及患侧中央区淋巴结清扫，其余的 391 名患者仅接受了甲状腺全切手术。这两组的患者肿瘤大小和 MACIS 评分均大致相同，术后都接受了放射性碘治疗，且两组患者所用的放射性碘平均剂量也基本一致。消融治疗后比较两组患者的血清甲状腺球蛋白水平，接受中央区淋巴结清扫的患者，其血清甲状腺球蛋白水平较低（P=0.02），并且在该组中无法检测出血清甲状腺球蛋白的患者明显较多（P＜0.001）。而就在近期，Bonnet 等[84]研究了 115 名术前超声检查未见淋巴结异常的小癌灶甲状腺乳头状癌（T1N0）患者的情况，这些患者都接受了全甲状腺切除及双侧中央区（VI区）淋巴结清扫。作者指出，因为进行了选择性淋巴结清扫，有 30% 的患者在术后是否需行放射性碘治疗的适应证上发生了改变。另外，在经过 1 年的术后治疗后，97% 的患者通过持续的促甲状腺激素（TSH）抑制或重组人促甲状腺激素（rhTSH）刺激，其血清甲状腺球蛋白均低至无法检测出的水平。

3. 对于转移风险较大的高危患者，进行中央区淋巴结清扫可以避免后续手术治疗，从而避免在初次手术后所形成的瘢痕组织中进行再次手术，损伤喉返神经。

目前反对选择性中央区淋巴结清扫的主要观点是，在缺乏前瞻性随机试验数据支持的情况下，常规开展一项可能增加喉返神经损伤、甲状旁腺损伤发生率的手术操作是不合理的。已有研究明确证实，若由经验丰富的外科医生主刀，选择性或治疗性的颈部中央区淋巴结清扫术后并发症的发病率会降低[85-87]。但另一方面，许多研究显示，在某些机构中，中央区淋巴结清扫可能与术后并发症，特别是喉返神经损伤、一过性甲状旁腺功能减退症的发生率增高相关；而且并没有降低复发率[88-89]，尤其是进行综合（双侧）中央区淋巴结清扫时[90]。Pereira 等发现中央区淋巴结清扫后的并发症发生率与切除的淋巴结数目、胸腺组织体积以及误切的甲状旁腺数目有关。有趣的是，在手术所得的病理标本中，在 19% 的标本中可以找到一个或多个甲状旁腺腺体[91]。

众所周知，患者的预后情况是与医生的经验相关的。Boudourakis 等发表于 2009 年的一项研究结果显示，在甲状腺切除术后并发症（甲状旁腺功能减退症和喉返神经损伤）的发生率方面，由经验较少的主刀医生所完成的手术要高于经验丰富的主刀医生（7.1% 比 2.5%，P＜0.001）。在本研究中，经验较少定义为每年完成 9 台左右甲状腺切除术，经验丰富定义为每年完成 30 台或以上甲状腺切除术。本研究和另一项研究也共同表明：在美国约有 45%～59% 的甲状腺切除术是由经验较少的医生主刀完成的[92]。

我们认为，鉴于在相关文献中找到的最新信息，合理的做法应该是对高危患者，例如，晚期原发肿瘤患者（T3 或 T4），进行选择性患侧气管旁淋巴结清扫（图 39-2）。对于肿瘤较小的年轻患者，应予以术中气

管旁触诊探查，若没有触及肿大的淋巴结，则不进行选择性清扫；若肿瘤较大且侵袭了甲状腺峡部或对侧腺叶，或者术中在对侧气管旁触及肿大的淋巴结，则应予以双侧气管旁淋巴结清扫（图 39-3）。如果在手术过程中发现一个缺乏血供的甲状旁腺，应该切取一小部分进行病理检查，以确定它是甲状旁腺而不是包裹有淋巴结的肿瘤组织，之后将残余的甲状旁腺重新植入。

有转移淋巴结的颈部处理

对于明确存在颈部淋巴结转移的患者，按照淋巴结分区进行淋巴结清扫仍然是目前的主要治疗手段。颈淋巴结清扫通常应用于具有明显的第 Ⅱ、Ⅲ、Ⅳ、Ⅴ 区转移灶的患者，在颈清扫术中通常保留副神经、颈内静脉、胸锁乳突肌以及其他未被肿瘤侵犯的组织结构[3,11,21,30,66,68,93-100]（图 39-4 和 39-5）。保留未被侵犯的组织结构是可行并且安全的，因为在甲状腺乳头

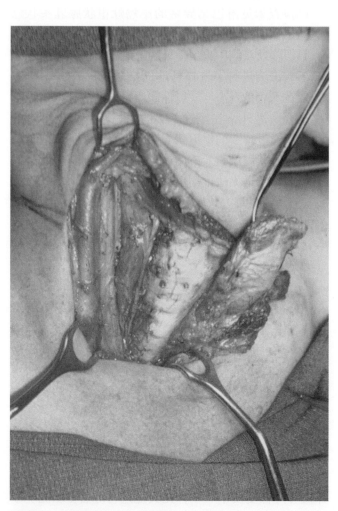

图 39-2　同侧气管旁淋巴结清扫

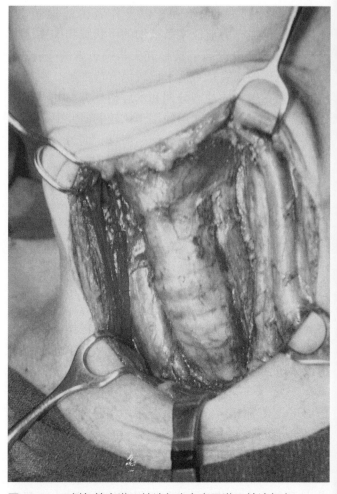

图 39-3　双侧气管旁淋巴结清扫（中央区淋巴结清扫）

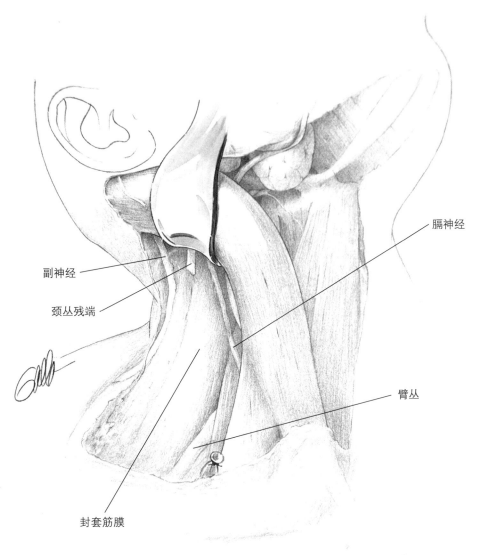

副神经

颈丛残端

膈神经

臂丛

封套筋膜

图 39-4 彻底的颈部淋巴结清扫，后侧观。颈前及颈后的浅筋膜被彻底剥除，解剖分离颈神经丛，保留脊髓副神经（见图中标示）和膈神经（图中未标明）

状癌的局部淋巴结转移中，通常并不是浸润性生长，而只是对周围组织产生推移。

所谓的"摘草莓"式，即仅切除肿大的淋巴结，由于过高的局部复发率，已经被彻底抛弃[69,101]。

如果没有临床或影像学阳性发现，绝大多数外科医生在实施颈部淋巴结清扫时并不包括 I 区淋巴结。甲状腺乳头状癌极少出现 I 区淋巴结转移，而由于未进行 I 区淋巴结清扫而导致的局部复发更为罕见[102]。

最近，Farrag 等建议在颈部淋巴结清扫时不需要常规清扫 VA 区淋巴结，而在发现有明确的 IIA 区淋巴结转移的情况下，才建议进一步清扫 IIB 区淋巴结。该结论基于一项回顾性研究，该研究包括 60 名进行颈部淋巴结清扫的甲状腺乳头状癌患者，活检确认这些患者至少有 1 个转移淋巴结。8.5% 的患者有 IIB 区淋巴结转移，同时这些患者也有明显的 IIA 区

淋巴结转移，而在所有患者中均未发现 VA 区淋巴结转移[103]。

在没有临床或影像学阳性发现时，是否对 V 区淋巴结进行清扫还存在争议。2006 年，位于美国旧金山的加利福尼亚大学的外科医生发现，对于颈部淋巴结清扫范围的选择取决于临床或影像学检查证实的转移淋巴结所处的颈椎水平[102]。颈部淋巴结清扫通常包括 II、IV 区淋巴结，而 I、II 和 V 区淋巴结只有在发现临床或影像学证据时进行清扫术，而只有在 III 区淋巴结有明显转移时，才进行 II 区淋巴结清扫。通过这种选择性颈部淋巴结清扫的方法，在 106 名患者中，96% 的患者没有进行 I 区淋巴结清扫，77% 的患者没有进行 V 区淋巴结清扫，31% 的患者没有进行 II 区淋巴结清扫。而结果显示，在只进行了原发肿瘤同侧淋巴结清扫的患者中（未清扫 I、V 区淋巴结），在 I、V 区淋巴结的复发转移率仅有 1%。而若未进行 II 区

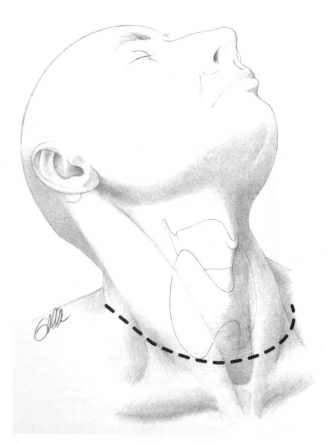

图 39-5　甲状腺及颈外侧淋巴结清扫术的切口位置可以靠下方。没有必要向上方做延展切口

淋巴结清扫，21% 的患者出现同区域的淋巴结复发转移。还有一些研究结果建议，若术前超声检查及术中冰冻切片检查均未发现 Ⅳ 区转移淋巴结，则 Ⅴ 区淋巴结不用进行清扫[104]。这些研究均表明，完善的术前影像学检查和术中评估，对于是否进行 Ⅴ 区淋巴结清扫具有重要的指导意义。由于对 Ⅴ 区淋巴结的清扫有可能导致术后血肿，继发纤维化，从而产生局部疼痛，另外对于颈丛神经皮支的切除也可能导致胸部皮肤感觉的缺失，所以，如果能够通过合理的评估而避免 Ⅴ 区淋巴结清扫是具有重要的临床应用价值的。

有些研究者认为，对于有可触及的颈外侧肿大淋巴结的甲状腺癌患者，除进行颈外侧淋巴结清扫之外，还应该同时清扫气管旁淋巴结。据 Khafif[105] 等报道，在有颈静脉淋巴结链阳性转移的甲状腺癌患者中，83% 的患者同侧气管旁淋巴结转移被掩盖，即使术前超声检查未发现气管旁淋巴的异常。另一项研究发现，多灶性原发肿瘤及具有肿瘤同侧颈部淋巴结转移的患者中，原发肿瘤对侧的中央区淋巴结转移被掩盖也是常见的（34.3%）[106]。

一个相关的临床问题是甲状腺癌患者在进行了

全甲状腺切除术（未进行中央区淋巴结清扫）后颈部淋巴结的复发（见第 53 章）。在一项包含 22 名进行过颈部复发再次手术患者的队列研究中，Roh 等发现[107]，86% 的复发转移出现在中央区淋巴结，并且除 2 例外，复发转移均出现在原发肿瘤的同侧。该研究结果表明，在这类患者中，除进行颈外侧淋巴结清扫，再加上同侧气管旁淋巴结清扫是一项合理的选择。然而，外科医生必须对每个不同的患者进行评估，以平衡手术风险和治疗效果，同时考虑到神经损伤以及第一次手术后并发症的复原情况，这些都会增加再次手术的难度和风险。完善的超声或 CT 检查以及对于气管旁结节超声引导下的细针穿刺活检，有助于术前评估。

对于转移淋巴结的放射性碘治疗

尽管研究显示放射性碘（RAI）能够有效治疗亚临床状态的转移淋巴结，但是对于局部转移的淋巴结，放射性碘仍然不是首选的治疗方式[16,33,108]。有研究表明，临床发现的转移淋巴结，放射性碘治疗用作首选时，47% 的患者是无效的[109]，导致这种情况的部分原因在于转移淋巴结发生了囊性变[14]。Kozak 等的一项研究包括 68 名分化型甲状腺癌患者，这些患者均在甲状腺切除术后接受了放射性碘治疗，并且转移淋巴结能够摄取放射性碘[110]。共需要 4 个疗程的放射性碘治疗以彻底清除转移病灶和残留的原发病灶。治疗效果通常取决于多种因素，如组织分型、转移淋巴结的数目及大小等。放射性碘甲状腺消融术以及甲状腺功能的抑制性治疗似乎可以降低术后局部淋巴结的复发概率[13,17,19,24,55,111]。但是由于目前的研究并不完善且结论互有冲突，所以以美国甲状腺协会指南中对仅依据淋巴结转移情况而决定是否应用放射性碘治疗处于中立态度。当在决定是否对患者使用放射性碘治疗转移淋巴结时，还需要考虑患者的年龄、肿瘤大小、组织分型等因素，以降低复发转移的风险和死亡率[112]。

辅助放疗

辅助外照射在分化型甲状腺癌治疗中的应用效果目前尚未在随机对照试验中得到验证（见第 52 章）。但是仍然有研究表明，高风险的甲状腺癌患者使用外照射治疗是有收益的。一项完成于多伦多玛格丽特公主医院的研究结果显示[113]，在没有严重基础疾病的 60 岁以上 T4 患者中，外放射治疗有较好效果。在一项包含 70 名患者的队列研究中，47 名患者接受了外照射治疗，23 名患者未接受。接受外放射治疗组的患者有更高的 10 年生存率（81% 对 64.6%，P=0.04）和更低的局部复发率（86.4% 对 65.7%，P=0.01）。

Farahati 等也得到了类似的研究结果[114]，该研究包含 137 名年龄大于 40 岁的患者，这些患者的癌灶向甲状腺被膜外生长，均接受了甲状腺全切术和放射性碘治疗。其中 85 名患者进行了针对甲状腺床、颈部和上纵隔淋巴结的外照射，这些接受外照射的患者局部复发率显著降低（P=0.004）。最近，Chow 等也报道[115]，外照射能够提高 N1b 分级患者的 10 年淋巴结无复发生存率（P=0.005），外照射还能够提高局部淋巴结转移（>2 cm）患者的 10 年淋巴结无复发生存率（P=0.02）。尽管有这些研究结果的支持，仍然有很多医生认为淋巴结的转移不能作为是否进行外照射治疗的依据，因为对于局部淋巴结的控制主要通过颈部清扫术和术后放射性碘治疗而实现[116]。但是，对于已经出现甲状腺外肿瘤浸润以及转移淋巴结外肿瘤浸润的高复发风险的患者来说，外照射可能会使患者受益[116-117]。

参考文献

[1] Mirallie E, Visset J, Sagan C, et al: Localization of cervical node metastasis of papillary thyroid carcinoma, *World J Surg* 23: 970–974, 1999.

[2] Noguchi S, Noguchi A, Murakami N: Papillary carcinoma of the thyroid. I. Developing pattern of metastasis, *Cancer* 26(5): 1053–1060, 1970.

[3] Sisson G, Feldman D: The management of thyroid carcinoma metastatic to the neck and mediastinum, *Otolaryngol Clin North Am* 13(1): 119–126, 1980.

[4] Keleman P: Sentinel lymphadenectomy in thyroid malignant neoplasms, *Arch Surg* 133: 288, 1998.

[5] Noguchi M: Regional lymph node metastases in well-differentiated thyroid carcinoma, *Int Surg* 72: 100, 1987.

[6] Frankenthaler R, Sellin R, Cangir A, et al: Lymph node metastases from papillary-follicular thyroid carcinoma in young patients, *Am J Surg* 160: 341, 1990.

[7] Kupferman ME, Patterson M, Mandel SJ: Patterns of lateral neck metastases in papillary thyroid carcinoma, *Arch Otolaryngol Head Neck Surg* 130: 857–860, 2004.

[8] Frazell EL, Foote FW: Papillary thyroid cancer. Pathologic findings in cases with and witout evidence of cervical lymph node involvement, *Cancer* 8: 1164–1166, 1955.

[9] Noguchi M, Kinami S, Kinoshita K, et al: Risk of bilateral cervical lymph node metastases in papillary thyroid cancer, *J Surg Oncol* 52: 155–159, 1993.

[10] Roh J, Kim J-M, Park C: Central cervical nodal metastasis from papillary thyroid microcarcinoma: pattern and factors predictive of nodal metastasis, *Ann Surg Oncol* 15: 2482–2486, 2008.

[11] Attie J: Modified neck dissection in treatment of thyroid cancer: a safe procedure, *Eur J Cancer Clin Oncol* 24(2): 315–324, 1988.

[12] Beahrs O: Surgical treatment for thyroid cancer, *Br J Surg* 71(12): 976–979, 1984.

[13] Block M, Miller J: Modified neck dissection for thyroid carcinoma, *Am J Surg* 101: 349–354, 1961.

[14] Cangiu M: Papillary carcinoma of the thyroid: a clinicopathologic study of 241 cases treated at the University of Florence, Italy, *Cancer* 55: 805, 1985.

[15] Hay I, Grant C, Heerden J, et al: Papillary thyroid microcarcinoma: a study of 535 cases observed in a 50-year period, *Surgery* 112: 1139–1147, 1992.

[16] Mazzaferri E, Young R, Oertel J, et al: Papillary thyroid carcinoma: the impact of therapy in 576 patients, *Medicine* 56(3): 171–196, 1977.

[17] Mazzaferri E, Young R: Papillary thyroid carcinoma: a 10-year follow-up report of the impact of therapy in 576 patients, *Am J Med* 70: 511–518, 1981.

[18] Mazzaferri E: Papillary thyroid carcinoma: factors influencing prognosis and current therapy, *Semin Oncol* 14(3): 315–332, 1987.

[19] McConahey W, Hay I, Woolner L, et al: Papillary thyroid cancer treated at the Mayo clinic, 1946 through 1970: Initial manifestations, pathologic findings, therapy, and outcome, *Mayo Clin Proc* 61: 978–996, 1986.

[20] Shaha A, Shah J, Loree T: Patterns of nodal and distant metastasis based on histologic varieties in differentiated carcinoma of the thyroid, *Am J Surg* 172: 692–694, 1996.

[21] Shaha A: Management of the neck in thyroid cancer, *Otolaryngol Clin North Am* 31(5): 823–831, 1998.

[22] Goepfert H, Dichtel W, Samaan N: Thyroid cancer in children and teenagers, *Arch Otolaryngol Head Neck Surg* 110: 72–75, 1984.

[23] Harness J, Thompson N, McLeod M, et al: Differentiated thyroid carcinoma in children and adolescents, *World J Surg* 16: 547–554, 1992.

[24] Rossi R, Cady B, Silverman M, et al: Current results of conservative surgery for differentiated thyroid carcinoma, *World J Surg* 10: 612–622, 1986.

[25] Beahrs OH, et al: Cancer of the thyroid gland. In Suen JY, Myers EN, editors: *Cancer of the head and neck*, New York, NY, 1981, Churchill Livingstone, pp 599–632.

[26] Maceri D, Babyak J, Ossakow S: Lateral neck mass: sole presenting sign of metastatic thyroid cancer, *Arch Otolaryngol Head Neck Surg* 112(1): 47–49, 1986.

[27] Shah J, Loree T, Dharker D, et al: Prognostic factors in differentiated carcinoma of the thyroid gland, *Am J Surg* 164: 658–694, 1992.

[28] Clark OH: Thyroid nodules and thyroid cancer. In Clark OH, editor: *Endocrine surgery of the thyroid and parathyroid glands*, St. Louis, 1985, Mosby, pp 56–65.

[29] Mirallie E, Sagan C, Hamy A, et al: Predictive factors for node involvement in papillary thyroid carcinoma. Univariate and multivariate analyses, *Eur J Cancer* 35(3): 420–423, 1999.

[30] Ozaki O, Ito K, Kobayashi K, et al: Modified neck dissection for patients with non-advanced, differentiated carcinoma of the thyroid, *World J Surg* 12: 825–829, 1988.

[31] Tielens E, Sherman S, Hruban R, et al: Follicular variant of papillary thyroid carcinoma. A clinicopathologic study, *Cancer* 73(2): 424–431, 1994.

[32] Cady B, Sedgwick C, Meissner W, et al: Changing clinical, pathologic, therapeutic, and survival patterns in differentiated thyroid carcinoma, *Ann Surg* 184(5): 541–553, 1976.

[33] Maxon H, Smith H: Radioiodine-131 in the diagnosis and treatment of metastatic well differentiated thyroid cancer, *Endocrinol Metab Clin North Am* 685–718, 1990.

[34] Rao R, Parikh H, Deshmane V, et al: Prognostic factors in follicular carcinoma of the thyroid: a study of 198 cases, *Head Neck* 18: 118–126, 1996.

第5篇

[35] Young R, Mazzaferri EL, Rahe A, et al: Pure follicular thyroid carcinoma: impact of therapy in 214 patients, *J Nucl Med* 21: 733–737, 1980.

[36] Harness J, Thompson N, McLeod M, et al: Follicular carcinoma of the thyroid gland: trends and treatment, *Surgery* 96(6): 972–980, 1984.

[37] Khafif A, Medina J: Management of the N0 neck in thyroid malignancy, *Curr Opin Otolaryngol Head Neck Surg* 9: 85–89, 2001.

[38] Morris LG, Shaha AR, Tuttle RM, et al: Tall-cell variant of papillary thyroid carcinoma: a matched-pair analysis of survival, *Thyroid* 20(2): 153–158, 2010.

[39] Lee N, Bae J, Jeong S, et al: Risk factors of lymph node metastasis in papillary thyroid microcarcinoma, *Journal of Korean surgical society* 78(2): 82–86, 2010.

[40] Cheema Y, Repplinger D, Elson D, et al: Is tumor size the best predictor of outcome for papillary thyroid cancer? *Ann Surg Oncol* 13(11): 1524–1528, 2006.

[41] Moreno-Egea A, Rodriguez-Gonzalez J, Sola-Perez J, et al: Multivariate analysis of histopathological features as prognostic factors in patients with papillary thyroid carcinoma, *Br J Surg* 82: 1092–1094, 1995.

[42] Frasca F, Nucera C, Pellegriti G, et al: Mutation and the biology of papillary thyroid cancer, *Endocr Relat Cancer* 15(1): 191–205, 2008.

[43] Nakayama H, Yoshida A, Nakamura Y, et al: Clinical significance of *BRAF* (V600E) mutation and Ki-67 labeling index in papillary thyroid carcinomas, *Anticancer Res* 27: 3645–3649, 2007.

[44] Xing M, Clark D, Guan H, et al: *BRAF* mutation testing of thyroid fine-needle aspiration biopsy specimens for preoperative risk stratification in papillary thyroid cancer, *J Clin Oncol* 27: 2977–2982, 2009.

[45] Rodolico V, Cabibi D, Pizzolanti G, et al: *BRAF V600E* mutation and p27 ^{kip1} expression in papillary carcinomas of the thyroid 1 cm and their paired lymph node metastases, *Cancer* 110(6): 1218–1226, 2007.

[46] Costa A, Herrero A, Fresno M, et al: BRAF mutation associated with other genetic events identifies a subset of aggressive papillary thyroid carcinoma, *Clin Endocrinol (Oxf)* 68(4): 618–634, 2008.

[47] Basolo F, Pollina L, Fontanini G, et al: Apoptosis and proliferation in thyroid carcinoma: correlation with bcl-2 and p53 protein expression, *Br J Cancer* 75(4): 537–541, 1997.

[48] Takeuchi Y, Daa T, Kashima K, et al: Mutations of p53 in thyroid carcinoma with an insular component, *Thyroid* 9(4): 377–381, 1999.

[49] Morita N, Ikeda Y, Takami H: Clinical significance of P53 protein expression in papillary thyroid carcinoma, *World J Surg* 32(12), 2008.

[50] Adeniran AJ, Zhu Z, Gandhi M, et al: Correlation between genetic alterations and microscopic features, clinical manifestations, and prognostic characteristics of thyroid papillary carcinomas, *Am J Surg Pathol* 30: 216–222, 2006.

[51] Zhu Z, Gandhi M, Nikiforova MN, et al: Molecular profile and clinical-pathologic features of the follicular variant of papillary thyroid carcinoma. An unusually high prevalence of ras mutations, *Am J Clin Pathol* 120: 71–77, 2003.

[52] Nikiforova MN, Nikiforov YE: Molecular diagnostics and predictors in thyroid cancer, *Thyroid* 19: 1351–1361, 2009.

[53] Cunningham M, Duda R, Recant W, et al: Survival discriminants for differentiated thyroid cancer, *Am J Surg* 160: 344–347, 1990.

[54] DeGroot L, Kaplan E, McCormick M, et al: Natural history, treatment, and course of papillary thyroid carcinoma, *J Clin Endocrinol Metab* 71: 414–424, 1990.

[55] Farrar W, Cooperman M, James A: Surgical management of papillary and follicular carcinoma of the thyroid. [Article], *Ann

[56] Harness J, McLeod M, Thompson N, et al: Deaths due to differentiated thyroid cancer: a 46-year perspective, *World J Surg* 12: 623–629, 1988.

[57] Joensuu H, Klemi P, Tuominen P, et al: Survival and prognostic factors in thyroid carcinoma, *ACTA Radiologica* 25: 243–248, 1986.

[58] Simpson W, Panzarella T, Carruthers J, et al: Papillary and follicular thyroid cancer: impact of treatment in 1578 patients, *Int J Radiation Oncology Biol Phys* 14: 1063–1075, 1988.

[59] Woolneret AL: Thyroid carcinoma: general considerations and follow-up data on 1181 cases. In Young S, Ingman IR, editors: *Thyroid neoplasia*, London, 1968, Academic Press, p 51.

[60] Cady B, Rossi R: An expanded view of risk-group definition in differentiated thyroid carcinoma, *Surgery* 104(6): 947–953, 1988.

[61] Mazzaferri EL, Jhiang SM: Long term impact of initial surgical and medical therapy on papillary and follicular thyroid cancer, *Am J Med* 97: 418–428, 1994.

[62] Podnos YD, Smith D, Wagman LD, et al: The implication of lymph node metastasis on survival in patients with well-differentiated thyroid cancer, *Am Surg* 71: 731–734, 2005.

[63] Zaydfudim V, Feurer ID, Griffin MR, et al: The impact of lymph node involvement on survival in patients with papillary and follicular thyroid carcinoma, *Surgery* 144: 1070–1077, 2008.

[64] Leboulleux S, Rubino C, Baudin E, et al: Prognostic factors for persistent or recurrent disease of papillary thyroid carcinoma with neck lymph node metastases and/or tumor extension beyond the thyroid capsule at initial diagnosis, *J Clin Endocrinol Metab* 90: 5723–5729, 2005.

[65] Ballantyne A: Neck dissection for thyroid cancer, *Semin Surg Oncol* 7(2): 100, 1991.

[66] Hamming J: Differentiated thyroid cancer: a stage adapted approach to the treatment of regional node metastases, *Eur J Cancer Clin Oncol* 24: 325, 1988.

[67] Wanebo H: Thyroid cancer: some basic considerations, *Am J Surg* 142: 474, 1981.

[68] Attie J: Elective neck dissection in papillary carcinoma of the thyroid, *Am J Surg* 122: 464, 1971.

[69] Noguchi M: Impact of neck dissection on survival in well-differentiated thyroid cancer: a multivariate analysis of 218 cases, *Int Surg* 75: 220–224, 1990.

[70] Noguchi S: Papillary thyroid carcinoma: modified radical neck dissection improves prognosis, *Arch Surg* 133: 276, 1998.

[71] Mazzaferri E, Doherty GM, Steward DL: The pros and cons of prophylactic central compartment lymph node dissection for papillary thyroid carcinoma, *Thyroid* 19(7): 683–688, 2009.

[72] Cooper DS, Doherty GM, Haugen BR, et al: Revised management guidelines for patients with thyroid nodules and differentiated thyroid cancer, *Thyroid* 16(2): 109–142, 2006.

[73] Pacini F, Schlumberger M, Dralle H, et al: European consensus for the management of patients with differentiated thyroid carcinoma of the follicular epithelium, *Eur J Endocrinol* 154: 787–803, 2006.

[74] Tisell L, Nilsson B, Molne J, et al: Improved survival of patients with papillary thyroid cancer after surgical microdissection, *World J Surg* 20: 854–859, 1996.

[75] Kukkonen S, Apiainen K, et al: Papillary thyroid carcinoma: The new, age-related TNM classification system in a retrospective analysis of 199 patients, *World J Surg* 14(6): 837–842, 1990.

[76] Salvesen H, Njlstad P, Akslen L, et al: Papillary thyroid carcinoma: a multivariate analysis of prognostic factors including an evaluation of the p-TNM staging system, *Eur J Surg* 158: 583–589, 1992.

[77] Carling T, Long W, Udelsman R: Controversy surrounding the role for routine central lymph node dissection for differentiated thyroid cancer. [Miscellaneous Article], *Curr Opin Oncol* 22:

Surg 192(6): 701–704, 1980.

30–34, 2010.

[78] White ML, Gauger PG, Doherty GM: Central lymph node dissection in differentiated thyroid cancer, *World J Surg* 31: 895–904, 2007.

[79] Zuniga S, Sanabria A: Prophylactic central neck dissection in stage N0 papillary thyroid carcinoma, *Arch Otolaryngol Head Neck Surg* 135: 1087–1091, 2009.

[80] Leboulleux S, Girard E, Rose M, et al: Ultrasound criteria of malignancy for cervical lymph nodes in patients followed up for differentiated thyroid cancer. [Report], *J Clin Endocrinol Metab* 92(9): 3590–3594, 2007.

[81] Solorzano CC, Carneiro DM, Ramirez M, et al: Surgeon-performed ultrasound in the management of thyroid malignancy, *Am Surg* 70(7): 576–582, 2004.

[82] Noguchi S, Murakami N: The value of lymph node dissection in patients with differentiated thyroid cancer, *Surg Clin North Am* 67(2): 251–261, 1987.

[83] Sywak M, Cornford L, Roach P, et al: Routine ipsilateral level VI lymphadenectomy reduces postoperative thyroglobulin levels in papillary thyroid cancer, *Surgery* 140(6): 1000–1007, 2006.

[84] Bonnet S, Hartl D, Leboulleux S, et al: Prophylactic lymph node dissection for papillary thyroid cancer less than 2 cm: implications for radioiodine treatment, *J Clin Endocrinol Metab* 94(4): 1162–1167, 2009.

[85] Henry JF, Gramatica L, Denizot A, et al: Morbidity of prophylactic lymph node dissection in the central neck area in patients with papillary thyroid carcinoma, *Langenbecks Arch Surg* 383: 167–169, 1998.

[86] Cheah WK, Arici C, Ituarte PH, et al: Complications of neck dissection for thyroid cancer, *World J Surg* 26: 1013–1016, 2002.

[87] White ML, Gauger PG, Doherty GM: Central lymph node dissection in differentiated thyroid cancer, *World J Surg* 31: 895–904, 2007.

[88] Cavicchi O, Piccin O, Caliceti U, et al: Transient hypoparathyroidism following thyroidectomy: a prospective study and multivariate analysis of 604 consecutive patients, *Otolaryngol Head Neck Surg* 137: 654–658, 2007.

[89] Roh JL, Park JY, Park CI: Total thyroidectomy plus neck dissection in differentiated papillary thyroid carcinoma patients: patterns of nodal metastases, morbidity, recurrence and postoperative levels of serum parathyroid hormone, *Ann Surg* 245: 604–610, 2007.

[90] Lee YS, Kim SW, Kim SW, et al: Extent of routine central lymph node dissection with small papillary thyroid carcinoma, *World J Surg* 31: 1954–1959, 2007.

[91] Pereira JA, Jimeno J, Miquel J, et al: Nodal yield, morbidity, and recurrence after central neck dissection for papillary thyroid carcinoma, *Surgery* 138: 1095–1100, 2005.

[92] Boudourakis LD, Wang TS, Roma SA, et al: Evolution of the surgeon-volume, patient-outcome relationship, *Ann Surg* 250: 159–165, 2009.

[93] Cannoni M, Demard F: *Les nodules thyroidiens, du diagnostic a la chirurgie. Port a societe francaise d' ORL et de pathologic cervico- faciale*, Paris, 1995, Arenette-Blackwell.

[94] DeGroot L, Kaplan E, Straus F, et al: Does the method of management of papillary thyroid carcinoma make a difference in outcome? *World J Surg* 18: 123–130, 1994.

[95] Demeure M, Clark O: Surgery in the treatment of thyroid cancer, *Endocrinol Metab Clin North Am* 19(3): 663–683, 1990.

[96] King W, Li A: What is the optimal treatment of nodal metastases in differentiated thyroid cancer? *Aust N Z J Surg* 64: 815–817, 1994.

[97] Noguchi M, Earashi M, Kitagawa H, et al: Papillary thyroid cancer and its surgical management, *J Surg Oncol* 49: 140–146,

1992.

[98] Sako K, Marchetta F, Razack M, et al: Modified radical neck dissection for metastatic carcinoma of the thyroid, *Am J Surg* 150: 500–502, 1985.

[99] Scheumann G, Gimm O, Wegener G, et al: Prognostic significance and surgical management of locoregional lymph node metastases in papillary thyroid cancer. 18: 559–568, 1994.

[100] Trotoux J, Aidan D: *Tumeurs du corps thyroide*, Encycl Med Chir Oto-rhino-lary Ogologie Paris, 1997, Elsevier.

[101] Musacchio MJ, Kim AW, Vijungco JD, et al: Greater local recurrence occurs with "berry picking" than neck dissection in thyroid cancer, *Am Surg* 69: 191–196, 2003.

[102] Caron NR, Tan YY, Ogilvie JB, et al: Selective modified radical neck dissection for papillary thyroid cancer. Is level I, II, and V dissection always necessary? *World J Surg* 30: 833–840, 2006.

[103] Farrag T, Lin F, Brownlee N, et al: Is routine dissection of level II-B and V-A necessary in patients with papillary thyroid cancer undergoing lateral neck dissection for FNA-confirmed metastases in other levels? *World J Surg* 33: 1680–1683, 2009.

[104] Lim YC, Choi EC, Yoon YH, et al: Occult lymph node metastases in neck level V in papillary thyroid carcinoma, *Surgery* 147: 241–245, 2010.

[105] Khafif A, Ben-Yosef R, Abergel A, et al: Elective paratracheal neck dissection for lateral metastases from papillary carcinoma of the thyroid: is it indicated? *Head Neck* 30: 306–310, 2008.

[106] Koo BS, Choi EC, Park YH, et al: Occult contralateral central lymph node metastases in papillary thyroid carcinoma with unilateral lymph node metastasis in the lateral neck, *J Am Coll Surg* 210: 895–900, 2010.

[107] Roh JL, Park JY, Rha KS, et al: Is central neck dissection necessary for the treatment of lateral cervical nodal recurrence of papillary thyroid carcinoma? *Head Neck* 29: 901–906, 2007.

[108] McHenry C, Rosen I, Walfish P: Prospective management of nodal metastases in differentiated thyroid cancer, *Am J Surg* 162: 353–356, 1991.

[109] Wilson S, Bock G: Carcinoma of the thyroid metastatic lymph nodes of the neck, *Arch Surg* 102: 285, 1971.

[110] Kozack OV, Muzichenko LV, Trembach AM, et al: First treatment activity and outcome of radioiodine therapy in thyroid cancer patients with metastases in lymph nodes: mathematical correlation and clinical implications, *Exp Oncol* 28: 75–79, 2006.

[111] McGregor G, Luoma A, Jackson S: Lymphatic metastases from well-differentiated thyroid cancer, *Am J Surg* 149: 610–612, 1985.

[112] Cooper DS, Doherty GM, Haugen BR, et al: Revised American Thyroid Association Management Guidelines for patients with thyroid nodules and differentiated thyroid cancer, *Thyroid* 19: 1167–1214, 2009.

[113] Brierley J, Tsang R, Panzarella T, et al: Prognostic factors and the effect of treatment with radioactive iodine and external beam radiation on patients with differentiated thyroid cancer seen at a single institution over 40 years, *Clin Endocrinol (Oxf)* 63: 418–427, 2005.

[114] Farahati J, Reiners C, Stuschke M, et al: Differentiated thyroid cancer. Impact of adjuvant external radiotherapy in patients with perithyroidal tumor infiltration (stage pT4), *Cancer* 77:

172–180, 1996.

[115] Chow SM, Yau S, Kwan CK, et al: Local and regional control in patients with papillary thyroid carcinoma: specific indications of external radiotherapy and radioactive iodine according to T and N categories in AJCC 6th edition, *Endocr Relat Cancer* 13: 1159–1172, 2006.

[116] Brierley J, Tsang R: External beam radiation therapy for thyroid cancer, *Endocrinol Metab Clin North Am* 37: 497–509, 2008.

[117] Ito Y, Hirokawa M, Jikuzono T, et al: Extranodal tumor extension to adjacent organs predicts a worse cause-specific survival in patients with papillary thyroid carcinoma, *World J Surg* 31: 1196–1203, 2007.

第40章 ■ 颈外侧淋巴结清扫术：手术技巧

CAROL M. LEWIS ■ RANDAL S. WEBER

本章会详细探讨侧方颈淋巴结清扫的手术技巧，而相关适应证在第 39 章讨论。

背景

历史回顾

早在 19 世纪就有学者认识到颈部淋巴结病变是头颈部恶性肿瘤重要的一部分[1]。尽管在 19 世纪 70 年代和 80 年代期间 von Langenbeck、Billroth 和 von Volkmann 就报道了颈部转移淋巴结切除的病例，但是在 1880 年 Kocher 才提出了对正常组织周边进行淋巴结清扫[2]。波兰外科医生 Jawdynski 在 1888 年首次描述了颈部淋巴结根治性清扫术[2]，该例患者术后存活了 7 年。然而 Crile 在 1906 年的报道被认为对颈淋巴结病变手术的推广起了重要作用，该报道中对比了 36 例接受根治性颈淋巴结清扫术和 96 例接受选择性颈淋巴结清扫术患者的结果，在可随访的患者中，3 年存活率在接受根治性颈淋巴结清扫术的患者有 75%，而接受选择性颈淋巴结清扫术的患者只有 19%[3]。

由于副神经、胸锁乳突肌和颈内静脉的切除和术后并发症密切相关，外科医生开始寻找不降低术后生存的功能性清扫。1926 年，Bartlett 和 Callander 报道了和根治性颈淋巴结清扫具有相同复发率但保留更多颈部正常结构的颈淋巴结清扫术式[4]。然而，对非根治性颈淋巴结清扫的概念还存在争议，Hayes Martin 就强烈支持对颈部转移应常规实施根治性颈淋巴结清扫，他在 1951 年的文章中认为，保留副神经是"应该被明确谴责的"[5]。1963 年，Suarez 首次以颈筋膜分隔的解剖为基础，描述了功能性颈淋巴结清扫[6]，之后这一说法被 Bocca 和 Pignataro 推广[7]。Ballantyne 建议只清除原发肿瘤引流的淋巴结组织的理念促进了改良颈淋巴结清扫术概念的发展[8]。辅助治疗的发展促进了更保守的淋巴结清扫术的出现。已发表的文献已经证实对合适的临床病例实施选择性淋巴结清扫是有效的[9]。

1955 年，George Crile，Jr 报道了甲状腺恶性肿瘤患者不论是接受根治性还是改良性颈淋巴结清扫术都具有相似的预后[10]。他强调针对甲状腺癌的根治性清扫是非必要的，解剖上甲状腺首先引流到中央区，然后是沿着颈内静脉的链状区域[11]。

解剖学

头颈部的淋巴引流已为人所熟识（表 40-1），这使得外科医生可以在不增加肿瘤复发的前提下实施改良性淋巴结清扫。甲状腺的淋巴引流首先到达喉前、气管旁和气管前淋巴结和上纵隔淋巴结，其后引流到颈内静脉淋巴结链。这种固定的引流模式是喉前淋巴结具有重要意义的基础，该淋巴结肿大常意味着甲状腺恶性肿瘤的存在。

依据解剖部位将颈部和上纵隔淋巴结划分为七区（表 40-2，第 39 章图 39-1）。Ⅰ 区淋巴结包括颏下（Ⅰ A）和下颌下（Ⅰ B）淋巴结，很少与甲状腺肿瘤相关。Ⅰ A 区淋巴结位于颏下三角，由两侧二腹肌前肌腹和舌骨上缘围成。Ⅰ B 区由二腹肌前肌腹、后肌腹以及颌下腺前下缘围成。

Ⅱ、Ⅲ、Ⅳ 区分别是颈内静脉淋巴结链的上、中、下段。Ⅱ 区的上界是颌下腺，后达胸锁乳突肌的后缘，上界是颅底，下界是颈动脉分叉水平（具有外科学意义）或舌骨水平（具有临床意义）。副神经将

表40-1	不同解剖部位的淋巴引流方式[16-17]
解剖部位	**淋巴引流区域**
口腔	Ⅰ、Ⅱ区
口咽	Ⅱ、Ⅲ、Ⅳ区
咽喉部	Ⅱ、Ⅲ、Ⅳ区
喉部	Ⅱ、Ⅲ、Ⅳ区
鼻咽	Ⅱ、Ⅲ、Ⅳ、Ⅴ区
甲状腺/颈段气管	Ⅵ、Ⅶ、Ⅱ、Ⅲ、Ⅳ区

表40-2　颈部淋巴结分区

分区	边界
Ⅰ区	前界：同侧二腹肌的前肌腹 上界：下颌 后界：颌下腺的后缘 下界：舌骨 　ⅠA：位于两侧二腹肌前肌腹之间的颏下淋巴结 　ⅠB：位于二腹肌前肌腹后方的下颌下淋巴结
Ⅱ区	前界：颌下腺后缘 上界：颅底 后界：胸锁乳突肌的后缘 下界：颈动脉分叉水平（具有外科学意义）或舌骨水平（具有临床意义） 　ⅡA：副神经上方区域 　ⅡB：副神经下方区域
Ⅲ区	前界：胸骨舌骨肌侧缘 上界：颈动脉分叉水平（具有外科学意义）或舌骨水平（具有临床意义） 后界：胸锁乳突肌后缘 下界：肩胛舌骨肌和颈内静脉交界处（具有外科学意义）或环状软骨下缘（具有临床意义）
Ⅳ区	前界：胸骨舌骨肌侧缘 上界：肩胛舌骨肌和颈内静脉交界处（具有外科学意义）或环状软骨下缘（具有临床意义） 后界：胸锁乳突肌后缘 下界：锁骨
Ⅴ区	前界：胸锁乳突肌后缘 后界：斜方肌前缘 下界：锁骨 　ⅤA：副神经上方（具有外科学意义）到环状软骨下方区域（具有临床意义） 　ⅤB：副神经下方（具有外科学意义）到环状软骨下方区域（具有临床意义）
Ⅵ区	侧方边界：双侧颈动脉鞘 上界：舌骨 下界：胸骨上切迹
Ⅶ区	侧方边界：双侧颈动脉鞘 上界：胸骨上切迹 下界：无名静脉

该区划分为前部（ⅡA区）和后部（ⅡB区）。Ⅲ区介于胸锁乳突肌的后缘和胸骨舌骨肌侧缘之间，上接Ⅱ区，下接Ⅳ区。Ⅳ区同样介于胸锁乳突肌的后缘和胸骨舌骨肌侧缘之间，上接Ⅲ区，两区的分界是肩胛舌骨肌和颈内静脉交界处（具有外科学意义）或环状软骨下缘（具有临床意义），下界是锁骨。

　　Ⅴ区前方是胸锁乳突肌后缘，后达斜方肌前缘，下界是锁骨。副神经（具有外科学意义）到环状软骨下缘（具有临床意义）将该区划分为上部（ⅤA区）和下部（ⅤB区）。

　　Ⅵ区和Ⅶ区介于两侧颈动脉鞘之间的颈中央区。Ⅵ区上至舌骨，下至胸骨上切迹。Ⅶ区即上纵隔淋巴结，上至胸骨上切迹，下至无名静脉[12]。

　　除了颈淋巴结解剖，明确颈筋膜分层也非常重要。颈筋膜浅层包绕皮下脂肪和颈阔肌。颈深筋膜又分浅、中、深三层。颈深筋膜浅层覆盖肩胛舌骨肌、胸锁乳突肌和斜方肌的后方；颈深筋膜中层包绕颈前带状肌（肌肉部分）和甲状腺、喉、气管和食管（脏器部分）；颈深筋膜深层覆盖椎前肌肉。所有三层颈深筋膜构成了颈动脉鞘。

颈淋巴结清扫的分类

　　传统的颈淋巴结清扫术需要切除包括副神经、胸锁乳突肌和颈内静脉在内的Ⅰ到Ⅴ区淋巴结。扩大性颈淋巴结清扫术则在传统根治性颈淋巴结清扫基础上附加切除额外的区域淋巴结或非淋巴结结构。改良性颈淋巴结清扫术则只需清除上述区域的淋巴组织，保留副神经、胸锁乳突肌和颈内静脉中的一个或更多（表40-3）。

　　选择性颈淋巴结清扫是指保留颈部一个或多个区域淋巴结。进一步细分为颈肩胛舌骨肌上清扫（清除Ⅰ、Ⅱ、Ⅲ区淋巴结）、侧方清扫（清除Ⅱ、Ⅲ、Ⅳ区淋巴结）、后外侧方清扫（清除Ⅱ～Ⅴ区淋巴结）

表40-3　颈淋巴结清扫术的分类

名称	需要切除的结构
根治性颈淋巴结清扫	Ⅰ到Ⅴ区淋巴结，副神经，胸锁乳突肌，颈内静脉
改良性颈淋巴结清扫	范围同根治性颈淋巴结清扫，但保留副神经、胸锁乳突肌、颈内静脉中的一个或多个结构
Ⅰ型	保留副神经
Ⅱ型	保留副神经和颈内静脉
Ⅲ型	保留副神经、胸锁乳突肌和颈内静脉
选择性颈淋巴结清扫	保留一个或更多分区的淋巴结
颈肩胛舌骨肌上清扫	Ⅰ，Ⅱ，Ⅲ区淋巴结
侧方清扫	Ⅱ，Ⅲ，Ⅳ区淋巴结
后外侧清扫	Ⅱ，Ⅲ，Ⅳ，Ⅴ区淋巴结
中央区清扫	Ⅵ，Ⅶ区淋巴结
扩大颈淋巴结清扫	根治性颈淋巴结清扫再加上额外的淋巴结区域或非淋巴结结构的切除

和中央区清扫（清除Ⅵ、Ⅶ区淋巴结）。

外科技巧

切口

所有外科手术切口都应该能提供足够的视野以便于手术操作并兼顾美观的需求。L形切口（图40-1A）能充分显露颈部所有区域包括侧方的淋巴结。如果感觉Ⅴ区显露不足，可以将低位切口向侧方延长，但一般应避免出现倒T型切口，最好是设计容易牵拉的切口如S型切口。

另一种针对甲状腺侧方颈淋巴结清扫的切口是直接将甲状腺手术切口向侧方顺皮纹延长（不向上方延长，见图40-1B）。这种顺皮纹延长的切口更美观，同时也能很好地显露所有甲状腺相关的侧方淋巴结

（Ⅱ、Ⅲ和Ⅴ区）区域。如果还需要清除Ⅰ区淋巴结，可以在下颌骨下两横指水平加做一平行切口。

游离皮瓣

游离皮瓣时应保留颈前和颈外静脉、耳大神经，将皮肤、皮下组织和颈阔肌整块向内上游离（图40-2）。内侧达正中线，后方达胸锁乳突肌，向外后方游离时应注意保护副神经的远端。皮瓣下缘一般到锁骨，上缘则取决于淋巴结清扫的范围：如果清扫Ⅰ区淋巴结就应到下颌骨，如果清扫Ⅴ区淋巴结就要向后到斜方肌前缘。

Ⅰ区淋巴结

在颌下腺下缘水平打开颈深筋膜浅层。皮瓣游离到甲状软骨切迹水平时应开始注意，向上就是颌下腺和二腹肌，外科医生在此水平打开颈深筋膜浅层至颌

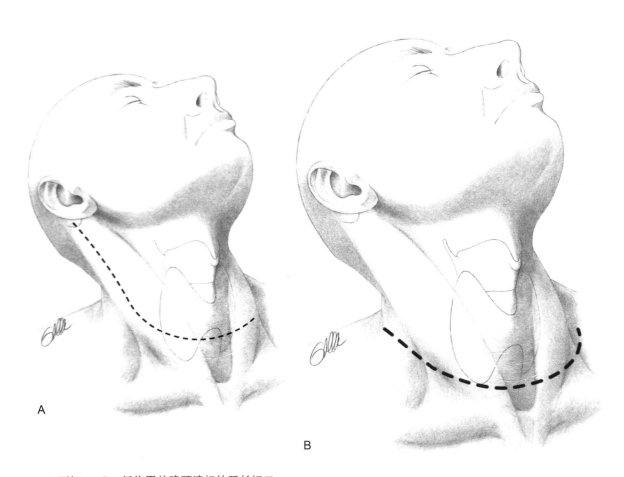

图 40-1　A，L型切口；B，低位甲状腺颈清扫的延长切口

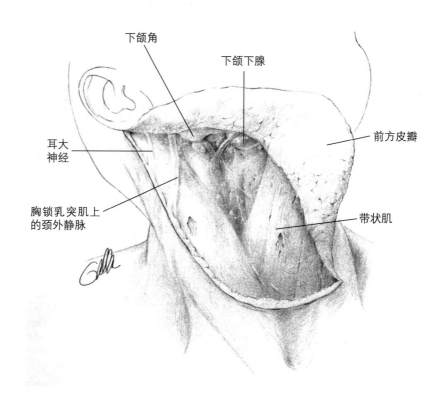

图 40-2 皮瓣的游离。皮瓣游离范围取决于淋巴结清扫的范围。图中所示达颌下腺水平的皮瓣能清扫Ⅱ、Ⅲ、Ⅳ区淋巴结

下腺表面。向上掀起颈深筋膜浅层并保护面神经颌下支。在下颌骨水平结扎切断面动静脉，向上牵拉显露并清除该区淋巴结，但该区域淋巴结对甲状腺癌而言并不重要。在甲状软骨切迹的头侧水平向侧方游离皮瓣能安全显露Ⅱ区淋巴结。在此处二腹肌、舌骨和颌下腺下缘是重要的解剖标志。我们打开颈浅筋膜深层到颌下腺下缘水平。此时可以看到面静脉前支达颌下腺下缘并返折上行。避免皮瓣游离过高可以减少损失支配下唇的神经分支。

　　ⅠA区淋巴结清扫始于二腹肌前肌腹的内侧缘。沿肌肉长轴向侧方清除ⅠA区的淋巴脂肪组织，下颌舌骨肌和舌骨是清扫的下界。外科医生应该彻底清除该区包括二腹肌前肌腹深面的淋巴结。清扫到同侧二腹肌前肌腹时可能会遇到面动脉的小分支，应给予结扎。清扫到下颌舌骨肌时应注意下颌骨、二腹肌前肌腹和下颌舌骨肌连接处顶点位置的淋巴脂肪组织，尤其是在口底癌的清扫时。遇到穿过下颌舌骨肌的神经血管应结扎。

　　显露下颌舌骨肌侧缘后，用拉钩向前方牵开下颌舌骨肌。此时下颌下的舌神经、颌下腺导管和与舌下静脉并行的舌下神经得以显露。保留舌神经，可以结扎颌下腺导管。ⅠB区清扫上界是下颌骨，下界是二腹肌。可以结扎二腹肌后肌腹表面的面静脉和面动脉。

侧方淋巴结清扫（清除Ⅱ、Ⅲ、Ⅳ区淋巴结）

　　多数甲状腺癌患者并不需要清扫Ⅰ区淋巴结，目前临床上多实施改良性的淋巴结清扫。提起颈部皮瓣，在颌下腺下缘处打开颈深筋膜浅层。结扎颌下腺下缘的面静脉以上提腺体并显露二腹肌后肌腹及其肌腱，即清扫的上界。沿胸锁乳突肌前缘打开其表面的颈深筋膜浅层。向后方牵拉胸锁乳突肌，在颈根部水平肌肉和颈内静脉之间可以有 4~5 cm 的间隙。向上到二腹肌水平，清除胸锁乳突肌深面和颈内静脉侧后方的淋巴脂肪组织。ⅡB区可以触及膨大的颈动脉，这在老年患者可能更常见。ⅡB区的清扫范围上至二

腹肌，后方是胸锁乳突肌前缘，下界是需要保留的副神经，前方是颈内静脉。

打开胸锁乳突肌表面的颈深筋膜浅层并向后方牵拉肌肉。再打开颈深筋膜深层达椎前肌肉。沿椎前肌肉表面向前清扫，保留肌肉表面的筋膜。向下牵拉肩胛舌骨肌可以显露Ⅳ区淋巴结，如果感觉显露不够充分也可以将肌肉切断。Ⅳ区淋巴结清扫下界至颈横血管。保护颈横血管，仔细清除其上的纤维脂肪组织。清除该区颈内静脉周围的淋巴脂肪组织时，应仔细结扎以避免淋巴漏的发生，特别注意左侧存在胸导管。仔细检查颈内静脉和颈总动脉后方以避免淋巴结残留。清扫时淋巴结遗漏常见于下端颈总动脉的后方和椎动脉的前方（图40-3A和B）。膈神经位于前斜角肌表面并被颈深筋膜深层覆盖，应注意识别和保护。

彻底清除颈内静脉表面和侧后方的淋巴脂肪组织，结扎可能遇到的分支血管。在上段，注意保护颈内静脉前方的舌下神经（图40-4）以及颈袢神经。图40-5展示了Ⅱ、Ⅲ、Ⅳ区淋巴结清扫后的创面。

如果清扫时发现副神经、颈内静脉或胸锁乳突肌受到肿瘤侵犯，可以切除上述结构。

Ⅴ区淋巴结清扫

大概在锁骨上2～4 cm，沿斜方肌前缘识别副神经，然后清除其周围的淋巴脂肪组织直到胸锁乳突肌后缘。如果有转移淋巴结与副神经粘连，可以考虑切除神经。将斜方肌侧方自枕骨牵开就可以显露深面的淋巴组织。从枕骨向下清扫淋巴结，识别并结扎枕动脉。清扫的底面是颈部深层肌肉表面的颈深筋膜深

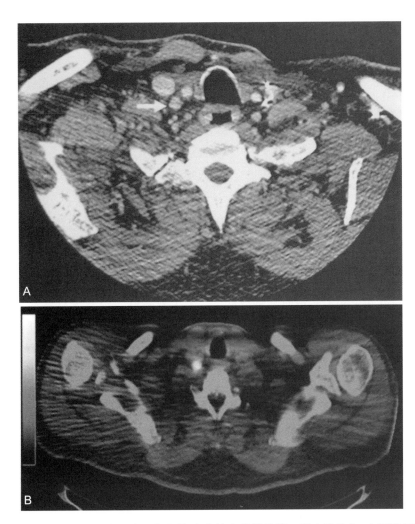

图40-3（也见彩图）A，CT显示位于右颈总动脉后方和椎动脉前方的转移淋巴结（箭头），在颈淋巴结清扫时应注意该区域；B，增强CT（Images courtesy of Dr. Gary Clayman, Department of Head and Neck Surgery, University of Texas MD Anderson Cancer Center. ）

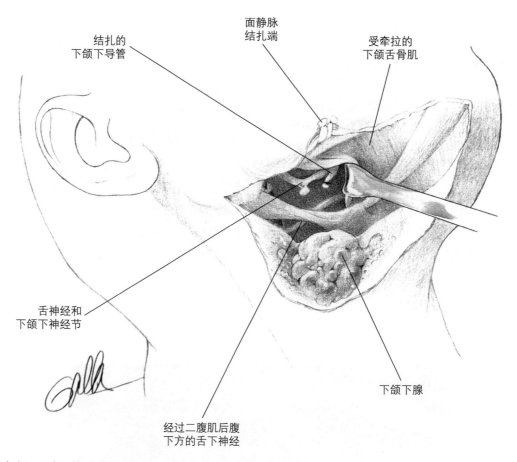

结扎的
下颌下导管

面静脉
结扎端

受牵拉的
下颌舌骨肌

舌神经和
下颌下神经节

下颌下腺

经过二腹肌后腹
下方的舌下神经

图 40-4　向下清除颌下腺及其周围淋巴组织，显露保护舌神经和舌下神经

层，下界是锁骨，清扫沿颈深筋膜自内向外向胸锁乳突肌后缘进行。识别和保护颈横血管和臂丛神经的分支。清扫ⅤA 和ⅤB 区时细小的颈神经常常无法保留。在颈内静脉后缘离断这些小神经时要远离 Erb 点结扎以避免损伤发出膈神经和支配上睑提肌的神经的颈丛神经。如果同时进行Ⅱ到Ⅳ区以及颈后三角的淋巴结清扫，从Ⅴ区开始可以保持清扫的连续性（图 40-6、40-7 和 40-8）。

中央区淋巴结清扫

　　识别并沿右侧喉返神经进行淋巴结清扫，从神经入喉水平直到神经进入无名动脉深面水平（见第 38 章）。无名动脉横过气管的水平是右中央区淋巴结清扫的下界。向侧方牵拉颈总动脉，显露和清扫中央区淋巴结，同时注意保护颈交感干和喉返神经。

喉返神经在入喉前可能会有分支存在，同样需要小心保护。右侧喉返神经的前方和后方都可能存在淋巴结。在切除气管旁和前方的组织时骨骼化食管。仔细结扎甲状腺下静脉下端，该处可能有小分支汇入无名静脉。过分牵扯这些血管可能导致纵隔出血。多数情况下，转移的淋巴结位于甲状腺下动脉下方。常规结扎甲状腺下动脉会导致上下极甲状旁腺供血不足，所以要注意保留甲状腺下动脉。向上牵拉标本以确保上纵隔内的淋巴结包括胸腺组织也一起被清除。仔细检查切除的标本中有无甲状旁腺（下极甲状旁腺常常会被误切）。应将发现的甲状旁腺重新种植在临近的肌肉内[14]。以同样的方式清扫左侧气管旁淋巴结。左侧通常没有明显的清扫下界，一般在胸骨切迹下方终止清扫。

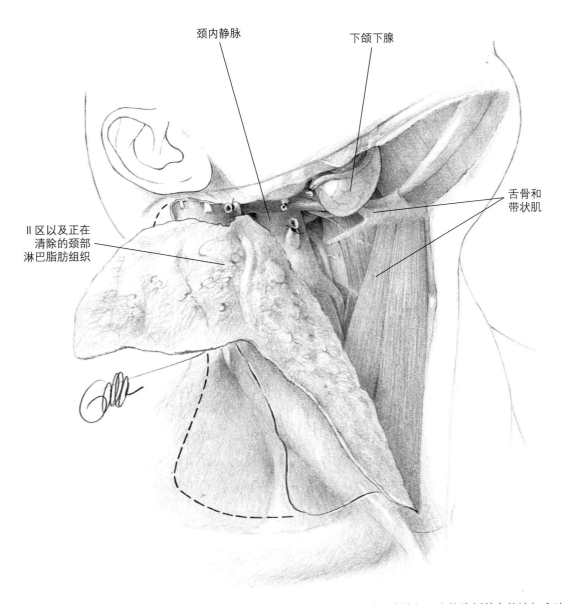

颈内静脉

下颌下腺

舌骨和
带状肌

Ⅱ区以及正在
清除的颈部
淋巴脂肪组织

图 40-5　尽管文中描述了由侧方向前方清扫Ⅱ到Ⅳ区淋巴结的方法，但是另一种由中线向颈内静脉侧前方的清扫方法也同样可行

关闭切口和术后管理

多数甲状腺手术包括颈部淋巴结清扫不一定需要引流。需要放置引流的病例包括存在广泛的死腔、肥胖以及有重要肌肉被切除或失血较多、有乳糜漏风险，这些应由外科医生来抉择。分层关闭切口，包括颈筋膜浅层和颈阔肌，然后是皮肤。患者一般需要在医院过夜，这其间接受Ⅱ区淋巴清扫的患者需由理疗师评估肩部运动，内分泌学家评估甲状旁腺功能。

并发症

中央区淋巴结清扫的并发症和甲状腺切除手术相似，见第45章、第46章和第47章。

神经损伤

舌下神经损伤在Ⅰ区和Ⅱ区淋巴清扫时都可能发生。舌下神经损伤会导致伸舌偏斜，最终舌头萎缩，表现为构音障碍和在吞咽的口腔阶段难以操控食物。

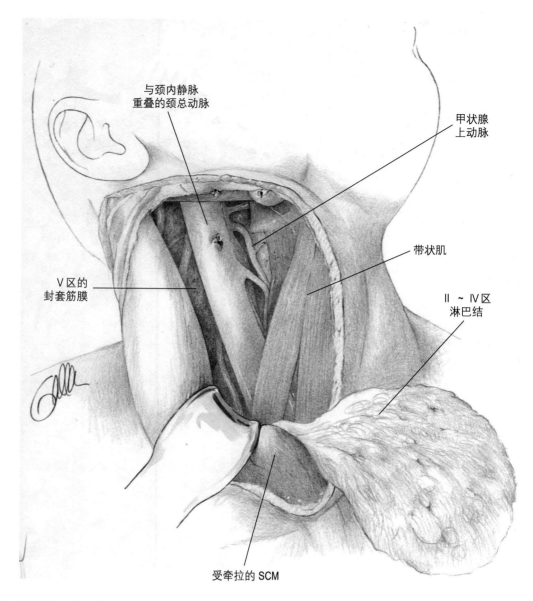

与颈内静脉
重叠的颈总动脉

甲状腺
上动脉

带状肌

Ⅴ区的
封套筋膜

Ⅱ～Ⅳ区
淋巴结

受牵拉的 SCM

图 40-6　已完成的颈侧方淋巴结清扫（Ⅱ ～ Ⅳ区）

如果术中发现舌下神经被切断，应当考虑用耳大神经来修复。Ⅰ区淋巴清扫时还可能发生舌神经损伤。舌神经支配舌头的感觉，损伤会表现为舌头的麻木感，偶有烧灼感。

Ⅰ区淋巴清扫可能伤及下颌缘支，发生暂时性麻痹的概率约为 10%，永久性麻痹的概率＜1%。这会导致嘴部运动不对称和口腔功能障碍。

牵拉是导致副神经损伤的最常见原因，表现为肩部无力，特别是上臂上举超过水平面时。如果没有及时理疗，盂肱关节的炎症会导致冰冻肩。最近一份关于甲状腺癌颈淋巴结清扫术后并发症的报道中暂时性

副神经麻痹的发生率是 27%[15]。副神经横断的后果更严重，表现为翼状肩。术中发现副神经横断时，可以和舌下神经一样用耳大神经修复损伤。

膈神经位于前斜角肌和颈深筋膜深层之间。注意保证颈深筋膜的完整以避免损伤膈神经，损伤发生后可能会导致肺活量下降 25%。但是大多数病例都只是一过性的神经麻痹。

迷走神经的损伤风险出现在Ⅱ ～ Ⅳ区淋巴结清扫横断和结扎颈内静脉时。如果是低位损伤会影响喉返神经，表现为声带麻痹；如果是高位损伤会影响喉上神经，表现为喉黏膜感觉缺失。发音障碍可以通过

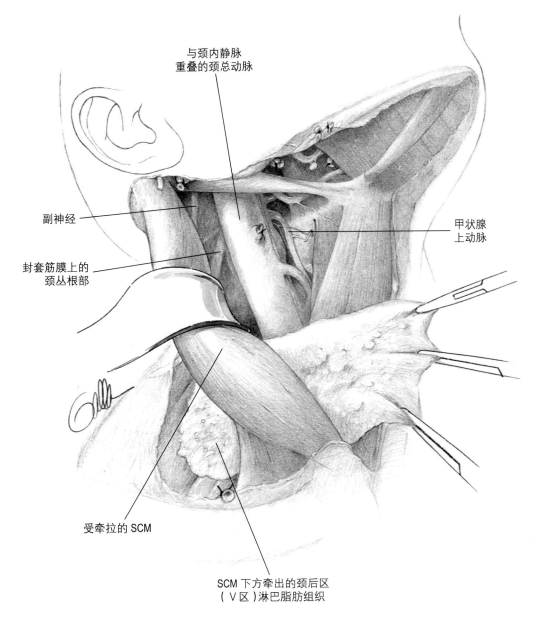

与颈内静脉
重叠的颈总动脉

副神经

封套筋膜上的
颈丛根部

甲状腺
上动脉

受牵拉的 SCM

SCM 下方牵出的颈后区
（Ⅴ区）淋巴脂肪组织

图 40-7　清扫Ⅴ区的淋巴脂肪组织可以在胸锁乳突肌后方与颈静脉链淋巴清扫保持连续性

内收声带改善，然而喉上神经损伤导致的误吸可能需要胃造瘘。

颈交感链损伤出现于颈动脉鞘中后方清扫时。会导致霍纳综合征，如无汗症、眼球内陷、上睑下垂、瞳孔缩小。

颈动脉暴露和破裂

颈动脉暴露和破裂通常源于皮瓣过薄或坏死以及术后颈部并发症（如血肿、感染或乳糜）。术前接受照射的患者风险增加。最好的术后管理需要早期发现风险，用局部肌皮瓣修补。

乳糜漏

左侧胸导管和右侧淋巴导管横断会发生乳糜漏。术中发现有乳白色液体即提示乳糜漏存在。应寻找破口并予以结扎。如果是术后发现乳糜漏，通常在开始肠内营养后发现。患者存在继发感染、电解质失衡、中性粒细胞减少、脱水和乳糜胸的风险。保守治疗包

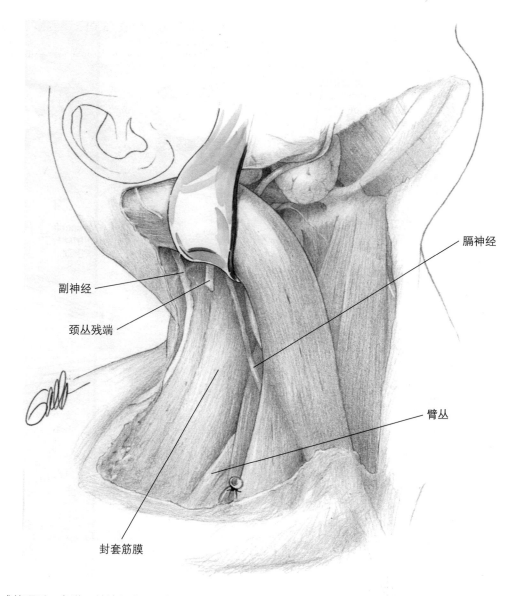

副神经

颈丛残端

膈神经

臂丛

封套筋膜

图 40-8　已完成的颈后三角淋巴结清扫（Ⅴ区）

括局部加压，饮食管理。如果保守治疗无效，就需要再次手术探查，不能找到破口时可以行胸段胸导管结扎术。

参考文献

[1] Rinaldo A, Ferlito A, Silver CE: Early history of neck dissection, *Eur Arch Otorhinolaryngol* 265(12): 1535–1538, 2008.

[2] Ferlito A, Johnson JT, Rinaldo A, et al: European surgeons were the first to perform neck dissection, *Laryngoscope* 117(5): 797–802, 2007.

[3] Crile G III: On the technique of operations upon the head and neck, *Ann Surg* 44(6): 842–850, 1906.

[4] Bartlett EI, Callander CL: Neck dissections, *Surg Clin North Am* 6: 481–505, 1926.

[5] Martin H, Del Valle B, Ehrlich H, et al: Neck dissection, *Cancer* 4(3): 441–499, 1951.

[6] Ferlito A, Rinaldo A: Osvaldo Suarez: often-forgotten father of functional neck dissection (in the non-Spanish-speaking literature), *Laryngoscope* 114(7): 1177–1178, 2004.

[7] Bocca E, Pignataro O: A conservation technique in radical neck dissection, *Ann Otol Rhinol Laryngol* 76(5): 975–987, 1967.

[8] Jesse RH, Ballantyne AJ, Larson D: Radical or modified neck dissection: a therapeutic dilemma, *Am J Surg* 136(4): 516–519, 1978.

[9] Ferlito A, Rinaldo A, Silver CE, et al: Neck dissection: then and now, *Auris Nasus Larynx* 33(4): 365–374, 2006.

[10] Crile G Jr, Suhrer JG Jr, Hazard JB: Results of conservative operations for malignant tumors of the thyroid, *J Clin Endocrinol Metab* 15(11): 1422–1431, 1955.

[11] Crile G Jr: The fallacy of the conventional radical neck dissection for papillary carcinoma of the thyroid, *Ann Surg* 145(3): 317–320, 1957.

[12] Som PM, Curtin HD, Mancuso AA: An imaging-based classification for the cervical nodes designed as an adjunct to

recent clinically based nodal classifications, *Arch Otolaryngol Head Neck Surg* 125(4): 388–396, 1999.

[13] Diaz EM Jr, Austin JR, Burke LI, et al: The posterolateral neck dissection. Technique and results, *Arch Otolaryngol Head Neck Surg* 122(5): 477–480, 1996.

[14] Ferlito A, Rinaldo A, Silver CE, et al: Paratracheal node dissection for well-differentiated cancer of the thyroid: indications, technique and results, *Auris Nasus Larynx* 35(4): 463–468, 2008.

[15] Kupferman ME, Patterson DM, Mandel SJ, et al: Safety of modified radical neck dissection for differentiated thyroid carcinoma, *Laryngoscope* 114(3): 403–406, 2004.

[16] Shah JP: Patterns of cervical lymph node metastasis from squamous carcinomas of the upper aerodigestive tract, *Am J Surg* 160(4): 405–409, 1990.

[17] Lindberg R: Distribution of cervical lymph node metastases from squamous cell carcinoma of the upper respiratory and digestive tracts, *Cancer* 29(6): 1446–1449, 1972.

第
5
篇

第41章 ■ 经口咽旁和咽后甲状腺癌转移灶切除术

MICHAEL E. KUPFERMAN ■ GARY L. CLAYMAN

引言

分化良好的甲状腺癌（well-differentiated thyroid carcinoma，WDTC）转移到咽后和咽旁淋巴结并不常见，但是需要确切的干预[1-2]。尽管经典的经颈、经腮腺和经下颌入路处理颈深部肿瘤能够提供良好的暴露，但与之相关的并发症同样也很严重。这些并发症包括牙咬合不正、牙损伤、多发脑神经麻痹等。对于这些难以接近的颈部孤立性转移灶，微创方法可以提供良好的肿瘤学切除，并预防不必要的并发症。

经口入路处理咽旁和咽后间隙（parapharyngeal and retropharygeal spaces，PPS/RPS）WDTC 的方法以前已经介绍过[3-4]。采用这种方法的挑战之一是在有限的经口入路范围中，尽管可以使用超声，外科医生也要具备分辨相关淋巴结的能力。以前有向甲状腺癌原发灶注射亚甲蓝来定位前哨淋巴结的报道[5]。超声引导下向淋巴结注射亚甲蓝的方法有助于经口咽旁和咽后病灶的成功切除[6]。本章描述当前经口入路淋巴结转移灶切除的相关技术。

手术技术

麻醉诱导和口腔 RAE 或鼻导管经口插管后，用 Dingmann 牵开器暴露口腔（图 41-1），用红色橡胶导管牵开软腭暴露同侧扁桃腺弓。超声检查者经口使用腔内超声（ultrasound，US），换能器垂直定位相关病灶并显示咽后间隙（RPS）或咽旁间隙（PPS）超声图（图 41-2A）。相关淋巴结定位后，颈动脉与淋巴结的位置关系也被确定（图 41-2B），之后在超声引导下向淋巴结注射亚甲蓝染料（0.5~1 ml）。

下一步需要切除扁桃腺，垂直切开咽中缩肌，然后钝性和锐性分离相结合显露染色的淋巴结和颈动脉

（图 41-3A）。将已有转移病灶的淋巴结以及周边的筋膜和淋巴结一并完整切除（图 41-3B）。利用冰冻切片分析来证实切除的标本中是否存在 WDTC。如前所述，切口用 3-0 编织线分层缝合[4]。

我们最近报道了经口入路处理 WDTC 伴 PPS 转移的经验[6]，相关结果列于表 41-1。

肿瘤的平均大小为 1.7 cm，大部分肿瘤位于 RPS。在术中超声引导鉴定淋巴结的辅助下，成功切除所有患者的转移灶。3 例患者在超声引导下行相关淋巴结的亚甲蓝注射。术中未发生与亚甲蓝或超声检查相关的并发症。此手术技术发生并发症风险低，也未发现脓肿或瘘的形成。而且，此技术可与颈侧方淋巴结清扫术联合进行。只有 1 例患者复发后需要经下颌入路到 RPS 切除病灶，而且获得成功。

讨论

根据淋巴结评估方法的不同，原发甲状腺癌区域淋巴结转移的发生率为 40%~70%[7]。甲状腺癌最常发生转移的区域淋巴结为中央区淋巴结（Ⅵ），其次为颈内静脉链群（Ⅱ~Ⅳ）、颈后群（Ⅴ）、下颌下和颏下群（Ⅰ）[8]。大部分甲状腺癌依据甲状腺淋巴干引流的规律发生淋巴结转移，对这些转移可以理解。少数情况下，咽后和咽旁淋巴结与甲状腺癌的复发有关，而更少见的情况下，可成为甲状腺癌最初的临床表现[4,9-10]。对此现象的一种可能的解剖学解释为甲状腺至咽后淋巴结存在直接的引流途径，以前也有过相关报道[11]。咽后间隙与咽旁间隙则通过咽上缩肌筋膜裂相交通，这成为转移癌从咽后间隙向咽旁间隙转移的潜在通道[12]。

咽旁间隙的转移灶倾向于发生在 PPS 的茎突后间隙，常紧邻颈动脉鞘内的大血管和神经，以至于清除这些病灶变得具有挑战性。已经介绍过进入这一区域

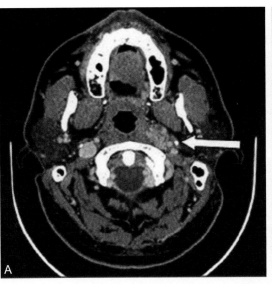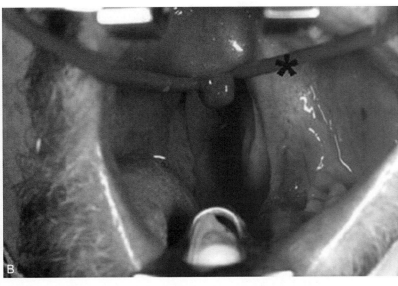

图 41-1 （也见彩图）颈部轴向增强 CT 显示左咽后转移灶（箭头所示）（A）与相应的口腔内肉眼所见肿物（星号标记）（B）

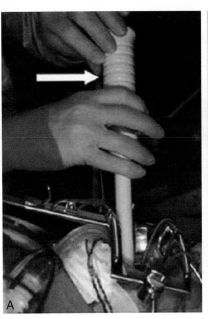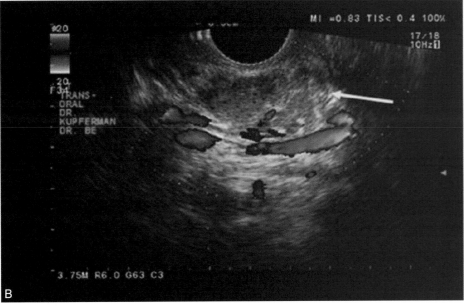

图 41-2 （也见彩图）腔内超声换能器的经口放置（A）及邻近大血管的多普勒超声彩色血流效果（B）。图 A 箭头所示为向转移淋巴结注射亚甲蓝的千叶针（Chiba needle），该针与超声换能器探头平行放置。图 B 箭头所示为肿物

的各种外科入路。尽管经颈、经腮腺和经下颌入路能够为咽旁和咽后间隙提供极好的暴露，但这些更具创伤性的操作引起的并发症同样也很严重。不管颈入路对侧咽后间隙有多局限，这一方式要求广泛的血管神经切除和游离。不能低估其对咽丛及伴随的感觉和运动神经功能的暂时性影响。颈入路长期的病理损伤也见诸报道，并且也很严重。经口切除 RPS 和 PPS 的肿瘤，必须经过慎重选择，只有病灶较小且在茎突前方才可考虑[13]。在患者选择上其他需要考虑的因素包括患者的全身医学状态、年龄、疾病状态、牙列和牙间距。

外科切除之前了解颈内动脉与相关淋巴结的位置关系至关重要，特别是对局限于 PPS 内的病灶。鉴定这些结构实时超声显像比颈动脉搏动触诊可能更精确，特别是对因转移淋巴结太小或位于咽旁间隙后方而不易触及的病例。

WDTC 患者通常预后很好，所以外科治疗力求将长期并发症降到最小。对这些患者，到达 PPS 和 RPS 的传统入路方法能导致严重的长期后遗症。自 1972 年第 1 例报道以来[2]，至今已有 50 多例 WDTC 转移至咽后或咽旁间隙淋巴结的英文文献报道[14]。尽管大

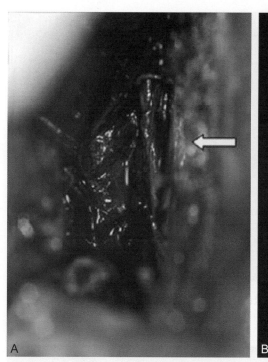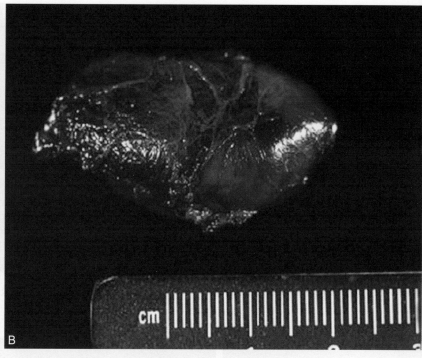

图 41-3 （也见彩图）经口口咽缺损显示颈内动脉（箭头所示）（A）及切除的带周围筋膜的淋巴转移标本（B）

表41-1	病例临床特点及结果的研究					
年龄（岁）/性别/病理	之前的治疗	大小/转移部位	与经口切除同期进行的治疗或处理	是否复发	全部并发症	状态/术后存活月数
56/女/乳头状癌*	TT，ND	大/咽后间隙	rND（c，1）	无	术后低钙血症	存活/40
46/女/乳头状癌*	TT，ND（c，1，m），RAI；RAI（咽后复发灶）	2 cm/咽后间隙	无	无	无	存活/6
87/男/乳头状癌	TT，ND，RAI	1.4 cm/咽旁间隙	rND（c，1）	咽旁（可能；观察）	无	存活/27
47/女/滤泡状癌†	TT，RAI；ND，RAI，XRT（复发灶）	1.6 cm/咽后间隙	无	咽后（经下颌切除）	误吸，切口感染，牙关紧闭症	存活/10
59/男/乳头状癌†	TT，ND，RAI；ND，RAI（复发灶）	1.2 cm/咽后间隙	rND（c，1）	无	TVF 不稳定	存活/6
35/男/乳头状癌†	TT，ND（c，Rl），RAI；ND（Ll）（复发灶）	2.4 cm/咽后间隙	rND（c，1）	无	无	存活/6

TT：全甲状腺切术；ND：颈淋巴结清扫术；c：中央区淋巴结；l：颈侧方淋巴结；m：纵隔淋巴结；RAI：放射性碘治疗；rND：改良型颈淋巴结清扫术；R：右侧；L：左侧
* Shellenberger 以前曾报道过这 2 例患者[4]，本研究更新了复发、全部并发症和状态/随访
† 亚甲蓝染料辅助的经口切除术

部分病例进行了经颈入路手术，仍有一小部分进行了经口入路手术[3-4,15-17]。在我们机构，尽可能利用经口超声引导技术来安全切除侧方咽后间隙甲状腺癌淋巴转移灶[4,6]。

经口入路可选择性地用于孤立性区域转移灶病例，通过头颈部轴向成像可判断是否适用于经口途径。术中超声的优势为：①确定经口切除转移淋巴结的可行性；②确定转移淋巴结与颈内动脉的位置关系；③引导染料灌注从而有助于鉴定和切除病灶。

结语

超声引导下经口WDTC转移灶切除对RPS和PPS颈间隙病灶是安全可行的。在超声引导下对转移灶注射亚甲蓝有助于术中对病灶的鉴定，而且很少发生并发症。合理地选择患者对病例评估、病例选择都至关重要。这一技术可能为那些要求有更广泛手术技术选择的患者提供了替代方案。而且，多团队的方法可能减少经颈、经腮腺或经下颌操作的远期并发症的发生。

参考文献

[1] Batsakis JG, Sneige N: Parapharyngeal and retropharyngeal space diseases, *Ann Otol Rhinol Laryngol* 98: 320–321, 1989.

[2] McCormack KR, Sheline GE: Retropharyngeal spread of carcinoma of the thyroid, *Cancer* 26(6): 1366–1369, 1970.

[3] Le TD, Cohen JI: Transoral approach to removal of the retropharyngeal lymph nodes in well-differentiated thyroid cancer, *Laryngoscope* 117(7): 1155–1158, 2007.

[4] Shellenberger T, Fornage B, Ginsberg L, Clayman GL: Transoral resection of thyroid cancer metastasis to lateral retropharyngeal nodes, *Head Neck* 29(3): 258–266, 2007.

[5] Anand SM, et al: *Arch Otolaryngol Head Neck Surg* 135: 1199, 2009.

[6] Andrews GA, Kwon M, Clayman G, et al: Technical refinement of ultrasound-guided transoral resection of parapharyngeal/retroparyngeal thyroid carcinoma metastases, *Head Neck* 33(2): 166-170, 2011.

[7] Shaha AR: *Otolaryngol Clin North Am* 31: 823, 1998.

[8] Caron NR, Tan YY, Ogilvie JB, et al: Selective modified radical neck dissection for papillary thyroid cancer–is level I, II and V dissecton always necessary? *World J Surg* 30(5): 833–840, 2006.

[9] Heimgartner S, Zbaeren P: Thyroid carcinoma presenting as a metastasis to the parapharyngeal space, *Otolaryngol Head Neck Surg* 140(3): 435–436, 2009.

[10] Lombardi D, Nicolai P, Antonellil AR, et al: Parapharyngeal lymph node metastasis: an unusual presentation of papillary thyroid carcinoma, *Head Neck* 26(2): 190–196, 2004.

[11] Rouviere H: *Anatomy of the Human Lymphatic System*, Ann Arbor, MI, 1938, Edwards Brothers ed. English Edition.

[12] Horvath M, Plas H, Termote JL, et al: Thyroid-related papillary carcinoma presenting as a cystic lesion in the parapharyngeal space, *Rofo* 155(4): 373–374, 1991.

[13] Carrau RL, Myers EN, Johnson JT: Management of tumors arising in the parapharyngeal space, *Laryngoscope* 100(6): 583–589, 1990.

[14] Kaplan SL, Mandel SJ, Muller R, et al: The role of MR imaging in detecting nodal disease in thryoidectomy patients with rising thyroglobulin levels, *AJNR Am J Neuroradiol* 30(3): 608–612, 2009.

[15] Carter LC, Uthman A, Drinnan AJ, et al: Diagnostic dilemma involving calcification in the parapharyngeal space: metastatic thyroid carcinoma masquerading as a deep lobe parotid mass, *Oral Surg Oral Med Oral Pathol Oral Radiol Endod* 84(6): 697–702, 1997.

[16] Desuter G, Lonneux M, Plouin-Gaudon I, et al: Parapharyngeal metastases from thyroid cancer, *Eur J Surg Oncol* 30(1): 80–84, 2004.

[17] Sirotnak JJ, Loree TR, Penetrante R: Papillary carcinoma of the thyroid metastatic to the parapharyngeal space, *Ear Nose Throat J* 76(5): 342–344, 1997.

第42章 ■ 甲状腺与甲状旁腺手术的切口

DAVID J. TERRIS ■ MELANIE W. SEYBT

引言

自 20 世纪 90 年代末期甲状腺和甲状旁腺外科的转变以来，至今已有很多到达甲状腺和颈中轴的方法。一系列技术进步，如用于止血的高级能量平台[1]、改善视野的高分辨率内镜[2]和喉神经监测[3]等，增加了人们对手术美容效果的关注，并促使人们追求更小、更隐秘的切口[4]。与此同时，也兴起了甲状腺和甲状旁腺手术的远距离入路技术[5-6]。传统的手术方式在很多情况下仍是必要的，如对胸骨后巨大甲状腺肿或进展期恶性肿瘤的处理，而且仍是内分泌外科医生所要掌握的。

本章提供了历史上的讨论及一些在甲状腺和甲状旁腺手术切口设计中可作为基本参考点的重要指导原则，还将描述一些特殊的操作考虑并提供一些"最佳实践"的简明细目。

历史回顾

现代甲状腺外科起源于 19 世纪末，由 Billroth 和 Kocher 创立[7]。尽管 Billroth 被认为是第一个系统性地以审慎的方式开展甲状腺切除术的人，但 Kocher 是发展了安全、可重复地完成治疗性甲状腺切除技术的第一人，他描述了一种以自己的名字命名的有效率且有效果的低位颈领切口。Kocher 本人认识到了利用尽可能小的切口的背后逻辑，他所说的甲状腺切除术切口应该"尽可能小，按需要大"经常被引用。因此 Kocher 可以说是第一位微创外科医生。

许多早期甲状腺手术的实施是因为患恶性肿瘤，因此关于合理地完成甲状腺切除和颈淋巴结清扫的方法的描述也大量涌现。流行的切口包括 Lahey 切口（图 42-1A）、MacFee 切口（图 42-1B）以及曲棍球

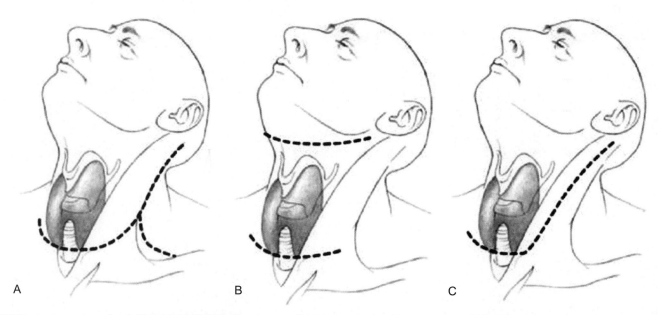

A   B   C

图 42-1 Lahey 切口（A）能使侧颈部良好暴露，但三叉分支部易坏死。MacFee 切口（B）遵照颈部的松皮张力线，具有美容学优势，但不利于手术的顺利操作。曲棍球棒形切口（hockey-stick incision）（C）避免了三叉分支，且为广泛的颈淋巴结清扫提供了充分的暴露（A and B from Lore JM, Medina JE, editors: Atlas of head and neck surgery, Philadelphia, 2005, Elsevier-Saunders.）

棒形切口（图 42-1C）[8]。最后一种切口的发展是因为人们认识到三叉形切口的分支部容易缺血失活，有时使颈部大血管处于危险之中。随着 20 世纪六七十年代的根治性手术让步于八九十年代更具选择性的手术，颈部甲状腺手术和颈淋巴结清扫术的切口也随之改进。

总的原则

计划一例甲状腺切除术或甲状旁腺切除术首先要考虑一些重要原则，这些原则比预期的具体操作更重要。

个体化切口

手术切口和手术方式都要针对患者和疾病特点个体化，而不是"一刀切"，这一观念近来越来越引人关注[9]。历史上，外科医生建议对所有患者施行的甲状腺切除术要在常规的位置、划出标准长度的切口、实行统一的手术方式。最近，部分是由于公共需求的驱动，为了改善患者的满意度，对任何微小的切口都已加以利用（只要可以安全实施），手术操作现在都针对个体化的不同条件而调整。

举例来说，一位拥有 26 英寸颈围（约 66 cm）（图 42-2A）、患有巨大甲状腺肿（图 42-2B）的男士不适合任何微创手术方法。相比而言，一位 11 英寸颈围（图 42-3A）、患有 2 cm 大小滤泡状肿瘤（图 42-3B）的电视播音员则是内镜甲状腺切除术的理想

候选人。仅切除甲状腺、保护喉神经并保留甲状旁腺（图 42-4）的要求已不再足够。患者现在期望有更谨慎的方式来消除他们的担忧，有时包括相当小的切口（图 42-5）。

位置

也许既能使手术操作空间最优化同时又能维持良好美容效果的最重要因素就是切口位置的合理选择。鉴别并利用皮肤本身存在的皱纹几乎总是可取的，因为这样产生的瘢痕能够被最完美地掩饰。需要注意的是正常皱纹（特别是更靠近颈外侧的部分）事实上可能变得不对称，甚至成"V"形，而不像颈中央下方那样是较对称的圆弧形皱纹。对于正常长度的切口，如果没有正常对称的皱纹存在，那么平行于正常皮肤皱纹的切口线是不错的替代选择。为了形成平行于局部皱纹的切口可以画出所有存在的皱纹图。分辨合适的皱纹和整体部位最好是在患者在等候区坐直的时候，而不是直到患者仰卧在手术台上的时候（图 42-6）。因为这种姿势才是患者以后参加宴会和鸡尾酒会等公开场合所展现的姿势，而且只有这种姿势才能最好地显露胸骨上切迹（由胸锁乳突肌内侧头所形成的凹陷）。这种切口可以结合患者的参与和知晓来计划。标准切口最好位于胸骨上切迹以上，如果太低，与较高的处于颈部较均衡的圆柱形区域切口相反，跨越了锯齿状的胸骨上切迹区域，可能看上去会不对称而且易致中段肥厚。微创手术的切口可位于胸

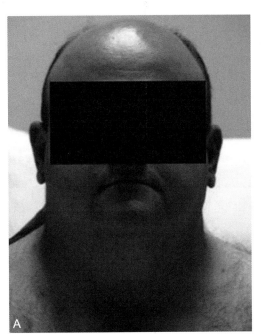
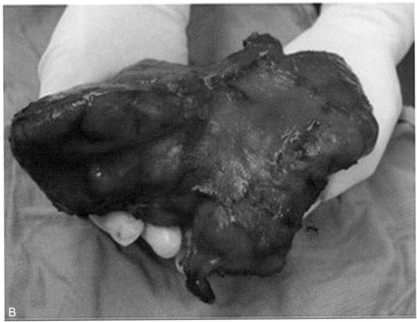

图 42-2　（也见彩图）这位并不肥胖的男士拥有 26 英寸的颈围和巨大甲状腺肿，不是微创手术方法的适合者

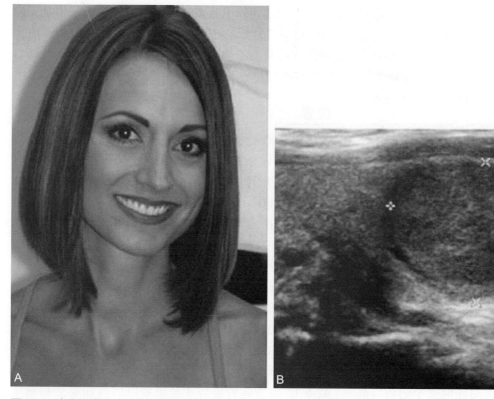

图 42-3　（也见彩图）这位年轻女士有 11 英寸（约 28 cm）的颈围（A），患有 2 cm 大小的孤立性结节，细胞学上符合滤泡状肿瘤，是微创手术或远处入路操作的最佳候选人

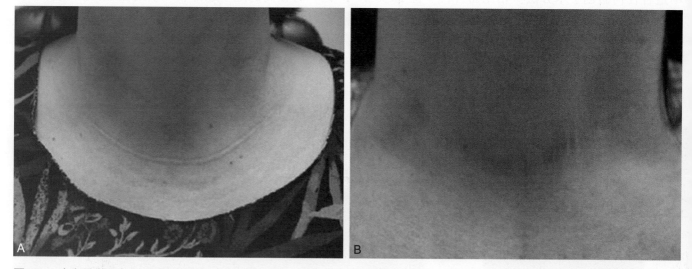

图 42-4　（也见彩图）所谓颈部项链切口的例子，通过开放的切口行典型的甲状腺切除术（A 和 B）。每位患者的手术适应证都是未定性的恶性可能的小结节

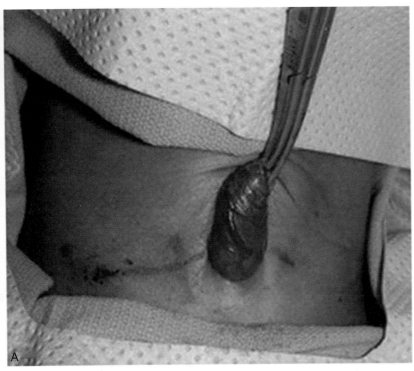
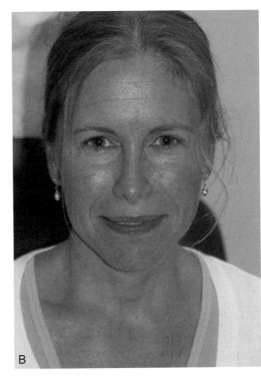

图 42-5 （也见彩图）通过微创切口取出甲状腺腺叶（A），切口大小刚好只能允许腺体通过。通过内镜甲状腺微创手术可以得到极好的长期美容效果（B）

锁乳突肌两个内侧头之间。切口选择还要考虑到乳房的大小，特别是较年轻的女性，随着时间的推移，切口可能被较大的下垂乳房往下牵拉。

切口的长度根据颈部皮肤的厚度以及腺体和结节的大小而变化，但是需要注意的是事实上良性腺体或结节总是比切口本身要大，因为这些结构具有可压缩性，可以通过比腺体小的切口进行操作。无论如何，切口要与松弛的皮肤张力线平行，遵循经典的美容学原则[10]。

皮肤处理

切口对美容效果的影响并不以做切口本身而结束。尽量减少对皮肤边缘的损伤也很重要，不管是来自牵拉或来自疏忽的器械损伤（如电凝、超声能量烧伤或纱布擦伤）都应尽量避免。我们尽可能在手术中不使用 4×4 海绵纱布，因为这种材料易致擦伤，当从小切口中放入和取出时会像砂纸一样磨损皮肤。但是，不管怎样仔细操作，在手术（特别是微创手术）结束时发现皮肤边缘缺血、受损的情况并不是不常见。因为存在增生性瘢痕的风险，我们建议无论任何情况发现皮肤边缘的小裂片都要将其切除（图 42-7）。这将确保术后恢复期切口能够良好愈合。

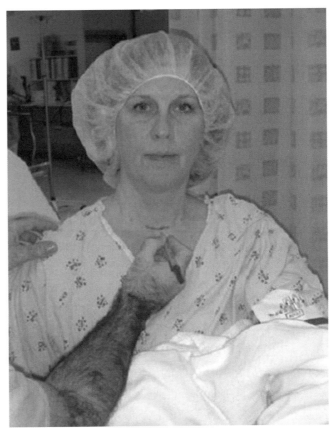

图 42-6 （也见彩图）标记预期甲状腺手术切口的最佳姿势是患者在等候区坐直的时候

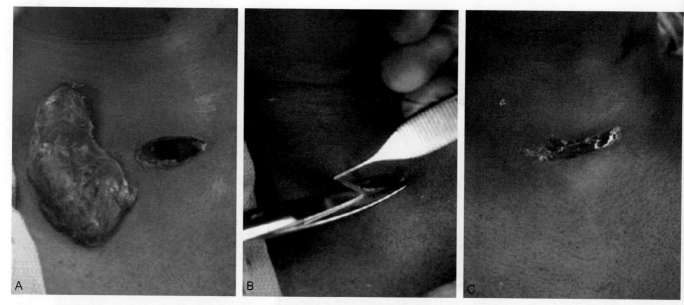

图 42-7 （也见彩图）当通过小切口取出较大的甲状腺叶时，发现皮肤边缘缺血、损伤的情况并不少见（A）。切除切口一边或两边的小裂片是明智的（B），这可使皮肤较好地愈合，减少增生性瘢痕发生的风险

引流放置

基于文献的优势和我们自己的经验，我们已经基本上舍弃了在甲状腺和甲状旁腺手术中使用引流的方法。当必须使用引流时，合理的引流放置方式很重要。我们喜欢在与颈切口所在皮纹的外侧用尖套针管放置主动引流管。这些引流管的穿刺部位愈合后一般没有明显的瘢痕。应该避免在前胸放置引流管，因为前胸是增生性瘢痕的好发部位（图 42-8）。也应该避免在切口中部使用 Penrose 引流管，因为当拔除引流管后伤口边缘往往不能良好对接。

皮肤闭合

尽管细尼龙线缝合或皮钉缝合能使伤口良好愈合和结疤，但我们更喜欢完全清除"铁轨瘢痕"的风险。"铁轨瘢痕"是年轻患者的特殊风险，除非早期拆线，否则很容易发生（图 42-9）。尽管大多数外科医生提倡皮下缝合，我们感觉即使是专家的手也很难用这种方法完成完美的皮肤对接。我们发现皮下 1～2 针可吸收线缝合后，对接皮肤的最佳方法是用氰基丙烯酸盐皮肤黏合剂（LiquiBand 或 Dermabond 是其中较好的选择）（图 42-10A）。在黏合剂上再水平放置一条 1/4 英寸（约 0.6 cm）长的 Steri-Strip 胶带，可起到既隐藏血痕又便于术后 2～3 周清除黏合剂的双重功效

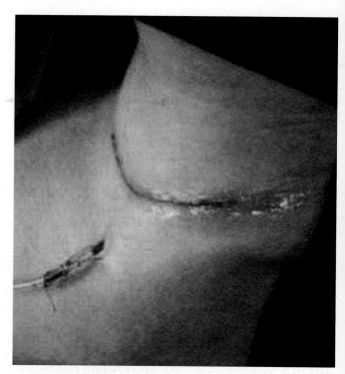

图 42-8 （也见彩图）引流放置在前胸是个拙劣的选择，因为此处为增生性瘢痕的高发部位

（图 42-10B）。这种切口关闭方法的一个重要优点就是患者不需要在一段禁止时间后再找外科医生拆线，患者和外科医生都感到方便。

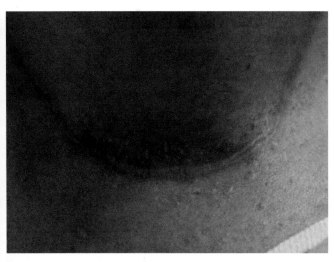

图 42-9 （也见彩图）皮肤缝合容易导致"铁轨瘢痕"的风险，应用液体黏合剂替代缝合可以完全消除该风险

特殊操作考虑

标准开放甲状腺切除术

对许多患者而言开放或传统的甲状腺切除术仍是必要的手术方式，特别是粗颈、巨大甲状腺肿及胸骨后甲状腺肿的患者（见第 7 章和第 30 章）。根据患者和疾病特点，在正常皮纹中选择 6 ~ 12 cm 长度的切口。我们认为广泛的颈阔肌下皮瓣提拉是不必要的，这样可以减少组织损伤、血清肿形成、切口上皮瓣水肿和皮肤对带状肌束缚（术后吞咽时发生麻烦的皮肤"眨眼"现象）的可能性。

微创甲状腺切除术

最广泛实施的微创甲状腺手术是 Miccoli 视频辅助技术（见第 31 章）[2]。这种方法是高年资甲状腺外科医生最好学习的方法，具有很多引人注目的优势。这种视频辅助或微创开口（无视频辅助；见第 60 章）的甲状腺切除术的切口问题是相似的，它们都通过颈中部前方一个小切口实施，无颈阔肌下皮瓣的提拉。在正中线分开带状肌并拉向两侧从而显露甲状腺间隔，这些小切口的皮肤边缘易发生术中损伤及与缺血相关的牵拉。由于有发生增生性瘢痕的风险，我们建议无论任何情况一旦发现切口边缘的小裂片都要将其切除（图 42-7A 和 B）。

甲状腺切除伴中央区颈淋巴结清扫术

对分化良好的甲状腺癌病人施行中央区颈淋巴结清扫术成为了人们热议的话题（见第 37 章）。当有适应证行中央区颈淋巴结清扫时——通常是超声显示淋巴结病变，要施行基于解剖的区域切除[12]。中央区颈淋巴结清扫通常可以在建议的甲状腺切除术的切口作微小延长后实施（我们倾向对非肥胖患者做大约 4 cm 长切口）。在预计的切口长度外侧用外科笔标记出延长线是有用的，如果它应成为操作的必要步骤，将使切口在自然皮纹中延伸。

甲状腺切除伴颈外侧颈淋巴结清扫术

典型的甲状腺切除联合颈外侧颈淋巴结清扫术涉及的切口叫做 Lahey 或 Schobinger 切口，为颈领切口延伸至乳突尖，伴另一支从切口一侧延伸至斜方肌和锁骨的交接处。如果两侧颈外侧的颈淋巴结都需要清扫，可在两侧延伸切口。另一种选择是 McFee 切口，符合松皮张力线的原则，同时改良了美容学效果，而且避免了切口的三叉形分支（见图 42-1，第 40 章）。

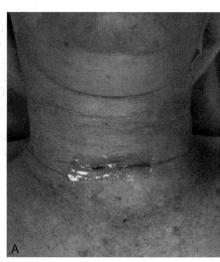
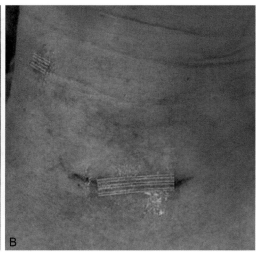

图 42-10 （也见彩图）1 ~ 2 针皮下可吸收线缝合后用皮肤黏合剂密封切口（A）。水平放置一条 1/4 英寸（约 0.6 cm）的 Steri-Strip 胶带（B）可以起到掩饰伤口、便于术后 2 ~ 3 周去除黏合剂的双重作用

随着颈部手术方法的发展，行根治性颈淋巴结清扫术的必要性也在变少。大多数外科医生现在追求一种可在单个延长的低位颈领切口就可实施的选择性间隔颈淋巴结清扫术。尽管向外上弯曲切口至乳突尖有利于其上的皮瓣提拉，但单向外侧延伸切口（图 42-11A 和 B）也可能完成彻底的颈淋巴结清扫，包括 Ⅱ ~ Ⅵ区淋巴结。这种操作需要常规提拉颈阔肌下皮瓣以获得充分暴露。因为需要提拉宽大的皮瓣及形成潜在的空隙，所以可以考虑放置引流管。皮肤闭合仍可用皮肤黏合剂。

甲状旁腺切除术

在术前影像提示孤立性腺瘤的情况下（通常为甲氧基异丁基异腈扫描或超声），微创内镜甲状旁腺切除术可通过中央或外侧切口实施（见第 59 章和第 60 章）。中央切口允许处理两侧腺体以防患者患有术前未知的 2 个腺瘤或 4 个腺体增生，而且如果发现患者还有甲状腺内腺瘤或可疑性的甲状腺疾病，也可以更容易地实施甲状腺切除术。外侧切口提供了更直接的入路，它直接覆盖在异常的腺体上（通常为背上侧甲状旁腺腺瘤），而且与中央切口相比需要较少的分离。如果异常腺体不在估计的位置，则可能需要做更多的切口。

Jean-Francois Henry 完整介绍了从外侧入路进入颈中央间隔的内镜颈入路方法。此项技术要做 3 个外侧小切口并灌注 CO_2[13-14]，内镜放大的优势得以利用，但需要做多切口，学习曲线也很长，而且只能做单侧探查，通常用于较深部的更偏背侧的病变，如典型的上腺瘤。

双侧甲状旁腺切除术

对继发性或三发性甲状旁腺功能亢进症（hyperpara-thyroidism，HPT）或家族性综合征性甲状

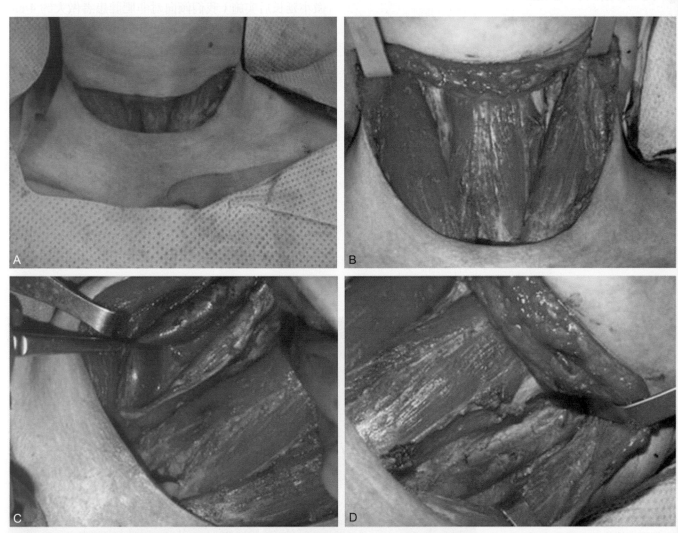

图 42-11 （也见彩图）颈外侧颈淋巴结清扫行延长的低位颈领切口（A），广泛提拉颈阔肌下皮瓣可到达所有水平的颈淋巴结（B），在适当的拉钩辅助下都可完整切除左、右侧颈淋巴结（C，D）

旁腺功能亢进症的患者，需要行 4 个腺体的探查。因此通常一个 4～6 cm 长的切口是合适的。因为继发性 HPT 的患者近期都需要透析，要求系统性抗凝，所以我们赞成在这些患者群中使用引流。当全甲状旁腺切除需要自体再植时，可以有很多受体床供选择。我们认为对于继发性 HPT 的患者胸骨柄皮下的位置具有特殊的优势，因为它离一期手术部位近，避免了行自体移植时再进入肌肉或者将来需要再取出增生的甲状旁腺组织。在颈领切口下方 2～4 cm 做一个 10～12 mm 的小切口，将 1 mm 大小的甲状旁腺立方体组织植入此间隙（图 42-12 A）。切口用 3-0 Vicryl 线简单间断缝合，然后用皮肤黏合剂黏合（图 42-12B）。这种自体移植物具有长期有效性的证据 [15]。

新方法

目前已经产生很多创新性的进入甲状腺腔室的方法。这些方法的共同点都是远距离入路，从而可以隐藏切口，其中包括经腋入路（伴或不伴胸骨柄或乳晕缘切口和 CO_2 充气）[5] 和双侧腋窝乳房入路（bilateral axillary breast approach，BABA，图 42-13）[16]。最广泛应用的远距离方法是由韩国的 Chung[6] 及其同事开创的经腋入路，该方法利用机器人技术完成甲状腺切除及中央区和外侧区的颈淋巴结清扫——当临床需要时（图 42-14）。这项技术和其他技术已经在亚洲国家流行，因为这些地区发生增生性瘢痕的风险较高，而且人们在文化上不喜欢颈部有瘢痕。

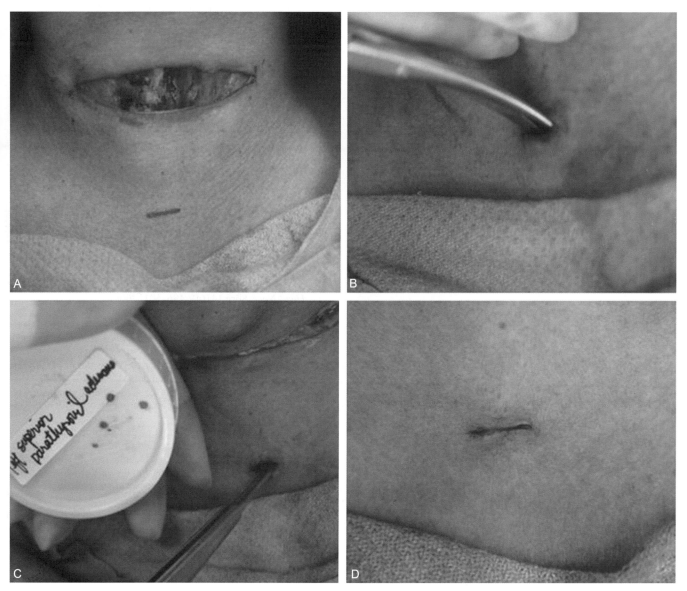

图 42-12（也见彩图）完全甲状旁腺切除术伴或不伴胸腺切除（A）之后，确定一个合适的胸骨柄切口位置。切口做完后，再建立一个小囊袋结构（B）。1 mm 甲状旁腺立方体组织被自体移植入囊袋（C），封闭切口（D）。

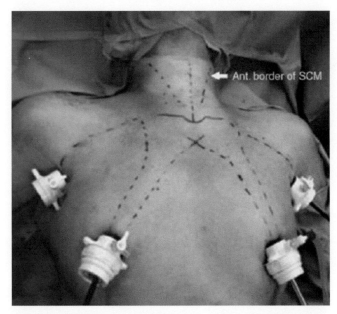

图 42-13　双侧腋窝乳腺入路（BABA）要求 4 个独立的切口，广泛地分离和注气以切除甲状腺。现在还不能确定这种方法是否可广泛流行（转载自 Choe JH, Kim SW, Chung KW, et al：Endoscopic thyroidectomy using a new bilateral axillo-breast approach. World J Surg 31[3]：601-606, 2007.）

　　我们发现一种特别具有前景的整容切口或发际线入路（这种技术的一个改版被描述为腋 - 耳后入路[17]），通过从上到下的方向到达甲状腺间隔，避免了跨越锁骨。这种切口做于耳后皱褶处与发际线相连，通常情况下难以观察到。最后，还有一种更新的发明是从口底做切口，完全避免了皮肤切口[18]，但其应用也受到一定限制。

最佳实践

　　大众对卫生保健的掌握变得越来越复杂，现在不仅要求安全充分地切除甲状腺，还要求达到最佳的功能和美容效果。应用一些中肯的美容学原则可帮助我们获取最佳的审美效果。这些是整形外科领域一些普遍理解的基本原理，将其运用于甲状腺外科也是合适的：

- 建议在等候区当患者处于自然直立位时标记切口，这样可以使切口位置最优化。中央切口要确保对称
- 应尽量辨认皮纹并用来掩饰切口
- 除了极少数情况（肾性甲状旁腺切除术和伴颈侧淋巴结清扫的甲状腺切除术），引流在大多数甲状腺和甲状旁腺手术中是不必要的

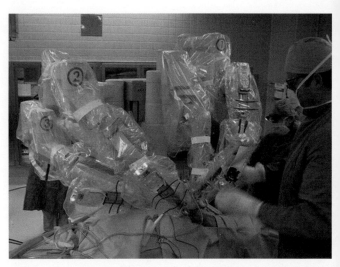

图 42-14　（也见彩图）韩国延世大学的 Chung 及其同事介绍了一种机器人辅助到达甲状腺的入路（图为 Georgia 医科大学 1 例正在接受手术的患者）。此技术依托外牵开器来维持手术腔隙，而机器人臂则便于在小视野精确操作

- 当需行外侧区颈淋巴结清扫时，可将低位颈领切口直接向外侧延长，以便于皮瓣提拉后足以到达Ⅱ区
- 缝合皮肤前修剪皮肤边缘的小裂片可降低增生性瘢痕的发生率
- 使用 LiquiBand 或 Dermabond 等氰基丙烯酸盐黏合剂可消除"铁轨瘢痕"的发生风险

参考文献

[1] Pons Y, Gauthier J, Ukkola-Pons E, et al: Comparison of LigaSure vessel sealing system, harmonic scalpel, and conventional hemostasis in total thyroidectomy, *Otolaryngol Head Neck Surg* 141(4): 496–501, 2009.

[2] Miccoli P, Berti P, Ambrosini CE: Perspectives and lessons learned after a decade of minimally invasive video-assisted thyroidectomy, *ORL J Otorhinolaryngol Relat Spec* 70(5): 282–286, 2008.

[3] Randolph GW, editor: *Surgery of the thyroid and parathyroid glands*, Philadelphia, 2003, Saunders.

[4] Terris DJ, Seybt MW, Chin E: Cosmetic thyroid surgery: defining the essential principles, *Laryngoscope* 117(7): 1168–1172, 2007.

[5] Ikeda Y, Takami H, Niimi M, et al: Endoscopic thyroidectomy by the axillary approach, *Surg Endosc* 15: 1362–1364, 2001.

[6] Kang SW, Lee SC, Lee SH, et al: Robotic thyroid surgery using a gasless, transaxillary approach and the da Vinci S system: the operative outcomes of 338 consecutive patients, *Surgery* 146(6): 1048–1055, 2009.

[7] Shedd DP: *Historical landmarks in head and neck cancer surgery,* Pittsburgh, 1999, American Head and Neck Society.

[8] Lore JM, Medina JE, editors: *Atlas of head and neck surgery*, Philadelphia, 2005, Elsevier-Saunders.

[9] Terris DJ, Seybt MS: Classification system for minimally invasive thyroid surgery, *ORL* 70(5): 287–291, 2008.

[10] McCarthy JG, editor: *Plastic surgery*, Philadelphia, 1990, WB Saunders.

[11] Terris DJ, Angelos P, Steward D, et al: Minimally invasive video-assisted thyroidectomy: a multi-institutional North American experience, *Arch Otolaryngol Head Neck Surg* 134(1): 81–84, 2008.

[12] Carty SE, Cooper DS, Doherty GM, et al: Consensus statement on the terminology and classification of central neck dissection for thyroid cancer, *Thyroid* 19(11): 1153–1158, 2009.

[13] Henry JF, Sebag F, Tamagnini P, et al: Endoscopic parathyroid surgery: results of 365 consecutive procedures, *World J Surg* 28(12): 1219–1223, 2004.

[14] Palazzo FF, Sebag F, Henry JF: Endocrine surgical technique: endoscopic thyroidectomy via the lateral approach, *Surg Endosc* 20(2): 339–342, 2006.

[15] Echenique-Elizondo M, Amondarain JA, Vidaur F, et al: Parathyroid subcutaneous pre-sternal transplantation after parathyroidectomy for renal hyperparathyroidism. Long-term graft function, *World J Surg* 31(7): 1403–1409, 2007.

[16] Choe JH, Kim SW, Chung KW, et al: Endoscopic thyroidectomy using a new bilateral axillo-breast approach, *World J Surg* 31(3): 601–606, 2007.

[17] Lee KE, Kim HY, Park WS, et al: Postauricular and axillary approach endoscopic neck surgery: a new technique, *World J Surg* 33(4): 767–772, 2009.

[18] Benhidjeb T, Wilhelm T, Harlaar J, et al: Natural orifice surgery on thyroid gland: totally transoral video-assisted thyroidectomy (TOVAT): report of first experimental results of a new surgical method, *Surg Endosc* 23(5): 1119–1120, 2009.

第43章 甲状腺与甲状旁腺外科的技术创新

ROBERT L. FERRIS ■ DAVID J. TERRIS

引言

自 Billroth、Kocher、Mayo 和 Halsted 等先驱开创当代甲状腺和甲状旁腺外科以来，外科学的基本原则并没有发生很大变化。一个世纪前，这些外科医生试图在切除病变腺体组织的同时，通过无菌术、充分止血、保护喉神经分布和甲状旁腺功能等措施来降低并发症和死亡率[1]。尽管这些规则仍适用于现代，近期的技术进步为外科医生提供了新的手术方法和设备，帮助他们完成解剖切除。这些技术可以使外科医生做更小的切口，较少地分离组织，避免放置引流管，改善美容效果和减少住院时间。

本章讨论到的技术将以特殊技术的内容来介绍，包括高级能量设备、喉神经监测、高分辨率内镜和机器人。

超声能量（Harmonic）

促进传统外科学发展，同时使开放和微创手术脱离传统的甲状腺手术止血方法的最重要技术进步之一是超声能量设备（Harmonic ACE；Ethicon Endo-Surgery，Cincinnati，Ohio）的出现。超声机头产生每秒 55 500 的振动频率，可以在切割接触组织的同时使其中的血管凝固。它通过使细胞蛋白变性，形成一个止血封口[2]。这一技术可以很容易地用于延长的小镊子上，使其成为微创内镜和机器人手术的理想工具（图 43-1）。已经证明超声能量设备在甲状腺外科中是安全的，有助于减少手术时间、住院时间和术中及术后出血[3]。术后不适也可得以改善，因为其对周围组织的热损伤较小，与传统电凝止血设备相比没有对神经肌肉的刺激[4-5]。低钙血症似乎也有所减少，因为低温的超声能量降低了对甲状旁腺的热传递[6]。

上极成束结扎

传统处理甲状腺上极血管（甲状腺上动脉和静脉）要先将其各自分离，然后结扎（用缝线或夹子），再切断（用刀片或剪刀）。运用超声能量技术可以同时结扎和切断血管，节省了大量时间。而且超声能量设

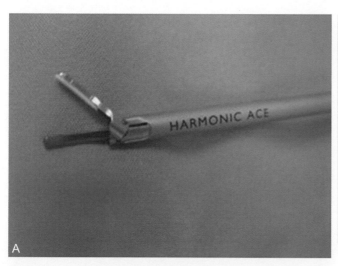
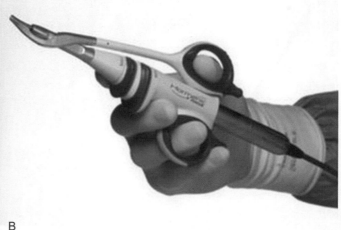

图 43-1 （也见彩图）超声能量能通过带长柄的小型钳头传递以适合于内镜操作（A）或设计成手持钳的形式（B）

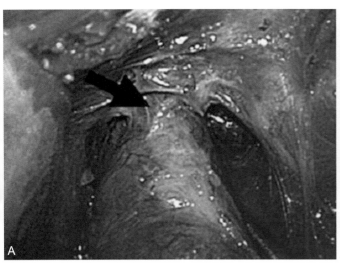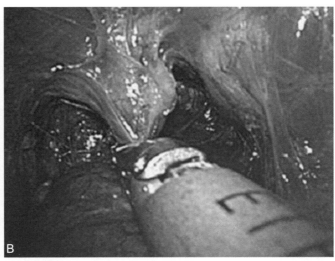

图43-2 （也见彩图）分离上极蒂（A）后做单束结扎（B）。箭头所示为血管蒂

备使单束结扎整个上极蒂而不用分离这些血管成为可能，这样处理将更有效率（图43-2）。这种技术比传统处理上极血管的方法更快速、简单，更有效率。而且，通过结扎较低位的终末支血管并将操作移向离喉上神经外侧支更远处，理论上更安全[7]，因为两者常在甲状腺上极或上极下方交叉。最后腺体可以通过更小的切口（≈2 cm）取出。

双极电热血管封闭系统（LigaSure）

相较于传统设备，双极电凝和压力的联合运用可以减少热能的使用。LigaSure（Covidien，Boulder，Colorado）血管闭合器可以在平均2~4秒内结扎7mm直径的血管[8]。像超声能量设备一样，它较传统甲状腺切除术方法，可以减少手术时间、住院时间和低钙血症的发生[9-12]。近期的一项研究比较了双极电热、Harmonic超声和传统甲状腺手术，发现无论使用双极电热还是Harmonic都可以同样缩短手术时间。这两种方法与传统甲状腺切除术相比，神经损伤、出血、低钙血症的发生及住院时间都没有明显差异[13]。与超声能量设备一样，这种设备可用于内镜手术或标准的开放甲状腺切除术。所以它的使用主要依赖于外科医生的偏好及该设备的可获得性。

喉神经监测

尽管其他章节已经包含了喉神经监测的许多内容，但在此处介绍仍是合理的，特别是因为喉神经监测代表了现代甲状腺外科一个重要的技术辅助，也是微创外科一项自然的补充（见第32章和第33章）[14]。

目前已经有很多可靠的完整喉神经监测设备可供

选择，最具代表性的是肌电图结合气管内导管（NIM 2.0，Medtronic Inc.，Jacksonville，Florida）。较廉价的选择是可以贴在标准的气管内导管上（Neurosign and Nerveana）的表面电极贴片——要求外科医生能正确地将其粘在气管内导管上（图43-3）。这些系统的原理相似，电极感知来自甲杓肌的肌电图冲动，将其传导至控制单元，然后转化为可听或可视信息。在某些机构该监测由专门指派的非手术人员完成，甚至是技术人员完成（就像神经内科或神经外科介入经常使用的多通道神经监测系统）。

连续性被动监测过程提醒外科医生喉返神经损伤的发生（包括牵拉、钳夹，甚至轻度分离），术者在进行全部操作并接近喉神经的时候处理这些信息。神经监测的另一个优点是当术者需要鉴定喉返神经或喉上神经外侧支，及发生或怀疑发生神经损伤时，可以对可疑神经进行主动刺激以确定神经的生理完整性。这种操作只是很少有必要，可能有预后价值，而且很容易联合细长的刺激电极完成，因此也可能应用于微创技术。

高分辨率内镜

内镜加快了微创技术在各外科学科的演变。早期内镜外科医生使用不舒服，也不能进行外科教学，因为术者不得不直接通过内镜观看，而手术室的其他人员不能看到术者正在做什么。随着电视成像技术的发展，投射放大图像的功能不仅使原本不可能直接观看的腔隙被放大成像（图43-4），也简化了受训外科医生的教学。传统分离和用线结及钳夹结扎血管的方法在内镜下操作很困难且耗时。与内镜同时被广泛运用

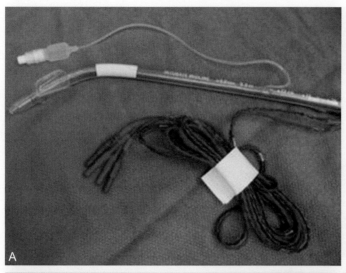

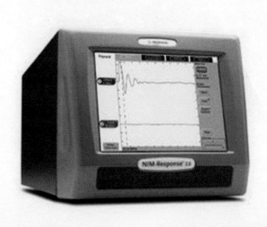

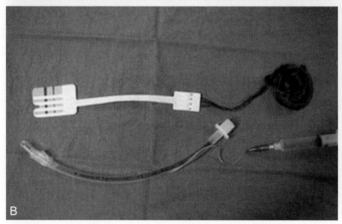

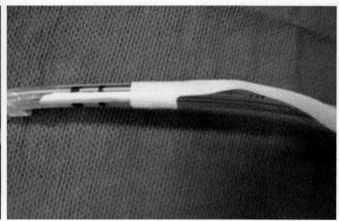

图 43-3 （也见彩图）A，神经监测现在变得更坚固、更容易使用。Medtronic 公司的装置整合了表面电极，并与 NIM 监测器兼容，已得到广泛运用；B，可粘贴的双通道电极可联合标准的气管内导管用于喉神经监测，目前正快速、廉价地流行开来

的是分离和止血的新技术应用。这些技术结合起来孕育了甲状腺切除术的新时代——包括新的外科操作和微创外科技术的可能性。

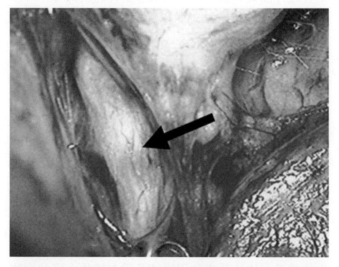

图 43-4 （也见彩图）10 倍内镜大幅度放大的喉返神经图像（黑箭头所示）

微创视频辅助的甲状腺切除术

鼻窦外科使用的内镜和主要在充气鼻腔和鼻窦中应用的较小器械，革新了耳鼻喉科学。将内镜运用于颈部外科多少有点慢，因为颈部缺少自然的腔隙。解决此难题的办法是向甲状腺间隔灌注 CO_2 气体以扩张间隔利于外科切除，及做多个颈部套针管切口。但是颈部灌注 CO_2 可能引起多种并发症，包括高碳酸血症、呼吸性酸中毒、心动过速、皮下气肿、空气栓塞和颅内压升高等[15-16]。所以无气操作已成为微创颈外科的首选方法（见第 31 章和第 61 章）。

20 世纪 90 年代，Miccoli 率先使用霍普金斯杆内镜以利于微创视频辅助甲状腺切除术和甲状旁腺切除术（MIVAT 和 MIVAP）的进行[17]。这项技术已被广泛应用于美国和其他国家[18-22]。这项技术的理念是明确的，即用内镜改善视野，在较小的解剖分离下，使用较小的器械，通过较小的颈部切口进行手术。相比于传统的 6~8 cm 横向 Kocher 切口，该技术的美容学效果对女性具有独特的吸引力。

此手术的过程与传统的甲状腺手术方法在理论上是相似的，但也有几个关键的不同之处。首先，切口位于皮肤横纹靠近腺体处，但只有 1.5~2cm 长。这样小的切口可以直接从正中线分离进入深部而不需碰到颈阔肌。也不必要提拉皮瓣，因为内镜通过带状肌正下方的切口可以获得足够的视野。一旦带状肌在正中线被分开，就可被提拉脱离甲状腺囊。上极暴露后，手术的内镜部分就开始了。Terris 牵开器（Medtronic，Jacksonville，Florida）或 Miccoli 牵开器（Storz，Germany）可用于小切口内的牵拉，因为它们比传统的牵开器更薄、更深（图 43-5）。该手术通常需要 3 人，每个人分别管理组织牵拉、内镜操作及手术分离。

甲状腺上极血管用超声能量设备结扎，而不用缝扎。放大内镜的使用极大帮助了甲状旁腺及咽下缩肌表面的喉上神经外支的鉴定和保护。按自上而下分离的顺序，结扎甲状腺中静脉后，向前内牵拉甲状腺，可分辨出喉返神经并行保护。

手术然后转向开放方法，因为下极不需要内镜即可轻易看到。下极血管结扎后，紧抓上极从切口中取出腺叶，此时只有 Berry 韧带连接腺体（图 43-6）。一旦分开韧带，就可以横断峡部，从而完成完整的甲状腺腺叶切除。有时在喉返神经（recurrent laryngeal nerve，RLN）进入喉部的地方需要仔细分离甲状腺组织。如果要施行全甲状腺切除术，通常先不动峡部，可以将切除的腺叶先放回腔室内，再用同样的方式分离对侧腺叶。分离完成后，仔细止血，在甲状腺床喉

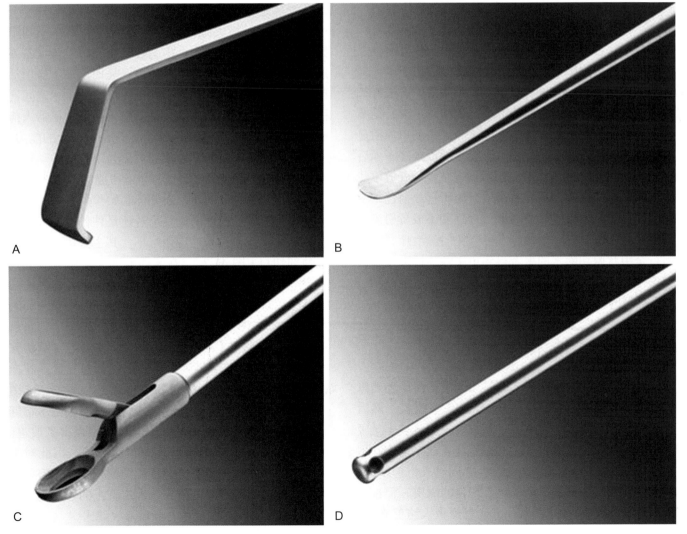

图 43-5 为甲状腺手术设计的器械，包括由 Medtronic 公司提供的：牵开器大于 90°（A），利于钝性分离的分离器（B），cottonoid 夹持器（C）和无创伤吸引器头（D）

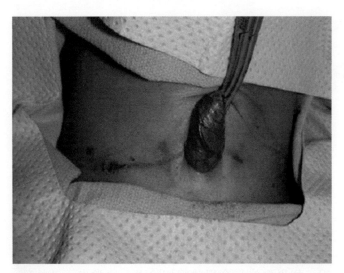

图 43-6 （也见彩图）从刚好只能容纳腺体的切口中取出甲状腺

返神经表面放置 Surgicel 止血纱。通常不需要引流管。带状肌用可吸收线 8 字缝合一针，皮下组织用一针可吸收线关闭。皮肤用 Dermabond 黏合或其他方法闭合。

尽管这种方法目前在许多中心是甲状腺外科涉及诊断性腺叶切除术或低风险乳头状癌的首选手术，但它并不适用于每一名患者。颈部较粗厚的患者最好行传统的甲状腺手术。腺体的大小也要相对正常，结节直径通常要求小于 25 ~ 30 mm[23]。除了小切口能明显改善美容效果外，较小的手术分离范围也减轻了术后疼痛[24]。而且，切除甲状腺组织的完整性与开放甲状腺切除术是相同的，这样术后残余组织行放射性碘治疗的碘摄取量也相似[20]。减轻了疼痛和不放置引流使需行甲状腺腺叶切除术的患者可以在门诊治疗，也使需行全甲状腺切除术的患者得到更实际的标准住院治疗选择[25]。

其他内镜技术

更加传统的内镜颈外入路是用 4 个切口放置套管针的方式（见第 36 章）[26]。先建立一个腔隙，然后注入 CO_2 扩张腔隙。尽管这些切口可能更具美容学吸引性，但其中一个切口在手术最后为了取出腺体必须被扩大。

前胸和经腋入路避免了颈部切口的需要，但也必须灌注 CO_2 气体。美容上，患者对经腋入路更满意，因为前胸入路需要在锁骨下方靠近中线处做切口，在穿某些衣服时仍可能被看到[27]。目前正在探索甲状腺自然腔道手术，可以通过口腔内切口完全切除甲状腺[28-30]，这种手术叫做经口视频辅助甲状腺切除术（transoral video-assisted thyroidectomy，TOVAT）。尽管这种方法比较吸引人，但是现在只有有限的病例施行过该手术。

机器人技术

近几年进入外科领域最具兴奋性的新技术之一是机器人的应用（见第 36 章）。最初被设计用于心脏手术的达·芬奇手术机器人，已被广泛改造应用于泌尿外科领域，现在大多数前列腺切除术都是在机器人辅助下施行。

达·芬奇机器人关键的改进是真实三维立体成像、高度关节化内腕能力和移动范围。双内镜的设计将其中一个内镜的影像投射给一名术者，另一个内镜的影像投射给另一名术者，从而在内镜尖端真正实现了三维立体影像，极大地改善了视野，特别是在小间隙如盆腔或甲状腺间隔中。内腕技术是在腹腔镜设备靠近尖端的地方包含了额外的关节，从而增加了自由活动度，便于外科操作。这一优点在有限的手术空间同样显得特别重要。动态缩放是指患者一侧的机器人能够以大于 1 : 1 的比例复制来自操作台的指令的能力。因此操作台的大幅运动可能被机器人以较小的动作幅度表现出来，从而具有过滤颤抖的可能。

甲状腺的机器人手术还处于起始阶段，是一个快速发展的领域，因此不论是患者还是外科医生，都无法过早预测其在将来的应用水平。其主要优点是避免了颈部切口（图 43-7），在某些亚洲文化中可能特别重要[31-33]。已被最广泛应用的是经腋入路，但乳房切口也已和双腋双乳晕（bilateral axillary bilateral areolar approach，BABA）入路合并[34]。更近的一项创新是将机器人入路转移到发际线处（机器人美容甲状腺切除术），从而减少经腋操作所引起的并发症。其增加的优点是可以在门诊进行，也无需放置引流（图 43-8）[35]。毫无疑问这些先进的内镜机器人技术将继续随着科技进步和更多临床资料的积累而得到改进。这些技术要求昂贵的设备和高级的训练，因此对某些患者而言它们还不可能替代传统的开放甲状腺切除术。目前还需做更多的研究以确定真正的并发症风险及运用这些方法的投入效益和风险效益比。

第5篇

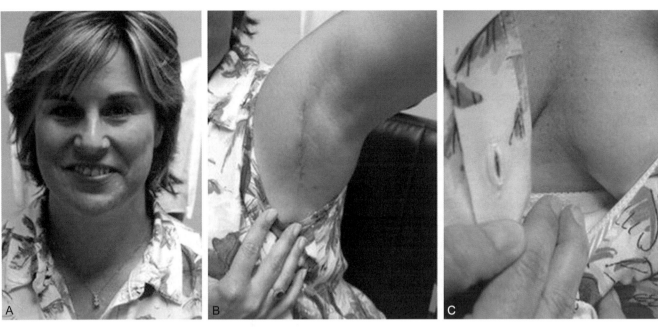

图 43-7 （也见彩图）机器人腋入路手术的主要优点是消除了颈部瘢痕（A），切口位于腋窝（B）及乳房轮廓线处（C）

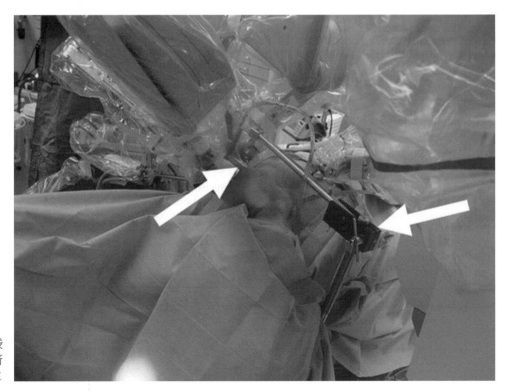

图 43-8 （也见彩图）扩张的囊袋建立后，特殊的牵开器（白色箭头所示）和机器人的四臂安装到位

参考文献

[1] Rogers-Stevane J, Kauffman GL Jr: A historical perspective on surgery of the thyroid and parathyroid glands, *Otolaryngol Clin North Am* 41(6): 1059–1067, vii, 2008 vii.

[2] Thelen M: Dancing to the tune of chemokines, *Nat Immunol* 2(2): 129–134, 2001.

[3] Voutilainen PE, Haglund CH: Ultrasonically activated shears in thyroidectomies: a randomized trial, *Ann Surg* 231(3): 322–328, 2000.

[4] Meurisse M, et al: Evaluation of the Ultracision ultrasonic dissector in thyroid surgery. Prospective randomized study, *Ann Chir* 125(5): 468–472, 2000.

[5] Miccoli P, et al: Randomized controlled trial of harmonic scalpel use during thyroidectomy, *Arch Otolaryngol Head Neck Surg* 132(10): 1069–1073, 2006.

[6] Foreman E, et al: The use of the harmonic scalpel in thyroidectomy: "beyond the learning curve," *Ann R Coll Surg Engl* 91(3): 214–216, 2009.

[7] Cernea CR, et al: How to minimize complications in thyroid surgery? *Auris Nasus Larynx* 37(1): 1–5, 2010.

[8] 2010 cited; Available from: www. ligasure. com/ligasure/pages. aspx?page=Home cited; Available from.

[9] Lepner U, Vaasna T: Ligasure vessel sealing system versus conventional vessel ligation in thyroidectomy, *Scand J Surg* 96(1): 31–34, 2007.

[10] Petrakis IE, et al: LigaSure versus clamp-and-tie thyroidectomy for benign nodular disease, *Head Neck* 26(10): 903–909, 2004.

[11] Franko J, et al: Safely increasing the efficiency of thyroidectomy using a new bipolar electrosealing device (LigaSure) versus conventional clamp-and-tie technique, *Am Surg* 72(2): 132–136, 2006.

[12] Parmeggiani U, et al: Major complications in thyroid surgery: utility of bipolar vessel sealing (Ligasure Precise), *G Chir* 26(10): 387–394, 2005.

[13] Manouras A, et al: Thyroid surgery: comparison between the electrothermal bipolar vessel sealing system, harmonic scalpel, and classic suture ligation, *Am J Surg* 195(1): 48–52, 2008.

[14] Terris DJ, et al: Laryngeal nerve monitoring and minimally invasive thyroid surgery: complementary technologies, *Arch Otolaryngol Head Neck Surg* 133(12): 1254–1257, 2007.

[15] Rubino F, et al: Endoscopic endocrine neck surgery with carbon dioxide insufflation: the effect on intracranial pressure in a large animal model, *Surgery* 128(6): 1035–1042, 2000.

[16] Yoon JH, Park CH, Chung WY: Gasless endoscopic thyroidectomy via an axillary approach: experience of 30 cases, *Surg Laparosc Endosc Percutan Tech* 16(4): 226–231, 2006.

[17] Miccoli P: Minimally invasive surgery for thyroid and parathyroid diseases, *Surg Endosc* 16(1): 3–6, 2002.

[18] Snissarenko EP, et al: Minimally invasive video-assisted thyroidectomy: a retrospective study over two years of experience, *Otolaryngol Head Neck Surg* 141(1): 29–33, 2009.

[19] Terris DJ, Gourin CG, Chin E: Minimally invasive thyroidectomy: basic and advanced techniques, *Laryngoscope* 116(3): 350–356, 2006.

[20] Lai SY, Walvekar RR, Ferris RL: Minimally invasive video-assisted thyroidectomy: expanded indications and oncologic completeness, *Head Neck* 30(11): 1403–1407, 2008.

[21] Lukas J, Paska J: Minimally invasive thyroidectomy, *Cas Lek Cesk* 148(5): 194–196, 2009.

[22] Jiang LX, Hu JC, Zheng HT: Minimally invasive video-assisted thyroidectomy for thyroid cancer, *Zhonghua Zhong Liu Za Zhi* 31(12): 945, 2009.

[23] Terris DJ, Stack BC Jr: Current technology in thyroid surgery, *ORL J Otorhinolaryngol Relat Spec* 70(5): 305–312, 2008.

[24] Miccoli P, et al: Comparison between minimally invasive video-assisted thyroidectomy and conventional thyroidectomy: a prospective randomized study, *Surgery* 130(6): 1039–1043, 2001.

[25] Seybt MW, Terris DJ: Outpatient thyroidectomy: experience in over 200 patients, *Laryngoscope* 120(5): 959–963, 2010.

[26] Inabnet WB 3rd, Jacob BP, Gagner M: Minimally invasive endoscopic thyroidectomy by a cervical approach, *Surg Endosc* 17(11): 1808–1811, 2003.

[27] Ikeda Y, et al: Comparative study of thyroidectomies. Endoscopic surgery versus conventional open surgery, *Surg Endosc* 16(12): 1741–1745, 2002.

[28] Wilhelm T, et al: Transoral endoscopic thyroidectomy. Part 1: rationale and anatomical studies, *Chirurg* 81(1): 50–55, 2010.

[29] Benhidjeb T, et al: Transoral endoscopic thyroidectomy : Part 2: surgical technique, *Chirurg* 81(2): 134–138, 2010.

[30] Benhidjeb T, et al: Natural orifice surgery on thyroid gland: totally transoral video-assisted thyroidectomy (TOVAT): report of first experimental results of a new surgical method, *Surg Endosc* 23(5): 1119–1120, 2009.

[31] Kang SW, et al: Robot-assisted endoscopic thyroidectomy for thyroid malignancies using a gasless transaxillary approach, *J Am Coll Surg* 209(2): e1–e7, 2009.

[32] Kang SW, et al: Robotic thyroid surgery using a gasless, transaxillary approach and the da Vinci S system: the operative outcomes of 338 consecutive patients, *Surgery* 146(6): 1048–1055, 2009.

[33] Berber E, et al: Robotic transaxillary thyroidectomy: report of 2 cases and description of the technique, *Surg Laparosc Endosc Percutan Tech* 20(2): e60–e63, 2010.

[34] Lee KE, Rao J, Youn YK: Endoscopic thyroidectomy with the da Vinci robot system using the bilateral axillary breast approach (BABA) technique: our initial experience, *Surg Laparosc Endosc Percutan Tech* 19(3): e71–e75, 2009.

[35] Terris DJ, Singer MC, Seybt MW: Robotic facelift thyroidectomy: II. Clinical feasibility and safety, *Laryngoscope* 121 (8): 1636–1641, 2011.

第44章 ■ 甲状腺外科病理学

ZUBAIR W. BALOCH ■ VIRGINIA A. LIVOLSI

引言

外科所涉及的大部分甲状腺病变临床表现为单个或显著的甲状腺结节。有时临床也表现为颈部淋巴结肿大[1-4]。

本章集中介绍甲状腺结节或肿瘤特有的病理改变，每一种主要的甲状腺肿瘤会在本书的单独章节中介绍，读者可以参考这些相关章节以获取更多信息（参阅第18章、第19章、第20章、第22章、第23章、第24章、第25章和第26章）。

所有起源于甲状腺上皮细胞的肿瘤都具有一些功能。它们可以对TSH起反应，甚至可以产生大量甲状腺激素。如果是髓样癌，可以释放异常量的降钙素或其他肽类激素[1]。甲状腺转录因子-1（TTF-1）、甲状腺球蛋白以及降钙素的免疫组化检测有助于少见类型的甲状腺肿瘤的分类或者鉴别转移性甲状腺癌[5-6]。

良性肿瘤：腺瘤和腺瘤样结节

对滤泡性腺瘤的定义存在争议。许多病理学家认为，滤泡性腺瘤是单发、有包膜，并具有一致的内部结构，通过生长方式和细胞学特征基本能将其与周围的甲状腺实质区分开来[1-3]。

然而我们认为，这一精确的腺瘤定义太过严格。在某些情况，存在于甲状腺肿或甲状腺炎背景中的增生性或腺瘤样结节很难与腺瘤明确区分开；高达70%甲状腺肿中的增生性结节是单克隆的，因此表现出瘤样增生。所以我们建议腺瘤应该定义为滤泡起源、有包膜的结节，具有仅限于包膜内、明显异于周围甲状腺的独特生长方式。这种滤泡性的病变很少多发，其背景可以是正常的甲状腺或结节性甲状腺肿、毒性甲状腺肿、甲状腺炎[10-11]。

大体上，腺瘤和结节具有很好的包膜，经常有别于邻近的组织。它们的直径大小可以从1毫米到数厘米不等。典型的腺瘤呈现灰白色肉样结节，可以出现明显的出血、纤维化、囊性变[3,12]。

显微镜下，腺瘤样的结节表现为各种样式的大、小滤泡，常伴丰富的胶质。细胞可以扁平、立方或柱状，小的、圆的细胞核和均匀的染色质。结节的间质往往表现为水肿样，可以见到巨噬细胞、淋巴细胞、含铁血黄素、纤维化、甚至钙化；经常发生囊性变，特别是在腺瘤样结节，往往伴有乳头形成。偶尔良性的病变是高功能状态的"热结节"，这往往是发生于结节性甲状腺肿中的结节，而不是典型的腺瘤。在青春期，尤其是女性，许多"热结节"或毒性结节含有大量的乳头，数量之多以至于病理医生诊断为甲状腺乳头状癌[11-13]。

在细针穿刺活检（FNA）的时代，某些腺瘤样结节和腺瘤特别是嗜酸性滤泡细胞（Hurthle细胞）类型腺瘤，可能出现显著的穿刺后改变，包括局灶出血、纤维化、上皮增生、血管和包膜浸润假象，甚至部分或完全梗死[14]。

所有的腺瘤样结节和腺瘤与正常的甲状腺组织一样，甲状腺转录因子-1（TTF-1）、甲状腺球蛋白和细胞角蛋白的免疫组化均表达阳性[15-16]。

有几项研究提议，使用不同的生物学标记可以区分甲状腺滤泡性腺瘤和甲状腺滤泡癌。已经证实与滤泡癌相比，滤泡性腺瘤常不表达p53、CA19-9、PAX-8与过氧化物酶体增殖物激活受体γ（PAX8-PPARγ易位）融合蛋白或RAS突变，而低表达Ki-67和bcl-2[17-19]。此外，有放射性暴露史的滤泡性腺瘤45%出现RET癌基因重排，而在放射诱导的甲状腺乳头状癌中为85%[20-21]。以上提到的这些研究确实表明了腺瘤和癌的一些不同，但是不具特异性。因此，目前我们仍然依靠形态学的标准来区别腺瘤和癌。

滤泡性腺瘤的亚型

非典型滤泡性腺瘤

这一术语是针对滤泡性病变，表现为一些不典型的特征，包括灶性坏死、细胞器增多、有丝分裂、缺乏血管或包膜侵犯。然而所有诊断为不典型腺瘤的病例都显示出具有良性的生物学行为 [22-23]。

甲状腺透明变性小梁状肿瘤又名甲状腺透明变性小梁状腺瘤（HTA）/副神经节瘤样腺瘤（PLAT）

透明变性小梁状腺瘤是滤泡来源的病变，具有独特的组织学 [24-25]。显微镜下，这类肿瘤呈巢状生长，周围绕以致密的透明间质，其组织学容易让人想起副神经节瘤，而肿瘤起源于滤泡上皮。滤泡细胞核的特征类似于甲状腺乳头状癌的核。免疫组化发现，透明变性小梁状腺瘤的细胞表达甲状腺球蛋白和细胞角蛋白19，尽管也表达其他神经内分泌标记，但降钙素阴性 [26-27]。

有些学者认为这类肿瘤实际是乳头状癌的一个变异型 [28]。这主要是因为两者具有相同核细胞学、免疫表型、RET 癌基因重排 [29]。然而，到目前为止组织学典型的透明变性小梁状腺瘤的所有病例均是良性的生物学行为。由于其有争议的性质和临床生物学行为，WHO 分类中将其指定为透明变性小梁状肿瘤 [30]。

印戒细胞滤泡腺瘤

这一肿瘤的特征表现为滤泡细胞的胞浆内出现了一个较大的包涵体，导致细胞核向边缘分布，从而形成一个印戒细胞。在结节性甲状腺肿的增生性结节中，也可以观察到相同的形态改变。免疫组化染色表明，这些包涵体含有生化和物理发生改变的甲状腺球蛋白。在罕见情况下，胞浆可能表达为 MUCIN（黏液素）[31]。

恶性肿瘤

甲状腺最常见的恶性肿瘤往往起源于滤泡上皮，分化良好，大多数是乳头状癌 [3]。

大多数甲状腺非肿瘤性病变不是恶性病变的癌前病变；自身免疫性甲状腺炎是一个重要的例外，它可以发展为恶性淋巴瘤 [32]。罕见情况下，一个腺瘤或一个增生性的腺瘤样结节可能含有一个灶性的乳头状癌 [3,33]。

未分化癌可能起源于甲状腺肿，在切除的标本中仔细检查，可以发现良性肿瘤或分化好的癌与未分化癌密切相关。这些发现表明，一个良性肿瘤或低级别的癌已经转化为一个未分化的癌 [34-35]。

在现代内分泌实践中，甲状腺结节的最初处理方法是细针穿刺，这一技术可以分诊那些必须外科切除的病变。然而约 20% 的病例获得不确定的诊断（有关细针穿刺的问题在本书其他地方讨论，参阅第 12 章）[36]。

冰冻切片在乳头状癌中很有用，但不能明确诊断滤泡性肿瘤和 Hurthle 肿瘤 [37-38]。

甲状腺乳头状癌

在饮食中富碘的国家，约 80% 的甲状腺癌是乳头状癌（参阅第 18 章和第 19 章）[39]。主要发生于女性，很少呈家族性 [39-40]。并且，大部分儿童甲状腺癌的类型都是乳头状癌 [41]。文献已经很好阐明，射线暴露，特别是儿童时期的低剂量外照射是成人甲状腺乳头状癌的相关因素 [42-43]。

大体上，乳头状癌可以表现为大小不同和形式各异。这些肿瘤大部分是实性的，有时会有灶性的囊性变。可以出现囊性的癌，一个或更多的囊腔占据全部肿物，囊液内可见钙盐沉积。乳头结构可能会很多，以至于切面看起来呈颗粒状 [2-3,44]。

乳头状癌可以浸润周围的腺体，其界限很难界定；然而，10% ~ 20% 的乳头状癌的大体标本上似乎有包膜包裹 [9,33]。有包裹原发癌与淋巴结低转移率相关 [45-46]。

乳头状癌内部和周围经常有纤维化，在大体和镜下其分布可能极不规则。有时纤维化非常广泛以至于几乎找不到肿瘤细胞。通常可见非板层状的钙化 [47-50]。

微小乳头状癌（微小癌）的定义是肿瘤直径 ≤ 1 cm[30]。该病变在正常人群中的发病率为 6% ~ 36%（取决于研究的人群及甲状腺检查时的精确测量）。当大体上可以观察到肿物时，往往表现为小的、规则的、硬的瘢痕样或软的灶性浅色区，或者是很小的钙化病变。肿瘤偶尔以转移灶的形式出现，通常为颈部淋巴结肿大，淋巴结往往是囊性的以至于临床将其误认为鳃裂囊肿。显微镜下，微小癌含有肿瘤性滤泡或乳头结构，最小的肿物仅见滤泡结构 [51-53]。可能有包裹或出现浸润 [51]。

组织学上，大部分乳头癌含有乳头结构，然而乳头可能只是肿瘤的一小部分。乳头状癌可以表现为一个实性的方式，可能由滤泡（滤泡亚型）或是完全的乳头结构组成（图44-1A）。乳头具有完整的纤维血管轴心，衬以单层上皮细胞[2-3,54]。

乳头状癌的上皮细胞呈立方形、低柱状，具有明显的细胞核。细胞核相对增大，形状不规则，有折叠（核沟）、切迹和细胞质包涵体（图44-1B）。核仁往往偏位（靠近核膜），不明显[54-55]。异染的染色质多集中靠近核膜，导致细胞核的中央部比较空洞及灰白，呈"毛玻璃样"改变[55-56]。

当细胞形成乳头或滤泡结构，大部分细胞质集中在细胞的顶端或基部，从而导致相邻的核出现重叠[57]。

1/3～1/2的乳头状癌可以形成砂粒体样的结构，直径约为5～100 mm，分布在间质、淋巴管内，可能起源于乳头状癌损伤或死亡的细胞中。任何时候，在正常甲状腺组织、颈部淋巴结（图44-1C）或周围软组织中发现砂粒体结构都应该考虑甲状腺乳头状癌[58-59]。在腺瘤或腺瘤样增生性结节的滤泡胶质内也可以出现一些类似于砂粒体的结构，特别是含有嗜酸细胞的滤泡，看起来像来源于浓缩胶质的钙化。不要将这些物质等同于砂粒体[60-61]。

甲状腺乳头状癌内部或周围经常可以看到淋巴细胞浸润，甲状腺内的多发性肿瘤灶和颈部淋巴结的转移可能往往是淋巴细胞浸润的直接结果[62-65]，偶尔颈部淋巴结肿大预示着乳头状癌的转移。特别是在年轻男性患者中，更容易出现这种体征[66]。如果颈部转移灶是囊性的，必须与鳃裂囊肿相鉴别[67]，在分化型滤泡性癌转移灶中，可能不存在乳头状甲状腺癌的核的特征。

甲状腺乳头状癌的血管浸润不常见，远处转移也不常见（5%～7%，其中肺部最常受累）[45,68]。

乳头状癌的亚型

乳头状癌的滤泡亚型是乳头状癌最常见的组织学亚型，其特征就是滤泡形成，这些滤泡细胞核具有乳头状甲状腺癌的特征。滤泡亚型的乳头状癌的临床生物学行为与传统乳头状癌相同[69-70]。至少已经描述了4种不同的滤泡亚型，第一种是肿瘤没有包膜，浸润生长，像典型的乳头状癌的生长方式，不同之处就是这一肿瘤完全由滤泡组成，具有足够的细胞核来诊断乳头状癌（图44-2）。这种类型的肿瘤扩散和生物行为与普通乳头状癌一样，伴有腺体的多发浸润灶和淋巴管以及淋巴结转移。确实，这些转移灶中可以发现乳头状生长方式。

弥漫滤泡亚型导致整个甲状腺全部被肿瘤取代，这一类型常见淋巴结和远处转移（肺）[71]。包裹亚型通

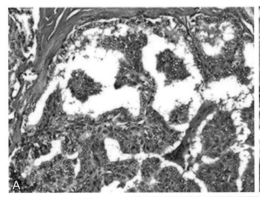
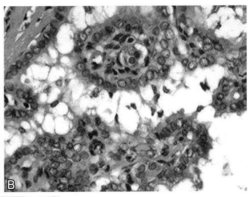
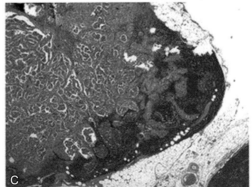

图44-1 （也见彩图）经典的甲状腺乳头状癌，低倍镜可见包膜包裹及乳头生长方式（A）。高倍镜下可见乳头状癌乳头表面的细胞核的特征（B）。一例甲状腺乳头状癌的淋巴结转移（C）

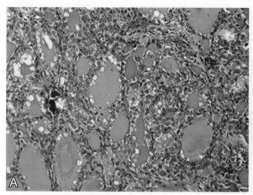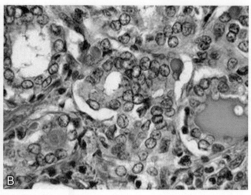

图44-2 （也见彩图）乳头状癌滤泡亚型可见滤泡内部充满厚的胶质或浓缩的胶质，滤泡衬覆细胞具有乳头状癌核的特征

常表现出惰性的生物学行为。滤泡包裹亚型与滤泡亚型相关，特征是结节周围有包膜，预后较好[12,46]。部分病例甲状腺乳头状癌这些特殊亚型的诊断比较困难[12]，因为这类亚型的乳头状癌核的特征是灶性分布而不是弥漫分布。正是由于这种异常的形态表现，容易导致将这种肿瘤误诊为腺瘤样结节或滤泡性腺瘤[12]。因为预后良好，有些作者将这类肿瘤定义为"恶性潜能未定的肿瘤"[72]；然而，另外一些学者认为，这一类型中的某些病例可以导致远处转移[73]。

偶尔滤泡性乳头状癌可能完全由充满胶质、形状大小基本一致的饱满滤泡组成，类似一个腺瘤样结节的普通生长模式。认为这一亚型是乳头状癌的大滤泡亚型。在这一亚型中，乳头少见，偶尔出现周围浸润，有符合甲状腺癌诊断的特征性细胞核[74]。

尽管滤泡性乳头状癌是乳头状癌的亚型（基于细胞学和临床表现），但是它却具有滤泡癌的某些形态和临床生物学特征，包括滤泡生长方式、包膜包裹、被膜和血管浸润、肺和骨的远处转移。研究表明一些滤泡型乳头状癌具有与滤泡性癌相同的基因表达谱[75]。基因组杂交分析比较表明滤泡型乳头状癌的染色体突变模式和存在形式与经典的乳头状癌明显不同，然而，滤泡性腺瘤和滤泡型癌更有可比性。RAS基因突变在滤泡型腺瘤或滤泡型癌中很少见，而特异性地出现在滤泡型乳头状癌（而非经典乳头状癌）[75-76]；同样，RET基因易位和BRAF基因突变常见于经典乳头状癌，而在滤泡型乳头状癌中罕见[75-77]。因此，从形态学特征、临床表现、基因分析的角度，推测滤泡型乳头状癌（特别是包裹型）可能是乳头状癌和滤泡型腺瘤或癌的混合癌具有合理性。基于上述混合癌理论的甲状腺乳头状癌重新分类可能具有重要的预后和治疗意义：包裹的滤泡型乳头状癌在没有包膜和血管浸润的情况下（如果对肿瘤已经充分取材），其表现更像滤泡性腺瘤，而如果出现包膜和血管浸润则表现更像

滤泡性癌。

大部分或全部由实性细胞巢构成的乳头状癌称为实体亚型。这一亚型是否影响青年患者的预后尚不明确。在中老年患者，肿瘤实体的生长方式与低分化有关，预示肿瘤具有侵袭性。虽然在转移的淋巴结中可能找到滤泡或乳头结构，但在原发灶中可能罕见或不存在[78]。

罕见的情况，甲状腺乳头状癌累及一侧或全甲状腺的所有淋巴管并伴严重的淋巴细胞性甲状腺炎和间质纤维化，含有大量砂粒体，可能不能识别原发肿块。这种弥漫纤维化亚型经常发生在青年人，伴有淋巴结转移和肺转移[79]。

高细胞亚型是乳头状癌的一种少见类型（约10%），比常见亚型更具有侵袭性（有些学者质疑这类肿瘤的侵袭性）。这一亚型肿瘤细胞窄而长（长度是宽度的3倍）且细胞呈嗜酸性（图44-3A）。这些嗜酸性肿瘤常表现为甲状腺外软组织侵犯和血管浸润（20%~25%）。这类亚型常发生在老年患者，平均发病年龄比其他常见类型患者高20岁，报道的死亡率是25%[80-82]。柱状细胞亚型是少见类型，由具有明显细胞核层叠的透明细胞组成。尽管最初的报道认为其临床过程呈侵袭性，但近期研究表明局限于甲状腺内的肿瘤进展较为缓慢[83-84]。

少见情况，乳头状癌由嗜酸细胞组成（Hurthle细胞），起源于发生了淋巴细胞性甲状腺炎的甲状腺组织。这些病变中央区域可能出现囊性变。其形态学类似腮腺的良性病变，以至我们将这一病变定义为Warthin样乳头状癌。这一亚型与传统的亚型具有相同的行为谱[85-86]（图44-3B）。

有时可以容易地发现乳头状癌的核分裂象、核增大或深染，DNA含量异常，坏死和部分区域出现异样的低分化肿瘤细胞。这些特征可能预示肿瘤的侵袭性行为[87]，多见于老年患者和侵犯甲状腺外的

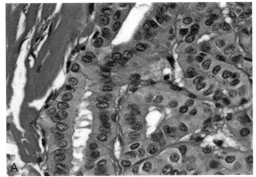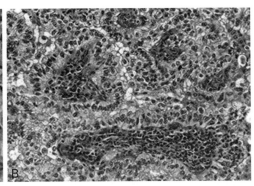

图44-3 （也见彩图）高倍镜下甲状腺乳头状癌的高细胞亚型，显示细胞高度是宽度的3倍（A）。甲状腺乳头状癌的Warthin样亚型，显示乳头的表面衬覆嗜酸细胞，具有乳头状癌细胞核的特征，乳头中心具有淋巴细胞浸润（B）

肿瘤[87-88]。

乳头状癌的免疫组化

几乎所有的甲状腺乳头状癌都表达 TTF-1 和甲状腺球蛋白。乳头状癌与正常甲状腺和其他滤泡病变相比表达不同的细胞角蛋白谱。因此认为 CK19 的免疫组化有助于甲状腺乳头状癌的诊断。高达 68% 的乳头状癌表达间皮源性标记的 HBME-1[15-16]。乳头状癌其他抗原的研究有 Galectin-3、S-100、神经内分泌标记物、CD44、CD57、CA125 等[15-16,89]。然而，尽管有这些广泛的研究，形态学仍然是诊断乳头状癌的单独、重要的手段[15-16,89]。

乳头状癌分子病理学

最近关于甲状腺的文献主要集中于不同生物学事件和基因决定因素在不同甲状腺癌发病机制中的作用（参阅第 17 章）。在甲状腺乳头状癌中已经确认存在 RET 基因重排（称为 RET/PTC）[90-92]。在正常甲状腺，野生型 RET 仅表达在 C 细胞，而在滤泡细胞上不表达[91]。乳头状癌中出现的 RET/PTC 是由于 RET 基因氨酸激酶（TK）编码区与异种基因5′ 区域融合而成[93-94]。到目前为止，在乳头状癌中至少发现有 10 种新的基因重排。在散发性乳头状癌中最常见的是 RET/PTC 1 和 3。在不同地区乳头状癌的 RET/PTC 发生率也明显不同[94-96]；美国发生率为 11%~43%[94]。散发性肿瘤 RET/PTC1 是最常见的重排方式（60%~70%），其次是 RET/PTC 3（20%~30%）。其他 RET/PTC 重排的少见方式主要存在于辐射诱发的乳头状癌。一些研究表明辐射诱发的乳头状癌与 RET/PTC 表达密切相关；在受到切

尔诺贝利核事故影响的儿童乳头状癌中 RET/PTC3 是最常见的重排模式，其次是 RET/PTC 1[43,94,97]。

近期研究显示 RET/PTC 表达也可以出现在某些良性病变中，包括透明变性小梁状肿瘤 / 腺瘤[29]、增生结节（尤其是具有外放射接触史的患者）、滤泡性腺瘤[98-99]。有些组织学研究显示在受桥本甲状腺炎影响的良性甲状腺组织中具有很高的 RET/PTC 重排；这些研究表明甲状腺炎症性的腺体含有多灶性的乳头状癌，而这些癌仅仅通过组织学检查无法识别[100-101]。然而，其他研究质疑这些发现并且未能重复这些结果[102]。

众所周知，RAF/ MEK / ERK 信号通路是与失控的 RAS 信号相关的恶性表型重要组成[103]。在人类乳头状癌中已经发现 BRAF 激活突变。乳头状癌中 BRAF 激活突变几乎都是 BRAF V600E，在乳头状癌中是 29%~69%、低分化癌 13%、未分化癌 10%[104-106]。乳头状癌中其他少见的 BRAF 突变是 BRAF K601E、AKAP9-BRAF、BRAF V599ins、BRAF V600E+K601del 和 V600D+FGLAT601–605ins[107]。有趣的是 BRAFV600E 出现与乳头状癌的亚型相关，在滤泡型、经典型、高细胞型、柱状细胞型乳头状癌中突变率发生逐渐增加。最近许多大样本研究显示 BRAF 突变与不利的临床病理特征高度相关[7,108]。

事实上乳头状癌与 RET/PTC 重排及 BRAF 或 RAS 突变几乎没有一致性。当出现诊断为不确定或可疑恶性的病例时，细针穿刺标本进行 BRAF 突变分析有利于术前甲状腺乳头状癌的诊断[109-110]。

滤泡癌

在美国，滤泡癌占所有甲状腺癌的 5% 或更少（参阅第 20 章），常见于女性和 30 岁以上的患者[2,111]。好发于缺碘地区[112-113]。

滤泡癌是一个膨胀性生长的肿瘤，几乎都具有包

膜，大体标本上类似于腺瘤。滤泡癌表现为饱满、实体的包裹性肿块，有时伴局部纤维化和钙化，经常存在完整的包膜；然而有些病例有明显的包膜外侵犯，有时可以出现包膜内或包膜外的静脉浸润（见图44-4）[2,111,114]。

显微镜观察，滤泡癌最常具有微小滤泡模式，类似于富含细胞的滤泡性腺瘤；少见情况，肿瘤可能具有大滤泡生长模式，小梁状和实体模式也相当常见。滤泡癌的细胞较腺瘤或腺瘤样结节的细胞呈轻到中度的增大，但除此之外，它们是相似的；核分裂不等，罕见或易见[7,111,115]。

滤泡性癌传统上分为：①局限的微小浸润性癌；②广泛浸润性癌[70,116]。由于滤泡性癌几乎都有包膜，因此区分腺瘤和微小浸润性癌是困难的[12,111]。可以通过以下识别癌：当发现肿瘤浸润或穿透其周围包膜，累及周围组织和出现远处转移（少数情况），可以判定为滤泡癌。即使一个微小的浸润癌都可以出现远处转移[117-119]。尽管大多数滤泡癌的诊断是建立在检查肿瘤包膜交界位置的10张不同切片，但检查肿瘤周围多个切片也是必要的，以便发现肿瘤浸润。目前浸润静脉的数量与其预后是否相关还不确定[111,120-121]。

在我们的实践中，我们将滤泡癌分成①（微小浸润癌）病变穿透或侵犯包膜而没有血管侵犯和②（包膜血管浸润癌）肿瘤侵犯包膜内或邻近包膜的血管。所有这些病变都是恶性的，而不存在浸润性的腺瘤。

微小浸润肿瘤很少复发或发生远处转移，因此大部分患者预后良好[126-129]。由于临床文献中没有区分滤泡型乳头状癌和滤泡癌，因此无法获得关于微小浸润滤泡癌的远期预后数据。滤泡癌有轻微的淋巴管浸润和淋巴结转移的倾向，可以血行转移到骨骼、肺、脑、肝和其他组织[122-123]。

将一些非局限和微小浸润的滤泡癌称为广泛浸润性，包括肿瘤细胞呈蟹足样浸入到周围的甲状腺，或者甲状腺及颈部软组织非常显著而广泛地被癌组织替代[123]。

穿刺后的病变可能类似于包膜"浸润"和"穿透"。区分真假浸润的组织学提示是：穿刺引起的假浸润呈线性分布，并且会出现肉芽组织、巨噬细胞（有多含铁血黄素）、胆固醇结晶和少见的形成完好的肉芽肿[124]。

滤泡癌分子病理学

一个特定的易位 t(2;3) 导致过氧化物酶体增殖物激活受体 γ（PAX8-PPARγ）融合蛋白的表达，Kroll 等最初研究表明这一易位是滤泡癌所特有的（参阅第17章）[17]。然而随后通过免疫组化和分子生物学的研究显示 PPARγ 也可以在某些滤泡性腺瘤、滤泡型的乳头状癌甚至良性的甲状腺组织中表达[19,125]。与滤泡性腺瘤比，RAS 突变更常见于滤泡性癌，有些学者发现 RAS 突变与滤泡癌临床侵袭相关[21,126-127]。滤泡癌中可以看到染色体 10q 和 3P 的杂合性丢失，表明肿瘤抑制基因在其发病中的作用[128-129]。

高分化滤泡性的"恶性潜能不定/不确切的肿瘤"

该分类在关于包裹的滤泡生长模式肿瘤的甲状腺病理中已经提出，对该肿瘤的诊断是有困难的并存在

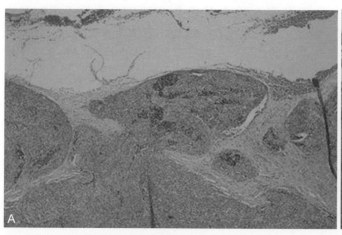
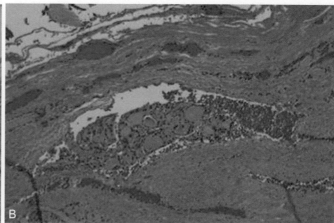

图 44-4 （也见彩图）一例甲状腺滤泡癌显示有厚的包膜，伴多灶的肿瘤包膜浸润（A）和血管浸润（B）

争议，因为：①可疑或极少出现乳头状癌核的特征；或②仅限于包膜内的可疑或单个包膜侵犯而没有穿过整个包膜厚度，并且缺乏乳头状癌核的特征[72]。

这一术语对于病理医生诊断某些滤泡生长方式的病变具有极大的帮助。然而这一术语的提出是基于缺乏完整的临床随访的数据，因此，临床医生在制定治疗措施时存在困惑[12]。

嗜酸细胞（Hurthle 细胞）肿瘤

嗜酸细胞（Hurthle 细胞）肿瘤仍然是争论的主题（参阅第 22 章）[130]。然而，来自全球大量机构的研究表明，通过严格的病理学标准可以将嗜酸细胞或 Hurthle 细胞肿瘤分成良性和恶性两类，更重要的是这些病理区分能预测临床表现[30,131-132]。

大部分嗜酸细胞（Hurthle 细胞）肿瘤表现像滤泡癌，也就是病理上出现可评估的包膜和血管浸润[131-132]。然而，某些乳头状肿瘤出现嗜酸细胞和乳头状癌的核特征，其表现像乳头状癌[133]。

嗜酸细胞（Hurthle 细胞）滤泡性肿瘤应作为甲状腺肿瘤的一个类型与真正的滤泡癌区分开。它们可以转移至区域淋巴结或出现血行播散；此外，嗜酸细胞癌比非嗜酸细胞癌在组织学上更常见血管浸润[23]。1/3 的嗜酸细胞肿瘤出现浸润而非嗜酸细胞滤泡肿瘤为 2% ~ 5%。因此，甲状腺结节细针穿刺的标本发现嗜酸细胞或 Hurthle 细胞，应对病变行外科切除以评估恶性度。病变大小是重要因素，大的嗜酸细胞（Hurthle 细胞）肿瘤（4 cm 或更大）80% 可能是恶性的[131,134-135]。

已经证实嗜酸细胞（Hurthle 细胞）肿瘤生物学行为与其他滤泡起源的肿瘤不同。H-RAS 突变在嗜酸细胞肿瘤比滤泡性肿瘤更为常见[136-137]。Maximo 等研究了线粒体 DNA 改变与甲状腺肿瘤发生的关系。这一研究显示与其他滤泡性肿瘤相比，嗜酸细胞（Hurthle 细胞）肿瘤常见的线粒体 DNA 缺失的百分比相对较高。同时，嗜酸细胞（Hurthle 细胞）肿瘤表现出生殖细胞 ATP 酶 6 基因的多态性，而后者是线粒体 DNA 稳定所必需的[138]。

岛状癌

大多数学者仅将岛状癌归类为分化不良的滤泡癌的一种[139]。组织学上肿瘤由岛状和巢状的小细胞构成，间质血管丰富，常见坏死、高核分裂指数、血管淋巴管浸润[139-140]。

许多病例显示存在分化的区域，包括乳头状癌或其滤泡亚型。如果岛状癌复发，其复发灶往往表现为乳头状癌[139,141-142]。伴有乳头状癌表现的岛状癌也具有区域淋巴结转移能力，它的分类不同于真正滤泡癌。

临床上这些肿瘤是侵袭性的，超过 50% 有区域或远处（血行）转移，5 年生存率为 50% ~ 60%[143]。

低分化癌

低分化甲状腺癌是一组异质性肿瘤，分化程度介于分化好的乳头/滤泡癌与未分化癌之间，已列入 2004 版 WHO 甲状腺肿瘤分类中。然而关于低分化癌的本质、形态学诊断特征、临床表现及处理仍然存在争议[141-144]。研究中列为低分化甲状腺癌的肿瘤常包含认为起源于滤泡上皮的（常有乳头状癌或滤泡癌共存的证据）的肿瘤病例，但较高分化肿瘤又有一些显著不同：中到高度的核分裂、由实体肿块或上皮细胞相对一致的小梁构成、不同数量的微小滤泡、急性坏死区、强侵袭性[145]（图 44-5）。这一类型包括岛状癌，柱状细胞/高细胞/小梁类型的乳头状癌，低分化的 Sakamoto 癌[145]。这些肿瘤缺乏未分化癌通常具有的组织学特征和高度的侵袭性，但既不是典型的滤泡癌，也不是典型的乳头状癌[146-147]。目前大多数专家一致认为低分化甲状腺癌的病理特征是实体/小梁/岛状生长，体积大，常伴甲状腺外侵犯，广泛血管浸润，出现坏死，核分裂象增多。低分化癌可能经常见到良好分化的滤泡癌或乳头状癌成分，极少见到未分化癌的成分[87,141]。来自纽约纪念癌症中心的最新一项研究发现，少部分包膜型的低分化甲状腺癌虽然具有未分化癌的特征，但较其他未分化癌预后好。这表明，伴甲状腺外侵犯甚至侵袭性形态特征的肿瘤预后差，而局限于腺体内的包裹性的病变可能没有那样差的预后[148]。文献数据尽管有限，已经表明低分化甲状腺癌所具有的独特的分子途径几乎都涉及 RAS 基因的改变[78]。

未分化癌

不足 5% 的甲状腺癌可以列为间变性癌或未分化

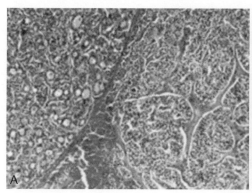
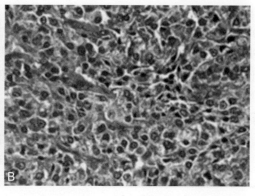

图 44-5 （也见彩图）一例低分化甲状腺癌（右）起源于高分化癌（左）（A）。低分化成分呈实体生长（B）

癌（参阅第 26 章）[149]。主要发生在缺碘地区。传统上，这些肿瘤包括梭形细胞和巨细胞癌及少见的小细胞癌。然而，大部分原先分类为小细胞间变癌的病变其实是髓样癌、岛状癌或小细胞恶性淋巴瘤[149-150]，或来源于其他器官的转移癌。

大多数甲状腺间变癌是梭形细胞或巨细胞肿瘤[151]。这些侵袭性的肿瘤多发生于老年人，尤其是女性。患者可能具有甲状腺结节的病史，经过多年的稳定期后，肿瘤突然开始迅速生长。有些患者之前已知患有低级别的甲状腺癌，而另一些患者在诊断为低级别癌的同期伴有未分化癌[149,152]。

仔细的病理学检查，在间变癌中高达 50%～70%可以发现残留的高分化滤泡癌或乳头状癌，有时会发现腺瘤或腺瘤样结节；这一现象更加证实未分化癌源自低级别癌这一临床推断[153]。

大体上，未分化癌呈质硬、灰白、浸润性肿块，伴有软的出血、坏死灶。这类肿瘤常常是直接浸润侵犯颈部软组织和累及区域淋巴结。镜检可见不同的组织形态、较多的核分裂象和肿瘤坏死区域[154]。

未分化癌呈多形性，由中到大的上皮样细胞组成，可出现鳞状细胞（或鳞状分化趋势）[155]。其他看起来像肉瘤，类似恶性纤维组织细胞瘤、纤维肉瘤、血管肉瘤。巨细胞癌常常具有奇异型巨细胞，经常是多核，含异常核分裂象。少见情况，巨细胞类似破骨巨细胞[156]（图 44-6）。

电镜下可见上皮表型[157]。部分间变癌免疫组化检查可见甲状腺球蛋白表达的证据；这种甲状腺球蛋白阳性表达的现象很可能是由于邻近破坏的甲状腺滤泡的甲状腺球蛋白弥散所导致；50%～100% 的细胞含有细胞角蛋白[158-159]。对甲状腺癌肉瘤已有描述，大部分含有恶性的骨或软骨组织[173]。

少数情况下在分化型甲状腺癌中偶尔发现小灶未分化癌[150,153]。更少见的是在分化型甲状腺癌的转移淋巴结内发现未分化癌[150]。这些是唯一可以外科"治愈"的未分化癌。这一少见的病变必须与细针穿刺后在穿刺结节的中央区域出现的代谢旺盛的肉芽组织梭形细胞结节区分开来。后者是间质细胞起源，可以通过免疫组化证实其不含像间变癌中表达细胞角蛋白的细胞[14]。

家族性滤泡源性肿瘤

家族性滤泡上皮源性肿瘤的发生率目前还不清楚，估计占甲状腺肿瘤的 1%～5%（参阅第 29 章）[160]。主要分为两大类，以家族性肿瘤综合征为主要病变的家族性非髓样家族性癌（FNMTC）多作为有甲状腺外表现的综合征的一部分发生[161]。

多个家庭成员可发生典型的甲状腺乳头状癌或其滤泡亚型。至少应有 3 个一级亲属受到影响才考虑家族性癌。该类肿瘤的组织学特点与伴或不伴嗜酸性变的典型甲状腺乳头状癌或其滤泡亚型相似，但较多累

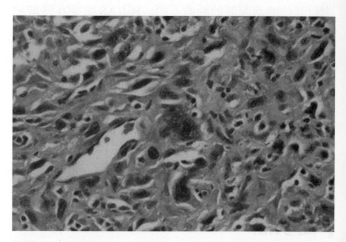

图 44-6 （也见彩图）甲状腺间变癌呈现显著的核多形性，椭圆形、梭形及多核瘤巨细胞

及双侧甲状腺并呈多灶性改变。有些研究显示家族性非髓样甲状腺癌比散发病例具有更强的侵袭性，包括广泛的淋巴管浸润、淋巴结转移及高复发率[162]。家族性非髓样甲状腺癌与染色体异常有关，但对其详细的基因认识仍在不断深入[160]。

其他家族性肿瘤综合征也可发生甲状腺乳头状癌及甲状腺滤泡性肿瘤，包括PTEN错构瘤综合征、McCune Albright综合征、Carney联合体、Peutz-Jeghers综合征、Werner综合征及多发性内分泌肿瘤综合征（MEN）[160-161,163-165]。

髓样癌

髓样癌约占甲状腺癌的5%，源自甲状腺C细胞，可为散发性或家族性，常合并其他内分泌腺异常（参阅第23章、第24章和第25章）[166-167]。

肉眼检查时，多数髓样癌质硬，切面灰白或淡黄色，结节界清，有时呈浸润性。包膜内髓样癌具有更

好的预后[168]。镜下，癌细胞呈圆形、多角形或梭形（图44-7A），排列成弥漫实性、纤维组织（一般较为密集，伴透明变性）分隔的岛状、梁状、条索状及少见的腺样结构[168-170]。真假乳头状生长方式及滤泡样结构也有报道[171]。肿瘤可以由小细胞（过去与小细胞间变癌难鉴别）、多量巨细胞、具有嗜酸性胞浆的大细胞（类似于嗜酸性滤泡细胞和部分未分化癌）等组成。这些癌具有腺管结构[172-173]。其他髓样癌变型包括不常见的透明细胞变型[174]、具有胞浆黏液的类型[175]及罕见的色素性髓样癌[176]。

核圆形或卵圆形，偶尔核大且不规则，可见核内包涵体。有些学者描述核染色质为点彩状或胡椒盐样[168,177-178]。淀粉样物在原发灶常见，在约75%的转移灶也可出现。淀粉样物沉积预示较好的预后（图44-7B）。肿瘤的间质和淀粉样物均可形成钙化[179-180]。

几乎所有的髓样癌均可产生降钙素（图44-7C），少数例外。可检测到的其他产物包括嗜铬素、降钙素基因相关肽、癌胚抗原和其他肽类激素[180-181]。而免疫组化显示降钙素表达少的预后较差。若肿

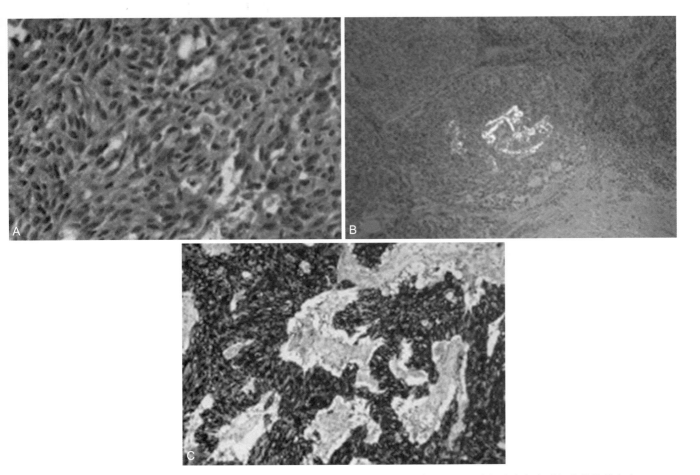

图44-7　（也见彩图）髓样癌可见A，卵圆形或梭形细胞；B，淀粉样物（刚果红染色）；C，降钙素（免疫过氧化物酶染色）

瘤细胞出现坏死、鳞化及胞浆嗜酸性变提示预后差[181-183]。

髓样癌可同时侵犯淋巴管和血管，颈部淋巴结转移常见[184-185]。部分病例可出现广泛转移并在 2～3 年死亡[186-187]。而包膜内髓样癌进展极其缓慢，生存期可达 30 年[188]，这些病例可能是被误诊为腺瘤。研究显示家族性髓样癌尤其是伴 Sipple 综合征和多发性内分泌肿瘤 2A 的患者其预后较散发性者好[189-190]，而伴多发性内分泌肿瘤 2B 的患者预后较差[190-193]。

大多数髓样癌为散发性，尤其是 40 岁以上患者，可只发生于一侧，或无其他内分泌腺占位性病变[194-195]。约 25% 为家族性，通常发病轻，伴有双侧嗜铬细胞瘤、肾上腺髓质增生及甲状旁腺增生（Sipple 综合征和 MEN2A）[184,196]。

MEN2B 少数出现黏膜和皮肤神经纤维瘤及骨骼异常[197]。家族性髓样癌常为双侧及多灶性发生。其他家族成员需进行遗传学筛查以明确是否存在 C 细胞增生和微小病灶的髓样癌，这种情况下 C 细胞增生常为前期病变[197-202]。

最新研究显示神经黏附分子免疫染色可以将继发的反应性 C 细胞增生与家族性 C 细胞增生区分开来[203]。此外，癌前病变的 C 细胞增生可以出现细胞的异型性[204]。

部分髓样癌是因血清降钙素升高或在尸体解剖时偶然发现[205-206]。应仔细寻找髓样癌非肿瘤间质中 C 细胞增生的证据。局限于甲状腺内的所谓微小髓样癌具有极好的预后[207-208]。

有些髓样癌生长相当缓慢，伴有滤泡嵌入，部分病例可同时出现 C 细胞及滤泡上皮细胞的增生，但极其罕见。由于可能出现的碰撞瘤使得在诊断该种类型时需小心谨慎[209-210]。

胸腺及相关性鳃囊肿瘤

形态学、免疫组织化学及电镜检查显示该类肿瘤具有胸腺或鳃囊样分化[211]。1.8% 的甲状腺内可出现胸腺组织遗迹，极少情况可发展为甲状腺内胸腺瘤[211-212]。

伴胸腺样分化的梭形上皮肿瘤（SETTLE）常发生于儿童及青壮年，特征包括生长缓慢、迟发性复发及远处转移。肿瘤常分割呈结节状，梭形细胞与上皮细胞紧密混合，偶见类似于哈索尔小体的鳞状分化。梭形细胞角蛋白及平滑肌肌动蛋白阳性，而甲状腺球蛋白及降钙素阴性[211,213-214]。

伴有胸腺样分化的癌（CASTLE）通常累及甲状腺中下极，好发于 40～50 岁的成年人。形态上与胸腺和鼻咽部的淋巴上皮瘤样癌相似，但与 EB 病毒无关[215-216]。

甲状腺黏液表皮样癌

这是一种罕见肿瘤，包括黏液表皮样癌（MEC）和伴嗜酸细胞增多的硬化性黏液表皮样癌（SMECE）[217]。

黏液表皮样癌好发于女性，惰性生长。常为甲状腺内的单发实性结节并伴囊性变。镜下形态与涎腺的黏液表皮样癌类似，显示鳞状及伴有黏液产生的腺性分化。大多数肿瘤甲状腺球蛋白阳性[217-220]。

伴嗜酸细胞增多的硬化性黏液表皮样癌的临床表现及生物学行为与黏液表皮样癌相似，形态学及免疫组织化学可以区分两者。肿瘤同时表现为鳞状细胞及腺样分化，肿瘤显示为在突出的透明基质背景上同时发生鳞状上皮和腺体分化，伴显著的嗜酸粒细胞增多的混合炎症。几乎所有伴嗜酸细胞增多的硬化性黏液表皮样癌发生于淋巴细胞性甲状腺炎的背景上。肿瘤细胞角蛋白阳性，甲状腺球蛋白和降钙素阴性[217,221-222]。

甲状腺原发性非上皮源性肿瘤

该类肿瘤包括间叶源性肿瘤和淋巴瘤。

甲状腺间叶源性肿瘤非常少见，包括平滑肌肿瘤（平滑肌瘤及平滑肌肉瘤）[223-224]、孤立纤维性瘤[225]、血管肿瘤（血管瘤、上皮样血管内皮瘤、血管肉瘤）[226-227]。

甲状腺的恶性淋巴瘤常是继发性，据报道约 20% 死于系统性淋巴瘤[299]。

该肿瘤在甲状腺内不常见但并非罕见（参阅第 26 章）。以往出现在文献报道中被诊断为间变癌（小细胞型）的病例实际上是恶性淋巴瘤。多数淋巴瘤发生于自身免疫性甲状腺炎基础上的弥漫性甲状腺肿，可引起肿块的突然快速增大[32,228-229]。

大体检查时肿瘤切面质硬，鱼肉样外观，色灰白。大多数病例中甲状腺组织内仍然可见既往淋巴细胞性甲状腺炎的证据。

绝大多数甲状腺淋巴瘤为弥漫性大 B 细胞淋巴瘤和黏膜相关结外边缘区 B 细胞淋巴瘤（MALT 型），

后者显示为特征性的淋巴瘤细胞浸润甲状腺滤泡而形成淋巴上皮病变[32]。有些病例为典型的浆细胞瘤，预后好。甲状腺原发霍奇金淋巴瘤极其罕见[230]。

甲状舌管囊肿及异位甲状腺组织发生的癌

甲状舌管相关甲状腺组织发生的肿瘤多数为乳头状癌（参阅第6章）。出现残余的甲状舌管可确定该肿瘤，否则为甲状腺锥状叶原发肿瘤[231-235]。

甲状舌管源性的乳头状癌形态上常为典型的甲状腺乳头状癌，但其乳头轴心常广泛硬化并出现大量砂粒体，因此通过细针吸取检查或针芯穿刺活检可诊断[236-237]。乳头状癌的滤泡亚型极少见，在我们遇到的25例甲状舌管癌中仅出现2例。约20%的病例可同时出现颈部甲状腺乳头状癌，目前尚不清楚这两种肿瘤是不同克隆性来源还是转移的[236,238]。15%~25%的甲状舌管乳头状癌可出现颈部淋巴结转移[239]。

异位甲状腺内罕见的滤泡癌、嗜酸性癌及未分化癌已有报道[240-241]，但是，正如人们从胚胎学方面考虑的，异位的髓样癌尚未见报道。与甲状舌管癌相比，舌及舌下异位的甲状腺组织可出现与颈部甲状腺相似的肿瘤类型[241-242]。

不常见的导管内皮的恶性肿瘤也有记载，这些癌可能是炎症的导管上皮细胞化生来源的鳞状细胞癌亚型[243-244]。

病理医生与甲状腺

细胞学和病理医生在甲状腺结节的诊断和处理中发挥关键作用，包括通过细针穿刺选择需要手术治疗的患者（腺瘤，细针穿刺细胞学不确定、可疑及恶性甲状腺结节），手术切除标本的常规组织学检查以供临床分期及术后治疗[1-2,44]。本部分我们回顾了甲状腺结节术中评估的作用，甲状腺结节大体病理检查的推荐标准及甲状腺肿瘤病理报告的要点。

甲状腺结节的术中评估

大多数甲状腺结节通过术前细针穿刺病理诊断可制定手术方案，恶性肿瘤者行甲状腺全切或近全切，而诊断为滤泡性肿瘤的病例先进行腺叶切除术，待常规病理检查确诊为癌后追加全切术[245-246]。可疑恶性或不能确定为肿瘤者也可如此处理。而这种分两步骤的处理方式（即腺叶切除术后追加全切）具有一定的风险，因为患者需进行两次手术[247-248]。

有些学者建议对甲状腺结节进行术中冰冻切片以指导手术方案的制订[249-251]。在外科病理中其适用范围主要是确定病变性质（良性肿瘤或恶性肿瘤）、辨认正常组织（如甲状旁腺或淋巴结）及评估手术的切除范围[252-253]。多数术中冰冻切片可向外科医生提供参考性病理学诊断意见并指导手术。有的病例难以快速诊断，需要等待常规石蜡切片进一步明确诊断，这种情况下，外科医生常需待最后诊断后进行二期手术。

文献中一些作者针对甲状腺病变的术中评估进行了探讨；有人认为这个过程价值有限，另一些报道则认为与细针穿刺活检相比其价值等同甚至更高[251-252,254]。

反对甲状腺结节进行术中冰冻检查的观点如下：①超过90%的乳头状癌可通过细针吸取检查明确诊断，对已经确诊为恶性者无需进行术中冰冻[255-257]；②冰冻切片细胞核会产生类似于甲状腺乳头状癌核改变的人工假象，从而导致假阳性诊断[258]；③冰冻切片对滤泡癌及嗜酸细胞癌的诊断价值有限，因为两者的诊断标准为真性的肿瘤包膜或血管浸润，而这需要对病变的包膜进行深入细致的检查[259-260]。由于冰冻取材的局限性，多数细针穿刺活检诊断为滤泡性肿瘤的病例需待常规石蜡切片明确诊断[259]。

另外许多学者试图证明甲状腺结节进行术中冰冻诊断的局限性。Montone和LiVolsi关于甲状腺术中冰冻检查的研究显示，有50%的病例需待常规石蜡切片诊断，其中22%最终确诊为恶性并需要额外的手术[261]。Chen等报道125例甲状腺滤泡性病变，有87%需待常规检查进一步明确诊断，另外5%出现了误诊并导致了不必要的手术[262]。

除了延迟的报告之外，由于术中冰冻取材有限，部分病例可能出现假阳性的诊断[262]。Kingston等报道198例滤泡性肿瘤有21%术中误诊为良性[263]，Crowe等发现术中误诊率有6%[264]。

细针穿刺活检会引起甲状腺结节形态学的改变。在冰冻切片中最显著的问题是细针穿刺活检形成的假包膜及血管侵犯易误认为真性浸润。经验提示，细针穿刺引起的假浸润通常是线性的并伴出血及肉芽组织形成。然而这种穿刺引起的真假浸润只有待常规石蜡切片详细检查才能区分[124,265]。

在支持甲状腺病变冰冻切片检查的学者中，最普遍引用的报告是来自梅奥诊所[251]。作者研究了1023例因为诊断为滤泡性和嗜酸细胞性肿瘤接受手术的患者；78%的病例冰冻切片诊断为恶性，一期进行了进一步手术而不是二期手术（腺叶切除后再行追加全切）。然而，我们认为这项研究反映的是一个特殊的病理实验室经验，大多数手术标本可以通过多张冰冻切片获得诊断（有时需要高达15张冰冻切片）。因此，如果我们考虑到社会和学术中心普通的病理实验室的工作环境，几乎不可能制作多张冰冻切片用来鉴别良恶性滤泡和嗜酸细胞滤泡（Hurthle细胞）。

综上所述，对于滤泡性和嗜酸细胞性肿瘤，术中冰冻诊断价值有限，与术前细针穿刺活检相比并不能提供更多的参考意见。因此，对甲状腺结节进行术中冰冻检查对手术方案的制订是否有用？

文献针对甲状腺结节是否进行术中冰冻检查展开了广泛讨论。有学者通过前瞻性研究及回顾性研究证实，对细针穿刺怀疑为甲状腺乳头状癌的病例进行术中冰冻检查是有用的[266-268]。Rodriguez等对细胞学诊断为良性、可疑或恶性的病例进行了术中冰冻研究发现，对可疑病例进行术中冰冻是很有用的，而对良性或恶性病例并无显著影响[267]。

Basolo等报道甲状腺术中细胞学检查可辅助术中冰冻诊断[269]。在这篇文章中，术中细胞学检查主要是对甲状腺结节进行印片并通过超快巴氏法制作成涂片，其细胞形态细节可与细针穿刺标本相媲美。研究显示，辅助使用细胞印片的术中冰冻与最终病理诊断的符合率为98%，而不使用者仅为71%。在我们的研究中，超快巴氏法细胞印片可作为术中冰冻的有效辅助诊断方式，对于术前细针穿刺可疑为甲状腺乳头状癌的病例在首次手术时即可进行全甲状腺切除[253,268]。有趣的是，部分可疑为甲状腺乳头状癌的病例实为乳头状癌的滤泡亚型，且大部分为包膜内生长方式而没有明显的包膜及血管侵犯的滤泡亚型。此类型肿瘤在单独使用冰冻切片诊断时易误诊为滤泡性腺瘤或肿瘤，因为冰冻切片中通常不出现甲状腺乳头状癌诊断性的核特征。

鉴于赞成和反对甲状腺结节使用术中冰冻诊断的证据，我们可以得出以下几个主要结论：①细针穿刺明确诊断为恶性肿瘤的病例无需进行术中冰冻检查；②冰冻切片难以诊断滤泡癌和嗜酸细胞癌，对这些肿瘤需对包膜进行细致检查以发现包膜或血管侵犯后方可诊断；③对细针穿刺为可疑甲状腺乳头状癌的病例进行术中冰冻诊断最有效，同时术中细胞学检查可增加其敏感性。

甲状腺标本的大体检查

手术切除标本的详细大体检查与镜下诊断同等重要。它是最终组织病理学报告的基础，包括切除类型，肿瘤的部位、大小和外观（表44-1）。在病理实验室收到新鲜标本时即应进行全面的大体检查，并在切取冰冻切片及其他研究之前记录肿瘤的大小和外观。

相关的临床和病史资料作为甲状腺切除标本大体评估的一部分，应提供给病理医生。包括患者的年龄、性别、相关病史（先前的治疗、头颈部放射线接触史、甲状腺疾病家族史）、手术类型（甲状腺叶切除术、近全或全切术），并应包括相关的实验室检查结果，如甲状腺功能检查、影像学检查（超声、甲状腺扫描）及实验室检查（甲状腺抗体、血清降钙素）。

外科医生应定位标本。标本的大体检查包括三维体积、重量、表面及切面（颜色、质地）。如有结节，应描述结节的大小、部位及特征性（实性、囊性、钙化、出血）。对于单发结节或主要的结节，应记录其部位、大小、包膜及特征（颜色、囊性变、出血、细针穿刺痕迹及坏死），并墨染其手术切缘，注意是否有甲状腺外的浸润。

如果标本包含局部淋巴结，应描述所有大体见的淋巴结的分区及特征。记录是否有甲状旁腺。经过详细完整的大体检查及充分固定后，即进行取材以供镜下观察。肉眼观察结果决定了没有明显结节的甲状腺炎症性病变如甲状腺炎或Graves病的取材数量，每叶最多3块，峡部1块。建议对单发或具有明显包膜的结节全周取材。每个切片应包括肿瘤主体及其包膜，如有周围正常组织，应取交界处。Lang等研究表明对肿瘤包膜的广泛取材增加了血管浸润的发现

表44-1 甲状腺肿瘤的大体检查

包括的主要特征

1. 重量
2. 三维测量
3. 外表面（结节状/弥漫性肿大）
4. 切面（颜色/质地）
5. 结节的大小和特征
6. 外科切缘
7. 甲状旁腺及淋巴结的出现

率[270]。Yamashina 的最新研究显示为区分滤泡性腺瘤和滤泡癌，有必要对肿瘤包膜进行全取材[120]。而没有包膜的结节，每隔 0.5 cm 取材。

甲状腺肿瘤的病理报告

最终病理报告对患者的治疗和预后至关重要。它应是全面的，包括所有已知的预后因素，有助于临床医生制定一个周密的术后治疗方案。甲状腺肿瘤的病理报告包括肿瘤的组织学类型、病灶数目、大小、肿瘤包膜、甲状腺外浸润及浸润程度。甲状腺外浸润程度的描述应包括对侧甲状腺是否出现肿瘤浸润及血管 / 淋巴管侵犯（应是肿瘤外而不是瘤体内的脉管）（表 44-2）。

淋巴结活检或清扫时应记录淋巴结转移的数目和大小。淋巴结外软组织的浸润也被认为是一个重要的预后因素。

应报告术中切除的甲状旁腺数目，如果可能，一并说明其部位。甲状腺的其他病理发现，如结节性甲状腺肿、甲状腺炎、良性肿瘤，应加以描述。附加报告（可选）包括细针穿刺活检结果的相关性（尤其在有差异的情况下）、术中诊断与临床信息的相关性。可适当增加特殊检查结果，包括特殊染色（如淀粉样物的刚果红染色、血管的弹力染色）、免疫组化染色（如降钙素、甲状腺球蛋白、确认血管侵犯的内皮标志物）及流式细胞术等。

某些肿瘤的特殊亚型因其具有不同的临床表现，病理报告应特别指出。这在乳头状癌的分类中常见，高细胞癌亚型及弥漫硬化型比普通型具有更强的侵袭性。除外预后价值，最终病理报告对特殊亚型的描述也可能有助于解释一些细针穿刺活检中不常见的结果：例如，乳头状癌高细胞型在细针穿刺活检涂片显示嗜酸性胞浆和明显核仁，易误为嗜酸性滤泡肿瘤

表44-2　病理报告需要确定甲状腺肿瘤组织学特征
1. 肿瘤类型及亚型
2. 肿瘤大小
3. 包膜
4. 多灶性
5. 浸润
• 浸润肿瘤包膜（具有包膜的肿瘤）
• 浸润正常甲状腺组织
• 浸润甲状腺外组织
• 脉管浸润
• 神经浸润
6. 对侧叶肿瘤的存在
7. 肿瘤背景（甲状腺肿、甲状腺炎等）
8. 肿瘤相关淋巴结
• 淋巴结外侵犯
9. AJCC 分期

（Hurthle 细胞肿瘤）；乳头状癌滤泡变型，因其滤泡样生长方式可误诊为滤泡性肿瘤。

滤泡癌的血管或包膜侵犯及诊断术语的争议

对包膜内滤泡性病变在仅出现包膜侵犯时即诊断为癌的争议仍然存在。有些作者提出，"微小侵袭型癌"适用于微小血管浸润的肿瘤，而"广泛侵袭型"适用于血管广泛浸润的肿瘤[111]。然而，其他学者已经提出仅有包膜浸润的肿瘤也会出现远处转移[271]。在我们研究所，规定"微小侵袭型癌"只适用于仅有包膜浸润而没有血管浸润的肿瘤，对伴有血管浸润的肿瘤称为"血管浸润型"[245,272-273]。

参考文献

本章参考文献请浏览 expertconsult.com 网站。

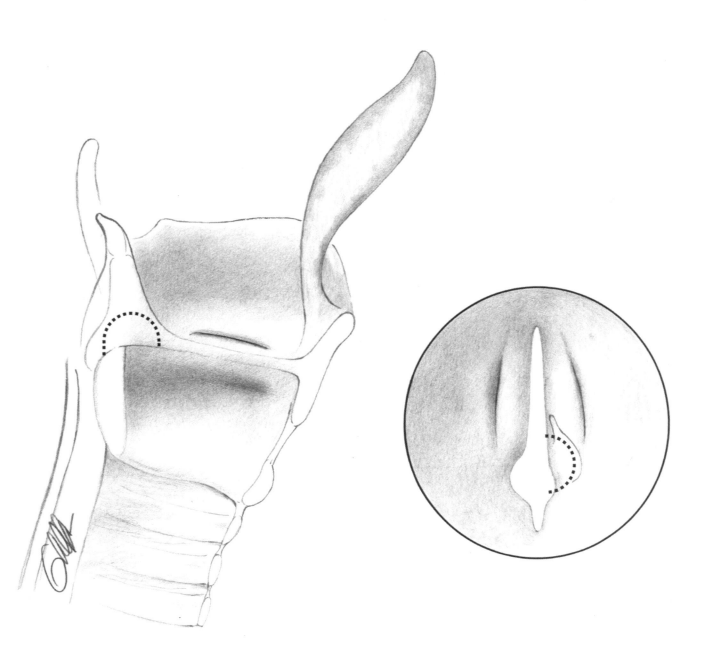

第45章 ■ 喉返神经损伤的病理生理学

GAYLE WOODSON

引言

喉返神经损伤是甲状腺手术后最常见的并发症，也是术后致残的主要原因。出现的症状因人而异，而且症状会随着时间有所变化。一侧喉返神经麻痹的患者常有声音嘶哑的表现。也有一些患者出现吞咽不适，但是这种症状相对少见。出现这两个症状都是由声门关闭不全引起。这些症状有时随着时间延长有所好转。与单侧喉返神经损伤的症状相比，双侧喉返神经损伤后最大的危险是影响呼吸，声襞在吸气时无法打开。呼吸窘迫常随着时间延长而加重，一开始患者往往有足够的气道呼吸，而几个月以后常常出现严重的呼吸困难。症状的严重性受以下一些因素影响，如损伤程度、神经恢复情况以及喉功能代偿情况。本章主要介绍喉返神经损伤的病理生理学。阅读时可同时参考第46章喉返神经麻痹的处理。

症状

有时单侧声襞麻痹没有任何症状。有些声音正常的患者在常规体检行喉部检查时偶尔会发现。但大多数单侧声襞麻痹的患者有声音的症状，从较轻的症状如声音容易疲劳到比较严重的声音嘶哑。最严重的情况可出现喉功能不全：患者出现失声，而且吞咽时伴有误吸。大多数患者症状不是特别严重。一般来说，除非是婴儿，单侧声襞麻痹不会导致气道阻塞。

双侧喉返神经损伤的情况下，呼吸的问题常比声音症状更为严重。急性双侧声襞麻痹会导致严重的上呼吸道梗阻，需要急诊气管切开或者紧急气管插管。也有一些患者气道仍足够呼吸，但是处在临界状态。气道梗阻的症状在开始几个月里常常逐渐加重。有些患者会出现迟发性的喘鸣音。这些患者的声音一开始常常比较弱而伴气音，之后随着气道情况恶化而声音

变粗。

喉返神经损伤也会影响其他一些需要声门紧密闭合的功能，如咳嗽、咳痰以及举重物时声门的稳定。症状会随着时间延长有所变化，这是由于麻痹侧声襞活动的恢复、对侧声襞功能的代偿，或者是由于声襞位置向中线移动后的结果。

就像单侧喉返神经损伤一样，双侧喉返神经损伤后喉部的肌肉功能仍有一些残留，也可有一定的恢复。患者发音时声襞常有一些内收，但是外展功能恢复的很少见。吸气时声襞的内收也可发生，有时是因为吸气时松弛的肌肉被动地向内侧塌陷导致（即Bernoulli效应），更多时候是由于吸气时内收肌不协调的收缩引起（正常吸气时内收肌不会收缩）。这种情况可以由肌电图检查记录下来。有时会在不断努力吸气后逐渐出现，说明内收肌获得了曾经支配环杓后肌的运动神经元的重新支配（图45-1）。

声襞麻痹后的位置

喉返神经损伤后，在前几个月麻痹的声襞会逐渐向中线移位，这个现象在临床上已经发现很多年了[1]。声襞位置的这种变化会改善发音质量。但是，对于双侧喉返神经损伤的患者，这种变化只会导致气道梗阻（图45-2）。

传统上，用"正中位"和"旁正中位"来描述麻痹的喉返神经位于中线或接近中线的位置。如果声襞处于更外展的位置，一般称为"尸体位"。一般来说，声音嘶哑症状的轻重与麻痹的声襞与正中线距离的远近有直接关系。如果发音时声门不能完全关闭，声音就会很弱，如果声门间隙很宽大，发音会带有气音甚至完全发不出音。有一些外科操作，如甲状软骨成形术和声襞下注射，可以使麻痹的声襞前部更靠近中线，这可以使一些声襞位于旁正中位的患者发音得到有效的改善。如果劈裂已经明显地向外侧移位，麻痹

545

的声带突就太靠外侧，使得对侧的声带突在活动时也无法接近（图45-3）。在这种情况下，要想使声门能够有效地闭合，就需要通过手术来解决，使声裂的后部分向中线靠近。

除了用旁正中位、尸体位、松弛等词语来描述声带位置之外，还有一个方法是通过吸气时测量声带间的角度来描述其位置。前联合至两侧声带突的连线组成声门前角，这是一个可以量化的参数，对于评估术前情况和术后疗效都很有帮助。图45-4为2名患者的声门前角：一名患者一侧声带麻痹，固定于旁正中位；另一名患者一侧声带固定于更靠外的位置。

多年来，人们提出过不少假说来解释单侧声带麻痹后声带的不同位置和此位置随着时间发生变化的现象。其中最著名的是Semon规律和Wagner-Grossman假说。Semon提出的观点认为，在神经损伤的演进过程中，支配外展肌肉的神经纤维最先损伤，因此一

开始声门的开放受到影响[2]。随后，内收肌肉逐渐麻痹，于是声带向外侧移位。Semon规律实际上预测麻痹的声带会逐渐向外侧移位。但这与多年来临床上观察到的声带会逐渐向内侧移位正好相反。Wagner-Grossman假说认为，喉返神经损伤后，声带在环甲肌——唯一不是由喉返神经支配的喉内肌——作用下内收。迷走神经高位损伤的情况下，喉返神经、喉上神经均受影响。因此，Wagner-Grossman假说预测如果没有环甲肌的内收作用，声带会位于外展位[3]。这个假说与临床所见喉返神经或迷走神经损伤后的情况较为符合，因此多年来获得广泛认同[4]。但是，该假说的不足也逐渐明显。

多数实验证据不支持环甲肌使声裂内收的说法[5-9]。环甲肌确实是吸气时的辅助肌肉，呼吸可以使之活动，尤其是在上呼吸道梗阻吸气费力时[6]。但是，阻断支配环甲肌的神经对于声门区或跨声门阻

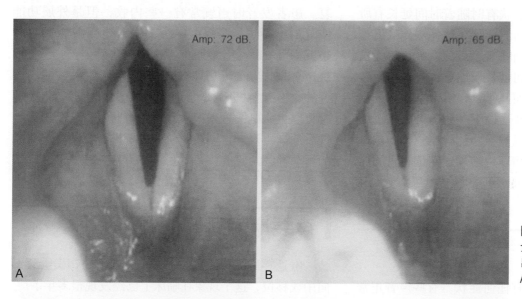

图 45-1 （也见彩图）甲状腺全切后的双侧喉部麻痹的患者出现看似矛盾的不同声裂位置。A，静息呼吸；B，深呼吸

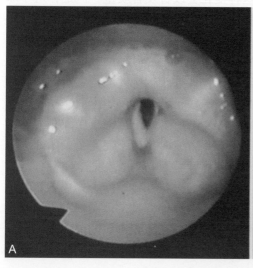
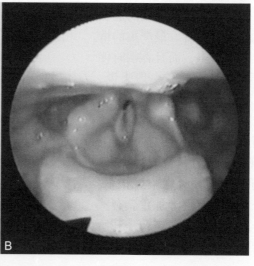

图 45-2 （也见彩图）双侧喉返神经受癌症侵及的患者在甲状腺切除后出现双侧喉部麻痹。A，术后：声裂部分外展；B，术后6个月：声裂向中线靠拢

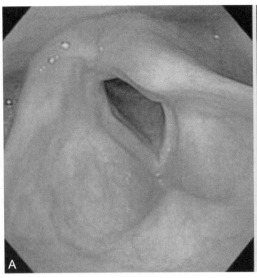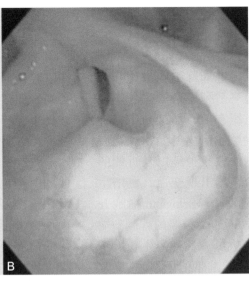

图 45-3 （也见彩图）在瘫软弛缓的喉部麻痹中，声门不能完全闭合。注意声带突向外侧旋转，以至于杓状肌阻止声门闭合

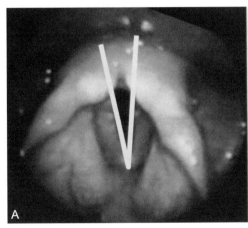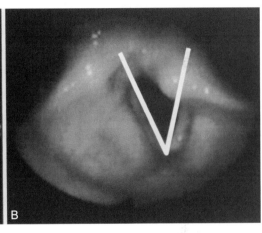

图 45-4 （也见彩图）深呼吸状态下的声门前角，定义为连接前联合与两侧声带突的线段夹角。A，旁正中位声襞位置；B，外侧或者"尸体位"，声襞位置

力没有影响，即便在用力呼吸环甲肌达到最大活动度的情况下依然如此[7]。这些结果由一个独立实验室证实[8]。在尸喉研究中，刺激环甲肌收缩会引起声襞伸长，但不会引起声襞内收[9]。

利用尸体研究环甲功能的一个重要发现是，单侧环甲肌收缩会将双侧声襞拉长同样的程度。因此，喉上神经损伤导致单侧环甲肌麻痹会影响喉的双侧，喉的不对称不能作为喉上神经是否损伤的指标。喉上神经损伤会减低拉长声襞的能力，从而限制高声部的音域。对于歌手来说，他们通过训练获得非常精细的喉运动控制力，因此即使是单侧损伤也可以产生深远的影响。

许多临床研究都未能证实声襞位置与环甲肌的关系[10-12]。此外，喉部肌肉肌电活动的系统性研究已经证实，多数临床声襞麻痹的患者其喉部肌肉并不是完全失神经支配。Hirano 研究 114 例声襞固定的患者，

发现 65% 有部分肌电活动。Hirano 认为，声襞位置与通过肌电图发现的运动单元数量有关，而与环甲肌的状态无关[10]。在喉麻痹患者的另一项研究中，由于知道神经损伤的部位，利用测量发音前吸气时双侧声襞间的夹角，将麻痹侧声襞的位置量化为数字，结果发现声襞位置与甲杓肌相关[11]。喉返神经损伤的患者，声襞位置介于旁正中位到尸体位。所有这些患者患侧的甲杓肌均有一些肌电活动。但在所有迷走神经损伤的患者，麻痹的声襞均处在尸体位，且同侧甲杓肌呈松弛状态或萎缩状态（见图 45-2）。因此，临床观察到的声襞位置差异可能与喉部肌肉神经再支配的程度相关联，而与环甲肌的活动情况无关。完全失神经支配的半侧喉处于松弛状态，声襞处于外展位[13]。临床上，不完全损伤的情况下，麻痹声襞的肌电活动可以代表残余的神经支配，也可能代表由喉返神经再生或来源于其他神经的再支配。

喉神经损伤和再生的生物学

身体其他组织的损伤会促进局部细胞增生和分裂。周围神经损伤也会引起一系列复杂的生物学应答，这些反应不仅与局部组织有关，而且与中枢神经系统有关[14]。神经切断的数小时内开始出现瓦勒变性，最终影响损伤处远侧的整条神经以及近侧的部分轴突。轴突和包裹的髓鞘均出现变性，由增生的 Schwann 细胞和肥大细胞吞噬。Schwann 细胞开始分泌神经营养因子。轴突切断后，神经的远侧断端产生神经生长因子（NGF）、大脑源性神经生长因子（BDNF）以及 NT4/5，这些因子由神经近侧断端吸收并转运到神经细胞胞体，促进神经元存活和轴突再生[15]。环绕轴突的神经管会保留下来，但随着时间推移，它们的管径会收缩。

神经切断后，每一个受损的运动神经元都会先发生染色质溶解。细胞核迁移至运动神经元的边缘，尼氏小体崩解。这些变化预示着轴突从传递神经信号转为修复状态。其后，细胞核回到了细胞中央，尼氏体重组，神经元开始合成蛋白和脂质，并被运送到远端用于轴突的重建。不过，不是所有运动型神经元在神经切断后都能存活。在脊髓中，20%～50% 的运动神经元在轴突损伤后死亡[16]。存活概率与损伤距胞体距离呈负相关，一般认为是因为在近端损伤后，需要再生较长的一段轴突。报道同样显示，细胞凋亡在脑神经损伤中更为常见。

包括喉神经在内的外周神经，有着很强的再生和再支配肌肉的能力。然而，功能上的恢复一般不佳。神经不像电源线，可以"拔下来"再"重新插进去"。每一个神经都是由许多根支配特定肌肉的轴突组成的复杂集合体。轴突组成神经束，如果该结构被破坏，再生的轴突可能失去导向并长入错误的地方。这被称为联带运动[17]。

联带运动随着神经损伤的严重程度的增加而增加。神经损伤严重度的 Sunderland 分级是基于组织学结构，根据神经中不同组织的脆弱性的差异来分级[18]。一级损伤是轴突的动作电位传导受阻而没有解剖学上的损伤。压迫或者缺血可导致这种情况。在二级损伤中，神经内膜保留完整但是轴突断了。神经内膜比轴突本身更有弹性，因此更难因牵拉而断裂。当神经内膜完整时，神经内膜管会引导轴突重新长进原来的肌肉中。但在第三级的损伤中，神经束内结构已被破坏，因此，再生的轴突尽管仍然在原来的神经束

内，却不再被局限在原来的路径中，有可能会长进错误的目的地（不像二级损伤中有神经内膜管引导）。另外，神经束内的瘢痕会阻碍轴突再生。在四级损伤中，神经束本身结构也被破坏，再生轴突的错乱程度更高，瘢痕组织阻碍神经再生的可能性更大。在五级损伤中，神经干被完全截断，因此不会再有管道引导神经再生。

Sunderland 的神经损伤评级被广泛接受。然而，他同时提出的神经损伤也可能是部分损伤或混合型损伤这个观点却没有被人们广泛提及。实际上部分损伤或者混合损伤比神经中所有轴突都受到相同损伤的情况更为常见。最近的一项研究显示，没有肉眼可见损伤的牵拉是甲状腺手术中喉返神经损伤的最常见机制[19]。牵拉损伤后，在神经外膜完整的情况下，无法确定每个轴突和它们的神经束膜是否仍然完整。因此，牵拉后的损伤可能从暂时性神经麻痹到不同程度的轴突断裂，预后也因而不同。不仅如此，在同一神经内，不同轴突受伤程度的差异可能很大。最后，喉返神经的分支结构因人而异，造成的肌肉无力也各有不同。

损伤的位置不同也是功能性恢复差异的原因之一。在甲状腺切除中，最易受到损伤的地方是在 Berry 韧带下的环甲关节[19]。损伤也同样可以发生在喉返神经和喉上神经及其分支的任何部位。越靠近外周端、越靠近目标支配肌肉，运动功能恢复预后就越好[16]。最近的动物研究显示，右侧喉返神经比左侧喉返神经切断后的预后更好[20]。

喉返神经具有非常强的再生能力的特点在文献中有充分的记载。在经历喉返神经切除之后痉挛性失声反复发作的患者，即使在切除很长的一段神经并将断端结扎后，神经仍出现了再生[21]。在动物试验中，喉返神经在切断之后，即使是几厘米的距离，也能再生[22]。受影响的声襞同样会移动到中线。电刺激再生的神经产生喉部抽搐，证实再生的神经重新支配肌肉；然而，呼吸时却没有正常的运动出现。在切断再生神经以后，声襞的位置向外侧移动，说明重新支配肌肉的净效应是让声襞内收。

尽管出现了神经再支配但为什么声襞仍不能动?

喉返神经损伤的最终结果经常是无功能的运动或是痉挛，而非松弛性麻痹。即使神经没有被修复，神

经再生和肌肉再支配也几乎都在不同程度上发生。目前对声襞不能正常运动的最流行解释是联带运动：再生神经支配了错误的肌肉，导致与正常情况相反或者不适宜的肌肉收缩而没有净效应。如 Crumley 所说[17]："因此异常的、功能不佳的神经再支配才是喉返神经损伤患者最常见的喉部问题。"在其他部位的神经损伤中也常能观察到联带运动，如脸部或肢体。光纤喉镜出现后，发现在间接喉镜下似乎完全固定的声襞有细微的抽搐或痉挛。通过逆行性神经追踪研究大鼠，发现喉部肌肉被错误的脑干神经元支配[23]。Nahm 及其同事发现在豚鼠中，即使是在神经部分冷冻损伤的情况下，也出现了错误的喉部肌肉神经再支配[24]。Crumley 主张将联带运动分为"有利的"和"不利的"。在有利的联带运动中，肌肉没有不良运动。在此种情况下，神经再支配将声襞控制在良好的位置上，并能维持肌肉体积，因此声襞没有变得纤细或萎缩。在不利的联带运动中，肌肉表现出有害的运动，例如，在吸气过程中出现反常的内收，或者因痉挛导致发音障碍。在罕见的情况下，喉返神经损伤后不利的联带运动甚至导致严重气道梗阻反复发作[25]。

的确会发生喉部联带运动。然而，联带运动并不能解释损伤之后出现的所有声襞位置构型变化。例如，如果联带运动导致的声襞完全固定，则要求正反两种力量完全相互平衡。这需要完全相等且精确垂直的两个力学向量，不像是随机的神经再支配过程中会出现的，尤其环杓关节的活动自由度较大。在许多情况下，神经再支配可能会支配正确的目标肌肉，但是数量却不足以产生生理运动。已经发现，关节僵直是麻痹声襞慢性改变的一个因素。在喉部外展肌神经再支配的实验中，van Lith-Bijl 及其同事发现外展功能可以在急性期恢复，但是在延迟 9 个月以后再进行神经再植入时，EMG 显示 11 只猫中 10 只有肌电反应，但是只有 4 只恢复了外展功能。主要限制因素似乎是关节灵活程度下降。然而，关节僵硬不太可能是慢性麻痹后灵活度下降的合理解释，因为组织学检查显示，10 个有慢性喉麻痹的标本并没有关节僵硬的证据[26]。不仅如此，对麻痹长达 25 年的患者的披裂内收功能进行检查时，也没有发现关节僵硬[27]。尽管关节没有出现僵硬，组织挛缩却限制了运动。虽然劈裂可以轻松旋转，但声襞依然紧缩，说明软组织挛缩限制了运动。

另外一种神经再支配后依然不活动的解释是神经更容易再生进入内收肌，而环杓后肌的再支配却较难发生[28]。由于外展肌力量不足，内收肌将声襞拉向中间。这和四肢屈曲挛缩很像。

声襞固定只是喉返神经损伤的一种可能结果。声襞可能依然能动但是虚弱无力，或者在吸气时出现反常的内收。声襞运动可能正常，但可能因为声襞肌萎缩而缩短。在其他情况下，声襞在基本查体中没有问题，但声音会发生改变。有时问题在于声襞前后端水平高度不同。喉返神经损伤之后喉结构的巨大变异可以由喉部肌肉和肌间隔的复杂运动解释。

肌间隔和喉部运动

声襞不像挡风玻璃上的雨刷那样只在一个平面上关闭开合，而是在三维方向上都能移动和改变形状。应当记住每一个声襞都由两部分组成：声襞前端柔韧，由被黏膜覆盖的肌肉构成；后部是软骨，由杓状软骨的内侧部分组成。所有的喉内肌（除外环杓肌）都附着在杓状软骨上。所有的声襞运动都受杓状软骨的主动旋转或平移的影响；披裂活动使声襞膜部被动运动。

杓状软骨和环状软骨形成的关节是一个较浅的球窝式关节；这种关节允许较大幅度的运动。环杓后肌（PCA）通过将杓状关节提起至声门外，将声带突向外侧和上方牵拉，让喉部张开[29]。环杓外侧肌（LCA）将声带突向内侧和尾侧拉动，让喉部关闭。尽管从上方看下去，这是两种完全相反的运动（特别是在二维摄像下），PCA 外展和 LCA 内收是对不同的旋转轴运动[30]（图 45-5）。甲状杓肌和杓间肌也有着不同方向的矢量力和旋转轴。甲状杓肌和杓间肌控制着膜性声襞的形状。环甲肌是拉长、绷紧、拉薄声襞，而环杓肌使其缩短、变厚。不仅如此，喉内肌似乎可以按照不同的功能分隔成不同的功能肌间隔。例如，人类环杓后肌有两个肌腹，因此对杓状软骨产生不同的力的矢量，并有着不同的神经分支的支配[29,31]。甲杓肌可以被分为不同的解剖肌间隔，而肌间隔肌球蛋白的成分和肌梭的密度相差很大[32]。喉内肌对声门进行精确的控制。然而，当再生轴突乱成一团，没能重新建立起大脑和喉部的正常联系时，这种控制就会严重受损。

正常发音需要这个复杂系统内部高度精确的相互协调。声带突必须精确地相互接近。声襞的长度、张力和大小必须刚刚好，声襞才能够以恰当的频率双侧同时震动。专业歌手的音高和声音质量则需要对声门形状更为精确的调节控制。因此轻微的神经损伤都可

—— 内收轴线
--- 外展轴线

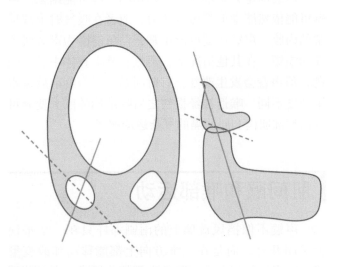

图 45-5 尸体喉部杓状软骨的运动。环杓肌外和环杓后肌在受刺激收缩时的旋转轴是不同的

以导致严重的后果就不足为奇了，特别是对于职业歌手。

截断神经的紧急治疗

很多年以来，大家都不愿意将被切断的神经即刻吻合。许多研究者多次发现，无论是动物实验还是患者，吻合的喉返神经没有恢复正常功能，反倒是会导致异常活动和气道闭塞。另外一个观察到的现象是，在没有任何治疗干预的情况下，喉返神经仍表现出很强的自我修复功能。因此，关键问题是，自发再生和手术修复，哪一个功能结果会更好？

尽管已经有非常多的临床文献和动物试验，这仍然是一个充满争议的问题。一些作者观察到在立即对截断的神经进行人工吻合后，恢复了部分功能[33-38]。然而，许多作者观察到了严重的不良结果，包括异常运动导致气道梗阻、内收肌功能恢复但是外收肌没有恢复、声音问题[38-44]。

最根本的问题是，神经再生时，许多轴突植入了错误的肌肉。1963 年，Siribodhi 等利用实验动物研究喉返神经修复，发现尽管喉部肌肉在肌电图上有反应，但声襞没有有效的运动[45]。Flint 等使用逆行追踪研究大鼠，证实了脑干神经元再支配喉肌，发现这些喉运动神经元的相互位置结构发生了变化。支配内收肌和外展肌的神经元在脑神经核的背外侧区混在了一起，此区域本应是内收肌神经元的位置，而非外展肌[23]。喉返神经修复的结果似乎不可预测。有些患者症状改善，肌张力正常并且没有异常的肌肉运动，然而其他人却出现气道或声音问题。潜在的功能丧失导致许多人反对在即刻修复切断的神经。如果不即刻修复，只是导致喉部松弛性麻痹而没有出现异常肌肉运动，这种观点也算是个可行的建议，但是文献显示，无论是否进行修复，都有可能出现异常的神经再支配。

van Lith-Bijl 等的大量研究显示，外展肌功能在喉返神经切断修复后不会恢复[46]。很明显这似乎是轴突寻径错误所致，因为内收肌也出现了异常运动。另一方面，如果神经重支配后能使肌肉产生有利的活动形式，肌肉就能够正常运动。如果喉返神经在其分支的远端被切断，对其各个分支分别进行修复，可以出现生理性的内收和外展，尽管外展依然比内收弱[47]。不幸的是，这种方式无法在甲状腺切除术中实现，因为损伤发生在咽喉外，也就是分叉的近端。另一种方式是使用膈神经再植入外展肌，用颈袢神经再植入内收肌。在动物实验中，该种方法重建了呼吸时的外展运动和内收肌的肌张力，但是没有有效的内收运动[48]。这种方法还没有在人体上充分验证。不仅如此，该手术的可能获益中还必须要去除对膈肌功能的牺牲。

因此现在来看，即刻吻合切断的神经有一定的合理性，因为这会增加再植入的神经数量；然而，仍然会发生痉挛性功能失常，而这需要用肉毒素或神经切除来进行治疗。什么都不做也是合理的，因为仍然会有一定的神经再支配并且功能异常的可能性也更小。另外一种替代方案是将颈袢的一支连接到神经的远端。这可以恢复静息肌张力，联带运动的风险也最小，但是不能产生有效的运动（参见第 46 章）

喉部麻痹生物学基础的启示

在接下来的一章中会详细阐述该话题（参见第 46 章），但是在做出治疗计划时，还要注意一些病理生理学要点。由于很有可能恢复部分功能，观察（或期待疗法，译者注）经常是初期最好的应对方法。当有可能出现自发恢复时就应该避免不可逆的手术。一些患者也可通过代偿的方式在相当程度上恢复功能，可以是自发恢复，或者通过语音病理学家的治疗。注射可吸收物质进行喉部成形术，可以在功能自发恢复前改善发音质量。如果没有自行恢复或没有恢复到可以接受的音质，则考虑进行最终手术。但是只有当患者已恢复到一个最终的稳定状态时，才能进行最精确的手术修复。6～12 个月为普遍接受的完成自发恢复的时间。根据恢复可能性和声带麻痹对患者的影响程度，决定是否要等待这么长的时间。如果在诸如颅底手术时将迷走神经切断，恢复的可能性很渺茫，患者一般会失声并且在吞咽时出现严重误吸。对这样的患者，应该立刻进行手术干预。许多学者推荐立即施行Ⅰ型甲状软骨成形术，即使仍然有自行恢复的可能。这种观点是建立在甲状软骨成形术是一个可逆过程并且在功能恢复以后，植入物可以取出的假设上。但是事实可能并非如此，因为即使植入物被取出，瘢痕仍然会引起声襞变形。目前的数据不足以回答这个问题，因此两种方案都是合理的。

因为目前不能通过手术和神经再植入的方法实现正常运动的重建，慢性喉麻痹的治疗主要仍是康复治疗。对于单侧麻痹，目前较好的方法是调整麻痹声襞的位置以便让仍然能动的声襞实现声门关闭。在理想的情况下，麻痹声襞的形状和相容度应该允许麻痹声襞出现和正常侧声襞类似的黏膜震动。麻痹声襞应该处于不需正常侧声襞额外扭曲就能轻松靠近的位置。由于声襞的运动幅度大，即使对侧声襞过短、过于靠外侧或者在正常发声平面之上或之下，正常侧的声襞应该都能靠近麻痹侧声襞。因此，患者能发出持续且音质尚可的元音。但是连续发音需要快速调整，此时声门就常不能按需关闭。另外，在连续说话时，会出现发音疲劳。这就好像是一名一侧肢体瘫痪的患者想要拍手一样。如果瘫痪侧手在面前固定，那么这个动作就不难完成。但是如果瘫痪手被固定在不方便的位置，例如肩膀处，动作就会变得艰难而费力。为了让声襞在对话中实现其最佳功能，麻痹声襞的声带突应该在中线附近，高度和离前联合的距离都合适。膜性声襞应该够大且形状合适（参见第 46 章）。

双侧麻痹的治疗

双侧喉神经麻痹是一个难以治疗的问题，因为目前没有办法完全重建喉部活动功能：既能提供足够的呼吸通道，又能在发音时关闭。有些喉双侧麻痹的患者在没有治疗的情况下仍能生活，不过气道也只是刚刚够用，同时发音还有不同程度的问题。在大多数情况下，气道都狭窄到了必须进行干预的地步。气管切开可以在不影响发音的情况下提供良好的气道，不过其在功能和社会生活上有颇多缺点。像神经再植入或电刺激肌肉以重建声门活动功能的方法最为理想，不过这些方法都仅限于试验阶段 [55-56]。外科手术扩大声门气道可以缓解气道梗阻，避免气管切开。也可以用缝合的方法让声襞移向外侧。从喉外进针，绕过声襞，再折到喉外打结。这对于在等待恢复之前创造暂时性的声门扩张是一个好方法 [64]。然而，这种气道上的改善会牺牲发声质量和其他声门关闭相关的功能。

另外一种方式是让杓状软骨外展。采用和让杓状软骨内收一样的方法，将杓状软骨的肌肉突缝合。然而，缝合制造的牵引力是向下的，和环杓后肌收缩产生的转矩相同。这将声带突向上和向外侧拉，使声门扩张。这种方法没有从声门处去除组织，在理论上是可逆的。不仅如此，因为外展和内收的旋转轴不同，杓状肌外展术不会去除环杓外肌和甲状杓肌产生的残留内收功能。因此该操作可以显出残存功能，因而得以重建部分运动功能。和机械固定不同的是，对于大多数双侧麻痹的患者该法均有用。不过这种效果会因吸气时联带产生的内收运动而大打折扣（图 45-1）[66]。

结语

喉麻痹是甲状腺手术的严重并发症。症状因受伤程度和神经再植入的准确性的不同而不同。对即刻治疗切断的神经充满争议，不过多数作者目前仍支持进行神经再植入的尝试，例如，直接对神经进行修复或与颈襻的一支吻合。永久性的单侧麻痹手术修复应该在损伤 6～12 个月之后进行，以获得最佳的恢复或术后适应。然而，如果是迷走神经损伤，就不再指望能发生神经再生，应该立即进行手术。在双侧麻痹的患者中常见残余或再生的喉部肌肉功能，应该在制订治疗方案时予以考虑。继续发展更好的治疗方案十分重要，希望我们有一天能够发展出重建喉部功能的方法（参见第 46 章）。

参考文献

[1] New GB, Childrey JH: Paralysis of the vocal cords: a study of 217 medical cases, *Arch Otolaryngol* 16: 143–159, 1932.
[2] Semon F: On the proclivity of the abductor fibers of the recurrent laryngeal nerve to become affected sooner than the adductor fibers or even exclusively, *Arch Laryngol* 2: 197–222, 1881.
[3] Grossman M: Contribution to the mutual functional relationships of the muscles of the laryngx, *Arch Laryngol Rhinol* 18:

463–471, 1906.

[4] Konrad HR, Rattenborg CC: Combined action of laryngeal muscles, *Acto Otolaryngol* 67: 646–649, 1969.

[5] Hirano M, Shin, et al: Nozoe: Electromyography for Laryngeal Paralysis. In Hirano, Bless, Kirchner, editors: *Neurolaryngology: Recent Advances*, Boston, 1987, College-Hill, pp 232–248.

[6] Mathew OP, Sant'Ambrogio FB, Woodson GE, et al: *Ann Otol Rhinol Laryngol* 1997: 680–687, 1988.

[7] Woodson GE, Sant'Ambrogio F, Mathew O, et al: Effects of cricothyroid contraction on laryngeal resistance and glottic area, *Ann Otol Rhinol Laryngol* 98: 119–124, 1989.

[8] Amis TC, Brancatisano A, Tullly A, et al: Effects of cricothyroid muscle contraction on upper airway flow dynamics in dogs, *J Appl Physiol* 72: 2329–2335, 1992.

[9] Woodson GE, Murry MP, Schweizer V, et al: Unilateral cricothyroid contraction and glottic configuration, *J Voice* 12: 335–339, 1998.

[10] Hirano M, et al: Electromyography for laryngeal paralysis. In Hirano, Kirchner, Bless, editors: *Neurolaryngology: Recent Advances*, Boston, 1987, College-Hill, pp 232–248.

[11] Woodson GE: Configuration of the glottis in laryngeal paralysis I: clinical study, *Laryngoscope* 103: 1227–1233, 1993.

[12] Koufman JA, Walker FO, Joharji GM: The cricothyroid muscle does not influence vocal fold position in laryngeal paralysis, *Laryngoscope* 368–372, 1995.

[13] Blitzer A, Jahn AF, Keidar A: Semon's law revisited: an electromyographic analysis of laryngeal synkinesis, *Ann Otol Rhinol Laryngol* 105: 764, 1996.

[14] Fu SY, Gordon T: The cellular and molecular basis of peripheral nerve regeneration, *Mol Neurobiol* 14: 67–116, 1997.

[15] DiStefano PS, Friedman B, Radziejewski C, et al: The neurotrophins BDNF, NT-3, and NGF display distinct patterns of retrograde axonal transport in peripheral and central neurons, *Neuron* 8: 983–993, 1992.

[16] Ygge J: Neuronal loss in lumbar dorsal root ganglia after proximal compared to distal sciatic nerve resection: a quantitative study in the rat, *Brain Res* 478: 193–195, 1989.

[17] Crumley RL: Laryngeal synkinesis revisited, *Ann Otolaryngol* 109(4); 365–371.

[18] Sunderland S: The anatomy and physiology of nerve injury, *Muscle Nerve* 13: 771–784, 1990.

[19] Chiang FY, Lu IC, Kuo SR, et al: The mechanism of recurrent laryngeal nerve injury during thyroid surgery—the application of intraoperative neuromonitoring, *Surgery* 143(6): 743–749, 2008.

[20] Woodson, Gayle, Hughes, et al: Quantitative assessment of laryngeal muscle morphology after recurrent laryngeal nerve injury: right vs. left differences, *Laryngoscope* 118: 1768–1770, 2008.

[21] Netterville JL, Stone RE, Rainey C, et al: Recurrent laryngeal nerve avulsion for treatment of spastic dysphonia, *Ann Otol Rhinol Laryngol* 100: 10–14, 1991.

[22] Woodson GE: Configuration of the glottis in laryngeal paralysis II: animal experiments, *Laryngoscope* 103: 1235–1241, 1993.

[23] Flint PW, Downs DH, Colterera M: Laryngeal synkinesis following reinnervation in the rat, *Ann Otol Rhinol Laryngol* 100: 797–806, 1991.

[24] Nahm I, Shin T, Chiba T: Regeneration of the recurrent laryngeal nerve in the guinea pig: reorganization of motoneurons after freezing injury, *Am J Otolaryngol* 11: 90–98, 1990.

[25] Wani M, Woodson G: Paroxysmal laryngospasm after laryngeal nerve injury, *Laryngoscope* 109: 694–697, 1999.

[26] Gacek M, Gacek RR: Cricoarytenoid joint mobility after chronic vocal cord paralysis, *Laryngoscope* 106: 1528–1530, 1996.

[27] Woodson GE, Murry T: Glottic configuration after arytenoid adduction, *Laryngoscope* 104: 965–969, 1994.

[28] Woodson GE: Spontaneous laryngeal reinnervation after recurrent laryngeal or vagus nerve injury, *Ann Otol Rhinol Laryngol* 116(1): 57–65, 2007.

[29] Bryant NJ, Woodson GE, Kaufman K, et al: Human posterior cricoarytenoid muscle compartments. Anatomy and mechanics, *Arch Otolaryngol Head Neck Surg* 122: 1331–1336, 1996.

[30] Neuman TR, Hengesteg A, Lepage RP, et al: Three-dimensional motion of the arytenoid adduction procedure in cadaver larynges, *Ann Otol Rhinol Laryngol* 103: 265–270, 1994.

[31] Sanders I, Wu BL, Mu L, et al: The innervation of the human posterior cricoarytenoid muscle: evidence for at least two neuromuscular compartments, *Laryngoscope* 104: 880–884, 1994.

[32] Sanders I, Han Y, Wang J, et al: Muscle spindles are concentrated in the superior vocalis subcompartment of the human thyroarytenoid muscle, *J Voice* 12: 7–16, 1998.

[33] Horsley JS: Suture of the Recurrent Laryngeal Nerve, *Southern Surg and Gynec Assoc* 22: 161–167, 1909.

[34] Blalock A, Crowe SH: The recurrent laryngeal nerves in dogs: experimental studies, *Arch Surg* 12: 95–116, 1926.

[35] Frazier CH, Mossar WB: Treatment of recurrent laryngeal nerve paralysis by nerve anastomosis, *Surg Gynecol Obstet* 43: 134– 139.

[36] Doyle PJ, Brummett RE, Everts EC: Results of surgical section and repair of the recurrent laryngeal nerve, *Laryngoscope* 77: 1245–1254, 1967.

[37] Green DC, Ward PH: The management of the divide recurrent laryngeal nerve, *Laryngoscope* 100: 779–782, 1990.

[38] Hoover WB: Surgical procedures for the relief of symptoms of paralysis of the recurrent laryngeal nerves, *Surg Clin North Am* 33: 879–885, 1953.

[39] Iwamura S: Functioning remobilization of the paralyzed vocal cord in dogs, *Arch Otolaryngol* 100: 122–129, 1974.

[40] Colledge L: On the possibility of restoring movements to a paralyzed vocal cord by nerve anastomosis, *Br Med J* 2: 547–548, 1925.

[41] Balance C: Some experiments on nerve anastomosis, *Proc Mayo Clin* 3: 317–318, 1928.

[42] Gordon JH, McCabe BF: The effect of accurate neurorrhaphy on reinnervation and return of laryngeal function, *Laryngoscope* 78(2): 236–250, 1968.

[43] Boles R, Fritzell B: Injury and repair of the recurrent laryngeal nerves in dogs, *Laryngoscope* 78: 236–250, 1969.

[44] Tashiro T: Experimental studies on the reinnervation of larynx after accurate neurorrhaphy, *Laryngoscope* 82: 225–236, 1972.

[45] Sirabodhi C, Sundmaker W, Atkins JP: Electromyographic studies of laryngeal paralysis and regeneration of laryngeal motor nerves in dogs, *Laryngoscope* 73: 148–164, 1963.

[46] van Lith-Bijl JR, Mahieu HF, Stolk RJ, et al: Laryngeal abductor function after recurrent laryngeal nerve injury in cats, *Arch Otolaryngol Head Neck Surg* 122: 393–396, 1996.

[47] Peterson KL, Andrews R, Manek A, et al: Objective measures of laryngeal function after reinnervation of the anterior and posterior recurrent laryngeal nerve branches, *Laryngoscope* 108: 889–898, 1998.

[48] van Lith-Bijl JT, Tsolk RJ, Tonnaer JA, et al: Selective laryngeal reinnervation with separate phrenic and ansa cervicalis nerve transfers, *Arch Otolaryngol Head Neck Surg* 123: 406–411, 1997.

[49] Arnold G: Vocal rehabilitation of paralytic dysphonia. IX: Technique of intracordal injection, *Arch Otolaryngol* 76: 358–368, 1962.

[50] Varvares MA, Montgomery WW, Hillman RE: Teflon granuloma of the larynx: etiology, pathophysiology, and management, *Ann Otol Rhinol Laryngol* 104: 511–515, 1995.

[51] Ishiki N, Tanabe M, Sawada M: Arytenoid adduction for unilateral vocal cord paralysis, *Arch Otolaryngol* 104: 555–558, 1978.

[52] Woodson GE, Piicerno R, Yeung D, et al: Arytenoid adduction: controlling vertical position, *Ann Otol Rhinol Laryngol* 109: 360–364, 2000.

[53] Zeitels SM, Hochman I, Hillman RE: Adduction arytenopexy: a new procedure for paralysis dysphonia with implications for implant medialization, *Ann Otol Rhinol Laryngol Suppl* 173: 2–24, 1998.

[54] Wani M, Woodson GE: Paroxysmal laryngospasm after laryngeal nerve injury, *Laryngoscope* 109: 694–697, 1999.

[55] Zealer D, Rainey CL, Herzon GD, et al: Electrical pacing of the paralyzed human larynx, *Ann Otol Rhinol Laryngol* 105: 689–693, 1996.

[56] Marie JP, Dehesdin D, Ducastelle T, et al: Selective reinnervation of the abductor and adductor muscles of the canine larynx after recurrent nerve paralysis, *Ann Otol Rhinol Laryngol* 98: 530–536, 1989.

[57] Jackson C: Ventriculocordectomy. a new operation for the cure of goitrous glottic stenosis, *Arch Surg* 4: 257–274, 1922.

[58] King BT: A new and function restoring operation for bilateral abductor cord paralysis, *JAMA* 112: 814–823.

[59] Woodman D: A modification of the extralaryngeal approach to arytenoidectomy for bilateral abductor paralysis, *Arch Otolaryngol* 43: 63–65, 1946.

[60] Ossoff RH, Duncavage JA, Shapshay SM, et al: Endoscopic laser arytenoidectomy revisited, *Ann Otol Rhinol Laryngol* 99: 764–771, 1999.

[61] Thornell WC: Intralaryngeal approach for arytenoidectomy in bilateral abductor vocal cord paralysis, *Arch Otolaryngol* 47: 505–508, 1949.

[62] Dennis DP, Kashima H: Carbon dioxide laser posterior cordectomy for treatment of bilateral vocal cord paralysis, *Ann Otol Rhinol Laryngol* 93: 930–934, 1989.

[63] Eckel HE, Thumfart M, Wassermann K, et al: Cordectomy versus arytenoidectomy in the management of bilateral vocal cord paralysis, *Ann Otol Rhinol Laryngol* 103: 852–857, 1994.

[64] Lichtenberger G: Reversible lateralization of the paralyzed vocal cord without traclieostomy, *Ann Otol Rhinol Laryngol* 111: 21–26, 2002.

[65] Woodson G, Weiss T: Arytenoid abduction for dynamic rehabilitation of bilateral laryngeal paralysis, *Ann Otol Rhinol Laryngol* 116(7): 483–490, 2007.

[66] Woodson G: Arytenoid abduction: indications and limitations, *Ann Otol Rhinol Laryngol* In Press.

第 6 篇

第46章 ■ 喉返神经麻痹的处理

C. KWANG SUNG ■ AKIRA MIYAUCHI ■ ARTURO RAMON FRANCO, JR.

本章包含一些在线额外内容，详情请浏览 expertconsult.com 网站

引言

甲状腺术后的喉返神经损伤是一个很麻烦的并发症，可能导致声带不活动或活动减弱。本书在描述声带活动障碍时，尽量避免使用"麻痹"这个词（而使用"轻瘫"）。麻痹是指由于神经因损伤或疾病原因而导致的肌肉自主运动的永久丧失。虽然喉返神经损伤后，单个肌肉常可恢复运动，但其运动常与对侧肌群不协调。另外，声带不活动也可由于环杓关节的机械性固定引起（见第 45 章）。甲状腺切除术后急性期内出现发声困难、吞咽困难、呼吸困难症状应首先考虑继发于喉返神经损伤，除非发现其他病因。报道中喉返神经损伤的发病率为 0.3%～15.4%[1]。甲状腺术后喉部功能障碍的处理包括了解病因和功能障碍的性质、判断预后以及针对发声、吞咽问题的治疗方案。

单侧声带不活动

病情评估

病史与查体

甲状腺术后的发音障碍并不罕见。事实上，有研究表明，术后 42% 的患者声带功能受损，但 31% 是声带直接损伤，可能由于气管内插管所致[2]。因此，鉴别诊断术后发音障碍的病因非常重要。在术前进行视频喉镜检查也很重要，这样可以排除术前就已有的喉部功能障碍（见第 15 章）。术后单侧声带不活动会出现各种不同症状，取决于受损的是喉返神经、喉上神经或两者兼有。通常声带完全不活动的患者会有气音、声音较轻、吞咽困难甚至误吸等症状。而单

侧喉返神经损伤的特点是声带活动度下降，导致发音困难，发音疲劳、复音（译者注：发音时出现两个音调）以及发音疼痛[3]。

通常，单侧损伤在术后最初几天（甚至几周）并不明显，原因是插管导致的急性声襞水肿。声门区水肿会掩盖劈裂内收不完全的情况。如果声音多天持续嘶哑，则应怀疑喉返神经损伤。除了考虑明显的手术操作损伤以及插管损伤，在询问病史以及查体的过程中，还应注意询问患者有无其他声嘶的可能原因，尤其在手术很久之后的随访时。可能的病因还包括感染（病毒性、莱姆病），神经系统病变（脑血管病变、重症肌无力、多发性硬化），肿瘤（颅底、纵隔或肺部），昏厥，毒素或系统性疾病（结节病、糖尿病、胶原血管病）。检查中也要包含患者对自己的声音评估。很多医生都会做一个标准化的声音评估方案，如 GRBAS 量表（分级、声音粗糙度、气声、虚弱程度、紧张程度）或 CAPE-V（关于声音的共识性听觉感知评估）来评估声音质量[4]。基于患者的声音监测，如声音障碍指数（VHI-10）或声音相关生活质量（V-RQOL），也可以用于评估发音障碍的程度[5-6]。用这些方法测定之后，可以为以后比较病情的改变提供一个基准线。

在实行头颈部全面检查的时候，要注意颅神经功能是否有所改变。咽反射与腭部的运动观察可用来检查上迷走神经的功能。如果迷走神经上部有损伤，软腭抬起时悬雍垂会偏向损伤的同侧。还需触诊颈部，以检查是否有新的肿物或淋巴结肿大。

关于这个主题的更多讨论，请浏览 expertconsult.com 网站。

视频喉镜检查

发音障碍检查的重要组分，就是进行可屈视频喉镜检查、硬质视频喉镜检查或两者都进行（见第 15 章）。可屈视频鼻咽喉镜可以对处于生理位置的喉部进行观察，也能得到高分辨率的喉黏膜放大图

像。另外，动态喉镜可以测出声襞的振动功能、肌张力、杓状软骨声带突的高度差以及声门关闭情况。与传统的光导纤维喉镜或视频喉镜相比，硬质视频喉镜检查可提供更高质量的图像以及，最重要的，声门后部的清晰图像。这种技术也能保证声襞与镜头的相对位置关系，可减少图像不正的可能。刚性喉镜的缺点是患者必须要伸出舌头，这样发声的时候喉部就不在原先的生理位置上，发音动作会变难。新的高清晰度可屈鼻咽喉镜具有可屈喉镜和硬质视频喉镜的双重优点。

关于这个主题的更多讨论，请浏览 expertconsult. com 网站。

喉部肌电图

喉部肌电图（LEMG）可用来评估喉内的肌肉运动（见 33 章）。在鉴别声襞轻瘫、区分声带不活动是神经原因还是机械原因以及对神经功能恢复的预测等方面，LEMG 可作为视频喉镜与动态喉镜的辅助。尽管有这些优势，一些循证综述还没有推荐它用于声襞轻瘫的诊断 [13]。

关于 LEMG 的原理讨论超出了本章范畴，很多作者都对此进行过全面分析 [13-15]。简要来说，一个轴突损伤之后，电冲动不能向损伤远端传播。因此，损伤即刻在 LEMG 观察不到受损的运动纤维的活性。约在损伤后 3 周，由于静息电位下降到去极化阈值附近，肌细胞会出现自主性兴奋。这就是 LEMG 的纤颤电位。在神经的恢复期，新的神经纤维会杂乱地生长入萎缩的肌纤维中，导致肌肉无力以及很低的同步性。恢复的神经电波为多相肌肉动作电位（MUAP），时程变长，振幅变大。神经的恢复并不意味着它会长入相对应的肌纤维中。例如，控制内收肌的神经长入外展肌，或者反之，均会引起连带运动。虽然这种病理性的恢复可使肌肉的体积和张力回到正常水平，但声带并不能因此而恢复正常的功能。连带运动使得 LEMG 无法准确预测显示声带活动恢复正常的可能性，因为电位的改变并不等效于有效的运动。然而，如果没有办法肉眼观察声襞运动，LEMG 还是有一定用处的。Sulica 从几项研究中将声带运动恢复的阳性预后因子总结为：正常 MUAP 波形的保留，适当自主活动时 MUAP 波的激发，很活跃的持续恢复，没有电静息或自发电位，MUAP 的形状正常，在非适当活动时没有波被激发 [14]。

关于这个主题的更多讨论，请浏览 expertconsult. com 网站。

医学影像

关于这个主题的更多讨论，请浏览 expertconsult. com 网站。

直接喉镜

关于这个主题的更多讨论，请浏览 expertconsult. com 网站。

其他研究

关于这个主题的更多讨论，请浏览 expertconsult. com 网站。

治疗方案

单侧声带活动障碍的治疗方案可以分成两类：误吸与声音状态的处理。对前者来说，尤其是神经损伤后的急性期，必须优先处理误吸，以避免危及生命的肺炎。如果不存在误吸问题，那么对发音质量应该根据患者需求和恢复预后进行个体化治疗。总之，早期一般会采取保守治疗，除非已知有喉返神经横断，或已证明声带功能无法有效恢复。下面会讨论不同的治疗方案，从最保守的至创伤最大的。

吞咽治疗

如有误吸病史，熟悉吞咽治疗的言语治疗医生应开展 MBS 或 FEES/FEESST 治疗（见前述讨论）。MBS 或 FEES/FEESST 都可以确定什么样黏度的液体或食物适合安全吞咽。治疗师还可以尝试不同的吞咽方法，以决定哪一种最有效。这些方法包括姿势类的下颌上卷法、转头法，加强吞咽前的感觉冲动，让患者尝试自发吞咽法（如喉上吞咽），以及吞咽训练 [19]。如果改变饮食、应用吞咽疗法后，仍有误吸问题，可以考虑下文提及的声带内移疗法。声带内移并不意味着可以完全防止误吸，但可使患者产生更强烈的咳嗽，以排出异物、保护气道。

声音治疗

我们推荐耳鼻喉专家和言语治疗师组成一个团队，对声带不活动的患者共同进行干预。耳鼻喉医生做完初期检查诊断之后，言语治疗师再做客观声音分析、评估以及声音治疗。在干预之前一定要先评估声音障碍的程度，以对声音恢复进程进行客观评估。一般对轻到中度的发音障碍来说，声音治疗的效果很明显，不需要手术干预。Heuer 等研究了 41 位喉返神经损伤的患者（19 位女性，22 位男性），发现 68% 的女性和 64% 的男性在声音治疗后不需再做手术[20]。另外，手术组和未做手术组的患者满意度是相近的。值得注意的是，一般对那些喉功能障碍严重的患者倾向于手术治疗。如最终选择手术，术前要进行适当的声音治疗，以辅助手术决策，也有助于术后声音的最佳恢复，并使患者在手术前充分了解或尝试所有非手术的方案。声音治疗的作用是提高声门关闭能力，以尽量减少无益的代偿性功能亢进，如前 - 后径、侧部声门上压缩。但是，一些患者发声需要压缩喉室，这是一种有效的功能亢进，需要教导或培训。还有一些其他的治疗手段，如锻炼腹部以辅助发声、增强喉内肌力量与敏捷性。这些技术并不在本章探讨范围内，可见 Miller 的综述[21]。医生们需要谨记，术后的声音治疗可以帮助患者适应新的发音，减少不良的发音习惯。

外科治疗

注射性喉部成形术

Wilehelm Brünings 在 1911 年引入了注射性喉部成形术，以解决单侧声带不活动所致的声门关闭不全[22]。此手术的过程是将某种物质注射入真声带，以增加声襞的体积，使声襞缘内移。多年以来，由于石蜡、聚四氟乙烯（Teflon，特氟龙）之类的注射物质带来的并发症[23-24]，该手术受到了一些非议。然而最近几年的两个突破使它的应用大大增多。第一个是远端照相机技术的发展使经鼻可屈喉镜影像堪与术中视野相媲美，也让喉部的经皮注射更加精准。第二个突破是多样化的注射剂。由于整形手术的需求加大，越来越多的注射剂被开发出来，同时能用于声襞注射的药品也愈发多样化。与以前的注射剂相比，这些新药有更好的组织相容性、产生更少的炎症与瘢痕，也免去了使用患者自体组织注射的繁琐操作过程。新技术的发展，使手术适应证范围变大，如今已包括声襞萎缩、活动不佳、不活动以及瘢痕[25]。

关于这个主题的更多讨论，请浏览 expertconsult. com 网站。

可用四种方法实现清醒状态下注射：①硬质内镜或可屈鼻咽喉镜引导下，用长、弯曲的针头经口注射（图 46-1，1 号指示线）；②经皮经甲状舌骨肌，用一个直或弯的针头插入甲状软骨切迹，从会厌软骨柄处进入气道腔（图 46-1，2 号指示线）；③经皮经甲状软骨注射，在大概声襞的水平插入甲状软骨翼（图

46-1，3 号指示线）；④经皮经环甲肌注射，针头插入甲状软骨的下缘之下，以朝向上外侧的角度进入声襞（图 46-1，4 号指示线）。所有经皮的技术都需可屈鼻咽喉镜引导。我们常用的是经甲状舌骨肌的方法，运用有两处 45° 角弯曲的 25 号针头（图 46-2）。首先对鼻腔进行麻醉处理，并用 2% 利多卡因和 0.025% 的羟甲唑啉喷雾剂解除充血，然后紧邻环状软骨下缘，用 23 号针头，经皮经气管注射 4 ml 4% 利多卡因。我们感觉这种方法视野最好，也更容易控制注射器，而且舌与喉部都可以保持在自然位置，不需要为抑制呕吐反射而进行局部麻醉。清醒状态下行注射的另一个优点是，患者可以在操作过程中给出声音反馈，这就使医生可以仔细调节注射体积，以达到最好的声音效果。

关于这个主题的更多讨论，请浏览 expertconsult. com 网站。

在注射性喉部成形术中，很多药物已经使用多年，然而还没有发现最理想的一种。理想的药物应具有生物相容性、低黏度以方便注射、与声襞具有相似的生物机械特性、容易获得、抗重吸收、不易迁移、容易去除等特点[26]。每种药物都具有不同性质，目前主要根据药效持续时间以及医生喜好进行选择。由于聚四氟乙烯必须使用大规格针头，而且可能造成肉芽肿形成，现在已很少使用[27]。但对于预期寿命较短的患者，一些外科医生仍会考虑使用特氟龙永久性声带内移治疗。

明胶海绵注射

明胶海绵由牛的明胶制成，呈粉状或泡沫板的形状，可以与生理盐水混合，作为注射用粘连剂。通常将药粉或泡沫板切成小碎块，与 3~5 ml 的无菌生理盐水混合，经口或经皮注射。然而，由于黏度较大，需要用更大号的针头（18 号或 19 号）。无麻醉的情况下患者会感觉更疼。需在声带旁的肌肉和声门旁间隙进行注射。它的价格很低，在大多数外科医疗机构都能得到。据报道药效为 4~6 周，这对于自发恢复或是判断喉返神经的损伤预后已经足够了[28]。如果需要，可以重复注射明胶海绵，几乎没有不良反应。

羧甲基纤维素（瑞得喜凝胶，Radiesse Voice Gel）注射

为替代明胶海绵作为注射剂，发明了甘油 - 羧甲基纤维素 - 水凝胶这种材料（瑞得喜凝胶，

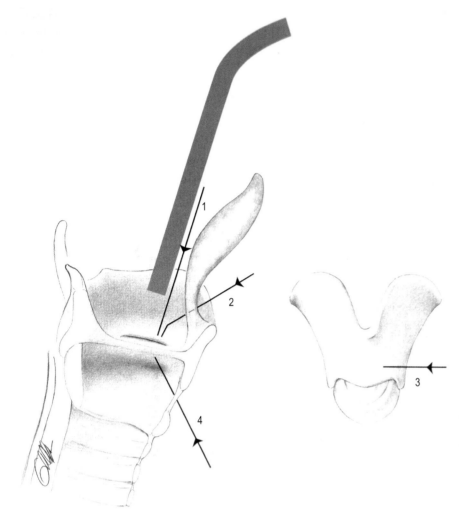

图46-1 清醒状态下行注射主要有4种方法。图中箭头指向喉部的粗线代表用作引导的可屈鼻咽喉镜，方法1是经口入路，用弯曲针头；方法2是经甲状舌骨肌入路，用25号针、1.5英寸（约4 cm）注射器，在甲状软骨切迹上方插入会厌软骨柄，以到达声襞的上缘、喉室以及假声带；方法3是经甲状软骨入路，直接到达声门旁间隙，但针头可能被软骨组织堵塞；方法4是经环甲肌入路，可以很成功地到达声襞下缘

Radiesse Voice Gel，Bioform Medical Inc.，San Mateo，California）。这种凝胶也是 Radiesse Voice（一种注射用羟基磷灰石钙，也是 Bioform Medical 公司的产品）的载体。比起明胶海绵，羧甲基纤维素凝胶（CMC）有很多优势。前者注射前需要准备，而 CMC 是放置在无菌、一次性注射器中，即取即用。CMC 的黏性很低，经皮注射用1.5英寸（约4 cm）、25号的针头就可完成，经口注射需使用一次性、可塑性的30 cm长、25号的针头。注射器要深入声襞外侧（声门旁间隙）。Kwon 等发现在动态喉镜下，CMC 比明胶海绵具有更好的振动特性，依不同注射量，CMC 的药效可持续2~3个月[29]。另外，瑞得喜凝胶是 FDA 批准的注射剂。对声带功能要求高、希望喉返神经损伤后尽快得到治疗的患者，我们目前使用的都是这种凝胶。它能迅速提高声带功能，而且不妨碍以后再用其他方案对喉部进行治疗。

胶原蛋白注射

　　牛或自体的胶原蛋白用于声带内移治疗的效果已得到证实。其黏性较低，可用27号针头进行精准注射。牛胶原蛋白的主要缺点是5%的患者有过敏反应的风险，因此在注射前一定要进行皮试。然而，即便

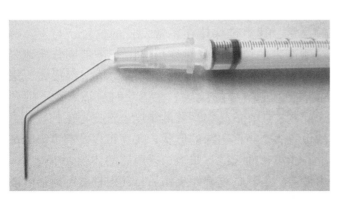

图46-2 图为1.5英寸（约4 cm）规格的25号针头，有两处弯曲，正常的形状是针尖与注射器长轴呈垂直关系

皮试结果正常，患者仍有过敏的可能 [27]。自体胶原蛋白避免了这一风险，但需要患者提供皮肤。制作 1 ml 的注射用胶原蛋白，大约需要 5 cm² 的皮肤，而且价格高昂，需要几周的准备时间。

透明质酸注射

透明质酸（HA）是一种多糖，是细胞外基质的主要组分。所有动物都含有透明质酸，而且在皮肤浅部固有层就可提取。最近，交联 HA 凝胶已经制备成功，它有很多浅部固有层的凝胶样特性。另外，这种材料生物相容性很好，更为安全，可以使用浅部注射，并且形成肉芽组织，纤维化的概率更低 [30-31]。最初报道交联 HA 凝胶在人身上应用的研究使用的是从公鸡冠提取的 hylan B 凝胶（Hylaform，Genzyme Biosurgery，Cambridge，Massachusetts）。Hertegård 等分析了声带的振动功能，证明相比于牛的胶原蛋白，hylan B 凝胶的效果更好 [30]。该研究还显示与胶原蛋白相比，hylan B 凝胶被吸收的少，其疗效能持续 2 年。玻尿酸（Medicis Aesthetics，Inc. Scottsdale，Arizona）是交联 HA 凝胶的替代品，从链球菌中而不是从鸡冠中提取。这样会降低过敏反应的风险，因为材料中不含动物成分。在我们医院一份未发表的数据中，23 名患者中有 20 名（87%）在注射玻尿酸后，声音治疗有显著改善。

粉末式人工真皮（Cymetra）注射

Cymetra（Life Cell Corp，Branchburgh，New Jersey）是一种非免疫原性的微粉复合物，从真皮组织提取，去除所有细胞成分而不改变胶原与弹性蛋白基质。该物质可以诱导纤维内生长以及血管形成。以冷干粉的形式储存，注射前需要化解，可使用 27 号针头 [27]。虽然一些关于 Cymetra 的研究结果是矛盾的，但 Milstein 等报道了一组大样本数据，证实运用 Cymetra 处理单侧声带麻痹，对声音质量回复、声门闭合功能、声带的振动功能都有显著的提高效果 [32]。另外，他们报道了 8 名患者疗效可持续 12 个月。所有的注射都经口，患者处于全麻状态，运用悬挂式显微喉镜。他们推荐注射时略微过量 10%，以弥补组织对药物的吸收。

羟基磷灰石钙（瑞得喜，Radiesse）注射

羟基磷灰石钙（CaHA）（Radiesse，Bioform Medical，Inc.，San Mateo，California）是一种磷酸钙复合物，是牙齿和骨头的主要成分。在很多外科手术中都可以用 CaHA 作为稳定的移植材料，炎症反应很小，而且没有毒性 [33]。植入前要将 CaHA 的微球粒溶于甘油 - 羧甲基纤维素 - 水凝胶，然后用一个细针头注射（25～27 号）。建议注射时略微过量 10%，以弥补组织对载体胶的吸收。Belafsky 与 Postma 通过对 23 位患者的队列研究证实了 CaHA 的功效和安全性，通过自我评估疾病特异相关疗效，所有患者都报告症状有改善 [34]。另外，注射 3 个月后对喉部进行组织学检查，发现单核细胞炎性反应很少，也没有移植材料的排异。如今一个精心设计的大规模国际前瞻性研究正在进行中，在 12 个月的时间点报道了极好的临床结果 [33]。该研究的进一步结果可以证实 CaHA 的长期效果。现在，瑞得喜是我们治疗组用得最多的材料。我们通常会告知患者 CaHA 的注射效果在 1.5～3 年内会逐渐消退，届时可能需要再次注射，以维持声音状态。

脂肪组织注射

对于不想植入异体材料的患者来说，注射自体脂肪组织是个很好的选择。只需很少量的脂肪，一般从腹部抽取，注射前先进行清洗、干燥、切成小块等处理。脂肪组织的优点是易获得、易提取，而且它的黏弹性与声带固有层很相近。缺点是供区可能有并发症，重吸收的程度和功效的持续时间无法预测，而且为了不伤害脂肪细胞，需要大号的针头（18～19 号）[26-27]。自体脂肪的获取和制备以及使用大号针头使得注射必须在全麻下于手术室进行。由于重吸收量不定，且脂肪细胞存活量不定，通常推荐 50% 的过量注射。

喉支架手术

原理与治疗原则

对单侧喉返神经损伤致喉关闭不全的理想治疗效果是，让声带保持在正常发音的位置，与发音时对侧声带的位置保持对称。但由于声带成分质地复杂，而且环杓关节在三维上的活动角度都很大，很难精确达到这样的效果。在治疗时应该考虑下面几个问题：①在旋转与平移的维度上都要考虑杓状软骨的位置；②声带边缘的形状；③声带以及声带突的高度；④声带的长度与张力；⑤声襞的体积大小与黏弹力性质。虽然喉返神经损伤后行注射性喉部成形术能改善声门闭合，但它不能像喉支架成形术一样解决上述 5 个问题。我们认为开放式声音外科治疗手段可以

有效解决这些问题，并能达到更好的长期效果。

现代喉支架成形手术是以 Isshiki 的 4 个甲状软骨成形技术为基础发展起来的[35]。第一型（也称为内移性喉成形术）最为常用，并不断地被外科医生改进，主要体现在更换不同的移植材料。手术过程是在真声带水平的甲状软骨上开窗，并注射移植材料，使真声带的边缘向中线移位。最初的操作是依据不同患者的情况，用硅橡胶块雕刻出特定不对称的、锥形的楔子。Montgomery 之后引入了预成形植入物系列，具有不同的型号（图 46-3A）[36]。这个系列的一大优点是可以标准化测量，制订正确的移植型号。有了这种标准化的尺寸，医生可以调整甚至更换移植物，而不需改变甲状软骨开窗。1998 年 Hoffman 和 McCuloch 引入了扩展性聚四氟乙烯（EPTFE，Gore-Tex，W. L. Gore & Associates，Inc.，Flagstaff，Arizona），用于甲状软骨成形[37]。Gore-Tex 产品在医学移植领域已使用了数十年，生物相容性得到广泛证实。它的形状为薄片，需切成小条，在开窗处分层堆放（图 46-3B）。Gore-Tex 对比固态移植物有很多优点：①无论是开窗还是移植物的成形，都不需要特别精细；②可于原位对移植物进行位置和大小的调整；③在之后的手术中，移植物可以彻底或部分去除；④它的放置有很多

种选择。值得注意的是，甲状软骨成形术使肌膜性声襞达到闭合，杓状软骨位置不会有太大改变。

Isshiki 认为杓状软骨的内收能代替环杓侧肌（LCA）功能而使声带突长期处于发声位置[38]。喉返神经损伤后，杓状软骨相对环状软骨向前、下和外侧错位，导致声襞变短并向外侧位移。手术过程是将甲状软骨板后缘松解，然后将软骨后缘去除一部分，使杓状软骨的肌突充分暴露。用单纤维线缝合肌突，将线的两端向前穿过甲状软骨板，系紧，以模拟 LCA 的收缩，使一侧声带突在发声时内旋，与对侧声带突相碰。

虽然劈裂内收可以使声带突内旋，但这个过程对其他喉部内源肌群并无拮抗 - 反拮抗的作用，因此它也不能修正杓状软骨体向前、外、内侧的错位。实际上，这个内收过程模仿了 LCA 病理性功能亢进状态，这种状态在声襞瓣膜面（即内缘）的浅基底层广泛受损时常出现。我们医院发展了杓状软骨内收固定术（AA）以解决这些问题，并使杓状软骨在发声时保持在一个更合适的位置[39]。在这个手术中，我们会进入环杓关节囊，使关节脱臼。将杓状软骨体放置在环状软骨的内后 1/4 并向后倾斜，永久性缝合、固定于这个位置。杓状软骨放置得当后，声门后的缝隙会减

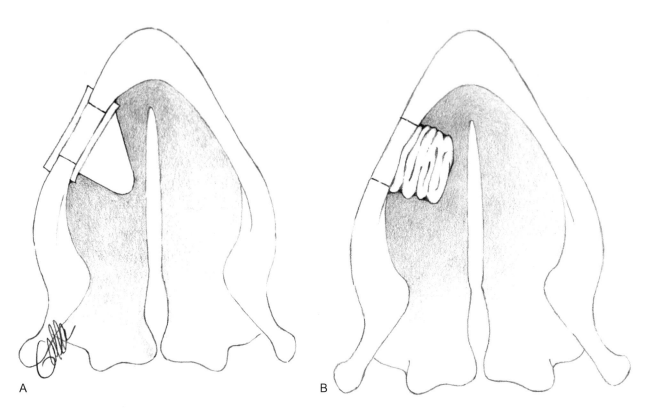

A

B

图 46-3　内移性喉成形术可用多种材料施行，包括固体移植［即 Montgomery 移植体系（A）或者 Gore-Tex（B）]。Montgomery 移植物一旦固定入位，很难再移动；而 Gore-Tex 的可动性很大，而且可以根据每名患者情况定制产品，恰好置入声门旁间隙。由于没有锚定位点，如果果患者的声门下压力很大——如术后几周内大声说话或是剧烈咳嗽时，它可以向喉室的侧移动

小，这样用一个小一点的植入体就可以支撑松弛的声带（图 46-4）。

环甲关节半脱位（CTS）由 Isshiki 在 1974 年的书中首先描述，该术式可纠正失神经声带的松弛性以及黏弹力降低等问题。在内收杓状软骨固定术中，需切开环杓关节，以松解同侧甲状软骨下角。将甲状软骨下角与环状软骨的前弓永久性缝合。系紧缝线，以增加环杓复合体与前联合部位之间的距离。这样通过增加声带的张力以及长度，对音高与声音基础频率进行较精细的调节（图 46-5）。

依据我们的经验，依据术中患者发音质量改变的主观评估，使用 Gore-Tex（MLG）的 AA 与内移性喉成形术，不论是否继续行 CTS，能使患者的发音得到很好的恢复。Franco 与 Andrus 报道了一组进行 AA 和 MTG、行或未行 CTS 的 28 例患者，在空气动力试验中平均最大发声时间（MPT）以及"/pæ/"的发音强度显著增加，而声门气流量显著降低[40]。如果术前喉镜显示不活动的杓状软骨处于很好的发声位置且声带具有良好的张力状态，杓状软骨固定和半脱位的操作可以省去。这些外科操作会在本章中详细介绍。

术前准备

关于这个主题的更多讨论，请浏览 expertconsult.com 网站。

杓状软骨内收固定术

关于这个主题的更多讨论，请浏览 expertconsult.com 网站。

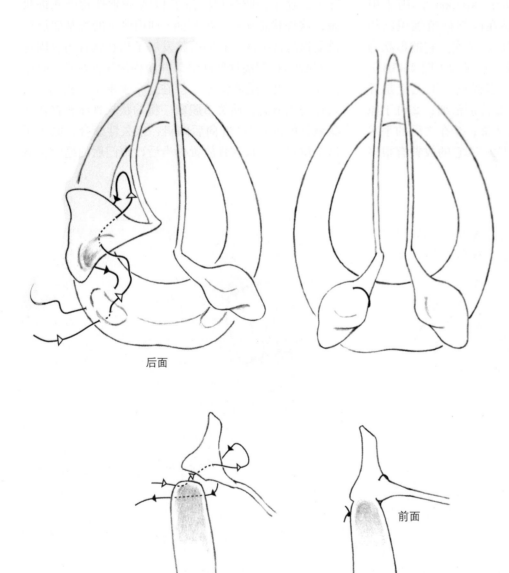

后面

前面

图 46-4　杓状软骨内收固定术将杓状软骨重新置于中线，于环杓关节位置向后拉（在环状软骨上方），使杓状软骨处于正常的发声位置。用 4-0 的血管线（Prolene）穿过外侧环状软骨，从环杓关节内后侧穿出。然后将线穿过杓状软骨的关节面（下表面），从环状软骨的内层穿到外层，最后在环杓关节的下方系紧

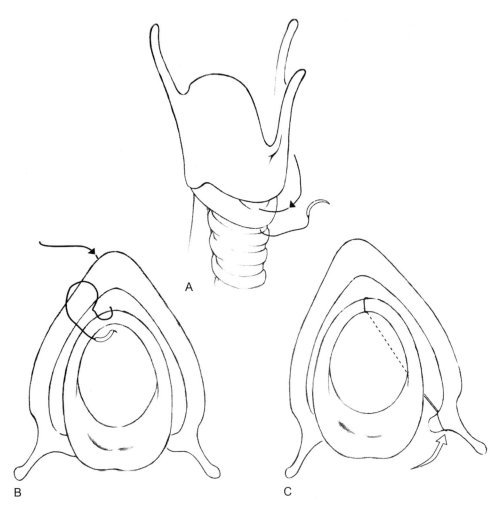

图 46-5 杓状软骨内收固定以及Ⅰ型甲状软骨成形术完成后，可以进行环甲关节半脱位手术以提高松弛声带的张力。用 2-0 Prolene 缝线绕过甲状软骨下角，然后系住环状软骨的前弓。患者发声的时候，缝线上的张力会发生不同变化。总的效果是甲状软骨会被拉向前，声带增长

使用 Gore-Tex 材料的内移性喉成形术

关于这个主题的更多讨论，请浏览 expertconsult.com 网站。

环甲关节半脱位术

关于这个主题的更多讨论，请浏览 expertconsult.com 网站。

喉部神经再支配

理论上来说，通过修复损伤的喉返神经使麻痹的声带获得神经再支配是最理想的方法。而直接吻合切断的喉返神经一般无法使声带恢复正常活动，且常常使声带固定在正中位或旁正中位。基于这个原因，多年来不主张吻合切断的神经。1982 年，Ezaki 等报道了 7 例甲状腺癌患者神经Ⅰ期吻合后的情况，尽管声带仍然不活动，但发音功能获得改善[41]。他们猜测认为，尽管正常的活动未能恢复，受神经再支配的肌肉由萎缩状态恢复，并且在发音时肌张力得到改善。Ushio 还报道了误吸情况也有减少[42]。

喉返神经包含支配外展和内收功能的神经纤维，而且这两种纤维在神经中并不是分隔开来的[43]。1963 年，Siribodhi 等报道将切断的喉返神经直接吻合后，神经纤维出现再生，但内收和外展纤维出现混合[44]。这种现象被称作错向再生。喉返神经中包含的内收纤维数量是外展纤维的 2～4 倍，且内收纤维常更强韧。因此，神经再支配后，声带常常固定于中线位置附近。这种现象不能算麻痹，用联带运动来解释更好一些，即内收、外展肌肉的同时收缩。对于发音质量来说，发音时声门间隙很小或完全关闭、两侧声带对称的形状和大小以及声带足够的张力是十分重要的。神经再支配后，应该是有可能达到所有这些效果的。错向再生较严重的情况下，会出现声带的矛盾运动。

喉返神经重建的方法和技术

与直接吻合相比，转位游离神经移植、颈袢-喉返神经吻合和迷走-喉返神经吻合均能获得类似效果[46]。神经移植以锁骨上神经、颈横神经或颈袢作为供体。迷走-喉返神经吻合一般用于因肿瘤侵犯而需要切断喉返神经和迷走神经的情况。操作时，将下咽缩肌从甲状软骨表面松解，打开环甲关节，可在甲状软骨板深面找到喉返神经的远端分支，然后将迷走神经与喉返神经前支吻合[46]。之所以选择与前支吻合，是因为后支可能包含感觉纤维或外展纤维[43]。对于淋巴结转移很重的患者，可能无法使用同侧的颈袢，此时可将对侧的颈袢自气管食管之间转过来进行吻合[47]。神经吻合通常采用端端吻合方式，使用纤维器械和精细单股缝线缝合3针。

颈袢-喉返神经吻合

颈袢是控制胸骨甲状肌、胸骨舌骨肌和肩胛舌骨肌的运动神经。呼吸和发音时颈袢均有参与，而且位置上距喉返神经较近。颈袢的粗细适宜与喉返神经吻合，而且牺牲该神经不会造成太严重的功能或外观损伤。只有在喉返神经仅缺损较短的一段，或者意外切断的情况下，才有可能实现Ⅰ期吻合（见第33章）。游离神经移植则需要吻合2次，如果是纵隔处的神经缺损，近端吻合就比较困难。颈袢-喉返神经吻合仅需吻合1次，而且不需要额外的解剖显露。单一吻合口可以缩短声音恢复的时间。与直接吻合和游离移植不同，我们在颈袢-喉返神经吻合后的随访中没有观察到声带的矛盾运动。因此，颈袢-喉返神经吻合是一种较为理想的重建方法。

1990年，Miyauchi独立报道了颈袢-喉返神经吻合术[48]。1986年Crumley和Izdebski[49]曾经报道2例采用此方法重建的病例。1991年，Crumley报道了20例，并且大多数患者获得满意的声音甚至声音恢复正常，尽管受到神经再支配的声带既没有内收也没有外展活动[50]。近来，其他研究者通过感知和听觉评估证实了颈袢-喉返神经吻合后声音恢复的效果[51-53]。

神经支配恢复后的评估

神经修复后，喉镜检查并不能充分评估声音恢复的功能效果。声音恢复情况可以通过最长发音时间（MPT）和发音效率指数（PEI）来评估。MPT是指，采取坐位姿势最大吸气后，用对话的音量持续地发元音 /ah/ 所能坚持的时间。PEI是MPT比肺活量（s/L），以测量喉将吸入的空气转化为声音能量的效率[54]。尽管这两个指数也与患者努力的程度有关，而且不能反映发音的质量，但它们仍是简便实用的量化指标。定期测量这些指标可以清楚地看到MPT的增加与发音的改善[46]。喉返神经重建的患者术后1年的MPT显著比声带麻痹未经治疗的患者长，而且与正常人的MPT可比。男女之间MPT有显著差异，但是使用PEI时性别差异就消失了。因此，当研究对象包括不同性别时，使用PEI较合适。神经重建术后1年声音改善评分不受甲状腺术前声带是否麻痹、年龄、缝线的粗细或是否使用放大技术影响[54]。

对于术前已有声带麻痹或术中需要牺牲喉返神经的甲状腺癌患者，喉返神经重建可使发音功能获得延期恢复。在甲状腺手术同期使用这些修复技术最佳，因此我们认为所有甲状腺外科医生应该熟悉这些技术。

▌双侧声带不活动

最先获得评估的总是气道情况。全甲状腺切除或甲状腺全切除的患者在麻醉恢复过程中如果出现喘鸣，应该立即使用可屈鼻咽喉镜检查。为保证气道通畅，可能需要再次气管插管或气管切开。气道急性情况稳定后，可仔细考虑进一步治疗方案。

视频鼻咽喉镜检查对于评估气道梗阻的程度、鉴别是喉返神经损伤还是机械性梗阻很有帮助。要想确诊声带不活动的病因，可能需要在直达喉镜下触诊劈裂的活动情况。但不管病因为何，双侧声带不活动的正式外科治疗也常常需要用直达喉镜，因此可以在治疗同时完成诊断。

关于这个主题的更多讨论，请浏览 expertconsult.com 网站。

外科治疗

治疗开始前，应该与患者就各种治疗方案可能的获益、风险以及可能的结果详细讨论说明。治疗需要平衡三个互相拮抗的因素：气道大小、吞咽功能和声音质量。一般来说，任何增加气道大小的方法都会牺牲发音质量、增加误吸风险。术前必须将气音和误吸等风险告知患者，以降低患者对于术后功能的期望值。不管采用何种手段，最终目标是保证充分的气道、吞咽功能和可达交流使用的发音。

双侧声带不活动的治疗可分为三大类：固定性治疗、神经再支配和电刺激同步[55]。目前，神经再支配治疗双侧声带不活动效果不佳。喉的同步治疗，即通过电刺激诱发声带外展和内收以配合呼吸，这种治疗仍处在试验阶段。固定性治疗包括气管造瘘以及其他一些永久性保证气道的操作。保证气管、声音和吞咽功能的金标准是气管造瘘。使用一个发音瓣可以使吸气时空气进入气管造瘘口而呼气时空气通过气管套管周围经过喉以发出声音，这样发音时不需要用手去堵管。遗憾的是，多数患者接受不了气管造瘘后的外形和生活质量的下降。

固定性治疗的主要目的是扩大声门后 1/3 的气道，同时尽量保留前段声带肌膜部的相对位置关系以利于发音。常用方法是内镜下行杓状软骨全切除或杓状软骨内侧切除（MA）、横向声带切开（TC）以及声带侧固定。二氧化碳激光在内镜治疗中应用广泛，相比传统手术器械可达精细切除和较好的止血效果。Crumley 首先提出了 MA，通过在杓状软骨体的声门缘制造一个凹面来扩大气道，但仍保留了声带突和声门韧带的完整性（图 46-6）[56]。Kashima 提出了 TC，是在声带突前横向切开声带而不暴露杓状软骨[57]。Bostley 等回顾性比较了 TC 和 MA，发现两种手术均能有效地扩大气道，而对发音和吞咽功能影响都很小，两种方法的效果之间没有统计学差异[58]。声带侧固定是可逆手术，用于治疗暂时性双侧声带不活动。该手术适用于喉返神经损伤但预计功能在 6～12 个月内能够恢复的病例。Licthenberger 发明了一种内镜下的喉外持针器，用于在声带的后 1/3 将单股缝线上下穿过声带位置[59]。缝好后在喉外打结，将声带拉至外侧位。Rovo 等改进了此方法，并报道在连续的 15 例甲状腺术后双侧喉返神经麻痹的患者中成功使用该技术[60]。

我们倾向于开始的时候使用保守一点的治疗，如通过单侧 MA 来增大气道，同时最大限度地保留发音。如果气道仍然不够，可以再行一次 MA 或对侧的 MA。尽量避免一次切除过多，可能的情况下尽量保守一些。

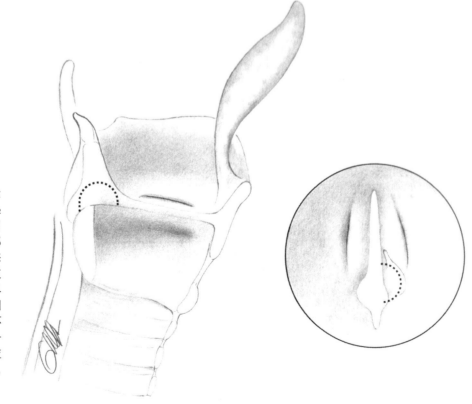

图 46-6 CO_2 激光部分杓状软骨切除术。悬挂式显微喉镜暴露喉，用 CO_2 激光切除声带后侧的一小部分，保留声带突，在杓状软骨体位置去除一部分组织。这样，声带仍能保持其形态和张力，发音得以保留，而后部气道增大利于患者更好的呼吸。切除时尽量保守一些，切除太多会导致吞咽困难。要强调注意的是，如果切除量不够，以后还可以再补切；但是如果一次切除过多，组织是无法填回的。应在术后 6～8 周评估切除量是否足够，要给瘢痕形成留足够的时间

参考文献

[1] Steurer M, et al: Advantages of RLN identification in thyroidectomy and parathyroidectomy and the importance of preoperative and postoperative laryngoscopic examination in more than 1000 nerves at risk, *Laryngoscope* 112: 124, 2002.

[2] Echternach M, Maurer CA, Mencke T, et al: Laryngeal complications after thyroidectomy: is it always the surgeon? *Arch Surg* 144(2): 149–153, 2009.

[3] Koufman JA, Postma GN, Cummins MM, et al: Vocal fold paresis, *Otolaryngol Head Neck Surg* 122(4): 537–541, 2000.

[4] Karnell MP, Melton SD, Childes JM, et al: Reliability of clinician-based (GRBAS and CAPE-V) and patient-based (V-RQOL and IPVI) documentation of voice disorders, *J Voice* 21(5): 576–590, 2007.

[5] Rosen CA, Lee AS, Osborne J, et al: Development and validation of the voice handicap index-10, *Laryngoscope* 114(9): 1549–1556, 2004.

[6] Hogikyan ND, Sethuraman G: Validation of an instrument to measure voice-related quality of life (V-RQOL), *J Voice* 13(4): 557–569, 1999.

[7] Woo P: *Stroboscopy*, San Diego, 2010, Pleural Publishing, Inc.

[8] Rubin AD, Praneetvatakul V, Heman-Ackah Y, et al: Repetitive phonatory tasks for identifying vocal fold paresis, *J Voice* 19: 679–686, 2005.

[9] Belafsky PC, Postma GN, Reulbach TR, et al: Muscle tension dysphonia as a sign of underlying glottal insufficiency, *Otolaryngol Head Neck Surg* 127: 448–451, 2002.

[10] Leder SB, Murray JT: Fiberoptic endoscopic evaluation of swallowing, *Phys Med Rehabil Clin N Am* 19(4): 787–801, 2008; viii–ix.

[11] Aviv JE, Murry T, Zschommler A, et al: Flexible endoscopic evaluation of swallowing with sensory testing: patient characteristics and analysis of safety in 1,340 consecutive examinations, *Ann Otol Rhinol Laryngol* 114(3): 173–176, 2005.

[12] Tabaee A, Murry T, Zschommler A, et al: Flexible endoscopic evaluation of swallowing with sensory testing in patients with unilateral vocal fold immobility: incidence and pathophysiology of aspiration, *Laryngoscope* 115(4): 565–569, 2005.

[13] Blitzer A, Crumley RL, Dailey SH, et al: Recommendations of the Neurolaryngology Study Group on laryngeal electromyography, *Otolaryngol Head Neck Surg* 140(6): 782–793, 2009.

[14] Sulica L, Blitzer A: Electromyography and the immobile vocal fold, *Otolaryngol Clin North Am* 37(1): 59–74, 2004.

[15] Sataloff RT, Praneetvatakul P, Heuer RJ, et al: Laryngeal electromyography: clinical application, *J Voice* 24(2): 228–234, 2010.

[16] Min YB, Finnegan EM, Hoffman HT: A preliminary study of the prognostic role of electromyography in laryngeal paralysis, *Otolaryngol Head Neck Surg* 111(6): 770–775, 1994.

[17] Munin MC, Rosen CA, Zullot T: Utility of laryngeal electromyography in predicting recovery after vocal fold paralysis, *Arch Phys Med Rehabil* 84(8): 1150–1153, 2003.

[18] Rubin AD, Hawkshaw MJ, Moyer CA, et al: Arytenoid cartilage dislocation: a 20-year experience, *J Voice* 19(4): 687–701, 2005.

[19] Logemann JA: Treatment of oral and pharyngeal dysphagia, *Phys Med Rehabil Clin N Am* 19(4): 803–816, 2008; ix.

[20] Heuer RJ, Sataloff RT, Emerich K, et al: Unilateral recurrent laryngeal nerve paralysis: the importance of "preoperative" voice therapy, *J Voice* 11(1): 88–94, 1997.

[21] Miller S: Voice therapy for vocal fold paralysis, *Otolaryngol Clin North Am* 37(1): 105–119, 2004.

[22] Brünings W: Uber eine neue Behandlungsmethode der Rekurrenslahmung, *Verh Dtsch Laryg* 18: 23, 1911.

[23] Goff WF: Teflon injection for vocal cord paralysis, *Arch Otolaryngol* 90(1): 98–102, 1969.

[24] Rontal EM, et al: Vocal cord injection in the treatment of acute and chronic aspiration, *Laryngoscope* 86(5): 625–634, 1976.

[25] Sulica L, Rosen CA, Postma GN: Current practice in injection augmentation of the vocal folds: indications, treatment principles, techniques, and complications, *Laryngoscope* 120(2): 319–325, 2010.

[26] Kwon TK, Buckmire R: Injection laryngoplasty for management of unilateral vocal fold paralysis, *Curr Opin Otolaryngol Head Neck Surg* 12(6): 538–542, 2004.

[27] O'Leary MA, Grillone GA: Injection laryngoplasty, *Otolaryngol Clin North Am* 39(1): 43–54, 2006.

[28] Coskun HH, Rosen CA: Gelfoam injection as a treatment for temporary vocal fold paralysis, *Ear Nose Throat J* 82(5): 352–353, 2003.

[29] Kwon TK, Rosen CA, Gartner-Schmidt J: Preliminary results of a new temporary vocal fold injection material, *J Voice* 19(4): 668–673, 2005.

[30] Hertegård S, Hallén L, Laurent C, et al: Cross-linked hyaluronan used as augmentation substance for treatment of glottal insufficiency: safety aspects and vocal fold function, *Laryngoscope* 112(12): 2211–2219, 2002.

[31] Perazzo PS, Duprat Ade C, Lancellotti CL: Histological behavior of the vocal fold after hyaluronic acid injection, *J Voice* 23(1): 95–98, 2009.

[32] Milstein CF, Akst LM, Hicks MD, et al: Long-term effects of micronized Alloderm injection for unilateral vocal fold paralysis, *Laryngoscope* 115(9): 1691–1696, 2005.

[33] Rosen CA, Gartner-Schmidt J, Casiano R, et al: Vocal fold augmentation with calcium hydroxylapatite: twelve-month report, *Laryngoscope* 119(5): 1033–1041, 2009.

[34] Belafsky PC, Postma GN: Vocal fold augmentation with calcium hydroxylapatite, *Otolaryngol Head Neck Surg* 131(4): 351–354, 2004.

[35] Isshiki N, Morita H, Okamura H: Thyroplasty as a new phonosurgical technique, *Acta Otolaryngol* 78: 451–457, 1974.

[36] Montgomery WW, Montgomery SK: Montgomery thyroplasty implant system, *Ann Otol Rhinol Laryngol Suppl* 170: 1–16, 1997.

[37] McCulloch TM, Hoffman HT: Medialization laryngoplasty with expanded polytetrafluoroethylene. Surgical technique and preliminary results, *Ann Otol Rhinol Laryngol* 107(5 Pt 1): 427–432, 1998.

[38] Isshiki N, Tanabe M, Sawada M: Arytenoid adduction for unilateral vocal cord paralysis, *Arch Otolaryngol* 104: 555–558, 1978.

[39] Zeitels SM, Hochman I, Hillman RE: Adduction arytenopexy: a new procedure for paralytic dysphonia with implications for implant medialization, *Ann Otol Rhinol Laryngol Suppl* 173: 2–24, 1998.

[40] Franco RA, Andrus JG: Aerodynamic and acoustic characteristics of voice before and after adduction arytenopexy and medialization laryngoplasty with GORE-TEX in patients with unilateral vocal fold immobility, *J Voice* 23(2): 261–267, 2009.

[41] Ezaki H, Ushio H, Harada Y, et al: Recurrent laryngeal nerve anastomosis following thyroid surgery, *World J Surg* 6: 342–346, 1982.

[42] Ushio H: Clinical and experimental studies on recurrent laryngeal nerve paralysis. Part 1. Clinical studies (no. 2). Relation between misswallowing and recurrent laryngeal nerve paralysis (in Japanese with English abstract), *J Jpn Surg Soc* 82: 1307–1313, 1981.

[43] Randolph GW: Surgical anatomy of the recurrent laryngeal nerve. In Randolph GW, editor: *Surgery of the thyroid and parathyroid glands*, Philadelphia, 2003, Saunders, pp 300–342.

[44] Siribodhi C, Sundmaker W, Atkins JP, et al: Electromyographic

studies of laryngeal paralysis and regeneration of laryngeal motor nerve in dogs, *Laryngoscope* 73: 148–164, 1963.

[45] Crumley RL: Laryngeal synkinesis revisited, *Ann Otol Rhinol Laryngol* 109: 365–371, 2000.

[46] Miyauchi A, Matsusaka K, Kihara M, et al: The role of ansa-to-recurrent laryngeal nerve anastomosis in operations for thyroid cancer, *Eur J Surg* 164: 927–933, 1998.

[47] Miyauchi A, Yokozawa T, Kobayashi K, et al: Opposite ansa cervicalis to recurrent laryngeal nerve anastomosis to restore phonation in patients with advanced thyroid cancer, *Eur J Surg* 167: 540–541, 2001.

[48] Miyauchi A, Ishikawa H, Matsusaka K, et al: Treatment of recurrent laryngeal nerve paralysis by several types of nerve suture (in Japanese with English abstract), *J Jpn Surg Soc* 94: 550–555, 1993.

[49] Crumley RL, Izdebski K: Vocal quality following laryngeal reinnervation by ansa hypoglossi transfer, *Laryngoscope* 96: 611–616, 1986.

[50] Crumley RL: Update: Ansa cervicalis to recurrent laryngeal nerve anastomosis for unilateral laryngeal paralysis, *Laryngoscope* 101: 384–388, 1991.

[51] Olson DE, Goding GS, Michael DD: Acoustic and perceptual evaluation of laryngeal reinnervation by ansa cervicalis transfer, *Laryngoscope* 108: 1767–1772, 1998.

[52] Lee WT, Milstein C, Hicks D, et al: Results of ansa to recurrent laryngeal nerve reinnervation, *Otolaryngol Head Neck Surg* 136: 450–454, 2007.

[53] Lorenz RR, Esclamado RM, Teker AM, et al: Ansa cervicalis-to-recurrent laryngeal nerve anastomosis for unilateral vocal fold paralysis: experience of a single institution, *Ann Otol Rhinol Laryngol* 117: 40–45, 2008.

[54] Miyauchi A, Inoue H, Tomoda C, et al: Improvement in phonation following reconstruction of the recurrent laryngeal nerve in patients with thyroid cancer invading the nerve, *Surgery* 146: 1056–1062, 2009.

[55] Bosley B, Rosen CA, Simpson CB, et al: Medial arytenoidectomy versus transverse cordotomy as a treatment for bilateral vocal fold paralysis, *Ann Otol Rhinol Laryngol* 114(12): 922–926, 2005.

[56] Crumley RL: Endoscopic laser medial arytenoidectomy for airway management in bilateral laryngeal paralysis, *Ann Otol Rhinol Laryngol* 102(2): 81–84, 1993.

[57] Kashima HK: Bilateral vocal fold motion impairment: pathophysiology and management by transverse cordotomy, *Ann Otol Rhinol Laryngol* 100: 717–721, 1991.

[58] Bosley B, Rosen CA, Simpson CB, et al: Medial arytenoidectomy versus transverse cordotomy as a treatment for bilateral vocal fold paralysis, *Ann Otol Rhinol Laryngol* 114(12): 922–926, 2005.

[59] Lichitenberger G: Endo-extralaryngeal needle carrier instrument, *Laryngoscope* 93: 1348–1350, 1983.

[60] Rovó L, Jóri J, Brzózka M, et al: Airway complication after thyroid surgery: minimally invasive management of bilateral recurrent nerve injury, *Laryngoscope* 110(1): 140–144, 2000.

第
6
篇

第47章 ■ 甲状腺与甲状旁腺手术的非神经性并发症

TED H. LEEM ■ ERIVELTO VOLPI ■ DAVID W. EISELE

引言

现今的甲状腺与甲状旁腺手术并不常引起并发症。外科医生们主要想到的就是保护喉上神经与喉返神经，以及保护甲状旁腺功能。然而围术期也可能发生其他一些很重要的并发症，如代谢水平异常、失血、伤口感染、气管食管损伤、气道阻塞以及其他因病例而异的状况。本章重点讨论头颈内分泌腺体手术中的非神经性并发症[1-10]（见第45章和第46章）。

甲状旁腺功能减退症

甲状旁腺功能减退症（甲旁减）是一个潜在的严重并发症，可引起各种代谢及生理异常、住院时间延长以及终生服药，被认为是甲状腺以及甲状旁腺手术的最常见并发症。10%～15%的患者都会发生暂时性甲旁减，而终生性的概率较小，为1%～3%[1-10]。

直接损伤（过度操作、灼烧与无意切除）与非直接损伤（血供受损）都可能导致甲旁减。甲状腺切除术的范围越大，如甲状腺全切除、二次手术，发生甲旁减的概率就越大。另外，颈中区的解剖也会增加甲旁减的风险[10-13]。总的来说，完整的甲状旁腺解剖知识以及仔细操作可以降低此并发症的概率（见第30章）。

术中，对任何像是无血供的甲状旁腺腺体都应送冰冻检查，然后行自体移植[10]。术中所见颜色暗淡甚至全黑，或者与切下的甲状腺标本紧贴的腺体都有可能是甲状旁腺（图47-1）。自体移植时常用手术刀将甲状旁腺切成1 mm的碎块，然后放入带状肌的"袋子"中[14]，并在上方用线或血管夹永久封闭。另一个办法是将腺体泡入生理盐水中，然后用针头注射入肌肉组织（图47-2）。这些操作都可以降低永久性甲旁减的概率[14-17]。与将无活力的甲状旁腺留在原处相比，自体移植更能保证其功能[15]。在切除甲状腺时，应对切除样本进行全面检查，以防其中有不小心切除的甲状旁腺。一旦确定为甲状旁腺，就要进行自体移植。另一个互补措施是，病理医生检查切除样本，若有甲状旁腺腺体则立即通知外科医生。这为残余腺体的数目提供了重要信息。

低钙血症的症状和体征可能很微小，如口周、指端麻木，肌肉痉挛，焦虑。另外，Chvostek征（敲击面神经引起面部抽搐）、Trousseau征（局部缺血导致的腕痉挛，如测血压时）都标志着低钙血症引起的神经肌肉兴奋状态。需注意的是，20%血钙正常的个体也可以表现Chvostek征阳性。更加明显、危险的表现有手足抽搐、精神状态改变、癫痫、QT间期延长、心力衰竭、支气管痉挛以及喉痉挛。术后钙水平以及快速PTH水平检测可以预测哪些患者有低钙血症的风险[18-24]。如果术后12小时钙水平上升，或者钙水平一直处于正常范围，即判定该患者为血钙正常[18,20]。另

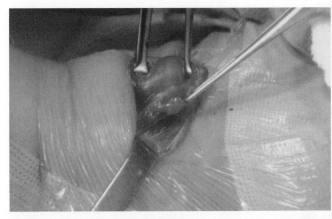

图47-1（也见彩图）右上甲状旁腺，已无活性，与送检甲状腺样本紧贴

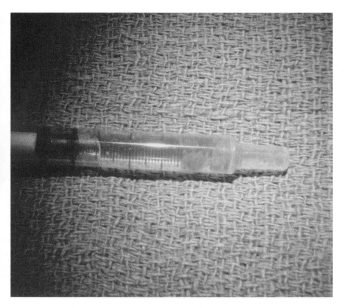

图 47-2　（也见彩图）已被切碎并泡在生理盐水中的甲状旁腺

外，术后 1 小时或 4 小时快速 PTH 水平低于 10 mg/dl，则有低血钙的风险[21,24]。校正血清钙与离子钙水平都可用来连续监测发展趋势和对治疗的反应。

要根据低钙血症的程度和持续时间来制定治疗策略。目标是维持到正常血钙水平的低值，以在控制症状的同时避免毒性。对急性低钙血症要静脉注射葡萄糖酸钙，最好使用静脉置管，以防止液体外渗引起组织坏死。若已有中心静脉导管，也可使用氯化钙。同时，也应每天分次口服 2~10 g 钙片进行补充。值得注意的是，对不同的补钙药品需要计算不同的钙元素量[25]（表 47-1）。另外，碳酸钙需要酸性环境才能吸收。因此，最好是与饭同服，而对服用组胺阻滞剂或质子泵抑制剂的患者来说尽量不要口服钙。口服补钙的同时也可加上骨化三醇。一般术后 4 周，暂时性低血钙就可缓解，但症状也可能延续更久一些[26]。康复过程中应该间断检测血钙和甲状旁腺素水平。若术后 1 年患者仍需补钙和维生素 D，则可认为属于永久性低钙血症。

表47-1　不同制剂中的钙元素含量

	钙元素百分比
碳酸钙	40
柠檬酸钙	21
乳酸钙	13
葡萄糖酸钙	9
葡乳醛酸钙	6.6

甲状腺功能减退症

甲状腺切除术后常会出现甲状腺功能减退症（甲减），因此术前应充分告知患者。这种医源性甲减通常需要替代疗法，L- 甲状腺素初始剂量每天 1.8 μg/kg，服药 4~6 周后，根据血清 TSH 水平调节药量。对分化型甲状腺癌采用抑制疗法，合适的药量是使 TSH 水平维持低值（即被抑制）（见第 50 章）。

甲状腺切除术后，15%~50% 的患者出现甲减[27-32]。术前游离 T4 低、术前 TSH 水平高、桥本甲状腺炎以及甲状腺残叶较小的患者更容易出现[31-32]。患者可出现亚临床甲减，因此术后 4~6 周常规检测甲状腺功能。而一部分术前就为甲减的患者，少数患者经过一段时间甲状腺功能又恢复正常[30]，替代治疗可以停止。对这些患者，仍需常规检测甲状腺功能以确保其正常功能的维持。

甲状腺功能亢进症危象

甲状腺功能亢进症（甲亢）危象在甲状腺手术中不常见，却可危及生命，它是甲亢的极端表现形式，常常多发于具有如下情况的患者：Graves 病、毒性甲状腺结节和结节性甲状腺肿（见第 9 章）。通常，一个像手术、惊厥、感染、心肌梗死或其他系统性疾病的诱因事件会促使甲亢转变为甲亢危象。另外，通过碘造影剂、胺碘酮等的过量碘摄取也可诱发此现象。甲亢危象的生理基础为甲状腺激素与其结合蛋白质的突然解离，游离甲状腺激素水平升高，影响神经、心、肺、胃肠道与其他系统而出现一系列表现。通常的症状包括发热、心动过速、心律失常，一些极端情况还可导致心血管性虚脱、肝衰竭甚至死亡[33]。在围术期，这些体征应与恶性高热进行鉴别诊断。

甲亢危象最好提前预防。合并甲亢的手术患者应先由内分泌专家会诊。广泛使用抗甲状腺药物，常用 β 受体阻滞剂来控制系统性症状。对甲亢未控制又需急诊甲状腺切除的患者，术前给予碘番酸（每次 500 mg，每日 2 次）、地塞米松（每次 1 mg，每日 2 次）、丙硫氧嘧啶或甲硫咪唑与 β 受体阻滞剂，都可以降低甲亢危象的可能[34]。

即便有这些预防措施，小部分患者仍会发生甲亢危象。治疗方法包括减少甲状腺激素合成、阻碍甲状腺素的释放、阻遏 T4 向 T3 的转化、控制系统性症状以及支持治疗。当术中出现甲亢危象，应立即停止对甲状腺的操作并终止手术。一线用药包括 β 受体阻滞剂与糖皮质激素。普萘洛尔（4～10 mg/kg）可用于降低交感神经兴奋性并阻遏 T4 向 T3 的转化。氢化可的松（100～300 mg）可降低发热、碘摄取、TSH 水平，并阻遏 T4 向 T3 的转化。像甲硫咪唑之类的硫代酰胺可用来急性阻遏甲状腺激素合成，丙硫氧嘧啶可阻遏 T4 向 T3 的转化。碘化钠（1.0～2.5 g）也可阻遏甲状腺激素的合成与释放。降低体温的方法，可以用冷却毯和对乙酰氨基酚。之后患者需转至 ICU 监护和支持治疗。

除发热与心动过速等症状外，甲亢危象的患者术后还会有精神状态的改变，包括思绪混乱、易怒、焦虑。这些症状与严重感染相同，因此需要鉴别诊断。应及时发现与干预，以防止心血管或肝功能失代偿。甲亢危象很罕见，但可致死，成功应对有赖于早期诊断与及时治疗。

出血与血肿

甲状腺与甲状旁腺手术后的出血与血肿可危及生命。幸运的是，这类并发症的发生率仅为 2%[35-40]。然而，很难预测哪些患者会发生。最近有两项研究将高龄和男性列为危险因子[35,41]。此外，恶性肿瘤和双侧手术也增加术后出血的风险[41]。传统上，为了减少此并发症，推荐被动或主动颈部引流。但很多研究表明，引流与否并不影响出血和血肿发生的概率[42-45]。有 2 个 Meta 分析支持这一结论[46-47]。因此，外科医生需根据具体病例来决定是否引流，而且不能单单依靠引流来预防血肿形成。

虽然并未有相关常规凝血的研究，但一般术前即开始对出血做预防，医生要注意患者是否有先天或获得性的凝血障碍，最好有一份关于出血情况的详细个人家族史。此外，术前应该查明并停用可能加重出血的处方药及非处方药，包括一些中草药制剂。

手术操作中应时刻仔细止血，任何喉返神经附近的出血点都要小心地用双极电凝。另外，使用双极电凝不安全时，可以辅以纤维素为基础的凝血剂或微原纤维胶原（图 47-3）。而且，血纤蛋白黏合剂与凝血酶已被证明在甲状腺手术中很有用[48-50]。目前，未能明确较新的血管闭合器械能减少发生血肿的概率[51-55]。

在关闭伤口之前，可以对患者反复进行 Valsalva 操作或使患者处于 Trendelenburg 体位，找出并凝住一切出血点。过去常用的是像安妮女王法那样的颈部加压敷料。然而这些敷料非常笨重，可能延误血肿的发现。之后人们发现它并不能阻止血肿形成，因此停用了这种敷料[56]。术后需从麻醉中逐步患者唤醒，以避免咳嗽。围术期使用止吐剂确实能减少呕吐，但对血肿形成却没什么作用[37]。考虑到这些要点，并术中精细操作，都可以减少出血的风险。

术后即刻直到术后几天都有可能出现血肿，但大多数在术后 24 小时内出现[38,44]。血肿的表征包括颈部肿胀、疼痛、伤口渗液、瘀斑、吞咽困难／吞咽痛、喘鸣以及呼吸窘迫（图 47-4）。以带状肌为界可将血肿分为浅部与深部两类[36]。深部血肿可能造成静脉淤血、咽喉水肿，进而造成呼吸窘迫和气道狭窄。因此有人提倡带状肌的关闭需要松一些，或行不完全关闭，以使深部的血肿可以排出。

当发现血肿症状，应立即进行减压处理，打开伤口，清除血肿（图 47-5）。若有呼吸窘迫，需立即控制气道。咽喉水肿较重时，气管插管有困难，因此需要紧急气管切开。气切入路通常一目了然，因为气管很容易就能暴露出来。气道问题解决后，可以返回手术室对患者进行正式创口探查与止血。伤口需像前述那样冲洗并关闭。

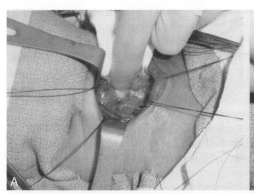
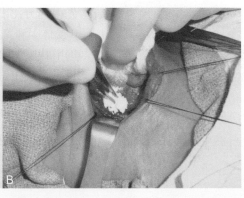

图 47-3（也见彩图）A，右侧喉返神经（箭头）附近的出血点（星号）；B，利用微原纤维胶原进行止血

与颈部甲状腺肿的患者相比，胸骨下甲状腺肿的患者术后出血风险更大[57]。然而，术后出血的并发症并不常见[58-60]。标准的办法是手术时控制所有出血点，并注意术野中一切纵隔大血管。有研究报道了一项独特技术，利用 Foley 导管压塞纵隔出血点[61]。

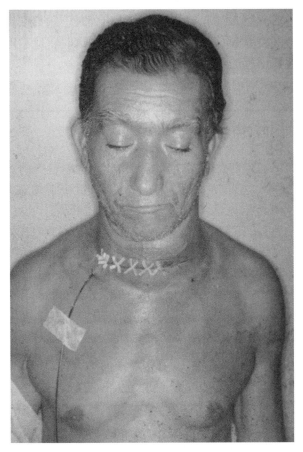

图47-4（也见彩图）甲状腺全切除术后的血肿

增生性瘢痕与瘢痕疙瘩

一般来说，甲状腺与甲状旁腺切除的颈部切口都有很好的外形恢复（见第 42 章）。对易产生增生性瘢痕与瘢痕疙瘩的患者，应在术前详细告知患者。切口选择非常重要，切口应沿着皮肤自然皱褶，大小和位置要利于充分的术野显露。术前让患者处于直坐位进行切口画线，更有利于医生观察术后瘢痕的位置。在胸骨柄及锁骨旁边切口，患者可以用衬衫衣领挡住瘢痕，但也可导致伤口的过高张力，尤其对于颈部较细、胸骨上切迹明显凹陷的女性患者。通常下颈部切口需要更长，以利于术中到达甲状腺上极。甲状腺肿大的患者颈前可能已经扭曲，切口的计划也变得困难一些。外科医生需尽量选择对称性的切口。在切口上垂直标记以利于术后皮缘对合的方法应该避免，否则会留下很明显的瘢痕。皮肤边缘如果需要对合，亚甲蓝针刺文身很有帮助（图 47-6）。

手术操作时应尽量保护皮肤边缘。与使用长切口相比，短切口、拉钩的过度牵拉有时反而会导致更不好的美容效果（图 47-7）。一个补救方法是在关闭伤口前切掉损伤的皮肤边缘。另外，皮缘的热损伤也可导致愈合不佳。有时是电刀头的意外接触，或与其他手术器械形成电弧，或是由于其他能量设备的接触。术中精细操作可以避免这些情况。一些外科医生在操作中用湿棉球或纱布来保护皮肤边缘。对所有切口来说，多层次、无张力的闭合会达到最好的外形修复效果。

对于增生性瘢痕和瘢痕疙瘩，术后也有一些预防措施。如果使用的是永久性缝合，就应及时去除缝

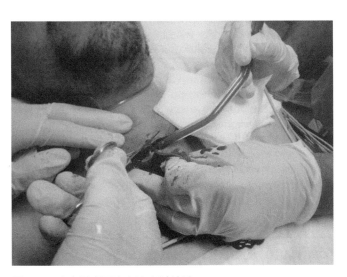

图47-5（也见彩图）床边血肿清除

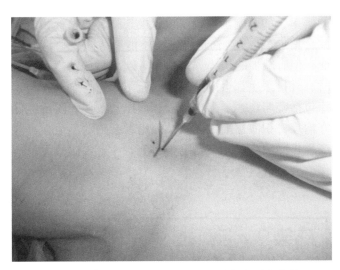

图47-6（也见彩图）用亚甲蓝针刺文身来帮助对合皮缘

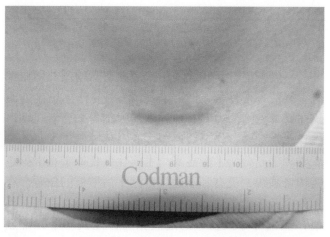

图 47-7 （也见彩图）由于过度牵拉，很短但为增生性的瘢痕

线，否则可能留下永久瘢痕。之后可以用无菌切口胶布来固定。一些 OTC 类药物也可以减少瘢痕形成。另外，应建议患者避免阳光暴晒，以防瘢痕处色素沉积。对女性患者建议胸部支持，以避免伤口处的过高张力。

尽管有这些措施，一些患者仍会形成高张力瘢痕或瘢痕疙瘩。初步治疗包括伤口内注射类固醇和曲安奈德。如果不成功，需要再修复瘢痕。需注意，瘢痕疙瘩的再修复可能导致更差的结果。最近有研究证明，激光治疗在甲状腺切除中可有效干预瘢痕形成[62]。

血清肿

伤口的血清肿形成并不常见，只在 1% ~ 6% 的病例中发生[1,2,4,6,63-64]。手术范围的扩大会增加其形成的概率，如双侧全切或甲状腺极其肿大的患者，概率就会增加[42,65,66]。伤口引流并不能有效减少血清肿形成，但有减少的趋势[67]。因此，当术后残留很大死腔时，外科医生都会酌情使用引流术[42,65]。血清肿的治疗包括密切观察、多次针吸积液以及负压引流。经保守治疗，积液逐渐被吸收，但患者会感觉不适，可能产生焦躁情绪。如果确定要引流，一定要注意无菌操作，避免伤口感染。

感染

将甲状腺及甲状旁腺手术分类为清洁操作，因此

感染的概率应该很低。实际上，约低于 2%[1-4,6,35,63-64]。围术期抗生素并不能减少伤口感染，所以未常规应用[68]。通常来说，违反无菌原则或存在其他感染源才会导致甲状腺切口感染。对蜂窝组织炎应用抗生素和局部换药治疗（图 47-8）。深层颈部感染需切开引流并静脉内注射针对病原体的抗生素。若发生感染，应考虑术中是否伤及呼吸消化道。切开引流时，应探查气管、食管，如有损伤应进行相应处理。颈部引流会增加感染风险[69-70]。因此，当使用引流时，应考虑围术期使用抗生素。

呼吸消化道损伤

术前，需要根据临床、影像学、内镜检查结果来判断肿瘤是否累及气管、食管。扩大的甲状腺切除手术会涉及这些器官结构，将在本书的其他章节讨论。无意的呼吸消化道损伤很少见。食管损伤需用可吸收线内翻缝合，而且伤口关闭前要充分冲洗，并留置引流。

气管损伤也要用可吸收线缝合，当无法实现 I 期修复时，需放置气管导管或对气管进行袖状切除（见第 34 章和第 35 章）。修复这两种损伤时，都可用带状肌来加固。围术期需要使用抗生素，而且对于食管损伤，患者需禁食几天。

气道并发症

气管插管困难

甲状腺癌外侵或巨大甲状腺肿的患者往往喉气管

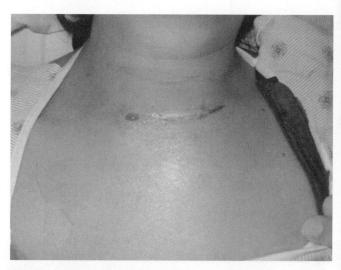

图 47-8 （也见彩图）甲状腺切除术后的伤口感染

部的正常解剖结构已经扭曲。术前，外科医生与麻醉医生需就气道处理进行沟通。插管时外科医生必须在在场，以备辅助通气需要帮助或需要气管切开。甲状腺手术气管插管困难的概率为 5%[71]，若为胸骨后甲状腺肿，概率上升为 8%[58]。虽然有可能插管困难，但面罩通气通常不受影响[72]。肿物过大与恶性肿物是困难插管的两个独立风险因子[71]。

甲状腺肿引起气道阻塞或变形常发生在气管段（见第 7 章）。因此，常规进行气管内插管通常可顺利进行。插管通过狭窄的气管节段时，一般不会遇到困难。但需提前准备好各种型号的插管，插管导丝也会有帮助。喉部的位移很少见，会导致直接喉镜下常规插管困难（图 47-9）。这种情况下可以使用纤维导光镜插管，它还有一个好处是可观察到侵犯至气道中的肿瘤。一些新的视频辅助喉镜设备对于困难病例也有很好效果[73]。最近，已有报道局部麻醉下的减压手术[74]以及体外膜式氧合法可以有效应对特殊情况[75]。

气管软化

气管软骨长期受压后变得脆弱，以及吸气产生的负压导致气道狭窄，这时可能引发气管软化[66,76]。有报道其发生率可高达 6%，而且与长期甲状腺肿大、胸骨后巨大肿物以及困难插管有关[77]。术中可辨认发现软化的气管，触压气管壁时软且可塌陷。在大多病例中，此情况无太多临床意义，但少数情况下会导致术后气道堵塞[78]。气道梗阻时要注意首先排除双侧声带麻痹的可能。对气管软化引发的气道堵塞，应当重新气管插管，24 ~ 48 小时可尝试拔管。如果再次出现气道堵塞，则需要气管切开，或是更长时间的气管内插管。在后一种方法中，插管起到支撑气道的作用，直到气管旁纤维化后气管重新获得支撑[66,77]。另外，根据气管软化的程度，可相应选择气管固定术、微板固定、网格板固定、气管袖切等方案。

亚甲蓝

有很多定位研究和技术可帮助手术时定位甲状旁腺。其中一种是使用亚甲蓝染色甲状旁腺，从 1980 年代一直使用至今[79]。手术前 1 小时内，静脉注射亚甲蓝 5 ~ 7.5 mg/kg，与 5% 葡萄糖溶液混合。这会使患者看起来处于发绀、缺氧的状态，但这些体征是人为的。应告知外科团队中的新成员这些情况，以免出现恐慌。

越来越多的证据表明，亚甲蓝会增加使用 5- 羟色胺再摄取抑制剂（SRI）的患者精神状态改变的风险，甚至可能导致 5- 羟色胺综合征[79-82]。亚甲蓝是单胺氧化酶 A 的竞争性抑制剂，在正使用 5- 羟色胺拮抗剂的患者体内，会导致 5- 羟色胺水平升高，进而引起 5- 羟色胺综合征。此征的表征为精神状态改变、神经肌肉过度兴奋以及自主神经功能障碍。由于神经功能可以出现一系列改变，通常很难对这 3 种症状进行准确诊断。对亚甲蓝导致的 5- 羟色胺综合征多采用支持性治疗[79]。为避免此并发症，这些患者术前应停用 SRI 2 周或更长时间，以留出足够洗脱时间。氟西汀的半衰期更长，需要的洗脱时间也更长。考虑到药代动力学的复杂关系以及对 SRI 患者的特殊治疗，用药方案最好由处方大夫直接开出。另外，可能也是更简单的方法是，对这些患者不用亚甲蓝，用其他的定位技术。

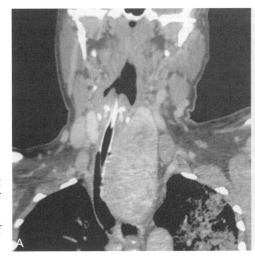
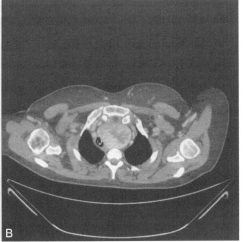

图 47-9 A，胸骨后肿物的冠状 CT 图像；B，胸骨下肿物的轴位 CT 图像。注意喉部仍在中线位置，已对患者行气管插管（Courtesy of Dr. Simone Dutenhefner.）

罕见并发症

甲状腺与甲状旁腺手术的罕见并发症包括气胸、伤及颈部交感神经链导致的 Horner 综合征以及伤及胸导管导致的乳糜瘘或乳糜胸。对这些并发症都需及时发现并正确处理。

结语

现今的甲状腺与甲状旁腺手术并不常导致并发症。这些病症的预防在术前就应开始，根据对危险因子的评估进行术前处理。术中，对解剖结构的完整认识以及仔细操作可以避免不必要的麻烦。但若发生并发症，对于危险信号和症状医生应立即警觉。要进行必要的询问，然后再进行恰当治疗。每个患者术前都应知晓可能的并发症及预期结果。

参考文献

[1] Ozbas S, Kocak S, Aydintug S, et al: Comparison of the complications of subtotal, near total and total thyroidectomy in the surgical management of multinodular goitre, *Endocr J* 52(2): 199–205, 2005.

[2] Goncalves Filho J, Kowalski LP: Surgical complications after thyroid surgery performed in a cancer hospital, *Otolaryngol Head Neck Surg* 132(3): 490–494, 2005.

[3] Rosato L, Avenia N, Bernante P, et al: Complications of thyroid surgery: analysis of a multicentric study on 14,934 patients operated on in Italy over 5 years, *World J Surg* 28(3): 271–276, 2004.

[4] Bron LP, O'Brien CJ: Total thyroidectomy for clinically benign disease of the thyroid gland, *Br J Surg* 91(5): 569–574, 2004.

[5] Friguglietti CU, Lin CS, Kulcsar MA: Total thyroidectomy for benign thyroid disease, *Laryngoscope* 113(10): 1820–1826, 2003.

[6] Bellantone R, Lombardi CP, Bossola M, et al: Total thyroidectomy for management of benign thyroid disease: review of 526 cases, *World J Surg* 26(12): 1468–1471, 2002.

[7] Prim MP, de Diego JI, Hardisson D, et al: Factors related to nerve injury and hypocalcemia in thyroid gland surgery, *Otolaryngol Head Neck Surg* 124(1): 111–114, 2001.

[8] Moulton-Barrett R, Crumley R, Jalilie S, et al: Complications of thyroid surgery, *Int Surg* 82(1): 63–66, 1997.

[9] Pattou F, Combemale F, Fabre S, et al: Hypocalcemia following thyroid surgery: incidence and prediction of outcome, *World J Surg* 22(7): 718–724, 1998.

[10] Shaha AR, Jaffe BM: Parathyroid preservation during thyroid surgery, *Am J Otolaryngol* 19(2): 113–117, 1998.

[11] Harness JK, Fung L, Thompson NW, et al: Total thyroidectomy: complications and technique, *World J Surg* 10(5): 781–786, 1986.

[12] Wingert DJ, Friesen SR, Iliopoulos JI, et al: Post-thyroidectomy hypocalcemia. Incidence and risk factors, *Am J Surg* 152(6): 606–610, 1986.

[13] McHenry CR, Speroff T, Wentworth D, et al: Risk factors for postthyroidectomy hypocalcemia, *Surgery* 116(4): 641–647, 1994; discussion 647–648.

[14] Shaha AR, Burnett C, Jaffe BM: Parathyroid autotransplantation during thyroid surgery, *J Surg Oncol* 46(1): 21–24, 1991.

[15] Lo CY, Lam KY: Postoperative hypocalcemia in patients who did or did not undergo parathyroid autotransplantation during thyroidectomy: a comparative study, *Surgery* 124(6): 1081–1086, 1998; discussion 1086–1087.

[16] Olson JA Jr, DeBenedetti MK, Baumann DS, et al: Parathyroid autotransplantation during thyroidectomy. Results of long-term follow-up, *Ann Surg* 223(5): 472–478, 1996; discussion 478–480.

[17] Walker RP, Paloyan E, Kelley TF, et al: Parathyroid autotransplantation in patients undergoing a total thyroidectomy: a review of 261 patients, *Otolaryngol Head Neck Surg* 111(3 Pt 1): 258–264, 1994.

[18] Nahas ZS, Farrag TY, Lin FR, et al: A safe and cost-effective short hospital stay protocol to identify patients at low risk for the development of significant hypocalcemia after total thyroidectomy, *Laryngoscope* 116(6): 906–910, 2006.

[19] Higgins KM, Mandell DL, Govindaraj S, et al: The role of intraoperative rapid parathyroid hormone monitoring for predicting thyroidectomy-related hypocalcemia, *Arch Otolaryngol Head Neck Surg* 130(1): 63–67, 2004.

[20] Adams J, Andersen P, Everts E, et al: Early postoperative calcium levels as predictors of hypocalcemia, *Laryngoscope* 108(12): 1829–1831, 1998.

[21] Vescan A, Witterick I, Freeman J: Parathyroid hormone as a predictor of hypocalcemia after thyroidectomy, *Laryngoscope* 115(12): 2105–2108, 2005.

[22] Scurry WC Jr, Beus KS, Hollenbeak CS, et al: Perioperative parathyroid hormone assay for diagnosis and management of postthyroidectomy hypocalcemia, *Laryngoscope* 115(8): 1362–1366, 2005.

[23] Warren FM, Andersen PE, Wax MK, et al: Perioperative parathyroid hormone levels in thyroid surgery: preliminary report, *Laryngoscope* 114(4): 689–693, 2004.

[24] Lam A, Kerr PD: Parathyroid hormone: an early predictor of postthyroidectomy hypocalcemia, *Laryngoscope* 113(12): 2196–2200, 2003.

[25] Walker Harris V, Jan De Beur S: Postoperative hypoparathyroidism: medical and surgical therapeutic options, *Thyroid* 19(9): 967–973, 2009.

[26] Szubin L, Kacker A, Kakani R, et al: The management of post-thyroidectomy hypocalcemia, *Ear Nose Throat J* 75(9): 612–614, 616, 1996.

[27] Farkas EA, King TA, Bolton JS, et al: A comparison of total thyroidectomy and lobectomy in the treatment of dominant thyroid nodules, *Am Surg* 68(8): 678–682, 2002; discussion 682–683.

[28] McHenry CR, Slusarczyk SJ: Hypothyroidism following hemithyroidectomy: incidence, risk factors, and management, *Surgery* 128(6): 994–998, 2000.

[29] Miller FR, Paulson D, Prihoda TJ, et al: Risk factors for the development of hypothyroidism after hemithyroidectomy, *Arch Otolaryngol Head Neck Surg* 132(1): 36–38, 2006.

[30] Piper HG, Bugis SP, Wilkins GE, et al: Detecting and defining hypothyroidism after hemithyroidectomy, *Am J Surg* 189(5): 587–591, 2005; discussion 591.

[31] Stoll SJ, Pitt SC, Liu J, et al: Thyroid hormone replacement after thyroid lobectomy, *Surgery* 146(4): 554–558, 2009; discussion 558–560.

[32] De Carlucci D Jr, Tavares MR, Obara MT, et al: Thyroid function after unilateral total lobectomy: risk factors for postoperative hypothyroidism, *Arch Otolaryngol Head Neck Surg* 134(10): 1076–1079, 2008.

[33] Nayak B, Burman K: Thyrotoxicosis and thyroid storm, *Endocrinol Metab Clin North Am* 35(4): 663–686, vii, 2006.

[34] Panzer C, Beazley R, Braverman L: Rapid preoperative preparation for severe hyperthyroid Graves' disease, *J Clin*

Endocrinol Metab 89(5): 2142–2144, 2004.

[35] Bergenfelz A, Jansson S, Kristoffersson A, et al: Complications to thyroid surgery: results as reported in a database from a multicenter audit comprising 3,660 patients, *Langenbecks Arch Surg* 393(5): 667–673, 2008.

[36] Lee HS, Lee BJ, Kim SW, et al: Patterns of post-thyroidectomy hemorrhage, *Clin Exp Otorhinolaryngol* 2(2): 72–77, 2009.

[37] Bononi M, Bonapasta SA, Vari A, et al: Incidence and circumstances of cervical hematoma complicating thyroidectomy and its relationship to postoperative vomiting, *Head Neck* 32: 1173–1177, 2010.

[38] Abbas G, Dubner S, Heller KS: Re-operation for bleeding after thyroidectomy and parathyroidectomy, *Head Neck* 23(7): 544–546, 2001.

[39] Matory YL, Spiro RH: Wound bleeding after head and neck surgery, *J Surg Oncol* 53(1): 17–19, 1993.

[40] Rosenbaum MA, Haridas M, McHenry CR: Life-threatening neck hematoma complicating thyroid and parathyroid surgery, *Am J Surg* 195(3): 339–343, 2008; discussion 343.

[41] Godballe C, Madsen AR, Pedersen HB, et al: Post-thyroidectomy hemorrhage: a national study of patients treated at the Danish departments of ENT Head and Neck Surgery, *Eur Arch Otorhinolaryngol* 266(12): 1945–1952, 2009.

[42] Shaha AR, Jaffe BM: Selective use of drains in thyroid surgery, *J Surg Oncol* 52(4): 241–243, 1993.

[43] Hurtado-Lopez LM, Lopez-Romero S, Rizzo-Fuentes C, et al: Selective use of drains in thyroid surgery, *Head Neck* 23(3): 189–193, 2001.

[44] Lee SW, Choi EC, Lee YM, et al: Is lack of placement of drains after thyroidectomy with central neck dissection safe? A prospective, randomized study, *Laryngoscope* 116(9): 1632–1635, 2006.

[45] Suslu N, Vural S, Oncel M, et al: Is the insertion of drains after uncomplicated thyroid surgery always necessary? *Surg Today* 36(3): 215–218, 2006.

[46] Kennedy SA, Irvine RA, Westerberg BD, et al: Meta-analysis: prophylactic drainage and bleeding complications in thyroid surgery, *J Otolaryngol Head Neck Surg* 37(6): 768–773, 2008.

[47] Corsten M, Johnson S, Alherabi A: Is suction drainage an effective means of preventing hematoma in thyroid surgery? A meta-analysis, *J Otolaryngol* 34(6): 415–417, 2005.

[48] Lachachi F, Descottes B, Durand-Fontanier S, et al: The value of fibrin sealant in thyroid surgery without drainage, *Int Surg* 85(4): 344–346, 2000.

[49] Patel M, Garg R, Rice DH: Fibrin glue in thyroid and parathyroid surgery: is under-flap suction still necessary? *Ear Nose Throat J* 85(8): 530–532, 2006.

[50] Uwiera TC, Uwiera RR, Seikaly H, et al: Tisseel and its effects on wound drainage post-thyroidectomy: prospective, randomized, blinded, controlled study, *J Otolaryngol* 34(6): 374–378, 2005.

[51] McNally MM, Agle SC, Williams RF, et al: A comparison of two methods of hemostasis in thyroidectomy, *Am Surg* 75(11): 1073–1076, 2009.

[52] Yao HS, Wang Q, Wang WJ, et al: Prospective clinical trials of thyroidectomy with LigaSure vs conventional vessel ligation: a systematic review and meta-analysis, *Arch Surg* 144(12): 1167–1174, 2009.

[53] Papavramidis TS, Sapalidis K, Michalopoulos N, et al: UltraCision harmonic scalpel versus clamp-and-tie total thyroidectomy: a clinical trial, *Head Neck* 32(6): 723–727, 2010.

[54] Pons Y, Gauthier J, Ukkola-Pons E, et al: Comparison of LigaSure vessel sealing system, harmonic scalpel, and conventional hemostasis in total thyroidectomy, *Otolaryngol Head Neck Surg* 141(4): 496–501, 2009.

[55] Foreman E, Aspinall S, Bliss RD, et al: The use of the harmonic scalpel in thyroidectomy: "beyond the learning curve." *Ann*

R Coll Surg Engl 91(3): 214–216, 2009.

[56] Piromchai P, Vatanasapt P, Reechaipichitkul W, et al: Is the routine pressure dressing after thyroidectomy necessary? A prospective randomized controlled study, *BMC Ear Nose Throat Disord* 8: 1, 2008.

[57] Pieracci FM, Fahey TJ 3rd, : Substernal thyroidectomy is associated with increased morbidity and mortality as compared with conventional cervical thyroidectomy, *J Am Coll Surg* 205(1): 1–7, 2007.

[58] Shen WT, Kebebew E, Duh QY, et al: Predictors of airway complications after thyroidectomy for substernal goiter, *Arch Surg* 139(6): 656–659, 2004; discussion 659–660.

[59] Agha A, Glockzin G, Ghali N, et al: Surgical treatment of substernal goiter: an analysis of 59 patients, *Surg Today* 38(6): 505–511, 2008.

[60] Neves MC, Rosano M, Hojaij FC, et al: A critical analysis of 33 patients with substernal goiter surgically treated by neck incision, *Braz J Otorhinolaryngol* 75(2): 172–176, 2009.

[61] Clark OH, Lal G: Novel technique for control of mediastinal bleeding during thyroidectomy for substernal goiter, *J Am Coll Surg* 196(5): 818–820, 2003.

[62] Vaccaro M, Borgia F, Guarneri B: Treatment of hypertrophic thyroidectomy scar using 532-nm potassium-titanyl-phosphate (KTP) laser, *Int J Dermatol* 48(10): 1139–1141, 2009.

[63] Filho JG, Kowalski LP: Postoperative complications of thyroidectomy for differentiated thyroid carcinoma, *Am J Otolaryngol* 25(4): 225–230, 2004.

[64] Bhattacharyya N, Fried MP: Assessment of the morbidity and complications of total thyroidectomy, *Arch Otolaryngol Head Neck Surg* 128(4): 389–392, 2002.

[65] Ayyash K, Khammash M, Tibblin S: Drain vs. no drain in primary thyroid and parathyroid surgery, *Eur J Surg* 157(2): 113–114, 1991.

[66] Singh B, Lucente FE, Shaha AR: Substernal goiter: a clinical review, *Am J Otolaryngol* 15(6): 409–416, 1994.

[67] Samraj K, Gurusamy KS: Wound drains following thyroid surgery, *Cochrane Database Syst Rev* (4): CD006099, 2007.

[68] Johnson JT, Wagner RL: Infection following uncontaminated head and neck surgery, *Arch Otolaryngol Head Neck Surg* 113(4): 368–369, 1987.

[69] Tabaqchali MA, Hanson JM, Proud G: Drains for thyroidectomy/parathyroidectomy: fact or fiction? *Ann R Coll Surg Engl* 81(5): 302–305, 1999.

[70] Karayacin K, Besim H, Ercan F, et al: Thyroidectomy with and without drains, *East Afr Med J* 74(7): 431–432, 1997.

[71] Bouaggad A, Nejmi SE, Bouderka MA, et al: Prediction of difficult tracheal intubation in thyroid surgery, *Anesth Analg* 99(2): 603–606, 2004. table of contents.

[72] Voyagis GS, Kyriakos KP: The effect of goiter on endotracheal intubation, *Anesth Analg* 84(3): 611–612, 1997.

[73] Komasawa N, Ueki R, Tatara T, et al: Difficult airway management using the Pentax-AWS (Airway Scope) for a patient with bilateral giant thyroid tumors, *J Anesth* 24(3): 494–495, 2010.

[74] Musa AA, Adebayo SB, Banjo AA, et al: Emergency partial thyroidectomy under cervical block to relieve severe acute airway obstruction from thyroid cancer, *Afr Health Sci* 8(3): 186–189, 2008.

[75] Shao Y, Shen M, Ding Z, et al: Extracorporeal membrane oxygenation-assisted resection of goiter causing severe extrinsic airway compression, *Ann Thorac Surg* 88(2): 659–661, 2009.

[76] Sanders LE, Rossi RL, Shahian DM, et al: Mediastinal goiters. The need for an aggressive approach, *Arch Surg* 127(5): 609–613, 1992.

[77] Abdel Rahim AA, Ahmed ME, Hassan MA: Respiratory complications after thyroidectomy and the need for tracheostomy in patients with a large goitre, *Br J Surg* 86(1): 88–90, 1999.

[78] Bennett AM, Hashmi SM, Premachandra DJ, et al: The myth of tracheomalacia and difficult intubation in cases of retrosternal

goitre, *J Laryngol Otol* 118(10): 778–780, 2004.

[79] Pollack G, Pollack A, Delfiner J, et al: Parathyroid surgery and methylene blue: a review with guidelines for safe intraoperative use, *Laryngoscope* 119(10): 1941–1946, 2009.

[80] Kartha SS, Chacko CE, Bumpous JM, et al: Toxic metabolic encephalopathy after parathyroidectomy with methylene blue localization, *Otolaryngol Head Neck Surg* 135(5): 765–768, 2006.

[81] Mathew S, Linhartova L, Raghuraman G: Hyperpyrexia and prolonged postoperative disorientation following methylene blue infusion during parathyroidectomy, *Anaesthesia* 61(6): 580–583, 2006.

[82] Khan MA, North AP, Chadwick DR: Prolonged postoperative altered mental status after methylene blue infusion during parathyroidectomy: a case report and review of the literature, *Ann R Coll Surg Engl* 89(2): W9–11, 2007.

第48章 ■ 内分泌诊疗质量记录：外科手术结果评估

DAVID M. SCOTT-COOMBES ■ ANDERS O.J. BERGENFELZ

引言

知道自己的治疗结果是对一名外科医生的基本要求。这已经是外科医生再认证中的重要考核目标。最简单的结果评估是自我评估，然而，将自己的治疗效果和同行进行比较会更为有效。但是，应该与哪一位同事进行比较呢？一种选择是使用外科期刊里的文献结果，但是发表文献会有固有偏倚，因为没有人愿意发表不好的结果。另一种选择是全国性的数据资料登记库，已经让大量的数据储存和分析因技术的进步变得更为容易。除了能够用于临床结果评估以外，这种记录还可以展现临床趋势，回顾临床治疗效果。本章节阐述了这种临床数据库产生的背景，如何建立全国性的医学数据库以及英国和斯堪的纳维亚国家这项工作的成果。

质量评估：取得改进的方法

在 1990 年，美国医学研究会定义的医疗质量为"针对个人和目标人群的医疗服务和预期医疗结果的相符程度，并且和当下专业知识的相符程度[1]。"大多数医生不仅将提供高质量的医疗当做专业责任，更视其为他们存在的意义。对于外科医生而言，这主要是在患者/人群的临床效果和安全上。然而，广义上来说，也不应忽视性价比、公平、患者的反馈、易获得性和合作[2]。评估是取得改进的重要方法，一个可靠的手术效果评估系统有许多的益处：

- 提供更高的公众透明度和可靠性
- 为外科医生提供更好的评估基础并改进他们的医疗水平

- 为患者提供信息基础，便于患者做出针对治疗的知情选择
- 提供医疗服务改进和手术质量保证的证据
- 为卫生管理机构的资助决策提供更好的数据
- 评估诊断和手术新技术的更有力的工具

外科数据资料登记库

医学数据库定义为：为了预定目的而系统收集有特定健康特征的患者某些特定的医疗卫生和人口学数据，并将其存储在中央数据库中[3]。和临床试验相比，医学数据库收录人群中某一种疾病或手术的所有信息时是不附加选择标准的。这种研究的缺点是数据样本比临床试验的小。然而，数据库旨在获得所有完整而无偏倚的病例资料。一个医学数据库主要有两种产出形式：

- 获得监测和提升医疗服务质量的工具
- 流行病学研究的资源

有一些非常好的例子证明地方性内分泌数据库的数据改善了内分泌疾病的手术治疗[4-5]。一个最好的全国性人群长期数据库的例子是瑞典癌症数据库。它让基于人群的长期研究成为可能，例如，分化型甲状腺癌的预后因素和生存率研究[6]。然而，除大不列颠和爱尔兰心胸外科医师协会以外，极少数据登记库包含外科手术资料[7]。在国家层面运营这样一个机构的主要好处是能够让外科医生将自己和同行进行比较。

建立数据库的步骤

在操作层面有两个部分：中央协调单位和地方中心。中央单位建立和维持数据库，而地方中心负责输入数据。成功的一个重要因素是一个主导该项目的领

导。数据库的目的决定了数据所具有的性质，这就要求设计者预先对数据库的目的有一个清楚的理解。所以，一开始明确列出目标至关重要。我们建议任何新的项目都应从一个试点开始。

最重要的步骤是确定数据的最小合理规模（表48-1）。必须强调的是要注意平衡，既要收集录入足够量的数据，又应避免数据量过大的笨重系统，因为所需录入数据太多，太费时间，而且可能使地方中心在收集录入数据时不能完全遵循既定的要求。数据可用于多种目的（图48-1）。对外科手术来说，死亡率、并发症发生率是重要指标，临床结果的评估需根据风险因素校正。这样的标准侧重于患者的健康状况或功能，例如，死亡率和并发症生理和手术严重程度指数（physiological and operative severity score for the enumeration of mortality and morbidity，POSSUM）和国家外科质量提高工程（national surgical quality improvement program，NSQIP）[8]。对于甲状腺和甲状旁腺手术，可能不需要如上太多的细节数据，记录只要包括年龄、是否二次手术、病理、胸骨后肿物情况（针对甲状腺）等变量。另外一个重要的步骤是选择一家合适的软件公司，尽可能减少运算结果的错误和增加效率，包括联网的能力、数据收集和审核。数据误差有两种：系统误差和随机误差[9]。系统误差由于程序错误、数据项定义不明或违背数据收集规则所引起。因此软件应满足人机互动友好，并在所有可能的地方提供明确的定义。展开栏和悬浮框按钮在这方面很有用。随机误差是由于数据的不准确抄写和打字错误引起。文本中尽量减少使用模糊的字词可以减少这种误差。

质量维护

数据库的价值取决于数据质量。数据质量的两个重要属性是质量准确性和数据完整性。尽管建立一个

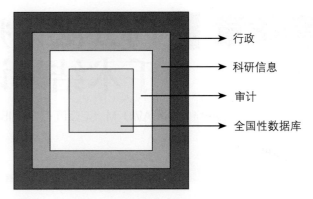

图 48-1   全国性的医学数据库可能具有的多种用途

完全没有误差的数据库是不现实的，不过仍然有一些明确的原则可以保证数据输入的精确性和完整度[9]：

- 避免开放性问题
- 当有新数据可用时，立即在数据源附近录入数据
- 鼓励由医生输入或直接从相关电子数据源中导入

数据库可信度由数据的有效性决定。外部控制是检验有效性的最好方法。斯堪的纳维亚国家数据库（之后会讨论）采用了中央协调单位请第三方中立机构随机抽查的方式。抽查结果同时反馈给中央数据库和地方中心。另一种可行的方式是将数据库分析的结果和其他的国家级项目搜集的数据进行比较（例如，英国国家卫生署 NHS 的 HES 数据）[10]。

现况（结果）

英国内分泌和甲状腺外科医师协会和斯堪的纳维亚甲状腺及甲状旁腺质量数据库都在 2005 年开始在网上录入内分泌手术数据。数据库都在相应国家的现行法律框架内。这两个项目的加入是自愿的。鼓励同事递交数据永远是一个挑战。将其作为再认证的一部分或许可以提供参加的动机，但是一个更积极的鼓励方式是递交数据的机构可以获得数据库结果。英国和斯堪的纳维亚的数据库都允许参加者下载他们递交数据的 Excel 文本。另外，所有参加者都可以得到报告，而现在正努力实现实时网上反馈。随着这些数据库的声誉越来越好，参加的意愿也不断提高。瑞典的覆盖率从 48%（2006 年）提高到 76.3% 进行甲状腺手术的机构和 87.1% 进行甲状旁腺手术的机构（2009 年）。参加的机构实施了 88.4% 的甲状腺外科手术和 95.9% 的甲状旁腺手术。42 家普外和耳鼻喉（ENT）科室加入到斯堪的纳维亚的项目中。英国内分泌和甲状腺医

表48-1 最小数据库的构成	
数据库	**例如，（甲状腺）**
人口学资料	年龄，性别
危险因素	再手术，胸骨后甲状腺肿
病史	甲状腺功能状态，压迫症状，遗传性疾病
术前检查	声带检查，细胞学检查
手术细节	主刀医生，淋巴结清扫情况，是否使用神经监测，手术切除范围
病理学	基本病理，附带病理
早期并发症	低钙血症，出血
远期结局	声音改变，低钙血症

师协会（BAETS）的160家会员中99家递交了数据。下面将介绍最具影响力的一些结果。

甲状腺手术

人口学上的相似程度十分惊人（图48-2）。绝大部分患者是女性（斯堪的纳维亚81%，英国82.9%）。

甲状腺细胞学检查

一大部分因有压迫症状而手术的患者没有做细胞学检查（斯堪的纳维亚30%，英国40%）。术后主要病理诊断为甲状腺癌的患者中，相当一部分（斯堪的纳维亚20%，英国23%）要么没有进行术前细胞学检查，要么细胞学结果为良性（10%）。这项结果显示细胞学检查没有像诊疗指南或规范中列出的那样被广泛使用，并且敏感性要比病理金标准低。

声音和喉返神经损伤

对很多第一次进行甲状腺手术的患者，没有进行术前的声带检查（英国38%，斯堪的纳维亚54%）。1.2%的患者术前发现单侧声带麻痹（斯堪的纳维亚）。术前诊断为恶性的患者，术前声带检查率提高到63%（斯堪的纳维亚）。之前进行过甲状腺手术的患者中，40%（斯堪的纳维亚）没有进行声带检查。然而，在同侧进行再次手术的患者术前喉镜检查率为85%（50/59人，英国）。

在斯堪的纳维亚，51.3%的患者没有进行术后声带检查（术后6周内）。记录显示，4.3%的患者术后

声带麻痹（3%的患者"神经有损伤风险"），并且在右侧的概率为左侧的2倍。术后声带麻痹的患者中只有11%在术中就发现有喉返神经损伤[11]。另外，在规律使用喉镜的单位中诊断出术后声带麻痹（无论声音是否出现变化）的概率几乎为不规律使用机构的2倍（OR为1.92）。术后6个月复诊时，喉返神经麻痹率为0.9%。不过6个月的数据往往不全，6个月后真实的单侧术后声带麻痹很有可能为1.5%左右。

没有如此详细地统计过英国的数据。术后喉镜的检查率更低（21.5%），所以该并发症的发生率被低估。然而新发现的喉返神经（RLN）麻痹发生率为2.5%（27/1 068）。在目前的登记表中，数据不能因"神经有损伤风险"项而得到校正，但是全甲状腺切除的喉返神经损伤发生率是腺叶切除的2倍。如果按医生的工作量进行分组统计，数据显示每年进行超过50例手术的医生有着更低的喉返神经损伤概率（表48-2）。

在两个数据库中，再手术比例占11%。英国总体喉返神经损伤率为5.4%，如果是同侧的再次手术则升

表48-2 喉返神经损伤率与术者手术量的相关性(UK数据库)	
年手术例数	RLN 损伤率
＜11	4.2%
11～25	3.1%
26～50	4.0%
＞50	0.9%

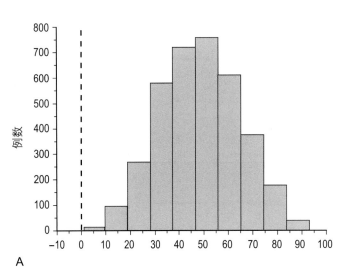

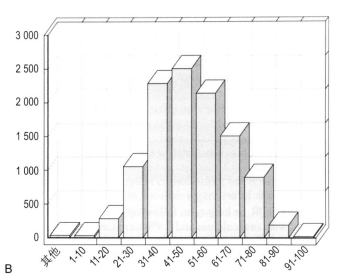

图48-2 进行甲状腺手术的患者年龄：斯堪的纳维亚（A）和英国（B）

高到 14%。

综上所述，声带检查率低，而喉返神经的损伤率远比文献报道的高。这种并发症似乎和手术量有关。要求术前和术后常规声带检查无疑将更准确地发现该并发症。让大家都接受这样的诊疗规范会有困难，但是这些证据显示目前的诊疗仍有改进余地。

出血

因出血而进行二次手术的比率为 0.9%（英国）和 2%（斯堪的纳维亚）。出血的风险随年龄而增加，大于 75 岁的患者约为 6%[11]。进行出血二次手术的患者死亡率为 0.8%（英国 1/130）。

感染

感染率为 1.6%（斯堪的纳维亚），并且有淋巴结清扫（5%）和因出血二次手术（5.3%）时概率更大[11]。

低钙血症（双侧手术后）

缺乏通用的低钙血症定义妨碍了对数据的解读。由于没有一个统一的定值，各个数据库都采用不同的方法来测量低钙血症。在斯堪的纳维亚，医生记录是否为患者开钙片或维生素 D 的处方。在英国，术后早期的低钙血症则按照医生自己的理解方式来评估。长期的低钙血症评定方法为是否有钙片或维生素 D 的处方。在斯堪的纳维亚，16.4% 的患者在术后 6 周内服用钙片治疗。在英国，患者出院时的低钙血症发生率高达 29.6%。这一比率在 Graves 病和进行双侧中央区（Ⅵ组）淋巴结清扫（表 48-3）的患者中更高。同时也有证据表明每年手术量超过 50 例的外科医生术后患者暂时性低钙血症的发生更低。

在斯堪的纳维亚，长期随诊显示，4.3% 的患者需口服钙片，2.9% 需服用维生素 D。在英国，7% 的患者服用钙片或维生素 D，或者两者都用。这一比例在再次手术的患者中增加了一倍多（15.5%）。

低钙血症的比例非常高，全国性的数据库结果提供了一个除文献数据外的不同视角。也许一些患者出于除甲状旁腺功能减退症以外的原因而服用钙片或维生素 D，而导致低钙血症的发病率被高估。不过，如此之高的发生率仍应引起对这一问题的警觉，并最终采取措施以在将来解决该问题。

通过数据库，医生个人或一个单位可以将结果和整个医生群体进行比较。建议使用 Shewhart 比较图作为展示、比较临床结果的方法，作图方法是将观察到的事件数量作为纵轴，将手术量的平方根作为横轴[12]。对该图进行些许修改，以事件发生率为纵轴，以手术量为横轴就可以得到漏斗图。在总体发生率的两侧添加精确二项式控制限值以标明警惕和警报的阈值。图 48-3 显示所有英国医生对结节性甲状腺肿行全甲状腺切除术后，低钙血症发生率的漏斗图。图中显示只有 2 名成员是在上警报线之外；根据统计学检测，这 2 名成员与平均水平显著不同。尽管这些差别可能只是误报，但中央数据库委员会应该决定如何处理这样的异常值（之后讨论）。同样也有人报道并发症发生率为 0。对这些数据应该通过详细审查核实，如果属实应当承认这些人的优秀结果。向这些并发症发生率低的医生学习经验可以促进所有医生提高行医水平。漏斗图的好处除了图像化地展示统计结果以外，还有以数据库中所有医生的整体水平作为评估标准。

原发性甲状旁腺亢进的手术治疗

自 2005 年以来，数据库积累了相当大的样本量：斯堪的纳维亚 2 708 例[13]，英国 3 916 例[14]。

表48-3　双侧甲状旁腺手术后低钙血症发生率(UK)

病变 / 手术	早期低钙血症发生率
多结节性甲状腺肿	21.6%
Graves 病	29.7%
甲状腺乳头状癌单侧Ⅵ组淋巴结清扫	24.1%
甲状腺乳头状癌双侧Ⅵ组淋巴结清扫	30.2%

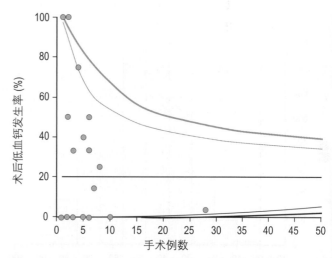

图 48-3　（英国）结节性甲状腺肿患者甲状腺全切后的低钙血症发生率漏斗图。99% 和 99.9% 的上限在图中分别以细线和粗线标出。黑线代表数据库中的平均水平。下限以黑线显示

定位

在 76.1%（斯堪的纳维亚）和 84.4% 的患者中（英国）术前对甲状旁腺进行了定位。甲氧基异丁基异腈（MIBI）和超声是最常用的检查方式。在斯堪的纳维亚数据库中记录了定位扫描的精确结果。单发腺瘤的定位敏感性分别是 MIBI 65.7%，超声 57%（表48-4）。2007 年，斯堪的纳维亚数据库显示，术前疑诊为单发腺瘤的比率是 74.2%（MIBI）和 63.9%（超声）。尽管如此，双侧颈部探查是最常见的手术方法（52.2%）。在英国，2 091 名患者至少被要求做过一次术前定位，然后再行双侧颈部探查，尽管其中 38.4% 的患者术前已成功定位。似乎昂贵的定位检查并没有像预先设计的那样，成为筛选进行单侧或局部手术的工具。

手术方法

两个数据库的总体双侧颈部探查率是一样的（斯堪的纳维亚 61%，英国 62%）。对于进行局部（小于 25 mm 切口且不进行同侧腺体辨认）（斯堪的纳维亚 17%）或单侧颈部探查（大于 25 mm 且进行同侧腺体辨认的单侧切除）（斯堪的纳维亚 22%）的患者，变成双侧颈部探查的比率分别为 9.6% 和 7.3%。这和英国的数据（8.6%）类似，并且在大多数情况下（其中的 64.3%），只有一个腺体被切除。变为双侧颈部探查的患者中，当不止一个腺体被切除时，定位测试没能检测出多个腺体的病变。

术中甲状旁腺素检测（IOPTH）

该检查在斯堪的纳维亚（33.7%）要比英国（11%）更为普及。斯堪的纳维亚数据库发现，参照最终的病理学和术后血钙水平，IOPTH 93.4% 的情况下是正确的，2% 的假阳性结果，4.4% 的假阴性结

表48-4　甲状旁腺显像 (SQR)结果		
结果	例数	百分比(%)
一个病变腺体可正确定位，但不能预测多腺体病变	15	2.8
单发腺瘤错误预测为多腺体病变	3	0.6
单发腺瘤术前定位错误	30	5.7
术前定位失败	126	23.9
术前正确定位单发腺瘤	346	65.7
术前正确定位多腺体病变	7	1.3
合计	527	100

果（导致不必要的双侧颈部探查）。英国的数据显示，使用 IOPTH 的患者中，扩大为双侧探查的比率增高（16.6% 对 7.5%），更多的患者有多腺体病变（40.7% 对 30.1%），表明 IOPTH 可以预测多腺体病变。

术后低钙血症

小部分住院患者（1.4%；38/2 708，斯堪的纳维亚）需要静脉注射葡萄糖酸钙。出院时，22.2% 的患者有钙片处方，8% 患者需维生素 D，7.5% 的患者两者都需要。在多变量分析中，低钙血症的风险随着更多的腺体被探查、切除甲状旁腺组织的重量、腺体增生、再次手术而增加[13]。低血钙症的发生率随着使用定位技术和 IOPTH 而下降（之后讨论）。

持续性高钙血症的发生率

对于所有的甲状旁腺手术，术后 6 周时持续性高钙血症的发生率为 6%（斯堪的纳维亚）。术后 6 个月的时候增加到 7%，但是因为录入完整的数据减少，在解读这一结果时应该谨慎。在两个数据库中，首次手术术后 3～6 个月时高钙血症的发生率为 4%（也就是说，96% 的手术成功率）。

对于有遗传疾病的患者，在两个数据库中高钙血症的比例在 16%～20%。尽管这一高失败率在一定程度上与不对称病变和腺体异位有关，但在英国，只切除一个腺体的患者占 23%，26% 的患者只切除两个腺体。因此，许多手术的目的是有问题的。另外一个有意思的现象是，在英国已知有 MEN 1 的患者中 48.9% 在首次手术之前进行了定位扫描。外科医生可能想排除异位的可能，或者医生在手术咨询之前要求做这样的检查。不过，看起来无论准备采取哪种手术入路（双侧），都有先做定位检查的意愿。

技术对结果的影响

如果在术前没有对增大腺体进行 MIBI 或超声定位，术后出现持续性高钙血症的风险大大增加（图48-4）。多变量分析显示使用定位技术可使低钙血症减少：所有手术中 10.7% 比 22.6%，首次手术中 9.7% 比 22.6%[13]。IOPTH 降低了持续性高钙血症（图48-5）和低血钙症的风险。英国的数据也显示类似结果（图 48-6）。斯堪的纳维亚数据显示，MIBI 和超声检查一致时对单发腺瘤的阳性预测值为 90.6%。在英国，当 MIBI 和超声检查均为阳性时，切除一个腺体的占 91.1%。尽管定位过的手术有着更高的成功率并不奇怪（假定定位扫描的结果均为阳性），但值得注意

的是外科医生常常依然决定进行双侧探查。

英国的数据没有显示手术获得成功效果和外科医生工作量的关系。然而，手术量小的医生定位检查阳性率更高（图48-7）。因为肿瘤小且多发的时候常出现阴性扫描结果（使得手术难度更高），手术量低的医生似乎愿意选择更容易做的病例。

病理学

多腺体病变发病率是14.1%（斯堪的纳维亚）和18.6%（英国）。平均腺体重量为600 mg（斯堪的纳维亚）（25%分点为330 mg，75%分点为1 270 mg）。

声音

在英国，甲状旁腺术后证实的喉返神经受损率初次手术为0.8%，再次手术为5.7%。然而，术后喉镜检查率非常低（2%），因此这一损伤可能被低估。在斯堪的纳维亚，术后喉镜检查率为50%，术后6周总体麻痹率为1.5%，6个月随访时为0.4%。

原发性甲状旁腺功能亢进症的再次手术

这大概占所有甲状旁腺手术的5.1%（斯堪的纳维亚）和6.6%（英国）。有同部位一次以上手术史的患者占再次手术总量的11%。令人惊奇的是8.8%的患者在再次手术之前没有进行任何的术前定位检查。约一半的切除腺体是在正常的位置上（46.9%），而异位腺体在颈部（34.4%）比纵隔（18.8%）更为常见（英国）。和初次手术相比，持续性高钙血症的比例显著

升高（英国15.8%；斯堪的纳维亚22%）（图48-8）。因出血而进行二次手术占2%（4/201）（英国）。

继发性甲状旁腺功能亢进症的甲状旁腺手术

这大概占甲状旁腺手术的12%（英国）和5%（斯堪的纳维亚）。峰值年龄组是51～60岁，其中大

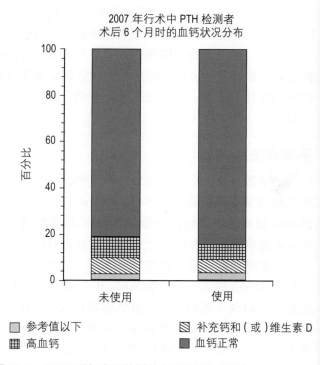

图48-5　IOPTH对钙水平的影响（斯堪的纳维亚）

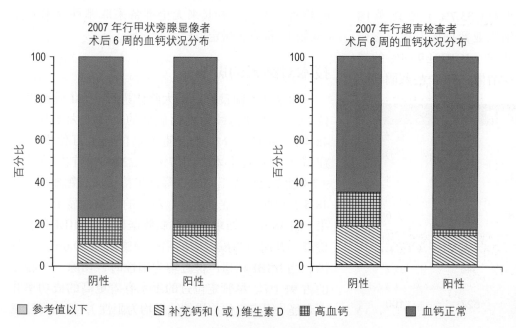

图48-4　定位扫描对术后6周钙水平的影响（斯堪的纳维亚）

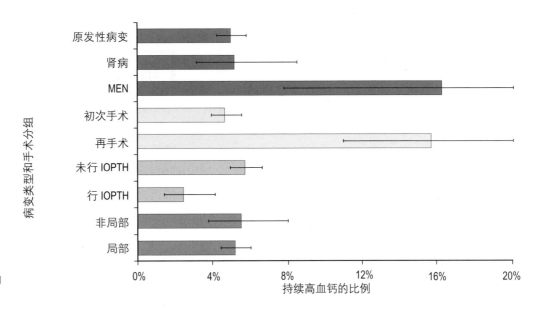

图 48-6　持续性高钙血症的比率（英国）

部分患者是移植前的透析阶段（斯堪的纳维亚 52%，英国 71%）。很少使用定位检查（MIBI 12%，超声 11%）。最常见的手术措施是甲状旁腺全切和甲状旁腺次全切除（表 48-5）。长期持续性高钙血症率是 0（斯堪的纳维亚）和 5.2%（英国）。

　　综上，原发性甲状旁腺功能亢进症的初次甲状旁腺切除成功率（96%）和已发表文献的最佳结果相符。然而，这是在新型技术（定位和 IOPTH）的基础上完成的。基本上所有患者都进行过至少一次定位检查；尽管术前定位越来越流行，但许多外科医生似乎仍然忽略定位检查的结果。另外，尽管文献质疑其价值，IOPTH 可以提高手术成功率和减少低钙血症的发生率。

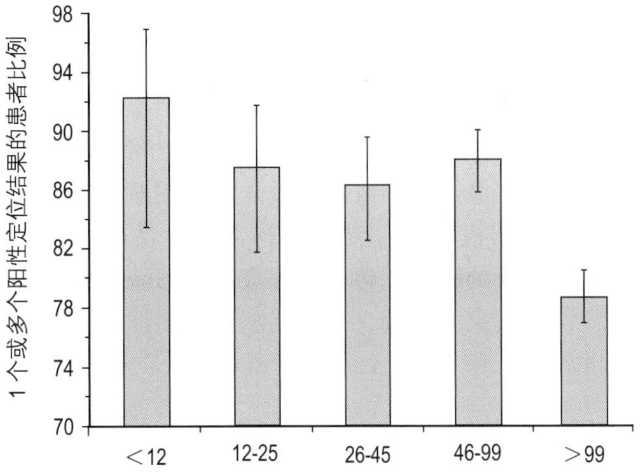

图 48-7　术中准确定位率和手术量的关系（英国）（$n=3897$）

异常值

　　应该建立早期发现不良结果的机制，启动对不良结果的调查，采取措施改进。当发现不良结果时，应该依次采取以下的步骤：

- 仔细审核数据
- 检查治疗过程
- 考虑病例混淆的问题

表48-5　肾性甲状旁腺功能亢进症的手术治疗		
手术方式	UK	SQR
甲状旁腺全切	61%	45%
甲状旁腺次全切除	23%	50%

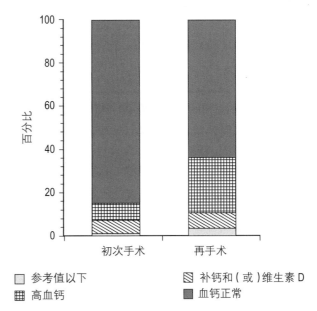

☐ 参考值以下	▧ 补钙和（或）维生素 D
▦ 高血钙	▨ 血钙正常

图 48-8　术后 6 个月的钙水平分布（斯堪的纳维亚）

- 最终，对涉及人员的治疗质量提出质疑

行业协会制定专业标准，在全国性的数据收集和分析工作中，应该帮助设立良好结果的阈值，支持外科医生，动员相关组织解释可疑的记录或者调查问题。

未来发展

教育

应该将进步的科学整合到医学教育中，并且无缝延伸到专科培养和专业发展计划中，最终使临床医生的工作包含两个要素：完成工作，并不断改进完成工作的方法。

扩展

未来的一个重要方向是联合各个国家医学数据库以建立国际数据库。心胸外科是这一方面的领先者，它们已经从最简单的数据模板开始，逐渐进展到更加复杂的数据模板[15]。然而，这需要大量的工作，包括数据模板的统一，建立管理数据流的硬件和软件设施，协助国家级协会，并最终从一个欧洲组织扩展到全世界。

延伸

绝大多数数据库关注于短暂的围术期，一般来讲从几周到几个月。目前的困难是收集长期数据，以及和生活质量、疾病相关的症状及缓解情况、成本的相关数据。和关注于长期数据库进行整合是一种可能的办法——例如，国家死亡数据库。

隐私泄露

目前许多数据库匿名保护单位和外科医生。许多人认为发表数据库结果的终极目标方式是取消医生的匿名，因为将信息公开会引导治疗质量的提高。有人提出这样患者就能够选择记录最好的医生。然而，要想实现这种情况要求患者能够理解公开信息的含义，并且他们必须首先相信这些数据。也许公开机构和外科医生的特定记录最有说服力的原因是可以提高对他们的信任和可信度。在 Bristol 调查后[18]，英国心脏外科医生公开他们包括死亡率的记录，这项行动现在认为对患者和医生都有利。挑战在于让其他专业也都跟随这一榜样。

结语

外科数据库是除个人手术系列报道和临床试验外的一种评估治疗质量的方法。它们在国家层面上更加精确地反映了整体水平并且允许个人将自己的记录和同行比较。斯堪的纳维亚和英国数据库显示了非常相似的结果，凸显了包括喉神经损伤、甲状腺全切后的低钙血症、甲状旁腺手术中技术手段的使用都有进步的空间。这些信息促进专业外科医生改进现有的操作，以提升对自己患者的治疗质量。

参考文献

[1] Peskin GW: Quality care in surgery, *Arch Surg* 137: 13–14, 2002.
[2] Hockey PM, Marshall MN: Doctors and quality improvement, *J R Soc Med* 102: 173–176, 2009.
[3] Solomon D, Henry RC, Hogan JG, et al: Evaluation and implementation of public-health registries, *Public Health Rep* 10: 142–150, 1990.
[4] Reeve TS, Lundgren CI, Poole AG, et al: The university of Sydney endocrine surgery database: 50 years of data accrual, *ANZ J Surg* 78: 7–12, 2008.
[5] Hay ID, Thompson GB, Grant CS, et al: Papillary thyroid cancer management at the Mayo clinic during six decades (1940– 1999): temporal trends in initial therapy and long-term outcome in 2444 consecutively treated patients, *World J Surg* 26: 879–885, 2002.
[6] Lundgren CI, Hall P, Ekbom A, et al: Incidence and survival of Swedish patients with differentiated thyroid cancer, *Int J Cancer* 106: 569, 2003.
[7] Fine LG, Keogh BE, Cretin S, et al: How to evaluate and improve the quality and credibility of an outcomes database: validation and feedback study on the UK Cardiac surgery experience, *BMJ* 326: 25–28, 2003.
[8] Wyse RKH, Taylor KM: Using the STS and Multinational Cardiac Surgical Databases to establish risk-adjusted benchmarks for clinical outcomes, *Heart Surg Forum* 5: 258–264, 2002.
[9] Arts DGT, de Keizer NF, Scheffer G-F: Model formulation: defining and improving data quality in medical registries: a literature review, case study, and generic framework, *J Am Med Inform Assoc* 9: 600–611, 2002.
[10] *Hospital episode statistics*. www. hesonline. nhs. uk Accessed January 20, 2010.
[11] Bergenfelz AOJ, Jansson S, Kristoffersson A, et al: Complications to thyroid surgery: results as reported in a database from a multi-center audit comprising 3660 patients, *Langenbecks Arch Surg* 393(5): 667–673, 2008.
[12] Nelson LS: Technical aids: notes on the Shewhart control chart, *Journal of Quality Technology* 16: 237–239, 1984.
[13] Bergenfelz AOJ, Jansson SKG, Wallin GK, et al: Impact of modern techniques on short-term outcome after surgery for primary hyperparathyroidism: a multicenter study comprising 2,708 patients, *Langenbecks Arch Surg* 394: 851–860, 2009.
[14] Scott-Coombes D, Kinsman R, Walton P: *The third national audit report of the British Association of Endocrine and Thyroid Surgeons, 2009:* www. baes. info.
[15] Wyse RKH, Taylor KM: The development of an International

Surgical Registry: the ECSUR Project, *Eur J Cardiothorac Surg* 16: 2–8, 1999.

[16] Grover FL, Cleveland JC, Shroyer LW: Quality improvement in cardiac care, *Arch Surg* 137: 28–36, 2002.

[17] Morales DLS, McClellan AJ, Jacobs JP: Empowering a database with national long-term data about mortality: the use of national death registries, *Cardiol Young* 18(S2): 188–195, 2008.

[18] Bristol Inquiry: *Learning from Bristol: the report of the public inquiry into children's heart surgery at the Bristol Royal Infirmary 1984-1995, 2001:* www. bristol-inquiry. org. uk/ index. htm Accessed January 12, 2010.

[19] Bridgewater B, Keogh B, Kinsman R, et al: Sixth National adult cardiac surgical database report. ISBN 1-903968-23-2.

第
6
篇

第49章 ■ 甲状腺与甲状旁腺手术的伦理学和治疗不当

PETER ANGELOS ■ KEITH S. HELLER

治疗不当的问题

概述

伦理学层面上，所有外科医生都关注减少手术并发症的发生。在美国，手术并发症可能会引起治疗不当的诉讼。在许多国家，法律方面的风险并不仅限于美国那样的民事诉讼，还可能会引发刑事诉讼。

即使是最有经验、最严谨仔细的外科医生也会偶尔有并发症发生；有些并发症可能会给患者带来永久的损伤。尽管手术室中的技术误差可能导致并发症，但是并发症本身并不意味着出现了医疗差错。有趣的是，技术误差常常发生在有经验的医生在其擅长领域实行常规手术时[1]。对于甲状腺和甲状旁腺的手术来说，治疗不当的诉讼常常和喉返神经损伤，或者由双侧喉返神经损伤或血肿压迫导致的大脑缺氧损伤有关[2]。最常见的非技术性治疗不当诉讼是延误了癌症的诊断[2]。尽管多数治疗不当的案例都在诉讼书中提到缺乏知情同意，但知情同意本身很少是提出诉讼的原因。

在一个依据数据而非传闻或个人意见进行审判的治疗不当诉讼中，很难有合理的策略来保护外科医生。本章中，我们考察甲状腺和甲状旁腺手术相关诉讼的风险数据。我们主要关注美国的问题，这一地区是治疗不当诉讼风险最高的。

查出甲状腺和甲状旁腺手术相关的治疗不当诉讼的数量在实际层面上是不可能的。很多案子要么是终止诉讼，要么是庭外解决，并且判决结果经常被封存，不对公众开放。然而，通过查阅该题目方面的文献，能找到几种不同的方法以大概了解这个问题的全貌。

一种方法是看陪审团赔偿金判决，这些记录对公众开放。Kern 翻阅了 1985 年到 1991 年的美国民事法

庭记录，发现总共有 62 例内分泌疾病相关的案例[3]。在这些案例中，32 例罚金和甲状腺手术并发症相关，2 例与甲状旁腺手术并发症相关。分析这 62 个案例，诊断延误是其中 22 例的裁决基础，有 11 例与甲状腺癌相关，2 例与甲状旁腺功能亢进症相关。

2003 年，Lydiatt 用 WESTLAW 电子法律数据库（West 出版公司，圣保罗，明尼苏达）研究了 1987 年至 2000 年甲状腺手术相关的判决案例[2]。他总共发现 33 个案例，其中 10 例（30%）与手术并发症相关，除 1 例以外，都是因为喉返神经损伤。1/3 的喉返神经损伤（RLN）是双侧神经损伤。

在 2010 年，Abadin 和同事利用另外一个电子数据库（Lexis/Nexis Academic）研究了 1989 年到 2009 年甲状腺疾病相关的案例[4]。作者找到了 143 个案例，然而其中只有 33 个案例声称存在"过失"的情况。在这 33 个案例中，15 例（46%）出现 RLN 损伤，3 例（9%）声称切除范围不足，3 例声称进行了不必要的手术。RLN 损伤相关的 15 个案例中，7 例判决有利于患者，8 例有利于外科医生。赔偿金从 15 万美元到 370 万美元不等。

2009 年，Shaw 和 Pierce 使用一个不同的方法来进行研究[5]。通过研究 1986 年到 2007 年 16 家最大的治疗不当承保公司有关声带麻痹的报案记录，他们找到了 112 例，其中只有 28 例（25%）进入诉讼程序。在这 112 例中，39 例（35%）与甲状腺或甲状旁腺手术相关。112 例中的 60% 在判决前得到调解。总体上，112 例中的 15% 没有申请进行调解或诉讼。他们的研究发现，28 例进行诉讼的案件中，只有 2 例（7%）结果有利于原告。和 Abadin 研究相比，Shaw 和 Pierce 查到最大的一笔赔款是 875 000 美元（尽管考虑通货膨胀后修正为 1 575 000 美元）。

考虑到美国 2003 年甲状腺切除手术约为 61 500 例[6]，所有这些研究的案例数目都相当小。尽管没有

办法确定到底有多少甲状腺切除相关的治疗不当的控告被记录在案，和许多有经验的甲状腺和甲状旁腺外科医生的私下交流显示，每年在美国发生的案例数目要比上述研究中提到的数目多很多。这些医生都当过专家证人，核实过医疗证据。上述文献中报道的案例似乎只是甲状腺和甲状旁腺手术治疗不当的冰山一角。

治疗不当的法律基础

治疗不当的法律基础由四部分组成。外科医生有义务为患者提供医疗救治；外科医生违反了相关的"治疗标准"；"非标准治疗"导致对患者的伤害；这对患者造成了可补偿的损失。治疗不当的焦点问题通常是"医生是否按照治疗标准操作？"

标准治疗不是绝对的规则或者一套指南。在法律层面上，是指在一定地域内，一般审慎的医疗提供者的诊治方式。这是在相同或相似条件下，具有同样资质的医疗人员的医治方式。标准治疗在不同的案例中，根据专家证人的证言而不断给以不同的定义。标准治疗并不代表最高标准的治疗，有可能只是代表"被相当一批为人熟知且受人尊敬的专业人士所主张的治疗。"

值得注意的是，在喉返神经损伤相关的治疗不当控诉中，原告最常使用的法律条款是"事实自证原则"（res ipsa loquitur），从拉丁语翻译过来就是"事实本身说明过失"。根据这种观点，医生过失的证据就是并发症本身。例如，如果患者因遗留的纱布出现继发性感染，那么患者并不需要提供额外的证据，因为感染本身就是证据。在甲状腺和甲状旁腺术后喉返神经损伤的案件中，许多律师使用类似的论点。然而，外科医生和被告律师会一致反对这种说法。他们坚持喉返神经损伤是一种无论医生采取什么措施都有可能发生的并发症。对于这种情况，喉返神经的损伤无疑是不幸的，但是这是一种已知的外科并发症，并不一定是医生过失导致的。

治疗标准

众多专业协会出版了甲状腺和甲状旁腺疾病外科治疗的相关指南。在美国讨论最多的应该是美国甲状腺协会出版的指南[9]。这些指南是在循证医学的基础上编写的。指南并不是绝对的规则，指南的作者也说："指南的目的并不是取代个性化决策、患者和家属的意愿或者医生的临床判断。"[9]

尽管指南和法律上的治疗标准的概念并不是同义

词，但是指南可被用于治疗标准的制订，而且指南在诉讼中的作用仍在增加[10]。指南最常用于证明对患者的治疗偏离了标准治疗，但也可以被医生用来证明他们的治疗和指南一致以为自己开罪。为了避免潜在的诉讼或在诉讼中保护自己，在最有利于患者时，医生应该给与患者同已出版的指南相一致的治疗。当个体情况或患者自己的要求使治疗可能会明显偏离指南时，应该将没有遵循指南的原因详细记录在病历中。

许多文献报道甲状腺手术永久性喉返神经损伤比例约为1%，甲状旁腺手术引起的比例更低[12]。当然，在没有进行常规术后喉镜检查时该比例被低估。在手术中直接切断神经非常少见[13]。有数据显示，将整个神经都解剖显露比仅辨认部分神经更能减少损伤的概率[14]。我们认为，在甲状腺手术中辨认神经代表了美国目前的标准治疗。在一些情况下，神经无法辨认，例如，局部晚期癌症、非常大的甲状腺肿物或者是再次手术时。指南强调的是应该尽力去寻找神经并在手术记录中记录下来，而没有要求一定要将神经辨认出来。如果神经无法辨认，那么相应的理由和其他尽可能减小损伤风险的策略都应同样记录。许多外科医生一般并不在甲状旁腺手术中辨认喉返神经，特别是在局部手术、微创手术、单个腺体探查时。在这类局部手术中，只要采取了避开神经的措施并有相关记录，不进行神经辨认也可以接受。

术前喉镜检查显然不能改变手术中损伤神经的风险，但是提供了重要的查体信息。如果术前喉镜检查发现声带麻痹，就可能避免一场诉讼。一些专家认为，每一个要做甲状腺切除的患者都应该做术前喉镜，以便于制定手术计划、恰当地告知患者手术风险，并在诉讼中保护医生[15-16]。在一些情况下，这些信息或许确实对手术决策有价值。然而，对无症状且为良性的患者进行这项检查则受到质疑[17]。进行甲状腺切除的患者，尤其是癌症患者，当有声带麻痹，或者喉、下咽、气管、食管有受侵症状的，则应该运用一切必要的技术或影像学检查，包括纤维喉镜。根据这些考虑，目前很难泛泛地将这种检查作为标准治疗（参见第15章）。

术中喉返神经监测的使用频率越来越高，在本书的其他章节有专门讨论（参见第33章）。一些研究未能证实使用该技术可降低喉返神经损伤的概率[19]。至少在使用该技术后，再次手术中神经损伤的风险可能下降，并且暂时性损伤发生率下降[21]。我们认为外科医生应该认识到这项技术正在取得越来越多的认可，在年轻医生和手术量大的外科医生中使用更多[18]。另外，使用神经监测有助于证明医生使用了一切可能的手段以避免神经损伤，从而在损伤神经的官司中脱困。由于声带麻痹发生率的数据仍有疑问，而且神经监测的益处难以数字化衡量，因此我们认为目前不宜将其列入标准治疗之中。

甲状旁腺和治疗不当的诉讼

永久性甲状旁腺功能减退症是公认的甲状腺切除的并发症[23]。它们本身很少成为治疗不当的诉讼原因。术中辨认腺体、避免损伤其血供、对无法保留的腺体进行自体移植都是减少甲状旁腺损伤的方法。如前文所述，出现这种并发症并不意味着治疗偏离了标准。手术记录应该详细列出所有避免旁腺损伤的措施。没能在记录中提到甲状旁腺或者采取保留它们的措施，而患者出现了永久性的甲状旁腺功能减退症时，医生就难以辩护了。

甲状旁腺切除术导致的治疗不当诉讼没有甲状腺切除的那么常见[3]。原因和甲状腺切除诉讼差不多，包括喉返神经损伤和气道堵塞。甲状旁腺手术所独有的问题包括术前影像检查和术中甲状旁腺素监测（intraoperative parathyroid hormone，IOPTH）。对于原发性甲状旁腺功能亢进症，术前影像学检查能够分辨出大多数的异常甲状旁腺[23]，相关讨论见本书其他章节（第63章和第57章）。尽管术前影像检查对于传统的双侧手术探查有一定帮助，鲜有证据证明影像学检查可以提高手术成功率。如果准备行局部单个腺体探查手术，术前必须做影像学检查。初次探查术后仍有持久性或复发的甲状旁腺功能亢进症，再次手术前必须做影像学检查，通常是几种检查手段联合检查[24]。尽管在某些情境下，没有术前影像学检查进行甲状旁腺探查不算偏离标准治疗，作者仍然认为对于一个失败的甲状旁腺探查手术，如果有术前影像学检查，在法庭上会更容易辩护。

通过IOPTH确认甲状旁腺得到了合适的切除，这项技术使用的越来越频繁，特别是当实施局部单个腺体探查手术的时候[25]。在单个腺体探查手术中，尽管影像学引导下手术可以替代IOPTH[26]，但没有后者那么灵敏[27]。在不使用IOPTH或放射影像学引导手术的情况下，也有人提出一些方法来减小发生持续性甲状旁腺功能亢进症的风险[28]。在大多数实行局部单个腺体探查术的患者中，IOPTH或放射影像学引导手术至少要使用一个。如果两种手段都不能实施，并且向患者详细解释了局部探查相比于双侧探查的风险和益处（包括更高的发生持续性甲状旁腺功能亢进症的

风险）之后，施行了一个相当局限的手术，在治疗不当的诉讼中也是可以辩护的。同样在术前低PTH水平的情况下，或者特别是术前定位检查与诊断符合时，许多外科医生可能不会使用IOPTH。因为在个性化治疗患者时会有非常多的不同情况，应该详细记录和患者这样的讨论。如果医生不能提供相应的诊疗手段，也可考虑将患者转诊到能够提供相应技术的单位。尽管IOPTH监测在传统的双侧探查中——尤其当所有的4个甲状旁腺都不能辨认时——可能有一定帮助，我们不认为未能使用该技术是对标准治疗的偏离。

伦理问题

知情同意的优化

外科面临的一个核心伦理学挑战是，在手术之前给予患者适当的知情同意。知情同意这四个字当然不只是表格上的一个签字。实际上，术前谈话是医生告知手术风险、益处与替代方案的机会，也是让患者自主同意进行手术的过程[29]。很久以前的模式是，医生根据自己的判断为患者做出选择。如今，这种家长模式已被尊重患者自主权的原则所代替[30]。在这个共享决策权的时代，外科医生必须在术前的知情同意过程中，充分告知患者各种情况，让患者来决定是否进行手术。

而交流的有效性取决于医生与患者双方的关系如何。虽然很多研究都在分析医患关系，但几乎没人研究医生让患者得到信任、同意手术是多么有挑战性。被推进手术室接受全麻手术，医疗的其他领域都不会让患者处在如此弱势的位置。患者必须在医生身上倾注极大的信赖，才甘冒被毁容、终身残疾甚至死亡的风险。因此成功的医患关系需要深层次的信任，而且需要在很短的术前探视中建立。与内科医生数月数年地了解一个患者不同，外科医生建立密切关系的时间只有短短的一次或几次术前探视。

如前所述，知情同意的过程必须包含向患者解释手术风险。患者必须知晓甲状腺以及甲状旁腺手术可能有喉返神经损伤、永久性低钙等风险。医生解释的过程，也是一个对患者进行再教育的机会。一些医生发现给患者写下推荐的术式以及相应风险非常有帮助，也有医生推荐患者去相关网站检索，当然更多的是口头上充分讲解。患者应该有足够的提问机会。知情同意是个医患交流的过程，医生不能只靠一张住院医取来的知情同意书、一个签字就草草了事。

知情同意的法定过程包括：医生有义务向每一位

理性人提供其手术所需要的全部信息，并讨论所有可能阻碍患者选择手术的并发症。如此看来，每个甲状腺或甲状旁腺的术前谈话都应讨论神经损伤、甲状旁腺功能减退症、出血等可能。然而，到底给特定患者提供多少特定信息，仍需要外科医生自己的判断。

外科创新研究与新技术中的伦理问题

与每种新药都要通过 FDA 的层层监管不同，外科医生的创新研究并无太多监管。很多人认为，这种监管缺失是外科诊治技术持续发展的关键[31]。当然，正式的外科研究必须遵守全部人类研究的规范，即必须接受伦理审查委员会的监管。然而历史上，外科技术的突破大都不是出于正式的外科研究。19 世纪中叶到 20 世纪早期，甲状腺手术安全性的提高就是个例子。1866 年，著名外科医生 Samuel Gross 关于甲状腺切除术写道："无论我们是从哪个角度来看待这个手术，从其实施过程中必将遇到的困难，又或者从术后炎症的严重程度，都应该对它再审视和再讨论。在我看来，没有一个正直而又敏感的外科医生，会去做这个手术[32]。"然而，对外科解剖、止血、无菌术的关注以及动脉钳的引入，使 Theodor Kocher 将良性甲状腺肿手术的死亡率从他第一批 101 个病例的 13% 降低到 1895 年的 1%。在 1917 年，Kocher 报道了 5000 例手术的死亡率为 0.5%。1909 年，他获得了诺贝尔生理医学奖。

不幸的是，很多看起来很有前景的外科创新最后被证明对患者没有益处。我们来看看下面的外科"创新"，它对患者没有帮助，甚至有害处。以前人们常用额叶前部切除治疗很多精神疾病，但其实一点作用也没有[34]。上千个患者为治疗胸痛进行胸廓内动脉结扎，但该手术对这个问题毫无影响[35]。近至 20 世纪 40 年代，有很多人都在试图优化针对胃溃疡的胃部冷冻治疗，但该方法也被证明无效[36]。在过少创新使患者无法获得最新技术、优化治疗方案，与过多创新对患者毫无益处、甚至有害之间，外科创新的监管必须找到一个平衡点。

历史上外科手术有如此之多"创新"，到底什么标准才适合评判这些新方法新技术是否有效？如果说一个外科创新代表进步，它首先要能安全而有效地为患者解决问题。虽然听起来简单，但实际上很难说一个新技术是否真的安全而有效。一般的研究不能有效评估安全性，而有效性需要长期随访才能检验。另外，决定何种结果对于评估更重要，这是一个价值判断，因而也是一个伦理问题[37]。

如果把视角特定在甲状腺及甲状旁腺手术上，先前提到的怎样判定创新有效性的难题变得很显而易见了。从目前大量研究结果看，永久性喉返神经损伤的概率在 1%～2%，因此，假使要使永久性喉返神经损伤概率增加 1 倍，需要的样本量会相当大。另外，从生物学层面考虑，如果要检验甲状腺乳头状癌新技术的长期效果，需要很大的样本量、很长的随访时间才能得到结果。

最近几年，甲状腺及甲状旁腺手术的很多创新重点都是如何提高美容效果、缩短康复期或减少手术并发症[38]。很多研究者都表明只用很小的切口就可以切除甲状腺[39-41]，甚至不需在颈部留下切口[42-45]。然而，除了几个大范围在用的技术，如 Paolo Miccoli 医生的视频辅助手术[40]，这些新技术是否有经典方案一样的安全性，仍旧是个问题。如果可证明微创手术的安全性，仍需回答的是，颈部切口大小、是否在颈部留下切口这些问题到底对患者整个的健康有多大影响？大多数外科医生都同意创伤小的、不明显的瘢痕对患者有好处。然而，当对真实患者做长期随访时，仔细评估患者生活质量的改变仍十分重要。我们必须确认所谓的新技术真的给患者带来了益处，而不是外科医生为自己的实践而声称的"对患者有好处"。

虽然 Vineberg 手术最终是失败的[46]，但当冠状动脉旁路移植术成功的时候，心肌血管重建术的理念仍被证明有效。虽然腹腔镜技术或视频辅助胸部手术能留下很小瘢痕，但它们主要的成就并不在于美容效果，而在于更小的创伤以及更少的呼吸道并发症、更少疼痛、更短住院时间、更快的恢复。对于甲状腺手术来说，视频辅助技术与经腋机器人辅助甲状腺切除也有同样效果吗？最多，就是达到与传统手术方法同样的并发症发生率，同样的肿瘤治愈效果。切口大小对术后康复影响不大，但现在，很多甲状腺及甲状旁腺手术都是日间手术，患者当天出院。这些患者能得到的唯一好处就是更小、更不明显的瘢痕。这些崭新的技术比传统方法手术时间要更长，而且有明显的学习曲线。为了一点点的美容效果，去消耗本已稀缺的医疗保健资源，还冒着更高并发症率的风险，这样真的理性吗？这个问题在未来几年，会变得更加重要。

伦理与广告

几十年之前，医生们做广告被认为没有职业素养，甚至不符合医学伦理。事实上，1981 以前，美国医师协会（AMA）禁止医生们做广告[47]。1975 年，借由 1890 年谢尔曼反托拉斯法（the Sherman Antitrust

Act），美国联邦贸易委员会就禁止广告一事起诉了美国医师协会，缘由是这项禁止反而压制了竞争并鼓励了诊治垄断[48]。最终，案子告到美国最高法庭，审理后要求美国医师协会于1981年更改规章。结果，现在美国医生做广告已经合法而且很多见。虚假广告是非法的，但除非连资格证书都是假的，否则很难鉴别哪个是虚假宣传。因此，单从法律观点来看，几乎说什么都行。

然而，不是所有广告都服从伦理规范。美国医师协会要求医生的广告"不论内容还是范式，都要是真实的、不是实质性误导的"（AMA Code of Ethics，5.02 Advertising and Publicity：American Medical Association，2009）。想而可见，问题是如何定义"实质性误导"。大多数广告用词，比如最好的、领先的、卓越的，都没有准确定义，也无法被量化[49]。结果，很难证明哪些广告词是有误导性的。举例来说，美国一家顶级癌症医院的标语是"最好的肿瘤服务——不论何地"。

为了伦理化广告内容，一些业内评论员想要区分信息性广告与诱导性广告[50]。医学广告如果只是告知患者疗法、医生或医疗机构，就被认为是符合伦理的。这种方式下，信息性广告尊重了患者的自主选择权[51]。相反，诱导性广告有很大的伦理问题，因为它通过操纵潜意识、联想、心理弱点，想方设法去影响自主选择[52]。因此每个外科医生面临的挑战就是如何告知患者，而不去误导或者劝说他们。

互联网的普及使市场营销面临更多伦理学挑战。经常可见，一些网站看上去是要提供信息，实际上为了宣传某医疗机构、某个手术或某位医生。虽然在网上宣传医生的事实性经验和数据并不违反伦理，但我们应该注意不去说没有事实根据的话、不去提高自己而贬损同行。每个广告陈述，不论是否在互联网上，都应看成一次知情同意的告知过程，都需要中庸[47]。外科医生们要根据这一标准来检查自己的广告或网站是否违反伦理，而且要告诉患者们用这一标准来看待别人做的广告。

除了先前提到的伦理学考量，外科医生在公众媒体或互联网上做广告时，必须小心法律风险。最首要的法律风险是过分陈述某项技术的优点而弱化它的风险。比如说，如果一个广告或网站声称经腋机器人辅助甲状腺切除术能减少喉返神经受损的风险，而却没有数据支持这一结论，这名医生就可能面临虚假宣传的起诉。这种情况很可能发生，因为通常不是外科医生本人撰写文本，而是对夸张句式习以为常的市场部门所写。虽然广告商们推广产品时对事实常常含糊其词，但只要谈到的是某位外科医生或某个手术，广告词就必须有确实的证据支持。

外科医生的职责：负责任的甲状腺与甲状旁腺外科诊治要点

美国外科医生学会的职业伦理法则写道：

因为现代患者的诊疗是由一个团队的专家来负责，通常由内科医生而不是外科医生对患者做初步评估。然而，外科医生是是否需要手术和手术方式的最终决定者。在做决策前，外科医生必须把是否有明确的手术适应证放在第一位考虑，而不是来自患者或转诊医生施加的压力，又或者是处于经济利益的动机。外科医生在术前、术中、术后都对患者的安全负有责任。……只要是在外科的患病期间，外科医生就是负责方。

对于转诊来拟行甲状腺或甲状旁腺手术的患者，最重要的决定在真正手术前就已做好。患者都是"转来手术"的。这当然不是说外科医生不需要独立评估患者是否真的需要手术。这种评估需要对种种手术适应证有透彻的理解，同时也要熟知其他替代治疗方案。外科医生要比转诊医生更了解手术的潜在风险与并发症，而且对于特定患者，需要依此来判断手术是否真的适合。独立评估每个转诊患者并且因为在适当时候客观地推荐非手术疗法而建立名声的外科医生，显然会比那些见到患者就开刀的医生要忙碌。

细针穿刺（FNA）检查结果可疑是最常见的手术适应证，但并不是所有细胞学检查医生都对阐释结果具有同等资历。不仅使描述语言标准化很困难[53]，不同医生甚至会用相同的术语描述不同的东西（见12章）。举例来说，FNA结果是"可疑恶性"，肿瘤的恶性可能为50%～100%。"不典型"这个词有很广泛的含义[54]。如果一名外科医生看到由一名不熟悉的细胞学检查医生或实验室给出的结论，为了防止做出错误的决策，最好找个熟悉的细胞学医生再看一次这些切片。实际上，大多数医院都会在术前对切片再会诊[55]。

不是所有外科医生对甲状腺和甲状旁腺手术都具有同等经验。有研究表明，每年做甲状腺切除术例数多的医生比那些做得少的医生有更低的并发症发生率[56-57]。这些研究并不是说手术量少的外科医生不应做这些手术。不过，在实施一些困难手术前，外科医生需考虑是否应该将患者转到一个专科医院。而且资历低的医生可以考虑请一个资历高的医生进行手术会诊。

对长期随诊患者的工作参与到何种程度，因外科医生而异，尤其是甲状腺癌患者的随诊。一些外科医生和患者的关系在第一次术后复查之后就结束了，另一些对研究有兴趣、对甲状腺治疗更有经验的外科医生，可能会一直随访他们的患者，并与内分泌科的同事就治疗决策和病情监测进行探讨。很多甲状腺癌方面的新突破，尤其关于风险分层，都是坚持随访患者多年的外科医生努力的结果。如果要终止与患者的随诊关系，外科医生有责任将患者转诊到能够继续随访和咨询的单位。

参考文献

[1] Regenbogen SE, et al: Patterns of technical error among surgical malpractice claims: an analysis of strategies to prevent injury to surgical patients, *Ann Surg* 246(5): 705–711, 2007.

[2] Lydiatt DD: Medical malpractice and the thyroid gland, *Head Neck* 25(6): 429–431, 2003.

[3] Kern KA: Medicolegal analysis of errors in diagnosis and treatment of surgical endocrine disease, *Surgery* 114(6): 1167–1173, 1993; discussion 1173–1174.

[4] Abadin SS, Kaplan EL, Angelos P: Malpractice litigation after thyroid surgery: The role of recurrent laryngeal nerve injuries, 1989–2009, *Surgery* 148(4): 718–722, 2010.

[5] Shaw GY, Pierce E: Malpractice litigation involving iatrogenic surgical vocal fold paralysis: a closed-claims review with recommendations for prevention and management, *Ann Otol Rhinol Laryngol* 118(1): 6–12, 2009.

[6] Merrill CT, Elixhauser A: *Procedures in U. S. hospitals, 2006:* 2003: HCUP Fact Book No. 7. AHRQ Publication No. 06-0039 [cited September 19, 2010]; Available from www. ahrq. gov/data/hcup/factbk7/.

[7] Moses RE, Feld AD: Legal risks of clinical practice guidelines, *Am J Gastroenterol* 103(1): 7–11, 2008.

[8] LeCraw LL: Use of clinical practice guidelines in medical malpractice litigation, *J Oncol Pract* 3(5): 254, 2007.

[9] Cooper DS, et al: Revised American Thyroid Association management guidelines for patients with thyroid nodules and differentiated thyroid cancer, *Thyroid* 19(11): 1167–1214, 2009.

[10] Hyams AL, et al: Practice guidelines and malpractice litigation: a two-way street, *Ann Intern Med* 122(6): 450–455, 1995.

[11] Hundahl SA, et al: Initial results from a prospective cohort study of 5583 cases of thyroid carcinoma treated in the United States during 1996. U. S. and German Thyroid Cancer Study Group. An American College of Surgeons Commission on Cancer Patient Care Evaluation study, *Cancer* 89(1): 202–217, 2000.

[12] Allendorf J, et al: 1112 consecutive bilateral neck explorations for primary hyperparathyroidism, *World J Surg* 31(11): 2075–2080, 2007.

[13] Snyder SK, et al: Elucidating mechanisms of recurrent laryngeal nerve injury during thyroidectomy and parathyroidectomy, *J Am Coll Surg* 206(1): 123–130, 2008.

[14] Hermann M, et al: Laryngeal recurrent nerve injury in surgery for benign thyroid diseases: effect of nerve dissection and impact of individual surgeon in more than 27,000 nerves at risk, *Ann Surg* 235(2): 261–268, 2002.

[15] Shaha AR: Routine laryngoscopy in thyroid surgery: a valuable adjunct, *Surgery* 142(6): 865–866, 2007.

[16] Randolph GW, Kamani D: The importance of preoperative laryngoscopy in patients undergoing thyroidectomy: voice, vocal cord function, and the preoperative detection of invasive thyroid malignancy, *Surgery* 139(3): 357–362, 2006.

[17] Schlosser K, et al: Laryngoscopy in thyroid surgery—essential standard or unnecessary routine? *Surgery* 142(6): 858–864, 2007; discussion 864, e1–2.

[18] Sturgeon C, Sturgeon T, Angelos P: Neuromonitoring in thyroid surgery: attitudes, usage patterns, and predictors of use among endocrine surgeons, *World J Surg* 33(3): 417–425, 2009.

[19] Angelos P: Recurrent laryngeal nerve monitoring: state of the art, ethical and legal issues, *Surg Clin North Am* 89(5): 1157–1169, 2009.

[20] Chan WF, Lang BH, Lo CY: The role of intraoperative neuromonitoring of recurrent laryngeal nerve during thyroidectomy: a comparative study on 1000 nerves at risk, *Surgery* 140(6): 866–872, 2006; discussion 872–873.

[21] Barczynski M, Konturek A, Cichon S: Randomized clinical trial of visualization versus neuromonitoring of recurrent laryngeal nerves during thyroidectomy, *Br J Surg* 96(3): 240–246, 2009.

[22] Bergenfelz A, et al: Complications to thyroid surgery: results as reported in a database from a multicenter audit comprising 3,660 patients, *Langenbecks Arch Surg* 393(5): 667–673, 2008.

[23] Johnson NA, Tublin ME, Ogilvie JB: Parathyroid imaging: technique and role in the preoperative evaluation of primary hyperparathyroidism, *AJR Am J Roentgenol* 188(6): 1706–1715, 2007.

[24] Powell AC, et al: Reoperation for parathyroid adenoma: a contemporary experience, *Surgery* 146(6): 1144–1155, 2009.

[25] Greene AB, et al: National trends in parathyroid surgery from 1998 to 2008: a decade of change, *J Am Coll Surg* 209(3): 332–343, 2009.

[26] Norman J, Politz D: 5,000 parathyroid operations without frozen section or PTH assays: measuring individual parathyroid gland hormone production in real time, *Ann Surg Oncol* 16(3): 656–666, 2009.

[27] Chen H, Mack E, Starling JR: A comprehensive evaluation of perioperative adjuncts during minimally invasive parathyroidectomy: which is most reliable? *Ann Surg* 242(3): 375–380, 2005; discussion 380–383.

[28] Kebebew E, et al: Predictors of single-gland vs multigland parathyroid disease in primary hyperparathyroidism: a simple and accurate scoring model, *Arch Surg* 141(8): 777–782, 2006; discussion 782.

[29] Jones JW, McCullough LB, Richman BW: A comprehensive primer of surgical informed consent, *Surg Clin North Am* 87(4): 903–918, 2007.

[30] Angelos P: Orlo Clark and the rise of surgical ethics, *World J Surg* 33(3): 372–374, 2009.

[31] Biffl WL, et al: Responsible development and application of surgical innovations: a position statement of the Society of University Surgeons, *J Am Coll Surg* 206(3): 1204–1209, 2008.

[32] Gross S: *A system of surgery; pathological, diagnostic, therapeutic and operative*, ed 4, vol II, Philadelphia, 1866, Henry C. Lea.

[33] DuBose J, Barnett R, Ragsdale T: Honest and sensible surgeons: the history of thyroid surgery, *Curr Surg* 61(2): 213–219, 2004.

[34] Feldman RP, Goodrich JT: Psychosurgery: a historical overview, *Neurosurgery* 48(3): 647–657, 2001; discussion 657–659.

[35] Kumar P, et al: History of surgical treatment of ischemic heart disease—pre-"coronary bypass grafting" era, *J Card Surg* 22(3): 242–246, 2007.

[36] Edmonson JM: Gastric freezing: the view a quarter century

later, *J Lab Clin Med* 114(5): 613–614, 1989.

[37] Hofmann B: Toward a procedure for integrating moral issues in health technology assessment, *Int J Technol Assess Health Care* 21(3): 312–318, 2005.

[38] Sturgeon C: Evaluating an emerging technique, *World J Surg* 31: 2307–2308, 2007.

[39] Miccoli P, Materazzi G: Minimally invasive, video-assisted thyroidectomy (MIVAT), *Surg Clin North Am* 84(3): 735–741, 2004.

[40] Miccoli P, et al: Minimally invasive video-assisted thyroidectomy for benign thyroid disease: an evidence-based review, *World J Surg* 32(7): 1333–1340, 2008.

[41] Terris DJ, et al: Minimally invasive video-assisted thyroidectomy: a multi-institutional North American experience, *Arch Otolaryngol Head Neck Surg* 134(1): 81–84, 2008.

[42] Ikeda Y, et al: Endoscopic resection of thyroid tumors by the axillary approach, *J Cardiovasc Surg (Torino)* 41(5): 791–792, 2000.

[43] Ikeda Y, Takami H: Endoscopic parathyroidectomy, *Biomed Pharmacother* 54(Suppl 1): 52s–56s, 2000.

[44] Ohgami M, et al: Scarless endoscopic thyroidectomy: breast approach for better cosmesis, *Surg Laparosc Endosc Percutan Tech* 10(1): 1–4, 2000.

[45] Chung YS, et al: Endoscopic thyroidectomy for thyroid malignancies: comparison with conventional open thyroidectomy, *World J Surg* 31(12): 2302–2306, 2007; discussion 2307–2308.

[46] Katrapati P, George JC: Vineberg operation: a review of the birth and impact of this surgical technique, *Ann Thorac Surg* 86(5): 1713–1716, 2008.

[47] Jones JW, McCullough LB: Surgical infomercials: the ethical price of stardom, *J Vasc Surg* 50(1): 214–215, 2009.

[48] Advertising. The Ethics Committee of the American Academy of Otolaryngology-Head and Neck Surgery, *Otolaryngol Head Neck Surg* 115(3): 228–234, 1996.

[49] Jones JW, McCullough LB, Richman BW: The ethics of personal advertising in surgery, *J Vasc Surg* 40(2): 397–399, 2004.

[50] McKneally MF: Controversies in cardiothoracic surgery: is it ethical to advertise surgical results to increase referrals? *J Thorac Cardiovasc Surg* 123(5): 839–841, 2002.

[51] Dyer AR: Ethics, advertising and the definition of a profession, *J Med Ethics* 11(2): 72–78, 1985.

[52] Crisp R: Persuasive advertising, autonomy, and the creation of desire, *J Bus Ethics* 6: 413–418, 1987.

[53] Cibas ES, Ali SZ: The Bethesda System for Reporting Thyroid Cytopathology, *Thyroid* 19(11): 1159–1165, 2009.

[54] Baloch ZW, et al: Diagnostic terminology and morphologic criteria for cytologic diagnosis of thyroid lesions: a synopsis of the National Cancer Institute Thyroid Fine-Needle Aspiration State of the Science Conference, *Diagn Cytopathol* 36(6): 425–437, 2008.

[55] Gupta D, Layfield LJ: Prevalence of inter-institutional anatomic pathology slide review: a survey of current practice, *Am J Surg Pathol* 24(2): 280–284, 2000.

[56] Sosa JA, et al: The importance of surgeon experience for clinical and economic outcomes from thyroidectomy, *Ann Surg* 228(3): 320–330, 1998.

[57] Stavrakis AI, et al: Surgeon volume as a predictor of outcomes in inpatient and outpatient endocrine surgery, *Surgery* 142(6): 887–899, 2007; discussion 887–899.

第7篇 ■ 术后处理

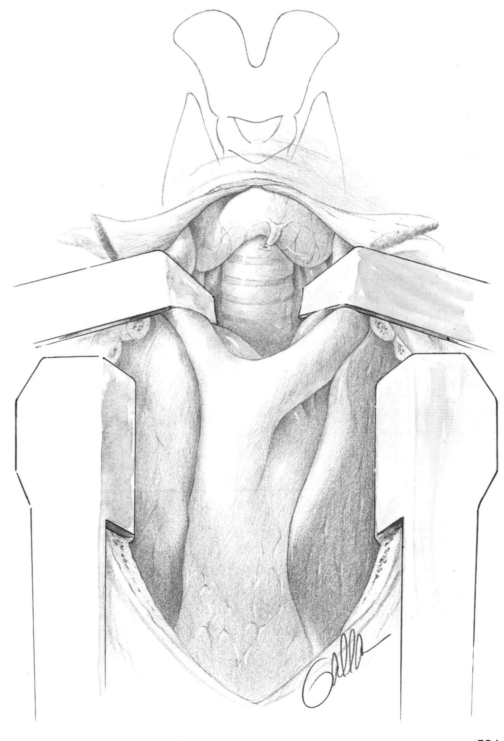

第50章 ■ 分化型甲状腺癌的术后处理

MARTIN SCHLUMBERGER ■ DANA M. HARTL

本章包含一些在线额外内容，详情请浏览 expertconsult.com 网站。

甲状腺肿瘤是最常见的内分泌肿瘤。分化型甲状腺癌的患者治疗过程包括手术、术后药物治疗以及定期随访。接下来我们将按照最新指南来讨论分化型甲状腺癌的特点以及在治疗方面的共识和分歧[1]。

甲状腺肿瘤分类

组织学分类

95% 以上的甲状腺癌起源于滤泡上皮细胞，分为甲状腺乳头状癌、滤泡癌、低分化癌以及未分化癌。余下的甲状腺癌主要是 C 细胞来源的。非上皮源性甲状腺肿瘤罕见，主要是恶性淋巴瘤、肉瘤、血管内皮瘤等。其他部位的肿瘤经血液途径转移到甲状腺并引起临床可见的甲状腺肿大的情况罕见。

甲状腺癌分期

国际抗癌联盟（UICC）和美国癌症学会（AJCC）对于甲状腺癌的分期有一致的意见[4-5]。正如 AJCC 所说，"按照疾病严重程度来对癌症进行分期，其根本目的就是将临床经验清楚明确地传达给所需要的人。"AJCC 的分期方法是基于 TNM 分期，即依赖以下三个条件：①原发肿瘤的大小（T）；②淋巴结转移状况（N）；③远处转移状况（M）。TNM 分期对于肿瘤解剖学上的侵犯程度提供了一个合理的精确描述，并且对于因癌症死亡的风险提供了可靠的评估，但是对于肿瘤复发的评估是不够的。手术后的病理结果可以提供更精确的病理学分期，肿瘤的大小、被膜外侵犯以及组织学类型都可以明确。

1992 年版的甲状腺癌 TNM 分期，根据原发灶的大小来定义 T。T1：肿瘤最大径小于等于 1 cm；T2：肿瘤大于 1 cm 但不大于 4 cm；T3：肿瘤大于 4 cm；T4：甲状腺被膜外侵犯。2002 年版的 TNM 分期中 T1 期肿瘤最大径不大于 2 cm[5]，并且将 T4 期分为 T4a（理论上可以手术切除）和 T4b（不可切除），这是因为这两种肿瘤的治疗和预后都不一样。最近的 TNM 分期是 2010 年出版的，将不超过 1cm 的微小癌定为 T1a，大于 1 cm 但不大于 2 cm 的肿瘤定为 T1b[6]。这样分类的依据是，最近的研究表明，微小癌具有极好的预后，甲状腺侧叶切除与甲状腺全切后对预后的影响没有差别，而大于 1 cm 的肿瘤，侧叶切除的复发率和死亡率比甲状腺全切高[8-9]。最近这次制订的分期还将 T 分为 Ts（实性肿瘤）和 Tm（多中心肿瘤），都是以最大病灶来划分 T 分期的（多中心性肿瘤并不将各个肿瘤病灶相加）。

而对于淋巴结的分期，这些年基本保持不变，只有 N0 和 N1，这是因为淋巴结的转移状态对预后的影响很小。对于病理分期，若清扫的淋巴结达到 6 个，且均为阴性，就可以判定为 pN0（尽管目前还少有关于中央区淋巴结清扫的研究支持这一数据），甚至清扫的淋巴结数目少于 6 个，均为阴性，也能支持 pN0。另外，中央区淋巴结的转移和其他区域淋巴结转移对预后影响的差异还有待研究。一项研究显示，肿瘤复发与中央区淋巴结是否转移、转移的数目以及转移淋巴结中肿瘤侵及淋巴结被膜外的淋巴结数目有关[7]。目前，2010 版 TNM 分期修订对于预后的判断价值以及对临床治疗策略的影响还未可知。

TNM 分期的详细描述见表 50-1。患者年龄对于肿瘤的生物学行为以及预后都有重要意义，是包括在分期中的，这一点和 2002 版相同。若患者年龄小于 45 岁，没有远处转移属于 I 期，有远处转移就是 II 期。小于 45 岁的患者没有 III 期或 IV 期。对于更年青的患者，尤其是儿童，复发的风险比较高，但 TNM 分期可能低估了这一点。对于年龄大于等于 45 岁的患者，其肿瘤分期及淋巴结转移分期对预后有很大的影响，最大可能是因为肿瘤的生物学行为在这个年龄段是不一样的。伴广泛淋巴结转移的肿瘤属于 IVA 期。

表50-1　TNM分期

		1992	2002	2010
T	Tx：	原发肿瘤状况不清	Tx： 原发肿瘤状况不清	Tx： 原发肿瘤状况不清
	T0：	无肿瘤	T0： 无肿瘤	T0： 无肿瘤
	T1：	肿瘤 ≤1 cm，局限于甲状腺内	T1： 肿瘤 ≤2 cm，局限于甲状腺内	T1a： 肿瘤 ≤1 cm，局限于甲状腺内
				T1b： 肿瘤 >1 cm但 ≤2 cm，局限于甲状腺内
	T2：	肿瘤 >1 cm但 ≤4 cm，局限于甲状腺内	T2： 肿瘤 >2 cm但 ≤4 cm，局限于甲状腺内	T2： 肿瘤 >2 cm但 ≤4 cm，局限于甲状腺内
	T3：	肿瘤 >4 cm，局限于甲状腺内	T3： 肿瘤 >4cm，局限于甲状腺内，或任何大小伴甲状腺外组织侵犯（如胸骨甲状肌或甲状腺周围软组织）	T3： 肿瘤 >4 cm，局限于甲状腺内，或任何大小伴甲状腺外组织侵犯（如胸骨甲状肌或甲状腺周围软组织）
	T4：	任何大小肿瘤，有甲状腺外侵犯	T4a： 任何大小肿瘤，浸出甲状腺外并累及下述某一组织：皮下软组织、咽、气管、食管、喉返神经	T4a： 任何大小肿瘤，浸出甲状腺外并累及下述某一组织：皮下软组织、咽、气管、食管、喉返神经
			T4b： 任何大小肿瘤，侵及椎前筋膜、纵隔内血管或包裹颈动脉	T4b： 任何大小肿瘤，侵及椎前筋膜、纵隔内血管或包裹颈动脉
N	Nx：	淋巴结状态不清	Nx： 淋巴结状态不清	Nx： 淋巴结状态不清
	N0：	无区域淋巴结转移	N0： 无区域淋巴结转移	N0： 无区域淋巴结转移
	N1：	有区域淋巴结转移	N1a： 气管前、气管旁、喉前淋巴结转移或上纵隔淋巴结转移	N1a： 气管前、气管旁、喉前淋巴结转移或上纵隔淋巴结转移
			N1b： 单侧、双侧或对侧颈部淋巴结转移或上纵隔淋巴结转移	N1b： 单侧、双侧或对侧颈部淋巴结转移或上纵隔淋巴结转移
M	Mx：	远处转移状态不清	Mx： 远处转移状态不清	Mx： 远处转移状态不清
	M0：	无远处转移	M0： 无远处转移	M0： 无远处转移
	M1：	有远处转移	M1： 有远处转移	M1： 有远处转移
分期	**年龄 <45 岁**			
	Ⅰ期：	任何 T，任何 N，M0	Ⅰ期： 任何 T，任何 N，M0	Ⅰ期： 任何 T，任何 N，M0
	Ⅱ期：	任何 T，任何 N，M1	Ⅱ期： 任何 T，任何 N，M1	Ⅱ期： 任何 T，任何 N，M1
	无Ⅲ、Ⅳ期		无Ⅲ、Ⅳ期	无Ⅲ、Ⅳ期
	年龄 >45 岁			
	Ⅰ期：	T1N0M0	Ⅰ期： T1N0M0	Ⅰ期： T1N0M0
	Ⅱ期：	T2，T3N0M0	Ⅱ期： T2N0M0	Ⅱ期： T2N0M0
	Ⅲ期：	T4N0M0 或任何 T，N1M0	Ⅲ期： T3N0M0 或 T1T2T3，N1aM0	Ⅲ期： T3N0M0 或 T1T2T3，N1aM0
	Ⅳ期：	任何 T，任何 N，M1	Ⅳ A 期： T1T2 T3N1bM0 或 T4a，任何 N，M0	Ⅳ A 期： T1T2T3N1bM0 或 T4a，任何 N，M0
			Ⅳ B 期： T4b，任何 N，M0	Ⅳ B 期： T4b，任何 N，M0
			Ⅳ C 期： 任何 T，任何 N，M1	Ⅳ C 期： 任何 T，任何 N，M1

甲状腺乳头状癌（PTC）

　　PTC 是最常见的甲状腺恶性肿瘤，在世界范围内占所有甲状腺癌的 50% ～90%。世界卫生组织将最大径小于或等于 1 cm 的甲状腺乳头状癌定义为微小甲状腺乳头状癌。

　　甲状腺乳头状癌的细胞核有很明显的特征，有利于术前细针穿刺细胞学的诊断。甲状腺乳头状癌的细胞核比正常的滤泡细胞核大，互相重叠，并且有像咖啡豆一样的裂隙（核沟）。其核染色质是低密度的（"毛玻璃样"核），边缘不规则。由于细胞质内陷，核内经常见假包涵体。

在美国，甲状腺癌的发病率自 1973 年的 3.6 人 /10 万人增加到 2002 年的 8.7 人 /10 万人。这一趋势似乎在继续且大多数工业化国家均有类似报道。几乎整个变化主要归因于甲状腺乳头状癌发病率的增加，87% 的发病率上升与 2 cm 或更小的肿瘤有关。甲状腺癌的发病率明显增加可能与颈部超声的更广泛应用及早期诊断和治疗越来越小的肿瘤有关，但其他因素也可能参与其中。

甲状腺乳头状癌是一种实性、无包膜或部分有包膜的肿瘤。可以有部分坏死灶，可有囊性变。典型的甲状腺乳头状癌显示乳头状结构为主，含有由单层上皮细胞排列组成的纤维血管核心组织。但这些乳头状结构通常混有滤泡上皮瘤胞核的功能特征。砂粒体常常出现在乳头状癌胞核或肿瘤间质里；它们是起源不明的钙化层微观结构。

甲状腺乳头状癌有几个亚型，约占总数的 20%。当滤泡上皮瘤样细胞排列具有相同的胞核特征时被认为是典型的甲状腺乳头状癌；滤泡上皮的特征完全超过了乳头状上皮，这时肿瘤被认为是甲状腺乳头状癌的滤泡型亚型。弥漫硬化亚型的特点是病灶弥漫分布于一侧或两侧甲状腺叶，广泛的淋巴管渗透、显著的纤维化改变、淋巴细胞浸润，淋巴结广泛转移和肺转移常见。高细胞亚型的特点是结构良好的乳头状突起，因为其细胞高是宽的两倍。柱状细胞亚型是不同于其他亚型的甲状腺乳头状癌，因为其细长细胞有突出的胞核分层。高细胞亚型和柱状细胞亚型表现出更多的侵犯行为，但争议在于弥漫性硬化亚型是否也存在这种行为。

在年幼的儿童，肿瘤侵犯是常见的诊断：肿瘤巨大、无包膜、侵犯范围超出了甲状腺包膜，淋巴结转移和肺转移常见。弥漫性硬化亚型和滤泡亚型最常见，实性或小梁状结构常常存在。

临床病史

甲状腺乳头状癌可发生于任何年龄，多见于 30 ~ 50 岁（平均 45 岁）[12-13]。女性患者更多见（通常占 60% ~ 80%）。多数原发灶大小在 1 ~ 4 cm。单侧叶癌多为多中心性，20% ~ 80% 的病例发病时是双侧叶的，当然这一数据取决于对切下来的标本是否进行了精细检查。甲状腺乳头状癌侵犯甲状腺被膜外组织的病例约 15%（5% ~ 34%），约 1/3 的乳头状癌患

者在就诊时有临床或超声检查发现的阳性淋巴结。切除的淋巴结 35% ~ 50% 有癌转移，儿童患者淋巴结转移率甚至高达 90%。只有 1% ~ 7% 的患者在就诊时发现远处转移。纵隔淋巴结的转移通常伴广泛的颈部淋巴结转移。

少部分（0 ~ 15%）患者会出现复发，其中 3/4 的患者复发发生在颈部，通常在淋巴结而不是甲状腺床或其他软组织内。80% 的复发发生在随访的第 1 个 5 年内。极少患者（0 ~ 5%）出现死亡。在死亡患者中，20% 发生在诊断后第 1 年内，80% 发生在诊断后 10 年内[12-16]。

通过对死亡原因的多因素分析，患者年龄以及是否有甲状腺被膜外侵犯是独立的预后因素；是否有远处转移以及原发灶的大小也是具有统计学意义的因素。一些研究发现肿瘤的组织病理学分级（分化程度）也是独立的预后因素。原发灶是否彻底切除也是死亡率的预测指标之一。最初的淋巴结转移状态以及淋巴结复发状态都不是影响死亡率的因素。几个基于这些有意义的预后评估指标的评分系统已经制定出来，与国际上认可的 TNM 分期具有可对比的效果。这些评分系统都将大多数（80% 以上）乳头状癌纳入低危组，在该组内，25 年内疾病导致的死亡率小于 2%；剩余的归入高危组，在该组中，几乎所有患者都会因癌症导致死亡。

Cox 模型分析和渐变量选择分析产生的最终预后指标模型包括 5 个因素：远处转移、年龄、手术切除彻底性、局部浸润以及肿瘤大小（MACIS 评分系统）。最终的评分是这样计算的：3.1（年龄 ≤ 39 岁）或 0.08（年龄 ≥ 40 岁）× 年龄 +0.3 × 肿瘤最大径（cm）+1（肿瘤残留）+1（局部浸润）+3（远处转移）。MACIS 评分系统可以将具有不同死亡风险的患者进行分组。MACIS 评分小于 6 分、6 ~ 6.99 分、7 ~ 7.99 分、8 分及以上的患者 20 年生存率分别是 99%、89%、56%、27%（P < 0.001）。当将所有的死亡因素都加以考虑时，约 85%MACIS 评分小于 6 分的乳头状癌患者并不比正常人群具有更高的死亡风险。

甲状腺滤泡癌（FTC）

甲状腺滤泡癌是"一种来源于甲状腺滤泡上皮细胞但缺少诊断为甲状腺乳头状癌的特征的恶性肿瘤"[2-3]。甲状腺滤泡癌是一种相对少见的肿瘤，其

确诊需要满足肿瘤累及被膜以及血管的条件（见第20章）。在流行病学中，滤泡癌约占分化型甲状腺癌的5%～50%，在缺碘地区更多见。由于诊断标准的修订以及因补碘引起的甲状腺乳头状癌的增加，甲状腺滤泡癌的诊出率在下降。

甲状腺滤泡癌的显微镜下表现从分化良好的滤泡到实性增长为主都有。甲状腺滤泡癌以其侵袭程度为基础最好划分为微小浸润和广泛浸润两种类型。这两种类型之间没有重叠。微小浸润型甲状腺滤泡癌是一种被膜完整的肿瘤，其生长模式类似于小梁状或实体性，或微小滤泡型腺瘤，或非典型性腺瘤。其恶性肿瘤的诊断依赖于血管受侵犯的情况、被膜受侵的情况，或两者兼而有之。因此，被膜受侵的标准必须严格执行。血管受侵几乎从未见过严重者。显微镜下，血管"应注意静脉内径，位于其内或被膜边上包含一个或多个肿瘤细胞群附着在管壁上或突入管腔中"。肿瘤被膜的中断必须是被膜全层受侵犯。这些肿瘤的恶性与否的诊断可能是困难的，在病理学家之间可能是无法重复的。免疫组织化学标记物如TPO，Galectin 3，或HMBE1有助于诊断，但这些技术不能可靠地改善病理学上有猜疑的结果的准确性。利用微阵列技术的全球基因表达研究显示，乳头状癌和滤泡型肿瘤两者有不同的表达形式，但对通过基因表达鉴别滤泡型腺瘤和微小浸润型滤泡癌的报道因为研究的基因太少结果尚待确认。相比之下，罕见的广泛浸润的甲状腺滤泡癌可以很容易地与良性病变区分开。虽然肿瘤可能有部分被膜，但边缘是被浸润的毛糙的，血管广泛侵犯常见。结构特点可改变，但一个滤泡结构总是存在的。当滤泡结构分化差或缺失，或出现小梁状、岛状，或实性结构时，肿瘤被归类为低分化癌。

可能发生局灶性或广泛性的透明细胞变性。罕见的甲状腺滤泡癌透明细胞亚型被认为是糖原累积或细胞内质网颗粒膨胀的结果。当甲状腺滤泡癌的细胞超过75%呈现许特细胞（或嗜酸细胞）特性，该肿瘤分类为许特细胞癌（HCC）或嗜酸细胞癌或甲状腺滤泡癌嗜酸细胞亚型。

自然病史

甲状腺滤泡癌多见于老年人，平均年龄在50岁以上，嗜酸细胞亚型滤泡细胞癌多见于60岁以上人群。和绝大多数甲状腺癌一样，滤泡癌也多见于女性，女性与男性发病比例超过2∶1。多数甲状腺滤泡癌患者都以无痛性甲状腺结节就诊，伴或不伴结节性甲状腺肿病史。颈部淋巴结转移罕见，所以"无论

什么时候见到甲状腺滤泡癌伴颈部淋巴结转移，都应该怀疑是否为滤泡型乳头状癌、嗜酸细胞癌或低分化癌"[3]。

甲状腺滤泡癌的肿瘤体积往往大于甲状腺乳头状癌。5%～20%的患者在就诊时伴远处转移。最常见的远处转移部位是肺和骨骼。当患者因远处转移为首发症状就诊时，在行甲状腺手术前应该明确是否为甲状腺来源，通常在转移灶取活检。

甲状腺滤泡癌的淋巴结复发率在所有分化型甲状腺癌中最低，术后20年复发率约2%左右。Hurthle细胞癌的淋巴结复发率要高一些，接近15%。20年局部复发率滤泡癌约20%，Hurthle细胞癌为30%，远处转移率在25%左右。死亡率与远处转移灶的发展呈正相关，20年生存率在80%左右[18-19]。

影响滤泡癌预后的危险因素与甲状腺乳头状癌大体相似：年龄、肿瘤大小、远处转移以及甲状腺被膜外浸润。pTNM危险因素分类对甲状腺滤泡癌预后判断是有效的。另外，血管和淋巴管的侵犯、DNA的异倍性以及嗜酸细胞性组织学亚型都是潜在的影响滤泡癌预后的因素。有一项研究表明了血管侵犯对预后影响的重要性，该研究显示无血管侵犯的微小浸润型滤泡癌患者10年随访的死亡率是零[20]。

甲状腺低分化癌

最新的关于甲状腺低分化癌的诊断标准已经修订[17]：①实性、小梁状或岛状生长方式；②不具备传统的甲状腺乳头状癌的细胞核特征；③至少具备以下一项：扭曲核、有丝分裂象＞3×10/hpf、肿瘤坏死。大多数肿瘤诊断时直径大于5 cm，有被膜外侵犯，累及血管。诊断时平均年龄在55岁左右，女/男为2∶1。甲状腺低分化癌是高度侵袭性的，颈部复发以及肺、骨骼的远处转移常见，通常是致命性的。低分化癌基本不摄取放射碘，但PET扫描时FDG的摄取很高。肿瘤组织免疫组化检查甲状腺球蛋白可以阳性，但是血液检测中其浓度可能比分化型甲状腺癌低。一项研究显示，56%的患者在初始治疗后8年内死于癌症[21]。

甲状腺癌的外科治疗

影响手术治疗预后的因素包括组织学诊断、原发灶的大小、淋巴结和远处转移与否以及患者的年龄（详见第30章）。显然，外科医生及其手术团队必须

具有一定的甲状腺手术技能，而手术的目的应该是消除所有存在于颈部的恶性肿瘤组织。因此，应在术前常规行甲状腺与颈部淋巴结的超声检查，以便发现能被完整切除的病灶。

就 PTC 和 FTC 而言，甲状腺全切除术是对大多数患者推荐的术式。可能由于很多 PTC 都是双叶多发病灶的，与其他局限手术相比，甲状腺全切术降低了术后复发率。切除所有甲状腺组织有利于术后 ^{131}I 对残余病灶的消融和随访检测血清甲状腺球蛋白。

对于极低危患者（例如，甲状腺内单发的乳头状微小癌，直径 <1 cm），一侧腺叶切除可能是一种合适的基本手术方式。对于按良性肿瘤行一侧腺叶切除但术后病理是恶性的，应该再行甲状腺全切除术，同时建议在初次手术前应明确病理诊断后行甲状腺全切除术。这包括除了甲状腺内单发乳头状微小癌以外所有甲状腺癌的患者。

淋巴结清扫术是基于术前诊断，包括颈部超声检查。对于临床检查发现的淋巴结，治疗性淋巴结清扫术是值得推荐的。它包括中央Ⅵ区（气管两侧及气管前区域）组织的连续整块切除，也可包括受累的侧颈（颈动静脉区）淋巴结的区域清扫（Ⅱ、Ⅲ、Ⅳ和Ⅴ区）。应当进行连续整块切除的颈淋巴结清扫术，不鼓励对初次手术者进行淋巴结"挖除"手术。

当临床或超声检查没有发现转移淋巴结时，是否进行预防性或选择性中央区淋巴结清扫仍有争议，但可用于较大的、较高转移风险的肿瘤（T3，T4）。尽管预防性淋巴结清扫术尚未证明可以改善复发率或生存率，却有不少学者争辩并支持将其常规用于乳头癌患者。事实上，多达 2/3 的 PTC 患者存在着有组织学证据的淋巴结转移，其中 80% 出现在中央区。位于颈部大血管后面或气管食管沟的转移淋巴结很难通过触诊或超声检查发现，术前颈部超声检查只能发现这其中一半的淋巴结。对初诊患者淋巴结情况的充分认识是 TNM 分期的需要，是适当调整术后 ^{131}I 治疗的适应证的必然要求，也有助于术后随访中识别颈部任何异常状况的评估。在甲状腺全切除术基础上加入预防性淋巴结清扫术的主要缺点是可能会增加并发症的发病率。因此，它最好可以由经验丰富的外科医生执行。

对于甲状腺髓样癌而言，淋巴结转移发生率较低，仅当发现淋巴结肿大考虑转移时才进行淋巴结清扫术。

在建议手术时，内分泌医生应该与患者讨论潜在的手术并发症。一侧腺叶切除术几乎不会导致永久性低钙血症，但可引起 3% 的患者出现暂时性声带麻痹。

全甲状腺切除术可导致 7%～10% 的患者出现暂时性低钙血症在和 0.5%～1% 的患者出现永久性低钙血症。甲状旁腺功能减退症的风险可以通过术中识别甲状旁腺来降低，可以通过术中静脉注射亚甲蓝的方法帮助判断，若不能保证其存活可采用甲状旁腺自体移植。在减少声带麻痹发生率以及对甲状腺切除术微细技术点的处理方面，包括保留参与语音细微调节的喉上神经外支，外科医生的经验非常重要。由专家主刀的手术中永久性声带麻痹的发生率小于 1%，但也可能会严重影响患者生活质量。这种并发症的有效治疗方法包括不同类型的喉手术（声带内移术、声带内注射自体组织或合成材料或其他技术），显著提高了患者的语音和生活质量，同时患者应转诊到能进行这类手术的专科医生处进行治疗。

术后管理

根据以上所述的各种疾病类型以及患者个体化的需要，甲状腺癌手术后的治疗不应该遵循僵化的模式。医生应该根据患者的年龄、病理亚型及肿瘤分化程度、病理类型以及危险度分层进行综合考虑。

^{131}I 治疗

^{131}I 可以特异性地聚集于甲状腺组织而较少影响身体的其他部位。甲状腺组织接受的放射剂量与组织内碘的浓度、机体摄取的总量与功能组织的量之间的比率以及 ^{131}I 在组织中的半衰期有关。甲状腺组织可以聚集碘，但必须在 TSH 的刺激之下才可行，即使有合适的 TSH 刺激，肿瘤组织摄碘能力也比正常甲状腺组织低，而且有约 1/3 的病灶 ^{131}I 扫描不显影（见第 51 章）[24]。

^{131}I 治疗是针对符合适应证的患者甲状腺全切除后的补充治疗，它不能作为手术不彻底、不充分的一种替代治疗。以下是 ^{131}I 治疗的 3 个原因：第一，摧毁可能残余的甲状腺组织（即所谓清甲），从而增加 ^{131}I 全身扫描的敏感性以及作为监测肿瘤残余或复发的甲状腺球蛋白的特异性；第二，可以摧毁隐匿或微小癌灶，减少远期复发的可能（即消融）；最后，使消融后的 ^{131}I 全身扫描成为可能，而这种扫描是一种非常敏感的监测肿瘤持续存在的方法[1,25]。

应该选择性地应用手术后 ^{131}I 治疗，不是所有滤泡细胞来源的甲状腺癌患者都可以从 ^{131}I 治疗中获益。对于极低危组患者，单纯手术就可以获得极好的长期预后，不推荐 ^{131}I 消融治疗。对所有乳头状癌患者常规行预防性淋巴结清扫可以使某些 T1N0 的患者免于 ^{131}I 治疗[22]。但癌残留或高危组的患者（表50-2）应该常规行 ^{131}I 治疗，有可能减少复发率和死亡率。儿童患者通常也应该行 ^{131}I 治疗，因为儿童患者往往有较广泛的颈部淋巴结转移以及潜在的肺转移，有时肺转移灶通过常规胸片检查或即使 CT 检查也难以发现。对于其他患者，目前还没有证据表明 ^{131}I 治疗可以改善长期预后，尤其在手术已经很彻底的情况下。

术后 4～6 周暂不予左旋甲状腺素（LT4）治疗，但可给予三碘甲状腺氨酸（LT3）替代治疗至少 3～4 周，然后停药 2 周再开始 ^{131}I 治疗。此时血清 TSH 水平可能比经验值 25～30 mU/L 要高得多。在这么高水平的 TSH 值下，若血清甲状腺球蛋白仍处于不可测水平，则可判断无癌残留，以后复发的概率也非常小[25]。在予以 LT4 治疗的同时肌内注射 rhTSH（连续 2 天每天注射 0.9 mg，停 1 天后行 ^{131}I 治疗）也可以有效地促进 ^{131}I 吸收，获得和撤药（LT4）一样的消融效果[27]。rhTSH 的使用避免了撤药带来的甲状腺功能减退症，改善了生活质量，减少住院时间以及诱导机体对低剂量放射的敏感性[28-29]。^{131}I 治疗之前是应用 rhTSH 还是撤药，甲状腺癌患者的短期复发率相似，甚至在有淋巴结转移的患者中结果也相似[30]。美国、欧洲以及世界上许多国家已经批准 rhTSH 用于甲状腺消融治疗。

如果甲状腺没有完全切除，颈部显像时可采用示踪剂量的 ^{131}I 或 ^{123}I，但剂量要足够的小，以避免出现顿抑现象–即甲状腺组织对后续治疗剂量的 ^{131}I 摄取能力下降——这可能是因为 NIS（钠碘泵）的表达在初次射线作用下受到了抑制[31-32]。若扫描提示摄碘率很高（＞10%）或癌残留的风险很大，则有必要再次手术。如果患者的手术比较彻底，同时没有做治疗前扫描，就可以给予 ^{131}I 治疗，因为通常来说 24 小时摄碘率会远低于 10%。治疗前的 ^{131}I 扫描对于消融来说是有影响的，因为 ^{131}I 可能造成顿抑现象[33]。

^{131}I 治疗后 3～7 天即可进行全身扫描，尤其是对甲状腺床摄碘率低（＜1%）的患者全身扫描是非常有益的。与诊断性扫描相比，有 10%～26% 的患者因为大剂量 ^{131}I 治疗后全身扫描发现了新的远处转移灶。消融后的 ^{131}I 的 SPECT/CT 合成显像会提供更好的病灶定位信息[34-35]。

完全性消融（定义为无可见的碘摄取）可在 ^{131}I 治疗后 6～12 个月进行全身扫描来确认，典型剂量为 2～5 mCi。若消融后的全身扫描无阳性发现（或只有残余甲状腺的极低摄取像），则以后的随访中不再常规做全身显像，因为这并不能给预后提供更多的信息[36]。成功的消融定义为消融后 9～12 个月检查 TSH 刺激下的甲状腺球蛋白处于不可测出的水平，以及颈部超声无异常发现[1,25]。在进行撤药或 rhTSH 准备，给予 100 mCi 或 30 mCi 的 ^{131}I 之后，80% 的患者都可以完全消融，但必须是在完成至少是甲状腺近全切除术后[37]。小于甲状腺近全切除的患者，使用 30 mCi ^{131}I 只有 2/3 的患者可以完全消融。因此如果要行 ^{131}I 治疗，必须行甲状腺近全切除或全切。对于高危患者，应该用大剂量的 ^{131}I（100 mCi 或以上），一是可以清除残余的甲状腺组织，二是消融杀灭可能残留的癌灶。残余甲状腺的完全消融至少需要 300 Gy 的放射量。通过剂量测定研究，对有些病例可以更精确地估计 ^{131}I 的需要量，从而避免治疗过量[39]。

外放射治疗

对于年龄较大（＞45 岁）、甲状腺乳头状癌广泛侵犯、无法行根治性手术且肿瘤不摄取 ^{131}I 的患者，可以对颈部和纵隔行外放射治疗[40-41]（见第 52 章）。回顾性研究显示外放射治疗可减少此类患者的颈部复发率。放疗的靶标应包括甲状腺床、双侧颈部淋巴结区及上纵隔。通常，50 Gy 的放射总量应该分 25 次在 5 周内照射，对于肉眼可见的残留病灶应该增加 5～10 Gy 的剂量。

表50-2 甲状腺全切或近全切除术后 ^{131}I 治疗甲状腺乳头状癌、滤泡癌、Hurthle细胞癌的适应证
极低危险组患者：T＜1 cm，单发灶，局限于甲状腺内；N0：
— 无获益，无适应证
高危组患者：T2-4，N1，M1，甲状腺乳头状癌 MACIS 评分 ＞6，或手术不彻底
— 可以改善复发率和死亡率
— 撤药后给予高剂量（100 mCi 以上）
低危组患者：所有其他患者
— 是否改善预后还有争议
— 主要益处是有利于随访
— 撤药后或注射 rhTSH 后予以小剂量（30 mCi）

随访

引言

85% 的分化型甲状腺癌患者就诊时病情属早期，绝大部分患者可以经恰当的初次治疗而治愈[1]。只有约

5% 的患者在初次就诊时伴有远处转移，10% ～25% 的患者出现复发。3/4 的复发患者复发部位仅在颈部，其中多数在颈部淋巴结而不是软组织。颈部复发以后的 10 年生存率在 49% ～68%，因甲状腺癌致死的病例有 1/3 是颈部病灶引起的 [14-16,42]。远处转移最常见于肺和骨骼，常是两者同时出现，或是发生在颈部复发以后。远处转移的 10 年生存率为 25% ～42% [43-49]。如果早期治疗，颈部复发和远处转移都能获得改善，这就是使用敏感性高的检查方法对分化型甲状腺癌危险组患者进行定期随访的原因所在（图 50-1）[47]。

初次治疗后随访的两个目的，一是维持足量的左旋甲状腺素治疗，二是检查是否有癌残留或复发。多数复发发生在随访的最初几年，但有的也会较晚发生，所以对甲状腺癌患者应该是终身随访。

左旋甲状腺素治疗

分化型甲状腺癌细胞的生长由 TSH 调控。左旋甲状腺素抑制 TSH 的分泌，认为其可以改善复发率和生存率。因此所有分化型甲状腺癌患者都应该接受左旋甲状腺素治疗，不管患者甲状腺手术的范围大小以及是否接受其他治疗。初始有效剂量是成年人约 2 μg/kg，儿童患者要适量增加，老年人适量减少。抑制治疗充分与否要看初始治疗 3 个月后检测的 TSH 水平，对于癌残留患者血清 TSH 控制在 0.1 mU/L 以下，高危患者控制在 0.1～0.5 mU/L，低危患者控制在 0.3～2 mU/L 比较合适。

复发的早期监测：方法

临床检查和超声检查

随访时甲状腺床及颈部淋巴结的触诊是常规项目，超声可以检出 2～3 mm 大小的淋巴结。转移的淋巴结应该和常见的良性增生淋巴结鉴别，假阳性的结果会导致有害后果。转移淋巴结多数出现在 Ⅲ、Ⅳ、Ⅵ 区，其最敏感的特征是强回声的淋巴结门的消失（100%）。但此征象的特异性只有 29%。最有特异性的诊断标准是：淋巴结短轴 >5 mm，强回声，点状强回声，囊性变，外周血流高信号 [51]。对超声可疑的淋巴结应做细胞学活检，并对针管内的洗脱液进行甲状腺球蛋白（Tg）检测 [52]，即使血清抗 Tg 抗体阳性，此检测也是非常可靠 [53]。对于较小的淋巴结，很难辨认上述特征，所以对于有疑问的患者应该隔几个月就随访。

即使使用敏感性达 1 ng/ml 的检测技术，也有 20% 以上接受左旋甲状腺素治疗的患者即使有明显的

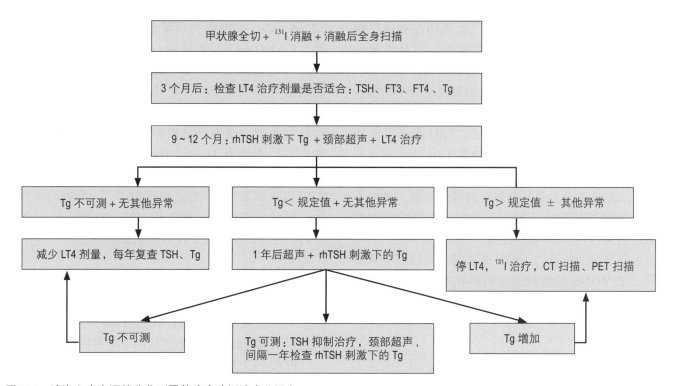

图 50-1　滤泡上皮来源的分化型甲状腺癌欧洲诊疗共识（From Pacini F., Schlumberger M, Dralle H, et al: *Eur J Endocrinol* 154(6):787-803, 2006.）

转移淋巴结，血清 Tg 值仍测不出 [54]。因此 Tg 值测不出并不能排除淋巴结转移。

X 线检查

胸片以及骨 X 线检查都不再作为血清 Tg 值不可测患者的常规检查，这是基于这样一个理由：所有 X 线检查异常的患者其血清 Tg 值都是异常升高的。

血清 Tg 值检测

Tg 是一种糖蛋白，只有正常的甲状腺滤泡细胞或滤泡细胞来源的甲状腺癌可以分泌。在甲状腺全部消融以后，患者血清中不能检测到 Tg。对于这类患者，可检测到 Tg 说明还有肿瘤持续存在 [55]。

甲状腺球蛋白抗体的存在可能导致免疫检测法测定 Tg 时出现假阴性，因此每次检测 Tg 应该做定量分析 [56]。对甲状腺已完全消融、彻底缓解的患者，Tg 抗体应该在 3 年内逐渐降低直至最后测不出 [57]。若 Tg 抗体持续存在或降低后再升高，应视为肿瘤复发或癌持续存在 [58]。

不管是用左旋甲状腺素抑制还是用 TSH 刺激检查，肿瘤负荷与 Tg 都是密切相关的。但是当有孤立的颈部淋巴结转移或胸片不能发现的微小肺转移灶时，Tg 也有可能测不出 [59]。另外，低分化甲状腺癌复发时 Tg 也有可能维持在很低的水平 [17]。

不管是正常甲状腺组织还是癌组织分泌 Tg，某种程度上都是 TSH 依赖性的 [60-61]。停用左旋甲状腺素 4 周，TSH 就会上升到很高的水平。但是由此导致的甲状腺功能减退症却令很多患者难以忍受。可以用代谢更快的三碘甲状腺原氨酸钠替代左旋甲状腺素 3 周，然后停药 2 周，这样就可以减少甲状腺功能减退症带来的痛苦。采用这种方法，TSH 水平可能比经验值高（> 25 ~ 30 mU/L），如果 TSH 达不到这样的水平，就要延长停药时间。肌内注射 rhTSH（每天 0.9 mg，连续 2 天）是一个很好的替代方案，可以不用中断左旋甲状腺素的治疗，避免了甲状腺功能减退症，改善了生活质量，不良反应也很小 [62-64]。根据卫生经济学的估算，rhTSH 带来的获益远高于其成本 [65]。在 rhTSH 的刺激下，可以在第 2 次肌内注射后 3 天测得 Tg 的峰值。尽管由此获得的 Tg 值要比停左旋甲状腺素测得的要小，但是就诊断效果来说，两者是相当的 [62-63]。

现在 Tg 的检测敏感性已达到 0.1 ng/ml，确实大大提高了检测左旋甲状腺素治疗下癌残留的敏感性，但是与之相对应的是特异性的下降 [54,56]。在左旋甲状

腺素治疗下，Tg 假阴性的情况是存在的，所以仍然推荐在初次治疗结束后 9 ~ 12 个月采用 TSH 刺激的 Tg 检测 [54]。

131I 全身扫描

131I 全身扫描的效果取决于血清高浓度 TSH 刺激下甲状腺癌组织对碘的摄取能力，通过停用左旋甲状腺素，也可以通过前面所述的肌内注射 rhTSH（每天 0.9 mg，连续 2 天，第 3 天行 131I 扫描）获得高浓度的 TSH [27,63]。

在准备行 131I 扫描时，应告之患者避免服用含碘药物或进食富含碘的食物，在不确定的时候最好进行尿碘的测定。育龄期女性应排除妊娠。对于常规诊断，2 ~ 5 mCi 的剂量即可，剂量过高可能会导致顿抑现象，影响后续治疗性 131I 的吸收。若患者确定要做 131I 治疗，那么即使诊断性的微小剂量的 131I 暴露都应该避免。

扫描最好是使用有厚晶体和高能准直仪的双探头伽马探测仪，在 131I 给药后 48 ~ 72 小时内完成。131I 的 SPECT/CT 融合显像可以提供非常好的病灶定位，尤其是当病灶位于颈、胸及盆腔时 [34-35]。假阳性结果罕见，而且通常很容易鉴别。

131I 治疗后全身扫描

假定碘的吸收率是一样的，那么诊断剂量的 131I（2 ~ 5 mCi）可能因为剂量太小而不显影，而治疗量的 131I（100 mCi）能显影。因此在 131I 治疗后 3 ~ 7 天进行全身扫描 [1]，如果此次扫描结果很好（残余甲状腺吸碘率 <1%），甲状腺床以外没有发现任何异常吸碘病灶，那么在以后的随访中，如果没有其他异常发现，则没有必要做小剂量的诊断性全身扫描 [1,36,67]。若患者 Tg 持续升高，或在停甲状腺素的状态下超过 10 ng/ml，即使全身扫描阴性，给予大剂量 131I（100 mCi）治疗也是合理的 [68-69]。最近的研究显示，即使采用现代扫描技术，在这种情况下，131I 治疗后的全身扫描也几乎没有什么新的发现 [70]。

其他影像学检查

MRI、CT、PET [18] 等检查只能有针对性地用于某些患者，包括颈、胸及骨的增强扫描。但含碘的造影剂绝对不能在放射性碘治疗之前 2 个月内使用。

FDG-PET 扫描不仅可以用于远处转移灶的诊断，还有判断预后的价值 [1,71]。TSH 刺激可以增加 FDG-PET 扫描的敏感性，停用左旋甲状腺素或肌内注射

rhTSH 均可以升高 TSH[72]。低危组的患者不需要使用
FDG-PET 扫描来作为分期和随访的工具。FDG-PET
扫描用于甲状腺癌扫描适用于下列情况：

- Tg 阳性（＞10 ng/ml）且放射性碘扫描阴性患者，
  对于检测中央区淋巴结转移、咽后淋巴结以及纵
  隔和远处转移灶最为有益

- 对于低分化癌和 Hurthle 细胞癌的分期和随访，可
  以确定传统影像学手段难以发现的病灶，在这些
  癌中 FDG 的摄取是很高的

- 对于已知远处转移的患者：在大的远处转移灶中，
  FDG 的摄取越高意味着死亡率越高，以及对放射
  碘治疗的反应越差[74]。癌灶摄取 FDG 的程度是不
  一样的，摄取越高的病灶进展越快，应该优先处
  理

- 最后，还可以对局部或全身治疗后的效果进行评
  估

炎性反应的淋巴结、缝线肉芽肿以及代谢较高的
肌肉是引起 FDG-PET 扫描假阳性的常见原因。有时
咽部会出现不对称摄取，往往是由于一侧声带瘫痪所
致。因此对于 FDG-PET 扫描阳性者，还要进行细胞
学或组织学检查才能确定是否为转移灶。

随访策略

如果 [131]I 治疗后的全身扫描提示残余甲状腺的摄
碘率很低（＜1%），且甲状腺床以外没有发现异常摄
碘病灶，3 个月以后再进行相关体格检查、血清 TSH
以及 Tg 的测定，在此期间不需要停用甲状腺素治
疗（表 50-3）[1,25]。在大多数医疗中心，初次治疗后
9～12 个月会有一次颈部超声检查以及 TSH 刺激下的
Tg 检测（停左旋甲状腺素或予以 rhTSH 注射）。对于
低危组患者，如果 Tg 处于不可测水平，则不再常规
进行诊断性的 [131]I 全身扫描，因为大多数患者如果有
吸碘病灶，一定可检出 Tg。所以只要 TSH 刺激下 Tg
不可测出，说明消融是完全的。而且颈部超声也能发
现小的转移淋巴结，这些转移淋巴结因为太小所以不
能分泌足够检出的 Tg，而且因为太小或不吸碘，在
[131]I 全身扫描时也难以发现，约 1/3 的患者会出现这
样的情况[74-76]。[131]I 治疗后 9～12 个月的复查可以对
最初的预后评分做再次评估：TSH 刺激下 Tg 不可检
出且颈部超声无异常发现，可以视为治愈，长期复发
率＜1%。患者可以安心，左旋甲状腺素的量也可以
减少到维持 TSH 在正常范围（0.5～2.5 mU/L）。以后

表50-3 [131]I 治疗建议

1. 只有真正吸碘的患者才能从中获益
2. [131]I 治疗必须在 TSH 刺激下完成，应首选停左旋甲状腺素
   而不是 rhTSH 注射。治疗前应排除妊娠，避免碘摄入
3. 治疗剂量既可以是标准剂量（100～200 mCi 或更大），也
   可以基于个体化给药
4. 在 [131]I 治疗之前应避免诊断性的全身核素扫描，在治疗结
   束后几天内进行全身扫描，其结果可以指导后续治疗
5. 两次治疗的间隔不少于 6 个月，在此期间，应给予患者
   抑制剂量的左旋甲状腺素治疗（TSH＜0.1 mU/L）
6. 只要转移灶还有摄碘能力，就可以重复给予 [131]I 治疗，最
   大累积剂量不超过 600 mCi。若超过此量就需依据个体情
   况决定是否继续行放射性碘治疗

每年复查 1 次，行常规生化检查（Tg、TSH）以及临
床检查。对于高危或可疑的患者行颈部超声检查，但
是如果患者在左旋甲状腺素治疗下 Tg 不可测出，也
没有 Tg 抗体的干扰，则不必做其他检查。对于这样
的患者 5 年内都不需要进行 TSH 刺激的 Tg 检测[77]。
尽管目前的检测方法是高敏感性的，但 [131]I 消融后
9～12 个月进行的 Tg 检测仍须在 TSH 刺激下检查，
因为 1/3 的淋巴结转移患者在左旋甲状腺素的治疗下
Tg 是不可检出的[54]。TSH 刺激的 Tg 检查对于早期
发现转移或复发非常重要的，所以在随访中应该确
确实实做到[66]。

对于超声怀疑的颈部异常灶应行细针穿刺活检
（FNA），即使 TSH 刺激下的 Tg 不可测出。对淋巴结
转移灶应予治疗，但是目前还没有证据显示对早期转
移的淋巴结（＜5 mm）进行干预比当转移淋巴结长到
一定程度（5～10 mm）再进行干预能改善预后。这就
是为什么只有当淋巴结的最小径超过 5～7 mm 时才进
行 FNA，对于小于 5 mm 的淋巴结只需密切观察[1]。

[131]I 治疗后 9～12 个月时，在 TSH 刺激下可测
出 Tg 水平的患者中，有 14%～20% 不会有其他任何
阳性发现。只要有其他任何异常发现都需要进行特
殊处理。如果没有其他异常，只需维持左旋甲状腺
素抑制治疗即可，几个月或 1 年后进行 rhTSH 刺激
的 Tg 检测，具体检测时间取决于此次检测的 Tg 水
平和临床检查。有 2/3 的患者没有经过任何治疗，其
第 2 次 TSH 刺激下的 Tg 检测结果可能比第 1 次更
低，有的甚至检测不出，则可以认为是治愈了。实际
上，[131]I 治疗后，残留的甲状腺细胞可能继续分泌 Tg
几个月，但随后就会慢慢停止直至消失。有 1/3 的患
者会出现 Tg 持续升高，这部分患者就应该接受深入

检查，包括颈部超声、颈部胸部螺旋 CT、核素骨扫描、FDG-PET 扫描，并给予治疗剂量的 ^{131}I，3～5 天后行全身扫描，若患者有临床复发，就会被发现。研究数据显示 Tg 的变化值可能比实际 Tg 值本身更有意义 [78]。

对于极低危甲状腺乳头状癌患者，如果只做甲状腺全切而没有进行术后 ^{131}I 治疗，对其随访的强度和策略主要根据 Tg 水平和超声结果。如果在充分的 TSH 抑制治疗下，Tg 仍然可检测，而且随时间上升，则有必要进行 ^{131}I 消融以及消融后几天内的全身扫描。接下来的随访方案如前所述的。

对于极低危患者，若只是单发的甲状腺微小乳头状癌，行甲状腺单侧叶切除，每年的随访包括仔细的颈部检查以及左旋甲状腺素治疗下的 Tg 检测。随着时间的推移，超声检测到大多数患者的残余甲状腺出现结节状改变，并且 Tg 也可检测到。通常可以在超声引导下行 FNA，绝大多数是良性结节。如果活检为恶性，需行残余甲状腺全切。

局部和区域复发

5%～20% 的分化型甲状腺癌患者出现局部和区域复发。复发常见于颈部，原因包括初诊时甲状腺肿瘤巨大、甲状腺被膜外组织受累、广泛的淋巴结转移、低分化癌或特殊病理类型等 [7]。淋巴结复发多见于甲状腺乳头状癌患者。甲状腺床以及软组织的复发多见于甲状腺滤泡癌及低分化癌患者，并且通常提示预后不佳 [7,13-14,42]。约 1/3 的再次手术是因为初次甲状腺手术不恰当 [79]。很小的淋巴结转移可以采用 ^{131}I 治疗，但是在几次 ^{131}I 治疗之后很难有什么方法用来评估是否治愈 [80]。若 2～3 次 ^{131}I 治疗后转移灶仍存在，则应手术 [46]。复发病灶如果可触及，或超声、CT 或 PET 检查比较明显，则应手术切除。若此前没有行颈淋巴结清扫，有临床可见的淋巴结转移或复发，则应该施行以连续整块的淋巴结切除为目标的淋巴结清扫术，因为微小转移的淋巴结范围通常比单纯影像学显示的要广泛得多。相反，若此前已有淋巴结探查或清扫，因为有大量瘢痕存在，就不适宜以连续整块的淋巴结切除为目标的淋巴结清扫术。在此情况下，局限或有目的的淋巴结摘除术比较合适 [1]。如果癌灶还可以摄碘，那么在 100 mCi 的 ^{131}I 治疗后 3～5 天进行的全身扫描将会对再次彻底的手术有所帮助，因为可能会发现此前未能发现的病灶。在有些医疗中心，手术在全身扫描一天后进行，并应用术中射线探测仪来定位病灶。手术是否彻底可以由术后 1～2 天的全身扫描来确定。一个研究报告称 92% 的患者复发灶可以获得彻底切除 [81]。如果扫描不能定位，还有一些办法来帮助在瘢痕中寻找病灶，如术中超声、术前超声引导的碳染色定位 [82]、钩针标记等。F-FDG 核素的放射线导向手术也在一些医疗中心的选择性病例中施行。外放射治疗的适应证是手术难以完全切除且不吸收碘的软组织复发病灶 [40-41]。

对某些甲状腺乳头状癌患者，颈部淋巴结复发但不适合手术或 ^{131}I 治疗，可以采用超声引导下的射频消融或无水酒精注射（参见第 54 章）[83]。对于肿瘤累及上呼吸消化道的患者，预后取决于是否能完全切除肉眼可见的肿瘤，若肿瘤只累及气管食管壁，可将肿瘤从管壁表面剔除，若肿瘤累及管腔，则可采用气管切除术加气管吻合术或喉咽食管切除术 [84-85]。手术中只要有可能，应尽可能保留器官功能。术前应与患者就可能出现的器官功能丧失以及生活质量低下等问题充分沟通。对这样的病例，手术往往联合 ^{131}I 治疗和外放射治疗。

远处转移

表现

甲状腺癌远处转移可能早期出现，甚至是甲状腺癌的始发表现。有的患者远处转移可能是在初次治疗以后，有的是在消融后全身扫描时发现，有的是随访时因为临床症状发现，多数是因为持续升高的 Tg 而发现 [43-49]。远处转移多见于年轻或年老患者，以及颈部广泛累及或低分化癌和特殊的病理类型。

远处转移见于肺（50%）、骨（25%）、肺和骨（20%）以及颅内、肝、皮肤等（5%）[47]。肺转移多数无症状。肺转移灶的特征不同，从大块型到弥漫浸润型。甲状腺乳头状癌患者常见增大的纵隔淋巴结，尤其是儿童患者。粟粒状转移灶常见于儿童和青少年甲状腺乳头状癌的患者，而大块状转移灶常见于老年滤泡癌患者。80% 以上的骨转移是有症状的（骨痛、骨折）。骨转移常见于脊柱和长骨近端。转移灶多是溶骨性，普通 X 线片及骨扫描很难发现，最好是 CT、MRI 或 FDG-PET。骨转移在老年甲状腺滤泡癌患者中常见。

除少数胸片不能发现的肺转移外，几乎所有的远处转移患者都伴有 Tg 升高。一旦有远处转移，就需进行完整的影像学检查，包括颈胸部的增强 CT、脊柱和颅脑 MRI 以及 ^{131}I 全身扫描。约 2/3 的病例会摄碘。

此时应行 FDG-PET 扫描，既可以为远处转移灶的诊断提供支持，又可以用于评估预后。

远处转移的治疗：方法

目前还没有评估甲状腺癌复发治疗的随机对照试验的报道，现行的治疗都是基于回顾性的研究数据，而且都是单中心的，跨度达几十年。直到现在，远处转移的治疗仍基于甲状腺素抑制治疗，适当时候的手术或其他局部治疗，若转移灶摄碘则给予 ^{131}I 治疗。

甲状腺素抑制治疗

对于所有甲状腺癌远处转移的患者，应给予抑制剂量的甲状腺素治疗（TSH<0.1 mU/L）[1,9,50]，能够阻止或减缓 TSH 依赖的分化型甲状腺癌的生长，但是对于低分化甲状腺癌没有抑制作用。对于老年患者，应该平衡甲状腺素抑制治疗与由此带来的心动过速以及房颤等不良反应之间的利弊[50]。

在 TSH 抑制治疗时，Tg 的分泌减少，癌灶摄取放射性碘的能力下降。TSH 刺激会增加血液 Tg 水平，并提高摄取放射性碘的能力，还能轻度增加 FDG 的摄取从而有助于发现新的病灶。但是对于已知远处转移的患者，无需以 TSH 刺激下的 FDG-PET 扫描来评估预后[71-73]。

放射性碘治疗

在 TSH 刺激下，约 2/3 复发或癌残留的患者能摄取放射性碘，这在转移灶较小的分化型甲状腺癌的年轻患者中较为常见（参见第 51 章）。^{131}I 治疗的效果与癌灶吸收的剂量以及敏感性有关。组织吸收的放射剂量主要来自 β 射线，并取决于其在组织内的有效半衰期以及"放射性活度浓度"——总的摄取量与甲状腺摄取量之间的比值。总之，放射性碘在癌组织中的浓度及半衰期都比正常甲状腺组织小，这就导致了在癌组织中的放射剂量较小[24]。

一项研究显示，对于可以吸收 ^{131}I 的病灶，只要放射剂量达到至少 8 000 cGy，^{131}I 就能有效治愈肿瘤，而放射剂量小于 3 500 cGy，病灶完全没有反应[38]。这就是说，^{131}I 治疗应该在尽可能高的 TSH 刺激以及机体缺碘的情况下进行。一些病例数较少的队列研究表明，注射 rhTSH 的患者其病灶内放射剂量要比停用左旋甲状腺素患者小[86]。因此，对于 ^{131}I 治疗来说，最好选择停用左旋甲状腺素，而 rhTSH 的使用应仅限于对较长时间停用甲状腺素不能耐受以及停药后 TSH 不能升高到足够水平的患者。大剂量的 ^{131}I 治疗癌转移，无论是标准剂量（100 mCi 或超过 200 mCi），还是个体化的剂量，都要注意避免机体过度的放射线暴露[39,87]。目前还没有研究显示超过 100mCi 剂量的 ^{131}I 或基于个体化剂量的 ^{131}I 在治疗时提高了肿瘤的反应率。

用 ^{131}I 标记的 PET 扫描显示在同一患者的癌灶中其摄取率和有效半衰期是不一样的，即使在同一病灶中其摄取也呈现不均质性，这就说明了为什么对有些患者 ^{131}I 治疗是无效的[88-89]。放射活性物质在肿瘤组织中的分布差异是在细胞水平体现出来的，因为钠碘泵的差异性表达以及 ^{131}I 释放的 β 射线在生物组织中作用的有效距离很短[24]。对于最初有 ^{131}I 摄取的患者，若不再摄碘，仅仅意味着原来摄碘的细胞经射线照射之后消失了，而肿瘤可能持续存在。

对于有 ^{131}I 摄取的远处转移患者，^{131}I 治疗的效果取决于肿瘤对放射线的敏感性。年轻的分化型甲状腺癌患者且病灶较小时（<1 cm）治疗效果较好[47]。病灶对 FDG 的摄取可以用标准摄取值（SUV 值）来定量，该值的大小与临床预后密切相关。对 ^{131}I 治疗反应较好的转移灶可见放射性碘的摄取，但不会摄取 FDG。SUV 值较高的转移灶进展通常很快，对 ^{131}I 治疗也没有反应，尽管有些病灶也吸碘[73]。

为了避免顿抑现象的发生，对准备行 ^{131}I 治疗的患者在治疗前不能予以小剂量的诊断性 ^{131}I 照射[31-32]。

^{131}I 治疗的不良反应

^{131}I 照射的不良反应主要与可以聚集碘的器官有关。在甲状腺功能正常的情况下（可以用 rhTSH 注射升高 TSH），肾对放射性碘的清除率比停用左旋甲状腺素引起的甲状腺功能减退症时高得多，所以人体内放射性碘的滞留也比甲状腺功能减退症时少得多。所以 rhTSH 可以减少骨髓 1/3 的放射线照射，对其他器官也如此[27-28]。

涎腺的照射会导致涎腺炎，引起唾液分泌减少，所以在 ^{131}I 治疗时要充分水化以减少涎腺炎的发生[90]。对泪道的照射会导致眼泪分泌不畅[91]。食欲的丧失很常见，多数是暂时性的。一过性恶心和呕吐可能是由于胃肠道的放射线照射所致。结肠照射可以通过缓泻药来减轻，膀胱和生殖系统照射可以通过大量饮水频繁排尿来减轻。

某些特殊部位的转移灶，如颅内、脊髓、气管旁等，可能会因为 TSH 的刺激或 ^{131}I 治疗后水肿而引起压迫症状，因此需在治疗的几天内给予大量的糖皮质激素来减轻水肿。rhTSH 的使用不会减少水肿的发生，相反可能增加水肿迅速发生的可能性[91,93]。短期内给予大剂量 ¹³¹I 治疗，肺炎和肺纤维化的发生罕见。研究表明，对于肺部有弥漫性摄碘病灶的患者，48 小时后身体内残留的 ¹³¹I 剂量不应超过 80 mCi，骨髓的放射剂量应小于 200cGy[94]。绝大多数肺部有弥漫性转移的患者，¹³¹I 治疗时不会有呼吸系统的症状[47]。

需特别注意孕妇禁用 ¹³¹I 治疗。¹³¹I 治疗后男性精子产生会受到短暂抑制[95]，女性会有一过性的卵巢功能衰竭以及提前绝经[96]。所以对于肿瘤进展期，可能要进行多次 ¹³¹I 治疗的年轻男性，可以考虑提前进行精子冷冻保存。

多次进行 ¹³¹I 治疗的患者可能出现轻度全血细胞减少，尤其是伴骨转移且进行外放射治疗的患者。远期不良反应包括放射线导致的癌症以及基因变异。继发性肿瘤（骨和软组织恶性肿瘤、乳腺癌、结肠癌、肾癌及涎腺癌）的发生风险以及白血病的发生在累计剂量超过 500 mCi 以后显著增加[97]。尽管还没有研究表明 ¹³¹I 照射会增加异常妊娠的风险，但仍建议在 ¹³¹I 治疗后间隔 6 个月以上再怀孕[98-99]。在妊娠期间，应按照常规进行 TSH 抑制，使之维持在较低的水平。目前还没有证据表明，对于接受充分甲状腺素治疗的女性妊娠会影响肿瘤的生长。

远处转移的治疗：结果

需根据肿瘤对治疗的反应来评估 ¹³¹I 治疗的效果，传统的影像学检查、可高度信赖的标记物（摄碘率定量分析，血清 Tg）、FDG-PET 扫描结果以及其他一些影像学检查都可以用来进行评估。

45% 的肺转移可通过 ¹³¹I 治疗完全缓解（胸片检查正常、无吸碘病灶），没有不良反应。几乎所有的完全缓解都是在累计剂量达到或少于 600 mCi 时发生，完全缓解后肿瘤的复发（7%）和肿瘤引起的死亡（3%）都很少[47]。

骨转移的患者缓解率只有 9%，在适宜的时候还要考虑手术[47,49]、栓塞[100]、射频消融[101]、骨水泥注射[102] 以及外放射治疗[40]。双磷酸盐可以缓解症状及延缓肿瘤生长。

在一项研究中，有摄碘功能的远处转移的患者完全缓解后 10 年生存率是 92%。相反，对于有摄碘功能但 ¹³¹I 治疗后影像学检查提示肿瘤持续存在的患者，

其 10 年生存率只有 29%，而不具有摄碘功能的患者，其 10 年生存率只有 10%。年龄小于 40 岁且转移灶较小（<1 cm）的患者缓解率达 90% 以上，这类患者通常摄碘功能很好。相反，伴较大转移灶的老年患者，其缓解率不足 15%。年龄小于 40 岁但转移灶较大或年龄较大但转移灶较小的患者，总的缓解率是 50%[47]。

综上所述（表 50-4），现有的治疗手段仅只能使 1/3 远处转移的患者达到完全缓解，这其中一半以上的患者肿瘤都有吸碘功能。未能缓解的患者生存时间差异很大，年轻患者，肿瘤进展慢，肿瘤负荷小，生存时间就长。对这类患者应该在 TSH 抑制治疗下谨慎随访有无轻微的影像学检查异常或有症状的进展。对某些纵隔内转移并有症状的患者，也应考虑一些姑息性的治疗手段，如转移灶切除或射频治疗、气管内激光消融；对于阻塞性或出血性气管内病灶，可予以支架或外放射治疗；有胸腔或心包积液时予以引流。对于有症状的颅内或骨转移，有时也应考虑姑息性的局部手术[103]。尽管如此，大多数转移灶都会不断进展，对这样的病例应该考虑转至新药的临床试验中心。

特殊病例：儿童伴甲状腺癌远处转移

关于这个主题的更多讨论，请浏览 expertconsult.com 网站。

细胞毒性的化疗和生物学治疗

到目前为止报道的几个前瞻性细胞毒药物化疗试验没有包含足够的患者数量证明其可获益或可拒绝假阴性的结论。由于缺乏可证明获益和明显的化疗毒性，许多医生只登记了极少数分化性甲状腺癌患者，他们是肿瘤负荷巨大和进展快速的转移性病灶且抵抗

表50-4 远处转移患者的治疗选择：两组患者是独立的

¹³¹I 治疗组

年轻、分化型甲状腺乳头状癌或滤泡癌、转移灶吸碘率高、转移灶小、主要在肺部、病灶进展缓慢或稳定、FDG 吸收低

重复放射性碘治疗的缓解率：85%，其中 96% 在累计剂量小于 600 mCi 时完全缓解

其他治疗组

年龄大、低分化甲状腺癌、不摄碘或摄碘率低、转移灶大、骨转移、进展快、FDG 吸收高

¹³¹I 难治性肿瘤：是指至少有一处肿瘤不吸碘或在 ¹³¹I 治疗后 1 年内已有进展。

对于已有进展的患者，应该考虑作为受试者参加临床试验

放射碘治疗时才采用这些试验的。没有研究采用了标准的实体肿瘤评估系统（RECIST），许多试验是包括了分化型甲状腺癌、甲状腺未分化癌，甲状腺髓样癌患者一起分组的混合体。

对分化型甲状腺癌转移灶患者的药物使用，试验最多的药物是阿霉素。肿瘤治疗有效率从 0% 到 22% 不等，总的治疗反应率只是部分有效，且只持续数个月。其他的很少几个试验报告提及了另外的细胞毒药物。生物疗法与干扰素 -α、白介素 -2 或生长抑素类似物未能产生任何肿瘤治疗反应。树突细胞免疫治疗可能有效，但至今没有对分化型甲状腺癌患者进行研究的报道。

分子靶向治疗

当分子靶向治疗开始成为现实时，甲状腺癌的分子靶向治疗对临床医生和药商都非常有吸引力，因为已在甲状腺癌中发现很多潜在的治疗靶点（参见第 55 章）。

利用视黄酸类似物、脱乙酰化酶抑制剂以及 PPARγ 兴奋剂进行甲状腺癌再分化诱导在大多数患者中还不成功。

对肿瘤细胞的信号通路以及对血管生成的抑制远比细胞毒性化疗药物对肿瘤产生的抑制作用要大（表 50-5）[105-111]。但是只有部分患者对分子靶向治疗有反应，而且这种治疗反应有限且短暂，其细胞毒作用也是显而易见，如疲劳、腹泻、高血压以及皮肤的毒素反应。在使用分子靶向治疗时患者对甲状腺素的需求增加，所以血清中的 TSH 通常可以得到很好的抑制。

分子靶向治疗可以作为某些患者的一线治疗用药，如 [131]I 难治性甲状腺癌进展期且有靶向位点，因为细胞毒性化疗以及其他全身治疗目前没有任何益处 [1,104]。靶向药物的最佳选择应该基于每个肿瘤的靶点特征以及药物的作用机制，还有每种药物单独应用或联合应用的毒副作用。分子靶向治疗应该会有很大进展（见第 55 章）。

表50-5　分化型甲状腺癌 II 期临床试验

靶向药物	靶点	研究者	纳入病例数	部分反应 %	稳定 >6 个月 %
索拉菲尼	VEGFR2、3，RET BRAF c-KIT	Gupta-Abramson 等 [108]	27	26	59
		Kloos 等 [109]			
		Hoftijzer 等 [110]	58	5	56
			32	25	36
二磷酸莫替沙尼	VEGFR1、2、3 PDGFR c-KIT RET	Sherman 等 [105]	93	14	33
阿西替尼	VEGFR1、2、3，c-KIT	cohen 等 [106]	45	31	38
舒尼替尼	VEGFR1、2、3，RET	cohen 等 [107]	31	13	68

VEGFR：VEGF受体；PDGFR：血小板源性生长因子受体；NR：没有报告

参考文献

[1] Cooper DS (Chair), Doherty GM, Haugen BR, et al: The American Thyroid Association Guidelines Task Force: Revised management guidelines for patients with thyroid nodules and differentiated thyroid cancer, *Thyroid* 19: 1167–1214, 2009.

[2] Hedinger C, Williams ED, Sobin LH: World Health Organization: histological typing of thyroid tumours, 2nd ed, no 11. In *International Histological Classification of Tumours*, New York, 1988, Springer-Verlag, pp 1–20.

[3] Rosai J, Carganio ML, Delellis RA: *Tumors of the thyroid gland*, Washington, DC, 1992, Armed Forces Institute of Pathology.

[4] Beahrs OH, Henson DE, Hutter RVP, et al: *Manual for staging of cancer*, Philadelphia, 1992, J. B. Lippincott.

[5] American Joint Committee on Cancer: Chapter 8: Thyroid. In *AJCC cancer staging handbook*, ed 6, New York, 2002, Springer, pp 89–98.

[6] American Joint Committee on Cancer: Chapter 8: Thyroid. In *AJCC cancer staging handbook*, ed 7, New York, 2010, Springer, pp 87–96.

[7] Lebouleux S, Rubino C, Baudin E, et al: Prognostic factors for persistent or recurrent disease of papillary thyroid carcinoma with neck lymph node metastases or tumor extension beyond the thyroid capsule at initial diagnosis, *J Clin Endocrinol Metab* 90: 5723–5729, 2005.

[8] Bilimoria KY, Bentrem DJ, Ko CY, et al: Extent of surgery affects survival for papillary thyroid cancer, *Ann Surg* 246: 375–381, 2007.

[9] Jonklaas J, Sarlis NJ, Litofsky D, et al: Outcomes of patients with differentiated thyroid carcinoma following initial therapy, *Thyroid* 16: 1229–1242, 2006.

[10] Davies L, Welch HG: Increasing incidence of thyroid cancer in the United States, 1973–2002, *JAMA* 295: 2164–2167, 2006.

[11] Leenhardt L, Bernier MO, Boin-Pineau MH, et al: Advances in

diagnostic practices affect thyroid cancer incidence in France, *Eur J Endocrinol* 50: 133–139, 2004.

[12] Hay ID, Hutchinson ME, Gonzalez-Losada T, et al: Papillary thyroid microcarcinoma; a study of 900 cases observed in a 60- year period, *Surgery* 144: 980–988, 2008.

[13] Hay ID, Thompson GB, Grant CS, et al: Papillary thyroid carcinoma managed at the Mayo Clinic during six decades (1940-1999): temporal trends in initial therapy and long-term outcome in 2444 consecutively treated patients, *World J Surg* 26: 879–885, 2002.

[14] Mazzaferri EL: Long-term outcome of patients with differentiated thyroid carcinoma: effect of therapy, *Endocr Pract* 6: 469–476, 2000.

[15] Eustatia-Rutten CF, Corssmit EP, Biermasz NR, et al: Survival and death causes in differentiated thyroid carcinoma, *J Clin Endocrinol Metab* 91: 313–319, 2006.

[16] Kitamura Y, Shimizu K, Nagahama M, et al: Immediate causes of death in thyroid carcinoma: clinicopathological analysis of 161 fatal cases, *J Clin Endocrinol Metab* 84: 4043–4049, 1999.

[17] Volante M, Collini P, Nikiforov YE, et al: Poorly differentiated thyroid carcinoma: the Turin proposal for the use of uniform diagnostic criteria and an algorithmic diagnostic approach, *Am J Surg Pathol* 31: 1256–1264, 2007.

[18] Grebe SKG, Hay ID: Follicular thyroid cancer, *Endocrinol Metab Clin North Am* 24: 761–801, 1996.

[19] D'Avanzo A, Treseler P, Ituarte PH, et al: Follicular thyroid carcinoma: histology and prognosis, *Cancer* 100: 1123–1129, 2004.

[20] van Heerden JA, Hay ID, Goellner JR, et al: Follicular thyroid carcinoma with capsular invasion alone: a nonthreatening malignancy, *Surgery* 112: 1130–1136, 1992.

[21] Carcangiu MC, Zempi G, Rosai J: Poorly differentiated ("insular") thyroid carcinoma: a reinterpretation of Langhans "wuchernde Struma," *Am J Surg Pathol* 8: 655–668, 1984.

[22] Bonnet S, Hartl D, Leboulleux S, et al: Prophylactic lymph node dissection for papillary thyroid cancer less than 2 cm: implications for radioiodine treatment, *J Clin Endocrinol Metab* 94: 1162–1167, 2009.

[23] Hartl DM, Travagli JP, Leboulleux S, et al: Current concepts in the management of unilateral recurrent laryngeal nerve paralysis after thyroid surgery, *J Clin Endocrinol Metab* 90: 3084–3088, 2005.

[24] Schlumberger M, Lacroix L, Russo D, et al: Defects in iodide metabolism in thyroid cancer and implications for the follow-up and treatment of patients, *Nat Clin Pract Endocrinol Metab* 3: 260–269, 2007.

[25] Pacini F, Schlumberger M (Coordinators), Dralle H, et al: the European Thyroid Cancer Taskforce: European consensus for the management of patients with differentiated thyroid cancer of the follicular epithelium, *Eur J Endocrinol* 154(6): 787–803, 2006.

[26] Toubeau M, Touzery C, Arveux P, et al: Predictive value for disease progression of serum thyroglobulin levels measured in the postoperative period and after (131)I ablation therapy in patients with differentiated thyroid cancer, *J Nucl Med* 45: 988–994, 2004.

[27] Pacini F, Ladenson PW, Schlumberger M, et al: Radioiodine ablation of thyroid remnants after preparation with recombinant human thyrotropin in differentiated thyroid carcinoma: results of an international, randomized, controlled study, *J Clin Endocrinol Metab* 91: 926–932, 2006.

[28] Rémy H, Borget I, Leboulleux S, et al: Iodine 131 effective half-life and dosimetry in thyroid cancer patients, *J Nucl Med* 49: 1445–1450, 2008.

[29] Borget I, Remy H, Chevalier J, et al: Length and cost of hospital stay of radioiodine ablation in thyroid cancer patients: comparison between preparation with thyroid hormone withdrawal and Thyrogen, *Eur J Nucl Med Mol Imaging* 35:

1457–1463, 2008.

[30] Tuttle RM, Brokhin M, Omry G, et al: Recombinant human TSH-assisted radioactive iodine remnant ablation achieves short-term clinical recurrence rates similar to those of traditional thyroid hormone withdrawal, *J Nucl Med* 49: 764–770, 2008.

[31] Lassman M, Luster M, Hanscheid H, et al: The impact of I-131 diagnostic activities on the biokinetics of thyroid remnants, *J Nucl Med* 45: 619–625, 2004.

[32] Nordén MM, Larsson F, Tedelind S, et al: Down-regulation of the sodium/iodide symporter explains 131I-induced thyroid stunning, *Cancer Res* 67: 7512–7517, 2007.

[33] Schlumberger M, Pacini F: The low utility of pretherapy scans in thyroid cancer patients, *Thyroid* 19: 815–816, 2009.

[34] Aide N, Heutte N, Rame JP, et al: Clinical relevance of single-photon emission computed tomography/computed tomography of the neck and thorax in postablation (131)I scintigraphy for thyroid cancer, *J Clin Endocrinol Metab* 94: 2075–2084, 2009.

[35] Wong KK, Zarzhevsky N, Cahill JM, et al: Incremental value of diagnostic 131I SPECT/CT fusion imaging in the evaluation of differentiated thyroid carcinoma, *AJR Am J Roentgenol* 191: 1785–1794, 2008.

[36] Cailleux AF, Baudin E, Travagli JP, et al: Is diagnostic iodine-131 scanning useful after total thyroid ablation for differentiated thyroid cancer? *J Clin Endocrinol Metab* 85: 175–178, 2000.

[37] Hackshaw A, Harmer C, Mallick U, et al: 131I activity for remnant ablation in patients with differentiated thyroid cancer: a systematic review, *J Clin Endocrinol Metab* 92: 28–38, 2007.

[38] Maxon HR, Smith HS: Radioiodine-131 in the diagnosis and treatment of metastatic well differentiated thyroid cancer, *Endocrinol Metab Clin North Am* 19: 685–718, 1990.

[39] Tuttle RM, Leboeuf R, Robbins RJ, et al: Empiric radioactive iodine dosing regimens frequently exceed maximum tolerated activity levels in elderly patients with thyroid cancer, *J Nucl Med* 47: 1587–1591, 2006.

[40] Tubiana M, Haddad E, Schlumberger M, et al: External radiotherapy in thyroid cancers, *Cancer* 55: 2062–2071, 1985.

[41] Terezakis SA, Lee KS, Ghossein RA, et al: Role of external beam radiotherapy in patients with advanced or recurrent nonanaplastic thyroid Cancer: Memorial Sloan-Kettering Cancer Center Experience, *Int J Radiat Oncol Biol Phys* 73: 795–801, 2008.

[42] Rouxel A, Hejblum G, Bernier MO, et al: Prognostic factors associated with the survival of patients developing loco-regional recurrences of differentiated thyroid carcinomas, *J Clin Endocrinol Metab* 89: 5362–5368, 2004.

[43] Casara D, Rubello D, Saladini G, et al: Different features of pulmonary metastases in differentiated thyroid cancer: natural history and multivariate statistical analysis of prognostic variables, *J Nucl Med* 34: 1626–1631, 1993.

[44] Dinneen SF, Valimaki MJ, Bergstralh EJ, et al: Distant metastases in papillary thyroid carcinoma: 100 cases observed at one institution during 5 decades, *J Clin Endocrinol Metab* 80: 2041–2045, 1995.

[45] Nemec J, Zamrazil V, Pohunkova D, et al: Radioiodine treatment of pulmonary metastases of differentiated thyroid cancer. Results and prognostic factors, *Nuklearmedizin* 18: 86–90, 1979.

[46] Pacini F, Cetani F, Miccoli P, et al: Outcome of 309 patients with metastatic differentiated thyroid carcinoma treated with radioiodine, *World J Surg* 18: 600–604, 1994.

[47] Durante C, Haddy N, Baudin E, et al: Long term outcome of 444 patients with distant metastases from papillary and follicular thyroid carcinoma: benefits and limits of radioiodine therapy, *J Clin Endocrinol Metab* 91: 2892–2899, 2006.

[48] Lin JD, Chao TC, Chou SC, et al: Papillary thyroid carcinomas with lung metastases, *Thyroid* 14: 1091–1096, 2004.

[49] Bernier MO, Leenhardt L, Hoang C, et al: Survival and

therapeutic modalities in patients with bone metastases of differentiated thyroid carcinomas, *J Clin Endocrinol Metab* 86: 1568–1573, 2001.

[50] Biondi B, Filetti S, Schlumberger M: Thyroid-hormone therapy and thyroid cancer: a reassessment, *Nat Clin Pract Endocrinol Metab* 1: 32–40, 2005.

[51] Lebouleux S, Girard E, Rose M, et al: Ultrasound criteria of malignancy for cervical lymph nodes in patients followed up for differentiated thyroid cancer, *J Clin Endocrinol Metab* 92: 3590–3594, 2007.

[52] Pacini F, Fugazzola L, Lippi F, et al: Detection of thyroglobulin in fine needle aspirates of nonthyroidal neck masses: a clue to the diagnosis of metastatic differentiated thyroid cancer, *J Clin Endocrinol Metab* 74: 1401–1404, 1992.

[53] Boi F, Baghino G, Atzeni F, et al: The diagnostic value for differentiated thyroid carcinoma metastases of thyroglobulin (Tg) measurement in washout fluid from fine-needle aspiration biopsy of neck lymph nodes is maintained in the presence of circulating anti-Tg antibodies, *J Clin Endocrinol Metab* 91: 1364–1369, 2006.

[54] Schlumberger M, Hitzel A, Toubert ME, et al: Comparison of seven serum thyroglobulin assays in the follow-up of papillary and follicular thyroid cancer patients, *J Clin Endocrinol Metab* 92: 2487–2496, 2007.

[55] Van Herle AJ, Uller RP, Matthews NI, et al: Radioimmunoassay for measurement of thyroglobulin in human serum, *J Clin Invest* 52: 1320–1327, 1973.

[56] Spencer CA, Bergoglio LM, Kazarosyan M, et al: Clinical impact of thyroglobulin (Tg) and Tg autoantibody method differences on the management of patients with differentiated thyroid carcinomas, *J Clin Endocrinol Metab* 90: 5566–5575, 2005.

[57] Chiovato L, Latrofa F, Braverman LE, et al: Disappearance of humoral thyroid autoimmunity after complete removal of thyroid antigens, *Ann Intern Med* 139: 346–351, 2003.

[58] Kim WG, Yoon JH, Kim WB, et al: Change of serum antithyroglobulin antibody levels is useful for prediction of clinical recurrence in thyroglobulin-negative patients with differentiated thyroid carcinoma, *J Clin Endocrinol Metab* 93: 4683–4689, 2008.

[59] Bachelot A, Cailleux AF, Klain M, et al: Relationship between tumor burden and serum thyroglobulin level in patients with papillary and follicular thyroid carcinoma, *Thyroid* 12: 707–711, 2002.

[60] Schlumberger M, Charbord P, Fragu P, et al: Circulating thyroglobulin and thyroid hormones in patients with metastases of differentiated thyroid carcinoma: relationship to serum thyrotropin levels, *J Clin Endocrinol Metab* 51: 513–519, 1980.

[61] Schneider AB, Line B, Goldman JM, et al: Sequential serum thyroglobulin determinations, 131I scans, and 131I uptakes after triiodothyronine withdrawal in patients with thyroid cancer, *J Clin Endocrinol Metab* 53: 1199–1206, 1981.

[62] Haugen BR, Pacini F, Reiners C, et al: A comparison of recombinant human thyrotropin and thyroid hormone withdrawal for the detection of thyroid remnant or cancer, *J Clin Endocrinol Metab* 84: 3877–3885, 1999.

[63] Schlumberger M, Ricard M, De Pouvourville G, et al: How the availability of recombinant human TSH has changed the management of patients who have thyroid cancer, *Nat Clin Pract Endocrinol Metab* 3: 641–650, 2007.

[64] Eustatia-Rutten CF, Smit JW, Romijn JA: Diagnostic value of serum thyroglobulin measurements in the follow-up of differentiated Thyroid carcinoma, a structured meta-analysis, *Clin Endocrinol (Oxf)* 61: 61–74, 2004.

[65] Borget I, Corone C, Nocaudie M, et al: Sick leave for follow-up control in thyroid cancer patients: comparison between stimulation with thyrogen^W and thyroid hormone withdrawal, *Eur J Endocrinol* 156: 531–538, 2007.

[66] Snozek CL, Chambers EP, Reading CC, et al: Serum thyroglobulin, high-resolution ultrasound, and lymph node thyroglobulin in diagnosis of differentiated thyroid carcinoma nodal metastases, *J Clin Endocrinol Metab* 92: 4278–4281, 2007.

[67] Pacini F, Capezzone M, Elisei R, et al: Diagnostic 131-iodine whole-body scan may be avoided in thyroid cancer patients who have undetectable stimulated serum Tg levels after initial treatment, *J Clin Endocrinol Metab* 87: 1499–1501, 2002.

[68] Schlumberger M, Mancusi F, Baudin E, et al: 131I therapy for elevated thyroglobulin levels, *Thyroid* 7: 273–276, 1997.

[69] Sherman SI, Tielens ET, Sostre S, et al: Clinical utility of posttreatment radioiodine scans in the management of patients with thyroid carcinoma, *J Clin Endocrinol Metab* 78: 629–634, 1994.

[70] Kim WG, Ryu JS, Kim EY, et al: Empiric high-dose 131-iodine therapy lacks efficacy for treated papillary thyroid cancer patients with detectable serum thyroglobulin, but negative cervical sonography and 18F-fluorodeoxyglucose positron emission tomography scan, *J Clin Endocrinol Metab* 95: 1169–1173, 2010.

[71] Lebouleux S, Schroeder PR, Schlumberger M, et al: The role of PET in follow-up of patients treated for differentiated epithelial thyroid cancers, *Nat Clin Pract Endocrinol Metab* 3: 112–121, 2007.

[72] Lebouleux S, Schroeder PR, Busaidy NL, et al: Assessment of the incremental value of recombinant thyrotropin stimulation before 2-[18F]-fluoro-2-deoxy-D-glucose positron emission tomography/computed tomography imaging to localize residual differentiated thyroid cancer, *J Clin Endocrinol Metab* 94: 1310–1316, 2009.

[73] Robbins RJ, Wan QW, Grewal RK, et al: Real-time prognosis for metastatic thyroid carcinoma based on 2-[18F] fluoro-2-deoxy-D-glucose positron emission tomography, *J Clin Endocrinol Metab* 91: 498–505, 2006.

[74] Frasoldati A, Pesenti M, Gallo M, et al: Diagnosis of neck recurrences in patients with differentiated thyroid carcinoma, *Cancer* 97: 90–96, 2003.

[75] Pacini F, Molinaro E, Castagna MG, et al: Recombinant human thyrotropin-stimulated serum thyroglobulin combined with neck ultrasonography has the highest sensitivity in monitoring differentiated thyroid carcinoma, *J Clin Endocrinol Metab* 88: 3668–3673, 2003.

[76] Torlontano M, Attard M, Crocetti U, et al: Follow-up of low risk patients with papillary thyroid cancer: role of neck ultrasonography in detecting lymph node metastases, *J Clin Endocrinol Metab* 89: 3402–3407, 2004.

[77] Castagna MG, Brilli L, Pilli T, et al: Limited value of repeat recombinant thyrotropin (rhTSH)-Stimulated thyroglobulin testing in differentiated thyroid carcinoma patients with previous negative rhTSH-Stimulated Thyroglobulin and Undetectable Basal Serum Thyroglobulin Levels, *J Clin Endocrinol Metab* 93: 76–81, 2008.

[78] Baudin E, Docao C, Cailleux AF, et al: Positive predictive value of serum thyroglobulin levels, measured during the first year of follow-up following thyroid hormone withdrawal, in thyroid cancer patients, *J Clin Endocrinol Metab* 88: 1107–1111, 2003.

[79] Kouvaraki MA, Lee JE, Shapiro SE, et al: Preventable reoperations for persistent and recurrent papillary thyroid carcinoma, *Surgery* 136: 1183–1191, 2004.

[80] Bachelot A, Lebouleux S, Baudin E: Neck recurrence from thyroid carcinoma: serum thyroglobulin and high dose total body scan are not reliable criteria for cure after radioiodine treatment, *Clin Endocrinol (Oxf)* 62: 376–379, 2005.

[81] Travagli JP, Cailleux AF, Ricard M, et al: Combination of radioiodine (131I) and probe-guided surgery for persistent or recurrent thyroid carcinoma, *J Clin Endocrinol Metab* 83: 2675–2680, 1998.

[82] Hartl DM, Chami L, Ghuzlan AA, et al: Charcoal suspension tattoo localization for differentiated thyroid cancer recurrence, *Ann Surg Oncol* 16: 2602–2608, 2009.

[83] Hay ID, Reading CC, Charboneau JW: Long-term efficacy of ultrasound-guided percutaneous ethanol ablation of recurrent neck nodal metastases in pTNM stage I papillary thyroid carcinoma, *Thyroid* 15: S2–S3, 2005.

[84] Gaissert HA, Honings J, Grillo HC, et al: Segmental laryngotracheal and tracheal resection for invasive thyroid carcinoma, *Ann Thorac Surg* 83: 1952–1959, 2007.

[85] McCaffrey JC: Evaluation and treatment of aerodigestive tract invasion by well-differentiated thyroid carcinoma, *Cancer Control* 7: 246–252, 2000.

[86] Potzi C, Moameni A, Karanikas G: Comparison of iodine uptake in tumour and nontumour tissue under thyroid hormone deprivation and with recombinant human thyrotropin in thyroid cancer patients, *Clin Endocrinol (Oxf)* 65: 519–523, 2006.

[87] Van Nostrand D, Atkins F, Yeganeh F, et al: Dosimetrically determined doses of radioiodine for the treatment of metastatic thyroid carcinoma, *Thyroid* 12: 121–134, 2002.

[88] Sgouros G, Kolbert KS, Sheikh A, et al: Patient specific dosimetry for ^{131}I thyroid cancer therapy using [124]I PET and 3- dimensional-internal dosimetry (3D-ID) software, *J Nucl Med* 45: 1366–1372, 2004.

[89] Jentzen W, Freudenberg L, Eising EG, et al: Optimized 124I PET dosimetry protocol for radioiodine therapy of differentiated thyroid cancer, *J Nucl Med* 49: 1017–1023, 2008.

[90] Mandel SJ, Mandel L: Radioactive iodine and the salivary glands, *Thyroid* 13: 265–271, 2003.

[91] Kloos RT, Duvuuri V, Jhiang SM, et al: Nasolacrimal drainage system obstruction from radioactive iodine therapy for thyroid carcinoma, *J Clin Endocrinol Metab* 87: 5817–5820, 2002.

[92] Braga M, Ringel MD, Cooper DS: Sudden enlargement of local recurrent thyroid tumor after recombinant human TSH administration, *J Clin Endocrinol Metab* 86: 5148–5151, 2001.

[93] Vargas GE, Uy H, Bazan C, et al: Hemiplegia after thyrotropin alfa in a hypothyroid patient with thyroid carcinoma metastatic to the brain, *J Clin Endocrinol Metab* 84: 3867–3871, 1999.

[94] Song H, He B, Prideaux A, et al: Lung dosimetry for radioiodine treatment planning in the case of diffuse lung metastases, *J Nucl Med* 47: 1985–1994, 2006.

[95] Pacini F, Gasperi M, Fugazzola L, et al: Testicular function in patients with differentiated thyroid carcinoma treated with radioiodine, *J Nucl Med* 35: 1418–1422, 1994.

[96] Ceccarelli C, Bencivelli W, Morciano D, et al: 131I therapy for differentiated thyroid cancer leads to an earlier onset of menopause: results of a retrospective study, *J Clin Endocrinol Metab* 86: 3512–3515, 2001.

[97] Rubino, De Vathaire F, Dottorini ME, et al: Second primary malignancies in thyroid cancer patients, *Br J Cancer* 89: 1638–1644, 2003.

[98] Garsi JP, Schlumberger M, Rubino C, et al: Therapeutic administration of ^{131}I for differentiated thyroid cancer, radiation dose to ovaries and outcome of pregnancies, *J Nucl Med* 49: 845–852, 2008.

[99] Garsi JP, Schlumberger M, Ricard M: Health outcomes of children fathered by patients treated with radioiodine for thyroid cancer, *Clin Endocrinol (Oxf)* 2009. 2009 Feb 25. [Epub ahead of print].

[100] Eustatia-Rutten CF, Romijn JA, Guijt MJ, et al: Outcome of palliative embolization of bone metastases in differentiated thyroid carcinoma, *J Clin Endocrinol Metab* 88: 3184–3189, 2003.

[101] Posteraro AF, Dupuy DE, Mayo-Smith WW: Radiofrequency ablation of bony metastatic disease, *Clin Radiol* 59: 803–811, 2004.

[102] Masala S, Fiori R, Massari F, et al: Vertebroplasty and kyphoplasty: new equipment for malignant vertebral fractures treatment, *J Exp Clin Cancer Res* 22: 75–79, 2003.

[103] McWilliams RR, Giannini C, Hay ID, et al: Management of brain metastases from thyroid carcinoma: a study of 16 pathologically confirmed cases over 25 years, *Cancer* 98: 356–362, 2003.

[104] Schlumberger M, Sherman SI: Clinical trials for progressive differentiated thyroid cancer: patient selection, study design, and recent advances, *Thyroid* 19: 1393–1400, 2009.

[105] Sherman SI, Wirth LJ, Droz JP, et al: Motesanib diphosphate in progressive, differentiated thyroid cancer, *N Engl J Med* 359: 31–42, 2008.

[106] Cohen EEW, Rosen LS, Vokes EE, et al: Axitinib is an active treatment for all histologic subtypes of advanced thyroid cancer: results from a phase II study, *J Clin Oncol* 26(26): 4708–4713, 2008.

[107] Cohen EEW, Needles BM, Cullen KJ: Phase 2 study of sunitinib in refractory thyroid cancer, *J Clin Oncol* (meeting abstracts) 26: 6025, 2008.

[108] Gupta-Abramson V, Troxel AB, Nellore A, et al: Phase II trial of Sorafenib in advanced thyroid cancer, *J Clin Oncol* 26: 4714–4719, 2008.

[109] Kloos RT, Ringel MD, Knopp MV, et al: Phase II trial of sorafenib in metastatic thyroid cancer, *J Clin Oncol* 27: 1675–1684, 2009.

[110] Hoftijzer H, Heemstra K, Morreau H, et al: Beneficial effects of sorafenib on tumor progression, but not on radioiodine uptake, in patients with differentiated thyroid carcinoma, *Eur J Endocrinol* 161: 923–931, 2009.

[111] Waguespack SG, Sherman SI, Williams MD, et al: The successful use of sorafenib to treat pediatric papillary thyroid carcinoma, *Thyroid* 19: 407–412, 2009.

第51章 ■ 分化型甲状腺癌术后放射性碘治疗

BRYAN MCIVER

引言

大多数（75%以上）滤泡细胞来源的甲状腺癌（FCDTC）都具备和正常甲状腺滤泡细胞一样的摄取和浓聚碘的能力[1]。由于癌细胞不正常的滤泡结构妨碍了核素在其内部的有机化和存留，这也解释了癌组织在核素显像时呈典型的"冷结节"的原因[2]。然而，正是癌细胞残留的分化功能，放射性碘才得以用于定位和治疗手术后残留的甲状腺癌组织[3-4]。

核素碘经口服后会被上消化道迅速吸收入血，在血液循环中短暂停留后即浓聚在能表达钠碘同向转运体（NIS）的组织中[5]。没有摄取的核素经肾滤过和排出，同时使整个泌尿系统处于辐射暴露中。能够摄取碘的组织包括正常和癌变的甲状腺、唾液腺、乳腺（尤其处于哺乳期）、胃、肾和结肠[5,6]。不同于大多数其他组织，正常甲状腺组织和分化型甲状腺癌组织摄取碘依赖于促甲状腺激素（TSH）受体的活性，此受体的作用是上调甲状腺组织中NIS的表达并增加其活性[7]。另外，甲状腺组织能够使碘化物与甲状腺球蛋白结合而有机化，当然这至少还有赖于部分完好无损的滤泡结构存在[8]。这种有机化作用延长了碘的生物半衰期，增加了甲状腺组织的射线照射时间，增强了放射介导的细胞损伤和细胞死亡。

临床上使用的放射性碘核素（[131]I，[123]I）释放的γ射线能被合适的检测设备（伽马相机）检测到[9]，故能够通过在TSH刺激下摄碘的组织显像的方法来寻找和定位残留和转移的甲状腺癌。在北美地区，20世纪八九十年代，这种全身扫描技术是甲状腺癌术后监测的主要手段。近年来，随着技术进步，超声、断层影像和甲状腺球蛋白测定（基础水平和TSH刺激水平）更加特异和敏感，全身显像技术已经不再作为常规检测手段[10]。由于单光子发射断层计算机扫描（SPECT）的应用，可以更精确地定位碘浓聚区域，使核素显像技术继续在评估是否存在残留甲状腺癌的病情中发挥重要作用。

γ射线属于高能射线，但是其组织吸收剂量低，而且不与摄碘细胞和周围组织相互作用，所以组织损伤很小[12-13]。虽然γ照像能够提供高质量的图像，是最好的成像源，但是用于治疗残留甲状腺癌却不是特别有效，治疗残留甲状腺癌依赖于β粒子，主要由[131]I而不是[123]I衰变释放[13]。[131]I衰变释放的能量适中的β射线在人体组织中传播距离很短，平均仅0.5 cm就被周围组织吸收[14]。电离辐射的结果是造成DNA损伤，包括单、双链的断裂[15]。分化型甲状腺癌细胞中的p53调节通路是完好的，当细胞监测到DNA损伤时即被激活[16]。对于DNA的小范围损伤，即使有可能留有突变和染色体重排，细胞仍然可以通过激活修复机制恢复正常。对于广泛的DNA损伤，激活的p53会触发凋亡（细胞程序性死亡）[17-18]。由于癌细胞（包括甲状腺癌细胞）通常缺乏修复DNA双链损伤的机制[19]，因此残留甲状腺癌比周围正常组织更易受到β射线的影响，尽管没有体外实验，但临床和数据资料均支持这种假设。

甲状腺功能减退症刺激肾中NIS的表达上调，增加肾小管对碘的重吸收[20-21]，从而增加体内含碘量。这种机制进一步增加放射性碘的生物半衰期，增加摄碘组织在放射性碘核素中辐射的照射时间，但同时也增加了人体在辐射中的照射[22]。当放射性碘核素（radioactive iodine，RAI）用于显像或消融正常甲状腺组织时，更常用的增加碘摄取的方法是使用重组人促甲状腺激素（rhTSH）；而当治疗残留甲状腺癌或转移性甲状腺癌时，最好先诱发甲状腺功能减退症，以获得最佳的碘滞留效果，从而得到最大有效放射剂量。

有些专家认为锂会通过影响甲状腺或肾增加碘的生物半衰期，所以推荐预先使用锂剂治疗以增加放射性碘的疗效，但是由于缺乏有利证据，美国甲状腺协会（ATA）、美国临床内分泌协会（AACE）和美国国家综合癌症网络（NCCN）[24-26] 联合出版的最新甲状腺癌治疗指南均没有推荐使用锂剂。

对甲状腺术后辅助放射碘治疗的适应证一直存有争议。非常遗憾的是有关的临床证据质量不高，它们大多限于个案报道、小样本病例分析和大样本回顾性研究，这些方法有无法摆脱的固有偏差[27]。其他尚不明确的因素包括怎样为放射性碘治疗的患者作最好的准备、最佳剂量、辐射量测定、治疗频率和累积最大辐射剂量，在这些方面还没有高质量的数据可用于讨论。

放射性碘消融治疗

术后经常使用放射性碘进行清除甲状腺残灶治疗以"完成"对滤泡细胞性甲状腺癌进行的初始外科治疗[28]。而对这种被定义为破坏甲状腺切除术后残余正常甲状腺组织的措施仍然存在一些争论[29]，诸如是否能有效地减少复发、对实现后续随访中准确测定甲状腺球蛋白（基础或刺激）是否有必要以及获益（如果存在）是否大于辐射照射的风险（如果存在）。因此，对这些问题的决定伴随着巨大的争议，如哪些患者应该接受放射性碘治疗、如何最好地去使用、使用多少剂量的放射性碘是合理的[30]。而在这些争论中，这种治疗是"清甲治疗"（RRA：破坏甲状腺正常组织）还是对明确或可疑癌残留的治疗（真正的辅助治疗），往往缺乏明确区分。在笔者看来，这种区别是很重要的，因为对已明确或极有可能存在癌残留的患者以及手术已经将癌灶切除干净的患者，使用辅助治疗，其风险收益比是完全不同的。如果消融治疗潜在获益

低，那么即使是低风险的不良后果也需要考虑。而另一方面，如果癌灶确实存在并且危险，并且如果因某种原因认为放射性碘可能会有帮助，那么在追求有效的癌症治疗时存在某些显著的风险也是值得容忍的。"罪罚相应"[31]。

消融治疗可以改善滤泡细胞性甲状腺癌的预后，这个提议最初是在 Mazzaferri 和同事的开创性研究中提出。和目前指导我们实践的几乎所有甲状腺肿瘤学的研究一样，其开拓性的工作成果是基于对患者的大型回顾性队列分析，其研究包括在美国空军或在俄亥俄州立大学经过手术治疗的甲状腺癌患者[32-33]。在他早期的分析中，经甲状腺全切术、放射性碘和甲状腺激素抑制治疗的联合治疗的患者，其预后明显优于未用此联合治疗的患者[33]。在这些研究中，肿瘤大于1.5 cm 的患者 30 年复发率，接受 [131]I 消融治疗的 350 名患者与 802 名没有接受 [131]I 消融治疗的患者相比，30 年复发率减半（38% ~ 16%）（图 51-1A）[34]。同样，30 年特定死亡率从 8% 下降到 3%，术后没有证据显示病变残留的患者接受 [131]I 治疗后，未观察到 1 例死亡（图 51-1B）。这些从 20 世纪 70 年代后期起公布[32-41] 并被证明具有巨大影响力的发现，改变了甲状腺癌患者的治疗、监测及随访方法，使消融治疗成为受到广泛支持的"标准疗法"[42-45]。

然而，Mazzaferri 在发表的研究成果中所依据的包括了各种病理类型（滤泡、嗜酸细胞和乳头状甲状腺癌）的患者，他们经历了完全不同的手术：一些是甲状腺腺叶切除术，另一些是甲状腺次全切除术，很多是甲状腺全切除术。更积极（并且可能更像"治愈性"）的手术，很可能是由俄亥俄州立大学的外科专家

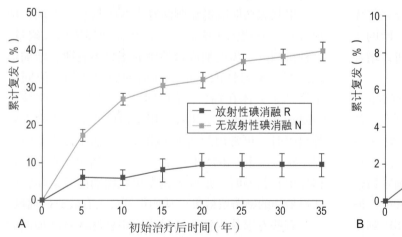

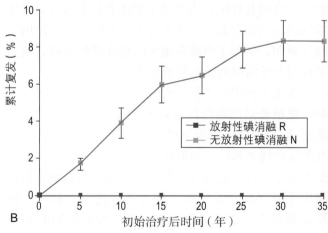

图 51-1 A，滤泡细胞源性甲状腺癌复发患者。350 例接受 [131]I 消融治疗的患者对比 802 例未接受 [131]I 消融治疗的患者；B，在同一个患者群体中的死亡率（Data from Mazzaferri EL, Jhiang SM: Long-term impact of initial surgical and medical therapy on papillary and follicular thyroid cancer. *Am J Med* 97:418-428, 1994.）

做的，尤其是在后半部分病人中，放射性碘治疗也用得越来越多。该研究还包括了更大范围的患者，包括转移性疾病以及低风险的患者；从1977年开始的包括有明显残留病灶和转移病灶患者的初始报告，只有33例是真正使用了放射性碘消融治疗[33]。因为这些混杂变量，在充分切除原发肿瘤、切除淋巴结病变且实际上完全切除了甲状腺的情况下，作为辅助治疗的清除甲状腺癌术后残留的甲状腺组织（简称清甲）消融治疗的真正获益，从这些数据中不能完全评估。然而，数据是足以令人信服的，以至于在全国（美国）各地甲状腺癌的管理发生了根本性转变，事实上导致了治疗标准的更新，包括迫使外科医生进行"全"甲状腺切除术，以方便使用清甲消融治疗；让内分泌医生使用这种有效治疗来"治愈"患者。

在整个清甲消融治疗方法兴起的20世纪80年代和90年代，Hay及其同事发出了反对的论调。与其他反对的作者一起，Hay认为，在手术充分的情况下大多数甲状腺乳头状癌（PTC）的患者预后是良好的，清甲消融治疗没有改善低危患者（由多种分期和预后评分系统定义）的结局；并且因为不合理、不适当地追求碘扫描时的"彻底清除"、测不到基础甲状腺球蛋白和几乎测不到刺激后甲状腺球蛋白分泌，给这些接受放射性碘照射的患者带来了不必要的开支、不便及不良反应的风险[46-55]。

原始的Mazzaferri研究和Hay等报道的数据之间最根本的区别是Hay的重点专门集中在低危组的死亡风险。根据他此前发表的"MACIS"评分系统（转移、年龄、切除的彻底性、侵袭和大小），梅奥诊所甲状腺乳头状癌的患者80%以上可归类为"低危组"，MACIS分数<6，25年的死亡风险<0.5%（图51-2）[56]。这些患者大多年轻（<45岁）且病灶局限，但这一类还包括超过45岁、存在甲状腺内（非浸润性）疾病、手术完全切除的患者。因为淋巴结的状态不是计算MACIS评分的因素，其中许多患者淋巴结阳性，而在大多数研究中[43,56-63]，尽管不是全部，淋巴结阳性会带来复发率但不是死亡率增加的风险[64-66]。根据对甲状腺乳头状癌（不包括其他组织学类型）、低危组死亡风险（多数）、经历了类似范围的手术（近全或全甲状腺切除术，基于术前超声的有针对性的颈清扫术）也没有远处转移扩散或明显残留病灶（都是放射性碘治疗的适应证，而不是清甲治疗）以及相匹配的淋巴结状态的患者进行分析，可以在一个回顾性研究中尽可能准确地评估清甲消融治疗的影响。图51-3A显示了在这些低危组、淋巴结阴性的

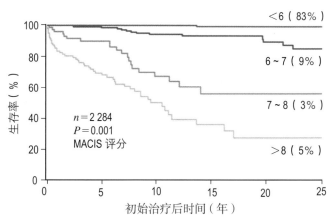

图51-2 Mayo诊所"低危组"PTC患者的死亡风险率，基于MACIS评分<6分，相对于中高位组患者（MACIS 6~8），其25年的死亡风险率<0.5%（Data from Hay ID, Bergstralh EJ, Goellner JR, et al: Predicting outcome in papillary thyroid carcinoma: development of a reliable prognostic scoring system in a cohort of 1779 patients surgically treated at one institution during 1940 through 1989. *Surgery* 114:1050-1057; discussion 1057-1058, 1993.）

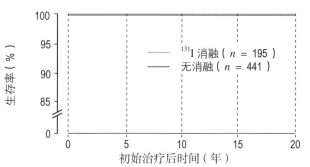

636例淋巴结转移阴性患者；甲状腺全切或近全切除；1970—2000

A

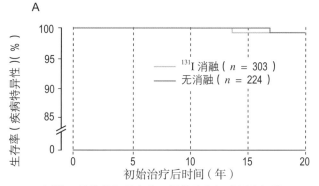

527例淋巴结转移阳性患者；甲状腺全切或近全切除；1970—2000

B

图51-3 A，RRA对MACIS低危（<6）、淋巴结转移阴性的PTC患者死亡率的影响，证实了对于死亡危险度为0的这组患者未发现肿瘤进一步发展；B，对淋巴结转移阳性的患者死亡率一样很低，同时不会因RRA而升高（Data from Hay ID, Thompson GB, Grant CS, et al: Papillary thyroid carcinoma managed at the Mayo Clinic during six decades (1940-1999): temporal trends in initial therapy and long-term outcome in 2444 consecutively treated patients. *World J Surg* 26:879-885, 2002.）

甲状腺乳头状癌患者中，清甲消融治疗对死亡率的影响；显然，没有检测到死亡率已经是零风险的这一组中有改善。淋巴结阳性患者的死亡率（图 51-3B）是类似地低，并且清甲消融治疗也没有改善。基于这些数据，为改善甲状腺乳头状癌低危组患者死亡率使用清甲消融治疗不是合理的理由[49]。

甲状腺乳头状癌低危组患者复发率的高低主要是由淋巴结性质决定的，淋巴结阴性患者的总体复发率 <5%，阳性患者上升到 15%~20%[49]。几乎所有的复发都是检测颈部淋巴结情况获得的。在 Mayo 临床病历中，低危组患者中淋巴结阴性（图 51-4A）及阳性（图 51-4B）的复发率并没有受放射性碘消融治疗所影响。这些研究并没有显示出在行充分手术治疗，包括择区性淋巴结清扫术后，且没有明显证据有结节残余的乳头状癌低危组患者中常规行 ^{131}I 消融能获得任何好处[55]。

Mayo 临床系列研究中报道的复发率[48]，甚至在未行常规放射性碘消融的病例中，相对于其他研究报道的复发率要低得多。这几乎完全反映了高度专业化的外科中心实施原发肿瘤手术治疗的水平，并强调了初次手术质量决定预后的重要性。这也是解释这些独特数据的唯一理由：优秀的外科医生在高度专业化的外科中心实施手术切除就能获得良好的预后，而其他人还需要增加放射性碘消融才能获得相同的预后。

而在 2007 年，美国国家甲状腺癌协作组（NTCCG）发表一项在美国北部开展的包括大约 26 000 名患者关于清甲消融治疗的分析，是多中心、大样本的前瞻性研究，平均随访时间为 5 年[67]。见表51-1，在Ⅰ期和Ⅱ期患者中，清甲消融治疗并没有改善总体死亡率和无病生存时间。其特定的分期系统的详细信息见表 51-2：值得一提的是，Ⅰ期和Ⅱ包括肿瘤达 4 cm 的患者，包括甲状腺外局部浸润和颈部淋巴结受累但无远处转移扩散的患者，与 Hay 的低危组划分明显重合。Jonklaas 等证明没有证据表明 ^{131}I 清

甲消融获益。得出的结论是，对这些低危组患者，清甲消融治疗没有提供任何好处"且实际上可能是有害的"[67]。相反，高危组病例（NTCCG Ⅲ 和Ⅳ期）在清甲消融治疗后确实预后得到了改善（总生存率、特定原因生存率和无瘤生存率），表明初次手术后残留癌病灶或有高危因素的患者确实从 ^{131}I 辅助治疗中获益。最近 Sloan-Kettering 组织的研究也支持选择性地

表 51-2　NTCCG分期系统的详细信息

		乳头状癌		滤泡状癌	
		年龄 <45岁	年龄 ≥45岁	年龄 <45岁	年龄 ≥45岁
原发肿瘤大小（cm）	<1	Ⅰ	Ⅰ	Ⅰ	Ⅱ
	1~4	Ⅰ	Ⅱ	Ⅰ	Ⅲ
	>4	Ⅱ	Ⅲ	Ⅱ	Ⅲ
原发肿瘤的描述	镜下多灶	Ⅰ	Ⅱ	Ⅰ	Ⅲ
	肉眼可见多灶或肉眼可见包膜浸润	Ⅰ	Ⅱ	Ⅱ	Ⅲ
	镜下腺外侵犯	Ⅰ	Ⅱ	Ⅰ	Ⅲ
	肉眼可见腺外侵犯	Ⅱ	Ⅲ	Ⅱ	Ⅲ
	低分化	n/a	n/a	Ⅲ	Ⅲ
转移	颈部淋巴结转移	Ⅰ	Ⅲ	Ⅰ	Ⅲ
	颈外淋巴结转移	Ⅲ	Ⅳ	Ⅲ	Ⅳ

Ⅰ期和Ⅱ期包含肿瘤最大4 cm的患者，包括伴局灶腺外侵犯和伴颈部淋巴结转移者，但不包括远处转移或扩散者[67]

From Jonklaas J, Sarlis NJ, Litofsky D, et al: Outcomes of patients with differential thyroid carcinoma following initial therapy. *Thyroid* 16:1229-1242, 2006.

表51-1　总死亡率的特定原因死亡率及无复发生存期的相对风险度*

	总生存率			疾病特异生存率			无病生存率		
	RR	95%CI	*P*	RR	95%CI	*P*	RR	95%CI	*P*
Ⅰ期	0.0006	n/a	0.013	0.00063	n/a	0.1	0.64	0.47~0.85	0.0013
Ⅱ期	1.71	1.07~2.74	0.026	1.21	0.26~3.92	0.76	1.03	0.75~1.39	0.84
Ⅲ期	1.43	1.17~1.72	0.0006	1.46	1.13~1.87	0.0045	1.32	1.02~1.68	0.035

RR：相关风险度，RR>1提示联合RAI的疗效更好；CI：可信区间
*得出的结论是：对于这些低风险患者，清甲消融治疗没有提供任何好处"且实际上可能是有害的"
Data from Jonklaas J, Sarlis NJ, Litofsky D, et al: Outcomes of patients with differentiated thyroid carcinoma following initial therapy. *Thyroid* 16:1229-1242, 2006.

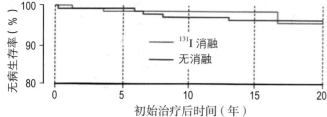

636 例淋巴结阴性患者；甲状腺全切及近全切；1970—2000 年

A

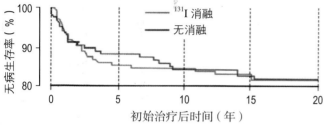

527 例淋巴结阳性患者；甲状腺全切及近全切；1970—2000 年

B

图 51-4 放射性碘消融对淋巴结阳性（A）或淋巴结阴性（B）（MACIS<6）低风险甲状腺乳头状癌患者复发率的影响，这些研究并没有得出在行足够手术治疗后，包括选择性淋巴结清扫术后，并且没有明显证据有结节残余的低风险乳头状癌患者中常规行[131]I 消融能获得任何可检测到的好处（Data from Hay ID, Thompson GB, Grant CS, et al: Papillary thyroid carcinoma managed at the Mayo Clinic during six decades (1940-1999): temporal trends in initial therapy and long-term outcome in 2444 consecutively treated patients. *World J Surg* 26:879-885, 2002; and from Grebe SK, Hay ID: Follicular cell-derived thyroid carcinomas. *Cancer Treat Res* 89:91-140, 1997.）

使用清甲消融治疗，他们分析了甲状腺乳头状癌低危组患者的预后，并发现充分的初次手术且未行清甲消融治疗的患者预后良好[65]。

　　总之，对于低危组患者，特别是局限于甲状腺内较小（<4 cm）的乳头状癌（pT1-2，AJCC Ⅰ期）患者，在初次手术范围足够的条件下，[131]I 消融既不改善病因特异性生存率，也不为疾病复发风险带来获益。即使对伴有区域性淋巴结转移（<45 岁，AJCC Ⅰ期；>45 岁，AJCC Ⅲ期）的患者，[131]I 也不会进一步降低已经很低的死亡风险或较高的复发风险。

　　美国甲状腺学会首次出版于 2006 年的甲状腺癌治疗指南支持在甲状腺乳头状癌低危组患者中选择性应用[131]I 消融[69]，但学会仍赞同在肿瘤巨大、伴淋巴结转移或腺外扩散的患者常规应用[131]I。而当 2007 年 Jonklaas 的文章发表后，美国甲状腺学会 2009 年修订版指南和 NCCN 指南都采取了更为复杂和细致的方法进行放射性碘消融患者的选择。特别是 ATA 指南（表 51-3），建议在死亡风险高的患者中应用[131]I 消融（强力推荐），并避免在死亡及复发风险低的患者中应用[131]I（强力推荐），但没有针对复发风险高而死亡风险低的淋巴结转移患者是否行[131]I 治疗的建议[24]。指南这方面的不足反映出，现有关于[131]I 治疗后结局的数据并未分析对预后进行分层的患者[131]I 消融治疗的风险 - 获益比。然而，Hay、Jonklaas 和 Tuttle/

分期	描述	预期受益			通常建议行 RAI	建议强度
		死亡风险降低	复发风险降低	降低分期		
T1	≤1 cm，局限于甲状腺内或显微镜下呈多灶性	否	否	是	否	E
	1~2 cm，局限于甲状腺内	否	数据有争议*	是	选择性使用*	I
T2	>2~4 cm，局限于甲状腺内	否	数据有争议*	是	选择性使用*	C
T3	>4 cm					
	<45 岁	否	有争议*	是	是	B
	≥45 岁	是	是	是	是	B
	不论大小和年龄，微小腺外浸润	是	数据不足*	是	选择性使用*	I
T4	不论大小，明显的腺外浸润	是	是	是	是	B
Nx, N0	未见转移淋巴结	否	否	是	否	I
N1	<45 岁	否	数据有争议*	是	选择性使用*	C
	>45 岁	数据有争议*	数据有争议*	是	选择性使用*	C
M1	发生远处转移	是	是	是	是	A

表51-3 美国甲状腺协会[131]I 消融治疗应用指南

ATA 推荐对高死亡风险患者使用 RRA，不建议对低死亡及复发风险患者使用，但并没有明确表示对于高复发、低死亡风险的甲状腺结节患者是否行 RRA[24]

*因为争议存在或数据不足，我们并未明确表示在本亚组内的患者是否行 RRA，但此亚组内有高危因素的患者或许可从 RRA 中获益

From Cooper DS, Doherty GM, Haugen BR, et al: Revised American Thyroid Association management guidelines for patients with thyroid nodules and differentiated thyroid cancer. *Thyroid* 19:1167-1214, 2009.

Memorial 的数据都表明，不管使用 MACIS 评分系统[55]、AJCC 分期[27, 70]还是 NTCCG 分期系统[67]，放射性碘消融对于降低低危组患者的复发或死亡风险都是无效的。由于这些系统包含了大部分甲状腺癌患者，在适当的初次手术后仍存在病灶残留或可能残留的患者中，赞成有限地应用放射性碘消融似乎是恰当的。对于这类患者，放射性碘应该作为残余病灶治疗的辅助手段，而不是仅仅用于清除残余的正常甲状腺组织。

尽管有 ATA 指南，自 Hay 的文章发表以来，因其数据倍受争议[54]，所以至今依然受内分泌医生的关注。许多激烈的争论来自于 Mazzaferri 的数据和 Hay 的数据之间的差异，前者认为放射性碘消融有效，后者则认为无效。争议仍在继续。但事实上，研究的差异取决于对不同病例的选择以及初次手术治疗的彻底性。手术切除范围彻底的患者并不会从放射性碘消融中获益，但有残余灶的患者可能因为放射性碘辅助治疗有效而受益。对残余的正常甲状腺消融治疗不会改变预后，而对于残余的甲状腺癌放射性碘治疗则可获益。关键在于鉴别患者是否有癌残留灶，决定了治疗是否有效，但对多数手术已彻底切除的患者需避免不必要的治疗。

放射性碘消融是甲状腺癌术后监测所需

术后残余灶的消融带来的另一个优势是可简化解释术后血清 Tg 值的意义。多数病例中，甲状腺"全"

切会残留少量甲状腺组织，常位于锥体叶、沿甲状舌管、甲状旁腺区域或 Zuckerkandl 结节及 Berry 韧带处——在这些区域，有些外科医生宁愿原位保留甲状腺组织而不愿冒损伤喉返神经的风险[71]。残余的正常甲状腺组织在一定程度上尤其是刺激状态下会产生 Tg（例如，甲状腺激素撤退或促甲状腺激素注射剂刺激引发的 TSH 升高）[72]，容易使人误以为有癌残留灶而不认为是残余的正常甲状腺。甲状舌管残留也是一个特例，因为其在甲状腺床外有核素显像，被误认为是病态淋巴结[73]。

即使在没有明显残余的甲状腺组织，除非"全"甲状腺切除术后采用放射性碘消融残余甲状腺组织，否则经常重复测量 Tg 基线水平（少得多，刺激）是不可信的。虽然支持该观点的证据不足，但这并不是基于患者预后的相关数据。我们（Plaskowski 等，尚未发表）回顾分析利用 Tg 基线值研究甲状腺全切而未行放射性碘消融的低危（MACIS＜6）甲状腺癌患者。在这项研究中，共纳入 100 名患者，其中 58 名有淋巴结转移，5 名有腺外浸润，患者均手术切除（切缘未见肿瘤），且没有远处转移。该研究排除 TgAb 阳性患者。甲状腺全切术后口服甲状腺激素达最小抑制剂量，Tg 基线值为 0.3 ng/ml，其中 70% 的患者 Tg 水平测不到（＜0.1 ng/ml）。在中位随访时间 7 年期间（时间为 5～10 年），通过联合检测 Tg 水平及高分辨率的颈部超声检查，有 9 例患者复发。9 例患者中，未受刺激的 Tg 升高或是随访过程中逐渐升高（图51-5）。复发的患者 Tg 基线水平均升高，Tg 逐渐升

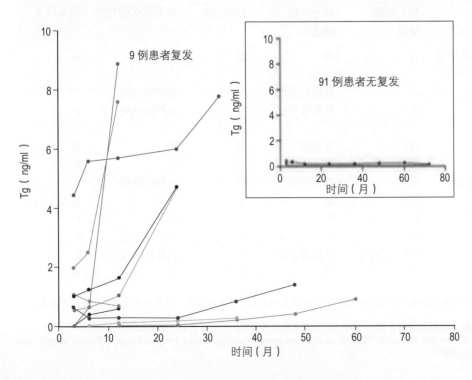

图 51-5（也见彩图）100 例低风险的 PTC 患者，甲状腺全切但没有做清甲治疗，对 TSH 抑制治疗后随访甲状腺球蛋白（Tg）。甲状腺球蛋白抗体阳性的患者被排除在这项研究外。9 名患者在随访间复发，这些患者未受刺激的 Tg 在基线水平就升高或随访期间逐步上升。基础 Tg 水平未上升的患者均没有复发，Tg 升高的所有 9 名患者，最终由超声证实有残留病灶（From Plaskowski and McIver, unpublished data.）

高的 9 例患者，均经超声检查发现残余病灶。数据证实，大多数低风险 PTC 患者通过切除原发肿瘤、甲状腺全切除和淋巴结清扫而治愈，不需要放射性碘消融，即便是为了随访或术后监测也不需要，其他人也开始认同这一观点[68,70]。

合适的危险分层及放射性碘消融的应用

最近 Tuttle 对"合适的危险分层"的观点进行了阐述，手术及后续治疗的结果可影响甲状腺癌病例的危险分层（详见第 21 章）[74]。一位患者基于 AJCC 分期或其他预后评估系统开始认为属于低危组，但出现局部复发及新发现有远处转移，特别是累及颈部以外区域，这时应该认为其属于高危组。类似的，有些病例最初认为属于高风险，通过完整切除肿瘤及术后行放射性碘治疗或对其他治疗敏感，在随访过程中未表现出有肿瘤残留或复发，最终归类于低危组。这种观点并非新颖，但有效地将治疗后的反应作为评估患者预后的变量之一。

加拿大多伦多 Walfish 领导的研究小组[75]，将这种观点归纳成有逻辑的结论，他们推荐仅术后反应欠佳的低危组病例可选择性采用放射性碘消融。他们建议术后刺激状态下的 Tg 水平低于 2 ng/ml 及 TgAb 阴性的病例，应推迟或避免采用放射性碘消融。我们的经验显示术后未刺激状态下的 Tg 水平在 0.2 ~ 1.0 ng/ml[76]。随访数据显示，这些病例预后极佳且合适的风险分层可以使低危组的病例避免不必要的放射性碘照射。术后 Tg 高于上述阈值提示可能有残留病灶，放射性碘消融辅助治疗可能获益，虽然术后明显的甲状腺组织残留会干扰 Tg 的监测。因此，这部分病例采用放射性碘治疗是合适的。

用于放射性碘消融的放射性碘的剂量和形式

^{131}I 能达到去除残留灶的最佳剂量一直是近年的研究热点。北美许多中心习惯使用接近 30 mCi 的剂量（典型的为 29.9 mCi），这是多年来法律允许的对门诊患者使用的最大剂量。随着 20 世纪 90 年代美国对这一规定的放松，50 ~ 75 mCi 的剂量用于放射性碘消融越来越常见，这一观念有部分理论和试验的支

持[77-79]。停用甲状腺激素 2 ~ 4 周，分别给予 30 mCi、50 mCi、75 mCi 和 100 mCi 剂量，几乎可以达到相同的"完全消融"率（85% ~ 90%），即随后碘扫描没有发现可显像的能摄取碘的残留病灶。之前的研究将重组人促甲状腺素用于放射性碘消融，证实给予重组人促甲状腺素或停用甲状腺激素，再给予 100 mCi 可达到相同的完全消融率，随后美国 FDA 批准重组人促甲状腺素用于 100 mCi 的放射性碘消融[80]。基于剂量测定的研究显示，重组人促甲状腺素用于 100 mCi 放射性碘消融时的总辐射量明显低于停用甲状腺激素[81-82]，这是因为运用重组人促甲状腺素时碘的肾重吸收更低及生物半衰期更短。但是更低剂量的 ^{131}I（50 ~ 75 mCi）似乎有相同的有效率[83]，最近"HiLo"试验的报道显示重组人促甲状腺素刺激后 30 mCi 的 RRA 剂量可使高达 85% 的病例消除残余的甲状腺[84]，但其他研究显示高剂量比低剂量更有效[85]。美国甲状腺学会（ATA）讨论放射性碘消融使用时赞同"最低有效剂量"的原则[24]，可使潜在的不良反应最小化，重组人促甲状腺素刺激后应用 30 ~ 50 mCi 的 ^{131}I 剂量似乎是恰当的，适用于少部分需要该治疗的病例。

尽管这些发表的文献数据证明了低剂量 ^{131}I 的有效性，但近年来有明显运用大剂量 ^{131}I 的趋势，包括认为是"高危组"的病例（淋巴结阳性、局部浸润或高龄）或低危组病例，"以防万一"出现意想不到的转移。经常听到 100 ~ 150 mCi 备用于清除残留的甲状腺组织甚至是在低危组病例，尽管没有显著的数据支持使用这么大剂量。这种趋势正在上升，但笔者是怀疑的，因为笔者困惑在这些低危组病例中 ^{131}I 在治疗中所扮演的角色及其有效性。如果目标是为了清除转移灶，高剂量的 ^{131}I 可能是恰当的。但从放射性碘消融的真正目的而言，低剂量的 ^{131}I（30 ~ 50 mCi）能达到同样的有效率且是"最小的必要照射"原则应用于放射性碘消融，就像在医学方面运用其他放射性核素一样。

传统观点认为，甲状腺手术 4 ~ 8 周后可给予放射性碘，当患者处于甲状腺功能减退症状态时，可使 TSH 刺激下碘摄取最大化及全身碘保留最大化[86]。常常使用各种各样的策略，但没有证据显示哪一种停用甲状腺激素的方法更优越。在一些中心，甲状腺切除术后不给予甲状腺激素，患者在接下来的几周处于甲状腺功能减退症，这时再行放射性碘消融（典型的约是 4 周），此时证实有足够高的 TSH 水平（通常 >30 mU/L 是可接受的水平[87]）。在另外一些中心，患者分次服用三碘甲状腺氨酸（T3，Cytomel），25 ~ 75 mg/d。用药几周后再停用 T3 2 周，患者甲状腺功能减退症更

为迅速，因此比甲状腺切除术后停用甲状腺激素（T4）有更少的症状持续，因为 T3 的半衰期更短。但是，没有数据证实这种治疗模式比停用甲状腺激素更优越[88]。

与停用甲状腺激素相关的症状是明显的，虽然为一过性，但少数病例甚至可能因为出现严重心脏或精神疾病而危及生命[89]。因此，运用重组人促甲状腺素刺激对大多数病例可能更为合适。如图 51-6 所示，患者对重组人促甲状腺素刺激耐受良好，与停药相比患者通常更愿意选择重组人促甲状腺素。考虑到相同的功效，患者需要行放射性碘消融时将重组人促甲状腺素作为一线治疗被认为是恰当的。

在 131I 治疗、放射性碘消融及碘显像的准备期间通常建议低碘饮食 2 周，虽然其功效仍存在怀疑[90-91]。然而排除这些怀疑，碘负荷，或者是来自膳食补充，或者是（更通常是）因为含碘造影剂、抗生素及药物，都会影响 131I 治疗的功效。因为有时很难确定这种碘负荷仅来源于既往，笔者的实践是在实施任何 131I 之前测量碘的排泄，收集 24 小时尿。

不用说，在实施 131I 前需要进行妊娠试验及确定试验结果为阴性[92]。对孕妇实施放射性碘可能对胎儿有致死性，并且在实践中是无辩护余地的[24]。

局部残留的放射性碘治疗

与残余（肿瘤）切除有很大争议不同的是，131I

可以通过在肿瘤内部保留的浓缩碘能力有效地消除或控制患者的残留肿瘤。当有 TSH 充分刺激时，75%～85% 的滤泡上皮源性分化型甲状腺癌有聚碘能力，适当剂量的口服吸收 131I 可以诱导这些细胞和周围组织的坏死[93]。

即使外科手术中做了充分的切除，局部浸润性（pT4）肿瘤切除后仍可能存在微小残留。如肿瘤存在于最初外科手术切除的边缘，即使最初认为这些肿瘤是包含在外科切除的甲状腺内，这可通过组织学检测出来。至少对晚期老年患者（第 3 阶段），这种微观残余疾病大幅度增加了真正的 PTC 甲状腺床区域复发的风险以及各种原因的死亡率[94]。同样的，浸润性嗜酸细胞亚型滤泡上皮癌更可能在甲状腺床复发，并可证明根除手术是困难的或者说是不可能的[95]。

肿瘤微小残留患者的局部复发率和患者的生存率可以通过 131I 或放射治疗来提高[96-97]。传统意义上，肿瘤残留的治疗分为两步，相对低剂量（30～75 mCi）为基础性的放射性碘消融，紧随其后的是更高治疗剂量（100～200 mCi）的治疗。没有任何证据表明这一方法优于第一个方法，这是现在对高危患者首选的方法[98]。但是，这一方法也有缺点，就是甲状腺残留组织掩盖了甲状腺外组织的少量碘吸收，从而掩盖了治疗后扫描对肿瘤远处转移性疾病的观察。

少数患者表现为局部进展性疾病，这使得完整的手术切除变得非常困难或者说是不可能，尽管医生对少数病例仍想对颈部的肿瘤残留选择最佳的手

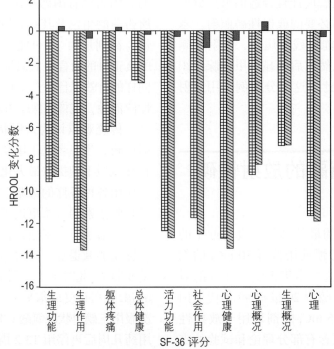

使用 SF-36 工具评分的健康相关生活质量比较

Ⅲ rhTSH 对撤退组
Ⅲ LT4 对撤退组
■ rhTSH 对 LT4

rhTSH 组的生活质量评分显著高于 LT4 撤退组，rhTSH 组的生活质量和服用甲状腺激素组相当

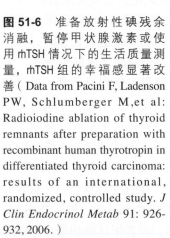

图 51-6 准备放射性碘残余消融，暂停甲状腺激素或使用 rhTSH 情况下的生活质量测量，rhTSH 组的幸福感显著改善（Data from Pacini F, Ladenson PW, Schlumberger M, et al: Radioiodine ablation of thyroid remnants after preparation with recombinant human thyrotropin in differentiated thyroid carcinoma: results of an international, randomized, controlled study. *J Clin Endocrinol Metab* 91: 926-932, 2006.）

术治疗。对这些患者我们提倡更积极的手术方法，如果有必要，包括气管或食管部分切除，以达到局部控制的目的[55,99]。如果不能达到这样的效果，存在的肿瘤残余对复发率和死亡率都是一个高危因素，需要积极考虑[131]I辅助治疗和放射治疗的联合运用[97,100-101]。

在这种情况下放射性碘提供了一种治疗选择，分次剂量一直到500 mCi以获得局部控制是值得的。还有团队提倡更高剂量的[131]I，在剂量学研究的指导下，达到可能的最大剂量和最小的骨髓毒性[102]。然而，非常高剂量的[131]I治疗的后果包括终身口腔干燥、吞咽困难、骨髓抑制和二次肿瘤的风险，包括白血病、淋巴瘤、膀胱移行细胞癌和结肠癌等[103-104]（表51-4）。

剂量学可能在确定避免急性放射毒性的最大安全剂量方面是有用的[105-106]。然而，这是一个技术性难题，很可能被许多其他问题所影响，使其容易在预测一个剂量单位的[131]I的肿瘤受辐射量时犯错误[107]。在最好的情况下，对肿瘤残余或复发的估计值也只能看做一个近似值。碘的吸收情况可能会因为肿瘤残余部位不同而不同，即使是同一复发部位的不同区域也有不同。此外，[131]I的有效半衰期在不同患者身上是不同的，甚至是同一名患者，示踪剂量和治疗剂量的有效半衰期也会有差异。最后，使用示踪剂[131]I之前，有必要计算剂量测定法，否则可能出现肿瘤组织的"顿抑现象"，并因此减少后续治疗剂量的吸收。这种顿抑现象可以通过使用低（<5 mCi）扫描剂量的[131]I使之最小化，尽可能避免使用[131]I（一种伽马核素）作为示踪剂[109-111]。然而，剂量测定法在[131]I的治疗管理中仍然是一个有争议的工具，只有少数内分泌学家和核医学专家使用。

滤泡上皮性分化型甲状腺癌的复发，甚至肿瘤的残留，通常生长缓慢，可以选择（在没有多少可选择的情况下）外放射治疗，并可能通过反复颈部手术达

到局部控制[112-113]。高剂量[131]I治疗未经证实有效，除此之外更多的标准剂量（<500 mCi）具有显著的相关疾病发病率。如前所述，剂量测定法是不可靠的。因此，为了追求达到效果，我们在一个疗程中对[131]I更喜欢使用等于或超过500 mCi的总剂量。

远处转移灶的放射性碘治疗

人们很早就注意到很多滤泡上皮性分化型甲状腺癌的远处转移灶可以吸收碘，而且TSH能够促进转移灶吸收碘。因此，无论初次诊断时就发现远处转移灶还是在后来的诊疗中才发现远处转移灶，使用[131]I治疗远处转移灶都是有效的。

尽管在应用[131]I治疗之前有报道称单用甲状腺激素抑制治疗能抑制肺转移灶的发展，但是[131]I在抑制肺部微小转移灶的生长以及诱导肿瘤退化方面的效果是非常明显的，至少在儿童和青少年患者中如此[114-115]。将[131]I治疗和服用抑制剂量的甲状腺素治疗联合使用能明显降低血清Tg的浓度，减少甚至清除摄碘灶，达到解剖学上的缓解，但是胸片或CT扫描却再也不可能显示完全正常，而且后期也可能复发，甚至是在"治愈"后数十年[117]。所以虽然无证据显示[131]I治疗能够提高这类患者的生存率，但仍被广泛采用[24]。即便是伴有弥漫性肺转移的年轻甲状腺乳头状癌患者，在经过充分的外科手术、[131]I和甲状腺素抑制治疗后，其长期生存率都是可以预期的[115]。对[131]I治疗有良好反应的患者都是肿瘤分化良好的患者，他们对TSH抑制治疗也有良好反应，这就无法肯定到底是哪种治疗发挥了主要功效。在治疗转移性甲状腺乳头状癌取得巨大成功时，虽然人们习惯于将功劳归于放射性碘治疗，但是TSH抑制治疗至少是其中重要的组成部分[118]。虽然有很多个案报道和病例报道有效的[131]I治疗可以使老年患者肺部转移灶和其他远处转移灶缩小[119]，但仍然没有前瞻性研究数据支持[131]I治疗可以提高生存率。

可能由于β射线有限的组织穿透能力，较大的转移灶（最大直径超过1 cm）明显比较小的转移灶对[131]I治疗的反应差[14]。较大转移灶的组织缺氧也可以诱导辐射抵抗，其原因可能是缺氧限制了氧自由基的产生，从而降低了辐射对组织的损伤，当然，也有可能存在其他机制导致的辐射抵抗[14]。

转移灶在[131]I治疗之后早期会出现肿大，其原因部分是由于为了提高碘吸收而升高的TSH刺激所致，

表51-4 不良反应和[131]I治疗的后果	
涎腺	**涎腺炎口干**
眼	干眼症、结膜炎、溢泪
甲状旁腺	甲状旁腺功能减退症（极其少见）
鼻	嗅觉、味觉改变、鼻出血
胃肠	恶心、呕吐、口腔炎、胃溃疡
肺	肺炎、肺纤维化
骨髓	骨髓抑制/发育不全、白血病、血小板不足
生殖器	改变卵巢和睾丸功能、不孕不育
恶性肿瘤	次原发肿瘤

另外部分源于肿瘤组织损伤出现的水肿反应[120]。转移灶肿大会引起占位效应，尤其在一些危险区域，诸如中枢神经系统（CNS）和靠近脊髓的地方[121]。预防性使用激素可能有助于减轻水肿。另一方面，使用外源性重组人促甲状腺素（rhTSH）（而不是停用甲状腺激素）既能提高摄碘率，又能避免 TSH 持久升高刺激转移灶的生长[120,122]。

必须引起重视的一点是甲状腺功能减退症会减少肾对 ^{131}I 的清除率，增加 ^{131}I 的生物半衰期。而使用重组人促甲状腺素则没有这样的作用，因此使用重组人促甲状腺素后的有效 ^{131}I 剂量比停用甲状腺激素时低，所以使用重组人促甲状腺素来进行 ^{131}I 治疗的准备时，对于放射剂量的测定应更加关注[122]。虽然对 rhTSH 刺激后 ^{131}I 治疗远处转移的功效尚无充分的评估，但似乎只要把握好放射剂量，这种方法不仅有效，同时还能避免患者因长时间甲状腺激素低下而引起的并发症[122]。

如本书其他章节所述，可供选择的其他治疗方式，如手术和局部外放疗，在滤泡上皮性分化型甲状腺癌的转移灶治疗中发挥着重要的作用，^{131}I 治疗仅仅是组成这种综合治疗体系的一个部分（参见第 52 章、第 53 章和第 54 章）。将来，越来越多的靶向治疗（目前尚处于研究阶段）将为现阶段无计可施的放射碘抵抗的转移性甲状腺癌开辟一条新的治疗途径（参见第 55 章）。

放射性碘治疗的风险和不良反应

虽然长期观察数据显示低剂量 ^{131}I 是安全的，无明显致癌风险，但即使是很低剂量的辐射也可能造成一些不良反应[55,103,123-126]，而且费用、不便和并发症也可能超过潜在的获益，尤其是对于那些低风险又进行了适当手术治疗的患者。虽然大部分不良反应（表51-4）从医学角度看都很轻微，但对于受到影响的患者而言却常常很明显，在总的治疗风险 - 获益比中理应考虑这些不利的后果。

高剂量的 ^{131}I，有时用于放射性碘消融治疗，更多时候用于有癌残留或转移灶的高危组患者的治疗。虽然增加了不良反应的发生率，但是对高危组的患者来说，这些风险是值得冒的。随着 ^{131}I 累积剂量的升高，似乎并发其他恶性肿瘤的风险会增加，这在生物学上似乎是合理的，称为剂量依赖型（图 51-7）[104,124,127-129]。虽然像这个领域中大部分数据一样，这些数据是通过回顾性研究得出的，而不是来源于临床对照试验，但 ^{131}I 照

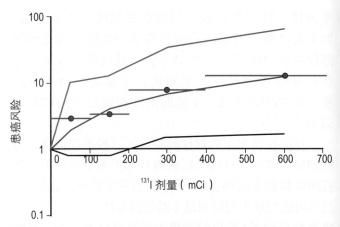

图 51-7　^{131}I 治疗后新发恶性肿瘤的风险和剂量关系（Data from Rubino C, de Vathaire F, Dottorini ME, et al: Second primary malignancies in thyroid cancer patients. *Br J Cancer* 89: 1638-1644, 2003. ）

射可能会引起各种器官患肿瘤的观念却实实在在地深入人心。因此使用 ^{131}I 治疗应该慎重并充分考虑治疗的风险 - 收益比。

结语

在对有远处转移的甲状腺癌尤其是有肺部转移的年轻患者和外科不能切除干净的有局部残留病灶的个体，放射性碘治疗是一种有用、有效的方法。而对于大量甲状腺组织残留而影响甲状腺球蛋白监测的患者，是否用放射碘消融尚有争议。尽管还没有证据证实这项治疗措施的效果，但在死亡和复发风险较高的患者中作为辅助治疗手段是可行的，毕竟只有少数患者需要进行这种治疗。对于占多数的已经进行了充分手术治疗的低危组患者，残余甲状腺的消融治疗意味着治疗目的不明确[130]。残余甲状腺消融治疗带来的不良反应不断增加，包括增加另一种原发恶性肿瘤的概率，应引起重视。人们应仔细评估是否应该常规使用这种有争议的治疗方法，还是仅限用于那些获益大于风险的患者。

参考文献

[1] Grebe SK, Hay ID: Follicular cell-derived thyroid carcinomas, *Cancer Treat Res* 89: 91–140, 1997.

[2] Als C, Listewnik M, Ritter HP, et al: Scintigraphic method in the quantification of morphological and functional changes of thyroid autonomy before and after iodine radiotherapy, *Schweiz Med Wochenschr* 127: 102–106, 1997.

[3] Beierwaltes WH: The treatment of thyroid carcinoma with

radioactive iodine, *Semin Nucl Med* 8: 79–94, 1978.

[4] Wartofsky L, Sherman SI, Gopal J, et al: The use of radioactive iodine in patients with papillary and follicular thyroid cancer, *J Clin Endocrinol Metab* 83: 4195–4203, 1998.

[5] Ajjan RA, Kamaruddin NA, Crisp M, et al: Regulation and tissue distribution of the human sodium iodide symporter gene, *Clin Endocrinol (Oxf)* 49: 517–523, 1998.

[6] Spitzweg C, Joba W, Eisenmenger W, et al: Analysis of human sodium iodide symporter gene expression in extrathyroidal tissues and cloning of its complementary deoxyribonucleic acids from salivary gland, mammary gland, and gastric mucosa, [see comments], *J Clin Endocrinol Metab* 83: 1746–1751, 1998.

[7] Filetti S, Bidart JM, Arturi F, et al: Sodium/iodide symporter: a key transport system in thyroid cancer cell metabolism, *Eur J Endocrinol* 141: 443–457, 1999.

[8] Schlumberger M, Lacroix L, Russo D, et al: Defects in iodide metabolism in thyroid cancer and implications for the follow-up and treatment of patients, *Nat Clin Pract Endocrinol Metab* 3: 260–269, 2007.

[9] Griggs WS, Divgi C: Radioiodine imaging and treatment in thyroid disorders, *Neuroimaging Clin N Am* 18: 505–515, viii, 2008.

[10] Mazzaferri EL: An overview of the management of papillary and follicular thyroid carcinoma, *Thyroid* 9: 421–427, 1999.

[11] Blum M, Tiu S, Chu M, et al: [131]I SPECT/CT elucidates cryptic findings on planar whole-body scans and can reduce needless therapy with ^{131}I in post-thyroidectomy thyroid cancer patients, *Thyroid* 21: 1235–1247, 2011.

[12] Chen CZ, Watt DE: Biophysical mechanism of radiation damage to mammalian cells by X- and gamma-rays, *Int J Radiat Biol Relat Stud Phys Chem Med* 49: 131–142, 1986.

[13] Feinendegen LE: Contributions of nuclear medicine to the therapy of malignant tumors, [editorial], *J Cancer Res Clin Oncol* 119: 320–322, 1993.

[14] Wheldon TE, O'Donoghue JA, Barrett A, et al: The curability of tumours of differing size by targeted radiotherapy using ^{131}I or 90Y, *Radiother Oncol* 21: 91–99, 1991.

[15] Rydberg B: Clusters of DNA damage induced by ionizing radiation: formation of short DNA fragments. II. Experimental detection, *Radiat Res* 145: 200–209, 1996.

[16] Grebe SK, McIver B, Hay ID, et al: Frequent loss of heterozygosity on chromosomes 3p and 17p without VHL or p53 mutations suggests involvement of unidentified tumor suppressor genes in follicular thyroid carcinoma, *J Clin Endocrinol Metab* 82: 3684–3691, 1997.

[17] Radford IR, Aldridge DR: Importance of DNA damage in the induction of apoptosis by ionizing radiation: effect of the scid mutation and DNA ploidy on the radiosensitivity of murine lymphoid cell lines, *Int J Radiat Biol* 75: 143–153, 1999.

[18] Mallya SM, Sikpi MO: Requirement for p53 in ionizing-radiation-inhibition of double-strand-break rejoining by human lymphoblasts, *Mutat Res* 434: 119–132, 1999.

[19] Dobosz T, Lukienczuk T, Sasiadek M, et al: Microsatellite instability in thyroid papillary carcinoma and multinodular hyperplasia, *Oncology* 58: 305–310, 2000.

[20] Spitzweg C, Dutton CM, Castro MR, et al: Expression of the sodium iodide symporter in human kidney, *Kidney Int* 59: 1013–1023, 2001.

[21] Lacroix L, Mian C, Caillou B, et al: Na(þ)/I() symporter and Pendred syndrome gene and protein expressions in human extra-thyroidal tissues, *Eur J Endocrinol* 144: 297–302, 2001.

[22] Taieb D, Sebag F, Farman-Ara B, et al: Iodine biokinetics and radioiodine exposure after recombinant human thyrotropin-assisted remnant ablation in comparison with thyroid hormone withdrawal, *J Clin Endocrinol Metab* 95: 3283–3290, 2010.

[23] Koong SS, Reynolds JC, Movius EG, et al: Lithium as a potential adjuvant to 131I therapy of metastatic, well differentiated thyroid carcinoma, *J Clin Endocrinol Metab* 84:

912–916, 1999.

[24] Cooper DS, Doherty GM, Haugen BR, et al: Revised American Thyroid Association management guidelines for patients with thyroid nodules and differentiated thyroid cancer, *Thyroid* 19: 1167–1214, 2009.

[25] Cobin RH, Gharib H, Bergman DA, et al: AACE/AAES medical/surgical guidelines for clinical practice: management of thyroid carcinoma. American Association of Clinical Endocrinologists. American College of Endocrinology, *Endocr Pract* 7: 202–220, 2001.

[26] Tuttle RM, Ball DW, Byrd D, et al: Thyroid carcinoma, *J Natl Compr Canc Netw* 8: 1228–1274, 2010.

[27] Sawka AM, Brierley JD, Tsang RW, et al: An updated systematic review and commentary examining the effectiveness of radioactive iodine remnant ablation in well-differentiated thyroid cancer, *Endocrinol Metab Clin North Am* 37: 457–480, x, 2008.

[28] Kebebew E, Clark OH: Differentiated thyroid cancer: "complete" rational approach, *World J Surg* 24: 942–951, 2000.

[29] Sisson JC: Applying the radioactive eraser: [131]I to ablate normal thyroid tissue in patients from whom thyroid cancer has been resected, *J Nucl Med* 24: 743–745, 1983.

[30] Guerrero MA, Clark OH: Controversies in the management of papillary thyroid cancer revisited, *ISRN Oncol* 2011: 303128, 2011.

[31] Loree TR: Therapeutic implications of prognostic factors in differentiated carcinoma of the thyroid gland, *Semin Surg Oncol* 11: 246–255, 1995.

[32] Mazzaferri EL, Young RL, Oertel JE, et al: Papillary thyroid carcinoma: the impact of therapy in 576 patients, *Medicine (Baltimore)* 56: 171–196, 1977.

[33] Mazzaferri EL, Young RL: Papillary thyroid carcinoma: a 10 year follow-up report of the impact of therapy in 576 patients, *Am J Med* 70: 511–518, 1981.

[34] Mazzaferri EL, Jhiang SM: Long-term impact of initial surgical and medical therapy on papillary and follicular thyroid cancer, *Am J Med* 97: 418–428, 1994.

[35] Mazzaferri EL: Long-term outcome of patients with differentiated thyroid carcinoma: effect of therapy, *Endocr Pract* 6: 469–476, 2000.

[36] Mazzaferri EL: Thyroid remnant 131I ablation for papillary and follicular thyroid carcinoma, *Thyroid* 7: 265–271, 1997.

[37] Mazzaferri EL, Jhiang SM: Differentiated thyroid cancer long-term impact of initial therapy, *Trans Am Clin Climatol Assoc* 106: 151–168, 1995; discussion 168–170.

[38] Mazzaferri EL: Papillary thyroid carcinoma: factors influencing prognosis and current therapy, *Semin Oncol* 14: 315–332, 1987.

[39] Mazzaferri EL: Papillary and follicular thyroid cancer: a selective approach to diagnosis and treatment, *Annu Rev Med* 32: 73–91, 1981.

[40] Mazzaferri EL: Papillary and follicular thyroid cancer: selective therapy, *Compr Ther* 7: 6–14, 1981.

[41] Young RL, Mazzaferri EL, Rahe AJ, et al: Pure follicular thyroid carcinoma: impact of therapy in 214 patients, *J Nucl Med* 21: 733–737, 1980.

[42] Samaan NA, Schultz PN, Hickey RC, et al: The results of various modalities of treatment of well differentiated thyroid carcinomas: a retrospective review of 1599 patients, *J Clin Endocrinol Metab* 75: 714–720, 1992.

[43] DeGroot LJ, Kaplan EL, McCormick M, et al: Natural history, treatment, and course of papillary thyroid carcinoma, *J Clin Endocrinol Metab* 71: 414–424, 1990.

[44] Taylor T, Specker B, Robbins J, et al: Outcome after treatment of high-risk papillary and non-Hurthle-cell follicular thyroid carcinoma, *Ann Intern Med* 129: 622–627, 1998.

[45] Haugen BR: Patients with differentiated thyroid carcinoma benefit from radioiodine remnant ablation, *J Clin Endocrinol*

Metab 89: 3665–3667, 2004.

[46] McDougall IR, Hay ID: ATA Guidelines: do patients with stage I thyroid cancer benefit from (131)I? *Thyroid* 17: 595–596, 2007 author reply 596–597.

[47] Hay ID: Selective use of radioactive iodine in the postoperative management of patients with papillary and follicular thyroid carcinoma, *J Surg Oncol* 94: 692–700, 2006.

[48] Hay ID, McConahey WM, Goellner JR: Managing patients with papillary thyroid carcinoma: insights gained from the Mayo Clinic's experience of treating 2,512 consecutive patients during 1940 through 2000, *Trans Am Clin Climatol Assoc* 113: 241–260, 2002.

[49] Hay ID, Thompson GB, Grant CS, et al: Papillary thyroid carcinoma managed at the Mayo Clinic during six decades (1940–1999): temporal trends in initial therapy and long-term outcome in 2444 consecutively treated patients, *World J Surg* 26: 879–885, 2002.

[50] Fatourechi V, Hay ID, Javedan H, et al: Lack of impact of radioiodine therapy in tg-positive, diagnostic whole-body scan-negative patients with follicular cell-derived thyroid cancer, *J Clin Endocrinol Metab* 87: 1521–1526, 2002.

[51] Hay ID, Bergstralh EJ, Grant CS, et al: Impact of primary surgery on outcome in 300 patients with pathologic tumor-node- metastasis stage III papillary thyroid carcinoma treated at one institution from 1940 through 1989, *Surgery* 126: 1173–1181, 1999 discussion 1181–1182.

[52] Grebe SK, Hay ID: Follicular thyroid cancer, *Endocrinol Metab Clin North Am* 24: 761–801, 1995.

[53] Hay ID, Grant CS, van Heerden JA, et al: Papillary thyroid microcarcinoma: a study of 535 cases observed in a 50-year period, *Surgery* 112: 1139–1146, 1992 discussion 1146–1147.

[54] Hay ID: Papillary thyroid carcinoma, *Endocrinol Metab Clin North Am* 19: 545–576, 1990.

[55] Grebe SK, Hay ID: Follicular cell-derived thyroid carcinomas, *Cancer Treat Res* 89: 91–140, 1997.

[56] Hay ID, Bergstralh EJ, Goellner JR, et al: Predicting outcome in papillary thyroid carcinoma: development of a reliable prognostic scoring system in a cohort of 1779 patients surgically treated at one institution during 1940 through 1989, *Surgery* 114: 1050–1057, 1993 discussion 1057–1058.

[57] McConahey WM, Hay ID, Woolner LB, et al: Papillary thyroid cancer treated at the Mayo Clinic, 1946 through 1970: initial manifestations, pathologic findings, therapy, and outcome, *Mayo Clin Proc* 61: 978–996, 1986.

[58] La Quaglia MP, Corbally MT, Heller G, et al: Recurrence and morbidity in differentiated thyroid carcinoma in children, *Surgery* 104: 1149–1156, 1988.

[59] Samuel AM, Sharma SM: Differentiated thyroid carcinomas in children and adolescents, *Cancer* 67: 2186–2190, 1991.

[60] Akslen LA, Myking AO, Salvesen H, et al: Prognostic importance of various clinicopathological features in papillary thyroid carcinoma, *Eur J Cancer* 29A: 44–51, 1992.

[61] Grebe SK, Hay ID: Thyroid cancer nodal metastases: biologic significance and therapeutic considerations, *Surg Oncol Clin N Am* 5: 43–63, 1996.

[62] Hughes CJ, Shaha AR, Shah JP, et al: Impact of lymph node metastasis in differentiated carcinoma of the thyroid: a matched-pair analysis, *Head Neck* 18: 127–132, 1996.

[63] Beasley NJ, Lee J, Eski S, et al: Impact of nodal metastases on prognosis in patients with well-differentiated thyroid cancer, *Arch Otolaryngol Head Neck Surg* 128: 825–828, 2002.

[64] Simpson WJ, McKinney SE, Carruthers JS, et al: Papillary and follicular thyroid cancer. Prognostic factors in 1,578 patients, *Am J Med* 83: 479–488, 1987.

[65] Harwood J, Clark OH, Dunphy JE: Significance of lymph node metastasis in differentiated thyroid cancer, *Am J Surg* 136: 107–112, 1978.

[66] Coburn MC, Wanebo HJ: Prognostic factors and management considerations in patients with cervical metastases of thyroid cancer, *Am J Surg* 164: 671–676, 1992.

[67] Jonklaas J, Sarlis NJ, Litofsky D, et al: Outcomes of patients with differentiated thyroid carcinoma following initial therapy, *Thyroid* 16: 1229–1242, 2006.

[68] Vaisman F, Shaha A, Fish S, et al: Initial therapy with either thyroid lobectomy or total thyroidectomy without radioactive iodine remnant ablation is associated with very low rates of structural disease recurrence in properly selected patients with differentiated thyroid cancer, *Clin Endocrinol (Oxf)* 2011.

[69] Cooper DS, Doherty GM, Haugen BR, et al: Management guidelines for patients with thyroid nodules and differentiated thyroid cancer, *Thyroid* 16: 109–142, 2006.

[70] Sacks W, Fung CH, Chang JT, et al: The effectiveness of radioactive iodine for treatment of low-risk thyroid cancer: a systematic analysis of the peer-reviewed literature from 1966 to April 2008, *Thyroid* 20: 1235–1245, 2010.

[71] Sheahan P, Murphy MS: thyroid tubercle of Zuckerkandl: importance in thyroid surgery, *Laryngoscope* 121: 2335–2337, 2011.

[72] Haugen BR, Pacini F, Reiners C, et al: A comparison of recombinant human thyrotropin and thyroid hormone withdrawal for the detection of thyroid remnant or cancer, *J Clin Endocrinol Metab* 84: 3877–3885, 1999.

[73] Wong KK, Zarzhevsky N, Cahill JM, et al: Incremental value of diagnostic 131I SPECT/CT fusion imaging in the evaluation of differentiated thyroid carcinoma, *AJR Am J Roentgenol* 191: 1785–1794, 2008.

[74] Tuttle RM: Risk-adapted management of thyroid cancer, *Endocr Pract* 14: 764–774, 2008.

[75] Sawka AM, Orlov S, Gelberg J, et al: Prognostic value of postsurgical stimulated thyroglobulin levels after initial radioactive iodine therapy in well-differentiated thyroid carcinoma, *Head Neck* 30: 693–700, 2008.

[76] Smallridge RC, Meek SE, Morgan MA, et al: Monitoring thyroglobulin in a sensitive immunoassay has comparable sensitivity to recombinant human tsh-stimulated thyroglobulin in follow-up of thyroid cancer patients, *J Clin Endocrinol Metab* 92: 82–87, 2007.

[77] Vermiglio F, Violi MA, Finocchiaro MD, et al: Short-term effectiveness of low-dose radioiodune ablative treatment of thyroid remnants after thyroidectomy for differentiated thyroid cancer, *Thyroid* 9: 387–391, 1999.

[78] Johansen K, Woodhouse NJ, Odugbesan O: Comparison of 1073 MBq and 3700 MBq iodine-131 in postoperative ablation of residual thyroid tissue in patients with differentiated thyroid cancer, *J Nucl Med* 32: 252–254, 1991.

[79] Bal C, Padhy AK, Jana S, et al: Prospective randomized clinical trial to evaluate the optimal dose of 131 I for remnant ablation in patients with differentiated thyroid carcinoma [see comments], *Cancer* 77: 2574–2580, 1996.

[80] Pacini F, Ladenson PW, Schlumberger M, et al: Radioiodine ablation of thyroid remnants after preparation with recombinant human thyrotropin in differentiated thyroid carcinoma: results of an international, randomized, controlled study, *J Clin Endocrinol Metab* 91: 926–932, 2006.

[81] Luster M, Sherman SI, Skarulis MC, et al: Comparison of radioiodine biokinetics following the administration of recombinant human thyroid stimulating hormone and after thyroid hormone withdrawal in thyroid carcinoma, *Eur J Nucl Med Mol Imaging* 30: 1371–1377, 2003.

[82] Ma C, Xie J, Liu W, et al: Recombinant human thyrotropin (rhTSH) aided radioiodine treatment for residual or metastatic differentiated thyroid cancer, *Cochrane Database Syst Rev* CD008302, 2010.

[83] Pilli T, Brianzoni E, Capoccetti F, et al: A comparison of 1850 (50 mCi) and 3700 MBq (100 mCi) 131-iodine administered doses for recombinant thyrotropin-stimulated postoperative thyroid remnant ablation in differentiated thyroid cancer, *J Clin Endocrinol Metab* 92: 3542–3546, 2007.

[84] Mallick U, Harmer C, Hackshaw A: The HiLo trial: a multicentre randomised trial of high- versus low-dose radioiodine, with or without recombinant human thyroid stimulating hormone, for remnant ablation after surgery for differentiated thyroid cancer, *Clin Oncol (R Coll Radiol)* 20: 325–326, 2008.

[85] Pusuwan P, Tuntawiroon M, Sritongkul N, et al: A prospective randomized study of the efficacy and cost-effectiveness of high and low dose regimens of ^{131}I treatment in hyperthyroidism, *J Med Assoc Thai* 94: 361–368, 2011.

[86] M'Kacher R, Legal JD, Schlumberger M, et al: Biological dosimetry in patients treated with iodine-131 for differentiated thyroid carcinoma, *J Nucl Med* 37: 1860–1864, 1996.

[87] Mazzaferri EL, Massoll N: Management of papillary and follicular (differentiated) thyroid cancer: new paradigms using recombinant human thyrotropin, *Endocr Relat Cancer* 9: 227–247, 2002.

[88] Lee J, Yun MJ, Nam KH, et al: Quality of life and effectiveness comparisons of thyroxine withdrawal, triiodothyronine withdrawal, and recombinant thyroid-stimulating hormone administration for low-dose radioiodine remnant ablation of differentiated thyroid carcinoma, *Thyroid* 20: 173–179, 2010.

[89] Schlumberger M, Ricard M, De Pouvourville G, et al: How the availability of recombinant human TSH has changed the management of patients who have thyroid cancer, *Nat Clin Pract Endocrinol Metab* 3: 641–650, 2007.

[90] Maxon HR, Thomas SR, Boehringer A, et al: Low iodine diet in ^{131}I ablation of thyroid remnants, *Clin Nucl Med* 8: 123–126, 1983.

[91] Sawka AM, Ibrahim-Zada I, Galacgac P, et al: Dietary iodine restriction in preparation for radioactive iodine treatment or scanning in well-differentiated thyroid cancer: a systematic review, *Thyroid* 20: 1129–1138, 2010.

[92] Russell KP, Rose H, Starr P: The effects of radioactive iodine on maternal and fetal thyroid function during pregnancy, *Surg Gynecol Obstet* 104: 560–564, 1957.

[93] Guiraud-Vitaux F, Feldmann G, Vadrot N, et al: Early ultrastructural injuries in the thyroid of the normal rat radioinduced by diagnostic and/or therapeutic amounts of iodine-131, *Cell Mol Biol (Noisy-le-grand)* 47: 495–502, 2001.

[94] Hay ID, Thompson GB, Grant CS, et al: Papillary thyroid carcinoma managed at the Mayo Clinic during six decades (1940–1999): temporal trends in initial therapy and long-term outcome in 2444 consecutively treated patients, *World J Surg* 26: 879–885, 2002.

[95] Grossman RF, Clark OH: Hurthle cell carcinoma, *Cancer Control* 4: 13–17, 1997.

[96] Jonklaas J, Sarlis NJ, Litofsky D, et al: Outcomes of patients with differentiated thyroid carcinoma following initial therapy, *Thyroid* 16: 1229–1242, 2006.

[97] Brierley J, Tsang R, Panzarella T, et al: Prognostic factors and the effect of treatment with radioactive iodine and external beam radiation on patients with differentiated thyroid cancer seen at a single institution over 40 years, *Clin Endocrinol (Oxf)* 63: 418–427, 2005.

[98] Verburg FA, Biko J, Diessl S, et al: ^{131}I activities as high as safely administrable (AHASA) for the treatment of children and adolescents with advanced differentiated thyroid cancer, *J Clin Endocrinol Metab* 96: E1268–E1271, 2011.

[99] Kasperbauer JL: Locally advanced thyroid carcinoma, *Ann Otol Rhinol Laryngol* 113: 749–753, 2004.

[100] Brierley JD, Tsang RW: External-beam radiation therapy in the treatment of differentiated thyroid cancer, *Semin Surg Oncol* 16: 42–49, 1999.

[101] Tsang RW, Brierley JD, Simpson WJ, et al: The effects of surgery, radioiodine, and external radiation therapy on the clinical outcome of patients with differentiated thyroid carcinoma, *Cancer* 82: 375–388, 1998.

[102] Robbins J, Merino MJ, Boice JD Jr, et al: Thyroid cancer: a lethal endocrine neoplasm, *Ann Intern Med* 115: 133–147, 1991.

[103] Van Nostrand D: The benefits and risks of ^{131}I therapy in patients with well-differentiated thyroid cancer, *Thyroid* 19: 1381–1391, 2009.

[104] Rubino C, de Vathaire F, Dottorini ME, et al: Second primary malignancies in thyroid cancer patients, *Br J Cancer* 89: 1638–1644, 2003.

[105] Dorn R, Kopp J, Vogt H, et al: Dosimetry-guided radioactive iodine treatment in patients with metastatic differentiated thyroid cancer: largest safe dose using a risk-adapted approach, *J Nucl Med* 44: 451–456, 2003.

[106] Klubo-Gwiezdzinska J, Van Nostrand D, Atkins F, et al: Efficacy of dosimetric versus empiric prescribed activity of 131I for therapy of differentiated thyroid cancer, *J Clin Endocrinol Metab* 96: 3217–3225, 2011.

[107] Sisson JC: Practical dosimetry of 131I in patients with thyroid carcinoma, *Cancer Biother Radiopharm* 17: 101–105, 2002.

[108] Park HM, Park YH, Zhou XH: Detection of thyroid remnant/metastasis without stunning: an ongoing dilemma, *Thyroid* 7: 277–280, 1997.

[109] Hu YH, Wang PW, Wang ST, et al: Influence of 131I diagnostic dose on subsequent ablation in patients with differentiated thyroid carcinoma: discrepancy between the presence of visually apparent stunning and the impairment of successful ablation, *Nucl Med Commun* 25: 793–797, 2004.

[110] Mandel SJ, Shankar LK, Benard F, et al: Superiority of iodine-123 compared with iodine-131 scanning for thyroid remnants in patients with differentiated thyroid cancer, *Clin Nucl Med* 26: 6–9, 2001.

[111] Park HM, Park YH, Zhou XH: Detection of thyroid remnant/metastasis without stunning: an ongoing dilemma, *Thyroid* 7: 277–280, 1997.

[112] Yim JH, Kim WB, Kim EY, et al: The outcomes of first reoperation for locoregionally recurrent/persistent papillary thyroid carcinoma in patients who initially underwent total thyroidectomy and remnant ablation, *J Clin Endocrinol Metab* 96: 2049–2056, 2011.

[113] Grant CS, Hay D: Local recurrence of papillary thyroid carcinoma after unilateral or bilateral thyroidectomy, *Wien Klin Wochenschr* 100: 342–346, 1988.

[114] Samuel AM, Rajashekharrao B, Shah DH: Pulmonary metastases in children and adolescents with well-differentiated thyroid cancer, *J Nucl Med* 39: 1531–1536, 1998.

[115] Brink JS, van Heerden JA, McIver B, et al: Papillary thyroid cancer with pulmonary metastases in children: long-term prognosis, *Surgery* 128: 881–886, 2000 discussion 886–887.

[116] Hurley JR: Historical note: TSH suppression for thyroid cancer, *Thyroid* 21: 1175–1176, 2011.

[117] Sisson JC, Giordano TJ, Jamadar DA, et al: 131-I treatment of micronodular pulmonary metastases from papillary thyroid carcinoma, *Cancer* 78: 2184–2192, 1996.

[118] Cooper DS, Specker B, Ho M, et al: Thyrotropin suppression and disease progression in patients with differentiated thyroid cancer: results from the National Thyroid Cancer Treatment Cooperative Registry, *Thyroid* 8: 737–744, 1998.

[119] Maxon HR 3rd, Smith HS: Radioiodine-131 in the diagnosis and treatment of metastatic well differentiated thyroid cancer, *Endocrinol Metab Clin North Am* 19: 685–718, 1990.

[120] Luster M, Lippi F, Jarzab B, et al: rhTSH-aided radioiodine ablation and treatment of differentiated thyroid carcinoma: a comprehensive review, *Endocr Relat Cancer* 12: 49–64,

2005.

[121] Goldberg LD, Ditchek NT: Thyroid carcinoma with spinal cord compression, *JAMA* 245: 953–954, 1981.

[122] Reiners C, Hanscheid H, Luster M, et al: Radioiodine for remnant ablation and therapy of metastatic disease, *Nat Rev Endocrinol* 7: 589–595, 2011.

[123] Klubo-Gwiezdzinska J, Burman KD, Van Nostrand D, et al: Radioiodine treatment of metastatic thyroid cancer: relative efficacy and side effect profile after preparation by thyroid hormone withdrawal vs. recombinant human tsh, *Thyroid*, 2011.

[124] Klubo-Gwiezdzinska J, Van Nostrand D, Burman KD, et al: Salivary gland malignancy and radioiodine therapy for thyroid cancer, *Thyroid* 20: 647–651, 2010.

[125] Van Nostrand D: Sialoadenitis secondary to (1)(3)(1)I therapy for well-differentiated thyroid cancer, *Oral Dis* 17: 154–161, 2011.

[126] Van Nostrand D, Neutze J, Atkins F: Side effects of "rational dose" iodine-131 therapy for metastatic well-differentiated thyroid carcinoma, *J Nucl Med* 27: 1519–1527, 1986.

[127] Hay ID, Gonzalez-Losada T, Reinalda MS, et al: Long-term outcome in 215 children and adolescents with papillary thyroid cancer treated during 1940 through 2008, *World J Surg* 34: 1192–1202, 2010.

[128] Iyer NG, Morris LG, Tuttle RM, et al: Rising incidence of second cancers in patients with low-risk (T1N0) thyroid cancer who receive radioactive iodine therapy, *Cancer* 117: 4439–4446, 2011.

[129] Sawka AM, Thabane L, Parlea L, et al: Second primary malignancy risk after radioactive iodine treatment for thyroid cancer: a systematic review and meta-analysis, *Thyroid* 19: 451–457, 2009.

[130] Snyder J, Gorman C, Scanlon P: Thyroid remnant ablation: questionable pursuit of an ill-defined goal, *J Nucl Med* 24: 659–665, 1983.

第52章

甲状腺恶性肿瘤的外放射治疗

JAMES D. BRIERLEY ■ DAVID L. SCHWARTZ ■ RICHARD W. TSANG

公认的分化型甲状腺癌的标准治疗方法，即手术联合 / 不联合放射性碘治疗，在本书的其他章节已有详细描述（见第 51 章）。而外放射治疗（external beam radiotherapy，XRT）的作用则存在较多争议。在甲状腺肿瘤学各个方面都缺乏随机对照试验支持或驳斥外放射治疗的作用。证据几乎全部来自回顾性资料，所以对因此得出的结论必须谨慎诠释。也就是说，虽然外放射治疗不能替代适当的手术治疗，但我们认为有足够的证据支持在特定病例中外放射治疗可以发挥作用。本章回顾了相关的证据并对外放射治疗的运用给出建议。我们不仅将阐述外放射治疗在分化型甲状腺癌治疗中的作用，还将概述其在甲状腺未分化癌、髓样癌及非霍奇金淋巴瘤中的作用。

分化型甲状腺癌

外放射治疗在大体残留病变中的运用

外放射治疗有时能控制未能切除的甲状腺癌。早在 1966 年，Sheline 等报道了一项 1~15 年的随访经验；15 名大体残留病变或未能切除的甲状腺乳头状癌患者中的 8 名患者依然存活，且无新增病变证据[1]。来自香港的一项大宗报道显示，217 名大体残留甲状腺乳头状癌患者中，70% 的患者采用了外放射治疗，其 10 年局控率（LRFR）和病因特异性生存率（CSS）显著高于未使用外放射治疗的患者（LRFR：63.4% 对 24%，$P<0.001$；CSS：74.1% 对 49.7%，$P=0.01$）。这种局部控制的改善体现在手术后可触及和不可触及残留病变两个亚组中[2]。我们已经报道过来自玛嘉烈医院采用外放射治疗的大体残留或未切除的分化型甲状腺癌 33 名患者，5 年的局部控制率为 62%，病因特异性生存率为 65%[3]。最近，MD Anderson 癌症中心针对 15 名分化型甲状腺癌患者广泛侵犯病变进行了根治性放射治疗，其中 4 名患者治疗后表现为完全缓解，3 名患者表现为部分缓解，6 名患者病情稳定，

仅有 2 名患者经过治疗后病情依然出现进展。4 名完全缓解的患者在治疗后 13、14、29、63 个月的随访中保持局部无复发[4]。

可信的回顾性证据显示，对于肿瘤大体残留或未能切除的患者，通过外放射治疗，病情能获得长期控制。因此我们推荐经过甲状腺切除术手术和 ^{131}I 治疗后仍大体残留的甲状腺肿瘤患者采用外放射治疗，一个疗程的平均辐射量为 60~70Gy，以 30~35 天分割剂量完成。年轻（<45 岁）、残留病变有限的患者除外，因其对放射性 ^{131}I 吸收良好。如果不适合手术或由于病变范围不能行甲状腺切除治疗的患者，我们推荐单独采用外放射治疗。

外放射治疗在无大体残留病变中的应用

现存的问题是外放射治疗对所有病变已完全切除的患者是否有作用？约 8% 的甲状腺乳头状癌患者有甲状腺外浸润，尤其在老年患者中，这是预后差的影响因素[5-6]。Mazzsferri 和 Jhiang 研究显示，局部肿瘤侵犯颈部结构的患者 20 年复发率和 20 年癌症死亡率高于肿瘤局限于甲状腺内的患者[7]。当有甲状腺外侵犯的肿瘤复发，局部复发的肿瘤吸收放射性 ^{131}I 的可能性更小，患者更可能死于此病[8]。这提示对于有甲状腺外浸润的老年（甲状腺癌）患者，仅行手术和放射性 ^{131}I 治疗是不够的。

很多单机构回顾性分析显示外放射治疗在所有病变完全切除后的作用。一些早期研究提示外放射治疗是无益的，甚至有害，但这其中包含了大量具有良好预后特征的患者，不能期望这部分患者从中获益。一项因招募失败而中止的德国随机临床试验也提示了同样的问题[9]。虽然一项将随机选择或登记的患者与非随机选择的患者相比较的分析显示患者未能从外照射治疗中获益，但其中半数患者为 T3 期非高危患者，且仅有 26 名患者接受了外放射治疗。然而，更多的回顾性研究显示了外放射治疗在特定病例中的作用（表 52-1）。较早最具说服力的研究来自

表52-1　辅助外放射治疗后高风险性分化型甲状腺癌的局部复发率

第一作者	随访年限	治疗方式	
		手术联合放射性碘治疗	手术联合放射性碘以及外放射治疗
Tubiana[83]	10	21%	14%
Phlips[84]	10	21%	14%
Farahati[10]	10	50%†	3%
Ford[85]	5	63%	7%
Kim[86]	5	37.5%	18%
（仅有乳头状癌）			
Brierley[3]	10	34%	4.8%
Keum[87]†	10	89%	14%
Chow[2]‡	10	20%	38%

†所有病例均有气管浸润
‡单独手术治疗的局部复发率为68%。所有病例均为阳性切缘

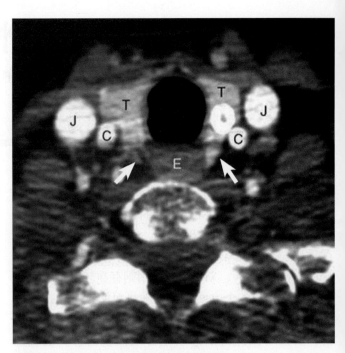

图 52-1　箭头所标示的即为左右气管食管沟。T= 甲状腺，J= 颈内静脉，C= 颈总动脉，E= 食管

Faraharti 等，该研究针对 40 岁以上有甲状腺外浸润及淋巴结受累的患者，辅助性外放射治疗减少了局部和远处转移[10]。和其他研究不同的是，此研究中所有患者除外放射治疗外，均接受了全甲状腺切除、放射性 ^{131}I 和 TSH 抑制治疗。外放射治疗是改善局部复发（ P = 0.004）、局部和远处转移（ P = 0.0003）的预测因素。玛嘉烈医院近期资料显示，60 岁以上伴有甲状腺外浸润但无肿瘤残留的患者经外放射治疗后，10 年 CSS（81% 对 65%）和 LRFR（86% 对 66%）高于未经外放射治疗的患者。一项香港的研究显示，251 名术后切缘阳性患者中，年龄和肿瘤大小为其他预测因素。未使用外放射或放射性 ^{131}I 治疗的 10 年局部控制率为 32%，仅使用前者的为 52%，仅使用后者的为 80%，联合使用的为 90%[2]。外放射治疗仅对 T4 期患者有效，在切缘靠近肿瘤但仍呈阴性（0.01 ~ 3 mm）或 T3 期（最低程度的腺外浸润胸骨甲状肌或甲状腺周围组织）的患者中均无作用。

这些研究表明，对于高危组患者，即手术中发现并切除大体甲状腺外浸润且术后有镜下残余病灶（R1 切除术 - 显微镜下有残留的切除术）的老年患者，外放射治疗与手术和 ^{131}I 治疗联合使用可以改善局部病变控制情况，并可能提高生存率。通常情况下，这些患者的甲状腺外浸润会累及气管食管沟（图 52-1），包括喉返神经、气管或喉等结构，若要达到切缘阴性，就只能牺牲部分功能，而且一旦出现复发，广泛切除手术（如咽喉切除手术）将成为唯一的选择。

2009 年美国甲状腺医师协会指南（ATA）认可了外照射治疗对局部进展癌的作用：

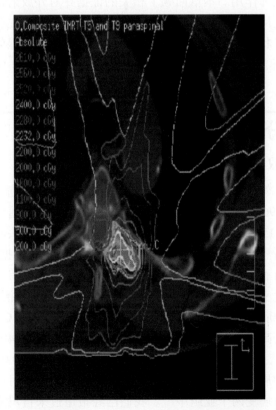

图 52-2　（也见彩图）1 例主诉为颈部疼痛的 62 岁男性患者。已发现该患者有骨转移。行甲状腺切除、放射性碘治疗和外放射治疗。随后病变复发，并行微创减压，部分切除病变后行立体定向外放疗共 24 Gy，分割为 3 次

对于年龄超过 45 岁、术中有大体可见的甲状腺外浸润，并且很可能镜下残留病灶的患者，

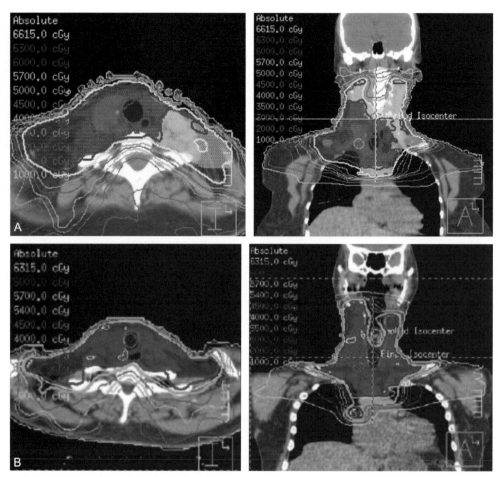

图52-3 （也见彩图）A，1例52岁女性甲状腺乳头状癌患者的IMRT治疗计划，此前患者已接受甲状腺切除、双侧气管旁淋巴结清扫、左侧颈区淋巴结清扫和放射性碘消融。该患者因气管旁复发肿块来本机构就诊，其时肿块大小7.5 cm，位于右锁骨头下方，后行颈胸联合手术予大体切除。切缘距肿块较近，且病变已浸润软组织。同时行颈部淋巴结清扫证实3~4区有5/22淋巴结标本阳性，且有甲状腺被膜外浸润。随后，该患者接受了IMRT，临床靶区（CTV）1（红线区域）包括大体直接受累的术野，剂量为63 Gy；CTV2（蓝线）包括临近软组织和右颈部清扫范围，剂量为60 Gy；CTV3包括右部高位区域、预防性清扫的左颈部和上纵隔，剂量为57 Gy。所有的放疗都以30次每日分割的形式进行。B，1例60岁男性散在复发的甲状腺髓样癌患者的IMRT治疗计划，此前患者已接受甲状腺切除和颈部中央区淋巴结清扫。该患者其后出现了颈部和上纵隔淋巴结的弥漫性局部复发，并接受了双侧颈部和上纵隔淋巴结清扫。所有的淋巴结位置都含有弥漫性病变，切缘阴性且无被膜外浸润。同类的CTV包括整个术野范围，术后予60 Gy放疗。一个阳性的低肺门淋巴结也包括在这一剂量里，而肺门和上纵隔间的剂量为54 Gy。覆盖了舌骨上的高位右颈不规则区域旨在包括该侧疾病范围。图中显示未受累对侧的左颈部高位区域（包括腮腺）和喉部是被排除的

以及有大体残留病灶且进一步手术或放射性碘治疗可能无效的患者，均可以考虑使用外放射方式治疗原发肿瘤[11]。

在玛嘉烈医院，目前推荐的治疗方法是：对于有大体甲状腺外浸润且可能有镜下残留病灶，或切缘阳性的老年患者（年龄大于50岁）（cT4），可以在131I治疗外，联合进行术后外放射治疗。外放射治疗也可应用于经过严格甄选的年轻患者，标准包括局部广泛残余病变（如T4b期）或组织学特征提示预后差且病变广泛的T4a期患者。由于局部区域的淋巴

治疗通常是通过颈淋巴结清扫术结合术后放射性碘治疗来实现，所以淋巴结本身受累并不表示需要外照射治疗。虽然Chow等报道外放射治疗能提高N1b期和结节大于2 cm患者的10年局控率（58%对70%，P<0.0001），但是在他们的多因素分析中，对于提高淋巴结病灶的控制，更多的是根治性手术和131I治疗而不是外照射在起作用[2]。正如将于后文讨论的，在玛嘉烈医院，我们把外照射治疗作为颈淋巴结清扫术和131I治疗失败后处理淋巴结床的一个选项。但是，它可能对于淋巴结广泛转移和局部包膜外广泛浸润的患者有治疗价值。

分化型甲状腺癌的局部或区域复发

大多数分化型甲状腺癌的复发通常都见于颈淋巴结，对复发病灶行颈淋巴结清扫术和 ^{131}I 的治疗足矣。如果残余甲状腺组织有大量的碘摄取能力，就会导致进入转移淋巴结的碘剂量不足，故甲状腺床消融后颈部淋巴结复发并不代表 ^{131}I 治疗的失败。在这种情况下，术后进一步 ^{131}I 治疗是有益的。但是，尽管进行了适当的治疗，有时依然会出现颈部反复复发，对于这类患者，外照射治疗也许是适当的。如果进行第二次 ^{131}I 治疗后仍然有进一步广泛的淋巴结复发，术后应考虑外照射治疗。如果甲状腺床复发伴局部侵犯气管食管沟或邻近结构以及阳性切缘，^{131}I 治疗后应考虑进行外放射治疗。此方法类似于先前描述的起始表现为局部侵袭性病变患者（见表 52-2 和图 52-4）。

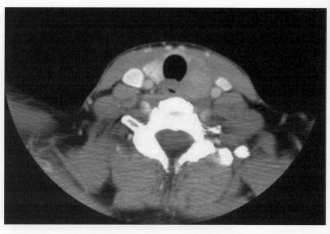

图 52-4　1 例 67 岁男性分化型甲状腺癌案例。患者声音嘶哑 2 个月。检查发现一个 3 cm 大小的甲状腺左叶包块，左喉返神经（RLN）麻痹，无淋巴结肿大。已行增强 CT 扫描。行甲状腺切除术和中央区淋巴结清扫术，术中见广泛的甲状腺外浸润，肿瘤侵及左喉返神经和气管，并有镜下残余病灶。病理显示甲状腺乳头状癌，甲状腺外淋巴结阴性。术后患者接受 150 mCi 放射性碘（RAI）治疗并提示颈部中央区摄碘，TSH 67，Tg11.2。对该患者甲状腺床进行放疗，66 Gy，以 33 次的分割剂量完成

表52-2　在分化型甲状腺癌中使用外放射治疗的建议

病变范围	分期	放疗种类	排除条件
– 无法切除或大体残余病变	T4a 或 T4b	如已行手术，使用大剂量放疗和 RAI	年轻患者，残余病灶量小，且甲状腺床 RAI 摄取
– 大体甲状腺外浸润，镜下残余	T4b	大剂量放疗和 RAI	考虑在即使小于 45 岁的患者中使用
– 大体甲状腺外浸润，镜下残余	T4a	大剂量放疗和 RAI	年轻患者
– 大体甲状腺外浸润，无残余病灶，切缘阴性	T4a	仅用 RAI，不需要放疗	高细胞亚型或孤立改版的年长患者可能获益
– 微小甲状腺外浸润，切缘阳性	T3	仅用 RAI，不需要放疗	高细胞亚型或孤立改版的年长患者可能获益
– 术后经多次 RAI 治疗后淋巴结复发或甲状腺被膜外淋巴结转移伴切缘阳性	N1b	辅助放疗	

甲状腺未分化癌

对于人类来说，甲状腺未分化癌是最致命的癌症之一（见第 26 章）。在甲状腺癌中，未分化癌只占少数（＜5%），但仍然占甲状腺癌死亡的一半以上[12-13]。与分化型甲状腺恶性肿瘤不同的是，大多数甲状腺未分化癌患者确诊后，很少有生存超过 6 个月的。未分化癌的典型表现为快速生长的浸润性颈部肿块，并引起呼吸困难、吞咽困难或颈部疼痛。甲状腺未分化癌常常因为侵犯临近血管、气管、食管和软组织或有远处转移（至少一半病例均有发生）而在发现之初就丧失了手术机会[14]。尽管如此，偶尔也可在切除的分化型肿瘤中发现局灶的未分化病灶，此类病例须要进行更为积极的处理，因为对于相当一部分此类患者来说，生存概率会显著降低。

考虑到发病率极低和随机数据的缺乏，对甲状腺未分化癌的最佳处理仍存在争议。多学科综合治疗是甲状腺未分化癌治疗的基石。无论手术切除是否完全，术后都应使用辅助外放射治疗。如果已经无法手术，那么根治性的治疗是同期化放疗或超分割放疗[15-20]。根据多年的观察，基于根治性放疗的治疗方案仍然不佳；对患者来说，外科手术彻底清除病灶后

再行放射治疗似乎结果最好[17-18,21-26]。已发表的文献表明，增加剂量和超分割放射治疗可能有助于抵消未分化性疾病的快速增殖和抗辐射特性[19,21,27]。加上强烈的细胞毒化疗药物与超分割放疗联合应用的研究已经进行了数十年[15,20]。不幸的是，早期的系列研究毒副作用明显[28]，而后续试验的放射分割剂量和累积剂量都有所减少[20]。目前实施这种方法的治愈率仍然不佳，治疗毒性或疾病控制率均没有实质性改善。最近一项纳入 30 例患者的前瞻性临床研究中，患者接受了每次 1.25 Gy、每天 2 次，共计 40 Gy 的放疗，并同时使用 60 mg/m² 阿霉素和 120 mg/m² 顺铂两个周期；该组患者的中位生存期达 10 个月[17]。24 例患者接受了手术，其中 20 例随后接受了放化疗。尽管经历了频发的四级咽炎、食管炎和骨髓毒性，少数患者（27%）仍存活了 3 年。

正如后面所述，对于经过适当选择的患者来说，调强放疗（IMRT）可以作为一种潜在、安全地提供高放射剂量的手段。然而，关于未分化癌的现代三维立体放射治疗（3DRT）或适形调强放疗技术，MD Anderson 癌症中心最近发表了一项基于 56 例患者生存结果的经验，结论与已发表的对于过去常规传统技术的报道非常类似[29]。全部患者的中位随访期为 4 个月（范围：1～56 个月），存活患者的中位随访期为 28 个月（范围：12～49 个月）。对两者进行 Kaplan-Meier 生存分析，疾病特异性生存率（DSS）和总生存（OS）在 1 年时均为 19%。特异性生存率（DSS）和总生存（OS）中位数同样是 3 个月。为了达到根治性剂量，患者接受了积极的外照射，对这些患者进行 Kaplan-Meier 生存分析，DSS 和 OS 在 1 年时均为 29%，疾病 DSS 和 OS 中位数为 7 个月。对最有可能从积极的局部区域治疗中获益（即在接受放疗没有远处转移证据）的 25 名患者进行了单独分析。这些患者接受放疗的中位剂量为 60Gy（范围：38～66 Gy），分割剂量的中位数为 2 Gy（范围：1.25～2.2 Gy）。所有患者均接受同步化疗，9 例（36%）接受每日 2 次分割放疗。这个亚组在 3 年时的疾病 DSS 和 OS 分别为 21% 和 16%。12 例接受完整手术切除、无大体残余病灶并在术后接受积极放化疗的患者，3 年时 DFS 和 OS 均为 33%，与既往的报道一致，在积极的多学科局部治疗跟进后，这一亚组的患者生存期确实有所延长。与此相反，来自玛嘉烈医院一系列的研究中，有 23 例患者行积极的外照射治疗，绝大多数没有进行化疗，他们 1 年生存率为 46.1%，中位生存期为 11.1 个月。给予其中 14 名患者每天单次的分割放疗，其中位生存期为 10.3 个月，而在 4 周内进行 40 次分割放疗，每次 1.5 Gy，总量 60 Gy 的患者，中位生存期为 13.6 个月（$P = 0.3$）[30]。

考虑到局部和远处病情快速恶化的风险等并发症，很难评估在未分化癌中（IMRT）在远期毒副作用方面的改善。在前文关于 IMRT 使用的一系列讨论中，没有观察到急性治疗毒性有显著降低，而这很有可能是持续进行较大范围的放疗和同期化疗造成的。考虑到传统放化疗在毒副作用和疗效方面的缺陷，新型生物靶向类药物治疗方法的重大进展，其意义已超越了放射治疗技术上的改良。最近发表的数据表明，已有针对放射性碘耐药的分化型甲状腺癌和未分化甲状腺癌的混合人群进行的单中心研究，使用多靶点酪氨酸激酶抑制剂，如阿西替尼、索拉非尼（见第 55 章和第 26 章）[31-32]。将这些靶向药物或类似药物作为潜在的放射增敏剂的研究在机理方面有着强大的理论支持，接下来的临床试验提供证据证实其对有放射耐受性疾病的治疗有所改进。加用了有效的放射增敏剂，就需要制定更好的方法以便选择能从更积极的治疗方法中获益的预期寿命较短的患者，使其能降低由多学科综合治疗带来的显著毒性反应（见表 52-3 和图 52-5）。

表52-3　使用外照射治疗甲状腺未分化癌的建议

病变范围	分期	放疗方案	排除条件
- 区域性病变	ⅣA 或 ⅣB	根治性放疗 +/- 化疗	治疗效果不佳或有远处转移——姑息性放疗
- 转移性病变	ⅣC	姑息性放疗	若情况良好，考虑根治性治疗

甲状腺髓样癌

手术是甲状腺髓样癌（medullary thyroid carcinoma，MTC）主要的有效治疗方式。因为大约 50% 的散发性甲状腺髓样癌病例有区域性淋巴结波及，手术中常常需要细致清扫颈部和上纵隔。放射性碘治疗 MTC 没有任何作用。只有那些手术后，特别是在钙刺激后，降钙素和 CEA 水平正常的患者预后良好[33-34]。但是，相当比例的患者术后存在病灶残留，表现是血清降钙素和 CEA 水平的居高不下[35]。其他预测预后较差的因素包括甲状腺被膜外浸润、术后大体残留病灶和临床分期[34-35]。对这些患者，需要进一步检查是否存在区域或远处的转移病灶，检查手段包括计算机断层扫描（CT）、生长抑素测定、骨扫描和 ^{18}FDG-PET[37-40]。据报道，在检测亚临床病灶方面，^{18}F- 二羟基苯丙氨酸（^{18}F-DOPA）-PET 的灵敏度高于 ^{18}FDG-PET[41-42]。颈部和上纵隔淋巴结的亚临床病灶比较常见[43-44]，如果用 PET 扫描检测阳性，应该考虑再行手术探查切除淋巴结病灶。再次手术可以使降钙素水平恢复正常[45]。如果不能行进一步的手术，或者多次高质量的手术清扫后依然有明显的残留病灶，并确定患者没有（或很少）全身扩散，可以考虑甲状腺床和区域淋巴结组织的辅助外放射治疗。如果不进一步治疗，约有一半这样的高风险患者会在颈部复发。辅助外放射治疗的放射剂量为总量 40 ~ 50 Gy，分割剂量 2 Gy，主要照射颈部淋巴结及上纵隔淋巴结，然后提高放射剂量至 50 Gy 照射甲状腺床，10 年局部控制率达到 86%[36]。目前在分化型甲状腺癌患者中，IMRT 采用剂量 / 分割，即在适形调强放射治疗中对大体病变和"高风险"区域使用 63 ~ 66 Gy，颈部和上纵隔淋巴结区域使用 54 ~ 56 Gy（分割剂量 30 ~ 33 Gy，疗程 6 ~ 6.5 周）。这种治疗不影响总生存期，但局部控制是其重要目标，因为颈部复发可能对患者生活质量产生不利影响。给予 34 例Ⅳa 期到Ⅳc 的患者中位剂量 60 Gy 的适形调强放射治疗，5 年局部无复发率为 87%，治疗的并发症被认为是可以接受的[46]。其他研究者证实了类似的结果（见表 52-4 和图 52-6）[47-51]。

表52-4	使用外照射治疗甲状腺髓样癌的建议		
病变范围	分期	放疗方案	排除条件
– 无法切除或大体残余病变	T4a 或 T4b	大剂量放疗	如有广泛转移，姑息治疗
– 大体甲状腺外浸润，镜下残余	T4a 或 T4b	旨在达到局部控制的大剂量放疗	广泛转移
– 广泛淋巴结病变	N1b	辅助放疗，可能有助于改善局部控制效果，但不影响生存率	广泛转移

淋巴瘤

甲状腺淋巴瘤可表现为腺体本身或颈淋巴结肿大

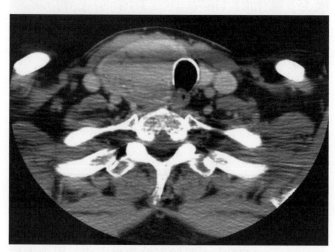

图 52-5　1 例 69 岁的男性甲状腺未分化癌病例。该患者颈部包块进行性长大，经细针穿刺后诊断为甲状腺乳头状癌。行甲状腺全切和中央区淋巴结清扫术，术中切除的甲状腺右叶有一6.5 cm 大小肿块并与气管粘连。最终病理结果提示多种混合病变，包括中到低分化的甲状腺乳头状癌和直径 2 cm 的未分化癌灶。正电子成像（PET）/ 计算机断层扫描（CT）重建确定术后术野和一个右颈Ⅳ区的 1 cm 的淋巴结均无特异性摄取。行IMRT 放疗和紫杉类化疗：大体淋巴结病变分割为 70 GY/30 次；与术野粘连残留的气管 63 ~ 66 Gy, 33 次；预防性照射双侧颈部和上纵隔隆突以上的部分共 57 Gy, 33 次（左上界为舌骨水平，右上界为 C1 横突水平）。术后 2 周内开始外放射治疗

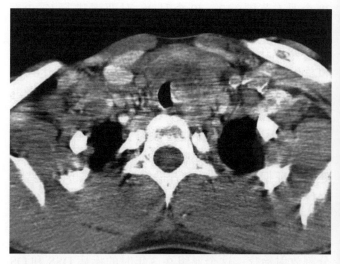

图 52-6　1 例 29 岁的女性甲状腺髓样癌病例。该患者 3 个月前开始出现进行性呼吸急促。在其甲状腺左叶发现直径 6 cm 的占位，伴气管移位和左喉返神经麻痹。行完整的肿块切除、甲状腺全切、双侧颈清扫、气管切除吻合及食管肌肉切除手术。病理证实是直径 6 cm 的甲状腺髓样癌；淋巴结、静脉和动脉受累；甲状腺外软组织和气管受累，切缘阳性。双侧颈部 Ⅱ、Ⅲ、Ⅳ、Ⅵ区共 78 个淋巴结中有 34 个阳性；无甲状腺被膜外浸润。无远处转移证据。放疗方案：甲状腺床及气管共 66 Gy，分割为 33 次；术后双侧颈部淋巴结共 56 Gy，分割为 33次。术前血清降钙素为 9 078，术后降至 1 591，术后 12 个月时 248，60 个月时 293

（见第 26 章）。通常情况下，应遵循不行手术以保存功能的治疗原则。放化疗的目的并非为后续的手术减瘤。手术目的只是获得足够的组织进行诊断，并且在许多情况下甲状腺肿瘤体积过大，造成气道受累，此时需要气管切开术。细针抽吸活检通常难以获得准确的淋巴瘤诊断。最佳的病理结果依赖于免疫表型和分子生物学分析，常常需要新鲜组织和特殊的固定剂，因此，标本的采样和处理都需要遵循特定的程序。标准分期检查包括横断面和功能成像（^{18}FDG-PET）、血液指标的评估以及骨髓活检。

治疗主要依赖组织学结果和 Ann Arbor 分期，同时也可用 TNM 分期[52]。治疗方案可以分为两大类：针对惰性（低度恶性）淋巴瘤和针对组织侵袭性（中度或高度恶性）淋巴瘤。无需讨论的是，晚期淋巴瘤（Ⅲ～Ⅳ期）的主要处理是化疗。对于Ⅰ～Ⅱ期的甲状腺淋巴瘤，为达到治疗目的，治疗方法包括单纯放疗，或使用包括化疗和其后的巩固放疗在内的联合治疗（CMT）。

惰性（低度恶性）淋巴瘤

甲状腺最常见的惰性淋巴瘤是黏膜相关淋巴组织（MALT）类型，其次是滤泡性淋巴瘤[53]。两者均为 B 细胞淋巴瘤，特点是惰性的生物学行为和低扩散率。在 70%～90% 的病例中[54-56]，MALT 淋巴瘤表现为局部病灶（ⅠE～ⅡE 期），而原本存在的桥本甲状腺炎是 MALT 淋巴瘤的诱发因素[57]。本病好发于 60～70 岁，女性占多数，女男比例为 3：1。相比之下，滤泡性淋巴瘤往往累及淋巴结和骨髓，广泛认为其是一种全身性疾病。然而，在标准的分期检查后发现，多达 1/3 的患者在就诊时仅有局部淋巴结病灶（Ⅰ和Ⅱ期），即使加作了 FDG-PET 检查这一比例仍为 15%～20%[59]。甲状腺的ⅠE 期滤泡性淋巴瘤是十分罕见的[53,60]。

Ⅰ期和Ⅱ期惰性淋巴瘤使用病灶受累野的放射治疗。MALT 淋巴瘤和滤泡性淋巴瘤都对放疗敏感。基于这个原因，标准的治疗方法是低到中等剂量（25～35 Gy，分 3～4 周），长期无病生存率达 50%～70%[54,56,61-62]，局部控制率超过 95%。外照射几乎包括了所有甲状腺周围的颈部组织后，短期毒性轻微，严重的长期毒性罕见。外放射治疗可导致甲状腺功能减退症，应定期监测甲状腺功能，必要时进行

甲状腺激素替代治疗。经过治疗的 MALT 淋巴瘤很少发生复发[54,60]。但高达 50% 的滤泡性淋巴瘤患者病情会继续发展[61]，典型表现是在其他淋巴结区域发生；当发生这种情况时，需要进行化疗或放射治疗以缓解症状。

组织侵袭性淋巴瘤

实际上，侵袭性淋巴瘤比惰性淋巴瘤[63]更为常见，可以出现在甲状腺并可能发展为全身性疾病。最常见的组织学类型是弥漫大 B 细胞淋巴瘤（DLBCL），其基于Ⅲ期临床试验的标准治疗方案已经确定[64-65]。其他少见侵袭性淋巴瘤（如 T- 细胞淋巴瘤、伯基特淋巴瘤和霍奇金淋巴瘤）的治疗理念是基于各自组织学类型的多学科联合治疗（CMT）。

在临床表现属早期（Ⅰ～Ⅱ期）的病例中，如认为存在隐匿性全身性疾病的风险较高，则提示应该使用蒽环类为基础的化疗，以达到最佳的治愈率[60,62,66-67]。给予患者 CMT 方案化疗，第一个疗程为 3～6 个周期，化疗结束 3～6 周后给予中等剂量放疗（30～40 Gy）。一般情况，该治疗方案可以取得 60%～80% 的治愈率，具体情况取决于年龄、肿瘤负荷以及其他诸如患者状态和乳酸脱氢酶（LDH）的水平等预后因素[63,67-69]。对于 B 细胞淋巴瘤，化疗与免疫治疗，即抗 CD20 抗体（利妥昔单抗）相结合提高了临床疗效[64,70]。因为要求中度辐射剂量（30～40 Gy），放疗短期毒性轻微，严重的长期毒性罕见，尤其是在使用目前的精确放疗技术（IMRT）时，这些技术可以进一步减少未受累的正常组织如喉、唾液腺和脊髓的辐射剂量（见图 52-7 的淋巴瘤病例报告）。

转移病灶的放射治疗

转移性分化型甲状腺癌的患者预期寿命很长，所以常常给予其更为积极的治疗方法。据一项对存在转移病灶的患者的研究显示，50% 的患者存活时间超过 5 年[71]。放射性碘浓聚障碍、年龄大于 40 岁、有骨转移都预示着 ^{131}I 治疗在应用于转移性分化型甲状腺癌时可能不能达到完全缓解[72-74]。一项研究显示，使用 ^{131}I 治疗后，肺转移的完全缓解率为 50%，但是骨转移的完全缓解率只有 10%，因此，通过手术切除单

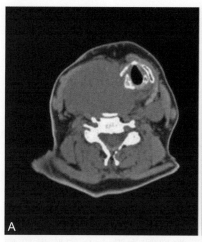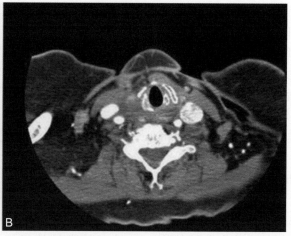

图 52-7　淋巴瘤案例：1 名 80 岁女性出现迅速扩大的右颈部肿物，伴吞咽困难和呼吸急促。临床检查见甲状腺右叶一 8cm 的肿块将气管压向左侧（A）。活检显示弥漫性大 B 细胞淋巴瘤。全身筛查显示病变没有扩散（IAE）。确诊后立即开始化疗（CHOPR 方案，包括环磷酰胺、多柔比星、长春新碱、泼尼松、利妥昔单抗），序贯 20 次总量为 35 Gy 的放射治疗，得到完全缓解（B）。经以上处理后，患者很好地生存了 4 年

个或少量的骨转移病灶是可以的；如果不能手术，可以进行大剂量的常规或立体定向技术的外放射治疗。对曾行椎管减压手术的患者，之后应给予外照射。目前，我们在特定病例中进行术后立体定向放射治疗与微创手术结合的治疗方法（见图 52-2）。和治疗其他类型存在有症状骨转移的癌症一样，必须要明确外放射治疗的目标，并分辨是否要使用较高剂量，以期对希望延长生存期的患者达到局部控制，还是仅使用较短疗程甚至单次放疗以缓解症状。短分割期的放疗适用于甲状腺未分化癌和大多数甲状腺髓样癌（进展缓慢且预期寿命较长的甲状腺髓样癌患者例外，对于此类患者而言，同分化型甲状腺癌患者一样增加分割次数更为合适）。

弥漫性肺转移常见于分化型甲状腺癌，但肺对外放射治疗的耐受度很差，因此限制了其在这种情况下的应用。然而，有时巨大的转移灶会侵蚀支气管，引起咯血，在这种情况下，姑息性放射可以在很大程度上获益。纵隔内的肺或淋巴结转移灶可引起支气管阻塞，并且在咯血的情况下，短疗程姑息性放射更有益。

脑转移患者通常预后较差，但单个病灶或未广泛转移状态时行手术治疗可以提高患者的存活率 [75-76]。多发脑转移患者应考虑行全脑放射治疗并注意可能导致的局部反应。单个或少量转移病灶时可采用放射外科治疗。该方法包括通过高精确度的技术，例如，伽玛刀或立体定向放射，对巨大病灶进行单次大剂量的照射（例如，15~20 Gy）。手术切除单个或少量转移病灶后可以给予全脑放疗，尽管两项研究并没有显示其是获益的。大多数患者死于颅外病灶的发展而不是脑的转移病变。

外放射技术

甲状腺床具有挑战性的位置，在确定放疗疗效和治疗并发症比例方面具有关键的作用。未切除病灶进行放射治疗时必须覆盖环绕或侵犯周围重要结构的巨大原发灶和淋巴结转移病灶，这些重要结构包括喉、食管、气管和纵隔结构。手术切除范围要求较大且不规则的治疗区域，包括颈部中央区和上纵隔，因此在术后放射治疗时，空间挑战的复杂程度进一步增加。虽然通常较少受累，但在少数颈部淋巴结转移严重的病例中也可能侵犯腮腺及颅底。甲状腺床不规则的几何形态，在过去的技术条件下会导致不可预知的剂量损失或放疗并发症。历史上曾经是常规的二维和三维治疗计划技术，因 IMRT 的出现而成为落后的治疗手段 [77-79]。先进的成像技术，特别是 FDG-PET/CT 的出现有助于对治疗靶区的精确定位。

适形调强放射治疗的靶体积规划

在所有疾病中，甲状腺适形调强放射治疗靶区的圈定和治疗计划的制定最具挑战性。病史较长并曾因复发接受多次手术而使解剖结构扭曲的患者，术后处理特别困难。在这种情况下，必须精确分析解剖位置，掌握术前临床表现、影像学发现、手术记录和最终病理报告，只有这样才能制定出较佳的辅助治疗方案。放射肿瘤学家和手术医生之间必须进行密切沟通，这样可以划定需要增加剂量的镜下或肉眼残余病灶风险较高的区域。由于残留病灶进展或复发发展会

很快出现，必须尽量缩短组织学为低分化癌的患者手术后的恢复期（最好小于 2 周）。对于低分化性或非聚碘病灶的病例，专用 FDG-PET/CT 模拟成像是较好的检查方法，因为随着剂量递增，可以对隐匿的残留灶或手术区域新发病灶以及腺体疾病进行定位[80]。

对于分化性癌或髓样癌的术后治疗，大体切缘阳性或残留病灶的区域，常用的治疗方法是高剂量临床靶区（CTV）1 照射，总剂量 60 ~ 66 Gy，30 ~ 33 次每日分割。此临床靶区（CTV）可被直接划定在受累区及其周围相当狭小的（约 1 cm）环周切缘。这包括由外科手术团队在手术区域"刮除"或"剥离"病灶后保留的结构（如气管、食管、锁骨或喉软骨）。偶尔有残留的腺体疾病，包括髓样癌转移至纵隔的肿大淋巴结残留，也应使用规定剂量照射。不论临床上是否存在明显的病灶，术后应接受 30 次每日分割，总量 60 Gy 的放疗，临床靶区（CTV2）一般应包括全部原发灶或淋巴结转移灶的手术区域以及紧邻的软组织和淋巴结床。此临床靶区（CTV）可以涵盖原发肿瘤区域和整个腺体的前部、中央部位、Ⅵ区淋巴结床和上纵隔。特别应注意覆盖两侧气管食管沟的区域（见图 52-1），这一区域位于甲状腺床中部后方，是术后复发的常见部位。如有需要，临床靶区（CTV2）可以涵盖大部分而非所有声门、喉和高位颈段食管。未参与直接侵犯其他区域的健侧甲状腺床残留病灶，可以分 30 ~ 33 次每日分割给予共 56 Gy 辅助剂量的 CTV3 放疗。这个靶区包含了外科切除范围及距其边缘 1 ~ 2 cm（最小 0.5 cm）的区域，如果手术涉及纵隔，那么也应包含纵隔区。最后，可以用 30 次每天分割，共 54 Gy 的方案预防性照射存在风险的颈前及纵隔淋巴结区域（CTV4）。CTV4 的覆盖范围对于每个患者都是不同的，通常取决于多种因素，包括：①颈部的疾病负荷；②尽可能限制照射高位颈部，以利于保护腮腺。此靶区可常规包括未行手术的后方和对侧锁骨上窝至肺动脉窗 / 底部的未行手术的纵隔区域以及上至舌骨或 C1 底部的对侧 / 高位颈部。通常对高颈段颈部和咽后结节进行放射来减少发病率；但重要的是要记住，在具有广泛淋巴结转移的（特别是复发性髓样癌或低分化癌）病例中，这一区域可能受累，并且如果颈部病灶已蔓延到 Ⅱ 区淋巴结，至少同侧的这一区域应该覆盖到放射范围。图 52-3 显示了代表性的治疗计划。但应注意的是，各医疗中心的准确治疗范围和辐射剂量可能不同，基于复发的风险，一些放射肿瘤学家会考虑将前面所述的各种靶区相融合形成两个高剂量靶区和另一个较低剂量（CTV）。直接使用

IMRT 可以精准对复发风险不同的不同体积的组织给予不同的放疗剂量。

完整的大体病灶的放射治疗使用如前所述的靶区设计方法。然而，这种病例通常包括高危未分化癌或不能手术切除的分化型癌，可能有明显的远处转移且总体预后较差。为达到缓解症状的目的，放射治疗计划可以根据患者的临床情况进行简化以确定照射覆盖大体病灶。姑息治疗的剂量通常为 20 ~ 50 Gy，5 ~ 20 次每日分割。少数病例的原发灶是孤立的，并且总的来说整体功能尚可，则可以考虑剂量为 60 ~ 70 Gy 更为积极的治疗，并同步使用放射增敏性化疗。

应特别注意针对邻近正常器官和组织的风险评估以期达到最佳的临床效果。由于 ^{131}I 治疗后患者很可能发生进行性口干症，应主要关注外放射对其他器官的影响。腮腺区域的平均剂量应限制在 26 Gy（如果靶区仅限于舌骨以下还要低得多），这个剂量对颌下腺和口腔前庭几乎没有影响。虽然规划时声门、喉和食管为其次应避开的结构，只要临床靶区设置合理，也不担心其受到照射。在模拟定位时，双肺应该画到横隔膜平面的下方，使整个肺的照射剂量均值限制在小于 20 Gy。要充分考虑范围内的其他所有正常组织，尤其是脊髓。

外放射治疗的毒性

外放射治疗的严重并发症并不常见，重要的是要认识到对于经验丰富的头颈部外科医生而言，即使是高放射剂量的放疗也不会影响此后的外科手术。由于急性皮肤毒性反应较为常见，需要覆盖薄物以保护手术切口，而气管、食管及喉部黏膜炎的发生取决于接受放疗的剂量，通常发生在放疗即将结束时，并在放疗结束后短时间内消失。

对现代治疗计划技术引起放射相关毒性的经验报道相对有限，但正在增多。来自 Memorial Sloan Kettering Cancer Center 的 Terezakis 等报告，在 76 例患者中有 47 例（63%）进行过调强照射治疗[81]，24% 的患者发生 3 级急性吞咽困难，14% 的患者发生 3 级急性黏膜炎。其他的急性毒性轻微，包括皮炎、声音嘶哑、乏力和口干，缺乏 4 级毒性的情况。4 名患者仍然依赖长期胃造瘘，2 例有 4 级慢性喉头水肿。

严重的迟发性毒性较为少见但仍可发生，如食管或气管狭窄，特别是进行气管切除与重建的患者容易出现。在给予高剂量放疗和放射性碘[10]的患者中，

Tsang 等报告没有发生Ⅳ级毒性作用（使用放射治疗肿瘤学组的模板）[82]，Farahati 等也没有观察到不可逆的迟发性毒性作用。来自 MD Anderson 癌症中心的同期报告建议：在131 例患者中，有57 例（44%）使用适形调强放射治疗，这种技术比传统三维放疗技术更少发生严重的迟发性放疗并发症[4]。在这个队列研究中，12% 接受58～60 Gy 传统放疗的患者发生了迟发性毒性反应。6 名患者食管狭窄需要扩张；1 例声门下喉狭窄，需要气管切开术及扩张术；1 例慢性喉头水肿，需要行气管切开；1 例因慢性吞咽困难需持续鼻饲管。明显的迟发性反应通常发生在照射治疗完成后12 个月内。与此相反，使用适形调强放疗的患者中，仅有1 例（2%）发生同样严重的迟发性放射毒性反应。该患者因复发性嗜酸细胞癌行手术，完全切除后接受了60Gy 的放疗，3 个月后出现食管狭窄并需要扩张治疗。这名患者在治疗后10 个月时中央区再次复发。

参考文献

[1] Sheline GE, Galante M, Lindsay S: Radiation therapy in the control of persistent thyroid cancer, *Am J Roentgenol Radium Ther Nucl Med* 97(4): 923–930, 1966.

[2] Chow SM, et al: Local and regional control in patients with papillary thyroid carcinoma: specific indications of external radiotherapy and radioactive iodine according to T and N categories in AJCC 6th edition, *Endocr Relat Cancer* 13(4): 1159–1172, 2006.

[3] Brierley J, et al: Prognostic factors and the effect of treatment with radioactive iodine and external beam radiation on patients with differentiated thyroid cancer seen at a single institution over 40 years, *Clin Endocrinol (Oxf)* 63(4): 418–427, 2005.

[4] Schwartz DL, et al: Postoperative external beam radiotherapy for differentiated thyroid cancer: outcomes and morbidity with conformal treatment, *Int J Radiat Oncol Biol Phys* 74(4): 1083–1091, 2009.

[5] Anderson P, Kinsella J, Loree TR, et al: Differentiated carcinoma of the thyroid with extrathyroid extension, *Am J Surg* 170: 467–470, 1995.

[6] LiVolsi VA, Fadda G, Baloch ZW: Prognostic factors in well-differentiated thyroid cancer, *Rays* 25(2): 163–175, 2000.

[7] Mazzaferri EL, Jhiang SM: Long-term impact of initial surgical and medical therapy on papillary and follicular thyroid cancer, *Am J Med* 97: 418–428, 1994.

[8] Vassilopoulou-Sellin R, Schultz PN, Haynie TP: Clinical outcome of patients with papillary thyroid carcinoma who have recurrence after initial radioactive iodine therapy, *Cancer* 78(3): 493–501, 1996.

[9] Biermann M, et al: Clinical outcomes of adjuvant external-beam radiotherapy for differentiated thyroid cancer—results after 874 patient-years of follow-up in the MSDS-trial, *Nuklearmedizin* 48(3): 89–98, 2009; quiz N15.

[10] Farahati J, et al: Differentiated thyroid cancer. Impact of adjuvant external radiotherapy in patients with perithyroidal tumor infiltration (stage pT4), *Cancer* 77(1): 172–180, 1996.

[11] Cooper DS, et al: Revised American Thyroid Association management guidelines for patients with thyroid nodules and differentiated thyroid cancer, *Thyroid* 19(11): 1167–1214, 2009.

[12] Kitamura Y, et al: Immediate causes of death in thyroid carcinoma: clinicopathological analysis of 161 fatal cases, *J Clin Endocrinol Metab* 84(11): 4043–4049, 1999.

[13] Are C, Shaha AR: Anaplastic thyroid carcinoma: biology, pathogenesis, prognostic factors, and treatment approaches, *Ann Surg Oncol* 13(4): 453–464, 2006.

[14] Ain KB: Anaplastic thyroid carcinoma: a therapeutic challenge, *Semin Surg Oncol* 16(1): 64–69, 1999.

[15] Simpson WJ: Anaplastic thyroid carcinoma: a new approach, *Can J Surg* 23(1): 25–27, 1980.

[16] Pasieka JL: Anaplastic thyroid cancer, *Curr Opin Oncol* 15(1): 78–83, 2003.

[17] De Crevoisier R, et al: Combined treatment of anaplastic thyroid carcinoma with surgery, chemotherapy, and hyperfractionated accelerated external radiotherapy, *Int J Radiat Oncol Biol Phys* 60(4): 1137–1143, 2004.

[18] Tennvall J, et al: Anaplastic thyroid carcinoma: three protocols combining doxorubicin, hyperfractionated radiotherapy and surgery, *Br J Cancer* 86(12): 1848–1853, 2002.

[19] Junor EJ, Paul J, Reed NS: Anaplastic thyroid carcinoma: 91 patients treated by surgery and radiotherapy, *Eur J Surg Oncol* 18(2): 83–88, 1992.

[20] Kim JH, Leeper RD: Treatment of locally advanced thyroid carcinoma with combination doxorubicin and radiation therapy, *Cancer* 60(10): 2372–2375, 1987.

[21] Haigh PI, et al: Completely resected anaplastic thyroid carcinoma combined with adjuvant chemotherapy and irradiation is associated with prolonged survival, *Cancer* 91(12): 2335–2342, 2001.

[22] Sugino K, et al: The important role of operations in the management of anaplastic thyroid carcinoma, *Surgery* 131(3): 245–248, 2002.

[23] Brignardello E, et al: Anaplastic thyroid carcinoma: clinical outcome of 30 consecutive patients referred to a single institution in the past 5 years, *Eur J Endocrinol* 156(4): 425–430, 2007.

[24] Venkatesh YS, et al: Anaplastic carcinoma of the thyroid. A clinicopathologic study of 121 cases, *Cancer* 66(2): 321–330, 1990.

[25] Nilsson O, et al: Anaplastic giant cell carcinoma of the thyroid gland: treatment and survival over a 25-year period, *World J Surg* 22(7): 725–730, 1998.

[26] Tan RK, et al: Anaplastic carcinoma of the thyroid: a 24-year experience, *Head Neck* 17(1): 41–47, 1995; discussion 47–48.

[27] Kobayashi T, et al: Treatment of 37 patients with anaplastic carcinoma of the thyroid, *Head Neck* 18(1): 36–41, 1996.

[28] Wong CS, Van Dyk J, Simpson WJ: Myelopathy following hyperfractionated accelerated radiotherapy for anaplastic thyroid carcinoma, *Radiother Oncol* 20(1): 3–9, 1991.

[29] Bhatia A, et al: Anaplastic thyroid cancer: Clinical outcomes with conformal radiotherapy, *Head Neck* 2009.

[30] Wang Y, et al: Clinical outcome of anaplastic thyroid carcinoma treated with radiotherapy of once- and twice-daily fractionation regimens, *Cancer* 107(8): 1786–1792, 2006.

[31] Cohen EE, et al: Axitinib is an active treatment for all histologic subtypes of advanced thyroid cancer: results from a phase II study, *J Clin Oncol* 26(29): 4708–4713, 2008.

[32] Gupta-Abramson V, et al: Phase II trial of sorafenib in advanced thyroid cancer, *J Clin Oncol* 26(29): 4714–4719, 2008.

[33] Kloos RT, et al: Medullary thyroid cancer: management guidelines of the American Thyroid Association, *Thyroid* 19(6): 565–612, 2009.

[34] Modigliani E, et al: Prognostic factors for survival and for biochemical cure in medullary thyroid carcinoma: results in 899 patients. The GETC Study Group. Groupe d'etude des tumeurs a calcitonine, *Clin Endocrinol (Oxf)* 48(3): 265–273, 1998.

[35] Dottorini ME, et al: Multivariate analysis of patients with

medullary thyroid carcinoma. Prognostic significance and impact on treatment of clinical and pathologic variables, *Cancer* 77(8): 1556–1565, 1996.

[36] Brierley JD, et al: Medullary thyroid cancer—analyses of survival and prognostic factors and the role of radiation therapy in local control, *Thyroid* 6: 305–310, 1996.

[37] de Groot JW, et al: Impact of 18F-fluoro-2-deoxy-D-glucose positron emission tomography (FDG-PET) in patients with biochemical evidence of recurrent or residual medullary thyroid cancer, *Ann Surg Oncol* 11(8): 786–794, 2004.

[38] Gotthardt M, et al: 18F-FDG PET, somatostatin receptor scintigraphy, and CT in metastatic medullary thyroid carcinoma: a clinical study and an analysis of the literature, *Nucl Med Commun* 25(5): 439–443, 2004.

[39] Ong SC, et al: Diagnostic accuracy of 18F-FDG PET in restaging patients with medullary thyroid carcinoma and elevated calcitonin levels, *J Nucl Med* 48(4): 501–507, 2007.

[40] Rubello D, et al: The role of 18F-FDG PET/CT in detecting metastatic deposits of recurrent medullary thyroid carcinoma: a prospective study, *Eur J Surg Oncol* 34(5): 581–586, 2008.

[41] Beheshti M, et al: The value of 18F-DOPA PET-CT in patients with medullary thyroid carcinoma: comparison with 18F-FDG PET-CT, *Eur Radiol* 19(6): 1425–1434, 2009.

[42] Koopmans KP, et al: 18F-dihydroxyphenylalanine PET in patients with biochemical evidence of medullary thyroid cancer: relation to tumor differentiation, *J Nucl Med* 49(4): 524–531, 2008.

[43] Raue F: German medullary thyroid carcinoma/multiple endocrine neoplasia registry. German MTC/MEN Study Group. Medullary Thyroid Carcinoma/Multiple Endocrine Neoplasia Type 2, *Langenbecks Arch Surg* 383(5): 334–336, 1998.

[44] Samaan NA, Schultz PN, Hickey RC: Medullary thyroid carcinoma: prognosis of familial versus sporadic disease and the role of radiotherapy, *J Clin Endocrinol Metab* 67(4): 801–805, 1988.

[45] Moley JF, et al: Surgical management of patients with persistent or recurrent medullary thyroid cancer, *J Intern Med* 243(6): 521–526, 1998.

[46] Schwartz DL, et al: Postoperative radiotherapy for advanced medullary thyroid cancer—local disease control in the modern era, *Head Neck* 30(7): 883–888, 2008.

[47] Chow SM, et al: Medullary thyroid carcinoma in Hong Kong Chinese patients, *Hong Kong Med J* 11(4): 251–258, 2005.

[48] Fersht N, et al: The role of radiotherapy in the management of elevated calcitonin after surgery for medullary thyroid cancer, *Thyroid* 11(12): 1161–1168, 2001.

[49] Fife KM, Bower M, Harmer CL: Medullary thyroid cancer: the role of radiotherapy in local control, *Eur J Surg Oncol* 22(6): 588–591, 1996.

[50] Mak A, et al: The value of postoperative radiotherapy for regional medullary carcinoma of the thyroid, *Int J Radiat Oncol Biol Phys* 30(Suppl): 234, 1994.

[51] Nguyen TD, et al: Results of postoperative radiation therapy in medullary carcinoma of the thyroid: a retrospective study by the French Federation of Cancer Institutes–the Radiotherapy Cooperative Group, *Radiother Oncol* 23(1): 1–5, 1992.

[52] UICC: TNM Classification of Malignant Tumours. G. Sobin LH, MG, Wittekind CH, In d 7, new York, NY, 2010, A John Wiley & Sons INC. Publication.

[53] Thieblemont C, et al: Primary thyroid lymphoma is a heterogeneous disease, *J Clin Endocrinol Metab* 87(1): 105–111, 2002.

[54] Tsang RW, et al: Localized mucosa-associated lymphoid tissue lymphoma treated with radiation therapy has excellent clinical outcome, *J Clin Oncol* 21(22): 4157–4164, 2003.

[55] Zinzani PL, et al: Nongastrointestinal low-grade mucosa-associated lymphoid tissue lymphoma: analysis of 75 patients, *J Clin Oncol* 17(4): 1254–1258, 1999.

[56] Zucca E, et al: Nongastric marginal zone B-cell lymphoma of

mucosa-associated lymphoid tissue, *Blood* 101(7): 2489–2495, 2003.

[57] Scholefield JH, et al: Primary lymphoma of the thyroid, the association with Hashimoto's thyroiditis, *Eur J Surg Oncol* 18(2): 89–92, 1992.

[58] Armitage JO, Weisenburger DD: New approach to classifying non-Hodgkin's lymphomas: clinical features of the major histologic subtypes. Non-Hodgkin's Lymphoma Classification Project, *J Clin Oncol* 16(8): 2780–2795, 1998.

[59] Wirth A, et al: Impact of [18f] fluorodeoxyglucose positron emission tomography on staging and management of early-stage follicular non-Hodgkin lymphoma, *Int J Radiat Oncol Biol Phys* 71(1): 213–219, 2008.

[60] Tsang R, et al: Non-Hodgkin's lymphoma of the thyroid gland: Prognostic factors and treatment outcome, *Int J Radiat Oncol Biol Phys* 27: 599–604, 1993.

[61] Tsang RW, Gospodarowicz MK: Low-grade non-Hodgkin lymphomas, *Semin Radiat Oncol* 17(3): 198–205, 2007.

[62] Harrington KJ, et al: Management of non-Hodgkin's lymphoma of the thyroid: the Royal Marsden Hospital experience, *Br J Radiol* 78(929): 405–410, 2005.

[63] Graff-Baker A, et al: Prognosis of primary thyroid lymphoma: demographic, clinical, and pathologic predictors of survival in 1,408 cases, *Surgery* 146(6): 1105–1115, 2009.

[64] Coiffier B, et al: CHOP chemotherapy plus rituximab compared with CHOP alone in elderly patients with diffuse large-B-cell lymphoma, *N Engl J Med* 346(4): 235–242, 2002.

[65] Pfreundschuh M, et al: Six versus eight cycles of bi-weekly CHOP-14 with or without rituximab in elderly patients with aggressive CD20þ B-cell lymphomas: a randomised controlled trial (RICOVER-60), *Lancet Oncol* 9(2): 105–116, 2008.

[66] Belal AA, et al: Primary thyroid lymphoma: a retrospective analysis of prognostic factors and treatment outcome for localized intermediate and high grade lymphoma, *Am J Clin Oncol* 24(3): 299–305, 2001.

[67] DiBiase SJ, et al: Outcome analysis for stage IE and IIE thyroid lymphoma, *Am J Clin Oncol* 27(2): 178–184, 2004.

[68] Lopez-Guillermo A, et al: Diffuse large b-cell lymphoma: clinicobiological characterization and outcome according to the nodal or extranodal primary origin, *J Clin Oncol* 2005.

[69] The International non-Hodgkin's Lymphoma Prognostic Factors Project: a predictive model for aggressive Non-Hodgkin's lymphoma, *N Engl J Med* 329: 987–994, 1993.

[70] Pfreundschuh M, et al: CHOP-like chemotherapy plus rituximab versus CHOP-like chemotherapy alone in young patients with good-prognosis diffuse large-B-cell lymphoma: a randomised controlled trial by the MabThera International Trial (MInT) Group, *Lancet Oncol* 7(5): 379–391, 2006.

[71] Sampson E, et al: Clinical management and outcome of papillary and follicular (differentiated) thyroid cancer presenting with distant metastasis at diagnosis, *Cancer* 110(7): 1451–1456, 2007.

[72] Schlumberger M, et al: Radioactive iodine treatment and external radiotherapy for lung and bone metastases from thyroid carcinoma, *J Nucl Med* 37(4): 598–605, 1996.

[73] Casara D, et al: Distant metastases in differentiated thyroid cancer: long-term results of radioiodine treatment and statistical analysis of prognostic factors in 214 patients, *Tumori* 77(5): 432–436, 1991.

[74] Shoup M, et al: Prognostic indicators of outcomes in patients with distant metastases from differentiated thyroid carcinoma, *J Am Coll Surg* 197(2): 191–197, 2003.

[75] Chiu AC, Delpassand ES, Sherman SI: Prognosis and treatment of brain metastases in thyroid carcinoma, *J Clin Endocrinol Metab* 82(11): 3637–3642, 1997.

[76] McWilliams RR, et al: Management of brain metastases from thyroid carcinoma: a study of 16 pathologically confirmed cases over 25 years, *Cancer* 98(2): 356–362, 2003.

[77] Nutting CM, et al: Improvements in target coverage and reduced

spinal cord irradiation using intensity-modulated radiotherapy (IMRT) in patients with carcinoma of the thyroid gland, *Radiother Oncol* 60(2): 173–180, 2001.

[78] Rosenbluth BD, et al: Intensity-modulated radiation therapy for the treatment of nonanaplastic thyroid cancer, *Int J Radiat Oncol Biol Phys* 63(5): 1419–1426, 2005.

[79] Wilson PC, Millar BM, Brierley JD: The management of advanced thyroid cancer, *Clin Oncol (R Coll Radiol)* 16(8): 561–568, 2004.

[80] Finkelstein SE, et al: Combined [18F]Fluorodeoxyglucose positron emission tomography and computed tomography (FDG- PET/CT) for detection of recurrent, 131I-negative thyroid cancer, *Ann Surg Oncol* 15(1): 286–292, 2008.

[81] Terezakis SA, et al: Role of external beam radiotherapy in patients with advanced or recurrent nonanaplastic thyroid cancer: Memorial Sloan-Kettering Cancer Center experience, *Int J Radiat Oncol Biol Phys* 73(3): 795–801, 2009.

[82] Tsang RW, et al: The effects of surgery, radioiodine and external radiation therapy on the clinical outcome of patients with differentiated thyroid cancer, *Cancer* 82: 375–388, 1998.

[83] Tubiana M, et al: External radiotherapy in thyroid cancers, *Cancer* 55(9 Suppl): 2062–2071, 1985.

[84] Phlips P, et al: Postoperative irradiation for thyroid cancer, *Eur J Surg Oncol* 19(5): 399–404, 1993.

[85] Ford D, et al: External beam radiotherapy in the management of differentiated thyroid cancer, *Clin Oncol (R Coll Radiol)* 15(6): 337–341, 2003.

[86] Kim TH, et al: Value of external irradiation for locally advanced papillary thyroid cancer, *Int J Radiat Oncol Biol Phys* 55(4): 1006–1012, 2003.

[87] Keum KC, et al: The role of postoperative external-beam radiotherapy in the management of patients with papillary thyroid cancer invading the trachea, *Int J Radiat Oncol Biol Phys* 65(2): 474–480, 2006.

第53章 ■ 甲状腺再次手术

JEREMY L. FREEMAN ■ DAE S. KIM ■ MOHAMMED AHMED ■
ALZAHRANI ■ GREGORY W. RANDOLPH

引言

约 1/3 的分化型甲状腺癌（DTC）患者在初次治疗后 10 年内会出现肿瘤复发[1-3]。局部复发可以出现在甲状腺床、颈部中央区或侧颈区、纵隔，或者较为罕见的气管及覆盖甲状腺床的肌肉。中低危组［根据年龄、转移、浸润程度和肿瘤大小（AMES）等预后指数］的分化型甲状腺癌患者局部复发所致死亡率仅为 4%。但是，高危患者，如男性、年龄超过 45 岁，疾病复发后其死亡率显著升高，约为 27%[4]。根据肿瘤范围、组织学分型和切除的完整性，对于临床和影像学证实局部复发的分化型甲状腺癌，主要采用再次手术切除病灶和术后 ^{131}I 治疗，部分患者也可以采用术后外照射（XRT）治疗。对于年轻和低危组（<45岁）中的微小癌（包块小于 1 cm）患者，目前越来越受到推崇的处理方案是与患者充分讨论，而且仅建议有明确肿瘤进展证据的患者选择外科手术治疗。

甲状腺的再次手术在技术上具有挑战性，主要因为初次手术后，解剖结构将发生变化并出现手术区域的局部组织纤维化，颈部中央区尤其明显（见第 10 章）。所以，缺乏经验的低年资医生发生手术并发症的概率较高[5-7]。但是，据报道随着经验的积累和充分的准备，再次手术中永久性甲状旁腺功能减退症或喉返神经（RLN）损伤的发生率均会下降（分别小于 3% 和 1%）[8-9]。所以，准备进行甲状腺再次手术的外科医生，必须具备基本的再次手术技巧并精通局部解剖知识，只有通过这些繁琐和艰难的实践锻炼，才能减低手术并发症的发病率。

再次手术的适应证

根据下述的不同情况进行再次甲状腺手术。患者在之前做过甲状腺腺叶切除术，现在因分化型甲状腺癌要求行甲状腺全切除术。复发性甲状腺癌需重新探查甲状腺床，同时清扫颈部中央区淋巴结，必要时还需清扫侧颈区淋巴结（见第 38 章和第 40 章）。此外，因甲状腺结节或结节性甲状腺肿而行手术部分切除甲状腺腺叶的患者，若残余甲状腺组织中出现癌症复发，也需要行再次手术。

甲状腺切除术后的解剖变化

精通正常颈部（及其常见变化）的解剖，特别是颈部中央区各分区的解剖结构是甲状腺初次和再次手术的基础。但是，需要牢记于心的是，第一次甲状腺切除术后颈部的解剖通常会发生变化。前次手术的瘢痕会增加识别和解剖重要结构的难度。颈动脉鞘是甲状腺手术中的一个重要标志，因为它提供了固定的解剖侧界，同时也是初步识别喉返神经的一个重要标志[10]。甲状腺切除手术后颈部的大血管可能向中央移位，并可以与气管直接相邻并常常致密附着，意识到这一点是很重要的。如果已经因肿瘤侵犯切除了颈前带状肌，这些大血管就会出现于内侧表浅处。在此情况下，再次手术时颈部中央的瘢痕是很致密的。此外，颈内静脉位置变得表浅，粘连附着在胸锁乳突肌（SCM）前缘，而且由于瘢痕挛缩，头臂动脉可被拉升至颈中央区的低位。这些静脉结构的改变是甲状腺再次手术中最难处理的，主要是因为它们会受到临近瘢痕组织的牵拉而与肌肉粘连。再次手术处理患侧残余甲状腺组织时，喉返神经常常隐藏于瘢痕组织中，很难识别和解剖。颈前带状肌下面的瘢痕组织会导致喉返神经位置表浅并附着于肌肉下面。有时由于瘢痕和伤口挛缩，喉返神经会显露在气管前壁。通常再次行中央颈淋巴结清扫术时，在解剖喉返神经时，上颈段气管开始的几个气管环和环状软骨是最容易受损区域（见第 33 章）。同时，气管食管沟本身也可能会有瘢痕和扭曲，几乎不可能识别食管的位置。在行清扫术时，放置医用探条可能有助于防止在剥离食管时不慎穿通了食管。甲状旁腺的位置经常也会发生严重变化，在再次探查时，要高度警惕任何疑是甲状旁腺的组织。再次行中央区淋巴结清扫术时，应保证术野清洁无血，以辨识甲状旁腺和喉返神经。

术前检查

初次手术后的血清甲状腺球蛋白测定及最近的高分辨率超声扫描是长期随访监视甲状腺癌是否残留和复发的常规方法。对于甲状腺未分化癌和存在甲状腺球蛋白抗体的患者，甲状腺球蛋白并非是有效的肿瘤标志物，这时就需要有替代方案。放射性碘扫描（RAI）不能提供用于手术治疗的足够精确的解剖成像数据。此外，有很高比例的复发性甲状腺癌失去对碘的亲和力。没有放射性碘摄取的患者，可能会出现PET的摄取，这一点将在后面讨论。为再次手术提供基本手术示意图的是解剖成像（如超声和包括CT在内的轴位成像）而非RAI或PET扫描图像。

随后，术前评估的目的首先是确诊是否存在残留或复发的恶性肿瘤，其次是提供其解剖部位和肿瘤浸润程度的影像，有利于制定外科手术治疗计划。超声引导下进行的细针穿刺（FNA）活检，可进一步诊断在体格检查、影像学检查和放射性碘扫描时发现的可疑病变。FNA的标本应送细胞学检查，冲洗液送甲状腺球蛋白测定。

血清甲状腺球蛋白水平

血清甲状腺球蛋白（Tg）水平测定是应用最广的早期检测和监测甲状腺癌残留和复发的方法。术后甲状腺球蛋白水平持续升高或浓聚放射性碘提示存在残余肿瘤组织或有功能的甲状腺组织。由于肿瘤残留或复发、区域淋巴结转移或远处转移等肿瘤组织的存在，甲状腺球蛋白水平将升高。最近研究发现，甲状腺球蛋白倍增时间小于1年，对判断疾病的预后有显著的重要意义[11]。

当促甲状腺激素（TSH）降低（使用左甲状腺素[T4]治疗的情况下），基础血清Tg值可能检测不到或仅轻度升高，如果临床怀疑疾病残余或复发，用重组人促甲状腺激素（rhTSH）治疗或停用甲状腺素可能可以增加血清Tg水平，使其更加明显并达到可测量的范围。因对rhTSH反应而产生的Tg滴度增加，是肿瘤对TSH敏感性的指标，可以用rhTSH刺激的Tg值除以基础Tg值计算。正常残余甲状腺组织和分化型甲状腺癌组织产生的血清Tg对TSH刺激的反应（>10倍）高于分化较差的甲状腺肿瘤（<3倍）。

超声检查

已经证明超声是一种具有高度敏感性和特异性的技术，可用于监测甲状腺癌患者全甲状腺切除术后甲状腺床的复发。主要优点是当出现非亲碘性复发病灶且Tg测量受抗体影响时，可以发现复发。一个大样本的研究报告表明，在再次手术患者中，超声（US）敏感性、特异性和阳性预测值分别是90%、79%和94%[12]。目前主张超声扫描必须是全面的，既包括中央区也包括侧颈区。高分辨率超声能够检测较小的3~4 mm的转移灶或复发灶，因而能准确探测出在体检中没有发现的颈部淋巴结和软组织转移灶[13]。已证明术前高分辨率超声检查可以改善残留和复发甲状腺乳头状癌（PTC）淋巴结转移患者的检测和评估[12]。在计划甲状腺再手术和确定是否需要进一步的颈淋巴结清扫术时，超声检查尤其有用。Stulak等回顾了近1 000例在甲状腺手术（初次和再次）之前对甲状腺进行超声检查的患者，结果表明，通过超声检查，64%再次手术的患者可以发现体检时未能扪及的病灶[12]。结果还显示，即使在扪及颈部病灶时，超声检查评估仍可以改变43%再次手术病例的手术计划及根治度。然而，超声成像对于诸如颅底、胸骨柄后、咽后和气管后结构的参考价值比较差。另外，对侵犯气管和肿瘤向外延伸生长的肿瘤敏感性也较差。需要使用计算机断层扫描（CT）或磁共振成像（MRI）扫描对这些区域和特征进行准确评估。

当瘢痕组织较厚干扰复发病灶定位时，可以在切皮前或术中使用超声定位（请参阅"再次手术的辅助技术"章节）。由于难以安置超声探头，术中超声定位探查不规则的手术区域中较小的残存肿瘤十分困难。

对于再次手术患者，尽管超声检查非常实用，也应同时通过甲状腺和颈部高分辨率CT成像（从颅底到胸中部）和胸部常规CT检查对这些患者进行评估。

轴位增强 CT 影像

对比增强 CT 成像常用于头颈部淋巴结转移的评估。CT 具有不依赖于操作者的客观性且有较好的可重复性，扫描可以精细到几毫米大小。外科医生要熟悉 CT 图像，因为它可以提供详细的解剖结构信息。此外，对甲状腺癌来说，CT 可用于喉或气管软骨是否受到肿瘤侵犯的检查。在衡量淋巴结是否有转移方面，CT 比 MRI 更好[14]。CT 扫描淋巴结转移的特点包括囊性变、增强、钙化、肿块大小增大。

CT 成像的缺点是当用碘造影剂进行增强 CT 检查后，患者需要等待大约 2 个月才能接受放射性碘治疗。但是，最近发表的数据表明，即使是显著的延迟，也不会对放射性碘治疗产生不利影响[15]。通常，手术后 6～8 周才进行放射性碘治疗，因此，增强 CT 造影所造成的延迟影响是很小的。增强 CT 对比造影可对转移淋巴结进行定位，确保施行有效的外科手术，这比稍微延迟在患者术后恢复期间的放射性碘治疗重要得多。此外，据我们的实验，大多数颈部中央区淋巴结复发的患者对放射性碘治疗具有耐药性，这一事实也被其他研究报道证实。Clayman 等发现进行核素扫描时，82% 的复发患者基本没有放射性碘摄取[16]。

目前使用 CT 结合超声检查的结果，对术前拟定颈部淋巴结清扫术计划将带来极大好处（见图 14-1、14-2 和 14-3，第 14 章）。该联合检查方法已被认为优于单独超声检查[17-18]。Kim 和其他人发现，与单独使用超声检查相比，联合检查方法提高了检测出中央区淋巴结转移的灵敏度。

最近，一项通过体检、超声和增强对比 CT 探讨淋巴结检测的有效性研究证实，CT 和超声联合检查在颈部中央区和侧颈区淋巴结成像的灵敏度最高[18]。甲状腺乳头状癌初次和再次手术患者受益于两种成像模式。经过初次手术的甲状腺癌患者，CT 扫描颈部中央区淋巴结的灵敏度大于超声检查（分别是 50% 和 26%）。在寻找中央区淋巴结宏观病灶的过程中，如单独使用超声未有阳性发现，加用 CT 扫描常可以提供额外有价值的数据。与单独体检或超声检查相比，超声和 CT 联合检查颈中央区和侧颈区淋巴结灵敏度最高。重要的是，有 26% CT 提示阳性而超声检查阴性的患者，经病理确诊为阳性，如单独使用超声检查，对这部分患者的清扫术将会遗漏病灶；25% 经历初次手术的患者和 27% 经历再次手术的患者，由于 CT 的阳性发现而切除了淋巴结，单靠超声检查是不能发现和切除这些淋巴结的。这意味着相当数量的患者可免除再次手术。

因为颈中央区淋巴结复发病灶一般较小，所以详细的影像学评估是很重要的。在一项 33 名患者的研究中，Farrag 等指出有转移病变的淋巴结大小平均只有 1.4 cm[19]。其他报道推荐至少 1 cm 的单个病变，病灶在观察 6 个月期间，病灶的最大直径增大，大于 50% 以上和出现进展的证据[16]。Rondeau 等进行的术后超声监测确诊甲状腺结节患者的队列研究，这些患者的平均年龄为 40 岁，84% 的患者术后曾接受过放射性碘消融。甲状腺床结节均小于 11 mm，平均大小为 5.7 mm。只有 9% 的患者结节在大小上显著扩大，平均每年生长 1.3 mm。如果没有其他令人担忧的颈前淋巴结疾病或病灶内超声检查结果，甲状腺球蛋白也保持稳定水平，病灶不太可能增长[20]。必须记住，在超声监测辨认时，并不是所有的甲状腺床结节都是恶性的。尤其如果患者没有进行甲状腺全切除术及碘消融治疗，那些残留的良性甲状腺结节可能持续存在。

采用 CT 和超声的联合检查方法，确保对颈部的每个区域术前都充分检查，两种模式相互补充。超声提供了关于淋巴结包括淋巴门的解剖结构、长宽比例、钙化和囊性变的具体信息。CT 成像提供与周围组织结构相关淋巴结的定位，这些使外科医生可以方便地应用。CT 成像还可以提供如颈中央区、纵隔和咽后淋巴结区域等利用超声检查不太容易进入或更准确看到的区域的图像资料。这种 CT 和超声联合的检查方法，在设计手术方案时非常有用。头颈部放射影像专家可以通过两种方法发现可疑转移灶的位置，评估需要手术治疗的淋巴结。在手术过程中，CT 扫描的颈部和解剖标志的完整图像，可以用来指导外科医生寻找先前探测到的淋巴结的精确位置。

制订一个手术治疗方案，最为重要的是，分析所有可以利用的术前定位影像资料，以尽量减少病灶的残留和复发风险。主要是基于高分辨率超声检查与轴向 CT 扫描相结合的解剖学研究，并在其中创建三维颈部靶标结节的图像，然后用于指导手术。

第 7 篇

其他成像方式

18-氟-2-脱氧-D-葡萄糖正电子发射断层扫描/CT

PET（18-氟-2脱氧-D-葡萄糖正电子发射断层扫描）/CT融合成像能较好地提供甲状腺肿瘤复发或转移灶的解剖定位。有报道称，在^{131}I扫描阴性的甲状腺肿瘤复发患者，当Tg阳性时，PET/CT的敏感性为60%~94%[2-22]。相关的大宗病例研究显示，在碘-全身显像为阴性且有TSH刺激时，PET/CT的敏感性与Tg水平呈正相关（在Tg<10μg/L时关系弱化）[23]。特定情况下，特别是^{131}I-全身显像阴性的患者，PET/CT作为补充检查可以额外获益。已证明在这些患者中，联合使用^{131}I-全身显像和FDG-PET能将检出率提高至90%~95%或更多，显然比单独应用^{131}I-全身显像更好。2/3的分化型甲状腺癌复发或转移病灶摄取碘[24]。余下的1/3摄取^{131}I为阴性的转移病灶显示有FDG摄取，这与肿瘤迅速生长和分化较差密切相关[24]，但是大多数的^{131}I-阳性转移病灶FDG-PET呈阴性。对低分化癌来说，由于经历更快速的有丝分裂和有更多的葡萄糖依赖性代谢，已证明FDG摄取的强度能提供用于评估预后的信息。然而，PET/CT在检测较小的复发病灶特别是小的淋巴结转移灶方面没有那么有用，在这种情况下超声检查的优势仍然突出，另外，其对肺转移病灶的敏感性也较差。与其他检查方式相比，PET/CT扫描有较高的假阴性率，因此当临床有怀疑或有其他的复发迹象时，即便PET/CT检查为阴性，也不能停止进一步的检查[25]。

我们必须注意，颈部PET阳性，可能来自颈部的炎性病灶、仅单侧有功能的甲状腺、声带和正常胸腺以及其他恶性肿瘤等原因。尤其是当病灶较小或放射性碘摄取时，恶性结节PET检查结果可能是阴性的。

^{131}I全身显像

虽然^{131}I显像对分化型甲状腺癌具有很高的特异性（90%）[26]，但大约只有2/3的分化型甲状腺癌转移病灶摄取浓聚碘，所以相对来说并不敏感（50%~60%）[27]。因此，除了^{131}I全身闪烁显像（whole-body scintigraphy，WBS）外，其他非特异性示踪剂（例如，^{99m}Tc替曲膦WBS，^{99m}Tc甲氧基异丁基异腈WBS，或PET-FDG）也可用于检测非亲碘性

的复发或转移病灶[27]。CT扫描仍然是肺部复发或转移病灶最敏感的检查方法。

细针穿刺活检（FNA）

在再次手术探查之前，现代超声检查（与FNA在一起）可以对甲状腺床内的可疑病变进行准确评估。据一项研究报道，甲状腺全切除术后，超声引导下细针穿刺在甲状腺床复发诊断的灵敏度为100%，特异性为85.7%[28]。

然而，有时会出现不确定的假阴性结果。最近有人用细针抽吸灌洗（FNAC-Tg）液检测已行全甲状腺切除术后疑淋巴结转移和局部复发病灶的Tg含量，然后进行评估，结果表明，这种附加的检测方法可以提高诊断的准确性和灵敏度[29-30]。此外，即便有Tg自身抗体存在，这种相对简单和便宜的测定法也是有效的。

术前详细资料/病案文档

必须仔细复习上次手术的记录，这样有助于拟定再次手术的注意事项和手术方案。我们发现，在初次手术时进行了带状肌切除和明显的颈静脉分离时，再次外科手术的实际难度大幅度上升。初次手术涉及联合胸骨切开的颈部手术也同样如此。这大幅度改变了颈静脉解剖的基础并增加其危险性。当然，接受外放射治疗的患者，再次手术会变得困难，尤其是必须暴露喉返神经及甲状旁腺的位置。在术前应进行间接喉镜或电子喉镜检查以评估并记录声带功能和原先喉返神经损伤程度。甲状腺手术后未被确认的喉返神经损伤和只有临床症状的情况不能作为可靠的喉返神经功能予以记录。Lo等的研究显示手术后直接喉镜检查，喉返神经麻痹的发病率为6.6%，而仅有1%被认为在手术操作过程中存在神经损伤[31]。近来，Echternach等报道用电子喉镜评估术后声带损伤的发病率为31%，但只有6%的声带麻痹继发于喉返神经损伤[32]。考虑到如有术前喉返神经麻痹，再次手术可能损伤对侧喉返神经，外科医生和患者双方应考虑和接受有可能会气管切开。

在再次手术前，必须权衡手术利弊。我们认为只有病灶大小超过8mm，超声和CT结合检查可以清楚地定位，才是合理的手术适应证。病灶较小可能会增加手术探查阴性的概率。病灶的进展情况也是一个应该考虑的合理参数，如果病灶经过长时间的观察是

稳定的，外科医生就要降低手术倾向。再次手术前必须非常谨慎地考虑仅单侧神经具有功能的情况，并且由内分泌学家和患者进行深入讨论。如果通过超声和CT扫描的影像不能对病灶进行解剖，不论如何不能进行手术。

知情同意

再次手术意味着明显增加手术的风险，特别是喉返神经和甲状旁腺功能。若初次手术对这些结构产生过损伤则可能引起更明显的手术并发症，应就包括远期需要进行气管切开的风险等问题与患者进行深入讨论。

然而，有经验的医生行再次甲状腺手术时，手术的并发症发病率较低，许多研究报道，永久性低钙血症或喉返神经损伤等并发症发生率在0.4%～4%（见"并发症"一节，在本章后面介绍）。每个外科医生应该知道自己的手术风险发生率，如果行再次手术的例数少，则应将患者介绍给在这方面有更多经验的其他外科医生手术，这样才能保证患者的最大利益。

外科治疗

再次手术的两个主要适应证是：初次甲状腺腺叶切除术后确诊为甲状腺癌，需行残余甲状腺切除；甲状腺全切后因复发行颈部中央区（+/- 侧颈区）和上纵隔的再探查。关于这两种情况的手术原则和技术方法将另外分别讨论。

使用手术放大镜和头灯可能有利于识别关键结构和有助于安全切除病灶。许多外科医生手术期间经常使用术中神经监测（IONM）技术，尝试对喉返神经的状况进行评估。尽管术中神经监测技术不能替代精细解剖学的知识，但其在术中使用的价值在于维持喉返神经功能的完整性，特别是在甲状腺再次手术时，喉返神经的走向位置大体固定并嵌入瘢痕组织中（见第33章）[33-34]。一项大型研究对1 000例喉返神经高风险患者使用术中神经监测技术的评估显示，在再次手术患者中，术后喉返神经麻痹的发生率对照组与神经监测组相比高得多（19%对7.8%）[35]。然而，许多其他研究无法给出确切的依据表明术中神经监测技术在甲状腺手术中能降低喉返神经损伤的发生率，作

者建议直接定位和可视化操作是保存神经功能的最佳方法[36]。随着神经监测在再次手术中的使用，应该回顾分析并制定国际标准以便提供更好的神经监测技术[37]。

双极电凝和血管缝合结扎都可用于止血。手术夹在横断面成像（CT或MRI）中可能导致散射伪影，在随访过程中这可能使影像变得很复杂。在再次手术时，一个重要的手术技术是首先从远离上次手术的区域开始分离，这样能安全地识别神经和血管结构。如前所述，颈动脉是关键解剖标志，对于颈部再次手术而言就如同全球定位系统一样重要。

再次外科手术：残余甲状腺切除术

因为减少再次手术的并发症的最好办法是完全避免它的发生，甲状腺外科医生应该知道几个重要的避免残余甲状腺切除的途径。外科医生也应该小心操作，在初次手术时应采用规范的手术原则，以确保避免任何不必要的再次手术，降低相关并发症的发生率。

术前和术中检查

术前和术中检查可以减少不必要的再次手术，以及良性和低风险疾病不必要的过度治疗。超声引导的出现显著增加了细针穿刺细胞学检查的成功率，现在许多医院将其视为所有甲状腺结节诊断的金标准。然而，大量结论不定的细针穿刺标本以及无法区分是良性结节还是嗜酸细胞来源和滤泡性的分化型恶性病变，对外科医生来说仍然是一个挑战，并且可能导致手术范围的减少。一些医院采用术中冰冻切片进行分析，以进一步确定病变性质，成功率存在差异。据报道术中冰冻切片的临床应用差异性巨大，取决于各个医院设置的标准和经验，因此，重要的是，要仔细评估各个医院术中冰冻切片判断未定性质病灶的价值。

初次手术应给予规范治疗

对于所有的甲状腺结节，最小的手术方式是甲状腺腺叶切除术，即完整切除一侧腺叶（及峡部）。这有助于消除由于同侧复发而需再次手术的情况。行部分甲状腺腺叶切除术后因复发在同侧甲状腺床固化的瘢痕组织上再次手术，风险将最大幅度增加，因此必

须避免行此类手术。此外，在初次手术时应完整切除所有喉前和气管前结节，以保证再次行残余甲状腺切除仅需要切除对侧腺叶。

手术技巧
避免触及对侧叶

无论是甲状腺初次手术还是再次手术，对侧叶不必要的暴露及解剖会增加瘢痕和并发症的发生率。当初次手术时胸骨甲状肌和甲状腺被膜之间的组织面没有被破坏时，对侧叶行再次手术会更容易。因此，在手术中应通过触摸胸骨甲状肌浅层对另一侧甲状腺腺叶进行评估，避免破坏这层组织。此外，鉴于触诊准确性远远不如超声，而术前超声检查已广泛应用，术中检查一般是不必要的。

完成手术的时机

一旦确定需要进行残余甲状腺切除术，再次手术应该与上次手术间隔一段时间，这样可降低手术并发症的风险。然而，这个问题存在争议。一些学者指出，残余甲状腺切除术最好在 7 日内瘢痕形成之前进行。其他学者认为，应在围术期炎症减退之后，距上次手术 6 周 ~3 个月为佳[38]。还有一些作者认为，再次手术的时机对并发症没有影响[39-40]。一般来说，我们推荐第一次手术 2 个月后再进行再次手术。

手术技巧
一般原则

想要成功地进行再次手术并尽量减少手术风险，重要的是利用不同专业知识和技术去处理残留的甲状腺腺叶并识别喉返神经和甲状旁腺。避免喉返神经损伤是通过早期识别、保持直视并且在整个手术过程中保护全长的神经来实现的。研究表明，与显露甲状腺区域的整段神经相比，仅暴露部分神经的喉返神经麻痹发生率高出 3~4 倍[41-42]，作为一般原则，应先在之前未行解剖的区域辨识出喉返神经，然后再在已行手术后的区域暴露神经。通过这种方式，再次手术的外科医生就可以在前次手术瘢痕之下操作。一些外科医生强烈赞成使用电生理神经刺激仪辅助识别喉返神经[43]。

侧入路（后入路）法

有些作者喜欢通过外侧入路或所谓的后门入路完成甲状腺切除术，这种技术常在手术中用来暴露残留

甲状腺腺叶（见第 10 章和图 53-1A）。该技术的主要优点在于，从侧方先前未受干扰的组织层面进入同侧胸锁乳突肌的内侧面，从未分离过的层面相对容易暴露甲状腺和喉返神经[44]。移动胸锁乳突肌的前缘，从侧面暴露出肩胛舌骨肌和胸骨舌骨肌。通常分离肩胛舌骨肌以从内侧暴露胸骨舌骨和胸骨甲状肌，而颈动脉鞘则在外侧暴露。接下来，暴露甲状腺叶下极外侧的气管沟间隙。由于这一解剖层面通常没有受到初次手术干扰，很容易识别气管和食管，使容易识别位于气管食管沟的喉返神经。应高度注意，喉返神经可能偶尔会黏附于胸骨甲状肌的下表面，因此，只有第一时间确定喉返神经后，才能分离带状肌。一旦暴露了喉返神经，就可分离带状肌，以便更好地暴露回缩的甲状腺叶，然后将其向中央牵拉以分离喉返神经和甲状腺叶并解剖喉返神经入喉点。要交替使用钝性和锐性剥离与带状肌靠近的甲状腺上极和远离它的甲状腺上部，这样才能识别喉上神经外支（并予以保护），确定上极蒂的轮廓。这些血管应靠近甲状腺包膜分别分离结扎，暴露出甲状腺腺体上极。

下方入路法

一些医生使用的另一种技术是"低前入路"，以帮助再次手术过程中识别喉返神经，因为通常在这个区域原先的手术瘢痕小，有助于标识喉返神经（见第 10 章和图 53-1B）。在早期甲状腺手术时，一些外科医生在初次手术过程中也使用这种方法识别喉返神经。在下颈部，首先确定甲状腺下动脉，然后平分动脉和气管内壁之间的夹角暴露喉返神经。喉返神经向上追溯进入甲状腺区域，随着甲状腺切除的进展从瘢痕组织中游离之。

上方入路法

另一种定位喉返神经的方法是从甲状腺上极内侧的上方入路（见第 10 章和图 53-1C）。在甲状腺上极和环甲肌之间的无血管层面延深，从而使侧面腺体平缓回缩。仔细沿喉气管沟剥离，由于喉返神经自下环甲关节后方即进入环咽肌下方走行，可在恒定的位置暴露喉返神经。可以向下追踪暴露喉返神经以安全切除甲状腺叶。但是若先前的手术在这个区域造成瘢痕，这种技术是有难度的。此外，外科医生必须非常熟悉该区域的解剖，以避免损伤神经，对许多缺乏经验的甲状腺外科医生来说，上方入路途径是一种非常规方法。

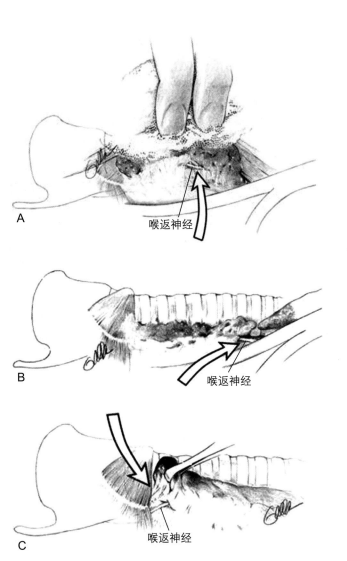

图 53-1 A，外侧入路或后门入路的方式，在再次甲状腺手术中暴露喉返神经；B，再次甲状腺手术中暴露喉返神经稍次的方法；C.再次甲状腺手术中暴露喉返神经较好的方法

再次手术：颈中央区、气管和纵隔淋巴清扫术

一般原则

在全甲状腺切除术之后，再次行中央区和甲状腺床清扫术，需要细致解剖瘢痕组织来识别喉返神经并保留残存的甲状旁腺组织（见第 38 章）。

关于甲状腺床复发手术技术的文献很少。不管怎样，我们还是建议大范围水平解剖所有同侧或对侧带状肌，将其与环状软骨和气管软骨组织钝性分离[45]。我们认为这种方法有利于术中喉返神经和甲状旁腺的识别。辨认出喉返神经后，就可以安全地

锐性切除病灶。注意甲状旁腺局部的细致操作，失去血供的甲状旁腺应经冰冻切片确认为甲状旁腺组织后重新植入。

颈中央区外科的解剖及手术边界

2008 年由美国头颈协会制定的颈部解剖的分类和术语共识声明中描述，胸锁乳突肌肌内侧缘划定为Ⅵ区的侧边界（从Ⅲ区和Ⅳ区）。然而，这种划分标志很难从影像学的轴向成像辨别。因此，放射科医生用颈总动脉的内侧面作为替代标志划分Ⅵ区与Ⅲ区和Ⅳ区的界限。在解剖分离时颈总动脉作为Ⅵ区（与Ⅶ区）手术下边界。从胚胎学来看，Ⅵ区从上界的舌骨水平延伸跨过胸骨上切迹的水平，这代表手术解剖分离的边界。上纵隔淋巴结（特定的Ⅶ区，由 Memorial Hospital in New York 的外科医生在分区系统中最早表述，并被多数作者沿用至今）是从Ⅵ区延伸而来，位于胸骨上切迹水平下方的气管旁淋巴结，并延伸至无名动脉水平。另外，在 2009 年美国甲状腺协会（ATA）提供的关于颈部中央区淋巴清扫术共识指出，颈部中央区包括上至舌骨下至无名动脉的Ⅵ区和Ⅶ区。颈部中央区包括 4 个淋巴结床：中央位于舌骨和环状软骨之间的喉前（Delphian）淋巴结，中央上至环状软骨下至无名动脉的气管前淋巴结，和外侧上至环状软骨水平下至无名动脉水平的双侧气管旁淋巴结。实际上，颈部中央区的解剖区域由环状软骨水平延伸至无名动脉水平的三个软骨下淋巴结床聚集构成。环状软骨上喉前淋巴结的转移临床上少见，如发生则需行手术切除。

手术技术及方法

第 1 步：患者体位

患者采用颈部轻微过伸的仰卧位，头高脚底，以促进静脉引流并减少出血。

第 2 步：切口线

对于疾病复发或残留的患者，再次手术的切口通常采用与前次手术相同的切口，4 ~ 5 cm 的切口足以满足全甲状腺切除和中央区淋巴结清扫的需要。对于需要进行前侧颈部Ⅱ ~ Ⅴ区清扫的患者，可以向侧方适当延长切口（平行于颈部皮纹线进入Ⅴ区）。对于颈部特别长的个体，可能需要将切口侧端朝向耳部弯曲以增加暴露。纵向延长的切口美容效果差且容易出现增生性瘢痕，应该避免。

第3步：切口部位的局部浸润麻醉

许多外科医生为了减少术后疼痛和切口出血，避免电凝止血，采用1%的利多卡因和1/200 000 肾上腺素进行局部麻醉。然而，我们特意避免这种操作，因为我们感觉有些患者在肾上腺素效果消失后会有"反弹"性的血管扩张，可能导致术后浅表出血和伤口血肿形成。

第4步：瘢痕切除和皮瓣游离

切除前次的切口瘢痕至颈阔肌深面，并送常规病理分析。用电刀游离颈阔肌深面与带状肌筋膜间的皮下组织，注意避免损伤下方的颈前静脉产生早期出血。虽然甲状腺外科颈清扫手术的皮瓣游离一般是直接在颈阔肌深面进行，但对于肥胖患者，于中线附近在覆盖颈前静脉的颈深筋膜浅层游离，可以避免切开脂肪组织。上方皮瓣游离到甲状软骨切迹上，下方到胸骨切迹水平，侧方到锁骨，用1-0 丝线将皮瓣固定在周围皮肤。

第5步：显露颈内静脉作为侧方解剖界限

以电刀游离从环状软骨水平到胸骨的两侧胸锁乳突肌前缘筋膜。用 Jackson 牵开器向侧方牵开胸锁乳突肌，骨骼化解剖胸锁乳突肌内侧面，显露出颈内静脉的前表面。对于以前有过手术分离的颈部区域，颈内静脉可以非常表浅，可以与胸锁乳突肌内侧面显著粘连，需要精心细致的操作以避免损伤静脉。除非术前确定存在侧颈区病变需要附加 II 到 V 区的清扫，否则颈内静脉便是颈部解剖游离的最外侧。游离颈动脉鞘的其余结构，颈动脉是气管旁区域的外侧边界。一旦发现迷走神经，可以进行刺激以证实神经监测系统工作正常。这是采用神经监测的一个重要的初始操作。成功刺激迷走神经，产生肌电图信号和喉肌的收缩，意味着甚至在气管旁有致密瘢痕的情况下，也可以利用神经监测系统在直视喉返神经之前标记出喉返神经的走向。

第6步：带状肌处理

鉴于最佳显露的必要性，一些术者在环状软骨和胸骨切迹之间的中部离断手术侧所有的带状肌，这有利于后续关键解剖标志的识别。在这种情况下，术者可以向头侧和尾侧翻转带状肌断端，手术结束时可以很容易再缝接带状肌。有些术者喜欢解剖带状肌外侧缘，然后向中线牵拉带状肌，这样可以更好地接近从无名动脉越过气管到环状软骨水平的颈动脉内侧至气管旁区域。

通过对这些肌肉的良好牵引，上述操作通常可以提供上纵隔的满意显露。其他术者选择在胸骨和锁骨附着处离断舌骨下带状肌的下端，以提供上纵隔区足够的显露，其他的解剖操作都相同。在疾病复发或残留的情况下，带状肌可能有病灶植入，因此，一些外科医生常规牺牲这些肌肉，将之列入最终的切除标本。对高危复发患者和该区域已经有过不止一次手术的患者需要着重考虑这一点。

第7步：颈总动脉显露

当进行上纵隔区操作时，我们调低患者的头部至接近水平，甚至采用垂头仰卧位（可以升高手术床），术者不再站在患者的一侧而是重新站位到患者头顶部。这样对观察和解剖上纵隔非常有利。解剖颈总动脉和锁骨下动脉后（用细蚊止血钳沿其侧缘进行），可以采用双极电凝处理其上覆盖并经常存在粘连的带状肌肉，以保持手术区域干燥。一旦游离带状肌肉，就可以处理上纵隔区组织了，大多数情况下需要解剖至主动脉弓水平。我们发现一个有用的解剖技术适用于该区域的分离，"镊 - 烧"技术，使用一副眼科双极电凝镊，用尖端夹住组织，边镊边烧，分离组织。这样可在精确烧灼的同时完成切割，提供精细的无血解剖。我们发现这种技术用于从颈动脉和无名动脉清除中央区组织时特别有效。

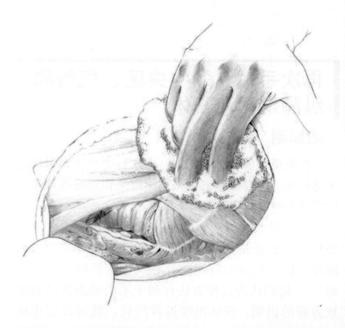

图53-2 颈中央再手术时侧入路或后入路或显露接近喉返神经

第 8 步：识别喉返神经

一旦完成颈动脉及上纵隔大血管内侧面的解剖，就必须寻找辨认喉返神经。最好是在一个上次手术未解剖过或仅有轻微瘢痕的区域识别喉返神经。考虑到这一点，气管旁最下方或上纵隔区通常最容易找到喉返神经。我们发现用蚊式钳沿神经长轴将其表面筋膜轻轻分离，结合棉球剥离子钝性分离的方法可以快速识别神经。术中神经监测可以通过探测气管旁区确定喉返神经位置，然后再有针对性地进行解剖以直视神经。

第 9 步：识别和尝试保留甲状旁腺

当游离到颈动脉内侧时，必须始终考虑识别甲状旁腺。由于针对复发灶进行中央区再探查时双侧气管旁解剖的特点，保留下甲状旁腺和有效的血管蒂可能比较困难，但上甲状旁腺在一些情况下有可能保留血供。如果发现已经失去血供的甲状旁腺组织，并能与复发肿瘤组织区别，应立即送冰冻切片确认，并切碎进行自体移植。最好的做法是在干燥的手术区肉眼识别甲状旁腺，然而在一个先前手术过有瘢痕的区域，这可能非常困难。可以考虑在复发性甲状腺手术中采用有助于甲状旁腺定位的方法。术前注射 ^{99m}Tc 甲氧基异丁基异腈并在术中应用手持伽马探测器有助于复发性甲状旁腺功能亢进症手术中甲状旁腺的定位[46]。但是必须指出的是复发性甲状腺乳头状癌和颈部转移灶也可以大量摄取放射性核素。

第 10 步：气管旁解剖和显微解剖喉返神经

采用循序渐进的方式安全游离神经和进行广泛的Ⅵ区清扫需要轻柔的喉返神经的显微解剖。细致解剖喉返神经，上端到其入喉点，识别和保留任何喉返神经分支，下端到上纵隔无名动脉水平。可以联合应用短时双极电凝（在低功率设置）和显微剪刀剥离神经。当解离筋膜时，可以用棉球将神经轻轻拨到后侧方，这种交替精细解剖和轻柔钝性分离的技术能最大限度地减少神经损伤，并有助于识别任何主要神经分支。采用这种技术甚至可以安全细致地显微解剖唯一有功能的喉返神经（从而避免气管切开）。对包括甲状腺下动脉在内的大血管要进行缝扎。任何情况下不应将神经拉钩用于喉返神经。

解剖气管旁组织时，手术医生应重新站位到正在解剖的一侧。神经内侧需要进行清扫，将神经内侧的组织自神经的膜性附着处游离，并向中线前方提起。

对于范围广泛的病灶需要清扫神经侧方，但会大大增加甲状旁腺功能减退症（和喉返神经麻痹）的风险，特别是双侧中央区解剖时。当然一些情况下，特别是在右侧气管旁区，喉返神经下方存在转移灶。这种情况有必要从病灶表面仔细解剖神经，然后将淋巴结与中央区标本整体清除。经常会遇到神经外侧和附着在食管上的转移性淋巴结，将这些病灶作为独立标本清除是安全的，可能优于将它们游离到前方与中央区组织一起清除。

喉返神经侵犯

如果有可能，应该从神经锐性分离出侵袭病灶，但是极少数情况下这样做不能充分切除病灶，因此需要牺牲神经（见第 33 章）。切除神经前有几个方面需要考虑。第一是保证诊断是恶性肿瘤，且受侵部位上下方的神经已被彻底游离，通过任何方式均不能保留神经。必须考虑术前神经是否有功能，如有可能要切除全部病灶同时保留术前有功能的神经。另一方面，如果术前神经已麻痹，术中发现受累，则应该牺牲神经。如果使用神经监测，这些决定也可能受到术中肌电图数据的影响。神经切除前其他需要考虑的重要因素包括该神经是否是唯一有功能的神经，对本病是否有其他治疗方案存在，如甲状腺激素抑制、观察、放射性碘、酒精消融或外照射，以及患者的意愿。对于存在远处转移的患者，也应考虑哪里是该病灶的"领跑者"，如果远处存在进展性病灶，颈部病变的处理不必太激进。

如果一段喉返神经由于疾病的侵及需要牺牲，而且远端和近端神经之间的端-端吻合术不可能完成，用颈袢神经恢复喉的神经支配不失为一种好的替代手段。已经证明颈袢-喉返神经吻合的效果良好[47]。应注意在初始行颈静脉解剖时保留颈袢。游离胸锁乳突肌外侧，显露肩胛舌骨肌，可以在该肌肉深面发现颈袢覆于颈内静脉表面，游离足够长度的颈袢到喉返神经断端，用 9-0 尼龙线在神经表面进行间断无张力吻合。

第 11 步：上纵隔解剖

游离喉返神经至各自的入喉点，将胸腺和上纵隔组织在仔细止血情况下与下方的纵隔血管分离。我们再次在这个区域使用一副眼科双极电凝镊实施"镊-烧"解剖技术（如步骤 7 中所述）。精确烧灼止血的同时完成切割，达到准确和无血化地从无名动脉上面去除中央区组织。但应注意的是，胸腺和纵隔淋巴结的血管经常可能分别发自或回流入主动脉弓和锁骨下静脉，这些血管经常很粗大，因此我们更喜欢结扎而不是用双极电凝处理这些血管，以保持手术区域干净。

第 12 步：中央区上部的解剖

仔细检查中央区上部，如果存在临床可见病灶，应进行淋巴结清扫术。气管前淋巴结可位于环甲膜区，向上达舌骨中线区。侧方残留的甲状腺上极结构中也可能存在病变。少数情况下，咽缩肌、食管内外侧区和喉返神经入喉处之间可以发现淋巴结。然后逐步从气管前筋膜面游离上纵隔、气管前和气管旁组织。只要与喉返神经保持至少 1cm 的距离，就可以在气管前筋膜面安全地应用电凝止血。

第 13 步：检查切除标本中是否有甲状旁腺组织 +/- 再植术

在保持其血管蒂自然状态下检查保留的甲状旁腺活性，存在任何缺失血供的迹象时就应进行切除和自体移植（见"甲状旁腺保护"部分）。此外，检查切除标本，发现甲状旁腺组织应取出，冰冻切片确认后进行再植。与病变组织紧密相连的甲状旁腺组织不应再移植。

第 14 步：术终止血和手术野处理

靠近喉返神经的部位可以发生比较麻烦的出血，我们发现覆在出血部位的肌肉是极好的止血剂，可以很容易地从相邻的带状肌获得。为了保护重要结构（喉返神经和甲状旁腺）免于负压引流造成的潜在损伤，一些医生将可溶性止血材料放置在气管旁区喉返神经和任何原位保留的甲状旁腺表面。

将先前已分开的带状肌（如果健康）在中线用薇乔缝线关闭，覆盖大血管、喉返神经、甲状旁腺组织和裸露的气管，使其与皮瓣隔离。如果带状肌已经因为病变侵犯而切除，可以通过双侧胸锁乳突肌瓣旋转技术来实现对气管和大血管的软组织覆盖。将部分胸锁乳突肌旋转到中线，保留低或高位的蒂附着在残余的肌腹上，将相对的肌肉瓣拉向中央以覆盖裸露的气管和颈动脉鞘。

第 15 步：伤口缝合

我们常规不放置引流。以符合美学要求的方式分层缝合颈阔肌，皮内缝合皮肤切口。应用免缝胶布拉合切口。在冲洗术野前后认真检查创面，确切止血，关闭切口前重复瓦尔萨尔瓦动作进行检查。

术后管理

大多数患者在术后第一天早晨经过适当的伤口护理指导后可出院。许多研究表明术后甲状旁腺激素（PTH）水平可以用来预测低钙血症（尽管没有 100% 准确率），早期实施钙（和维生素 D）替代治疗，以减少低钙血症的发病率和减轻严重程度，缩短患者的住院时间[48-49]。所有患者在出院前应确认血钙水平稳定或已改善。

甲状旁腺保留

永久性甲状旁腺功能减退症（甲旁减）是一个致残并发症。在第一次手术操作时保留所有甲状旁腺组织有助于减少再手术时甲旁减的发病率。然而，很多时候原始的手术记录显示看不到甲状旁腺或没有提到甲状旁腺。此外，对于初次手术记录已保留并认为在手术结束时尚有活力的所有甲状旁腺的功能，再次甲状腺手术时该记录是不能被采信的。

尽管再手术有甲旁减的风险，文献已经证明，在有经验的术者手中，虽然高达 30% 的患者可能会发生一过性低钙血症，但永久性甲旁减的发生率小于 3% ～ 4%[6,9]。紧贴被膜仔细解剖甲状腺和自体移植已缺失血供的甲状旁腺被认为是低并发症发生率的重要贡献因素。

了解甲状旁腺的正常解剖位置（以及常见的变化）是初次和再次手术时识别和保留这些结构的先决条件。再手术时，由于甲状旁腺的正常解剖位置已发生不可避免的改变和瘢痕的形成，很难通过直视定位腺体，所以面临更大挑战。从以前的手术记录中了解哪一个甲状旁腺被原位保留和利用钛夹定位对施行再次手术的外科医生很有帮助。当再次手术是针对甲状腺全切除后颈中央区的复发时，残存甲状旁腺有时会与肿瘤标本一起被整块切除。如果可以安全地从已清扫组织中找出甲状旁腺，并证实无肿瘤累及，那么应将残余的甲状旁腺组织再植。

甲状旁腺组织自体移植

完成切除手术时应仔细检查保留在原位的甲状旁腺，以确保其存活。当腺体的血供有问题时，应该切除腺体，并立即置于生理盐水中。这对于保持其湿润是至关重要的，以防止干燥和无活力的自体移植。

切取一小块组织活检，送冰冻切片证实为甲状旁腺组织，在肿瘤手术时还要同时排除肿瘤累及甲状旁腺组织。转移淋巴结可以很像甲状旁腺组织。组织学确认之后，将剩余腺体用剪刀或手术刀剁碎，吸入一个 1 ml 注射器中，将所得悬浮液通过 18-G 针头注入胸锁乳突肌中。针头保留在肌肉内，将 1 ml 生理盐水抽入注射器，进一步洗出注射器和针头残留的甲状旁腺细胞。或者，将切块组织植入到有一个良好血运的肌袋中，并用 4-0 薇乔 8 字缝合包埋，用钛夹标记植入点。也有其他自体移植方法，植入部位也可根据外科医生的偏好变化，包括前臂、胸肌和斜方肌。

一些学者质疑当存在其他原位保留的正常或有活力的甲状旁腺时自体移植的价值。然而，Sierra 等使用 PTH 检测与 99mTc 甲氧基异丁基异腈扫描研究了自体移植甲状旁腺组织的功能，发现即使在有其他甲状旁腺存活而没有低钙血症刺激的情况下，83% 的患者自体移植的甲状旁腺有生化功能[50]。此外，Lo 等表明与没有接受自体移植相比，自体移植可以显著减少患者永久性甲状旁腺功能减退症的风险[51]。

再手术的辅助技术

放射导向甲状腺再手术

无论处理残留甲状腺组织和局部复发灶，甲状腺再手术中使用各种放射性核素进行放射导向已经越来越流行[52]。131I 或 131I 放射导向手术的基础是甲状腺残留组织和复发或持续的分化型甲状腺癌组织对碘的大量摄取。Salvatori 等对一组 10 个患者，采用了有高度敏感性和特异性的 131I 导向手术找到并清除病灶[53]。

对于非亲碘的复发性分化型甲状腺癌，甲氧基异丁基异腈扫描已成功地用于放射导向手术[54]。在对一组 58 例非亲碘局部复发的分化型甲状腺癌患者的研究中，Rubello 等发现 99mTc- 甲氧基异丁基异腈放射导向有助于术中定位肿瘤，尤其是当这些肿瘤位于纤维化组织或隐藏在血管后时[55]。已有其他人对非亲碘的复发灶使用 18F-FDG 核素，显示其对于定位病变有益[56]。术前通过超声引导在病变局部注射放射性核素的技术也已有描述。虽然放射导向手术的可行性已确立，并可能有助于减少再手术的发生率，其是否确

实具有实用性并能提高生存率还须大型前瞻性研究证实。

超声引导甲状腺再手术

术中定位临床上检测不到（触诊或视诊）的小复发灶非常具有挑战性，并可导致探查失败。一些辅助方法利用术中超声成像提高对小病灶和瘢痕组织遮蔽病灶的成功切除率。几项研究描述了采用超声引导注射染料或放射性物质到病变组织，以便在术中直视观察或用伽马探测器探测以帮助术中发现和定位病变的技术，据报道相对于传统的肉眼手术可以有更好的结果[57-58]。此外，考虑到在手术台上发生头部解剖位置的相对改变，预先注射"墨纹"精准标记复发病灶有助于准确定位小病灶[59]。

侧区淋巴清扫

30% ~ 40% 甲状腺乳头状癌患者确诊存在复发性颈淋巴结转移[2]。鉴于临床检查的低敏感性，术前必须使用高分辨率超声和 CT 扫描评估，以准确了解区域性复发的程度，并设计最合适的颈淋巴结清扫范围。Roh 等回顾了 22 例因侧颈区复发接受侧颈和选择性中央区清扫的甲状腺乳头状癌患者的资料[60]。切除淋巴结的病理检查显示，临床上只有明显侧颈区复发的患者中央区淋巴结有很高的阳性率（86%）。他们推测侧颈区有复发肿瘤的患者中央区也会有亚临床的阳性淋巴结，如果不预先清除这些淋巴结会导致复发。因此作者主张在做侧颈区证实有淋巴结转移的手术时常规清扫Ⅵ区。

并发症

由于甲状腺床瘢痕的存在，一些研究报道甲状腺再手术导致暂时和永久性喉返神经损伤及术后甲状旁腺功能减退症的发生率要明显高于初次甲状腺手术[6-7]。然而，最近的一些研究报告称，在有经验的术者手中，永久性甲状旁腺功能减退症和永久性喉返神经损伤的发生率在 0.4% ~ 4%，再手术的总体并发症率可以和初次手术相媲美[8-9]。Lefevre 等报道在因良性或恶性疾病复发而接受再手术的一项大宗病例研究中，有 1.5% 的永久性喉返神经麻痹率和 2.5% 的永久性甲

状旁腺功能减退症发生率。在这组病例中，0.9%的患者出现明显血肿，0.2%的患者发生伤口感染。2个新近的系列报道表明喉返神经麻痹率较低，甲状旁腺功能减退症发生率不同，可高达6%[16,19]。要达到如此低的并发症发病率，坚持行之有效的再手术流程和不断进行手术总结是必需的。如果本地并发症的发生率显著高于经验丰富的医疗中心的总体报告数据，必须让患者适当了解有关机构的并发症率并考虑转院。

甲状腺再手术治疗复发性疾病的效果：甲状腺球蛋白

已经证明与甲状腺癌复发相关的死亡率高达38%～69%[62]。尽管可以单独使用放射性碘治疗，但一般还是通过挽救性再手术（＋/－ 术后放射性碘治疗）处理复发疾病。俄亥俄州立大学医疗中心 Al-Saif 等检查了该中心手术切除复发性甲状腺癌的效果，表明27%的患者达到生化水平完全缓解（检测不到刺激甲状腺球蛋白 [sTg] 水平），另外46%的患者 sTg 水平显著减低至 <2 ng/ml[63]。俄勒冈州 Schuff 等报道复发再手术的病例，41%达到生化水平完全缓解，另有31%取得 sTg 水平降低50%以上的效果[64]。一项加拿大的研究报道了73例甲状腺癌复发再手术的效果，结果表明仅一次复发的患者20年疾病特异性生存率为94%，多次复发的患者为60%，总体20年生存率分别为83%和58%[65]。研究人员发现约60%再手术患者达到生化水平完全缓解（无法检出术后 sTg 水平）（未发表数据）。进一步分析表明，甲状腺外扩散和早期进展预示会多次治疗失败或复发。Farrag 等注意到在33名患者中有31名甲状腺球蛋白水平下降[19]。Clayman 等注意到在大多数行双侧中央区颈淋巴结清扫术并经常联合侧颈区清扫的患者体内检测不到甲状腺球蛋白[16]。另一项来自波士顿的研究对117例再手术患者进行了分析，这组患者中部分患者接受了达7次的再手术，平均每个患者接受2次再手术。本研究中所有患者的甲状腺球蛋白平均下降90%，41%的患者术后体内检测不到甲状腺球蛋白（未发表资料）。

参考文献

[1] Sturgeon C, Angelos P: Identification and treatment of aggressive thyroid cancers. Part 2: risk assessment and treatment, *Oncology (Williston Park)* 20(4): 397–404, 2006; discussion 404, 407–408.

[2] Mazzaferri EL, Jhiang SM: Long-term impact of initial surgical and medical therapy on papillary and follicular thyroid cancer, *Am J Med* 97(5): 418–428, 1994.

[3] Mazzaferri EL, Jhiang SM: Differentiated thyroid cancer long-term impact of initial therapy, *Trans Am Clin Climatol Assoc* 106: 151–168, 1995; discussion 168–170.

[4] Cady B, Sedgwick CE, Meissner WA, et al: Risk factor analysis in differentiated thyroid cancer, *Cancer* 43(3): 810–820, 1979.

[5] Ondik MP, Dezfoli S, Lipinski L, et al: Secondary central compartment surgery for thyroid cancer, *Laryngoscope* 119(10): 1947–1950, 2009.

[6] Lefevre JH, Tresallet C, Leenhardt L, et al: Reoperative surgery for thyroid disease, *Langenbecks Arch Surg* 392(6): 685–691, 2007.

[7] Beahrs OH, Vandertoll DJ: Complications of secondary thyroidectomy, *Surg Gynecol Obstet* 117: 535–539, 1963.

[8] Alvarado R, Sywak MS, Delbridge L, et al: Central lymph node dissection as a secondary procedure for papillary thyroid cancer: Is there added morbidity? *Surgery* 145(5): 514–518, 2009.

[9] Levin KE, Clark AH, Duh QY, et al: Reoperative thyroid surgery, *Surgery* 111(6): 604–609, 1992.

[10] Myers EN, Carrau RL: Operative otolaryngology. In *Head and neck surgery*, 2 v, Philadelphia, 1997, W. B. Saunders, pp xv 1578, xxxii.

[11] Miyauchi A, et al: Prognostic impact if serum thyroglobulin doubling time under thyroid troponin suppression in patients with papillary thyroid carcinoma who underwent total thyroidectomy, *Thyroid* 2011, 21(7): 707–716.

[12] Stulak JM, Grant CS, Farley DR, et al: Value of preoperative ultrasonography in the surgical management of initial and reoperative papillary thyroid cancer, *Arch Surg* 141(5): 489–494, 2006; discussion 494–496.

[13] Kouvaraki MA, Shapiro SE, Fornage BD, et al: Role of preoperative ultrasonography in the surgical management of patients with thyroid cancer, *Surgery* 134(6): 946–954, 2003; discussion 954–495.

[14] Curtin HD, Ishwaran H, Mancuso AA, et al: Comparison of CT and MR imaging in staging of neck metastases, *Radiology* 207: 123–130, 1998.

[15] Ito Y, Miyauchi A, Inoue H, et al: An observational trial for papillary thyroid microcarcinoma in Japanese patients, *World J Surg* 34(1): 28–35, 2010.

[16] Clayman G, et al: Approach and safety of comprehensive central compartment dissection patients with recurrent papillary thyroid carcinoma, *Head Neck* 31(9): 1152–1163, 2009.

[17] Kim E, Park JS, Son KR, et al: Preoperative diagnosis of cervical metastatic lymph nodes in papillary thyroid carcinoma: comparison of ultrasound, computed tomography, and combined ultrasound with computed tomography, *Thyroid* 18(4): 411–418, 2008.

[18] Lesnik D, Zurakowski D, Randolph GR: *Nodal surgery for papillary carcinoma of the thyroid directed by a preoperative radiographic nodal map utilizing CT scan and ultrasound in all primary and reoperative patients*, submitted.

[19] Farrag Y, Agrawal N, Sheth S, et al: Algorithm for safe and effective reoperative thyroid bed surgery for recurrent/persistent papillary thyroid carcinoma, *Head neck* (December) 29(12): 1069–1074, 2007 (December).

[20] Rondeau, et al: Ultrasonographically detected small thyroid bed nodules identified after total thyroidectomy for differentiated thyroid cancer seldom show clinically significant structural progression, *Thyroid* 21(#8): 845–853, 2011.

[21] Frilling A, Tecklenborg K, Gorges R, et al: Preoperative diagnostic value of (18)F-fluoro-deoxyglucose positron emission tomography in patients with radioiodine-negative recurrent well-differentiated thyroid carcinoma, *Ann Surg* 234(6): 804–811, 2001.

[22] Alnafisi NS, Driedger AA, Coates G, et al: FDG PET of

recurrent or metastatic ^{131}I-negative papillary thyroid carcinoma, *J Nucl Med* 41(6): 1010–1015, 2000.

[23] Stokkel MP, Duchateau CS, Dragoiescu C: The value of FDG-PET in the follow-up of differentiated thyroid cancer: a review of the literature, *Q J Nucl Med Mol Imaging* 50(1): 78–87, 2006.

[24] Lind P, Kresnik E, Kumnig G, et al: 18F-FDG-PET in the follow-up of thyroid cancer, *Acta Med Austriaca* 30(1): 17–21, 2003.

[25] Leboulleux S, Schroeder PR, Schlumberger M, et al: The role of PET in follow-up of patients treated for differentiated epithelial thyroid cancers, *Nat Clin Pract Endocrinol Metab* 3(2): 112–121, 2007.

[26] Ronga G, Fiorentino A, Paserio E, et al: Can iodine-131 whole-body scan be replaced by thyroglobulin measurement in the post-surgical follow-up of differentiated thyroid carcinoma? *J Nucl Med* 31(11): 1766–1771, 1990.

[27] Lind P: 131I whole body scintigraphy in thyroid cancer patients, *Q J Nucl Med* 43(3): 188–194, 1999.

[28] Krishnamurthy S, Bedi DG, Caraway NP: Ultrasound-guided fine-needle aspiration biopsy of the thyroid bed, *Cancer* 93(3): 199–205, 2001.

[29] Cunha N, Rodrigues F, Curado F, et al: Thyroglobulin detection in fine-needle aspirates of cervical lymph nodes: a technique for the diagnosis of metastatic differentiated thyroid cancer, *Eur J Endocrinol* 157(1): 101–107, 2007.

[30] Uruno T, Miyauchi A, Shimizu K, et al: Usefulness of thyroglobulin measurement in fine-needle aspiration biopsy specimens for diagnosing cervical lymph node metastasis in patients with papillary thyroid cancer, *World J Surg* 29(4): 483–485, 2005.

[31] Lo CY, Kwok KF, Yuen PW: A prospective evaluation of recurrent laryngeal nerve paralysis during thyroidectomy, *Arch Surg* 135(2): 204–207, 2000.

[32] Echternach M, Maurer CA, Mencke T, et al: Laryngeal complications after thyroidectomy: is it always the surgeon? *Arch Surg* 144(2): 149–153, 2009; discussion 153.

[33] Kim MK, Mandel SH, Baloch Z, et al: Morbidity following central compartment reoperation for recurrent or persistent thyroid cancer, *Arch Otolaryngol Head Neck Surg* 130(10): 1214–1216, 2004.

[34] Timon CI, Rafferty M: Nerve monitoring in thyroid surgery: is it worthwhile? *Clin Otolaryngol* 24(6): 487–490, 1999.

[35] Chan WF, Lang BH, Lo CY: The role of intraoperative neuromonitoring of recurrent laryngeal nerve during thyroidectomy: a comparative study on 1000 nerves at risk, *Surgery* 140(6): 866–872, 2006; discussion 872–873.

[36] Yarbrough DE, Thompson GB, Kasperbauer JL, et al: Intraoperative electromyographic monitoring of the recurrent laryngeal nerve in reoperative thyroid and parathyroid surgery, *Surgery* 136(6): 1107–1115, 2004.

[37] Randolph GW, Dralle H, the International Neural Monitoring Study Group: Electrophysiologic Recurrent Laryngeal Nerve Monitoring During Thyroid and Parathyroid Surgery: International Standards Guidelines Statement, *Laryngoscope* 121: S1–S16, 2011.

[38] Calabro S, Auguste LJ, Attie JN: Morbidity of completion thyroidectomy for initially misdiagnosed thyroid carcinoma, *Head Neck Surg* 10(4): 235–238, 1988.

[39] Makay O, Unalp O, Icoz G, et al: Completion thyroidectomy for thyroid cancer, *Acta Chir Belg* 106(5): 528–531, 2006.

[40] Tan MP, Agarwal G, Reeve TS, et al: Impact of timing on completion thyroidectomy for thyroid cancer, *Br J Surg* 89(6): 802–804, 2002.

[41] Lahey FH, Hoover WB: Injuries to the recurrent laryngeal nerve in thyroid operations: their management and avoidance, *Ann Surg* 108(4): 545–562, 1938.

[42] Mountain JC, Stewart GR, Colcock BP: The recurrent laryngeal nerve in thyroid operations, *Surg Gynecol Obstet* 133(6): 978–980, 1971.

[43] Randolph GW, editor: Surgery of the thyroid and parathyroid glands, Philadelphia, PA, 2003, Saunders.

[44] Agarwal A, Mishra SK: Completion total thyroidectomy in the management of differentiated thyroid carcinoma, *Aust N Z J Surg* 66(6): 358–360, 1996.

[45] Palme CE, Freeman JL: Surgical strategy for thyroid bed recurrence in patients with well-differentiated thyroid carcinoma, *J Otolaryngol* 34(1): 7–12, 2005.

[46] Itoh K, Ishizuka R: Tc-99m MIBI scintigraphy for recurrent hyperparathyroidism after total parathyroidectomy with autograft, *Ann Nucl Med* 17(4): 315–320, 2003.

[47] Lee WT, Milstein C, Hicks D, et al: Results of ansa to recurrent laryngeal nerve reinnervation, *Otolaryngol Head Neck Surg* 136: 450–454, 2007.

[48] Grodski S, Serpell J: Evidence for the role of perioperative PTH measurement after total thyroidectomy as a predictor of hypocalcemia, *World J Surg* 32: 1367–1373, 2008.

[49] Vescan A, Witterick I, Freeman J: Parathyroid hormone as a predictor of hypocalcemia after thyroidectomy, *Laryngoscope* 115(12): 2105–2108, 2005.

[50] Sierra M, Herrera MF, Herrero B, et al: Prospective biochemical and scintigraphic evaluation of autografted normal parathyroid glands in patients undergoing thyroid operations, *Surgery* 124(6): 1005–1010, 1998.

[51] Lo CY, Lam KY: Routine parathyroid autotransplantation during thyroidectomy, *Surgery* 129(3): 318–323, 2001.

[52] Scurry WC, Lamarre E, Stack B: Radioguided neck dissection in recurrent metastatic papillary thyroid carcinoma, *Am J Otolaryngol* 27(1): 61–63, 2006.

[53] Salvatori M, Rufini V, Reale F, et al: Radio-guided surgery for lymph node recurrences of differentiated thyroid cancer, *World J Surg* 27(7): 770–775, 2003.

[54] Rubello D, Piotto A, Pagetta C, et al: (99m)Tc-MIBI radio-guided surgery for recurrent thyroid carcinoma: technical feasibility and procedure, and preliminary clinical results, *Eur J Nucl Med Mol Imaging* 29(9): 1201–1205, 2002.

[55] Rubello D, Salvatori M, Casara D, et al: (99m)Tc-sestamibi radio-guided surgery of loco-regional (131)iodine-negative recurrent thyroid cancer, *Eur J Surg Oncol* 33(7): 902–906, 2007.

[56] Kraeber-Bodere F, Cariou B, Curtet C, et al: Feasibility and benefit of fluorine 18-fluoro-2-deoxyglucose-guided surgery in the management of radio-iodine-negative differentiated thyroid carcinoma metastases, *Surgery* 138(6): 1176–1182, 2005.

[57] Triponez F, Poder L, Zarnegar R, et al: Hook needle-guided excision of recurrent differentiated thyroid cancer in previously operated neck compartments: a safe technique for small nonpalpable recurrent disease, *J Clin Endocrinol Metab* 91: 4943–4947, 2006.

[58] Boz A, Arici C, Gungor F, et al: Gamma probe-guided resection and scanning with Tc-99m MIBI of a local recurrence of follicular thyroid carcinoma, *Clin Nucl Med* 26(10): 820–822, 2001.

[59] Kang TW, Shin JH, Han BK, et al: Preoperative ultrasound-guided tattooing localization of recurrences after thyroidectomy: safety and effectiveness, *Ann Surg Oncol* 16(6): 1655–1659, 2009.

[60] Roh JL, Park JY, Rha KS, et al: Is central neck dissection necessary for the treatment of lateral cervical nodal recurrence of papillary thyroid carcinoma? *Head Neck* 29(10): 901–906, 2007.

[61] Lefevre J, et al: Preoperative surgery for thyroid disease, *Langenbecks Arch Surg* 392: 685–691, 2007.

[62] Tubiana M, Schlumberger M, Rougier P, et al: Long-term results and prognostic factors in patients with differentiated thyroid carcinoma, *Cancer* 55: 794–804, 1985.

[63] Al-Saif O, Farrar WB, Bloomston M, et al: Long-term efficacy of lymph node reoperation for persistent papillary thyroid cancer, *J Clin Endocrinol Metab* 95(5): 2187–2194, Epub 2010 Epub.

[64] Schuff KG, Weber SM, Givi B, et al: Efficacy of nodal dissection for treatment of persistent/recurrent papillary thyroid cancer, *Laryngoscope* 118: 768–775, 2008.

[65] Palme CE, Waseem Z, Raza N, et al: Management and outcome of recurrent well-differentiated thyroid carcinoma, *Arch Otolaryngol Head Neck Surg* 130: 819–824, 2004.

第54章 ■ 超声引导下经皮乙醇注射治疗甲状腺乳头状癌和散发性髓样癌颈部转移性结节

IAN D. HAY

分化型甲状腺癌颈部转移性结节

甲状腺癌是最常见的内分泌恶性肿瘤[1]。据美国[2]和日本[3]调查资料显示，甲状腺乳头状癌（papillary thyroid carcinoma，PTC）占甲状腺癌所有新发病例的80%以上。不论滤泡性还是C细胞来源的甲状腺癌，大部分患者可触及甲状腺内原发病灶，分化型甲状腺癌（differentiated thyroid cancer，DTC）临床表现除了原发肿瘤外往往伴发局部淋巴结扩散（主要是在颈部）。不同病理类型的DTC，其颈部转移性结节（neck nodal metastases，NNM）的临床表现差异巨大。在许多已报道的病例中，PTC和C细胞来源的髓样癌（medullary thyroid carcinoma，MTC）是最有可能在就诊时就伴有转移性结节的病理类型[4]（详见第14章）。

1940—1991年在Mayo诊所初次行手术治疗的2348例序贯病例研究中，23%的PTC（1 916例）和32%的MTC（182例）患者在查体时发现有可疑颈部结节，其中超过50%的PTC和MTC在手术中切除了结节，有38%的PTC和40%的MTC颈部结节经外科病理学检查证实为转移。相比之下，只有4%的滤泡型甲癌（FTC）和6%的Hurthle细胞肿瘤（HCC）在初诊时具有颈部转移性结节[4]（详见第18章至第20章，第22章至第25章）。

大多数DTC患者，即使手术可能已进行了根治性切除，但在术后数月到数年内仍可发生颈部转移性结节。这类"复发性颈部转移性结节"患者在DTC不同组织学类型中所占比例差异很大。从1940—1991年Mayo诊所行根治性治疗（完全的外科手术切除，临床无远处转移）的2 172例DTC病例资料来看，仅有

124例FTC在初次手术180天后发生结节"复发"，其比例是相当少的（20年复发率为2%）；然而，87例HCC患者的20年复发率达到了18%，刚好被160例MTC患者的20年复发率23%超过[4]；1 801例PTC的20年复发率居中，为8%。1940—2000年在Mayo诊所行根治性手术的2 370例PTC病例中，术后25年和40年颈部转移性结节累积发生率为10%[5]

伴颈部转移性结节的PTC和MTC患者首次治疗

虽然PTC和MTC细胞来源不同（分别发生于滤泡细胞和C细胞），但两者具有许多相似之处[6]：肿瘤细胞都是DNA二倍体[7]，都保持有高分化特点从而产生肿瘤标志物（分别产生甲状腺球蛋白Tg和降钙素）；RET原癌基因均参与了两类肿瘤的病理生理过程[6]；大多数PTC和MTC都是散发性的，但是少部分具有家族性特点。而且，两种病理类型的肿瘤既可单发或多中心性，也可单侧或双侧发生。最为重要的，正如以前章节所描述过的，两类肿瘤都有早期局部（颈部）淋巴结转移趋势，即使活检证实已有颈部转移性结节的PTC或MTC患者，其生存期仍可达几十年[8]。

近年来欧洲甲状腺协会（ETA）[9]和美国甲状腺协会（ATA）[10]都发布了DTC治疗指南，ATA还单独发布了MTC治疗指南[11]。最近，美国国家综合癌症网[12]也发布了关于滤泡细胞源性肿瘤（FCDC）和MTC的自己的临床治疗指南。

这些指南都一致认为[13]：具有明确颈部转移性结节的初治PTC患者，在甲状腺切除时应同期行治

649

疗性侧颈区区域性淋巴结清扫。但是三部指南对于无临床转移的中央区淋巴结是否常规行预防性清扫是有争议的，三个权威组织均不推荐预防性侧颈区（Ⅱ~Ⅴ区）淋巴结清扫。关于中央区（Ⅵ区）清扫，ETA 指出术中获得的准确淋巴结转移情况更有助于临床分期，从而指导后续治疗和术后随访；NCCN 则认为中央区清扫（CCND）是"应该考虑的"，但推荐等级仅为 2B（低水平证据，未达成一致）；ATA 指南认为对于原发灶较小（T1 或 T2）、包膜内、临床淋巴结阴性的 PTC 患者仅行甲状腺全切而不预防性清扫中央区"应该是合适的"，然而对于进展期（T3 或 T4）的 PTC 患者"应该"行预防性中央区清扫。

对于具有典型临床病理学特征导致肿瘤复发风险和死亡率增高的病例，三部指南均推荐选择性应用放射性碘消融治疗残余病灶（RRA），而低危 PTC 患者（局限于腺内、肿瘤 <1 cm）是否行放射性碘消融未达成共识。同样，高危患者（肿块腺外浸润、原发灶 >4 cm，已知远处转移）应将放射性碘消融作为常规治疗的一部分，已成三部指南的共识 [13]。放射性碘消融对肿瘤直径介于 1~4 cm，伴或不伴颈部转移性结节的 PTC 患者是否有益，ATA 和 ETA 一直存在争议。基于既往回顾性资料 [14-15]，对于中危患者三部指南均提倡选择性应用放射性碘消融。

显然，放射性碘消融在 MTC 患者首次治疗中无任何价值 [11-12]。对于局限于中央区的淋巴结可疑转移而侧方淋巴结超声（US）检查正常的 MTC 患者，ATA（推荐 62）建议的术式为：甲状腺全切（TT）+ Ⅵ区清扫。对于中央区和侧颈区（超声可视的侧区颈部转移性结节）都有可疑颈部转移性结节，无或局限性远处转移（远处转移灶）的 MTC 患者，ATA（推荐 63）推荐式为：全甲状腺切除 + 中央区清扫和侧颈区（ⅡA、Ⅲ、Ⅳ和Ⅴ区）淋巴结清扫 [11]。

PTC 和 MTC 中复发／顽固性颈部转移性结节的治疗趋势

以往，即使 PTC 患者成功进行了残余病灶的核素消融治疗（放射性碘消融），但通过放射活性碘（RAI）全身扫描（全身显像）时仍可在甲状腺床或侧颈区等部位发现一些可疑、持久存在的放射浓聚区，因此患者不得不选择住院进行大剂量 [131]I 治疗。之后的 [131]I 治疗将一直持续几个月甚至几年，直到放射浓聚区消失为止。过去的几十年，自从 20 世纪 70 年代密歇根大学的 Beierwaltes[16] 和俄亥俄州国立大学 Mazzaferri[17] 等相关报道之后，这一操作流程就在美国成为了常规。

目前已逐渐认识到放射性碘消融并不能减少消融术后发现的颈部转移性结节 [14-15]，特别是 pTNM 分期中处于 Ⅰ 期 PTC 的年轻患者。因此 PTC 术后放射性碘消融变得越来越具有选择性，但也更依赖于术后血清 Tg 水平的监测，不论是甲状腺素抑制治疗（甲状腺素抑制治疗）下的基础水平还是撤销甲状腺素或注射重组人甲状腺刺激激素（rhTSH）后的刺激水平 [9-10]。同时，放射科医生甚至内分泌医生对 PTC 术后颈部情况的评估也从以往传统的 CT、MRI 等影像学检查逐步过渡到更为有效、强大的高分辨率实时超声（US）[18]，这在本章后文会详细讨论。

以往我们常把"核素扫描本底被清除干净 [19]"作为 PTC 治疗成功的预测指标，然而现在通过 US 检查可以发现一些小至 3 mm 的微小（临床上可能认为"不重要"）颈部转移性结节病灶。并且，许多内分泌医生会对甲状腺素抑制治疗下"仍能检出"Tg 的 PTC 术后患者感到不安，rhTSH 一般不会刺激 Tg。对于有"Tg 阳性而全身显像阴性"的棘手患者，一些临床医生可能会盲目使用大剂量 [131]I 行核素消融 [20]，而另一些医生可能会采用新型 [18]F-氟脱氧葡萄糖（FDG）进行全身正电子发射断层显像（PET）[21] 检查的技术来寻找分泌 Tg 的可疑转移病灶。

既往成功进行了放射性碘消融治疗，现在 [123]I 或 [131]I 全身扫描阴性的 PTC 患者，对于小的颈部转移性结节临床医生可以选择影像学检查对其进行随访评估 [22]；对于较大结节（>1 cm），尤其是多结节者，则应向有经验的外科医生寻求帮助，这些有经验的外科医生不会采用"摘草莓式" [10] 的手术方式，而是规范化侧颈区的区域清扫，将所涉及的可疑颈部转移性结节完整切除 [23]。真的希望，在现阶段越来越少的内分泌医生将放射治疗作为常规手段，在缺乏远处转移证据时，肿瘤内科医生也尽量不使用激酶抑制剂进行靶向治疗 [24]。

对于存在高降钙素血症或血清癌胚抗原（CEA）高水平的散发性 MTC 患者，常常需要颈部超声检查和胸腹 CT 扫描，甚至是现在最新的全身 FDG PET 扫描、间碘苯甲胍（MIBG）和骨 MRI 检查。一旦发现术后颈部转移性结节，通常应选择手术切除，很少有患者会直接进行放射治疗。然而，对于 US 偶然发现、穿刺活检证实为转移的小的颈部转移性结节，或患者有过多次颈部手术史，或存在潜在的更具威胁的远处转移时，头颈外科医生对这类 MTC 患者一般不愿意再次选择手术。此时，采用一种相对不常规的"经皮超声引导下乙醇注射（PUEI）"方法进行消融治疗，可能会起到一定的作用。正是在此背景下，笔者于 20 世纪 90 年代对有多次颈部手术史的 MTC 患者开始采用经皮超声引导下乙醇注射，取得了控制局部病灶发展，甚至完全消融的效果。

Mayo 首次使用经皮超声引导下乙醇注射治疗 DTC 患者颈部转移性结节的经验

　　1979 年，Mayo 诊所在用 B 型扫描模式定位甲状旁腺肿瘤时首次描述了可视化的甲状腺超声声像图[25]。到 1984 年，US 的出现使人们普遍意识到 50% 以上的人群患有结节性甲状腺疾病，但只有 2%～3% 的结节证实为 PTC[26]。到 1987 年，也越来越清楚地认识了腺内和局部转移的 PTC、MTC 的典型超声影像学表现[27]，1988 年 Mayo 诊所的医生报道了 PTC 术后颈部转移性结节行超声引导下活检[28]。20 世纪 80 年代末 90 年代初，Mayo 已对小肝细胞肝癌常规开展经皮超声引导下乙醇注射。1988 年，对一名高龄、体虚、不能耐受再次颈部手术的原发性甲状旁腺功能亢进症患者行经皮超声引导下乙醇注射消融治疗，成功治愈甲状旁腺腺瘤[29]。到 1990 年，许多欧洲中心已采用经皮超声引导下乙醇注射治疗自主性甲状腺腺瘤[30] 和不适合手术的 DTC 患者[31]。然而，在 1991 年以前都未见经皮超声引导下乙醇注射用于 DTC 伴发的持久 / 复发性 NNM 颈部转移性结节治疗的报道[32]（见第 16 章）。同年，一名 46 岁患 Ⅳ 期 MTC 的加拿大精神科医生为求诊治，来到 Mayo 诊所就医。

经皮超声引导下乙醇注射病例 1

　　患者，33 岁，1978 年发现甲状腺右侧叶结节，1979 年右侧颈部可触及 2 个结节，经活检证实为 MTC。对该患者行右侧甲状腺腺叶切除联合右颈部根治性淋巴结清扫术。术后病检：肿瘤为多中心性，最大结节直径 2.8 cm，Ⅱ 区淋巴结（1/7）、Ⅲ 区淋巴结（5/8）、Ⅳ 区淋巴结（2/4）存在转移。术后影像学提示前纵隔有一不规则、分叶状肿块。1980 年，患者声带功能正常，血钙水平正常，但有高降钙素血症，建

议行 ^{131}I 放射性碘消融治疗，患者的家庭医生执行了这项方案。1985 年，患者到 Myao 诊所就诊，胸部 CT 显示纵隔肿块增大至 5 cm，建议行颈胸部探查术，术中发现在右侧中前纵隔内有多发转移性结节，其中 1 个多叶型肿块的最长径达到了 4.5 cm，二次手术后无肉眼肿瘤残留。但不幸的是，1987 年超声复查时又发现右颈部多个可疑结节，进一步 USBG 并证实右颈总动脉后方的 2 cm 结节为转移性 MTC。医生建议行第 3 次手术以便切除这个最大的颈部转移性结节，但有可能造成喉返神经（RLN）损伤和功能缺失。患者同意在 Mayo 诊所进行此次颈部手术，术中 US 发现了 2 个转移性结节，在横断喉返神经后完整切除，术后喉返神经功能麻痹。1988—1990 年，该名患者反复进行了多次胸部 CT 和肝 MRI 检查，均未发现远处转移性病灶，但颈部 US 却发现在左侧甲状腺床有 2 个 6～7 mm 大小的可疑结节，未行活检。1990 年后，患者血清降钙素水平波动在 4 500～7 200 pg/ml，血 CEA 水平变化在 26～28 ng/ml。

　　该患者在 1991 年 3 月又再次返回 Mayo 诊所进行复查，此时血清降钙素水平为 9 300pg/ml，CEA 为 36 ng/ml。1988 年，患者接受了右侧麻痹声带的特氟龙注射治疗，治疗后的右侧声带与功能正常的左侧声带对合良好。颈部 US 显示，残留在甲状腺床周围的 2 个结节体积在不断增大，其中 1 个横径 0.9 cm，前后径（AP）0.66 cm，另 1 个大小为（1.1×0.5）cm，经超声引导下活检证实为转移性 MTC。考虑到该患者专长演奏萨克斯，不情愿冒左侧 RLN 损伤的风险而行第 4 次手术，因此推荐其尝试经皮超声引导下乙醇注射治疗这 2 个转移结节。1991 年 3 月 19 日，J.W. Charboneau（JWC）教授在无菌条件下通过超声实时引导，将 25 号针插入相邻结节的多个部位，注射了 0.7 ml 95% 的乙醇。患者对整个操作过程耐受良好，声带功能无任何变化。1992 年 5 月返院复查，经 US 仔细检查发现其左颈部原来的 2 个结节"完全消失"，MRI 同样显示以前残留在气管旁的（15×7）mm 的结节"不复存在"。

　　1993 年，在右气管旁又发现一可触及的转移性肿块，通过第 4 次手术予以摘除。2000 年，腹部动态 CT 又提示有多发肝转移，2002 年该患者又再次回到 Mayo，在 3 天时间内用总量 1.5 ml 的 95% 乙醇消融了甲状腺床周围的 3 个颈部转移性结节。2003 年用 4.8 ml 95% 的乙醇消融了右侧颈区 5 个颈部转移性结节。最近一次影像学复查是在 2007 年，这是距首次经皮超声引导下乙醇注射治疗后 16 年，在甲状腺

床周围未见复发征象，以前在右侧甲状腺床周围和侧颈区消融的转移结节已完全消失，或者变为无明显多普勒血流征象的更小结节。与该患者取得最后一次联系是2011年，此时他66岁，距首次经皮超声引导下乙醇注射治疗后已超过20年，距首次行颈部手术后33年，距最后一次颈部手术18年。患者对经皮超声引导下乙醇注射治疗效果十分满意，使其避免了1991年的气管造口，以及后来可能3次以上的颈部再次手术和外照射对其造成的潜在风险。患者在不列颠哥伦比亚省温哥华市继续从事精神病科专业，仍喜爱着他的萨克斯。

作为Mayo诊所首例采用经皮超声引导下乙醇注射治疗DTC的典范，超声引导下的消融方案既可保护喉返神经功能，也可对已知的纵隔和肝等远处转移病灶取得局部控制。到1993年提出了经皮超声引导下乙醇注射治疗的适应证：局灶、"不可切除"的PTC，已有多次颈部手术史和放射性碘消融，以及外照射史。这一适应证使我们认识到，如果能确认残留肿瘤是机体唯一的恶性疾病，那么经皮超声引导下乙醇注射不失为一种有效的办法。下面"经皮超声引导下乙醇注射病例2"就为我们展示了经皮超声引导下乙醇注射可以"治愈"持久的颈部转移性结节。

经皮超声引导下乙醇注射病例2

1989年，一名31岁的女性患者在其左颈部发现了1个可触及的淋巴结，活检证实为PTC，医生建议行甲状腺切除术。1990年2月，该患者接受了甲状腺全切联合左颈部根治性淋巴结清扫术，术中证实左甲状腺腺内有一3 cm大小的肿瘤，伴淋巴细胞性甲状腺炎（LCT）。在其左颈动脉窦处有一浸润、不可切除的肿瘤组织，外科医生选择了将其遗留。术后3个月，对该患者进行了135 mCi的 ^{131}I 放射性碘消融治疗。治疗后全身显像结果提示只有颈部有摄取，之后在1990年和1991年核素扫描中未见有颈部或其他部位的异常放射摄取区。但在1991年6月，颈部CT发现患者颈动脉窦处不能手术的肿块在不断增大，医生建议行外照射治疗。1991年12月，患者在47天内接受了30次，总量5 400 cGy的外照射。之后再次行颈部探查，术中发现照射部位有一纤维化外生性肿块，呈梭性，位于颈内动脉后方，被认定为"不可切除"而转诊到Mayo。

1992年4月，颈部US显示左颈中段颈总动脉侧方有一（1.3×2.3）cm低回声肿块。超声引导下活检证实为PTC，甲状腺素抑制治疗下血清Tg水平＜1.6 ng/ml，但Tg抗体阳性，这可能与患者自身的淋巴细胞性甲状腺炎有关。颈胸部CT扫描未见转移病灶。Mayo的外科医生在US和CT检查完成后做出了一个决定：不选择再次手术，同时认为更多的RAI或外照射对该患者无益。1993年5月，结节长度变为3.2 cm，前后径和横径为1 cm，比1992年稍有增大。在无菌操作和实时US引导下，JWC教授对其颈部结节的多区域注射了0.5 ml乙醇，在缓慢注射乙醇之前，针在结节内部都是全程可见的。5个月之后对患者进行了评估：结节所有径线均明显缩小，在结节的上1/3部位仅有少量血流信号。对结节的近8个部位又再次注射总量0.7 ml的乙醇，操作结束后，US显示"弥散回声，意味着结节内部完全被乙醇充填"。

1994年3月复查显示结节体积并未改变，但已无血流。遂将0.2 ml乙醇注射入"细小、长条形结节"作为最后一次经皮超声引导下乙醇注射治疗。这样，历经10个月、3个治疗周期，该患者总共接受了1.4 ml乙醇注射。从1995—2010年，患者每年都返回Mayo行US复查，到2002年以前每次胸部CT都为阴性，FDG-PET扫描结果也为阴性。2003年患者血Tg抗体消失，从2004年到2010年间，甲状腺激素抑制治疗下Tg水平一直＜0.1 ng/ml。2010年8月，颈部US检查发现紧邻颈总动脉的左颈上方有一大小（0.7×0.4×0.4）cm无血供的结节，其余部位均未见病理性结节存在。

1991—2010年Mayo的经皮超声引导下乙醇注射实践进展

1991—2000年，笔者负责对17名DTC患者（15例PTC和2例MTC）进行经皮超声引导下乙醇注射的放射诊断团队的检查督导工作。其中8例（如病例2）病灶得以控制、局限化，而其余9例（占53%，如病例1）一直伴随着远处转移病灶生存，但经皮超声引导下乙醇注射至少起到了"姑息治疗"的作用。与之相比，从2001年到2011年4月期间，另外128例患者的病灶得到了消融，其中102例（80%）的病灶局限于颈部。图54-1形象地说明了从1991年到2005年间经皮超声引导下乙醇注射治疗的进展，通过消融使病变局限的病例数明显增加。

目前在Mayo诊所接受经皮超声引导下乙醇注射的病例总数还在不断增加，图54-2描述了从2006年1月1日到2010年12月31日期间行经皮超声引导

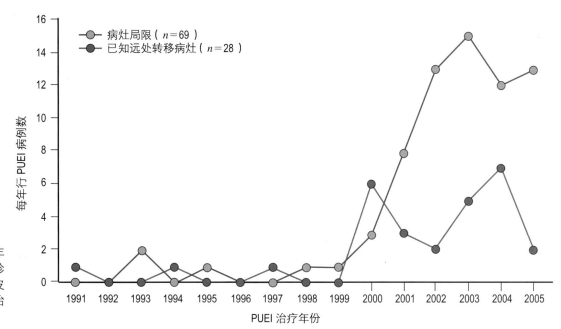

图 54-1 1991—2006 年间罗切斯特市 Mayo 诊所开展 DTC 患者经皮超声引导下乙醇注射治疗的情况

下乙醇注射治疗的病例数。单在 2010 年，就有 53 例 DTC（大部分是 PTC）患者在罗切斯特市的 Mayo 诊所接受了 75 次乙醇消融治疗。5 年间，对 179 例患者进行了共 246 次乙醇消融。在病例 1 成功治疗后的头十年，几乎所有经皮超声引导下乙醇注射治疗均由笔者实施。与之相比，从 2006 年到 2010 年，该治疗也被其他甲状腺专科的内分泌医生、内分泌外科医生、头颈外科医生以及最近的肿瘤学医生实施。在 5 年当中，由我们多学科甲状腺癌症组其他成员安排进行的经皮超声引导下乙醇注射比例分别为 2006 年 46%，

2007 年 52%，2008 年 69%，2009 年 79%，2010 年则达到 81%。尽管在最初十年，大部分经皮超声引导下乙醇注射由两位对"特殊超声检查领域"中有浓厚兴趣以及擅长颈部转移性结节识别和超声引导下活检的放射学教授完成，但随后几年里，其他一些有能力的放射学家也开始参与进来。然而，每年（该治疗）的成功率大部分都归功于有限的几位专家。这些专家都对近年治疗 DTC 的新疗法诸如经皮超声引导下乙醇注射、射频消融（RFA）、冷冻等具有浓厚的兴趣。

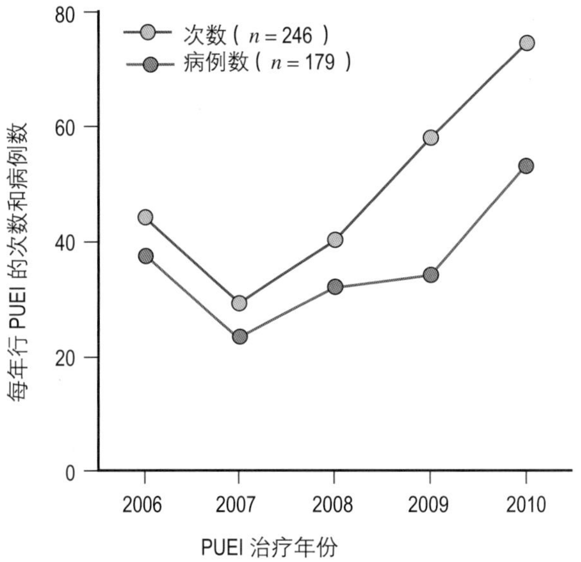

1993—2000 年 Mayo 诊所行经皮超声引导下乙醇注射的首次经验报告

如前所述，Mayo 诊所于 1991 年 3 月开展了第 1 例经皮超声引导下乙醇注射，并于 2000 年 11 月在澳大利亚悉尼召开的第 11 届国际内分泌大会（ICE）上首次公开报道。之后于 2001 年 5 月在西雅图举行的美国伦琴射线年会上再次将此项工作公布。2002 年 3 月《美国伦琴射线杂志》[33] 发表了最初 14 例 PTC 患者的治疗效果。从第 1 例经皮超声引导下乙醇注射开展到公开发表历经 11 年之久，根本性的原因在于等待和观察长期有效性的证据。PTC 患者伴发的颈部转移性结节都是在甲状腺切除术后常规超声检查随访中发现的（见 13 章和 14 章）。

PTC 颈部转移性结节在超声下的声像学特点包括点状钙化、圆形淋巴结（纵横比 <0.6）、淋巴结肿大

图 54-2 2006—2010 年间罗切斯特市 Mayo 诊所开展经皮超声引导下乙醇注射的次数和接受治疗的病例数情况

以及淋巴门正常脂肪消失。图54-3显示活检证实为PTC的颈部转移性结节超声影像。入选标准：存在有活检证实为PTC的颈部转移性结节，5个或少于5个可行经皮超声引导下乙醇注射的颈部转移性结节。患者行经皮超声引导下乙醇注射的适应证为①无法耐受手术；②无再次手术的意愿；③对既往RAI治疗不敏感。经皮超声引导下乙醇注射前应尽可能采用彩色多普勒超声进行仔细测量并记录每个颈部转移性结节。我们的资料中[33]，淋巴结的平均直径为8.7 mm（4.4~17.2 mm）。

在我们的系列报道中涉及的经皮超声引导下乙醇注射技术，是以1988年Mayo诊所治疗的部分具有适应证的甲状旁腺瘤时所使用的技术为依据[29]。常规采用3 cm长、25号针头的结核菌素注射器，抽取1 ml 95%乙醇进行穿刺，皮肤软组织和颈部转移性结节用1%利多卡因局部麻醉，采用徒手技术，在超声引导下将针穿刺入结节内。这种方法有利于良好定位，以满足处理每个淋巴结的要求。每个结节需多点穿刺注射。通常，先将少量（0.05~0.1 ml）乙醇注射到结节最深部分或其中一端。当乙醇注入后，注射部位会形成微气泡，US表现为强回声。一般1分钟内回声区域会缩小，穿刺针可更好地显示出来。穿刺针应重新定位并反复注射（3~10次）直至整个结节得到完全治疗（图54-4）。每个结节乙醇注射量0.1~0.8 ml不等，平均注射量0.34 ml。需要注意的是，对每个部位应仔细、小剂量注射乙醇，以免乙醇沿针道弥散入颈部软组织。尽管如此小心，大多数患者仍会有轻到中度的疼痛，但在几分钟内可缓解。

在我们的系列报道中[33]，每个患者进行治疗的结节数平均是2个（1~4个），由3名放射学医生中的1位完成注射。通常，受治患者每3~6个月做一次常规临床及超声随访。研究序列中随访期2个月~6年零5个月不等（平均18个月）。治疗前通过前后径、横径及长径来测量每个结节的体积，估算注射剂量；治疗后在每次随访检查中，记录相应结节增大或缩小的体积，并通过彩色超声评估血流出现或消失情况。若经皮超声引导下乙醇注射治疗后结节体积增大或彩超显示持续血流灌注，则评定为治疗失败；若结节缩小或结节内血流灌注无残留现象，则视为治疗成功。通常，在随访期内对受治结节不再活检。

在AJR的系列报道中[33]，14例PTC患者（年龄27~83岁，中位数49岁）在甲状腺切除术后7年内都出现了数量不一的颈部转移性结节（结节数1~5个）。所有患者均接受了放射性碘消融，每位患者的平均总剂量为7 548 MBq，其中还对3例患者有结节一侧的颈部进行了外放射治疗。甲状腺切除术后发现颈部转移性结节的时间平均为术后4年零5个月（8~15年零1个月）。全部患者中有10例条件差不能耐受手术或不愿手术，所有患者均对RAI治疗无反应。

14例患者中有29个颈部转移性结节行经皮超声引导下乙醇注射治疗，治疗后结节体积全部缩小。治疗前平均体积492 mm³，初次治疗后1年、2年分别缩小至76 mm³及20 mm³。初次注射后2~12个月，有6个结节因为彩超示持续血流信号（n=4），或体积缩小不明显（n=1），或体积增大（n=1）而接受了再次治疗。在随访期中，2例患者新发4个颈部转移性结节，经经皮超声引导下乙醇注射得以治愈，2例患者因出现较多颈部转移性结节而不适合经皮超声引导下乙醇注射治疗。所有患者均未出现暂时或永久性声嘶、声带麻痹，无严重并发症发生，大多数患者在注射部位仅有短暂不适。经皮超声引导下乙醇注射治疗后所有患者的颈部转移性结节都得到了长期的局部控制，其中12例成功控制了所有已知的转移性肿大淋巴结[33]。

我们认为我们的研究结果证明了PUEI是安全、有效且实惠的，可用于PTC合并NNM的治疗手段。我们在AJR中的文章结论为：

如果治愈PTC必须清除所有镜下可见的颈部残留病灶，那么对于颈部病灶复发的患者，当传统的包括手术、放射性碘治疗和外照射治疗在内的再次治疗方法不适用时，可通过选择性应用经皮乙醇注射联合超声检查随访来实现这一目标。

经皮超声引导下乙醇注射治疗复发性PTC的后续报道

2006年，来自Brown大学和罗德岛医院的Monchik及其同事[34]报道了应用经皮超声引导下乙醇注射治疗局部复发的6例（年龄39~78岁，平均50岁）PTC患者的经验。11个受治结节平均大小11.4 mm（6~15 mm），术后平均随访期18.7个月（3~32个月），无1例复发。其中1例患者新发1个直径10 mm并证实为转移的结节，行经皮超声引导下乙醇注射治疗取得了满意的疗效。在6例中央组淋巴结转移患者中，1例经皮超声引导下乙醇注射术后出现短暂声嘶，3~4小时后完全恢复，4例仅行1次

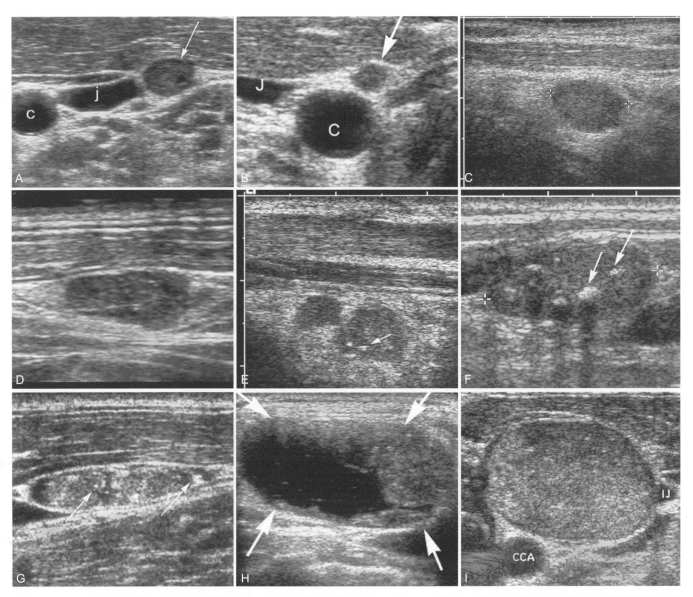

图 54-3　PTC 中经活检证实的颈部转移性结节：超声声像特征性表现。A 和 B，靠近颈动脉（C）和颈内静脉（J）附近颈部转移性结节的横向影像：小、圆、低回声淋巴结（箭头所示）。尽管体积小（接近 4 mm），但圆形、低回声的声像学高度怀疑为颈部转移性结节；C 和 D，纵向影像显示为椭圆、低回声结节；E，甲状腺切除术后甲状腺床纵向影像显示 2 个异常淋巴结，其中 1 个微钙化（箭头所示）；F 和 G，纵向影像显示钙化、实质不均质淋巴结（箭头所示）；H，纵向影像显示淋巴结肿大（箭头所示）并囊性变。颈部淋巴结囊性变是转移性乳头状癌或鳞状细胞癌的特征性表现；I，颈内静脉（IJ）和颈总动脉（CCA）之间肿大、圆形淋巴结的横向影像（ From Solbiati L, Charboneau JW, Reading CC, et al: The thyroid gland. In Rumack CM, Wilson SR, Charboneau JW, Levine D, editors: *Diagnostic ultrasound*, ed 4, Philadelphia, 2011, Elsevier Mosby, pp 708-749; p 721, Figure 18-17. ）

治疗。他们采用 0.2～2 ml "纯无水乙醇"进行注射治疗。作者认为[34]，对甲状腺癌术后局部复发的病例，若病变直径 >10 mm，可行射频消融治疗；对病变位于颈部 <10 mm 或接近神经的结节，则应行经皮超声引导下乙醇注射。

2007 年来自韩国首尔 Yonsei 大学医学院的 Lim 及其同事[35] 报道了一组 16 例 PTC 患者从 2002—2005 年连续行经皮超声引导下乙醇注射的资料。患者平均年龄 66 岁（31～74 岁），其中 6 例因心肺疾病而评估为麻醉高风险，10 例拒绝再次手术。所有患者首次均行甲状腺全切加中央组淋巴结清扫，其中 10 例还加行了侧颈区淋巴结清扫，术后所有患者均行放射性碘消融及甲状腺素抑制治疗。24 个复发病灶采用经皮超声引导下乙醇注射，注射 99.9% 乙醇。其中 8 个位于甲状腺床周围（可能是真正的"局部复发"，而非颈部转移性结节），3 个位于中央区，13 个位于颈外侧区。每个颈部转移性结节灶平均注射剂量为 1.1ml（0.3～3 ml），间隔时间 3 个月。经皮超声引导下乙

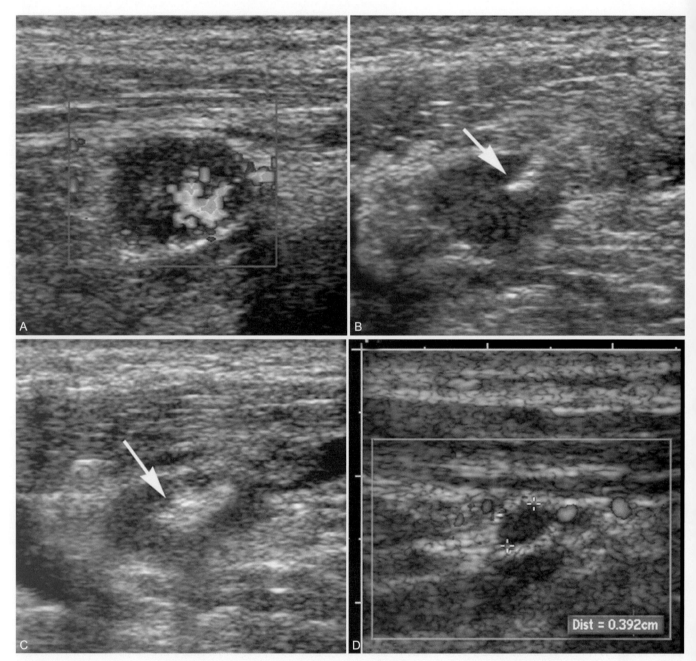

图 54-4 （也见彩图）经皮超声引导下乙醇注射治疗甲状腺癌术后转移性淋巴结。A，彩色多普勒纵向声像显示 1 个圆形、1.6cm、中等血流信号的病理性结节；B，25 号穿刺针针尖（箭头所示）进入淋巴结；C，乙醇注入后在注射部位显示为强回声光团（箭头所示），在乙醇和组织作用后形成微气泡。强回声声像将持续几秒到几分钟不等，之后表现为正常或接近正常的回声声像。注射过程中，强回声可作为一个有用的标记物并辨认治疗部位；D，乙醇注射后 6 个月随访，多普勒能量血流图显示淋巴结体积明显缩小（ 4 mm），血流完全消失。之后每 6 ~ 12 个月复查，如无变化则无需进一步治疗（ From Solbiati L, Charboneau JW, Reading CC, et al: The thyroid gland. In Rumack CM, Wilson SR, Charboneau JW, Levine D, editors: *Diagnostic ultrasound*, ed 4, Philadelphia, 2011, Elsevier Mosby, pp 708-749; p 738, Figure 18-38. ）

醇注射术后 1 例患者出现暂时性声嘶。通过首次注射前及末次注射后 3 个月的病灶体积大小变化来判断疗效。

平均随访期 24 个月（13 ~ 43 个月），经皮超声引导下乙醇注射治疗后病灶平均直径由术前 9.9 mm（5.5 ~ 25 mm）显著缩小为术后 5.3 mm（0 ~ 17 mm）。

4 个复发病灶在超声影像下消失，其余 20 个行细针抽吸活检（FNA）：5 个未见 PTC，15 个尽管病灶缩小 50% 以上，但在 FNA 活检细胞涂片中仍可见肿瘤细胞。1 例患者由于在相邻区域出现新发病灶而选择了再次手术，这为检验以前经皮超声引导下乙醇注射治疗效果提供了一次难得的机会。病理检查发现乙醇导致了组织纤维化，在纤维组织间隔内"仍存在少量癌细胞"[35]。因此，作者提出质疑：经皮超声引导下乙醇注射是否可作为根治性治疗方法？虽然大量放射碘或外放射治疗等方法并未在本次研究中尝试，但作者仍建议辅助这些方法才有可能达到根治肿瘤细胞的目的[35]。

最近发表的有关经皮超声引导下乙醇注射的研究仍来自韩国。同样的两位作者在上述杂志上进行了后续报道[36]。2008年发表的研究报告中包括了2003~2005年进行治疗并随访至2007年（平均随访期28个月，14~38个月）的27例PTC患者（平均年龄53岁，19~80岁）。TNM分期Ⅰ期2例，Ⅱ期5例，Ⅲ期10例，ⅣA期10例。共治疗了47个颈部复发病灶，其中7个位于甲状腺床，40个位于侧颈区。

经皮超声引导下乙醇注射治疗后，在最后一次随访时发现，47个病灶平均体积由679 mm³显著缩小至16 mm³（平均缩小94%），经皮超声引导下乙醇注射能显著减小淋巴结体积（$P < 0.05$），有效控制了所有27例患者的47个淋巴结。平均治疗次数、单个复发淋巴结注射的乙醇总量、每次治疗的平均乙醇注射量分别是2.1次（1~6次）、2.4 ml（0.3~10.1 ml）、1.1 ml每次（0.3~3 ml）。作者认为，经皮超声引导下乙醇注射比其他方案在治疗PTC颈部复发病灶方面具有更多优势。同时，在早期报道中，仅1例患者出现一过性声嘶，作者指出这可能是由于处理的结节位于甲状腺床附近，而周围淋巴结转移的患者无1例出现该并发症[36]。

DTC患者行经皮超声引导下乙醇注射的未来发展方向

自从一位精神科医生来到Mayo诊所，试图冒险采用一种新奇的治疗方法来避免在处理DTC患者颈部转移性结节时可能带来的气管造瘘风险以来，已过去了20年。如今，对经皮超声引导下乙醇注射的长期疗效已毫无争议，最初于1988年报道的此项技术目前已在罗德岛、韩国及挪威等地成功应用[37]。很显然，对进展期DTC而不具有潜在威胁生命的远处转移灶的患者而言，经皮超声引导下乙醇注射在治疗易触及的颈部转移性结节方面至少可起到姑息治疗的作用。然而，对那些首次手术不规范、已接受过度、无效的放射性碘消融治疗、定位明确的淋巴结阳性的

PTC患者而言，通过经皮超声引导下乙醇注射方法消除非危及生命的颈部转移性结节是安全、有效并经济的，患者可获得最大的益处。而且，我们正在考虑用经皮超声引导下乙醇注射来治疗微小乳头状甲状腺癌，而不必行甲状腺切除。在过去的20年中，我们用经皮超声引导下乙醇注射成功治疗了大量MTC患者并缓解了Hurthle细胞癌和低分化滤泡癌患者的病情。尽管经皮超声引导下乙醇注射需要医生具备在超声下识别病变结节的能力，以及处理特殊部位和不断增加的颈部微小淋巴结超声引导下活检的特殊技能，但这些都可通过学习获得。许多临床医生已在各类大学或私人训练机构获得了这一技能。

目前ATA指南中包括了一个"什么是未来研究方向？"的章节[10]。在关于"微小颈部淋巴结转移"一节中，作者指出："未来研究必须在减少医源性损伤及如何降低癌症发病率和（或）死亡率间寻找平衡。也许未来技术的发展使我们能安全地切除或消灭颈部转移淋巴结，以避免在某些情况下这些淋巴结可能发生严重的临床转移"。

目前，经皮超声引导下乙醇注射这一技术已"日趋成熟"。在我们的医院，它已成为DTC成功治疗及局部控制复发淋巴结的"主流"方法之一。随着系列文章的不断发表，我们希望越来越多的医院将会允许它们的超声医生来学习并掌握这一技术，从而为伴发颈部转移性结节而又"无法耐受二次手术、内照射或外放射等常规治疗手段"的DTC患者提供更加适宜的服务[33]。

参考文献

[1] Grebe SKG, Hay ID: Follicular cell-derived thyroid carcinoma, *Cancer Treat Res* 89: 91–140, 1997.

[2] Hundahl SA, Fleming ID, Fremgen AM: A National Cancer Data Base report on 53,856 cases of thyroid carcinoma treated in the U.S., 1985–1995, *Cancer* 83: 2638–2648, 1998.

[3] Ebihara S, Saikawa M: Survey and analysis of thyroid carcinoma by the Japanese Society of Thyroid Surgery, *Thyroidal Clin Exp* 10: 85–91, 1998.

[4] Grebe SKG, Hay ID: Thyroid cancer nodal metastases: biological significance and therapeutic considerations, *Surg Clin North Am* 5: 43–63, 1996.

[5] Hay ID: Managing patients with papillary thyroid carcinoma: insights gained from the Mayo Clinic's experience of treating 2,512 consecutive patients during 1940 through 2000, *Trans Am Clin Climatol Assoc* 113: 241–260, 2002.

[6] Schlumberger MJ, Filetti S, Hay ID: Non-toxic goiter and thyroid neoplasia. In Larsen PR, Kronenberg HM, Melmed S, Polonsky KS, editors: *Williams textbook of endocrinology*, ed 10, Philadelphia, 2003, WB Saunders Company, pp 457–490.

[7] Hay ID: Cytometric DNA ploidy analysis in thyroid cancer, *Diagn Oncol* 1: 181–185, 1991.

[8] Schwartz TB: Benign metastases from thyroid malignancies,

Lancet 2: 733–735, 1986.

[9] Pacini F, Schlumberger M, Dralle H, et al: European consensus for the management of patients with differentiated thyroid carcinoma of the follicular epithelium, *Eur J Endocrinol* 154: 787–803, 2006.

[10] Cooper DS, Doherty GM, Haugen BR, et al: Revised ATA management guidelines for patients with thyroid nodules and differentiated thyroid cancer, *Thyroid* 19: 1167–1214, 2009.

[11] Kloos RT, Eng C, Evans DB, et al: Medullary thyroid cancer: management guidelines of the American Thyroid Association, *Thyroid* 19: 565–612, 2009.

[12] Tuttle RM, Ball DW, Byrd D, et al: Thyroid carcinoma, *J Natl Compr Canc Netw* 8: 1228–1274, 2010.

[13] Rondeau G, Tuttle RM: Similarities and differences in follicular cell-derived thyroid cancer management guidelines used in Europe and the United States, *Semin Nucl Med* 41: 89–95, 2011.

[14] Hay ID, McDougall IR, Sisson JC: Perspective: the case against radioiodine remnant ablation in patients with well-differentiated thyroid carcinoma, *J Nucl Med* 49: 1395–1397, 2008.

[15] Sacks W, Fung CH, Chang JT, et al: The effectiveness of radioactive iodine for treatment of low-risk thyroid cancer: a systematic analysis of the peer-reviewed literature from 1966 to April 2008, *Thyroid* 20: 1235–1245, 2010.

[16] Varma VM, Beierwaltes WH, Nofal MM, et al: Treatment of thyroid cancer: death rates after surgery and after surgery followed by sodium iodide I-131, *JAMA* 214: 1437–1442, 1970.

[17] Mazzaferri EL, Young RL, Oertel JE, et al: Papillary thyroid carcinoma: the impact of treatment in 576 patients, *Medicine (Baltimore)* 56: 171–196, 1977.

[18] Torlontano M, Attard M, Crocetti U, et al: Follow-up of low-risk patients with PTC: role of neck ultrasound in detecting lymph nodal metastases, *J Clin Endocrinol Metab* 89: 3402–3407, 2004.

[19] Sisson JC: Applying the radioactive eraser: [131]I to ablate normal thyroid tissue in patients from whom thyroid cancer has been resected, *J Nucl Med* 24: 743–746, 1983.

[20] Mazzaferri EL: Empirically treating high serum thyroglobulin levels, *J Nucl Med* 46: 1079–1088, 2005.

[21] Bogsrud TV, Lowe VJ, Hay ID: PET-CT of thyroid cancer. In Shreve P, Townsend DW, editors: *Clinical PET-CT in radiology. Integrated imaging in oncology*, New York, 2011, Springer Scienceþ Business Media, pp 209–225.

[22] Tala H, Tuttle RM: Contemporary post surgical management of differentiated thyroid carcinoma, *Clin Oncol* 22: 419–429, 2010.

[23] Al-Saif O, Farrar WB, Bloomston M, et al: Long-term efficacy of lymph node reoperation for persistent papillary thyroid cancer, *J Clin Endocrinol Metab* 95: 2187–2194, 2010.

[24] Phay JE, Shah MH: Targeting RET receptor tyrosine kinase activation in cancers, *Clin Cancer Res* 16: 5036–5041, 2010.

[25] Edis AJ, Evans TC: High-resolution real-time ultrasonography in the preoperative location of parathyroid tumors—pilot study, *N Engl J Med* 301: 532–534, 1979.

[26] Hay ID, Reading CC, Charboneau JW: High-resolution real-time ultrasonography and unsuspected micronodular thyroid disease, *Lancet* 1(8382): 916, 1984.

[27] Gorman B, Charboneau JW, James EM, et al: Medullary thyroid carcinoma: role of high-resolution US, *Radiology* 162: 147–150, 1987.

[28] Sutton RT, Reading CC, Charboneau JW, et al: US-guided biopsy of neck masses in postoperative management of patients with thyroid cancer, *Radiology* 168: 769–772, 1988.

[29] Charboneau JW, Hay ID, van Heerden JA: Persistent primary hyperparathyroidism: successful ultrasound-guided percutaneous ethanol ablation of an occult adenoma, *Mayo Clin Proc* 63: 913–917, 1988.

[30] Livraghi T, Paracchi A, Ferrari C, et al: Treatment of autonomous thyroid nodules with percutaneous ethanol injection: preliminary results, work in progress, *Radiology* 175: 827–829, 1990.

[31] Goletti O, Lenziardi M, De Negri F, et al: Inoperable thyroid carcinoma: palliation with percutaneous injection of ethanol, *Eur J Surg* 159: 639–641, 1993.

[32] Lewis BD, Charboneau JW, Reading CC: Ultrasound-guided biopsy and ablation in the neck, *Ultrasound Q* 18: 3–12, 2002.

[33] Lewis BD, Hay ID, Charboneau JW, et al: Percutaneous ethanol injection for treatment of cervical lymph node metastases in patients with papillary thyroid carcinoma, *AJR Am J Roentgenol* 178: 699–704, 2002.

[34] Monchik JM, Donatini G, Iannucilli J, et al: Radiofrequency ablation and percutaneous ethanol injection for recurrent local and distant well-differentiated thyroid carcinoma, *Ann Surg* 244: 296–304, 2006.

[35] Lim CY, Yun J-S, Lee J, et al: Percutaneous ethanol injection therapy for locally recurrent papillary thyroid carcinoma, *Thyroid* 17: 347–350, 2007.

[36] Kim BM, Kim MJ, Kim E-K, et al: Controlling recurrent papillary thyroid carcinoma in the neck by ultrasonography-guided percutaneous ethanol injection, *Eur Radiol* 18: 835–842, 2008.

[37] Heilo A, Sigstad E, Fagerlid KH, et al: Efficacy of ultrasound-guided percutaneous ethanol injection treatment in patients with a limited number of metastatic cervical lymph nodes from papillary thyroid carcinoma, *J Clin Endocrinol Metab* 96: 2750–2755, 2011.

第55章 转移性甲状腺癌的药物治疗

YARIV HOUVRAS ■ MANISHA H. SHAH

引言

甲状腺癌有几种组织学和临床类型，包括高分化的乳头状癌和滤泡状癌（PTC 和 FTC）、髓样癌（MTC）、低分化癌（PDTC）和未分化癌（ATC）。2010 年在美国估计有 44 000 例甲状腺癌，并且发病率正在上升[1]。对于大多数甲状腺癌患者而言，手术可获得有效的治疗。有摄碘能力的进展期分化型甲状腺癌（DTC）可从放射性碘治疗中获益[2]。尽管外科手术和内分泌治疗方面取得了进步，但进展期或转移性甲状腺癌患者的治疗仍然面临挑战。不幸的是，细胞毒性药物治疗晚期甲状腺癌患者获得成功的记录非常少[3]。最近，我们见证了大量关于评估靶向新药治疗甲状腺癌的临床试验。这一章的目的是介绍正在发展的靶向抗肿瘤药物的关键概念，重点放在已知的甲状腺癌的相关靶点。回顾甲状腺癌基因靶向治疗方面已经发表的文献，并概述药物治疗发展面临的挑战。

药物开发

药物开发的过程伴随临床肿瘤治疗的发展[4]。通过细胞生物学、肿瘤基因组学和遗传学的研究，已经确定了肿瘤治疗的新靶点。检测手段已经发展到能读出特定的信号通路和蛋白质的活性。化学筛选方法能识别出能产生特定生化效应的新的化学结构。化合物被充分用于增强药物活性、优化生物利用率和药代动力学参数。最后，通过动物实验研究这些药物的药代动力学和毒性。Ⅰ期临床研究是将有应用前景的药物应用到人类疾病的研究。在抗肿瘤药物开发过程中，Ⅰ期临床研究的对象通常是一部分患有各种恶性肿瘤的患者，通过研究确定最大耐受剂量（MTD）并监测不良反应。一旦确定了最大耐受剂量，就在特定的疾病上进行Ⅱ期临床试验。Ⅱ期临床试验是对特定疾病

进行的单队列、非随机设计的研究。典型的Ⅱ期临床研究要求疾病样本量在 20～50 人。近年来我们看到了一些新的研究设计，包括基因型导向的Ⅱ期临床研究和随机Ⅱ期临床研究[5-6]。在Ⅱ期临床研究中活性强大、安全而又耐受性好的药物就可以进入Ⅲ期临床研究。Ⅲ期临床研究是随机对照的研究，患者可能接受研究药物的治疗、安慰剂治疗或标准药物治疗。在肿瘤治疗中，最主要的研究结果是总生存率（OS）或无进展生存期（PFS）。Ⅲ期临床研究同样需要包含许多次要的研究结果，如安全性、生活质量、相关的实验室和影像结果。Ⅲ期临床研究的样本量通常是数百名患者，要求多中心合作，更重要的是，Ⅲ期临床研究可以对以数据为表现形式的资源进行多方面的监测和监督。

自 20 世纪 90 年代以后，一组核心原则已成功地指导了治疗白血病和实体肿瘤的靶向药物的开发。至关重要的是研究控制肿瘤生长的信号通路机制。抗肿瘤药物开发最成功的疾病是那些分子遗传学研究相对比较透彻的疾病。"药 - 靶"组合具有检测功能，可以用来追踪药物"打靶"的能力。例如，药物抑制底物磷酸化激酶的活性就是这种追踪功能的形式。患者应能耐受新药的有效剂量。对小分子药物来说，这是一个巨大的挑战，因为它往往从多方面影响人的生理。靶向药物对其中小部分患者是最有效的。这就是说，靶向药物对具有特定基因型的患者治疗效果较好。例如，曲妥单抗（赫赛汀）用于 HER2 阳性乳腺癌患者的治疗。通过组织学类型来预测患者是否会对某一个靶向药物有反应是一个巨大的挑战。

甲状腺癌基因学

甲状腺癌常见的基因病变已有详细描述[7]（见第 17 章）。PTC 和 FTC 通常有基因突变而导致 MAPK 信号通路激活。40%～60% 的 PTC 有 BRAF、BRAF-

V600E 的突变，这些突变在恶性黑色素瘤中也很常见[8]。PTC 中 Ras 突变发生率为 10%～20%，Ras 突变与 BRAF 突变是相互排斥的[9]。FTC 中 Ras 突变更常见，40%～50% 的肿瘤有 Ras 突变。20%～60%的滤泡性甲状腺腺瘤和滤泡状癌仅有 PPAR-γ 基因重排[10]。未分化甲状腺癌基因方面的研究是最少的[11]。ATC 通常有 TP53 突变、Ras 突变，也可有 CTNNB1 突变。MTC 是一个 C 细胞来源的内分泌肿瘤，可为散发性或遗传性，均与酪氨酸激酶受体 RET 基因突变激活有关，散发性 MTC 的 RET 突变率为 30%～50%，遗传性 MTC 的 RET 突变率为80%～90%[12]。甲状腺乳头状癌也有 RET 基因重排，RET 基因可与其他几个基因发生易位。

治疗甲状腺癌的新药

　　我们回顾了已发表的关于靶向药物治疗晚期甲状腺癌的临床研究报道。我们总结了 16 种用于治疗分化型甲状腺癌（DTC）、髓样甲状腺癌（MTC）和未分化癌（ATC）的药物的临床疗效数据。

凡德尼布（ZD-6474）

　　凡德尼布是一个小分子抑制剂，可以抑制VEGF、PDGF、EGF 受体和 RET 的功能[13]。一项 II 期临床研究是针对局部晚期、无法切除或转移性的遗传性 MTC 的患者，凡德尼布在试验中的起始剂量是300 mg/d[14]。疾病进展并不是纳入研究的标准之一。20% 的患者（6/30）观察到部分缓解；53% 的患者（16/30）疾病稳定期超过 24 周，20% 的患者（6/30）疾病稳定期在 8～24 周；3% 的患者（1/30）病情进展。中位 PFS 是 27.9 个月（95%CI，19.4～无法估计）。平均治疗时间是 18.8 个月。大多数患者治疗后血清降钙素和 CEA 水平下降，但肿瘤标记物下降与RECIST 标准判断的缓解无确切的直接相关性。最常见的不良反应是腹泻、疲劳、皮疹和恶心。其他重要的不良反应事件包括 QT 间期延长和高血压。24 例患者因不良反应而需要减少凡德尼布的剂量。

　　基于多中心的 II 期临床研究证明了凡德尼布的有效性，凡德尼布已进入全球、随机、安慰剂对照的III 期临床研究（ZETA 试验）[15]。参与该研究的是散发性和遗传性 MTC 患者，在进入研究前的 14 个月

内，患者有可测量的正在进展的疾病。最主要的研究目标是无进展生存期，当然转为其他结局也是可以接受的。该研究不需要受试者在进入研究前有疾病进展的记录。331 例患者参与研究，其中 90% 是散发性MTC，95% 有转移。与安慰剂治疗组比较，凡德尼布治疗组 PFS 的延长具有统计学意义（HR 为 0.45；CI为 0.3～0.69）。明显的不良反应包括腹泻、皮疹、恶心、高血压和头痛。

　　如果美国食品和药物管理局（FDA）认可凡德尼布在 ZETA 试验中的基础数据，这就意味着凡德尼布有可能是第一个被 FDA 批准用于甲状腺癌治疗的靶向药物，也将是第二个被 FDA 批准用于甲状腺癌治疗的药物。就此提出了几个重要问题，尤其是后续进入临床试验的药物是否都需要直接与凡德尼布进行疗效比较；PFS 的延长是否作为药物获得批准的标准之一；总体生存率的改善是否作为药物获得 FDA 批准的条件。

XL-184

　　XL-184 是一个小分子抑制剂，可以抑制 RET、MET、VEGF 受体和 KIT 的功能[16]。XL-184 正在被广泛地用于恶性肿瘤治疗的临床研究，也包括 MTC 的治疗。现已报道了一项关于 XL-184 治疗多种恶性肿瘤的多中心 I 期临床研究[17]。有 85 例恶性肿瘤患者参与该研究，采用的是 3＋3 的剂量递增方式；其中 37 例患者为 PTC，XL-184 的口服剂量为 75～175 mg/d。研究者报道了 29% 的部分缓解率（10/34），其余 7 例也有未经证实的缓解。15 例患者（41%）有至少 6 个月的疾病稳定期。尽管如此，疾病的进展并不是患者进入研究的标准，因此，这就很难判断药物治疗期间疾病稳定的意义。许多 XL-184 治疗后缓解的患者曾在其他酪氨酸激酶抑制剂治疗时出现了疾病进展。研究发现 81% 的 MTC 患者有 RET 的突变激活，包括 M918T（n＝14）和 C634Y（n＝1）。大多数MTC 患者为散发性病例。

　　基于上述研究，在全球启动了一项 XL-184 治疗MTC 的双盲、安慰剂对照的 III 期临床研究，XL-184口服剂量为 175 mg/d，该研究将总体生存率（OS）作为主要研究终点（NCI NCT00704730）。参与这项正在进行的研究的是 MTC 患者，他们在进入研究前的 14 个月疾病处于进展期，且病灶可以进行测量。但凡德尼布试验的最主要研究终点是无进展生存期

（PFS），总体生存率（OS）是次要研究终点。不同的是，XL-184 试验并不允许在疾病恶化时进行交叉或破盲，这引起了许多争议。

莫替沙尼（AMG-706）

莫替沙尼是一个口服的 VEGF 受体 -1、2、3、PDGF 受体、RET 和 c-KIT 的抑制剂，已被用于多中心的 Ⅱ 期临床研究，参与研究的是 93 例局部晚期或不摄取放射性碘的转移性 DTC 患者[18]。参与研究的患者经过研究者的评估，在进入研究前的 6 个月疾病必须处于进展期。32 例患者完成了 48 周的治疗，莫替沙尼的用量为 125 mg/d。缓解情况由中心独立评估，按照 RECIST 标准，13 例患者（14%）为部分缓解，62 例患者（67%）为疾病稳定，7 例患者（8%）疾病出现了进展，11 例患者（12%）疗效无法评估。临床缓解的患者中位缓解期为 32 周。组织学类型或 BRAF-V600E 突变与缓解无相关关系。治疗期间 51 例患者（55%）出现了 3 级毒性反应。2 例为治疗相关性死亡，死亡原因为肺出血，他们均有疾病的进展。5 例患者（5%）发生胆囊炎，2 例患者（2%）出现心脏病，22% 的患者出现甲状腺功能减退症或 TSH 升高。

莫替沙尼也被用于一项平行设计的单队列、Ⅱ 期临床研究，患者为进展期或有症状的 MTC 患者[19]。91 例 MTC 患者参与研究，84% 的患者为散发性病例，16% 的患者为遗传性病例。开始治疗 4 周后采用中心独立评估法来评估肿瘤缓解情况。按照 RECIST 标准，2 例患者（2%）为部分缓解，74 例患者（81%）疾病稳定，7 例患者（8%）疾病进展，8 例患者（9%）的疗效无法评估。治疗期间发生腹泻的患者腹泻症状可得到暂时性改善，但并不持久。9 例患者（9%）出现了胆囊毒性，3 例患者出现了急性胆囊炎。37 例患者（41%）出现 TSH 升高或甲状腺功能减退症。

索拉非尼（bay 43-9006）

索拉非尼是一个小分子抑制剂，可以抑制多种激酶的功能，包括 BRAF、CRAF、VEGF 受体、PDGF 受体、KIT、FLT3 和 RET。索拉非尼被 FDA 批准用于无法切除的肝细胞性肝癌和肾细胞癌的治疗。已有 3 项 Ⅱ 期临床研究报道了用索拉非尼（每次 400 mg，口服，每日 2 次）治疗甲状腺癌的研究。DTC 患者参与其中两项研究，MTC 患者参与另一项研究。

一项单队列、Ⅱ 期临床研究探讨了索拉非尼对甲状腺癌（包括髓样癌和未分化癌）的治疗效果[20]。31 例患者在进入研究前疾病都处于进展期，采用 RECIST 标准评估完成研究的 30 例患者的疗效，部分缓解率为 23%（7/30），53% 的患者（16/30）疾病稳定，3% 的患者（2/30）疾病进展；2 例未分化癌患者疾病都有进展。1 例髓样癌患者疾病稳定。不同组织学类型的缓解率差异无统计学意义。中位无进展生存期（PFS）为 79 周。平均治疗期为 27 周。47% 的患者需要减少索拉非尼的剂量，63% 的患者由于不良反应而退出研究。尽管大多数患者的血清甲状腺球蛋白（Tg）有所下降，但 Tg 下降的水平与临床缓解程度和缓解持续时间无相关性。

第 2 项关于索拉非尼治疗甲状腺癌的研究是一项有 58 例甲状腺癌患者参与的单队列研究[21]。参与研究的大多数患者为 PTC 患者（73%），80% 的患者在进入研究前并未接受过细胞毒药物的治疗。RECIST 标准用于评估 58 例中完成研究的 50 例患者的疗效，11% 的患者（6/56）为部分缓解，63% 的患者（35/56）疾病稳定，16% 的患者（9/56）疾病进展。38% 的患者（19/50）缓解期大于 6 个月。52% 的患者接受了药物减量，中位无进展生存期（PFS）为 16 个月（95% CI，8 ~ 27.5 个月）。嗜酸细胞癌和滤泡状甲状腺癌的患者（n=11）无部分缓解病例，82% 的患者（9/11）为疾病稳定。尽管许多缓解的患者有 Tg 的下降，但 Tg 的下降与临床缓解程度和缓解持续时间无明显相关性。有一部分患者进行了 MRI 增强扫描以评估肿瘤的灌注效果，发现治疗后肿瘤的灌注减少，与抗血管生成治疗的缓解相一致。一部分患者进行了氟脱氧葡萄糖正电子发射扫描（FDP-PET），但 PET 扫描的缓解与客观缓解无相关性。大多数 PTC 患者有 BRAF 的激活突变（17/22，77%），这些患者在治疗过程中经历了从部分缓解到疾病进展的过程，这表明除 BRAF 突变外，还有其他因素与索拉非尼治疗的缓解有关。

索拉非尼也被用于散发性和遗传性 MTC 患者的治疗，21 例患者参与了一项单队列、Ⅱ 期临床研究[22]。RECIST 标准用于评估完成研究的 20 例患者的疗效，10% 的患者（2/21）为部分缓解，86% 的患者（18/21）疾病稳定。15 例散发性 MTC 患者中的 8 例疾病稳定的持续时间大于 15 个月；15 例患者的中位无进展生存期（PFS）为 17.9 个月（95% CI 为 8 至 无法估计）。16 例散发性 MTC 患者中的 12 例进行了 RET 基因分析，83% 的患者（10/12）有 RET 突变，其中 9 例为 M918T 突变。同时也发现，C634Y 和 M918T RET 突变并存的患者都有部分缓解。尽管研究发现降钙素和 CEA 的下降，但与 RECIST 标准评估的缓解无相关关系。

索拉非尼和替吡法尼

一项 I 期临床研究采用联合索拉非尼（RAF/EGFR 抑制剂）和替吡法尼（法呢酰基转移酶抑制剂）治疗晚期恶性肿瘤[23]。有 50 例患者参与该研究，其中 15 例为甲状腺癌。8 例 MTC 患者中的 3 例为部分缓解，缓解期分别为 14 个月、16 个月以上、26 个月以上。这些患者 CEA 和降钙素的下降与临床缓解有相关性。其余的 9 例分化型甲状腺癌患者有 3 例为部分缓解。尽管疾病进展不是进入该研究的标准，但分析发现这些患者在进入研究前的 3 个月内，按 RECIST 标准评估肿瘤平均增长了 39%。

阿昔替尼（AG-013736）

阿昔替尼是一个小分子抑制剂，在纳摩尔水平的浓度就能抑制 VEGF 受体、PDGF 受体和 c-Kit 的活性。5 例甲状腺癌患者参与了一项 I 期临床研究，其中 1 例患者疾病完全消退[24]。随后进行了 II 期临床试验，60 例甲状腺癌患者（分化型甲状腺癌、未分化型和髓样癌）参与研究，阿昔替尼的起始剂量为 5 mg，每日 2 次[25]。18 例患者（30%）为部分缓解，23 例患者（38%）疾病稳定，4 例患者（7%）疾病进展，15 例患者（25%）疾病无法评估或发生了失访。该研究中有 11 例 MTC 患者，2 例为部分缓解，并且有降钙素的显著下降。2 例未分化癌患者参与研究，1 例为部分缓解。最常见的不良反应为疲劳、腹泻、恶心、厌食、高血压、口腔炎、体重下降和头痛。中位治疗时间相对较短，仅为 4.8 个月。中位无进展生存期（PFS）为 18 个月（95% CI 为 12.1 至无法估计）。由于病情进展不是进入该研究的限制条件，因此，对 PFS 和疾病稳定给患者带来的益处的解释变得含糊不清。

帕唑帕尼（GW-786034）

帕唑帕尼是一种小分子靶向药物，针对 VEGF、PDGF、FGF 受体和 c-KIT。FDA 批准用于治疗晚期肾细胞癌。帕唑帕尼的一项单队列、II 期临床研究，患者为分化型甲状腺癌，在前 6 个月出现了疾病进展[26]。研究纳入了 39 名患者和 37 例报告结果。18 位患者部分缓解（49%）。滤泡细胞癌患者比其他组织学亚型的缓解率更高，但这种差异没有统计学意义。总生存期中位数达 1 年的有 81%；平均 PFS 达 1 年的有 47%。PFS 中位数为 11.7 个月。作者通过治疗前后增殖动力学情况比较，18 例部分缓解患者有 9 例发生改变，证明帕唑帕尼的治疗过程改变了甲状腺癌的自然病程。27 例出现疾病进展。16 例（43%）接受了药物减量。重大不良事件包括高血压、出血、疲劳和腹泻。帕唑帕尼带有厂家关于肝毒性的警告，4 例（11%）治疗期间出现了 3 度的 ALT 升高。另一项评估帕唑帕尼对未分化甲状腺癌治疗疗效的独立研究正在进行中。

舒尼替尼（SU-011248）

舒尼替尼是一种口服抑制剂，针对 VEGF-1、2、3 受体，PDGF 受体，KIT、FLT3 和 RET。FDA 批准用于治疗晚期肾细胞癌和伊马替尼耐药的胃肠道间质瘤（GIST）。有 3 例舒尼替尼治疗甲状腺癌患者的初步报告。这些研究使用了 6 周的治疗计划，4 周治疗的起始剂量 50 mg / d，之后休息 2 周。II 期临床研究入组了 43 名甲状腺癌患者（37 例 DTC，6 例 MTC），发表了论文摘要。研究人员对入组的 27 名受试者在 6 个月内的疾病进展进行了评估。DTC 病例治疗反应最好的 31 例患者部分缓解率为 13%，68% 疾病稳定，10% 疾病进展，13% 无法评估。MTC 患者中 83% 疾病稳定，17% 疾病进展。第二项研究是关于 II 期临床试验的 15 例 MTC 专题的初步报告[28]。部分缓解率 33%（5 例），27% 疾病稳定（4 例）。这项研究的病例扩展到 25 例。然而，心脏的不良反应需进一步监测，成熟的结果尚未公布。与舒尼替尼有关的严重不良反应包括高血压、骨髓抑制、疲劳、腹泻、心脏毒性包括左心室功能障碍和 QT 间期延长、出血、甲状腺功能障碍等。

2008 年美国国家综合癌症网络（NCCN）推荐将索拉非尼或舒尼替尼用于进展期碘抵抗的 DTC 患者或转移性、有症状的 MTC 患者。早期试验有不同的客观缓解率，这可能对应于不同分层的患者群体。治疗前病变范围、基因突变状态和治疗耐受程度可能是影响其治疗反应的重要决定因素。索拉非尼是普遍可耐受的治疗方法，但与不良事件的风险显著相关。高血压、手足综合征、疲劳、恶心、脱发、腹泻是常见的药物不良反应。索拉非尼也与心肌缺血、梗死、出血、血栓形成、胃肠道穿孔有关。对于病情进展、出现症状而又不能参加临床试验的患者应由有经验的内科医生进行治疗并处理这些及其他索拉非尼的不良反应。

沙利度胺和来那度胺

沙利度胺是 20 世纪 50 年代开发出来的药物，最初用于镇静和止吐。沙利度胺的使用与短肢畸形等出生缺陷直接相关，因此，它已退出了市场。20世纪 90 年代末，美国学者发现，沙利度胺具有抗血管生成活性。最终被批准用于治疗多发性骨髓瘤和麻风病的皮肤损害。一项单队列、Ⅱ期临床研究纳入了 36 例对放射性碘抵抗的 DTC 患者和 7 例 MTC患者，这些患者在进入研究前的一年有疾病进展的证据[29]。沙利度胺起始剂量为 200 mg/d，在能耐受的情况下逐渐增加到最大剂量（800 mg/d）。在可评估疗效的 28 例患者中，18% 的患者出现部分缓解（5 例），32% 的患者疾病稳定（9 例），50% 的患者疾病进展（14 例）。不同组织学类型的缓解率差异没有显著性。主要不良反应包括疲劳、周围神经病变、便秘和骨髓抑制。来那度胺是沙利度胺的衍生物，是 FDA 批准用于（与地塞米松联合）治疗多发性骨髓瘤的二线治疗方案。研究者以摘要形式报道了来那度胺单药治疗进展期 DTC 的 Ⅱ期临床研究结果[30]。MTC 患者未参与该研究，患者能耐受25 mg/d 的剂量。该研究评估了 18 例患者的缓解率，18% 的患者为部分缓解（4 例），44% 的患者疾病稳定（8 例）；该研究没有报道中位缓解时间和中位无进展生存期。这两项研究对缓解的判断都采用了基于体积测量的主观判断标准而非传统的 RECIST 缓解评估标准。

塞来考昔

塞来考昔是一个非甾体类的选择性 COX-2 环氧合酶抑制剂，具有抗炎、镇痛和抗肿瘤特性。塞来考昔被 FDA 批准用于治疗一些炎症性疾病和家族性腺瘤性息肉病（FAP）。已经证实塞来考昔可增加许多心血管事件的发生风险，包括心肌梗死和卒中，也可增加胃肠疾病的风险，包括出血、溃疡和穿孔。一项开放、Ⅱ期临床试验用塞来考昔治疗分化型甲状腺癌[31]。32例 DTC 患者参与研究，且在进入研究前的 1 年内患者的甲状腺癌都有进展，并且可以测量。赛来考昔的剂量为 400 mg，每日 2 次，1 例患者表现出部分缓解，12 例患者疾病稳定，19 例患者疾病进展。

沃雷诺司

沃雷诺司是一个小分子的组蛋白去乙酰化酶抑制剂，被 FDA 批准用于皮肤 T 细胞淋巴瘤的三线治疗。一项单队列、Ⅱ期临床试验用沃雷诺司治疗 DTC 和MTC[32]，沃雷诺司的起始剂量为 200 mg，每日 2 次，共 2 周，随后停药 1 周（3 周为一疗程）。有 19 例患者参与研究，无 1 例为部分或完全缓解；9 例患者（53%）疾病稳定，这 9 例患者均因不良反应而退出研究。3 度不良反应包括血小板减少、疲劳、脱水、共济失调、肺炎、瘀斑和深静脉血栓。

一项 I 期临床研究是关于沃雷诺司治疗甲状腺癌合并肝功能损害的研究，1 例 PTC 患者疾病稳定了 2年[33]，而疾病进展的患者仍在沃雷诺司的治疗观察中。

罗咪酯肽（FK228，缩酚酸肽）

罗咪酯肽是从紫色色杆菌中分离出来的二环缩酚酸肽 HDAC 抑制剂，被 FDA 批准为治疗皮肤 T 细胞淋巴瘤的二线药物。一项单队列、Ⅱ期临床试验用罗咪酯肽治疗甲状腺癌，研究结果以摘要形式报道[34]。14 例进展期 DTC 患者参与研究，用药方案为：罗咪酯肽 13 mg/m^2（第 1 天、8 天和 15 天），每 28 天为一疗程。没有发现客观缓解的病例，治疗期间 1 例患者死亡。1 例 PTC 患者的肿瘤重获摄取放射性碘的能力，退出了药物研究，转行放射性碘治疗。治疗后的全身碘扫描证实摄取放射性碘，这显然是由于罗咪酯肽治疗的刺激作用。一项 I 期临床试验采用剂量交替的用药方案（第 1 天、3 天、5 天交替使用 1 mg/m^2、9 mg/m^2 的剂量），目的是评估罗咪酯肽对甲状腺癌重获放射性碘摄取能力的影响，结果以摘要形式报道[35]。9 例患者参与研究，4 例患者可评估摄取放射性碘的活性，但在该治疗方案下，无 1 例患者的放射性碘摄取率在治疗前后有所增加。

吉非替尼

吉非替尼是一个小分子的 EGF 受体拮抗剂，已经证实吉非替尼对有 EGF 受体突变的肺癌患者有效。FDA 批准吉非替尼用于现在或过去从吉非替尼治疗中获益的患者的治疗。一项单队列、II 期临床试验研究了吉非替尼对晚期甲状腺癌的治疗效果，27 例不同病理类型的甲状腺癌患者参与研究，口服吉非替尼 250 mg/d[36]。在可评估疗效的 25 例患者中无 1 例为部分或完全缓解。在治疗 12 个月时，2 例患者（12%）疾病稳定。中位无进展生存期为 3.7 个月（95% CI，1.8~5.7 个月），中位总生存期为 17.5 个月（95% CI，9.2~ 无法估计）。吉非替尼治疗的不良反应包括皮疹、腹泻、恶心和厌食。

硼替佐米

硼替佐米是可逆的 26S 蛋白酶抑制剂，被 FDA 批准用于多发性骨髓瘤患者的治疗。硼替佐米已被用于治疗 DTC 的 II 期临床试验[37]。在每 3 周的第 1 天、4 天、8 天和 11 天患者接受静脉注射吉非替尼 1.3 mg/m^2。有 10 名患者参与研究，对 6 例患者进行初步评估，发现 4 例患者疾病稳定，这是最佳的缓解效果，同时也发现这 4 例疾病稳定的患者 Tg 水平升高。主要不良反应包括肺栓塞、运动神经病变和疲劳。

伊马替尼

伊马替尼是一个小分子抑制剂，可抑制 Abl，PDGF 受体、c-Fms、c-Kit 和 RET。伊马替尼被 FDA

批准为治疗慢性髓性白血病患者的一线药物，可以使患者获得持续的完全缓解。基于伊马替尼在体外可以抑制 RET，目前有两项关于伊马替尼治疗 MTC 的临床研究。9 例进展期 MTC 患者参与了一项开放、II 期临床研究，伊马替尼用量为 600 mg/d[38]。治疗 1 年后，8 例患者可评估疗效但无客观缓解的病例，1 例患者疾病稳定，4 例患者疾病进展，2 例死亡，1 例患者开始化疗。作者指出，病情稳定的 1 例患者具有最缓慢的治疗前疾病进展期。

15 例有转移但并非进展期的 MTC 患者参与了第 2 项伊马替尼治疗甲状腺癌的 II 期临床研究，伊马替尼的起始用量为 600 mg/d[39]。只有 4 例患者能耐受 1 年的治疗，并未发现客观缓解。4 例患者在进入研究前疾病是稳定的，伊马替尼治疗后仍然表现为病情稳定。2 例患者在伊马替尼治疗前就有喉返神经损伤，治疗后 1 周内出现了 4 度的喉水肿，这 2 例患者均需行急诊气管切开。9 例患者发生甲状腺功能减退症，3 例患者出现 3 度甲状腺功能减退症。这些研究并未找到伊马替尼对 MTC 有抗肿瘤活性的证据。

康普瑞汀磷酸二钠

康普瑞汀磷酸二钠是从南非柳树皮中提取出来的天然小分子物质，具有破坏血管活性的作用。康普瑞汀磷酸二钠已用于 4 项 I 期临床研究。在其中一项研究中，1 例 ATC 患者在剂量为 60 mg/m^2 的治疗下疾病完全缓解[40]。这一结果引发了一项单队列、II 期临床研究，康普瑞汀磷酸二钠剂量为 45 mg/m^2[41]，该研究纳入了 26 例晚期或转移性 ATC，是目前病例数最大的研究。但没有发现这些患者有客观缓解。7 例患者在首次评估时疾病是稳定的，但最终都出现了病情恶化。3 例生存最长的患者疾病稳定期分别为 3.1 个月、8.8 个月、20 个月。中位总体生存期为 4.7 个月（95% CI，2.5~6.4 个月）。康普瑞汀磷酸二钠曾与细胞毒化疗药物联合应用，现在正在与卡铂和紫杉醇联合应用进行随机、III 期临床试验治疗 ATC（NCI NCT00507429）。

正在进行的试验

除了前面提到的化合物之外，还有许多新的药物正在用于甲状腺癌治疗的临床研究（表 55-1）。正

表 55-1 药物治疗甲状腺癌的临床试验的总结

药物	机制	甲状腺癌类型	分期	随机设计	类型	患者招募	NCI 识别号
索拉非尼	TKI	DTC	3	是	治疗	是	NCT00984282
凡德尼布	TKI	MTC	3	是	治疗	否	NCT00410761
XL-184	TKI	MTC	3	是	治疗	是	NCT00704730
卡铂 / 紫杉醇 +/− 康普立停	细胞毒 +/−VDA	ATC	3	是	治疗	否	NCT00507429
17-AAG	HSP90 抑制剂	DTC, MTC	2	否	治疗	否	NCT00118248
阿柏西普	抗血管生成	DTC	2	否	治疗	是	NCT00729157
抗 -CEA 免疫疗法	放射免疫治疗	MTC	2	否	治疗	否	NCT00467506
阿瓦斯丁 + 多柔比星	抗 -VEGF+ 细胞毒性	ATC	2	否	治疗	是	NCT00804830
阿昔替尼 (AG013736)	TKI	DTC, MTC, ATC	2	否	治疗	否	NCT00176748
阿昔替尼 (AG013736)	TKI	DTC, MTC, ATC	2	否	治疗	否	NCT00094055
AZD6244		DTC	2	否	RAI 摄取	是	NCT00970359
AZD6244	TKI	DTC	2	否	治疗	否	NCT00559949
硼替佐米	蛋白酶抑制剂	DTC	2	否	治疗	是	NCT00104871
塞来昔布	环氧合酶抑制剂	DTC	2	否	治疗	否	NCT00061906
康普瑞汀 A4P（Fosbretabulin）	VDA	ATC	2	否	治疗	否	NCT00060242
地西他滨	DNA 甲基转移酶抑制剂	DTC	2	否	治疗	是	NCT00085293
E7080	TKI	DTC, MTC	2	否	治疗	否	NCT00784303
依维莫司	mTOR 拮抗剂	DTC, MTC, ATC	2	否	治疗	是	NCT01164176
依维莫司	mTOR 拮抗剂	DTC, MTC, ATC	2	否	治疗	否	NCT01118065
依维莫司 + 索拉非尼	mTOR 拮抗剂 +TKI	DTC	2	是	治疗	是	NCT01141309
Fostamatinib（R935788）	TKI	DTC	2	否	治疗	是	NCT00923481
吉非替尼（Iressa）	TKI	DTC, MTC	2	否	治疗	否	NCT00095836
伊马替尼（Gleevac）	TKI	ATC	2	否	治疗	否	NCT00115739
依洛福芬 + 卡培他滨	细胞毒	DTC, MTC, ATC	2	否	治疗	否	NCT00124527
LBH589	HDAC-i	DTC, MTC	2	否	治疗	是	NCT01013597
来那度胺（雷利米得）	抗血管生成 / 其他	DTC	2	否	治疗	是	NCT00287287
锂盐	n/a	DTC	2	是	RAI uptake	是	NCT00251316
Lithium	n/a	MTC	2	否	治疗	是	NCT00582712
莫特赛尼（AMG706）	TKI	DTC, MTC	2	否	治疗	否	NCT00121628
帕唑帕尼	TKI	DTC, MTC, ATC,	2	否	治疗	是	NCT00625846
培美曲赛 + 紫杉醇	细胞毒性	DTC, ATC	2	否	治疗	是	NCT00786552
RAD001	mTOR 拮抗剂	DTC, MTC	2	否	治疗	是	NCT00936858
罗咪酯肽（FR901228,缩酚酸肽）	HDAC-i	DTC	2	否	治疗	否	NCT00098813
罗格列酮	PPAR-γ 拮抗剂	DTC	2	否	治疗	否	NCT00098852
索拉非尼	TKI	MTC	2	否	治疗	否	NCT00390325
索拉非尼	TKI	DTC	2	否	RAI uptake	否	NCT00887107
索拉非尼	TKI	ATC	2	否	治疗	否	NCT00126568
索拉非尼	TKI	DTC, ATC	2	否	治疗	否	NCT00095693
索拉非尼	TKI	DTC, MTC, ATC,	2	否	治疗	是	NCT00654238
索拉非尼 + Temsorilimus	TKI+mTOR 拮抗剂	DTC	2	是	治疗	是	NCT01025453

表 55-1（续）　药物治疗甲状腺癌的临床试验的总结

药物	机制	甲状腺癌类型	分期	随机设计	类型	患者招募	NCI 识别号
舒尼替尼	TKI	DTC, MTC, ATC,	2	否	治疗	是	NCT00510640
舒尼替尼	TKI	DTC, MTC	2	否	治疗	否	NCT00381641
舒尼替尼	TKI	DTC, MTC	2	否	治疗	否	NCT00519896
舒尼替尼	TKI	DTC	2	否	Adjuvant	是	NCT00668811
沙利度胺	抗血管生成 / 其他	DTC	2	否	治疗	否	NCT00026533
丙戊酸钠	HDAC-i	DTC	2	否	治疗	是	NCT01182285
丙戊酸钠	HDAC-i	DTC	2	否	RAI uptake	是	NCT00525135
凡德尼布（Zactima）	TKI	hMTC	2	否	治疗	否	NCT00098345
凡德尼布（Zactima）	TKI	DTC	2	是	治疗	否	NCT00537095
凡德尼布（Zactima）100mg	TKI	hMTC	2	否	治疗	否	NCT00358956
沃雷诺司（Zolinza）	HDAC-i	DTC, MTC	2	否	治疗	否	NCT00134043
XL281	TKI	DTC	2	否	治疗	是	NCT00451880
西地尼布 +/- 来那度胺	TKI+ 抗血管生成	DTC	2	是	治疗	是	NCT01208051
CS7017	PPAR-γ 拮抗剂	ATC	2	否	治疗	否	NCT00603941
伊马替尼 + 达卡巴嗪 + 卡陪他滨	TKI+ 细胞毒性	MTC	2	否	治疗	否	NCT00354523
MN-14 抗体 +/- 多柔比星	放射免疫疗法	MTC	2	否	治疗	否	NCT00004048
凡德尼布（Zactima）	TKI	hMTC	2	否	治疗	是	NCT00514046
凡德尼布（Zactima）+ 硼替佐米	TKI+ 蛋白酶抑制剂	MTC	2	否	治疗	是	NCT00923247
腺病毒 p53	基因治疗	DTC, MTC, ATC,	4	是	治疗	是	NCT00902122
阿扎胞苷	DNA 甲基化转移酶抑制剂 甲基化转移酶抑制剂	DTC	1	否	RAI uptake	否	NCT00004062
罗咪酯肽（FR901228, 缩酚酸肽）	HDAC-i	DTC	1	否	治疗	否	NCT00052767
索拉非尼 + 替吡法尼	TKI+FTI DTC	MTC	1	否	治疗	否	NCT00244972
XL184+ 罗格列酮	TKI+PPAR	DTC	1	否	治疗	是	NCT01100619
蓓萨罗丁	Retinoid	DTC, ATC	0	否	治疗	是	NCT00718770

在开发的药物范围非常广泛，包括组蛋白去乙酰化酶抑制剂、mTOR 拮抗剂、DNA 甲基转移酶抑制剂、PPAR-γ 激动剂。我们期盼着这些或其他临床研究结果能为甲状腺癌的治疗提供新的策略。

临床试验中获得的经验教训

试验设计

　　所有前面提到的 Ⅱ 期临床试验均为单队列、非随机设计的试验。虽然这些研究能够评估药物的治疗活性，但由于缺乏历史对照，因此，无法评估 PFS 和总 OS 带来的益处。可能是由于患者潜在的差异导致这些研究缓解率的差异。甲状腺癌的疾病病程差异性很大。最近临床研究正在从单队列的 Ⅱ 期研究向随机的 Ⅱ 期研究转变，现在已有许多关于甲状腺癌治疗的 Ⅱ 期临床研究，也包括一项随机设计的试验。多种形式的试验设计都是可以的，但都需要大量的研究，通常需要 100 例以上的患者。在 Ⅱ 期试验中设立对照队列（安慰剂或比较治疗），就可以评估所感兴趣的药物对延长 PFS 的益处，从而可以按轻重缓急来开发药物用于关键的Ⅲ期临床试验。

疗程

目前并没有通过严格的研究来确定对某一药物有反应的甲状腺癌患者治疗的最佳疗程。我们的经验是，对舒尼替尼或索拉非尼治疗缓解的患者缓解通常会进入平台期。持续用药会导致更严重和不断加重的不良反应。如果长期持续治疗可给患者真正带来益处，或相反，短疗程治疗也可获得无法比拟的益处时，那么研究者就有必要考虑实施随机的间断给药方案。

患者

这些研究的差异在于对符合参与研究的患者条件的定义。一些研究只对 DTC 患者进行试验（滤泡细胞起源），而其他研究则更广泛地纳入了所有甲状腺癌患者，包括 MTC 和 ATC。一些试验将进入研究的患者疾病规定为进展期甲状腺癌，而其他研究则没有这样的规定。尽管要求患者在进入研究前疾病处于进展期，但疾病进展的时间范围差异较大（6~14个月），在定义疾病进展（RECIST 标准对任何程度的进展）和确定肿瘤进展的机制（研究对综述）也存在较大的差异。当进入研究的患者存在不同的病理类型时，这些差异可能会对研究结果的判断产生重要而有意义的影响。由于这些原因，就很难比较不同研究的疗效。

疗效评估

大多数研究采用 RECIST 标准评估治疗期间肿瘤大小的变化从而来评估疗效，疗效依次为完全缓解、部分缓解、疾病稳定和疾病进展。作者根据治疗期间的个人经验报道了最好的缓解率。RECIST 标准是实体肿瘤学界公认的评估标准，研究结果都是有意义的。甲状腺癌可能有不同的自然病史，也包括一些疾病稳定多年的患者，因此，很难将 RECIST 标准下的疾病稳定归功于药物的疗效。大多数研究通过计算从治疗到疾病进展的时间来报道无进展生存期（PFS）。这些研究最有意义的是患者在进入研究前疾病都处于进展期。对客观上有缓解的受试者来说，缓解持续的时间是最重要的。应该区分具有瞬间缓解和持久缓解的药物。从治疗到出现缓解的时间也是一个重要参数，因为一些药物似乎需要相对较长的时间才会出现客观缓解。正如临床医生和患者都在权衡因治疗的不良反应付出的代价和治疗获得的潜在益处，因此，在

这些领域建立规范的治疗标准就显得非常重要。

理解疗效

许多Ⅱ期临床研究表明，抑制血管生成的药物治疗甲状腺癌是有效的。许多这些小分子（MAG-706、阿昔替尼、索拉非尼、舒尼替尼）对 VEGF 受体具有显著的拮抗作用，同时也对许多络氨酸相关激酶（RET）具有拮抗作用。但并不清楚这些药物对 MTC 的生长抑制作用是由于 RET、VEGF-R 抑制，还是抗血管生成活性的作用。许多 PTC 患者的缓解可能是由于 RET 抑制，因为这些患者有 RET-PTC 重排。需要进一步的相关研究来探讨产生这些治疗效果的机制。

耐药

我们所综述的这些药物与肿瘤缩小是最相关的，但这些药物并不能治愈肿瘤。理解原发性与继发性耐药的机制非常重要。我们需要进一步了解，为什么有的患者对治疗无反应，有的患者开始时缓解而又逐渐出现疾病进展。理解了慢性髓性白血病和非小细胞肺癌对激酶抑制剂的耐药机制，才引发了具有显著疗效的二线治疗药物的产生。

展望

在相对短的时间内发现许多对进展期甲状腺癌具有显著抗肿瘤活性的药物，已经是取得了实质性的进展。为了我们的患者，为了科学研究取得有效进步，我们已经确定了研究中的许多关键性挑战。甲状腺癌患者进入临床试验的条件需要标准化。用于某一疾病临床试验的药物作用机制必须是组织特异性或基因特异性。Ⅱ期临床试验的终点要包括缓解持续时间的计算。大样本、多中心合作的随机试验会有更大的优势，可以弥补小样本、单队列研究的不足。随机、Ⅲ期临床研究可有效地评估总体生存率，从而提供最有力的证据来指导临床决策，这对批准新药用于甲状腺癌的治疗也是非常重要的。因为用新药来治疗疾病会导致一些明显的不良反应，新的药物临床试验需要评估治疗期间的生活质量。研究间断治疗与持续治疗的效果将有助于确定控制疾病的最佳长期治疗方案。最后，随着治疗方案的日趋成熟，这些方案将有可能用于辅助治疗，这就可能极大影响了大量的早期甲状腺癌患者。我们相信，合理、科学和严格的甲状腺癌药物开发方案将会不断地为我们的患者带来获益。

参考文献

[1] Altekruse SF, K C, Krapcho M, et al, editors: *EER Cancer Statistics Review*, 1975–2007, Bethesda, MD, National Cancer Institute. Available from: http://seer.cancer.gov/csr/1975_2007/results_single/sect_01_table.01.pdf.

[2] Van Nostrand D, Wartofsky L: Radioiodine in the treatment of thyroid cancer, *Endocrinol Metab Clin North Am* 36(3): 807–822, vii–viii, 2007.

[3] Sherman SI: Advances in chemotherapy of differentiated epithelial and medullary thyroid cancers, *J Clin Endocrinol Metab* 94(5): 1493–1499, 2009.

[4] Yap TA, et al: Envisioning the future of early anticancer drug development, *Nat Rev Cancer* 10(7): 514–523, 2010.

[5] Lee JJ, Feng L: Randomized phase II designs in cancer clinical trials: current status and future directions, *J Clin Oncol* 23(19): 4450–4457, 2005.

[6] Ratain MJ, Sargent DJ: Optimising the design of phase II oncology trials: the importance of randomisation, *Eur J Cancer* 45(2): 275–280, 2009.

[7] Kondo T, Ezzat S, Asa SL: Pathogenetic mechanisms in thyroid follicular-cell neoplasia, *Nat Rev Cancer* 6(4): 292–306, 2006.

[8] Xing M: BRAF mutation in thyroid cancer, *Endocr Relat Cancer* 12(2): 245–262, 2005.

[9] Namba H, Rubin SA, Fagin JA: Point mutations of ras oncogenes are an early event in thyroid tumorigenesis, *Mol Endocrinol* 4(10): 1474–1479, 1990.

[10] Eberhardt NL, et al: The role of the PAX8/PPARgamma fusion oncogene in the pathogenesis of follicular thyroid cancer, *Mol Cell Endocrinol* 321(1): 50–56, 2010.

[11] Smallridge RC, Copland JA: Anaplastic thyroid carcinoma: pathogenesis and emerging therapies, *Clin Oncol (R Coll Radiol)* 22(6): 486–497, 2010.

[12] Houvras YJ, Daniels GH: Multiple endocrine neoplasia. In Chung DC, Haber DA, editors: *Principles of clinical cancer genetics*, US, Springer, pp 145–162.

[13] Wedge SR, et al: ZD6474 inhibits vascular endothelial growth factor signaling, angiogenesis, and tumor growth following oral administration, *Cancer Res* 62(16): 4645–4655, 2002.

[14] Wells SA Jr, et al: Vandetanib for the treatment of patients with locally advanced or metastatic hereditary medullary thyroid cancer, *J Clin Oncol* 28(5): 767–772, 2010.

[15] Wells SA Jr, Gosnell JE, Gagel RF, et al: Vandetanib (VAN) in locally advanced or metastatic medullary thyroid cancer (MTC): A randomized, double-blind phase III trial (ZETA), *J Clin Oncol* 28(7s), 2010: p. suppl; abstr 5503.

[16] Salgia R, et al: A phase I study of XL184, a RET, VEGFR2, and MET kinase inhibitor, in patients (pts) with advanced malignancies, including pts with medullary thyroid cancer (MTC), *J Clin Oncol* 26, 2008: p. abstr 3522.

[17] Kurzrock R, et al: Long-term results in a cohort of medullary thyroid cancer (MTC) patients (pts) in a phase I study of XL184 (BMS 907351), an oral inhibitor of MET, VEGFR2, and RET, *J Clin Oncol* 28(7s), 2010: p. suppl; abstr 5502.

[18] Sherman SI, et al: Motesanib diphosphate in progressive differentiated thyroid cancer, *N Engl J Med* 359(1): 31–42, 2008.

[19] Schlumberger MJ, et al: Phase II study of safety and efficacy of motesanib in patients with progressive or symptomatic, advanced or metastatic medullary thyroid cancer, *J Clin Oncol* 27(23): 3794–3801, 2009.

[20] Gupta-Abramson V, et al: Phase II trial of sorafenib in advanced thyroid cancer, *J Clin Oncol* 26(29): 4714–4719, 2008.

[21] Kloos RT, et al: Phase II trial of sorafenib in metastatic thyroid cancer, *J Clin Oncol* 27(10): 1675–1684, 2009.

[22] Lam ET, et al: Phase II Clinical Trial of Sorafenib in Metastatic Medullary Thyroid Cancer, *J Clin Oncol* 28(14): 2323–2330, 2010.

[23] Hong DS, et al: Phase I trial of a combination of the multikinase inhibitor sorafenib and the farnesyltransferase inhibitor tipifarnib in advanced malignancies, *Clin Cancer Res* 15(22): 7061–7068, 2009.

[24] Rugo HS, et al: Phase I trial of the oral antiangiogenesis agent AG-013736 in patients with advanced solid tumors: pharmacokinetic and clinical results, *J Clin Oncol* 23(24): 5474–5483, 2005.

[25] Cohen EE, et al: Axitinib is an active treatment for all histologic subtypes of advanced thyroid cancer: results from a phase II study, *J Clin Oncol* 26(29): 4708–4713, 2008.

[26] Bible KC, et al: Efficacy of pazopanib in progressive, radioiodine-refractory, metastatic differentiated thyroid cancers: results of a phase 2 consortium study, *Lancet Oncol* 11(10): 962–972, 2010.

[27] Cohen EE, et al: Phase 2 study of sunitinib in refractory thyroid cancer, *J Clin Oncol* 26(May 20 Suppl), 2008: p. abstr 6025.

[28] Ravaud A, et al: Efficacy of sunitinib in advanced medullary thyroid carcinoma: intermediate results of phase II THYSU, *Oncologist* 15(2): 212–213, 2010; author reply 214.

[29] Ain KB, Lee C, Williams KD: Phase II trial of thalidomide for therapy of radioiodine-unresponsive and rapidly progressive thyroid carcinomas, *Thyroid* 17(7): 663–670, 2007.

[30] Ain KB, et al: Phase II study of lenalidomide in distantly metastatic, rapidly progressive, and radioiodine-unresponsive thyroid carcinomas: preliminary results, *J Clin Oncol* 26, 2008: p. abst 6027.

[31] Mrozek E, et al: Phase II study of celecoxib in metastatic differentiated thyroid carcinoma, *J Clin Endocrinol Metab* 91(6): 2201–2204, 2006.

[32] Woyach JA, et al: Lack of therapeutic effect of the histone deacetylase inhibitor vorinostat in patients with metastatic radioiodine-refractory thyroid carcinoma, *J Clin Endocrinol Metab* 94(1): 164–170, 2009.

[33] Ramalingam SS, et al: Phase I study of vorinostat in patients with advanced solid tumors and hepatic dysfunction: a National Cancer Institute Organ Dysfunction Working Group study, *J Clin Oncol* 28(29): 4507–4512, 2010.

[34] Su YB, T RM, Fury M, et al: A phase II study of single agent depsipeptide (DEP) in patients (pts) with radioactive iodine (RAI)-refractory, metastatic, thyroid carcinoma: Preliminary toxicity and efficacy experience, *J Clin Oncol* 24(18S), 2006.

[35] Pierkarz R, et al: Phase I trial of romidepsin, a histone deacetylase inhibitor, given on days one, three and five in patients with thyroid and other advanced cancers, *J Clin Oncol* 26, 2008: p. abstr 3571.

[36] Pennell NA, et al: A phase II study of gefitinib in patients with advanced thyroid cancer, *Thyroid* 18(3): 317–323, 2008.

[37] Brierley J, et al: Bortezomib in Patients with Metastatic Differentiated Thyroid Cancer: Preliminary Results of a Multicenter Phase II Study, *Thyroid* 16(9): 858, 2006.

[38] Frank-Raue K, et al: Efficacy of imatinib mesylate in advanced medullary thyroid carcinoma, *Eur J Endocrinol* 157(2): 215–220, 2007.

[39] de Groot JW, et al: A phase II trial of imatinib therapy for metastatic medullary thyroid carcinoma, *J Clin Endocrinol Metab* 92(9): 3466–3469, 2007.

[40] Dowlati A, et al: A phase I pharmacokinetic and translational study of the novel vascular targeting agent combretastatin a-4 phosphate on a single-dose intravenous schedule in patients with advanced cancer, *Cancer Res* 62(12): 3408–3416, 2002.

[41] Mooney CJ, et al: A phase II trial of fosbretabulin in advanced anaplastic thyroid carcinoma and correlation of baseline serum-soluble intracellular adhesion molecule-1 with outcome, *Thyroid* 19(3): 233–240, 2009.

第8篇 ■ 甲状旁腺外科学

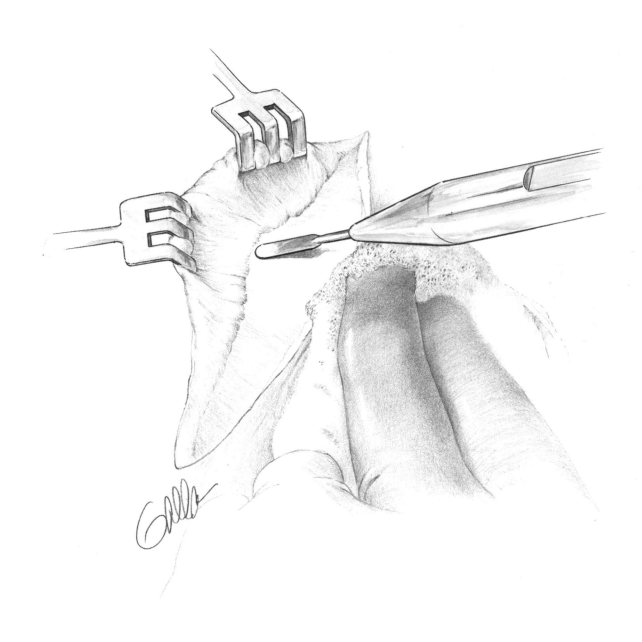

第56章 ■ 原发性甲状旁腺功能亢进症：病理生理学、手术适应证和术前检查

SHONNI J. SILVERBERG ■ JOHN P. BILEZIKIAN

原发性甲状旁腺功能亢进症（甲旁亢）的特征是：高血钙和甲状旁腺素水平高于正常。今日美国罹患此病的患者其症状与 20 世纪 30 年代 Fuller Albright 和其他人所描述的"结石、骨病和抑郁呻吟"的严重症状已有很大不同[1-4]。那时候，患有囊性纤维化骨炎的患者具有长骨棕色瘤、骨膜下骨的重吸收、锁骨和指骨末梢变细以及颅骨 X 片中的"椒盐样"侵蚀征（图 56-1 ）等特征性表现。80% 的患者可见到肾结石，神经肌肉功能障碍及肌力减弱也很常见。随着 20 世纪 70 年代血清自动分析仪的出现，原发性甲旁亢的诊断变得更容易，并且无症状的甲旁亢患者也越来越多地被诊断出来。在美国，高达 3/4 的原发性甲旁亢患者没有这些典型的症状。肾结石还可以见到，但与过去相比也越来越少了。尽管能够很容易通过骨密度检测仪发现，但有放射学证据的骨病也罕见。

对具有典型症状的原发性甲旁亢的最佳治疗方案已很少有争议。手术治疗适于所有有症状的此类患者。现在这已经不是问题。但对大多数没有明确症状的患者是否要手术切除甲状旁腺还有争议。早在 1990 年，有关无症状型原发性甲旁亢的手术治疗指南就在美国国立卫生研究院（National Institutes of Health，NIH）牵头举办的第一届无症状型原发性甲旁亢治疗进展共识大会上提出来了。自此，通过对经过或未经甲状旁腺切除手术治疗的无症状患者的长期随访观察数据的研究，又对该指南做了两次修订。最近的指南是于 2008 年国际无症状型甲旁亢治疗大会修订后于 2009 年出版的版本，后者修订了哪些患者可以通过安全的随访而不是手术治疗来干预条目[5]。

在本章中，我们将在本病发展过程的现有知识的基础上，描述现代的原发性甲旁亢的临床表现。由于外科手术治疗仍然是原发性甲旁亢的唯一治愈方法，是否需要手术治疗仍然是我们关注的重点。

临床表现

原发性甲旁亢主要是中年人发病，高峰发病年龄为 50~60 岁。但是，本病可以发生在从婴幼儿开始的所有年龄段。女性患者比男性患者多见，男女患者比例大约是 1∶3。本病通常是在常规体检筛查中发现血清钙升高或治疗其他疾病时发现。正如前文提到过的，大多数原发性甲旁亢患者在最初确诊时没有本病的典型症状或体征。肾结石不常见，骨折更是罕见。流行病学调查显示的（尽管并不是本病的病因）与本病有关联的疾病如高血压和消化性溃疡很常见。患者主诉为虚弱、易疲劳、抑郁和智力减退者也很常见。体格检查常无明显异常。现在已很难见到因磷酸钙盐结晶于角膜上而形成的带状角膜病这一原发性甲旁亢的典型症状，即使在裂隙灯检查下也很难发现。颈部无肿块征象。异常的甲状旁腺通常不能触及。常规神经肌肉系统的检查也都正常。

原发性甲旁亢的鉴别诊断包括其他能引起高钙血症的疾病，主要是恶性肿瘤，其与原发性甲旁亢易于鉴别。恶性肿瘤导致的高钙血症常有临床症状，或晚期的恶性肿瘤已有明确诊断。多发性骨髓瘤是个例外，高钙血症可能是其最初的临床表现。生化检查方面，恶性肿瘤患者的甲状旁腺素水平常受抑制。改良后的甲状旁腺激素检测方法，特别是放射免疫法和免疫化学发光法，都有助于鉴别原发性甲旁亢和恶性肿瘤所致的高钙血症。恶性肿瘤患者由于肿瘤自身分泌的异位甲状旁腺素而导致甲状旁腺素水平升高是很罕见的。恶性肿瘤常常能分泌一种称为甲状旁腺素相关蛋白（PTHrP）的多肽，但应用甲状旁腺素免疫检测试剂盒并不能检测出此蛋白质。与由于肿瘤组织分泌异位甲状旁腺素所致的高钙血症相比，恶性肿瘤同时

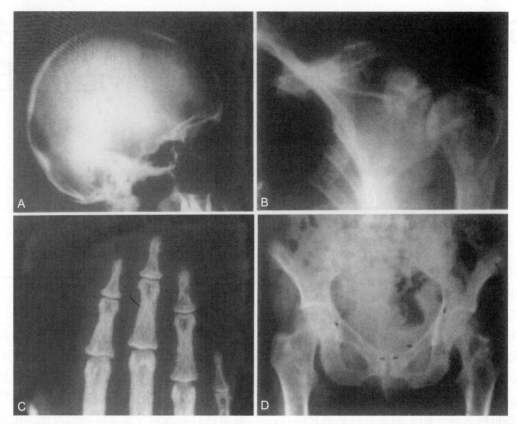

图 56-1　经典原发性甲状旁腺功能亢进症中的囊性纤维性骨炎。A，椒盐样颅骨；B，锁骨囊性骨病；C，指骨骨膜下骨吸收；D，骨皮质破坏

伴发原发性甲旁亢可能更常见。

骨骼运动系统

　　在美国，虽然原发性甲旁亢患者不常见到囊性纤维化骨炎这一典型放射学征象，但这并不表明无症状型患者其骨骼运动系统不会受累。现在已有足够的证据表明，甲旁亢的病程中有骨骼受累。敏感性好的监测骨骼的方法可以帮助发现那些无症状型原发性甲旁亢患者的此类问题。

骨密度测定

　　骨密度测定是对有症状型原发性甲旁亢向无症状型原发性甲旁亢过渡时出现的骨质疏松症的主要诊断方法。即使缺乏影像学的阳性表现，在原发性甲旁亢中也应该考虑到骨骼受累可能性。双能 X 线吸收测定法（DXA）可对此提供很好的诊断。由于甲状旁腺素

有助于骨皮质的分解代谢（桡骨远端 1/3）和骨松质的合成代谢（腰椎），三部位的骨密度测定（腰椎、骨盆和桡骨远端 1/3）可提供更多信息。原发性甲旁亢患者的桡骨远端 1/3 处骨密度降低[6-7]；腰椎椎体的骨密度则仅有很轻度的降低，通常在同年龄组平均值的 5% 之内。骨盆区含有相对均等的骨皮质和骨松质，其骨骼密度值介于皮质骨富集区和松质骨富集区之间（图 56-2）。这些位置的研究同时支持了甲状旁腺素可以促进骨皮质的分解代谢和骨松质的合成代谢[8-9]。在绝经后女性原发性甲旁亢患者中也观察到这一现象[6]。因此，绝经后的女性原发性甲旁亢患者表现出与绝经后因雌激素缺乏所引起的骨松质骨质疏松相反的临床症状。这些观察表明，原发性甲旁亢可能有助于避免绝经后女性由于雌激素缺乏所致的骨松质骨质疏松症。

　　在原发性甲旁亢中并不是总能见到骨密度在椎体中保持基本不变，在桡骨远端骨皮质区骨密度降低，少部分甲旁亢患者表现为脊椎骨软化。在我们关于本病自然病史的研究中，大约 15% 的患者在确诊时其腰椎 Z 分（与同年龄同性别组平均值相比的差异）低

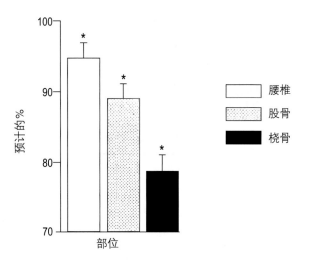

图 56-2　原发性甲状旁腺功能亢进症患者的骨密度，所显示的是与年龄及性别匹配的正常人群相比的数据，各部位与期望值的差异均不相同（*P* = 0.0001）（From Silverberg SJ, et al: *J Bone Miner Res* 4:283, 1989, with permission.）

于 1.5[10]。另外，原发性甲旁亢患者可表现为所有部位的骨密度普遍降低，罕见情况下，也有所有部位的骨密度都正常。

骨组织形态测定术

分析原发性甲旁亢患者的经皮骨组织活检结果，能描绘骨皮质变薄的情况、松质骨容量的维持情况和与加速骨重构有关的代谢速度增高和骨质转换情况。从骨密度测定的结果来看，原发性甲旁亢患者的松质骨的容量得到很好的保留。多项研究结果表明，与正常对照组相比，原发性甲旁亢患者的松质骨含量增加[11-13]。

这种对松质骨的保留甚至超过了衰老所引起的生理性松质骨损失。原发性甲旁亢患者的骨小梁数目或分隔与年龄不相关，这表明，与正常衰老的人群相比，患者的骨小梁和骨小梁连接随着年龄增长得到了更有效的保存。因此，原发性甲旁亢似乎延迟了正常衰老相关的骨小梁流失过程[14]。事实上，对骨小梁和骨小柱的分析表明，原发性甲旁亢是通过维持骨小梁的连接板使松质骨得以很好的保存[14]。一项利用高科技的骨显微 CT 扫描技术对经髂骨活检组织的三维分析证实了绝经后女性甲旁亢患者的骨容量更高，骨表面面积更大，骨连接密度更高且骨小梁分隔更少[15]。与对照组相比，骨容量和骨连接密度没有随年龄增长出现明显下降，骨表面面积没有下降。

骨折

对原发性甲旁亢患者骨折发生率的数据仍有争议。Dauphine 等人曾报道轻度甲旁亢患者的椎骨骨折发生率增加，但近期的研究没能证实这一说法[16-20]。没有足够的数据能表明原发性甲旁亢引起的骨皮质丢失与长骨或股骨近端骨折发生率的增加有相关性。推测骨皮质丢失可能造成这种后果似乎合乎逻辑，但在髋骨骨折的大宗病例分析中发现原发性甲旁亢并不是其主要原因，而且髋骨骨折也不是老年原发性甲旁亢患者的主要表现。一项有关髋骨骨折的研究发现，基于人口数据的前瞻性分析（平均随访 17 年，共 23 341 人年）表明，瑞典的女性原发性甲旁亢患者并不属于髋骨骨折的高危险组[18]。这项研究强烈表明，就像在原发性甲旁亢患者不常见到椎骨骨折一样，长骨和股骨近端骨折在未治疗的原发性甲旁亢患者中也不常见。

另一项在明尼苏达州 Rochester 地区进行的人群随访调查发现，原发性甲旁亢患者的椎骨、Colles 骨和盆骨（不包括髋骨）的骨折发生率有升高[20]。这个显示椎骨骨折发生率升高的结果有些意外，虽然骨密度检测证实这个区域的骨质相对保留得更好。在确定椎骨骨折时的选择偏倚也许能解释这一现象。通常，原发性甲旁亢患者的骨骼检测频度比大多数人更高，其出现背部疼痛时更易进行放射学检查，因而在这一高频度检查人群中发现椎体骨折的频率可能就更高。另一方面，甲旁亢常有的骨骼病变——Colles 骨折，不可能是无症状性的表现。这样就与预测未治疗的甲旁亢患者前臂骨折发生率将增加的这一结果符合了。最近 Vignali 等人的一项研究通过双能 X 线吸收测定法（骨密度仪）对原发性甲旁亢患者的椎骨骨折评估表明，原发性甲旁亢患者中椎骨骨折发生率为 24.6%，与对照组（4.0%）有统计学显著差异（*P* < 0.001）。在无症状原发性甲旁亢患者中，只有有手术指证的患者其椎骨骨折发生率比对照组更高[21]。但关于原发性甲旁亢患者中骨折的发生率，现在仍缺乏前瞻性的对照研究。

肾结石

有关原发性甲旁亢的典型临床表现的描述强调了骨骼受累和肾结石是其主要并发症，但是肾结石仍然是其具有临床症状时最常见的临床表现。据最近的研究报道估算，所有原发性甲旁亢患者中肾结石的发病率为 15%～20%[22]。大约 40% 的原发性甲旁亢患者有高尿钙症。肾钙质沉着症的发病率尚不清楚[23]。

其他受累器官

长久以来，原发性甲旁亢就被认为可累及多个不同的器官系统。也许，最常见的主诉就是虚弱无力和易疲劳等非特异性症状。典型的原发性甲旁亢与特异的神经肌肉综合征有关，其特征是 Ⅱ 型肌肉细胞萎缩[24]。在今天常见的症状较轻的疾病中，这一病变较罕见[25]。长期以来，原发性甲旁亢引起的精神心理异常一直是引起人们极大兴趣的领域[26-28]。许多患者及其家属和医生都关注此病中出现的抑郁、认知困难和焦虑症状。而且，发现上诉很多症状在甲状旁腺手术治疗以后是可以逆转的。手术文献报道的数据也支持术后有症状的改善[29-34]。在 Clark 报道的 152 例患者（以甲状腺手术术后患者作为对照组）中术后有 40% 易疲劳的症状得到缓解[29]。Pasieka 和 Parsons 与 Burney 等人的研究也有相似的结果[30-31]。但是，三项对比手术疗法和观察疗法治疗轻度原发性甲旁亢患者的随机对照研究发现，手术疗法的精神状态和生活质量改善效果并不一致[35-37]。对 Bollerslev 等人报道的最大一项临床试验的期中分析表明，没有足够证据能证明仅以改善上述症状为目标的手术治疗能达到预期的目的，因此也不推荐使用。近期的一项病例对照研究则表明，在绝经后的原发性甲旁亢患者中有一些有认知功能缺陷，而在甲状旁腺手术切除治疗后，其中一些患者的认知功能恢复了正常[38]。

原发性甲旁亢患者还有很多有其他病理表现的报道。其中就有发现原发性甲旁亢患者中高血压的比例比预计的要高[39-40]。然而，治愈甲旁亢并不能缓解高血压的病情。仅有的一项随机对照研究在随访患者的血压情况后发现，手术组与非手术组都有好转[41]。轻度原发性甲旁亢患者出现心血管系统疾病症状的数据仍然不完整。近期的报道发现，在非常轻度的原发性甲旁亢患者中见不到重症原发性甲旁亢时常见的左心室肥大，但是颈动脉内膜中层变厚的比例升高[42-43]。手术治疗对这些病理表现的作用仍在观察之中。

消化性溃疡与原发性甲旁亢也有联系。现在认为，只有 MEN Ⅰ 型患者所患的这两种疾病存在明显的关联性。原发性甲旁亢合并胰腺炎常见于重度高钙血症患者中，在轻度血钙升高的原发性甲旁亢患者中少见。最后，原发性甲旁亢患者中也可见到痛风和假性痛风，多见于未经治疗或刚经过手术治疗的患者[44]。原发性甲旁亢与尿酸型或焦磷酸型关节炎的病因学关系还有待证实。

病理学

原发性甲旁亢的病理学表现将在本书第 70 章"甲状旁腺的外科病理学"中详细讲述。原发性甲旁亢患者至今最常见的病变是单个甲状旁腺腺瘤，发生率占 80%。已确认的能造成原发性甲旁亢的危险因素包括：颈部射线接触史和长期使用含锂剂的精神疾患类药物[45-47]。但是大多数原发甲旁亢患者没有明确的病因。分子异常导致的克隆增殖现象将在其他章讲述（第 58 章、第 67 章、第 69 章和第 70 章）。尽管在多数病例是发现单个甲状旁腺腺瘤，但仍有 2%～4% 的病例有多个甲状旁腺腺瘤，这些病例可以是家族性的也可以是散发性的[48]。可在很多意想不到的解剖位置发现甲状旁腺腺瘤。众多异位甲状旁腺腺瘤的可能位置都可以由甲状旁腺胚胎发育的迁移模式来解释。最常见的异位位置有甲状腺腺体内、上纵隔内和胸腺内。偶尔见于食管后间隙、咽腔、颈外侧，甚至在食管黏膜下层（参见第 2 章、第 58 章、第 59 章、第 60 章、第 65 章、第 66 章和第 68 章）。

大约 15% 的原发性甲旁亢患者其 4 个甲状旁腺都受累。多腺体病变和单腺体病变在临床表现上并无区别。4 个腺体增生型甲旁亢的病因具有多因素性（参见第 65 章）。这可能与家族性遗传综合征有关，如多发性内分泌腺瘤病 1 型和 2A 型（参见第 67 章）。虽然散发型病例的病理生理机制尚不明确，但是钙阈值设定点似乎没有变化。似乎是增生的甲状旁腺细胞数量导致了甲状旁腺素的过度分泌。至于甲状旁腺腺瘤，其潜在的分子机制具有异质性。

手术与非手术治疗的临床过程

既然本病的发病形态已经出现了变化，那就有了下面的问题：无症状型甲旁亢患者还需要手术治疗吗？随着研究数据的大量涌现，逐渐改善的手术指南可用于判定哪些患者需要手术，哪些患者只需随访而无需干预[5,50-51]。所有具有明显的临床甲旁亢状的患者，例如，泌尿系结石、囊性纤维化骨炎、典型的神经肌肉病变等，都建议手术治疗。对于无"典型"甲状旁腺疾病症状的患者，根据 2009 年版手术指南，建议对符合以下适应证的患者进行手术治疗（表 56-1）：

表56-1　无症状性原发性甲状旁腺功能亢进症的外科治疗指南，前版与现版对比

	指南发表于		
	1990	**2002**	**2009**
血清钙水平（高于正常）	1～1.6 mg/dl	1.0 mg/dl	1.0 mg/dl
24 小时尿钙	＞400 mg	＞400 mg	—
肌酐清除率	下降 30%	下降 30%	＜60 cc/min
骨密度	Z 评分≤2.0（肱骨）	T 评分≤2.5（任何部位）	T 评分＜-2.5/出现脆性骨折
年龄	＜50	＜50	＜50

1. 血清钙浓度高于正常参考值上限超过 1.0 mg/dl
2. 肌酐清除率 ＜ 60 cc/min
3. 任何部位的骨密度值明显降低（T 值＜2.5 或者易骨折）
4. 年龄 ＜ 50 岁

建议的术前检查见表 56-2。

表56-2　决定手术治疗原发性甲状旁腺功能亢进症前的评估

检查项目	检测指标	注意事项
血生化	血清钙，白蛋白，PTH，25-羟基维生素 D	不用常规检测游离钙，但对于血钙正常的 PHPT 患者必须检查。
尿生化	24 小时尿钙和肌酐	排除 FHH
骨骼检查	骨密度测定（DXA）	
基因检查	MEN1：基因检测的作用尚不确定	有 Zollinger-Ellison 综合征病史或家族史，或有 PHPT 家族史者可考虑
	MEN2：RET 基因检查	嗜铬细胞瘤/MTC 病史或家族史

手术

已经发展出非常多的影像学技术，可单独或联合应用于甲状旁腺疾病的术前定位（参见第 57 章）。术前进行异常甲状旁腺的定位检查是因为甲状旁腺腺体

的位置常常出人意料。尽管大多数甲状旁腺腺瘤通常接近其胚胎发育预定区（甲状腺腺体的 4 个尖端处），但有的却不是这样（参见第 2 章和第 60 章）。在这种情况下，就需要经验丰富的外科医生对异位的甲状旁腺进行定位了。经验丰富的外科医生在首次手术时就可以发现和切除 95% 的异常甲状旁腺。但是，即使是专业的甲状旁腺手术医生，对有颈部手术史的患者再次进行手术治疗的成功率通常达不到这么高。此时，术前进行异常甲状旁腺组织的定位检查对于提高手术的成功率很有帮助。另外，对拟行微创甲状旁腺切除术（minimally invasive parathyroidectomy，MIP）的患者进行术前定位检查也很必要。这一手术技术的应用详见第 60 章、第 61 章和第 62 章。

手术以后，术前的异常生化指标很快会恢复正常[52]。血清钙通常不会降至正常范围以下，但有一种特殊情况，即有明显骨骼受累的原发性甲旁亢患者会在术后早期出现血清钙低于正常（骨饥饿综合征）。明确的或不明确的临床症状术后可能好转，也可能没有变化。若术前有高血压、消化道溃疡性疾病，术后也不太可能会缓解。但是手术明显有利于降低肾结石的复发率[53-54]。90% 以上的伴原发性甲旁亢的泌尿系结石患者在甲状旁腺切除术后未再形成结石，至于个别再次形成结石的患者，应该考虑其有其他造成结石的病因。手术也可提高原发性甲旁亢患者的骨盐密度（图 56-3）[52,55]。经过跨度长达 15 年的术后随访，我们已经获得了相关的数据。在绝经后的女性患者以及其他患者，甲状旁腺切除手术导致了其腰椎和股骨颈部位的骨盐密度上升了 10%～12%。骨盐密度上升阶段主要是在手术后前几年，其后维持时间可超过十年。在甲旁亢确诊同时有脊椎骨骨质软化或骨质疏松的患者，术后脊椎骨骨密度增加的幅度更大，平均可达 20%[10]。对伴有低脊椎骨密度患者的良好疗效支持对伴有骨松质或骨皮质损失的患者进行甲状旁腺切除手术治疗，并导致手术指南支持对伴有任何部位骨质疏松的患者行甲状旁腺切除手术。

内科处理

在美国进行的典型队列研究结果发现，大约 50% 的原发性甲旁亢患者不符合任何手术指南中的手术适应证。大多数患者的血清钙、磷、甲状旁腺激素、维生素 D、碱性磷酸酶以及尿钙等指标并没有显著变化[52,55-56]。不仅切除甲状旁腺手术前后患者的骨密度

有鲜明对比，而且其中大部分患者在术后随访头十年中，其脊椎骨、股骨颈和桡骨的骨密度也一直保持平稳（图 56-3）[52,55]。在同期观察的绝经后女性患者，这三个部位的任一部位的骨密度都没有变化。考虑到女性从中年就开始的与绝经和年龄相关的骨密度降低，这一结果就更加的引人注目。但是，随着随访时间的延长，已经发现髋部和前臂等含有更多皮质骨的部位的骨密度开始显著下降[55]。这表明长期观察而不进行治疗干预可能也存在风险。

若仅随访观察，未进行治疗干预，一小部分患者的临床过程可能没有这么好。我们对患者十年的随访中发现，27% 的无症状患者发展出一条或多条符合新版 NIH 共识大会指南制定的手术适应证；随访 15 年以上时，这一比例达到 35%[52,55]。手术适应证包括显著的高钙血症、尿钙增高症或皮质骨密度降低。然而，需要注意的是，没有一例患者会出现新的有明显症状的临床并发症（如肾结石或骨折）。尽管有病情进展的患者通常比较年轻，但没有明确的特征能预测哪些患者的病情会持续进展，哪些没有进展。事实上，60% 以上的病情持续进展型患者的年龄 < 50 岁，而在 > 50 岁的患者中仅有 23% 的患者在观察过程中出现新的手术适应证性进展[57]。这些数据支持年龄相关这条手术适应证。

因此，对未手术的患者应密切随访观察，一旦出现手术适应证，就应行甲状旁腺切除术。对于仅临床观察的患者，2009 年的指南建议每 12 个月检查一次血清钙和肌酐水平，骨密度测定可根据情况每年或每半年检测一次（表 56-3）。不再建议每年测定 24 小时尿钙。应嘱咐患者继续保持水化尿液，避免应用噻嗪类药物[58]。同时避免长时间的制动，因为后者可以导致血钙和尿钙增高[59]。

因为血钙水平高，很多患者常常被建议减少饮食中的钙摄入，但是我们并不赞成这一做法。Locker 等人发现，在 1,25- 二羟维生素 D₃ 处于正常水平的患

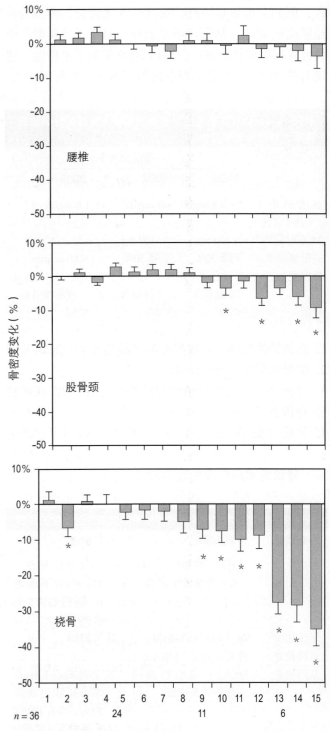

图 56-3　原发性甲状旁腺功能亢进症者 15 年间的骨密度，所显示的数据为各部位相比基线值的变化百分比，$P < 0.05$ 为与基线相比有显著差异（From Rubin MR, et al: *J Clin Endocrinol Metab* 341:1249, 2008, with permission.）

者中，饮食摄入钙量高（每天 1 000 mg）或低（每天 500 mg）的患者其尿液中钙的排泄量无明显差异[60]。另一方面，在 1,25- 二羟维生素 D₃ 处于升高水平者，高钙饮食可加重高尿钙症。这一研究结果表明，如果原发性甲旁亢患者的 1,25- 二羟维生素 D₃ 水平正

表56-3　未接受甲状旁腺手术的无症状性PHPT患者随访指南，前版与现版对比		
检测项目	旧指南	新指南
血清钙	每半年复查	每年复查
24 小时尿钙	每年复查	不推荐
肌酐清除率	每年复查	不推荐
血肌酐	每年复查	每年复查
骨密度	每年复查	每年或每两年复查
腹部 X 线	每年复查	不推荐

常，那么患者饮食中钙摄入量可放宽至 1 000 mg/d，但是如果 1,25- 二羟维生素 D_3 水平增加，则要更加严格地限制钙的摄入量。

药物治疗

口服磷酸盐

口服磷酸盐能够降低血清钙浓度，最多达 1 mg/dl[61-62]。其不良反应包括胃肠不适，可能升高甲状旁腺素水平，长期使用可导致软组织钙化。已经不再建议长期使用这种药物来治疗原发性甲旁亢。

双膦酸盐

双膦酸盐类药物是抗重吸收剂，其效果总的来说是降低骨质转换。虽然其不直接影响甲状旁腺素的分泌，但可以降低血清钙和尿钙水平[63-66]。阿屈膦酸盐已被广泛应用于治疗原发性甲旁亢。一些随机对照研究表明，随着骨转换的减少，腰椎和髋部骨骼的骨盐密度增加。Chow 的研究表明总的血清钙浓度未改变[64]。上述研究表明，双膦酸盐类药物，如阿屈膦酸盐，对于未行甲状旁腺手术治疗而伴有骨密度降低的患者可能有效。

雌激素治疗和选择性雌激素受体调节剂

在绝经后的原发性甲旁亢女性患者，应用雌激素替代疗法后，常可见到其总血清钙降低 0.5 ~ 1.0 mg/dl，而甲状旁腺素水平无改变[67-68]。这些患者的骨密度检测发现，雌激素替代治疗能改善股骨颈和腰椎骨的密度[69]。因此，对绝经后的女性原发性甲旁亢患者使用雌激素替代疗法治疗围绝经期症状，可以预计其血清钙水平将降低而骨密度会升高。对应用选择性雌激素受体调节剂——雷洛昔芬——的唯一一项研究是一项包含 18 名绝经后女性患者的短期临床试验（8 周）。雷洛昔芬（每天 60 mg）对血清钙浓度和骨转换标志物的降低有统计学意义，但是幅度较小（0.50 mg/dl）[70]。还没有雷洛昔芬对原发性甲旁亢患者骨密度影响的长期数据。

拟钙剂

拟钙剂作用于甲状旁腺细胞的钙离子感受受体，可模拟细胞外钙离子的作用。其可以导致受体活化进而抑制甲状旁腺细胞的功能。第一代拟钙剂化合物配体——苯烷基胺，(R)-N-(3- 甲氧基 - α - 苯乙基)-3-(2-

氯苯基)-1- 丙胺（R-586）——在体外实验中可以升高胞质内钙浓度并减少甲状旁腺素分泌；对绝经后女性甲旁亢患者的一项单剂量临床试验中发现，其可抑制甲状旁腺素的分泌并降低血清钙浓度[71]。第二代配体——西那卡塞——可将原发性甲旁亢患者的血清钙降至正常范围[72-74]。虽然西那卡塞可以将血清钙浓度降至正常，也可以使甲状旁腺素下降，但西那卡塞不能使甲状旁腺素降至正常范围。服用西那卡塞 3 年后，尿钙的排泄量和平均骨质密度也没有变化。西那卡塞还可以降低难治性原发性甲旁亢患者和不能手术的甲状旁腺癌患者的血清钙[75-76]。

不常见情况

新生儿型疾病

新生儿型原发性甲旁亢是原发性甲旁亢的一种罕见类型，是由于钙离子感受受体基因的纯合性失活造成的。若是杂合性失活，则表现为良性高钙血症，也就是所谓的家族性低尿钙高钙血症[77]。但是，纯合性失活，即新生儿型原发性甲旁亢，可以出现严重的高钙血症，除非早期发现，否则病情危重，可能致命。

治疗新生儿高钙血症的首选方法是：早期行甲状旁腺次全切除术，以切除绝大部分增生的甲状旁腺组织。

孕期原发性甲状旁腺功能亢进症

对孕期原发性甲旁亢的担心主要是其对胎儿和新生儿的潜在影响[78-79]。孕期原发性甲旁亢的并发症主要包括自发性流产、低体重新生儿、瓣上性主动脉瓣狭窄和新生儿手足搐搦。后者是由于母体内血钙水平过高且通过胎盘血液循环途径进入胎儿体内，导致胎儿甲状旁腺受抑制所致。出生前，胎儿适应了子宫内高钙血症的情况，出生后前几天因甲状旁腺功能减退症可导致低血钙和手足搐搦。在如今这种大部分原发性甲旁亢患者（无论妊娠与否）的临床症状都很轻微的时代，建议进行个体化的治疗。很多症状轻微的孕期患者不做手术而进行观察，其新生儿的情况也很好。

急性原发性甲状旁腺功能亢进症

急性原发性甲旁亢（又称为甲状旁腺危象、甲状旁腺中毒、毒性甲状旁腺或甲状旁腺风暴）是指原发性甲旁亢患者突然出现可危及生命的高钙血症[80]。其临床表现主要是重度高钙血症的症状。实验室检查结果异常很明显，不仅血清钙显著升高，而且甲状旁腺激素极度升高可高于正常值的 20 倍。有研究发现，尽管 25% 的患者可有持续性轻度高钙血症的病史，但是轻度无症状型原发性甲旁亢患者出现急性原发性甲旁亢的风险很小。中间出现其他需要制动治疗的疾病可能是促使甲状旁腺危象发生的危险因素。早期诊断和积极的内科治疗加外科手术治疗是预后较好的关键。

甲状旁腺癌

　　原发性甲旁亢患者中仅有 0.5% 以下是由甲状旁腺癌（第 69 章将详细讲述）引起的[81]。甲状旁腺癌的病因不明，患病危险因素也不明确。没有良性甲状旁腺腺瘤恶变的证据。甲状旁腺癌的主要的临床表现是高钙血症。本病局部包块不明显，在颈部发展扩散很慢。远处转移是晚期表现，常见肺（40%）、肝（10%）和淋巴结（30%）转移。

　　甲状旁腺癌与良性原发性甲旁亢不同的临床表现主要有：非女性多发和血清钙及甲状旁腺素水平极度升高。有报道说，其颈部可触及包块这一与良性原发性甲旁亢明显不同的症状可见于 30% ~ 76% 的甲状旁腺癌患者。

　　手术是目前唯一有效的治疗方法。首次手术的治愈机会最大。一旦术后复发，几乎不可能再治愈，尽管之后患者还可以带瘤生存很多年。虽然有个别报道说局部放疗可以缩小肿瘤，但是本病对放射线不敏感。当发生远处转移时，特别是肺转移有 1 个或 2 个孤立结节时，可行局部切除。这种对转移灶的局部切除虽不是治愈性的，但是能长期缓解病情，有时可达数年。同样，颈部局部减瘤手术也可使病情缓解，即使总是有恶性组织残留。传统的化疗没有效果。据报道，免疫疗法，即增加甲状旁腺激素抗体滴度，可有效缓解顽固性高钙血症[82]。近期的一项个案报道发现，对伴远处转移的甲状旁腺癌患者，使用甲状旁腺素抗体的免疫治疗有抗肿瘤效果[83]。如果不能行手术治疗，应重点控制高钙血症。静脉给予双膦酸盐类药物能有效治疗高钙血症，但长期效果欠佳。在不需要住院治疗的患者，拟钙剂可以有效降低其血钙浓度。我们的研究团队报道过一名有广泛转移的甲状旁腺癌患者，对其应用拟钙剂 R-568 治疗后，其血钙维持在不影响正常生活水平接近 2 年之久[84]。西那卡塞治疗甲状旁腺癌也有效，其已获美国 FDA 批准用于治疗甲状旁腺癌患者的高钙血症[76]。此药物可改善血钙状况，降低高血钙并发的恶心、呕吐和精神不振症状。

目前还没有甲状旁腺癌患者应用西那卡塞后有关肿瘤生长疗效的数据。尽管对这种药物还有很多疑问，但是对于无法行手术治疗的复发性或有远处转移的甲状旁腺癌患者来说，这一拟钙剂药物提供了一种控制顽固性高钙血症的可能。

血钙正常的原发性甲状旁腺功能亢进症

　　尽管从 20 世纪 60 年代"血钙正常的原发性甲旁亢"这一名词就已经开始应用，但是甲状旁腺素检测值的升高经常是由于检测试剂盒的技术限制造成的。例如，检测甲状旁腺素分子片段的放射免疫法检测试剂盒技术会造成完整甲状旁腺素分子加上甲状旁腺素分子片段的累加计数。而且，很多考虑为血钙正常的原发性甲旁亢患者，实际上是因为高尿钙或肾功能不全或一些特殊类型的肝或胃肠疾病造成的继发性甲旁亢。同时患有维生素 D 缺乏症和原发性甲旁亢可以导致血清钙的升高幅度降低至正常范围内，这可能是甲状旁腺素升高而血钙正常的最常见原因。原发性甲旁亢患者常有维生素 D 的缺乏或不足[85]。要诊断血钙正常的原发性甲旁亢需要血清 25- 羟基维生素 D 水平在正常生理范围内（> 30 ng/ml）。

　　已经了解清楚，继发因素造成的甲旁亢不会持久，但确有患者存在持续性的甲状旁腺素升高和血钙正常。这些患者经常是在诊治骨质减少症时发现的。尽管一些患者表现为最早期的原发性甲旁亢症状，但是还有一部分患者处于不明朗的临床进展过程[86-87]。最近的甲旁亢共识大会确认了血钙正常的原发性甲旁亢是原发性甲旁亢的一个表现型[88]。要做出这一诊断必须排除甲旁亢的继发性因素，而且要检测维生素 D 水平，如有缺乏，应予以补充。

参考文献

[1] Albright F, Reifenstein EC: *The parathyroid glands and metabolic bone disease*, Baltimore, 1948, Williams & Wilkins.

[2] Bauer W: Hyperparathyroidism: distinct disease entity, *J Bone Joint Surg* 15: 135, 1933.

[3] Bauer W, Federman DD: Hyperparathyroidism epitomized: case of Captain Charles E. Martell, *Metabolism* 11: 21, 1962.

[4] Albright F, Aub JC, Bauer W: Hyperparathyroidism: common and polymorphic condition as illustrated by seventeen proven cases from one clinic, *JAMA* 102: 1276, 1934.

[5] Bilezikian JP, Khan AA, Potts JT Jr, on behalf of the Third International Workshop on the Management of Asymptomatic Primary Hyperthyroidism: 2009 Summary Statement:

Guidelines for the Management of Asymptomatic Primary Hyperparathyroidism: Summary Statement from the Third International Workshop, *J Clin Endocrinol Metab* 94: 335–339.

[6] Silverberg SJ, et al: Skeletal disease in primary hyperparathyroidism, *J Bone Miner Res* 4: 283, 1989.

[7] Bilezikian JP, et al: Characterization and evaluation of asymptomatic primary hyperparathyroidism, *J Bone Miner Res* 6: I585, 1991.

[8] Dempster DW, et al: Anabolic actions of parathyroid hormone on bone, *Endocr Rev* 14: 690, 1993.

[9] Slovik DM, et al: Restoration of spinal bone in osteoporotic men by treatment with human parathyroid hormone (1–34) and 1,25-dihydroxyvitamin D, *J Bone Miner Res* 1: 377, 1986.

[10] Silverberg SJ, Locker FG, Bilezikian JP: Vertebral osteopenia: a new indication for surgery in primary hyperparathyroidism, *J Clin Endocrinol Metab* 81: 4007, 1996.

[11] Parisien M, et al: The histomorphometry of bone in primary hyperparathyroidism: preservation of cancellous bone structure, *J Clin Endocrinol Metab* 70: 930, 1990.

[12] Dempster DW, et al: On the mechanism of cancellous bone preservation in postmenopausal women with mild primary hyperparathyroidism, *J Clin Endocrinol Metab* 84: 1562, 1999.

[13] Parisien M, et al: Bone structure in postmenopausal hyperparathyroid, osteoporotic and normal women, *J Bone Miner Res* 10: 1393, 1995.

[14] Parisien M, et al: Maintenance of cancellous bone connectivity in primary hyperparathyroidism: trabecular and strut analysis, *J Bone Miner Res* 7: 913, 1992.

[15] Dempster DW, Müller R, Zhou H, et al: Preserved three-dimensional cancellous bone structure in mild primary hyperparathyroidism, *Bone* 41: 19–24, 2007.

[16] Dauphine RT, Riggs BL, Scholz DA: Back pain and vertebral crush fractures: an unrecognized mode of presentation for primary hyperparathyroidism, *Ann Intern Med* 83: 365, 1975.

[17] Wilson RJ, et al: Mild asymptomatic primary hyperparathyroidism is not a risk factor for vertebral fractures, *Ann Intern Med* 109: 959, 1988.

[18] Larsson K, et al: The risk of hip fractures in patients with primary hyperparathyroidism: a population-based cohort study with a follow-up of 19 years, *J Int Med* 234: 585, 1993.

[19] Melton LJ III, et al: Risk of age-related fractures in patients with primary hyperparathyroidism, *Arch Intern Med* 152(11): 2269–2273, 1992.

[20] Khosla S, et al: Primary hyperparathyroidism and the risk of fracture: a population-based study, *J Bone Miner Res* 14: 1700, 1999.

[21] Vignali, Viccica C, Diacinti D, et al: Morphometic vertebral fractures in postmenopausal women with primary hyperparathyroidism, *J Clin Endocrinol Metab* April 28, 2009.

[22] Silverberg SJ, et al: Nephrolithiasis and bone involvement in primary hyperparathyroidism, 1985–1990, *Am J Med* 89: 327, 1990.

[23] Pak CYC, et al: The hypercalciurias: causes, parathyroid functions and diagnostic criteria, *J Clin Invest* 54: 387, 1974.

[24] Patten BM, et al: The neuromuscular disease of hyperparathyroidism, *Ann Intern Med* 80: 182, 1989.

[25] Turken SA, et al: Neuromuscular involvement in mild, asymptomatic primary hyperparathyroidism, *Am J Med* 87: 553, 1989.

[26] Joborn C, et al: Psychiatric morbidity in primary hyperparathyroidism, *World J Surg* 12: 476, 1988.

[27] Ljunghall S, et al: Longitudinal studies of mild primary hyperparathyroidism, *J Bone Miner Res* 6(Suppl 2): S111, 1991.

[28] Solomon BL, Schaaf M, Smallridge RC: Psychologic symptoms before and after parathyroid surgery, *Am J Med* 96: 101, 1994.

[29] Clark OH: 1994 Presidential address: "Asymptomatic" primary hyperparathyroidism: is parathyroidectomy indicated? *Surgery* 116: 947, 1994.

[30] Pasieka JL, Parsons L: Prospective surgical outcome study of relief of symptoms following surgery in patients with primary hyperparathyroidism, *World J Surg* 22: 513–519, 1998.

[31] Burney RE, Jones KR, Christy B, et al: Health status improvement after surgical correction of primary hyperparathyroidism in patients with high and low preoperative calcium levels, *Surgery* 125: 608–614, 1999.

[32] Eigelberger MS, Cheah WK, Ituarte PH, et al: The NIH criteria for parathyroidectomy in asymptomatic primary hyperparathyroidism: are they too limited? *Ann Surg* 239: 528–535, 2004.

[33] Roman SA, Sosa JA, Mayes L, et al: Parathyroidectomy improves neurocognitive deficits in patients with primary hyperparathyroidism, *Surgery* 138: 1121–1128, 2005; discussion 1128–1129.

[34] Dotzenrath CM, Kaetsch AK, Pfingsten H, et al: Neuropsychiatric and cognitive changes after surgery for primary hyperparathyroidism, *World J Surg* 5: 680–685, 2006.

[35] Rao DS, Phillips ER, Divine GW, et al: Randomized, controlled clinical trial of surgery vs no surgery in mild asymptomatic primary hyperparathyroidism, *J Clin Endocrinol Metab* 89: 5415–5422, 2004.

[36] Bollerslev J, Jansson S, Mollerup CL, et al: Medical observation compared with parathyroidectomy, for asymptomatic primary hyperparathyroidism: a prospective, randomized trial, *J Clin Endocrinol Metab* 92: 1687–1692, 2007.

[37] Ambrogini E, Cetani F, Cianferotti L, et al: Surgery or no surgery for mild asymptomatic primary hyperparathyroidism: a prospective, randomized clinical trial, *J Clin Endocrinol Metab* 92: 3114–3121, 2007.

[38] Walker MD, McMahon DJ, Inabnet WB, et al: Neuropsychological features of primary hyperparathyroidism: a prospective study, *J Clin Endocrinol Metab* 94: 1951–1959, 2009.

[39] Ringe JD: Reversible hypertension in primary hyperparathyroidism: pre- and postoperative blood pressure in 75 cases, *Klin Wochenschr* 62: 465, 1984.

[40] Rapado A: Arterial hypertension and primary hyperparathyroidism, *Am J Nephrol* 6(Suppl 1): 49, 1986.

[41] Bollerslev J, Rosen T, Mollerup CL, et al: Effect of surgery on cardiovascular risk factors in mild primary hyperparathyroidism, *J Clin Endocrinol Metab* 94(7): 2255–2261, 2009.

[42] Walker MD, Fleischer J, Rundek T, et al: Carotid vascular abnormalities in primary hyperparathyroidism, *J Clin Endocrinol Metab* 94: 3849–3856, 2009.

[43] Walker MD, Fleischer JB, Di Tullio MR, et al: Cardiac structure and diastolic function in mild primary hyperparathyroidism, *J Clin Endocrinol Metab* 95(5): 2172–2179, 2010.

[44] Bilezikian JP, et al: Pseudogout following parathyroidectomy, *Lancet* 1: 445, 1973.

[45] Rao SD, et al: Hyperparathyroidism following head and neck irradiation, *Arch Intern Med* 140: 205, 1980.

[46] Seely EW, et al: A single dose of lithium carbonate acutely elevates intact parathyroid hormone levels in humans, *Acta Endocrinol* 121: 174, 1989.

[47] Nordenstrom J, et al: Hyperparathyroidism associated with treatment of manic-depressive disorders by lithium, *Eur J Surg* 158: 207, 1992.

[48] Verdonk CA, Edis AJ: Parathyroid "double adenomas": fact or fiction? *Surgery* 90: 523, 1981.

[49] Attie JN, Bock G, Auguste L: Multiple parathyroid adenomas: report of thirty-three cases, *Surgery* 108: 1014, 1990.

[50] National Institutes of Health: Consensus development conference statement on primary hyperparathyroidism, *J Bone Miner Res* 6(Suppl): S9, 1991.

[51] Bilezikian JP, Potts JT Jr, El-Hajj Fuleihan G, et al: Summary

statement from a workshop on asymptomatic primary hyperparathyroidism: a perspective for the 21st century, *J Bone Min Res* 17(Suppl 2): N2–N11, 2002. *J Clin Endocrinol Metab* 87: 5353–5361, 2002.

[52] Silverberg SJ, et al: The natural history of treated and untreated asymptomatic primary hyperparathyroidism: a ten year prospective study, *N Engl J Med* 341: 1249, 1999.

[53] Deaconson TF, Wilson SD, Lemann J: The effect of parathyroidectomy on the recurrence of nephrolithiasis, *Surgery* 215: 241, 1987.

[54] Kaplan RA, et al: Metabolic effects of parathyroidectomy in asymptomatic primary hyperparathyroidism, *J Clin Endocrinol Metab* 42: 415, 1976.

[55] Rubin MR, Bilezikian JP, McMahon DJ, et al: The natural history of primary hyperparathyroidism with or without parathyroid surgery after 15-years, *J Clin Endocrinol Metab* 93(9): 3462–3470, 2008.

[56] Rao DS, et al: Lack of biochemical progression or continuation of accelerated bone loss in mild asymptomatic primary hyperparathyroidism, *J Clin Endocrinol Metab* 67: 1294, 1988.

[57] Silverberg SJ, Brown I, Bilezikian JP: Age as a criterion for surgery in primary hyperparathyroidism, *Am J Med* 113(8): 681–684, 2002.

[58] Sutton RAL: Diuretics and calcium metabolism, *Am J Kidney Dis* 5: 4, 1985.

[59] Stewart AF, et al: Calcium homeostasis in immobilization: an example of resorptive hypercalciuria, *N Engl J Med* 306: 1136, 1982.

[60] Locker FG, Silverberg SJ, Bilezikian JP: Optimal dietary calcium intake in primary hyperparathyroidism, *Am J Medicine* 102: 543, 1997.

[61] Broadus AE, et al: A detailed evaluation of oral phosphate therapy in selected patients with primary hyperparathyroidism, *J Clin Endocrinol Metab* 56: 953, 1983.

[62] Stock JL, Marcus R: Medical management of primary hyperparathyroidism. In Bilezikian JP, editor: *The parathyroids: basic and clinical concepts*, New York, 1994, Raven.

[63] Rossini M, Gatti D, Isaia G, et al: Effects of oral alendronate in elderly patients with osteoporosis and mild primary hyperparathyroidism, *J Bone Miner Res* 16: 113–119, 2001.

[64] Chow CC, Chan WB, Li JKY, et al: Oral alendronate increases bone mineral density in postmenopausal women with primary hyperparathyroidism, *J Clin Endocrinol Metab* 88(2): 581–587, 2003.

[65] Parker CR, Blackwell PJ, Fairbairn KJ, et al: Hyperparathyroid-related osteoporosis: a 2-year study, *J Clin Endocrinol Metab* 87(1): 4482–4489, 2002.

[66] Kahn AA, Bilezikian JP, Kung A, et al: Alendronate in primary hyperparathyroidism: a double-blind, randomized, placebo-controlled trial, *J Clin Endocrinol Metab* 89(7): 3319–3325, 2004.

[67] Marcus R, et al: Conjugated estrogens in the treatment of postmenopausal women with hyperparathyroidism, *Ann Intern Med* 100: 633, 1984.

[68] Selby PL, Peacock M: Ethinyl estradiol and norethinedrone in the treatment of primary hyperparathyroidism in postmenopausal women, *N Engl J Med* 314: 1481, 1986.

[69] Grey AB, et al: Effect of hormone replacement therapy on BMD in post-menopausal women with primary hyperparathyroidism, *Ann Intern Med* 125: 360, 1996.

[70] Rubin MR, Lee K, McMahon DJ, et al: Raloxifene lowers serum calcium and markers of bone turnover in postmenopausal women with primary hyperparathyroidism, *J Clin Endocrinol Metab* 88(3): 1174–1178, 2003.

[71] Silverberg SJ, et al: Short term inhibition of parathyroid hormone secretion by a calcium receptor agonist in primary hyperparathyroidism, *N Engl J Med* 307: 1506, 1997.

[72] Shoback DM, Bilezikian JP, Turner SA, et al: The calcimimetic AMG 073 normalizes serum calcium in patients with primary hyperparathyroidism, *J Clin Endocrinol Metab* 88: 5644–5649, 2003.

[73] Peacock M, Bilezikian JP, Klassen PS, et al: Cinacalcet hydrochloride maintains long-term normocalcemia in patients with primary hyperparathyroidism, *J Clin Endocrinol Metab* 90: 135–141, 2005.

[74] Wüthrich RP, Martin D, Bilezikian JP: The role of calcimimetics in the treatment of hyperparathyroidism, *European J Clin Investigation* 37: 915–922, 2007.

[75] Marcocci C, Chanson P, Shoback D, et al: Cinacalcet reduces serum calcium concentrations in patients with intractable primary hyperparathyroidism, *J Clin Endocrinol Metab* .

[76] Silverberg SJ, Rubin MR, Faiman C, et al: Cinacalcet HCl reduces the serum calcium concentration in inoperable parathyroid carcinoma, *J Clin Endocrinol Metab* 92: 3803–3808, 2007.

[77] Rhone DP: Primary neonatal hyperparathyroidism: report of a case and review, *Am J Clin Pathol* 64: 488, 1975.

[78] Lowe DK, et al: Hyperparathyroidism and pregnancy, *Am J Surg* 145: 611, 1983.

[79] Ficinski ML, Mestman JH: Primary hyperparathyroidism during pregnancy, *Endocrin Pract* 2: 362, 1996.

[80] Fitzpatrick LA: Acute primary hyperparathyroidism. In Bilezikian JP, editor: *The parathyroids: basic and clinical concepts*, New York, 1994, Raven.

[81] Marcocci C, Cetani F, Rubin MR, et al: Parathyroid carcinoma, *J Bone Min Res* 23: 1869–1880, 2008.

[82] Bradwell AR, Harvey TC: Control of hypercalcemia of parathyroid carcinoma by immunization, *Lancet* 353: 370, 1999.

[83] Betea D, Bradwell AR, Harvey TC, et al: Hormonal and biochemical normalization and tumor shrinkage induced by anti- parathyroid hormone immunotherapy in a patient with metastatic parathyroid carcinoma, *J Clin Endocrinol Metab* 89: 3413–3420, 2004.

[84] Collins MT, Skarulis MC, Bilezikian JP, et al: Treatment of hypercalcemia secondary to parathyroid carcinoma with a novel calcimimetic agent, *J Clin Endocrinol Metab* 83: 1083–1088, 1998.

[85] Silverberg SJ, Shane E, Dempster DW, et al: The effects of vitamin D insufficiency in patients with primary hyperparathyroidism, *Am J Med* 107(6): 561–567, 1999.

[86] Silverberg SJ, Bilezikian JP: "Incipient" primary hyperparathyroidism: a "forme fruste" of an old disease, *J Clin Endocrinol Metab* 88: 5348–5352, 2003.

[87] Lowe H, McMahon DJ, Rubin MR, et al: Normocalcemic primary hyperparathyroidism: further characterization of a new clinical phenotype, *J Clin Endocrinol Metab* 92: 3001–3005, 2007.

[88] Silverberg SJ, Lewiecki EM, Mosekilde L, et al: Presentation of Asymptomatic Primary Hyperparathyroidism: Proceedings of the Third International Workshop, *J Clin Endocrinol Metab* 94(2): 351–365, 2009.

第57章 ■ 甲状旁腺的术前定位检查

ELLIOT J. MITMAKER ■ RAYMON H. GROGAN ■ QUAN-YANG DUH

本章包含一些在线额外内容，详情请浏览 expertconsult.com 网站。

引言

历史上曾有一段时期认为，原发性甲状旁腺功能亢进症（甲旁亢）的术前定位检查不如手术经验丰富的外科医生的技能重要。首次手术时术前定位甲状旁腺腺瘤的正确率低于熟练外科医生直接手术的结果[1-3]。大约95%的患者不借助于手术前定位检查、仅凭经验丰富的外科医生行双侧甲状旁腺探查术就能治愈[4-5]。此外，应用术前定位检查没有缩短手术和麻醉的时间[1,4]。但是，与首次手术患者形成对照的是，再次做甲状旁腺切除手术的患者具有更高的手术失败率和并发症发生率。因此，术前定位检查对于需再次手术的患者是很重要的。

关于这个主题的更多讨论，请浏览 expertconsult. com 网站。

同时具有血清钙浓度升高和甲状旁腺素升高而确诊原发性甲旁亢以后，才需要做术前定位检查。阳性检查结果并不一定支持诊断，阴性检查结果也不能排除诊断。

目前有很多种非侵入性或侵入性影像学检查方法可以应用。非侵入性影像学检查包括超声检查、甲氧基异丁基异腈-核素扫描、计算机断层扫描（CT）、磁共振成像（MRI）以及其他核素成像检查。侵入性检查通常用于再次手术时，包括超声或CT引导下的细针抽吸活检（fine-needle aspiration，FNA）后检测标本内甲状旁腺素水平，甲状旁腺血管造影成像，以及选择性静脉采血血样甲状旁腺素梯度分析。

如今，在微创甲状旁腺切除术的时代，利用影像学技术进行术前甲状旁腺腺瘤定位已成为一种必要条件。造成原发性甲旁亢的原因中最常见的是单个腺瘤（89%），而多腺体疾病（增生：6%，双腺瘤：4%）和

甲状旁腺癌（1%）很少见[29]。因此，微创甲状旁腺切除术适用于绝大多数的原发性甲旁亢患者。在本章中，我们将回顾三种甲状旁腺定位检查：基于放射学的检查、核医学检查和侵入性检查。

定位检查方法

关于这个主题的更多讨论，请浏览 expertconsult. com 网站。

基于放射学的检查
超声检查

甲状旁腺腺瘤的声像图通常表现为低回声，这与甲状腺滤泡结节的高回声不同（图57-1）。最常见的甲状旁腺呈椭圆形，但可以呈现拉长状、双叶状或多叶状[34]。其他异常包括甲状旁腺囊肿、较大的实性病变内含囊性成分、巨大的腺瘤和钙化。甲状旁腺囊肿是薄壁无回声结构，其后方回声增强。较大的实性病变内含囊性成分表现为病变内含无回声区，其后方回声增强。巨大腺瘤是指病变超过 3 cm 的腺瘤。钙化，很少在甲状旁腺腺瘤中发现，表现为高回声和片状不连续的声影（见图57-1）。最后，可能会发现混杂不均匀的高回声和低回声的情况，分别代表了脂肪组织和细胞增生的甲状旁腺组织。

超声检查有其优点和不足。其优点是：①价格低廉；②不需要造影剂，也不需要接触射线；③无创性；④易于发现紧邻甲状腺的甲状旁腺肿瘤；⑤可以识别甲状腺的结节；⑥可以引导穿刺活检[3]。超声检查的不足有：①依赖操作者主观判断；②容易遗漏胸骨后、气管后、食管后和位置较深的甲状旁腺肿瘤；③很难区分小淋巴结和较小的异常甲状旁腺。

早期的关于甲状旁腺超声检查的研究发现，其检查敏感性变化很大（20% ~ 79%）[36-37]，但最近的研究表明，其检查敏感性和阳性预测值（positive productive

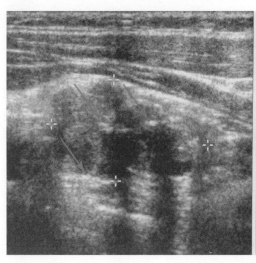
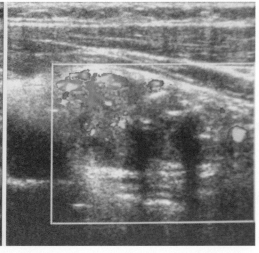

图 57-1（也见彩图）高分辨率超声定位的左下甲状旁腺腺瘤。甲状腺左叶下方区域可见一个巨大的（3.2×2×1.6）cm、分叶状低回声结节（其轮廓由白色方框标记），血流丰富（多普勒成像显示），伴有钙化影（红色箭头）

value，PPV）分别是 51%～96% 和 50%～100% [38]。这一改善可能得益于声像学技术的进步以及长期操作颈部超声检查的外科医生和放射科医生日益丰富的工作经验。但是，一些因素能降低超声检查的敏感性和 PPV。这些因素包括：同时伴有甲状腺结节和有多个甲状旁腺腺瘤或甲状旁腺增生 [33-39]。如对检查结果有疑问，临床医生可以考虑对可疑病灶进行经皮 FNA 并检测标本内的甲状旁腺素水平。

关于这个主题的更多讨论，请浏览 expertconsult. com 网站。

外科医生操作的超声检查与超声科医生操作的超声检查

无论由超声科医生或外科医生操作，超声检查对于多发甲状旁腺腺瘤或甲状旁腺增生的定位都不是太准确，其敏感性为 13%～24% [40,44]。总体而言，超声检查的准确性取决于操作者的经验和感兴趣程度。因此，甲状旁腺外科医生需要能够操作和解释颈部超声检查。

关于这个主题的更多讨论，请浏览 expertconsult. com 网站。

计算机断层扫描

计算机断层扫描（CT）是另一种非侵入性成像技术，可用于定位异常的甲状旁腺。应用患者体位固定装备（改善颈部伸展）、静脉造影剂以及高分辨率 CT 扫描仪（层厚 2.5～3 mm）可以提高 CT 检查的敏感性 [45-47]。文献报道中 CT 检查甲状旁腺腺瘤的定位敏感性为 46%～87% [48]。

CT 检查定位异常甲状旁腺有其优点和缺点。CT 检查易于定位异位的甲状旁腺，例如，前纵隔内或气管食管沟内的异位甲状旁腺（图 57-2）。在大多数医院，CT 扫描设备都是现成的，可生成可重复的图像，可以引导穿刺活检，与超声检查相比主观性影响更少。CT 检查的缺点是：成本高并有放射线接触。增强扫描很重要，但是其又依赖于甲状旁腺的血运情况 [3,49]。紧邻甲状腺的较小甲状旁腺很难发现。而淋巴结、迂曲的血管或食管憩室，可能会被误认为是甲

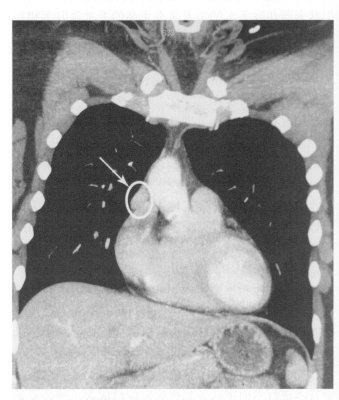

图 57-2 胸部增强 CT 显示上腔静脉前方、右心房旁一个 1.8 cm×0.9 cm 的软组织密度影，与 MIBI 显像联合 SPECT/CT 中的纵隔高摄取灶位置一致

状旁腺腺瘤[48-49]。

关于这个主题的更多讨论，请浏览 expertconsult. com 网站，包括图 57-3。

所谓的四维 CT（4D-CT）是通过增加造影剂的灌注时间来确定腺瘤的 CT 动态增强扫描。一次 4D-CT 检查可以同时提供异常甲状旁腺的解剖和生理信息。甲状旁腺腺瘤比甲状腺腺体更早出现强化，造影剂的排出也更快。一项研究发现，4D-CT 扫描在定位甲状旁腺腺瘤侧别（敏感性：4D-CT 88%，甲氧基异丁基异腈 - 核素扫描 65%，超声 57%）和象限（敏感性：4D-CT 70%，甲氧基异丁基异腈 - 核素扫描 33%，超声 29%）方面都比超声检查和甲氧基异丁基异腈 - 核素扫描更准确[52]。

磁共振成像

关于这个主题的更多讨论，请浏览 expertconsult. com 网站，包括图 57-4 和 57-5。

基于核医学的检查

引言

甲状旁腺核素显像从 1980 年代出现以来一直在不断改善。目前核医学成像是最准确和最可靠的术前甲状旁腺定位方法之一。它安全，而且具有与超声检查相当甚至更好的敏感性和特异性。核素显像技术可以发现超声检查不能发现的甲状旁腺，例如，位于颈深部或颈后部或异位于胸廓内或纵隔内的甲状旁腺。因此，核素显像是当今微创甲状旁腺切除术时代术前甲状旁腺定位的第一线工具。

关于这个主题的更多讨论，请浏览 expertconsult. com 网站，包括图 57-6A 和 B。

目前还没有甲状旁腺特定的放射性核素，这意味着所有在甲状旁腺中浓聚的放射性核素，也在甲状腺中浓聚，这使得甲状旁腺很难单独显像。这个问题可以用双核素减影成像技术来解决。在这种技术中，患者接受两种放射性核素，一种是甲状腺特异性的，另一种是在甲状腺和甲状旁腺中都浓聚的。两种最常用的甲状腺特异性放射性核素是放射性碘（^{123}I）和高锝酸盐（^{99m}Tc）。应用它们可分别获取两个放射性核素的图像，然后利用计算机从甲状腺、甲状旁腺重合的图像中"减去"甲状腺的图像，只留下甲状旁腺的图像（图 57-3）。这在检查技术上很有挑战，因为它要求病人在扫描过程中保持相同的位置。因为有运动伪影，这项技术只能用于平面成像而不能用于 SPECT 成像。平面显像技术、SPECT 技术和减影成像技术可

用于所有的放射性核素示踪剂。

历史回顾

关于这个主题的更多讨论，请浏览 expertconsult. com 网站。

甲氧基异丁基异腈

甲氧基异丁基异腈首次用于（也被称为"MIBI"）甲状旁腺显像是在 1989 年[62]。MIBI 也可用于心肌灌注研究。与铊不同，MIBI 是积聚在线粒体中而不是积聚在细胞内的钾池。甲状旁腺腺瘤中 MIBI 被"清除"的速率不同，取决于甲状旁腺组织中线粒体的含量。甲状旁腺腺瘤常含有高浓度的嗜酸细胞，具有很高的线粒体含量，这导致了示踪剂 MIBI 的吸收增加。正常甲状腺组织中也积累 MIBI，但其较低的线粒体含量造成 MIBI 的清除速度比甲状旁腺腺瘤快。因此，还可以通过利用 MIBI 的双期成像技术进行甲状旁腺显像，而不用单靠减影成像技术[63]。在应用双期成像技术时，首次照相是在第 10 分钟，然后在 2~3 个小时之间再次照相。甲状旁腺腺瘤的 MIBI 的清除缓慢，因此与初始像相比，延迟像中 MIBI 还有浓聚。但是应该注意到，MIBI 减影成像比双期成像更敏感。一项对 246 例患者的研究表明，应用减影成像技术检测单个甲状旁腺腺瘤的敏感性为 89%，而双期成像具有 73% 的敏感性。两种检查技术的特异性是相似的（90%~95%）[64]。

与减影成像相比，双期成像有其独特优势。双期成像不受运动伪影影响，这使其比减影成像更适合用于 SPECT 显像技术。虽然 SPECT 显像技术提高了双期平面成像的敏感性，但是它仍然低于减影成像的敏感性[65]。可以通过在获得双期显像延迟像之后注入 ^{99m}Tc 以获得平面减影成像与双期显像的融合图像。也可以进行 SPECT 图像与 CT 图像的融合显像，以提供更好的成像效果并有助于微创甲状腺切除术的术前设计（图 57-4 及第 60 章和第 61 章）。

MIBI 显像技术也存在一些局限性。可出现假阳性和假阴性结果。一些甲状腺质硬结节，例如，Hürthle 嗜酸性腺瘤结节，其高嗜酸性可能会导致假阳性的 MIBI 检查结果。这种类型的假阳性结果可以通过减影成像和双期成像相结合的方法减少。MIBI 在甲状腺癌组织、转移病灶、淋巴结病灶、结节病和棕色脂肪浓聚也可能导致假阳性。MIBI 扫描的假阴性结果发生在甲状旁腺腺瘤中嗜酸细胞计数较低时或 MIBI 代谢增快早期即被清除时。甲状旁腺肿瘤的嗜

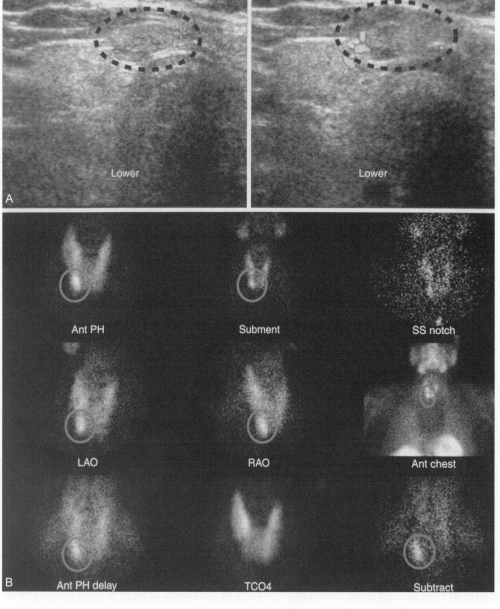

图 57-7 （也见彩图）超声和 MIBI 负显像发现一右下甲状旁腺腺瘤。一位 60 岁女性患者，原发性甲状旁腺功能亢进症，行超声联合 MIBI 显像检查。她成功接受了前路右下甲状旁腺切除手术。A，超声显示甲状腺右叶下极水平一个（2×1.3×0.8）cm 的低回声结节。B，MIBI 负显像显示一个右下甲状旁腺腺瘤，与超声结果相符

酸细胞计数降低通常与甲状旁腺细胞增生、双腺瘤和较小的单发腺瘤有关。MIBI 被甲状旁腺非特异性的快速清除与 P- 糖蛋白（一种多药耐药蛋白质）的活性增高有关。细胞膜 P- 糖蛋白的表达增加会导致 MIBI 被甲状旁腺细胞快速清除，进而出现假阴性结果[66]。

关于这个主题的更多讨论，请浏览 expertconsult.com 网站。

替曲磷成像

关于这个主题的更多讨论，请浏览 expertconsult.com 网站。

PET 正电子发射断层扫描

关于这个主题的更多讨论，请浏览 expertconsult.com 网站。

甲氧基异丁基异腈成像：小结

总而言之，MIBI 成像技术对检测单发腺瘤（敏感性 89%）比铊（敏感性 72%）更敏感，是首选的核素成像检查。对 MIBI 成像的最佳方法仍有争议，包括平面减影成像、双期成像、双期 SPECT 显像、SPECT/CT 融合显像。所有这些方法在使用单一的

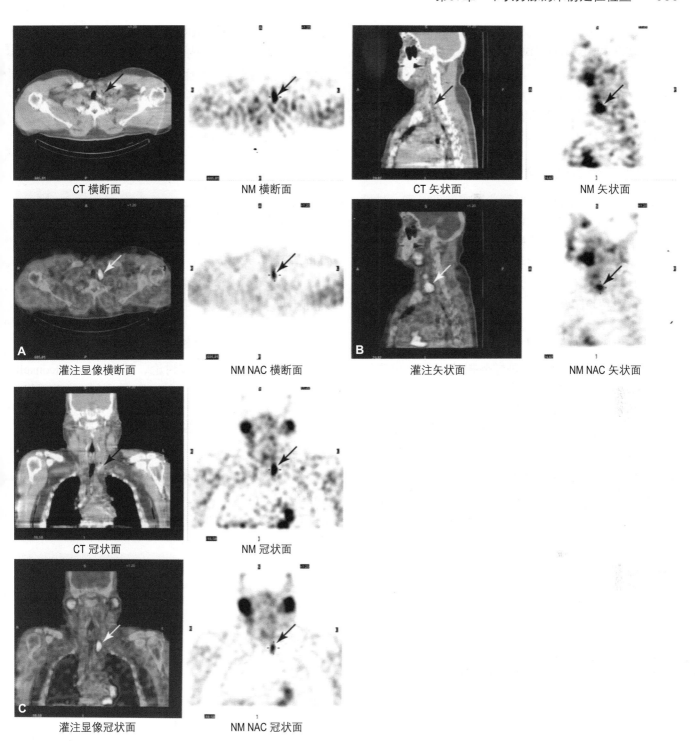

CT 横断面　　　　NM 横断面　　　　CT 矢状面　　　　NM 矢状面

灌注显像横断面　　NM NAC 横断面　　灌注矢状面　　　NM NAC 矢状面

CT 冠状面　　　　NM 冠状面

灌注显像冠状面　　NM NAC 冠状面

图 57-8（也见彩图）一位 43 岁男性患者，原发性甲状旁腺功能亢进症，行 SPECT/CT 联合 MIBI 腈显像。SPECT/CT 以 ^{99m}Tc-MIBI 行颈部显像。轴位（A）、矢状位（B）和冠状位（C）图像。左甲状腺床下方的持续高 MIBI 摄取灶符合甲状旁腺腺瘤表现。术中发现这位患者患有左上甲状旁腺腺瘤

示踪剂 MIBI 扫描时都能改善定位效果。MIBI 的最大弊端是其对多腺体增生型甲状旁腺病变（敏感性 45%）和双腺瘤（敏感性 30%）的敏感性低，而且它不能检出小型腺瘤。由于这些特点，我们用 MIBI 扫描成像作为一线的核素显像方法时经常需要结合二线成像检查，通常是结合超声检查。替曲磷成像技

术和 PET 成像技术都很有效但需要进一步的研究。

侵入性检查技术
细针穿刺抽吸

CT 或超声引导下对增大的甲状旁腺进行细针穿刺抽吸活检（FNA）最早出现在 20 世纪 80 年代

初[76-77]。此后的研究显示，FNA 检查在区分甲状旁腺和非甲状旁腺组织时特异性很高。首次手术治疗时不用这一检查技术是因为其属于侵入性检查[78]。FNA 的细胞学的敏感性没有测量穿刺标本的甲状旁腺素水平的敏感性高，这是因为在细胞学上容易将滤泡型甲状腺肿瘤误认为甲状旁腺组织。

甲状旁腺血管造影成像

选择性甲状腺下动脉血管造影成像可以靠一过性充血征象发现 25%～70% 的腺瘤[22]。已经有出现严重并发症的报道，包括中枢神经系统血栓性梗死和四肢瘫痪[79]。由于此项检查技术风险很高，而且由于无创性成像技术的不断改善，现在已经很少用到甲状旁腺血管造影技术了[80]。

选择性静脉采血血样分析

甲状旁腺素静脉采血血样分析技术是在出现甲状旁腺素放射免疫分析法之后才发展起来的[21]。选择性静脉采血（selective venous sampling，SVS）比大静脉采血更准确，其准确性分别为 83% 和 29%[81]。SVS 分析在全分子甲状旁腺素检测试剂盒（iPTH）出现后变得更加准确，一些系列研究发现其敏感性从 87% 提高到 95%[38]。我们将 SVS 分

析技术留给需要再次手术而其无创性检查为阴性或不明确或有冲突结果的患者。在这组患者中，SVS 的敏感性为 75%，相比之下，MIBI 核素成像的敏感性为 65%，而超声检查为 50%[82]。SVS 检查有技术上的挑战，它的成功需要有经验丰富的放射科医生。而且这项检查也很昂贵且有更多的放射线接触。

特殊情况

后位上甲状旁腺腺瘤

关于这个主题的更多讨论，请浏览 expertconsult.com 网站。

孕期的甲状旁腺定位检查

关于这个主题的更多讨论，请浏览 expertconsult.com 网站。

对 MEN 1 型和继发型和再次复发型患者的定位检查

关于这个主题的更多讨论，请浏览 expertconsult.com 网站。

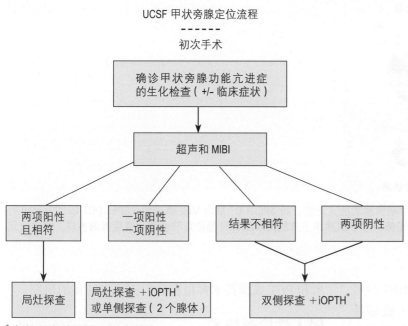

UCSF 甲状旁腺定位流程

初次手术

* 条件允许则进行 iOPTH 检查。
如没有条件进行 iOPTH 检查，则：
（1）两项阳性且相符：找到一个病变腺体（腺瘤）→局灶探查
（2）一项阳性：需要找到两个腺体（一个正常腺体，一个腺瘤）→单侧探查
（3）没有阳性结果：双侧探查

图 57-9 旧金山市加利福尼亚大学采用的初次手术甲状旁腺定位流程

UCSF 甲状旁腺定位流程

再手术

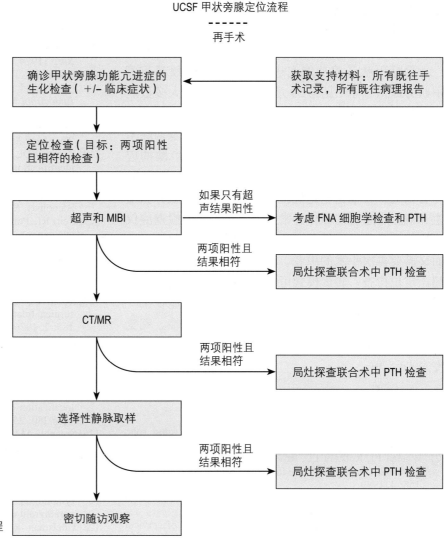

图 57-10 UCSF 再手术的甲状旁腺定位流程

首次手术和病变复发或持续存在的对策路线图

应用术前定位检查了解甲状旁腺功能亢进症患者的状况可以分为两种情况：①首次手术时；②再次手术时（图 57-5 和 57-6）。因为对首次手术治疗的患者允许一定程度的术中探查，所以也不是必须要做术前定位检查。另一方面，再手术前进行定位检查是至关重要的。在应用侵入性检查或昂贵检查前应该优先选择非侵入性的和不太昂贵的定位检查。我们的机构是在首次手术前就联合应用超声检查和 MIBI 核素扫描检查。如果两项检查结果一致，甲状旁腺腺瘤就能准确定位，而且对多腺体疾病（如双腺瘤或多腺体增

生）检查的可能性几乎可以达到忽略不计的水平 [67]。根据这些术前定位检查的结果，外科手术方式可以选择区域探查或单侧探查以确认一个甲状旁腺腺瘤和一个同侧正常的甲状旁腺，又或者双侧探查以确认所有 4 个甲状旁腺腺体。术中甲状旁腺素检测和术中超声检查可作为术中的辅助检查手段（参见第 58 章至第 61 章）。

当需要再次手术治疗时，获得之前所有的手术记录和病理检查结果并构建出一个疾病发展路线图是非常重要的（参见第 68 章）。此时需要的术前定位检查可以从一系列的备选方案中选出，包括无创性的超声检查、MIBI 核素扫描、CT 或 MRI 检查，以及有创性的选择性静脉血样分析和 FNA 活检检查。针对再次手术，我们认为，得到两项一致的定位检查结果才能选择区域探查的手术方式。

结语

治疗甲状旁腺功能亢进症的金标准是颈部双侧甲状旁腺探查术（见第59章）。然而，对于大多数病例，目前颈部重点探查（微创甲状旁腺切除术）的治愈率与双侧颈部探查结果相近。微创甲状旁腺切除术需要良好的定位检查。随着核素扫描和超声波的应用，非侵入性甲状旁腺术前定位的准确性越来越高。尽管如此，目前这些定位检查均无法识别甲状旁腺增生和双腺瘤患者的腺体异常。侵入性的定位检查应仅适用于通过非侵入性手段不能证实甲状旁腺腺体异常而又需要再次手术的患者。许多外科医生倾向于实施超声定位检查。转诊模式可能规定或限制了外科医生对影像检查手段的选择。联合检测的实施可能在某一个机构适用，而在另一个机构却不具有可行性。究竟使用哪种术前定位方法取决于当地具有怎样的技术与专家平台。

参考文献

[1] Fine EJ: Parathyroid imaging: its current status and future role, *Semin Nucl Med* 17: 4, 1987.

[2] Whelan PJ, Rotstein LE, Rosen IB, et al: Do we really need another localizing technique for parathyroid glands? *Am J Surg* 158: 4, 1989.

[3] Duh QY, Sancho JJ, Clark OH: Parathyroid localization. Clinical review, *Acta Chir Scand* 153: 4, 1987.

[4] Satava RM, Beahrs OH, Scholz DA: Success rate of cervical exploration for hyperparathyroidism, *Arch Surg* 110: 5, 1975.

[5] Bruining HA, van Houten H, Juttmann JR, et al: Original scientific reports. Results of operative treatment of 615 patients with primary hyperparathyroidism, *World J Surg* 5: 1,.

[6] Heath H, Hodgson SF, Kennedy MA: Primary hyperparathyroidism. Incidence, morbidity, and potential economic impact in a community, *N Engl J Med* 302: 4, 1980.

[7] Berson SA, Yalow RS, Aurbach GD, et al: Immunoassay of bovine and human parathyroid hormone, *Proc Natl Acad Sci U S A* 49: 5, 1963.

[8] Roka R, Niederle B, Kovarik J, et al: Clinical long-term results after parathyroidectomy for primary hyperparathyroidism, *Acta Chir Scand* 153: 9, 1987.

[9] Sivula A, Ronni-Sivula H: Natural history of treated primary hyperparathyroidism, *Surg Clin North Am* 67: 2, 1987.

[10] Potts JT: Clinical review 9: Management of asymptomatic hyperparathyroidism, *J Clin Endocrinol Metab* 70: 6, 1990.

[11] Potchen EJ, Sodee DB: Selective isotopic labeling of the human parathyroid: a preliminary case report, *J Clin Endocrinol Metab* 24, .

[12] McGeown MG, Bell TK, Soyannwo MA, et al: Parathyroid scanning in the human with selenomethionine-75Se, *Br J Radiol* 41: 484, 1968.

[13] Mailliard JA: Localization of a parathyroid by 131-I scintiscan, *JAMA* 204: 3, 1968.

[14] Samuels BI, Dowdy AH, Lecky JW: Localization of parathyroids by thermography, *N Engl J Med* 286: 4, 1972.

[15] Wasson EC, Smith JL, Usselman JA: Localization of a parathyroid adenoma by thermography, *West J Med* 121: 2, 1974.

[16] Wang CA, Reitz RE, Pollard JJ, et al: Localization of hyperfunctioning parathyroids. The surgeons' riddle, *Am J Surg* 119: 4, 1970.

[17] Sofianides T, Chang YS, Leary JS, et al: Localization of parathyroid adenomas by cervical esophagram, *J Clin Endocrinol Metab* 46: 4, 1978.

[18] Stevens AC, Jackson CE: Localization of parathyroid adenomas by esophageal cine-roentgenography, *Am J Roentgenol Radium Ther Nucl Med* 99: 1, 1967.

[19] Gordon DL, Airan MC, Thomas W, et al: Parathyroid identification by methylene blue infusion, *Br J Surg* 62: 9, 1975.

[20] Kuntz CH, Goldsmith RE: Selective arteriography of parathyroid adenomas, *Radiology* 102: 1, 1972.

[21] Reitz RE, Pollard JJ, Wang CA, et al: Localization of parathyroid adenomas by selective venous catheterization and radioimmunoassay, *N Engl J Med* 281: 7, 1969.

[22] Mallette LE, Gomez L, Fisher RG: Parathyroid angiography: a review of current knowledge and guidelines for clinical application, *Endocr Rev* 2: 1, 1981.

[23] Rothmund M, Diethelm L, Brünner H, et al: Diagnosis and surgical treatment of mediastinal parathyroid tumors, *Ann Surg* 183: 2, 1976.

[24] Silinková-Málková E, Balcar V: Preoperative localization of parathyroidal adenomas by the means of radiography, *Radiologe* 11: 3, 1971.

[25] Reiss E, Canterbury JM: Application of radioimmunoassay to differentiation of adenoma and hyperplasia and to preoperative localization of hyperfunctioning parathyroid glands, *N Engl J Med* 280: 25, 1969.

[26] Spiegel AM, Doppman JL, Marx SJ, et al: Preoperative localization of abnormal parathyroid: neck massage versus arteriography and selective venous sampling, *Ann Intern Med* 89: 6, 1978.

[27] Kato T, Hattori T, Miura K, et al: Application of thyroid lymphography to preoperative localization of hyperfunctioning parathyroid adenomas, *Ann Surg* 179: 3, 1974.

[28] Udelsman R, Pasieka JL, Sturgeon C, et al: Surgery for asymptomatic primary hyperparathyroidism: proceedings of the third international workshop, *J Clin Endocrinol Metab* 94: 2, 2009.

[29] Ruda JM, Hollenbeak CS, Stack BC: A systematic review of the diagnosis and treatment of primary hyperparathyroidism from 1995 to 2003, *Otolaryngol Head Neck Surg* 132: 3, 2005.

[30] Bambach CP, Riley JW, Picker RH, et al: Preoperative parathyroid identification by ultrasonic scan, *Med J Aust* 2: 6, 1978.

[31] Edis AJ, Evans TC: High-resolution, real-time ultrasonography in the preoperative location of parathyroid tumors. Pilot study, *N Engl J Med* 301: 10, 1979.

[32] Sample WF, Mitchell SP, Bledsoe RC: Parathyroid ultrasonography, *Radiology* 127: 2, 1978.

[33] Meilstrup JW: Ultrasound examination of the parathyroid glands, *Otolaryngol Clin North Am* 37: 4, 2004.

[34] Randel SB, Gooding GA, Clark OH, et al: Parathyroid variants: US evaluation, *Radiology* 165: 1, 1987.

[35] Lever EG, Refetoff S, Straus FH, et al: Coexisting thyroid and parathyroid disease—are they related? *Surgery* 94: 6, 1983.

[36] Lloyd MN, Lees WR, Milroy EJ: Pre-operative localisation in primary hyperparathyroidism, *Clin Radiol* 41: 4, 1990.

[37] Purcell GP, Dirbas FM, Jeffrey RB, et al: Parathyroid localization with high-resolution ultrasound and technetium Tc 99m sestamibi, *Arch Surg* 134: 8, 1999.

[38] Mihai R, Simon D, Hellman P: Imaging for primary hyperparathyroidism—an evidence-based analysis, *Langenbecks Arch Surg* 394: 5, 2009.

[39] Barczynski M, Golkowski F, Konturek A, et al: Technetium-99m-sestamibi subtraction scintigraphy vs. ultrasonography combined with a rapid parathyroid hormone assay in parathyroid aspirates in preoperative localization of parathyroid adenomas and in directing surgical approach, *Clin Endocrinol (Oxf)* 65: 1,.

[40] Soon PS, Delbridge LW, Sywak MS, et al: Surgeon performed ultrasound facilitates minimally invasive parathyroidectomy by the focused lateral mini-incision approach, *World J Surg* 32: 5, 2008.

[41] Arora S, Balash PR, Yoo J, et al: Benefits of surgeon-performed ultrasound for primary hyperparathyroidism, *Langenbecks Arch Surg* 394: 5, 2009.

[42] Kairys JC, Daskalakis C, Weigel RJ: Surgeon-performed ultrasound for preoperative localization of abnormal parathyroid glands in patients with primary hyperparathyroidism, *World J Surg* 30: 9, 2006.

[43] Soon PS, Yeh MW, Sywak MS, et al: Minimally invasive parathyroidectomy using the lateral focused miniincision approach: Is there a learning curve for surgeons experienced in the open procedure? *J Am Coll Surg* 204: 1, 2007.

[44] Solorzano CC, Carneiro-Pla DM, Irvin GL: Surgeon-performed ultrasonography as the initial and only localizing study in sporadic primary hyperparathyroidism, *J Am Coll Surg* 202: 1, 2006.

[45] Stark DD, Gooding GA, Moss AA, et al: Parathyroid imaging: comparison of high-resolution CT and high-resolution sonography, *AJR Am J Roentgenol* 141: 4, 1983.

[46] Ovenfors CO, Stark D, Moss A, et al: Localization of parathyroid adenoma by computed tomography, *J Comput Assist Tomogr* 6: 6, 1982.

[47] Zald PB, Hamilton BE, Larsen ML, et al: The role of computed tomography for localization of parathyroid adenomas, *Laryngoscope* 118: 8, 2008.

[48] Ahuja A, Wong KT, Ching AS, et al: Imaging for primary hyperparathyroidism–what beginners should know, *Clin Radiol* 59: 11, 2004.

[49] Doppman JL, Miller DL: Localization of parathyroid tumors in patients with asymptomatic hyperparathyroidism and no previous surgery, *J Bone Miner Res* 6(Suppl 2).

[50] Mazzeo S, Cappelli C, Caramella D, et al: Multidetector CT in diagnostic work-up of patients with primary hyperparathyroidism, *Radiol Med (Torino)* 112: 5, 2007.

[51] Harari A, Allendorf J, Shifrin A, et al: Negative preoperative localization leads to greater resource use in the era of minimally invasive parathyroidectomy, *Am J Surg* 197: 6, 2009.

[52] Rodgers SE, Hunter GJ, Hamberg LM, et al: Improved preoperative planning for directed parathyroidectomy with 4-dimensional computed tomography, *Surgery* 140: 6, 2006.

[53] Harari A, Zarnegar R, Lee J, et al: Computed tomography can guide focused exploration in select patients with primary hyperparathyroidism and negative sestamibi scanning, *Surgery* 144: 6, 2008.

[54] Fakhran S, Branstetter BF, Pryma DA: Parathyroid imaging, *Neuroimaging Clin N Am* 18: 3, 2008.

[55] Gotway MB, Reddy GP, Webb WR, et al: Comparison between MR imaging and 99mTc MIBI scintigraphy in the evaluation of recurrent of persistent hyperparathyroidism, *Radiology* 218: 3, 2001.

[56] Flickinger FW, Sathyanarayana, White JE, et al: MRI in hyperparathyroidism requiring reoperation, *Clin Imaging* 15: 3, 1991.

[57] Saeed S, Yao M, Philip B, et al: Localizing hyperfunctioning parathyroid tissue: MRI or nuclear study or both? *Clin Imaging* 30: 4, 2006.

[58] Abikhzer G, Levental M, Rush C: High resolution MRI in the detection of an intrathymic parathyroid adenoma, *Br J Radiol* 79: 945, 2006.

[59] Ferlin G, Borsato N, Camerani M, et al: New perspectives in localizing enlarged parathyroids by technetium-thallium subtraction scan, *J Nucl Med* 24: 5, 1983.

[60] Kettle AG, O'Doherty MJ: Parathyroid imaging: how good is it and how should it be done? *Semin Nucl Med* 36: 3, 2006.

[61] Palestro CJ, Tomas MB, Tronco GG: Radionuclide imaging of the parathyroid glands, *Semin Nucl Med* 35: 4, 2005.

[62] Coakley AJ, Kettle AG, Wells CP, et al: 99Tcm sestamibi—a new agent for parathyroid imaging, *Nucl Med Commun* 10: 11, 1989.

[63] Taillefer R, Boucher Y, Potvin C, et al: Detection and localization of parathyroid adenomas in patients with hyperparathyroidism using a single radionuclide imaging procedure with technetium-99m-sestamibi (double-phase study), *J Nucl Med* 33: 10, 1992.

[64] McBiles M, Lambert AT, Cote MG, et al: Sestamibi parathyroid imaging, *Semin Nucl Med* 25: 3, 1995.

[65] Lavely WC, Goetze S, Friedman KP, et al: Comparison of SPECT/CT, SPECT, and planar imaging with single- and dual-phase (99m)Tc-sestamibi parathyroid scintigraphy, *J Nucl Med* 48: 7, 2007.

[66] Gupta Y, Ahmed R, Happerfield L, et al: P-glycoprotein expression is associated with sestamibi washout in primary hyperparathyroidism, *Br J Surg* 94: 12, 2007.

[67] Haciyanli M, Lal G, Morita E, et al: Accuracy of preoperative localization studies and intraoperative parathyroid hormone assay in patients with primary hyperparathyroidism and double adenoma, *J Am Coll Surg* 197: 5, 2003.

[68] Ishibashi M, Nishida H, Kumabe T, et al: Tc-99m tetrofosmin. A new diagnostic tracer for parathyroid imaging, *Clin Nucl Med* 20: 10, 1995.

[69] Hiromatsu Y, Ishibashi M, Nishida H, et al: Technetium-99m tetrofosmin parathyroid imaging in patients with primary hyperparathyroidism, *Intern Med* 39: 2, 2000.

[70] Fjeld JG, Erichsen K, Pfeffer PF, et al: Technetium-99m-tetrofosmin for parathyroid scintigraphy: a comparison with sestamibi, *J Nucl Med* 38: 6, 1997.

[71] Apostolopoulos DJ, Houstoulaki E, Giannakenas C, et al: Technetium-99m-tetrofosmin for parathyroid scintigraphy: comparison to thallium-technetium scanning, *J Nucl Med* 39: 8, 1998.

[72] Neumann DR, Esselstyn CB, MacIntyre WJ, et al: Comparison of FDG-PET and sestamibi-SPECT in primary hyperparathyroidism, *J Nucl Med* 37: 11, 1996.

[73] Lange-Nolde A, Zajic T, Slawik M, et al: PET with 18F-DOPA in the imaging of parathyroid adenoma in patients with primary hyperparathyroidism. A pilot study, *Nuklearmedizin* 45: 5, 2006.

[74] Herrmann K, Takei T, Kanegae K, et al: Clinical value and limitations of [11C]-methionine PET for detection and localization of suspected parathyroid adenomas, *Mol Imaging Biol* 11: 5, 2009.

[75] Grassetto G, Alavi A, Rubello D: PET and parathyroid, *PET Clinics* 2: 3, 2007.

[76] Doppman JL, Krudy AG, Marx SJ, et al: Aspiration of enlarged parathyroid glands for parathyroid hormone assay, *Radiology* 148: 1, 1983.

[77] Gooding GA, Clark OH, Stark DD, et al: Parathyroid aspiration biopsy under ultrasound guidance in the postoperative hyperparathyroid patient, *Radiology* 155: 1, 1985.

[78] Abraham D, Sharma PK, Bentz J, et al: Utility of ultrasound-guided fine-needle aspiration of parathyroid adenomas for localization before minimally invasive parathyroidectomy, *Endocr Pract* 13: 4, 2007.

[79] Doppman JL: Parathyroid localization: arteriography and venous sampling, *Radiol Clin North Am* 14: 2, 1976.

[80] Clark OH, Stark DD, Gooding GA, et al: Localization procedures in patients requiring reoperation for hyperparathyroidism, *World J Surg* 8: 4, 1984.

[81] Bilezikian JP, Doppman JL, Shimkin PM, et al: Preoperative

第8篇

localization of abnormal parathyroid tissue: cumulative experience with venous sampling and arteriography, *Am J Med* 55: 4, 1973.

[82] Jones JJ, Brunaud L, Dowd CF, et al: Accuracy of selective venous sampling for intact parathyroid hormone in difficult patients with recurrent or persistent hyperparathyroidism, *Surgery* 132: 6, 2002.

[83] Harari A, Mitmaker EJ, Grogan RH, et al: Primary hyperparathyroidism patients with positive pre-operative sestamibi scan and negative ultrasound are more likely to have posteriorly located upper gland adenomas (PLUGs), *Ann Surg Oncol* 18 (6): 1717–1722, 2011.

[84] Perin E, Cacciaguerra G, Lapenna R, et al: Primary hyperparathyroidism in pregnancy, *Fertil Steril* 90: 5, 2008.

[85] Pothiwala P, Levine SN: Parathyroid surgery in pregnancy: review of the literature and localization by aspiration for parathyroid hormone levels, *J Perinatol* 29: 12, 2009.

[86] McMullen TP, Learoyd DL, Williams DC: Hyperparathyroidism in pregnancy: options for localization and surgical therapy, *World J Surg* 34(8): 1811–1816, 2010.

[87] Phitayakorn R, McHenry CR: Incidence and location of ectopic abnormal parathyroid glands, *Am J Surg* 191: 3, 2006.

[88] Steenvoorde P, Pauwels EK, Harding LK, et al: Diagnostic nuclear medicine and risk for the fetus, *Eur J Nucl Med* 25: 2, 1998.

[89] Lai EC, Ching AS, Leong HT: Secondary and tertiary hyperparathyroidism: role of preoperative localization, *ANZ J Surg* 77: 10, 2007.

第58章 ■ 原发性甲状旁腺功能亢进症的外科治疗原则

GREGORY W. RANDOLPH ■ CLIVE S. GRANT ■ DIPTI KAMANI

> 甲状旁腺手术的成功依赖于当外科医生看见甲状旁腺的时候就知道它是甲状旁腺的能力——知道甲状旁腺的分布规律，知道它们藏在哪里，并且在实际操作中能技巧娴熟的运用这些知识。
>
> EDWARD D. CHURCHILL, 1931[1]

本章包含一些在线额外内容，详情请浏览 expertconsult.com 网站。

本章将讨论现行的术前检查方案，回顾甲状旁腺手术的相关解剖，详细介绍甲状旁腺探查中寻找甲状旁腺的综合策略，这些内容对甲状旁腺手术医生来说仅是入门介绍和综述。不论你喜欢哪种特殊的手术路径，这些知识都是甲状旁腺手术的标准内容。你还可以参阅第 59 章、第 60 章、第 61 章、第 62 章、第 63 章、第 64 章、第 65 章、第 66 章、第 67 章和第 68 章。如欲详细了解甲状旁腺的胚胎学知识请参阅第 2 章。

术前评估

手术适应证

原发性甲状旁腺功能亢进症（甲旁亢）与一组广泛的症状和体征都有关，包括一系列骨（骨痛、骨折、囊性纤维性骨炎）、肾（肾结石、肾钙质沉着症、多尿、肾功能不全）、胃肠（恶心、呕吐、消化性溃疡、便秘、胰腺炎）、神经心理（无精打采、认知和社交能力下降、抑郁、精神异常）、软组织（皮内钙质沉着、钙过敏、难治性瘙痒症）和心血管（左心室肥大、传导异常、内皮细胞功能异常和 QT 间期缩短）方面的疾病表现[2]。大家熟悉的顺口溜"肾结石、骨疼痛、腹部不适、抑郁症和疲劳综合征"简明扼要地表述了甲旁亢的临床表现。在世界上大多数发达地区，甲旁亢患者通常没有症状或呈现非特异性症状，例如，疲劳、轻度抑郁、认知功能障碍，不常见到典型的高钙血症症状[2]。

一般情况下，通过甲状旁腺切除术可以终止或稳定原发性甲旁亢的大多数临床症状的进展，有症状的甲旁亢患者能从手术中获益（详见第 56 章）。大多数学者都同意：有症状的原发性甲旁亢患者具有明确的手术适应证。但是，对无症状的原发性甲旁亢患者是否适宜手术治疗还存在争议。1990 年，由 NIH 牵头举办的第一届"无症状型原发性甲旁亢治疗进展共识大会"提出了首个无症状型原发性甲旁亢的手术适应证标准。2002 年和 2008 年 5 月分别召开的第二届和第三届国际会议又对这一手术适应证共识指南进行了修订。下边将简述和讨论最近的指南（2008 年版），也见表 58-1。

无症状型原发性甲状旁腺功能亢进症手术指南

1. 高钙血症的程度。血清钙浓度高于正常上限超过 1 mg/dl。
2. 高尿钙的程度。在没有肾结石的情况下，高尿钙不再作为甲状旁腺手术的适应证。但在 1990 年版和 2002 年版的手术适应证指南中，尿钙高于 400 mg/d 又被认为是无症状型原发性甲旁亢的手术适应证。指南发生这一变化是基于：高尿钙本质上还没有确立为原发性甲旁亢患者肾结石形成的危险因素。
3. 肾功能不全。肾小球滤过率下降到 < 60 ml/min。早前的版本则是肌酐清除率较同龄正常人群下降达 30%。
4. 骨密度降低。在 50 岁以上的男性或女性，腰椎、股骨颈、全髋或桡骨远端 T 值 ≤ -2.5。1990 年版指南中则使用前臂骨 Z 值。
5. 年龄。年龄 < 50 岁，没有症状。对无症状型年轻患者给予手术治疗是因为：多项研究表明，这些

表58-1　无症状性原发性HPT的甲状旁腺手术的新旧指南对比 [*][3]

检查项目	1990	2002	2008
血清钙（＞正常值上限）	1~1.6 mg/dl(0.25~0.4 mmol/L)	1 mg/dl(0.25 mmol/L)	1 mg/dl(0.25 mmol/L)
24 小时尿钙	＞400 mg/d（＞10 mmol/d）	＞400 mg/d（＞10 mmol/d）	无规定
肾功能	肌酐清除率下降 30%	肌酐清除率下降 30%	肌酐清除率降至 60 ml/min 以下
BMD	股骨 Z 评分＜-2	任何部位 Z 评分＜-2.5[†]	任何部位 Z 评分＜-2.5 或[†] 既往脆性骨折史
年龄（岁）	＜50	＜50	＜50

[*]患者若不能依从或无条件实施随访监测也是手术适应证
[†]腰椎、髋部、股骨颈或桡骨远端

患者中大约 25% 的患者将持续进展并表现出一种或多种症状，其中一些病变是不可逆转的。现在还不能确定究竟哪些年轻的高甲状旁腺素患者将进展到有症状型[6]。

6. 其他重要的管理因素。对很难进行或不希望进行或不可能进行医疗监测和随访的患者也建议手术治疗。

对 50 岁以上的无症状型患者是否进行手术治疗还有争议。Talpos 在回顾了 SF36 健康调查结果后认为：实际上这些所谓的无症状型患者确实从手术中获益了[7]。Clark 认为，这些所谓无症状型患者会经常出现疲劳、骨关节疼痛或抑郁，这些症状在手术治疗后都有好转[8]。Clark 相信，只有少于 5% 的原发性甲旁亢患者是真正的无症状型患者[8]。Silverberg 发现，不仅手术治疗无症状型患者能改善和保持其腰椎和股骨颈的骨质密度，而且高甲状旁腺素患者在骨质密度稳定已达 10 年后又出现了骨质密度减退[9]。成功的甲状旁腺切除术也已经表明能增强和改善肌力与运动能力[10]。Zanocco 等人通过成本 - 效果分析发现，对于 50 岁以上的无症状型患者，手术是个合适的选择[11]。对这种潮流，不仅在外科医生，在内分泌学医生也一样，都持"积极手术"的态度。

术前病史采集和体格检查

术前采集病史很重要，应该询问有关原发性甲旁亢的包括潜在病因、症状和主诉的问题。原发性甲旁亢的重要病史和查体表现如下。

病史

- 高钙血症的症状。体重减轻，烦渴，疲乏，记忆力改变，抑郁，肾结石，高血压，骨关节肌肉痛，关节炎，痛风，骨折，骨病，恶心，呕吐，消化性溃疡，胰腺炎。

- 高钙血症的起病过程：
  - 逐渐缓慢起病见于原发性甲旁亢。
  - 快速起病更常见于恶性病。恶性病的高钙血症通常见于相对晚期、临床症状明显时。但是，多发性骨髓瘤是个例外，其高钙血症可能是首发症状。
  - 终生和稳定的高钙血症见于良性家族性低尿钙高血钙病。

- 发病年龄。散发性甲旁亢常见于高年龄组。一些家族性甲旁亢可能在较小年龄段就出现症状。

- 使用药物或其他情况出现的类似甲旁亢：
  - 口服钙剂、维生素 D 和维生素 A、噻嗪类利尿剂、锂剂以及抗惊厥药。
  - 缺乏维生素 D，佝偻病，肾上腺功能不全，甲状腺功能亢进症，长期制动，结节病，已知的恶性疾病。

- 放射线暴露史。低剂量的放射线暴露能增加 3 倍的甲旁亢风险[12]。

- 家族史。高血压，内分泌肿瘤，钙代谢紊乱。

- 既往史。颈部、甲状腺、甲状旁腺的手术史。

- 遗传综合征史。本章后边有关基因部分将详细描述。

关于这个主题的更多讨论，请浏览 expertconsult.com 网站。

体格检查

- 体格检查——通常不典型。Albright 规则阐明，如果能触诊到甲旁亢患者的结节，那通常是无关的甲状腺结节；在 50% 的甲状旁腺癌患者可能会触诊到肿块[14]。颈部触及固定肿块伴有严重的术前高钙血症和甲状旁腺素升高强烈提示甲状旁腺癌。

- 术前喉部检查（评估术前声带功能）很重要，特别是对于再次手术病例[15-16]。

术前实验室检查

- 血清钙和总甲状旁腺素（IPTH）。血清钙升高和总甲状旁腺素升高基本可以诊断甲旁亢。
  - 血清钙升高和甲状旁腺素正常。至少 10% 的经手术证实的原发性甲旁亢患者其血清甲状旁腺素水平处于正常高值。就像两者同时明显升高时一样，血钙升高而甲状旁腺素处于正常高值与自主性的甲状旁腺功能一致。
  - 血钙正常而甲状旁腺素升高。被称为血钙正常的原发性甲旁亢是甲旁亢的一种表现形式，或许是其最早期的表现形式（详见下文）。尽管很多人认为这是甲旁亢的一种表现形式，其同时还可能具有与血钙明显升高时一样的临床症状，但是要排除一些相似诊断，像维生素 D 缺乏症和肾源性高尿钙导致的继发性甲旁亢。要鉴别血钙正常的原发性甲状腺功能亢进症与肾源性高尿钙症，需要在给予噻嗪类利尿药以后检查甲状旁腺素、血清钙和尿钙水平（详见下文）。
  - 血清钙水平 > 14 mg/dl 高度提示甲状旁腺癌。
- 血清白蛋白、磷、镁和氯离子水平也应检查。在典型的原发性甲旁亢患者，血磷水平明显下降，但通常是处于正常低值。在准确检测甲状旁腺素水平之前，血清氯离子升高伴有典型的氯磷比 > 33 有助于诊断。
- 碱性磷酸酶。有骨病时碱性磷酸酶会升高。如果其术前有升高，则提示外科医生警惕术后可能出现严重的低钙血症，也称为骨饥饿综合征。
- 维生素 D。估计有甲旁亢的患者其 25- 羟基维生素 D 应该升高。这在鉴别诊断和治疗本病时很有意义（详见下文有关维生素 D 缺乏症段落）。应该讨论伴有维生素 D 缺乏的疾病，包括 Crohn 病、囊性纤维化病、脂肪泻、胃肠改道手术后的消化不良或肾功能不全（合成有活性的二羟基形式的维生素 D 的功能下降）[17]。
- 肾功能指标。
  - 血清尿素氮和肌酐。
- 查 24 小时尿钙和尿肌酐估测肾功能。这有助于排除家族性低尿钙高血钙病，其与甲旁亢很相似。尿钙与肌酐清除率之比降低且 24 小时尿总钙 < 100 mg 可以诊断本病。强烈建议外科医生熟知并敏锐掌握甲旁亢的生化诊断。98% 的时候都要求手术医生在手术时对诊断的准确性充满信心，这样才能进行彻底的颈部探查，认出是一个还是多个腺体异常进而做到治愈性切除（框 58-1）。

术前遗传学评估
家族性综合征和基因检测

原发性甲旁亢主要表现为散发，但是作为遗传性综合征的部分症状也可能见到。对于外科医生来说，术前鉴别原发性甲旁亢本质上是散发性的还是综合征性的很重要。诊断出综合征性甲旁亢有助于提示受累腺体的数量，进而决定手术的激进程度，同时对家族性筛查很有意义。不推荐常规进行基因检测。外显率不同和综合征症状的不全表现都会导致综合征性甲旁亢难以诊断。临床医生必须在首次术前评估时寻找相关线索，以决定应该在什么时候进行哪些基因检测（表 58-2）。

多发性内分泌肿瘤 1 型（MEN 1）

MEN 1 是一种常染色体显性 *MEN1* 基因（编码 menin 核蛋白）异常疾病，也称为 Wermer 综合征。其表现为肿瘤好发于甲状旁腺、胰腺和脑垂体。甲旁亢是 MEN 1 最常见的内分泌表现，患者到 50 岁时 95% 会出现。MEN 1 相关性甲旁亢起病较早，平均在 20 岁起病，这比典型的非综合征性原发性甲旁亢要早 30 年（详见第 67 章）[18]。Yip 等人发现，MEN 1 更常见于表现为原发性甲旁亢的年轻男性患者中并设计了一个 6 连问图版[13]。

多发性内分泌肿瘤 2A 型（MEN 2A）

MEN 2A 是一种因为 *RET* 基因突变导致的常染色体显性遗传病，也称为 Sipple 综合征，通常包含甲状腺髓样癌、嗜铬细胞瘤（占 50%）和原发性甲旁亢（占 10%~30%）（参见第 67 章）。

甲状旁腺功能亢进症 - 颌骨肿瘤综合征（HPTJT）

本病是一种罕见的常染色体显性遗传病，与

框58-1　生化诊断HPT的关键点
1. 血钙和 PTH 升高
2. 血肌酐正常
3. 血磷降低或正常值低水平
4. 尿钙 > 125 mg/24 h
5. 25- 羟基维生素 D 水平正常

表58-2　疾病、特征以及基因检测

疾病	初发年龄	HPT 外显率	合并征象	涉及基因（染色体定位）	基因检测	已有商业化检查	经典适用术式
MEN 1	＜30 岁（通常 20~25 岁）	高（90%~100%）	胰腺肿瘤、胃泌素瘤、胃溃疡（Zollinger-Ellison 综合征）	MEN 1 (11q13)[18,20,179-182]	MEN 1	是	多腺体切除
MEN 2A	＞30 岁	低（15%~30%）	MTC 和嗜铬细胞瘤	RET (10q21)[18,20,183]	RET	是	仅切除肿大腺体
HPTJT	＞30 岁（平均 32 岁）	高（80%）甲状旁腺癌高危	上颌骨或下颌骨的纤维骨瘤，肾肿瘤高危（肾母细胞瘤或错构瘤或 Wilms 瘤）和子宫肿瘤[184]	HRPT2（也被认为是 CDC73）[18,20,181,185]（1q 21-32)	HRPT2	是	多腺体切除
ADMH	40~48 岁	高（100%）	不成功的甲状旁腺手术史	CASR (3q21-24)[18,20]	CASR	是	多腺体切除
FHH（杂合子形式）	年轻（10 岁以前）	高	无症状性轻度高钙血症合并低尿钙，半数患者有高镁血症，低钙/肌酐比合并 24 小时尿钙 ＜100 mg	CASR (3q21-24)	CASR	是	如无症状则不处理
NSHPT（纯合子形式）	出生至 6 个月	低（12%~14%）	婴儿嗜睡、肌张力减退、不生长、骨质脱钙、多发性骨折、严重颅骨畸形，如果不治疗，则导致佝偻病、重症神经发育障碍，通常是致命的	CASR (3q 21-24)[20]	CASR	是	多腺体切除
FIHPT	多变	低（12%~14%）	罕见	MEN 1，CASR，HRPT[220,181,185-188]（1q 21-32) 和其他	MEN 1、CASR、HRPT2	是	多腺体切除

HRPT2 基因（也称为 *CDC73* 基因）有关。甲旁亢是其最常见的症状，经常伴有不同发展程度的多发性腺瘤。15%~20% 的病例可见甲状旁腺癌。也能见到下颌骨硬化或上颌骨纤维瘤和肾囊肿或肾错构瘤。

常染色体显性轻度甲状旁腺功能亢进症（ADMH）

本病是一种罕见的常染色体显性综合征，表现为高血钙和高尿钙。其与 *CASR* 基因突变有关[19]。这一综合征见于较高年龄人群，通常高于 40 岁，且在所有病例都可见到甲旁亢。很多患者有甲状旁腺手术治疗失败病史。治疗选择多腺体切除[20]。

家族性低尿钙高钙血症（FHH）

本病是一种罕见的常染色体显性遗传病，表现为无症状的、非进展性持续终生的高钙血症，外显率为 100%[21-22]。本病通常在有高血钙、相对低尿钙和有甲状旁腺素不同程度升高的家族中做出诊断。这表明患者的肾的钙阈值设定有问题，不需要甲状旁腺手术治疗，但需要在术前评估时与原发性甲旁亢鉴别，这也是为什么要在术前测定 24 小时总尿钙和尿肌酐的原因。接近半数的 FHH 综合征患者有血清镁升高和钙/肌酐清除率比降低（通常低于 0.01）以及 24 小时尿总钙 ＜100 mg。本病在基因型表现为杂合型时，表现为外显型，而在基因型为纯合型的新生儿则表现为重度的甲旁亢。

新生儿重度甲状旁腺功能亢进症（NSHPT）

本病是 FHH 病的纯合型发病形式，出生或 6 个月月龄之内即发病。具有严重的高钙血症症状和骨骼症状。治疗包括积极的全甲状旁腺切除术。

家族性单纯性甲状旁腺功能亢进症（FIHPT）

本病是一种罕见的常染色体显性遗传综合征，实际上是 MEN 1、FHH、HPTJT 或其他一些综合征症状不全外显时的亚型，其表现仅有甲旁亢。Hannan 等人曾报道了 2 例 FIHPT，1 例表现出高钙血症症状，另一例没有症状[23]。他们建议，如果详细的家族史表明有一级亲属受累，则应进行基因检测以排除 MEN 1、MEN 2、FIHPT 或 BFHH。

提示可能有基因异常的病史和体格检查

尽管发病年龄不是综合征型甲旁亢的绝对指标，但是儿童或青少年时期出现原发性甲旁亢通常提示有家族性综合征的可能性。尤其是伴有像复发性肾结石症状的年轻患者[24]。

具有颌骨肿瘤、子宫息肉或甲状旁腺癌病史提示 HPTJT 综合征；具有垂体腺瘤、Zollinger-Ellison 综合征、胰腺肿瘤、胃泌素瘤、胃溃疡或多个面部血管纤维瘤病史则强烈提示 MEN 1 综合征[25]。具有甲状腺髓样癌或嗜铬细胞瘤症状或病史则提示 MEN 2A，也就是 Sipple 综合征。

对所有原发性甲旁亢的患者都应该获取其家族史，应该包括家族中的高血压病史、钙异常病史、相关内分泌疾病史，这些都有助于提示家族性疾病。最后，甲状旁腺手术失败史提示关注可能的多腺体综合征性疾病。

根据拟诊综合征可进行更多实验室检查。针对 MEN 1 综合征可以检测血清胃泌素和催乳素，怀疑 MEN 2A 综合征时可以检测嗜铬细胞瘤相关的血浆肾上腺素、去甲肾上腺素或尿儿茶酚胺水平。

维生素 D 和原发性甲状旁腺功能亢进症

对于拟诊原发性甲旁亢的患者，在进行术前评估时，应该考虑到维生素 D 的水平。

首先，评估患者时必须在鉴别诊断时考虑到维生素 D 缺乏症。维生素 D 缺乏症可造成血清钙降低或正常伴有甲状旁腺素升高。在原发性甲旁亢，血清钙和甲状旁腺素都升高而维生素 D 水平正常。但是，钙正常型甲旁亢会表现为钙水平正常和甲状旁腺素升高，这在最初和单纯维生素 D 缺乏症非常相似。

第二，维生素 D 缺乏症很常见，所以有可能共存于患有原发性甲旁亢的患者。有意思的是，在地理位置匹配的人群，维生素 D 缺乏或不足更常见于原发性甲旁亢患者[26]。当同时伴有维生素 D 缺乏症时，原发性甲旁亢的症状表现更严重，至少在生化检查中如此[26-30]。同时患有维生素 D 缺乏症可导致血清钙降至正常水平，这会导致诊断的不确定性。维生素 D 缺乏症的原因通常是多因素的，可有紫外线暴露不足、维生素 D 摄入不足（饮食性）、医源性维生素 D 吸收不良，如 Crohn 病、囊性纤维化、脂肪泻、胃肠改道手术或是肾功能不全造成的不能合成有活性的二羟基形式的维生素 D[17]。

维生素 D 缺乏症患者进行甲状旁腺切除手术后出现低钙血症和"骨饥饿综合征"的风险同样增高，这也说明了对所有原发性甲旁亢患者进行术前评估时都要检测维生素 D 水平的重要性[26]。术后甲状旁腺素升高更常见于术前患有维生素 D 缺乏症的患者。原发性甲旁亢患者甲状旁腺切除术后补充维生素 D 能减少出现钙正常型甲状旁腺素升高的可能性[31]。

当伴有原发性甲旁亢时，治疗维生素 D 缺乏症可能比较困难，严密监测血清和尿液中的钙水平很重要，有限的资料表明，上述两项指标升高可能见于部分患者对维生素 D 替代疗法的反应[27]。当前的指南推荐对所有原发性甲旁亢患者检测血清 25-OH 维生素 D 水平，如果其 < 50 mmol/L（20 ng/ml），则应补充。如果需要补充维生素 D，则应在谨慎的、严密监控下给予低剂量补充。初步的关于轻度原发性甲旁亢患者补充维生素 D 的数据表明：一部分病例可以在不加重潜在高钙血症的情况下纠正维生素 D 缺乏症[26,30]。

钙正常型原发性甲状旁腺功能亢进症

钙正常型原发性甲旁亢是一个新近确认的疾病，患此病的患者总血清钙浓度正常，但甲状旁腺素无其他原因地持续处于增高水平[32]。尽管这些患者的总血清钙正常，但是离子钙水平可能会增高。

在仔细寻找无继发性甲旁亢后才能诊断钙正常型原发性甲旁亢；重要的是，必须排除维生素D缺乏症，因其有肾性高尿钙。使用一段时间的噻嗪类利尿药可以帮助鉴别肾性高尿钙和原发性甲旁亢。在有肾性丢失的患者，噻嗪类利尿药能减少这种肾源性的钙丢失，血清钙和甲状旁腺素趋向于恢复正常。在原发性甲旁亢患者，噻嗪类利尿药会导致高钙血症，甲状旁腺素水平不降。

确实属于钙正常型原发性甲旁亢的患者多数没有症状。在转诊中心见到的钙正常型原发性甲旁亢患者比典型原发性甲旁亢患者有更多的潜在骨骼运动系统受累，而且随着时间延长，这些受累倾向于进展。这些患者通常是在寻找骨质疏松的原因时才得到医疗关注[33]。相当一部分钙正常型原发性甲旁亢患者会进展为血钙升高的原发性甲旁亢。但是，有证据表明，这种到高钙血症的进展既不是不可避免的，也没有任何一致的进程。很多钙正常型原发性甲旁亢患者很长时间的血清钙一直表现为正常[32]。有的学者提出，这些患者可能是有症状型原发性甲旁亢的早期表现形式[34]。建议对钙正常型原发性甲旁亢患者进行规律的监测以防止疾病进展。如果疾病在加重，那么预防性的手术治疗是合适的[32]。关于钙正常型原发性甲旁亢的数据有限，需要进行进一步的研究（参见第56章）。

定位检查

关于这个主题的更多讨论，请浏览 expertconsult. com 网站。

单腺体疾病与多腺体疾病

甲状旁腺腺体的自主的无限制性增生导致了原发性甲旁亢。传统上我们已经认识到了两种互不相同的甲状旁腺异常增生形式：单腺体型和多腺体型。但是在某些情况下，很难鉴别这两种类型。单腺体型和多腺体型的确切定义已有变化。在多腺体型疾病时，所有4个腺体同时或不同时受累。每一个增生的腺体其大小可能变异很大，因而一些受累的腺体在手术时可能相当小。虽有争议但广泛使用的杂交新词"双腺瘤"

这一名词使这一情况更加复杂。

单腺体增大，其余3个腺体未受累，代表了80%～95%的原发性甲旁亢患者的病理情况（依实际使用的定义）。受累的腺体体积增大、细胞增多，伴有细胞内和细胞间脂肪减少。其余3个腺体大小正常或偏小，无细胞增多，腺体内脂肪充足；如果取材其表现为正常或萎缩。这种单腺体增大代表了一种以主细胞为主的良性肿瘤。

在4个腺体增生时，全部4个腺体都是增生的，一些或全部腺体都可能增大。这些增生的腺体，如前所述，单个大小可能为正常到显著增大。受累增生的腺体细胞增多，脂肪减少，这与单腺体腺瘤相似。尽管已经提出了腺瘤和腺体增生的组织学差异（腺瘤周缘有正常甲状旁腺组织，腺体增生时有包膜增厚、更明显的细胞不典型性、主细胞分布更混乱、大嗜酸性粒细胞、腺体分叶和厚壁血管），但是普遍认为，基于组织学标准不能将腺瘤和腺体增生截然分开[40]。DeLellis 曾报道，仅有50%的确诊的腺瘤具有"腺瘤周缘有正常的甲状旁腺组织"的特征[41]。而且，一些增生的腺体有结节性增生时可能表现出假环绕征[42]。基于这些组织学发现，传统上诊断单腺体型还是4个腺体增生型是基于手术大体观和组织学表现做出的（详见第70章）。

双腺瘤

在原发性甲旁亢，似乎有第三种独立的病理类型——双腺瘤——处于单腺体腺瘤和4个腺体增生的交叉地带。在手术探查时，在部分患者发现只有2个腺体增大；切除这2个增大腺体后，疾病治愈。双腺瘤可以看做是4个腺体增生不同步的一种形式，但是双腺体切除后的长期治愈率很高又反证了单独存在双腺瘤这一分类的可能性。Szabo 和其他学者曾报道，初次手术成功切除双腺瘤后的复发率与成功切除单腺瘤的复发率相同（1%～2%），这显著低于多腺体增生型的复发率（大约9.2%）[43-44]。在一项系统回顾了1962例原发性甲旁亢患者的综述中，Edis 报告，在1.9%的患者发现了2个增大的腺体和2个正常的腺体。这些患者在仅切除了2个增大的腺体后血钙恢复了正常[45]。多数学者认为，双腺瘤占原发性甲旁亢患者的2%～5%[46-47]。有一些报道描述双腺瘤所占比例高达12%[43]。Thompson 注意到，65岁以上的患者中双腺瘤的发生率增高，占这一年龄组甲状腺功能亢进症的比例为9%[48]。

原发性甲旁亢患者中出现甲状旁腺癌的可能性低于 1%（见第 70 章）。"甲状旁腺瘤样病"这一名词是指永生化的主细胞形成额外的幼稚的腺体，见于一些甲旁亢，如 MEN 1 或继发性甲旁亢。多个甲状旁腺移植可能导致甲状旁腺肿瘤碎裂或溢出（术后甲状旁腺瘤样病），进而可能导致甲旁亢复发 [49]。

不同步的多腺体疾病

多项研究显示，初次生化指标达到治愈标准后，甲旁亢的复发率（不包括疾病持续存在）在 1% ~ 16% 之间，这支持了有不同步多腺体疾病 [50-54]。Worsey 的 371 例随访了 15 年的病例显示，当疾病复发时，复发距初次成功手术时间平均为 3.8 年 [53]。这些不同步的多腺体型甲旁亢患者尽管具有 4 个旁腺都发病的过程，但是多克隆中心增生的趋势很弱，至少最初没有临床症状，一部分人可能永远没有临床症状。意识到了这一点后就会发现，一些较轻的原发性甲旁亢患者（包括单腺瘤和部分形式的多腺体疾病，如双腺瘤、MEN 2A 的甲旁亢和散发性非遗传增生病）在仅仅切除了肉眼可见的增大腺体后，疗效很好，复发率很低。因此，在这些 4 个腺体增生型患者的部分亚组中，病变的不同步可能非常缓慢，以至于永远不出现临床症状。在其他形式的多腺体原发性甲旁亢中（如 MEN 1），所有 4 个甲状旁腺都增生并形成克隆生发中心的趋势明显增强。这导致了更具有侵袭性的临床过程，证据就是，MEN 1 患者初次成功进行甲状旁腺次全切除术后 12 年的复发率为 50% [55]。另外还注意到，新生儿甲旁亢、家族性甲旁亢和继发性甲旁亢在进行广泛的甲状旁腺探查和切除术后复发率仍较高。可以将 4 个腺体性疾病设想为外显程度和临床侵袭程度不同的一组疾病（图 58-1），随着时间推移可能会发生变化，导致不同腺体不同步地出现症状，导致疾病复发。在临床过程更凶险的一些多腺体疾病类型中，甚至出现额外的甲状旁腺并伴有临床症状 [41,56]。切除这些额外的甲状旁腺可能要求切除双侧胸腺和甲状旁腺周围的脂肪组织。

应用仅切除肉眼观察体积增大的腺体这种保守治疗方式治疗低凶险度类型的多腺体病时，其治愈率很高，Badder 和 Harrison 所做的工作支持这一结果，他们认为，显微镜下的增生没有临床意义 [57-59]。对这些患者行更为激进的次全切除可能导致超过 20% 的患者

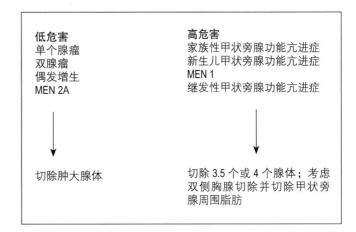

低危害	高危害
单个腺瘤	家族性甲状旁腺功能亢进症
双腺瘤	新生儿甲状旁腺功能亢进症
偶发增生	MEN 1
MEN 2A	继发性甲状旁腺功能亢进症
↓	↓
切除肿大腺体	切除 3.5 个或 4 个腺体；考虑双侧胸腺切除并切除甲状旁腺周围脂肪

图 58-1　甲状旁腺功能亢进症的临床危害谱

出现甲状旁腺功能低下 [60]。

术中甲状旁腺素检测：鉴别单腺体或多腺体疾病的功能性标准

在以前和从某种意义上说直到现在，区分单腺体病还是多腺体疾病都需要结合术中大体观察和组织学表现。如果手术医生将一个既定的腺体判定为大于正常腺体且病理学医生认为其有细胞增生、脂肪减少，那么这个腺体就被判定为病变腺体，就有临床意义。应用这一大体观加组织学标准，原发性甲旁亢患者中多腺体疾病大约占 15%。实际上，过去认为大多数原发性甲旁亢患者伴有增生，所有这些患者都应该应用甲状旁腺次全切除术治疗 [61]。一种新的检测方法——术中甲状旁腺素（iPTH）检测——可以供外科医生方便地用来诊断多腺体疾病。在切除首个增大的甲状旁腺后，诊断多腺体疾病有两种方式：确定更多的大体观增大的腺体伴有组织学增生，或者通过术中甲状旁腺素检测。前一种方式是传统的大体观加组织学标准，要求双侧探查，其发现多腺体病占到 15% ~ 30%（参见第 59 章）。后一种方式应用术中甲状旁腺素检测这种生化检查来发现更多的更亢进的腺体，其发现多腺体疾病的比例很接近前种方式，差异在 4% ~ 5% 之间 [62]（详见第 63 章）。基于各自的方法，两种方式都能成功。在必要的双侧探查术中，如发现一些甲状旁腺增大，但是其中一部分可能没有功能活性，则切除这类腺体可能并无必要，因为术中甲状旁腺素检测指导的甲状旁腺切除术很成功，而且目前甲旁亢复发的可能性没有升高 [63]。更喜欢术中甲状旁腺素检测这

一诊断工具的学者相信，所有增大或增生的腺体都有可能没有临床意义。Harrison 曾报道正常大小的腺体在镜下发现增生没有临床意义，因而切除这类腺体是不必要的[58]。Badder 也曾提出镜下增生的腺体没有功能上的意义[57]。但是因此就产生了问题：嗜酸性腺瘤和透明细胞增生的腺体都有功能[41,64-65]。Dawkins 曾报道，每毫克新鲜组织中甲状旁腺素的浓度在透明细胞增生腺体中比正常腺体或主细胞腺瘤低 1 000 倍。这一发现的临床意义还不清楚[65]。

组织学

关于这个主题的更多讨论，请浏览 expertconsult.com 网站。

原发性甲状旁腺功能亢进症的分子基因学

关于这个主题的更多讨论，请浏览 expertconsult.com 网站。

散发型甲状旁腺肿瘤的克隆形成

关于这个主题的更多讨论，请浏览 expertconsult.com 网站。

甲状旁腺的癌基因重排或过表达

关于这个主题的更多讨论，请浏览 expertconsult.com 网站。

甲状旁腺肿瘤抑制基因的失活

关于这个主题的更多讨论，请浏览 expertconsult.com 网站。

甲状旁腺手术解剖学

正常甲状旁腺的参数

甲状旁腺的数目

本章下文会详细讨论甲状旁腺的特点和定位。这里简要回顾甲状旁腺的数目和重量。人类通常有 4 个甲状旁腺。数项对无甲旁亢的个体进行的尸检研究发现，3% ~ 6% 的人其甲状旁腺少于 4 个。Wang 曾

指出，这些数据的得出是因为解剖不适当，而甲状旁腺的最少数目通常认为是 4 个[91-95]。这些相似的研究发现，多于 4 个甲状旁腺见于 2.5% ~ 6.7% 的病例[91-95]。Akerstrom 注意到，一些额外的甲状旁腺非常幼小或碎裂，通常在胸腺内或在正常甲状旁腺周围的脂肪内。这种幼小的甲状旁腺可见于高达 13% 的正常个体。真正的额外腺体（定义为超过 5 mg、与正常甲状旁腺有一定距离）仅见于 5% 的病例[94]。原发性甲旁亢患者具有这种额外甲状旁腺时其最常位于胸腺内。在对原发性甲旁亢患者进行的额外甲状旁腺研究中发现，有第 5 个甲状旁腺者占病例的 0.6% ~ 0.7%[93,96-97]。额外的甲状旁腺也见于继发性甲旁亢。Edis 和 Levitt 发现，10% 的继发性甲旁亢患者手术后持续甲旁亢是因为有额外的旁腺[98]。

甲状旁腺的重量

在 21 ~ 50 岁之前，正常甲状旁腺的重量一直在增长。在慢性非肾性疾病时，甲状旁腺的重量较轻。下甲状旁腺的重量稍微超过上甲状旁腺。正常甲状旁腺的重量上限是 38 ~ 59 mg[99-101]。Bonger 曾注意到，正常的和不正常的腺体重量之间有交叉，并曾见过增生的腺体仅重 60 mg[102]。这种小的但有增生的腺体的临床意义前边曾讨论过。

甲状旁腺的特征："滑动征"

理解甲状旁腺的胚胎学且术中密切注意细节变化有助于辨别正常的和异常的甲状旁腺。通过辨认一些鉴别要点，可以将甲状旁腺与周围颈部组织鉴别开来（参见表 22-4）。甲状旁腺的颜色通常是浅棕色到红棕黄色并经常被描述为"桃芯木色"。这一颜色与脂肪含量、血运情况和嗜酸细胞含量有关[103]。在肥胖者，甲状旁腺的脂肪含量升高，结果它们表现出更多黄色，其与周围脂肪仅有细微差别[41]。在 3 个月月龄以前的婴儿，正常甲状旁腺看起来是浅灰色、半透明样。在儿童期，正常甲状旁腺由于脂肪不足，相较于成年人更暗一些（呈粉棕色）。在正常成年人，甲状旁腺含有较多的脂肪因而更黄一些。成年人随着年龄增长，甲状旁腺逐渐变暗[104]。在成年人，有细胞增生的甲状旁腺脂肪减少，因而更偏棕色。继发性甲旁亢所致的腺体增大可能使其呈灰色。甲状旁腺癌累及的腺体可能呈白色，质硬，不规则样，伴有局部侵犯相关的周缘纤维化[102,105]。相比而言，脂肪呈亮黄色。甲状腺腺体呈厚重的斑驳红棕色，淋巴结的颜色可以从灰色、棕黄色到红色

变化，通常比甲状腺的颜色厚重。如果周围脂肪没有遮挡其脐部，还能看到甲状旁腺的特征性门血管（血管条）。甲状旁腺具有不连续的、有被膜的平滑的表面，不同于甲状腺的更多小叶样的表面和淋巴结的更斑驳的、有凹陷的表面。甲状旁腺腺体摸起来比甲状腺腺体或结节组织更软。甲状旁腺的外形也很特别，最常见到叶子样或豆子样。如把甲状旁腺误认为甲状腺表面的小结节进行解剖分离，会导致出血，但如在手术放大镜下仔细解剖紧贴甲状腺被膜处的甲状旁腺，不会导致严重的出血。最重要的鉴别特征是：甲状旁腺是有不连续被膜的器官，其周围脂肪被轻轻挤压时会出现特征性的滑动。去掉这些脂肪可以见到甲状旁腺的不连续包膜缘。挤压周围脂肪时，甲状旁腺出现脂肪内不连续的滑动，就像浪头上的小船一样。Wang 曾经这样描述上甲状旁腺："没有包膜固定，使其具有甲状旁腺特征性的活动"[93]。在进行中央区手术辨认甲状旁腺时，这一"滑动征"是一个极为有用的线索。

甲状旁腺的对称性

Akerstrom 曾注意到，上甲状旁腺位置对称的占80%，下甲状旁腺位置对称的占70%[94]。这种位置对称性对于甲状腺和甲状旁腺手术具有重要意义。我们已经发现，双侧的上甲状旁腺形状上也相似，双侧的下甲状旁腺形状上也相似。但是，上甲状旁腺可能与同侧的下甲状旁腺外形不同。我们已经发现，甲状腺下动脉与喉返神经的位置关系在同一个患者的不同侧别可能是不同的。

甲状旁腺和喉返神经的假想平面

在寻找甲状旁腺和鉴别上、下甲状旁腺时（在一些患者中它们在头尾轴向上可能非常接近），一个非常重要的线索是甲状旁腺相对于喉返神经的位置关系[106]。如果设想喉返神经在颈部的走行为一个冠状平面，那么上甲状旁腺应居这一平面的背侧（颈深面），下甲状旁腺应居这一平面的腹侧（颈浅面）（图58-2）。上甲状旁腺腺瘤的迁移路径和一定程度上下甲状旁腺腺瘤的迁移路径倾向于分处于这一平面的两侧。上甲状旁腺腺瘤倾向于迁移到咽后、喉后、食管后这些位置，可延伸至后纵隔。相反，下甲状旁腺腺瘤倾向于在胸腺中和前纵隔中，在喉返神经冠状面的前面。与甲状旁腺与甲状腺下动脉的关系相比，甲状旁腺与喉返神经的关系更恒定[106-107]。当下甲状旁腺

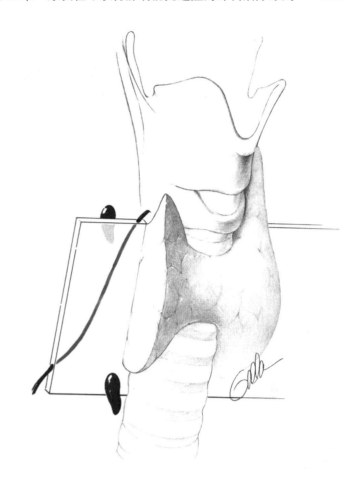

图 58-2 甲状旁腺与 RLN 平面的关系。可以看到上甲状旁腺位于 RLN 颈部平面的背侧（深面），而下甲状旁腺位于腹侧（浅面）

因为胚胎期下降失败导致异位时，可能在颈部喉返神经的浅面找到它们，通常与胸腺遗迹有关。

甲状旁腺的血管解剖

甲状腺下动脉供应下甲状旁腺。Delattre 发现，10% 的患者有甲状腺下动脉缺如，常见于左侧[108]。这些患者的下甲状旁腺可能靠甲状腺上动脉的一个分支供血。下降到前纵隔的下甲状旁腺通常靠甲状腺下动脉供血。如果甲状旁腺在纵隔内位置很低，它可能靠内乳动脉的胸腺支供血，甚至主动脉弓直接发出分支为其供血[93]。

上甲状旁腺通常靠甲状腺下动脉供血或靠甲状腺下动脉和甲状腺上动脉的吻合支供血。一些学者曾发现，在 20% ~ 45% 的病例中，上甲状旁腺直接从甲状腺上动脉获得血供。通常这些供血血管源于甲状腺上动脉的背支，在甲状腺上极水平发出[102,109]。如果需要保留甲状腺上动脉的背侧支，那么分离甲状腺上极

时要格外小心。

因此，下甲状旁腺和上甲状旁腺的血供是源于甲状腺下动脉和甲状腺上动脉。常见的甲状旁腺内侧面和甲状腺外侧面之间的一些交通小血管，通常认为其不足以为甲状旁腺供血[110-111]。但是，Lahey 注意到，如果完整保留甲状腺，在靠近外侧的位置结扎双侧甲状腺下动脉，会出现低发生率的甲状旁腺功能减退[112]。Curtis 曾报道，甲状腺下动脉内侧支（远心端）可能从很多气管和食管吻合支得到血供，这些在甲状腺腺叶次全切除术时应保留[111]。

甲状旁腺的位置

Wang、Gilmore 和 Akerstrom 曾对上、下甲状旁腺的位置做过详细综述[91,93-95]。本章所使用的比例数据结合了这些和其他一些研究结果。甲状旁腺的位置的不确定性源于两个不同来源：①在开始下降阶段的胚胎学变异；②后续迁移。后续迁移是假定：腺瘤一旦形成，因为重力和与周围结构和脏器的关系而发生。上甲状旁腺腺瘤和较少情况下的下甲状旁腺腺瘤表现出这种能力（表 58-3）。

▎胚胎学变异

下甲状旁腺：正常的和广义正常的位置（PⅢ）

与上甲状旁腺相比，下甲状旁腺在颈部的迁移路径更长，变异更多（表 58-3）。一般大约 50% 的

正常的下甲状旁腺是紧邻甲状腺的下极，位于其下、其外或其后 1 cm 之内（图 58-3）。其腺体常有脂肪包被，位于甲状腺下极表面或邻近甲状腺下极。残留胸腺，也称为胸腺遗迹、甲胸角或甲胸韧带，在成年人，表现为有包膜的脂肪样组织聚集，呈现浅白色到浅黄色，起始于胸廓入口，逐渐变细后伸向甲状腺腺体下极。这一结构代表了最上部分的残留胸腺，其还经过了脂肪变性。这团脂肪直接位于带状肌的深面。下甲状旁腺位于甲胸角内可见于 25% 的病例[94]。下甲状旁腺偶尔还能位于甲状腺下极内侧或紧邻气管，这见于大约 8% 的病例[59]。在大约 12% 的病例，下甲状旁腺单独位于甲状腺下极的外侧。

下甲状旁腺异位

下甲状旁腺基于胚胎学可能发生异位，可处于高位（未下降或下降不全）或低位（过度迁移）。在大约 3% 的病例中，下甲状旁腺过度迁移至胸廓上部，通常位于前纵隔下部胸腺内。这时，常有源于下乳动脉或独立的胸腺动脉或直接源于主动脉弓的血管为其腺体供血[113]。甲状旁腺组织曾被发现低至位于心包位置。

下甲状旁腺高位异位（如下降不全）发生于大约 1% 的病例。在这些病例中，下甲状旁腺可能紧邻部分胸腺，这也强调了即使在异位时，甲状旁腺与胸腺的胚胎学联系[94,114]。Edis 已经将这种未下降的下甲状旁腺与相关的胸腺组织命名为"胸旁腺"。在颈总动脉分叉的邻近区域，也就是甲状腺上极外侧 2 ~ 3 cm 处，经

表58-3　甲状旁腺定位：正常胚胎学和获得性变异

	正常胚胎学			后天迁移
	正常范围	正常范围扩充	异位	
上甲状旁腺（PIV）	80% 在环甲关节 1 cm 范围内（ITA/RLN 交点头侧 1 cm 处）	15% 在甲状腺上半部分后外侧面 3% 喉后、食管后 1% 上极上	<1% 位于甲状腺内 <1% 与颈动脉相连或斜角肌脂肪垫外侧	常见： 咽后或咽旁 颈深筋膜中层 封套筋膜上
下甲状旁腺（PⅢ）	50% 位于下极 1 cm 范围内（下方、外侧、后方）	25% 甲状胸腺角 12% 下极外侧 > 1 cm 8% 内侧气管表面	3% 前纵隔，胸腺下 1% 未下降 与颈动脉相连（分支或 STA 发出） 从舌骨、下颌角至胸腔入口 与残余胸腺相连（副胸腺） 1% 肩胛下 / 甲状腺内	ITA 血管蒂 从中极至后纵隔 可能低于 PⅢ 罕见： 前纵隔 胸腺内或外侧

为正常、非腺瘤性腺体的位置百分比。
ITA，甲状腺下动脉；RLN，喉返神经；STA，甲状腺上动脉。

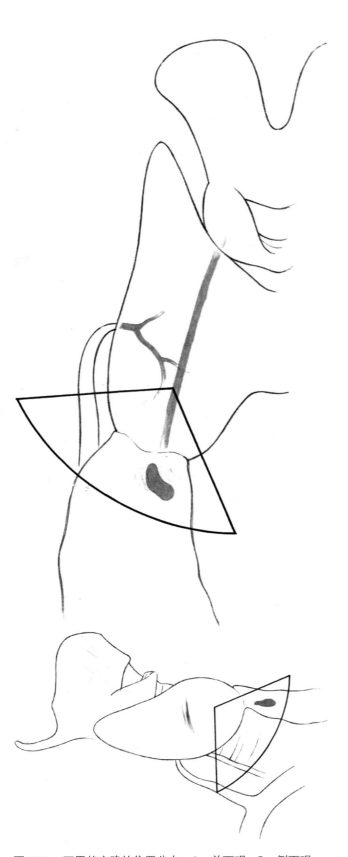

图 58-3 下甲状旁腺的位置分布。A，前面观。B，侧面观

常能找到未下降的甲状旁腺[93,95]。未下降的下甲状旁腺在颈部甚至可以在比颈动脉分叉更高的位置，如在邻近下颌角和舌骨周围见到。在这些位置，其腺体会由甲状腺上动脉提供血供。有曾在下咽黏膜下见到甲状旁腺组织（推测是未下降的下甲状旁腺）的报道[116]。

在大约 1% 的病例发现正常的甲状旁腺位于甲状腺腺体内，称为"甲状腺内甲状旁腺"。这一名称要求甲状腺腺体组织完全包裹甲状旁腺。甲状旁腺位于甲状腺包膜深面或部分被甲状腺表面的结节包绕，不属于真正的甲状腺内甲状旁腺。根据胚胎学，人们也许会推测甲状腺内甲状旁腺应该更常见于上甲状旁腺。但是，事实上，根据手术标本的病理学数据，下甲状旁腺更常见于甲状腺腺体内（参见本章后面的甲状腺内甲状旁腺瘤部分）。

上甲状旁腺：正常的和广义正常的位置（PIV）

从胚胎学来说，就像下甲状旁腺与胸腺有关一样，上甲状旁腺与外侧甲状腺原基 /C- 细胞复合体有关。上甲状旁腺的迁移路径较短，因而其异位的比例比下甲状旁腺低（表 58-3）。正常上甲状旁腺的特征性位置是位于环甲关节区（如环状软骨关节面下方、甲状软骨上方）（图 58-4）。这个位置大约位于甲状腺下动脉与喉返神经交叉点的头侧 1 cm 处。后两个解剖结构的变异较大，使得环甲关节成为上甲状旁腺更稳定可靠的地标。上甲状旁腺位于此处占到 80% 的病例[91,93-95]。在这一颈部平面，上甲状旁腺经常紧邻甲状腺上半部的后外面。上甲状旁腺常有脂肪囊，并可能因一层甲状腺周围筋膜包裹于甲状腺的后外面而被掩盖。连接甲状腺外侧面与邻近的下咽缩肌的这几层筋膜与甲状腺被膜需要谨慎地分离开，以显露出上甲状旁腺。在大约 15% 的病例，上甲状旁腺实际上是位于甲状腺的后外侧面。这个位置的上甲状旁腺位于喉返神经平面的深面（背侧面），但是其也可能紧邻喉返神经入喉处。一旦将大部分远端喉返神经与 Berry 韧带解离开，就可能见到上甲状旁腺。在这一区域，上甲状旁腺可能被一小团能以多种形式出现的甲状腺组织又称为 Zukerkandl 结节所遮挡（参见第 2 章）[94]。

在大约 3% 的病例中，正常的甲状旁腺位于喉后区、咽后区或食管后区[91,93-95]。在这些靠后的区域，因为前方喉软骨的声影，发生病变的甲状旁腺难以被超声检查发现，造成超声检查的假阴性结果。在大约 1% 的病例，上甲状旁腺的位置高于甲状腺上极。

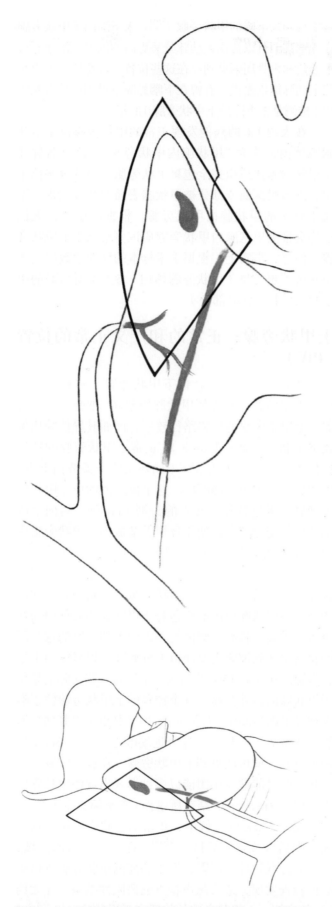

图 58-4   上甲状旁腺的位置分布。A，前面观。B，侧面观

上甲状旁腺异位

虽然比下甲状旁腺异位少见，确实有异位的上甲状旁腺。一些上甲状旁腺异位是因为不下降或向外侧下降，可能导致上甲状旁腺位于甲状腺外侧和颈总动脉内侧，或者紧邻颈总动脉。Thompson 曾报道发现，源于上甲状旁腺的甲状旁腺瘤可位于颈总动脉外侧的斜角肌脂肪囊内[117-118]。这种上甲状旁腺异位见于大约 0.5% 的个体[59,117,119]。甲状腺内的异位上甲状旁腺很罕见，比甲状腺内的异位下甲状腺旁腺更少见（参见本章后边的甲状腺内甲状旁腺部分）。

多余的甲状旁腺异位：胚胎组织残留和额外的甲状旁腺

大多数多余的甲状旁腺异位可能都与甲状旁腺的胚胎组织残留有关。其表现为相距正常甲状旁腺一段距离的小甲状旁腺组织团。这些小甲状旁腺组织团可能会增大，尤其是在特定病理情况下，其病理特征是强烈系统性的甲状旁腺增生刺激，就像 MEN 1 和继发性甲旁亢那样。在这种情况下，小的独立的甲状旁腺组织团（其在正常甲状旁腺旁被发现时最好称为初级旁腺）可以在正常甲状旁腺周围的脂肪中发现。当这些细胞团在与正常甲状旁腺相距较远的位置发现时，可称其为额外甲状旁腺。当出现额外甲状旁腺时，其通常位于胸腺内，多见于胸腺的纵隔部。这类异位甲状旁腺的其他经证实的位置有心包、主动脉肺动脉窗、颈部的颈动脉鞘外侧和喉黏膜下[116,119-120]。在一项对 32 例 1 岁以下婴儿的尸检研究中，Lack 发现，6% 的病例其迷走神经内含有甲状旁腺主细胞[121]。有确证的在迷走神经内的甲状旁腺腺瘤已有报道。如非不可，很难将这些多余的异位甲状旁腺与上甲状旁腺或下甲状旁腺联系起来。多数人认为，这种表型代表了胚胎早期甲状旁腺原基的碎裂，所以最好简单地认为其是额外的甲状旁腺的异位。

后续迁移

之前描述的甲状旁腺的位置的变异是由于胚胎发育变异造成的。解剖变异存在第二种来源：后续迁移。后续迁移是指异常增大的腺体因为异常腺体的自身重量和区域力学改变，也就是吞咽时反复的肌肉运动、胸腔内负压和颈纵隔筋膜层的容纳性，而继发（据推测）产生的位置变化。这种后续迁移的证据部分与在后纵隔找到的上甲状旁腺腺瘤的血供有关。尽管这类腺体比正常上甲状旁腺的位置要低，它们在下降过程中仍保有其甲状腺下动脉的血供。

　　上甲状旁腺易于出现这种迁移。当正常位置的上甲状旁腺出现腺瘤样变时，它们会沿着椎前筋膜前方的间隙组织面向后下方移动至食管周围或食管后方的位置。这些异常腺体可达甲状腺下动脉平面的后方和喉返神经平面的后外方（图58-5）。多达40%的上甲状旁腺腺瘤在这些位置找到[122]。Patow曾指出，在需要再次做甲状旁腺手术的患者中，右侧喉返神经损伤比左侧更常见。这可能部分是因为这种上甲状旁腺腺瘤的特征性迁移和右侧喉返神经的斜行发出[15]。这种腺瘤样变后的迁移也可见于下甲状旁腺，但是很少见。当这种下甲状旁腺的后续迁移发生时，其向前纵隔内迁移，通常是进入或经过甲胸韧带或胸腺[123]。

遗漏的腺瘤的位置，基于再次手术病例

　　通过再次手术病例能详细观察初次手术遗漏的腺瘤的位置。Shen发现，初次手术遗漏的腺瘤出现在下列位置（以出现率降序排列）：①甲胸角/上胸腺；②食管周围或食管后方（经颈部可及的后纵隔）；③甲状腺腺体内；④颈动脉相关鞘。Wang发现，初次手术遗漏的腺瘤出现在下列位置（以出现率降序排列）：①甲胸角/上胸腺；②正常位置（甲状腺下极后方、上级后方）；③食管周围或食管后方（经颈部可及的后纵隔）；④前上纵隔（如低位胸腺）[123]。

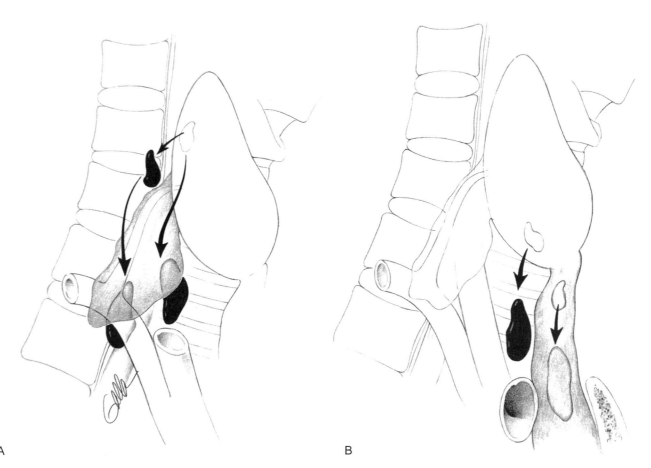

图 58-5　腺瘤形成后的迁移途径。A，上甲状旁腺腺瘤迁移途径，突出显示的是食管后位的腺瘤迁移至后纵隔。B，下甲状旁腺 - 异位腺体迁移至胸腺和前纵隔内

甲状腺内甲状旁腺腺瘤

定义为甲状旁腺腺体完全被甲状腺组织包绕的甲状腺内甲状旁腺腺瘤很罕见，必须与包围或半包围甲状旁腺鉴别。这种包围或半包围的甲状旁腺与真正的甲状腺内甲状旁腺很相似，特别是当结节性甲状腺肿时甲状腺腺体表面的结节可以包住邻近的甲状旁腺腺体。

经过尸检研究、甲状腺切除标本研究和甲状旁腺探查术的回顾性研究发现[93,124-126]，确切的甲状腺内甲状旁腺的发生率在 0.5% ~ 4% 之间。Lee 报道了在 411 例甲状腺切除手术标本中，有 10 例（2.4%）证实有甲状腺内甲状旁腺。Thompson 回顾了甲状腺手术标本后发现，甲状腺内甲状旁腺的发生率是 3%[119]。

Wang 从理论上指出，上甲状旁腺更可能出现甲状腺内甲状旁腺，因为当甲状腺外侧原基或称为后鳃体与内侧甲状腺原基融合时，上甲状旁腺距后鳃体很近[124]。但是一些学者发现，甲状腺内甲状旁腺主要是下甲状旁腺。Thompson 在甲状腺手术标本中发现，大多数甲状腺内甲状旁腺位于甲状腺叶的中下三分之一[119]。Wheeler 和 Proye 在两项独立研究中分别指出，近 90% 的甲状腺内甲状旁腺被判定为下甲状旁腺[125,128]。真正的上甲状旁腺位于甲状腺内很罕见，Akerstrom 经过 503 例尸检解剖发现，其发生率仅为 0.2%。甲状腺内甲状旁腺腺瘤的手术策略是：当手术探查确认了 3 个甲状旁腺且它们都正常时，特别是遗漏的旁腺是下甲状旁腺时，要考虑到甲状腺内甲状旁腺腺瘤。在遇到这些病例时，术前甲状腺超声检查可能会帮助认定甲状腺内的病变。触摸挤压甲状旁腺腺瘤能使术中甲状旁腺素升高达 150%。因此，如果怀疑的甲状腺腺叶在术中触摸挤压后导致相应的甲状旁腺素升高，就可以在甲状旁腺探查术时有根据地对甲状腺叶进行治疗干预。Thompson 曾指出，甲状腺内甲状旁腺腺瘤可以通过小的"甲状腺切开术"来切除，这样可以避免完整的甲状腺叶切除术可能出现的瘢痕与并发症[119]。

甲状旁腺切除术中的甲状腺切除术

因为可能出现甲状腺内甲状旁腺，在风险逐渐增高的外科治疗方式名单中经常有甲状腺切除术，当甲状旁腺探查术中找不到异常甲状旁腺时，需要做甲状腺切除术。但是，明智的做法是：避免在甲状旁腺探查术中做经验性的甲状腺切除术。甲状腺切除术会显著增加颈部中央区的瘢痕形成，这能显著增加再次探查术的并发症发生率。另外，加做甲状腺切除术会增加剩余正常甲状旁腺无血管化的风险，并因而导致即时出现或在后续的探查术后出现永久的甲状旁腺功能减退症的风险升高。

如前所述，在做甲状旁腺探查术中可能会考虑到有甲状腺内甲状旁腺腺瘤。不加选择的经验性甲状腺切除术经常代表了失败的探查手术的最后的绝望，应该避免。

甲状旁腺探查术：手术技术

这一部分列举了一些甲状旁腺探查术的重要原则，然后讨论手术技术和探查策略（框 58-2）。

框58-2　甲状旁腺探查：通用原则

必须做到
- 在放大镜辅助下实施无血化分离操作
- 考虑多腺体病变
- 触诊术野中的旁腺分布区域（尤其出现术中 PTH 分泌高峰时）

有用的操作
- 尽可能辨认 RLN。与 RLN 相关的腺体深度可提示是上位还是下位甲状旁腺。
- 充分利用甲状旁腺镜像对称性的特点。
- 当发现一个外观正常的腺体时，也要通过谨慎地游离排除腺瘤附着

- 小心地沿着 ITA 向远端探寻甲状旁腺
- 不要过多地对正常甲状旁腺进行病理活检，仅在所有腺体都显露并且有必要时才进行。
- 以冰冻切片替代术中密度检测
- 如果对 PTH 成功下降进行严格定义，术中 PTH 检测将十分有帮助。

需要避免的几点
- 不要完全依赖局部检测
- 永远不要切除正常的甲状旁腺
- 避免经验性甲状腺切除

基本原则

下列基本原则在进行甲状旁腺探查术时必须牢记在心：

1. 尽量选择手术放大镜辅助下的无血化解离操作。只有小心谨慎和无血化的解离操作才能发现甲状旁腺和神经的微小线索。在术中颈部解剖平面逐渐加深时，我们喜欢应用双极电凝或血管夹而不是单极电凝。每一步操作前都要彻底看清解离区域。在看不清楚的情况下，即使很小的手术操作都可能影响手术结果。手术放大镜很重要，外科医生可以靠它去发现进而确认：甲状腺下动脉的搏动，被周围脂肪组织部分遮挡的正常甲状旁腺，以及半透明的筋膜层下喉返神经的细微的白色条纹。

2. 无论定位检查结果如何好，仍要考虑到多腺体疾病的可能性。医生和患者要做好随时需要进行双颈探查术的准备。

3. 探查甲状旁腺时，触诊具有有限但确切的作用。探查手术中可能要触诊胸腺、甲状腺叶或任何一处解剖区域。向下方迁移的上甲状旁腺腺瘤在还没有看到时就可以在甲状腺区外侧椎体前方触及。这类甲状旁腺腺瘤在甲状腺区外侧、位于喉返神经平面深部且有筋膜包绕（颈深筋膜中层）。分开甲状腺与颈总动脉之间的这一筋膜，有利于接下来的食管周围区域的解离，以及更靠下的食管后方和后上纵隔区域的解离。触诊要轻柔，避免出血，因为出血会把筋膜层染红，干扰后面的可视化操作。触摸手术区域中有甲状旁腺腺瘤的区域，在几分钟内就能出现显著的术中甲状旁腺素分泌高峰（操作性甲状旁腺素分泌峰）。术者利用这一甲状旁腺素分泌高峰可以在还没有看到腺瘤时就确定甲状旁腺腺瘤的位置。这在确认甲状腺内甲状旁腺是否是甲状腺内甲状旁腺腺瘤中非常有用。有了这一技术，发现甲状腺内甲状旁腺腺瘤就是有根据的而不是经验性的了。

4. 外科医生应该时刻准备着去确认喉返神经。显露确认喉返神经有助于避免损伤喉返神经和鉴别上、下甲状旁腺。甲状旁腺腺体相对于喉返神经平面的深浅位置比其在其头尾轴向的位置更有助于确认其是上甲状旁腺还是下甲状旁腺。这一位置关系对于辨认向下方迁移的上甲状旁腺腺瘤和未下降的下甲状旁腺非常有用。前者在此区域内可能紧挨喉返神经外侧。术中喉返神经监测有助于在手术解剖区域外围就能发现喉返神经并证实探查过程中喉返神经未受损伤，这对于再次手术尤为重要。

5. 外科医生应善加利用双侧上甲状旁腺和双侧下甲状旁腺的镜像对称性。双侧甲状旁腺不仅位置对称，形状也对称。但是要注意，同侧的上、下甲状旁腺形状不一定近似。

6. 当发现外观看似正常的甲状旁腺时，稍加分离以确定没有隐蔽的腺瘤附着。分离腺瘤时必须谨慎小心，尤其是对有囊性变的腺瘤，因为其囊液一旦溢出，会导致甲状旁腺组织多处种植而造成甲旁亢复发[129]。分离显露正常甲状旁腺时应了解甲状旁腺的血管走行情况，应从血管近心端向腺体脐部分离。通常是先显露下甲状旁腺的下内侧和上甲状旁腺的上内侧[130]。如果进行甲状腺手术时已经进行过甲状旁腺探查，则正常的甲状旁腺腺体明显已经与血管蒂分离或已经变成深黑色，此时应对腺体进行活检，证实其为正常甲状旁腺组织后予以自体种植处理[131]。如果操作技术恰当，鲜活的甲状旁腺组织的自体种植成活率高于80%，数周以后甲状旁腺功能就会有改善[131]。对甲状旁腺探查术中发现的所有甲状旁腺都可以用银夹或线结标记，并应在手术记录中予以明确记录。如果探查过程中发现甲状旁腺的血管蒂有问题腺体颜色不佳，可以对其进行活检以观察切缘是否出血。操作要轻柔以避免过度损伤腺体。

7. 确认甲状腺上动脉和甲状腺下动脉后沿动脉向内分离有助于发现甲状旁腺组织。但是，对这些血管的末梢血管进行分离时必须格外小心，因为它们很容易受损，可进而导致甲状旁腺的缺血性损伤。

8. 进行甲状旁腺探查术时，对哪个甲状旁腺进行活组织检查，多年来仍有争议。有了术中甲状旁腺素检测的帮忙之后，需要对甲状旁腺组织进行活检以排除多腺体增生的情况已经越来越少了。如果确实需要活检，应该在所有可能的甲状旁腺都被确认后再进行，有句老话说"在你全部看清楚之前不要切除任何东西"[132]。对于不排除多腺体疾病的患者，对于甲状旁腺探查术中发现而没有切除的甲状旁腺，应该用不可吸收线或可耐受磁共振检查的夹子进行标记。部分医生认为这样有助于在可能的二次手术时定位甲状旁腺。任何颜色变黑或血管蒂不佳的甲状旁腺都比正常的、健康的、血运良好的甲状旁腺更适合进行活检。就像第30章曾经讨论过的，没有出现颜色变黑不足以判定甲状旁腺一定能存活。外侧血管蒂没有受到干扰，即甲状旁腺的颜色正常且没有从包被脂肪囊中解离出来，可以作为甲状旁腺能够存活的适应证。简而言之，一个颜色很好甲状旁腺，如果血管蒂严重受损，很可能将不能存活。通常选择较小的甲状旁腺进行活检以除外多腺体疾病。远端无血供的腺体尖端可用来做活检。如果要进行活检，就不能对腺体进行电刀烧灼。Kaplan 和其他学者曾报道，在甲状旁腺探查手术中对越多的正常甲状旁腺进行活检，则术后出现甲状旁腺功能减退症的比例越高[60,133]。冰冻切片检查可以帮助我们鉴别正常的和异常（细胞增生）的甲状旁腺。但是，一些经验丰富的甲状旁腺手术医生认为，很多正常的甲状旁腺都被误认为有细胞增生。尽管甲状旁腺中脂肪含量的变异很大，并且正常的甲状旁腺和异常的甲状旁腺有显著的重叠，细胞内脂肪组织和细胞间脂肪组织在异常甲状旁腺中倾向于降低，在正常甲状旁腺中倾向于升高[66,134-135]。

9. 基于不同组织密度而进行的术中检测过去曾被使用过。在生理盐水中，脂肪呈漂浮状，甲状旁腺组织通常会下沉。Wang 建议用甘露醇液体来估测甲状旁腺组织中的脂肪比例，标本中脂肪比例较低时就认为是异常腺体[136]。但是我们认为，术中进行冰冻切片检查结合脂肪染色更为可靠。冰冻切片检查能确认活检的组织是否是甲状旁腺并能确认其细胞学状态。

10. 切除了一个或多个增大的甲状旁腺后，甲状旁腺探查术成功的证据是：术中甲状旁腺素有充分的下降（参见第 63 章）。如果术中甲状旁腺素水平达到了合适的标准，那么术者就能节省手术时间并避免过度探查或进行腺体活检所造成的潜在手术并发症。如果不能进行术中甲状旁腺素检测，则应对增大的腺体进行冰冻切片检查并对同侧正常的甲状旁腺腺体尖端（远离脐部）进行活检以排除多腺体疾病。前已述及，一些经验丰富的外科医生不是靠冰冻切片检查来确定正常的甲状旁腺，而是能辨别出有明显细胞增生症状的甲状旁腺。如果增大的甲状旁腺在冰冻切片中表现为细胞增生伴有脂肪含量下降，并且正常大小的甲状旁腺活检结果显示为细胞增生状态正常且脂肪含量正常，那么就能排除多腺体型疾病，手术很可能已经成功了。出现双腺瘤的可能性很低，特别是当术前定位检查没有发现对侧颈部有异常时。

11. 进行甲状旁腺探查术时要避免切除正常的甲状旁腺。切除正常的甲状旁腺不能纠正甲旁亢的症状，

反而增加成功切除甲状旁腺腺瘤后出现甲状旁腺功能低下的风险[137]。可以对正常的甲状旁腺进行确认、标记甚至必要时进行活检，但是千万不要切除正常的甲状旁腺。一些经验丰富的甲状旁腺科医生认为，被不专业的医生进行过活检的正常甲状旁腺组织不能存活。

手术技术 / 探查步骤

在大多数病例中，我们在全麻下进行甲状旁腺探查术。如果定位检查为强阳性，当然也可以在局部麻醉下进行手术，特别是当选择微创式时（参见第 62 章）[138]。如果计划应用术中喉返神经监测，麻醉时不得应用肌松药。手术体位和手术切口在第 30 章有过阐述。

探查先从定位检查有提示的那一侧开始（图 58-6）。医生心中必须牢记，所有的定位检查都有可能不正确，所以患者和医生都应做好需要切大口行双颈探查术的准备。不同情况下前期手术显露技术也不同。通常是向外侧拉开而不是切断颈前带状肌。当带状肌与甲状腺脏层筋膜解离后，手术医生就要注意腹侧面的下甲状旁腺，其可能包埋于脂肪内，粘在带状肌的深面。切断甲状腺中静脉有助于显露甲状腺的外侧面。将带状肌向外甲状腺牵拉并将喉及气管向内反方向牵拉能显著改善甲状腺外侧区域的显露。为了安全切除甲状旁腺，如果在甲状腺外侧区域需要向更深处解离，需要确认喉返神经。手术解离时，如果在喉返神经邻近区域存在任何疑问，都应确认喉返神经。

探查甲状旁腺的步骤可以分为第一步（探查甲状旁腺的正常位置）和第二步（探查缺失的甲状旁腺）。探寻缺失的甲状旁腺是：指在探查正常的甲状旁腺的位置后扩大搜寻范围，有序地分步骤探查广义正常位置区、异位区和后续迁移区（参见表 58-3）。通常经过第一步或第二步手术就能成功。如果在探查初期确认了 4 个正常的甲状旁腺，那么就需要考虑第三步（探查第 5 个甲状旁腺）。第四步是判定手术结束（参见图 58-6）。要注意，甲状旁腺探查步骤会因手术策略、应用术中冰冻切片、术中甲状旁腺素检测和术前定位检查而变化。

第一步：甲状旁腺的正常位置

第一步包括对甲状旁腺正常位置的彻底探查。这虽然看起来很明显，但是多项大型甲状旁腺再次手术探查病例研究发现，最不正常的腺体在正常的甲状旁腺区。在 80% 以上的病例，上甲状旁腺位于环甲关

节周围 1 cm（见框 58-3 ）的区域。这个区域也可以描述为喉返神经与甲状腺下动脉交汇点头侧大约 1 cm。在这一区域，上甲状旁腺通常较深，且距喉返神经入喉处很近。我们相信最好是从环甲关节区开始寻找，而不是从更易变动的喉返神经与甲状腺下动脉交汇点开始寻找。这一区域的上甲状旁腺由甲状腺下动脉或甲状腺下动脉与甲状腺上动脉的吻合支或甲状腺上动脉供血。探查甲状腺的上极可能需要切断胸骨甲状肌上段以达到更好的显露。可以向下牵拉甲状腺上极血管以更好地显露此区。应用这些方法后，最好能保留甲状腺上动脉的背侧支，因其可能为上甲状旁腺提供部分或全部血供。前文讲过，甲状旁腺相对于喉返神经冠状假想面的深度是判断上、下甲状旁腺的最佳标准。因为上甲状旁腺可能距喉返神经入喉处很近，如果解离时感觉离喉返神经很近，就需要专门确认喉返神经。如果没有确认喉返神经，其在切除腺瘤术中遇到出血时很容易受损。

下甲状旁腺正常位于甲状腺下极的外侧、下方或后方 1 cm 的区域内。这一区域的下甲状旁腺位于喉返神经假想面的腹侧，由甲状腺下动脉供血（框 58-4 ）。下甲状旁腺位于这一区域的病例大约占 50%。当下甲状旁腺很靠近腹侧时，它可能位于下段带状肌深面粘连的脂肪囊内。在牵开带状肌时，所有的纤维脂肪组织都应留在原位。

第二步：探查缺失的甲状旁腺

在大多数病例，通过探查这些正常的甲状旁腺位置就能使手术成功。但是，如果通过这些初步方法（第一步）手术还没有成功，那么就需要有条不紊地继续进行甲状旁腺的探查。这种探查不仅要结合胚胎源

性的甲状旁腺位置变异，还要结合增大后甲状旁腺的后续迁移，这在前一节讨论过。要强调的是，在向增大甲状旁腺出现率越来越低的位置扩展探查前，所有正常的甲状旁腺位置都应已探查过。探查的第二步代表有条不紊地扩大探查范围。当初步探查发现了正常的甲状旁腺但未见增大的甲状旁腺时，术者必须要确认哪个甲状旁腺缺失。即术者要决定缺失的甲状旁腺位于哪一侧，是上甲状旁腺还是下甲状旁腺。有了这种概念，探查术就能以一种有目的、有条理的方式进行[119]。一旦判定某个特定甲状旁腺缺失（如找到了 3 个正常甲状旁腺，缺失的甲状旁腺的正常位置区也细致探查过），那么就向广义正常区、明显异位区和后续迁移区扩大探查。

下甲状旁腺缺失

如果下甲状旁腺缺失，探查已经扩大到喉返神经深面的重点区域，可以考虑沿甲状腺下动脉分支探查缺失的下甲状旁腺（框 58-4 ）。首先，探查广义正常区。对于下甲状旁腺来说，就是对甲胸角（即上胸腺）进行全面探查。可以缓慢地将胸腺拉到颈部，要小心深处的无名静脉。胸腺的下表面可能有静脉分支汇入无名静脉。下甲状旁腺的广义正常区包括甲状腺下极外侧 1 cm 以外的区域和甲状腺下极内侧邻近气管的区域。如果这些广义正常区探查为阴性，那么探查的范围就应向已知的下甲状旁腺异位区扩大。这些区域包括前纵隔，重点是胸腺中下部和未下降区域。应该考虑到有未下降甲状旁腺的可能，尤其是当同侧胸腺（胚胎学上与下甲状旁腺一同下降）不在其同侧正常位置时。

当未下降的下甲状旁腺得到确认时，经常发现它们与残留胸腺有关，就像前边讲过的"胸旁腺"[115]。这种未下降的下甲状旁腺（它们可能在头尾轴向上高

框58-3	上甲状旁腺/PⅣ的特点
路径	与侧基/C 细胞复合体伴行，它们形成甲状腺侧叶的上部
位置	相对恒定位置：环甲关节 1 cm 以内 相对不恒定位置：甲状腺下动脉与 RLN 交叉点的头侧 1 cm 位置
与 RLN 的位置关系	深面
血供	甲状腺下动脉或其与甲状腺上动脉后支的吻合支
辨认策略	游离甲状腺侧叶后，甲状腺真被摸水平剥离筋膜条索；可看到典型的上甲状旁腺位于甲状腺侧叶后外侧，紧贴着甲状腺的脂肪小叶内

框58-4	上甲状旁腺/PⅢ的特点
路径	与胸腺伴行 相对于上甲状旁腺，位置较多变
位置	甲状腺下极下方、外侧或后方 1 cm 以内
与 RLN 的位置关系	浅面
血供	甲状腺下动脉
辨认策略	常在带状肌群下方轻柔分离甲状胸腺区脂肪后即可看到，上至甲状腺下极，下至上纵隔的区域内

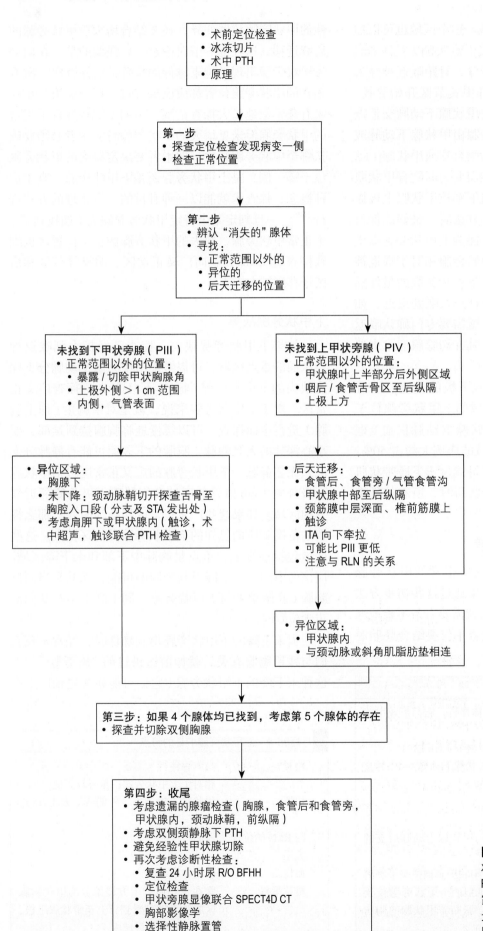

图 58-6 甲状旁腺探查流程。ITA，甲状腺下动脉；PTH，甲状旁腺激素；RLN，喉返神经；R/O BFHH，排除良性家族性低尿钙性高钙血症；SPECT，单光子发射计算机断层显像；STA，甲状腺上动脉；TE，气管食管沟

于上甲状旁腺的正常位置）经常被发现与颈动脉鞘有关，通常在鞘内。彻底探查未下降的下甲状旁腺需要打开颈动脉鞘（分离包绕筋膜，解离确认颈总动脉、迷走神经和颈内静脉），在右侧从舌骨至无名动脉，在左侧至相似的尾端位置。这类未下降的下甲状旁腺的"热点"位置有颈总动脉分叉处和甲状腺上动脉发出处。已经发现，甲状旁腺组织与迷走神经关系密切（甚至深入其中），位于喉梨状窝黏膜下[116,121]。这些区域很难通过常规领式切口探及或触及。最后，在考虑异位甲状旁腺的位置时，要注意甲状腺内甲状旁腺或半包围的下甲状旁腺。甲状腺内甲状旁腺可以通过术中触压甲状腺下极后甲状旁腺素检测有升高峰来显示。当术者考虑可能有甲状腺内甲状旁腺腺瘤可能性时，复习术前的超声检查可能会有帮助。

前已述及，Thompson 曾报道在切除甲状腺内甲状旁腺腺瘤时，甲状腺切开术（不是甲状腺切除术）是有效的[119]。应该避免不加区别的、无目标的经验性甲状腺切除术，因其可造成甲状腺周围区的显著瘢痕，以至于再次探查术时发生更多并发症和剩余正常甲状旁腺无血管化而导致甲状旁腺功能减退症。

如果对正常分布区域和明显的异位位点进行广泛探查仍无结果，外科医生可考虑探查下甲状旁腺继发性迁移的位置。尽管这种迁移对于上甲状旁腺的意义更大，而对于下甲状旁腺的重要性较小。当肿大的下甲状旁腺在肿块的牵拉下迁移时，典型的到达位置是胸膜中部和下部。

上甲状旁腺缺失

如果第一步的探查发现 1 个上甲状旁腺缺失（即找到了 3 个正常甲状旁腺，缺失上甲状旁腺的正常位置区经细致探查后结果为阴性），应该继续进行上甲状旁腺广义正常区探查；重点关注喉返神经浅面和外面，因为已知其通常由甲状腺下动脉和甲状腺上动脉的吻合支供血（见框 58-3）。因此，要探查甲状腺上极的后外侧和稍上方。上甲状旁腺常在太低、太靠外或太表浅处看到[139]。邻近的喉后区和食管后区都需要探查。这些区域很深，可能需要移动或旋转甲状腺上极。术者要注意，甲状腺上动脉的后支可能为上甲状旁腺提供全部或部分血供。如果这些广义正常区探查为阴性，接下来术者要考虑尾端迁移。通过打开外至颈动脉鞘、内至气道食管之间的筋膜（颈深筋膜中层），来探查喉后和喉旁区、食管后和食管旁区，包括从甲状腺上极到后纵隔的气管食管沟区。轻柔地触诊这一区域常有回报。向下方迁移的上甲状旁腺能停

在或低于同侧下甲状旁腺，其血供常随之下降。可沿着这些动脉供血血管向下寻找到下移的腺体。这一区域的甲状旁腺在封套层筋膜的深面，在椎前筋膜和椎体的浅面。在这一区域右侧探查时，要注意可能有非返性喉返神经。如果这时上甲状旁腺的探查还没有结果，术者要考虑已知的异位甲状旁腺的位置，对上甲状旁腺来说很罕见。前已述及，对于上甲状旁腺，可能要探查颈动脉鞘和颈总动脉下段外侧的斜角肌间隙脂肪囊。

第三步：探查第 5 个甲状旁腺

如果全部 4 个甲状旁腺都已找到并确认正常，甲旁亢的诊断又没错的话，应想到存在第 5 个甲状旁腺的可能性。真正的额外的甲状旁腺（超过 4 个甲状旁腺）的定义是：与其他 4 个甲状旁腺的位置不同的质量大于 5 mg 的甲状旁腺组织[36]。这在大约 5% 的正常人群中可被确认。质量小于 5 mg 的从正常甲状旁腺中分支或碎裂出来的甲状旁腺组织称为初级腺体。这类腺体通常看起来呈大小不定的甲状旁腺组织团，常见于胸腺内或正常甲状旁腺周围的脂肪中。Palmer 发现，1% ~ 5% 的甲旁亢患者可能见到第 5 个甲状旁腺[140]。Russell 回顾了 2 000 多例原发性甲旁亢（包括散发型和综合征型）病例后指出，第 5 个甲状旁腺疾病的发生率为 0.7%[97]。这类甲旁亢患者中的大多数其第 5 个甲状旁腺是甲状旁腺腺瘤而不是多腺体病[97]。这种第 5 个腺瘤型的甲状旁腺几乎总是位于纵隔胸腺内，其他位置很罕见（如纵隔内大血管旁、颈总动脉旁或甲状腺内甲状旁腺）。

双侧经颈胸腺切除术可以很好地治疗这些额外的甲状旁腺。要注意，一部分患有多腺体型甲状旁腺疾病（像 MEN 1 和继发性甲旁亢）的患者，更常见到额外的甲状旁腺。在这一类疾病中，有遗传或代谢因素系统性地促进甲状旁腺组织，包括胚胎期残留的小甲状旁腺组织团，向临床有明显症状的额外甲状旁腺疾病发展。在 4 个甲状旁腺腺体增生（包括原发性甲旁亢和继发性甲旁亢），患者出现第 5 个有症状的甲状旁腺腺体的可能性为 13.7% ~ 25%，高于单腺体原发性甲旁亢患者[105]。双侧胸腺切除和切除甲状旁腺周围脂肪是治疗这种额外的甲状旁腺的技术。

第四步：判定结束手术

如果前几步的探查都没有发现病理性甲状旁腺，并且 4 个甲状旁腺腺体都得到了确认，那么应考虑结束手术探查。继续无条理的探查可能损伤正常甲状旁

腺或其血供，或损伤喉返神经（单侧或双侧）。就像前文提到过的，此时最好不要盲目做经验性的甲状腺切除术。当然，什么时候都不能切除正常的甲状旁腺，只有在必要时才对其进行活检。术者这时候要回顾再次手术的病例中所发现的遗漏腺瘤的位置，包括胸腺、食管后或食管旁、甲状腺内、颈动脉鞘内和前纵隔内。这时候术者可以考虑采集双侧颈内静脉最下端的血样检测甲状旁腺素，其信息可能对以后的手术有帮助。至此，关闭切口结束手术。

术后，需要复查原发性甲旁亢的诊断，重点要排除良性家族性低尿钙高钙血症（可以检测 24 小时尿钙），还需要重新评估原来的手术适应证问题。还应考虑行定位检查，重点是甲氧基异丁基异腈 -SPECT 4D CT、胸部影像学检查和可能的选择性静脉血管内导管技术（参见第 57 章）。

纵隔内甲状旁腺瘤

颈部手术够不着的纵隔内甲状旁腺疾病的可能性，一直是甲状旁腺手术医生关注的问题。Nathaniels 和 Wang 发现，21% 的原发性甲状旁腺亢进症患者有纵隔内肿瘤。很多大型回顾性病例研究显示，大多数的这类肿瘤在首次手术时不用胸骨劈开就可以切除，只有 1.4% ~ 5% 的患者需要胸骨劈开。Thompson 报道的胸骨劈开比例是 0.6%。他认为，大多数主动脉弓平面以上的这类肿瘤都可以通过颈部进行安全的手术切除[143]。单纯纵隔内腺瘤也是如此。Wang 和 Clark 的数据强调了行彻底的颈部甲状旁腺探查术的重要性和经颈部切口的高成功性。胸骨劈开进路很有效，但是应该有限度的应用，因为其创伤大且死亡率较高。如果纵隔内功能亢进的甲状旁腺的位置较深，视频辅助手术技术代表了一种较少创伤的、有效的、安全的选择。主动脉弓平面以下的病变可能需要做胸骨劈开。简单来说，如果最初的探查手术没有发现甲状旁腺腺瘤，除非有肯定的证据显示有纵隔内甲状旁腺腺瘤，胸骨劈开术都是第二选择，都应该在有进一步的检查支持（像 MRI、甲氧基异丁基异腈 -SPECT 或选择性静脉血管内导管技术）之后再进行。有在无阳性发现的颈部探查手术之后患者的血钙恢复正常的报道，推测是由于甲状旁腺腺瘤的血运受损所致[146]。

大多数纵隔内甲状旁腺肿瘤都在胸腺内或附着于胸腺，但是也有在其他位置（包括升主动脉、主动脉弓、主动脉弓分支、心包）的报道。术者可以通过轻柔缓慢地牵拉甲胸韧带和进行胸腺周围的钝性分离将胸腺牵拉到颈部，要注意胸腺的血管，特别是下方的无名静脉的属支。

多腺体疾病的手术技术

关于这个主题的更多讨论，请浏览 expertconsult.com 网站。

甲状旁腺手术失败

再次手术的低治愈率、高并发症发生率、高额医疗花费都说明了首次手术成功的重要性[150]。再次手术的治愈率为 60% ~ 85%，低于首次手术的治愈率[151-152]。当不成功的首次手术进行了广泛解剖时，包括甲状腺切除术，再次手术的并发症发生率会升高[53]。很明显，甲状腺切除术造成的颈部中央区的严重瘢痕会使后续的二次手术更加危险。再次甲状旁腺手术出现单侧喉返神经麻痹的发生率是 6.8% ~ 8%，在一些病例研究中双侧声带麻痹的发生率达 1.3%[15,53]。值得注意的是，曾有报道指出，在拟再次行甲状旁腺手术的患者中，术前有声带麻痹的概率甚至高达 6.7%[15]。这显示了术前进行喉部检查评估声带运动情况的重要性。有些病例研究报道，再次甲状旁腺手术后出现永久性甲状旁腺功能低下的发生率为 10% ~ 39%[151-152]。关键是不要在探查手术时切除正常的甲状旁腺。如果切除了正常的甲状旁腺或使其无血供了，则后续的甲状旁腺腺瘤的成功定位与切除术会增加出现永久性低钙血症的可能性。这种无效的手术治疗不能提供组织供低温保存[153]。

失败的原因

术前因素（诊断失误）或手术因素都可能造成治疗失败。多项病例回顾都提示，首次甲状旁腺探查手术失败的原因包括（从常见到罕见）：探查不到位，有遗漏的颈部病变，多腺瘤疾病或双腺瘤未正确诊断，异位的甲状旁腺，以及诊断错误[154]。首次手术医生的专业知识和手术经验对于避免探查不到位很重要。甲状旁腺手术要求有很好的专业知识，这不能被术前定位检查或术中甲状旁腺素检测所取代。在 Wang 和 Weber 分别报道的再次甲状旁腺手术病例中，75% ~ 80% 的病变位于颈部或从颈部可及，并且大部分位于正常的甲状旁腺位置区[53,123]。

如何避免失败?

充分的手术探查和密切结合术中甲状旁腺素检测标准以及确切的术前评估都能将遗漏多腺体疾病的可能性降至最低。异位的甲状旁腺罕见，但术前定位检查至少有助于一部分异位甲状旁腺的定位。术前诊断错误应该是手术失败的少见原因。需要在术前排除和治疗维生素 D 缺乏症、遗传性综合征、结节病和假性甲旁亢。服用锂剂药物的患者应停药后再检查。

▌手术争议

关于这个主题的更多讨论，请浏览 expertconsult. com 网站。

▌术后评估

治愈性甲状旁腺切除手术的定义是：手术后 6 个月血钙正常。甲旁亢复发的定义是：高甲状旁腺素造成的高钙血症在血钙正常 6 个月以后再次出现[162]。

血清钙的检测

成功的甲状旁腺探查手术后血钙会恢复正常，术后 48 小时达最低点。Wang 发现，在 109 例成功切除了甲状旁腺腺瘤的患者中，50% 的患者在最初的 24 小时血钙下降了 2～3 mg。除非出现骨饥饿综合征，术后 3～4 天最初的血钙下降就能恢复且血钙在正常范围内[95]。他对最初 24 小时血钙下降少于 1 mg 的患者的手术成功性表示担忧[95]。未被手术干扰或活检的受抑制的甲状旁腺有明显的功能反弹。这类患者通常不需要药物补充治疗。因此，切除了单个甲状旁腺腺瘤、未再探查其他甲状旁腺的患者可以在短暂留院观察（少于 24 小时）后出院。行双侧广泛探查和正常甲状旁腺活检的患者其血钙下降可能很明显。最初 24 小时血钙下降的斜率可以预测需要长期补钙的可能性。同时行甲状腺切除术、二次手术及切除的病变组织的重量是低钙血症发生率升高的相关因素[163]。术前发现有碱性磷酸酶升高和骨质疏松的患者，术后可能出现骨饥饿征象和低于预期水平的血钙值。术前发现碱性磷酸酶升高提示术后可能出现骨饥饿综合征。哺乳期女性术后可能出现相似的严重低钙。如果患者

的术后血钙低至 7.5 mg/dl 或有低钙症状，应该开始口服药物治疗，通常是 3 g 钙剂分 3 次服用。如果明显低钙或预期可能长时间的低钙，可以加用维生素 D（0.25 μg，每日 1 次或每日 2 次）。对于有严重低钙症状或严重低血钙值的患者，应先在心电监护下经静脉补钙，直至口服补钙起效。低镁血症可能减弱低钙血症的治疗效果，如果补钙疗法疗效不确定或症状持续，应该检测血清镁的水平[164]。

术后甲状旁腺素的检测

正常情况下，术后甲状旁腺素（postoperative PTH，pPTH）在甲状旁腺手术成功后会下降。Mandal 报道了他的 78 例患者中 71% 的患者在手术当天晚上血清总 PTH 水平低于 10 pg/mL，88% 的患者在术后 1 周血清平均总 PTH 水平恢复正常[165]。但是在已明显治愈的患者中，pPTH 可能还高于正常。多项病例研究报道了 pPTH 高于正常水平占血钙正常患者的 8%～43%[162,165-175]。随着时间延长，升高的 pPTH 水平可能持续稳定、上升或下降，在 12～16 个月内恢复正常或下降的占 78%～88%。有一些 pPTH 水平高于正常达 1～4 年而没有疾病复发的报道[165-166,168-171,173,176-178]。

PTH 水平术后高于正常更常见于下列病例：①术前甲旁亢比较严重的病例（如术前 PTH 水平较高、腺瘤较大、多腺体疾病）；②有外周组织对 PTH 敏感性下降的证据（可能因为术前 PTH 的慢性长期升高）；③肾功能不全；④术后对骨质过分脱钙的夸张反应；⑤术前维生素 D 缺乏症。这种情况常见于高龄患者，女性患者比男性患者常见[167,171,174,176-177]。手术方式（单侧或双侧）不会影响 pPTH 水平高于正常的患者的数量[172]。

pPTH 高于正常对于大多数患者来说并不表示手术的失败，也不是了解术后疾病状态的好指标。在 Solorzano 报道的 505 例患者中，高达 1/3 的患者 pPTH 高于正常，其中大多数患者的血钙长期正常[176]。Charlett 等人报道，用 pPTH 高于正常来预测手术失败的敏感性是 62.1%，特异性是 75%[154]。Yen 提出，原发性甲旁亢患者在手术后检测 PTH 水平既可能误导治疗又浪费，对血钙正常的患者不需要此项检查[167]。

我们推荐在术后 1～2 周时、6 个月时、1 年时检测血钙水平而不检测 PTH 水平。如果检测了 PTH 且其高于正常水平，则应检测维生素 D 水平，如有需要，就相应补充维生素 D。如果 PTH 水平持续高于正常，千万不要早早地进行二次手术，因为 PTH 可

能到 1～2 年后才下降。可以考虑检测血钙和尿钙水平、骨密度以及心脏功能。对综合征型患者要高度警惕，因为其更可能复发 [165,168,170,173,175]。Ning 等人报道，pPTH 水平高于正常且术后血钙大于等于 9.7 mg/dl 的患者其疾病复发率将显著升高。因此，他们建议，甄选这一亚组患者的术后随访结果能优化资源的配置利用 [162]。

参考文献

[1] Cope O: The study of hyperparathyroidism at the Massachusetts General Hospital, *N Engl J Med* 274(21): 1174–1182, 1966.

[2] Pallan S, Khan A: Primary hyperparathyroidism: update on presentation, diagnosis, and management in primary care, *Can Fam Physician* 57(2): 184–189, 2011.

[3] Bilezikian JP, Khan AA, Potts JT Jr: Guidelines for the management of asymptomatic primary hyperparathyroidism: summary statement from the third international workshop, *J Clin Endocrinol Metab* 94(2): 335–339, 2009.

[4] Bilezikian JP, Potts JT Jr, Fuleihan Gel H, et alSummary statement from a workshop on asymptomatic primary hyperparathyroidism: a perspective for the 21st century, *J Clin Endocrinol Metab* 87(12): 5353–5361, 2002.

[5] Rienhoff WF Jr: The surgical treatment of hyperparathyroidism, with a report of 27 cases, *Ann Surg* 131(6): 917–944, 1950.

[6] Silverberg SJ, Shane E, Jacobs TP, et al: A 10-year prospective study of primary hyperparathyroidism with or without parathyroid surgery, *N Engl J Med* 341(17): 1249–1255, 1999.

[7] Talpos GB, Bone HG 3rd, Kleerekoper M, et al: Randomized trial of parathyroidectomy in mild asymptomatic primary hyperparathyroidism: patient description and effects on the SF-36 health survey, *Surgery* 128(6): 1013–1020, 2000; discussion 1020–1021.

[8] Clark OH: "Asymptomatic" primary hyperparathyroidism: is parathyroidectomy indicated? *Surgery* 116(6): 947–953, 1994.

[9] Silverberg SJ, Gartenberg F, Jacobs TP, et al: Increased bone mineral density after parathyroidectomy in primary hyperparathyroidism, *J Clin Endocrinol Metab* 80(3): 729–734, 1995.

[10] Chou FF, Sheen-Chen SM, Leong CP: Neuromuscular recovery after parathyroidectomy in primary hyperparathyroidism, *Surgery* 117(1): 18–25, 1995.

[11] Zanocco K, Heller M, Sturgeon C: Cost-effectiveness of parathyroidectomy for primary hyperparathyroidism, *Endocr Pract* 1–14, 2011.

[12] Melton LJ 3rd: Epidemiology of primary hyperparathyroidism, *J Bone Miner Res* 6(Suppl 2): S25–S30, 1991; discussion S31– 32.

[13] Yip L, Ogilvie JB, Challinor SM, et al: Identification of multiple endocrine neoplasia type 1 in patients with apparent sporadic primary hyperparathyroidism, *Surgery* 144(6): 1002–1006, 2008; discussion 1006–1007.

[14] Holmes EC, Morton DL, Ketcham AS: Parathyroid carcinoma: a collective review, *Ann Surg* 169(4): 631–640, 1969.

[15] Patow CA, Norton JA, Brennan MF: Vocal cord paralysis and reoperative parathyroidectomy. A prospective study, *Ann Surg* 203(3): 282–285, 1986.

[16] Cohn KH, Silen W: Lessons of parathyroid reoperations, *Am J Surg* 144(5): 511–517, 1982.

[17] Holick M: Vitamin D deficiency, *N Engl J Med* 357(19): 266–281, 2007.

[18] Eastell R, Arnold A, Brandi ML, et al: Diagnosis of asymptomatic primary hyperparathyroidism: proceedings of the third international workshop, *J Clin Endocrinol Metab* 94(2): 340–350, 2009.

[19] Nose V, Khan A: Recent development in the molecular biology of the parathyroid. In Lloyd R, editor: *Endocrine pathology: differential diagnosis and molecular advances*, New York Dordrecht Heidelberg London, 2010, Springer, p 173.

[20] Falchetti A, Marini F, Giusti F, et al: DNA-based test: when and why to apply it to primary hyperparathyroidism clinical phenotypes, *J Intern Med* 266(1): 69–83, 2009.

[21] Brandi ML, Falchetti A: Genetics of primary hyperparathyroidism, *Urol Int* 72(Suppl 1): 11–16, 2004.

[22] Langer P, Bartsch D, Rothumund M: Multiglandular parathyroid disease and MEN syndromes. In Oertli D, Udelsman R, editors: *Surgery of the thyroid and parathyroid glands*, Berlin Heidelberg New York, 2007, Springer.

[23] Hannan FM, Nesbit MA, Christie PT, et al: Familial isolated primary hyperparathyroidism caused by mutations of the MEN1 gene, *Nat Clin Pract Endocrinol Metab* 4(1): 53–58, 2008.

[24] Skogseid B, Eriksson B, Lundqvist G, et al: Multiple endocrine neoplasia type 1: a 10-year prospective screening study in four kindreds, *J Clin Endocrinol Metab* 73(2): 281–287, 1991.

[25] Asgharian B, Turner ML, Gibril F, et al: Cutaneous tumors in patients with multiple endocrine neoplasm type 1 (MEN1) and gastrinomas: prospective study of frequency and development of criteria with high sensitivity and specificity for MEN1, *J Clin Endocrinol Metab* 89(11): 5328–5336, 2004.

[26] Silverberg SJ: Vitamin D deficiency and primary hyperparathyroidism, *J Bone Miner Res* 22(Suppl 2): V100–V104, 2007.

[27] Mikhail N: Clinical significance of vitamin D deficiency in primary hyperparathyroidism, and safety of vitamin D therapy, *South Med J* 104(1): 29–33, 2011.

[28] Untch BR, Barfield ME, Dar M, et al: Impact of 25-hydroxyvitamin D deficiency on perioperative parathyroid hormone kinetics and results in patients with primary hyperparathyroidism, *Surgery* 142(6): 1022–1026, 2007.

[29] Ozbey N, Erbil Y, Ademoglu E, et al: Correlations between vitamin D status and biochemical/clinical and pathological parameters in primary hyperparathyroidism, *World J Surg* 30(3): 321–326, 2006.

[30] Untch BR, Olson JA: Vitamin D deficiency and primary hyperparathyroidism: an association of uncertain cause and consequences, *Surgery* 144(6): 860–861, 2008.

[31] Beyer TD, Solorzano CC, Prinz RA, et al: Oral vitamin D supplementation reduces the incidence of eucalcemic PTH elevation after surgery for primary hyperparathyroidism, *Surgery* 141(6): 777–783, 2007.

[32] Bilezikian JP, Silverberg SJ: Normocalcemic primary hyperparathyroidism, *Arq Bras Endocrinol Metabol* 54(2): 106–109, 2010.

[33] Tordjman KM, Greenman Y, Osher E, et al: Characterization of normocalcemic primary hyperparathyroidism, *Am J Med* 117(11): 861–863, 2004.

[34] Lowe H, McMahon DJ, Rubin MR, et al: Normocalcemic primary hyperparathyroidism: further characterization of a new clinical phenotype, *J Clin Endocrinol Metab* 92(8): 3001–3005, 2007.

[35] Feingold DL, Alexander HR, Chen CC, et al: Ultrasound and sestamibi scan as the only preoperative imaging tests in reoperation for parathyroid adenomas, *Surgery* 128(6): 1103–1109, 2000; discussion 1109–1110.

[36] Harari A, Mitmaker E, Grogan RH, et al: Primary hyperparathyroidism patients with positive preoperative sestamibi scan and negative ultrasound are more likely to have posteriorly located upper gland adenomas (PLUGs), *Ann Surg Oncol* 18(6): 1717–1722, 2011.

[37] Rodgers SE, Hunter GJ, Hamberg LM, et al: Improved preoperative planning for directed parathyroidectomy with 4-dimensional computed tomography, *Surgery* 140(6): 932–940,

2006; discussion 940–941.

[38] Lew JI, Solorzano CC: Surgical management of primary hyperparathyroidism: state of the art, *Surg Clin North Am* 89(5): 1205–1225, 2009.

[39] Akram K, Parker JA, Donohoe K, et al: Role of single photon emission computed tomography/computed tomography in localization of ectopic parathyroid adenoma: a pictorial case series and review of the current literature, *Clin Nucl Med* 34(8): 500–502, 2009.

[40] Bonjer HJ, Bruining HA, Birkenhager JC, et al: Single and multigland disease in primary hyperparathyroidism: clinical follow-up, histopathology, and flow cytometric DNA analysis, *World J Surg* 16(4): 737–743, 1992; discussion 743–744.

[41] DeLellis RA: Tumors of the parathyroid glands. In *Atlas of tumor pathology*, Washington, DC, 1993, Armed Forces Institute of Pathology.

[42] Black WC 3rd, Utley JR: The differential diagnosis of parathyroid adenoma and chief cell hyperplasia, *Am J Clin Pathol* 49(6): 761–775, 1968.

[43] Szabo E, Lundgren E, Juhlin C, et al: Double parathyroid adenoma, a clinically nondistinct entity of primary hyperparathyroidism, *World J Surg* 22(7): 708–713, 1998.

[44] Kandil E, Alabbas HH, Bansal A, et al: Intraoperative parathyroid hormone assay in patients with primary hyperparathyroidism and double adenoma, *Arch Otolaryngol Head Neck Surg* 135(12): 1206–1208, 2009.

[45] Verdonk CA, Edis AJ: Parathyroid "double adenomas": fact of fiction? *Surgery* 90(3): 523–526, 1981.

[46] Harness JK, Ramsburg SR, Nishiyama RH, et al: Multiple adenomas of the parathyroids: do they exist? *Arch Surg* 114(4): 468–474, 1979.

[47] Wells SA Jr, Leight GS, Hensley M, et al: Hyperparathyroidism associated with the enlargement of two or three parathyroid glands, *Ann Surg* 202(5): 533–538, 1985.

[48] Brothers TE, Thompson NW: Surgical treatment of primary hyperparathyroidism in elderly patients, *Acta Chir Scand* 153(3): 175–178, 1987.

[49] Kollmorgen CF, Aust MR, Ferreiro JA, et al: Parathyromatosis: a rare yet important cause of persistent or recurrent hyperparathyroidism, *Surgery* 116(1): 111–115, 1994.

[50] Randolph GW, Maniar D: Medullary carcinoma of the thyroid, *Cancer Control* 7(3): 253–261, 2000.

[51] van Heerden JA, Grant CS: Surgical treatment of primary hyperparathyroidism: an institutional perspective, *World J Surg* 15(6): 688–692, 1991.

[52] Worsey MJ, Carty SE, Watson CG: Success of unilateral neck exploration for sporadic primary hyperparathyroidism, *Surgery* 114(6): 1024–1029, 1993; discussion 1029–1030.

[53] Weber CJ, Sewell CW, McGarity WC: Persistent and recurrent sporadic primary hyperparathyroidism: histopathology, complications, and results of reoperation, *Surgery* 116(6): 991–998, 1994.

[54] Rudberg C, Akerstrom G, Palmer M, et al: Late results of operation for primary hyperparathyroidism in 441 patients, *Surgery* 99(6): 643–651, 1986.

[55] Rizzoli R, Green J 3rd, Marx SJ: Primary hyperparathyroidism in familial multiple endocrine neoplasia type I. Long-term follow-up of serum calcium levels after parathyroidectomy, *Am J Med* 78(3): 467–474, 1985.

[56] Tominaga Y, Tanaka Y, Sato K, et al: Recurrent renal hyperparathyroidism and DNA analysis of autografted parathyroid tissue, *World J Surg* 16(4): 595–602, 1992; discussion 602–603.

[57] Badder EM, Graham WP 3rd, Harrison TS: Functional insignificance of microscopic parathyroid hyperplasia, *Surg Gynecol Obstet* 145(6): 863–868, 1977.

[58] Harrison TS, Duarte B, Reitz RE, et al: Primary hyperparathyroidism: four- to eight-year postoperative follow-up demonstrating persistent functional insignificance of microscopic parathyroid hyperplasia and decreased autonomy of parathyroid hormone release, *Ann Surg* 194(4): 429–437, 1981.

[59] Bruining HA: Operative strategy and primary hyperparathyroidism. In Kaplan EL, editor: *Clinical surgery international vol 6: Surgery of thyroid and parathyroid glands*, vol 6, Edinburgh, 1983, Churchill Livingstone.

[60] Edis AJ, Beahrs OH, van Heerden JA, et al: "Conservative" versus "liberal" approach to parathyroid neck exploration, *Surgery* 82(4): 466–473, 1977.

[61] Paloyan E, Lawrence AM, Baker WH, et al: Near-total parathyroidectomy, *Surg Clin North Am* 49(1): 43–48, 1969.

[62] Molinari AS, Irvin GL 3rd, Deriso GT, et al: Incidence of multiglandular disease in primary hyperparathyroidism determined by parathyroid hormone secretion, *Surgery* 120(6): 934–936, 1996; discussion 936–937.

[63] Carneiro-Pla DM, Romaguera R, Nadji M, et al: Does histopathology predict parathyroid hypersecretion and influence correctly the extent of parathyroidectomy in patients with sporadic primary hyperparathyroidism? *Surgery* 142(6): 930–935, 2007; discussion 935–936.

[64] Wolpert HR, Vickery AL Jr, Wang CA: Functioning oxyphil cell adenomas of the parathyroid gland. A study of 15 cases, *Am J Surg Pathol* 13(6): 500–504, 1989.

[65] Dawkins RL, Tashjian AH Jr, B Castleman, et al: Hyperparathyroidism due to clear cell hyperplasia. Serial determinations of serum ionized calcium, parathyroid hormone and calcitonin, *Am J Med* 54(1): 119–126, 1973.

[66] Bondeson AG, Bondeson L, Ljungberg O, et al: Fat staining in parathyroid disease—diagnostic value and impact on surgical strategy: clinicopathologic analysis of 191 cases, *Hum Pathol* 16(12): 1255–1263, 1985.

[67] Bedetti CD, Dekker A, Watson CG: Functioning oxyphil cell adenoma of the parathyroid gland: a clinicopathologic study of ten patients with hyperparathyroidism, *Hum Pathol* 15(12): 1121–1126, 1984.

[68] Arnold A, Staunton CE, Kim HG, et al: Monoclonality and abnormal parathyroid hormone genes in parathyroid adenomas, *N Engl J Med* 318(11): 658–662, 1988.

[69] Cryns VL, Rubio MP, Thor AD, et al: p53 abnormalities in human parathyroid carcinoma, *J Clin Endocrinol Metab* 78(6): 1320–1324, 1994.

[70] Shtutman M, Zhurinsky J, Simcha I, et al: The cyclin D1 gene is a target of the beta-catenin/LEF-1 pathway, *Proc Natl Acad Sci U S A* 96(10): 5522–5527, 1999.

[71] Bjorklund P, Akerstrom G, Westin G: Activated beta-catenin in the novel human parathyroid tumor cell line sHPT-1, *Biochem Biophys Res Commun* 352(2): 532–536, 2007.

[72] Bjorklund P, Lindberg D, Akerstrom G, et al: Stabilizing mutation of CTNNB1/beta-catenin and protein accumulation analyzed in a large series of parathyroid tumors of Swedish patients, *Mol Cancer* 7: 53, 2008.

[73] Arnold A: Molecular mechanisms of parathyroid neoplasia, *Endocrinol Metab Clin North Am* 23(1): 93–107, 1994.

[74] Arnold A, al e: X inactivation analysis of clonality in primary and secondary parathyroid hyperplasia, *J Bone Miner Res* 7(S153).

[75] Friedman E, Sakaguchi K, Bale AE, et al: Clonality of parathyroid tumors in familial multiple endocrine neoplasia type 1, *N Engl J Med* 321(4): 213–218, 1989.

[76] Tominaga Y, Tsuzuki T, Uchida K, et al: Expression of PRAD1/cyclin D1, retinoblastoma gene products, and Ki67 in parathyroid hyperplasia caused by chronic renal failure versus primary adenoma, *Kidney Int* 55(4): 1375–1383, 1999.

[77] Rosenberg CL, Kim HG, Shows TB, et al: Rearrangement and overexpression of D11S287E, a candidate oncogene on chromosome 11q13 in benign parathyroid tumors, *Oncogene* 6(3): 449–453, 1991.

[78] Komminoth P: Review: multiple endocrine neoplasia type 1,

sporadic neuroendocrine tumors, and MENIN, *Diagn Mol Pathol* 8(3): 107–112, 1999.

[79] Carling T, Correa P, Hessman O, et al: Parathyroid MEN1 gene mutations in relation to clinical characteristics of nonfamilial primary hyperparathyroidism, *J Clin Endocrinol Metab* 83(8): 2960–2963, 1998.

[80] Farnebo F, Teh BT, Kytola S, et al: Alterations of the MEN1 gene in sporadic parathyroid tumors, *J Clin Endocrinol Metab* 83(8): 2627–2630, 1998.

[81] Heppner C, Kester MB, Agarwal SK, et al: Somatic mutation of the MEN1 gene in parathyroid tumours, *Nat Genet* 16(4): 375–378, 1997.

[82] Bjorklund P, Starker L, Fonseca A, et al: Molecular basis of primary hyperparathyroidism, *World J Endocrine Surgery* 2(2): 63–70, 2010.

[83] Akerstrom G, Rudberg C, Grimelius L, et al: Histologic parathyroid abnormalities in an autopsy series, *Hum Pathol* 17(5): 520–527, 1986.

[84] Akerstrom G: *Current controversy in parathyroid operations and re-operations*, Austin, Texas, 1994, RG Landers.

[85] Arnold A, Brown MF, Urena P, et al: Monoclonality of parathyroid tumors in chronic renal failure and in primary parathyroid hyperplasia, *J Clin Invest* 95(5): 2047–2053, 1995.

[86] Knudson AG Jr: Mutation and cancer: statistical study of retinoblastoma, *Proc Natl Acad Sci U S A* 68(4): 820–823, 1971.

[87] Rouleau GA, Wertelecki W, Haines JL, et al: Genetic linkage of bilateral acoustic neurofibromatosis to a DNA marker on chromosome 22, *Nature* 329(6136): 246–248, 1987.

[88] Friend SH, Bernards R, Rogelj S, et al: A human DNA segment with properties of the gene that predisposes to retinoblastoma and osteosarcoma, *Nature* 323(6089): 643–646, 1986.

[89] Tominaga Y, Kohara S, Namii Y, et al: Clonal analysis of nodular parathyroid hyperplasia in renal hyperparathyroidism, *World J Surg* 20(7): 744–750, 1996; discussion 750–752.

[90] Gagne ER, Urena P, Leite-Silva S, et al: Short- and long-term efficacy of total parathyroidectomy with immediate autografting compared with subtotal parathyroidectomy in hemodialysis patients, *J Am Soc Nephrol* 3(4): 1008–1017, 1992.

[91] Gilmour JR: The gross anatomy of the parathyroid glands, *J Pathol Bacteriol* 46(1): 133–149, 1938.

[92] Alveryd A: Parathyroid glands in thyroid surgery. I. Anatomy of parathyroid glands. II. Postoperative hypoparathyroidism—identification and autotransplantation of parathyroid glands, *Acta Chir Scand* 389: 1–120, 1968.

[93] Wang C: The anatomic basis of parathyroid surgery, *Ann Surg* 183(3): 271–275, 1976.

[94] Akerstrom G, Malmaeus J, Bergstrom R: Surgical anatomy of human parathyroid glands, *Surgery* 95(1): 14–21, 1984.

[95] Wang CA: Surgical management of primary hyperparathyroidism, *Curr Probl Surg* 22(11): 1–50, 1985.

[96] Wang C, Mahaffey JE, Axelrod L, et al: Hyperfunctioning supernumerary parathyroid glands, *Surg Gynecol Obstet* 148(5): 711–714, 1979.

[97] Russell CF, Grant CS, van Heerden JA: Hyperfunctioning supernumerary parathyroid glands: an occasional cause of hyperparathyroidism, *Mayo Clin Proc* 57(2): 121–124, 1982.

[98] Edis AJ, Levitt MD: Supernumerary parathyroid glands: implications for the surgical treatment of secondary hyperparathyroidism, *World J Surg* 11(3): 398–401, 1987.

[99] Dufour R: Abnormalities of serum calcium and the parathyroid glands at autopsy: an analysis of 76 cases, *Mil Med* 148(4): 317–322, 1983.

[100] Gilmour JR, Martin WJ: The weight of parathyroid glands, *J Pathol Bacteriol* 44(2): 431–462, 1937.

[101] Akerstrom G, Grimelius L, Johansson H, et al: The parenchymal cell mass in normal human parathyroid glands, *Acta Pathol Microbiol Scand A* 89(5): 367–375, 1981.

[102] Bonjer HJ, B HA: The technique of parathyroidectomy. In Clark OH, Dun Q, editors: *Textbook of endocrine surgery*, Philadelphia, 1997, WB Saunders.

[103] Castleman D, Roth SI: Tumors of the parathyroid glands, In *Atlas of tumor pathology*, Washington, DC, 1978, Armed Forces Institute of Pathology.

[104] Herrera MF, Gamboa-Dominguez A: Parathyroid embryology, anatomy and pathology. In Clark OH, Duh QY, editors: *Textbook of endocrine surgery*, Philadelphia, 1997, WB Saunders, p 526.

[105] Al-Sobhi S, Clark OH: Parathyroid hyperplasia. In Clark OH, Duh QY, editors: *Textbook of endocrine surgery*, Philadelphia, 1997, WB Saunders.

[106] Pyrtek L, Painter RL: An anatomic study of the relationship of the parathyroid glands to the recurrent laryngeal nerve, *Surg Gynecol Obstet* 119: 509–512, 1964.

[107] Hunt PS, Poole M, Reeve TS: A reappraisal of the surgical anatomy of the thyroid and parathyroid glands, *Br J Surg* 55(1): 63–66, 1968.

[108] Delattre JF, Flament JB, Palot JP, et al: Variations in the parathyroid glands. Number, situation and arterial vascularization. Anatomical study and surgical application, *J Chir (Paris)* 119(11): 633–641, 1982.

[109] Nobori M, Saiki S, Tanaka N, et al: Blood supply of the parathyroid gland from the superior thyroid artery, *Surgery* 115(4): 417–423, 1994.

[110] Attie JN, Khafif RA: Preservation of parathyroid glands during total thyroidectomy. Improved technic utilizing microsurgery, *Am J Surg* 130(4): 399–404, 1975.

[111] Curtis GM: The blood supply of the human parathyroids, *Surg Gynecol Obstet* 51, .

[112] Lahey F: Routine dissection and demonstration of the recurrent laryngeal nerve in subtotal thyroidectomy, *Surg Gynecol Obstet* 66, .

[113] Doppman JL, Marx SJ, Brennan MF, et al: The blood supply of mediastinal parathyroid adenomas, *Ann Surg* 185(4): 488–490, 1977.

[114] Fraker DL, Doppman JL, Shawker TH, et al: Undescended parathyroid adenoma: an important etiology for failed operations for primary hyperparathyroidism, *World J Surg* 14(3): 342–348, 1990.

[115] Edis AJ, Purnell DC, van Heerden JA: The undescended "parathymus." An occasional cause of failed neck exploration for hyperparathyroidism, *Ann Surg* 190(1): 64–68, 1979.

[116] Joseph MP, Nadol JB, Pilch BZ, et al: Ectopic parathyroid tissue in the hypopharyngeal mucosa (pyriform sinus), *Head Neck Surg* 5(1): 70–74, 1982.

[117] Curley IR, Wheeler MH, Thompson NW, et al: The challenge of the middle mediastinal parathyroid, *World J Surg* 12(6): 818–824, 1988.

[118] Thompson NW, Eckhauser FE, Harness JK: The anatomy of primary hyperparathyroidism, *Surgery* 92(5): 814–821, 1982.

[119] Simeone DM, Sandelin K, Thompson NW: Undescended superior parathyroid gland: a potential cause of failed cervical exploration for hyperparathyroidism, *Surgery* 118(6): 949–956, 1995.

[120] Udekwu AO, Kaplan EL, Wu TC, et al: Ectopic parathyroid adenoma of the lateral triangle of the neck: report of two cases, *Surgery* 101(1): 114–118, 1987.

[121] Doppman JL, Shawker TH, Fraker DL, et al: Parathyroid

adenoma within the vagus nerve, *AJR Am J Roentgenol* 163(4): 943–945, 1994.

[122] Thompson NW: Surgical anatomy of hyperparathyroidism. In Rothmund M, Wells SAJ, editors: *Parathyroid surgery*, Basel, 1986, Karger.

[123] Wang CA: Parathyroid re-exploration. A clinical and pathological study of 112 cases, *Ann Surg* 186(2): 140–145, 1977.

[124] Wang C: Hyperfunctioning intrathyroid parathyroid gland: a potential cause of failure in parathyroid surgery, *J R Soc Med* 74(1): 49–52, 1981.

[125] Wheeler MH, Williams ED, Wade JS: The hyperfunctioning intrathyroidal parathyroid gland: a potential pitfall in parathyroid surgery, *World J Surg* 11(1): 110–114, 1987.

[126] Feliciano DV: Parathyroid pathology in an intrathyroidal position, *Am J Surg* 164(5): 496–500, 1992.

[127] Lee NJ, Blakey JD, Bhuta S, et al: Unintentional parathyroidectomy during thyroidectomy, *Laryngoscope* 109(8): 1238–1240, 1999.

[128] Proye C, Bizard JP, Carnaille B, et al: Hyperparathyroidism and intrathyroid parathyroid gland. 43 cases, *Ann Chir* 48(6): 501–506, 1994.

[129] Rattner DW, Marrone GC, Kasdon E, et al: Recurrent hyperparathyroidism due to implantation of parathyroid tissue, *Am J Surg* 149(6): 745–748, 1985.

[130] Akerstrom G, Rudberg C, Grimelius L, et al: Recurrent hyperparathyroidism due to peroperative seeding of neoplastic or hyperplastic parathyroid tissue. Case report, *Acta Chir Scand* 154(9): 549–552, 1988.

[131] Sierra M, Herrera MF, Herrero B, et al: Prospective biochemical and scintigraphic evaluation of autografted normal parathyroid glands in patients undergoing thyroid operations, *Surgery* 124(6): 1005–1010, 1998.

[132] Sancho JJ, Sitges-Serra A: Surgical approach to secondary hyperparathyroidism. In Clark OH, Duh QY, editors: *Textbook of endocrine surgery*, Philadelphia, 1997, WB Saunders.

[133] Kaplan EL, Bartlett S, Sugimoto J, et al: Relation of postoperative hypocalcemia to operative techniques: deleterious effect of excessive use of parathyroid biopsy, *Surgery* 92(5): 827–834, 1982.

[134] Dekker A, Dunsford HA, Geyer SJ: The normal parathyroid gland at autopsy: the significance of stromal fat in adult patients, *J Pathol* 128(3): 127–132, 1979.

[135] Dufour DR, Wilkerson SY: The normal parathyroid revisited: percentage of stromal fat, *Hum Pathol* 13(8): 717–721, 1982.

[136] Wang CA, Rieder SV: A density test for the intraoperative differentiation of parathyroid hyperplasia from neoplasia, *Ann Surg* 187(1): 63–67, 1978.

[137] Akerstrom G, Rudberg C, Grimelius L, et al: Causes of failed primary exploration and technical aspects of re-operation in primary hyperparathyroidism, *World J Surg* 16(4): 562–568, 1992; discussion 568–569.

[138] Pyrtek LJ, Belkin M, Bartus S, et al: Parathyroid gland exploration with local anesthesia in elderly and high-risk patients, *Arch Surg* 123(5): 614–617, 1988.

[139] van Vroonhoven TJ, Muller H: Causes of failure in the surgical treatment of primary hyperparathyroidism: lessons from 51 successful reoperations, *Br J Surg* 65(5): 297–300, 1978.

[140] Palmer JA, Sutton FR: Importance of a fifth parathyroid gland in the surgical treatment of hyperparathyroidism, *Can J Surg* 21(4): 350–351, 1978.

[141] Nathaniels EK, Nathaniels AM, Wang CA: Mediastinal parathyroid tumors: a clinical and pathological study of 84 cases, *Ann Surg* 171(2): 165–170, 1970.

[142] Russell CF, Edis AJ, Scholz DA, et al: Mediastinal parathyroid tumors: experience with 38 tumors requiring mediastinotomy for removal, *Ann Surg* 193(6): 805–809, 1981.

[143] Bondeson AG, Thompson NW: Mediastinal parathyroid adenomas and carcinoma. In Shield T, editor: *Mediastinal surgery*, Malvern, Pa, 1991, Lea & Febiger.

[144] Clark OH: Mediastinal parathyroid tumors, *Arch Surg* 123(9): 1096–1100, 1988.

[145] Iacobone M, Mondi I, Viel G, et al: The results of surgery for mediastinal parathyroid tumors: a comparative study of 63 patients, *Langenbecks Arch Surg* 395(7): 947–953, 2010.

[146] Davies DR: Parathyroid disease, *Ann R Coll Surg Engl* 39(3): 145–150, 1966.

[147] Rothmund M, Wagner PK, Schark C: Subtotal parathyroidectomy versus total parathyroidectomy and autotransplantation in secondary hyperparathyroidism: a randomized trial, *World J Surg* 15(6): 745–750, 1991.

[148] Bonjer HJ, Bruining HA, Bagwell CB, et al: Primary hyperparathyroidism: pathology, flow cytometric DNA analysis, and surgical treatment, *Crit Rev Clin Lab Sci* 29(1): 1–30, 1992.

[149] Kraimps JL, Duh QY, Demeure M, et al: Hyperparathyroidism in multiple endocrine neoplasia syndrome, *Surgery* 112(6): 1080–1086, 1992; discussion 1086–1088.

[150] Doherty GM, Weber B, Norton JA: Cost of unsuccessful surgery for primary hyperparathyroidism, *Surgery* 116(6): 954–957, 1994; discussion 957–958.

[151] Brennan MF, Doppman JL, Marx SJ, et al: Reoperative parathyroid surgery for persistent hyperparathyroidism, *Surgery* 83(6): 669–676, 1978.

[152] Prinz RA, Gamvros OI, Allison DJ, et al: Reoperations for hyperparathyroidism, *Surg Gynecol Obstet* 152(6): 760–764, 1981.

[153] Clark OH: Symposium: parathyroid disease. Part I, *Contemp Surg* 52: 137, 1998.

[154] Charlett SD, Aye M, Atkin SL, et al: Defining failure after parathyroidectomy for primary hyperparathyroidism: case series, *J Laryngol Otol* 125(4): 394–398, 2011.

[155] Tibblin S, Bondesson AG, Uden P: Current trends in the surgical treatment of solitary parathyroid adenoma. A questionnaire study from 53 surgical departments in 14 countries, *Eur J Surg* 157(2): 103–107, 1991.

[156] Thompson N: Unilateral neck exploration for primary hyperparathyroidism (discussion), *Arch Surg* 125(8): 984–985, 1990.

[157] Tibblin S, Bergenfelz AO: Surgical approach to primary hyperparathyroidism (unilateral approach). In Clark OH, Duh QY, editors: *Textbook of endocrine surgery*, Philadelphia, 1997, WB Saunders.

[158] Roth SI, Wang CA, Potts JT Jr. The team approach to primary hyperparathyroidism, *Hum Pathol* 6(6): 645–648, 1975.

[159] Duh QY, Uden P, Clark OH: Unilateral neck exploration for primary hyperparathyroidism: analysis of a controversy using a mathematical model, *World J Surg* 16(4): 654–661, 1992; discussion 661–662.

[160] Carty SE, Worsey J, Virji MA, et al: Concise parathyroidectomy: the impact of preoperative SPECT 99mTc sestamibi scanning and intraoperative quick parathormone assay, *Surgery* 122(6): 1107–1114, 1997; discussion 1114–1116.

[161] Johansson H, al e: Scandinavian study of the parathyroid surgical activity in 1975, *Acta Chir Scand* 66, .

[162] Ning L, Sippel R, Schaefer S, et al: What is the clinical significance of an elevated parathyroid hormone level after curative surgery for primary hyperparathyroidism? *Ann Surg* 249(3): 469–472, 2009.

[163] Bergenfelz A, Jansson S, Martensson H, et al: Scandinavian Quality Register for Thyroid and Parathyroid Surgery: audit of surgery for primary hyperparathyroidism, *Langenbecks Arch Surg* 392(4): 445–451, 2007.

[164] Granberg PO, Cedermark B, Farnebo LO, et al: Parathyroid tumors, *Curr Probl Cancer* 9(11): 1–52, 1985.

[165] Mandal AK, Udelsman R: Secondary hyperparathyroidism is an expected consequence of parathyroidectomy for primary hyperparathyroidism: a prospective study, *Surgery* 124(6): 1021–1026, 1998; discussion 1026–1027.

[166] Duh QY, Arnaud CD, Levin KE, et al: Parathyroid hormone: before and after parathyroidectomy, *Surgery* 100(6): 1021–1031, 1986.

[167] Yen TW, Wilson SD, Krzywda EA, et al: The role of parathyroid hormone measurements after surgery for primary hyperparathyroidism, *Surgery* 140(4): 665–672, 2006; discussion 672–674.

[168] Carty SE, Roberts MM, Virji MA, et al: Elevated serum parathormone level after "concise parathyroidectomy" for primary sporadic hyperparathyroidism, *Surgery* 132(6): 1086–1092, 2002; discussion 1092–1093.

[169] Denizot A, Pucini M, Chagnaud C, et al: Normocalcemia with elevated parathyroid hormone levels after surgical treatment of primary hyperparathyroidism, *Am J Surg* 182(1): 15–19, 2001.

[170] Dhillon KS, Cohan P, Darwin C, et al: Elevated serum parathyroid hormone concentration in eucalcemic patients after parathyroidectomy for primary hyperparathyroidism and its relationship to vitamin D profile, *Metabolism* 53(9): 1101–1106, 2004.

[171] Bergenfelz A, Valdemarsson S, Tibblin S: Persistent elevated serum levels of intact parathyroid hormone after operation for sporadic parathyroid adenoma: evidence of detrimental effects of severe parathyroid disease, *Surgery* 119(6): 624–633, 1996.

[172] Carneiro DM, Solorzano CC, Irvin GL 3rd: Recurrent disease after limited parathyroidectomy for sporadic primary hyperparathyroidism, *J Am Coll Surg* 199(6): 849–853, 2004; discussion 853–855.

[173] Westerdahl J, Valdemarsson S, Lindblom P, et al: Postoperative elevated serum levels of intact parathyroid hormone after surgery for parathyroid adenoma: sign of bone remineralization and decreased calcium absorption, *World J Surg* 24(11): 1323–1329, 2000.

[174] Yamashita H, Noguchi S, Moriyama T, et al: Reelevation of parathyroid hormone level after parathyroidectomy in patients with primary hyperparathyroidism: importance of decreased renal parathyroid hormone sensitivity, *Surgery* 137(4): 419–425, 2005.

[175] Mizrachi A, Gilat H, Bachar G, et al: Elevated parathyroid hormone levels after parathyroidectomy for primary hyperparathyroidism, *Head Neck* 31(11): 1456–1460, 2009.

[176] Solorzano CC, Mendez W, Lew JI, et al: Long-term outcome of patients with elevated parathyroid hormone levels after successful parathyroidectomy for sporadic primary hyperparathyroidism, *Arch Surg* 143(7): 659–663, 2008; discussion 663.

[177] Nordenstrom E, Westerdahl J, Isaksson A, et al: Patients with elevated serum parathyroid hormone levels after parathyroidectomy: showing signs of decreased peripheral parathyroid hormone sensitivity, *World J Surg* 27(2): 212–215, 2003.

[178] Wang TS, Ostrower ST, Heller KS: Persistently elevated parathyroid hormone levels after parathyroid surgery, *Surgery* 138(6): 1130–1135, 2005; discussion 1135–1136.

[179] Kihara M, Miyauchi A, Ito Y, et al: MEN1 gene analysis in patients with primary hyperparathyroidism: 10-year experience of a single institution for thyroid and parathyroid care in Japan, *Endocr J* 56(5): 649–656, 2009.

[180] Hoff AO, Hauache OM: Multiple endocrine neoplasia type 1 (MEN 1): clinical, biochemical and molecular diagnosis and treatment of the associated disturbances, *Arq Bras Endocrinol Metabol* 49(5): 735–746, 2005.

[181] Howell VM, Cardinal JW, Richardson AL, et al: Rapid mutation screening for HRPT2 and MEN1 mutations associated with familial and sporadic primary hyperparathyroidism, *J Mol Diagn* 8(5): 559–566, 2006.

[182] Tham E, Grandell U, Lindgren E, et al: Clinical testing for mutations in the MEN1 gene in Sweden: a report on 200 unrelated cases, *J Clin Endocrinol Metab* 92(9): 3389–3395, 2007.

[183] Machens A, Dralle H: Multiple endocrine neoplasia type 2 and the RET protooncogene: from bedside to bench to bedside, *Mol Cell Endocrinol* 247(1–2): 34–40, 2006.

[184] Iacobone M, Masi G, Barzon L, et al: Hyperparathyroidism-jaw tumor syndrome: a report of three large kindred, *Langenbecks Arch Surg* 394(5): 817–825, 2009.

[185] Mizusawa N, Uchino S, Iwata T, et al: Genetic analyses in patients with familial isolated hyperparathyroidism and hyperparathyroidism-jaw tumour syndrome, *Clin Endocrinol (Oxf)* 65(1): 9–16, 2006.

[186] Cetani F, Pardi E, Ambrogini E, et al: Genetic analyses in familial isolated hyperparathyroidism: implication for clinical assessment and surgical management, *Clin Endocrinol (Oxf)* 64(2): 146–152, 2006.

[187] DeLellis RA, Mazzaglia P, Mangray S: Primary hyperparathyroidism: a current perspective, *Arch Pathol Lab Med* 132(8): 1251–1262, 2008.

[188] Cetani F, Pardi E, Borsari S, et al: Genetic analyses of the HRPT2 gene in primary hyperparathyroidism: germline and somatic mutations in familial and sporadic parathyroid tumors, *J Clin Endocrinol Metab* 89(11): 5583–5591, 2004.

第59章 ■ 标准双侧甲状旁腺探查术

ALLAN E. SIPERSTEIN ■ ANTONIA E. STEPHEN ■ MIRA MILAS

甲状旁腺疾病的现代治疗受到了一些基础性的重大革新因素的影响。首先，原发性甲状旁腺功能亢进症（甲旁亢）已经不再是一种罕见的内分泌疾病，而是门诊患者中导致高钙血症的最常见疾病，女性患者的估计发病率为1∶500，男性患者的估计发病率为1∶2 000[1]。其次，无症状型原发性甲旁亢患者的比例升高，即甲状旁腺的生化检查明显异常，但像骨质密度降低或肾结石等临床症状不明显的患者的比例升高[2]。很多患者在没有明显临床症状时期就被诊断出来的原因之一是：血钙检测已经成为生化检查的常规项目，这增加了发现有临床意义的高钙血症的概率。相反，越来越多的从业医生也意识到，不应仅仅应用钙检测，而要应用包括钙、总甲状旁腺素（PTH）和25-羟维生素D_3的一套完整检查来对患有骨质疏松症、骨质缺乏症和肾结石的患者进行潜在的原发性甲旁亢的筛查（参见第56章）。最后，甲状旁腺疾病治疗领域中最明显的变化也许就是手术策略向区域甲状旁腺手术（也即仅探查怀疑有甲状旁腺异常的单一部位）转移了[3]。在放射学检查和术中甲状旁腺素检测的指导下，大多数甲状旁腺外科医生已经采用这种手术方式作为首次甲状旁腺手术的方法（参见第57章、第60章至第64章）。

但是，本章旨在介绍一种标准的"双侧"甲状旁腺探查技术。这种可以达到手术治愈原发性甲旁亢的技术是一种原创的手术技术，从20世纪20年代一直风靡到20世纪90年代后期。它也被描述为一种"常规的"或"传统的"甲状旁腺切除术，作者认为，它还可以被形容为"全面的"甲状旁腺手术。这种手术方法的本质是检查双侧全部的甲状旁腺并适当切除有病变的腺体。仅仅将该手术认为是"常规的"或"双侧的"甲状旁腺探查手术是不全面的，事实上，它是一个成功的甲状旁腺手术的本质和核心。现在，双侧甲状旁腺探查术仍然是手术治疗原发性甲旁亢的一个有机部分，对于一些适合的患者，仍然是一种理想的首次手术方案。认识到双侧甲状旁腺探查术也可以通过微创的方式进行也很重要。这要求对甲状旁腺的解剖学和胚胎学知识非常了解，还要对其基于临床症状、影像学检查和术中所见的特殊的手术适应证非常了解。在本章中，我们将讲解为什么做和怎么做双侧甲状旁腺探查术，并用一些临床相关病例进行阐释；我们还将介绍当遇到像"少一个腺体"这类问题时该如何应对的策略（参见第58章）。

双侧甲状旁腺探查术相关的解剖学和胚胎学知识

大多数人有4个甲状旁腺，因此，双侧甲状旁腺探查术的理想目标是确定全部4个甲状旁腺（参见第2章）。一项大型尸检研究发现，84%的人类尸体有4个甲状旁腺，13%的有5个甚至更多的甲状旁腺，3%只有3个甲状旁腺[4-5]。额外的甲状旁腺通常位于胸腺内。甲状旁腺的数量和位置异常能直接影响甲状旁腺手术能否成功，并能影响双侧甲状旁腺探查术的可行性，但是这种异常还很难被可靠地预测。在术前与患者讨论病情并告知手术预期效果时，应该告知患者有找不到异位甲状旁腺或遗漏额外的甲状旁腺而导致甲旁亢状持续或复发的可能性。

双侧甲状旁腺探查术需要用到的解剖学和胚胎学知识的关键部分如图59-1至59-3所示。正常甲状旁腺的最大径为5~6 mm，重15~35 mg，可因其本身呈橘色-棕黄色并被周边的黄色脂肪囊包绕或遮挡而变得不明显。生化功能正常的甲状旁腺其外观也可能多种多样。当甲状旁腺有病变时，其可能在大小、形状、质地和活动度方面都发生变化。异常的甲状旁腺通常较饱满，呈现深棕色或红棕色，不易压缩或在轻触时明显固定不动。它们可呈不规则形状或结节融合状，血管蒂或血管丛更明显。复发或再发的甲旁亢患者的甲状旁腺可能因纤维化而变硬，而颜色也变浅。

当腺体表现为临界性外观异常时，在切除腺体

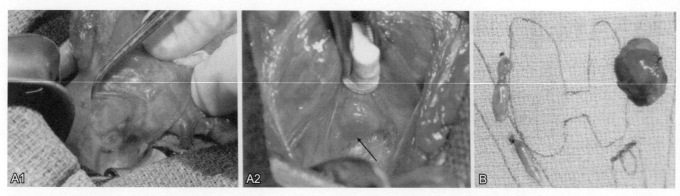

图 59-1 （也见彩图）甲状旁腺的解剖位置多变。箭头所示为正常甲状旁腺。即便是正常甲状旁腺，其形状也是不规则的（A），不能被误认为是腺瘤或增生。甲状旁腺不对称或不同程度肿大还可见于多腺体增生（B）。该术中照片显示3个正常的甲状旁腺腺体形态各不相同，组织学上均为多细胞型（Reprinted with permission, Cleveland Clinic Center for Medical Art & Photography © 2008-2011. All rights reserved. ）

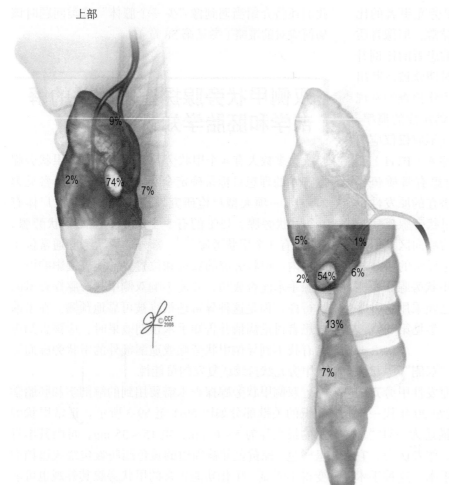

图 59-2 上甲状旁腺与下甲状旁腺的正常分布范围（Reprinted with permission, Cleveland Clinic Center for Medical Art & Photography © 2008-2011. All rights reserved. ）

前，测量腺体的在体重量很有意义。这可以通过使用小尺子或千分尺测量甲状旁腺腺体的长（L）、宽（W）、高（H）而容易办到，不需要切除腺体后测量。由于大多数腺体是椭圆形的，我们在测量腺体时，大

小以毫米为单位，以此推算甲状旁腺的重量，以毫克为单位[重量（mg）≈L×W×H×1/2（mm³）]。我们已经观察到，无论手术中发现了单个或多个病变甲状旁腺，这些病变腺体的总体积（TVDG）在用公制

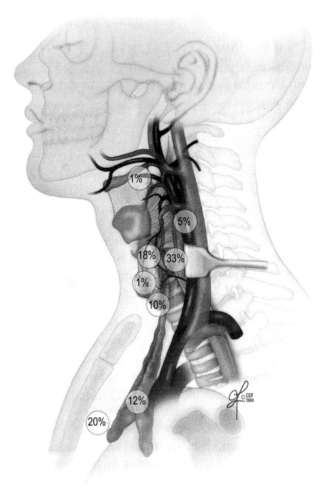

单位计算后在数值上都是近似的[6]。换句话说，典型的单腺体腺瘤的体积或重量与相应的双腺瘤或四腺体增生型病变的体积或重量的总和是近似的。这就提示我们，当遇到只有一个轻度增大的甲状旁腺腺体时，要注意可能有多腺体型病变存在的可能性，也即需要进行双侧甲状旁腺探查。即使影像学检查提示单一部位甲状旁腺病变且术中甲状旁腺素有相当的下降，重量在 75～200 mg 之间的甲状旁腺很少是单发的腺瘤（参见第 63 章）。异常甲状旁腺的特征是什么，是单纯的形态学改变，还是生物化学功能改变，还是两者都有，这个问题一直是一个令人感兴趣且充满争议的问题。

从胚胎学方面看，上甲状旁腺起源于第四鳃囊，随甲状腺向尾侧迁移，而下甲状旁腺起源于第三鳃囊，随胸腺迁移。上甲状旁腺的分布区域较窄，很稳定地分布于甲状腺上极后方的甲状腺周围脂肪组织内，邻近喉返神经走行的路线，直至其进入环甲肌（图 59-2）。相反，下甲状旁腺分布在甲状腺下极周围、甲胸韧带和气管前脂肪的广泛区域内。甲状旁腺在颈部左右两侧对称分布，这点可被用来进行甲状旁腺的定位。但是，双腺瘤没有一致的分布形式，也不是随机分布：当仅有 2 个增大的腺体且组织学表现为细胞增生时，其最可能是双侧上甲状旁腺，这被称为"第四鳃囊病"[7]。这种病变形式占所有双腺瘤的 45%，而不是按所有六种双腺瘤位置分布形式概率相等时所估计的 17%。此外，结合其他分布形式，双侧

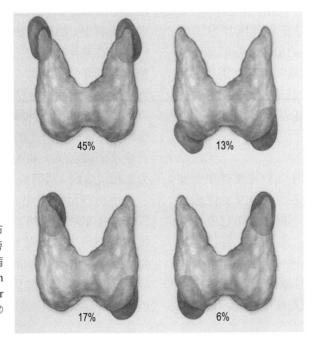
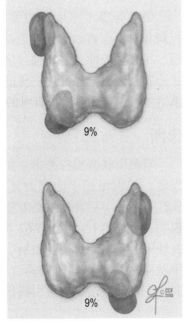

分布占到82%（图59-4）。

　　还可以通过观察预计含有甲状旁腺的区域及其周边的血管分布方式来获得定位甲状旁腺的其他线索。通常，上下甲状旁腺都从甲状腺下动脉获得部分血供。相对于甲状腺下动脉主干向甲状腺走行的路线来说，上甲状旁腺位于其头侧且较深，下甲状旁腺位于其尾侧，靠近前面和中线。甲状腺下动脉的一些异常弯曲或分支异常可能提示在这些分支的末端会发现一些位置异常的甲状旁腺，有时其可能距甲状腺包膜有数厘米远。在其脂肪囊内，正常甲状旁腺的血管蒂分支方式类似于叶脉。这是其与淋巴结、脂肪组织和胸腺组织进行鉴别的很有用的特征——它们没有可见的血管分支，而异常的甲状旁腺其血管蒂常有扩张。在双侧甲状旁腺探查术过程中，留意这些微妙的形态学特征可以更快发现甲状旁腺。

　　甲状旁腺的位置迁移可以导致异位的甲状旁腺位于胸腺内，内含于颈总动脉、颈内静脉和迷走神经的颈鞘内，甚至在颈部更高的位置，如食管后区及甲状腺腺体内。在进行双侧甲状旁腺探查术的过程中，并不是所有上述位置都能通过常规颈部切口达到。最近，Perrier等人提出了根据甲状旁腺探查术制定的新的进一步划分甲状旁腺腺瘤区域的命名方法[8]（参见第60章）。对于异位到前纵隔及其他纵隔深处甚至心包区的甲状旁腺，需要与胸外科医生一起采取其他手术方法进行治疗。

双侧甲状旁腺探查的理论基础

　　甲状旁腺手术成功的关键是正确诊断甲状旁腺疾病和对以患者临床表现为基础的治疗目标的清晰预期。尽管从表面上看，通过区域或双侧探查进行的甲状旁腺切除术的过程是一样的，但是它们之间存在的细微差别影响到双侧探查术的理论基础。

诊断

　　双侧甲状旁腺探查术主要用于治疗原发性甲旁亢患者，但也可用于治疗由肾病变导致的继发性或再发性甲旁亢。后者的诊断方法在不同的章节已有详尽说明（参见第65章至第67章）。传统上，要诊断原发性甲旁亢需要检测到血清中总钙或离子钙水平与总甲状旁腺素水平同时升高，而且尿钙排出正常或增高。综合这些结果就可以确诊原发性甲旁亢。这样做

的部分原因是，现代的甲状旁腺素检测方法是检测完整的甲状旁腺素分子，反映的是甲状旁腺分泌的全部甲状旁腺素的情况，这从本质上消除了异位甲状旁腺素带来的干扰，如肿瘤细胞分泌的甲状旁腺素相关肽（PTHrp）。罕见的家族遗传性高血钙低尿钙症可通过检测到24小时尿液中钙的水平正常或升高而被排除。

　　大约10%的患者的异常生化检查表现不符合这种传统的诊断标准，但无疑患有原发性甲旁亢。本病至少有两种非典型形式。一种是血钙正常型原发性甲旁亢，表现为血钙水平正常，但甲状旁腺素升高，并且已经被患者较好地适应了；尽管这些患者的生化检查处于临界区，其可能罹患肾结石、骨质疏松症和骨折[9]。另一种是原发性甲旁亢患者表现为血钙水平升高而甲状旁腺素正常。对于高血钙的情况，如果甲状旁腺素处于正常高值水平（在参考值上限为60 pg/ml的情况下，甲状旁腺素浓度为40~60 pg/ml），那么诊断还相对容易些，但如果甲状旁腺素水平低至5~15 pg/ml，那么诊断就相当具有挑战性。这种非典型形式的病变还没有详尽的描述。

　　表59-1提供了原发性甲旁亢的推荐诊断方法以及在特殊情况下明确诊断的策略。建议用双能X线骨密度仪（DEXA）骨扫描的方法得到一份基线骨密度评估，特别是在还没有超出需要看医生的数值范围前取得是非常有用的。尿钙排出量低于50 mg/dl时应该考虑到良性家族性高血钙低尿钙综合征（BFHH）、肾疾病和应用了噻嗪类利尿药的情况及其他情况。

　　尽管可能有其他非内分泌原因引起的高钙血症与原发性甲旁亢共存的情况，但是这种情况极其少见。没有必要一开始就对血钙和总甲状旁腺素都升高且没有相关病史（如恶性肿瘤相关性高钙血症）的患者进行这类特异性病因的追查。在临床表现不典型时，这种追查或许会有帮助。获得一份详尽的家族史对于识别可能的多发性内分泌瘤（MEN）非常重要，一旦怀疑，可以追加相应的检查。没有必要一开始就对初步诊断为原发性甲旁亢的患者进行常规的MEN 1（90%有甲状旁腺疾病）和MEN 2（低于5%的患者有甲状旁腺相关疾病）基因检测（参见第59章）。

　　一份详尽的病史对于患者能够更好地接受双侧探查术是非常必要的。一些研究者提出了一些评分系统，特别是当与识别MEN有关时。此外，当面对需要寻找缺失的甲状旁腺时，对诊断的正确性和手术适应证充满信心非常重要，否则术者可能会在一些必要的手术步骤上畏缩不前。

表59-1 原发性甲状旁腺功能亢进症的诊断性检查

在发现有高钙血症或诊断为可能与 PHPT 相关的疾病（骨质减少，骨质疏松，肾结石）的患者

- 进行仔细的体格检查和病史询问，包括症状，既往头颈部放射治疗史，颈部手术史，用药史，以及内分泌疾病史和家族史。
- 初始血生化情况：血清总钙，血清游离钙，全段 PTH，血清磷、25- 羟基维生素 D、1,25 二羟基维生素 D
- 如果初始血生化情况与 PHPT 相符，则进一步留取 24 小时尿液以检测尿量、尿肌酐和尿钙水平
- 如血清总钙或游离钙其中之一升高或两者均升高，同时 PTH 升高或处于正常值高水平，以及 24 小时尿钙正常或升高，则可明确诊断
- 需要注意，影像学检查（超声，^{99}Tc 标记的甲氧基异丁基异腈显像，4D 计算机断层扫描）并不是诊断性检查，而是在明确诊断并决定进一步手术治疗时的定位检查

对于血钙正常的甲状旁腺功能亢进症患者

- 多次复查血生化水平，寻找游离钙升高的情况
- 考虑有潜在的维生素 D 缺乏或其他导致继发性甲旁亢的情况并给予相应处理
- 考虑用公式计算患者个体的 PTH 正常上限：PTH［ULN pg/ml］= 120 −（6× 血清钙 mg/dl）−（½ × 25- 羟基维生素 D ng/ml）+（¼ × 患者年龄）；公式中的钙、PTH 和维生素 D 检测值应该是来自同一个血标本；如果检测出的患者血清 PTH 值高于公式计算出的 PTH 正常值上限，则诊断 PHPT 的可能性更大

对于怀疑由其他原因导致高钙血症或初始生化情况提示高血钙合并全段 PTH 为正常值低水平的患者，考虑筛查以下情况

- 骨转移癌，结节病，肺肿瘤（胸部 X 线检查）
- 多发性骨髓瘤（血清蛋白电泳）
- 可产生 PTH 相关蛋白的肿瘤（血清 PTHrp）
- 如果有恶性肿瘤病史，复查疾病分期

对于可能为 I 型或 II 型多发性内分泌瘤病的患者

- 进行甲状旁腺手术之前要检测血清或尿肾上腺类物质水平
- 针对患者病史，完善相应内分泌系统病变的检查
- 甲状旁腺切除之前不要求行确诊 MEN 1 或 MEN 2 的基因检查

治疗

甲状旁腺切除术有下列治疗目标：①达到正常的血钙水平且甲状旁腺素长期正常；②避免喉神经损伤；③术后并发症发生率最低，死亡率可忽略；④术后瘢痕是患者可以接受的。手术仍然是长久治愈原发性甲旁亢和改善症状的方式，特别是对有相关的骨质疏松、骨折和神经认知功能障碍症状的患者[1]。2000年以来出现的所有手术技术——区域和单侧探查，应用或不应用术中甲状旁腺素检测，放射线引导下的甲状旁腺手术，内镜或机器人辅助的甲状旁腺切除术——都以此为共同目标。需要再次强调的是，标准的双侧甲状旁腺探查术也符合上述目标，尽管近期的文献在比较了不良事件发生率和术后外观情况后对其有质疑[3,12-14]。双侧甲状旁腺探查术对于原发性甲旁亢的长期治愈率极佳，不良事件发生率很低，特别是当术者经验丰富时[15-16]。

甲状旁腺手术和双侧探查术的理论基础

2005 年，美国国家内分泌外科医生及内分泌科医生专业委员会发出联合声明：有典型症状或有原发性甲旁亢并发症的患者均适用手术治疗[1]。对明显是无症状型原发性甲旁亢的患者做出是否治疗的决定很有挑战性。2002 年，由美国国立卫生研究院（NIH）组织的专家提出对具有下列情况的患者进行甲状旁腺切除术：①年龄 <50 岁；②不能进行很好的随访；③血钙浓度超过正常上限，>1.0 mg/dl；④尿钙 >400 mg/24 h；⑤肾功能下降达 30%；⑥伴有原发性甲旁亢全身性并发症，包括肾钙质沉着症、骨质疏松症或严重的精神神经性疾病。

对于无症状型甲旁亢患者来说，其疾病的发展、时点及疾病进展情况很难可靠地预测。长期的非手术观察可能花费不菲。基于这些理由，其他专家还提出了一种比 NIH 标准更自由的甲状旁腺手术适应证，这种新的标准认为，只要手术能安全进行，手术风险不高，问题不大，就可以进行手术治疗。因此，甲状旁腺探查术可能也适于有骨质密度降低（T 值为 −1 ~ −2.5SD）或轻度神经认知障碍的患者[17-18]。

选择双侧甲状旁腺探查术作为原发性甲旁亢的首次手术方案的适应证如表 59-2 所示。甲状旁腺双侧探查术的指导原则是：病人具有显著的多腺体病高风险，即通过在正常解剖位置确认全部的甲状旁腺以及恰当切除异常的甲状旁腺后，血钙水平能成功达到正常水平的患者。

手术前计划：甲状旁腺定位检查

对病人进行周到的、逐步的检查评估以得出甲状旁腺疾病的诊断并决定是否需要手术治疗，是术前计划的最重要部分。接下来要做的就是：确定这个病人是否能安全耐受甲状旁腺切除术以及进行甲状旁腺疾病的定位。

表59-2 因甲状旁腺疾病而行初次甲状旁腺切除术时，双侧甲状旁腺探查的适应证

绝对适应证

- 已知或怀疑为多发性内分泌瘤病综合征
- 已知为肾衰竭或肾移植之后的继发性或三发性甲旁亢
- 术前诊断为单发腺瘤时，切除腺瘤后术中 PTH 未下降
- 在术前影像学检查提示的位置未发现病变腺体
- 局部或单侧颈部探查时发现超过一个正常甲状旁腺
- 影像学检查阴性
- 影像学检查提示为多发病变
- 合并需要行甲状腺全切术的甲状腺癌或双侧甲状腺肿大

相对适应证

- 甲状旁腺影像学检查结果不一致
- 无条件行术中 PTH 检查
- 没有获得术前影像学检查结果
- 锂诱发的 PHPT
- 非 MEN 的家族性甲旁亢
- 合并需要手术干预的甲状腺病变
- 根据术者偏好或经验决定

可以应用一系列的放射影像学检查方法进行异常甲状旁腺的定位（参见第 57 章）。最常用的方法包括：颈部超声检查、^{99}Tc- 甲氧基异丁基异腈核素扫描和 CT 扫描，或者综合使用上述技术。正常的甲状旁腺不会被显像，除非使用 4D-CT 扫描技术。^{99}Tc- 甲氧基异丁基异腈核素扫描在不同的放射科操作方式不尽相同，所使用的技术包括：2D 平面扫描采集即时像和延迟像，3D-SPECT 成像，用或不用血管内造影剂进行的同步 CT 扫描成像，使用 ^{123}I 来减去甲状腺摄取的 ^{99}Tc- 甲氧基异丁基异腈的减影成像。上述各项检查方法的准确率为 50%～96%，外科医生了解和熟悉放射科医生所使用的影像学技术并共同分析图像结果是非常有价值的。磁共振检查、选择性静脉采血血样分析和 PET 扫描是再次手术前可选用的定位技术，通常不用于首次手术前定位。颈部超声检查，特别是手术医生亲自进行的超声检查，有额外好处，就是可以发现在甲状旁腺手术中需要注意的并发的甲状腺疾病。甲状腺结节性病变可在 30% 的病人中见到，而 4% 的病人可能在进行原发性甲旁亢的相关检查时发现以前未经诊断的甲状腺恶性肿瘤[20]。

对于拟行双侧甲状旁腺探查术的患者，应该考虑到是否需要在术前进行影像学检查。从原则上讲，这种影像学检查不是必需的，因为纵隔内或颈部异位甲状旁腺并不常见。在没有影像学检查指导下进行双侧甲状旁腺探查术是可以的，因为这种方法已经有长达几十年的成功记录了。但是，如果没有术前影像学资料，或者所有影像学结果均为阴性，则建议最好选择双侧甲状旁腺探查术而不是区域甲状旁腺探查术。双侧甲状旁腺探查术前进行影像学检查是非常有价值的，因为从最有可能出现异常甲状旁腺的位置开始重点探查，常常能加快手术速度并使手术更流畅。强烈建议术者在开始手术操作前先复习患者的影像学资料。这样做可以关注解剖学细节并有助于在术中进行正确决策。

双侧甲状旁腺探查的手术技术

微创技术、轻柔操作和使用一些便利手术的器械都有助于完成双侧甲状旁腺探查术。目前，大多数外科医生在全麻下进行甲状旁腺手术，还有部分外科医生选择辅以深部颈神经阻滞和镇静的局部麻醉。除非是再次手术的病例，一般不需要使用抗生素。是否需要采取措施来预防深静脉血栓形成，需要外科医生自行判断并根据患者情况确定，但在通常情况下使用下肢程序性加压带出现颈部血肿的风险很小并能预防深静脉血栓形成。

尽管术中辅助性检查很有帮助，双侧甲状旁腺探查术也可以在没有术中辅助检查的情况下完成，尽管术中情况的复杂程度不同、术者对术中辅助检查有益作用的认识程度不同、术者的经验也不相同。曾经有很多种术中辅助检查方法被介绍过[13-14]。最引人注意的是术中甲状旁腺素检测，这已成为现代甲状旁腺手术的基本组成部分了[13]。术中甲状旁腺素检测可被用来确认是否已经彻底切除了有功能亢进的甲状旁腺腺体（参见第 63 章）。但是，术中甲状旁腺素检测对于预测多腺体型甲状旁腺增生的准确率很低[15,22]。其他辅助检查方法包括冰冻组织学切片法和能将甲状旁腺组织与非甲状旁腺组织区分开的切除组织细针抽吸检测甲状旁腺素法。但要注意，无论是冰冻切片检查，还是永久切片组织学检查，都不能鉴别单发腺瘤与腺体增生病变或各种潜在的甲状旁腺病变（原发性的、继发性的或家族性的）。还有人已经应用术中伽马射线探头来进行体内异常甲状旁腺的定位，以及通过体外放射性离子计数器来鉴别正常或异常的甲状旁腺[23-24]（参见第 64 章）。也有人建议使用术中超声检查来选择切口位置的。最终，这些术中辅助检查还是要靠术者来选择，与双侧甲状旁腺探查术相比，其中某些项目可能对于区域探查术更为重要。

麻醉达成后，将患者的手臂裹住并紧贴身侧，可通过肩下垫枕来使头部略仰伸。注意使下颌、胸骨上切迹与甲状软骨中线在一条直线上，这样有助于切口的对称。同样，为了美容效果更佳，最好在病人清醒并处于正直坐位时标注切口位置，因为此时最能反映皮纹的自然状态，而在仰卧位时，皮纹可能移动或者不明显。作者喜欢用洗必泰进行消毒，因为它不具有可燃性，而且可避免对面部和颈部的刺激或染色。

根据标记的最佳位置，做一个横行切口。在大多数的病人，切口位置通常位于胸骨上切迹上方 1.5~2 个手指宽度处。切口的长度根据外科医生的喜好有所不同，一般为 4~6 cm。双侧甲状旁腺探查术甚至可在甲状腺峡部正中切口仅有 2.5 cm 的情况下完成。用电刀切开颈阔肌（2~3 mm 厚，男性更明显，相对无血管）完成切口。在颈阔肌深面和颈前静脉浅面之间有一个无血管的平面，电刀或钝性分离后可被用来辅助手术显露。分离这一平面直至上端可触及甲状软骨，下端可触及胸骨上切迹，但在比较瘦的患者不用分离这么多。游离这些皮瓣，以使拉钩更轻松进而使小切口的暴露更充分。要保留颈前静脉以备进行术中甲状旁腺素检测时采血用。

颈阔肌皮瓣游离好之后就可以置入自动牵开器了。沿中线纵行打开颈白线，分开带状肌显露甲状腺。偶尔会有一些横行小血管跨过颈白线，需要予以结扎处理，但是大部分情况下电凝处理就足够了。将胸骨甲状肌从胸骨舌骨肌深面整体分离开一小段有利于增加侧面分离的活动度。可以使用电凝或钝性分离打开胸骨甲状肌和甲状腺腺体之间的小片疏松结缔组织。分离这层组织或气管前脂肪时，要注意紧贴胸骨甲状肌边缘进行，以免无意中将甲状旁腺分离到外侧。用"花生米"或者手持 4×4 纱布将甲状腺叶向其内上方牵开。这样可以显露甲状腺的侧面和后面，并能看到甲状腺中静脉。此时应该能看到或摸到颈总动脉平面，甲状腺中静脉总是比颈总动脉平面更浅。与甲状腺下动脉相似，甲状腺中静脉从中线侧流向外侧且常常与甲状腺下动脉伴行，后者总是位于颈总动脉平面的深面。对甲状腺中静脉可以进行分离、结扎并切断以利于显露。

一旦开始探查术前影像学检查提示的有异常甲状旁腺的区域，甲状旁腺双侧探查术就开始了。最重要的是，要使用非常精细的手术器械并保持术野无血化。出血会使周围组织染色并使甲状旁腺更不明显。如果甲状旁腺的影像学检查是阴性的，那么首先暴露下甲状旁腺区，因为其易于暴露。要想暴露上甲

状旁腺区，就要使甲状腺叶向内侧旋转的活动度更大一些。寻找甲状旁腺的策略是：沿着甲状腺腺体边缘或者靠近甲状腺上动脉或甲状腺下动脉进入甲状腺腺体的位置寻找脂肪样组织。对手术视野进行有目的的观察比盲目分离更有效。要注意尽可能贴近甲状腺进行分离，以避免损伤喉返神经。在探查甲状旁腺的过程中，不是一定要暴露或游离喉返神经的。一定要注意，喉返神经可能出现在增大的甲状旁腺附近或紧挨着甲状旁腺走行，如果有必要，就充分显露喉返神经以保证其在随后的甲状旁腺探查过程中不会受到损伤。这一点在上甲状旁腺增大时尤为重要，因为喉返神经可能被顶到其被膜的前面或后面，需要仔细地将喉返神经分离开。

当发现可能含有异常甲状旁腺的区域时，使用一个尖头小弯钳小心地进行钝性分离，分开表面覆盖的脂肪组织，注意甲状旁腺的轻微的颜色变化（深橘黄色到棕色）。正常甲状旁腺是平的并具有叶脉样血管分布，脂肪组织或者胸腺没有这一特征。可以轻柔地将其从被膜或包被脂肪囊中分离出来，从而确定它的大小并排除有增大的隐藏腺瘤的可能（"正常甲状旁腺帽"可遮挡甲状旁腺肿瘤）。异常的或者增大的甲状旁腺往往表现为一个大的膨出性肿物，或者可以在薄层包膜内前后滑动。也应将异常的甲状旁腺从薄层包膜中分离出来，这时其只有血管蒂连接。3 号 Penfield 钳（扁桃体钳）适于这一操作，因为其弯曲程度刚好可以轻轻地挖出甲状旁腺。这种分离最好是：先将增大的甲状旁腺的侧面和后面游离出来，最后再游离靠近甲状腺腺体的内侧面。

我们将沿着正常的上、下甲状旁腺的解剖位置分布区探查甲状旁腺的探查称为"初步甲状旁腺探查"。我们准备探查图 59-2 所示的所有区域，直到最后三个甲状旁腺腺体被确认。设计一个系统性的探查顺序并在实际操作中反复实践是非常有帮助的。一个方便的策略是，首先暴露最异常的甲状旁腺腺体，接下来暴露同侧的甲状旁腺腺体，最后暴露对侧的甲状旁腺腺体。当所有的甲状旁腺腺体都已确认时，就可以进行病情（单发腺瘤、双腺瘤、多腺体增生）评估并确定哪些甲状旁腺腺体需要被切除以及切除的顺序。

单发腺瘤的治疗方案是：简单地将异常腺体切除。多腺体增生型病变的理想治疗方法是：甲状旁腺次全切除并结合甲状旁腺低温贮藏术。如果四个腺体中只有两个或三个是异常的，那么需要切除异常的腺体并原位保留正常的腺体及用夹子做标记。如果四个腺体都是异常的，应该先设计怎样保留部分腺体，然

后除了保留大约 6 mm×4 mm 大小或者 25 mg 重的腺体外，其余的全部切除。保留的腺体应该与血管蒂相连并用夹子在切面上做出标记。有单独血供或血管蒂较长的椭圆形甲状旁腺腺体比圆形或结节融合形甲状旁腺腺体更较适合作为保留的甲状旁腺。下甲状旁腺腺体较适宜作为保留的甲状旁腺腺体，因为万一未来需要二次手术，它们更容易探及。不要一遇到甲状旁腺腺体就想切除它，最好在暴露了所有甲状旁腺腺体后再决定切除哪个腺体，因为外科医生对疾病状态的评估或选择保留哪个腺体的习惯可能会发生改变。

"深入甲状旁腺探查"是在"初步甲状旁腺探查"没有明确结论、需要在颈部探查不常见位置的或异位的甲状旁腺腺体时所做的探查。图 59-5 总结了需要探查的重点区域。最常见的容易遗漏的甲状旁腺腺体是陷入气管食管沟后部较深区域的食管后甲状旁腺腺体，其通常位于椎体前面、甲状腺下动脉主干以下。这类甲状旁腺腺体从胚胎学的角度上看是来源于上甲状旁腺，尽管它们的位置不论是术中所见还是影像学表现看起来比下甲状旁腺还低（参见图 59-6 ）。"深入甲状旁腺探查"不是用来定位正常甲状旁腺的，而是用来寻找遗漏的病理性甲状旁腺的。应将胸腺尽可能从纵隔中提上来，不要撕裂，仔细检查、触诊，然后切除。应该结扎并切断甲状腺中静脉，因为这样可以充分暴露气管和食管。就像在甲状腺手术中游离甲状腺叶上极那样，偶尔可以在不破坏甲状腺血供的情况下发现异位的甲状旁腺腺体。如果术前超声检查在找不到异常甲状旁腺腺体的那一侧的甲状腺叶中没有发现结节，就尽量不要切除。只要切口允许，应该尽可能地沿着颈总动脉和颈静脉走行区寻找。为了充分暴露重点区域，可以延长皮肤切口。

甲状旁腺腺体的位置通常是双侧对称的，了解这一点有助于对侧的探查。位于甲状腺叶后部中点位置的甲状旁腺腺体既可能是位置偏高的下甲状旁腺，也可能是位置偏低的下甲状旁腺。在对侧探查甲状旁腺时要考虑到这两种可能。据报道在 3%～15% 的病人中会发现双腺瘤，其分布并不一致，但倾向于累及双侧的上甲状旁腺。

在探查和切除完成后，颈部用无菌水进行冲洗比用生理盐水冲洗术野更清晰。完善止血后应该再次评估每一个腺体或保留的部分腺体的组织活力。甲状旁腺的轻微刮伤和颜色改变是可以接受的。如果甲状旁腺组织因为缺血而完全变黑，或者存活出现问题，可将其自体种植于同侧胸锁乳突肌内。用可吸收缝线对位缝合带状肌和颈阔肌，关闭皮肤切口。很少需要放置引流装置，但如果有必要就放置。我们喜欢用 3-0 的 Prolene 线做皮下连续缝合，并留一个长的线尾直到手术胶变干。拔管后，可以很容易地拔出 Prolene 线，这样关闭后的切口非常美观。

寻找遗漏甲状旁腺的策略

在进行双侧甲状旁腺探查术的过程中，有时会碰到可确认甲状旁腺腺体数量达不到预期数量的情况。

情况一

确认了三个甲状旁腺腺体：一个是特别大的腺体，临床判定为单发甲状旁腺腺瘤，其他两个是表现正常的腺体，那么，第四个甲状旁腺腺体异常的可能性很低，这与仅有三个甲状旁腺或第四个甲状旁腺是异位腺体且异常的可能性差不多。因此，没有必要竭尽全力地（探查所有需"深入探查"的区域）去寻找那个据推测是正常的甲状旁腺腺体。术中甲状旁腺素检测可以帮助评估残留甲状旁腺腺体出现异常的可能性。很明显，如果能对比切除前后的甲状旁腺素数值将更有意义。并不是所有的外科医生在双侧甲状旁腺探查术中都常规使用术中甲状旁腺素检测或接触过这种辅助检查方法。但是如果可以检测，特别是遇到这种模棱两可的情况，在手术结束关闭切口前进行一次甲状旁腺素检测，则其数值可以帮助判断手术是否成功。

更有挑战性的情况是：一个被怀疑是增大的或异常的甲状旁腺腺体还没有发现。对于寻找这些遗漏的腺体，有一些实用的步骤可以考虑 [25]。

情况二

确定了三个正常的甲状旁腺腺体，则遗漏的甲状旁腺腺体要么是左边的上甲状旁腺，要么就是右边的上甲状旁腺。这类遗漏甲状旁腺的最常见位置是气管食管沟的深部，要打开并探查甲状腺腺体后方与椎体前方的区域。有时，手指触诊可以帮助发现隐藏于这个较深位置的甲状旁腺。应仔细检查食管边缘，因为在极少见的情况下，甲状旁腺腺体包被于筋膜内并受到挤压而表现出类似食管肌层的外观。有时就像在甲状腺切除术中那样结扎甲状腺上极血管、游离甲状腺上极会很有帮助。甲状旁腺腺体可能隐藏于气管、环状软骨及甲状软骨深面的近中线侧。相比于下甲状旁腺，上甲状旁腺腺体不大可能异位于甲状腺腺体内，

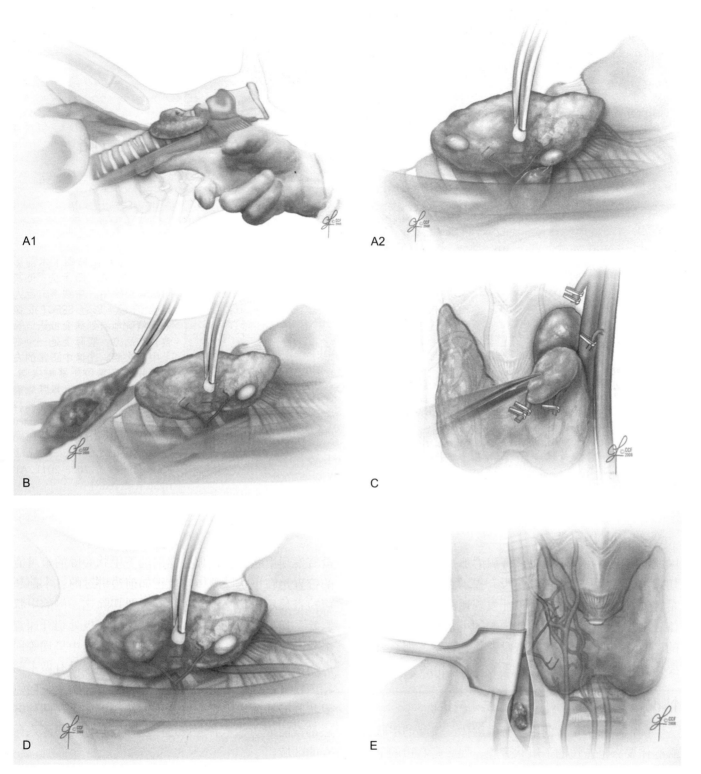

图 59-5　深入甲状旁腺探查是在初次探查没有发现病变腺体时检查异位甲状旁腺或不典型甲状旁腺所在的区域。A，查看并触诊食管后区和颈椎前。当甲状旁腺常见区域能明显看到一个"正常帽子"的腺体时，就可能遗漏了气管周围的上甲状旁腺。B，游离双侧颈部胸腺，将其向上牵拉并切除。C，游离甲状腺上极以暴露位于高位或深部咽旁或气管旁间隙的甲状旁腺。D，甲状腺内位甲状旁腺，条件允许可行腺体剥除，或可能需要切除一侧甲状腺叶。E，检查主动脉鞘区（Reprinted with permission, Cleveland Clinic Center for Medical Art & Photography © 2008-2011. All rights reserved.）

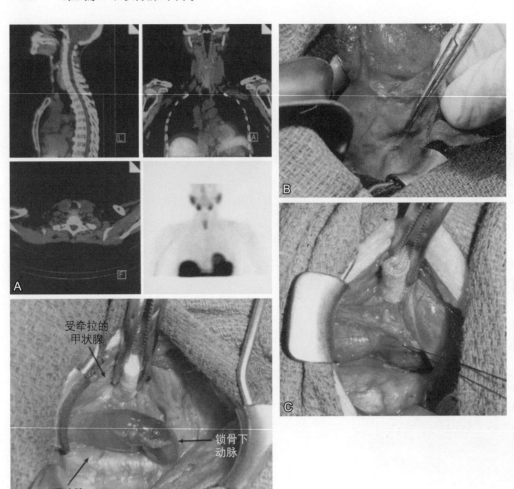

受牵拉的甲状腺

锁骨下动脉

颈动脉

D

因此没有必要在找不着甲状旁腺的那一侧行甲状腺叶切除术，特别是当术前超声没有提示其有异常时。但是，如果所有其他方法都没能发现遗漏的甲状旁腺腺体，切除遗漏甲状旁腺腺体同侧的甲状腺叶也是可行的。而且，如果之前的探查没能找到答案，那么就需要探查其他需要深入探查的区域，如颈鞘区。

情况三

　　确定了三个正常的甲状旁腺腺体，遗漏的甲状旁腺腺体要么是左边的下甲状旁腺，要么是右边的下甲状旁腺，并且第四个异常的甲状旁腺腺体最可能位于胸腺内。颈部胸腺局限于胸骨甲状肌的靠外侧部分，并经常借助甲胸韧带连于甲状腺下极。胸腺呈现苍黄色，比气管前脂肪拥有更光滑的表面。可以将胸腺轻轻地向上提并结扎小静脉后解离开薄薄的外膜组织，只要其内侧部分可以耐受，尽量将胸腺向上提。即使从影像学上看，甲状旁腺在纵隔中的位置也特别低，经这种方法有可能够到（图 59-7）。如果经这一方法

没有发现甲状旁腺，那么遗漏的下甲状旁腺的最可能的位置是在甲状腺腺体内。正如前边讲过的，术前超声检查显示甲状腺正常时没有必要切除这一侧的甲状腺叶。如果有怀疑，可以在甲状腺叶下极处切开探查甲状腺腺体实质，以寻找那种在超声检查中呈现等回声而没能定位的、罕见的甲状旁腺。如果没有做术前超声检查，或者术中触诊到甲状腺结节样病变，同侧甲状腺叶切除术也是一种合理的选择。如果这两种方法都没能成功，术者应该进一步探查其他需要深入探查的区域。

情况四

　　这种情况是第三种情况的一个特殊亚型，即经深入探查后发现了一个增大的甲状旁腺腺体位于甲状腺上动脉水平、颈动脉分叉处的前方，有部分胸腺样组织附着。Edis 及其同事早在 1979 年就将这种情况描述为因为第四鳃囊发育异常导致的"副胸腺"未下降所致[26]。通常，术者通过在术前仔细研究影像学结果

可以发现或意识到这种异位的甲状旁腺[27]。

情况五

探查发现了四个明显正常的甲状旁腺腺体。甲状旁腺素检测量仍然很高，确定有额外的甲状旁腺腺体存在。尽管所有的异位位置都有可能有异常的甲状旁腺腺体，但最有可能的位置是颈部胸腺。因此，左侧和右侧颈部胸腺都应切除，这样操作很容易进行，而且没有明显的并发症发生率。如果这种方法没有发现异常的甲状旁腺，那么作者更喜欢结束手术并安排患者再次进行影像学检查，可以使用选择性静脉采血分析法和其他一些方法。没有针对异位甲状旁腺可能位置优先顺序进行的广泛的手术探查非常危险，而且对于纵隔内的异位是无益的。一定要仔细地再次确认四个甲状旁腺腺体的外观正常，要排除被正常甲状旁腺囊掩盖的异常甲状旁腺腺体。在这种情况下，术者要考虑对可疑腺体进行活检，这要用到病理学的相关专业知识。作者的经验是：对这些疑难病例进行选择性的甲状旁腺活检以证实发现的可疑甲状旁腺就是甲状旁腺。活检很少能阐明病变的性质（如潜在增生）或推断异位甲状旁腺的位置。

情况六

确定了三个甲状旁腺腺体，其中两个甲状旁腺腺体的外观和大小都正常。第三个甲状旁腺腺体轻度增大，其他外观特征处于交界性质。第四个甲状旁腺腺体还没有找到。这种情况很棘手，因为其手术所见模棱两可。在此种情况下，术者要反思甲状旁腺疾病诊断的正确性和手术适应证的适用性。如果对这两方面的任何一方面有疑虑，就应立即结束手术以避免进一步探查的潜在危害。如果患者有轻度的原发性甲旁亢，那么切除那个轻度增大的甲状旁腺是合理的。可以测量术中甲状旁腺素水平。如果切除后甲状旁腺素恢复正常，那么在一定程度上也是一种鼓舞。但是，如果符合甲状旁腺素下降大于50%的标准但还是高于正常或切除前甲状旁腺素仅轻度升高时，术中甲状旁腺素检测在预测疾病治愈方面并不准确。如果患者有重度的原发性甲旁亢，轻度异常的甲状旁腺不能解释病情时，就应用前文述及的方法去寻找第四个遗漏的甲状旁腺腺体。

情况七

这种情况可以被设想为甲状旁腺腺体认定困难。在一侧发现了两个正常的甲状旁腺腺体，在对侧甲状

腺中部、甲状腺下动脉与喉返神经交叉处发现了一个正常的甲状旁腺腺体。不能确定这个正常的甲状旁腺腺体是高位的下甲状旁腺还是低位的上甲状旁腺。这也意味着，不清楚到底是上甲状旁腺遗漏了还是下甲状旁腺遗漏了，两种情况都要考虑到。一些解剖学上的微小差异可能会有帮助。将喉返神经走行设想为一个冠状平面，下甲状旁腺应该位于其前面，上甲状旁腺应该在其背面或深面。这有助于确定接下来的探查方向及是否要用到情况二和情况三的寻找法则。

情况八

这种情况预示了手术会很艰难：只找到了一个或两个甲状旁腺腺体，而且其外观模棱两可。手术策略依赖于对诊断正确性和具有手术适应证的十足把握。先暂停手术操作，复习一下所有影像学检查结果，评估进一步广泛探查的风险与可能的获益情况，权衡尽可能多的信息后在接下来的手术中尽量减少伤害。术中与助手或其他有经验的甲状旁腺外科医生协商，如果有可能，会很有帮助。可以使用基本的"静脉血采样法"采集左侧和右侧颈内静脉的血样检测术中甲状旁腺素来指导手术的侧别。多数情况下，这种棘手情况代表了罕见的和非同寻常的甲状旁腺疾病生物学。

前面所有情况都有可能造成首次甲状旁腺手术失败，将找到的甲状旁腺腺体用大钛夹标记出来有助于接下来的影像学检查和可能的再次手术探查。同时，不要轻易切除甲状旁腺腺体直至已明确病情，即其将来出现甲状旁腺功能减退症的可能很小。

术后管理

术后的短期管理因术者的喜好常有不同。行双侧颈部探查甲状旁腺切除术后很多外科医生选择让患者留观23小时，但还有很多医生选择门诊观察[3]。长期管理依赖于经常监测血钙和血甲状旁腺素，以观察对甲旁亢的持久治愈。最好是在术后2周首次复诊时以及术后半年和其后每年1次做包括血钙、血甲状旁腺素和血维生素D的全套生物学检测。这样可以鉴别由维生素D缺乏造成的一过性术后继发性甲状旁腺素升高，这可见于20%~30%的术后第一年的患者，对此需要消除顾虑（患者和医生都是如此）并进行治疗和监测这种情况在双侧探查或局部探查术后都可能碰到[28]。要保证患者术后补充了足够的钙和维生素D。最小的每日补钙量（碳酸钙或柠檬酸钙）是500~600 mg，分

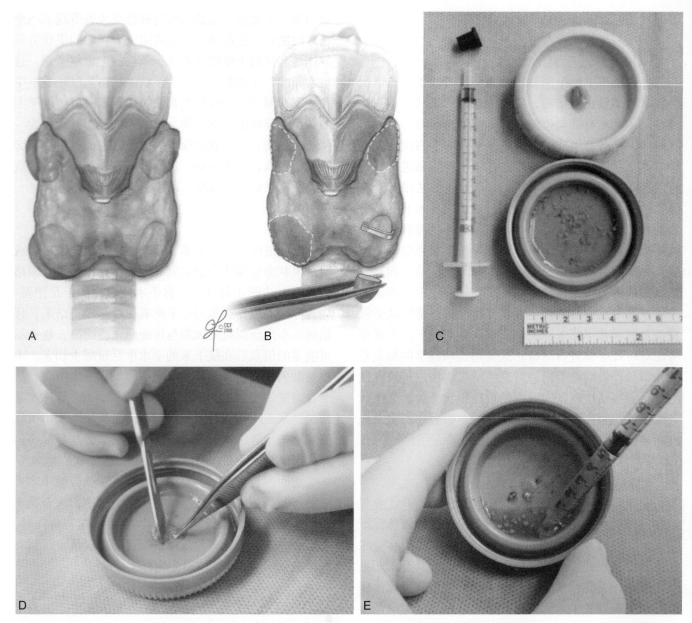

图 59-7（也见彩图）甲状旁腺次全或近全切除并冻存所切甲状旁腺。将甲状旁腺小碎块吸入注射器内，以方便将其无菌地移入冻存设备内（Reprinted with permission, Cleveland Clinic Center for Medical Art & Photography © 2008-2011. All rights reserved.）

2 次或 3 次服用。根据维生素 D 缺乏的程度不同，有些患者可能需要给予超出需要量，每日补充维生素 D₃ 800 ~ 2 000 IU，其他患者可能需要处方剂量，例如，每周钙化醇 50 000 IU（25-OH 维生素 D 小于 20 ng/ml），少量情况下需要每日 0.25 ~ 0.5 mcg 的骨化三醇（针对 1,25-OH₂ 维生素 D 缺乏或严重的低钙症状）。术后 3 月要再次抽血检查评估这些患者以确定是否要继续补充维生素 D。双侧甲状旁腺探查术后持久治愈是指 95% ~ 98% 的手术成功率，2% ~ 5% 的患者有甲旁亢复发的风险。

双侧甲状旁腺探查术中的注意事项

夹持组织

夹持组织时必须轻柔，以免损伤正常的甲状旁腺组织或弄碎异常的甲状旁腺组织。任何时候都不能单独夹持这些组织的实体组织，应该用钳子或其他手术器械夹持周围的脂肪组织、稳固的外膜或血管。针对多腺体增生做次全或近全切除术后发生低钙血症的风险很大。与全部甲状旁腺切除后残留甲状旁腺自体种植于肌肉、颈部或前臂相比，具有原位血管蒂的甲状旁腺残余组织较不易于出现低钙血症。

细胞冻存

冻存甲状旁腺的小碎块组织可为预防出现永久性低钙血症提供更多一层的保障。细胞冻存技术不是随处可得的，需要各家医院有计划地发展（大约仅有 20% 的医学中心有这一能力）[3]。细胞冻存技术允许更激进的、仅留一个小甲状旁腺的甲状旁腺次全切除术。如果没有这项技术，术者在治疗多腺体增生型病时要判断切除范围，并需要保留大于 25 mg 的甲状旁腺组织。如果术后 6 个月内保留的甲状旁腺没有功能，就需要再次移植冻存的甲状旁腺组织。要冻存甲状旁腺组织时，一部分旁腺组织供组织学评估，一部分冻存。要冻存的部分需要被切成 1 ~ 2 mm 的小块，悬浮于无菌生理盐水中。然后标记清楚（来源于哪个甲状旁腺）并送入组织库。

甲状旁腺再植入和残余大小

行双颈探查术时，如果一个正常的甲状旁腺腺体被去血管化（少见情况），则它可以被再种植于同侧胸锁乳突肌内。这之前需要取部分组织做冰冻切片病理组织学检查以确定是正常的甲状旁腺。通过 1 ~ 2 mm 的碎块就能进行这一检查。将剩余的甲状旁腺组织置于无菌冰块上，直至手术结束关闭切口前。然后用 10 号手术刀片将其切成 1 ~ 2 mm 的组织块。在暴露的胸锁乳突肌上钝性分离肌丝，形成间隔 1 ~ 2 cm 的多个小囊袋。在每个小囊袋中植入 2 块或 3 块组织，然后用小金属夹封口，以方便未来可能的再次手术时辨认。

可以使用同样的方法在前臂或其他部位自体移植增生的甲状旁腺组织，像胸锁乳突肌或锁骨附近的前胸壁处。甲状旁腺次全切除术可以用来治疗原发性甲旁亢患者中的多腺体增生型患者、继发性甲旁亢患者或第三次出现甲旁亢的患者。保留的甲状旁腺最好是下甲状旁腺，因为一旦复发，其位置较表浅、易于探查。血管蒂保存完好对于保证腺体存活至关重要。先选定要保留的甲状旁腺腺体，然后再切除其他甲状旁腺腺体。在切除甲状旁腺时，要时时检查保留旁腺的存活情况，以备需要保留第二个甲状旁腺的可能。作者在保留腺体的横断面上留有一个大钛夹以方便万一甲旁亢复发时要再次确认保留的甲状旁腺。

小结

多腺体增生病时需要做双侧颈部探查术并评估四个甲状旁腺。这一技术用来治疗家族性综合征型甲旁亢患者和继发性甲旁亢患者或第三次出现的甲旁亢患者，其临床表现为多腺体疾病。在原发性甲旁亢，当术前定位检查不明确、阴性、不一致或有甲状腺疾病中央区边界不清共存时，仍建议使用双侧颈部探查术。术前明显提示多腺体疾病时，或者区域探查或单颈探查发现有其他旁腺病变时，也建议使用这一术式。即使在当今微创甲状旁腺手术时代，标准的双侧颈部探查术仍用于至少 30% 的患者。异位甲状旁腺和双侧甲状旁腺病变在术前仍然很难可靠地预测。需要强调的是，双侧颈部探查术可以通过小切口和很少而轻柔的组织夹持来完成，这需要按步骤地显露甲状旁腺和具有关于甲状旁腺的解剖学和胚胎学知识。双侧颈部甲状旁腺探查术要求更细致和更独特的技巧：熟悉暴露异位甲状旁腺或寻找遗漏的甲状旁腺的策略，具有辨识潜在甲状旁腺异常（形态和生化检查上）的能力，以及具备在兼顾长期治愈和预防低钙血症条件下完成甲状旁腺次全切除术的经验。任何想在治疗甲状旁腺疾病方面成为专家的外科医生都必须掌握标准的双颈甲状旁腺探查术。

参考文献

[1] AACE/AAES Task Force on PHPT: Position Statement on the Diagnosis and Management of PHPT, *Endocr Pract* 11: 49–54, 2005.

[2] Mazzaglia PJ, Berber E, Kovach A, et al: The changing presentation of hyperparathyroidism over three decades, *Arch Surg* 143: 260–266, 2008.

[3] Greene A, Mitchell J, Davis R, et al: National trends in parathyroid surgery from 1997–2007: a decade of change, *J Am Coll Surg* 209: 332–343, 2009.

[4] Akerstrom G, Malmaeus J, Bergstrom R: Surgical anatomy of human parathyroid glands, *Surgery* 95: 14–21, 1984.

[5] Ritter H, Milas M: Parathyroidectomy: bilateral neck exploration. In Terris D, editor: *Operative techniques in otolaryngology*, St. Louis, MO, 2009, Elsevier, pp 44–53.

[6] Harvey A, Barbosa G, Walks N, et al: Parathyroid tumor burden: Is a critical mass of parathyroid tissue necessary for manifestations of primary hyperparathyroidism? *Proceedings of Annual Cancer Symposium of Society of Surgical Oncology* P117, 2009.

[7] Milas M, Wagner K, Easley KA, et al: Double adenomas revisited: nonuniform distribution favors enlarge superior parathyroids (fourth pouch disease), *Surgery* 134: 995–1004, 2003.

[8] Perrier ND, Edeiken B, Nunez R, et al: A novel nomenclature to classify parathyroid adenomas, *World J Surg* 33(3): 412–416, 2009.

[9] Siperstein AE, Shen W, Chan AK, et al: Normocalcemic

第 8 篇

hyperparathyroidism. Biochemical and symptom profiles before and after surgery, *Arch Surg* 127: 1157, 1992; discussion 1161–1163.

[10] Yip L, Ogilvie JB, Challinor SM, et al: Identification of multiple endocrine neoplasia type 1 in patients with apparent sporadic PHPT, *Surgery* 144 (6): 1002– 1006, 2008; discussion 1006– 1007.

[11] Phitayakorn R, McHenry CR: Parathyroidectomy: overview of the anatomic basis and surgical strategies for parathyroid operations, *Clinic Rev Bone Miner Metab* 5: 89–102, 2007.

[12] Udelsman R, Donovan P: Open minimally invasive parathyroid surgery, *World J Surg* 28: 1224–1226, 2004.

[13] Irvin GL, Solorzano CC, Carneiro DM: Quick intraoperative parathyroid hormone assay: surgical adjunct to allow limited parathyroidectomy, improve success rate, and predict outcome, *World J Surg* 28: 1287–1292, 2004.

[14] Westerdahl J, Bergenfelz A: Unilateral versus bilateral neck exploration for primary hyperparathyroidism: five-year follow-up of a randomized controlled trial, *Ann Surg* 246: 976–981, 1007.

[15] Siperstein A, Berber E, Barbosa GF, et al: Predicting the success of lmiited exploration for primary hyperparathyroidism using ultrasound, setamibi, and intraoperative parathyroid hormone: analysis of 1158 cases, *Ann Surg* 248: 420–428, 2008.

[16] Moalem J, Guerrero M, Kebebew E: Bilateral Neck Exploration in PHPT—When Is It Selected and How is It Performed? *World J Surg* 33: 2282–2291, 2009.

[17] Pasieka JL, Parsons LL, Demeure MJ, et al: Patient-based surgical outcome tool demonstrating alleviation of symptoms following parathyroidectomy in patients with PHPT, *World J Surg* 26(8): 942–949, 2002.

[18] Udelsman R, Pasieka JL, Sturgeon C, et al: Surgery for asymptomatic primary hyperparathyroidism: proceedings of the third international workshop, *J Clin Endocrinol Metab* 94(2): 366–372, 2009.

[19] Sharma J, Mazzaglia P, Milas M, et al: Radionuclide imaging for hyperparathyroidism: which is the best ^{99}Tc-sestamibi modality? *Surgery* 140: 856–865, 2006.

[20] Milas M, Mensah A, Alghoul M, et al: The impact of office neck ultrasonography on reducing unnecessary thyroid surgery in patients undergoing parathyroidectomy, *Thyroid* 15: 1055–1059, 2005.

[21] Chen H, Mack E, Starling JA: Comprehensive evaluation of perioperative adjuncts during minimally invasive parathyroidectomy: which is most reliable? *Ann Surg* 242: 375–383, 2005.

[22] Miller BS, England BG, Nehs M, et al: Interpretation of intraoperative parathyroid hormone monitoring in patients with baseline parathyroid hormone levels of <100 pg/mL, *Surgery* 140(6): 883–889, 2006; discussion 889–890.

[23] Norman J, Politz D: 5,000 parathyroid operations without frozen section or PTH assays: measuring individual parathyroid gland hormone production in real time, *Ann Surg Oncol* 16(3): 656–666, 2009.

[24] Wineland A, Siegel E, Stack BC Jr: Reexamining normative radiation data for radioguided parathyroid surgery, *Arch Otolaryngol Head Neck Surg* 134(11): 1209–1213, 2008.

[25] Bonjer HJ, Bruining HA: Technique of parathyroidectomy. In Clark O, Duh QY, Kebebew E, editors: *Textbook of endocrine surgery*, ed 2, Philadelphia, 2006, Elsevier Saunders.

[26] Edis AJ, Purnell JB, van Heerden JA: The undescended "parathymus." An occasional cause of failed neck exploration in primary hyperparathyroidism, *Ann Surg* 190: 64, 1979.

[27] Axelrod D, Sisson JC, Cho K, et al: Appearance of ectopic undescended inferior parathyroid adenomas on technetium Tc 99m sestamibi scintigraphy: a lesson from reoperative parathyroidectomy, *Arch Surg* 138(11): 1214–1218, 2003.

[28] Mazzaglia PJ, Milas M, Berber E, et al: Normalization of two week post-operative parathyroid hormone values in patients with primary hyperparathyroidism: 4-gland exploration compared to focused-approach surgery, *World J Surg* 34(6): 1318–1324, 2010.

第60章 ■ 单个腺体甲状旁腺微创探查术

NANCY D. PERRIER ■ SAREH PARANGI

自 21 世纪早期以来，影像引导下的微创甲状旁腺切除术（minimally invasive parathyroidectomy，MIP）就已成为治疗由孤立的甲状旁腺腺瘤所致原发性甲状旁腺功能亢进症（primary hyperparathyroidism，原发性 HPT）患者可选择的手术方式。MIP 是术前通过运用 ^{99}Tc- 甲氧基异丁基异腈核素扫描或超声检查精确定位功能亢进的腺体，手术中只切除病变腺体从而减少手术创伤。术中也可通过检测甲状旁腺素（parathyroid hormone，PTH）水平来评估是否已准确、彻底切除了病变组织。MIP 可简单定义为任何一种在术前以识别并切除单个增生的腺体为目的（即精准甲状旁腺探查术）且在某些情况下还可对同侧旁腺进行探查（即单侧旁腺探查术）的手术方式。MIP 可通过标准切口、正中小切口、异位切口或在腔镜辅助下完成（见第 58 章、第 59 章、第 61 章、第 62 章、第 63 章和第 64 章）。

MIP 与传统的四腺体探查术相比有很多优点：MIP 可以在局麻下进行，手术时间缩短，术后疼痛减轻，美容效果有改进[1-2]。此外，MIP 还可缩短患者住院时间以及减少疾病相关总费用[1]。

原发性 HPT 的诊断是基于生化指标的改变，主要为 PTH 的异常升高（见第 58 章）。一旦诊断为原发性 HPT 且拟行 MIP，术前需行高分辨影像学评估以定位肿瘤。影像学结果可提示外科医生开始手术的精准部位，并可作为影像学引导下的进行有效腺瘤切除术的路线图。影像学结果提供的准确信息使微创技术成为可能，可减少不必要的多个腺体的切除或双侧颈部的探查[3-6]。

本章主要论述 MIP 的注意事项，包括解剖学要点、甲状旁腺定位命名系统的重要性、术前影像学检查的作用以及术前准备和手术技巧。

MIP 注意事项

MIP 适应证

对大多数原发性 HPT 患者均可行 MIP。一些关键因素可帮助选择最佳适应证，其中最重要的是最可能是单个腺体病变的患者。首先患者必须已由生化检查确诊为原发性 HPT，并且术前影像学检查已高度提示腺瘤位置，并且有经验丰富的甲状旁腺外科医生。MIP 不适用于多个腺体疾病［如 1 型多发性内分泌腺瘤综合征（multiple endocrine neoplasia type 1，MEN1）、其他遗传综合征、服用含金属锂药物或慢性肾功能不全］或疑为甲状旁腺癌的患者（见第 65 章、第 66 章、第 67 章和第 69 章）以及同时存在甲状腺疾病需行同期甲状腺切除术的患者[1-2,4]。其他 MIP 禁忌证列于表 60-1。

MIP 解剖要点

MIP 的精准操作需要熟知颈部的解剖和胚胎发育（见第二章）。甲状旁腺的位置由胚胎发育过程决

表60-1 微创甲状旁腺切除术（MIP）的禁忌证

绝对禁忌证	相对禁忌证
明确的多发性腺体疾病，如遗传性甲状旁腺功能亢进症或多发性内分泌腺瘤综合征（MEN）	有临床症状的颈椎间盘突出
	正在接受抗凝治疗
同时存在需要外科治疗的甲状腺疾病	明确的对侧神经损伤
影像学诊断不一致	服用含金属锂药物或慢性肾功能不全

定。由于上甲状旁腺与甲状腺侧叶组织拥有共同的胚胎起源——第四咽囊的胚原基，因此，无病变的上甲状旁腺一般位置固定，紧贴上叶背部。当上甲状旁腺变重、增大、腺瘤样变时，其位置往往更靠后下。此时如果其腺体紧贴甲状腺包囊与甲状腺组织相连，则其将仍位于甲状腺叶的后表面。上甲状旁腺蒂斜行于喉返神经（recurrent laryngeal nerve，RLN）的外侧后/背面。

　　下甲状旁腺与胸腺有共同的胚胎起源——第三咽囊复合体。增大的下极旁腺通常仍邻近甲状腺下极，常常位于下极外侧或背部。如果肿大的甲状旁腺重量增加或胚胎发育时向尾侧过度迁移，则可能下降至甲状胸腺韧带内。增大的腺体也可能在胸腺深处或位于纵隔内。

　　有经验的外科医生会以 RLN 为标志寻找甲状旁腺。下旁腺始终位于 RLN 的前方或腹侧，而上旁腺蒂通常位于 RLN 后方或背侧。

　　增大的上旁腺几乎均可在一些特定位置找到；按发生频率依次为：①甲状腺上极背侧；②甲状腺实质后方的食管旁间隙（少数可在咽后间隙）；③甲状腺下极以下的食管旁间隙。

　　增大的下旁腺最常见于甲状腺的下极、甲状胸腺韧带内或颈部胸腺舌叶内。少数情况下，下旁腺在胸腺内并随之下降至上纵隔。

　　一个常见的错误是：将位于颈部较高位置的甲状旁腺当作上旁腺，而将颈部较低位置的当作下旁腺。事实上，增大的上旁腺可降至远端，位于甲状腺下极附近，甚至甲状腺下极以下。在这种情况下，旁腺腺体通常由起源于甲状腺下动脉的长血管蒂悬吊。此时上旁腺可能就在下旁腺的"下面"了。外科医生必须经常注意腺体位置与 RLN 走行的关系。增大的上旁腺如向尾部下降，则仍位于其常见位置：RLN 的后方或背侧；类似的，增大的下旁腺位于 RLN 的前方或腹侧。这个位置的重要性在于：上旁腺在颈部背侧、邻近气管食管沟深面。

　　增大的甲状旁腺与甲状腺包膜的关系对于病变腺体的潜在位置也很重要。当腺体位于甲状腺纤维包膜内时，病变旁腺扩展，但仍会处于甲状腺外科包膜内。然而，当其位于甲状腺包膜的外侧时，增大的腺体更易受重力和反复吞咽力量的影响，移动至气管食管沟内甲状腺的后面。MIP 术中解剖关键点列于表60-2。

表60-2　微创甲状旁腺切除术解剖要点
上甲状旁腺可能位于下甲状旁腺下方
90% 的甲状旁腺位于甲状腺下动脉和喉返神经交叉点 1 cm 范围内
通常情况下，下甲状旁腺位于颈部下三角内（前面观，三角形底朝下，外侧以喉返神经为界）（见图 60-1A）
通常情况下，上甲状旁腺位于颈部上三角内（前面观，三角形底朝上，内侧以喉返神经为界）（见图 60-1A）
右喉返神经走行更为倾斜

甲状旁腺标准命名系统

　　甲状旁腺命名的标准化为多学科团队间（如影像科、外科、麻醉科、内分泌科、超声科和核医学科）交流探讨精确定位增大的甲状旁腺提供了通用、一致的语言[7]。我们机构已制定了一个这样的分类系统用于描述增大旁腺的常见位置。该编码系统具有较好的临床实用性，包含了甲状旁腺蒂和周围组织的关系，也包含了前面讨论的 RLN 与旁腺的关系。该系统是建立在上旁腺蒂来源于 RLN 外侧、下旁腺蒂来源于神经内侧的假设基础上，同时考虑了胚胎期和后天获得性的下降因素：上旁腺在气管食管沟后方下降，下旁腺在气管平面前方下降。

　　该编码系统是按字母顺序从"A"到"G"描述甲状旁腺的精确位置。

　　该系统不但提供了简明、可靠的方法用于描述增生旁腺的精确定位，而且提供了易于制订手术计划和选择手术入路的方法。腺体的字母名称也为切口位置、患者体位、手术范围和麻醉深度等提供了指导作用。麻醉医生可以根据腺瘤预期位置的精确信息更好地制订麻醉方案。例如，按照手术复杂程度、切开深度和预期手术时间选择麻醉方式。确定腺瘤的位置后，该系统还可以帮助手术室人员预计所需手术器械，例如，是否需要神经监测仪、胸骨切除或胸腺切除所需器械或术中超声设备。即使是对腺瘤的一般定位描述也有利于医生间的交流，如阅读其他外科医生的手术记录，特别是再次手术时，或记录切除腺体的确切位置以供病理科医生参考。除了用于描述腺体位置，在术中未发现病变腺体时，字母"A"到"G"还可起到提示病变位置的作用。

　　通用的命名系统有助于不同机构之间的交流，如临床试验的患者注册和医疗文书中的结果报告。在

MD 安德森肿瘤中心，这个命名系统已作为影像学报告的主要术语，并已被扩充并纳入我们的麻醉、护理、手术和病理报告中。目前这个系统已极大地促进了交流，避免了含糊不清，并消除了对甲状旁腺位置冗长的文字描述。

该字母编码系统主要用于甲状旁腺的探查定位，具体内容见下面文字描述以及表 60-3（也见图 60-1 A 和 B）：

A 型：附着于甲状腺实质后面。A 型旁腺是正常甲状旁腺的常见位置，位于甲状腺实质的后被膜表面。甲状腺包膜内的旁腺可能会被挤压变形。

B 型：位于甲状腺实质下方。B 型腺体是甲状腺实质外生长的上甲状旁腺，向后下降至气管食管沟。其与甲状腺组织的后表面有很少或没有关联。在冠状位，腺体位于食管后侧附近。颈部高处邻近颈动脉分叉部，下颌骨的未下降腺体也可归于 B 型。

C 型：位于甲状腺实质的尾侧。C 型腺体为上甲状旁腺，其在胚胎发育时向后向下降至气管食管沟内。前面观，C 型腺体位于甲状腺下极的下方。C 型甲状旁腺位于 RLN 后方，且大多数情况下位于 RLN 成角的下方。颈动脉鞘内的甲状旁腺不是 B 型就是 C 型，由它们与甲状腺下极的位置关系决定（位于甲状腺下极头侧的为 B 型，尾侧为 C 型）。

D 型：位于甲状腺组织后表面的中间区域，RLN 的正上方。因其与 RLN 邻近，D 型甲状旁腺的切除非常困难 / 危险。该型腺体位于甲状腺实质背面的中间区域，靠近 RLN 与甲状腺下动脉的交叉点。D 型甲状旁腺腺瘤的胚胎起源可能是上旁腺或下旁腺，需要根据术中所见腺体与喉返神经和甲状旁腺蒂的关系进行区分。通常情况下，术前影像学检查不能确定旁腺蒂的位置。

E 型：为下甲状旁腺，邻近甲状腺下极。E 型腺体是与甲状腺和气管的上、后平面相当的腺体（与之相对的是与食管平面相当的更靠后的腺体）。E 型甲状旁腺腺瘤有蒂与之相连，其蒂位于 RLN 的前内侧，该型腺瘤因位置表浅而最易切除。

F 型：为降入甲状胸腺韧带内或上胸腔内的上旁腺。F 型旁腺腺体可位于前纵隔。前后观，F 型腺体位于胸腺冠状面上，甲状胸腺韧带内、甲状腺下极下方，且通常位于气管表面或紧邻气管的侧面。F 型腺体即通常所说的异位甲状旁腺，它的切除通常需要通过颈部入路切除甲状胸腺韧带或胸腺上部。

G 型：是一种罕见的融合腺体。此类腺体位于甲状腺内，周围包绕甲状腺组织。因其被甲状腺组织"包围"，G 型腺体的切除可能需要切除甲状腺叶。

表60-3　甲状旁腺腺瘤的字母命名系统

A 型：附着于甲状腺实质后面。A 型旁腺位于正常甲状旁腺的常见位置。其通常附着于甲状腺并位于甲状腺包膜内

B 型：位于甲状腺实质后下方。外科医生需仔细寻找以免遗漏。B 型腺体向甲状腺实质外生长，位于气管食管沟内。位于颈部较高位置、邻近颈动脉分叉处或下颌骨的未下降腺体称为 B⁺ 型腺体

C 型：易被遗漏。触诊时有可能被误认为食管。C 型甲状旁腺位于甲状腺实质的尾侧、气管食管沟内，邻近锁骨

D 型：因与喉返神经邻近，D 型甲状旁腺的切除可能很困难。术前影像学不能确定其起点位置

E 型：易于切除。在这几种类型的甲状旁腺中其位置最表浅。在早期，它的易于切除的特点可使内分泌外科医生增加信心

F 型：为降入甲状胸腺韧带内的一类腺体，常被称为异位甲状旁腺。它的切除会变得很有趣，因为其通常可随着胸腺上部的切除而被切除。然而对于缺乏经验的外科医生，因需要经颈部从纵隔摘除腺体，使手术较危险

G 型：在胚胎发育下降过程中被甲状腺组织阻隔——停在起始位置。真正的甲状腺内旁腺是很罕见的——融合腺体

术前影像学检查

甲状旁腺成像是通过显示腺体的精确位置和邻近结构为外科医生提供甲状旁腺切除术的"路线图"，然而，并不能依靠影像学检查做出诊断或决定是否进行手术治疗。高质量的术前影像学检查包括超声、核医学或计算机断层扫描。这些检查可以单独使用或联合使用。对腺体的精确定位可提示外科医生手术从哪里开始，因而显得非常重要。我们认为核素显像（提供腺体功能信息）结合解剖学显像（提供周围组织结构信息）对于甲状旁腺是最理想的术前检查。最好是能够将腺体"局限"于特定的象限而不是仅仅定位于"左侧或右侧"。这样的组合得到的综合信息可用于术前诊疗和手术的优化 [5-6]。

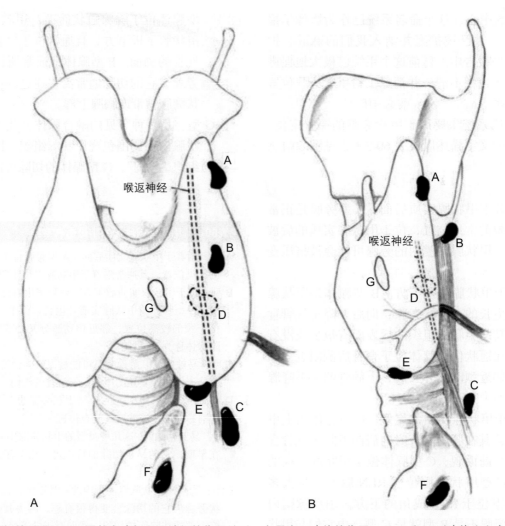

图 60-1 A，颈部前后观显示了甲状旁腺与喉返神经的位置关系。字母表示腺体的位置。A、B 和 C 型腺体为上旁腺，通常位于底朝上、喉返神经为内侧边的上三角内。E 和 F 型腺体为下旁腺，通常位于底朝下、喉返神经为外侧边的下三角内。D 型腺体最靠近喉返神经，如没有术中对其蒂与喉返神经的评估，则很难将其归类为上旁腺还是下旁腺。G 型腺体为甲状腺内甲状旁腺。B，颈部侧面观显示了喉返神经与气管的成角和增大的甲状旁腺的前、后投影。字母表示腺体的位置

　　由于这些影像学检查的质量、敏感性和特异性取决于检查者的技能和经验，我们建议检查由有经验且对甲状旁腺疾病有兴趣、工作负责的影像专业人员施行。为达到这一目的，最好有一个致力于甲状旁腺影像学评估的固定团队，并有再次检查的追踪记录。手术医生应指导术前影像学方法的选择和检查顺序的安排，以便能够实施最有效且疗效最好的外科治疗。已有追踪记录显示，手术医生施行的 B 超检查有助于定位肿大的腺体，因而只要条件允许，应强调这种做法的重要性。精确的解剖和功能信息可以帮助确定切口位置和患者体位，并帮助决定是否需要进行术中神经监测。

　　术前检测疑为甲状旁腺腺瘤的精确位置可以指导甲状旁腺切除术的手术入路，减少手术范围并获得最大治疗效益。了解肿大腺体的精确位置及其与周围结构的关系非常重要，尤其是对于 MIP 和残留或复发疾病的再次手术。简单地说，如果影像学检查不能定位病变腺体，那么 MIP 是不可能施行的。

手术相关准备以及手术技巧

麻醉相关注意事项

　　手术医生和麻醉医生根据患者的健康状况、合并疾病、体型、预计手术时间、甲状旁腺的位置和麻醉团队的经验决定 MIP 患者的麻醉方式。对于身型偏瘦的 E 型下甲状旁腺腺瘤患者，因手术范围较小且预计手术时间较短，选择局麻镇静加麻醉监测即可。相

反，对于身型肥胖的患者，因其颈部过伸受限且有明显的伴发疾病，如其肿大的甲状旁腺又位于气管食管沟内较深位置（B 型或 C 型腺体）时，全身麻醉是最好的选择。止吐药和 4 ~ 8 mg 的地塞米松可以用于控制术后恶心和呕吐。麻醉诱导前必须确认易于行外周血采血的部位，以便于进行术中 PTH 的检测。

手术室核查表

在切开之前，MIP 的手术医生需要确认该手术安全核查表的必要组成部分已准备无误，这一步骤对于 MIP 来说至关重要。尽管 MIP 跟一个标准的四旁腺探查术在外科技术上并没有显著的区别，但仍需要预先准备一些特殊的物品。除了核对患者姓名、病案号、手术名称和术侧（左或右）外，还需要审核以下一些关键内容：①疾病的生化检查资料；②独立回顾所有相关的术前影像学检查；③其他检查，如胸片、心电图、凝血功能和麻醉评估等；④签署的知情同意书；⑤确保已告知手术助手有关良好的止血和恰当的拉钩的重要性，因为切口更小，并且出血会掩盖肿大的腺体，使得病变腺体的寻找更困难；⑥与护士和麻醉人员口头沟通以确保需要术中监测 PTH 水平时，其必需用品包括乙二胺四乙酸（EDTA）试管和注射器等可即时取得，并与他们沟通快速送检术中甲状旁腺素 intraoperative parathyroid hormone，IOPTH）检测标本的重要性。预期的时间安排和因送检 IOPTH 样本需要额外的时间而造成的任何延迟这些问题均需与麻醉和护理人员沟通。外科医生和其他相关人员应交流腺体的预期位置，以便护士可以开始准备标本标签。与麻醉相关人员的沟通也很重要，如需要进行神经监测以避免声带瘫痪。

患者体位摆放和准备

手术台上，患者处于仰卧位，将手术巾、单或甲状腺袋横置于患者肩下使其颈部稍后伸。在患者头下垫一海绵圈或胶圈以防其颈部过伸引起术后颈部疼痛不适。将患者的手臂置于其身体两侧。手术台倾斜 20 度以处于反 Trendelenburg 位或沙滩躺椅位（头高脚低位）。需要注意手术床垫施加给患者身体的压力并注意避免压迫患者的外周动静脉通路。

如果术前超声检查定位有效，将患者摆好体位后，手术医生用超声再次快速定位通常有助于确定最终的切口位置。切开前即刻超声的运用可得到即时的信息反馈，因而也有助于住院医生和实习医生超声定位的培训。

表 60-4　微创甲状旁腺切除术术前和术中外科要点
术前
麻醉团队建立外周静脉通路使术中可有效采血。
患者体位
• 将患者手臂收拢于身体两侧可增加外科工作效率，避免手术人员需要以一定的角度拉钩
• 利用横向放置的胶垫使患者颈部适度过伸可增大对甲状腺胸腺操作的范围，从胸部切除下甲状旁腺，且对于肥胖患者更易于从外侧进入气管食管沟区进行操作
• 被覆盖的手术区域内的下颌和胸骨可作为简易的体表定位标志
术中
手术切开时测量基础 PTH 水平，是决定是否切除病变腺体的一种简单方法
下旁腺的切除可以很容易地通过内侧切口完成，可避免跨过喉返神经的解剖
通过较外侧的切口可以容易地进行上旁腺的切除（即所谓的后入路）
切除
• 先向上提起再翻起甲状腺叶可极大地方便气管食管沟和甲状腺叶后表面的暴露，从而可显露包膜内 A 型腺体
• 气管食管沟的触诊可早期发现胚胎发育过程中向后下降的、可活动的甲状旁腺腺瘤

术区皮肤用无菌液消毒至下颌、胸骨下切迹以下 3 ~ 4 cm 和胸锁乳突肌的后缘。辅助设施包括一套光纤头灯装置和一定的光学放大倍率。切开前即刻抽取 3 ml 外周血置于 EDTA 试管中，做好标签，检测后作为基础 PTH 水平。表 60-4 列出了 MIP 术前和术中的外科要点。

前入路

前入路主要是借助于一个较小的标准正中切口，然后根据需要向上或向下牵拉以最好地暴露腺体。正中切口可用于几乎所有被定位的下旁腺和大多数异位上旁腺的手术。此入路的优点有：外科医生对此入路的解剖较熟悉，有改进的美容效果，必要时甚至不需扩大皮肤切口即可迅速转变为双侧颈部探查（见图 60-3）。

切口和标记

气管内插管全麻诱导或局部注射约 5 ml 混合液 [1% 利多卡因和 5% 罗哌卡因（布比卡因）按 1∶1 配制] 后，手术医生于胸骨上 2 cm 用无菌记号笔做一个长约 5 cm 标准的甲状腺 Kocher 切口标记。同时标记颈中线和上述切口线边缘。切口位置取决于腺瘤是否局限于上旁腺或下旁腺。对于下甲状旁腺腺瘤，从同侧颈部切口线最内侧部分进入。手术刀（刀片尺寸为 10 或 15）垂直于皮肤表面做一个 2～2.5 cm 的切口（图 60-2）。单极电刀切开颈阔肌。用两把蚊钳提起皮下组织和颈阔肌至颈筋膜浅层。用电刀从中线纵向切开分离带状肌。

游离甲状腺

用小号、有特氟隆涂层的甲状腺拉钩小心提起带状肌向头侧牵拉，使其从甲状腺前表面游离开。此时即可暴露同侧甲状腺腺叶，然后用两把 Kocher 钳将腺叶钳夹。将 Kocher 钳头端置于甲状腺叶边缘：一把置于腺体中上 1/3 交界处，另一把置于中下 1/3 交界处。对侧助手提起腺体拉向腺体对侧将其游离（见图 60-4）。

下甲状旁腺的常见位置

下甲状旁腺常见于同侧甲状腺下极区域，也可附着于甲状腺下极附近的甲状腺包膜上。此腺体常与甲状腺下极位于同一冠状面。增大的下旁腺通常位于 RLN 前面、甲状腺下动脉尾端。此外，增大的下旁腺

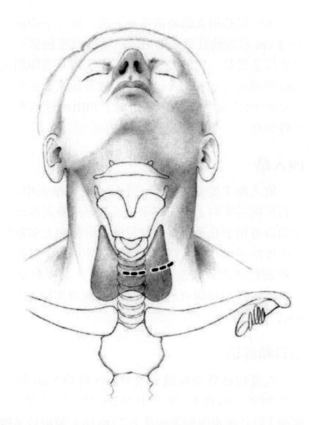

图 60-2　微创甲状旁腺切除术切口位置。内侧切口用于切除颈前部的下甲状旁腺。外侧切口用于经外侧后入路切除气管食管沟内的旁腺

也可邻近甲状胸腺舌上部或位于其内。术中应辨识甲状腺中静脉、甲状腺下动脉和 RLN。如果需要，结扎切断甲状腺中静脉。

下甲状旁腺腺瘤的切除

利用精细的虹膜剪或肌腱剪和一把直角钳进行周围组织的游离，增大的旁腺绝不能钳夹或剪断。血管钳可使腺体周围缓慢回缩。对周围脂肪组织进行的精细钳夹可很好地游离腺体。腺体周围组织游离后，用小血管夹夹住腺体回流静脉。通常找不到明显的动脉血管，但是如果有，应进行结扎切除。在确保 RLN 不受损伤的情况下切除腺瘤（见图 60-3）。

后入路

后入路为经典的甲状腺或甲状旁腺再次手术入路。于带状肌外缘切开，一般可避免颈部正中瘢痕的形成（见图 60-2 和 60-4）。对于术前影像学提示位于颈部较深位置或位置相对靠外的上旁腺腺瘤，有人建议通过此入路进行切除。对于一些下极腺瘤患者，摆好手术体位后超声引导显示此位置为最佳切开位置时也可选择此入路。后入路需要术者注意解剖径路的改变，因为此时术者所见的甲状腺是从外向内显露的甲状腺，而非传统的从内向外显露的（见图 60-4）。

切口和标记

对于上旁腺腺瘤，可从上述切口最外侧部分进入。其位于胸锁乳突肌内缘的内侧、带状肌外缘的外侧（见图 60-2）。经皮肤和皮下组织用手术刀（10 或 15 号刀片）做一个 2.5 cm 的水平切口，用单极电刀切开颈阔肌至颈筋膜浅层。

游离皮瓣

用电刀游离颈阔肌下皮瓣。将 Richardson 小拉钩（空心手柄腹部拉钩）置于上、下皮瓣之下牵拉，暴露带状肌和胸锁乳突肌。用一把精细的直角钳和电刀分离附着于带状肌外缘和胸锁乳突肌前缘之间的筋膜。

暴露颈内静脉

于甲状腺包膜前表面提起胸骨舌骨肌，用小甲状腺拉钩将胸锁乳突肌拉向外侧。以颈静脉做参考，直视或触诊识别颈动脉，寻找并识别颈动脉。

游离甲状腺

暴露同侧甲状腺腺叶，并用两把 Kocher 钳将其

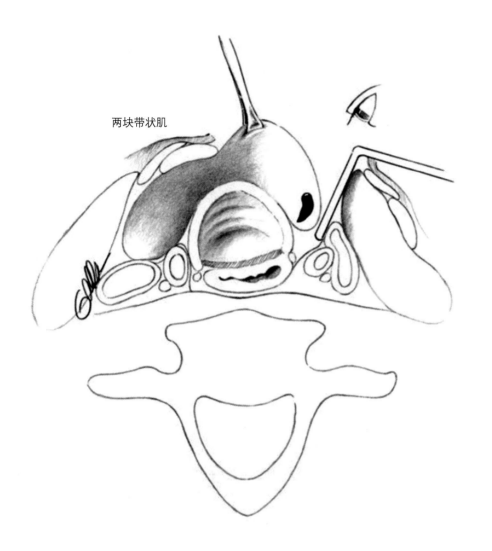

两块带状肌

图 60-3　前入路或正中入路。图示为正中切口下所见的 A 型腺体，为一突出甲状腺包膜的肿块（带状肌分别向两侧牵拉）。腺体与甲状腺后被膜紧密接触。切开被膜后，柔软的甲状旁腺组织向外膨出，将其从甲状腺包膜切除

钳夹。用 Kocher 钳头端尽可能钳夹腺叶的背外侧，其中一把钳于上 1/3 交界处，另一把钳于下 1/3 交界处。手术助手将提起的甲状腺组织向对侧牵拉，游离甲状腺实质。随后将甲状腺叶拉向内侧。此步骤通过暴露气管旁甲状腺后外侧疏松筋膜来显露上甲状旁腺。A 型腺体可见于甲状腺叶的后表面。这一方法同样可以非常好地显露位于气管食管沟内甲状腺后叶的 B 型腺体（见图 60-4）。

识别上甲状旁腺

　　向下轻度牵拉颈动脉鞘可给予 RLN 一定张力，使其易被识别。术中应辨识甲状腺中静脉、甲状腺下动脉和 RLN。上旁腺蒂位于 RLN 后外侧。增大的甲状旁腺腺瘤通常见于甲状腺上半叶腺体的下部，附着于甲状腺实质。在这种情况下，在甲状腺包膜上做一个小切口通常即可切除球形突出的旁腺。此外，甲状旁腺可能位于气管食管沟内，与甲状腺包膜不相连（B 型腺体；见图 60-4）。建立切除平面并松解甲状

腺后平行于气管食管沟的软组织，并用示指触诊探查食管周围区域。这个办法虽然经常被低估，但事实上对于定位腺体非常好用，如果未进行此步操作，可能导致遗漏病变腺体。完成此操作后，轻轻用手指以及"花生米"样折叠纱块进行解剖游离，帮助手术医生区分增大的甲状旁腺和食管，这两者的区分通常具有挑战性。手指指尖可感受到轻微隆起的旁腺或 B 型腺体的下缘，然后用"花生米"进一步解剖（图 60-5）。如果腺体向尾部下降至纵隔附近，则手指可触及其上缘。一旦发现腺体，仔细向周围圆形解剖扩展以避免损伤 RLN，用小血管夹钳夹蒂部，切除病变旁腺，对周围组织的钳夹应轻柔且手术操作应远离腺体，以防腺体撕裂或破碎。

标本评估

　　体外评估手术切除标本。正常甲状旁腺重约 30 mg。腺瘤一般体积较大，呈花生酱色，通常较软但质实。在腺体仍放置于无菌区域时，使用手术刀

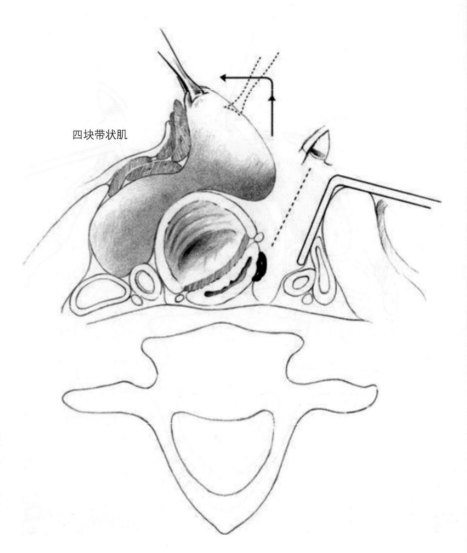

四块带状肌

图 60-4　后入路或外侧入路。外侧入路以 Kocher 钳抓取甲状腺实质向内侧游离（所有带状肌均向内牵拉）。提起腺体拉向对侧以暴露气管食管沟。需注意 Kocher 钳应尽可能钳夹大块组织，以免将组织撕裂。同时向外侧钳夹使游离范围最大。该图显示了 B 型上旁腺的显露

（10 号刀片）纵向切开腺体以观察腺体实质。切开标本的手术刀不应再用，以防腺体细胞于切口种植。奶油花生酱的外观可以否定病变是淋巴结或甲状腺结节。部分外科医生会对每个切下的标本做冰冻切片检查，然而其他人则依赖手术经验和自己的判断。冰冻切片检查可观察肿块的细胞结构，细胞大量增生提示腺瘤可能。脂肪细胞所占百分比也是一个重要的鉴别方式，正常甲状旁腺组织镜检脂肪细胞约为 50%。也可直接用 25 号针头和 2 ml 的生理盐水进行针吸细胞学检查。如针吸组织 PTH＞2 500pg/ml，即可从生化水平确定其为甲状旁腺组织。如果可能，将样本放置于标准化模板上进行医学摄影记录。

病变切除后的 PTH 水平是 MIP 手术的关键（见第 63 章）。尽管从颈静脉易于采血进行检测，但由近心端或切除部位得到的 PTH 峰值可导致错误的测量值，因而不应从颈静脉留取 IOPTH 血标本。切除后

IOPTH 水平能够提示外科医生高功能组织切除是否足够。PTH 的半衰期只有 3～7 分钟，切除后 10～15 分钟 PTH 急剧下降＞50% 提示高功能组织已被完全切除。余下的三个原位旁腺的 PTH 功能因受高功能腺瘤的抑制，不能立即代偿。一些外科医生在术中分两次检测切除腺瘤后的 PTH 水平：分别在腺瘤切除后第 5 分钟和第 15 分钟。生化检测需采血 2～3ml。PTH 的下降曲线以及与切除前基线水平相比下降＞50% 则提示腺瘤已治愈。其他外科医生只检测切除后 10～15 分钟的 PTH 水平，如其下降 50% 并处于正常范围，则提示手术切除成功，不必再行双侧旁腺探查。单个腺体病变无疑是 MIP 的强适应证，通常病变腺体切除后可见 PTH 的急剧下降。若切除前 PTH 水平明显低于 100，将更具有挑战性。另外，肾可显著影响全段 PTH 及其片段的清除，因此，即使轻度的肾功能不全也会造成难以解释的 IOPTH 结果[3]。

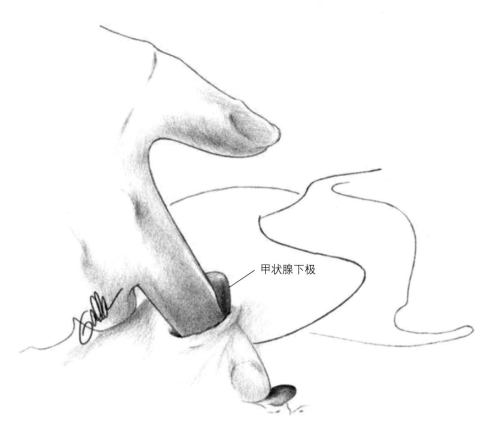

甲状腺下极

图 60-5 示指作为一个灵敏的感觉器官甚至可在看见甲状旁腺之前触摸到腺体。轻柔的触诊可鉴别游离于甲状腺外活动的软组织样突起

闭合切口

切口冲洗，用间断可吸收线缝合带状肌和颈阔肌间隙。用可吸收线连续缝合皮肤，术后无需引流。切口皮肤用无菌敷料覆盖。

其他操作 / 辅助技术

尽管神经监测需要在全身麻醉下进行，但对于某些病例很有帮助。例如，再次手术或疑为邻近神经的 D 型腺体切除，术中神经监测对手术可能有很大帮助（见第 33 章）。对于一些有难度的再次手术，如可疑存在大量瘢痕组织、同侧神经损伤风险较大和甲状腺实质已完全切除的患者，我们保持应用放射引导下 γ- 探测术。有关同位素注射剂量和时机问题将在其他章节进行讨论（见第 64 章）。

术后和随访护理

如果甲状旁腺切除后 PTH 下降 >50%，那么患者被治愈的可能性很大。血清钙水平在数小时内即开始下降。如果选择 MIP 且未处理其他腺体，则无需连续监测钙离子。血钙通常在切除腺瘤后 72 小时达到最低点。如患者出现暂时性麻木和刺痛感，应对其进行适当的口服补钙。患者出院时应能够耐受正常饮食，无疼痛或恶心症状。术后 4 ~ 6 个小时内观察是否出现血肿。如出现吞咽困难、不能平躺或焦虑症状，应及时进行术后评估。

MIP 术后第一天即可除去敷料。应注意患者局部有无肿胀，局部迅速肿胀提示出现血肿，局部皮肤发热或变硬提示可能出现感染。然而，这些并发症的发生率均很低。对于预计 PTH 水平会大幅下降的患者（如术前血钙 >14 mg/dl 或 PTH 水平 >400 mg/dl），应推荐其进行选择性的补钙治疗。

对于诊断为散发性原发甲状旁腺功能亢进症且术前影像学提示单个腺体病变的患者，应考虑行 MIP。影像学检查可为外科医生提供手术切除的"路线图"，术中 PTH 水平可提示切除的完整性。标准化的甲状旁腺命名系统为腺体定位提供了统一的描述方法，以及精确、可重复获得的文字资料。机器人手术和其他先进技术的持续发展将引导出治疗此类代谢性疾病的外科方法。

参考文献

[1] Chen H, Sokoll LJ, Udelsman R: Outpatient minimally invasive parathyroidectomy: a combination of sestamibi-SPECT localization, cervical block anesthesia, and intraoperative parathyroid hormone assay, *Surgery* 126(6): 1016–1021, 1999, discussion 1021–1022.

[2] Sosa JA, Udelsman R: Minimally invasive parathyroidectomy, *Surg Oncol* 12(2): 125–134, 2003.

[3] Pang T, Stalberg P, Sidhu S, et al: Minimally invasive parathyroidectomy using the lateral focused mini-incision technique without intraoperative parathyroid hormone monitoring, *Br J Surg* 94(3): 315–319, 2007.

[4] Palazzo FF, Delbridge LW: Minimal-access/minimally invasive parathyroidectomy for primary hyperparathyroidism, *Surg Clin North Am* 84(3): 717–734, 2004.

[5] Rodgers SE, Hunter GJ, Hamberg LM, et al: Improved preoperative planning for directed parathyroidectomy with 4-dimensional computed tomography, *Surgery* 140(6): 932–941, 2006.

[6] Harari A, Zarnegar R, Lee J, et al: Computed tomography can guide focused exploration in select patients with primary hyperparathyroidism and negative sestamibi scanning, *Surgery* 144(6): 970–976, 2008; discussion 976–979.

[7] Perrier ND, Edeiken B, Nunez R, et al: A novel nomenclature to classify parathyroid adenomas, *World J Surg* 33(3): 412–416, 2009

第61章 ■ 腔镜辅助下的微创甲状旁腺切除术

ROCCO DOMENICO BELLANTONE ■ CELESTINO P. LOMBARDI ■ MARCO RAFFAELLI ■ CARMELA DE CREA

引言

双侧颈部探查术（bilateral neck exploration，BNE），即识别至少四个甲状旁腺并切除病变的旁腺组织的方法，是几十年来治疗原发性甲状旁腺功能亢进症（原发性HPT）的标准治疗方法（见第59章）[1-2]。对于有经验的手术医生，该方法的治愈率可达95%以上，而并发症发生率非常低，通常低于3%[1]。

尽管BNE已取得了令人欣慰的治疗效果，但自20世纪80年代初出现了以减少手术创伤并降低并发症发生率为目的的、创伤更小的手术治疗方法［单侧颈部探查术，unilateral neck exploration（UNE）][3-4]。

微创甲状旁腺切除术的合理性来源于：大多数原发性甲状旁腺功能亢进症患者（>85%）的病因为单个甲状旁腺腺瘤，有可能通过选择性颈部探查进行识别并摘除。

微创甲状旁腺切除术的应用最开始受到限制。直到20世纪90年代初，因术前定位技术（超声以及甲氧基异丁基异腈显像技术）[5] 的发展以及术中PTH（IOPTH）的快速检测的应用[6]，这些技术才迅速发展起来。术前定位使治疗更具有针对性，IOPTH检测使术中即可确认手术是否成功[7-8]。

术前定位

在超声检查和核素显像结果一致的情况下，甲状旁腺定位的总的准确性超过95%，而在定位失败的病例中，多腺体疾病（multiglandular disease，MGD）的可能性高于30%[16-17]。

显然，如果可以进行精确的术前定位，就可以计划施行针对已明确的病变腺体的微创手术。研究显示，高达65%的原发性HPT患者的术前各项影像学检查结果是一致的[7,11]。目前已证实，如果有超过51%的患者适合单侧颈部探查术或精准手术，术前定位则具有较高的成本效益[10]。定向治疗也可用于一些仅有一项术前定位检查阳性的病例[17]。在这种情况下，MGD的发生风险约为17%[17]。

在新的定位成像技术出现以前，术前定位检查的敏感性为60%～70%[7]。因术前定位检查敏感性不高，以及经验丰富的外科医生BNE具有较高的成功率，美国国立卫生研究院（the National Institutes of Health，NIH）于指南中提出，对于初次手术的原发性甲状旁腺功能亢进症患者，无需常规进行行术前定位，术前定位仅用于再次手术病例[9]。甲氧基异丁基异腈显像的运用使此规范发生了大幅度的修改。事实上，几个较大的诊疗中心的研究显示，甲氧基异丁基异腈显像用于甲状旁腺腺瘤定位的成功率高达80%～95%，特异性高达90%左右[5,7-8,10-11]。但当定位操作由非专业人士进行时，其敏感性可能不足50%[7]。然而，应用甲氧基异丁基异腈显像对多个腺体病变（如2个腺瘤，多个腺体增生）的诊断通常出现假阴性，使其准确率较低[7-8,11]。假阴性通常与甲状腺存在结节性疾病有关[11]。利用甲氧基异丁基异腈进行单光子发射计算机断层显像（single-photon emission computed tomography，SPECT）技术使三维重建成为可能，有助于病变腺体的空间定位，可为外科医生提供更多的信息[7-8]（见第57章）。

具有高分辨率探头的超声仪器具有准确、廉价、无创和可重复的特点，使80%的甲状旁腺腺瘤病例可获得准确定位，并可提供更多的相关信息，如腺体位置、大小、与周围结构的关系以及同时存在的甲状腺病变[5]（见第13章和第57章）。如果超声检查是由经验丰富的内分泌外科医生进行的，即便是对于单个腺体的定位检查，也可获得更为准确的诊断结果[12-14]。

已有研究表明，外科医生施行的超声检查的敏感性为82%，特异性为90%；而放射科医生施行的超声检查敏感性只有42%，特异性为92%[15]。

术中甲状旁腺素的测定

如果说术前影像技术的进步可使定向治疗成为可能，那么IOPTH检测的发展和运用则为手术医生提供了一种术中评估切除完整性的方法，其代替了过去需要对四个腺体完全直视下才可进行判断的步骤[6,8,18-21]（见第63章）。完整的PTH分子其半衰期为3~5分钟，因而切除单个腺瘤后，PTH水平的显著下降可用于证实是否已切除了所有高功能腺体组织。因快速检测技术的发展，IOPTH检测作为术中证实外科切除成功的方法显示了较大吸引力：我们称其为术中"生化"快检。现在，其检测周期变得非常短（少于10分钟），且可由检验人员在手术室用便携机完成。已有数个研究证实，IOPTH的充分下降与术后正常血钙水平的恢复呈正相关[7]。

因此，对于计划行定向手术的病例，IOPTH检测将成为定位检测的重要辅助手段。事实上，因为IOPTH监测可于术中提供即时反馈信息，从而可以使手术医生评估单侧颈部探查术是否成功或是否需要进行四个腺体的全腺体探查术[6-8,18-20]。据证实，IOPTH使微创手术的治愈率从95%增长到98%，但是它的参与也使不必要的（BNE）增加了13%[16,22]。

多数学者认为，在甲状旁腺腺瘤的微创手术中，IOPTH监测是一个重要的甚至是必不可少的补充手段[18-20,23-24]。然而，也有一些学者质疑其在制定术中决策中的实用性，特别是在各种术前定位检查一致且均提示是单个腺体病变的情况下[25-27]。欧洲内分泌外科医师协会发布的定位声明建议，对于拟接受定向甲状旁腺切除术的患者，如术前只进行了一项定位检查（即核素扫描[28]或超声检查[29]），或术前定位检查结果不一致，推测发生MGD的风险较大时，最好保留IOPTH检测的运用[17,30]。

Barczynski等进行的一项回顾性非随机对照研究发现，与放射影像引导下的单侧颈部开放探查术相比，常规进行IOPTH无论是在开放的还是腔镜辅助下的甲状旁腺切除术中，均显著提高了微创手术的治愈率[31]。该研究同时表明，IOPTH可以辅助外科决策的制定，如是否进行进一步的颈部探查，特别是对于术前影像学仅有一项显示阳性结果的病例[31]。此外，

一篇文章证实，至少在地方性甲状腺肿流行地区，即使是对于有不活动的单个腺体病变患者，IOPTH监测似乎都是必要的，如果无此监测，将显著增加病变持续的发生率（0.9%~5%）[32]。

IOPTH中关于采血部位、采血体积和时机还没有统一的标准（见第63章）[30]。由颈内静脉的血标本测得的PTH更易受手术操作的影响而波动，其结果可能不太准确，因而多数学者更推崇从外周静脉采集血标本[33]。大多数学者赞成的采血时机为：麻醉诱导后切皮之前（基础PTH水平），术中发现腺瘤时（切除前水平），腺瘤切除后5分钟和10分钟（切除后水平）[20]。一些学者倾向于减少检测次数以降低费用，只检测术前以及术后15~20分钟的PTH水平[27]。在PTH下降不足或缓慢的病例，可能还需检测腺瘤切除后20~30分钟的PTH水平[6,20,34]。此外，我们[35-36]以及其他学者[33-34]均发现，若想获得更高的特异性，有必要对所有病例延长采样时间。

对腺体的操作通常可引起PTH水平的增加，因而有必要获得两个时期的PTH水平作为基础值（切皮前和腺瘤切除前）。如缺少切除前PTH水平，那么切除后的检测结果可能令人难以理解。为了省去切除前的检测，一些学者提议在结扎或夹闭腺瘤的血管蒂之前避免甲状旁腺受挤压[37]。

对检测结果的解读是最有趣也最具争论性的。事实上，对于IOPTH的下降水平尚未确立明确的治疗标准[38]（见第63章）。大多数团队使用甲状旁腺切除术后5~10分钟、最高基础水平（无论是切皮前或病变切除前）降低50%作为手术成功的标志[6-7,18-20,23,38-39]。其他则建议切除后PTH较切皮前的基础水平下降超过50%即可作为手术成功的标准，或不考虑病变切除前PTH值，只要切除后其处于一个绝对正常的水平，则可认为手术成功[21,32,34,40-41]。还有一些学者偏向于对PTH的动力学分析，原因为PTH的半衰期有个体差异[42-43]。尽管如此，Carneiro等报道，迈阿密标准（腺体切除后10分钟IOPTH水平下降>50%）在预测术后血钙水平上准确率最高（97%）[39]。

似乎对IOPTH越依赖时其可发挥的作用越小。事实上，IOPTH监测在识别多腺体病变（multiglandular disease，MGD）时所起的作用仍不清楚。一些外科医生报道，术中PTH诊断的假阳性发生率较高。据报道，在切除后PTH水平已出现适度下降的病例，在进行双侧颈部探查后，仍有14%~30%的病例发现其他腺体病变[44-45]。一项回顾性研究显示，在75%的

多腺体病变患者（6/8 的患者），当使用前述 50% 判断切除完全的标准时，IOPTH 未能预测其他病变腺体的存在[46]。Sokoll 等同样报道了多腺体病变（原发性、继发性和三发性）的患者尽管仍存在其他肿大腺体，IOPTH 仍可下降 >50%[47]。Miller 等的报道称，50%的诊断标准部分依赖于基础 PTH 水平，继续使用可能导致一些 MGD 患者的漏诊[48]。假阳性的一个重要原因为：可能存在两个腺瘤[48]。在一项包含 287 名患者的回顾性研究中，有 15 例患者存在 2 个腺体病变，其中 12 例 PTH 下降超过 50%，假阳性率为 57%[45]。联合运用核素显像和超声检查后，IOPTH 监测仍仅正确预测了 80% 的有 2 个腺瘤的病变[45]。另一项回顾性研究纳入了 20 名有 2 个腺瘤病变的患者，结果显示，在以 50% 作为预测治愈的标准时，IOPTH 的假阳性率为 55%[40]。

原发性 HPT 治疗的首要目标是获得确切而持久的疗效，因而目前已提出了更严格的治愈标准并对其进行了评估。在此背景下，本章作者评估了抽样过程以及以最大限度地减少假阳性结果的比例。[35]我们发现，为使 IOPTH 的准确率达到最大，切除后 PTH 水平应在腺体切除后 10 分钟或 20 分钟时采血进行检测。另外，手术失败和 MGD 的三个最佳预测因素为：① 腺瘤切除后 20 分钟时 PTH 下降 <50%；② 20 分钟时残余腺体 PTH 水平高于正常范围，或者在腺体切除后 20 分钟 PTH 水平显著高于切除后 10分钟[35]。在一项前瞻性的大样本研究中，我们对照迈阿密标准分析比较了新诊断标准的有效性，发现新诊断标准的假阳性率更低，且显著减少了 MGD 漏诊的风险[36]。其代价则为将产生更高的假阴性率以及由此造成的不必要的双侧颈部探查术（15.9% 对 4.8%）。另一项回顾性研究将不同的解读标准进行了比较，结果显示，虽然需以较高的假阴性率为代价，但我们的标准对于 MGD 的预测价值最大[34]。

有意思的是，与基于高功能腺体的粗略的形态学定义而进行的双侧颈部探查术相比，最近的一系列定位联合 IOPTH 检测的研究队列其 MGD 患者的报道比例显著较低[18-20]。Irvin 等还发现，应用 IOPTH 检测使 MGD 的发生率明显降低，但治愈率和复发率两者相当[20]。这些数据表明，腺体的大小可能不是病变腺体最可靠的预测指标，并且，一些肿大的腺体可能并无功能亢进。为支持这一观点，Yao 等进行了一项研究，结果显示，甲状旁腺切除术中摘除的正常甲状旁腺的重量比之前报道的尸检的要大[49]。

除了解读的标准，IOPTH 检测的其他方面也存在争议，特别是一些学者质疑 IOPTH 的成本效益[50]。在一项基于文献 meta 分析而进行的成本研究中，IOPTH 使医疗支出增长了 4%，而治愈率只有轻微的增加[22]。然而，不同的机构似乎影响了 IOPTH 的临床价值[22]。

麻醉药物丙泊酚被认为可能干扰甲状旁腺激素的测定，但一项随机试验表明，在丙泊酚镇静时可以进行 PTH 的检测[51]。

尽管存在这些争议，IOPTH 已作为甲状旁腺切除术一个有价值的术中辅助技术，特别是当定向甲状旁腺切除术只有单一的术前定位检查结果或术前定位检查结果不一致时以及甲状旁腺的再次手术时[30,52]。

有学者提出，由两侧颈内静脉血样本得到的 IOPTH 值可用于术中辅助定位高功能甲状旁腺组织[18-20]。同时，对于可疑病理性肿大的甲状旁腺，可进行细针穿刺，检测穿刺标本的 PTH 浓度而得到 IOPTH 值。穿刺洗脱液的高 PTH 浓度诊断甲状旁腺疾病的特异性为 100%，并有望取代术中冰冻样本快检[21]。

微创甲状旁腺切除术

20 世纪 90 年代后期，颈部手术中腔镜技术的应用带来了甲状旁腺手术微创技术的发展[53]。2000 年在国际内分泌外科医师协会（International Association of Endocrine Surgeons，IAES）成员中进行的一项调查结果很好地阐释了甲状旁腺微创技术的总的发展趋势，调查显示有 55% 的医生正在使用微创技术，且我们感觉这个比例可能还会上升[54]。

即使现在仍有少数人认为，由经验丰富的内分泌外科医生施行的标准的双侧颈部探查术是原发性 HPT 的最好的治疗方法[55]，但大多数人坚持认为，双侧颈部探查术应已成为过去。显然，微创技术在甲状旁腺切除术中占有越来越重要的地位，并最终可能成为原发性甲状旁腺功能亢进症的金标准，至少是散发性原发性甲状旁腺功能亢进症治疗的金标准。

欧洲内分泌外科医师学会（the European Society of Endocrine Surgeons，ESES）发表共识指出，即使双侧颈部探查术已取得满意的结果，并且一直是原发性 HPT 的外科治疗方法，但微创甲状旁腺切除术是散发性病例的安全且成本效果比较高的治疗选择，特别是对于术前定位成功的病例[30]。同样，原发性甲状旁腺功能亢进症第三次国际研讨会（2008年，佛罗里达州奥兰多市）报道，目前很多中心的模式是识别并切除伴随的增大腺体，并通过快速术中PTH检测确认手术治疗效果，而不同于以往的教条——规定手术必须同时识别病理性肿大的腺体和正常腺体[52]。然而，来自斯堪的纳维亚的甲状旁腺手术质量监察报告显示，仍有2/3的甲状旁腺手术为双侧颈部探查术[57]。事实上，并不是所有的甲旁亢患者都适于选择性微创手术治疗。因而，我们仍然觉得，BNE在原发性HPT患者的治疗上占有相应地位。

微创（或精准，定向，或选择性）甲状旁腺切除术涵盖了一系列不同的手术技术，包括开放的手术［开放的微创甲状旁腺切除术（open minimally invasive parathyroidectomy，OMIP）][58-59]、放射影像引导的微创甲状旁腺切除术（minimally invasive radio-guided parathyroidectomy，MI-RP）[60-61]、腔镜辅助下甲状旁腺切除术（video-assisted parathyroidectomy，VAP）[62,64]和完全腔下甲状旁腺切除术（endoscopic parathyroidectomy，EP）[53,65-69]。因而，微创甲状旁腺切除术（minimally invasive parathyroidectomy，MIP）并没有一个严格或明确的定义。微创这个词应该是指所有在达到传统手术目的前提下，使手术暴露和切除范围最小化的技术。经验丰富的外科医生施行的双侧颈部探查术的并发症低（＜3%）、成功率高（＞95%）。微创技术至少要取得相同的效果，同时减少皮肤切口的长度，以期达到改进的美容效果，这也是其主要优势所在[71]。因而MIP用于指通过小切口——通常小于2.5～3 cm的切口——施行的甲状旁腺手术[71]。换言之，即为通过小切口和最小解剖范围进行的定位靶向甲状旁腺手术。

这个定义至少是狭义的，因为小切口并不一定意味着微创。此外，定位靶向甲状旁腺手术还有一些其他潜在优势，如减少术后疼痛和并发症的发生率，这些可能与手术范围较小有关。

很多研究将MIP或精准甲状旁腺切除术与标准的BNE手术进行了比较，结果显示，精准技术是安全的，效果至少与BNE相同，且存在很多优势，特别是术后低钙血症的发生率减少，手术时间缩短，住院日减少，美容效果更佳，以及术后疼痛的发生率降低。五项有短期结果的随机临床试验[71-75]以及一项有长期结果的临床随机试验[76]显示，与BNE相比，MIP在某些方面存在明显优势，这也强烈证实了前述结论（见循证建议部分）。

MIP 技术

从20世纪90年代后期起，已有文章描述微创手术的几个变种，包括非内镜下微创技术（OMIP，MI-RP）[8,60-61,77-81]，以及借助于内镜的微创技术（VAP和EP）[53,62-69]。

放射影像引导下的微创甲状旁腺切除术

在放射影像引导下的微创甲状旁腺切除术中（MI-RP），手持伽马探测仪可于术中进行定位、识别和切除病变腺体，并确认所有高功能甲状旁腺组织都已切除[60-61,81]（见第64章）。该方法于术前2~4小时经静脉注入99Tc-甲氧基异丁基异腈。显然，该方法需要手术室、核医学科、外科医生和核医学放射科医生之间进行良好协调[27]。手术台上应用手持探针扫描患者颈前部，寻找放射计数最强部位，指导定位病变腺体。切除的腺瘤应包含切除后背景放射剂量的20%以上[82]。该方法可以减少手术时间[83]，并可能不再需要IOPTH的运用[61]。尽管该技术已得到改进和验证，但它仍然只被少数内分泌外科医生所接受，主要是因为其对后勤协作提出了较高要求。此外，尽管针对该问题尚缺乏前瞻性的研究证实，人们仍普遍认为，MI-RP并没有为术前甲氧基异丁基异腈扫描和IOPTH检测提供额外信息[27,52,77]。一些数据显示，伽马探测仪在某些情况下可能存在潜在的误导风险[79,84]。目前，在再次手术病例中，MI-RP因存在潜在优势而被作为微创技术的一种替代治疗方法[30]。

开放的微创甲状旁腺切除术（OMIP）

OMIP是最普遍的一种微创技术[52,54,85]。在国际内分泌外科医师协会（IAES）成员中的调查显示，92%的运用MIP的外科医生采用OMIP，而其中只有少数（35%）依靠完全腔镜（13%）或腔镜辅助技术（22%）完成[54]。通过正中小切口（2.5~5 cm）[52]或外侧切口（腺瘤位置或胸锁乳突肌前缘）[59]，在术前定位检查和IOPTH检测辅助下施行的精准甲状旁腺切除术，似乎是原发性HPT手术治疗中最受欢迎和广为接受的方法。事实上，一方面，有经验的内分泌外科医生发现该方法简单易学，可减少手术时间并缩短住院日，且该手术可在不同的手术环境下施行，还可在局部麻醉下完成[7,24]；另一方面，OMIP的主要限制在于：与传统的开放手术相比，其切口小而对颈部结构的暴露不足；与腔镜辅助下或腔镜技术相比，皮肤切口又较大。因同时存在甲状腺结节性疾病相对常见，该方法也可联合进行甲状腺切除术，此时通常需要由区域阻滞麻醉中转为全身麻醉[24]。

腔镜辅助和完全腔镜技术

腔镜技术（完全腔镜和腔镜辅助技术）的优势不仅在于定位靶向的方法，同时在于内镜的放大可达到颈部结构（特别是喉返神经和甲状旁腺）的最佳可视化。腔镜辅助和完全腔镜技术只有在需要此优势时才可优先选择。这些技术需要专用的手术器械以及充足的且相对较长的学习曲线，并且通常需要在全身麻醉下进行。然而，至少从理论上来说，腔镜或腔镜辅助技术特别适合于甲状旁腺手术，因为对于良性疾病来说，甲状旁腺切除术通常是一个消融的过程。

腔镜技术可分为腔镜[65-69]或腔镜辅助（见第36章）[62-64,86,88]。

腔镜甲状旁腺切除术

Gagner 于 1996 年最先描述了完全腔镜下甲状旁腺切除术[53,89]，其他学者随后应用了该技术并做了改进[65-66]。整个手术过程是在稳定的气流下进行，将一个直径 5 mm 的内镜通过中央套管导入，另外两个或三个套管用于置入手术器械（图 61-1）。首先在颈阔肌下进行解剖分离，获得足够的工作空间，然后切开白线，牵拉带状肌以显露甲状腺，将甲状腺从筋膜解剖出来后开始寻找甲状旁腺。

该技术采用颈部入路，但也有文献报道了其他颈外入路的腔镜技术。这些技术主要在亚洲外科界取得了初步成功，在那里，避免任何颈部瘢痕似乎是最重要的。已有数种入路被描述，包括通过胸壁[67]、乳房[90]、腋窝[68]的颈外入路。所有这些内镜技术都需要持续地充入 CO_2[53,65-68]或利用外部机械拉钩[69,91-93]，以获得置入套管和切除病变的操作空间。

支持这些技术的学者认为，该治疗方法具有较好的美容效果，并可在充气压低于 4 mmHg 时将高碳酸血症和皮下气肿的风险降低到最小[67-68]。当然，因瘢痕较小且常远离颈部，这些技术可以保证理想的美容效果，但因为对技术的要求较高，这些手术很难在不同的手术环境下重复，特别是对于没有内镜技术的外科医生。此外，颈外入路的完全腔镜技术倾向于最大限度地增加美容效果，因而通常需要大范围的复杂的解剖以到达手术部位。手术时间较长是其推广的另一个主要限制因素。更重要的是，CO_2 吸收的相关风险尚不能完全消除[89,94-95]。可能因为以上这些原因，这些技术只在有限的范围内被接受。

腔镜辅助下外侧入路甲状旁腺切除术

腔镜辅助下外侧入路甲状旁腺切除术（video-assisted parathyroidectomy by the lateral approach, VAP-LA）

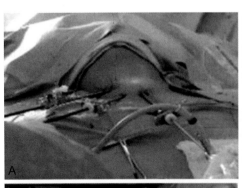
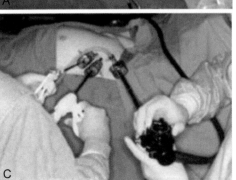
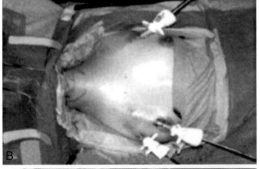
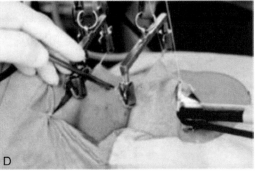

图 61-1　不同入路下腔镜甲状旁腺切除术（Endoscopic parathyroidectomy, EP）。A，颈部入路。B，乳晕入路。C，腋窝入路。D，胸前入路（A, From Gagner M: Endoscopic subtotal parathyroidectomy in patients with primary hyperparathyroidism. *Br J Surg*; 83[6]:875, 1996. B, From Ohgami M, Ishii S, Arisawa Y, et al: Scarless endoscopic thyroidectomy: breast approach for best cosmesis. *Surg Laparoendosc Percutan Techn* 10[1]:1-4, 2000. C, From Ikeda Y, Takami H, Sasaki Y, et al: Endoscopic neck surgery by the axillary approach. *J Am Coll Surg* 191[3]:336-340, 2000, Fig. 1. D, From Shimizu K, Akira S, Tanaka S: Video-assisted neck surgery: endoscopic resection of benign thyroid tumor aiming at scarless surgery on the neck. *J Surg Oncol* 69[3]:178-180, 1998.）

由 Henry 等首次描述[63]。该入路是在患侧胸骨切迹上缘 3~4 cm、胸锁乳突肌前缘皮肤做一 12 mm 的切口,同开放手术一样通过该切口进行解剖分离到达椎前筋膜;当建立足够的空间后,于胸锁乳突肌前缘第一个切口上、下 3~4 cm 置入两个 2.5 mm 的套管,并于第一个切口处置入一个 10 mm 的套管用于置入内镜(10 mm,0 度)(图 61-2)。整个手术过程中充入 8 mmHg CO_2 气体。该技术应用之初,腔镜只是有限地辅助完成部分操作[63,96,97]。事实上,在腺瘤切除后即移除套管,在直视下结扎血管蒂并切断,之后步骤也在直视下完成。最初的学习曲线之后,手术便完全在内镜下进行[98-99]。病变腺体切除后,标本直接通过 10 mm 的套管取出。对于较大不能进入 10 mm 套管的腺体,可在直视下通过套管部位取出。

在已报道的最大的回顾性病例研究中[97-98],VAP-LA 提供了颈部结构的最佳可视化,特别是当腺瘤位于颈深部或上后纵隔时——此时受累腺体通常为上甲状旁腺。VAP-LA 似乎容易复制,且可达到 99% 的治愈率,是有效且安全的,并发症发生率也非常低。然而,VAP-LA 的禁忌证发生率显著高于腔镜辅助下微创甲状旁腺切除术(43% 对 29%)(见下文讨论)。外侧入路成功的重要条件是:不存在结节性甲状腺肿,术前影像学检查提示只有单个甲状旁腺病变。

Maweja 等进行的一项评估 VAP-LA 的病例研

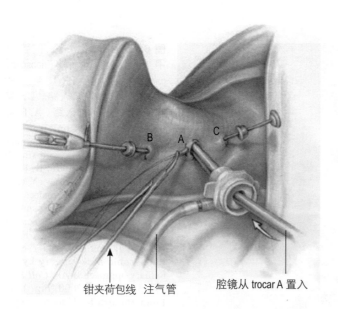

图 61-2 腔镜辅助下外侧入路甲状旁腺切除术(VAP-LA)的整套器械(From Henry JF: Endoscopic exploration. Op Tech Gen Surg 1:49-61, 1999.)

究报道,394 例内镜手术中有 1 例复发,治愈率达 98.5%,中位随访时间为 20.5 个月[99]。

该技术的主要限制是:当需要进行双侧探查时必须中转开放。

腔镜辅助下微创甲状旁腺切除术

腔镜辅助下微创甲状旁腺切除术(minimally invasive video-assisted parathyroidectomy,MIVAP)由 Miccoli 等首次描述[62],1998 年我们科即开始应用[64]。该技术因其在不同的外科背景下易于复制,很快在全球内被广泛接受[87-88,100-102]。事实上,它再现了传统操作的所有步骤,只是利用内镜作为工具,通过较小的皮肤切口即可进行相同的手术操作。

MIVAP 的适应证

MIVAP 的最佳适应证为散发性原发性 HPT,且术前核素扫描和超声检查均疑为单个腺瘤病变。最大直径大于 3 cm 的甲状旁腺腺瘤不适宜 MIVAP 治疗,因于切除困难可导致包膜破裂以及随之而来的甲状旁腺增生病[103-104]。排除标准包括:既往传统颈部手术史,持续性或复发性甲状旁腺功能亢进症,纵隔腺瘤,以及伴发甲状腺肿。

随着经验的增加,MIVAP 的入选标准得到不断完善和扩展。如果同时符合腔镜辅助下甲状腺切除术的纳入标准,伴发结节性甲状腺肿需要手术切除者也可行 MIVAP[64]。在某些情况,如既往曾行对侧颈部手术或为胸腺内/胸骨后腺瘤,根据外科医生的经验,也可选择 MIVAP 进行手术治疗。此外,对于疑为多个腺体甲状旁腺腺瘤(MGD)的病例,也可考虑进行腔镜辅助下双侧颈部探查术。通过中央小切口进行腔镜辅助下双侧颈部探查术也可用于术前定位不确定的患者[103-104]。

既往曾行对侧颈部手术(如对侧甲状腺腺叶切除术)也已不再是 MIVAP 的绝对禁忌。对于这些病例,外侧入路可避免颈部瘢痕和既往手术造成的纤维组织增生,因而看起来更合适[103-104]。

在已报道的散发性原发性 HPT 报道中,符合 MIVAP 手术治疗的患者比例差异较大(37%~71%)[64,103-104],主要与需要传统手术治疗的伴随甲状腺疾病的发生率不同有关[64]。

也有学者提出,MIVAP 可用于治疗四个腺体增生(即家族性原发性 HPT[105] 以及继发性和三发性 HPT[88,106-107])。然而,这些还需要更大型的病例对照研究的验证。

MIVAP 的手术技术

手术技术前文已述[108]。

患者和术者位置

在全身麻醉或颈部局部神经阻滞下，患者仰卧位，颈稍后仰。手术团队由术者和两名助手组成，其中一人负责执镜（图 61-3）。该手术至少需要三名外科医生参与，这也成为该技术不能被广泛接受的主要限制因素[7]。

显示器位于患者头端、术者面前，术者站于患者右侧。次显示器通常置于助手面前，助手站于患者左侧（见图 61-3）。

麻醉

在早期，该手术在气管插管全身麻醉下进行[62,86]，与 OMIP 相比，这可能是该技术的一项限制

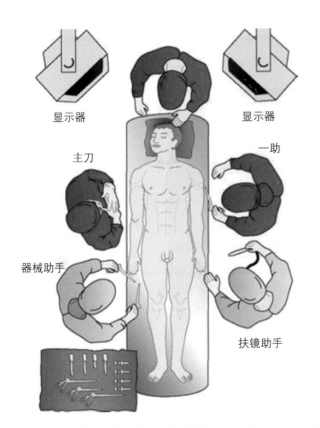

图 61-3 腔镜辅助下微创甲状旁腺切除术（MIVAP）：手术室和外科团队示意图（From Bellantone R, Lombardi CP, Raffaelli M: Paratiroidectomia mini-invasiva video-assistita. In Encyclopedie Médico-Chirurgicale, Tecniche Chirurgiche-Chirurgia Generale, 46-465-A. Paris: Elsevier SAS; 2005:1-18.）

因素。随着经验的增加，局部麻醉加表面浸润[64]或颈深丛神经阻滞[108-109]显示也是可行的。

手术技术

于环状软骨和胸骨切迹之间的中线位置做一长约 1.5 cm 的皮肤切口。该切口位置通常比传统的颈部手术切口位置要高，也可根据术前超声结果调整切口位置（图 61-4）。

尽可能打开颈白线。曾经有一段时间该技术需要进行短暂的 CO_2 充气，以利于将甲状腺叶从带状肌游离出来[62]，现在已不需要该步骤。可以用小的传统拉钩（阑尾拉钩）将甲状腺叶从带状肌上分离，前者也用于建立手术空间，即将甲状腺叶向内侧牵拉，同时将患侧带状肌向外侧牵拉。然后，通过皮肤切口置入 5 mm 30 度的内镜和小的专用器械（直径 2 mm）（图 61-5）。助手以两手扶镜。由于没有任何外部支撑，手术过程中在某些紧急情况下，镜头可以有微小角度的改变。这一点恰巧体现了腔镜辅助与完全腔镜技术相比具有的重要优势。镜头通常朝向患者头部方向，但当需要寻找纵隔内腺体时，也可改变镜头方向以暴露和探查上纵隔。

该过程的第一步是将甲状腺从带状肌上完全游离出来，以暴露甲状旁腺所在位置。喉下神经通常横跨甲状腺下动脉（图 61-6），在识别患侧喉下神经后即开始进行针对性的探查，以识别术前定位的病变腺体。如果推崇钝性分离和无血解剖的原则，那么用 2 ~ 3 倍的内镜放大恰可使神经和甲状旁腺均易于识别。当疑为多腺体病变时（IOPTH 下降不足或一侧颈部探查后发现两个腺体肿大，或术前定位检查不足以明确诊断时），可经由单个、正中皮肤切口通过相同的腔镜辅助技术进行双侧甲状旁腺探查术。当病变腺体识别后，在腔镜视野下使用专用刮匙和刮匙形吸引器（德国图特林根卡尔史托斯产品）进行钝性游离，对瘤蒂通常用钛夹进行夹闭或用传统方法结扎。断蒂后，通过皮肤切口将病变腺体取出（图 61-7）。测定 IOPTH 以确定已切除了所有病变组织。仔细检查并止血后，沿中线缝合带状肌以及颈阔肌。用不可吸收线进行皮下缝合或用皮肤胶关闭切口，无需留置引流。

一些学者提出了 MIVAP 的改良术式。Lorenz 图文并茂地描述了一种 MIVAP 改良术[87,101]——在主切口尾侧 5 mm，采用全新设计的自我切割、钝性套管针建立一额外的充气口。置入一个 5 mm、30 度内镜，并在内镜置入前持续充入气体，发挥凝烟散热器的作用，防止视野模糊。还有一些学者建议采用放射影像

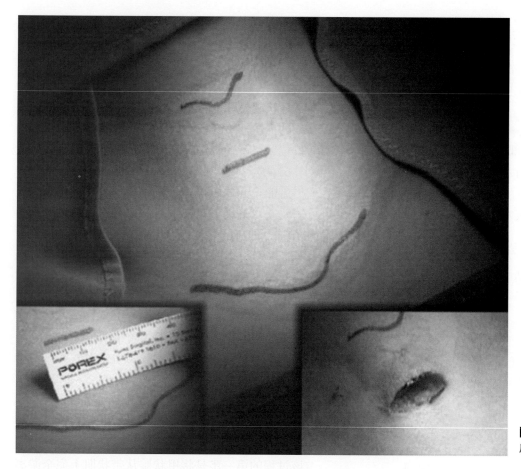

图 61-4（也见彩图）MIVAP：皮肤切口

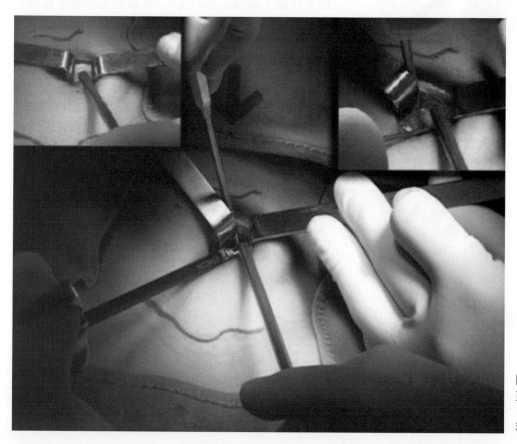

图 61-5（也见彩图）MIVAP：建立手术空间后，通过皮肤切口置入腔镜和手术器械，此过程不需要使用套管针

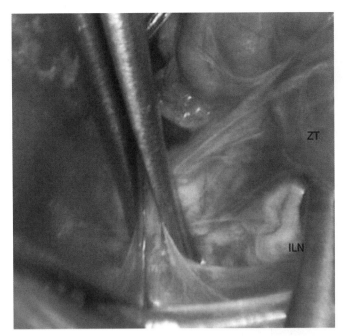

图 61-6　（也见彩图）MIVAP：借助内镜放大可更清晰地显露喉返神经（RLN）。ZT，Zuckerkandl 结节

引导下腔镜辅助的甲状旁腺切除术，以同时利用放射影像引导和腔镜辅助的优势[110-111]。

MIVAP 术后疗效

已报道的 MIVAP 的中转率差异很大，从 0.9%[64] 到 43%[112] 不等。中转原因通常有：病变腺体识别困难、解剖困难且怀疑恶变、可疑多个腺体受累、IOPTH 结果以及异位腺体。然而，合理的病人选择和手术团队的适当经验在降低中转率上具有重要作用。倘若患者选择标准合适且手术团队经验丰富，那么即便在地方性甲状腺肿地区，中转为双侧颈部探查的发生率也很低[64]。

手术时间主要受外科团队的技能影响，因而与其他外科技术一样，在经验积累初始阶段应考虑学习曲线[113]。随着经验的增加，手术时间显著缩短，且可与传统手术时间相当，甚至更短[64,104,113]。

数项大型回顾性病例研究报道了 MIVAP 的治疗效果。Miccoli 等总结了他们 6 年 350 例 MIVAP 手术的经验，报道了 98.3% 的治愈率。平均随访 35.1 个月，4 例病变持续存在，且均因 IOPTH 假阳性导致未能发现多腺体病变[104]。在该研究中，14 例出现并发症。其中 2.7% 出现暂时性低钙血症，0.8%（3 例）证实发生神经瘫痪，0.3% 发生术后出血。其他研究即便病例数较少，也得出了相似结果[87-88,101]。我们之前发表的有 107 例中间入路的腔镜辅助下甲状旁腺切除术的研究也报道了类似的成功率——98.1%，其中

2 例病变持续存在（1.9%）[64]。然而，在我们的病例中，暂时性低钙血症的发生率较高，为 11.1%，但这些患者均无明确的甲状旁腺功能低下；除此以外未观察到其他并发症[64]。需要注意的是，尚无文献报道可用于评估疾病复发的远期指标。

MIVAP 的优缺点

MIVAP 自首次描述后不久即在数个转诊中心获得认可[64,73,87-88,101,104]。与其他技术相比，它的成功似为多个因素的共同结果。首先，也是最重要的，即内镜可进行放大的优势；其次，该技术过程与传统手术过程相似。事实上，该技术再现了传统手术的标准步骤。内镜只是一个工具，通过它经由微创可以进行相同操作。从单纯技术角度来说，内镜的运用只是使手术操作更加便利。这种方法显然不同于其他内镜技术，后者与传统的手术方式完全不同。显而易见，为了获得最好疗效，外科医生应在内分泌手术和内镜手术上均有良好训练。此外，对于所有新的外科技术，均应考虑到学习周期的问题[103,113]。另外，内镜 2～3 倍的放大作用可获得颈部结构绝佳的可视化效果，从而可以于手术中容易而又迅速地识别喉返神经和甲状旁腺，减少神经瘫痪的风险或棘手的囊腺破裂的发生。在一个前瞻性随机临床试验中，接受 MIVAP 的手术组患者的腺瘤定位平均时间明显短于开放的微创手术组[73]。

该技术的另一个优点是：当需要的时候，可以通过同一个中间入路进行双侧颈部探查。该特点部分解释了其中转率非常低的原因（0.9%～8%）[64,103]。进行双侧颈部探查的可能性对纳入标准产生了两个重要影响。首先，至少从理论上来说，不能进行术中 PTH 监测时或术前定位检查不足时，因该方法有可能进行所有腺体的探查，可以选择 MIVAP[64,86,114]。一项前瞻性随机研究比较了切除肿大腺体后的腔镜辅助下双侧颈部探查术和 MIVAP 联合 IOPTH，以评估两种技术在治疗原发性 HPT 的有效性[114]。研究发现，腔镜辅助下双侧颈部探查术与 MIVAP 联合 IOPTH 相比，两者的安全性和有效性相近，且前者不延长手术时间。

微创效果以及与开放技术相似，使得 MIVAP 可以在局部麻醉（颈丛阻滞）下完成[109]，至少在某些特定患者如此。此外，已证实，局部麻醉可以显著减少手术室内停留时间并显著减轻术后疼痛[109]。与其他靶向治疗相同，MIVAP 可在门诊完成或作为日间手术，至少在某些特定病例如此。需要指出的是，在本文作者所在科室，我们是不在门诊进行甲状旁腺手

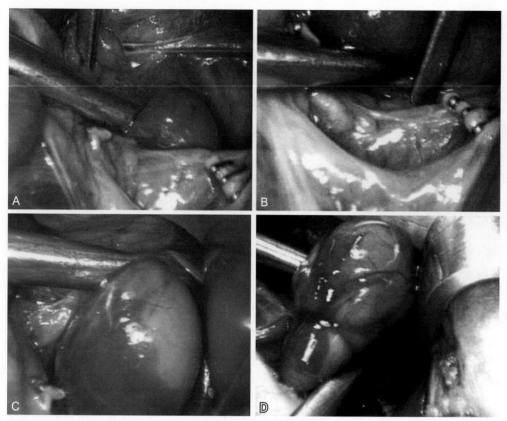

图 61-7 （也见彩图）MIVAP：一个左侧上甲状旁腺巨大腺瘤迁移至甲状腺下动脉后方，逐渐被游离出来

术的。在意大利，许多患者通常不愿术后很早就出院（如手术当天），离医院较远或来自其他地区的患者更是如此。更主要的原因是，意大利国家卫生系统并没有为手术病人提供密切门诊随访的便利。

正中切口的另一个优点是：必要时还可以进行甲状腺切除，即使是双侧甲状腺手术。这个优点使该技术与其他内镜技术以及 OMIP 有重要区别，即当需要进行双侧甲状腺切除时，后两者通常需要中转为传统的开放手术[24]。在一些国家，多结节性甲状腺肿的患病率较高，因而这种腔镜辅助下的微创甲状腺切除术（minimally invasive video-assisted thyroidectomy，MIVAT）的相关优点可使经验丰富的外科医生选择更多的患者进行腔镜辅助下手术治疗[64,86]。就我们的经验而言，由于甲状腺肿在意大利人口中的患病率高，我们对相当比例的患者（约 20%）通过 MIVAP 治疗两种疾病[64]。

与其他内镜下的以及非内镜下的微创技术相比，MIVAP 的另一重要优势是：内镜的位置不受外部设备的限制，通过其可全面探查位置较深的病理性的下旁腺（如胸骨后、胸膜内）。由于是手持式，内镜可旋转并置于任何方位，从而通过很小的皮肤切口就可探查所有颈部和上纵隔位置。

这种小切口入路有较好的美容效果。此外，该手术不要求颈部过伸且不需要对术区进行广泛的解剖，因而术后疼痛明显减轻了。几项对照研究明确显示，与传统的和开放的非内镜下微创甲状旁腺切除术相比，VAP 可以减轻术后疼痛，具有更好的美容效果，患者的满意度较高[73,75]。

尽管在并发症和治愈率上有这些优势和极好的结果，但是正如我们前面讨论的，临床实践中 MIVAP 的应用和应用过程中产生的问题已经提出，特别是技术和费用方面。

首先，与传统手术相比，VAP 的专用器械被认为造成了额外费用。然而，目前几乎所有的手术室都装备有内镜设备（内镜、视频设备、光源、摄像系统等）。此外，MIVAP 专用的一些小器械可重复使用，成本可于使用中进行分摊。

手术时间曾被认为是该技术的另一个局限之一，然而已证实随着经验的增加，手术时间已证实可明显缩短，甚至可与传统手术相媲美[103,113]。此外，一项小样本的前瞻性随机对照研究显示，MIVAP 的手术时间显著短于传统的双侧颈部探查术[75]，而与开放的微创甲状旁腺切除术相当[73]。

另外一些批评可能是针对需要的助手人数的。事实上，完成手术是两名助手必需的，一人扶镜一人拉钩。这个需求在任何外科都很难达到。

局麻下进行、同时进行甲状腺切除以及进行颈部所有区域探查的可能，使 MIVAP 的适应证进一步扩展。然而，MIVAP 依然是有限制的，特别是在地方性甲状腺肿地区，因为增大的甲状腺会阻碍腔镜辅助技术的完成。我们的经验可以很好地说明这一点，在一个地方性甲状腺肿地区，只有 37% 的 sPHPT 患者可以进行 MIVAP 治疗，禁忌证通常是因为一个较大的多结节性甲状腺肿 [64]。

在早期，该手术的另一个技术限制是有既往颈部手术史。随着经验的增加，颈部再次手术同样可行：MIVAP 已成功应用于有对侧甲状腺切除史的患者 [64,103]。另一个技术限制是腺瘤较大（> 30 mm）。通过小切口进行切除和取出大的腺瘤可导致包膜破裂，理论上可增加发生甲状旁腺病的风险。尽管理论上存在较大风险，迄今为止尚未有类似情况发生的报道。

MIP：循证医学建议

循证医学文献正在被频繁地用于推荐具体的治疗方法 [115-116]。严格进行的前瞻性随机试验被视为最高等级的证据。遗憾的是，对于甲状旁腺手术只有很少的几项前瞻性随机研究（1b 类证据对应 A 级推荐等级）[117]。

4 个随机试验比较了开放的微创甲状旁腺切除术和标准的双侧颈部探查术 [71-72,74,76]。这些研究有力地证实了无论是全麻 [71,74,76] 还是局麻下 [72] 进行单侧颈部探查手术时间均较短 [71-72]，且短期 [74] 和长期 [76] 随访下与双侧颈部探查术治愈率相同。

一个前瞻性随机试验（证据等级 1b，推荐级别 A）比较了 MIVAP 与 BNE 在手术时间、术后疼痛、并发症、美容效果和费用上的差异 [75]。结果显示，前者手术时间、术后疼痛时间以及制动时间均显著缩短。MIVAP 治疗组患者对美容效果的个人满意度明显优于 BNE 组。在总费用上两组无显著差异 [75]。

另一项由 Henry 等设计的大样本非随机病例对照研究（证据等级 Ⅲ 级，推荐级别 B）比较了 VAPLA 和 BNE 的结局 [96]，该研究采用回顾性病例作为对照，病例组与对照组间通过年龄和性别进行匹配。在镇痛需要和患者对美容效果的满意度上，VAP-LA 组具有统计学显著优势。

从这五项研究可以看出，MIP 应被视为一种安全的和成果效果好的外科治疗方法，应被视为散发的原发性 HPT 患者的一种初始治疗选择，至少对部分患者如此。与 BNE 相比，通过有限区域的、选择性的探查进行单个腺体的切除并不意味着持续性/复发性疾病的发生风险增高。另外重要的是，MIP 术后低钙血症的发生率和严重程度似乎低于 BNE（推荐等级 A）[30]。

关于麻醉方式的选择，目前发表的文章只有一个随机临床试验（证据等级 Ib，推荐级别 A）比较了局部麻醉下和全身麻醉下的 MIVAP [109]。结果表明，虽然两组手术时间相似，但局麻下手术室占用时间（麻醉诱导至患者返回病房的时间间隔）明显短于全麻下。此外，局麻下 MIVAP 患者对术后镇痛的需求显著少于全麻下患者。两组间并发症的发生率无显著差异。因而，局麻下 MIVAP 是可行的，证据等级 Ib，且其总的手术时间较短，术后疼痛较轻，镇痛药用量较少 [109]。

所有的精准甲状旁腺切除术依赖于术前定位检查和术中 IOPTH 的监测。一些学者质疑 IOTPH 术中决策意义的"增值"作用，虽然大多数人认为其是微创手术中一个重要的甚至必不可少的补充工具。在一项回顾性非随机对照研究中（证据级别 Ⅲ 级，推荐等级 B），Barczynski 等发现 [31]，与不进行 IOPTH 的放射引导下单侧颈部开放探查术相比，不论开放下还是腔镜辅助下的甲状旁腺微创切除术中，IOPTH 的常规运用均显著增加了手术治愈率。此外，IOPTH 为术中决策的制定（如是否需要更进一步的颈部探查）提供了更多的信息，特别是当术前影像学检查只有一项阳性时 [31]。

另一个重要特点是：MIVAP 可进行双侧颈部探查而无需中转开放。此种情况可以不选择 IOPTH。一个随机试验（证据级别 1b，推荐等级 A）[114] 比较了双侧颈部 MIVAT 探查术和精准的甲状旁腺切除术联合 IOPTH，从治疗结局、手术时间和费用方面进行了分析。结果显示，腔镜下双侧颈部探查术可以避免进行 IOPTH 所花费的时间和费用，而在治疗效果上与后者相同。该技术的主要缺点是存在误切除非病理性增大腺体的潜在风险 [114]。综上所述，如果可以进行腔镜辅助下 BNE，可以不使用 IOPTH（推荐等级 A）。

最后，只有两个前瞻性随机试验比较了 MIP 的两种最广为接受的方法：OMIP 和 MIVAP。由 Barczynski 等发表的文章得出的结论是 [73]：两种微创技术在治愈率和并发症发生率、手术时间、术后住院日以及对美容效果的长期满意度上结果相近。在

MIVAP 组，喉返神经的识别显得更容易，手术后 24 小时内疼痛强度显著低于 OMIP 组，镇痛需求率和镇痛药的使用量也均显著低于 OMIP 组，另外，在 MIVAP 组，切口长度也较短。另外，术后 1 个月时，MIVAP 组的生理功能改善更显著，早期美容效果满意度也更高。从另一方面来说，因内镜器械的使用，MIVAP 组的费用显著较高。另一个多中心试验纳入了 143 名患者，他们被随机分配入开放组（OMIP，75 人）或腔镜辅助组（共 68 人），分别选择中央入路（MIVAP，26 人）或外侧入路（VAP-LA，42 人）[112]。结果发现，OMIP 组比腔镜辅助技术组用时要少，而在术后结局评估指标上无显著差异。然而，该研究的主要局限性在于它的多中心研究设计上，并且至少一些参与研究的外科医生的腔镜技术经验没有达到一定水平。这也许可以解释为何腔镜辅助组的中转率较高（腔镜辅助组的总的中转率为 43%，其中 BNE 组 25%，OMIP 组 18%），以及两组间手术时间差异的影响[112]。

综上所述，对于多样化的微创甲状旁腺切除术，有证据表明，MIVAP 因其更佳的美容效果、更佳的可视化以及更好的疼痛控制而优于 OMIP[117]。同时还有证据等级不高的研究证实，MIVAP 在技术难度、可进行双侧颈部探查以及可进行甲状腺相关操作方面比其他腔镜下甲状旁腺切除术和 VAP-LA 有优势[117]。尽管这些数据显示的初步结果令人欣慰，还需进行更长时间的随访研究，以证实该技术与传统手术比较而言所具有的安全性。

已证实，MIVAP 对于治疗继发性和家族性甲状旁腺功能亢进症也是可行的[88,105-107]。然而，有必要进行进一步精心设计的研究，以显示其在治疗多腺体疾病中比传统的 BNE 所具有的真正优势。

参考文献

[1] Duh QY: Surgical approach to primary hyperparathyroidism (bilateral approach). In Clark OH, Duh QY, editors: *Textbook of endocrine surgery*, Philadelphia, 1997, WB Saunders, pp 357–363.

[2] Santini J: *Chirurgie des glandes parathyroïdes, Encyclopedie Médico-Chirurgicale. Traité de Techniques Chirurgicales – Tête et cou*, Paris, 1997, Elsevier pp 46–465.

[3] Tibblin S, Bondeson AG, Ljungberg O: Unilateral parathyroidectomy in hyperparathyroidism due to a single adenoma, *Ann Surg* 195: 245–252, 1982.

[4] Russell C: Unilateral neck exploration for primary hyperparathyroidism, *Surg Clin North Am* 84: 705–716, 2004.

[5] Mazzeo S, Caramella D, Lencioni R, et al: Comparison among sonography, double-tracer subtraction scintigraphy, and double phase scintigraphy in the detection of parathyroid lesions, *AJR* 166: 1465–1470, 1996.

[6] Irvin GL, Carneiro DM: Rapid parathyroid hormone assay guided exploration, *Op Tech Gen Surg* 1: 18–27, 1999.

[7] Lee JA, Inabnet WA: The Surgeon's armamentarium to the surgical treatment of primary hyperparathyroidism, *J Surg Oncol* 89: 130–135, 2004.

[8] Palazzo FF, Delbridge LW: Minimal-access/minimally invasive parathyroidectomy for primary hyperparathyroidism, *Surg Clin North Am* 84: 717–734, 2004.

[9] Consensus Development Conference Panel: Diagnosis and management of asymptomatic primary hyperparathyroidism: Consensus development Conference Statement, *Ann Intern Med* 114: 593–597, 1991.

[10] Dehnam D, Norman J: Cost-effectiveness of preoperative sestamibi scan for primary hyperparathyroidism is dependent solely upon the surgeon's choice of operative procedure, *J Am Coll Surg* 186: 293–305, 1998.

[11] O'Doherty M, Kettle A: Parathyroid imaging: preoperative localization, *Nucl Med Commun* 24: 125–131, 2003.

[12] Soon PS, Delbridge LW, Sywak MS, et al: Surgeon performed ultrasound facilitates minimally invasive parathyroidectomy by the focused lateral mini-incision approach, *World J Surg* 32: 766–771, 2008.

[13] Arora S, Balash PR, Yoo J, et al: Benefits of surgeon-performed ultrasound for primary hyperparathyroidism, *Langenbecks Arch Surg* 394: 861–867, 2009.

[14] Jabiev AA, Lew JI, Solorzano CC: Surgeon-performed ultrasound: a single institution experience in parathyroid localization, *Surgery* 146: 569–577, 2009.

[15] Van Husen R, Kim LT: Accuracy of surgeon-performed ultrasound in parathyroid localization, *World J Surg* 28: 1122–1126, 2004.

[16] Miura D, Wada N, Arici C, et al: Does intraoperative quick parathyroid hormone assay improve the results of parathyroidectomy? *World J Surg* 26: 926–930, 2002.

[17] Sebag F, Hubbard JGH, Maweja S, et al: Negative preoperative localization studies are highly predictive of multiglandular disease in sporadic primary hyperparathyroidism, *Surgery* 134: 1038–1042, 2003.

[18] Irvin GL, Solorzano CC, Carneiro DM: Quick intraoperative parathyroid hormone assay: surgical adjunct to allow limited parathyroidectomy, improve success rate, and predict outcome, *World J Surg* 28: 1287–1292, 2004.

[19] Inabnet WB: Intraoperative parathyroid hormone monitoring, *World J Surg* 28: 1212–1215, 2004.

[20] Irvin Gl, Carneiro DM, Solorzano CC: Progress in the operative management of sporadic primary hyperparathyroidism over 34 years, *Ann Surg* 239: 704–711, 2004.

[21] Perrier ND, Ituarte P, Kikuchi S, et al: Intraoperative parathyroid aspiration and parathyroid hormone assay as an alternative to frozen section for tissue identification, *World J Surg* 24: 1319–1322, 2000.

[22] Morris LF, Zanocco K, Ituarte PH, et al: The value of intraoperative parathyroid hormone monitoring in localized primary hyperparathyroidism: a cost analysis, *Ann Surg Oncol* 17: 679–685, 2010.

[23] Carneiro-Pla DM, Solorzano CC, Irvin GL III: Consequences of targeted parathyroidectomy guided by localization studies without intraoperative parathyroid hormone monitoring, *J Am Coll Surg* 202: 715–722, 2006.

[24] Carling T, Udelsman R: Focused approach to parathyroidectomy, *World J Surg* 32: 1512–1517, 2008.

[25] Gawande AA, Monchik JM, Abbruzzese TA, et al: Reassessment of parathyroid hormone monitoring during parathyroidectomy for primary hyperparathyroidism after 2 preoperative localization studies, *Arch Surg* 141: 381–384, 2006.

[26] Stalberg P, Sidhu S, Sywak M, et al: Intraoperative parathyroid hormone measurement during minimally invasive parathyroidectomy: does it "value-add" to decision-making? *J Am Coll Surg* 203: 1–6, 2006.

[27] Smith N, Magnuson JS, Vidrine DM, et al: Minimally invasive parathyroidectomy. Use of intraoperative parathyroid hormone assays after 2 preoperative localization studies, *Arch Otolaryngol Head Neck Surg* 135: 1108–1111, 2009.

[28] Westerdahl J, Bergenfelz A: Sestamibi scan-directed parathyroid surgery: potentially high failure rate without measurement of intraoperative parathyroid hormone, *World J Surg* 28: 1132–1138, 2004.

[29] Solorzano CC, Carneiro-Pla DM, Irvin GL: Surgeon-performed ultrasonography as the initial and only localizing study in sporadic primary hyperparathyroidism, *J Am Coll Surg* 202: 18–24, 2006.

[30] Bergenfelz AOJ, Hellman P, Harrison B, et al: Positional statement of the European Society of Endocrine Surgeons (ESES) on modern techniques in Primary HPT surgery, *Langenbecks Arch Surg* 394: 761–764, 2009.

[31] Barczynski M, Konturek A, Cichon S, et al: Intraoperative parathyroid hormone assay improves outcomes of minimally invasive parathyroidectomy mainly in patients with a presumed solitary parathyroid adenoma and missing concordance of preoperative imaging, *Clin Endocrinol (Oxf)* 66: 878–885, 2007.

[32] Riss P, Scheuba C, Asari R, et al: Is minimally invasive parathyroidectomy without QPTH monitoring justified? *Langenbecks Arch Surg* 393: 875–880, 2009.

[33] Woodrum DT, Saunders BD, England BG, et al: The influence of sample site on intraoperative PTH monitoring during parathyroidectomy, *Surgery* 136: 1169–1175, 2004.

[34] Barczynski M, Konturek A, Hubalewska A, et al: Evaluation of Halle, Miami, Rome and Vienna intraoperative PTH assay criteria in guiding minimally invasive parathyroidectomy, *Langenbecks Arch Surg* 394: 843–849, 2009.

[35] Di Stasio E, Carrozza C, Lombardi CP, et al: Parathyroidectomy monitored by inta-operative PTH: the relevance of the 20 min end-point, *Clin Biochem* 40: 595–603, 2007.

[36] Lombardi CP, Raffaelli M, Traini E, et al: Intraoperative PTH monitoring during parathyroidectomy: the need for stricter criteria to detect multiglandular disease, *Langenbecks Arch Surg* 393: 639–645, 2008.

[37] Bergenfelz A, Isaksson A, Ahrén B: Intraoperative monitoring of intact PTH during surgery for primary hyperparathyroidism, *Langenbecks Arch Chir* 379: 50–53, 1994.

[38] Carneiro DM, Irvin GL: New point-of-care intraoperative parathyroid hormone assay for intraoperative guidance in parathyroidectomy, *World J Surg* 26: 1074–1077, 2002.

[39] Carneiro DM, Solorzano CC, Nader MC, et al: Comparison of intraoperative iPTH assay (QPTH) criteria in guiding parathyroidectomy: which criterion is the most accurate? *Surgery* 134: 973–981, 2003.

[40] Gauger PG, Agarwal G, England BG, et al: Intraoperative parathyroid hormone monitoring fails to detect double parathyroid adenomas: a 2-institution experience, *Surgery* 130: 1005–1010, 2001.

[41] Karakousis GC, Han D, Kelz RR, et al: Interpretation of intra-operative PTH changes in patients with multi-glandular primary hyperparathyroidism (Primary HPT), *Surgery* 142: 845–850, 2007.

[42] Libutti SK, Alexander HR, Bartlett DL, et al: Kinetic analysis of the rapid intraoperative parathyroid hormone assay in patients during operation for hyperparathyroidism, *Surgery* 126: 1145–1151, 1999.

[43] Bieglmayer C, Prager G, Niederle B: Kinetic analyses of parathyroid hormone clearance as measured by three rapid immunoassays during parathyroidectomy, *Clin Chem* 48: 1731–1738, 2002.

[44] Weber CJ, Ritchie JC: Retrospective analysis of sequential changes in serum intact parathyroid hormone levels during conventional parathyroid exploration, *Surgery* 126: 1139–1144, 1999.

[45] Haciyanli M, Lal G, Morita E, et al: Accuracy of preoperative localization studies and intraoperative parathyroid hormone assay in patients with primary hyperparathyroidism and double adenoma, *J Am Coll Surg* 197: 739–746, 2003.

[46] Clerici T, Brandle M, Lange J, et al: Impact of intraoperative parathyroid hormone monitoring on the prediction of multiglandular parathyroid disease, *World J Surg* 28: 187–192, 2004.

[47] Sokoll LJ, Drew H, Udelsman R: Intraoperative parathyroid hormone analysis: a study of 200 consecutive cases, *Clin Chem* 46: 1662–1668, 2000.

[48] Miller BS, England BG, Nehs M, et al: Interpretation of intraoperative parathyroid hormone monitoring in patients with baseline parathyroid hormone levels of <100 pg/ml, *Surgery* 140: 883–890, 2006.

[49] Yao K, Singer FR, Roth SI, et al: Weight of normal parathyroid glands in patients with parathyroid adenoma, *J Clin Endocrinol Metab* 89: 3208–3213, 2004.

[50] Agarwal G, Barakate MS, Robinson B, et al: Intraoperative quick parathyroid hormone versus same-day parathyroid hormone testing for minimally invasive parathyroidectomy: a cost-effectiveness study, *Surgery* 130: 963–970, 2001.

[51] Sippel RS, Becker YT, Odorico JS, et al: Does propofol anesthesia affect intraoperative parathyroid hormone levels? A randomised, prospective trial, *Surgery* 136: 1138–1142, 2004.

[52] Udelsman R, Pasieka JL, Sturgeon C, et al: Surgery for asymptomatic primary hyperparathyroidism: proceedings of the third international workshop, *J Clin Endocrinol Metab* 94: 366–372, 2009.

[53] Gagner M: Endoscopic subtotal parathyroidectomy in patients with primary hyperparathyroidism, *Br J Surg* 83: 875, 1996.

[54] Sackett WR, Barraclough B, Reeve TS, et al: Worldwide trends in the surgical treatment of primary hyperparathyroidism in the era of minimally invasive parathyroidectomy, *Arch Surg* 137: 1055–1059, 2002.

[55] Schell SR, Dudley NE: Clinical outcomes and fiscal consequences of bilateral neck exploration for primary idiopathic hyperparathyroidism without preoperative radionuclide imaging or minimally invasive techniques, *Surgery* 133: 32–39, 2003.

[56] Denham DW, Norman J: Bilateral neck exploration for all parathyroid patients is an operation for the history books, *Surgery* 133: 32–39, 2003.

[57] Bergenfelz A, Jansson S, Mårtensson H, et al: Scandinavian quality register for thyroid and parathyroid surgery: audit of surgery for primary hyperparathyroidism, *Langenbecks Arch Surg* 392: 445–451, 2007.

[58] Udelsman R, Donovan PI, Sokoll LJ: One hundred consecutive minimally invasive parathyroid explorations, *Ann Surg* 232: 331–339, 2000.

[59] Agarwal G, Barraclough BH, Reeve TS, et al: Minimally invasive parathyroidectomy using the "focused" lateral approach. II. Surgical technique, *Aust N Z J Surg* 72: 147–151, 2002.

[60] Norman J, Chheda H: Minimally invasive parathyroidectomy facilitated by intraoperative nuclear mapping, *Surgery* 122: 998–1003, 1997.

[61] Goldstein RE, Blevins L, Delbeke D, et al: Effect of minimally invasive radioguided parathyroidectomy on efficacy, length of stay, and costs in the management of primary hyperparathyroidism, *Ann Surg* 231: 732–742, 2000.

[62] Miccoli P, Pinchera A, Cecchini G, et al: Minimally invasive, video-assisted parathyroid surgery for primary hyperparathyroidism, *J Endocrinol Invest* 20: 429–430, 1997.

[63] Henry JF, Defechereux T, Gramatica L, et al: Minimally invasive videoscopic parathyroidectomy by lateral approach, *Langenbecks Arch Surg* 384: 298–301, 1999.

[64] Lombardi CP, Raffaelli M, Traini E, et al: Advantages of a video-assisted approach to parathyroidectomy, *ORL J Otorhinolaryngol Relat Spec* 70: 313–318, 2008.

[65] Yeung GH, Ng JW: The technique of endoscopic exploration for parathyroid adenoma of the neck, *Austr N Z J* 68: 147–150, 1998.

[66] Cougard P, Goudet P, Bilosi M, et al: Videoendoscopic approach for parathyroid adenomas: results of a prospective study of 100 patients, *Ann Chir* 126: 314–319, 2001.

[67] Ikeda Y, Takami H, Niimi M, et al: Endoscopic total parathyroidectomy by the anterior chest approach for renal hyperparathyroidism, *Surg Endosc* 16: 320–322, 2002.

[68] Ikeda Y, Takami H, Sasaki Y, et al: Endoscopic neck surgery by the axillary approach, *J Am Coll Surg* 191: 336–340, 2000.

[69] Oshima A, Simizu S, Okido M, et al: Endoscopic neck surgery: current status for thyroid and parathyroid diseases, *Biomed Pharmacother* 56: 48s–52s, 2002.

[70] Brunaud L, Zarnegar R, Wada N, et al: Incision length for standard thyroidectomy and parathyroidectomy. When is it minimally invasive? *Arch Surg* 138: 1140–1143, 2003.

[71] Bergenfelz A, Lindblom P, Tibblin S, et al: Unilateral versus bilateral neck exploration for primary hyperparathyroidism: a prospective randomized trial, *Ann Surg* 236: 543–551, 2002.

[72] Bergenfelz A, Kanngiesser V, Zielke A, et al: Conventional bilateral cervical exploration versus open minimally invasive parathyroidectomy under local anaesthesia for primary hyperparathyroidism, *Br J Surg* 92: 190–197, 2005.

[73] Barczyn'ski M, Chicon' S, Konturek A, et al: Minimally invasive video-assisted parathyroidectomy versus open minimally invasive parathyroidectomy for a solitary parathyroid adenoma: a prospective, randomized, blinded trial, *World J Surg* 30: 721–731, 2006.

[74] Russel CF, Dolan SJ, Laird JD: Randomized clinical trial comparing scan-directed unilateral versus bilateral exploration for parathyroidectomy due to solitary adenoma, *Br J Surg* 93: 418–421, 2006.

[75] Miccoli P, Bendinelli C, Berti P, et al: Video-assisted versus conventional parathyroidectomy in primary hyperpara-thyroidism: a prospective randomized study, *Surgery* 126: 1117–1122, 1999.

[76] Westerdahl J, Bergenfelz A: Unilateral versus bilateral neck exploration for primary hyperparathyroidism: 5-year follow up of a randomized controlled trial, *Ann Surg* 249: 976–980, 2007.

[77] Duh QY: Presidential address: minimally invasive endocrine surgery— standard treatment of treatment or hype? *Surgery* 134: 849–857, 2003.

[78] Sosa JA, Powe NR, Levine MA, et al: Cost implications of different surgical management strategies for primary hyperparathyroidism, *Surgery* 124: 1028–1036, 1998.

[79] Inabnet WB, Dakin GF, Haber RS, et al: Targeted parathyroidectomy in the era of intraoperative parathormone monitoring, *World J Surg* 26: 921–925, 2002.

[80] Udelsman R: Six hundred fifty six consecutive explorations for primary hyperparathyroidism, *Ann Surg* 235: 665–672, 2002.

[81] Casara D, Rubello D, Cauzzo C, et al: 99m Tc-MIBI radio-guided minimally invasive parathyroidectomy: experience with patients with normal thyroids and nodular goitre, *Thyroid* 12: 53–61, 2002.

[82] Murphy C, Norman J: The 20% rule: a simple, instantaneous radioactivity measurement defines cure and allows elimination of frozen sections and hormone assays during parathyroidectomy, *Surgery* 126: 1023–1028, 1999.

[83] Norman J, Chheda H, Farrell C: Minimally invasive parathyroidectomy for primary hyperparathyroidism: decreasing operative time and potential complications while improving cosmetic results, *Am Surg* 64: 391–395, 1998.

[84] Burkey SH, van Heerden JA, Farley DR, et al: Will directed parathyroidectomy utilizing the gamma probe or intraoperative parathyroid hormone assay replace bilateral cervical exploration as the preferred operation for primary hyperparathyroidism? *World J Surg* 26: 914–920, 2002.

[85] Fraker DL, Harsono H, Lewis R: Minimally invasive parathyroidectomy: benefits and requirements of localization, diagnosis, and intraoperative PTH monitoring. Long term results, *World J Surg* 33: 2256–2265, 2009.

[86] Miccoli P, Berti P, Conte M, et al: Minimally invasive video-assisted parathyroidectomy: lesson learned from 137 cases, *J Am Coll Surg* 191: 613–618, 2000.

[87] Dralle H, Lorenz K, Nguyen-Thanh P: Minimally invasive video-assisted parathyroidectomy—selective approach to localize single gland adenoma, *Langenbecks Arch Surg* 384: 556–562, 1999.

[88] Mourad M, Ngongang C, Saab E, et al: Video-assisted neck exploration for primary and secondary hyperparathyroidism, *Surg Endosc* 15: 1112–1115, 2001.

[89] Naitoh T, Gagner M, Garcia-Ruiz A, et al: Endoscopic endocrine surgery in the neck. An initial report of endoscopic subtotal parathyroidectomy, *Surg Endosc* 12: 202–206, 1998.

[90] Ohgami M, Ishii S, Arisawa Y, et al: Scarless endoscopic thyroidectomy: breast approach for best cosmesis, *Surg Laparoendosc Percutan Techn* 10: 1–4, 2000.

[91] Kitano H, Fujimura M, Hirano M, et al: Endoscopic surgery for a parathyroid functioning adenoma resection with the neck region-lifting method, *Otolaryngol Head Neck Surg* 123: 465–466, 2000.

[92] Okido M, Shimizu S, Kuroki S, et al: Video-assisted parathyroidectomy for primary hyperparathyroidism: a new approach involving a skin-lifting method, *Surg Endosc* 15: 1120–1123, 2001.

[93] Usui Y, Sasaki T, Kimura K, et al: Gasless endoscopic thyroid and parathyroid surgery using a new retractor, *Surg Today* 31: 939–941, 2001.

[94] Gottllieb A, Sprung J, Zheng X-M, et al: Massive subcutaneous emphysema and severe hypercarbia in a patient during endoscopic transcervical parathyroidectomy using carbon dioxide insufflations, *Anesth Analg* 84: 1154–1156, 1997.

[95] Salihoglu Z, Demiroluk S, Demirkiran O, et al: Videoscopic parathyroidectomy: gaseous or gasless technique? *Anesth Analg* 96: 1819, 2003.

[96] Henry JF, Raffaelli M, Iacobone M, et al: Video-assisted parathyroidectomy via the lateral approach vs conventional surgery in the treatment of sporadic primary hyperparathyroidism: results of a case-control study, *Surg Endosc* 15: 1116–1119, 2001.

[97] Henry JF, Iacobone M, Miraillie E, et al: Indications and results of video-assisted parathyroidectomy by a lateral approach in patients with primary hyperparathyroidism, *Surgery* 130: 999–1004, 2001.

[98] Henry JF, Sebag F, Tamagnini P, et al: Endoscopic parathyroid surgery: results of 365 consecutive procedures, *World J Surg* 28: 1219–1223, 2004.

[99] Maweja S, Sebag F, Hubbard J, et al: Immediate and medium-term results of intraoperative parathyroid hormone monitoring during video-assisted parathyroidectomy, *Arch Surg* 139: 1301–1303, 2004.

[100] Hallfeldt KKJ, Trupka A, Gallwas J, et al: Minimally invasive video-assisted parathyroidectomy. Early experience using an anterior approach, *Surg Endosc* 15: 409–412, 2001.

[101] Lorenz K, Miccoli P, Monchik JM, et al: Minimally invasive video-assisted parathyroidectomy: multiinstitutional study, *World J Surg* 25: 704–707, 2001.

[102] Suzuki S, Fukushima T, Ami H, et al: Video-assisted parathyroidectomy, *Biomed Pharmacother* 56(Suppl 1): 18s–21s, 2002.

[103] Berti P, Materazzi G, Picone A, et al: Limits and drawbacks of video-assisted parathyroidectomy, *Br J Surg* 90: 743–747, 2003.

[104] Miccoli P, Berti P, Materazzi G, et al: Results of video-assisted

parathyroidectomy: single institution's six-year experience, *World J Surg* 28: 1216–1218, 2004.

[105] Miccoli P, Minuto M, Cetani F, et al: Familial parathyroid hyperplasia: is there a place for minimally invasive surgery? Description of the first treated case, *J Endocrinol Invest* 28: 942–943, 2005.

[106] Barbaros U, Erbil Y, Yildirim A, et al: Minimally invasive video-assisted subtotal parathyroidectomy with thymectomy for secondary hyperparathyroidism, *Langenbecks Arch Surg* 394: 451–455, 2009.

[107] Alesina PF, Hinrichs J, Kribben A, et al: Minimally invasive video-assisted parathyroidectomy (MIVAP) for secondary hyperparathyroidism: report of initial experience, *Am J Surg* 199: 851–855, 2010.

[108] Bellantone R, Lombardi CP, Raffaelli M: *Paratiroidectomia mini-invasiva video-assistita, Encyclopédie Médico-Chirurgicale, Tecniche Chirurgiche – Chirurgia Generale, 46–465-A*, Paris, Francia, 2005, Elsevier SAS, pp 1–18.

[109] Miccoli P, Barellini L, Monchik JM, et al: Randomized clinical trial comparing regional and general anaesthesia in minimally invasive video-assisted parathyroidectomy, *Br J Surg* 92: 814–818, 2005.

[110] Kitagawa W, Shimizu K, Kumita S, et al: Radioguided parathyroidectomy for primary hyperparathyroidism combined with video-assisted surgery using the solid-state multi-crystal gamma camera, *J Surg Oncol* 80: 173–175, 2002.

[111] De Pasquale L, Bianchi P, Barabino M, et al: Radio-guided video-assisted parathyroidectomy. A preliminary report, *Surg Endosc* 15: 1456–1458, 2001.

[112] Hessman O, Westerdahl J, Al-Suliman N, et al: Randomized clinical trial comparing open with video-assisted minimally invasive parathyroid surgery for primary hyperparathyroidism, *Brit J Surg* 97: 177–184, 2010.

[113] Berti P, Raffaelli M, Materazzi G, et al: Parathyroïdectomie vidéo-assistée: corbe d'apprentissage, *Ann Chir* 26: 772–776, 2001.

[114] Miccoli P, Berti P, Materazzi G, et al: Endoscopic bilateral neck exploration versus quick intraoperative parathormone assay (qPTHa) during endoscopic parathyroidectomy: a prospective randomized trial, *Surg Endosc* 22: 398–400, 2008.

[115] Agency for Health Care Policy and Research: *Acute pain management: operative or medical procedures and trauma. Clinical practice guideline number 1*, Rockville, 1992, AHPCR.

[116] Agency for Health Care Policy and Research: *Management of cancer pain: adults. Clinical practice guideline number 9*, Rockville, 1994, AHPCR.

[117] Lombardi CP, Raffaelli M, Traini E, et al: Video-assisted minimally invasive parathyroidectomy: benefits and long-term results, *World J Surg* 33: 2266–2281, 2009.

第62章 ■ 局部麻醉在甲状腺与甲状旁腺手术中的应用

JASON D. PRESCOTT ■ ROBERT UDELSMAN

局部麻醉在甲状腺手术中的应用

1849 年，圣彼得堡外科医生 Nicolai Pirogoff 最早描述了麻醉下的甲状腺手术，他用乙醚进行全身麻醉，为一名 17 岁女孩切除引起气管压迫的巨大甲状腺肿 [1]。在此之前，甲状腺手术常需患者忍受难以描述的痛苦，这也造成精确的甲状腺切除术难以施行。甲状腺手术应用全身麻醉后，外科医生可以对他们的操作进行物理和时间的控制，使得解剖定义得到完善、腺体也可获得完整暴露。随着外科技术的巨大进步以及对消毒的进一步认识，随之而来的是手术死亡率得到明显下降，从 1850 年的 41% 下降到 1910 年的大约 10%[2]。

全身麻醉因明确改善了手术结局，直至 20 世纪初仍被作为甲状腺手术的标准麻醉方式，直到 Emil Theodor Kocher 经历了一次患者在全麻下接受甲状腺切除术的死亡病例，之后，他开始推行应用可卡因进行局部麻醉的甲状腺手术 [2]。尽管如此，随着麻醉技术的不断进步，全身麻醉逐渐受到青睐，一直到 20 世纪 80 年代中期，大多数甲状腺手术仍在全身麻醉下进行。

随着对微创技术的兴趣逐渐兴盛，大的内分泌外科中心开始重新探索局麻醉和全身麻醉的优劣，以期减少甲状腺手术患者的手术时间和住院日。此举导致局麻下的甲状腺手术再次出现，并使一些手术和术后结局指标得到相关改善。与局部麻醉相比，在全身麻醉下不论是行甲状腺全部切除还是行甲状腺腺叶切除，实际总住院费用均高 30% ~ 56%[3-5]。术后护理监护时间是造成这种差异的最显著原因，全麻患者在术后监护病房的监护时间超过局麻下同类手术患者的时间，多达 95%[6]。

局麻下接受甲状腺全部切除或腺叶切除的患者的

术后疼痛控制也得到改善。在一些病例研究中，局麻患者术后有中至重度疼痛的发生率减少了 26%[7-9]。此外，还发现此效应不依赖于进行神经阻滞的时机，即无论阻滞开始于切皮前还是开始于腺体切除后。尽管没有正式的研究比较局麻下和全麻下甲状腺手术患者术后咽喉疼痛的发生率，但因气管插管已证实与术后咽炎有关，局麻手术避免了气管插管，因而可能会最大限度地减少术后咽喉疼痛的发生 [10]。很多研究认为，相对于用异氟醚和七氟醚进行的全身麻醉，丙泊酚镇静可减少术后恶心呕吐的发生。这种差异在接受甲状腺手术的女性患者中更为明显 [11-13]。最后，局部麻醉下可通过对声音进行实时、直接的评估，而对喉返神经（recurrent laryngeal nerve，RLN）功能进行评估，从而易于在术中发现神经损伤（见第 33 章）[14]。

局部麻醉在甲状旁腺手术中的应用

第一次成功的甲状旁腺切除术由 Felix Mandel 在 1925 年完成 [15]。这个开创性的手术是在局部麻醉下进行的，而患者 Albert J 也成为第一个甲状旁腺机能亢进症状被解除的患者。然而，随着对甲状旁腺的病理生理的研究进展，多腺体疾病逐渐被认识到，多腺体病变需要进行双侧颈部探查，于是甲状旁腺手术逐渐摒弃了局部麻醉而倾向于选择更安全实用的全身麻醉。自 20 世纪 40 年代起一直至 80 年代中期，甲状旁腺手术均应用全身麻醉。后来，随着甲状旁腺影像学的进步、术中甲状旁腺激素（parathyroid hormone，PTH）的检测和腺体定位使异常甲状旁腺组织的探查更为有效，局部麻醉下的精准切除术变得可行起来 [16-18]。

由 Paul Logerfo 医生首创的这种精准手术被称为甲状旁腺微创切除术（minimally invasive parathyroidectomy，MIP），无论是在局部麻醉下还是全身麻醉下均显示了相似的优势。局麻下手术还显示了手术室占用时间、住院日以及术后疼痛均最少[19]。同时局部麻醉可减少 MIP 术后恶心的发生[20]。最后需要提到的是，接受局部麻醉下 MIP 患者，通过术中直接评估声音的改变而易于发现术中喉返神经的损伤。

局部麻醉下甲状腺或甲状旁腺手术禁忌证

尽管局部麻醉有很多优势，然而对于某些需要进行甲状旁腺或甲状腺手术的患者来说，全身麻醉才是最佳选择（表 62-1）。对已知有局麻药不良反应史的患者应给予全身麻醉。对因过度运动可能损害手术安全性、不能配合的患者最好给予全身麻醉。同样，对清醒状态下不能控制的焦虑或幽闭恐惧症患者也应选择全身麻醉。另外，全身麻醉也适于不能很好耐受颈部手术体位或难以维持气道通畅的患者。术前解剖特征的存在，如多灶性或侵袭性疾病、再次手术或多个腺体病变，提示术中可能需要较大范围的或耗时的游离或探查，此时最好也选择全身麻醉。最后要强调的是，对所有计划行局麻下甲状旁腺和甲状腺手术的患者均应做好全麻准备，因为术中可能发生需要中转为全身麻醉的状况。

甲状旁腺和甲状腺手术中的局麻技术

颈外侧和颈前部感觉神经支配来自颈浅神经丛的四个主要分支：枕小、耳大、颈横和锁骨上神经（图 62-1）。这四条单纯感觉神经彼此靠近，紧邻胸锁乳突肌（sternocleidomastoid muscle，SCM）后方，约在 SCM 长度一半位置，在欧勃点（Erb's point）从颈深部穿出。枕小神经（图 62-1 未显示）从 C2 神经根发

表62-1　甲状腺和甲状旁腺手术选择局部麻醉的相对禁忌证

1. 有局麻药不良反应史
2. 不能配合的患者
3. 有过度焦虑或幽闭恐惧症的患者
4. 不能耐受手术体位的患者
5. 气道安全性考虑（过度肥胖，慢性阻塞性肺疾病患者等）
6. 解剖特征（侵袭性或多灶性病变，再次手术）

出后向上急剧改变角度，平行于 SCM 并在其后方走行，支配枕骨以下后颈部的感觉。耳大神经起源于 C2 和 C3 神经根，向上沿着 SCM 表面平行走行，支配 SCM 上方及耳后、正下方的感觉。颈横神经（起源于 C2 和 C3 脊神经根）垂直于胸锁乳突肌，在其前方走行，支配颈前外侧的感觉。最后，锁骨上神经（起源于 C3 和 C4 颈神经根）分支在其起点附近向前方及后方分开走行，分布于颈后下和前下方、肩部上前方以及上胸部。

多种局麻技术已见诸报道，但至今尚无金标准。早期应用于颈部手术的局部麻醉技术包括针对颈浅神经丛以及更深的 C1 至 C4 神经根和它们的第一级分支（支配颈部运动的颈深丛）进行局麻药的多次注射[21-22]。解剖学研究表明，中斜角肌和肩胛提肌浅面、胸锁乳突肌深面的椎前筋膜将颈深丛（运动神经）与颈浅丛（感觉神经）分隔开来。Dhonneur 等在一组志愿者中给予颈深丛阻滞，避免造影剂注射入颈深部后利用计算机断层扫描（CT）证实，这两部分是游离的[23]。此外，还有一层筋膜将颈部最外层软组织与其下的颈浅丛分隔开来，直至最近，其被认为可阻止局麻药从皮下组织向颈浅区扩散。然而，最近的解剖研究应用未进行防腐处理的人类尸体进行研究，显示注射液有从皮下组织向颈浅神经丛扩散的可能，提示皮下注射局麻药后，只要时间足够、剂量充足，就有可能有效地作用于颈浅神经丛[24]。

我们团队最近进行的解剖研究证实了这一假说。在未进行防腐处理的人类尸体上应用亚甲蓝定向注射以模拟局部麻醉给药进行的颈神经阻滞，在紧贴颈阔肌深面注入染料后，我们发现，颈浅神经丛被染色。此外，在胸锁乳突肌后缘中点注射 5 ml 亚甲蓝可得到颈浅神经丛的广泛染色（图 62-2）。在这些观察的基础上，我们推测，在胸锁乳突肌后缘中点附近注射少量局麻药即可获得预期效果的颈浅神经阻滞。

有研究比较了单独颈浅神经丛阻滞与颈浅丛和颈深丛联合阻滞的有效性，结果显示两者效果相当。然而，局部阻滞相关的并发症尽管很少，但在接受颈深神经丛阻滞的患者中更常见也更严重，这些并发症包括术后呼吸功能衰竭、心动过缓、吞咽困难、同侧上肢感觉异常、局麻药错误注入血管和霍纳综合征[25-27]。Meta 分析研究了过去三十年发表的文献，显示与颈深神经丛阻滞相关的威胁生命的并发症发生率为 0.25%，然而关于颈浅神经丛阻滞则未有报道。与接受颈浅丛阻滞的患者相比，接受颈深丛阻滞的患者更易中转为全身麻醉（2.1% 对 0.4%，$P < 0.0001$）[28]。

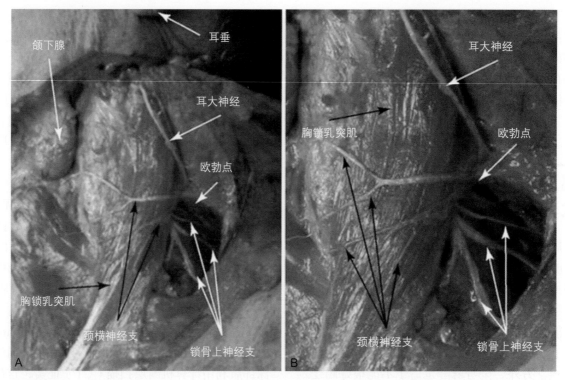

图 62-1 （也见彩图）颈浅神经丛的解剖。上图为未进行防腐处理的人类尸体，解剖左颈部后，得到放大前（A）和放大后（B）图像。白色箭头指示邻近相关解剖结构

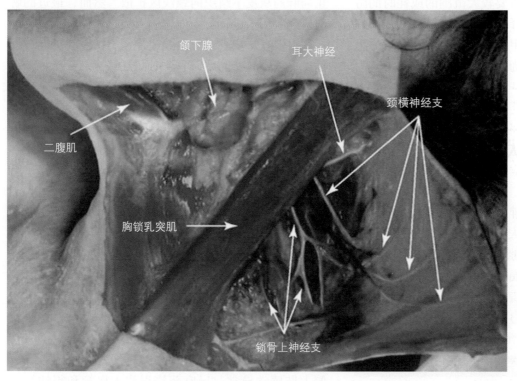

图 62-2 （也见彩图）应用未进行防腐处理的人类尸体，在胸锁乳突肌（SCM）后缘中点、颈阔肌深面注射 5 ml 0.3% 的亚甲蓝后，进行左侧颈淋巴结清扫。白色箭头显示的是相关的解剖结构。颈横神经远端分支附于紧贴颈阔肌深面的一层组织并向外侧放射。蓝染处显示了亚甲蓝的分布

由于这些原因，现在大多数外科医生和麻醉师在拟行甲状旁腺或甲状腺手术时，只选择单独阻滞颈浅神经丛。我们常规将局部区域阻滞与颈浅丛阻滞相结合，几乎在所有患者中均显示镇痛成功（图 62-3）。

已有不同浓度、不同组合和剂量的局部麻醉剂被应用于颈浅神经丛阻滞（如前所述），加或不加肾上腺素，包括：1%、2% 和 3% 的利多卡因（赛罗卡因），0.75% 和 1% 的罗哌卡因（耐乐品），0.5% 的布比卡因

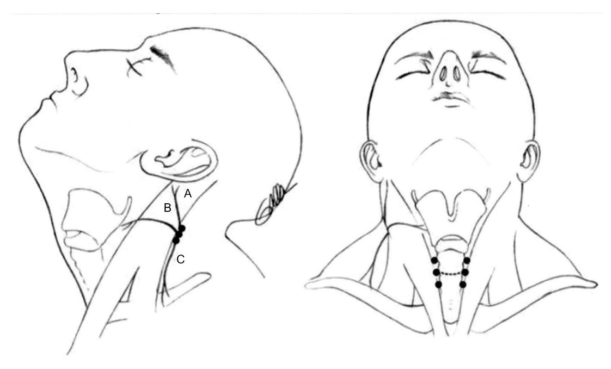

图 62-3　局部神经阻滞下的颈部手术，我们的局部麻醉给药方法。图中显示了沿胸锁乳突肌后缘（A）和前缘（B）以及胸骨切迹上方气管前间隙的注射部位。黑色的实心圆点表示注射部位；虚线表示标准切口（Reprinted with permission from *Minimally invasive endocrine surgery*, 37 Copyright 2002, Lippincott Williams & Wilkins.）

（麻卡因、外消旋混合物和左旋异构体），以及2%的甲哌卡因（卡波卡因）。关于这些药物应用于颈部局部麻醉的效果比较，只有很少的相关研究见诸报道，且结果无显著差异[29-31]。各药物的镇痛效果通过计算患者从术后至首次要求镇痛的时长来反映，结果显示，布比卡因的镇痛效果似乎持续时间最长，而甲哌卡因最短。尽管如此，我们不推荐使用布比卡因，因其可能导致不可逆的心搏骤停[32]。此外，因药物毒性可发生叠加作用，不同局麻药混合使用时必须预先仔细确定药物剂量。

应用于颈部局部麻醉时，上述局麻药在正确使用下均显示了良好的效果和安全性，因而局麻药的选择主要依赖于医生的偏好。值得注意的是，在注射局麻药中加入肾上腺素可增加心率，即使以1∶20万的比例稀释，心率最高仍可增加15%；因此，对于术前已知有心脏疾病的患者，应仔细评估使用肾上腺素的风险/效益比[33-34]。从我们1 000多名患者的经验来看，15～20 ml含1∶10万肾上腺素的1%的利多卡因可达到满意的同侧颈神经丛阻滞效果，且不良反应最小[35-36]。需要注意的是，一侧颈浅神经丛阻滞后，必须确定发声功能正常才可进行双侧阻滞，以避免误致双侧喉返神经麻痹及相关的气道损害。

除了定向注射局麻药外，大多数甲状腺和甲状旁腺外科医生和麻醉师还会通过静脉给予镇静剂或催眠药以增加患者的舒适度。常用镇静剂包括丙泊酚（得普利麻）或咪达唑仑（咪唑安定），而芬太尼或吗啡通常用于额外镇痛。几乎没有关于行局部颈神经阻滞麻醉时比较镇静药和镇痛药的安全性和有效性的数据报道。此外，这些药物在使用恰当时均显示了优异的安全性和有效性，使得药物选择的首要决定因素是医生的偏好。我们的麻醉团队通常应用咪达唑仑和芬太尼进行监护性麻醉，以使患者获得优异的舒适度。需要注意的是，微创手术并不意味着只需最少的麻醉支持，相反，我们通常在标准手术间、完全麻醉支持下进行这些手术。麻醉团队的素质对于无插管患者维持气道通畅是非常重要的。

关于局部神经阻滞时局麻药的注射部位已有数个见诸文献描述，包括沿胸锁乳突肌前、后缘的多个注射点，以及紧邻胸骨切迹上方的计划注射部位（见图62-3）。尚无数据比较这些不同部位或其组合对于局麻药注射的有效性和安全性。目前在外科医生中，颈部神经阻滞技术差异很大，且其主要依赖于医生的个人经验而非经严格测试的金标准。然而，颈部感觉神经的解剖基础提示，可覆盖颈浅神经丛的所有有关分支的注射部位包括其组合，都可为颈部手术提供充分的麻醉（见图 62-1 和 62-2 ）。

结语

对于较简单的甲状腺和甲状旁腺手术，区域神经阻滞麻醉比全身麻醉有更多优势，并越来越受到外科医生和患者的欢迎。当避免全身麻醉时，住院时间和相关费用都达到最小化，且最近的数据显示，区域神经阻滞可很好地控制术后疼痛和恶心。尽管神经阻滞操作尚未标准化，但其解剖基础已阐明，且操作简单。此外，术前即应考虑中转全身麻醉的可能并做好皮肤备皮等准备，例如，术中出现需要完全镇静或呼吸控制的情况。总而言之，这些因素表明，对于接受甲状腺或甲状旁腺手术的患者，如无特殊禁忌证，局部颈神经阻滞是一个很好的选择。

参考文献

[1] Dionigi G, Bacuzzi A, et al: Influence of new technologies on thyroid surgery: state of the art, *Expert Rev Med Devices* 2(5): 547–557, 2005.

[2] Rogers-Stevane J, Kauffman GL Jr: A historical perspective on surgery of the thyroid and parathyroid glands, *Otolaryngol Clin North Am* 41(6): 1059–1067, 2008 vii, 2008.

[3] Mamede RC, Raful H: Comparison between general anesthesia and superficial cervical plexus block in partial thyroidectomies, *Braz J Otorhinolaryngol* 74(1): 99–105, 2008.

[4] Mowschenson PM, Hodin RA: Outpatient thyroid and parathyroid surgery: a prospective study of feasibility, safety, and costs, *Surgery* 118(6): 1051–1053, 1995; discussion 1053–1054.

[5] Spanknebel K, Chabot JA, et al: Thyroidectomy using local anesthesia: a report of 1,025 cases over 16 years, *J Am Coll Surg* 201(3): 375–385, 2005.

[6] Snyder SK, Roberson CR, et al: Local anesthesia with monitored anesthesia care vs general anesthesia in thyroidectomy: a randomized study, *Arch Surg* 141(2): 167–173, 2006.

[7] Dieudonne N, Gomola A, et al: Prevention of postoperative pain after thyroid surgery: a double-blind randomized study of bilateral superficial cervical plexus blocks, *Anesth Analg* 92(6): 1538–1542, 2001.

[8] Shih ML, Duh QY, Hsieh CB, et al: Bilateral superficial cervical plexus block combined with general anesthesia administered in thyroid operations, *World J Surg* 34(10): 2338–2343, 2010.

[9] Steffen T, Warschkow R, et al: Randomized controlled trial of bilateral superficial cervical plexus block versus placebo in thyroid surgery, *Br J Surg* 97(7): 1000–1006, 2010.

[10] Hisham AN, Roshilla H, et al: Post-thyroidectomy sore throat following endotracheal intubation, *ANZ J Surg* 71(11): 669–671, 2001.

[11] Gauger PG, Shanks A, et al: Propofol decreases early postoperative nausea and vomiting in patients undergoing thyroid and parathyroid operations, *World J Surg* 32(7): 1525–1534, 2008.

[12] Sonner JM, Hynson JM, et al: Nausea and vomiting following thyroid and parathyroid surgery, *J Clin Anesth* 9(5): 398–402, 1997.

[13] Vari A, Gazzanelli S, et al: Post-operative nausea and vomiting (PONV) after thyroid surgery: a prospective, randomized study comparing totally intravenous versus inhalational anesthetics, *Am Surg* 76(3): 325–328, 2010.

[14] Dralle H, Sekulla C, et al: Intraoperative monitoring of the recurrent laryngeal nerve in thyroid surgery, *World J Surg* 32(7): 1358–1366, 2008.

[15] Mandl F: Therapeutischer versuch bei ostitis fibrosa generalisata mittels exstirpation eines epithelkorperchentumors, *Wien Klin Wochenschr* 1925.

[16] Ditkoff BA, Chabot J, et al: Parathyroid surgery using monitored anesthesia care as an alternative to general anesthesia, *Am J Surg* 172(6): 698–700, 1996.

[17] Irvin GL 3rd, Sfakianakis G, et al: Ambulatory parathyroidectomy for primary hyperparathyroidism, *Arch Surg* 131(10): 1074–1078, 1996.

[18] Pyrtek LJ, Belkin M, et al: Parathyroid gland exploration with local anesthesia in elderly and high-risk patients, *Arch Surg* 123(5): 614–617, 1988.

[19] Chau JK, Hoy M, et al: Minimally invasive parathyroidectomy under local anesthesia: patient satisfaction and overall outcome, *J Otolaryngol Head Neck Surg* 39(4): 361–369.

[20] Black MJ, Ruscher AE, et al: Local/cervical block anesthesia versus general anesthesia for minimally invasive parathyroidectomy: what are the advantages? *Ann Surg Oncol* 14(2): 744–749, 2007.

[21] Davies MJ, Murrell GC, et al: Carotid endarterectomy under cervical plexus block—a prospective clinical audit, *Anaesth Intensive Care* 18(2): 219–223, 1990.

[22] Rich NM, Hobson RW 2nd: Carotid endarterectomy under regional anesthesia, *Am Surg* 41(4): 253–259, 1975.

[23] Dhonneur G, Saidi NE, et al: Demonstration of the spread of injectate with deep cervical plexus block: a case series, *Reg Anesth Pain Med* 32(2): 116–119, 2007.

[24] Nash L, Nicholson HD, et al: Does the investing layer of the deep cervical fascia exist? *Anesthesiology* 103(5): 962–968, 2005.

[25] Pandit JJ, Bree S, et al: A comparison of superficial versus combined (superficial and deep) cervical plexus block for carotid endarterectomy: a prospective, randomized study, *Anesth Analg* 91(4): 781–786, 2000.

[26] Stoneham MD, Doyle AR, et al: Prospective, randomized comparison of deep or superficial cervical plexus block for carotid endarterectomy surgery, *Anesthesiology* 89(4): 907–912, 1998.

[27] Weiss A, Isselhorst C, et al: Acute respiratory failure after deep cervical plexus block for carotid endarterectomy as a result of bilateral recurrent laryngeal nerve paralysis, *Acta Anaesthesiol Scand* 49(5): 715–719, 2005.

[28] Pandit JJ, Satya-Krishna R, et al: Superficial or deep cervical plexus block for carotid endarterectomy: a systematic review of complications, *Br J Anaesth* 99(2): 159–169, 2007.

[29] Junca A, Marret E, et al: A comparison of ropivacaine and bupivacaine for cervical plexus block, *Anesth Analg* 92(3): 720–724, 2001.

[30] Leoni A, Magrin S, et al: Cervical plexus anesthesia for carotid endarterectomy: comparison of ropivacaine and mepivacaine, *Can J Anaesth* 47(2): 185–187, 2000.

[31] Pintaric TS, Kozelj G, et al: Pharmacokinetics of levobupivacaine 0.5% after superficial or combined (deep and superficial) cervical plexus block in patients undergoing minimally invasive parathyroidectomy, *J Clin Anesth* 20(5): 333–337, 2008.

[32] Soltesz EG, van Pelt F, et al: Emergent cardiopulmonary bypass for bupivacaine cardiotoxicity, *J Cardiothorac Vasc Anesth* 17(3): 357–358, 2003.

[33] Harwood TN, Butterworth JF, et al: Plasma bupivacaine concentrations and effects of epinephrine after superficial cervical plexus blockade in patients undergoing carotid endarterectomy, *J Cardiothorac Vasc Anesth* 13(6): 703–706,

1999.

[34] McGlade DP, Murphy PM, et al: Comparative effects of plain and epinephrine-containing bupivacaine on the hemodynamic response to cervical plexus anesthesia in patients undergoing carotid endarterectomy, *J Cardiothorac Vasc Anesth* 10(5): 593–597, 1996.

[35] Carling T, Donovan P, et al: Minimally invasive parathyroidectomy using cervical block: reasons for conversion to general anesthesia, *Arch Surg* 141(4): 401–404, 2006;

discussion 404.

[36] Udelsman R, Lin Z, et al: The superiority of minimally invasive parathyroidectomy based on 1,650 consecutive patients with primary hyperparathyroidism, *Ann Surg* (in press).

[37] Udelsman R: Unilateral neck exploration under local or regional anesthesia. In Gagner M, Inabnet W III, editors: *Minimally invasive endocrine surgery*, vol 1, Philadelphia, Pa, 2002, Lippincott Williams & Wilkins.

第63章 ■ 甲状旁腺手术中甲状旁腺激素监测

DENISE CARNEIRO-PLA ■ PHILLIP K. PELLITTERI

引言

自 20 世纪 90 年代起，术中甲状旁腺激素（parathyroid hormone，PTH）监测即已被用于指导散发性原发甲状旁腺功能亢进症（sporadic primary hyperparathyroidism，SPHPT）患者病变腺体的切除；但直到最近，该方法才成为众多甲状旁腺外科中心治疗 SPHPT 的标准方法。当前，大部分大医院的甲状旁腺外科医生选择性或常规应用术中 PTH 监测，以指导 SPHPT 患者甲状旁腺的切除 [1]。

这一辅助技术使甲状旁腺切除从传统的双侧颈部探查（bilateral neck exploration，BNE）变为单个腺体的甲状旁腺微创切除术，前者需要暴露所有腺体，需要凭借外科医生对腺体大小的主观判断来切除肿大的腺体，而后者只摘除高功能腺体，保留所有正常组织。在术中 PTH 监测（intraoperative PTH monitoring，IPM）的帮助下，甲状旁腺微创切除术变得更安全，它不仅可以和 BNE 一样成功，同时可因其颈部解剖范围小、手术时间短、术后并发症少而在门诊进行。

本章旨在：①讨论甲状旁腺切除术中监测 PTH 的可行性；②根据已发表的数据和作者的个人经验为术中 PTH 水平的解读提出指导意见；③概述当前与该辅助技术相关的争议。

术中 PTH 监测的历史

自 20 世纪 90 年代起已有大量资料分析术中 PTH 监测的应用及其对不同甲状旁腺疾病外科治疗的影响。证明该检测应用价值的基本前提是其是否可在手术室快速检测高功能的异常旁腺组织。

随着甲状旁腺素（PTH）的发现及随后检测技术的进步，无论是生理状态下的 PTH 水平还是病理状态下的 PTH 水平均可准确检测出来，这些促进了术中 PTH 检测在当前甲状旁腺疾病手术治疗中的应用。1923 年，普通外科医生 A.M. Hanson 首次证实了 PTH 的存在。他从牛的甲状旁腺中提取出了 PTH，并成功将其应用于治疗实验性痉挛 [2-3]。在距首次发现近 35 年后，两个研究团队又分别进一步描述了这一提取物的特征并将其命名为 PTH。来自纽约洛克菲勒研究所的 Rasmussen 和 Craig 以及来自波士顿的 G.D. Aurbach 提取了一种稳定的甲状旁腺多肽，并证实了之前高钙血症源于单一激素调控的论断 [3-5]。1963 年，Bronx VA 医院的 Berson 和 Yalow 与美国国立卫生研究院（the National Institutes of Health，NIH）的 Aurbach 和 John Potts 合作，提出了 PTH 的放射免疫检测法 [6]。1965 年，芝加哥的 Michael Reese 医院的 Eric Reiss 和 Janet Canterbury 为了得到抗人 PTH 的特异性抗体，将牛甲状旁腺提取物注射入不同的实验动物体内。虽然，这些早期的努力并未取得成功，但经过大量实验之后，他们从鸡体内得到了抗牛甲状旁腺抗体，这种抗体对人 PTH 有高亲和力 [7]。应用该抗体，这些研究者开发出了人 PTH 浓度的检测方法，该方法可获得满意结果 [7]。

1988 年，Nussbaum 等通过提高孵化温度和应用动态增强剂，对原始的放射免疫检测方法进行了改进，将检测时间缩短至 15 分钟左右 [8]。在该研究的初始报道中，研究者描述了将 PTH 监测首次应用于甲状旁腺切除术，尽管在他们的研究中患者接受的是双侧颈部探查且 PTH 是术后进行的检测。虽然他们的经验似乎有临床意义，但并未被采纳作为传统治疗的一种替代方法，主要原因是：治疗原发性甲状旁腺亢进的传统双侧颈部探查的成功率已达 95% 左右。1990 年，Flentje 等对 PTH 检测方法做了进一步改进，将实验室周转时间降至 1 小时，并尝试将其用于围术期 [9]。他们描述了 PTH 水平在甲状旁腺切除术中发生变化，并且尽管是在术后进行的检测，但显然切除病变腺体后，PTH 水平会骤降。1990 年，来自巴黎的 Chapuis 等用法语报道了他所进行的一项包含 13 名患者的研究，通过运用免疫放射分析（IRMA）进行术中 PTH 检测，研究中的 13 名患者在甲状旁腺切除后 20 分钟内 PTH 下降超过 70%[10]。

来自迈阿密大学的 George Irvin 医生在美国是早期提倡应用术中 PTH 监测的支持者。20 世纪 90 年代早期，Irvin 第一次尝试了将术中 PTH 检测应用到自己的手术中，据他本人所述起因是一次手术的失败。一名患者在第一次甲状旁腺切除手术失败后接受了再次探查，其间发现该患者有甲状腺内隐匿性甲状旁腺瘤而进行了对侧甲状腺叶切除。通过应用 Nussbaum 描述的改进方法，Irvin 证实了切除继发性甲状旁腺腺瘤后，术中 PTH 水平迅速下降[11]。1991 年，Irvin 等第一次报道了一项有 21 例只依靠 IPM 进行甲状旁腺切除术的患者病例研究，其中 IPM 采用放射免疫法进行测定[12]。

在 George Irvin 的帮助下，1996 年，这一快速检测方法发展为免疫化学发光法，并且这种术中快速 PTH 检测方法开始商业化，直到现在这一方法仍在应用。Irvin 的最初报道为该方法的应用提供了令人印象深刻的临床证据，后来有越来越多的文献报道了甲状旁腺探查术中 PTH 检测的研究。

哪些患者可以从 IPM 指导下的甲状旁腺切除术获益？

IPM 在散发的原发性甲状旁腺功能亢进症患者中应用已有大量的描述报道和研究，然而其在继发性和三发性甲状旁腺功能亢进症以及多发性内分泌肿瘤患者中的应用需要进一步研究和长期的随访，以确定对于这些特殊类型的甲状旁腺功能亢进症，最理想的术中标准和和检测规范[13-17]。术中 PTH 检测也可以用于指导单发的家族性甲状旁腺亢进的甲状旁腺切除术中，其准确率在可接受范围[18]。然而，这一外科辅助方法在术中预测甲状旁腺癌是否成功切除时并不理想[19]。本章讨论的 IPM 方法学的应用数据和推荐指南最适宜只用于治疗散发的原发性甲状旁腺功能亢进症。

术中 PTH 监测作为甲状旁腺切除术的补充技术

作者应用 IPM 提供的信息可以：

1. 在手术结束前确认已完整切除了所有高功能的甲状

旁腺组织，而不必暴露功能正常的腺体。

2. 若 PTH 下降不明显，提示其他高分泌组织的存在，需要进一步的颈部探查以防止手术失败。

3. 通过细针穿刺物（fine-needle aspiration，FNA）的生化检测，区别甲状旁腺和非甲状旁腺组织，本章下文详细描述。

4. 对于术前定位检查阴性或模棱两可的患者，可进行颈静脉血标本的检测，以定位最为亢进的腺体在左侧还是右侧。

这一辅助技术在指导外科医生达到手术预期效果（完整切除高功能腺体，术后血钙水平达到正常）的准确性上与预测标准强相关。术中 PTH 检测只在术中特定时间点检测 PTH 水平，这些时间点取决于外科医生。因此，了解甲状旁腺切除术中激素的变化以合理采集标本是非常重要的。

用于 IPM 的采血规范

在手术室或等候区用 16 号导管从外周静脉或动脉通道抽取血标本。应确保通道开放后即可获取血标本，尤其是在病人的手臂已经被束缚后，因为即使通道开放充分，体位也可能影响标本的满意度。在整个手术过程中，通道应一直用生理盐水保持开放，并且有需要时麻醉师可以通过静脉通道进行采血。指示麻醉医生丢弃前 10 ml 混有生理盐水的血液以避免样本可能被稀释而导致测得的 PTH 值较低。在特定时间点收集 3 ～ 5 ml 全血置于 EDTA 管内用于 PTH 检测：①手术室中皮肤切开前；②结扎可疑腺体的所有血供后（切除前或切除 0 时）；③切除可疑病变腺体后 5 分钟；④ 10 分钟；⑤有时同时检测 20 分钟后的 PTH 水平。如所有病变腺体切除后 10 分钟时外周血 PTH 值比最高水平（无论是切皮前或切除前）下降 >50% 时，可准确预测术后正常或低血钙水平[20]。在等待实验室的 PTH 结果时（8 ～ 20 分钟，取决于使用的检测方法），外科医生可能会进行颈部切口缝合，避免干扰残余的甲状旁腺，以尽可能减少 PTH 水平假性增高，导致激素下降延迟。尽管 10 分钟时的 PTH 水平下降 >50% 是术后成功的确切指标，但在很多手术治愈的患者中，也可见到间隔 5 分钟后 PTH 下降 >50% 的患者。有鉴于此，一些外科医生倾向于监测 5 分钟时的 PTH 水平，如其下降 >50%，则不需要进行进一步的颈部探查或暴露剩余的分泌功能正常的甲状旁腺，病人拔管后即可送至恢复室。此时，10分钟的PTH水平会出报告，以确认手术是否成功。反之，如果10分钟的PTH水平未达到标准，则需再次探查颈部，且每切除一个腺体后都要重复前述规范步骤，直到所有的高功能组织均已切除。

在一些病例中，10分钟的PTH水平下降不足，但仍有显著下降（~40%），此时可在再次颈部探查前检测20分钟时的PTH水平。但是，如果5或10分钟内PTH无显著下降，则需立即重新打开颈部切口，寻找并切除残余的高功能组织。

术中问题及解决方法

1. 切除可疑腺体后PTH充分下降。图63-1显示了切除了一个高功能甲状旁腺腺体后的激素动态变化，PTH下降充分，手术成功。当遇到这种情况后，外科医生可直接关闭颈部切口，不需暴露其他功能正常的甲状旁腺或进行活检。因为甲状旁腺组织的切除已经被显著的PTH下降予以证实，切除腺体的冰冻切片快速检查也非必需了。

2. 切除可疑腺体后PTH下降不显著提示有多腺体病变。图63-2显示了一位有多腺体病变患者的激素动态变化。切除第一个甲状旁腺腺体后，PTH水平并没有显著下降，提示外科医生进一步探查颈部，寻找其他高功能组织。需要注意的是，每次切除可疑腺体后，重复规范检测步骤，直至达到IPM标准。当以PTH水平评估颈部扩大切除后PTH的下降是否充分时，应选择切除前最后一次水平或切开前水平两者中的较大值。

3. 切除前/0分钟时的PTH水平升高。图63-3A显示了一位患者的术中激素动态变化，切除过程中对异常腺体的操作导致切除0分钟时的PTH水平显著上升。对于这样的患者（大约占16%），应采集切皮前和切除0分钟时的样本以精确计算PTH的下降水平的重要性是显而易见的[20]。图63-3B显示了同一位病人的PTH水平，未收集切除0分钟时的样本，导致了误认为PTH下降不显著。对于这类病人，如果在甲状旁腺手术过程中，未记录PTH峰值，可导致表面上看PTH下降不显著，从而有可能导致进行不必要的双侧颈部探查。如果切除0分钟时的样本获取太早，则有可能出现同样的问题，因为会导致错过PTH高峰水平。

4. 切除前/切除0分钟时的PTH显著下降。图63-4A显示了一名患者的PTH动态变化，该患者在切除0分钟时即达到PTH下降标准。这一发现提示，切除早期即结扎甲状旁腺主要血供，可引起PTH水平下降。在该病例中，显而易见，根据切除0分钟时的结果，说明这个腺体是唯一的高功能甲状旁腺，因而切除它外科医生就可安全结束手术。图63-4B显示，对于那些在切除0分钟时PTH水平已显著下降的病例（约15%），如未检测切皮前水平则可能导致表面上看PTH下降不显著，从而有可能导致不必要的进一步颈部探查[20]。

5. 成功切除单个高功能甲状旁腺腺体后，术中PTH下降延迟。图63-5显示了一位已切除单个高功能腺体但PTH下降延迟的术中激素动态变化。在这种情况下，PTH下降显著，但未达到10分钟时样本的下降标准；此时20分钟时的PTH可能有助于防止不必要的进一步的颈部探查。对于要求PTH

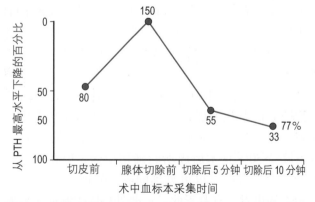

图63-1 此图显示了单个甲状旁腺腺体切除术中PTH的动态变化，PTH的充分下降至少可准确预测术后6个月内手术是成功的

表63-1　术中PTH监测推荐标准
基础水平
1. 切皮前基础水平。
2. 切除前基础水平，在完整结扎腺瘤血管并切除腺瘤后立即采血。
腺体切除后水平
3. 切除后5分钟——大多数治愈的下降水平会大于1.或2.的50%（以较高者为准）。
4. 切除后10分钟——如果下降水平大于1.或2.的50%（以较高者为准），则是最准确的预测因子）。
5. 切除后20分钟——如果10分钟时的PTH水平下降显著，但未完全达到＞50%的标准，则可能需要。

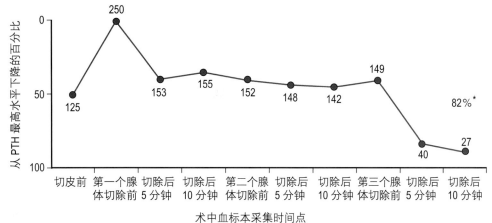

图 63-2 此图显示了一个有多腺体病变的患者术中 PTH 的动态变化，切除两个甲状旁腺腺体后 PTH 下降不足。切除第三个也即最后一个高功能腺体后，PTH 显著下降，确保了切除完整和手术成功。*需注意的是，在这个较长时间且广泛的颈部探查过程中，PTH 下降的百分比以切除前最后一次或切皮前第一次的 PTH 水平进行计算

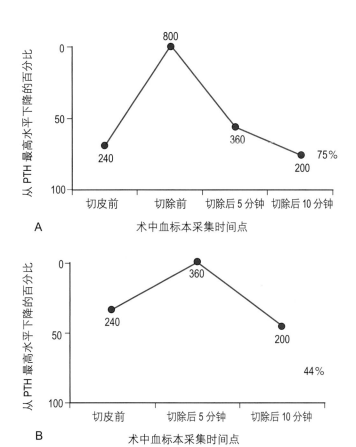

图 63-3 A，甲状旁腺切除过程中对腺体的操作导致切除 0 分钟时的 PTH 水平升高。B，同一患者若甲状旁腺切除过程中未采集 0 分钟时的血标本，则可观察到 PTH 的下降明显不足

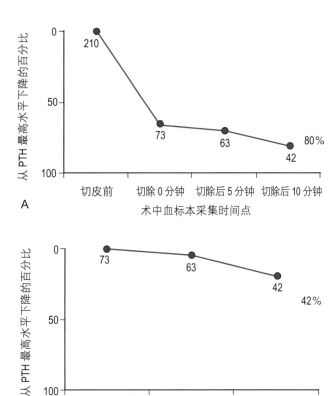

图 63-4 A，此图显示了一位患者切除 0 分钟时 PTH 显著下降的激素动态变化。B，若未测切皮前水平，则可观察到 PTH 的下降明显不足

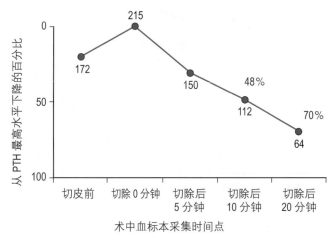

图 63-5 此图显示了一名患者术中 PTH 的动态变化，该患者在切除可疑腺体后 10 分钟时 PTH 水平下降不充分；然而，20 分钟时的 PTH 水平达到了可准确预测手术成功的标准

下降水平 >50% 并回到正常水平以预测手术成功的外科医生，20 分钟时的检测值可能也有帮助。若切除 0 分钟时的 PTH 水平很高，则从生物化学上来说其不可能在 10 分钟之内回到正常限值；然而，后者常常发生在切除所有高功能腺体 20 分钟时（表 63-1 和图 63-6）。

预测手术成功的术中标准

IPM 也就跟外科医生对术中激素动态变化的解读和预测一定结果的标准差不多。一些外科医生用 IPM 预测残留腺体的大小、正常血钙水平对应的术后 PTH 水平以及甲状旁腺功能亢进症的复发情况。在笔者看来，术中 PTH 监测辅助下的甲状旁腺切除的目标应与不监测时一样（即术后至少 6 个月时的血钙水平正常用于衡量手术是否成功）。反之，手术失败定义为由于高分泌功能的甲状旁腺切除不足，术后 6 个月内发生的与高 PTH 水平相关的高钙血症。甲状旁腺亢进复发患者是指血钙水平恢复正常 6 个月后出现的高血钙和 PTH 水平升高；因此，这种情况并非是甲状旁腺组织切除不足或手术失败的结果。这些定义不仅在理解外科结局上非常重要，在 IPM 用于指导原发性甲状旁腺亢进患者的甲状旁腺切除术的准确性上也非常重要。表 63-2 显示了这些定义下 IPM 和 "PTH 下降 >50%" 用于预测术后血钙水平的准确性。真阳性（true positive, TP）定义为正确预测了

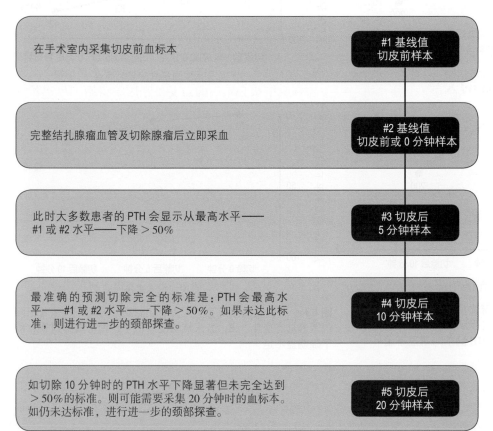

图 63-6 术中 PTH 监测推荐标准

术后至少 6 个月血钙水平正常（腺体切除后 10 分钟 PTH 下降 >50%）；真阴性（true negative，TN）定义为正确预测了切除不足（PTH 下降 <50%），是由于残余腺体的切除或术后失败导致的；假阳性（false positive，FP）是指错误预测了血钙水平正常（PTH 下降 >50%），有术后 6 个月内持续性高血钙和高 PTH 水平；假阴性（false negative，FN）是指错误预测了切除不足（PTH 下降 <50%），有未切除的残余高功能腺体而术后血钙正常。因术中 IPM 标准是基于切除后 10 分钟样本建立的，腺体切除后 20 分钟时的 PTH 延迟下降及术后血钙正常也被视为假阴性。

表63-2　用于计算以"PTH下降>50%"为标准以预测术后至少6个月血钙水平的准确性的定义

"PTH 下降 >50%" 标准	手术成功 血钙正常 >6 个月	手术失败 6 个月内高血钙和高 PTH
切除后 10 分钟 PTH 下降 >50%	真阳性	假阳性
切除后 10 分钟 PTH 下降 <50%	假阴性	真阴性

PTH，甲状旁腺素水平

以"PTH 下降 >50%"为标准监测术中 PTH 的局限性

对于预测剩余正常甲状旁腺的大小

以"PTH 下降 >50%"为标准指导的甲状旁腺切除术并不能预测剩余的正常分泌甲状旁腺腺体的大小。一些研究者在 BNE 中应用 IPM 证实，9%～19% 的患者在切除第一个腺体并观察到 PTH 的足够下降后，仍能发现其他肿大的腺体 [21-25]。这些发现并不令人惊奇，因为在微创甲状旁腺切除术后，一些增大的但功能正常的甲状旁腺被原位保留下来。当甲状旁腺切除术在腺体功能而非大小指导下进行时（3%～9% 对 14%～30%），多腺体疾病（multi-gland disease，MGD）的发生率显著降低 [13,26-39]。已报道用腺体功能指导切除病变范围有着较好的治愈率，这似乎也表明，那些支持传统的双侧颈部探查和切除肿大腺体的研究并未证明：保留形态学上增大的腺体是导致手术失败的原因。而且，异常分泌不一定与腺体大小有关 [40]。除了这些报道，那些应用术中评估 PTH 水平来指导甲状旁腺切除范围的研究也没有描述因漏诊多

腺体病变而导致手术失败率或复发率增加。在 Genc 等人进行的一项前瞻性研究中，对甲氧基异丁基异腈或 B 超扫描有单个阳性病灶的患者给予了传统的双侧颈部探查或仅有术中 PTH 监测指导的微创探查术。两组的手术成功率相似，与双侧颈部探查组相比，微创组的多腺体疾病的发生率显著较低，这表明并非所有增大的腺体都是高功能的或都可导致高钙血症 [41]。可能的解释是，在一些患者中，某个甲状旁腺肿瘤功能上占主导地位，其他增大的腺体可能处于相对静止状态。Miccoli 等进行了一项纳入了 40 例患者的前瞻性随机研究，他们评估了用于指导甲状旁腺切除范围的形态学标准和功能性标准。研究发现，在双侧颈部探查中，与应用术中 PTH 监测的功能性标准相比，用腺体大小指导甲状旁腺切除时，多腺体疾病的发生率显著较高（前者 0%，后者 10%）[42]。虽然前者切除的腺体更少，但两组的手术成功率相当，这表明，形态学标准判定为异常的腺体可能不足以被诊断为高功能的腺体。

当应用更严格的标准时可得到同样的结果。例如，如果外科医生要求切除单个腺体后 PTH 下降 >50% 且在 10 分钟内降至正常范围，24% 的患者将不必再次探查，事实上只有 0.5% 的患者有需要切除其他高分泌腺体以达到治愈目的 [20]。当标准变得更严格时，BNE 的使用更频繁，很多增大但功能正常的甲状旁腺被发现并切除 [43-45]。BNE 的缺点在于潜在的较高的并发症发生率和颈部中央纤维组织增生，当因甲状腺或甲状旁腺疾病需要手术时，会增加再次颈部探查的难度。另外，当再次需要进行颈部手术时，减少的甲状旁腺腺体以及这些曾经探查过的腺体的功能的不确定性会成为关键问题。

对于预测术后血钙正常的 PTH 水平

已有应用术中、术后 PTH 水平预测患者血钙正常的尝试 [46]。即使应用了特定的手术方法（BNE 或 IPM 指导下的精准甲状旁腺切除术），8%～30% 的血钙正常的患者在成功的甲状旁腺切除术后仍观察到 PTH 水平的升高 [47-50]。大多数这类患者的 PTH 水平在数月后回到正常范围，这表明残余腺体无自主分泌功能。Bergenfelz 等人认为，这类 PTH 增高是代偿性的，是甲状旁腺腺体对体内总钙缺乏以及部分病例伴有维生素 D 缺乏的反应 [47,51]。有趣的是，血钙正常的患者无论其术后 PTH 水平正常或升高，其术中激素的动态变化并无差异。

对于预期晚期复发

术后血钙长期处于正常的患者和高钙血症复发的患者在术中 PTH 动态变化上无显著差异。

对于多腺体疾病患者最先切除腺体的分泌功能

在切除第一个甲状旁腺腺体后，如果患者的 PTH 水平持续升高，则对已切除腺体的功能无法判断。术中 PTH 水平只能用于判断原位保留的腺体功能而不能用于判断最先切除腺体的功能，因为其有可能是一个体积增大但功能正常的腺体。

对于预防手术失败

不幸的是，2%～3%的患者即使应用了这种方法，最终仍手术失败。在一些患者，即使经验丰富的外科医生对其进行了仔细的双侧颈部探查，但仍找不到分泌亢进的腺体，在这种情况下这种方法只能预测而并不能预防手术失败。此外，这种方法也不能预防由误诊导致的手术失败。应该指出的是，IPM 结果假阳性造成的手术失败的发生率仅为 0.9%[20]。

对方法和标准的依赖性

IPM 指导下甲状旁腺切除术的准确性不仅基于外科医生对术中 PTH 水平和应用方法的理解，也基于多腺体疾病不断变化的定义。有些人用腺体大小判断是否有异常，而其他人用功能判断腺体异常。目前已有几个 IPM 应用方法和标准。一些研究通过腺体切除后 10 或 15 分钟，PTH 水平下降 60% 或 70% 为预测手术成功的标准[8,52-53]。其他研究则以 PTH 下降至正常范围或低于切开前水平预测疾病是否治愈[31,43-44,54]。用于评估激素动态变化的不同标准在预测手术结局时的敏感性和特异性各不相同，有些较敏感，有些更特异。最适合标准要靠外科医生根据他们的实际情况去选择。

IPM 的费用

这种方法仍然很昂贵。然而，应用 IPM 方法可缩短手术时间，不需要进行术中冷冻切片，并可在门诊进行，因而可抵消部分费用。为降低 IPM 的成本，一些医院将检测车放在中心实验室，在那里该系统也可用于其他目的，技术人员不需要去手术室工作。当这种手术辅助方法在手术室旁作为辅助系统运用时，对

于减少手术时间非常有用，可以很快报告 PTH 水平，从而根据 PTH 的动态变化实时决定手术步骤。

IPM 指导下的甲状旁腺切除术的结局

术中甲状旁腺激素监测在散发性原发性甲状旁腺功能亢进症患者手术中用于判断腺体切除范围，已被证实是成功的辅助手段，短期和长期结局均较好[26,31,32,36,55-58]。这种术中甲状旁腺激素的监测可以准确预测是否已完整切除了所有高功能腺体，在不同研究者，单用这种方法指导甲状旁腺的切除范围的手术结局无显著差异。在描述传统的双侧颈部探查研究中，由经验丰富的外科医生进行的甲状旁腺切除术的成功率超过了 95%[59-60]。术中 PTH 监测指导下的微创甲状旁腺切除术的治愈率与传统的双侧颈部探查术的治愈率相似，且在某些诊疗中心，当应用 IPM 时手术成功率更高[26,31,36,39,55-58]。应用术中 PTH 监测进行的微创甲状旁腺探查术的手术成功率在 97%～99%，与传统的双侧颈部探查相比，其多腺体疾病的发生率较低（3%～9% 对 14%～30%）（见第 58 章）。

在多于80%的患者中，成功的甲状旁腺切除术是通过单侧颈部探查进行的，加小切口、小范围的颈部清扫，且大多数患者是通过门诊手术完成的。

据目前文献所知，术中甲状旁腺激素监测用于指导腺体切除范围在大多数 SPHPT 患者颈部探查后可非常准确地预测是否成功。

其他术中快速 PTH 检测的应用

细针穿刺生化检查

该技术在甲状旁腺切除术中有助于区分甲状旁腺组织或其他组织[61-62]。用细针穿刺的组织标本检测 PTH 水平，可将甲状旁腺与其他组织区分开来，如甲状腺结节和淋巴结，其特异性为 100%。将 25 号针头连接于注射器用于获取组织标本。将抽取物用 1 ml 生理盐水稀释，离心 10 秒，将上清液用于 PTH 检测。如果该技术应用的是床旁检测系统，则其比冰冻切片速度更快，在腺体识别困难时会非常有用，例如，在患者为甲状腺内甲状旁腺的或病变难以区分是甲状腺结节还是甲状旁腺时。

颈内静脉采样检测结果差异

该技术在 70% ~ 81% 的病例中呈阳性，可用于指导外科医生判断术前定位检查阴性或不确定的患者的分泌最亢进的腺体是位于左侧还是右侧[63-67]。切皮前，在超声引导下在患者的两侧颈内静脉各抽取 3 ml 全血，穿刺位置应尽可能在靠近尾端。随后连同最初采集的外周静脉血标本共同检测 PTH 水平。图 63-7 显示了一位右侧腺体高功能的患者，其两位颈内静脉样本检测差异阳性。这种联合 IPM 的术中定位方法可使大多数术前定位检查阴性的患者只进行单侧颈部探查。近日，这种定位方法已被应用到门诊手术中，使外科医生可以为术前定位检查阴性或不确定的患者定位分泌最为亢进的腺体，总的准确率为 84%[68]。

小结

术中 PTH 监测对于甲状旁腺切除术治疗 SPHPT 是一个有用的辅助技术，且正在成为甲状旁腺专科中心的治疗标准。IPM 指导下的甲状旁腺切除术有很多优点，首先与传统的 BNE 相比其手术成功率相似甚至更高；其次，手术范围较小，手术时间较短，手术风险及术后并发症发生率也均较低。然而，为了达到理想结局，外科医生在切除过程中需要注意激素的动态变化，并仔细选择适宜的 IPM 标准和规范。了解 IPM 的细微差别在大多数散发性原发甲状旁腺功能亢进症而无可疑多腺体病变的患者可增加预测成功和预

防失败的信心，同时可安全地限制颈部探查范围。对于甲状旁腺切除术，该方法不仅有益于复发和病变持续的甲状旁腺功能亢进症患者，也有益于因既往手术造成颈部中央纤维组织增生和甲状旁腺功能不确定而使手术风险显著增加需要再次颈部探查的患者。

与双侧颈部探查术相比，术中 PTH 监测指导下的甲状旁腺切除术治疗散发性原发甲状旁腺功能亢进症安全、成功率高、创伤小、风险低，因而是治疗此类疾病的理想选择。

参考文献

[1] Greene AB, Butler RS, McIntyre S, et al: National trends in parathyroid surgery from 1998 to 2008: a decade of change, *J Am Coll Surg* 209: 332–343, 2009.

[2] Hanson AA, Oldemeyer DL: Staining root-tip smears with aceto-carmine, *Stain Technol* 26: 241–242, 1951.

[3] Berti P, Raffaelli M, Materazzi G, et al: Video-assisted parathyroidectomy: learning curve, *Ann Chir* 126: 772–776, 2001.

[4] Hanson A, Serin F: Determination of 5-hydroxy-indole-acetic acid in urine; and its excretion in patients with malignant carcinoids, *Lancet* 269: 1359–1361, 1955.

[5] Hanson AM: History of medicine in Minnesota; the medical history of Rice County (1855–1901), *Minn Med* 39: 694–699, 1956.

[6] Berson SA, Yalow RS, Aurbach GD, et al: Immunoassay of bovine and human parathyroid hormone, *Proc Natl Acad Sci U S A* 49: 613–617, 1963.

[7] Reiss E, Canterbury JM, Egdahl RH: Experience with a radioimmunoassay of parathyroid hormone in human sera, *Trans Assoc Am Physicians* 81: 104–115, 1968.

[8] Nussbaum SR, Thompson AR, Hutcheson KA, et al: Intraoperative measurement of parathyroid hormone in the surgical management of hyperparathyroidism, *Surgery* 104: 1121–1127, 1988.

[9] Flentje D, Schmidt-Gayk H, Fischer S, et al: Intact parathyroid hormone in primary hyperparathyroidism, *Br J Surg* 77: 168–172, 1990.

[10] Chapuis Y, Fulla Y, Icard P, et al: Preoperative assay of active parathormone 1–84 in surgery of primary hyperparathyroidism, *Presse Med* 19: 1461–1462, 1990.

[11] Irvin GL 3rd : American Association of Endocrine Surgeons: Presidential address: chasin' hormones, *Surgery* 126: 993–997, 1999.

[12] Irvin GL 3rd, Dembrow VD, Prudhomme DL: Operative monitoring of parathyroid gland hyperfunction, *Am J Surg* 162: 299–302, 1991.

[13] Thanasoulis L, Bingener J, Sirinek K, et al: A successful application of the intraoperative parathyroid hormone assay in tertiary hyperparathyroidism, *Am Surg* 73: 281–283, 2007.

[14] Weber T, Zeier M, Hinz U, et al: Impact of intraoperative parathyroid hormone levels on surgical results in patients with renal hyperparathyroidism, *World J Surg* 29: 1176–1179, 2005.

[15] Ikeda Y, Kurihara H, Morita N, et al: The role of quick bio-intact PTH(1-84) assay during parathyroidectomy for secondary hyperparathyroidism, *J Surg Res* 141: 306–310, 2007.

[16] Tonelli F, Spini S, Tommasi M, et al: Intraoperative parathormone measurement in patients with multiple endocrine neoplasia type I syndrome and hyperparathyroidism, *World J Surg* 24: 556–562, 2000; discussion 562–563.

[17] Kivlen MH, Bartlett DL, Libutti SK, et al: Reoperation for

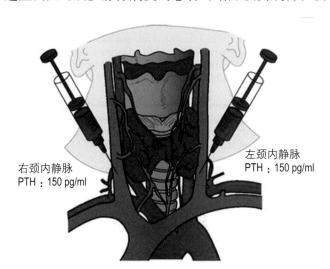

图 63-7 （也见彩图）此图显示术中不同颈静脉的 PTH 检测结果，该患者为有一个右侧单发高功能腺体——术前定位检查呈阴性

右颈内静脉
PTH：150 pg/ml

左颈内静脉
PTH：150 pg/ml

外周静脉 PTH：220 pg/ml

hyperparathyroidism in multiple endocrine neoplasia type 1, *Surgery* 130: 991–998, 2001.

[18] Carneiro DM, Irvin GL 3rd, Inabnet WB: Limited versus radical parathyroidectomy in familial isolated primary hyperparathyroidism, *Surgery* 132: 1050–1054, 2002; discussion 1055.

[19] Solorzano CC, Carneiro-Pla DM, Lew JI, et al: Intra-operative parathyroid hormone monitoring in patients with parathyroid cancer, *Ann Surg Oncol* 14: 3216–3222, 2007.

[20] Carneiro DM, Solorzano CC, Nader MC, et al: Comparison of intraoperative iPTH assay (QPTH) criteria in guiding parathyroidectomy: which criterion is the most accurate? *Surgery* 134: 973–979, 2003; discussion 980–981.

[21] Siperstein A, Berber E, Barbosa GF, et al: Predicting the success of limited exploration for primary hyperparathyroidism using ultrasound, sestamibi, and intraoperative parathyroid hormone: analysis of 1158 cases, *Ann Surg* 248: 420–428, 2008.

[22] Gauger PG, Agarwal G, England BG, et al: Intraoperative parathyroid hormone monitoring fails to detect double parathyroid adenomas: a 2-institution experience, *Surgery* 130: 1005–1010, 2001.

[23] Weber CJ, Ritchie JC: Retrospective analysis of sequential changes in serum intact parathyroid hormone levels during conventional parathyroid exploration, *Surgery* 126: 1139–1143, 1999; discussion 1143–1144.

[24] Miura D, Wada N, Arici C, et al: Does intraoperative quick parathyroid hormone assay improve the results of parathyroidectomy? *World J Surg* 26: 926–930, 2002.

[25] Perrier ND, Ituarte PH, Morita E, et al: Parathyroid surgery: separating promise from reality, *J Clin Endocrinol Metab* 87: 1024–1029, 2002.

[26] Vignali E, Picone A, Materazzi G, et al: A quick intraoperative parathyroid hormone assay in the surgical management of patients with primary hyperparathyroidism: a study of 206 consecutive cases, *Eur J Endocrinol* 146: 783–788, 2002.

[27] Milas M, Wagner K, Easley KA, et al: Double adenomas revisited: nonuniform distribution favors enlarged superior parathyroids (fourth pouch disease), *Surgery* 134: 995–1003, 2003; discussion 1004.

[28] Molinari AS, Irvin GL 3rd, Deriso GT, et al: Incidence of multiglandular disease in primary hyperparathyroidism determined by parathyroid hormone secretion, *Surgery* 120: 934–936, 1996; discussion 936–937.

[29] Carneiro-Pla DM, Romaguera R, Nadji M, et al: Does histopathology predict parathyroid hypersecretion and influence correctly the extent of parathyroidectomy in patients with sporadic primary hyperparathyroidism? *Surgery* 142: 930–935, 2007; discussion 935.

[30] Carneiro-Pla DM, Solorzano CC, Lew JI, et al: Long-term outcome of patients with intraoperative parathyroid level remaining above the normal range during parathyroidectomy, *Surgery* 144: 989–993, 2008; discussion 993–994.

[31] Burkey SH, Van Heerden JA, Farley DR, et al: Will directed parathyroidectomy utilizing the gamma probe or intraoperative parathyroid hormone assay replace bilateral cervical exploration as the preferred operation for primary hyperparathyroidism? *World J Surg* 26: 914–920, 2002.

[32] Carneiro DM, Solorzano CC, Irvin GL 3rd : Recurrent disease after limited parathyroidectomy for sporadic primary hyperparathyroidism, *J Am Coll Surg* 199: 849–853, 2004; discussion 853–855.

[33] Gordon LL, Snyder WH 3rd, Wians F Jr , et al: The validity of quick intraoperative parathyroid hormone assay: an evaluation in seventy-two patients based on gross morphologic criteria, *Surgery* 126: 1030–1035, 1999.

[34] Tezelman S, Shen W, Shaver JK, et al: Double parathyroid adenomas. Clinical and biochemical characteristics before and after parathyroidectomy, *Ann Surg* 218: 300–307, 1993; discussion 307–309.

[35] Proye CA, Carnaille B, Bizard JP, et al: Multiglandular disease in seemingly sporadic primary hyperparathyroidism revisited: where are we in the early 1990s? A plea against unilateral parathyroid exploration, *Surgery* 112: 1118–1122, 1992.

[36] Miccoli P, Berti P, Materazzi G, et al: Results of video-assisted parathyroidectomy: single institution's six-year experience, *World J Surg* 28: 1216–1218, 2004.

[37] Garner SC, Leight GS Jr: Initial experience with intraoperative PTH determinations in the surgical management of 130 consecutive cases of primary hyperparathyroidism, *Surgery* 126: 1132–1137, 1999; discussion 1137–1138.

[38] Udelsman R, Donovan PI, Sokoll LJ: One hundred consecutive minimally invasive parathyroid explorations, *Ann Surg* 232: 331–339, 2000.

[39] Chen H, Pruhs Z, Starling JR, et al: Intraoperative parathyroid hormone testing improves cure rates in patients undergoing minimally invasive parathyroidectomy, *Surgery* 138: 583–587, 2005; discussion 587–590.

[40] Liechty RD, Teter A, Suba EJ: The tiny parathyroid adenoma, *Surgery* 100: 1048–1052, 1986.

[41] Genc H, Morita E, Perrier ND, et al: Differing histologic findings after bilateral and focused parathyroidectomy, *J Am Coll Surg* 196: 535–540, 2003.

[42] Miccoli P, Berti P, Materazzi G, et al: Endoscopic bilateral neck exploration versus quick intraoperative parathormone assay (qPTHa) during endoscopic parathyroidectomy: A prospective randomized trial, *Surg Endosc* 22: 398–400, 2008.

[43] Riss P, Kaczirek K, Heinz G, et al: A "defined baseline" in PTH monitoring increases surgical success in patients with multiple gland disease, *Surgery* 142: 398–404, 2007.

[44] Chiu B, Sturgeon C, Angelos P: Which intraoperative parathyroid hormone assay criterion best predicts operative success? A study of 352 consecutive patients, *Arch Surg* 141: 483–487, 2006; discussion 487–488.

[45] Karakousis GC, Han D, Kelz RR, et al: Interpretation of intraoperative PTH changes in patients with multi-glandular primary hyperparathyroidism (primary HPT), *Surgery* 142: 845–850, 2007; discussion 850, e1–2.

[46] Starr FL, DeCresce R, Prinz RA: Normalization of intraoperative parathyroid hormone does not predict normal postoperative parathyroid hormone levels, *Surgery* 128: 930–935, 2000; discussion 935–936.

[47] Carty SE, Roberts MM, Virji MA, et al: Elevated serum parathormone level after "concise parathyroidectomy" for primary sporadic hyperparathyroidism, *Surgery* 132: 1086–1092, 2002; discussion 1092–1093.

[48] Carneiro DM, Irvin GL 3rd: Late parathyroid function after successful parathyroidectomy guided by intraoperative hormone assay (QPTH) compared with the standard bilateral neck exploration, *Surgery* 128: 925–929, 2000; discussion 935–936.

[49] Mazzaglia PJ, Milas M, Berber E, et al: Normalization of 2-week postoperative parathyroid hormone values in patients with primary hyperparathyroidism: four-gland exploration compared to focused-approach surgery, *World J Surg* 34: 1318–1324, 2010.

[50] Nordenstrom E, Westerdahl J, Isaksson A, et al: Patients with elevated serum parathyroid hormone levels after parathyroidectomy: showing signs of decreased peripheral parathyroid hormone sensitivity, *World J Surg* 27: 212–215, 2003.

[51] Bergenfelz A, Valdemarsson S, Tibblin S: Persistent elevated serum levels of intact parathyroid hormone after operation for sporadic parathyroid adenoma: evidence of detrimental effects of severe parathyroid disease, *Surgery* 119: 624–633, 1996.

[52] Thier M, Nordenstrom E, Bergenfelz A, et al: Surgery for patients with primary hyperparathyroidism and negative sestamibi scintigraphy—a feasibility study, *Langenbecks Arch Surg* 394: 881–884, 2009.

[53] Bergenfelz A, Isaksson A, Lindblom P, et al: Measurement of parathyroid hormone in patients with primary hyperparathyroidism undergoing first and reoperative surgery, *Br J Surg* 85: 1129–1132, 1998.

[54] Yang GP, Levine S, Weigel RJ: A spike in parathyroid hormone during neck exploration may cause a false-negative intraoperative assay result, *Arch Surg* 136: 945–949, 2001.

[55] Irvin GL 3rd, Molinari AS, Figueroa C, et al: Improved success rate in reoperative parathyroidectomy with intraoperative PTH assay, *Ann Surg* 229: 874–878, 1999; discussion 878–879.

[56] Irvin GL 3rd, Carneiro DM, Solorzano CC: Progress in the operative management of sporadic primary hyperparathyroidism over 34 years, *Ann Surg* 239: 704–708, 2004; discussion 708–711.

[57] Johnson LR, Doherty G, Lairmore T, et al: Evaluation of the performance and clinical impact of a rapid intraoperative parathyroid hormone assay in conjunction with preoperative imaging and concise parathyroidectomy, *Clin Chem* 47: 919–925, 2001.

[58] Inabnet WB 3rd, Dakin GF, Haber RS, et al: Targeted parathyroidectomy in the era of intraoperative parathormone monitoring, *World J Surg* 26: 921–925, 2002.

[59] Shaha AR, Jaffe BM: Cervical exploration for primary hyperparathyroidism, *J Surg Oncol* 52: 14–17, 1993.

[60] van Heerden JA, Grant CS: Surgical treatment of primary hyperparathyroidism: an institutional perspective, *World J Surg* 15: 688–692, 1991.

[61] Perrier ND, Ituarte P, Kikuchi S, et al: Intraoperative parathyroid aspiration and parathyroid hormone assay as an alternative to frozen section for tissue identification, *World J Surg* 24: 1319–1322, 2000.

[62] Doppman JL, Krudy AG, Marx SJ, et al: Aspiration of enlarged parathyroid glands for parathyroid hormone assay, *Radiology* 148: 31–35, 1983.

[63] Barczynski M, Konturek A, Hubalewska-Dydejczyk A, et al: Utility of intraoperative bilateral internal jugular venous sampling with rapid parathyroid hormone testing in guiding patients with a negative sestamibi scan for minimally invasive parathyroidectomy—a randomized controlled tria, *Langenbecks Arch Surg* 394: 827–835, 2009.

[64] Carneiro DM, Irvin GL 3rd: New point-of-care intraoperative parathyroid hormone assay for intraoperative guidance in parathyroidectomy, *World J Surg* 26: 1074–1077, 2002.

[65] Taylor J, Fraser W, Banaszkiewicz P, et al: Lateralization of parathyroid adenomas by intra-operative parathormone estimation, *J R Coll Surg Edinb* 41: 174–177, 1996.

[66] Ito F, Sippel R, Lederman J, et al: The utility of intraoperative bilateral internal jugular venous sampling with rapid parathyroid hormone testing, *Ann Surg* 245: 959–963, 2007.

[67] Udelsman R, Osterman F, Sokoll LJ, et al: Rapid parathyroid hormone measurement during venous localization, *Clin Chim Acta* 295: 193–198, 2000.

[68] Carneiro-Pla D: Effectiveness of "office"-based, ultrasound-guided differential jugular venous sampling (DJVS) of parathormone in patients with primary hyperparathyroidism, *Surgery* 146: 1014–1020, 2009.

第64章 ■ 放射导向甲状旁腺探查

JOEL T. ADLER ■ BRENDAN C. STACK, JR ■ HERBERT CHEN

引言

现今甲状旁腺的手术治疗已相当成熟，原发性甲状旁腺功能亢进症（甲旁亢）外科手术切除成功率超过 95%，并发症发生率低于 2%，这主要得益于准确的临床诊断、适当的病例选择和良好的手术技术。应用辅助方法，诸如放射导向甲状旁腺手术和术中甲状旁腺激素监测，有助于提高手术成功率（参见 63 章）。

开放的双侧颈部探查手术已基本被微创手术所取代。通过术前和术中应用 99mTc- 甲氧基异丁基异腈（MIBI）对功能亢进的甲状旁腺进行精确定位，小切口和精准定向的手术成为现实。术中甲状旁腺激素监测则有助于排除多发病灶，确认病变切除是否成功。微创手术不仅可以达到局部美容效果，而且可以减少术后疼痛、缩短住院时间，有利于患者康复。

放射导向甲状旁腺手术作为一种微创手术 [1-2]，能够通过有效定位改进手术结局，对于复杂疑难病例，可以更有效地减少并发症，降低医疗费用（参见第 60 章、第 61 章和第 62 章）。

放射导向甲状旁腺手术的原则

与乳腺癌、恶性黑色素瘤、甲状腺癌和胃癌的放射导向手术类似 [3-4]，放射性核素引导的甲状旁腺切除术采用组织靶向性放射示踪剂，通过探测放射活性对特定的组织病灶进行定位，以缩小切口与手术范围，从而减少手术时间。

99mTc-MIBI 是甲状旁腺组织的放射性示踪剂。由于甲状旁腺中线粒体密度较高，功能亢进的甲状旁腺组织相对于周围甲状腺组织呈现放射性"热"区 [25]。99mTc-MIBI 在甲状旁腺组织中并不是真正的特异性的聚集，在唾液腺、甲状腺、心脏组织和某些肿瘤组织中也可聚积。1989 年，Coakley 首先描述了 99mTc-MIBI 显像这一现象，并将其用于术前甲状旁腺定位 [5]。1995 年，Martinez[6] 首次将其应用于手术，最早的报道是在 3 例儿童患者应用术中放射导向的甲状旁腺切除术。

该技术在甲状旁腺疾病中已被许多外科医生所接受并已广泛推广，包括对各种甲旁亢、甲状旁腺癌和儿科病人的治疗。下文详细介绍该技术。

放射导向甲状旁腺切除术

术前评估

患者需要在就诊医疗机构接受常规术前评估和诊断，通常包括病史、体格检查、血清降钙素、血清甲状旁腺激素和术前影像学定位等方面（参见第 56 章、第 57 章和第 58 章）。

术前定位

术中应用 γ 探测仪定位的微创甲状旁腺切除术适用于术前明确为单发腺瘤的病例 [7]（参见第 57 章）。由于其他专科医生可能不愿做定位诊断，外科医生在术前应全面阅读所有影像学检查结果后对异常腺体进行定位 [7]。如果患者术前 99mTc-MIBI 显像结果为阴性，则建议进行颈部超声检查。超声检查诊断甲状旁腺肿瘤的敏感性为 70% ~ 80%[8-9,29]，并可同时评估甲状腺疾病 [10]。如果超声检查结果仍为阴性，则由患者决定是否手术。进一步的检查可选择 CT 扫描；对于术前无法定位的患者，可行术中放射导向甲状旁腺切除术；如果所有定位检查结果均为阴性，围术期双侧颈内静脉采血测定 PTH 可能有助于定位 [11]，但我们认为这种方法对大多数病例没有必要，除非是对再次手术的病例。

麻醉及相关事宜

微创甲状旁腺切除术大多可在气管插管麻醉下顺利完成，如果有禁忌证或患者要求，也可使用镇静辅助的局部麻醉。LOGerfo[12]首先报道了可在局麻辅助麻醉监控（monitored anesthesia care，MAC）下进行甲状旁腺切除术。Snyder等进行的研究显示，局麻辅助MAC的麻醉效果、临床结果和患者满意度与全身麻醉的相似[13]。MAC也可包括使用喉罩麻醉。

局部麻醉采用的是颈浅神经丛阻滞麻醉，即沿着胸锁乳突肌前缘向该肌肉后方和深部注射约30 ml 1%利多卡因。对于大多数患者而言，局部区域阻滞是采用麻醉药物皮下注射，这样不仅麻醉效果理想，而且能减少术后阿片类镇痛药和止吐药的使用。

局部麻醉可以延伸至对侧，因此，其也适用于已明确为双侧疾病和术中发现多发病灶的病例。然而，如果局部麻醉过程中出现并发症、不良反应或患者不适，则不宜拖延时间，应尽早改为全身麻醉（参见第62章）。

仪器设备

我们使用11 mm准直γ探测仪 Neoprobe 2000（Neoprobe Corporation；Dublin，Ohio）进行术中探测。也可使用其他γ探测仪，包括：Navigator（RMD Instruments；Watertown，Massachusetts）和C-Trak（Care Wise Medical Products；Morgan Hill，California）。γ探测仪常用于乳腺和黑色素瘤手术，是大多数医疗机构手术室的常规设备。

注射放射性示踪剂

基本原则

术中应用γ探测仪定位病灶需要在手术当天静脉注射 99mTc-MIBI 10 mCi。如原发性甲状旁腺亢进患者在术前定位时已经注射20 mCi的 99mTc-MIBI，则需待核素完全清除后（通常要3天）再进行手术。因此，原发性甲状旁腺亢进患者一般需要注射两次 99mTc-MIBI：一次是术前诊断，一次是术中定位。

放射导向手术也可用于继发性和三发性甲旁亢手术[17]。这类患者往往有多个腺体累及。术前定位的敏感性和特异性较低[29]，因此，除非怀疑异位腺体，这类多发病灶甲旁亢患者通常不需要进行术前定位扫描，仅需在手术当天注射一次 99mTc-MIBI。

操作方法

放射导向甲状旁腺切除手术的基本原理是：99mTc-MIBI在甲状腺和甲状旁腺中的清除速率不同，有些操作方法可以提高γ探测仪的敏感性和特异性。在笔者所在机构有两种操作方法，随后逐一阐述。

操作方法1：Wisconsin法

术前1~2小时，给患者静脉注射 99mTc-MIBI 10 mCi[3]。99mTc的半衰期大约为6小时，研究显示，γ探测仪在其注射后1~3小时这一短暂的时间段定位最有效[1,15]。我们的资料显示，从其注射到手术所需时间为30~420分钟（中位数为90分钟），尽管时间跨度很大，但所有病例在术中定位全部成功。虽然推荐应尽可能使操作时间一致，但以上数据说明，即使时间延误，也无需额外补充剂量或取消手术[16]。

此外，也可选择显像和定位同日完成，即在手术当天，由核医学科注射全剂量（20 mCi）99mTc-MIBI；20分钟至2小时后，应用闪烁扫描显像定位[17]；注射后3小时，进行γ探测仪引导的甲状旁腺微创手术。这种方法的优点在于：整个过程在同一天内完成，在我们机构，这种方法偶尔也被用于居住地距医院较远或高钙血症需紧急手术的患者。

背景计数

放射性核素定位的原理是：放射性活性在高功能甲状旁腺组织高于背景组织。甲状腺清除 99mTc-MIBI的速度比高功能甲状旁腺组织快，所以增生甲状旁腺的放射计数要高于甲状腺的。放射背景计数是基于甲状腺功能状态，常规将背景设为甲状腺峡部（图64-1）。因此，第一项操作步骤是将γ探头置于甲状腺峡部测定背景计数。

无论术前评估病灶位于哪一侧，都可以选择在颈前正中环状软骨下方的横行皮肤皱褶做切口，切口长1~3 cm。在此做切口的优点在于：手术路径熟悉，便于探查对侧。颈外侧入路常用于颈部再次手术者。对于最容易漏诊的上甲状旁腺瘤，侧方入路比较便捷。

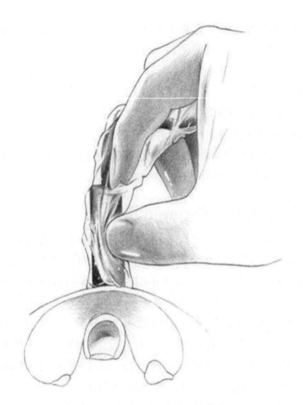

图 64-1 背景计数。将 γ 探头置于甲状腺峡部以测定背景计数

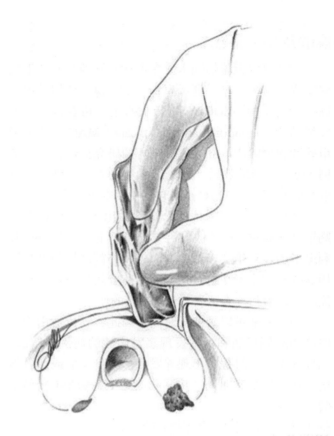

图 64-2 体内计数。做一皮肤切口，分离胸骨舌骨肌和胸骨甲状肌，将 γ 探头插入皮肤切口，到术前推测区域进行探测。探头放置 2～3 秒，如放射计数是背景计数的 150%，即为甲状旁腺组织

探查高功能腺体：体内计数

切开皮肤，分离胸骨舌骨肌和胸骨甲状肌，将 γ 探头插入皮肤切口，放置在术前推测区域进行探测（图 64-2）。根据放射计数高于背景计数定位异常甲状旁腺，用 γ 探头从不同角度做三角测量，这对确保测定结果的特异性至关重要。在增大的甲状旁腺原位获得的扫描数值称为体内计数，也可以表述为与背景计数的百分比。

当与背景计数的百分比大于 150% 时，很可能为甲状旁腺腺瘤[15]。在 180 余个增大的甲状旁腺中，与背景计数的百分比平均值为 150%[18]；而且所有高功能腺体的体内计数都高于背景计数。手术解剖过程中应常规反复扫描，以精确探查功能亢进的甲状旁腺的位置，尽量减少组织切除量。

切除甲状旁腺：体外计数和"20%原则"

在切除增大的甲状旁腺之后，将标本置于 γ 探头顶端，后者指向远离病人方向，以测定体外计数

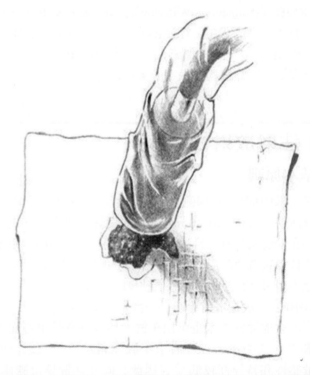

图 64-3 体外计数。将切除的甲状旁腺放置在 γ 探头顶端，后者指向远离病人方向，测定体外计数。如果计数超过背景计数的 20%，则该组织可被确认为是甲状旁腺组织

（图 64-3 ）。体外计数同样也表述为与背景计数的百分比。如果体外甲状旁腺的计数超过背景计数的 20%，则该组织可被认为是甲状旁腺组织（即"20%原则"）[12]。一项早期的研究报道，在手术切除的180 个甲状旁腺腺体中，179 个的体外计数超过背景计数的 20%。关键是，没有脂肪、甲状腺和淋巴结组织碎片的体外计数没有高于背景计数的 20%，说明了这个临界值的特异性 [19-21]。因此，"20% 原则"非常有效。

我们已发现，甲状旁腺腺瘤的平均体外计数往往高于增生腺体的，但两者在数据分布上有明显重叠。因此，尽管只要体外计数超过背景计数的 20% 就可被确认为甲状旁腺组织，但仍不能精确地判断是否是功能亢进的甲状旁腺。

一旦术中甲状旁腺激素（PTH）水平的下降超过基线水平的 50%，就可以彻底检查术野，用电刀和钳夹电凝止血。颈前带状肌用 2-0 可吸收线连续缝合，颈阔肌用 3-0 可吸收线间断缝合。为减少术后止痛药的使用，在皮肤缝合前，可于周围组织中注射 20～30 ml 的 0.25% 布比卡因（含 1：200 000 肾上腺素）。皮肤用 5-0 聚丙烯缝线行皮内缝合。

操作方法 2：Arkansas 法

在气管插管或喉罩通气麻醉后，患者取颈部过伸位，在其肩下放置滚筒状衬垫，在其头部放置环形头枕固定其头部 [22]。在患者的环状软骨至胸骨切迹中点做一 2 cm 横行切口，用电刀游离至皮下，用镊子提起一小块皮下脂肪，将其自带状肌肉表面分离切除。保留这块脂肪组织作为放射计数的阴性对照。然后用 Gelpe 牵开器暴露手术区，将其把手置于病灶对侧。

沿正中线切开带状肌，用电刀于带状肌下方沿甲状腺的表面从内向外分离，注意避免损伤甲状腺被膜。用外科拉钩牵开带状肌，用 Kitner 剥离器分离甲状腺腺叶并将其牵向对侧以暴露气管食管沟。钝性分离探查，直至找到腺瘤。通过一侧探查可以找到两个甲状旁腺腺体。用相同方法探查对侧。用双极电凝术止血处理小血管。

用血管钳小心分离解剖腺瘤，避免损伤被膜导致内容物溢出。提起腺瘤，钝性分离并用双极电凝术处理周围附着的组织和蒂部。创面止血、冲洗后，于气管食管沟放置可吸收止血材料，切口间断缝合两层。从切开皮肤到找到甲状旁腺需要 5～20 分钟，通常 30 分钟内可完成整个过程。病人可当天出院，极少出现意外情况。

γ 探测仪的应用

手持探头可用于甲状腺峡部测定背景计数，也可用于体外测定切除标本的放射计数（见图 64-3），切下的脂肪组织可作为阴性对照。任何放射计数大于背景计数 20% 的切除标本均可被认为是成功切除的腺瘤。探头可用作"探测杖"，一般不需要置入切口内。

应用术中甲状旁腺激素监测确认手术成功

在增生的甲状旁腺切除之前，可用 Elecsys 1010 或 2010 分析仪（Roche；Basel，Switzerland）测定血 PTH 基线水平 [23-24]。在甲状旁腺病灶切除后 10 分钟再次抽血检测。如果术中血 PTH 降低且有体外计数证实，则表明病灶已清除，无需进行术中冰冻切片病理检查证实切除组织为甲状旁腺 [25]。

术后护理

门诊甲状旁腺切除术适用于大多数病人，大多数患者手术当天即可回家。对于甲状旁腺全切除（4 个）加移植术的患者，手术当晚需要观察低钙症状，次日早晨需要检测血钙水平，之后方可安全出院。

术后无需口服阿片类止痛剂即可很好地控制疼痛。碱性磷酸酶升高可能出现在骨饥饿综合征患者，出院后需口服钙剂。术前维生素 D 缺乏者术后低钙血症的风险增加 [26]。术后一周进行第一次随访，复查血 PTH 和钙离子水平，并评估切口愈合情况。

放射导向甲状旁腺切除术的适应证

甲状旁腺疾病初次手术或再次手术均为放射导向甲状旁腺切除术的适应证 [27-29]。其主要优势在于能够定位和辨别难于寻觅的甲状旁腺组织。相关文献讨论概述如下。

异位腺体

当定位困难时，需根据甲状旁腺的胚胎起源考虑相关的解剖变异：超过 15% 的甲状旁腺位于颈部或纵隔而非紧邻甲状腺。异位腺体常见部位较多，主要是未下降高位腺体，在颈动脉鞘内、甲状腺组织内、胸腺组织内和纵隔内。应用 γ 探测技术有助于术中定位常规部位和异位甲状旁腺。

尽管唾液腺可能产生背景干扰，但有文献报道，放射导向技术可成功定位未下降而滞留于高位颈部的甲状旁腺[13,30]。

个别甲状旁腺可能位于颈动脉鞘内，也有报道通过放射导向技术发现异位旁腺位于颈动脉分叉处的文献[31]。在这类病例，与颈动脉血流相关的放射计数升高是这类手术的主要障碍。但这种血管相关的计数升高是暂时的，而甲状旁腺组织的计数升高是持续性的，这有助于分辨及定位异位甲状旁腺。

在探测仪发出警告时反复探查，也可定位甲状腺内甲状旁腺。在这种情况下，甲状腺"热"结节有可能被误认为是旁腺，这是导致假阳性的重要原因。

术中放射导向技术也可用于确认术前疑为纵隔内的甲状旁腺。术式选择取决于腺体所处位置：如位于主动脉弓上方，可选择颈部入路；如位于主动脉弓下方，可选择适于腔镜手术的 γ 探头，应用腔镜辅助的胸外科手术（VATS）[32-34]。术前注射 ^{99m}Tc-MIBI 10 mCi，设置肺为背景计数。常规纵隔内甲状旁腺瘤切除应用胸腔镜经左侧胸腔进行，放射导向技术有助于定位甲状旁腺。目前也有应用机器人手术处理胸腔内甲状旁腺腺瘤的报道[35]。这些手术也可术中辅助应用 PTH 监测技术。

^{99m}Tc-MIBI 显像阴性病例

对术前 ^{99m}Tc-MIBI 显像结果呈阴性的患者仍可成功运用放射导向技术进行定位[30]。事实上，某些较小的甲状旁腺尽管术前 ^{99m}Tc-MIBI 显像呈阴性，术中放射导向技术也可成功应用，术后血钙恢复情况和并发症发生率与其他运用此技术的患者相似。这些小腺体的线粒体相对较丰富，可使 ^{99m}Tc-MIBI 浓聚，因此，可应用 γ 探测仪以"20% 原则"加以识别。

复发病例

即便对于最有经验的内分泌外科医生，甲状旁腺再次手术也是极大的挑战（参见第 68 章）。致密的瘢痕组织和扭曲的组织结构经常导致甲状旁腺手术术中

定位困难。有学者报道了放射影像引导的再次手术的成功经验[36]。一项研究显示，94 例甲旁亢患者再次手术后，96% 的患者治愈，仅 5% 的患者出现暂时性并发症，未出现永久性并发症[36]。手术治愈率下降与既往手术次数呈正相关，单发病灶治愈率高于多发病灶治愈率。这些数据均显示，放射导向技术在颈部甲状旁腺再次手术中具有重要应用价值。

遗传性甲状旁腺功能亢进症病例

遗传性甲旁亢病例不常见，也是放射导向甲状旁腺切除术的适应证之一。遗传性甲旁亢包括多发内分泌肿瘤 1 型和家族性甲旁亢。放射导向技术已经成功应用于这类患者的腺瘤或异位腺体的定位[37]。由于家族性甲旁亢患者的腺体常常较小，术中 PTH 水平较低，术中 PTH 监测常难以判别病灶是否已切除，这样放射导向技术的应用变得尤为重要。

肥胖病例

肥胖患者的手术操作技术难度大。有文献报道，在肥胖病例中，由经验丰富的外科医生运用 γ 探测技术获得了满意的结局[38]。相对来说，肥胖患者术前 PTH 水平较高，腺体较大，手术当日需留院观察[38]。

放射导向技术应用的年龄范围：儿童和老年患者

放射导向技术在儿童患者中的应用虽然经验有限，但结果令人鼓舞。在一项研究中，应用此技术治疗了 25 例单发病灶的儿童病例。在 78% 的患者，未双侧探查即成功切除病灶[39]。大多数患者是在门诊完成手术，无复发及并发症。虽然仍需长期随访进一步支持，但初步数据显示，该技术在儿童患者中有较好的应用前景。在老年患者中，已有大量文献报道了这一技术的成功应用[40-41]。

继发性和三发性甲状旁腺功能亢进症

关于继发性和三发性甲旁亢的外科治疗在其他章描述（参见第 66 章）[42]。最初应用放射导向技术的继发性和三发性甲旁亢的报道包含 23 例患者[43]；与 66 例未应用该技术的三发性甲旁亢患者相比，其手术和住院时间均明显减少[44]。甲状腺全切加前臂移植是继发性甲旁亢的常规术式。在前臂移植时，通常用不可吸收缝线或夹子对甲状旁

腺团块进行标记，以便将来复发手术时识别。我们已成功应用放射导向技术于术中定位先前未做标记的前臂移植甲状旁腺组织。这种方法适于前臂移植甲状旁腺增生的患者，但是，应用这种方法时对侧上肢也必须注射 ^{99m}Tc-MIBI，以避免影响γ探测结果 [14]。另外，还有一种确认方法（也称为 Cassanova 试验），可以鉴别过高分泌的 PTH 是否来自前臂自体移植旁腺：即分别测定止血带隔离后双上肢静脉血样本中的 PTH 水平并与下肢或中心静脉中的激素水平比较。

甲状旁腺癌

甲状旁腺癌导致的甲旁亢较少见，仅占甲旁亢病人的 1%~2%（参见第 69 章）[45]。甲状旁腺癌的致病原因尚不清楚，临床表现主要与高 PTH 或高钙血症有关，而与肿瘤负荷无关 [46]。其治疗重点是控制血钙，而不是控制其转移。甲状旁腺癌往往需要多次手术治疗，而复发病灶常常难以准确定位和切除。

放射导向技术有助于复杂难治性病例的治疗。我们曾报道 1 例典型案例 [47]：一位 61 岁女性患者，因甲状旁腺癌复发进行了两次颈部手术，之后仍然有持续性高钙血症。起先以为她无法手术，但显像发现，在邻近其原手术区域的右锁骨头旁有微弱的核素浓聚。术中用γ探头探测到 2 cm 大小的复发癌灶，予以成功切除。经过 17 个月随访未发现这位患者有复发转移。关于微创放射导向技术，还需要进一步的研究，以明确其在罕见的甲状旁腺癌伴甲旁亢中是否具有确切的作用。

放射导向甲状旁腺手术的优点

无需冰冻切片

根据"20% 原则"，即大多数高功能甲状旁腺腺体的体外计数超过背景计数的 20%，应用γ探测仪可以即时确认病灶是否已切除。而传统上需要冰冻切片病理检查加以确认。放射导向手术可以免除等待冰冻切片病理检查。

手术时间和费用减少

在大多数放射导向和非放射导向手术对比研究中，常将放射导向手术与既往非放射导向术式相比。虽然有其局限性，一些作者仍报道放射导向手术的治疗费用相对较低 [15,21]，但一些研究者报道即使没有术中引导，微创手术也可以减少治疗费用 [4,9]。在大多数医疗中心，医疗成本的降低主要通过缩短住院时间来实现，而放射导向手术可以明显缩短手术及住院时间，尤其是在需甲状旁腺次全切除或全切除的继发性和三发性甲旁亢患者。

并发症发生率未增加

应用放射导向技术不会增加并发症，目前尚无放射性示踪剂和γ探测相关并发症的报道。唯一风险是 ^{99m}Tc 放射暴露，但也在最小极限剂量以内。

生活质量

有一些研究分析了内分泌外科手术后的生活质量，尤其是微创甲状旁腺切除术后的生活质量 [49]。应用 SF-36 调查表（SF-36, Medical Outcomes Trust; Waltham, Massachusetts），我们观察对比了微创和开放性甲状旁腺切除术后患者的恢复情况 [50]。无论何种手术方式，患者术后所有 10 个生活质量指标都得到了改善；微创手术患者指标的改善是双侧开放性手术的两倍，术后一周为 4:2，术后一年为 8:4；说明微创甲状旁腺切除术对患者术后生活质量的改善至少等同于传统双侧开放手术。

虽然微创手术组与开放手术组在血钙恢复情况上基本一致，但微创手术后生活质量提高更明显 [51]。尽管难以分辨这一结果确实是由手术方式不同所致，还是由微创手术患者自身感觉所致。

放射导向甲状旁腺手术的缺点
学习曲线和误差

放射导向手术技术需要有特定的学习曲线。最常见的定位干扰因素来自放射计数较高的心脏和涎腺；其次是由于摄取率的差异，可能将甲状腺组织误认为甲状腺内甲状旁腺。颈动脉放射计数升高也是定位干扰因素之一。可以通过多角度扫描"热"区，避免误差。增生甲状旁腺的放射计数是持续性升高的，将探头放置在可疑区域 5~10 秒即可判别。尽管γ探测仪用法相对简单、直接，但掌握这些信息的解读仍需一定经验。

非放射导向手术的高治愈率

对于经验丰富的外科医生，原发性甲旁亢首次手术的治愈率达到 95% 以上，而微创技术的出现，尤其是术中 PTH 监测的出现，使治愈率几乎达 100%。因此，许多有经验的内分泌外科医生认为，对于原发性甲状旁腺亢进患者，初次手术应尽量减少放射导向技术的应用，后者更适于 4 个腺体均需探查的继发性和三发性甲旁亢患者。因此，有必要先从原发性甲状旁腺亢进病例中获得相关经验，以便更好地将该技术应用于更具挑战性的继发性和三发性病例。

附加费用

对于放射导向技术，很难进行单纯的成本 / 效果分析。因为大多数医疗机构已经应用 γ 探测仪检测乳腺和黑色素瘤，附加费用极少。除了注射 ^{99m}Tc-MIBI 的费用外，仅需增加术中应用探测仪的费用。

Flynn 等报道，放射导向手术费用低是因为手术、麻醉和住院时间缩短；而且直接体外计数探测免去了术中快速病理诊断[52]。这些附加费用据估算为 150~250 美元，对于手术总费用而言还是微不足道的。

^{99m}Tc-MIBI 注射时间与手术时间的配合

^{99m}Tc-MIBI 注射后 1~2 个小时是比较理想的手术时间段。由于并非所有因素均在外科医生控制范围内，难以精确安排注射和手术开始时间。因为存在注射时间问题，甲状旁腺手术在所有医疗机构都不可能是当天第一台手术。注射和手术间隔时间太长也会影响放射导向的敏感性，因此建议间隔时间不超过 6 小时。由于 ^{99m}Tc-MIBI 无法在短时间内制备，放射导向技术不适用于急诊手术。

放射线照射

另外一个考虑是，在行放射导向手术的患者，除术前定位外，需要再次注射 ^{99m}Tc-MIBI，术中定位的剂量（10 mCi）为术前的一半。虽然曾有 1 例对孕妇进行术前定位的报道[53]，但对孕妇通常是禁忌的。在哺乳女性，可能因为线粒体密度较高，^{99m}Tc-MIBI 会在乳腺组织浓聚[54]。^{99m}Tc-MIBI 对胎儿和母乳喂养婴儿的影响尚不明了，也属于禁忌范围。

另外需要考虑工作人员的放射线照射问题。Bekis 等进行的研究分析了放射导向甲状旁腺切除术对手术参与人员的放射暴露剂量[48]。高年资外科医生最靠近

手术台，暴露剂量是 8.78~11 微西弗；按照国际放射防护规定的人体最低剂量限度推算，他们每年可以施行 91~114 台这类手术。说明该技术的职业暴露风险相对较低，远低于公认的职业暴露限制剂量 50 000 微西弗（5 000 毫雷姆）。总之，^{99m}Tc 对手术参与人员和患者的影响是比较小的，但对该人群的暴露剂量仍需密切监测[55]。

前景展望

随着时间的推移，今后将有更大型的、随机病例试验研究以及更灵敏的仪器设备。如此，放射导向甲状旁腺手术技术将会有更广泛的应用。可以肯定的是，随着更灵敏的技术的发展，放射导向技术可进一步促进高功能甲状旁腺的定位。近期的研究显示，需要更灵敏的术前检查方法，以确保微创甲状旁腺切除术的广泛应用[56]。在一项有 90 例 ^{99m}Tc-MIBI 显像阴性患者的研究中，67% 的患者最终证实为单发腺瘤，其中 52% 是通过其他方法定位的。

结语

放射导向 γ 探头指导的甲状旁腺微创手术已显示是技术上可行、安全、成果 / 效果好的；另外，该手术还有美容效果好、术后疼痛轻、住院时间短和术后恢复快的特点。

许多外科医生认为，在复杂疑难病例（再次手术）中，放射导向手术尤为重要。但当前仍有关于常规应用以及成本 / 效果的争议，尤其对既往无手术史的患者。我们认为，对复杂疑难病例应用该手术，有助于降低费用，减少并发症；但是否所有甲旁亢手术都应用仍需探讨。我们的经验是，在大多数情况下，该技术有助于在术中获得更多的信息。

参考文献

[1] Chen H, Mack E, Starling JR: A comprehensive evaluation of perioperative adjuncts during minimally invasive parathyroidectomy: which is most reliable? *Ann Surg* 242(3): 375–380, 2005.

[2] Dackiw AP, Sussman JJ, Fritsche HA, et al: Relative contributions of technetium Tc 99m sestamibi scintigraphy, intraoperative gamma probe detection, and the rapid parathyroid hormone assay to the surgical management of hyperparathyroidism, *Arch Surg* 135(5): 550–555, 2000.

[3] Chen H: Radioguided parathyroid surgery, *Adv Surg* 38:

377–392, 2004.

[4] Stack BC Jr, Lowe VJ, Hardeman S: Radioguided surgical advancements for head and neck oncology, *South Med J* 93(4): 360–363, 2000.

[5] Coakley AJ, Kettle AG, Wells CP, et al: 99Tcm sestamibi—a new agent for parathyroid imaging, *Nucl Med Commun* 10(11): 791–794, 1989.

[6] Martinez DA, King DR, Romshe C, et al: Intraoperative identification of parathyroid gland pathology: a new approach, *J Pediatr Surg* 30(9): 1306–1309, 1995.

[7] Khalid AN, Hollenbeak CS, Higginbotham BW, et al: Accuracy and definitive interpretation of preoperative technetium 99m sestamibi imaging based on the discipline of the reader, *Head Neck* 31(5): 576–582, 2009.

[8] Ammori BJ, Madan M, Gopichandran TD, et al: Ultrasound-guided unilateral neck exploration for sporadic primary hyperparathyroidism: is it worthwhile? *Ann R Coll Surg Engl* 80(6): 433–437, 1998.

[9] Geatti O, Shapiro B, Orsolon PG, et al: Localization of parathyroid enlargement: experience with technetium-99m methoxyisobutylisonitrile and thallium-201 scintigraphy, ultrasonography and computed tomography, *Eur J Nucl Med* 21(1): 17–22, 1994.

[10] Hollenbeak CS, Lendel I, Beus KS, et al: The cost of screening for synchronous thyroid disease in patients presenting with primary hyperparathyroidism, *Arch Otolaryngol Head Neck Surg* 133(10): 1013–1021, 2007.

[11] Ito F, Sippel R, Lederman J, et al: The utility of intraoperative bilateral internal jugular venous sampling with rapid parathyroid hormone testing, *Ann Surg* 245(6): 959–963, 2007.

[12] Lo Gerfo P: Local/regional anesthesia for thyroidectomy: evaluation as an outpatient procedure, *Surgery* 124(6): 975–978, 1998; discussion 978–979.

[13] Snyder SK, Roberson CR, Cummings CC, et al: Local anesthesia with monitored anesthesia care vs general anesthesia in thyroidectomy: a randomized study, *Arch Surg* 141(2): 167–173, 2006.

[14] Sippel RS, Bianco J, Chen H: Radioguided parathyroidectomy for recurrent hyperparathyroidism caused by forearm graft hyperplasia, *J Bone Miner Res* 18(5): 939–942, 2003.

[15] Mariani G, Gulec SA, Rubello D, et al: Preoperative localization and radio-guided parathyroid surgery, *J Nucl Med* 44(9): 1443–1458, 2003.

[16] Wineland A, Siegel E, Stack BC Jr: Reexamining normative radiation data for radio-guided parathyroid surgery, *Arch Otolaryngol Head Neck Surg* 134(11): 1209–1213, 2008.

[17] Norman J, Chheda H: Minimally invasive parathyroidectomy facilitated by intraoperative nuclear mapping, *Surgery* 122(6): 998–1003, 1997; discussion 1003–1004.

[18] Chen H, Mack E, Starling JR: Radioguided parathyroidectomy is equally effective for both adenomatous and hyperplastic glands, *Ann Surg* 238(3): 332–337, 2003; discussion 337–338.

[19] Chen H, Mack E, Starling JR: Radioguided parathyroidectomy is equally effective for both adenomatous and hyperplastic glands, *Ann Surg* 238(3): 332–337, 2003.

[20] Murphy C, Norman J: The 20% rule: a simple, instantaneous radioactivity measurement defines cure and allows elimination of frozen sections and hormone assays during parathyroidectomy, *Surgery* 126(6): 1023–1028, 1999.

[21] Norman J, Politz D: 5,000 parathyroid operations without frozen section or PTH assays: measuring individual parathyroid gland hormone production in real time, *Ann Surg Oncol* 16(3): 656–666, 2009.

[22] Stack BC Jr: Minimally invasive radio-guided parathyroidectomy, *Operative techniques in otolaryngology-head and neck surgery* 20(1): 54–59, 2009.

[23] Chen H, Pruhs Z, Starling JR, et al: Intraoperative parathyroid hormone testing improves cure rates in patients undergoing minimally invasive parathyroidectomy, *Surgery* 138(4): 583–587, 2005; discussion 587–590.

[24] Chen H, Mack E, Starling JR: A comprehensive evaluation of perioperative adjuncts during minimally invasive parathyroidectomy: which is most reliable? *Ann Surg* 242(3): 375–380, 2005; discussion 380–383.

[25] Mehta NY, Ruda JM, Kapadia S, et al: Relationship of technetium Tc 99m sestamibi scans to histopathological features of hyperfunctioning parathyroid tissue, *Arch Otolaryngol Head Neck Surg* 131(6): 493–498, 2005.

[26] Redman C, Bodenner D, Stack BC Jr: Role of vitamin D deficiency in continued hyperparathyroidism following parathyroidectomy, *Head Neck* 31(9): 1164–1167, 2009.

[27] Satchie B, Chen H: Radioguided techniques for parathyroid surgery, *Asian J Surg* 28(2): 77–81, 2005.

[28] McGreal G, Winter DC, Sookhai S, et al: Minimally invasive, radio-guided surgery for primary hyperparathyroidism, *Ann Surg Oncol* 8(10): 856–860, 2001.

[29] Ruda JM, Hollenbeak CS, Stack BC Jr: A systematic review of the diagnosis and treatment of primary hyperparathyroidism from 1995 to 2003, *Otolaryngol Head Neck Surg* 132(3): 359–372, 2005.

[30] Chen H, Sippel RS, Schaefer S: The effectiveness of radio-guided parathyroidectomy in patients with negative technetium tc 99m-sestamibi scans, *Arch Surg* 144(7): 643–648, 2009.

[31] Rubello D, Piotto A, Pagetta C, et al: Ectopic parathyroid adenomas located at the carotid bifurcation: the role of preoperative Tc-99m MIBI scintigraphy and the intraoperative gamma probe procedure in surgical treatment planning, *Clin Nucl Med* 26(9): 774–776, 2001.

[32] O'Herrin JK, Weigel T, Wilson M, et al: Radioguided parathyroidectomy via VATS combined with intraoperative parathyroid hormone testing: the surgical approach of choice for patients with mediastinal parathyroid adenomas? *J Bone Miner Res* 17(8): 1368–1371, 2002.

[33] Weigel TL, Murphy J, Kabbani L, et al: Radioguided thoracoscopic mediastinal parathyroidectomy with intraoperative parathyroid hormone testing, *Ann Thorac Surg* 80(4): 1262–1265, 2005.

[34] Wild JL, Weigel T, Chen H: The need for intraoperative parathyroid hormone monitoring during radio-guided parathyroidectomy by video-assisted thoracoscopy (VATS), *Clin Nucl Med* 31(1): 9–12, 2006.

[35] Braumann C, Jacobi CA, Menenakos C, et al: Robotic-assisted laparoscopic and thoracoscopic surgery with the da Vinci system: a 4-year experience in a single institution, *Surg Laparosc Endosc Percutan Tech* 18(3): 260–266, 2008.

[36] Pitt SC, Panneerselvan R, Sippel RS, et al: Radioguided parathyroidectomy for hyperparathyroidism in the reoperative neck, *Surgery* 146(4): 592–598, 2009.

[37] Lal A, Bianco J, Chen H: Radioguided parathyroidectomy in patients with familial hyperparathyroidism, *Ann Surg Oncol* 14(2): 739–743, 2007.

[38] Pitt SC, Panneerselvan R, Sippel RS, et al: Influence of morbid obesity on parathyroidectomy outcomes in primary hyperparathyroidism, *Am J Surg* 199(3): 410–415, 2010.

[39] Durkin ET, Nichol PF, Lund DP, et al: What is the optimal treatment for children with primary hyperparathyroidism? *J Pediatr Surg* 45(6): 1142–1146, 2009.

[40] Egan KR, Adler JT, Olson JE, et al: Parathyroidectomy for primary hyperparathyroidism in octogenarians and nonagenarians: a risk-benefit analysis, *J Surg Res* 140(2): 194–198, 2007.

[41] Shin SH, Holmes H, Bao R, et al: Outpatient minimally invasive parathyroidectomy is safe for elderly patients, *J Am Coll Surg* 208(6): 1071–1076, 2010.

[42] Pitt SC, Sippel RS, Chen H: Secondary and tertiary hyperparathyroidism, state of the art surgical management, *Surg Clin North Am* 89(5): 1227–1239, 2009.

[43] Nichol PF, Mack E, Bianco J, et al: Radioguided parathyroidectomy in patients with secondary and tertiary hyperparathyroidism, *Surgery* 134(4): 713–717, 2003.

[44] Stack BC Jr: *Secondary hyperparathyroidism*, www. pointofcare. bmj. com/. Accessed Feburary 26, 2010.

[45] Beus KS, Stack BC Jr : Parathyroid carcinoma, *Otolaryngol Clin North Am* 37(4): 845–854, 2004.

[46] Lumachi F, Basso SM, Basso U: Parathyroid cancer: etiology, clinical presentation and treatment, *Anticancer Res* 26(6C): 4803–4807, 2006.

[47] Placzkowski K, Christian R, Chen H: Radioguided parathyroidectomy for recurrent parathyroid cancer, *Clin Nucl Med* 32(5): 358–360, 2007.

[48] Bekis R, Celik P, Uysal B, et al: Exposure of surgical staff in surgical probe applications in radio-guided parathyroidectomy, *Eur Arch Otorhinolaryngol* 265(12): 1545–1548, 2008.

[49] Adler JT, Sippel RS, Schaefer S, et al: Preserving function and quality of life after thyroid and parathyroid surgery, *Lancet Oncol* 9(11): 1069–1075, 2008.

[50] Adler JT, Sippel RS, Chen H: The influence of surgical approach on quality of life after parathyroid surgery, *Ann Surg Oncol* 15(6): 1559–1565, 2008.

[51] Tang T, Dolan S, Robinson B, et al: Does the surgical approach affect quality of life outcomes?—a comparison of minimally invasive parathyroidectomy with open parathyroidectomy, *Int J Surg* 5(1): 17–22, 2007.

[52] Flynn MB, Bumpous JM, Schill K, et al: Minimally invasive radio-guided parathyroidectomy, *J Am Coll Surg* 191(1): 24–31, 2000.

[53] Harris B, Bailey D, Roach P, et al: Use of fusion imaging to localize an ectopic thoracic parathyroid adenoma, *Ann Thorac Surg* 82(2): 719–721, 2006.

[54] Ramakrishna G, Miller TD: Significant breast uptake of Tc-99m sestamibi in an actively lactating woman during SPECT myocardial perfusion imaging, *J Nucl Cardiol* 11(2): 222–223, 2004.

[55] Clarke EA, Notghi A, Harding LK: Are MIBI/tetrofosmin heart studies a potential radiation hazard to technologists? *Nucl Med Commun* 18(6): 574–577, 1997.

[56] Lal A, Chen H: The negative sestamibi scan: is a minimally invasive parathyroidectomy still possible? *Ann Surg Oncol* 14(8): 2363–2366, 2007.

第65章　多腺体甲状旁腺疾病的外科治疗

GÖRAN ÅKERSTRÖM ■ PETER STÅLBERG

1934 年，Albright 等[1] 发现了甲状旁腺透明细胞增生并考虑其源于某种形式的外部腺体的刺激。1958 年，Cope 等描述了更常见的甲状旁腺主细胞增生[2]，并认为两者起源相同。尿毒症或长期锂治疗导致的甲状旁腺功能亢进症成因较明确（参见第 66 章），而散发性甲状旁腺增生的刺激因素尚不清楚。虽然甲状旁腺增生只是甲状旁腺功能亢进症（hyperparathyroidism，HPT）中的一小部分，但其一直以来一直是病理医生和甲状旁腺外科医生的兴趣所在（参见第 70 章）。如果术中没有看到所有的甲状旁腺腺体，则很容易忽视增生性疾病。总体上说，单发腺瘤的手术效果比甲状旁腺增生的手术效果更令人满意。在有增生的患者中，病变过程中的异位和多余的甲状旁腺更常受累，因此，甲状旁腺解剖专业知识必不可少（参见第 2 章）。

由于腺瘤和增生之间的区别不明显，许多内科医生更喜欢按照 HPT 的组织病理学特征将其分为单腺体疾病和多腺体疾病。这种分类是合理的，因为从大体标本上或组织病理学上腺瘤和主细胞增生的腺体并没有区别，两者都表现为单克隆病变（参见第 58 章和第 70 章）。甲状旁腺增生和腺瘤形成的遗传学发现使其发病机制的讨论变得更加重要，可能可以为两者的组织学区别提供更好的标准。不同的基因异常可能引起单腺体或多腺体疾病，或与疾病发展的多变性相关。基因分析越来越重要，可能在不久的将来可为治疗提供重要依据。部分多腺体疾病患者合并存在某些遗传性内分泌疾病，他们可能是多发性内分泌瘤病综合征（multiple endocrine neoplasia，MEN）的一部分，其中 MEN 1 综合征是最常见的形式；他们也可能是家族性 HPT 的一部分（参见第 67 章）。最近已有越来越多原发性 HPT 患者接受了单侧探查、微创或内镜下甲状旁腺切除术（参见第 59 章和第 60 章）。这种手术的长期疗效还不确定，但对于多腺体甲状旁腺疾病患者行彻底的双侧颈部探查似乎已经达成共识。首次

颈部探查是治疗 HPT 患者的最好机会，因为再次手术通常更难，成功率降低，并发症风险增高（参见第 68 章）。

组织病理学和手术解剖学

像 HPT 这种有如此解剖学多变性和多种组织病理学特征的外科疾病非常少见。透彻了解甲状旁腺胚胎学以及熟悉病态腺体的正常解剖和常见位置至关重要（参见第 2 章）。

大体观和组织病理学

正常成人的甲状旁腺呈特征性的微黄色 - 褐色，质地柔软，有包膜，与周围脂肪组织分界明显（参见第 70 章）[3]。大部分腺体呈椭圆或豆形，也可以是圆形、长形、双叶或多叶形的。病变腺体最可能是圆形、梨形或肾形的，也可以是双叶状或多叶状的，这种情况很容易导致手术中遗留部分病变腺体（图 65-1）。正常腺体的大小约为 5 mm × 4 mm × 2 mm，最大重量在 60 mg 左右。在婴儿，正常甲状旁腺呈灰色透明；在青少年甲状旁腺腺体因为脂肪细胞含量低，相比成年人，呈褐色至微红色。组织学上，正常成人的甲状旁腺包含实质细胞（主要为主细胞）以及分散在它们之间的脂肪细胞。其中，脂肪细胞的含量随着年龄增长而增加，在肥胖人群中可能含量更高[3]。典型的正常主细胞细胞质中包含许多脂肪滴，通过油 - 红染色剂的特殊染色技术可以显现出来[4-5]。在病变甲状旁腺的细胞质中，脂肪滴通常缺失或明显减少。嗜酸性甲状旁腺细胞在年轻人和中年人中很少见，在老年人或肾功能不全的患者中频繁出现（参见第 66 章）。通过肉眼观察大体标本不能区分甲状旁腺腺瘤和主细胞增生。如实质细胞快速增殖使腺体明显增大，则通常伴有脂肪细胞消失。实质细胞含量增加

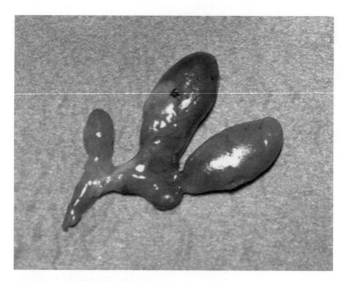

图 65-1 （也见彩图）多叶状病变的甲状旁腺。在甲状旁腺手术中很容易遗留部分腺体

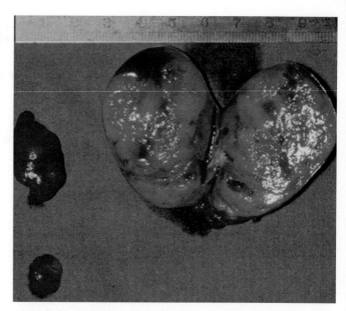

图 65-2 （也见彩图）MEN 1 相关的 HPT 患者有不对称的增大的腺体（单位以厘米计）

通常会使腺体呈微红色至棕色，腺体柔软，质地均匀。正常和病变甲状旁腺与淋巴结相比，淋巴结呈黄色至棕色，或者棕色至微红色，质地更柔软，更易与周围组织分离；它们与甲状腺相比区别更明显，甲状腺质地稍硬，呈深红色，切面可见质地不均。

甲状旁腺腺瘤有一个包含正常、富含脂肪细胞的甲状旁腺组织的边缘，只是偶尔表现明显的细胞核异形[3-4]。增生性病变也可能出现与多发性腺瘤相似的特征。一些腺瘤是由实质细胞组成的不同结节，表明它们起源于不同的甲状旁腺细胞克隆，也有一些腺瘤仅仅是同质细胞团。主细胞增生时，不同腺体之间的大小差异通常很明显，明显增大的腺体和小腺体以及正常的腺体共存现象普遍存在（图 65-2 和 65-3）。增生的腺体通常有明显的结节，具有多变的生长形式，表现为具有明显增长优势的一个或多个结节[5]。在中度高钙血症病例，腺体增大不显著，腺体间差异较小（见图 65-3），但小腺体中仍会表现出典型的微结节状增生[6]。在原发性 HPT 病人中，双腺瘤的发生率为 2%～5%[3,7-8]，有些作者报道的更高，甚至腺瘤个数高达三个，但许多多发性腺瘤可能只是主细胞增生所致的明显的不对称性肿大。腺体增大并不同时出现，如果是单发腺瘤且采用手术予以切除，则可致 HPT 复发。MEN 1 综合征中类似现象较普遍。透明细胞增生较罕见，其腺体颜色有一种典型的巧克力棕色变化，呈不对称性增大，有凹陷和伪足样延伸[3-4]。透明细胞大，呈多边形，在低倍镜下看起来其细胞质呈空泡状（参见第 70 章）。

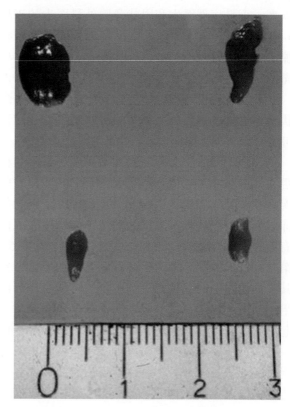

图 65-3 （也见彩图）处于临界值的高钙血症患者的增生腺体较小，呈微结节状增生（尸检病例）（单位以厘米计）

继发性甲状旁腺增生是慢性肾功能不全的必然结果（参见第 66 章）。肾损害的早期出现甲状旁腺刺激征象，甲状旁腺弥漫性增生，大小较一致。随着肾功能不全的加重和病程的延长，腺体逐渐出现显著的形

态学异常，伴有显著的重量增加和腺体肿大，形成主细胞和嗜酸细胞性结节[3-4]。也可能存在纤维化、囊肿和钙化。在继发性增生腺体中，通常以主细胞增生为主，嗜酸细胞和移行嗜酸细胞也很常见，它们的数量随着肾功能不全的严重程度增加而增加。随着甲状旁腺疾病的进展，有明显增长潜能的一个或多个结节经常处于主导地位。三发性甲旁亢是指继发性甲旁亢患者肾移植后高钙血症持续存在，主要是因为增大的甲状旁腺存在自主功能，已具有腺瘤特性[3-4]。

甲状旁腺的数量

我们的共识是：所有行甲状旁腺手术的患者至少应有四个甲状旁腺腺体[3,9]。已证实，15%的正常个体存在超量腺体，这对于有增生的患者可能更有临床意义，尤其是对于有遗传性疾病或继发于尿毒症的继发性HPT患者[3,9-12]。超量甲状旁腺中第五个腺体的最常见位置是胸腺舌部（图65-4），偶尔在另外两个甲状旁腺之间的甲状腺附近（图65-5）。胸腺或正常甲状旁腺周围的脂肪中存在甲状旁腺组织微小团块或散在的甲状旁腺细胞巢[9]。腺体增生时这些额外的腺体可能增大，导致同步或不同步增大的超量腺体出现。因此，在长期透析、持续甲状旁腺刺激的尿毒症患者中，15%~40%会有一个或多个超量腺体[12-14]。偶尔可以遇到11或12个腺体，当额外的腺体增大时，它们可能会呈"串珠"状分布于甲状旁腺胚胎时期的下降径路上（图65-6）[9]。

如果病变甲状旁腺的包膜受损，则很容易导致甲状旁腺细胞种植，种植的细胞可以作为游离的移

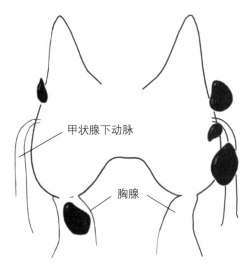

图65-5　位于另两个甲状旁腺之间甲状腺附近的超量甲状旁腺腺体

植物长成甲状旁腺结节，引起HPT的复发（参见第68章）[3,15-16]。此外，弥漫性播散于颈部脂肪组织中或纵隔内的甲状旁腺细胞丛受到刺激后，可以增大成为甲状旁腺结节，这种结节称为甲状旁腺瘤病（parathyromatosis），通常是由于术中甲状旁腺细胞的弥漫性种植所致[15-18]。未行甲状旁腺手术的患者的纵隔胸腺内也可能出现相似的甲状旁腺细胞巢[3,17]。

甲状旁腺的血供

甲状旁腺的主要动脉血供来自甲状腺下动脉终末支，与回流静脉一起通过一个门样结构进入腺体[3,19]。该结构在病变腺体或正常腺体的残留部分可

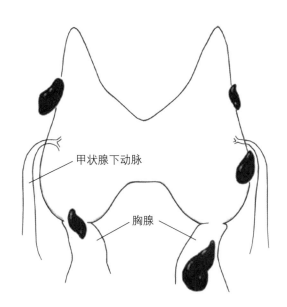

图65-4　位于颈部胸腺的超量甲状旁腺腺体

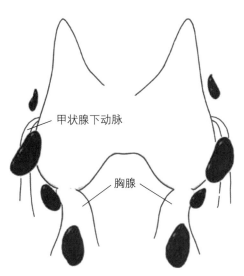

图65-6　继发于尿毒症的HPT患者，总共有八个增大甲状旁腺腺体，呈"串珠"状分布于甲状旁腺胚胎时期的下降径路上

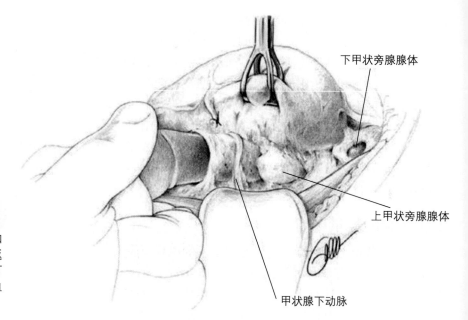

图 65-7　病变的上甲状旁腺腺体下降。如果切开气管前筋膜，则在椎前筋膜、喉返神经和甲状腺下动脉后方的无血管区，可以用手指触到病变腺体[22-23]。腺体的供血动脉可能较粗

上图标注：下甲状旁腺腺体　上甲状旁腺腺体　甲状腺下动脉

能也可见。上甲状旁腺经常由甲状腺下动脉的分支供血，然而，在40%的个体中，动脉血供来源于位于甲状腺上叶背面的上下动脉之间的吻合支[19]。上甲状旁腺的血供主要依赖于后侧的吻合支，因此，在甲状旁腺和甲状腺的手术中应该保护甲状腺上动脉的后分支。后上纵隔中的异位病变甲状旁腺的动脉可能有异常的长度和宽度，有时可以顺着其找到肿瘤（图65-7）。甲状腺下动脉的分支几乎总是供应下甲状旁腺腺体。甲状腺下极下方的病变下甲状旁腺的动脉也会显著增大。少数上纵隔内的病变腺体的动脉在颈总动脉鞘后方，源于甲状腺下动脉起始部，这种额外的动脉位于甲状腺下动脉主干尾侧端（图65-8）。颈部胸腺内的下甲状旁腺腺体的血供来源于胸腺动脉，而前纵隔内的甲状旁腺腺体的血供来自内乳动脉。

正常甲状旁腺解剖

　　上甲状旁腺腺体的最常见位置是在紧靠甲状腺后包膜、喉返神经和甲状腺下动脉交叉点上1 cm，通常跟环状软骨在相同水平（图65-9A）[3,9]。这些腺体位于甲状腺腺叶上极的后缘或其的腹外侧面，偶尔在偏中间隐藏在甲状腺后方。上甲状旁腺很少位于甲状腺上极的顶部或上部。它们也可能沿着甲状腺的后方或侧方位于更尾端，有时由于甲状腺下动脉分支或喉返神经或神经动脉交叉点而不易被发现。甲状旁腺腺体也可能隐藏在甲状腺背部突出的组织的后方，即Zuckerkandl甲状腺结节后方。上甲状旁腺异位时可能位于颈部更后方的食管旁或食管后区域内。异位腺体

越位于尾部，越接近后方。

　　下甲状旁腺最常见的位置是在甲状腺下极周围的尾后侧或腹侧面，通常在甲状腺胸腺韧带内或颈部胸腺的上部（图65-9B）[3,9]。它们有时位于甲状腺更头端或侧面区域至喉返神经与甲状腺下动脉交叉处，偶尔出现在这个交叉点上方。位于甲状腺下极腹侧面的下甲状旁腺可能包绕在甲状腺外科被膜内，通常位于甲状腺真包膜外、外科被膜层内。这样的腺体往往呈扁平状，保持有良好的血供。极少情况下，甲状旁腺位于甲状腺实质内，深藏于甲状腺中部或下部腺体内[20]。偶尔，下

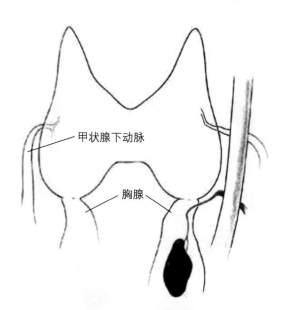

图 65-8　纵隔胸腺内的病变下甲状旁腺腺体，由明显的"额外的"甲状腺下动脉供血

图内标注：甲状腺下动脉　胸腺

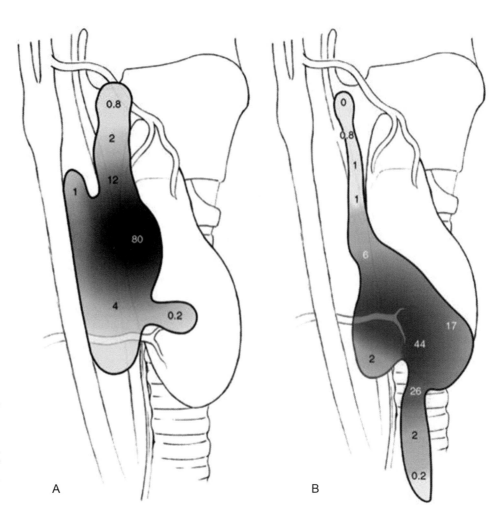

图 65-9 上甲状旁腺（A）和下甲状旁腺（B）的正常位置（尸检病例）。数据显示的是腺体在不同位置的百分比（From Åkerstrom G, Malmaeus J, Bergstrom R: Surgical anatomy of human parathyroid glands. *Surgery* 95:14, 1984.）

甲状旁腺与胸腺一起下降，停留在纵隔胸腺内；少数甲状旁腺存在于胸腺旁组织、大血管周围或紧贴胸膜或心包膜（参见第2章）。甲状旁腺的不完全下降可使下甲状旁腺位于颈部下颌角或舌骨角水平，通常被未下降的胸腺组织和胸腺旁脂肪包裹。甲状腺下方胸腺缺失时应该怀疑这种变异，我们将其定义为胸腺旁甲状旁腺[21]。下甲状旁腺最常见的变异部位是颈总动脉和颈内静脉内侧。异常下降的腺体有时被包裹在动脉鞘里面，通常在颈动脉分叉的水平，偶尔见于颈部偏下的位置[3,22-24]。

甲状旁腺的对称性

尽管腺体的位置十分多变，四个腺体通常呈明显的对称性分布。因此，甲状旁腺手术相对容易。80%的上甲状旁腺和70%的下甲状旁腺对称性分布于侧颈部[3,9]。大多数上甲状旁腺位于喉返神经-甲状腺下动脉交叉点以上，而下甲状旁腺位于交叉点以下。一侧或双侧的成对上下腺体位于神经-动脉交叉点下方或

上方，这种现象不常见，也很难判断哪个腺体是真正的上或下甲状旁腺。最常见的不对称位置是只有一侧的下甲状旁腺位于甲状腺下方的颈部胸腺内。另外一个不对称位置是同侧两个旁腺都位于神经-动脉交叉点上方或下方[9]。

甲状旁腺探查技术

手术体位和皮肤切口

在甲状旁腺手术中，通常在患者肩部下方放置一个垫枕，并使其颈部伸展以达到手术野的最佳显露，此时其上纵隔的甲状腺上移至颈部。在胸骨切迹上方大约两横指处做一领形皮肤切口打开颈部。如果颈部没有伸展开，可能会在颈部较高的咽喉部遗留下瘢痕。为了使切口更小，皮肤切口可以在稍微高一点处。为了使瘢痕对称和尽可能隐藏在皮肤皱褶处，在患者处坐位、头部竖直时标记切口为佳（图65-10）。

用电凝器分离颈阔肌皮瓣（图 65-11），之后沿着中线从胸骨切迹分离至甲状软骨上部（图 65-12）并向两侧牵开。如患者合并有甲状腺肿大影响暴露，可以离断带状肌或简单地松解胸骨甲状肌与甲状软骨联结处的筋膜部，这样不会因离断肌肉造成明显的术后不适。通常情况不需要分离或离断肌肉就能顺利完成手术。

甲状旁腺相关的筋膜层

恰当分离颈部的不同筋膜层明显有利于颈部的探查[3,23]，使局部变形最小且出血最少，否则很容易使局部解剖不清，并使正常甲状旁腺和病变甲状旁腺颜色和特征不明。甲状腺由颈浅筋膜覆盖，并由气管前筋膜包裹。当气管前筋膜以两层的方式包裹甲状腺叶时，两层筋膜在侧面合并形成血管鞘。在更加尾部的区域，背侧筋膜覆盖看包含喉返神经在内的背面组织。气管前筋膜在甲状腺叶上部很明显，但在成人，甲状腺中部和下部较模糊[3]。要游离甲状腺就要先将颈浅筋膜从血管鞘上分开，然后紧靠甲状腺上极背面离断筋膜组织。在右侧分离时要注意避免损伤喉返神经。分离并结扎甲状腺中静脉，解剖分离甲状腺侧面的"棉绒层"。牵拉甲状腺叶并旋转以适当暴露甲状腺背面（图 65-13）。然后，进行下颈部操作，在更靠近侧面切断筋膜以确保中央区颈部结构，包括胸腺、下甲状旁腺和喉返神经，钝性分离推至中线。在用这种方法有效、安全地游离甲状腺叶之后，沿着上 - 后甲状腺缘，从甲状腺外科被膜上分离并暴露上甲状旁

腺。然后，切断覆盖甲状腺下部和颈胸腺部分的筋膜，该处筋膜更薄弱，并切断甲状腺胸腺韧带，这样就可以处理颈部胸腺。如果需要暴露喉返神经，则沿着神经方向切开气管前筋膜背层，那里的筋膜更薄。（参见第 33 章）。在儿童时期，覆盖喉返神经的气管前筋膜背层通常非常明显。

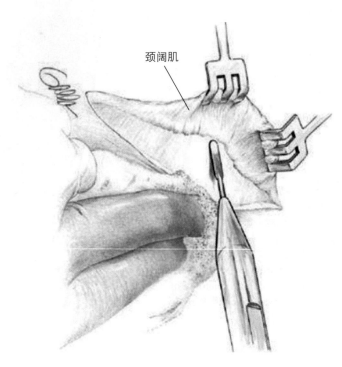

颈阔肌

图 65-11　在颈阔肌下无血管处分离颈阔肌皮瓣，适当牵引

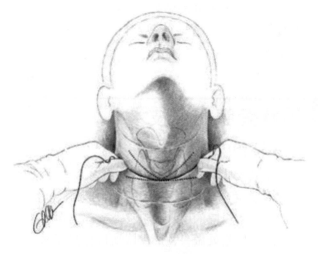

图 65-10　对称的皮肤切口可以用笔做标记或在正常皮肤皱褶处用一根丝线施压做标记。虚线代表错误的切口曲率。在伸展的颈部，切口在胸骨切迹上 2 cm，很容易被隐藏在正常皮肤皱褶中或通过项链遮盖。微创的甲状腺手术通常选择更高位置的一定长度的切口

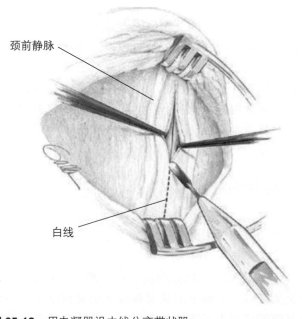

颈前静脉

白线

图 65-12　用电凝器沿中线分离带状肌

甲状旁腺的显露

就像之前描述的那样，首先探查的那侧甲状腺腺叶已经游离，紧靠甲状腺包膜分离筋膜，以分别显露上下甲状旁腺的最常见位置（见图65-9）。上甲状旁腺的相关位置是甲状腺上极的后外侧，在神经血管交叉点的上方；而下甲状旁腺最常见的位置靠近甲状腺胸腺韧带和甲状腺的连接处（见图65-9）。在这一阶段喉返神经所在的深筋膜层通常不需要暴露，因为如果不小心切开，很可能使甲状旁腺的特征性结构和颜色变得模糊不清，在有多腺体病变的患者，显现这些腺体很重要，有助于决定手术策略。原则上，"在看清一个东西之前不要切除任何东西[25]。"为避免出血和组织水肿的干扰，外科医生应首先检查解剖区域，识别典型的棕褐色的正常甲状旁腺，以及更多颜色偏红和硬度有些增加、质地均匀一致而大小不同的病变腺体（图65-14A 和 B 以及 65-13）。

如果先期探查没有确定位置最恒定的上甲状旁腺，首先要在甲状腺上极后上缘仔细寻找。如果甲状腺包膜已恰当暴露，则可以看到一个正常的甲状旁腺；或

者实际上后者是用小镊子触到的，因为它经常是"漂移"的（如在气管前筋膜的两层间移动）。切开气管前筋膜外层的附着物，经常会使腺体挤压而出，或者从一团脂肪中突出（见图65-13）。如果还是没有找到上甲状旁腺，应该从腹侧和后外侧继续切开甲状腺表面，甲状旁腺腺体可能隐藏在甲状腺裂隙处或被突出的甲状腺结节掩盖。旋转甲状腺上极，必要时抓住甲状腺牵引缝线或组织抓持器，能更好地显示甲状腺的背面。进一步解剖分离甲状腺下动脉最末分支，可以完全显露喉返神经和神经-动脉交叉点。上甲状旁腺腺体可能掩藏在这个区域很深的地方，神经深面或神经-动脉交叉点，或有时甚至隐藏在 Berry 韧带里。

如果在这些探查之后还没发现上甲状旁腺，那就继续搜寻常见的异位位置，如气管食管沟——2%~4%的上甲状旁腺可能异位于此；也可能在位于甲状腺下动脉下方，或在中颈部或下颈部食管侧方或食管后方，或在后上纵隔内（见图65-7）。从甲状腺下动脉水平到甲状腺上极分离气管前筋膜后鞘，可以充分暴露这些腺体，用一个手指直接探查食管侧面和后方，沿椎前筋膜到上纵隔（见图65-7和65-14A和

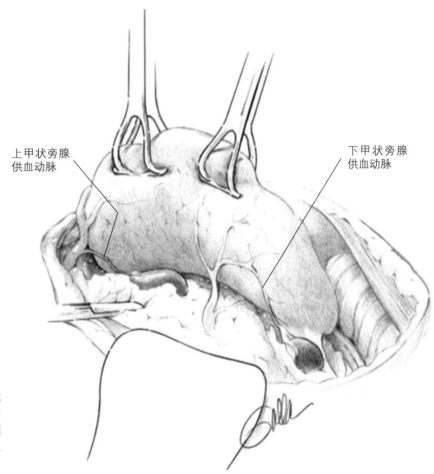

上甲状旁腺
供血动脉

下甲状旁腺
供血动脉

图 65-13　对有多腺体病变的 HPT 进行颈部探查。右侧的探查已经发现两个病变甲状旁腺。注意向中线旋转牵拉甲状腺以暴露其侧面区域，包括甲状腺下动脉-喉返神经交叉点。覆盖病变腺体的筋膜已被切开

B）。上甲状旁腺偶尔位于甲状腺内部，因此，甲状旁腺未确定时极少行甲状腺腺叶切除。如果在广泛探查后还是没有发现上甲状旁腺，则分离甲状腺上动脉以更好地暴露甲状腺上极背面。

下甲状旁腺的探查要从甲状腺下极下方、下侧方、甲状腺下极的腹侧面开始，包括甲状腺胸腺韧带和胸腺上部（图 65-15A 和 B 和 65-9）。从周围的脂肪组织旁切开分离颈部胸腺，注意要保持其完整，如果疑有病变腺体，则切开探查。如果下甲状旁腺还没有确认出来，则沿着甲状腺侧方和后缘，从头侧切开，在甲状腺下动脉分支之间甚至在神经 - 动脉交叉点以上进行探查。对甲状腺表面也要仔细探查，因为下甲状旁腺经常位于甲状腺下极表面的腹侧面、甲状腺外科被膜里面。触摸甲状腺，切开表面的任何结节，必要时予以切除。如果甲状腺完全正常，不可能包含病变的甲状旁腺；但是如果甲状腺有增大或有结节，则表明需要部分切除甲状腺下极[20]。但是更偏向于行甲状腺腺叶切除，如果需要再次手术，则部分切除术将产生严重不利影响。另外一种可供选择的甚至更有吸引力的方式是：应用术中超声观察增大的甲状腺内的下甲状旁腺。最后，如果仍然没有找到下旁腺，则通过钝性分离尽可能多地将胸腺从前纵隔拉出来并切除（见图 65-15A 和 B）。

甲状旁腺功能亢进症患者的异位腺体

相对于尸体解剖中得到的正常甲状旁腺的解剖位置，甲旁亢患者术中发现异位甲状旁腺的发生率更高。这可能与相关病例的选择偏差有关，也可能与对真正的甲状旁腺异位的见解不同有关。有学者提出，增大的上甲状旁腺腺体更常出现在出现异位。

Thompson 发现，30%～40% 的上甲状旁腺腺瘤异位至食管旁、咽后或食管后。而正常的甲状旁腺腺体异位到这些地方的发生率仅为 1%～4%。Thompson 等还指出，上甲状旁腺腺瘤由于腺体增大、受吞咽动作的推挤等原因，可能会从气管前筋膜鞘和椎前筋膜之间的平面移至其他位置，最常见的有食管旁、食管后以及甲状腺下动脉尾端和后方。这种异位的甲状旁腺将进一步向尾端下降并进入后纵隔，或向中间移动进入气管食管沟内，通常位于喉返神经的后或侧方（见图 65-7 和 65-9A 和 B）。这种移位对于较大的上甲状旁腺特别明显（见图 65-7 和 65-9B）。二次手术时，将近 20% 的增大的上甲状旁腺是从气管食管沟、咽后、食管后间隙中找到，30%～40% 是在后上纵隔找到（图 65-16）。上甲状旁腺可以移位至甲状腺叶中部表面或高出甲状腺叶上极的位置，但比较少见；上甲状旁腺还可出现在更高的位置，位于甲状腺上极上方 2 cm 的咽旁，有时可被喉肌覆盖。这样的异位腺体，比未下降的下甲状旁腺（向外侧移位至颈动脉鞘内）罕见得多。上甲状旁腺很少出现在甲状腺内，但是上甲状旁腺隐藏在甲状腺表面的凹陷内较多见，尤其是患有结节性甲状腺肿的病人，有报道称，30%～40% 的甲状旁腺手术存在这种情况。

与上甲状旁腺腺瘤相比，下甲状旁腺腺瘤似乎缺乏这种随腺体增大而移位的趋势，它们的分布更加不定，常难以寻找。与正常的下甲状旁腺一样，增大的下甲状旁腺腺体通常也位于甲状腺下极附近、甲状腺悬韧带内或颈部胸腺内。病变的下甲状旁腺出现在上纵隔的发生率不到 2%，该处紧邻主动脉弓和其他大血管，颈部切口无法到达。极少有腺体出现在中纵隔或主动脉肺动脉窗内，但在 Tominaga 的包含 1 000

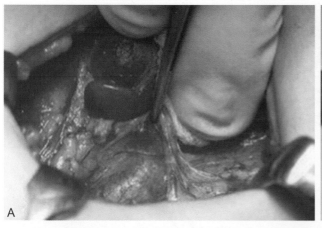
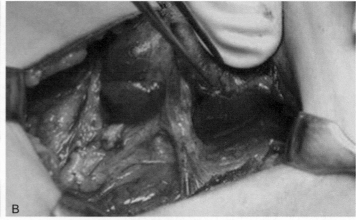

图 65-14 （也见彩图）一位 13 岁继发性 HPT 患者的病理性腺体。最初下甲状旁腺向下下降并隐藏于气管前筋膜（A），可以从中将其牵拉出来（B）

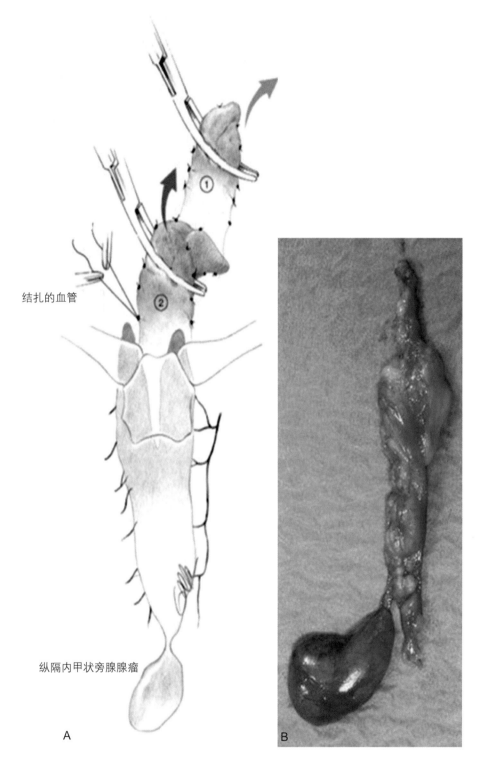

结扎的血管

纵隔内甲状旁腺腺瘤

A　　B

图 65-15（也见彩图）A，部分纵隔胸腺通过持续应用两把外科钳牵引拉出，逐渐向上牵拉胸腺，同时沿胸腺包膜用手指进行钝性分离，同时夹闭汇入无名静脉的静脉。B，从纵隔拉出的大的病理性腺体；达到 14 cm 的胸腺能通过这种方法拉出

多例有继发性甲旁亢的研究中，在这个部位出现却比较常见[12]。下甲状旁腺在甲状腺内的发生率有所不同，可能是因为难以辨别甲状旁腺是陷入甲状腺外科被膜内还是位于有结节的甲状腺组织内所致。根据我们的经验，甲状旁腺位于甲状腺内的发生率不到 1%，在甲旁亢病人更低，但有报道表示，这在二次手术的患者中比较常见[35]。未下降的下甲状旁腺不多见（<1%），可能同胸腺组织一起位于甲状腺上方；在这类病例中，甲状腺下方胸腺呈典型的缺失状态。下甲状旁腺也可能异常下降，常同胸腺组织一起出现在

血管鞘内。纤维胸腺组织索带可以被视为一种通向肿瘤的路径（"黄砖路"），从甲状腺胸腺韧带侧向跨过，有时指向肿瘤[24]。血管鞘内的肿瘤可存在于锁骨水平至颈动脉分叉之间。极个别情况下，甲状旁腺埋于食管壁中或位于颈外侧三角。甲状旁腺腺体也可能位于心包膜内、迷走神经内或梨状隐窝的黏膜中，但很罕见[3,22-24]。在二次手术的病例中发现，30%的病变的下甲状旁腺位于较深的纵隔胸腺内，3%位于纵隔胸腺外的大血管附近，4%未下降（图65-16）[3,26-35]。偶尔，上甲状旁腺及下甲状旁腺均异位至颈动脉鞘内。

甲状旁腺触诊

有时可以通过触诊确定病变腺体是位于甲状腺后方还是位于甲状腺内抑或是食管后方。相对于质硬和甲状腺结节而言，一个界限清楚的可移动肿瘤有时质地均匀（见图65-7）。

甲状旁腺切除

分离病变的甲状旁腺时应注意它的血供。病变的上甲状旁腺的游离应该靠近上极表面，从腹侧和背侧开始，最后离断起源于甲状腺上极背面的甲状旁腺动脉和静脉（见图65-13）[36]。病变的下甲状旁腺的解剖应从尾端开始，因为甲状旁腺的血管门通常位于头端（见图65-13）。注意腺体的双叶或多叶状结构，不要遗漏（见图65-1）。外科医生应小心操作，在血管蒂处或在要切除的腺体周围结缔组织处抓持腺体，避

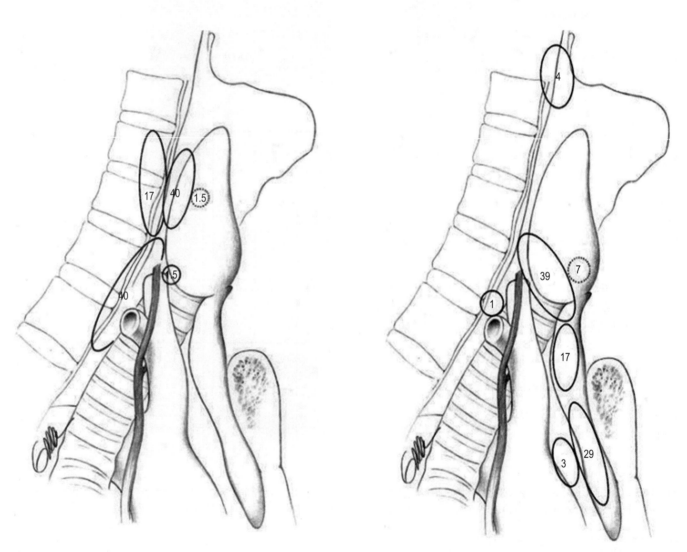

图65-16   二次手术发现的病变的上甲状旁腺腺体（A）和下甲状旁腺（B），参考文献26-33。图中圈内数字表示异位腺体出现在不同部位的百分比。虚线表示在甲状腺内。上甲状旁腺（A）：正常部位40%，食管后或气管食管沟17%，后上纵隔40%，甲状腺内（虚线标出）1.5%，颈动脉鞘1.5%。下甲状旁腺（B）：甲状腺下极附近的正常位置或甲状腺悬韧带内39%，颈部胸腺17%，纵隔胸腺29%，除胸腺外的纵隔3%，甲状腺内（虚线标出）7%，未下降4%，颈动脉鞘1%（Reproduced from: Åkerström G, Juhlin C. *Reoperation in primary hyperparathyroidism*. In: Åkerström G, ed. Current Controversy in Parathyroid Operation and Reoperation. Georgetown: R.G. Landes Company, 1994:131–165; with copyright permission from Landes Bioscience.）

免直接夹持腺体包膜，以免腺体破裂。如果一个正常大小的甲状旁腺组织已失去活性，应将其切成碎片并进行再植；多腺体病变通常于前臂肱桡肌内进行自体移植[36]。手术通常不常规显露喉返神经，后者只有在广泛分离或再手术时才需要暴露。需要强调的是，喉返神经可能与增大的上甲状旁腺前方或内侧部分关系密切，而与下甲状旁腺的背面关系密切[36]。

胸腺切除和中央区清扫

临床上，一些有多腺体病变的病人有超量腺体的发生率高，尤其是 MEN 1 相关的 HPT 或继发性甲旁亢病人。这些病人手术时必须仔细探查超量腺体可能部位，应行颈部胸腺切除和中央区脂肪结缔组织切除，尤其是包绕甲状腺的脂肪垫。目前对于 MEN 1 和肾衰竭所致的继发性甲旁亢患者常规推荐该术式（参见第66 章和第 67 章）。

行胸腺切除要紧靠胸腺包膜，首先探查胸腺颈段（图 65-15A 和 B）。用两把血管钳夹持腺体，交替向上牵拉，逐渐向下分离，胸骨后部分主要在非直视下分离，仔细结扎汇入无名静脉的血管，尽量向上牵拉胸腺直到其趋于破裂，尽量多地切除胸腺组织。胸腺完全切除时可呈现"羽毛状边缘"。清除中央区脂肪组织时应避免损伤正常的甲状旁腺周围的血液循环。

甲状旁腺活检

应行腺体活检，或应正常腺体切除后行组织学检查以确认甲状旁腺。然而，甲状旁腺活检容易导致腺体或移植组织血供障碍，因此，应尽可能避免常规活检[37]。通常根据腺体的大小、质地和颜色来判断腺体是否正常。如果一定要进行活检来确定一个病变组织确实是甲状旁腺，则手术切取必须十分小心。有时需要切取正常大小的腺体以支持组织病理学诊断，但这种做法应尽可能规避，因为这类腺体是应该选做保留的腺体。

甲状旁腺次全切除与全切除

1958 年，Cope 等首次描述了甲状旁腺主细胞增生[2]。后来有人提出对其应行甲状旁腺次全切除来治疗。继而，甲状旁腺次全切除被推荐用于治疗肾衰竭病人的甲状旁腺增生[38]。然而，因为继发性甲旁亢复发率较高，有人提出对这类病人应行甲状旁腺全切除而不是自体移植[35]。这种策略很快就被放弃了，因为这种方法会导致再生不良型骨、低周转骨疾病和骨痛，高钙血症的危险也增加。在甲状腺癌的治疗中，

将切除的甲状旁腺移植到胸锁乳突肌后仍有功能，因此，有人提出应用甲状旁腺全切除加自体移植治疗原发性甲状旁腺增生[39]。Wells 等后来改进了自体移植的技术，并提出将前臂肌肉作为移植点[38-39]，并可以对在移植处附近采血检测 PTH 以证明移植组织是否有功能[40]。其他人也提出腹部或胸骨前皮下脂肪可以提供更自然的甲状旁腺移植处[41-42]。但是大多数外科医生仍然使用前臂肌肉，因为该处更容易监测激素从而确定移植物的功能。甲状旁腺组织冰冻保存也可用于术后甲状旁腺功能不足的患者[43-45]。然而冰冻保存的组织只在 60% 的病人有功能，而初次移植的甲状旁腺组织在超过 90% 的病人有功能。

据报道，应用甲状旁腺次全切除手术治疗散发性原发性甲状旁腺增生的长期治愈率为 85%～90%[46]。失败的主要原因是忽视了超量存在的甲状旁腺，残余腺体的复发非常罕见，或可在随访后期发生[46]。残余腺体的复发是由于残留腺体本身的特性所致，因为即使是较彻底的切除也很难预防复发[47]。甲状旁腺次全切除适用于有 1～2 个正常大小腺体的患者，因为正常的甲状旁腺组织可以作为保留部分而不适合自体移植。

甲状旁腺全切除加自体移植更有优势，尤其对四个旁腺都增大和有病变或再手术的患者，因为作为保留部分的腺体应具有较强的再生潜力。前臂移植组织的复发可以在局麻下切除，比颈部的组织更容易处理[38-39]。

1/3 的甲状旁腺全切加自体移植病人有高血钙复发[3,14,48]这常常是由于超量甲状旁腺存在引起的。但只有部分病人出现的轻度高钙血症是由移植腺体功能亢进所致[3,12,49-51]。

偶尔，也会出现移植组织过度生长或浸润性生长，这可能是由于移植物选择不当所致[49-51]。手术后较长时间存在低血钙是另一个普遍存在的问题。甲状旁腺次全切除或全切除加自体移植治疗甲状旁腺增生中的疗效是相近的。两种方法的疗效比较较困难，因为主要失败原因是由异位甲状旁腺或超量的腺体所致[3,25,38]。

无论甲状旁腺次全切除或全切除加自体移植，都应选择最小且无肉眼结节的腺体作为保留腺体[52-54]。

手术技巧和策略

甲状旁腺次全切除术

双侧颈部探查要确定所有甲状旁腺，至少要探查到四个腺体后才能切除或移除任何增大的腺体。当探

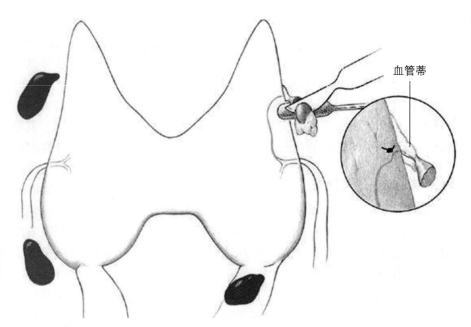

血管蒂

图 65-17 甲状旁腺次全切除技术。在探查到所有四个腺体后，将最小腺体的约 50 mg 的组织作为保留腺体。当保留腺体的活力确认后，切除其他病变腺体。在保留腺体区域用丝线或止血夹做标记

查完成后，外科医生才能比较所有腺体的大小和外观特征并保留最小的且外观最正常的腺体。

如果最小的腺体大小正常，可以保留在原位。如果腺体增大，则应将其大小约 50 mg、血供良好的组织作为保留部分（图 65-17）。用刀切除其余组织并仔细保留腺体的血供。在纱布上切开甲状旁腺组织时应小心组织溢出，落入手术野内造成人为种植。保留腺体上有少量出血时轻轻压迫可很快停止。如果保留腺体活力没有问题，再切除其他腺体。如果保留腺体活力有问题，则切除该腺体而选择另一个腺体作为保留腺体。对该区域用不可吸收线标记（通常缝在相邻的甲状腺组织上）。对大多数病人行颈部胸腺切除，因为高达 15% 的病人存在第五个甲状旁腺[12]。

甲状旁腺次全切术应作为甲状旁腺增生的首选术式。永久性甲状旁腺功能低下的风险小于 1%[38]。甲旁亢复发时，如果已在该区域做过适当标记并记录了其与喉返神经的关系，则很容易发现保留腺体。对该保留腺体可以再行部分切除或全切除加自体移植，后者更好些。

甲状旁腺全切除加自体移植术

在甲状腺全切除术中，四个旁腺均需找到并予以切除，且每个腺体均需经冰冻切片予以证实。同时切除颈部胸腺，以去除超量存在的甲状旁腺[55]。从最小的腺体或外观最正常的腺体（即结节最少的腺体）切取一块 60～80 mg 组织[52-55]。将这块组织置于冰生理盐水里冷置，并用小刀将其切成 0.5～1 mm 碎片，

然后将这些碎片移植于肱桡肌中——置于 20 个分离的小袋内（图 65-18）。每个小袋用 5-0 不吸收缝线关闭，移植部位用止血夹标记。在血液透析病人要避免用有血管瘘的上肢。

甲状旁腺全切加自体移植术后患者会经受一段低血钙时期，因为移植物的功能恢复依靠周围肌肉的血管形成，一般 2～3 个月或更长时间后移植物才能有适当的功能。这期间患者需要补充维生素 D 和钙剂。如果病人手术后血钙正常，很可能是因为其颈部或纵隔内存在超量的甲状旁腺[56-57]。甲状旁腺全切加自体移植手术的失败发生率和永久性甲旁减发生率可能比甲状旁腺次全切除要高些，但是，如果移植组织处理得当，这种发生率应该较低。后期的移植失败也有报道。

甲状旁腺组织冷冻保存

甲状旁腺次全切除术或全切除加自体移植后都存在发生永久性甲状旁腺功能低下的可能。为了治疗该并发症，对多腺体病变者常规行甲状旁腺组织冷冻保存。甲状旁腺全切除术后永久性甲旁减发生率高于次全切除术后。再手术病人这种风险更高，因为前一次手术已经切除了部分腺体或已使数量不定的残留腺体组织缺血[32,35]。这是我们总结的甲状旁腺组织冷冻保存的主要适应证。

冷冻保存并延时自体移植的甲状旁腺组织应该从最小的腺体中选取。这些组织应该即刻置于冰生理盐水（或组织培养液）中，并在术中经冰冻切片证实

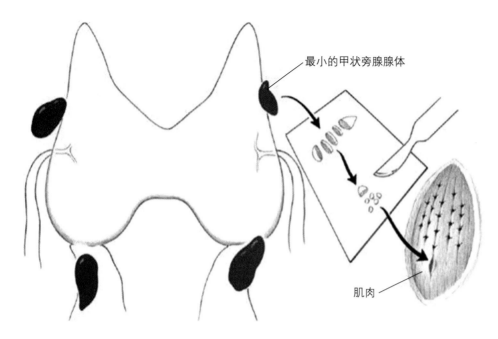

最小的甲状旁腺腺体

肌肉

图 65-18　甲状旁腺全切除加自体移植技术。探查所有甲状旁腺后，切除全部甲状旁腺和颈胸腺。取最小腺体的部分（60~80 mg）组织作为自体移植组织，并行冰冻切片活检以确认待移植组织是甲状旁腺组织。将切取的组织浸于冰生理盐溶液，再将其切成 0.5~1 mm 的组织碎片，它们将被分开移植到肱桡肌的不同位置的小袋中。每个小袋用 5-0 不吸收缝合线缝闭，并用止血夹标记各个移植位置

其为甲状旁腺组织。将冷冻保存的甲状旁腺组织在无菌状况下切成 1 mm 小碎片，然后置入含有培养液（RPMI）的小瓶中。RPMI 培养液包括 20% 的二甲亚砜（DMSO），20% 的病人血清。将小瓶置于 -70℃ 冰箱内 3 小时，缓慢冷冻（大约每分钟降低 1℃），然后将其置于液氮内保存 [38,57]。如果后期需要自体移植，则将冷冻组织置于 37℃ 水浴中解冻，用组织培养液洗涤，如前述方法植入前臂肌肉内。2/3 的病人的移植物能够发挥功能。延时移植不如新鲜组织移植有效。甲状旁腺全切后血钙正常（或高血钙）率较高，因此，有人提出不必术中即刻行甲状旁腺自体移植，可手术后低血钙出现时再行延时移植，这也是甲状旁腺是否全切的证据 [57]。但是大多数学者仍然推荐术中即刻行自体移植。

散发性原发性多腺体 HPT

一项近期进行的筛查研究报道，2.1% 的绝经后女性发生原发性 HPT。筛查研究证实，大多数患者有轻度高血钙，但即使采用较为宽松的适应证，其中也只有 10% 的病人需要手术治疗。手术适应证不是很确定，但常包括：血钙大于 2.70 mmol/L 或存在一些症状，如肾结石、骨疾病或一些比较模糊的指标，如典型的神经精神功能不全和极度疲劳等。在散发性 HPT 中，多腺体疾病的总体发生率为 10%~15%，但是目前术前没有办法确定是单腺体或多腺体病变。在血钙中度升高的病人中，多腺体病变发生率高，而在血钙升高明显的人群中多腺体病变发生率较低 [60]。在泌尿

系统结石需要手术的年轻男性病人，血钙在临界状态时仍易于发生多腺体病变，同样，只有血钙轻度升高的年龄较大的手术病人也易于发生多腺体病变。多腺体病变手术治疗较困难 [60]，因此，对只有血钙轻度升高的老年患者通常不建议手术治疗。如果有可能，让年轻的肾结石患者到更专业的医疗机构去检查，则多腺体疾病的发生率会更高

应用微创或腔镜辅助手术的医生当前对患者进行术前 MIBI 和超声定位检查（参见第 59 章、第 60 章和第 61 章）。这些检查方法对增大明显的单个腺体的诊断具有可接受的准确性，但是它们在定位多腺体增生时的准确性不够，这意味着大多数这类病变必须在手术中确定。现在我们常规使用外科医生使用的超声仪在术前定位病变腺体，并在颈部探查前确定甲状腺内甲状旁腺瘤和甲状腺病变。

散发性甲状旁腺增生的原因尚不清楚。某些维生素 D 受体的多态性可能是轻度原发性 HPT 的危险因素，后者与相关的维生素 D 缺乏在老年患者可能意味着生长控制的缺乏以及单发和多发甲状旁腺腺体异常的发生率增加 [3,61-62]。病理学上，多腺体病变患者的腺体通常表现为不对称的结节状主细胞增生，只有 2~3 个腺体有明显病变，并且病变腺体表现为"腺瘤样改变" [3,6]。除非有"确定的"腺瘤指标（例如，有正常甲状旁腺组织形成的边缘），增大的增生腺体在宏观上和微观上与多发性腺瘤难以区分 [7]。通常出现 2 个增大的腺体，2/3 的病人是主细胞增生，而有 3~4 个腺体增生的是非常少见 [60,63]。4 个腺体增生的

病例偶尔表现为透明细胞增生（尽管现在非常罕见）或某种尚未认识的 MEN 1。

遗传学研究推断，主细胞增生的病变腺体是从多克隆增生发展为单克隆肿瘤细胞的 [3,64]。甲状旁腺腺瘤与细胞周期蛋白 D1 的易位、涉及 MEN 1 基因的体细胞突变以及 Wnt 基因调控的异常和 β- 连环蛋白驱动的转录体细胞突变有关 [65]。已证明，染色体 1p、1q、6q、9p、11q 和 15q 上等位基因的缺失与甲状旁腺腺瘤相关且其表现出多种缺失 [65-66]。然而，迄今为止基因异常并没有有助于解释多腺体散发性原发性甲旁亢个体的肿瘤的不同生长规律。

主细胞增生患者只需切除增大的腺体，保留大小正常的相关腺体 [67]，这是可以接受的保守的外科治疗。相同策略适用于双腺瘤。对于有三个腺体病变或少数有四个腺体病变的患者，采用甲状旁腺次全切除术。当有数个腺体增大时，同时行颈部胸腺切除 [3,7-8,44,67]。

部分主细胞增生或多发性腺瘤患者代表未诊断的 MEN 1 患者。对这些患者通常需要进行更彻底的手术（以后讨论）。对于所有年轻的患者（＜40 岁），术前应进行 MEN 1 筛查 [3]，以确定 MEN 1 诊断和选择更合适的外科治疗策略。手术中出现的特别大的、巧克力棕色腺体极有可能是极少见的透明细胞增生，通常所有腺体都有病变，对这种患者应行甲状旁腺次全切除或全切除加自体移植术。透明细胞增生患者的甲状旁腺组织功能较低，因此，建议保留 100 mg 的腺体。

家族性 PHT

因为参考资料不同，结果也有所不同，但是，10%～20% 的原发性 HPT 和多腺体病变患者有家族病史。近年来，遗传学研究提供了家族性 HPT 的诊断依据，现在家族性 HPT 的主要诊断依据是基因测定。HPT 是 MEN-1 综合征最常见的表现，也少见于 MEN 2A（20%～30%），但它不是 MEN 2B 综合征的一部分。HTP 在没有其他内分泌疾病表现的非 MEN 家族性病变中也可以遇到。

MEN 1 相关的 HPT

MEN 1 是一种比较少见的常染色体显性遗传性综合征，大约 1/30 000 的人群受累，包括甲状旁腺肿瘤，胰腺十二指肠内分泌系统和垂体肿瘤（见第 67 章）[69]。除了这些经典的病变，前肠类癌、肾上腺皮质增生或肾上腺皮质瘤和脂肪瘤的发病率也在增加。原发性甲旁亢通常是 MEN 1 内分泌病中最常见和最

早检测到的病变，在到 40 岁的病人中几乎 95% 的患者有该病 [69-72]。MEN 1 HPT 患者的年龄一般小于散发性甲旁亢患者的年龄，也就是说，甲状旁腺疾病可早在 11～30 期间检测到 [71]。

MEN 1 患者的症状与其他甲旁亢患者的相同。肾结石可能特别影响年轻患者；对老年患者影响较大的主要是一些精神症状、注意力集中困难、疲倦等，虽然这些症状在职业智力要求高的年轻病人中也会存在。典型的 MEN 1 通常是多个甲状旁腺同时或不同时受累 [73-75]。

在胰腺肿瘤或垂体瘤甚至前肠类癌或肾上腺皮质肿瘤患者中行血清钙筛查，可能可以发现 MEN 1 [71-72]。MEN 1 综合征中，menin 基因是复杂的，已在不同的家族中发现了超过 1 000 个基因突变，并没有强基因型 - 表型相关性 [76-77]。除非已经证实这个基因在该家族中有突变，否则一个阴性的基因测定并不能排除 MEN 1 综合征。基因表达甚至在同一家族中也各不相同。完整的 MEN 1 基因测序是诊断本病的最佳方法，在典型的 MEN 1 病例中，70%～90% 的患者存在基因突变 [78]。多重连接依赖式探针扩增技术（multiplex ligation-dependent probe amplification assay，MLPA）最近已被用于探查发生于 4% 的 MEN 1 病例中的大的基因缺失 [78]。如果基因测定无阳性发现，而患者的三个经典的内分泌器官中有两个器官受累（甲状腺、胰腺 - 十二指肠或垂体），或有 MEN 1 家族史和一个这样的肿瘤，则可以诊断 MEN 1 [69]。

如果同时存在 HPT 和 Zollinger-Ellison 综合征，应该优先手术治疗 PHT，因为高钙血症的逆转可能会对胃泌素分泌产生有利影响 [79]。

MEN 1 甲状旁腺疾病被视为更具侵袭性的甲状旁腺增生，手术治疗失败率较高 [80-82]。甲状旁腺病变由多种单克隆肿瘤构成，是在多克隆增生基础上发生的，为明显的不对称的多腺体病变 [83]。在 MEN 1 病变中尽管病变腺体更大，腺体间的大小差异更为明显，但是，MEN 1 病变腺体的形态特征与之前描述的结节状主细胞增生是相似的 [84]。腺体增生肿大有不同步性，彼此之间可以有相当长的时间间隔。有些病人开始因明显的单腺体增大而诊断为单腺体腺瘤 [3,11,81-82,85]。发生这种误诊的主要原因是：这些增大的腺体在病理上有一些符合腺瘤诊断的指标，同时其他腺体大小和组织学表现均正常 [3,82]。MEN 1 综合征患者的超量腺体的发生率较高 [82]。因此，MEN 1 患者 HPT 复发是由其遗传本质所决定的，并且可能取决于已经增殖的甲状旁腺组织的继发性突变。

对甲状旁腺疾病的治疗可以认为是一种姑息性治疗，其目的是维持尽可能长期的正常血钙，而使永久性甲状旁腺功能减退症的风险最小化。甲状旁腺疾病复发的间隔时间是不可预测的，与其余病变腺体的生长速度有关。有些患者在切除一个或两个病变腺体后，血钙的正常保持了几十年，而其他病人在甲状旁腺次全切除后几年就复发了[86]。可以考虑尽早手术切除病变甲状旁腺，这样可以避免长期暴露于 HPT，因为即使轻度高血钙，患者也有骨质疏松[69]。

在大多数治疗中心，甲状旁腺次全切除术加颈部胸腺切除仍是 MEN 1 相关的 HPT 的主要手术方式，尤其是对有一个或两个正常腺体的病人[80,86-90]。手术中切除最大的甲状旁腺，保留最小的形态较正常的腺体的大约 50 mg 组织，并用不可吸收缝线标记。如果最小的腺体大小不够，则应保留一个半腺体。

甲状旁腺全切除加即时前臂自体移植（或自体移植于皮下脂肪）不是常用的方法。病人要经受长期的手术后低血钙等并发症，并且与我们的初衷相反，它并没有简化复发后的治疗[90]。对于 MEN 1 合并四个腺体均明显增大而较难将残腺修整到一个适当大小的患者，推荐应用该术式[39,91-92]。该术式也可省却在手术野切开增生的病变腺体，从而可减少甲状旁腺细胞种植和种植后的复发风险。再手术患者的首选方案是甲状旁腺全切除加自体移植，因为手术后的粘连会使颈部的再次探查相当困难[3]。MEN 1 病人甲状旁腺移植组织的量可能会增加至 60 ~ 80 mg 的，以减少永久性甲状旁腺功能减退症的风险[3,53,82]。应该选择最小的外观正常的腺体作为移植物。获得满意效果的最重要因素在于强调清除胸腺、甲状腺周围的超量腺体，因为这些甲状旁腺受 MEN 1 基因偏差影响，具有继续生长而导致病情复发的倾向[82]。MEN 1 患者的甲状旁腺切除术应同时切除颈部胸腺[93]和甲状旁腺周围的脂肪[9]。在 MEN1 患者常常遇到异位腺体，这些需在首次手术时仔细探查，因为再手术时更难取出这些病变的腺体。首次手术时标出所有甲状旁腺的位置非常重要。

25% ~ 50% 的 MEN 1 患者手术后发生持续性或复发性 HPT[82,87-90]。外科医生缺乏经验、术中未发现所有四个腺体或按照只有单个腺体腺瘤进行治疗会导致失败发生率明显增高[82,87-90]。不推荐对 MEN 1 病人行单侧探查，因为一侧可能存在一个腺瘤样病变和一个正常大小的腺体，而对侧却还有增大的腺体存在[3,94]。MEN 1 患者手术中需要特别注意的是，在双侧探查结束前不要切除任何组织，以确保完整保留最小的和病变最轻的腺体。

如果手术前没有诊断出 MEN 1，则手术失败的风险相当高。因此，在所有年轻或中年（40 岁以下）原发性 HPT 病人均需要排除 MEN 1 所致的 HPT。筛选程序旨在发现同时存在的胰腺或垂体肿瘤或在 MEN 1 先证者中发现 HPT（框 65-1）[71-72]。在手术中发现的多腺体受累的原发性 HPT 或复发性 HPT 患者要考虑 MEN 1。MEN 1 患者的所有一级亲属均需做基因诊断，评估发病的风险并进行随访。在有多器官病变患者中，如其生化指标显示 MEN 1，建议行基因检测（见框 65-1）

框65-1 在年轻、复发或有多腺体受累的HPT患者中进行MEN 1诊断的生化检查（血清标本）

嗜铬素 A
胰腺多肽（PP）
胃泌素
胰岛素，胰岛素原 / 葡萄糖
胰高血糖素
血管活性肠肽（VIP）
生长调节素 C（IGF-1）
MEN 1 基因分析*

---

*血清钙的测量通常用于筛选超过20岁的MEN 1先证者。倡导在MEN 1患者的一级亲属和典型的MEN 1肿瘤患者中进行基因突变分析

MEN 2 相关的 HPT

MEN 2 综合征包括甲状腺髓样癌和同时发生的甲状腺内 C 细胞增生，以及大约 50% 的患者存在单侧或双侧嗜铬细胞瘤，大约 20% 的患者存在 HPT（参见第 67 章）[95-96]。RET 基因的激活突变的基因检测已得到广泛应用。甲状旁腺受累可见于少数 MEN 2A 先证者，它与 RET 原癌基因的 634 密码子的突变有关，但与罕见的 MEN 2B 综合征无关[96-97]。在 MEN 2A 患者中，甲状旁腺疾病一般是温和的；多数患者没有高钙血症或 HPT 的临床症状，且其轻微的甲状旁腺增大往往是甲状腺髓样癌手术中的一个偶然发现[98]。少数人有临床表现，如肾结石或明显的神经精神症状。组织学上，MEN 2A 的主要病变是结节性甲状旁腺主细胞增生，一般不止一个腺体受到影响，但增生腺体明显不对称，这意味着增大的腺体与正常大小的腺体同时存在[99]。前文已描述了单个和多个腺体腺瘤，提出腺瘤可能是在结节性增生的基础上发展而成。MEN 2A 患者需行甲状腺全切除加彻底的中央区淋巴结清扫，经常也行颈外侧淋巴结清扫[100]。这么广泛的清扫手

术有可能导致永久性甲状旁腺功能减低，因此，手术中应尽量避免。MEN 2A 相关的 HPT 的外科处理的主要目标：是保留甲状旁腺的功能正常[99-100]。

因此，在 MEN 2A 患者手术中应确定所有甲状旁腺腺体，只切除肉眼增大的腺体。常规甲状旁腺次全或全切除术后甲状旁腺功能减退症的发生率较高[101-103]。HPT 也可能在甲状腺手术几年后出现，对单个腺瘤或多腺体病变应该采用保守的策略，仅切除增大的腺体[101]。MEN 2A 患者中除了极少的家族性病变患者需要积极的手术治疗外[103]，对大多数采用保守的甲状旁腺手术治疗，治愈率普遍良好，复发率低（10%左右）。

家族性单腺体 HPT

在没有合并其他内分泌疾病的情况下，家族性单腺体 HPT（familial isolated HPT，FIHPT）与 MEN 1 基因、HRPT 2 基因、钙敏感受体（CASR）基因的突变相关，尽管一些家庭没有这些位点的遗传连锁[69-104]。

已证实，有 MEN 1 基因突变的 FIHPT 患者属于 MEN 1 家族，但是只表现出 HTP 而没有其他内分泌病的表现[105]。这些患者的 HTP 的治疗跟普通的 MEN 1 患者的治疗一样。

HPT 颌肿瘤综合征

HPT 颌肿瘤综合征（HPT-JT）是家族性 HPT 的一个很罕见的原因；对年轻 HPT 患者或囊性甲状旁腺肿瘤患者应警惕该病。这些患者有单发或多发（有时是不同步的）甲状旁腺腺瘤，发生甲状旁腺癌的风险也增加（大约 15%）（参见第 69 章和第 70 章）[106-110]。该综合征可能与严重的高钙血症相关。大约 35% 的患者在青少年时期会出现特征性的上颌骨或下颌骨骨化纤维瘤。一些患者有肾疾病（错构瘤，多囊肾，成人肾母细胞瘤）；女性患者可能有子宫肿瘤[106-110]。HPT-JT 综合征是由 1 号染色体 q21-q32 片段编码的抑癌基因 Parafibromin 引起的甲状旁腺功能亢进症蛋白 2（HRPT 2）基因的失活性突变所致[108-112]。大约 50% 的家族有可检测到的 HRPT 2 基因突变，但由于基因诊断很难，该综合征很明显也可能由邻近基因突变或外生基因沉默所致[111]。同在 MEN 1 一样，HPT 是该病最常见的特征，发生于 80% 的成年人，经常早期发病（平均为 32 岁）。建议切除增大明显的甲状旁腺；如果是甲状旁腺癌，则需

行肿瘤扩大切除，并行同侧甲状腺叶和邻近软组织清除[112-114]。HPT-JT 综合征的术前诊断对制订外科手术计划和证实甲状旁腺癌的风险非常重要[113]。

家族性 HPT 的其他变异还没有从基因学上分类；某些可能有更复杂的遗传特点，可能是女性基因携带者外显率减低的常染色体显性遗传，或是常染色体隐性遗传；某些家族还没有被证实有遗传连锁[104-105,115-116]。FIHPT 很少在 10 岁以前发病。在 50%～75% 的患者可探查到多个异常甲状旁腺腺体，超量存在的腺体出现病变概率很高，通常是持续性或复发性疾病的原因[116]。一些患者的复发可能发生在首次甲状旁腺切除后几十年里。应该对 FIHPT 采取更加积极的手术方式，建议首次手术即采取次全切除加颈部胸腺切除，并仔细探查异位甲状旁腺肿瘤[116]。至于 MEN 1 患者，对于四个腺体都显著增大的初次或再次手术患者，考虑行甲状旁腺全切除加即刻自体移植。对于有明显疾病的单发腺体的家族性患者，探查并切除病变侧甲状旁腺，保留另一侧甲状旁腺以利于复发时再手术[116]。

家族性低尿钙性高钙血症

家族性发病的 HPT 需要与良性家族性低尿钙性高钙血症（familial hypocalciuric hypercalcemia，FHH）鉴别[117-121]。FHH 的最常见原因是 3 号染色体钙敏受体（CASR）基因的杂合突变，偶尔也可以是其他基因突变（19 染色体长链和短链）[117-122]。FHH 患者通常在 10 岁之前有轻微的高钙血症，没有其他症状，可合并正常或轻微升高的血清 PTH，常有高血清镁和低尿钙。大部分 FHH 患者没有症状，不能从切除正常或轻微增大的甲状旁腺中获益[122-124]。对于有轻微高钙血症和不明确的症状或没有症状的家族性病例，传统上用尿钙/肌酐清除率低来鉴别，但大约 1/3 的有典型轻微 HPT 的老年患者也可能有低尿钙症[118,122]。因为肾钙排泄率与血浆 25-羟基维生素 D（25-OHD）正相关，尤其是维生素 D 缺乏的 HPT 患者很可能出现与 FHH 患者相似的尿钙减少。对怀疑 FHH 的高钙血症患者的诊断程序最近有所改进[125]，将尿钙/肌酐清除率＜0.2 作为临界值，可排除了 2/3 的 HPT 患者和样本中 98% 的 FHH 患者。所以在样本组进行 CASR 基因分析以区别有突变的 FHH 患者和没有突变的患者（HPT 患者）[125]。但是，最近报道了一个大家族，同样有高钙血症、低尿钙甚至肾结石而不能与 HPT 鉴别，原因是在 CASR 的胞质尾区有突变（FHH 患者是在细胞内部分有突变）[126-128]。这

个家族的病理学检查发现有弥漫性到结节状的甲状旁腺增生，肿瘤遗传学研究表明与多个遗传位点的杂合性丢失有关，与单克隆或寡克隆是一致的[128]。该病已被命名为常染色体显性遗传性轻微甲状旁腺功能亢进症（ADMH），最近也发现一些FHH患者的尿钙正常或增高[69,122,128]。显然一些FHH家族可能发展成为有症状的HPT，可能是多克隆甲状旁腺细胞过度增殖中发生的二次突变的结果，但这些患者显然可以从甲状旁腺切除术中获益[69,122,129]。

新生儿可由于CASR基因的纯合突变发生严重的HPT（NSHPT）[3,117,120,130-131]。患儿一周时就出现严重的高钙血症合并高甲状旁腺激素血症，有时3～4个月时临床表现才明显。尽管一些患者通过药物治疗可以痊愈，但多数患者通常需要紧急行甲状旁腺切除术并冷冻保存甲状旁腺组织[130-131]。病变的甲状旁腺多为弥漫性主细胞增生性肿大。

继发性 HPT

继发性HPT通常由慢性肾疾病引起，很少由长期锂治疗所致，更少由维生素D缺乏、胃肠吸收缺陷、营养不良、维生素D抵抗性佝偻病或高镁血症导致。对慢性肾衰竭患者通常考虑进行甲状旁腺手术治疗，对接受锂治疗的躁郁症患者偶尔会考虑手术治疗（参见第66章）。

慢性肾疾病患者的 HPT

在慢性肾疾病患者，由于高血磷抑制了1-α羟化酶的活性并激活了维生素D合成，导致了低钙血症和甲状旁腺慢性刺激状态。高磷血症本身通过调节转录成为PTH分泌和甲状旁腺细胞增殖的主要刺激物[132-133]。高磷引起骨细胞分泌高磷酸盐尿激素FGF23，促进了肾磷排泄，但抑制了1-α羟化酶和维生素D的活性，导致了进一步的刺激甲状旁腺[134]。代谢异常最终导致甲状旁腺功能亢进症性高转化骨疾病，囊状纤维性骨炎，骨吸收和生成增加，导致强度减低的骨纤维化[135-136]。随着纤维性骨炎的进展，患者会遭受骨痛、畸形、骨囊肿和病理性骨折之苦。骨外并发症很常见，如皮下组织、肌肉、关节和肺的异位钙化，心肌和心脏瓣膜的钙化，广泛的血管钙化引起高血压和心血管疾病[137-139]。此外，患者经常出现肌无力、贫血（骨髓纤维化可能恶化）、瘙痒、性功能障碍。由高剂量维生素D或含钙磷结合剂的超负荷引起的低转化性骨病是肾性骨营养不良的一部分[137]。虽然对其临床关联仍有争议，但其能导致骨折风险增高和心血管钙化加快[137]。流行病学研究证实，血清钙、磷、PTH值的升高与心血管疾病的发病率增高和死亡率增高密切相关[137-140]。PTH升高相关的死亡率低于磷或钙升高相关的死亡率。最近确认了磷调节基因klotho（命名为一个衰老基因），其与FGF23协作，当被高磷血症抑制时，可能可以调节血管的Na/磷转运通道并在血液透析患者促进血管钙化[141-142]。因为对死亡率的有重大影响，肾性骨病这个术语已被慢性肾疾病矿物质和骨代谢异常（CKMBD）所取代，说明心血管疾病导致的系统性紊乱是重要的长期并发症[140]。

最近美国肾疾病结局质量控制行动（Kidney Disease Outcomes Quality Initiative，KDOQI）发布的指南提出了全段PTH、钙、磷和钙磷乘积的目标值，以避免异位钙化和心血管并发症[137-140,143]。生存的改善优先于纠正骨异常。目前新的治疗是基于最近研制的一种无钙的磷结合剂，这是一种没有高钙血症效应的新型维生素D类似物，与钙敏感受体促进剂联合应用，具有调节甲状旁腺钙敏受体和降低PTH分泌的功效[137-140]。含钙的磷结合剂的过度使用以及应用维生素D和维生素D类似物治疗与心血管钙化的加速风险相关。钙敏感受体促进剂可以减少钙、磷和PTH而不引起血管钙化，但花费较高；这些药物对计划透析时间少于16个月的患者最有益[137-138,144]。不适合外科手术的患者也可以长期应用钙敏感受体促进剂治疗[138]。

因尿毒症长期透析或已接受肾移植的继发性HPT患者（通常命名为三发性HPT）需行甲状旁腺切除手术[12,24,135,138,140,143]。

长期透析患者

K/DOQI指南建议，对于有严重继发性HPT患者（PTH值持续性 > 800 pg/ml）且合并有难治性高钙血症或高磷血症的患者，需行甲状旁腺切除手术[138,140,143]。

日本和欧洲的指南建议，如果患者的PTH值持续性 > 500 pg/ml且合并有难治性高磷血症和高钙血症，应行甲状旁腺切除术，它们强调，结节状甲状旁腺增生可能对药物治疗没有反应，因为结节的维生素D受体和钙敏受体表达减少[138,140,145]。诊断结节状甲状旁腺增生的最有效的手段是超声检查，体积 > 0.5 cm³

或腺体直径＞1 cm 被认为是临界值[12,24,138,140]。对于有严重 HPT 和甲状旁腺明显增大的透析患者，如果其对短期的药物疗法没有反应，应行甲状旁腺切除手术；对于计划肾移植的严重 HPT 患者，在移植前行甲状旁腺切除术会更有利[12,138,140]。

钙过敏指的是慢性肾衰竭患者的很少见的一种状态，其血管钙化倾向于发生在血管中膜，可导致其发生进行性组织缺血坏死、坏疽、败血症，死亡率接近 50%。需要用药物降低血清钙 / 磷乘积。然而，最需要的是行紧急甲状旁腺切除术（通常是甲状旁腺全切除加自体移植），这样也许可以挽救这些患者的生命[138,147]。

肾移植患者

对于肾移植后短期内发展为严重的、进行性加重的高钙血症患者，需要立即行甲状旁腺切除手术[24]。

通常肾移植后增生的甲状旁腺趋向于退化，常常会完全逆转。但是，明显增大的结节性增生的甲状旁腺可能不会出现退化，尤其是缺乏维生素 D 受体时。如果肾移植术后出现明显的高钙血症并持续 6 个月（血清钙值＞2.85 mmol/L），建议行手术治疗[12,24,137,148]。如果移植术后中等程度的高钙血症持续一年，也建议手术，因为高钙血症不大可能消除，并可能会导致肾硬化和慢性移植肾病[137-148]。这些患者也有与原发性 HPT 相似的症状，如肾结石、精神障碍和骨质丢失[12,24,148]。

发病机制和组织病理学

活性维生素 D 降低可能是早期慢性肾衰竭患者甲状旁腺刺激和弥漫性增生的主因。在后期的近末期肾病，磷滞留是更重要的因素[132,134-135,149]。

最初甲状旁腺表现出弥漫性增生；继而增生的结节更加突出[3,4,6,12,150]。克隆分析显示，大结节的细胞是单克隆的，而弥漫增生的腺体呈现多克隆性[151]。病理性腺体细胞中维生素 D 受体和钙受体表达减少，细胞周期蛋白 D1 过表达，以及异常的 Wnt 调节，这可以解释为什么调节异常、增殖增加以及对骨化三醇和钙敏感受体促进剂治疗的抵抗[65,152-154]。

定位诊断

超声检查对继发性 HPT 患者的筛查和随访有帮助，计算腺体的大小有益于确定手术适应证[12,138,140,155]。继发性 HPT 常被认为没有必要行术前定位诊断，因为对此类患者常行双侧颈部探查。但是，持续透析患者有超

量腺体和异位腺体的发生率增加，因而术前发现这些腺体有利于手术。建议行甲氧基异丁基异腈成像法探测（MIBI 显影）[12]。

对慢性透析患者的手术方法

对于计划进行肾移植的患者和儿童，倾向于选择甲状旁腺次全切除术，该方法也适用于存在大小正常的甲状旁腺的患者[3,156]。对于不计划进行肾移植的患者和四个甲状旁腺腺体都明显增大的患者，行甲状旁腺全切除加即刻的自体移植是更好的选择[3,138,157-159]。行甲状旁腺次全切除还是行全切除加自体移植取决于手术医生的偏好，但是必须在手术中做出选择。当四个腺体均暴露时，行自体移植是明智的。常规切除中央区脂肪组织和双侧颈部胸腺组织[3,12]。

尿毒症患者的甲状旁腺常常肉眼可以看出纤维化和钙化；有时是白色的、硬的，很难与甲状腺组织或淋巴结区别。应挑选最小的和弥漫性增生的腺体来移植。避免用微结节区腺体来移植，这个能从腺体的剖面上看到[3,12,54]。将约 80 mg 的甲状旁腺组织留作移植组织[53]。

行甲状旁腺全切除未行自体移植的患者术后也可能检测到 PTH，这是因为颈部存在甲状旁腺细胞巢，主要位于胸腺内，所以甲状旁腺全切除不行自体移植不失为一种可以考虑的手术方式[138,160,161]。对于体内测不到 PTH 的患者，通过给予维生素 D 和钙的治疗可以恢复正常的骨代谢[162]，一项多中心研究已被设计用来评估此种方法[163]。对于计划行肾移植的患者，不应该选用甲状旁腺全切不移植这种手术方式。

对肾移植患者的手术方法

对于治疗肾移植患者的 HPT，通常建议采用甲状旁腺次全切除；小于此种术式的手术通常失败率较高[148,164]。因为许多患者确实存在明显的单个或两个腺体病变，基于目前评估手段的改进，即术前定位诊断、术中肉眼评估和术中 PTH 的监测等，有包括只切除肉眼增大的腺体[148]等多种手术方式可选择。但是必须强调，在继发性 HPT 中，多腺体病变最常见，许多患者在长期的随访期间可能会出现移植肾功能衰竭和甲状旁腺疾病复发[148]。

术前准备

尿毒症患者术前应评估并治疗高血压和心血管疾病。他们可以口服骨化三醇以降低术后低钙血症的严

重程度和持续时间 [24]。

术后处理

行甲状旁腺切除的继发性 HPT 患者预期可能出现低钙血症，尤其是在甲状旁腺全切加自体移植术后 [53]。术前有明显骨病的患者发生的低钙血症可能很严重，并需要葡萄糖酸钙静脉输注或注射 [24]。长期的低钙血症用骨化三醇（0.5~4 μg/d）和口服钙剂治疗。如果自体移植的甲状旁腺如预期的那样能很好地发挥作用，术后低血钙症状常需 2~3 个月才能缓减。

并发症

在行甲状旁腺全切除加自体移植的继发性 HPT 患者中可能有 4%~12% 的患者出现永久性甲状旁腺功能减退症，术后 2 年都可能出现移植组织失活 [12]。

2%~12% 的患者可能出现持续存在的 HPT，主要是因为首次手术未完全切除病变腺体，颈部还有残留腺体或超量腺体 [24]。对于长期透析的患者，移植相关的复发性 HPT 的发病率在术后逐渐增加，第三年增加到 10%，第五年增加到 20%，第七年增加到 30% [12]。可以用卡萨诺瓦（Casanova）试验确定复发是在颈部还是自体移植组织增长的结果 [165]。该试验利用移植侧手臂阻断缺血，测量外周循环和阻断区远端静脉的 PTH 值。

锂诱导的 HPT

由于躁狂抑郁性精神病患者长期采取锂治疗，15%~60% 的患者可能因甲状旁腺疾病导致高钙血症 [166]。HPT 可能是因为干扰了甲状旁腺蛋白激酶 C 信号传导系统和 Wnt 通道 [166]。典型的高钙血症出现在治疗后几年，通常是轻微的，并伴随轻微的 PTH 水平升高。如果停止锂治疗，这种状态常常是可逆的，但不是所有都可逆。锂治疗停止后，高钙血症更加明显或长期持续。因此，对于需要长期锂治疗的患者，建议行甲状旁腺手术。患者通常为微结节性甲状旁腺增生，25%~50% 的患者为多腺体病变 [166-170]。病变的腺体通常是不对称的，也可以表现为单腺体疾病。尽管通常推荐行甲状旁腺次全切除，但是，切除肉眼增大的腺体也足以治疗本病 [3]。近期应用术中 PTH 监测来指导手术范围，但是，PTH 水平降低 50% 并不能可靠地预测是否治愈 [166,169-171]。一些患者在锂治疗开始后不久就出现高钙血症，通过治疗可以发现这些患者是原发 HPT。这些患者通常有一个甲状旁腺腺瘤和三个正常腺体。一些患者接受钙敏感受体促进剂治疗后取得满意效果 [166-172]。

术前定位和术中 PTH 检测

MIBI 显影对多腺体疾病的患者相对无效，但在定位最大腺体和发现异位腺体时有价值（第 57 章）。通常由外科医生进行显示甲状腺解剖、可能存在的甲状腺内病变的超声检查，并已被作为常规应用于探查甲状旁腺腺体以提高效率。若术前探测到病变腺体位于胸腺或甲状腺内部，将大大有助于手术。对于确定继发性甲状亢患者为手术适应证患者，超声检查已成为至关重要的手段。

术中 PTH 监测（参见第 63 章）对于多腺体疾病 HPT 患者有重要价值，然而对于各个腺体之间的明显的大小差异，该方法有明显的局限性（图 63-19），尤其是 MEN 1 病例。

双侧探查或有明确目标的再手术病人应用术中 PTH 监测，仅能支持腺体无明显增大、存在超量甲状旁腺或手术后仍有异位腺体的患者。根据我们的经验，常规执行的"迈阿密标准" [175]，即病变组织切除后 10 分钟 PTH 下降至最高值的 50%，可能并不完全有效，因为手术操作可引起 PTH 升高、患者存在轻度肾功能损害或术前 PTH 非常高。对于这些病人，必须观察病变组织切除后 20 分钟的 PTH 值

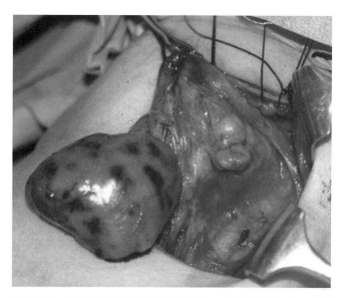

图 65-19 （也见彩图）37 岁女性患者，原发性甲旁亢，高钙血症危象，甲状旁腺囊性骨病。术中见腺体有明显的大小差异，甲状旁腺肿瘤最大重 17 g，其他腺体分别重 310 mg，60 mg，40 mg。该患者予甲状旁腺次全切除术和颈部胸腺切除术（怀疑 MEN 1 但未证实）

下降的程度。

MEN -1 或多腺体疾病患者的 PTH 应下降 70% ~ 80%，或 PTH 到达正常值的中间值或正常值的低界以下才可以判断手术有效，前者更有价值[178]。然而，PTH 假阳性降低还可提示颈部有病变组织残留。若考虑到这种方法的局限性，则常规运用这种方法能明显降低持续性甲旁亢和甲旁亢迅速复发的概率，尤其是对多腺体疾病再手术者更。评估该方法时我们必须强调，10 ~ 20 年后甲旁亢仍有复发可能，特别是 MEN 1 和其他家族性的甲旁亢患者。

为了证实切除物中的甲状旁腺组织，针吸活组织检查和快速 PTH 测定已或多或少取代了术中冰冻切片检查。

参考文献

[1] Albright F, et al: Hyperparathyroidism due to diffuse hyperplasia of all parathyroid glands rather than adenoma of one, *Arch Intern Med* 54: 315, 1934.

[2] Cope O, et al: Primary chief-cell hyperplasia of the parathyroid glands: a new entity in the surgery of hyperparathyroidism, *Ann Surg* 148: 375, 1958.

[3] Akerstrom G, editor: *Current controversy in parathyroid operation and reoperation*, Austin, Texas, 1994, RG Landes.

[4] Grimelius L, Akerstrom G: Parathyroid glands. In Kovacs K, Asa SL, editors: *Functional endocrine pathology*, ed 2, Malden, Mass, 1998, Blackwell Science.

[5] Dekker AL, Watson CG, Barnes EL: The pathologic assessment of primary hyperparathyroidism and its impact on the therapy: a prospective evaluation of 50 cases with oil-red-O stain, *Ann Surg* 190: 671, 1979.

[6] Akerstrom G, Rudberg C, Grimelius L: Histologic parathyroid abnormalities in an autopsy series, *Hum Pathol* 17: 520, 1986.

[7] Szabo E, Lundgren E, Juhlin C: Double parathyroid adenoma: a clinically nondistinct entity of primary hyperparathyroidism, *World J Surg* 22: 708, 1998.

[8] Wells SA, et al: Hyperparathyroidism associated with the enlargement of two or three parathyroid glands, *Ann Surg* 202: 533, 1985.

[9] Akerstrom G, Malmaeus J, Bergstrom R: Surgical anatomy of human parathyroid glands, *Surgery* 95: 14, 1984.

[10] Edis AJ, Levitt MD: Supernumerary parathyroid glands: implication for the surgical treatment of secondary hyperparathyroidism, *World J Surg* 11: 398, 1987.

[11] Kraimps JL, et al: Hyperparathyroidism in multiple endocrine neoplasia syndrome, *Surgery* 112: 1080, 1992.

[12] Tominaga Y: Management of renal hyperparathyroidism, *Biomed Pharmacother* 54: 25, 2000.

[13] Wells SA, Stirman JA Jr. , Bolman RM III: Parathyroid transplantation, *World J Surg* 1: 747, 1977.

[14] Meakins JL, et al: Total parathyroidectomy: parathyroid hormone levels and supernumerary glands in hemodialysis patients, *Clin Invest Med* 7: 21, 1984.

[15] Akerstrom G, et al: Recurrent hyperparathyroidism due to preoperative seeding of neoplastic and hyperplastic parathyroid tissue, *Acta Chir Scand* 154: 549, 1988.

[16] Sokol M, et al: Recurrent hyperparathyroidism from benign neoplastic seeding: a review with recommendations for management, *Surgery* 113: 456, 1993.

[17] Reddick RL, Costa JC, Marx SJ: Parathyroid hyperplasia and parathyromatosis, *Lancet* 1: 549, 1977.

[18] Fraker DL, Travis WD, Merendino JJ: Locally recurrent parathyroid neoplasms as a cause for recurrent and persistent primary hyperparathyroidism, *Ann Surg* 213: 58, 1991.

[19] Nobori MN, et al: Blood supply of the parathyroid gland from the superior thyroid artery, *Surgery* 115: 417, 1994.

[20] Wheeler MH, et al: The hyperfunctioning intrathyroidal parathyroid gland: a potential pitfall in parathyroid surgery, *World J Surg* 11: 110, 1987.

[21] Edis AJ, Purnell DC, van Heerden JA: The undescended "parathymus": an occasional cause of failed neck exploration for hyperparathyroidism, *Ann Surg* 190: 64, 1979.

[22] Thompson NW, Eckhauser FE, Harness JK: The anatomy of primary hyperparathyroidism, *Surgery* 92: 814, 1982.

[23] Thompson NW: Surgical anatomy of hyperparathyroidism. In Farthmann EH, editor: *Progress in surgery*, vol 18, Basel, Switzerland, 1986, Karger.

[24] Thompson NW, Gauger PG: Ectopic location of parathyroid glands. In Bilezikian JP, Marcus R, Levine MA, editors: *The parathyroids*, ed 2, 2001, Academic Press.

[25] Sancho JJ, Sitges-Serra A: Surgical approach to secondary hyperparathyroidism. In Clark OH, Duh QY, Kebebew E, editors: *Textbook of endocrine surgery*, ed 2, Philadelphia, 2005, Elsevier Saunders.

[26] Wang CA: Parathyroid re-exploration: a clinical and pathological study of 112 cases, *Ann Surg* 186: 140, 1977.

[27] Edis AJ, et al: Results of reoperation for hyperparathyroidism, with evaluation of preoperative localization studies, *Surgery* 84: 384, 1978.

[28] McGarity WC, Goldman AL: Reoperation for primary hyperparathyroidism, *Ann Surg* 194: 134, 1981.

[29] Grant CS, et al: Clinical management of persistent and/or recurrent primary hyperparathyroidism, *World J Surg* 10: 555, 1986.

[30] Cheung PS, Borgstrom A, Thompson NW: Strategy in reoperative surgery for hyperparathyroidism, *Arch Surg* 124: 676, 1989.

[31] Levin KE, Clark OH: The reasons for failure in parathyroid operations, *Arch Surg* 124: 911, 1989.

[32] Rothmund M, et al: Lehren aus re-operationen bei 55 patienten mit primaren hyperparathyreoidismus, *Dtsch Med Wochenschr* 115: 1579, 1990.

[33] Akerstrom G, et al: Causes of failed primary exploration and technical aspects of re-operation in primary hyperparathyroidism, *World J Surg* 16: 562, 1992.

[34] Udelsman R, Donovan PI: Remedial parathyroid surgery: changing trends in 130 consecutive cases, *Ann Surg* 244: 471–479, 2006.

[35] Hessman O, et al: High success rate of parathyroid reoperation may be achieved with improved localization diagnosis, *World J Surg* 32: 774–781; discussion 782–783.

[36] Bonjer HJ, Bruining HA: Technique of parathyroidectomy. In Clark OH, Duh QY, Kebebew E, editors: *Textbook of endocrine surgery*, ed 2, Philadelphia, 2001, Elsevier Saunders.

[37] Kaplan EL, et al: Relation of postoperative hypocalcemia to operative techniques: deleterious effect of excessive use of parathyroid biopsy, *Surgery* 92: 827, 1982.

[38] Al-Sobhi S, Clark OH: Parathyroid hyperplasia: parathyroidectomy. In Clark OH, Duh QY, editors: *Textbook of endocrine surgery*, ed 2, Philadelphia, 2001, Elsevier Saunders.

[39] Wells SA Jr, et al: Parathyroid autotransplantation in primary parathyroid hyperplasia, *N Engl J Med* 295: 57, 1976.

[40] Niederle B, Roka R, Brennan MF: The transplantation of parathyroid tissue in man: development, indication, technique and results, *Endocr Rev* 3: 245, 1982.

[41] Jansson S, Tisell LE: Autotransplantation of diseased parathyroid glands into subcutaneous abdominal adipose tissue, *Surgery* 101: 549, 1987.

[42] Kinnaert P, et al: Total parathyroidectomy and presternal subcutaneous implantation of parathyroid tissue for renal hyperparathyroidism, *Surg Gynecol Obstet* 176: 135, 1993.

[43] Brennan MF, et al: Autotransplantation of cryopreserved parathyroid tissue in man, *Ann Surg* 189: 139, 1979.

[44] Rothmund M, Wagner PK: Assessment of parathyroid graft function after autotransplantation of cryopreserved tissue, *World J Surg* 8: 527, 1984.

[45] Saxe A: Parathyroid transplantation: a review, *Surgery* 95: 507, 1984.

[46] Edis JA, van Heerden JA: Results of subtotal parathyroidectomy for primary chief cell hyperplasia, *Surgery* 86: 462, 1979.

[47] Rudberg C, et al: Late results of operation for primary hyperparathyroidism in 441 patients, *Surgery* 99: 643, 1986.

[48] Wells SA, et al: Long-term evaluation of patients with primary parathyroid hyperplasia managed by total parathyroidectomy heterotropic autotransplantation, *Ann Surg* 192: 451, 1980.

[49] Fraker DL, Travis WD, Merendino JJ: Locally recurrent parathyroid neoplasms as a cause for recurrent and persistent primary hyperparathyroidism, *Ann Surg* 213: 58, 1991.

[50] Brennan MF, et al: Recurrent hyperparathyroidism from an autotransplanted parathyroid adenoma, *N Engl J Med* 299: 1057, 1978.

[51] Frei U, et al: Tumour-like growth of parathyroid autografts in uraemic patients, *Proc Eur Dial Transpl* 18: 548, 1981.

[52] Malmaeus J, et al: Parathyroid surgery in chronic renal insufficiency, *Acta Chir Scand* 148: 229, 1982.

[53] Malmaeus J, et al: Parathyroid autotransplantation: an investigation of parathyroid autograft function, *Acta Chir Scand* 149: 545, 1983.

[54] Wallfelt C, et al: Secretory disturbance in hyperplastic parathyroid nodules of uremic hyperparathyroidism, *World J Surg* 12: 431, 1988.

[55] Numano M, et al: Surgical significance of supernumerary parathyroid glands in renal hyperparathyroidism, *World J Surg* 22: 1098, 1998.

[56] Saxe AW, Brennan MF: Reoperative parathyroid surgery for primary hyperparathyroidism caused by multiple-gland disease: total parathyroidectomy and autotransplantation with cryopreserved tissue, *Surgery* 91: 616, 1982.

[57] Saxe A, Gibson G: Cryopreservation of parathyroid tissue. In Clark OH, Duh QY, editors: *Textbook of endocrine surgery*, Philadelphia, 1997, WB Saunders.

[58] Rothmund M, Wagner PK: Total parathyroidectomy and autotransplantation of parathyroid tissue for renal hyperparathyroidism, *Ann Surg* 197: 7, 1983.

[59] Lundgren E, et al: Population-based screening for primary hyperparathyroidism with serum calcium and parathyroid hormone values in menopausal women, *Surgery* 121: 287, 1997.

[60] Akerstrom G, et al: Relation between changes in clinical and histopathological pictures of primary hyperparathyroidism, *World J Surg* 10: 696, 1986.

[61] Carling T, et al: Vitamin D receptor genotypes in primary hyperparathyroidism, *Nature Med* 1: 1309, 1995.

[62] Carling T, et al: Vitamin D receptor (VDR) and parathyroid hormone messenger ribonucleic acid levels correspond to polymorphic VDR alleles in human parathyroid tumors, *J Clin Endocrinol Metab* 83: 2255, 1998.

[63] Bruining HA, et al: Results of operative treatment of 615 patients with primary hyperparathyroidism, *World J Surg* 5: 85, 1981.

[64] Arnold A, et al: X-inactivation analysis of clonality in primary and secondary parathyroid hyperplasia, *J Bone Min Res* 7: S153, 1992.

[65] Westin G, Bjorklund P, Akerstrom G: Molecular genetics of parathyroid disease, *World J Surg* 33: 2224–2233, 2009.

[66] Tahara H, et al: Genomic localization of novel candidate tumor suppressor gene loci in human parathyroid adenomas, *Cancer Res* 56: 599, 1996.

[67] Wallfelt C, et al: Clinical characteristics and surgical treatment in primary hyperparathyroidism—with emphasis on chief cell hyperplasia, *Surgery* 107: 13, 1990.

[68] Tisell L, Hedman J, Hansson G: Clinical characteristics and surgical results in hyperparathyroidism caused by water-clear cell hyperplasia, *World J Surg* 5: 565, 1981.

[69] Stalberg P, Carling T: Familial parathyroid tumors: diagnosis and management, *World J Surg* 33: 2234–2243.

[70] Benson L, et al: Hyperparathyroidism presenting as the first lesion in multiple endocrine neoplasia type 1, *Am J Med* 82: 731, 1987.

[71] Skogseid B, et al: Multiple endocrine neoplasia type 1: a ten-year prospective screening study in four kindreds, *Clin Endocrinol Metab* 73: 281, 1991.

[72] Skogseid B, Rastad J, Akerstrom G: Pancreatic endocrine tumors in multiple endocrine neoplasia type 1. In Doherty G, Skogseid B, editors: *Surgical endocrinology*, Philadelphia, 2000, Lippincott, Wilkins & Williams.

[73] Marx SJ, et al: Family studies in patients with primary parathyroid hyperplasia, *Am J Med* 62: 698, 1977.

[74] van Heerden JA, et al: Primary hyperparathyroidism in patients with multiple endocrine neoplasia syndromes: surgical experience, *Arch Surg* 118: 533, 1983.

[75] Rizzoli R, Green J III, Marx SJ: Primary hyperparathyroidism in familial multiple endocrine neoplasia type I: long-term follow-up of serum calcium levels after parathyroidectomy, *Am J Med* 78: 467, 1985.

[76] Chandrasekharappa SC, et al: Positional cloning of the gene for multiple endocrine neoplasia-type I, *Science* 276: 404, 1997.

[77] Lemos MC, Thakker RV: Multiple endocrine neoplasia type 1 (MEN 1): analysis of 1336 mutations reported in the first decade following identification of the gene, *Hum Mutat* 29: 22–32, 2008.

[78] Tham E, et al: Clinical testing for mutations in the MEN 1 gene in Sweden: a report on 200 unrelated cases, *J Clin Endocrinol Metab* 92: 3389–3395, 2007.

[79] Norton JA, et al: Effect of parathyroidectomy in patients with hyperparathyroidism, Zollinger-Ellison syndrome, and multiple endocrine neoplasia type 1: a prospective study, *Surgery* 102: 958, 1987.

[80] van Heerden JA, Grant CS: Surgical treatment of hyperparathyroidism: an institutional perspective, *World J Surg* 15: 688, 1991.

[81] Clark OH: Hyperparathyroidism. In Clark OH, editor: *Endocrine surgery of the thyroid and parathyroid glands*, St Louis, 1985, Mosby.

[82] Hellman P, et al: Findings and long term results of parathyroid surgery in multiple endocrine neoplasia type 1, *World J Surg* 16: 718, 1992.

[83] Friedman E, et al: Clonality of parathyroid tumors in familial multiple endocrine neoplasia type 1, *N Engl J Med* 321: 213, 1989.

[84] Harach HR, Jasani B: Parathyroid hyperplasia in multiple endocrine neoplasia type 1: a pathological and immunohisto-chemical reappraisal, *Histopathol* 20: 305, 1992.

[85] Proye CA, Nguyen HH: Current perspectives in the surgery of multiple endocrine neoplasias, *Aust N Z J Surg* 69: 106, 1999.

[86] Prinz RA, et al: Subtotal parathyroidectomy for primary chief cell hyperplasia of the multiple endocrine neoplasia type I syndrome, *Ann Surg* 193: 26, 1981.

[87] O'Riordain DS, et al: Surgical management of primary hyperparathyroidism in multiple endocrine neoplasia types 1 and 2, *Surgery* 114: 1031, 1993.

[88] Goudet P, et al: Hyperparathyroidism in multiple endocrine neoplasia type 1: surgical trends and results of a 256-patient series from Groupe Dètude des Neoplasies Endocriniemmes Multples Study Group, *World J Surg* 25: 886–890, 2001.

[89] Elaraj DM, et al: Results of initial operation for hyperparathyroidism in patients with multiple endocrine neoplasia type 1, *Surgery* 134: 858–864, 2001; discussion 864–865.

[90] Hubbard JGH, et al: Subtotal parathyroidectomy as an adequate treatment for primary hyperparathyroidism in multiple endocrine neoplasia type 1, *Arch Surg* 141: 235–239.

[91] Mallette LE, et al: Autogenous parathyroid grafts for generalized primary parathyroid hyperplasia: contrasting outcome in sporadic hyperplasia versus multiple endocrine neoplasia type I, *Surgery* 101: 738, 1987.

[92] Mallette LE: Management of hyperparathyroidism in the multiple endocrine neoplasia syndromes and other familial endocrinopathies, *Endocrinol Metab Clin North Am* 23: 19, 1994.

[93] Freeman JB, Sherman BM, Mason EE: Transcervical thymectomy: an integral part of neck exploration for hyperparathyroidism, *Arch Surg* 111: 359, 1976.

[94] Marx SJ, et al: Heterogenous size of the parathyroid glands in familial multiple endocrine neoplasia type 1, *Clin Endocrinol (Oxf)* 35: 521, 1991.

[95] Howe JR, Norton JA, Wells SA: The prevalence of pheochromocytoma and hyperparathyroidism in multiple neoplasia type 2A: results of long-term follow-up, *Surgery* 114: 1070, 1993.

[96] Mulligan LM, et al: Specific mutations of the RET proto-oncogene are related to disease phenotype in MEN 2a and FMTC, *Nature Genet* 6: 70, 1994.

[97] Mulligan L, Ponder B: Genetic basis of endocrine disease: Multiple endocrine neoplasia type 2, *J Clin Endocrinol Metab* 80: 1989–1995, 1995.

[98] Snow KJ, Boyd AE: Management of individual tumor syndromes: medullary thyroid carcinoma and hyperparathyroidism, *Endocrinol Metab Clin North Am* 23: 157, 1994.

[99] Padberg BC, Holl K, Schroder S: Pathology of multiple endocrine neoplasias 2a and 2b: a review, *Horm Res* 38: 24, 1992.

[100] Dralle H, et al: Surgical management of MEN-2, *Rec Res Cancer Res* 125: 167, 1992.

[101] Raue F, et al: Primary hyperparathyroidism in multiple endocrine neoplasia type 2A, *J Intern Med* 238(4): 369–373, 1995.

[102] Kraimps, et al: Primary hyperparathyroidism in multiple endocrine neoplasia type IIa: retrospective French multicentric study. Groupe d' Étude des Tumeurs a Calcitonine (GETC), *World J Surg* 20(7): 808–812, 1996; discussion 812–813.

[103] Herfarth KK, et al: Surgical management of hyperparathyroidism in patients with multiple endocrine neoplasia type 2A, *Surgery* 120(6): 966–973, 1996.

[104] Carling T: Molecular pathology of parathyroid tumors, *Trends Endocrinol Metab* 12: 53–58, 2001.

[105] Kassem M, et al: Familial isolated hyperparathyroidism: a variant of MEN 1, *J Clin Endocrinol Metab* 85: 165, 2000.

[106] Szabo J, et al: Hereditary hyperparathyroidism-jaw-tumor syndrome: the endocrine-tumor gene HRPT2 maps to chromosome 1q21-q31, *AmJ Hum Genet* 56: 944, 1995.

[107] Jackson CE, et al: Hereditary hyperparathyroidism and multiple ossifying jaw fibromas: a clinically and genetically distinct syndrome, *Surgery* 108: 1006, 1990.

[108] Wassif WS, et al: Familial isolated hyperparathyroidism: a distinct genetic entity with an increased risk of parathyroid cancer, *J Clin Endocrinol Metab* 77(6): 1485–1489, 1993.

[109] Haven, et al: A genotypic and histopathological study of a large Dutch kindred with hyperparathyroidism-jaw tumor syndrome, *J Clin Endocrinol Metab* 85(4): 1449–1454, 2000.

[110] Marx SJ, et al: Hyperparathyroidism in hereditary syndromes: special expressions and special managements, *J Bone Miner Res* 17(Suppl 2): N37–N43, 2002.

[111] Carpten JD, et al: HRPT2, encoding parafibromin, is mutated in hyperparathyroidism-jaw tumor syndrome, *Nat Genet* 32: 676–680, 2002.

[112] Simonds, et al: Familial isolated hyperparathyroidism: clinical and genetic characteristics of 36 kindreds, *Medicine (Baltimore)* 81(1): 1–26, 2002.

[113] Scillatini A, et al: Preclinical diagnosis of parathyroid carcinoma in a subject with a germline mutation of the parafibromin gene, *J Intern Med* 255: 716, 2004.

[114] Iacabone M, et al: Parafibromin expression, single gland involvement, and limited parathyroidectomy in familial isolated hyperparathyroidism, *Surgery* 142(6): 984–991, 2007.

[115] Law WM, Hodgson SF, Heath H III: Autosomal recessive inheritance of familial hyperparathyroidism, *N Engl J Med* 309: 650, 1983.

[116] Huang SM: Familial hyperparathyroidism. In Clark OH, Duh QY, editors: *Textbook of endocrine surgery*, Philadelphia, 1997, WB Saunders.

[117] Pollak MR, et al: Mutations -sensing receptor gene cause familial hypocalciuricin the human Ca2 hypercalcemia and neonatal severe hyperparathyroidism, *Cell* 75: 1297, 1993.

[118] Heath H III: Familial benign (hypocalciuric) hypercalcemia: a troublesome mimic of mild primary hyperparathyroidism, *Endocrinol Metab Clin North Am* 18: 723, 1989.

[119] Heath H III, et al: Genetic linkage analysis in familial benign (hypocalciuric) hypercalcemia: evidence for locus heterogeneity, *Am J Hum Genet* 53: 193, 1993.

[120] Marx SJ, et al: An association between neonatal severe primary hyperparathyroidism and familial hypocalciuric hypercalcemia in three kindreds, *N Engl J Med* 306: 257, 1982.

[121] Warner J, et al: Genetic testing in familial isolated hyperparathyroidism: unexpected results and their implications, *J Med Genet* 41(3): 155–160, 2004.

[122] Gunn IR, Gaffney D: Clinical and laboratory features of calcium-sensing receptor disorders: a systematic review, *Ann Clin Biochem* 41(Pt 6): 441–458, 2004.

[123] Thorgeirsson U, et al: The parathyroid glands in familial hypocalciuric hypercalcemia, *Hum Pathol* 12(3): 229–237, 1981.

[124] Marx SJ, et al: Familial hypocalciuric hypercalcemia: recognition among patients referred after unsuccessful parathyroid exploration, *Ann Intern Med* 92(3): 351–356, 1980.

[125] Christensen SE, et al: Discriminative power of three indices of renal calcium excretion for the distinction between familial hypocalciuric hypercalcaemia and primary hyperparathyroidism: a follow-up study on methods, *Clin Endocrinol (Oxf)* 69: 713–730, 2008.

[126] Carling T, et al: Familial hypercalcemia and hypercalciuria caused by a novel mutation in the cytoplasmic tail of the calcium receptor, *J Clin Endocrinol Metab* 85(5): 2042–2047, 2000.

[127] Szabo E, et al: Parathyroidectomy in familial hypercalcemia with clinical characteristics of primary hyperparathyroidism and familial hypocalciuric hypercalcemia, *Surgery* 131(3): 257–263, 2002.

[128] Szabo E, Carling T, Hessman O, et al: Loss of heterozygosity in parathyroid glands of familial hypercalcemia with

hypercalciuria and point mutation in calcium receptor, *J Clin Endocrinol Metab* 87(8): 3961–3965, 2002.

[129] Cole D, Janicic N, Salisbury S, et al: Neonatal severe hyperparathyroidism, secondary hyperparathyroidism, and familial hypocalciuric hypercalcemia: multiple different phenotypes associated with an inactivating Alu insertion mutation of the calcium-sensing receptor gene, *Am J Med Genet* 71: 202–210, 1997.

[130] Lutz P, et al: Neonatal primary hyperparathyroidism: total parathyroidectomy with autotransplantation of cryopreserved parathyroid tissue, *Acta Paediatr Scand* 75: 179, 1986.

[131] Page LA, Haddow JE: Self-limited neonatal hyperparathyroidism in familial hypocalciuric hypercalcemia, *J Pediatr* 111: 261, 1987.

[132] Slatopolsky E, Brown A, Dusso A: Role of phosphorus in the pathogenesis of secondary hyperparathyroidism, *Am J Kidney Dis* 37: S54–S57, 2002.

[133] Silver J, Kilav R, Naveh-Many T: Mechanisms of secondary hyperparathyroidism, *Am J Physiol* 283: F367–F376, 2002.

[134] Gutierrez O, et al: Fibroblast growth factor-23 mitigates hyperphosphatemia but accentuates calcitriol deficiency in chronic kidney disease, *J Am Soc Nephrol* 16: 2205–2215, 2005.

[135] Llach F, Yudd M: Pathogenic, clinical, and therapeutic aspects of secondary hyperparathyroidism in chronic renal failure, *Am J Kidney Dis* 32: S3, 1998.

[136] Martin KJ, Gonzales EA: Metabolic bone disease in chronic kidney disease, *J Am Soc Nephrol* 18: 875–885, 2007.

[137] Evenepoel P: Calcimimetics in chronic kidney disease: evidence, opportunities and challenges, *Kidney Int* 74: 265–275, 2008.

[138] Tominaga Y, Matsuoka S, Uno N: Surgical and medical treatment of secondary hyperparathyroidism in patients on continuous dialysis, *World J Surg* 33: 2335–2342, 2009.

[139] Block, et al: Mineral metabolism, mortality, and morbidity in maintenance hemodialysis, *J Am Soc Nephrol* 15: 2208–2218, 2004.

[140] Komaba H, Tanaka M, Fukagawa M: Treatment of chronic kidney disease—mineral and bone disorder (CKD-MBD), *Inter Med* 47: 989–994, 2008.

[141] Kuro M, et al: Mutation of the mouse klotho gene leads to a syndrome resembling ageing, *Nature* 390: 45–51, 1997.

[142] Miyamoto K-I, et al: Molecular targets of hyperphosphataemia in chronic renal failure, *Nephrol Dial Transplant* 18(Suppl 3): iii79–iii80, 2003.

[143] National Kidney Foundation: KDOQI clinical practice guidelines for or bone metabolism and disease in chronic kidney disease, *Am J Kidney Dis* 42: S1–140, 2003.

[144] Narayan R, et al: Parathyroidectomy versus cinacalcet hydrochloride-based medical therapy in the management of hyperparathyroidism in ESRD: a cost utility analysis, *Am J Kidney Dis* 49: 801–813, 2007.

[145] Guideline working group, Japanese Society for Dialysis Therapy: clinical practice guideline for management of secondary hyperparathyroidism in chronic dialysis patients, *Ther Aphel Dial* 12: 514–525, 2008.

[146] Duh QY, Lim RC, Clark OH: Calciphylaxis in secondary hyperparathyroidism: diagnosis and parathyroidectomy, *Arch Surg* 126: 1218, 1991.

[147] Gilson RT, Milum E: Calciphylaxis: case report and treatment review, *Contin Med Ed* 63: 149, 1999.

[148] Triponez F, et al: Surgical treatment of secondary hyperparathyroidism after renal transplantation, *Ann Surg* 248(1): 18–30, 2008.

[149] Parfitt AM: The hyperparathyroidism of chronic renal failure: a disorder of growth, *Kidney Int* 52: 3, 1997.

[150] Malmaeus J, et al: Parathyroid pathology in hyperparathyroidism secondary to chronic renal failure, *Scand J Urol Nephrol* 18: 157, 1984.

[151] Arnold A, et al: Monoclonality of parathyroid tumors in chronic renal failure and primary parathyroid hyperplasia, *J Clin Invest* 95: 2047, 1995.

[152] Tominaga Y, et al: Expression of PRAD1/cyclinD1, retinoblastoma gene products, and Ki67 in parathyroid hyperplasia caused by chronic renal failure versus primary adenoma, *Kidney Int* 55: 1375, 1999.

[153] Tominaga Y: Mechanism of parathyroid tumorigenesis in uremia, *Nephrol Dial Transplant* 1: 63, 1999.

[154] Fukuda N, et al: Decreased 1.25 dihydroxyvitamin D3 receptor density is associated with a more severe form of parathyroid hyperplasia in chronic uremic patients, *J Clin Invest* 92: 1436, 1993.

[155] Takebayashi S, et al: Sonography for early diagnosis of enlarged parathyroid glands in patients with secondary hyperparathyroidism, *Am J Roentgenol* 148: 911, 1987.

[156] Punsch JD, Thompson NW, Merion RM: Subtotal parathyroidectomy in dialysis-dependent and post-renal transplant patients, *Arch Surg* 130: 643, 1995.

[157] Rothmund M, Wagner PK, Schark C: Subtotal parathyroidectomy versus total parathyroidectomy and autotransplantation in secondary hyperparathyroidism: a randomized trial, *World J Surg* 15: 745, 1991.

[158] Takagi H, et al: Subtotal versus total parathyroidectomy with forearm autograft for secondary hyperparathyroidism in chronic renal failure, *Ann Surg* 200: 18, 1984.

[159] Richards ML, et al: Parathyroidectomy in secondary hyperparathyroidism: is there an optimal operative management? *Surgery* 139: 174–180, 2006.

[160] Stracke S, et al: Clinical course after total parathyroidectomy without autotransplantationin patients with end-stage renal failure, *Q J Med* 87: 685–692, 1994.

[161] Lorenz K, et al: Total parathyroidectomy without autotransplantation for renal hyperparathyroidism: experience with a qPTH controlled protocol, *World J Surg* 30: 743–751.

[162] Hampl H, et al: Long-term results of total parathyroidectomy without autotransplantation in patients with and without renal failure, *Miner Electrolyte Metab* 25: 161–170, 1999.

[163] Schlosser K, et al: Comparison of total parathyroidectomy without autotransplantation and without thymectomy versus total parathyroidectomy with autotransplantation and with thymectomy for secondary hyperparathyroidism: TOPAR PILOT-Trial, *Trials* 8: 1–22, 2007.

[164] Kilgo M, et al: Tertiary hyperparathyroidism after renal transplantation: surgical strategy, *Surgery* 124: 677, 1998.

[165] Schlosser K, et al: Assessing the site of recurrence in patients with secondary hyperparathyroidism by a simplified Casanova autograftectomy test, *World J Surg* 28: 583–588, 2004.

[166] Saunders BD, Saunders EFH, Gauger PG: Lithium therapy and hyperparathyroidism: an evidence-based assessment, *World J Surg* 33: 2314–2323, 2009.

[167] Abdullah H, et al: Pathology and outcome of surgical treatment for lithium-associated hyperparathyroidism, *Br J Surg* 86: 91–93, 1999.

[168] Awad SS, Miskulin J, Thompson N: Parathyroid adenomas versus four-gland hyperplasia as the cause of primary hyperparathyroidism in patients with prolonged lithium

therapy, *World J Surg* 27: 486–488, 2003.

[169] Hundley JC, et al: Revisiting lithium-associated hyperparathyroidism in the era of intraoperative parathyroid hormone monitoring, *Surgery* 138: 1027–1031, 2005.

[170] Carchman E, et al: Appropriate surgical treatment of lithium-associated hyperparathyroidism, *World J Surg* 32: 2195–2199, 2008.

[171] Gregoor PS, de Jong GM: Lithium hypercalcemia, hyperparathyroidism, and cinacalcet, *Kidney Int* 71: 470, 2007.

[172] Moalem J, Guerrero M, Kebebew E: Bilateral neck exploration of primary hyperparathyroidism—when is it selected and how is it performed? *World J Surg* 33: 2282–2291, 2009.

[173] Weber C, Ritchie J: Retrospective analysis of sequential changes in serum intact parathyroid hormone levels during conventional parathyroid exploration, *Surgery* 126: 1039, 1999.

[174] Tonelli F, et al: Intraoperative parathyroid hormone measurement in patients with multiple endocrine neoplasia type 1 syndrome and hyperparathyroidsim, *World J Surg* 24: 556, 2000.

[175] Carneiro DM, et al: Comparison of intraoperative iPTH assay (QPTH) in guiding parathyroidectomy: which criterion is the most adequate? *Surgery* 134(6): 973–979, 2003; discussion 979–981.

[176] Di Stasio E, et al: Parathyroidectomy monitored by intraoperative PTH: the relevance of the 20 min end-point, *Clin Biochem* 40(9–10): 595–603, 2007.

[177] Fraker DL, Harsono H, Lewis R: Minimally invasive parathyroidectomy: benefits and requirements of localization, diagnosis, and intraoperative PTH monitoring, long-term results, *World J Surg* 33: 2256–2265, 2009.

[178] Clerici T, et al: Impact of intraoperative parathyroid hormone monitoring on the prediction of multiglandular parathyroid disease, *World J Surg* 28(2): 18–192, 2004.

[179] Karakousis GC, et al: Interpretation of intraoperative PTH changes in patients with multi-gland primary hyperparathyroidism, *Surgery* 142: 845–850, 2007.

[180] Akerstrom G, Stalberg P: Surgical management of MEN-1 and MEN-2: state of the art, *Surg Clin N Am* 89: 1047–1068, 2009.

第66章 ■ 继发性和三发性甲状旁腺功能亢进症的外科治疗

YOSHIHIRO TOMINAGA

定义

继发性甲状旁腺功能亢进症（secondary hyperparathyroidism，SHPT）是指钙离子平衡紊乱导致的代偿性甲状旁腺素（PTH）过度分泌[1-2]。需行甲状旁腺切除术（parathyroidectomy，PTx）的 SHPT 主要为慢性进展性肾疾病（progressive chronic kidney disease，CKD）[3] 和长期锂剂治疗者[4]，少数为胃肠道吸收障碍、维生素 D 缺乏症、肝疾病和假性甲状旁腺功能亢进症患者。三发性甲状旁腺功能亢进症（tertiary hyperparathyroidism，THPT）通常是指伴有自发性高血钙的 SHPT 和肾移植后持续存在 SHPT 的患者[1,5]。

继发性甲状旁腺功能亢进症

流行病学

众所周知，SHPT 是 CKD 的严重并发症，是影响 CKD 患者的死亡率和生活质量（mortality and quality of life，QOL）的严重并发症[6-9]。多因素分析显示，低龄、女性、白种人、非糖尿病、长期透析、静注维生素 D、肾移植病史和一些其他合并症都是行 PTx 的指标[10-11]。日本透析治疗学会（the Japanese Society for Dialysis Therapy，JSDT）报道，在日本，在血液透析超过 10 年的患者中，大约有 10% 的人接受了 PTx；在血液透析超过 20 年的病人中，大约有 30% 的人接受了 PTx[12]。

透析预后与实践模式研究（the Dialysis Outcome and Practice Pattern Study，DOPPS）评估了 1996 年到 2001 年血液透析治疗的现状及疗效。结果发现，不同国家的 PTx 的基线发生率和每年随访的 100 名透析病人的 PTx 发生率分别为：法国 14.3%，1.8；德国 6%，1；意大利 5%，0.9；日本 4.1%，0.6；西班牙 5.7%，1.5；英国 9.2%，1.5；美国 4%，0.5[13]。

Kestenbaum 等和 Foley 等分析了美国的 PTx 发生率[14-15]。前者指出，在美国，从 1995 年到 1999 年 PTx 的发生率下降了（大约 30%），与普通病人的特征改变无关。后者指出，从 1998 年到 2002 年 PTx 的发生率升高了（从 9.8% 升为 12%）。

随着新型治疗手段的出现，包括维生素 D 受体（vitamin D receptor，VDR）激动剂和钙敏感受体激动剂（calcimimetics），SHPT 患者的 PTx 发生率也许会受到影响。西那卡塞（cinacalcet）最近已在全球上市，将影响 SHPT 的治疗[16]。Cunningham 等通过比较西那卡塞组安慰剂组得出：西那卡塞能够降低 90% 的患者对 PTx 的需求[17]。然而，治疗的总体费用以及成本效用，包括西那卡塞药物，可能会在某种程度上限制这种新型治疗的应用，并因此影响不同国家的 PTx 的发生率。

发病机制、组织病理学和病理生理学

图 66-1 总结了 CKD 病人发生 SHPT 的发病机制因素。这些因素是低钙血症、高磷血症和维生素 D 激活的缺陷[18]。已经明确，肾功能不全导致的高磷血症和磷酸盐潴留会直接作用于甲状旁腺细胞并刺激 PTH 的合成、分泌以及甲状旁腺细胞的增生[19]。目前已发现一种新的磷酸盐尿激素成纤维细胞生长因子 -23（fibroblast growth factor，FGF-23）。FGF-23 由骨细胞分泌，血清 FGF-23 的水平会因持续性磷酸盐潴留而出现代偿性升高，导致肾 1,25 二羟维生素 D（1,25-dihydroxyvitamin D）产生减少，因而激活 PTH 的分泌，这提示 FGF-23 在 CKD 中的骨矿物质代谢动态平衡破坏的发病机制中起关键作用[20-21]。此外，有研究显示，FGF-23 能够直接作用于甲状旁腺细胞，并可在辅助因子 Klotho 蛋白作用下，调控 PTH 的分泌[22-23]。

研究已经证实，CKD 病人甲状旁腺细胞表面

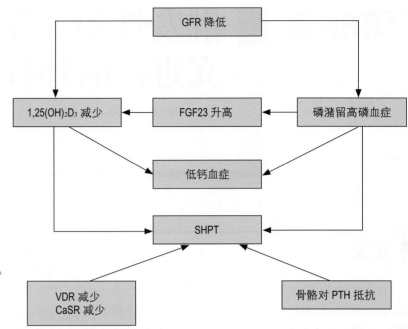

图 66-1 继发性甲状旁腺功能亢进症的发病机制。
GFR，肾小球滤过率；FGF，成纤维细胞生长因子；
HPT，甲状旁腺功能亢进症；VDR，维生素 D 受体；
CaSR，钙敏感受体；PTH，甲状旁腺激素

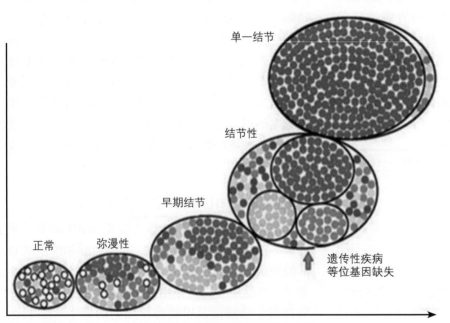

图 66-2 （也见彩图）慢性肾疾病所致继发性甲状旁腺功能亢进症中的甲状旁腺增生的发展过程

VDR 和钙敏感受体（cacium sensing receptor，CaSR）数量明显减少[24-25]，同时由于成骨细胞表面 PTH 相关蛋白（PTHrP）受体数量减少、骨素过表达、7-84 PTH 片段蓄积以及尿毒症毒素蓄积，这些患者的骨骼对 PTH 的作用产生抵抗[26]。这些因素相互作用，形成了一个复杂的模式，共同导致了在 CKD 情况下 SHPT 的发展。

SHPT 的组织病理学的特征可以概括为：非对称性的腺体增大、结节以及嗜酸细胞和移行嗜酸细胞数量的减少[27]（参见第 70 章）。SHPT 病人的甲状旁腺增生模式可以分为四种类型：弥漫性增生、早期弥漫性结节性增生、结节性增生和单一的结节性腺体[27]。当腺体重量超过 500 mg 时，整个腺体都充满了增生结节[28]。目前多认为，在 CKD 病人中多克隆弥漫性增生转化为结节性增生，在一些结节中，甲状旁腺细胞为具有高增长潜力的单克隆增生[27-31]（图 66-2）。有人推测，是不同的基因打击了最初增生的腺体，导致 SHPT 病人的腺体结节性增生，目前对其内在的机

制仍不明确[32-33]。

此外，结节性增生的甲状旁腺细胞表面的 VDR 和 CaRS 数量明确减少[24-25]。据此可以推断，结节性增生的细胞将发生对骨化三醇和高钙血症抵抗。有理由认为，当至少一个甲状旁腺腺体进展为结节性增生的腺体时，SHPT 患者即可出现对药物治疗不敏感[28,34]。

药物治疗

大多数 SHPT 病人主要依赖药物治疗。目前，已有不少药物可用于治疗 SHPT（表 66-1）。一个改善肾疾病总体预后（Kidney Disease Improving Global Outcome，KDIGO）国际组织最近发布了适用于 CKD 相关的矿物质和骨异常（CKD-mineral and bone disease，CKD-MBD）临床实践指南[35]。该指南推荐将血清磷的水平降低至正常实验室检测值范围之上并建议透析病人的 PTH 浓度应维持在正常值上限的 2~9 倍[35]。

当然，为避免 SHPT 恶化，病人应该了解一些重要且可控的致病因素[36]。然而，部分患者尽管接受了正规的药物治疗，SHPT 仍出现进展。为控制低钙血症，应使用含有高浓度钙和钙磷结合剂的透析液。为控制高磷血症，可通过血液透析移除多余的磷、限制磷的摄入并使用磷酸盐结合剂[37]。其他用于降低 PTH 的治疗措施包括口服骨化三醇、维生素 D 类似物和西那卡塞。SHPT 病人应禁止使用 VDR 活化剂，以免出现高磷血症和高钙血症。

西那卡塞作用于甲状旁腺细胞表面的 CaSR，通过变构作用和增加受体对细胞外钙离子的敏感性来发挥作用。其作用的发挥无需依赖高钙血症或高磷血症，而是直接通过激活细胞信号传导途径动员细胞间的钙离子以降低 PTH 的分泌[16,38]。

美国肾基金会基于临床证据制定了针对骨代谢疾病的肾疾病结局质量控制行动（KDOQI）临床实践指南。该指南推荐在血液透析患者为避免异位钙化和心血管并发症，血清钙离子水平应维持在 8.4~9.5 mg/dl，血清磷离子水平应维持在 3.5~5.5 mg/dl[2]，钙磷乘积应 <55 mg/dl，全段 PTH 水平应维持在 150~300 pg/ml[39]。

临床症状

表 66-2 列出了 SHPT 的临床症状。实验室检查通常表现为显著的高血清 PTH 水平、高磷血症和高骨代谢指标（总碱性磷酸酶、骨特异性碱性磷酸酶和骨钙素）。血清钙离子水平在接受药物治疗前通常比较低，但容易受药物治疗的影响。

与原发性甲状腺功能亢进症（primary HPT）相比，SHPT 的神经肌肉精神症状更加严重。病人通常主诉肌无力、易怒、失眠、瘙痒和咳嗽。血管和心脏瓣膜异位钙化通常导致心血管并发症并进而增加死亡率。随着疾病进展，可出现由钙化性尿毒症动脉病变导致的钙化防御和皮肤坏死以及渐进性皮肤坏死，具有较高死亡率[40-41]。

由 PTH 诱发的骨吸导致的骨骼异常通常出现在 CKD 早期，可出现多种骨骼变化，包括典型的囊性纤维性骨炎。病人常出现骨骼畸形和频繁骨折。临床上，这些病人表现为咽、锁骨、颅骨骨膜下的骨吸收，腰椎骨硬化，骨囊肿形成，以及棕色瘤。

外科手术适应证

KDIGO 指南认为，PTx 并没有明确的手术适应证，但当严重的 SHPT 对药物治疗无效时应考虑 PTx。尽管没有证据表明 PTx 可有效减少由心血管并发症引起的死亡，但如果 PTx 是由专科外科医生施行，则术后常常出现明显而持续的血清 PTH、钙离子和血磷水平降低[35]。

表66-1　可供选择的SHPT治疗药物

1. 磷酸盐结合剂
   碳酸钙，醋酸钙
   盐酸司维拉姆
   碳酸镧
2. 活性维生素 D 固醇，维生素 D 受体激活剂
   骨化三醇（Calcitriol）
   22- 奥沙骨化三醇（22-Oxacalcitriol）
   氟骨化三醇（Falecalcitriol）
   阿法骨化醇（Alphacalcidol）
   帕立骨化醇（Paricalcitol）
   度骨化醇（Doxercalciferol）
3. 钙剂
   盐酸西那卡塞

表66-2　SHPT的临床症状

1. 高转化性骨病，纤维性骨炎
   骨痛，关节痛，骨质流失，骨骼畸形，骨折
2. 异位性钙化
   血管和瓣膜钙化，肿瘤钙化，钙过敏，肺、肠、胃的钙化
3. 神经肌肉精神症状
   肌无力、步态障碍、易怒、失眠、注意力不集中、焦虑等
4. 对促红细胞生成素刺激因子抵抗的贫血，营养不良，瘙痒，咳嗽
5. 心力衰竭

以往 SHPT 的外科手术适应证主要基于明确的严重症状或存在骨骼病变的证据。目前随着维生素 D 和维生素 D 类似物的治疗，SHPT 的临床表现已经发生了改变。高血磷、高血钙和高 PTH 水平也许是在临床上尚未出现严重症状和高骨转换前即已持续存在。目前已经明确，在 CKD 病人，高血磷、高血钙和高 PTH 水平与死亡率相关，这种相关性主要是因异位钙化导致的心血管并发症所致[6-9]。因此，当内科治疗包括维生素 D 活化治疗不能使血磷、血钙和 PTH 水平维持在目标范围内时，应考虑行 PTx，以免异位钙化的进展[42]。

美国肾基金会制定的 KDOQI 指南推荐，对于具有严重 SHPT（持续性血清 PTH＞800 pg/ml）伴高血钙和（或）高血磷且对药物治疗耐药的病人，应行 PTx[39]。

欧洲的一个有关肾性骨营养障碍的临床算法指南推荐：当 PTH 水平增高（＞50 pmol/L）在药物治疗持续 2 个月后下降不超过 50% 时，或有持续性的高血钙或高血磷，或有持续的临床症状伴甲状旁腺显像示甲状旁腺直径超过 1 cm 时，应行 PTx[43]。

日本透析治疗学会（JSDT）指南推荐，外科治疗应在 SHPT 早期进行，因为进展期 SHPT 可明确影响病人的死亡。这些指南推荐对于严重 SHPT 病人，应行甲状旁腺介入治疗（表 66-3）[44]。超声检查是甲状旁腺肿块的重要检查，可以用于评估内科治疗的疗效并可判定外科手术的时机[45-46]。超声检查可立体（包含三个尺寸）地描述甲状旁腺并给予一个格式为 a×b×c×π/6（a、b 和 c 指腺体的尺寸）的评估结果。如果腺体的体积达到 300～500mm³，或者最大

直径超过 1 cm，表明腺体发生了结节性增生[47]。这意味着腺体出现了自主性分泌功能且对药物治疗不敏感。

西那卡塞药物的应用可影响 SHPT 的外科治疗适应证（表 66-4）。可惜目前并不明确哪些病人从西那卡塞治疗中获益最大，哪些病人更适合早期行 PTx 治疗[48-50]。不过当 SHPT 病人被判定为不适合外科手术治疗时，西那卡塞作为一种备选治疗方法仍然具有价值（表 66-5）[50-52]。

表66-4　西那卡塞治疗期SHPT患者的手术适应证

1. 当 SHPT 病人对维生素 D 或维生素 D 类似物耐药仍认为患者能考虑长期生存时
2. 严重 SHPT 明显影响生活质量时
3. 有严重不良反应或依从性差无法继续西那卡塞治疗时
4. 西那卡塞治疗不能有效降低 PTH 水平时
5. 合并需行甲状腺切除手术的甲状腺疾病时，特别是合并甲状腺癌时

表66-5　从外科医生的角度看需要进行西那卡塞治疗的适应证

1. 由于患者存在的合并症而判定在全麻下手术风险过高时
2. 甲状旁腺的位置特殊而难以切除（例如，位于纵隔）时
3. 影像学诊断不能明确过多甲状旁腺激素分泌的来源时（如复发或持续 HPT 的病人）
4. 不易切除全部甲状旁腺组织时（如甲状旁腺癌病人）
5. 明显增加手术风险的情况（例如，再次手术，经皮无水酒精注射治疗后）

手术过程

SHPT 病人可供选择的外科手术方法包括：①甲状旁腺次全切除（Subtotal PTx）；②甲状旁腺全切除（Total PTx）加自体移植；③甲状旁腺全切除不加自体移植。其中，subtotal PTx 和 total PTx 加自体移植是被广泛接受的 SHPT 手术方式（表 66-6）。

Rothmund 等通过随机试验对比了甲状旁腺次全切除和甲状旁腺全切除加自体移植两种术式发现：两者之间 SHPT 的疗效和复发率无显著性差异[53]。因此，SHPT 外科治疗手术方式的选择更多取决于术者的倾向[54-62]。另外一个需要关注的重要问题是，不加自体移植的甲状旁腺全切除是否更适合于透析病人的治疗？K/DOQI 和 JSDT 指南不推荐对 CKD 5D 期需行肾移植的病人仅行甲状旁腺全切除，因其在肾移植术后可能难以控制血钙浓度[39,44]。一些临床研究已经证实，对于 SHPT，单独甲状旁腺全切除与甲状旁腺

表66-3　JSDT指南推荐的SHPT的手术适应证

必须包含的条件

1. 持续性的血清全段 PTH 水平 ＞500 pg/ml
2. 高磷血症（血清 P＞6 mg/dl）或高钙血症（Ca＞10 mg/dl）且对药物治疗无效
3. 测得腺体的体积达到 300～500 mm³ 或者最大直径超过 1 cm

临床表现

　　如果病人满足以下任意一项，应推荐行甲状旁腺切除治疗：

1. 严重的纤维性骨炎，高骨转换
2. 进展期异位钙化
3. 主观症状（骨和关节疼痛，肌无力，易怒，皮肤瘙痒，沮丧）
4. 钙化防御
5. 骨矿物质含量逐渐减少
6. 对促红细胞生成素刺激因子抵抗所致的贫血
7. 扩张性心肌病 / 心力衰竭

表66-6　继发性和三发性甲状旁腺功能亢进症的术式选择

	采用的术式	笔者推荐术式
无PTx手术史SHPT	甲状旁腺全切除加自体移植 甲状旁腺全切除不加自体移植 甲状旁腺次全切除	甲状旁腺全切除加自体移植
有PTx手术史SHPT	甲状旁腺全切除加自体移植 甲状旁腺次全切除	甲状旁腺全切除加自体移植
THPT	甲状旁腺次全切除 甲状旁腺全切除加自体移植	甲状旁腺全切除加自体移植

注意：
- 甲状旁腺全切除加自体移植适用于不需要接受肾移植治疗和术后需长期透析的病人。甲状旁腺功能有效保留可避免动力性骨病
- 未行自体移植的甲状旁腺全切除适用于不指望远期生存的病人，但是，对于复发性HPT，应避免采用
- 对于需行肾移植的SHPT和THPT病人，应保留有效的甲状旁腺功能以避免肾移植术后出现不可控制的低血钙
- 对于以上三种情况，我们都更倾向进行甲状旁腺全切除加前臂自体移植。因为在日本，透析病人经过PTx后能获得长期生存且肾移植的开展受限。甲状旁腺全切除加前臂自体移植与另外两种方式相比，术后更容易控制甲状旁腺的功能

SHPT，继发性甲状旁腺功能亢进症；THPT，三发性甲状旁腺功能亢进症；RTx，肾移植；PTx，甲状旁腺切除术

全切除加自体移植或甲状旁腺次全切除在手术的安全性和可操作性上可能是同样的。单独甲状旁腺全切除在疾病复发的预防上具有优势[54,63-65]。即使切除全部甲状旁腺腺体，通常仍可检测到PTH，因为仍有残余的甲状旁腺细胞巢（主要位于胸腺）[63,65]。

目前，我们通过全面回顾仍无法确定进展性SHPT的最有效术式。术式的选择主要取决于术者的个人倾向和病人的临床状况。选择手术方式时需重点考虑的病人因素包括：患者是否需要进行肾移植、患者年龄、PTx后预期生存时间和病人获得药物治疗的能力及依从性。

根据我们的经验，甲状旁腺次全切除术后常可因颈部甲状旁腺病变组织残留而出现HPT复发。与首次手术相比，再次颈部探查可增加喉返神经的损伤风险和甲状旁腺种植的风险。对于PTx术后需长期透析的病人，这种复发风险不可忽视[56,58]。我们认为，甲状旁腺全切除加前臂自体移植更适合于PTx术后需长期透析的病人[58]，因为当出现再次复发时，与颈部探查相比，将残余的甲状旁腺组织由前臂移除更安全且更简单[58]。

目前已开始对一些局限性HPT和SHPT病人尝试进行甲状旁腺介入治疗，主要包括：经皮酒精注射（percutaneous ethanol injection，PEIT），直接维生素D注射治疗，射频消融，以及高强度聚焦超声（high-intensity focused ultrasonography，HIFU）[66]。PEIT可以长期用于SHPT病人的治疗，主要适用于超声检查证实仅有一个甲状旁腺体积增大且超过500 mm³的病人[67]。如果在PEIT后需要进行外科手术，残留的甲状旁腺和喉返神经很难辨别[68]。因此PEIT仅限于用于单一甲状旁腺增大且在全麻下行标准开放式PTx手术风险大的患者[44]。

术前检查和管理

通常对SHPT行全麻下PTx。透析病人因为长期存在心血管疾病，而PTx能增加扩张性心肌病病人心功能不全的并发症，所以对其必须进行仔细全面的术前评估。术前应采取措施控制高钾血症，调节水平衡。鉴于全麻的高风险性，这些病人的手术最好在局麻下进行。所以这些病人首先应尝试西那卡塞治疗，如果必须进行外科治疗，则应在局麻下手术[69]。

术前应适时终止抗凝血因子和抗血栓药物，以避免术后切口出血。应特别注意异位腺体，包括位于纵隔、甲状腺内的腺体和未下降的腺体。详细的术前检查可以发现这些异位腺体，我们推荐在PTx术前应用超声和甲氧基异丁基异腈扫描[44]。

手术方法

SHPT腺体的病理性增生累及所有甲状旁腺腺体（包括额外的腺体）和组织。因此，为避免出现持续性或复发性HPT，应确认所有甲状旁腺腺体，包括额外腺体。有报道显示，术前发现SHPT额外腺体的概率为15%～20%[70-72]。处理原位甲状旁腺时将其周围的脂肪组织一并切除可有效避免额外腺体的残存。在我们的病例中，24.8%的病例是残留的和分离的腺体。这些类型的腺体通常位于原始腺体周围，因此术中并不难发现。其中，最常见的额外腺体主要位于胸腺[70,72-73]。这种位于胸腺的额外腺体往往可在术后镜下被发现并可通过组织病理学检查证实。在我们的病例中，有约40%的异位甲状旁腺位于胸腺。施行颈部手术时一并切除胸腺可以有效避免遗漏腺体[73]。其次，气管和食管旁也常可出现异位腺体，仔细探查这些区域同样重要[70]。

喉返神经与甲状腺下动脉的交叉点是探查甲状旁腺的常用的标志点。上极腺体通常位于交叉点之上背邻喉返神经（图66-3，A区）。如果在这个区域不能发现腺体，应继续探查喉返神经的腹侧（图66-3，C

区）。当沿着甲状腺下动脉仔细探查时，有时在朝向后纵隔的食管旁可探及甲状旁腺（图66-3，B区）。如果在以上区域都未探及上极旁腺，那么同侧腺叶上极和腺叶后表面均应松解。应仔细探查甲状腺上动脉周围区域、喉返神经的前内侧区域（毗邻 Berry 韧带）。探查的区域还应包括食管和颈动脉鞘的外侧和后部区域。

下极甲状旁腺通常位于标志点和喉返神经腹侧的下方（图66-3，D区）。如果在这个区域未发现腺体，则应探查甲状胸腺韧带，同时经颈部切口切除同侧的胸腺组织。解剖气管旁的脂肪组织（气管旁的中央区淋巴结）及甲状腺上叶的上极部位可能探及未下降的甲状旁腺。下甲状旁腺有时可位于胸腺内，当发现胸腺未降时应将其切除。颈动脉周围以及气管背侧也是常常需探查的区域。按照以上方法探查，如果仍未发现腺体，应将同侧的甲状腺腺叶切除。切除甲状旁腺组织时应重点注意避免甲状旁腺被膜的损伤破裂——防止甲状旁腺细胞遗留在周围组织中[74-75]。

术中组织病理学证实甲状旁腺组织，同时监测PTH水平有助于摘除所有甲状旁腺。术中PTH监测已被认为是外科治疗HPT和SHPT时确保摘除病理性腺体的有效方法（参见第63章）。但是，我们应该知道，PTH也可由肾代谢产生。1-84 PTH的半衰期为几分钟，因此快速PTH直接监测几乎不受尿毒症的影响。根据我们的经验，如果PTH水平下降至低于初始手术的10%，则意味着甲状旁腺腺体可能已被全部摘除[76]。

识别所有的甲状旁腺腺体后，在诊断中应体现出残留腺体的大小。透析病人行甲状旁腺次全切除时，残留腺体的体积应与一个正常甲状旁腺腺体的体积相当。对于成功肾移植的病人，残留腺体的体积应等同于四个正常甲状旁腺腺体的大小[1-2]。

选择增生的甲状旁腺组织进行移植可有效预防移植物造成的复发。我们发现，当移植物为结节性增生组织时，复发率远高于移植物为弥漫性增生的腺体[77]。Neyer等人评估了使用术中立体放大器选择最佳移植物的方法，发现选择低增殖潜能的腺体可有效降低HPT的复发率[78]。

移植部位及手术方法是另一个需要关注的问题。目前广泛接受的移植方法是由Wells等人提出的将甲状旁腺组织切成小片并移植到前臂肌肉内的方法[79]。一些外科医生倾向于将移植物置于胸锁乳突肌内[80]、前臂皮下[81-82]、胸骨柄或腹部皮下脂肪层中[83]。目前，尚缺乏前瞻性随机对照研究证实哪个部位更适合移植。

我们对甲状旁腺移植物的处理是基于Wells等人的研究[79]，将切除的甲状旁腺组织置于冷盐水中保存，经组织病理学证实后将弥漫性增生的腺体切成1 mm×1 mm×3 mm的薄片进行移植。在无动静脉瘘的前臂肱桡肌上做多个小切口，在每个小切口放置一个薄片。最后使用不可吸收缝线封闭切口。大约有90 mg的甲状旁腺组织被种植到总数为30的切口中（图66-4）[42,84]。目前对于前臂移植，我们尚未发现有甲状旁腺组织侵及周围肌肉，转移到远处器官或对

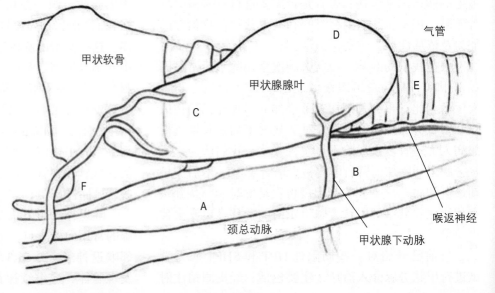

图66-3 甲状旁腺的位置。A区，喉返神经与甲状腺下动脉交界处（标志点）的上方喉返神经的背侧。B区，标志点的下方和喉返神经的背侧。C区，标志点的上方和腹侧神经。D和E区，标志点的下方和腹侧神经。F区，上叶上方

前臂运动造成障碍等情况[58]。

PTx 术后钙离子替代治疗

移植后甲状旁腺组织的功能通常在 2 ~ 3 周后恢复。因此，PTx 术后的早期血钙水平会快速下降。通常病人会出现严重的骨饥饿综合征。血钙、血磷大量在骨组织聚集，增强骨化作用。不同机构都有其补充血钙的方法。我们一般是在血钙水平下降至低于 9 mg/dl 时开始钙离子替代治疗。碱性磷酸酶（alkaline phosphatase，AL-p）水平在 PTx 术前超过 500 IU/L 时病人可出现严重的骨饥饿综合征。对于这类病人，我们通过中心静脉导管每天给予 1 200 mg 钙进行初始替代治疗，同时给予口服钙剂补充（阿法骨化三醇 3 µg/d 和碳酸钙 12 g/d）。如果 AL-p 水平低于 500 IU/L，可仅给予口服钙剂补充治疗，停止静脉输入钙剂。通过调整钙剂和维生素 D 的剂量，最终使血清钙离子的水平维持在 8 ~ 9 mg/dl[86]。

PTx 术后药物治疗可以在一定程度上平衡血钙和 PTH 水平，这种作用有助于预防 HPT 复发和动力缺失性骨病。当全段 PTH 水平少于 100 pg/ml 时，血钙水平应控制在 8 ~ 9 mg/dl。当全段 PTH 水平超过 100 pg/ml 时，血钙应维持在 9 ~ 10 mg/dl，这样可以预防 HPT 复发且可以避免由高甲状旁腺激素导致的动力缺失性骨病[86]。

移植甲状旁腺组织的功能

移植的甲状旁腺组织的功能的判定可通过测量肘前静脉采集血样的 PTH 水平获得。PTH 梯度是指种植侧前臂的 PTH 水平与对侧前臂的 PTH 水平的比值。当 PTH 梯度超过 1.5 时表明移植物有功能[86]。PTH 水平是逐渐恢复的，可能部分患者的初始全段 PTH 水平低于 60 pg/ml[56,86]。按照我们的方法和冷藏保存甲状旁腺的技术，几乎所有病例的移植甲状旁腺的功能均可以恢复，除特殊病例外无患者需再移植。

PTx 术后临床症状的改善

PTx 的疗效明显。PTx 术后血钙和血磷水平可达到治疗 SHPT 所推荐的范围，并且至少可维持 3 年[87]。尽管 PTH 水平常可能低于 K/DOQI 指南推荐的范围[88]，但是，SHPT 的症状（即骨痛、沮丧、瘙痒和疲劳）在 PTx 成功后均可缓解[89]。PTx 术后骨代谢可明显改善，X 线吸光测定法证实，松质骨的骨矿物质容量可增加约 10%[90]。骨活检也显示 PTx 术后骨吸收即被抑制，骨化过程加速。透析病人 PTx 术后骨折的发生风险明显低于对照组[93]。

众所周知，PTx 术后钙化防御和瘤样钙质沉着可显著改善[94-97]。然而即使 PTx 成功，血管和血管钙化通常不受影响[98]。因此，PTx 应在钙化进展前的早期进行。目前已经证实，PTx 术后扩张性心肌病病人的症状可得到有效缓解[99]。据报道，PTx 术后其他获益还包括对贫血、肌力、营养状态、认知能力、免疫系统和血压的有益影响[100-108]。

PTx 有望提高透析晚期 SHPT 病人的生存时间[109-112]。Kestenbaum 等人应用美国数据库进行了大样本的回顾性观察研究，得出 PTx 组的生存时间约为 560 天，明显长于非 PTx 组[109]。Costa-Hong 等人研究了晚期 SHPT 透析病人的心血管事件和死亡率，发现 PTx 与病人心血管事件和总死亡率的降低相关[112]。在我们的病例中，PTx 患者的平均年龄为 55 岁，术前透析的平均年限约为 12 年，PTx 术后 10 年的生存率约为 77.6%[87]。有人提出，PTx 降低了死亡率主要是由于其可预防心血管并发症的发生，因此，为提高远期生存率，对年轻透析患者应行 PTx。

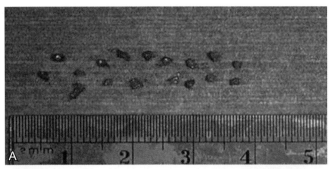
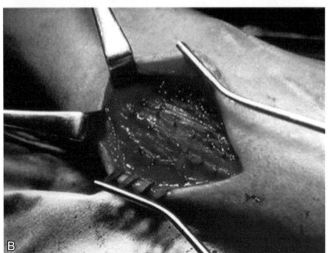

图 66-4　（也见彩图）A，将来源于弥漫性增生的移植物切成 1 mm × 1 mm × 3 mm。B，在肱桡肌上做多个切口，在每个切口放置一片甲状旁腺组织，用尼龙线缝合肌肉

死亡率和并发症

在我们的病例中，PTx 术后死亡率（被定义为 PTx 术后 1 个月内的死亡）约为 3/2 768（0.1%）。死亡的 3 名患者 PTx 术前均有慢性心力衰竭病史。在专科医生实施的手术中，喉返神经麻痹导致声音改变的发生率不到 1%，切口出血和再次手术的发生率不到 0.3%[86]。25% 的病人同时行 PTx 和甲状腺的手术，其中约 5.8% 的病人为甲状腺癌。如果术前超声检查怀疑为甲状腺癌，应同时行甲状腺切除[113]。

持续性和复发性 HPT

表 66-7 显示了我们的病例中初次 PTx 时切除腺体的数量。仅有约 4% 的病人初次手术摘除腺体的数量少于 4 个；18% 的病人在初次手术中即已探查到额外的腺体。

对于 SHPT，很难定义复发性或持续性 HPT，因为 PTx 术后的血钙水平很容易受到药物治疗的影响。我们常规在 PTx 术后 1 天测量全段 PTH 水平，且当 PTH 最低值水平高于正常范围的上限（60 pg/ml）时即诊断为持续性 HPT（一个或多个腺体可能被遗留）。如果 PTH 最低值水平下降至低于 60 pg/ml 且随着时间的推移 PTH 水平逐渐升高至需要再手术时，则诊断为复发性 HPT[58,86,114-116]。

根据我们的定义，持续性 HPT 的发生率约为 4%[56,86]。纵隔内甲状旁腺是持续性 HPT 的最常见原因[114,116]。甲氧基异丁基异腈（MIBI）扫描可发现 HPT 患者纵隔内的腺体。纵隔内甲状旁腺最常见于主动脉肺动脉窗[116]。目前已经证明纵隔内甲状旁腺腺体可进行腔镜下摘除。

对于复发性 HPT，应考虑到甲状旁腺全切除加前臂自体移植术后可导致 PTH 过多分泌的因素，包括移植腺体功能亢进、颈部或纵隔腺体残留、甲状旁

腺癌远处转移或甲状腺周围甲状旁腺组织种植等（表 66-8）[86,117]。

X 线影像学定位对于再手术必不可少。首先应明确复发原因是由于移植腺体还是由于其他因素，可通过 PTH 梯度检测或 Casanova 试验判定。Casanova 试验可有效判断移植物所致复发[118]。当阻断移植侧前臂血流后，如果 PTH 水平不能显著下降，则表明复发原因并非由移植物所致，而可能由颈部或纵隔内残留腺体所致。复发如由移植物所致，则应行 MRI 或超声检查评估移植物大小[58]。为避免再次手术，应将移植的高功能甲状旁腺组织连同周围肌肉整块切除。即使整块切除，通常仍有微量甲状旁腺组织残留，不至于出现甲状旁腺功能低下。移植物所致复发频率一直在逐渐增加，在我们单位，初次 PTx 术后 10 年的复发率为 17.5%[58]。

如复发原因不是移植物，则应首先对残留腺体进行超声评估，再行甲氧基异丁基异腈扫描。在我们单位，颈部或纵隔内残留腺体所致复发的发生率仅为 1.4%[86]。复发性 HPT 患者的残留腺体通常位于气管旁 /Berry 韧带区、胸腺、纵隔、甲状腺内或未下降的腺体内。表 66-9 为我们单位的初次 PTx 和再次手术中所见异位腺体部位的发生频率。

我们发现，对于在外院接受初次手术的患者，因难以探查喉返神经，再次颈部探查往往比较困难[120]。我们推荐术前查阅初次手术时的全部资料并行术中神经监测（参见第 33 章）。异位腺体的常见残留部位包括胸腺舌部。未下降腺体和 Berry 韧带周围的腺体常

表66-8　SHPT初始PTx术后PTH过分泌的可能原因

1. 自体移植
2. 颈部或纵隔残留腺体（纵隔，甲状腺内，未下降腺体等）
3. 甲状旁腺种植
4. 甲状旁腺癌（局部复发或远处转移）

表66-7　我们的病例中初次手术摘除的甲状旁腺腺体数量（1981—2009，n=2 323）

腺体数量	病人数量	百分率
1	2	0.1
2	10	0.4
3	78	3.4
4	1 833	78.8
5	363	15.6
6	38	1.6
7	3	0.1

表66-9　我们单位的初次和再次手术中所见异位甲状旁腺部位的发生频率

未下降腺体	0.97%
甲状腺内	2.2%
毗邻 Berry 韧带	1.3%
纵隔 *	1.38%
甲状旁腺种植	0.3%
甲状旁腺癌 †	0.14%

* 纵隔内异位腺体经胸骨切开术或内镜手术摘除
† 有远处转移

被遗漏。

甲状旁腺种植也是一个问题。这一术语是指颈部或纵隔内的多灶性良性高功能甲状旁腺组织。甲状旁腺种植通常是由外科探查或 PEIT 时甲状旁腺被膜破裂导致[74-75]。甲状旁腺种植很难通过影像学证实。即使完整切除包括甲状腺在内的组织，高 PTH 水平仍可持续存在。

透析病人出现甲状旁腺癌肺转移不罕见[121-122]。对于常规影像学方法无法明确 PTH 过分泌原因的患者，笔者建议行胸部 CT 扫描。对于甲状旁腺种植或远处甲状旁腺癌转移的患者，外科治疗不能控制 HPT。对于此类患者，给予西那卡塞可有效控制高钙血症[52,123]。

三发性甲状旁腺功能亢进症：成功的肾移植术后持续性甲状旁腺功能亢进症

临床表现

常见的骨代谢紊乱包括骨质流失、高骨折风险和心血管并发症，骨代谢紊乱可影响肾移植患者的致病率和死亡率。肾移植病人发生骨代谢紊乱的三大主因为：肾移植时已经存在的肾性骨病、免疫抑制剂和肾移植术后肾功能减退。众所周知，成功的肾移植术后可能存在持续的难治性 SHPT，对于这类患者，有时需考虑行 PTx[5,125-126]。

成功的肾移植术后有 1% ~ 5% 的 SHPT 患者需要外科干预。预测 THPT 病人需行 PTx 的因素包括：肾移植前长期透析、探查到增大的甲状旁腺及存在结节性增生的甲状旁腺组织[127-128]。实验室检查显示高钙血症、低磷血症，中度上升的 PTH 水平以及通常升高的 Al-p。多数 HPT 病人在肾移植术后的前几年里，高钙血症和低磷血症通常可以缓解[129]。THPT 病人还可出现骨疼痛或关节疼痛、骨折、骨质流失、肾结石、软组织或血管的钙化，包括肾钙化，以上都可能影响移植肾的功能。通常通过超声或甲氧基异丁基异腈扫描可以发现增大的甲状旁腺。

药物治疗和手术适应证

目前，西那卡塞已被用于 THPT 的治疗。有报道称，对于 THPT 患者，西那卡塞可控制 HPT 和高钙血症，而极少出现药物不良反应[130-131]。然而，对于 CKD 3 或 4 期的 THPT 患者，西那卡塞治疗尚未获得批准，仍具有较大争议[132]。

对于伴有难治性 HPT 的 THPT 患者，PTx 是最有效的治疗方法。然而，对 THPT 的外科适应证和手术时机仍存在争议，因为在肾移植后 1 年内高钙血症可以自发缓解。通常当甲状旁腺增生发展到结节性增生时，成功的肾移植也不可逆转 SHPT[128]。表 66-10 所示为 THPT 患者的 PTx 适应证[1,5,133]。

外科手术

甲状旁腺次全切除和甲状旁腺全切除加自体移植是被广泛接受的 THPT 术式。不伴自体移植的甲状旁腺全切除可能导致术后不可控制的低钙血症，不适于 THPT 患者。多数内分泌外科医生对成功肾移植术后 THPT 患者倾向于行甲状旁腺次全切除，残留腺体的体积相当于四个正常甲状旁腺腺体大小，以避免甲状旁腺功能低下和低钙血症[1-2]。

目前，THPT 患者 PTx 术后的肾功能恶化已引起关注。肾功能损害的原因之一是暂时性甲状旁腺功能低下假说：PTH 对入球小动脉具有扩张效应，对出球小动脉具有收缩效应，这些效应可能是由肾素释放介导的。肾功能恶化最早出现在 PTx 术后第一周。肾功能通常会出现短暂但平稳的提升，且多年后会超过基线水平。对于 THPT，甲状旁腺次全切除（替代甲状旁腺全切除加自体移植）可能有助于更好地保存肾功能[134-135]。

表66-10　THPT病人的PTx适应证
1. 肾移植术后持续性高钙血症超过 6 个月
2. 骨矿物质密度低
3. 肾结石或肾钙质沉着
4. THPT 所致的移植肾功能恶化
5. HPT 症状（骨关节痛、骨折、瘙痒、疲劳、沮丧、易怒、失眠、消化性溃疡等）
6. 超声检查证实的甲状旁腺腺体增大

参考文献

[1] Rabaglia JL, Moore FD Jr : Secondary and tertiary hyperparathyroidism, *Endocrine Surgery McGraw-Hill manual McGraw Medical (New York)* 10: 149–161, 2010.

[2] Rastad J, Akerstrom G: Secondary hyperparathyroidism. Current controversy in parathyroid operation and re-operation R. G. Landers Company Medical Intelligence Unit (Auston O. S. A), 9: 167–200, 1994.

[3] Tominaga Y, Matsuoka S, Uno N: Surgical and Medical treatment of secondary hyperparathyroidism in patients on continuous dialysis, *World J Surg* 33: 2335–2342, 2009.

[4] Saunders BD, Saunders EFH, Gauger PG: Lithium therapy and hyperparathyroidism: an evidence-based assessment, *World J Surg* 33: 2314–2323, 2009.

[5] Pitt SC, Sippel RS, Chen H: Secondary and tertiary hyperparathyroidism, state of the art surgical management, *Surg Clin North Am* 89: 1227–1239, 2009.

[6] Block GA, Klassen PS, Lazarus JM, et al: Mineral metabolism, mortality, and morbidity in maintenance hemodialysis patients, *J Am Soc Nephrol* 15: 2208–2218, 2004.

[7] Stevens LA, Djurdjev O, Cardew S, et al: Calcium, phosphate, and parathyroid hormone levels in combination and as a function of dialysis duration predict mortality: evidence for the complexity of the association between mineral metabolism and outcomes, *J Am Soc Nephrol* 15: 770–779, 2004.

[8] Block GA, Shearon EH, Levin NW, et al: Association of serum phosphorus and calcium phosphate product with mortality risk in chronic hemodialysis patients: a national study, *Am J Kidney Dis* 31: 607–617, 1998.

[9] Block GA, Port FK: Re-evaluation of risks associated with hyperphosphatemia and hyperparathyroidism in dialysis patients: recommendations for a change in management, *Am J Kidney Dis* 35: 1226–1237, 2000.

[10] Malberti F, Marcelli D, Conte F, et al: Parathyroidectomy in patients on renal replacement therapy: an epidemiologic study, *J Am Soc Nephrol* 12: 1242–1248, 2001.

[11] Jorna FH, Tobe TJM, Huisman RM, et al: Early identification of risk factors for refractory secondary hyperparathyroidism in patients with long-term renal replacement therapy, *Nephrol Dial Transplant* 19: 1168–1173, 2004.

[12] Maeda K: An overview of dialysis treatment in Japan as of Dec 31, *J Jpn Soc Dial Ther* 32: 1–17, 1997.

[13] Young EW, Albert JM, Satayathum S, et al: Predictors and consequences of altered mineral metabolism: the dialysis outcomes and practice patterns study, *Kidney Int* 67: 1179–1187, 2005.

[14] Kestenbaum B, Seliger SL, Gillen DL, et al: Parathyroidectomy rates among United States dialysis patients: 1990–1999, *Kidney Int* 65: 282–288, 2004.

[15] Foley RN, Li S, Liu J, et al: The fall and rise of parathyroidectomy in U. S. hemodialysis patients, 1992 to 2002, *J Am Soc Nephrol* 16, 210–218, 2005.

[16] Goodman WG: Calcimimetic agents and secondary hyperparathyroidism: treatment and prevention, *Nephrol Dial Transplant* 17: 204–207, 2002.

[17] Cunningham J, Danese M, Olson K, et al: Effect of the calcimimetic cinacalcet HCl on cardiovascular disease, fracture, and health-related quality of life in secondary hyperparathyroidism, *Kidney Int* 68: 1793–1800, 2005.

[18] Slatopolsky E, Brown A, Dusso A: Pathogenesis of secondary hyperparathyroidism, *Kidney Int Suppl* 73: S14–S19, 1997.

[19] Slatopolsky E, Finch J, Denda M, et al: Phosphorus restriction prevents parathyroid gland growth. High phosphorus directly stimulates PTH secretion in vitro, *J Clin Invest* 97: 2534–2540, 1996.

[20] Fukumoto S, Yamashita T: FGF23 is a hormone-regulating phosphate metabolism-unique biological characteristics of FGF23, *Bone* 40: 1190–1195, 2007.

[21] Komaba H, Fukagawa M: FGF23: a key player in mineral and bone disorder in CKD, *Nefrologia* 29(5): 392–396, 2009.

[22] Razzaque MS: The FGF23-klotho axis: endocrine regulation of phosphate homeostasis, *Nat Rev Endocrinol* 5: 611–619, 2009.

[23] Komaba H, Goto S, Fujii H, et al: Depressed expression of klotho and FGF receptor 1 in hyperplastic parathyroid glands from uremic patients, *Kidney Int* 414: 1–7, 2009.

[24] Fukuda N, Tanaka H, Tominaga Y, et al: Decreased 1,25-dihydroxyvitamin D_3 receptor density is associated with a more severe form of parathyroid hyperplasia in chronic uremic patients, *J Clin Invest* 92: 1436–1443, 1993.

[25] Gogusev J, Duchambon P, Hory B, et al: Depressed expression of calcium receptor in parathyroid gland tissue of patients with hyperparathyroidism, *Kidney Int* 51: 328–336, 1997.

[26] Slatopolsky E, Finch L, Clay P, et al: A novel mechanism for skeletal resistance in uremia, *Kidney Int* 58: 753–761, 2000.

[27] Tominaga Y, Sato K, Numano M, et al: Histopathology and pathophysiology of secondary hyperparathyroidism due to chronic renal failure, *Clin Nephrol* 1S42–1S47, 1995.

[28] Tominaga Y, Tanaka Y, Sato K, et al: Histopathology, pathophysiology and indications for surgical treatment of renal hyperparathyroidism, *Semin Surg Oncol* 13: 78–86, 1997.

[29] Tominaga Y, Kohara S, Namii Y, et al: Clonal analysis of nodular parathyroid hyperplasia in renal hyperparathyroidism, *World J Surg* 20: 744–750, 1993.

[30] Tominaga Y, Tsuzuki T, Uchida K, et al: Expression of PRAD1/cyclinD1, retinoblastoma gene products, and Ki67 in parathyroid hyperplasia caused by chronic renal failure versus primary adenoma, *Kidney Int* 55: 1375–1383, 1999.

[31] Tominaga Y, Grimelius L, Falkmer UG, et al: DNA ploidy pattern of parathyroid parenchymal cells in renal secondary hyperparathyroidism with relapse, *Anal Cell Pathol* 3: 325–333, 1991.

[32] Tominaga Y, Takagi H: Mechanism of parathyroid tumorigenesis in uremia, *Nephrol Dial Transplant* 14(Suppl): 63–65, 1999.

[33] Tominaga Y, Takagi H: Molecular genetics of hyperparathyroid disease, *Curr Opin Nephrol Hypertens* 5: 336–341, 1996.

[34] Tominaga Y, Numano M, Uchida K, et al: Parathyroidectomy for patients with renal hyperparathyroidism refractory to calcitriol pulse therapy, *J Bone Miner Metab* 12(Suppl 1): S99–S104, 1994.

[35] KDIGO clinical practice guideline for the diagnosis, evaluation, prevention, and treatment of chronic kidney disease-mineral and bone disorder (CKD-MBD), *Kidner Int* 76(Suppl 113): 1–140, 2009.

[36] Indriason OS, Quarles LD: Comparison of treatments for mild secondary hyperparathyroidism in hemodialysis patients, *Kidney Int* 57: 282–292, 2000.

[37] Chertow G, Burke ST, Raggi P, et al: Sevelamer attenuates the progression of coronary and aortic calcification in hemodialysis patients, *Kidney Int* 62: 245–252, 2002.

[38] Block GA, Martin KJ, Francisco ALM, et al: Cinacalcet for secondary hyperparathyroidism in patients receiving hemodialysis, *N Engl J Med* 350: 1516–1525, 2004.

[39] Kidney Foundation: K/DOQI clinical practice guidelines for bone metabolism and disease in chronic kidney disease, *Am J Kid Dis* 42: S1–S140, 2003.

[40] Schlieper G, Brandenburg V, Ketteler M, et al: Sodium thiosulfate in the treatment of calcific uremic arteriolopathy, *Nat Rev Nephrol* 5: 539–543, 2009.

[41] Matsuoka S, Tominaga Y, Uno N, et al: Calciphylaxis: a rare complication of patients who required parathyroidectomy for advanced renal hyperparathyroidism, *World J Surg* 29: 632–635, 2005.

[42] Tominaga Y, Matsuoka S, Sato T: Surgical indications and procedures of parathyroidectomy in patients with chronic kidney disease, *Ther Apher Dial* 9: 44–47, 2005.

[43] Andia JBC, Drueke TB, Cunningham J, et al: Clinical algorithms on renal osteodystrophy, *Nephrol Dial Transplant* 15(Suppl 5): 2–57, 2000.

[44] Guideline working Group, Japanese Society for Dialysis Therapy: Clinical practice guideline for management of secondary hyperparathyroidism in chronic dialysis patients, *Ther Apher Dial* 12: 514–525, 2008.

[45] Fukagawa M, Kitaoka M, Yi H, et al: Serial evaluation of parathyroid size by ultrasonography is another useful marker for long-term prognosis of calcitriol pulse therapy in chronic dialysis patients, *Nephron* 68: 221–228, 1994.

[46] Tominaga Y, Inaguma D, Matsuoka S, et al: Is the volume of the parathyroid gland a predictor of Maxacalcitol response in advanced secondary hyperparathyroidism? *Ther Apher Dial* 10: 198–204, 2006.

[47] Matsuoka S, Tominaga Y, Sato T, et al: Relationship between the dimension of parathyroid glands estimated by ultrasonography and the hyperplastic pattern in patients with renal hyperparathyroidism, *Ther Apher Dial* 12(5): 391–395, 2008.

[48] Cunningham J: Are parathyroidectomies still appropriate in chronic dialysis patients? *Semin Dial* 13: 275–278, 2000.

[49] Narayan R, Perkins RM, Berbano EP, et al: Parathyroidectomy versus cinacalcet hydrochloride-based medical therapy in the management of hyperparathyroidism in ESRD: a cost utility analysis, *Am J Kidney Dis* 49: 801–813, 2007.

[50] Tominaga Y, Matsuoka S, Uno N, et al: Parathyroidectomy for secondary hyperparathyroidism in the era of calcimimetics, *Ther Aphre Dial* 12(Suppl 1): S21–S26, 2008.

[51] Lomonte C, Antonelli M, Losurdo N, et al: Cinacalcet is effective in relapses of secondary hyperparathyroisidm after parathyroidectomy, *Nephrol Dial Transplant* 22: 2056–2062, 2007.

[52] Silverberg SJ, Rubin MR, Faiman C, et al: Cinacalcet hydrochloride reduces the serum calcium concentration in inoperable parathyroid carcinoma, *J Clin Endocrinol Metab* 92: 3803–3808, 2007.

[53] Rothmund M, Wagner PK, Schark C: Subtotal parathyroidectomy versus total parathyroidectomy and autotransplantation in secondary hyperparathyroidism: a randomized trial, *World J Surg* 15: 745–750, 1991.

[54] Hampl H, Steinmuller T, Frohling P, et al: Long-term results of total parathyroidectomy without autotransplantation in patients with and without renal failure, *Miner Electrolyte Metab* 25: 161–170, 1999.

[55] Takagi H, Tominaga Y, Uchida K, et al: Subtotal versus total parathyroidectomy with forearm autograft for secondary hyperparathyroidism in chronic renal failure, *Ann Surg* 200: 18–23, 1984.

[56] Tominaga Y, Uchida K, Haba T, et al: More than 1,000 cases of total parathyroidectomy with forearm autograft for renal hyperparathyroidism, *Am J Kidney Dis* 38(Suppl): S166–S171, 2001.

[57] Yu I, DeVita MV, Komisar A: Long-term follow-up after subtotal parathyroidectomy in patients with renal failure, *Laryngoscope* 108: 1824–1828, 1998.

[58] Tominaga Y, Matsuoka S, Uno N, et al: Removal of autografted parathyroid tissue for recurrent renal hyperparathyroidism in hemodialysis patients, *World J Surg* 34: 1312–1317, 2010.

[59] Nicholson ML, Veitch PS, Feehally J: Parathyroidectomy in chronic renal failure: comparison of three operative strategies, *J R Coll Surg Edinb* 41: 382–387, 1996.

[60] Hargrove GM, Pasieka JL, Hanley DA, et al: Short- and long-term outcome of total parathyroidectomy with immediate autografting versus subtotal parathyroidectomy in patients with end-stage renal disease, *Am J Nephrol* 19: 559–564, 1999.

[61] Zaraca F, Mazzaferro S, Catarci M, et al: Prospective evaluation of total parathyroidectomy and autotransplantation for the treatment of secondary hyperparathyroidism, *Arch Surg* 134: 68–72, 1999.

[62] Feldman AL, Sharaf RN, Skarulis MC, et al: Results of heterotopic parathyroid autotransplantation: A 13-year experience, *Surgery* 126: 1042–1048, 1999.

[63] Lorenz K, Ukkat J, Sekulla C, et al: Total parathyroidectomy without autotransplantation for renal hyperparathyroidism: experience with a qPTH-controlled protocol, *World J Surg* 30: 743–751, 2006.

[64] Ljutic D, Cameron JS, Ogg CS, et al: Long-term follow-up after total parathyroidectomy without parathyroid reimplantation in chronic renal failure, *Q J Med* 87: 685–692, 1994.

[65] Stracke S, Jehle PM, Sturm D, et al: Clinical course after total parathyroidectomy without autotransplantation in patients with end-stage renal failure, *Am J Kidney Dis* 33: 304–311, 1999.

[66] Fukagawa M, Kitaoka M, Tominaga Y, et al: Selective percutaneous ethanol injection therapy (PEIT) of the parathyroid in chronic dialysis patients: the Japanese strategy, *Nephrol Dial Transplant* 14: 2574–2577, 1999.

[67] Koiwa F, Kakuta T, Tanaka R, et al: Efficacy of percutaneous ethanol injection therapy (PEIT) is related to the number of parathyroid glands in haemodialysis patients with secondary hyperparathyroidism, *Nephrol Dial Transplant* 22: 522–528, 2007.

[68] Nakamura M, Marui Y, Ubara Y, et al: Effects of percutaneous ethanol injection therapy on subsequent surgical parathyroidectomy, *Nephrol Dial Transplant* 1(Suppl 3): iii39–iii41, 2008.

[69] Cheong YT, Taib NA, Normayah K, et al: Total parathyroidectomy under local anaesthesia for renal hyperparathyroidism, *Asian J Surg* 32(1): 51–54, 2009.

[70] Numano M, Tominaga Y, Uchida K, et al: Surgical significance of supernumerary parathyroid glands in renal hyperparathyroidism, *World J Surg* 22: 1098–1103, 1998.

[71] Pattou FN, Pellissier LC, Neol C, et al: Supernumerary parathyroid glands: frequency and surgical significance in treatment of renal hyperparathyroidism, *World J Surg* 24: 1330–1334, 2000.

[72] Akerstrom G, Malmaeus J, Bergstrom R: Surgical anatomy of human parathyroid glands, *Surgery* 95: 14–21, 1984.

[73] Uno N, Tominaga Y, Matsuoka S, et al: Incidence of parathyroid glands located in thymus in patients with renal hyperparathyroidism, *World J Surg* 32: 2516–2519, 2008.

[74] Stehman-Breen C, Muirhead N, Thorning D, et al: Secondary hyperparathyroidism complicated by parathyromatosis, *Am J Kidney Dis* 28: 502–507, 1996.

[75] Matsuoka S, Tominaga Y, Sato T, et al: Recurrent renal hyperpara-thyroidism caused by parathyromatosis, *World J Surg* 31: 299–305, 2006.

[76] Matsuoka S, Tominaga Y, Sato T, et al: Quick-intraoperative bio-intact PTH assay at parathyroidectomy for secondary hyperparathyroidism, *World J Surg* 31: 824–831, 2007.

[77] Tominaga Y, Tanaka Y, Sato K, et al: Recurrent renal hyperparathyroidism and DNA analysis of autografted parathyroid tissue, *Word J Surg* 16: 595–603, 1992.

[78] Neyer U, Hoerandner H, Haid A, et al: Total parathyroidectomy with autotransplantation in renal hyperparathyroidism: low recurrence after intra-operative tissue selection, *Nephrol Dial Transplant* 17: 625–629, 2002.

[79] Wells SA, Gunnells JC, Shelbourne JD, et al: Transplantation of parathyroid glands in men: clinical indications and results, *Surgery* 78: 34–44, 1975.

[80] Lieu D, Hirschowitz SL, Skinner KA, et al: Recurrent secondary hyperparathyroidism after autotransplantation into the sternocleidomastoid muscle, *Acta Cytol* 42: 1195–1198, 1998.

[81] Kinnaert P, Salmon I, Decoster-Gervy C, et al: Long-term results of subcutaneous parathyroid grafts in uremic patients, *Arch Surg* 135: 186–190, 2000.

[82] Chou FF, Chan HM, Huang TJ, et al: Autotransplantation of parathyroid glands into subcutaneous forearm tissue for renal

hyperparathyroidism, *Surgery* 124: 1–5, 1998.

[83] Elizondo ME, Amondarain JA, Vidaur F, et al: Parathyroid subcutaneous pre-sternal transplantation after parathyroidectomy for renal hyperparathyroidism: long-term graft function, *World J Surg* 31: 1403–1409, 2007.

[84] Tominaga Y, Numano M, Tanaka Y, et al: Surgical treatment of renal hyperparathyroidism, *Semin Surg Oncol* 13: 87–96, 1997.

[85] Tanaka Y, Funahashi H, Imai T, et al: Parathyroid function and bone metabolic markers in primary and secondary hyperparathyroidism, *Semin Surg Oncol* 13: 125–133, 1997.

[86] Tominaga Y: Surgical treatment of secondary hyperparathyroidism due to chronic kidney disease, *Ups J Med Sci* 111(3): 277–292, 2006.

[87] Tominaga Y: Current status of parathyroidectomy for secondary hyperparathyroidism in Japan, *Nephrol Dial Transplant* 1(Suppl): iii35–iii38, 2008.

[88] Mazzaferro S, Pasquali M, Farcomeni A, et al: Parathyroidectomy as therapeutic tool for targeting the recommended NKF-K/DOQI™ ranges for serum calcium, phosphate and parathyroid hormone in dialysis patients, *Nephrol Dial Transplant* 23: 2319–2323, 2008.

[89] Pasieka JL, Parsons LL: A prospective surgical outcome study assessing the impact of parathyroidectomy on symptoms in patients with secondary and tertiary hyperparathyroidism, *Surgery* 128: 531–539, 2000.

[90] Chou FF, Chen JB, Lee CH, et al: Parathyroidectomy can improve bone mineral density in patients with symptomatic secondary hyperparathyroidism, *Arch Surg* 136: 1064–1068, 2001.

[91] Yajima A, Ogawa Y, Takahashi HF, et al: Changes of bone remodeling immediately after parathyroidectomy for secondary hyperparathyroidism, *Am J Kidney Dis* 42: 729–738, 2003.

[92] Yajima A, Inaba M, Tominaga Y, et al: Bone formation by minimodeling is more active than remodeling after parathyroidectomy, *Kidney Int* 74: 775–781, 2008.

[93] Rudser KD, Boer IH, Dooley A, et al: Fracture risk after parathyroidectomy among chronic hemodialysis patients, *J Am Soc Nephrol* 18: 2401–2407, 2007.

[94] Patetsios P, Bernstein M, Kim S, et al: Severe necrotizing mastopathy caused by calciphylaxis alleviated by total parathyroidectomy, *Am Surg* 66: 1056–1058, 2000.

[95] Sabeel A, Homrany MA: Complete resorption of massive soft tissue calcification in a hemodialysis patient after parathyroidectomy, *Am J Nephrol* 20: 421–424, 2000.

[96] Inoshita H, Gohda T, Lo H, et al: Improvement of peritoneal calcification after parathyroidectomy in a peritoneal dialysis patient, *Clin Nephrol* 69: 58–62, 2008.

[97] Duffy A, Schurr M, Warner T, et al: Long-term outcomes in patients with calciphylaxis from hyperparathyroidism, *Ann Surg Oncol* 13: 96–102, 2006.

[98] Leo CD, Gallieni M, Bestetti A, et al: Cardiac and pulmonary calcification in a hemodialysis patient: partial regression 4 years after parathyroidectomy, *Clin Nephrol* 59: 59–63, 2003.

[99] Goto N, Tominaga Y, Matsuoka S, et al: Cardiovascular complications caused advanced secondary hyperparathyroidism in chronic dialysis patients; specific focus on dilated cardiomyopathy, *Clin Exp Nephrol* 9: 138–141, 2005.

[100] Diezhandino MG: Secondary hyperparathyroidism as cause of resistance to treatment with erythropoietin: effect of parathyroidectomy, *Clin Nephrol* 45: 420–421, 1996.

[101] Rault R, Magnone M: The effect of parathyroidectomy on hematocrit and erythropoietin dose in patients on hemodialysis, *ASAIO J* 42: M901–M903, 1996.

[102] Chou FF, Lee CH, Lee CT: Muscle force and bone mineral density after parathyroidectomy and subcutaneous autotransplantation for secondary hyperparathyroidism, *World J Surg* 23: 452–457, 1999.

[103] Yasunaga C, Nakamoto M, Matsuo K, et al: Effects of a parathyroidectomy on the immune system and nutritional condition in chronic dialysis patients with secondary hyperparathyroidism, *Am J Surg* 178: 332–336, 1999.

[104] Khajehdehi P, Ali M, Gebory FA, et al: The effects of parathyroidectomy on nutritional and biochemical status of hemodialysis patients with severe secondary hyperparathyroidism, *J Ren Nutr* 9: 186–191, 1999.

[105] Martins CT, Futata E, Jorgetti V, et al: Restoration of impaired T-cell proliferation after parathyroidectomy in hemodialysis patients, *Nephron* 84: 224–227, 2000.

[106] Chou FF, Chen JB, Hsieh KC, et al: Cognitive changes after parathyroidectomy in patients with secondary hyperparathyroidism, *Surgery* 143: 526–532, 2008.

[107] Goldsmith DJA, Covic AA, Venning MC, et al: Blood pressure reduction after parathyroidectomy for secondary hyperparathyroidism: further evidence implicating calcium homeostasis in blood pressure regulation, *Am J Kidney Dis* 27: 819–825, 1996.

[108] Pizzarelli F, Fabrizi F, Postorino M, et al: Parathyroidectomy and blood pressure in hemodialysis patients, *Nephron* 63: 384–389, 1993.

[109] Kestenbaum B, Andress DL, Schwartz SM, et al: Survival following parathyroidectomy among United States dialysis patients, *Kidney Int* 66: 2010–2016, 2004.

[110] Trombetti A, Stoermann C, Robert JH, et al: Survival after parathyroidectomy in patients with end-stage renal disease and severe hyperparathyroidism, *World J Surg* 31: 1014–1021, 2007.

[111] Dussol B, Morand P, Martinat C, et al: Influence of parathyroidectomy on mortality in hemodialysis patients: a prospective observational study, *Ren Fail* 29: 579–586, 2007.

[112] Costa-Hong V, Jorgetti V, Gowdak LHW, et al: Parathyroidectomy reduces cardiovascular events and mortality in renal hyperparathyroidism, *Surgery* 142: 699–703, 2007.

[113] Tominaga Y, Uchida K, Haba T, et al: Thyroid lesions in patients with renal hyperparathyroidism, *Thyroid Clin Exp* 10: 275–277, 1998.

[114] Tominaga Y, Katayama A, Sato T, et al: Re-operation is frequently required when parathyroid glands remain after initial parathyroidectomy for advanced secondary hyperparathyroidism in uraemic patients, *Nephrol Dial Transplant* 18: iii, 65–70, 2003.

[115] Hibi Y, Tominaga Y, Uchida K, et al: Cases with fewer than four parathyroid glands in patients with renal hyperparathyroidism at initial parathyroidectomy, *World J Surg* 26: 314–317, 2002.

[116] Hibi Y, Tominaga Y, Sato T, et al: Reoperation for renal hyperparathyroidism, *World J Surg* 26: 1301–1307, 2002.

[117] Hibi Y, Tominaga Y, Uchida K, et al: Preoperative imaging diagnosis for persistent renal hyperparathyroidism, *Asian J Surg* 24: 153–159, 2001.

[118] De-Francisco AL, Amado JA, Casanova D, et al: Recurrence of hyperparathyroidism after total parathyroidectomy with autotransplantation: a new technique to localize source of hormone excess, *Nephron* 58: 306–309, 1991.

[119] Matsuoka S, Tominaga Y, Uno N, et al: Surgical significance of undescended parathyroid gland in renal hyperparathyroidism, *Surgery*.

[120] Cattan P, Halimi B, Aidan K, et al: Reoperation for secondary uremic hyperparathyroidism: are technical difficulties

influenced by initial surgical procedure? *Surgery* 127: 562–565, 2000.

[121] Miki H, Sumitomo M, Inoue H, et al: Parathyroid carcinoma in patients with chronic renal failure on maintenance hemodialysis, *Surgery* 120: 897–901, 1996.

[122] Tominaga Y, Tsuzuki T, Matsuoka S, et al: Expression of parafibromin in distant metastatic parathyroid tumors in patients with advanced secondary hyperparathyroidism due to chronic kidney disease, *World J Surg* 32: 815–821, 2008.

[123] Eriguchi R, Umakoshi J, Tominaga Y, et al: Successful treatment of inoperable recurrent secondary hyperparathyroidism with cinacalcet HCl, *Nephrol Dial Transplant Plus* 4: 218–220, 2008.

[124] Malluche HH, Monier-Faugere MC, Herberth J: Bone disease after renal transplantation, *Nat Rev Nephrol* 6: 32–40, 2010.

[125] Lewin E: Involution of the parathyroid glands after renal transplantation, *Curr Opin Nephrol Hypertens* 12: 363–371, 2003.

[126] Triponez F, Clark OH, Vanrenthergem Y, et al: Surgical treatment of persistent hyperparathyroidism after renal transplantation, *Ann Surg* 248: 18–30, 2008.

[127] Hamidian Jahromi A, Roozbeh J, Raiss-Jalali GA, et al: Risk factors of post renal transplant hyperparathyroidism, *Saudi J Kidney Dis Transpl* 20(4): 573–576, 2009.

[128] Taniguchi M, Tokumoto M, Matsuo D, et al: Persistent hyperparathyroidism in renal allograft recipients: vitamin D receptor, calcium sensing receptor, and apoptosis, *Kidney Int* 70: 363–370, 2006.

[129] Ghanekar H, Welch BJ, Moe OW, et al: Post-renal transplantation hypophosphatemia: a review and novel insights, *Curr Opin Nephrol Hypertens* 15: 97–104, 2006.

[130] Lopez V, Toledo R, Sola E, et al: Treatment with cinacalcet in 29 kidney transplant patients with persistent hyperparathyroidism, *Transplant Proc* 41: 2394–2395, 2009.

[131] Gomez Marques G, Obrador Mulet A, Vilar Gimeno A, et al: Treatment with cinacalcet of secondary hyperparathyroidism after renal transplantation, *Transplant Proc* 41: 2139–2143, 2009.

[132] Tominaga Y: Cinacalcet HCL treatment in patients with chronic kidney disease stage 3–4, *Clinical Medicine: Therapeutics* 1: 1–2, 2009.

[133] Schlosser K, Endres N, Celik I, et al: Surgical treatment of tertiary hyperparathyroidism: the choice of procedure matters, *World J Surg* 31: 1947–1953, 2007.

[134] Evenepoel P, Claes K, Kuypers D, et al: Impact of parathyroidectomy on renal graft function, blood pressure and serum lipids in kidney transplant recipients: a single centre study, *Nephrol Dial Transplant* 20: 1714–1720, 2005.

[135] Stracke S, Keller F, Steinbach G, et al: Long-term outcome after total parathyroidectomy for the management of secondary hyperparathyroidism, *Nephron Clin Pract* 111: c102–c109, 2009.

第67章 ■ 多发性内分泌腺肿瘤综合征中甲状旁腺的处理

TRACY S. WANG ■ TINA W.F. YEN ■ DOUGLAS B. EVANS

原发性甲状旁腺功能亢进症（hyperparathyroidism，HPT）通常是一种散发疾病，但在少数病例中可作为家族性综合征的一部分，即多发性内分泌腺肿瘤（multiple endocrine neoplasia，MEN）1型、MEN 2A型、甲状旁腺功能亢进症 - 颌骨肿瘤综合征、家族性单纯甲状旁腺功能亢进症以及良性家族性低尿钙性高钙血症（参见第58章）。本章将主要探讨 MEN 1型和MEN 2A型患者甲状旁腺功能亢进症的手术治疗。

多发性内分泌腺肿瘤 1 型

MEN 1型是一种常染色体显性遗传病，男女发病率相等，为（2~3）/100 000。临床上将发生下列三种常见肿瘤中的两种者定义为 MEN 1型：原发性甲状旁腺功能亢进症、垂体肿瘤和胰腺内分泌（神经内分泌）肿瘤（图 67-1）。其他 MEN 1型相关的肿瘤包括：面部血管纤维瘤、脂肪瘤、类癌瘤、甲状腺肿瘤、肾上腺皮质肿瘤和嗜铬细胞瘤 [3-4]。临床上，家族性 MEN 1型被定义为除了患有 MEN 1型的先证者外，至少还有一位患有一种或多种相关肿瘤的一级亲属。

MEN 1 型的基因检测

MEN 1型是由位于染色体 11q13 上的 MEN 1 基因胚系突变造成的。该基因可编码由 601 个氨基酸组成的蛋白质 menin。Menin 在 DNA 的复制和修复中发挥作用，并参与转录调节。MEN 1 基因突变一般会导致 menin 的截断；大约 45% 是缺失突变，25% 是无义突变，15% 是插入突变，5% 是供体剪接突变，还有 10% 是错义突变。肿瘤形成似乎可以运用两次打击假说来解释；第一次基因打击是由遗传获得并体现在所有细胞中。一旦任何一个细胞中的 MEN 1 基因的第二次复制再次发生突变，肿瘤性质的扩增即被启动，导致 MEN 1 相关肿瘤的发展和外显。

人们已经发现了超过 400 个不同的 MEN 1 胚系突变，并在 70% ~ 90% 的 MEN 1 型家族中发现了这些突变 [1,5]。尽管突变是各色各异的，但通过对 MEN 1 胚系突变的研究，人们发现这些突变都源于位于同一染色体上的同一基因 [3]。基因突变的异质性导致了人口水平上基因型与表型相关性的缺乏（这与 MEN 2A 型相反），MEN 1 突变与肿瘤的进展、生物学行为以及年龄、肿瘤位置等临床特征缺乏相关性 [1,4,6]。一篇有关 MEN 1 型家族的综述提到：具有相同临床表现的不同家族其基因突变是不同的，同样，具有不同临床表现的不同家族其 MEN 1 突变却是相同的 [4,7,9]。

然而，在个别 MEN 1 型家族中，特定类型和位点的突变可能与稳定的表型相关 [4]。基因测定可以让已知有相关基因突变的病人得到前瞻性的随访，并考虑早期手术干预，从而降低发病率和死亡率。而对于基因检测正常的患者，可以不必每年进行临床检查，并且不用担心其会把突变的基因遗传给子女 [1,4]。最新的共识指南建议，对于散发的、伴有 2 个或 2 个以上 MEN 1 相关肿瘤的 HPT 患者或怀疑有 MEN 1 型的患者（如 30 岁前出现多发性甲状旁腺肿瘤、复发性甲状旁腺功能亢进症或任何年龄的多发性胰岛细胞瘤的患者），应进行 MEN 1 胚系突变的基因检测 [3]。对于有 MEN 1 不相关的多腺体 HPT 和内分泌肿瘤患者，如嗜铬细胞瘤或其他肾上腺皮质肿瘤患者，也应进行 MEN 1 突变的基因检测，因为在这些非典型的内分泌肿瘤中也检测到了 MEN 1 基因突变 [10]。

定期对 MEN 1 携带者进行 MEN 1 相关的内分泌肿瘤的筛查，有助于优化对患者的处理。疾病的外显率与年龄相关：小于 5 岁的患者外显率几乎为零，到 20 岁外显率超过 50%，到 40 岁外显率超过 95% [4]。

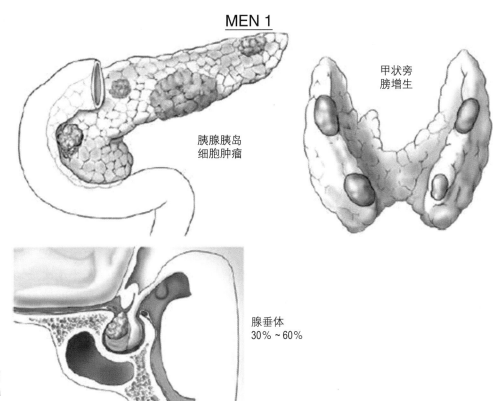

图 67-1　MEN 1 型最常见的临床表现（Printed with permission from © brysonbiomed.com.）

生化筛查建议每年进行；对于 HPT 患者，生化筛查常从 8 岁开始进行，每年检测血钙和甲状旁腺素（PTH）水平。

MEN 1 相关甲状旁腺功能亢进症

原发性 HPT 除了血钙水平升高以外，还伴有不相称的 PTH 的升高。MEN 1 相关 HPT 占所有原发性 HPT 病例的 2%~4%，是一种特征性的多腺体疾病，伴所有甲状旁腺腺体非对称性增大[2-3,11-12]。MEN 1 相关 HPT 的典型发病年龄为 21~40 岁，常作为 MEN 1 型的首发表现；更重要的是几乎所有患者到 50 岁时都会表现出 HPT[3,13-14]。MEN 1 相关 HPT 发病大约比散发的原发性 HPT 发病早 30 年。

MEN 1 相关 HPT 患者的临床症状与散发的原发性 HPT 相似，可表现为肾结石、骨密度减低、多尿、烦渴以及神经认知症状（如疲劳、肌无力、抑郁、情绪改变、肌痛以及记忆力和注意力减低）。MEN 1 相关 HPT 患者可以长期无症状，但疾病往往更具侵袭性。基因携带者可在 35 岁检测到骨密度的减低[2-3,15]。MEN 1 型可同时出现 HPT 和卓 - 艾（Zollinger-Ellison）综合征（胃泌素瘤），同时高钙血症可以刺激胰腺和十二指肠的胃泌素分泌肿瘤分泌胃泌素。

按照 MEN 1 相关 HPT 的两次打击病因学假说，甲状旁腺的发病通常是不同期的和非对称的；有报道称初次手术中 12%~55% 的患者其甲状旁腺肉眼观是正常的，特别是年轻患者[2,5,13]。有分析认为多个甲状旁腺同时受到二次打击的概率是很低的，但是二次打击的可能性随着时间的推移会增加；因此，正常甲状旁腺存在的概率随着年龄增长而减低。额外的（多于 4 个）和异位的（大于 20%）甲状旁腺可能位于胸腺内、甲状腺内或在前纵隔内；这可能与静止状态的甲状旁腺（胚胎时期甲状旁腺残留）的慢性刺激有关。关于 MEN 1 相关 HPT 的恶变（甲状旁腺癌）尚无报道。

手术适应证

MEN 1 和散发的原发性 HPT 的甲状旁腺切除术的适应证并无差异[3,5,11-12,17]。有症状的 HPT 患者需手术治疗。生化证实的 HPT 患者，如果伴有卓 - 艾综合征导致的高胃泌素血症（即使无症状），也需行甲状旁腺切除术，因为成功的手术可以显著降低胃泌素的分泌[18-20]。最新的指南提出了无症状原发性 HPT 的手术适应证：①血清钙＞参考范围 1 mg/dl；②肾小球滤过率＜60 ml/min；③任意位点的骨密度 T 值始终为 –2.5SD 或更低或有脆性骨折史；④年龄＜50 岁[17]。

对于 MEN 1 相关 HPT 患者，尤其是无症状和症状轻微患者，过早的手术是否可以降低发病率和死亡率仍不清楚。特别是对年轻患者，早期甲状旁腺切除术可以减少 HPT 的长期影响，尤其是在减少骨丢失方面。因此，骨密度的评估对于手术的计划和时机至关重要。早期干预也可改善其他伴发内分泌疾病的症状，如胃泌素瘤[13]。然而，推迟手术有助于首次手术中找到甲状旁腺，因为其时甲状旁腺（包括额外和异位甲状旁腺）更大且更容易定位。延迟干预还可降低疾病持续和复发的可能性，从而减少后期补救手术的必要性。

对 MEN 1 相关 HPT 患者的首次甲状旁腺切除术的术前定位检查（^{99m}Tc-MIBI，超声，CT）仍存在争议，因为多腺体增生和术中需要鉴别所有甲状旁腺的概率很大。影像学对于发现异位和额外甲状旁腺有帮助，许多研究者（包括作者）更倾向于应用定位检查来避免遗漏异位的甲状旁腺，从而避免手术失败。

MEN 1 相关 HPT 的手术治疗

MEN 1 相关 HPT 的手术治疗的早期和晚期效果都较散发性 HPT 的差，因为肉眼看来正常的甲状旁腺（首次手术中被保留下来）和残留的肿瘤随着时间的推移都可以进一步增生。首次手术的目标是：①成功纠正高钙血症，并尽可能降低 HPT 持续和复发的风险；②避免永久性甲状旁腺功能低下；③便于未来复发性 HPT 的手术治疗。MEN 1 相关 HPT 的首次手术可以选择甲状旁腺次全切除加经颈部的胸腺切除，或甲状旁腺全切加自身旁腺组织的异位移植。虽然有人建议只切除肉眼增大的甲状旁腺（范围小于甲状旁腺次全切除术），但是，这种手术方式被认为与较高的疾病持续和复发的发生率相关[20,22-25]。

小于次全切除的甲状旁腺切除术

小于次全切除的甲状旁腺切除术是指切除≤2.5 个甲状旁腺腺体，原位保留 1.5 个认为未受影响的甲状旁腺并用钛夹或不可吸收缝线标记，以便于再次手术时识别。但小于次全切除的甲状旁腺切除术术后疾病持续和复发的高发生率让人们无法接受。在一项研究中，26 位 MEN 1 患者接受了小于次全切除的甲状旁腺切除术，术后疾病持续和复发的概率分别达到了 35% 和 61%[22]。随后的研究也得到了同样的结论。Dotzenrath 等进行的研究发现，13 例接受了小范围切除的患者的复发率为 23%，而接受了次全切除的 25 例患者复发率为 15%（P=0.04）[26]。在 Arnalsteen 等完成的一篇综述中，共有 79 例患者，只切除肉眼增大的甲状旁腺的患者的再次手术发生率为 30%，而首次行甲状旁腺次全切除的患者再次手术的发生率仅为 7%（P=0.02）[25]。

在一篇包含 92 例 MEN 1 患者的综述中，14% 的患者接受了小于次全切除的甲状旁腺切除术；其中位无复发生存时间较行甲状旁腺次全切和全切除患者的要短（7 对 16.5 年；P=0.03）。行小于次全切除的甲状旁腺切除术的患者的 1 年、5 年和 10 年的实际无复发生存率分别为 92%、69% 和 37%；而行甲状旁腺次全切除和全切的患者分别为 100%、80% 和 61%[23]。

甲状旁腺次全切除术

甲状旁腺次全切除术是指在首次手术时切除 3～3.5 个甲状旁腺腺体，是 MEN 1 相关 HPT 患者目前的首选手术方法[11-12,23,25,27-28]。甲状旁腺次全切除术的目标是获得长期的血钙正常，同时尽可能降低永久性甲状旁腺功能减低的风险。一项大样本研究比较了 174 例 MEN 1 相关 HPT 患者三个时间段的手术方式，术后高钙血症的发生率（47%，15%，19%；P＜0.0001）随着次全切除应用（25%，59%，51%；P=0.0004）的增加而降低；而低钙血症的发生率（5%，15%，15%）并没有明显差异。

Elaraj 等在一项有 79 例患者的队列研究中发现，甲状旁腺次全切除的 HPT 患者的复发率为 33%，全切除的复发率为 23%。他们建议首次手术应用甲状旁腺次全切除术而不是全切除。甲状旁腺全切除术较次全切除术更容易发生严重的甲状旁腺功能减低（46% 对 26%），后者常常需要钙剂和维生素 D 的长期治疗或二期甲状旁腺自体移植。

MD 安德森癌症中心的 Lambert 等在一项回顾性研究中分析了 37 例 MEN 1 相关 HPT 患者发现，20 例患者（65%）首次术后复发的中位时间为 4 年；其中 16 例（75%）首次手术切除的甲状旁腺少于 3 个，余下的 4 人进行了甲状旁腺次全切除术。这 20 例患者中 16 人经历了 24 次甲状旁腺相关的手术，而到随访截止日期，7 人（35%）出现了复发。22 例患者共进行了 25 次甲状旁腺自体移植，仍有 4 例出现了永久性甲状旁腺功能减低。因此，应强调在 HPT 复发风险和永久性甲状旁腺功能减低风险之间寻找平衡的重要性，尤其是对于 MEN 1 相关 HPT 患者，因为他们发病更早。

Salmeron 等分析了 69 例有复发性 MEN 1 相关 HPT 患者的复发原因、时间和治疗。这 69 名患者的首选手术方式均为甲状腺次全切除术，其中 60 名患者还进行了经颈的胸腺切除术。术后 15 例患者保留一个正常的甲状旁腺，54 例患者保留了一个异常甲状旁腺的 50～70 mg 旁腺组织。9 例（13%）患者出现了复发，平均复发时间为 85 个月（12～144 个月），5 例复发出现在残留腺体中，3 例复发出现在先前认为"正常"的甲状旁腺中，1 例为残留旁腺和额外旁腺均出现复发。2 名患者因有额外旁腺出现了第二次复发。复发与较长的随访时间（115 个月对 66 个月，$P = 0.005$，表明 HPT 将在颈部和移植部位复发，因为所有甲状旁腺都存在基因异常）相关，并与未行胸腺切除术相关（$P = 0.003$）[28]。

我们推荐甲状腺次全切除术和经颈胸腺切除术作为首次手术方式。行甲状旁腺次全切除术需探查双侧颈部，识别全部四个甲状旁腺和所有额外或异位旁腺（可借助术前 MIBI 和／或 CT 的应用）。原位保留认为最正常的（最小的）甲状旁腺，且保留组织最好不要大于正常旁腺的 2 倍（大约 40 mg）。如果腺体大于上述大小，要进行部分切除，注意不要出现局部种植，以免在甲状腺床、胸锁乳突肌、胸骨甲状肌或食管壁上引起甲状旁腺增生病。如决定对一个甲状旁腺腺体行部分切除，则用一个较大金属夹轻轻穿过腺体并在此水平锐性切开甲状旁腺；金属夹也有利于再次手术中识别甲状旁腺。将一个甲状旁腺腺体部分切除应在切除其他甲状旁腺之前进行，以免影响甲状旁腺血供。在进行其他甲状旁腺切除前要仔细检查原位保留旁腺的活性，如果不能存活，可以选择其他甲状旁腺行部分切除。

由于有异位和额外甲状旁腺存在的可能，我们推荐行经颈胸腺切除术。如果术中甲状旁腺素水平仍可测得，首次手术时并不常规实施甲状旁腺非优势前臂的自体移植。这样可以避免将来出现移植物功能亢进的风险，并且复发时也无需鉴别是由移植物还是由颈部残留旁腺所致（如果颈部和手臂都有甲状旁腺组织）。如果在甲状旁腺次全切除术后出现复发，前臂的移植物也要切除。对于 MEN 1 相关 HPT，自体移植物功能延迟恢复是众所周知的问题，而一些研究者在首次甲状旁腺次全切除时倾向于行前臂的自体移植；这是一个尚未解决的争议。

甲状旁腺全切除加前臂自体移植术

甲状旁腺全切除术是指切除全部四个甲状旁腺腺体，包括任意异位／额外甲状旁腺；这种激进的手术方式可以避免颈部 HPT 复发，同时为了避免永久性甲状旁腺功能低下，必须行甲状旁腺自体移植。甲状旁腺全切除术的倡导者认为，这种术式可以大大降低 MEN 1 相关 HPT 的复发，而且即便前臂移植物复发，也可以在局麻下清除病灶，这比颈部再手术简单许多。Tonelli 等研究了 51 例患者，其中 45 例进行了甲状旁腺全切除术。到随访截止日期，无一例出现颈部复发，5 例（10%）在平均 7 年后出现了前臂复发。10% 的患者在首次术后出现了永久性甲状旁腺功能低下[21]。Lambert 等也发现，5 例行甲状旁腺全切除术的患者均未出现颈部复发。

甲状旁腺自体移植可以在甲状旁腺全切除后立即实施，也可以在数天后 PTH 无法测得时，使用冻存组织进行自体移植[13,30-31]。移植的组织要从体积、颜色和纹理上看起来最正常的甲状旁腺上选取。要将旁腺组织切成薄片。移植的最佳位点应该是非优势前臂肱桡肌内，这样可以在复发时避免颈部再手术。在随访中，可以通过检测左右贵要静脉血清 PTH 水平来监控移植物的功能。简单来说，切开肌肉的筋膜后，轻轻分开肌纤维形成一个口袋并植入甲状旁腺组织碎片。肌肉口袋用不可吸收缝线缝合（我们常用蓝色 5-0 的聚丙烯类缝线）并用金属夹标记。据报道，最合适的植入量是 5～25 片[30,32-33]。如果是二期自体移植，需要将装有冻存甲状旁腺组织碎片的小瓶置于 37℃水浴中解冻，并清洗去除保存液里的毒素。移植前要将小片组织送冰冻检查以确认为甲状旁腺组织。

前臂甲状旁腺移植的效果差异较大，可能与术者的经验和使用的技术不同相关。自体移植物可能需要数年才能发挥功能，而且多达 40% 的移植是失败的，导致了永久性甲状旁腺功能低下[11,23,33]。因此，甲状旁腺全切除术作为 MEN 1 相关 HPT 的初始治疗方法令人担忧。Lamber 等介绍了他们的 22 例患者的 25 次甲状旁腺自体移植的经验；其中，10 例行甲状旁腺次全切除术的患者进行了 11 次旁腺移植；12 例行甲状旁腺全切除术的患者进行了 14 次旁腺移植。到随访截止日期，15 例（60%）的移植物具有功能，1 例无功能，6 例（24%）不能确定。虽然进行了自体移植，但仍有 4 例（18%）患者出现了永久性甲状旁腺功能低下；2 例患者需要对低钙血症进行紧急处理和长期门诊血钙水平监测。在接受了冻存旁腺组织的补救移植后，在最后一次随访中仍有 1 例患者出现了甲状旁腺功能低下。接受前臂甲状旁腺自体移植的患者仍有复发的风险，一旦复发可在超声引导下清除移植物。

经颈胸腺切除术的作用

我们常规会经颈入路切除胸腺，因为甲状腺胸腺韧带内可能有异位的甲状旁腺，这些异位的旁腺会增加术后复发的概率。高达 30% 的家族性 HPT 患者存在增大的额外 / 异位甲状旁腺；此外，MEN 1 型患者切除胸腺也可以避免其进展为类癌 [3,12]。Powell 等回顾了 66 例行甲状旁腺次全切除加胸腺切除的 MEN 1 相关 HPT 患者，在正常位置找到的甲状旁腺少于 4 个的患者共 32 例，其中有 17 例（35%）患者是在胸腺中找到了甲状旁腺 [34]。首次手术时切除胸腺可以降低 HPT 的复发风险 [28]。经颈入路可以安全地切除双侧胸腺；在游离了位于颈部的胸腺舌部之后，可以轻轻向上牵拉胸腺组织，以尽可能多地经颈切除胸腺组织。一般不应用胸骨劈开进行预防性胸腺切除。

持续性和复发性 MEN 1 相关 HPT 的治疗

高达 50% 的 MEN 1 相关 HPT 患者会出现疾病持续（术后 6 个月内就出现高钙血症）或复发（术后 6 个月后出现高钙血症）[22,24,27,29]。在明确复发后，一定要确定复发的部位；次全切除术后残留的甲状旁腺组织、首次手术未处理的颈部或纵隔的额外或异位甲状旁腺以及自体移植物都可以成为术后复发的根源。

再次手术的适应证与首次手术的适应证相似；但需要更加注意手术的风险。再次手术前对高功能甲状旁腺组织的定位非常重要；我们常规应用 99mTc-MIBI、颈部超声和 CT 影像学检查；如果仍无法定位，可考虑进行选择性静脉造影检查 [11,35-36]。对于所有持续性或复发性 MEN 1 相关 HPT 患者，如果其颈部残留有甲状旁腺组织，都要进行彻底清除，其非优势前臂自体移植物也应清除；再次手术时不应再刻意保留颈部的旁腺组织。图 67-2 显示了一位 28 岁复发性 MEN 1 相关 HPT 患者的 CT，该患者两次颈部手术切除了 2 个增大的甲状旁腺后出现了输尿管结石。虽然超声和 99mTc-MIBI 检查没有发现复发病灶，但 CT 检查在左

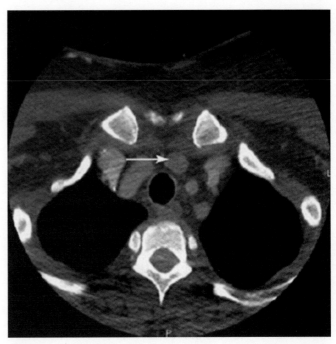

图 67-2　一位 MEN1 型患者出现了复发性甲状旁腺功能亢进症，CT 示其左侧甲状腺胸腺韧带处有一个 1.4 cm 增生的甲状旁腺腺体（箭头所示）

侧甲状腺胸腺韧带位置发现了一个 1.4 cm 的增生的甲状旁腺。在这位患者后来成功地切除了位于胸腺内的 2 个甲状旁腺腺体并在前臂进行了自体移植；术后患者需要服用低剂量的钙剂。

文献报道的因自身移植物导致疾病复发的发生率是 3% ~ 30%[30,33,37-39]。Casanova 试验可以用来判断前臂移植物是否复发 [40]。首先检测移植侧前臂的基础 PTH 值，此位置最接近移植位置，然后再用止血带造成前臂缺血 10 分钟之后再测 PTH 值，如果下降 50% 以上，则可判断是移植物相关的复发。对于移植物复发的患者，可以在局麻下在超声引导下切除移植物，而术中检测 PTH（IOPTH）可以指导切除的程度。

多发性内分泌腺肿瘤 2A 型

MEN 2A 型是一种常染色体显性遗传病，已发现有 500 ~ 1 000 个家族发病（参见第 23 章、第 24 章和第 25 章）[3,12]。MEN 2A 型的特征性病变为甲状腺髓样癌（medullary thyroid cancer，MTC）、嗜铬细胞瘤和原发性 HPT；非典型病例还可以出现皮肤淀粉样变和先天性巨结肠（图 67-3）[2-3]。MTC 是 MEN 2A 型最常见的表现，外显率可达 90% 以上；约 50% 的

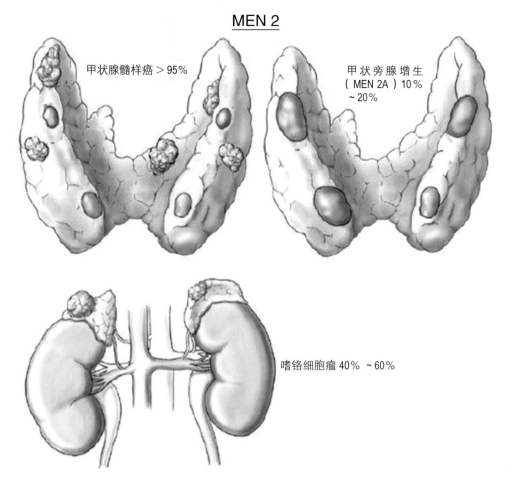

MEN 2

甲状腺髓样癌 > 95%

甲状旁腺增生
（MEN 2A）10%
~ 20%

嗜铬细胞瘤 40% ~ 60%

图 67-3 MEN 2 最常见的临床表现（Printed with permission from © brysonbiomed.com.）

第8篇

患者出现嗜铬细胞瘤，15%～30% 的基因携带者出现 HPT。

MEN 2A 型的基因检测

　　MEN 2A 型是由位于染色体 10q11.2 的原癌基因 *RET* 突变造成的，大约占人群的 1/30 000[2]。*RET* 基因包含 21 个外显子，编码一种单向跨膜的酪氨酸激酶受体；错义突变导致单个氨基酸转换，从而改变 RET 蛋白并具有致癌作用。不同的密码子突变可使受体的不同位置活化，从而使转化的活力各不相同。例如，细胞内催化中心（即 918 密码子突变）的变化，可以获得最高的转化活性，相反，干扰 ATP 结合的突变（密码子 768、790、791、804 和 891 的突变）的转化活性最低[2,3,41]。疾病的进展以及 MTC、嗜铬细胞瘤和 HPT 的出现都与 *RET* 突变的转化活性相关。当然也需要第二次打击。

　　针对 *RET* 突变进行 DNA 测序是有效的和可取的；98% 的 MEN 2 型原发病例具有特定的突变，而

且特定的突变在数目上是有限的；因此，仅外显子 10、11、13、14 和 16 需要常规检测；只有在这些外显子在初次检测呈阴性时才检测剩余的 15 个外显子。对于所有有原发性 C 细胞增生、MTC 或 MEN 2 型病史的患者，都建议进行 *RET* 基因检测。对于有 MEN 2 型家族史的患者，5 岁前就应进行基因检测。

　　与 MEN1 型不同，特定的 *RET* 突变与疾病的特殊表型具有密切关系；15%～30% 的 MEN 2A 型患者会出现原发性 HPT；其常见于 634 密码子突变（半胱氨酸变为精氨酸），较少见于 609、611、618、620、790 和 791 密码子突变[3,41,43-44]。这种基因型与表型之间的关联在临床处理 MEN 2A 型时很重要，因为原发性 HPT 相关的基因突变的鉴定可能会改变首次预防性 / 治疗性甲状腺切除术的方法。

MEN 2A 相关 HPT

　　MEN 2A 综合征中原发性 HPT 是变数最大的。MEN 2A 相关 HPT 一般较为温和，血钙大都只有轻

微上升[2,45-46]。大部分患者（高达85%）在诊断时无明显症状；少数患者会有输尿管结石或神经认知症状[2-3,46-47]。既往研究显示，MEN 2A相关HPT的中位诊断年龄为38岁；小儿原发性HPT罕见。美国甲状腺协会（American Thyroid Association）指南建议，对于RET 630和634突变的携带者，8岁起应开始监测；而对于其他MEN 2A相关RET突变的携带者，20岁起应开始监测。监测的项目必须包括每年一次检测白蛋白校正钙或血清游离钙，加或不加血清PTH的检测。

　　虽然有报道称MEN 2A相关HPT的单个腺瘤和不对称旁腺增大的概率比MEN 1型的高，但普遍认为，MEN 2A相关HPT同其他家族性HPT（包括MEN 1型）一样是多腺体疾病[2,43-45,47,49]。在一项有56例MEN 2A相关HPT患者的多中心研究中，最后的病理学检查显示，24例是单发腺瘤，4例是双发腺瘤，25例是多腺体增生[47]。与MEN 1相关HPT相比，额外旁腺和异位旁腺发生的概率要低得多，但仍有报道[49]。

手术适应证

　　MEN 2A相关HPT的手术适应证与散发的原发性HPT和MEN 1相关HPT的手术适应证是一样的[3,5,12,17]。但是不同于MEN 1型，大多数MEN 2相关HPT患者因甲状腺髓样癌已行甲状腺切除以及预防/治疗性中央区淋巴结清扫术。所以术前评估必须全面回顾上次手术记录和术后病理报告，了解上次手术确定了多少个甲状旁腺腺体，它们的大小和形态如何，以及哪些旁腺进行了活检、切除或自体移植。同其他颈部再次手术一样，术前要行喉镜检查判断声带活动度。

　　所有MEN 2A型患者都要检测血浆肾上腺素或去甲肾上腺素或24小时尿甲氧肾上腺素和甲氧去甲肾上腺素，作为嗜铬细胞瘤的生化评估。如果存在嗜铬细胞瘤，需要在肾上腺切除术后再行甲状旁腺切除术，两个手术可以在一次麻醉下完成。

　　虽然不是四个甲状旁腺都增大，但是目前指南均建议，对于无甲状腺和甲状旁腺手术史的患者，术中需识别所有旁腺腺体[3]。首次手术（无颈部手术史）前定位的作用并不明确；但再次手术前必须进行定位检查[36,50-52]。在82%的非HPT颈部手术患者，91%的先前颈部探查失败的HPT患者，67%的先前颈部手术至少切除了一个增大甲状旁腺的患者可以通过四

维CT准确定位高功能甲状旁腺组织。相对于99mTc-MIBI，四维CT能更准确（88%对54%；P=0.0003）地定位高功能甲状旁腺组织，更准确地判断（98%对54%；P=0.005）高功能甲状旁腺组织位于颈部哪一侧。四维CT定位对于异常甲状旁腺的定位（88%对21%；P=0.0001）和判断在颈部哪一侧（98%对46%；P=0.0001）比超声检查更加敏感。四维CT对于再次手术的MEN 2A相关HPT患者非常有帮助，因为它能提供解剖细节，从而可以区分颈部或移植位置的高功能甲状旁腺组织。

MEN 2A 相关 HPT 的手术治疗

　　MEN 2A相关HPT的手术治疗要避免甲状旁腺功能低下，尤其是对于之前已行甲状腺切除术的患者。由于生化治愈率较高，除了手术风险较大或期望寿命较短的MEN 2A患者，一般还是主张手术治疗[42]。

　　对于无颈部手术史、诊断为原发性HPT的患者，在计划行预防性或治疗性甲状腺切除时，首次手术就要考虑甲状旁腺的术中处理策略[42]。手术方式包括：①切除增大的旁腺（加前臂自体移植）；②甲状旁腺次全切除原位保留残留旁腺组织（加前臂自体移植）；③甲状旁腺全切除加前臂自体移植[2,13,42,46,49]。对于行预防性或治疗性甲状腺切除患者，术前生化未提示HPT但术中肉眼发现有增大的旁腺时，手术时需切除增大的甲状旁腺并行前臂自体移植。这种手术方式对于RET突变相关侵袭性MTC的患者尤为重要，因为他们很可能因为MTC的复发需要再次颈部手术。对于MEN 2A型患者，由于复发性MTC存在再次颈部手术的风险，故应常规进行前臂自体旁腺移植，因为再次手术时甲状旁腺很难识别，很可能会同复发性甲状腺癌标本一起切除；如果这类患者的自体移植物缺乏功能，则会出现甲状旁腺功能低下。对于不大可能合并侵袭性MTC的患者（基于年龄、突变状态和血清、降钙素水平），在行预防性甲状腺切除术时前臂自体旁腺移植并无必要。对于甲状腺切除之后出现的HPT，在没有术前定位前最好不要行颈部探查。总的来讲，再次手术只需要针对局部异常增生的甲状旁腺[42]。

　　对MEN 2A型患者甲状旁腺切除的范围仍存在争议。基于MEN 2A型患者HPT病情相对较轻，多

数人赞同相对保守的甲状旁腺切除手术，以免出现术后低钙，尤其是存在甲状腺切除术相关甲状旁腺功能低下的风险[26,31,43,46]。目前指南建议尽可能避免甲状旁腺全切术，除非四个旁腺都明显异常和无法原位保留剩余旁腺组织[2,42]。一项研究分析了 67 例 MEN 2A 相关 HPT 患者，不管手术方式如何，治愈率达到了 94%，随访 8 年复发率仅为 12%[46]。然而，有些研究者仍建议行甲状旁腺全切除加前臂自体旁腺移植。Herfarth 等研究了 119 例 MEN 2A 患者，至少随访了 5 年，其中只有选择性切除和部分切除的患者出现了疾病持续和复发（分别是 9% 和 14%），但是永久性甲状旁腺功能低下发生的发生率在选择性切除 / 次全切除和全切除（29% 对 20%）之间并无差异。

　　如上所述，对于 MEN 2A 型患者，即便 IOPTH 值表明颈部仍有功能性甲状旁腺存在，在切除甲状腺时仍常规行前臂自体旁腺移植。这是因为：复发性 MTC 可增加颈部再次手术的可能性，而再次手术时原位保留的旁腺组织很可能被切除，从而导致永久性甲状旁腺功能低下。

　　因 MTC 行甲状腺切除时，正常的甲状旁腺可能被意外切除或失去血运。应尽可能保留正常的甲状旁腺组织，血运较好时原位保留，如果血运不佳，可以行自体移植[42,53]。移植的位置取决于 RET 突变类型。对于有强原发性 HPT 家族史或携带高风险原发性 HPT 相关 RET 突变（即 634 密码子突变）的患者，一般行前臂自体移植。对于携带低风险原发性 HPT 相关 RET 突变的患者，或者伴有 MEN 2B 和家族性 MTC 相关 RET 突变的患者，行前臂或胸锁乳突肌的自体移植均可[42]。

　　在行预防性 / 治疗性甲状腺切除术时行预防性甲状旁腺切除并没有明显益处，因为只有 20%～30% 的 MEN 2A 型患者会出现原发性 HPT，其风险与 RET 的突变类型相关。对于经验丰富的外科医生，甲状腺切除后出现永久性甲状旁腺功能低下的比例是较低的（1%～2%），尽管加行中央淋巴结清扫时此比例会稍高一些[54-56]。但低比例不能证明预防性甲状旁腺全切除加自体旁腺移植是低风险的，因为在年轻人中行预防性甲状腺切除术可能会导致终身甲状旁腺功能低下。Decker 等对 11 例有 MEN 2A 突变的儿童（2～12 岁）进行了预防性甲状腺切除术；术前无原发性 HPT 的生化证据；术中找到正常的甲状旁腺并原位保留。术后 10 例（91%）的血钙是正常的[57]。

持续性和复发性 MEN 2A 相关 HPT 的处理

　　有报道称高达 40% 的 MEN 2A 相关 HPT 会出现持续性和复发性 HPT[26,46-47,49]。对有复发性 HPT 的患者的处理与对 MEN 1 相关 HPT 复发患者的处理相同；对疾病复发的确诊以及随后的定位至关重要。图 67-4 显示了一位 40 岁复发性 MEN 2A 相关 HPT 患者的 CT，这位患者伴有密码子 634 突变，首次手术切除了单个增生的甲状旁腺并自体移植于胸锁乳突肌中，随后出现了复发。术前定位显示复发存在于自体移植物（箭号）和左侧增大的下极旁腺（箭头）。对这位患者进行了再次手术，切除了增大的甲状旁腺和自体移植物，患者术后血钙正常。

MEN 相关 HPT 甲状旁腺切除术术中相关检查的应用

　　对 MEN 1 相关 HPT 患者由于须行双侧探查，对其首次手术 IOPTH 监测的作用仍有争议。尽管 IOPTH 监测不会改变手术方式，但其在甲状旁腺次全切除时可以指导欲原位保留的甲状旁腺的切除程度[5,11,13]。虽然关于 IOPTH 预测长期血钙正常与否的最佳标准仍需进行研究；但一致的意见是这个标准应

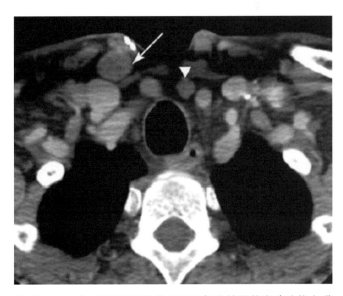

图 67-4　一位 MEN 2A 型患者出现了复发性甲状旁腺功能亢进症，CT 显示了增生的自体移植物（长箭号所示）和增大的左下极甲状旁腺（箭头所示）

较散发性 HPT 更加严格，以降低 MEN 1 型患者 HPT 持续的风险[11,58-59]。对再次手术的 MEN 1 相关 HPT 患者，均需应用 IOPTH 监测。

关于遗传性综合征患者在放射影像引导下行甲状旁腺切除术的研究有限。在一项有 19 例家族性 HPT 病例的回顾性研究中，11 例是 MEN 1 型患者，应用 γ 探头准确定位了所有增生的甲状旁腺。结合 IOPTH 监测的应用，所有患者在术后首次随访时血钙都正常[60]。但是放射影像引导下的甲状旁腺切除术在散发性和家族性 HPT 中都没有广泛应用，因为许多研究表明放射影像引导比术前影像和术中 PTH 监测相比并未提供更多的额外信息[35,61-63]。

持续性和复发性 MEN 相关 HPT 的非手术治疗

对于原发性 HPT，现在并没有已批准的药物治疗方案，但对于疾病持续和复发患者，由于内科并发症或已有多次颈部手术而存在较大手术风险时，非手术治疗值得选择。西那卡塞，一种口服拟钙剂，已被批准用于终末期肾病导致的继发性 HPT；最近由 Peacock 等实施的一项多中心、随机、双盲、安慰剂对照研究显示，口服西那卡塞 40 mg 每日 2 次，如果血钙大于 10.3 mg/dl，增加到 50 mg 每日 2 次，45 例轻到中度原发性 HPT 患者获得了长期血钙和 PTH 水平的降低。患者持续服用西那卡塞长达 4.5 年，对骨密度并没有影响[64-65]。

对于由于有合并症或已有多次手术史而存在手术禁忌的患者，如果只有单个甲状旁腺增大，有报道称经皮超声引导下酒精消融也可以作为选择性治疗方法（参见第 16 章和第 54 章）[66-67]。在包含 36 例原发性 HPT 病例的初步研究中，Harman 等对 29 例患者进行了完全消融，对 7 例患者进行了部分消融；结果是分别有 10 例（34%）和 2 例（29%）患者的血钙达到了正常。在来自同一中心的另一项研究中，有 22 例 MEN 1 型患者在行甲状旁腺次全切除术后由于一个甲状旁腺腺体增生而导致疾病复发后，为此进行了尝试性的酒精消融治疗。总共进行 41 例次的酒精消融术，包括前臂移植物的消融，其中 34 例次（83%）治疗使血钙恢复了正常或低于正常；11 例患者需要额外治疗；1 例患者出现了长期低钙血症；没有患者出现永久性喉返神经损伤。因此，对于一部分患者，酒精消融术可以替代再次手术。

结语

MEN 1 或 MEN 2A 导致的原发性 HPT 较为罕见，而主治医生精通这种情况的处理非常重要。MEN 1 型的诊断要满足两个或两个以上的 MEN 1 相关肿瘤或其他提示该疾病的相关病史；MEN 2A 型一般在 HPT 发病前就得到诊断，因为甲状腺髓样癌的外显率几乎是 100%。基因检测对于 MEN 2A 型患者尤为重要，因为基因型和表型之间有很强的相关性。我们宁愿在行甲状腺或甲状旁腺手术前就确定患者的 RET 基因状态。MEN 相关 HPT 的手术适应证与散发性 HPT 的手术适应证基本一致。MEN 相关 HPT 首次手术的目标是血钙正常并最低限度地减少即时甲状旁腺功能低下，尤其是再次手术时，因为 MEN 相关 HPT 复发的风险很高。对于所有 MEN 2A 相关 HPT 和所有需要再次手术的遗传性 HPT，都要考虑行前臂自体旁腺移植。

参考文献

[1] Lairmore TC, Piersall LD, DeBenedetti MK, et al: Clinical genetic testing and early surgical intervention in patients with multiple endocrine neoplasia type 1 (MEN 1), *Ann Surg* 239: 637–645, 2004; discussion 645–637.

[2] Akerstrom G, Stalberg P: Surgical management of MEN-1 and -2: state of the art, *Surg Clin North Am* 89: 1047–1068, 2009.

[3] Brandi ML, Gagel RF, Angeli A, et al: Guidelines for diagnosis and therapy of MEN type 1 and type 2, *J Clin Endocrinol Metab* 86: 5658–5671, 2001.

[4] Kouvaraki MA, Lee JE, Shapiro SE, et al: Genotype-phenotype analysis in multiple endocrine neoplasia type 1, *Arch Surg* 137: 641–647, 2002.

[5] Stalberg P, Carling T: Familial parathyroid tumors: diagnosis and management, *World J Surg* 33: 2234–2243, 2009.

[6] Lemos MC, Thakker RV: Multiple endocrine neoplasia type 1 (MEN1): analysis of 1336 mutations reported in the first decade following identification of the gene, *Hum Mutat* 29: 22–32, 2008.

[7] Bassett JH, Forbes SA, Pannett AA, et al: Characterization of mutations in patients with multiple endocrine neoplasia type 1, *Am J Hum Genet* 62: 232–244, 1998.

[8] Teh BT, Zedenius J, Kytola S, et al: Thymic carcinoids in multiple endocrine neoplasia type 1, *Ann Surg* 228: 99–105, 1998.

[9] Petty EM, Green JS, Marx SJ, et al: Mapping the gene for hereditary hyperparathyroidism and prolactinoma (MEN1Burin) to chromosome 11q: evidence for a founder effect in patients from Newfoundland, *Am J Hum Genet* 54: 1060–1066, 1994.

[10] Dackiw AP, Cote GJ, Fleming JB, et al: Screening for MEN1 mutations in patients with atypical endocrine neoplasia, *Surgery* 126: 1097–1103, 1999; discussion 1103–1104.

[11] Lambert LA, Shapiro SE, Lee JE, et al: Surgical treatment of hyperparathyroidism in patients with multiple endocrine

neoplasia type 1, *Arch Surg* 140: 374–382, 2005.

[12] VanderWalde LH, Haigh PI: Surgical approach to the patient with familial hyperparathyroidism, *Curr Treat Options Oncol* 7: 326–333, 2006.

[13] Tonelli F, Marcucci T, Giudici F, et al: Surgical approach in hereditary hyperparathyroidism, *Endocr J* 56: 827–841, 2009.

[14] Marx S, Spiegel AM, Skarulis MC, et al: Multiple endocrine neoplasia type 1: clinical and genetic topics, *Ann Intern Med* 129: 484–494, 1998.

[15] Burgess JR, David R, Greenaway TM, et al: Osteoporosis in multiple endocrine neoplasia type 1: severity, clinical significance, relationship to primary hyperparathyroidism, and response to parathyroidectomy, *Arch Surg* 134: 1119–1123, 1999.

[16] Doherty GM, Lairmore TC, DeBenedetti MK: Multiple endocrine neoplasia type 1 parathyroid adenoma development over time, *World J Surg* 28: 1139–1142, 2004.

[17] Bilezikian JP, Khan AA, Potts JT Jr : Guidelines for the management of asymptomatic primary hyperparathyroidism: summary statement from the third international workshop, *J Clin Endocrinol Metab* 94: 335–339, 2009.

[18] Jensen RT: Management of the Zollinger-Ellison syndrome in patients with multiple endocrine neoplasia type 1, *J Intern Med* 243: 477–488, 1998.

[19] Norton JA, Cornelius MJ, Doppman JL, et al: Effect of parathyroidectomy in patients with hyperparathyroidism, Zollinger- Ellison syndrome, and multiple endocrine neoplasia type I: a prospective study, *Surgery* 102: 958–966, 1987.

[20] Norton JA, Venzon DJ, Berna MJ, et al: Prospective study of surgery for primary hyperparathyroidism (HPT) in multiple endocrine neoplasia-type 1 and Zollinger-Ellison syndrome: long-term outcome of a more virulent form of HPT, *Ann Surg* 247: 501–510, 2008.

[21] Tonelli F, Marcucci T, Fratini G, et al: Is total parathyroidectomy the treatment of choice for hyperparathyroidism in multiple endocrine neoplasia type 1? *Ann Surg* 246: 1075–1082, 2007.

[22] Hellman P, Skogseid B, Oberg K, et al: Primary and reoperative parathyroid operations in hyperparathyroidism of multiple endocrine neoplasia type 1, *Surgery* 124: 993–999, 1998.

[23] Elaraj DM, Skarulis MC, Libutti SK, et al: Results of initial operation for hyperparathyroidism in patients with multiple endocrine neoplasia type 1, *Surgery* 134: 858–864, 2003; discussion 864–865.

[24] O'Riordain DS, O'Brien T, Grant CS, et al: Surgical management of primary hyperparathyroidism in multiple endocrine neoplasia types 1 and 2, *Surgery* 114: 1031–1037, 1993; discussion 1037–1039.

[25] Arnalsteen LC, Alesina PF, Quiereux JL, et al: Long-term results of less than total parathyroidectomy for hyperpara-thyroidism in multiple endocrine neoplasia type 1, *Surgery* 132: 1119–1124, 2002; discussion 1124–1125.

[26] Dotzenrath C, Goretzki PE, Cupisti K, et al: Malignant endocrine tumors in patients with MEN 1 disease, *Surgery* 129: 91–95, 2001.

[27] Hubbard JG, Sebag F, Maweja S, et al: Subtotal parathyroidectomy as an adequate treatment for primary hyperparathyroidism in multiple endocrine neoplasia type 1, *Arch Surg* 141: 235–239, 2006.

[28] Salmeron MD, Gonzalez JM, Sancho Insenser J, et al: Causes and treatment of recurrent hyperparathyroidism after subtotal parathyroidectomy in the presence of multiple endocrine neoplasia 1, *World J Surg* 34: 1325–1331, 2010.

[29] Goudet P, Cougard P, Verges B, et al: Hyperparathyroidism in multiple endocrine neoplasia type I: surgical trends and results of a 256-patient series from Groupe D'etude des Neoplasies Endocriniennes Multiples Study Group, *World J Surg* 25: 886–890, 2001.

[30] Wells SA Jr, Farndon JR, Dale JK, et al: Long-term evaluation of patients with primary parathyroid hyperplasia managed by total parathyroidectomy and heterotopic autotransplantation, *Ann Surg* 192: 451–458, 1980.

[31] van Heerden JA, Kent RB 3rd, Sizemore GW, et al: Primary hyperparathyroidism in patients with multiple endocrine neoplasia syndromes. Surgical experience, *Arch Surg* 118: 533–536, 1983.

[32] Edis AJ: Prevention and management of complications associated with thyroid and parathyroid surgery, *Surg Clin North Am* 59: 83–92, 1979.

[33] Feldman AL, Sharaf RN, Skarulis MC, et al: Results of heterotopic parathyroid autotransplantation: a 13-year experience, *Surgery* 126: 1042–1048, 1999.

[34] Powell AC, Alexander HR, Pingpank JF, et al: The utility of routine transcervical thymectomy for multiple endocrine neoplasia 1-related hyperparathyroidism, *Surgery* 144: 878–883, 2008; discussion 883–884.

[35] Jaskowiak N, Norton JA, Alexander HR, et al: A prospective trial evaluating a standard approach to reoperation for missed parathyroid adenoma, *Ann Surg* 224: 308–320, 1996; discussion 320–321.

[36] Yen TW, Wang TS, Doffek KM, et al: Reoperative parathyroidectomy: an algorithm for imaging and monitoring of intraoperative parathyroid hormone levels that results in a successful focused approach, *Surgery* 144: 611–619, 2008; discussion 619–621.

[37] Demeter JG, De Jong SA, Lawrence AM, et al: Recurrent hyperparathyroidism due to parathyroid autografts: incidence, presentation, and management, *Am Surg* 59: 178–181, 1993.

[38] Jansson S, Tisell LE: Autotransplantation of diseased parathyroid glands into subcutaneous abdominal adipose tissue, *Surgery* 101: 549–556, 1987.

[39] Mallette LE, Blevins T, Jordan PH, et al: Autogenous parathyroid grafts for generalized primary parathyroid hyperplasia: contrasting outcome in sporadic hyperplasia versus multiple endocrine neoplasia type I, *Surgery* 101: 738–745, 1987.

[40] Casanova D, Sarfati E, De Francisco A, et al: Secondary hyperparathyroidism: diagnosis of site of recurrence, *World J Surg* 15: 546–549, 1991; discussion 549–550.

[41] Yip L, Cote GJ, Shapiro SE, et al: Multiple endocrine neoplasia type 2: evaluation of the genotype-phenotype relationship, *Arch Surg* 138: 409–416, 2003; discussion 416.

[42] Kloos RT, Eng C, Evans DB, et al: Medullary thyroid cancer: management guidelines of the American Thyroid Association, *Thyroid* 19: 565–612, 2009.

[43] Evans DB, Rich TA, Cote GJ: Surgical management of familial hyperparathyroidism, *Ann Surg Oncol* 14: 1525–1527, 2007.

[44] Kouvaraki MA, Shapiro SE, Perrier ND, et al: RET proto-oncogene: a review and update of genotype-phenotype correlations in hereditary medullary thyroid cancer and associated endocrine tumors, *Thyroid* 15: 531–544, 2005.

[45] Carling T, Udelsman R: Parathyroid surgery in familial hyperparathyroid disorders, *J Intern Med* 257: 27–37, 2005.

[46] Raue F, Kraimps JL, Dralle H, et al: Primary hyperparathyroidism in multiple endocrine neoplasia type 2A, *J Intern Med* 238: 369–373, 1995.

[47] Kraimps JL, Denizot A, Carnaille B, et al: Primary hyperparathyroidism in multiple endocrine neoplasia type IIa: retrospective French multicentric study. Groupe d'Etude des Tumeurs a Calcitonine (GETC, French Calcitonin Tumors Study Group), French Association of Endocrine Surgeons, *World J Surg* 20: 808–812, 1996; discussion 812–813.

[48] Skinner MA, DeBenedetti MK, Moley JF, et al: Medullary thyroid carcinoma in children with multiple endocrine neoplasia types 2A and 2B, *J Pediatr Surg* 31: 177–181, 1996; discussion 181–182.

[49] Herfarth KK, Bartsch D, Doherty GM, et al: Surgical management of hyperparathyroidism in patients with multiple endocrine neoplasia type 2A, *Surgery* 120: 966–973, 1996; discussion 973–974.

[50] Prescott JD, Udelsman R: Remedial operation for primary hyperparathyroidism, *World J Surg* 33: 2324–2334, 2009.

[51] Mortenson MM, Evans DB, Lee JE, et al: Parathyroid exploration in the reoperative neck: improved preoperative localization with 4D-computed tomography, *J Am Coll Surg* 206: 888–895, 2008; discussion 895–896.

[52] Philip M, Guerrero MA, Evans DB, et al: Efficacy of 4D-CT preoperative localization in 2 patients with MEN 2A, *J Surg Educ* 65: 182–185, 2008.

[53] Olson JA, DeBenedetti MK, Baumann DS, et al: Parathyroid autotransplantation during thyroidectomy. Results of long-term follow-up, *Ann Surg* 223: 472–480, 2006.

[54] Carling T, Long WD 3rd, Udelsman R: Controversy surrounding the role for routine central lymph node dissection for differentiated thyroid cancer, *Curr Opin Oncol* 22: 30–34, 2010.

[55] White ML, Gauger PG, Doherty GM: Central lymph node dissection in differentiated thyroid cancer, *World J Surg* 31: 895–904, 2007.

[56] Walker Harris V, Jan De Beur S: Postoperative hypoparathyroidism: medical and surgical therapeutic options, *Thyroid* 19: 967–973, 2009.

[57] Decker RA, Geiger JD, Cox CE, et al: Prophylactic surgery for multiple endocrine neoplasia type IIa after genetic diagnosis: is parathyroid transplantation indicated? *World J Surg* 20: 814–820, 1996; discussion 820–821.

[58] Dackiw AP, Sussman JJ, Fritsche HA Jr , et al: Relative contributions of technetium Tc 99m sestamibi scintigraphy, intraoperative gamma probe detection, and the rapid parathyroid hormone assay to the surgical management of hyperparathyroidism, *Arch Surg* 135: 550–555, 2000; discussion 555–557.

[59] Thompson GB, Grant CS, Perrier ND, et al: Reoperative parathyroid surgery in the era of sestamibi scanning and intraoperative parathyroid hormone monitoring, *Arch Surg* 134: 699–704, 1999, discussion 704–705.

[60] Lal A, Bianco J, Chen H: Radioguided parathyroidectomy in patients with familial hyperparathyroidism, *Ann Surg Oncol* 14: 739–743, 2007.

[61] Chen H, Mack E, Starling JR: A comprehensive evaluation of perioperative adjuncts during minimally invasive parathyroidectomy: which is most reliable? *Ann Surg* 242: 375–380, 2005; discussion 380–383.

[62] Burkey SH, Van Heerden JA, Farley DR, et al: Will directed parathyroidectomy utilizing the gamma probe or intraoperative parathyroid hormone assay replace bilateral cervical exploration as the preferred operation for primary hyperparathyroidism? *World J Surg* 26: 914–920, 2002.

[63] Inabnet WB 3rd, Kim CK, Haber RS, et al: Radioguidance is not necessary during parathyroidectomy, *Arch Surg* 137: 967–970, 2002.

[64] Peacock M, Bolognese MA, Borofsky M, et al: Cinacalcet treatment of primary hyperparathyroidism: biochemical and bone densitometric outcomes in a five-year study, *J Clin Endocrinol Metab* 94: 4860–4867, 2009.

[65] Peacock M, Bilezikian JP, Klassen PS, et al: Cinacalcet hydrochloride maintains long-term normocalcemia in patients with primary hyperparathyroidism, *J Clin Endocrinol Metab* 90: 135–141, 2005.

[66] Veldman MW, Reading CC, Farrell MA, et al: Percutaneous parathyroid ethanol ablation in patients with multiple endocrine neoplasia type 1, *AJR Am J Roentgenol* 191: 1740–1744, 2008.

[67] Harman CR, Grant CS, Hay ID, et al: Indications, technique, and efficacy of alcohol injection of enlarged parathyroid glands in patients with primary hyperparathyroidism, *Surgery* 124: 1011–1019, 1998; discussion 1019–1020.

第68章 散发性原发性甲状旁腺功能亢进症的再手术治疗

ANATHEA C. POWELL ■ STEVEN K. LIBUTTI

引言

原发性甲状旁腺功能亢进症（primary hyperparathyroidism, primary HPT）在美国很常见，病因主要是病人甲状旁腺激素（parathyroid hormone，PTH）的产生不受调控而导致高钙血症。原发性HPT的发病率约为1/100 000，在人群中的患病率为0.2%～0.5%，男女性别之比为1∶3（参见第56章）[1-2]。根据一些研究，由孤立腺瘤导致的原发性甲状旁腺功能亢进症（甲旁亢）的发病率为74%～92%[3-8]。多发性腺瘤病据报道发生在3%～12%的病例[5-10]，多腺体增生发生在2%～23%的病例[3-8]。多腺体增生可以是散发的或家族性的，易出现在有多发性内分泌腺瘤综合征（multiple endocrine neoplasia，MEN）[2,11-12]和家族性甲旁亢病人（参见第65章和第67章）。在极少数情况下（据报道在1%～2%的病例），甲状旁腺癌也可以引起原发性甲旁亢（参见第69章和第70章）[3-8]。

原发性甲旁亢的常见的后续并发症主要为肾结石、骨密度降低和骨折。然而，许多病人表现为模糊的、非特异性症状或者无症状[13]。一些研究报道，原发性甲旁亢导致病人死亡的主要原因是中至重度心血管并发症[14-16]。这种风险会随着术后时间的推移而减少，因而许多研究人员主张原发性甲旁亢应早诊断和早手术[15,17-18]。

在术中甲状旁腺激素（IOPTH）检测技术出现之前，传统的外科治疗主要为探查四个腺体或双侧颈部探查（参见第59章和第63章）。成功的手术治疗定义为摘除了异常的甲状旁腺组织且血钙正常超过6个月，所有甲状旁腺腺体都要确认。如出现持续性高钙血症，则认为手术失败，即手术没有解决高血钙问题，或出现复发性高血钙（术后6个月内或更长时间后再次出现高钙血症）。据文献报道，初次手术诺进行了四个腺体探查，则散发的原发性甲旁亢手术的成功率高达98%～99%，并发症率≤3%[5,7]。

IOPTH检测方法是于1991年首次作为一种能够更好地降低手术失败率的方法提出的[19]，目前已经广泛应用于甲状旁腺手术中。IOPTH检测方法与改良的定位技术相结合已使许多外科医生更愿意对定位良好的、推测为孤立的腺瘤实施直接的手术治疗。应用这种方法时是应用单侧颈部探查，而对于当异常甲状旁腺组织无法发现或IOPTH检测没有适当降低的病例，则对双侧颈部探查。其病灶探查的成功率已经能与四个腺体探查的成功率相媲美（参见第60章、第62章和第63章）[20-23]。

持续性或复发性甲旁亢再手术治疗的花费是初次手术治疗的两倍以上[24]，且再手术治疗有更低的成功率和更高的并发症率。有研究证实，多发性腺体病病人再手术的成功率为86%～96%[25-30]。其他研究认为，只有对推测为孤立的腺瘤的病人进行手术时，成功率才会≥95%[31-33]。本章主要是为孤立的腺瘤导致的持续性或复发性原发性甲旁亢病人提供一个标准的治疗框架，同时回顾目前的定位和手术方法。

再手术治疗的手术适应证

对持续性或复发性原发性HPT患者的治疗，首先最需关注的问题是：确认病人是否真的为原发性HPT。其次应确认病人的症状和表现是否足够严重，以至于可以接受再手术治疗的潜在的高并发症率。持续性或复发性原发性HPT病人的生化评估与初发的原发性HPT患者的相同，主要包括血和尿钙、PTH以及维生素D的检测。高血钙（血清钙水平高于正常范围）可通过特定的检测方法证实。PTH检测技术已经经历了几次换代，目前正处于第三代。对于PTH水平的阐释，必须考虑实验室参考值范围，同时应兼顾25-OHD的水平，以排除由维生素D缺陷引发的继发性甲旁亢[34]。测定 24 h 尿钙和肌酐水平可以排除家族性低尿钙高钙血症（familial hypocalciuric hypercalcemia，FHH）。FHH 是一种由钙受体基因的一种突变导致的家族性疾病，主要表现为无症状性高血钙。这些病人没有原发性 HPT 病人的续发症，因为他们有正常的 PTH 反应，但需要一个更高水平的血清钙离子浓度以抑制 PTH 的分泌[35]。

原发性 HPT 的典型症状和表现包括肾结石、骨骼疾病的表现、胃肠道不适、疲劳和神经精神症状[1-2]。原发性 HPT 再手术治疗具有更高的并发症风险，这使许多外科医生主张只对有客观表现（通常为肾结石或骨骼疾病）的原发性 HPT 病人进行再手术治疗[1,25]。许多关于再手术治疗的文献显示，肾结石占所有症状的 45%～55%，骨痛、骨折或骨质疏松占 21%～53%[25,30,32-33]。对于未经证实的疑似肾结石，可以用超声检查来证实结石的存在，并可进一步行 CT 扫描[34]。就骨骼疾病而言，对于围绝经期或绝经后女性和 ≥50 岁男性，外科处理的适应证为 T 值 ≤ −2.5；对于绝经前女性和 <50 岁男性，为 Z 值 ≤ 2.5[36]。

伴有胃泌素瘤的 MEN 1 型相关原发性 HPT 病人常会出现由消化性溃疡（peptic ulcer disease，PUD）导致的腹痛[37]。对于这部分病人原发性 HPT 更具致命性，因此推荐行甲状旁腺切除术来改善 PUD 和 HPT 的症状[38]。散发的原发性 HPT 病人的腹痛很少能被客观地确认，但文献报道由 PUD、便秘和其他疾病导致的腹痛占再手术治疗病例的 6%～19%[25,30,32-33]。疲劳、近端肌无力和嗜睡也常见[25,30,32-33]。尽管这些数据还不足以出台明确的甲状旁腺手术适应证，但原发性 HPT 与心血管和神经认知功能障碍之间的关联已有描述[13]。

我们的做法是：对有生化证据证实的复发性或持续性原发性 HPT 和被诊断为肾结石或骨骼疾病且满足之前所述标准的病人进行再次手术。对于无症状或主诉模糊的病人，再次手术仅适用通过术前无损伤影像学可以很好定位的病人（框 68-1，问题 1）。

手术设计

持续性或复发性甲旁亢诊断明确后，下一步要回顾需要再手术治疗病人的手术记录以及前次手术的病理学检查。重点了解初次手术的位置、切除的范围和辨认出的或病理证实的甲状旁腺腺体的数量。对标本的病理学评估是极其重要的。尽管手术记录也许描述了可视的甲状旁腺腺体，但病理学评估对于区分非甲状旁腺组织、正常的甲状旁腺和高增生的细胞组织非常重要。在很多情况下，在视觉上显示为甲状旁腺的腺体最终可能找不到任何甲状旁腺组织。特别需要考虑的是：与多发性腺体增生相比，病人是否有一个遗漏的或复发的腺瘤，因为对于它们的手术处理是不同

框68-1 甲状旁腺再次手术治疗的重要问题

问题 1

第一步应先评估可能需要再手术治疗的持续性或复发性原发性 HPT 病人，以确认他／她是否真的为原发性 HPT。第二步应确定病人需要的手术方式。实施再次手术最主要的目的是"解决"初始问题。确认一下是否真的有问题需要解决。如果病人有明显的症状或骨骼疾病的表现，则可能需要再次手术。如果是这种情况，我们推荐在第一次术后至少 12 个月后再进行检查和再次手术。

问题 2

再次手术仅应在有明确定位的病人进行。纵隔或其他异位的腺体在标准的颈部探查过程中很可能被遗漏。即使是颈部的一个原位腺体，如果没有阳性的解剖学影像或至少一侧的有创影像学检查，也很难发现。对于没有明确影像学定位的病人，再次手术仅应考虑具有严重高钙血症症状的病人且手术应由具有丰富再手术经验的外科医生施行。无创影像学检查。（超声和 MIBI）技术已经显著提高，大部分病人都可以通过联合应用这些技术进行定位。如果无创影像学检查无法定位，应进一步实施有创检查。

问题 3

一旦做出再手术决定，在回顾定位检查、先前的手术记录和病理学报告之后，掌握基于甲状旁腺胚胎学知识的甲状旁腺解剖位置的变异知识非常重要。尽管颈部切口可能跟初次手术一样，但一侧胸锁乳突肌入路的颈部切口也许可以避开先前的瘢痕，进而实施更加安全的探查。术中超声和 IOPTH 技术对于找到并确认已切除高功能甲状旁腺组织是非常有用的。

问题 4

持续性或复发性原发性 HPT 的再手术应在有创或无创影像学引导下进行。对这类病人绝不可以进行盲目的探查。

重要的是要知道什么时候开始手术操作，什么时候停止手术。假如外科医生已经彻底探查了影像学提示的区域而仍没有发现异常的甲状旁腺组织，那么探查未经影像学证实的区域通常是令人沮丧且徒劳的过程。再手术治疗的最好的效果是在有影像学引导的情况下进行的外科操作所取得的。假如没有找到病变，要有勇气结束手术操作并在一定时间间隔后重做医学检验影像学检查。

的。了解初次手术已确认的甲状旁腺腺体数量和外科医生观察到的腺体位置（包括原位和异位）有助于再手术医生对定位的理解和决定再手术的方式（参见第2章和第58章）。

回顾了手术记录和病理学报告之后，应考虑实施定位以及甲状旁腺再手术治疗（参见第57章）。原发性HPT再手术应在明确定位检查的引导下实施。对已有颈部瘢痕的再次"盲目"探查会造成危害且容易导致第二次手术失败。定位方法分为无创性（超声、核医学扫描和断层成像）和有创性（血管造影和血液取样）两类。无创性检查是首选方式。MIBI和超声与CT和MRI相比花费较少；血管造影和血液取样与其他方式相比更加实用但花费更高[39]。无创性定位方法通常能为成功切除病灶提供必要的信息而不需要进一步的检查。我们最近对1996—2008年和1982—1995年期间再手术病例进行的一次比较研究显示：较少的一部分病人接受了有创检查（分别为56%和73%）。我们认为，这种差异主要是由超声特别是核医学扫描技术的提高以及两者的有机结合导致的[32-33]。表68-1显现了我们的最新研究中的所有影像学结果。

在美国国立卫生研究院（the National Institutes of Health，NIH），颈部超声使用一个10 MHz或7 MHz的近场传感器。颈部扫描是从颌下腺一直向下扫至锁骨中下方；甲状腺叶、颈动脉和颈静脉都包含在扫描范围内。甲状腺腺瘤呈现为一个小的低回声团块（参见第13章）[40]。超声对于颈中部病变的定位最好，但对于颈部上方和前纵隔锁骨以下的区域敏感性较低[41]。超声结果取决于操作者；重要的是要由熟悉甲状旁腺图像的超声专家实施检查并解释图像。最后，与CT和MRI一样，超声有较高的假阳性率，应用这些技术会发现被检查者有不止一个的病变且其中可能有错认的淋巴结。

核医学扫描应用[99m]Tc-MIBI同位素进行甲状旁腺组织成像；第二个同位素——[99m]Tc（高锝酸盐）——通常被用来从最终图像中鉴别并除去甲状腺组织（参见第57章）。MIBI是在20世纪90年代早期成功应用于心肌灌注显像之后开始用于原发甲旁亢检查的[42-43]。起初因为没有图像减影技术，MIBI扫描结果有限，没有被扩展用于再次手术病人的检查[44]。随着应用第二个同位素进行图像减影MIBI在再次手术中的敏感性提高了[45]。

MIBI显像的最主要的限制为二维图像的特性和不精确的定位性。为了克服这些限制，对MIBI扫描已经做了很多改进和调整，包括斜位显像和单光子发

表68-1 NIH的术前定位检查（n=163）

	n	%
仅进行无创检查的手术病人	71	44
至少进行一种有创性检查的手术病人	92	56

定位方法	人数（%）	真阳性（%）	假阳性（%）	PPV
无创				
超声检查	161（99）	97（60）	19（11）	84
甲氧基异丁基异腈	163（100）	113（69）	5（3）	96
CT，颈/胸	162（99）	78（48）	21（13）	79
MRI，颈/胸	157（96）	66（42）	17（11）	80
有创				
超声或CT导向FNA	15（9）	12（80）	0（0）	100
动脉造影	80（49）	49（61）	4（5）	92
动脉刺激静脉采血	72（44）	34（47）	34（47）	92
选择性静脉抽样	37（23）	27（73）	27（73）	84

PPV，阳性的预测值；FNA，针吸细胞学技术
From Powell AC, Alexander HR, Chang R, et al: Reoperation for parathyroid adenoma: a contemporary experience. *Surgery* 146:1144-1155, 2009

射计算机断层显像（single-phone emission computed tomography，SPECT）。SPECT是一种三维显像，能够更好地描述腺瘤的尺寸。一项关于MIBI-SPECT的研究显示，其对初次和再次手术中甲状旁腺病变的定位的敏感性几乎一样（分别为87%和92%）[46]。我们的核医学显像的标准流程包括注射[99m]Tc（高锝酸盐）和[99m]Tc-MIBI进行早期/延迟显像，减影技术，斜位显像和SPECT[41]。来自NIH的几个病例研究显示，MIBI的阳性预测值为94%~96%[32-33,39]，在所有无创方式中最高。超声与MIBI技术的结合可进一步提高手术的成功率，以至不需要使用有创方式。尽管超声和MIBI并没有整合到一起，但我们最新的研究显示，当将超声和MIBI放在一起分析时，如果超声和MIBI的结果都是阳性的，那么手术的成功率将为100%[33]。

在多项甲状旁腺再手术病人的研究中CT和MRI的效用都已被证实。我们发现这两种方式的阳性预测值（positive predictive value，PPV）都接近80%[32-33]。断层显像加三维数据能够更好地定位病变及其与其他结构的关系。CT在一定程度上能够将甲状旁腺组织从颈部软组织中分辨出来，特别是位于气管食管旁沟和纵隔内的甲状旁腺组织[41]（图68-1）。在进行有创定

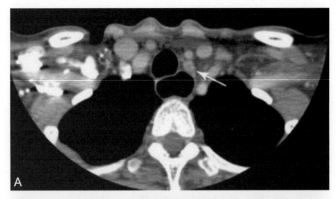

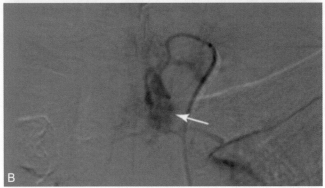

图 68-1 CT（A）和 DSA（B）证实，患者左气管食管旁沟内甲状旁腺腺瘤的多血管肿块（箭头）

位前，我们主要使用 CT 或 MRI 评估超声或 MIBI 认为模糊的结果，以更好地定位 MIBI 在胸部发现的病变。

目前四维 CT（4D-CT）已经开始应用于需要初次和再次手术的原发 HPT 的术前准备。4D-CT 在提供 3D- 断层显像的基础上附加了随时间推移而变化的灌注数据。附加的灌注数据能够通过高功能组织快速摄取和去除灌注液的特点对正常功能和高功能甲状旁腺组织加以区分。因此，4D-CT 既能提供解剖学数据又能提供功能性数据[47]。一项来自 MD 安德森癌症中心的包含 75 名原发性 HPT 病人的研究表明：与 MIBI 和超声相比，4D-CT 在定位腺瘤上具有更高的敏感性。在这项研究中，仅有 12 名病人有颈部手术史，其中仅有一名病人实施过甲状旁腺切除术[47]。然后同一组研究人员研究了 45 名做过颈部探查的原发性 HPT 病人；其中 23 人因为原发性 HPT 进行了颈部探查，其余病人因为其他原因（主要为甲状腺手术）也进行了颈部探查。在这两组病人中，4D-CT 都被证明等同于或优于 MIBI，同时优于超声。在先前已行手术治疗的原发性 HPT 病人中，4D-CT 与 MIBI 的敏感性分别为 93% 和 55%[48]。尽管还需要更多的研究提供关于 4D-CT 的数据，但目前已有很多中心已经

开始将 4D-CT 作为再手术定位检查的一部分。

总之，当两种或两种以上的无创影像学定位检查提供了一致的信息而不是不一致的信息时，这种定位被认为是足够的。如果这些方法提供的是阴性的或不一致的信息，我们应继续进行有创定位检查。对于颈部不确定或可疑的病变，CT 或超声引导下的针吸细胞学技术（fine-needle aspirate，FNA）是非常有效的；如果获得了阳性结果，那么进一步的有创定位不是必须实施的。在特殊情况下，颈部超声提供了阳性结果，而 MIBI 扫描提供了阴性结果，此时是应用 FNA 去确认超声结果的最适用情况。细胞分析和 PTH 检测也都已用于分析吸出物。尽管一些研究人员报道成功运用了细胞学分析，然而这也许归功于能够对使用大针头（直径 16）获得的样本中的组织片段进行病理学分析而不是进行涂片[49]。细胞学分析可能是受限的，因为样本材料不充足，或甲状腺内或甲状腺旁病变的抽吸物中混有甲状腺组织[50]，以及细胞学分析不能区分腺瘤和增生性甲状旁腺组织[49]。正是因为这些原因，其他研究人员认为，细胞学分析在定位上作用不大[51]。

针吸物 PTH 检测看起来更具有可重复性。我们的流程是：在针筒上连接直径为 19～23 的针头并在病变处穿刺 2～4 次，然后将针吸物稀释成容积为 1ml 的液体进行 PTH 检测。如果针吸物的 PTH 值是血清 PTH 值的 2 倍或以上，则认为 PTH 检测阳性[50]。我们发现，应用 PTH 检测 FNA 针吸物的阳性预测值可达到 100%[32-33]。针吸物的快速 PTH 检测也能获得好的结果[52]。这种操作的并发症是小血肿和暂时性的气管痉挛，但这种并发症有自限性且很容易治疗[50]。尽管 FNA 具有高效用和低并发症风险，但一些病人的病变并不能经 FNA 检出，或针吸物是阴性的，此时应进行进一步的定位检查。

在所有有创血管操作中，数字减影血管造影（digital subtraction angiography，DSA）是下步定位检查中我们首选的方法。一些研究中心应用常规血管造影（conventional angiography，CA）技术而不是 DSA，但我们的数据显示，在所有部位中 DSA 与 CA 效果相当或优于 CA，在纵隔中优于 CA[53]。根据我们已发布的方案，选择性的动脉导管插入术的插入部位可以为双侧胸廓内动脉、甲状腺下动脉和颈总动脉[54]；只有当其他穿刺部位都是阴性时才会考虑甲状腺上动脉。红色区域被认定为腺瘤（见图 68-1）[53,54]。DSA 后应立即进行动脉刺激静脉采血（arterial stimulation venous sampling，ASVS），在进行选择性低钙性（枸橼酸钠）

动脉刺激物注射后从上腔静脉采集血样并进行 PTH 检测。如果 PTH 水平在刺激后高于刺激前 PTH 基线水平的 1.4 倍或以上，则认为样本呈阳性[33]。尽管有可能出现卒中和栓塞等并发症，我们病例研究中还没有出现并发症[54]。在 NIH，虽然通过 ASVS 定位并不准确，但其与 DSA 的阳性预测值基本相同，都为 92%[33]。

如在 DSA 和 ASVS 后定位仍然是阴性的或含糊的，应进一步行选择性静脉内取样（selective venous sampling，SVS）。所有可利用的甲状腺上、中和下静脉，胸腺静脉，以及脊静脉都可以通过股静脉采样并进行 PTH 检测。如果 PTH 水平递升超过从髂静脉获得样本的 2 倍或以上，则认为样本呈阳性[55]。在进行 SVS 之前回顾一下 DSA 数据非常重要，因为它们提供了详细的解剖定位。这些数据对于再次手术时处理上次手术造成的潜在异常静脉引流尤其重要。尽

管 SVS 的阳性预测值为 84%，远低于 DSA 和 ASVS 的[32-33]，但其对于其他定位检查均为阴性的病人仍是一个重要的工具[55-56]。在我们最近的研究中，14 例病人主要通过 SVS 数据探查，结果在 11 例病人（795）发现了腺瘤[33]。

图 68-2 总结了我们对持续性或复发性原发性 HPT 的诊断流程。一旦获得了足够的定位信息，即可开始探查（框 68-1，关注问题 2）。

手术

掌握甲状旁腺胚胎学、解剖学和外形特点无论是在初次手术还是在再次手术中都非常重要。掌握这些知识能够更好地辨认通常位于原位的甲状旁腺（见第 2 章）。掌握这些知识在再次手术中尤其重要，因为组

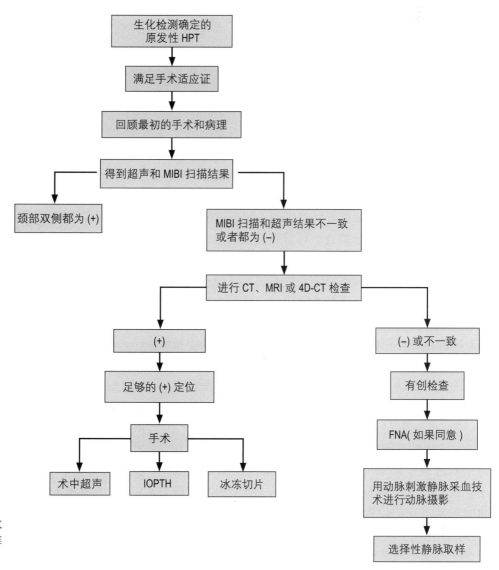

图 68-2 对由可疑遗漏的腺瘤导致的持续性或复发性原发性 HPT 的推荐处理流程

织结构有可能已在初次手术时被打乱。

上极和下极甲状旁腺腺体起源于不同的咽囊，这是它们的最终位置不同的主要原因。在胚胎发育的第5周，下极腺体起源于第三咽囊的背侧上皮，然而胸腺起源于腹侧。胸腺与下极腺体一起向尾侧移动 [57]。在第七周末时，当下极腺体移到甲状腺的后下缘时将停止下降。下极腺体也许会沿着胸腺下降的线路继续下降。目前发现的下极腺体离甲状腺下缘的距离可远至11 cm [58]。下极腺体也会出现不下降的现象并同胸腺一起存留在颈部高处近舌骨的位置（参见第2章）[59]。

上极腺体起源于第四咽囊上皮且随着甲状腺一起向下移动 [57]。上极腺体最高可远至动脉鞘，中间可位于颈总动脉和分叉点下方近2～3 cm处，向下可远低于甲状腺边缘 [58]。甲状腺下动脉提供了所有甲状旁腺腺体的大部分血运；在少数病例中，甲状腺上动脉可能提供了上极腺体的血运；在极少数情况下，血运是由甲状腺最下动脉或邻近的其他动脉供应 [60]。尸检显示，大约80%的成人有四个甲状旁腺腺体，而6%的人也许会有更多，14%的人也许少于四个（参见第2章）[58]。

正常甲状旁腺的颜色为棕色到红色不定，这种变化主要取决于脂肪含量和血管供应状况。甲状旁腺腺体质地松软，重量为35～55 mg，长度为2～7 mm [61]。甲状旁腺腺体具有多种形态，从椭圆形到蚕豆形都曾描述过 [62]。甲状旁腺细胞与脂肪细胞的比率正常为50∶50，一些研究显示这种比率是可变的。腺瘤通常为椭圆形红棕色团块，可替代正常的甲状旁腺腺体。病理性出血和囊性成分都可以观察到。腺瘤可能重达250 mg到几克。组织学检查，可看到围绕毛细血管网聚集的甲状旁腺主细胞 [61]。

了解发育过程中腺体的终末位置的可变特性对于解释腺体可能出现的位置至关重要。一项对160名成人的645个正常甲状旁腺腺体的尸检研究显示：77%的上极腺体在环甲状腺区域或甲状腺旁，22%的上极腺体在甲状腺上极背侧，1%在气管食管旁沟；下极腺体的位置变动更大，42%在甲状腺下叶的前面或背侧表面，39%在颈部胸腺舌部的上极，15%在甲状腺旁，2%在胸腺纵隔和异位 [62]。

对于甲状旁腺的再手术治疗，认识到解剖学上和再手术过程中腺体位置的变异非常重要。图68-3描述了我们最近在163例病例中发现的155个甲状旁腺腺瘤频繁出现的位置。如图68-3所示：1/3的腺瘤是在原位发现的；28例（18%）的腺瘤是在高位发现的，25例（16%）的腺瘤是在低位发现的。这些数据突显

了甲状旁腺外科治疗经验和在首次探查中了解解剖学和胚胎学的价值。正如 Dr. John Doppman（甲状旁腺和其他肿瘤疾病有创定位的先驱者）说的那样："初次手术定位所需要的是一位经验丰富的甲状旁腺外科医生的定位" [63]。

另外两个最常见的遗漏腺瘤的位置为气管食管旁沟和前纵隔胸腺。27例腺瘤被发现位于高颈部区域（在未下降的位置或在颈动脉鞘内）。曾报道过位于颈动脉鞘的腺瘤。也在颅神经如迷走神经和舌下神经附近发现过腺瘤。迷走神经起源于第四咽弓（位于第四和第五咽囊之间）。胚胎学上的接近性也许可以解释为什么会出现迷走神经内甲状旁腺组织 [64]。

腺瘤也会在前纵隔外发现。在我们的研究中，有四个腺瘤在其他部位，如主动脉肺动脉窗。在另一项

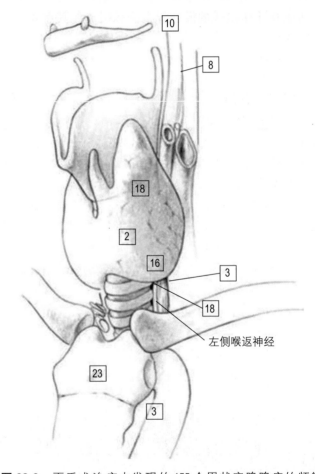

图 68-3　再手术治疗中发现的 155 个甲状旁腺腺瘤的频繁出现的位置（括号内的数字为百分率）：①气管食管旁沟：28（18%）；②前纵隔/胸腺：36（23%）；③原位的上方：28（18%）；④：原位的下方：25（16%）；⑤甲状腺腺体内：3（2%）；⑥未下降：14（10%）；⑦：颈动脉鞘：13（8%）；⑧：食管后：4（3%）；⑨纵隔的其他地方：4（3%）(Redrawn from Powell AC, Alexander HR, Chang R, et al: Reoperation for parathyroid adenoma: a contemporary experience. *Surgery* 146:1144-1155, 2009.)

包含 84 个纵隔甲状旁腺肿瘤的研究显示：67 个位于前纵隔，17 个位于后纵隔[65]。这两个部位的大部分腺瘤都位于纵隔的上半部。19 个腺瘤是通过正中胸骨切开发现的，腺瘤被发现时都沿着大血管和动脉弓分布，也有沿着升主动脉、肺动脉和无名静脉分布的。

掌握前文讨论过的遗漏的腺瘤的胚胎学发生和位置、初次手术的情况以及定位检查信息有助于制订再次手术治疗方案。如上所述，根据定位检查信息可决定手术入路是采用颈部入路还是采用纵隔入路。对于纵隔入路，我们可以选择正中胸骨切开术或首选目前常用的胸腔镜技术（参见第 8 章）。对于颈部入路，如果不需要更特定的定位，定位检查至少也可提供单侧入路。我们是在定位一侧直接探查。如果病人初次手术是通过颈部切口进行的一个标准的前路手术且至少已对一个甲状腺叶实施了松动，那么再次手术时我们将沿着同样的皮肤切口进行再探查。但实施颈部切除时我们会采用沿着胸锁乳突肌的侧颈入路而不是在带状肌之间进行（图 68-4）（参见第 10 章）。我们选择侧颈入路是为了避免遇到先前的前路颈部探查造成的严重瘢痕。手术时，首先在胸锁乳突肌与甲状腺腺体水平的中间位置游离。将颈动脉鞘向外侧牵拉。颈部探查向上达到舌骨水平，向下达到无名血管水平，从颈动脉鞘侧方到中间，向后达到食管后水平[66]。对甲状腺腺体的后方包括甲状腺本身都应越仔细探查。

正如本书所示的，单侧探查在初次手术治疗中已变得越发流行；对于甲状腺旁定位良好的腺瘤，前路手术可以取代后路手术。然而，我们最近的病例研究发现，在 157 名病人中仅 11 人（7%）既往初次手术完全是按照建议步骤进行的；因此，再手术时关于前路手术的数据是有限的。

在再手术治疗过程中，术中应用超声和快速 PTH 检测是有帮助的（参见第 63 章）。在一项有

25 例连续再次手术病例的研究中，研究了术中超声（intraoperative ultrasound，IOUS）对于再手术外科治疗的作用。IOUS 与术前超声相比对异常腺体成像更多（分别为 19 和 9）且错误率更低（分别为 4% 和 28%）。通过两种方式都看不到正常的甲状旁腺腺体。通过应用 IOUS，手术时间也可显著缩短（分别为 3.1h 和 5.9h）[67]。在我们最近的研究中，IOUS 在再次手术中已常规应用，在 74 例应用 IOUS 的手术中有 58 例被认为是有帮助的。

IOUS 对于甲状腺腺体内的腺瘤显像尤其有效[67]。过去在未发现腺瘤时就盲目施行甲状腺切除术，然而，我们的研究发现位于甲状腺腺体内极少，其他研究也不支持盲目施行常规的甲状腺切除术。取而替之的是，应该首先应用 IOUS[33,67-68]。研究发现，IOUS 不易发现高位颈部的病变[67]。

1998 以来，我们已经常规应用快速术中 PTH 检测（IOPTH）；如结果为阳性（手术结束时 PTH 值与基线相比下降超过 50%），可以认为完全清除了异常的甲状旁腺组织（参见第 63 章）。我们曾经报道了 127 例再手术病人 IOPTH 的应用情况。结果显示，IOPTH 的敏感性和特异性分别为 99% 和 80%，准确性为 98%[33]。尽管 IOPTH 是有效的，但值得注意的是，来自 NIH 的常规应用 IOPTH 的病例组和没有应用 IOPTH 的病例组之间的再手术成功率是相似的[32-33]。这些发现与来自另一项再手术分组研究的数据相似，后者认为再手术治疗中应用 IOPTH 后疾病的治愈率为 89%，IOPTH 并没有显示显著优势[28]。

IOUS 和 IOPTH 的数据都强调，当实施再次手术时，甲状旁腺外科医生通过探查没有立即发现腺瘤时应特别注意颈部上位和后位可能遗漏的病变。此时与病理医生沟通术中冰冻切片标本大体和镜下表现至关重要（框 68-1，关注问题 3）。

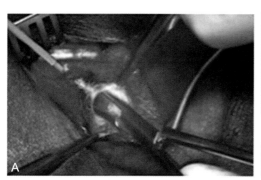
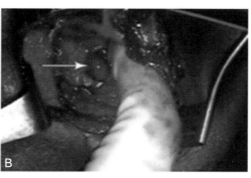

图 68-4（也见彩图）原发性 HPT 颈部入路再次手术的术中图像。A，沿着胸锁乳突肌的边缘位置切开。B，侧方暴露的甲状旁腺腺瘤（箭头所示）

术后并发症

甲状旁腺手术的最严重的并发症就是因损伤喉返神经所导致的声带麻痹。虽然瘢痕和扭曲的组织平面会增加手术的困难程度，但许多已经发表的研究显示，永久性神经损伤发生率较低（0.4%～4%）[26-30,32-33]，且我们最近的研究显示，损伤发生率为1.3%[32-33]。一项研究通过比较52例应用术中肌电监测技术与59例未应用术中肌电监测技术进行颈部再探查病人神经损伤的发生率，对术中肌电监测技术的应用进行了评估。作者认为，每组病例中都有无意造成的神经损伤。尽管肌电监测技术能够安全实施，但神经损伤发生率并没有降低[69]。另一项包含10例因再次甲状旁腺手术导致声带麻痹的研究显示，右侧声带麻痹的发生率是左侧发生率的2倍。尽管这些数据并没有统计学意义，但很显然，位于颈部下位的右侧喉返神经更容易被损伤[70]。精细的解剖同时直视下暴露神经是预防神经损伤的最好办法。我们目前常规使用术中神经监测技术来彻底评估再手术过程中神经的作用和功能（参见第33章）。

永久性低钙血症是甲状旁腺手术的另一个主要并发症，特别是在初次手术治疗时已对正常的甲状旁腺进行过活检或其已被无意切除的再手术病人。再次强调一下，回顾初次手术报告对于理解可能出现的低钙血症和决定病人是否需要移植是至关重要的。据报道，永久性低钙血症的发生率为3%～13%[26-30,32-33]，它们在我们最近的相关研究中分别为5.4%和11%[32-33]。

对以往有多个正常腺体被切除的病人行甲状旁腺腺瘤切除应高度重视，因其可能会出现永久性甲状旁腺功能低下。甲状旁腺组织应予以冷藏以备将来移植或立即进行自体移植之需。之前已描述过异位甲状旁腺自体移植（HPA）；将甲状旁腺组织片段放置于肱桡肌的切口中[71]。一项有39例病人（46次自体移植）的研究显示，53%的移植物部分或全部有功能[71]。在我们最近的病例研究中，超过一半的再手术病人（17例自体移植）施行了这样的移植。42%的移植物完全或部分具有功能，而57%的移植物无功能[33]。对移植物的研究目前还没有明确能预测使其成功的因素。最好的预防永久性低钙血症的方法是：再移植物经病理学证实有富含细胞的残留甲状旁腺组织。

结语

对散发性原发性HPT的再手术治疗自20世纪80年代起一直在不断发展，其中定位技术发展最快。虽然有创定位技术有了很大进步，无创定位技术也有了提高，如往往只需要进行超声和MIBI扫描。在并发症发生率仍然非常低的情况下，手术的成功率一直在不断提高。

对于评估为复发性或持续性HPT病人，我们的处理流程如图68-2所述。当生化指标已经证实HPT且基于严重的症状和体征已决定再手术治疗时，应仔细回顾初次手术治疗的手术和病理记录，然后进行定位。最好首先应用超声和MIBI。如果两者在颈部的检查结果都是阳性的，那么病人或许可以进行手术治疗。如果两者检查结果是阴性的，或者MIBI证实病变位于纵隔，则需行CT或MRI检查。需要时应用4DCT，其结果优于MIBI和超声，这主要基于4DCT附加了四维灌注技术。

如果无创定位检查结果是阴性的或模糊的，应考虑应用有创检查。影像学引导的FNA可用于邻近甲状腺的可疑的、不明确的病变。如果出现超声为阳性结果、MIBI扫描却为阴性结果的情况，超声引导下的FNA为阳性时就足以进行手术治疗。DSA联合动脉刺激静脉采血技术应在FNA后进行，如果FNA没有可疑病变则成为首选。血管造影结果为阴性时可选择SVS。如果这些检查中有两个结果为阳性且没有模糊信息，探查是指向性的。尽管IOPTH和术中US也是有益的辅助检查，但无论是否应用它们，手术的成功率都是相似的。应突出强调的是，要仔细解剖和掌握甲状旁腺的解剖学和胚胎学知识。喉返神经损伤和永久性低钙血症出现的风险是低的，但对于既往有大部分正常腺体被移除的病人，应考虑IOPTH引导下的自体移植。最后，搜集长期的随访数据非常重要，正如一些研究报道的那样，复发也许会在术后6个月后延迟发生[20]。

尽管用于治疗复发性或持续性原发性HPT的最好的策略取决于一个成功的初次手术，但是，由经验丰富的甲状旁腺外科医生施行再手术治疗成功率仍很高，而死亡率很低（框68-1，关注问题4）。

参考文献

[1] Norton JA: Reoperation for missed parathyroid adenoma, *Adv.*

Surg 31: 273–297, 1997.

[2] Eigelberger MS, Clark OH: Surgical approaches to primary hyperparathyroidism, *Endocrinol Metab Clin North Am* 29(3): 479–502, 2000.

[3] Tezelman S, Shen W, Shaver JK, et al: Double parathyroid adenomas, *Ann Surg* 218(3): 300–309, 1993.

[4] Beyer TD, Solorzano CC, Starr F, et al: Parathyroidectomy outcomes according to operative approach, *Am J Surg* 193: 368–373, 2007.

[5] Allendorf J, DiGorgi M, Spanknebel K, et al: 1112 Consecutive bilateral neck explorations for primary hyperparathyroidism, *World J Surg* 31: 2075–2080, 2007.

[6] Proye CAG, Carnaille B, Bizard JP, et al: Multiglandular disease in seemingly sporadic primary hyperparathyroidism revisited: where are we in the early 1990s? *Surgery* 112(6): 1118–1122, 1992.

[7] Van Heerden JA, Grant CS: Surgical treatment of primary hyperparathyroidism: an institutional perspective, *World J Surg* 15(6): 688–692, 1991.

[8] Attie JN, Bock G, Auguste L-J: Multiple parathyroid adenomas: report of 33 cases, *Surgery* 108(6): 1014–1020, 1990.

[9] Bartsch D, Nies C, Hasse C, et al: Clincal and surgical aspects of double adenoma in patients with primary hyperparathyroidism, *Br J Surg* 82(7): 926–929, 1995.

[10] Bergson EJ, Heller KS: The clinical significance and anatomic distribution of parathyroid double adenomas, *J Am Coll Surg* 198(2): 185–189, 2004.

[11] Chandrasekharappa SC, Guru SC, Manickam P, et al: Positional cloning of the gene for multiple endocrine neoplasia-type 1, *Nature* 276: 404–407, 1997.

[12] Herfarth KK, Wells SA: Parathyroid glands and the multiple endocrine neoplasia syndromes and familial hypocalciuric hypercalcemia, *Semin Surg Oncol* 13: 114–124, 1997.

[13] Silverberg SJ, Lewiecki EM, Mosekilde L, et al: Presentation of asymptomatic primary hyperparathyroidism: proceedings of the third international workshop, *J Clin Endocrinol Metab* 94(2): 351–365, 2009.

[14] Norenstedt S, Ekbom A, Brandt L, et al: Postoperative mortality in parathyroid surgery in Sweden during five decades: improved outcome despite older patients, *Eur J Endocrinol* 160(2): 295–299, 2009.

[15] Palmer M, Adami HO, Bergstrom R, et al: Mortality after surgery for primary hyperparathyroidism: a follow-up of 441 patients operated on from 1956 to 1979, *Surgery* 102(1): 1–7, 1998.

[16] Palmer M, Adami HO, Bergstrom R, et al: Survival and renal function in untreated hypercalcaemia, *Lancet* 1(8524): 59–62, 1987.

[17] Walgenbach S, Hommel G, Junginger T: Outcome after surgery for primary hyperparathyroidism: ten-year prospective follow-up study, *World J Surg* 24(5): 564–569, 2000.

[18] Soreide JA, van Heerden JA, Grant CS, et al: Survival after surgical treatment for primary hyperparathyroidism, *Surgery* 122(6): 1117–1123, 1997.

[19] Irvin GL, Dembrow VD, Prudhomme DL: Operative monitoring of parathyroid gland hyperfunction, *Am J Surg* 162: 299–302, 1991.

[20] Bergenfelz A, Linblom P, Tibblin S, et al: Unilateral versus bilateral neck exploration for primary hyperparathyroidism, *Ann Surg* 236(5): 543–551, 2002.

[21] Irvin GL, Carneiro DM, Solorzano C: Progress in the operative management of sporadic primary hyperparathyroidism over 34 years, *Ann Surg* 239(5): 704–711, 2004.

[22] Westerdahl J, Bergenfelz A: Unilateral versus bilateral neck exploration for primary hyperparathyroidism. Five year follow-up of a randomized controlled trial, *Ann Surg* 246(6): 976–981, 2007.

[23] McGill J, Sturgeon C, Kaplan S, et al: How does the operative strategy for primary hyperparathyroidism impact the findings

and cure rate? A comparison of 800 parathyroidectomies, *J Am Coll Surg* 207(2): 246–249, 2008.

[24] Doherty GM, Weber B, Norton JA: Cost of unsuccessful surgery for primary hyperparathyroidism, *Surgery* 116: 954–958, 1994.

[25] Brennan MF, Norton JA: Reoperation for persistent and recurrent hyperparathyroidism, *Ann Surg* 201: 40–44, 1985.

[26] Brennan MF, Marx KJ, Doppman J, et al: Results of reoperation for persistent and recurrent hyperparathyroidism, *Ann Surg* 194: 671–676, 1991.

[27] Cheung PS, Borgstrom A, Thompson NW: Strategy in reoperative surgery for hyperparathyroidism, *Arch Surg* 124: 676–680, 1989.

[28] Richards ML, Thompson GB, Farley DR, et al: Reoperative parathyroidectomy in 228 patients during the era of minimal-access surgery and intraoperative parathyroid hormone monitoring, *Am J Surg* 196: 937–943, 2008.

[29] Thompson GB, Grant CS, Perrier ND, et al: Reoperative parathyroid surgery in the era of sestamibi scanning and intraoperative parathyroid hormone monitoring, *Arch Surg* 134: 699–705, 1999.

[30] Grant CS, van Heerden JA, Charboneau JW, et al: Clinical management of persistent and/or recurrent primary hyperparathyroidism, *World J Surg* 10: 555–565, 1986.

[31] Shen W, Duren M, Morita E, et al: Reoperation for persistent or recurrent primary hyperparathyroidism, *Arch Surg* 131: 861–869, 1996.

[32] Jaskowiak N, Norton JA, Alexander HR, et al: A prospective trial evaluating a standard approach to reoperation for missed parathyroid adenoma, *Ann Surg* 224: 308–320, 1996.

[33] Powell AC, Alexander HR, Chang R, et al: Reoperation for parathyroid adenoma: a contemporary experience, *Surgery* 146: 1144–1155, 2009.

[34] Eastell R, Arnold A, Brandi ML, et al: Diagnosis of asymptomatic primary hyperparathyroidism: proceedings of the third international workshop, *J Clin Endocrinol Metab* 94: 340–350, 2009.

[35] Herfarth KK, Wells SA: Parathyroid glands and the multiple endocrine neoplasia syndromes and familial hypocalciuric hypercalcemia, *Semin Surg Oncol* 13: 114–124, 1997.

[36] Bilezikian JP, Khan AA, Potts JT, et al: Guidelines for the management of asymptomatic primary hyperparathyroidism, *J Clin Endocrinol Metab* 94(2): 335–339, 2009.

[37] Marx SJ, Agarwal SK, Kester MB, et al: Multiple endocrine neoplasia type I: Clinical and genetic features of the hereditary endocrine neoplasias, *Recent Prog Horm Res* 54: 397–438, 1999.

[38] Norton JA, Venzon DJ, Berna MJ, et al: Prospective study of surgery for primary hyperparathyroidism (HPT) in multiple endocrine neoplasia type 1 and Zollinger Ellison syndrome, *Ann Surg* 247(3): 501–510, 2008.

[39] Feingold DL, Alexander HR, Chen CC, et al: Ultrasound and sestamibi scan as the only preoperative imaging tests in reoperation for parathyroid adenomas, *Surgery* 128: 1103–1110, 2000.

[40] Miller DL, Doppman JL, Shawker TH, et al: Localization of parathyroid adenomas in patients who have undergone surgery. Part I: Noninvasive procedures, *Radiology* 162: 133–137, 1987.

[41] Alexander HR, Chen CC, Shawker T, et al: Role of preoperative localization and intraoperative localization maneuvers including intraoperative PTH assay determination for patients with persistent or recurrent hyperparathyroidism, *J Bone Miner Res* 17(Suppl 2): N133–N140, 2002.

[42] Taillefer R, Lambert R, Essiambre R, et al: Comparison between thallium-201, technetium-99m-sestamibi and technetium-99m-teboroxime planar myocardial perfusion imaging in detection of coronary artery disease, *J Nucl Med* 33(6): 1091–1098, 1992.

[43] Taillefer R, Boucher Y, Potvin C, et al: Detection and localization of parathyroid adenomas in patients with hyperparathyroidism using a single radionuclide imaging procedure with technetium-99m-sestamibi (double-phase study), *J Nucl Med* 33(10): 1801–1807, 1992.

[44] Sandrock D, Merino MJ, Norton JA, et al: Parathyroid imaging by Tc/Ti scintigraphy, *Eur J Nucl Med* 16(8–10): 607–613, 1990.

[45] Chen CC, Skarulis MC, Fraker DL, et al: Technetium-99m-sestamibi imaging before reoperation for primary hyperparathyroidism, *J Nucl Med* 36(12): 2186–2191, 1995.

[46] Civelek AC, Ozalp E, Donovan P, et al: Prospective evaluation of delayed technetium-99m sestamibi SPECT scintigraphy for preoperative localization of primary hyperparathyroidism, *Surgery* 131: 149–157, 2002.

[47] Rodgers SE, Hunter GJ, Hamberg LM, et al: Improved preoperative planning for directed parathyroidectomy with 4-dimensional computed tomography, *Surgery* 140: 932–941, 2006.

[48] Mortensen MM, Evans DB, Lee JE, et al: Parathyroid exploration in the reoperative neck: improved preoperative localization with 4D-computed tomography, *J Am Coll Surg* 206: 888–896, 2008.

[49] Verbanck J, Clarysse J, Loncke R, et al: Parathyroid aspiration biopsy under ultrasonographic guidance, *Arch Otolaryngol Head Neck Surg* 112: 1069–1073, 1986.

[50] MacFarlane MP, Fraker DL, Shawker TH, et al: Use of preoperative fine-needle aspiration in patients undergoing reoperation for primary hyperparathyroidism, *Surgery* 116: 959–965, 1994.

[51] Agarwal AM, Bentz JS, Hungerford R, et al: Parathyroid fine-needle aspiration cytology in the evaluation of parathyroid adenoma: cytologic findings from 53 patients, *Diagn Cytopathol* 37(6): 407–410, 2009.

[52] Maser C, Donovan P, Santos F, et al: Sonographically guided fine needle aspiration with rapid parathyroid hormone assay, *Ann Surg Oncol* 13(12): 1690–1695, 2006.

[53] Miller DL, Chang R, Doppman JL, et al: Localization of parathyroid adenomas: superselective arterial DSA versus superselective conventional angiography, *Radiology* 170: 1003–1006, 1989.

[54] Miller DL, Doppman JL, Krudy AG, et al: Localization of parathyroid adenomas in patients who have undergone surgery. Part II: Invasive procedures, *Radiology* 162: 138–141, 1987.

[55] Sugg SL, Fraker DL, Alexander HR, et al: Prospective evaluation of selective venous sampling for parathyroid hormone concentration in patients undergoing reoperations for primary hyperparathyroidism, *Surgery* 114: 1004–1010, 1993.

[56] Jones JJ, Brunaud L, Dowd CE, et al: Accuracy of selective venous sampling for intact parathyroid hormone in difficult patients with recurrent or persistent hyperparathyroidism, *Surgery* 132: 944–951, 2002.

[57] Sadler TW: *Langman's medical embryology,* ed 8, Baltimore, 2000, Lippincott Williams & Wilkins.

[58] Gray SW, Skandalakis JE, Atkin JT: Embryological considerations of thyroid surgery: developmental anatomy of the thyroid, parathyroids and the recurrent laryngeal nerve, *Am Surg* 42(9): 621–628, 1976.

[59] Fraker DL, Doppman JL, Shawker TH, et al: Undescended parathyroid adenoma: an important etiology for failed operations for primary hyperparathyroidism, *World J Surg* 14: 342–348, 1990.

[60] Dozois RR, Beahrs OH: Surgical anatomy and technique of thyroid and parathyroid surgery, *Surg Clin North Am* 57(4): 647–661, 1977.

[61] LiVolsi VA, Hamilton R: Intraoperative assessment of parathyroid gland pathology, *Am J Clin Pathol* 102(3): 365–373, 1994.

[62] Wang C-A: The anatomic basis of parathyroid surgery, *Ann Surg* 183(3): 271–275, 1976.

[63] Brennan MF: Progress has been made, *Surgery* 146(6): 1156–1157, 2009.

[64] Chan TJ, Libutti SK, McCart A, et al: Persistent primary hyperparathyroidism caused by adenomas identified in pharyngeal or adjacent structures, *World J Surg* 27: 675–679, 2003.

[65] Nathaniels EK, Nathaniels AM, Wang C-A: Mediastinal parathyroid tumors: a clinical and pathological study of 84 cases, *Ann Surg* 171(2): 165–170, 1970.

[66] Saxe AW, Brennan MF: Strategy and technique of reoperative parathyroid surgery, *Surgery* 89(4): 417–423, 1981.

[67] Norton JA, Shawker TH, Jones BL, et al: Intraoperative ultrasound and reoperative parathyroid surgery: an initial evaluation, *World J Surg* 10: 631–639, 1986.

[68] Libutti SK, Bartlett DL, Jaskowiak NT, et al: The role of thyroid resection during a reoperation for persistent or recurrent hyperparathyroidism, *Surgery* 122: 1183–1187, 1997.

[69] Yarbrough DE, Thompson GB, Kasperbauer JL, et al: Intraoperative electromyographic monitoring of the recurrent laryngeal nerve in reoperative thyroid and parathyroid surgery, *Surgery* 136: 1107–1115, 2004.

[70] Patow CA, Norton JA, Brennan MF: Vocal cord paralysis and reoperative parathyroidectomy, *Ann Surg* 203(3): 282–285, 1986.

[71] Feldman AL, Sharaf RN, Skarulis MC, et al: Results of heterotopic parathyroid autotransplantation: a 13-year experience, *Surgery* 126: 1042–1048, 1999.

第69章 ■ 甲状旁腺癌

JANICE L. PASIEKA ■ RAFAEL O. TORO-SERRA ■ GARY L. CLAYMAN ■ MOOSA KHALIL

引言

甲状旁腺癌是一种极为罕见的恶性肿瘤，占所有原发性甲状旁腺功能亢进症（HPT）的0.3%~5%（参见第70章），占所有恶性肿瘤的0.005%[1-6]。1904年，Quervain首次报道了非功能性甲状旁腺癌[7]。1933年，Sainton和Millot首次报道了功能性甲状旁腺癌。近年来，越来越多的临床总结和病例研究描述了这种罕见疾病的临床过程、遗传学和不同治疗方式的作用。最近来自日本和意大利的两项病例研究显示，在原发性甲状旁腺功能亢进症中，甲状旁腺癌的发生率高达5%。甲状旁腺癌的病因仍未确定，但至少有一部分患者有潜在的遗传因素，因为在甲状旁腺功能亢进症-下颌骨肿瘤综合征患者中，甲状旁腺癌的发生率升高[8-9]。尽管有文献报道甲状旁腺腺瘤、甲状旁腺增生甚至正常腺体在放射线照射之后出现了甲状旁腺恶性肿瘤，但头颈部的放射线照射似乎不是甲状旁腺癌发生的主要危险因素[10-12]。甲状旁腺癌在终末期肾病和多发内分泌恶性肿瘤（1型和2a型）患者中也被发现，提示良性甲状旁腺增生具有转变为恶性的可能性，或可能存在遗传易感性，当然这些还没有得到证实[10-14]。

临床表现

区分良性HPT和甲状旁腺癌是很困难的。甲状旁腺癌经常在数年后出现高钙血症复发时才被诊断[15]。在甲状旁腺素依赖性高钙血症的鉴别诊断中考虑恶性肿瘤，会带来较好的治疗效果，也会为完整切除提供最好的治愈机会[4,12,16-21]。临床和实验室检查可能提示甲状旁腺癌，但这些都是非特异性的（表69-1）。然而，一些临床特征需引起外科医生警惕这种疾病的可能性，进而制订一个全面切除的合适手术方案。与良性HPT发病中女性为主（女：男=4：1）不同，甲状旁腺癌

的发病男女相同[4,22]。在一篇综述中，Koea发现，甲状旁腺癌发病的平均年龄为49岁（13~80岁）[22]。这大约比良性HPT的发病平均年龄早10岁。在生化检查方面，甲状旁腺癌的高钙程度较良性HPT更高。良性HPT的血钙平均水平为2.7 mmol/L，而文献报道的甲状旁腺癌的血钙水平高达3.75~3.97 mmol/L。在甲状旁腺癌，PTH水平的增高也更加明显，为正常值的5~10倍[3,12,15,23]。一篇综述总结了1974—1998年报告的甲状旁腺癌病例结果，发现甲状旁腺癌患者的PTH水平较正常平均增高512%[22]。虽然这样高水平的PTH也可见于继发性和三发性HPT，但在原发性HPT很少出现。

良性HPT就诊时通常无明显症状，缺乏肾或骨骼疾病的临床表现[24-25]，而甲状旁腺癌通常有终末器官疾病的临床表现（表69-2）[3,12,22-23]。良性HPT中出现肾损害（包括肾结石及肾小球滤过功能受损）的比例低于20%[25-26]。但是，甲状旁腺癌中肾结石的发生率为56%，肾功能不全的发生率为84%[23]。明显的放射学改变，如囊状纤维性骨炎、骨棕色瘤、弥漫性骨减少、骨膜下骨吸收，在甲状旁腺癌中的发生率为45%~91%，而在良性HPT中仅为5%[4,22,23,25,26]（图69-2和69-3）。高达50%的甲状旁腺癌患者会同时出

表69-1 甲状旁腺癌和良性原发性甲状旁腺功能亢进症的临床和生化检查特征

	良性HPT	甲状旁腺癌
女性：男性	4：1	1：1
平均血钙（mmol/L）	2.7~2.9	3.75~4.0
平均PTH（ng/L）	<2倍正常水平	>3~10倍正常水平
平均年龄	51~60	41~50
可触及肿块	<2%	30%~76%
骨纤维囊性变	5%	41%~75%
肾结石	10%~15%	40%
肾及骨骼疾病	罕见	40%~50%
无症状	80%	2%

现肾和骨骼的疾病，这是诊断甲状旁腺癌的另一个临床线索。而良性疾病患者同时有新发肾疾病及骨骼疾病表现的极为罕见[4,22]。现已有非常罕见的非功能性甲状旁腺癌的报道[7,27-29]。这类肿瘤常常晚期才有临床表现并伴有广泛转移。在 Kliink 的综述中，非功能性甲状旁腺癌仅有 14 例（占所有甲状旁腺癌的 2%）。

在体格检查方面，甲状旁腺癌患者可表现恶性肿瘤的全身症状，如体重减轻、极度疲乏、厌食和肌肉萎缩等。甲状旁腺癌的 HPT 非特异性症状通常非常典型且起病迅速，这不同于良性 HPT。在 36%~52% 的甲状旁腺癌患者可触及颈部肿块，而在良性 HPT 患者可触及颈部肿块者低于 5%[22]。如果先前无颈部手术史的 HPT 患者出现了喉返神经麻痹，应高度怀疑侵袭性疾病。在确诊甲状旁腺癌的患者中，喉返神经侵犯并不多见，占 7%~13%。34%~75% 的患者在手术中可见周围结构侵犯，通常以甲状腺、带状肌和毗邻软组织最为常见。气管侵犯占 11%，食管和甲状软骨侵犯均占 2%[31]。

甲状旁腺癌的区域淋巴结转移不常见，仅占 3%~8%。监测、流行病学和最后结果（the Surveillance, Epidemiology and End Result，SEER）数据库报告的远处转移的发生率为 4.5%，而一些小型病例研究报告的诊断时的远处转移的发生率为 4%~11%[30-31]。在一项长期随访病例研究中，22% 的患者出现了远处转移，肺、骨骼和肝为最常见的转移部位。

发病率

甲状旁腺癌是原发性 HPT 的罕见原因。1999 年，

美国国家癌症数据库（the National Cancer Data Base, NCDB）报告了 286 例甲状旁腺癌病例，是迄今为止样本量最大的报道，病例跨时 10 年[6]。研究者发现，甲状旁腺癌占 NCDB 所有恶性肿瘤的 0.005%。Beus 和 Stack 回顾了 1904 年起的所有甲状旁腺癌的文献报告，共计 711 例病例[34]。这些病例中许多病例可能重复报道了数次，由此可见这种肿瘤的罕见程度。根据 SEER 数据库的数据，估计美国的发病率约为 5.73/100 万，并且从 1988 年到 2003 年增长了 60%[30]。在大多数原发性 HPT 病例研究中，甲状旁腺癌所占比例均低于 1%[4,15,23,33]。有意思的是，这种疾病在日本和意大利的人群中发病率较高，约为 5%[12,35-36]。这种差别有可能源于病理医生在无肿瘤侵犯及远处转移时诊断困难，也可能源于遗传和环境因素导致的疾病发病率的绝对增加。

病因学和分子发病机制

甲状旁腺癌的病因仍有待进一步阐明。直到最近，一些临床相关的发病诱因，如头颈部放射线照射史、肾衰竭的慢性刺激和家族综合征，还仅仅只是线索。然而，最新的分子遗传学的进展增加了我们对这种疾病的发病机制的认识。一些可能诱发甲状旁腺癌发生的临床因素已有报道。少数患者在接受了头颈部放疗线照射后出现了甲状旁腺癌[12,37-41]。然而，这三位患者分别是在放射线照射 25、49 和 53 年后才出现了甲状旁腺癌，而且其中一位患者还伴有慢性肾衰竭（另一个可能的发病因素）。因此，头颈部放射线照射史是否是发病因素仍不清楚。

表 69-2 甲状旁腺癌病例研究							
作者	Obara 和 Fujimoto	Shantz 和 Castleman	Shane 和 Bilezikian	Holmes 等	Winne 等	Busaidy 等	Kleinpeter 等
例数	163	70	72	46	43	27	23
平均年龄（岁）	47	44	48	44	54	47	54
女 / 男发病比例	1.2∶1	0.9∶1	1.2∶1	0.8∶1	1∶1	0.7∶1	1.5∶1
平均血钙水平（mg/dl）	15	15.2	15.5	15.9	14.6	13.4	12.9
血钙 >14 mg/dl	65%	62%	70%	75%	48%		
无症状	2%		2%		7%	30%	9%
颈部肿块	34%	31%	48%	52%	45%	15%	22%
肾结石		30%		32%	10%	26%	48%
骨骼疾病	39%	62%	70%	73%	91%	22%	
胰腺炎	6%	10%	10%	15%	0%	4%	

有报道称几名正接受血液透析的慢性肾衰竭（chronic renal failure，CRF）患者出现了甲状旁腺癌。Miki 等发现 12 位 CRF 患者发生了甲状旁腺癌[42]。他们概述了在 CRF 患者中区分甲状旁腺癌和进行性继发性 HPT 的难点。所有报道的病例中，没有一例甲状旁腺癌患者是在术前诊断的，因为在有 CRF 的患者中，甲状旁腺癌和进行性继发性 HPT 的临床表现和生化检查极为相似。有意思的是，全世界接受血液透析的患者越来越多，但甲状旁腺癌的发病率仍保持恒定[6]。当然，病理区分甲状旁腺增生和甲状旁腺癌也是困难的（参见第 70 章）。

家族性 HPT，1936 年首次报道，现在认为是一种不同于多发性内分泌腺肿瘤综合征 I 型（MEN 1）的独立疾病（见第 58 章、第 65 章、第 66 章和第 67 章）[43]。家族性 HPT 是一种常染色体显性遗传疾病，以高钙血症、甲状旁腺素升高和单独甲状旁腺肿瘤为特征表现，而没有其他内分泌组织功能亢进。尽管多发腺体增生是最常见的发现，但多达 25% 的患者表现为单个腺瘤[44-45]。已有 5 个 HPT 家族报道了甲状旁腺癌，这使研究者认为，家族性 HPT 增加了这种罕见恶性肿瘤的发病风险[46,48]。一种不同于家族性 HPT 的临床综合征叫做甲状旁腺功能亢进症 - 颌骨肿瘤综合征（HPT-JT）综合征[46-48]。HPT-JT 综合征是一种罕见的常染色体显性遗传疾病，表现为下颌骨和上颌骨的骨纤维增生、肾囊肿、肾错构瘤以及肾母细胞瘤（图 69-1）。在这类患者中，甲状旁腺癌的发病率高达 10%；而在散发 HPT 患者中，甲状旁腺癌的发病率约为 1%[46-48,54,55]。

21 世纪初以来，关于癌病因和抑癌基因在甲状旁腺癌发病机制中的作用就有报道。经鉴定位于染色体 1q25-q32 区域的 HRPT2 基因同 HPT-JT 综合征有关。Carpten 等在 14 个 HPT-JT 综合征家族中鉴定出了 HRPT2 基因的 13 种不同突变。这个结果支持先前将此基因认为是抑癌基因的观点。HRPT2 基因编码 parafibromin 蛋白质，这种蛋白质的功能现在仍未知。在大多数有 HPT-JT 患者综合征家族中可发现这种抑癌基因的失活，从而使甲状旁腺癌过度表现；因此，Shattck 研究 HRPT2 基因的突变是否与散发的甲状旁腺癌有关。在 15 位散发的甲状旁腺癌患者中，10 位表现为 HRPT2 基因突变，这些患者的 pafafibromin 蛋白质的表达均失活[56]。因此，HRPT2 基因突变导致

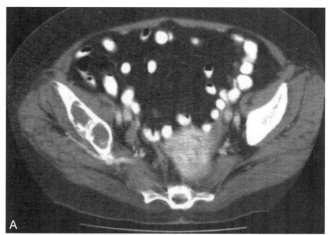

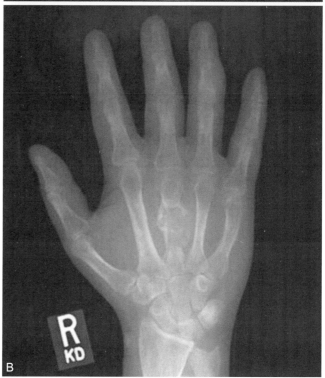

图 69-2　骨纤维囊性变 X 线片

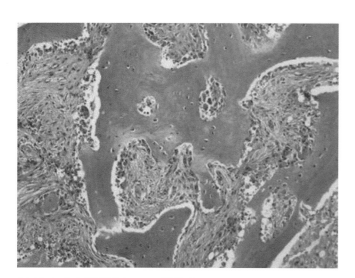

图 69-1　（也见彩图）Brown 骨肿瘤

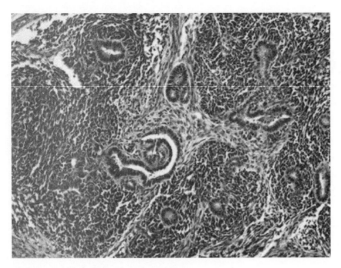

图 69-3　（也见彩图）Wilms 肿瘤

的 pafafibromin 蛋白质表达的失活似乎是甲状旁腺癌的重要发病因素。为支持这个假说，Howell 进行的研究显示，4 例甲状旁腺癌均存在 HRPT2 体细胞突变，5 例 HPT-JT 综合征患者和 2 例伴有其他肿瘤的家族性 HPT 患者存在生殖细胞突变 [9]。这些数据进一步证实了 HRPT2 基因是 HPT-JT 和部分家族性 HPT 发生的致病基因。上述研究均支持 HRPT2 基因突变是甲状旁腺癌发生的早期事件的假说（参见第 70 章）。

出乎料想的是，在 Shattcuk 的研究中，3 例散发的甲状旁腺癌出现了生殖细胞突变 [56]。这表明，一些散发的甲状旁腺癌可能是 HPT-JT 综合征的一个表型变异，这个发现具有重要的临床意义。对于甲状旁腺癌患者，特别是年轻患者，应考虑进行 DNA 检测看是否有 HRPT2 基因的生殖细胞突变。如果存在基因突变，其他家族成员也需要检测，如果呈阳性，则可以进行适当的监测随访 [18,56]。

在散发的甲状旁腺癌，染色体 1q 上有杂合性缺失（loss of heterozygosity，LOH）的增加进一步证明了 HRPT2 基因是甲状旁腺癌的重要的致癌基因。Haven 的研究报道了 22 例甲状旁腺癌，其中 12 例（55%）染色体 1q 上存在 LOH，而只有 8% 的甲状旁腺腺瘤患者存在 LOH [54,57]。这个研究组还发现，50% 的甲状旁腺癌患者存在染色体 11q13 的 LOH，这是 MENIN 基因的位置。这个基因与多发内分泌腺瘤病 1 型（MEN 1）相关。MEN 1 是一种常染色体异常的疾病，其特征性的表现为多发的甲状旁腺腺瘤，垂体、胰岛神经内分泌肿瘤，类癌，以及肾上腺髓质肿瘤。先前已有研究表明，30% 的甲状旁腺腺瘤存在染色体 11q13 的 LOH [58,59]，这提示 MENIN 基因可能与肿瘤发生相关。有意思的是，在 Haven 的研究中，约 36% 的甲状旁腺癌患者同时存在染色体 1q 和 11q13 的 LOH。这个发现提示，在甲状旁腺癌发生过程中，HRPT2 基因的失活可能是独立的，也可能同 MENIN 基因的失活存在协同作用 [54]。

PRAD1/Cyclin D1 也被认为与甲状旁腺肿瘤的发展有关 [60-63]。PRAD1/Cyclin D1 是位于 11q13 染色体的原癌基因；其蛋白质产物在细胞周期 G1 期向 S 期转化中发挥重要作用 [60]。在 18% ~ 40% 的甲状旁腺腺瘤中，PRAD1/Cyclin D1 癌蛋白质存在过表达 [54,60,62-63]，而在甲状旁腺癌中这种过表达更加明显（57% 对 91%）[54-62]。尽管这些数据支持这种蛋白质在甲状旁腺癌中具有重要功能，但是在甲状旁腺癌发生过程中 PRAD1/Cyclin D1 基因活化所产生的遗传影响仍未确定。

失活视网膜母细胞瘤基因（RB）蛋白质产物的生长抑制作用可能是 PRAD1/Cyclin D1 的致癌机制 [8]。RB 是一种抑癌基因，被认为与甲状旁腺癌有关。一些研究表明，染色体 13q 部位存在 LOH，这个部位同时包含 RB 和 BRCA2 基因 [19,64-65]。但是，Shattuck 并没有在 6 例染色体 13q 部位存在 LOH 的甲状旁腺癌患者中发现肿瘤特异的 RB 和 BRCA2 基因突变 [8]。尽管这些基因的低表达可能导致甲状旁腺癌的形成，但它们在肿瘤形成中的作用仍需进一步研究。

病理学

甲状旁腺癌的诊断对于病理医生仍然是一个挑战（参见第 70 章）。冰冻切片难以区分甲状旁腺肿瘤的良恶性，切取活检因存在肿瘤种植的风险而不被推荐。

直到现在，甲状旁腺癌的诊断还是基于肿瘤侵犯和转移播散的组织学表现。但这些不明确的恶性肿瘤特征在临床怀疑的甲状旁腺癌患者中并不常见。在很多病理学实验室中，免疫组织化学常规用于辅助诊断甲状旁腺癌和非典型性腺瘤 [66]。

宏观和微观特征

甲状旁腺癌可以很像腺瘤。但是，癌通常较为坚硬并与周围结构粘连（图 69-4）。甲状旁腺癌大体标本切面呈灰白色，并可能有局灶坏死 [6,67]。肿瘤平均大小为 3.3 cm，平均重量为 2.7 g（0.08 ~ 13 g）（参见第 70 章）[6,68]。

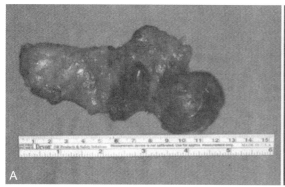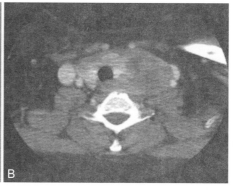

图 69-4　（也见彩图）整块切除的甲状旁腺癌

如果没有肿瘤侵犯或远处转移，组织病理诊断甲状旁腺癌很难。Schantz 和 Castleman 描述了甲状旁腺癌的经典病理特征[69]，并已被其他研究者所应用[12,23,33,38,70-71]，包括小梁结构、有丝分裂象、厚的纤维间隔、包膜和血管侵犯。在一篇包含 27 例甲状旁腺癌病例的综述中，Clayman 发现，37% 的患者存在纤维间隔、有丝分裂象和血管侵犯[84]，而包膜侵犯仅出现 26% 的患者，小梁结构和淋巴侵犯仅出现在 11% 的患者。这说明，甲状旁腺癌的"经典"病理学特征并不总是出现，也不是恶性疾病的特异特征。除了小梁结构（图 69-5），可能会遇到片状均质细胞团（图 69-6），与腺瘤类似。甲状旁腺癌的纤维束常与许多胸腺瘤类似，为密集的透明质样纤维组织（图 69-7）。但是，如果这种纤维组织与陈旧性出血或先前手术相关，则可能更像腺瘤的一种特征[38]。

一些作者认为，肿瘤细胞内存在有丝分裂象是提示恶性的最有价值的依据[36,69]。但其他研究者在腺瘤中也观察到了有丝分裂象[38,72]。同时具有高比例的有丝分象（50 倍低倍镜下 >5）、巨核和坏死提示肿瘤更具侵袭性，更容易复发和转移（图 69-8）[73]。

甲状旁腺癌的囊壁与大小类似的腺瘤的囊壁厚。包膜侵犯表现为癌组织向包膜胶原纤维的舌样突出。通过包膜侵犯周围组织可以明确甲状旁腺癌的诊断。最常见的局部侵犯结构为周围脂肪组织、肌肉、食管、甲状腺、喉返神经和气管[75]。

10%～15% 的甲状旁腺癌会出现血管侵犯，实际上由此即可以确诊恶性疾病。要满足这种诊断特征，肿瘤细胞必须不仅要出现在血管内，还必须至少部分黏附在血管壁上（图 69-9）[86]。

免疫组织化学

在石蜡切片上行 MIB-1 单克隆抗体免疫组化染色，检测一种细胞周期相关标志物 Ki-67 抗原，可以评估肿瘤增生分数（the tumor proliferative fraction，TPF）。后者是指在 1 000 个实质细胞中 Ki-67 阳性核的数目。一项研究显示，甲状旁腺癌的 TPF 明显高

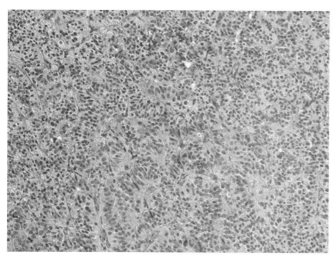

图 69-5　（也见彩图）小梁样结构

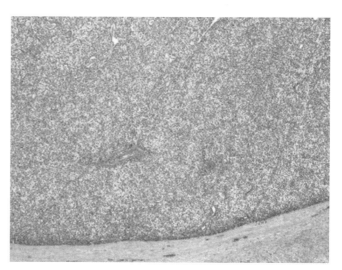

图 69-6　（也见彩图）类似于甲状旁腺腺瘤的片状均质细胞

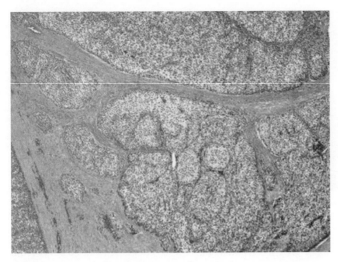

图 69-7　（也见彩图）纤维束

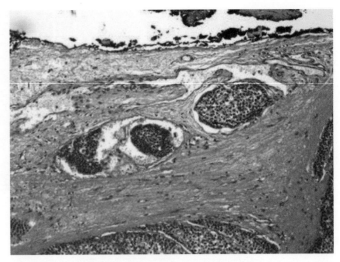

图 69-9　（也见彩图）甲状旁腺癌中的血管侵犯

于甲状旁腺增生和腺瘤病的。研究者认为，TPF超过 60/1 000 可以诊断甲状旁腺癌并提示其恶性程度[79]。另一些研究认为，Ki-67 染色不能用于区分甲状旁腺疾病的良恶性[80]。超过 25% 的甲状旁腺癌 Ki-67 为阳性，而腺瘤病仅为 2%。因此，Ki-67 染色在合适的病例中可以帮助诊断，但是阴性并不能排除恶性病变。

甲状旁腺癌中 *PRAD1/Cyclin D1* 常出现高表达[54,62]。这种高表达可以应用免疫组化检查检测出来，但至今仍不能用于有效区分癌和腺瘤[62]。

细胞周期相关的其他蛋白质抗体也可检测，如 p27。Stojadinovic 等应用生物芯片检测技术发现，p27 +/bcl 2-/Ki-67-/mdm2 + 出现在 76% 的腺瘤中，29% 出现在非典型腺瘤中，而在癌中为 0[71]。

最近，有研究表明，抑癌基因 *HRPT2* 蛋白质产物 parafibromin 的免疫组化检测有助于区分甲状旁腺

肿瘤。细胞核 parafibromin 的表达缺失可见于甲状旁腺癌和 HPT-JT 综合征相关肿瘤，而在散发的甲状旁腺腺瘤和增生中没有[78]。但是，与组织学标准相比，parafibromin 的阴性表达的诊断敏感性仅为 23%，而应用生物标准后敏感性仅为 70%。Howell 及其同事在他们的研究中发现，PGP 9.5 免疫组化阳性可以用来发现 parafibromin 阳性的甲状旁腺癌[66]。尽管他们的数据有助于区分非典型腺瘤和甲状旁腺癌，但是在广泛应用前仍需进一步验证。

针对视网膜母细胞瘤（Rb）抑癌基因产物的免疫组化检测可能具有诊断价值。报道称，甲状旁腺癌缺乏 Rb 蛋白染色，而腺瘤染色为阳性[84]。这个发现与甲状旁腺癌中发现的 Rb 基因等位缺失相关[19]。但是，一项研究显示，用 Rb 蛋白染色来区分甲状旁腺良恶性病变是不可靠的[80]。

流式细胞检测

一些研究显示，异倍体的出现与甲状旁腺恶性疾病显著相关[12,75]。但是，因为与腺瘤的结果存在重合，倍体也不能有效区分甲状旁腺病变的良恶性[76]。与此相反，S 期分数可能是有效的手段。一项研究指出，S 期分数大于 4% 和 DNA 指数大于 1.2% 时需考虑甲状旁腺癌的诊断[77]。

药物治疗

高钙血症是甲状旁腺癌发病和死亡的首要原因[74]。甲状旁腺癌发病和死亡主要是由于 PTH 的分

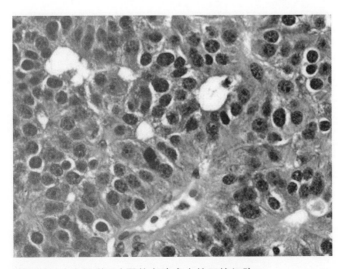

图 69-8　（也见彩图）甲状旁腺癌中的巨核细胞

泌和高钙血症，而不是由于肿瘤负荷。所以治疗目的包括通过各种手段控制高钙血症和治疗癌症[74]。

治疗高钙血症包括使用生理盐水扩容和使用髓袢利尿剂加速钙离子经肾排出[81-82]。最终，保存必要的骨钙量。双膦酸盐如氯膦酸盐、依替膦酸盐、帕米膦酸二钠和唑来膦酸等可通过干涉破骨细胞起作用，其中强效的依替膦酸盐和唑来膦酸可以静脉用药[4]。这些药物在一段时间内都有效，但是，不幸的是，多数患者会逐渐耐药[81]。双膦酸盐是治疗的基石，因为其可以抑制破骨细胞的活动，且可以口服或静脉给药。另一类药物拟钙剂，如西那卡塞已被 FDA 批准用于治疗甲状旁腺癌的高钙血症。这类药物的机制是结合钙敏感受体和减少 PTH 的分泌[83]。硝化镓是一种可以抑制破骨细胞活动的药物，也已用于治疗甲状旁腺癌的高钙血症，但因其有肾毒性而并不常用。血液透析只能作为最后的一个治疗手段。

外科治疗

迄今，外科手术仍为控制或可能治愈甲状旁腺癌的主要治疗手段。有两种情况需行外科手术：诊断甲状旁腺功能亢进症时的初次手术以及复发和转移疾病的外科手术[81]。

对疑有甲状旁腺癌的患者的评估包括全面的病史采集和体格检查，其中体格检查应包括可视喉功能检查。血清钙、镁、磷、甲状旁腺素、尿素氮、肌酐的基线检查是必要的，并应密切监测。应结合医院情况进行放射学检查，一般包括颈部高分辨率断层扫描（CT，MRI）、SPECT 扫描和颈部超声等。

对于临床和影像学怀疑甲状旁腺癌的患者，初次手术进行根治性切除是必要的。不是每次手术都能从病理学上明确甲状旁腺癌诊断。正确的手术能使患者得到更好的生存概率[74,81]。需要特别引起重视的是，甲状旁腺癌的手术不能像甲状旁腺腺瘤的手术那样行包膜内切除。广泛切除范围应包括甲状腺腺叶、表面的带状肌、气管旁纤维淋巴结构、周围黏附结构，同时不应牺牲喉返神经的功能，除非其已被肿瘤包绕。如果胸锁乳突肌受累，应切除受累的部分[84]。手术必须坚持贯彻头颈肿瘤外科原则，包括充分的暴露、减少术野出血、注意周围结构以及避免任何形式的肿瘤破坏。因为种植是复发和多次手术和死亡率增加的主要原因[81,85]。尽管有同时存在腺瘤和癌的可能性，但

还是应该实施单侧手术[14]。

如果术前评估侧颈部淋巴结为阴性，不建议行侧颈部淋巴结清扫术。初次手术中，Ⅵ和Ⅶ区淋巴纤维组织清扫（中央区清扫）是必要的。喉返神经及其分支如果没有受侵犯，应加以保留。原发灶较大时，颈部Ⅲ和Ⅳ区的清扫可能是有必要的，但应保留颈部血管和神经结构[84]。

如果有条件，应进行行术中 PTH 检测以帮助外科医生确定肿瘤切除的彻底性。在多数初次手术患者中，PTH 水平的下降很明显，但是其下降没有良性甲状旁腺疾病的下降那么快速。有时最低点的出现要在术后 24 小时以后，因为有其他甲状旁腺的慢性抑制。这有可能导致对病人的治疗从对威胁生命的高钙血症的处理转变为对低钙血症的处理，即需要较长时间补充大量的钙和维生素 D。如果术中 PTH 检测量仍然很高，则有可能是有周围软组织的侵犯和隐匿转移，当然，一些罕见的情况也需要考虑，如同时伴有甲状旁腺腺瘤，甲状旁腺增生背后的甲状旁腺癌。不推荐探查对侧甲状腺床可能存在的良性甲状旁腺腺瘤，因为存在肿瘤种植的可能性。在初次广泛性切除手术中，应避免同侧良性异常甲状旁腺的残留，因为在 HPT-JT 综合征患者中，四个甲状旁腺腺体都存在增生的风险。最敏感的复发指标为高钙血症和 PTH 超过 60 pg/ml。因此，一开始应根据患者的术后情况对其血钙和 PTH 进行监测，随后第一年 4 次、再每半年 1 次和每年 1 次进行监测。

复发疾病的手术治疗

由于甲状旁腺癌生长缓慢，患者多死于高钙血症及其相关并发症。不幸的是，即使施行了足够的根治性切除，文献报道的甲状旁腺癌复发率仍高达 40%～100%[86]，当然多数报道的复发率为 50% 左右。复发最多出现在术后 2～3 年，甲状旁腺癌可能是通过血行或淋巴道发生转移。

甲状腺床和气管旁是甲状旁腺癌最常见的局部复发部位。对于颈部孤立的转移灶，推荐对肿瘤、周围涉及结构和区域淋巴结进行广泛切除。血行转移最常见的部位为肺，其次为骨骼和肝。孤立转移灶的切除可以延长生存时间和改善预后，并可姑息性地缓解高钙血症[87]。最多见的肿瘤转移灶切除部位为气管旁区域、前纵隔和肺。复发性甲状旁腺癌患者可能需要多次手术才能获得最好的姑息性结果，但很少能得到最终的治愈。放射治疗可能对降低肿瘤深部浸润、多次复发患者或软组织肿瘤种植的局部/区域复发的可

能性有益。

放射治疗

甲状旁腺癌患者如仅接受手术治疗，则术后疾病进展和复发的风险很高。单独放疗或辅助放疗对甲状旁腺癌的疗效一直被认为是不明显的[81,88]。21世纪初，三家机构提出了不同意见。多伦多 Margaret 公主医院的 Chow 等、Mayo Clinic 的 Munson 等和 MD 安德森癌症中心的 Busaidy 等报告说，辅助放疗可减少复发和延长无病生存时间[74,81,89-90]。尽管这些数据是有限的，但对每位患者应基于各自的情况进行多学科评估[74]。对于患者是否应进行放疗，应结合外科医生报告的切除彻底性与否的手术记录（或对复发的担忧）、术后不能恢复正常的 PTH 以及复发病人的多部位复发和软组织浸润情况等情况决定。

化学治疗

在甲状旁腺癌的联合治疗中，还没有哪种化疗方案已被证实是有效的方案。有关化疗的报道多来自个案报道。Wynne 等报道了光辉霉素、5- 氟尿嘧啶和阿霉素单独或联合在 5 例甲状旁腺癌患者的应用，以及环磷酰胺联合、长春新碱和达卡巴嗪的应用，但均未显示有任何益处[91]。同其他研究一样，Busaidy 等在他们的病例中也未发现化疗有明显的疗效[81,92]。

分期

现在还没有公认的甲状旁腺癌分期标准这种恶性肿瘤，因两个原因不适用于最常用的 TNM 分期。首先，甲状旁腺癌很少发生淋巴结转移；其次，肿瘤大小并没有较大的预后价值。在 MD 安德森癌症中心的病例中，分期是基于肿瘤的临床和病理侵犯情况进行的：①局限性疾病：病理确诊的并局限于甲状旁腺中的甲状旁腺癌；②局部侵袭性疾病：局部显微镜或肉眼可见的肿瘤侵出甲状旁腺外并侵犯周围组织；③转移性疾病：肿瘤转移至远处器官[74,84]。最近，Talat 和 Schilate 提出了一种新的分期方法，把患者分为高危组和低危组。包膜侵犯和周围软组织侵犯定义为低危组，而出现远处转移、血管侵犯、淋巴结转移或侵犯重要器官定义为高危组。高危组复发风险较低危组高 3.5 倍，死亡风险高 5 倍（$P < 0.001$）[32]。

预后

甲状旁腺癌常表现为一种惰性肿瘤，但呈进行性发展。一篇综述报道，117/330（35%）的患者死于肿瘤，63% 的患者经历了复发[32]。甲状旁腺癌常侵犯周围组织结构并可发生血行转移，少数病例会发生淋巴转移。最常见的转移部位包括肺、肝和骨骼。影响预后的关键因素为肿瘤切除的完整性。接受完整切除手术的患者的 5 年生存率可达 90%，10 年生存率可达 67%[93]。MD 安德森癌症中心报道，其 5 年生存率为 85%，10 年生存率为 77%，这同以前的报道相似[84]。SEER 数据库报道，其 5 年生存率为 86%，10 年生存率为 49%，但在不同研究之间变化范围很大，其 5 年生存率为 40% ~ 90%[93]。

其复发率为 33% ~ 78%，最常见的复发时间为术后 3 年内。一旦患者被确诊为复发，治愈的可能性就渺茫了。手术切除局部 / 区域以及远处转移灶可以改善生存[4,32,94]。对于带瘤生存的患者，对高钙血症的治疗可以提高患者的生活质量。甲状旁腺癌的最常见的死因为高钙血症相关并发症。

结语

尽管甲状旁腺癌是一种罕见的疾病，但每位外科医生都必须全面了解其临床表现、手术发现和病理诊断的陷阱。根治性手术切除可以选择且为治愈这种恶性肿瘤的唯一手段。外放射治疗有可能对部分患者的局部控制有益。最新的研究进展有助于我们对其分子发病机制的理解。HRPT2 基因在甲状旁腺癌的发病中可能起重要作用，可作为有相关风险的患者的遗传学标志物。不同于其他恶性肿瘤，甲状旁腺癌很少由于肿瘤播散导致死亡；患者死亡通常是 PTH 过度分泌引起的相关并发症所致。因此，降低血钙和 PTH 分泌的姑息性治疗对患者有益。因为这种疾病异常罕见，所以甲状旁腺癌的诊断和治疗最好在专科医院通过多学科方式进行。

参考文献

[1] Pyrah LN, Hodgkinson A, Anderson CK: Primary hyper-parathyroidism, Br J Surg 53: 295–316, 1966.

[2] Shantz A, Castleman B: Parathyroid carcinoma. A study of 70 cases, Cancer 31: 600–605, 1973.

[3] Fujimoto Y, Obara T, Ito Y: Surgical treatment of ten cases of parathyroid carcinoma: importance of an initial en bloc tumor resection, World J Surg 8: 392–400, 1984.

[4] Shane E: Clinical review 122: parathyroid carcinoma, J Clin Endocrinol Metab 86: 485–493, 2001.

[5] Hakaim AG, Powsner R, Cho SI: Parathyroid carcinoma: 50 year experience at the Cleveland Clinic Foundation, Cleve Clin J Med 60(4): 331–335, 1993.

[6] Hundahl SA, Fleming ID, Fremgen AM, et al: Two-hundred

eighty six cases of parathyroid carcinoma treated in the U. S. between 1985–1995: National Cancer Data Base Report. The American College of Surgeons Commission on Cancer and the American Cancer Society, *Cancer* 86: 538–544, 1999.

[7] De Quervain F: Parastruma maligna aberrata, *Deutsche Zeitschrift Fuer Chirurgie* 100: 334–352, 1904.

[8] Shattuck TM, Kim TS, Costa J, et al: Mutational analyses of RB and BRCA2 as candidate tumour suppressor genes in parathyroid carcinoma, *Clin Endocrinol (Oxf)* 59: 180–189, 2003.

[9] Howell VM, Haven CJ, Kahnoski K, et al: HRPT2 mutations are associated with malignancy in sporadic parathyroid tumours, *J Med Genet* 40: 657–663, 2003.

[10] Ireland JP, Fleming SJ, Levison DA, et al: Parathyroid carcinoma associated with chronic renal failure and previous radiotherapy to the neck, *J Clin Pathol* 38: 1114–1118, 1985.

[11] Christmas TJ, Chapple CR, Noble JG, et al: Hyperparathyroidism after neck irradiation, *Br J Surg* 75: 873–874, 1988.

[12] Obara T: Fujimoto: Diagnosis and treatment of patients with parathyroid carcinoma: an update and review, *World J Surg* 15: 738–744, 1991.

[13] Jenkins PJ, Satta MA, Simmgen M, et al: Metastatic parathyroid carcinoma in the MEN2A syndrome, *Clin Endocrinol (Oxf)* 47: 747–751, 1997.

[14] Dionisi S, Minisola S, Pepe J, et al: Concurrent parathyroid adenomas and carcinoma in the setting of multiple endocrine neoplasia type 1: presentation as hypercalcemic crisis, *Mayo Clin Proc* 77: 866–869, 2002.

[15] Sandelin K, Auer G, Bondeson L, et al: Prognostic factors in parathyroid cancer: a review of 95 cases, *World J Surg* 16: 724–731, 1992.

[16] Lee PK, Jarosek SL, Virnig BA, et al: Trends in the incidence and treatment of parathyroid cancer in the United States, *Cancer* 109: 1736–1741, 2007.

[17] Talat N, Schulte KM: Clinical presentation, staging and long-term evolution of parathyroid cancer, *Ann Surg Oncol* 17: 2156–2174, 2010.

[18] Weinstein LS, Simonds WF: HRPT2, a marker of parathyroid cancer, *N Engl J Med* 349(18): 1691–1692, 2003.

[19] Cryns VL, Thor A, Xu HJ, et al: Loss of the retinoblastoma tumor-suppressor gene in parathyroid carcinoma, *N Engl J Med* 330(11): 757–761, 1994.

[20] Mittendorf E, McHenry CR: Parathyroid carcinoma, *J Surg Oncol* 89: 137–142, 2005.

[21] Pasieka JL: Parathyroid carcinoma, *Operative Techniques in General Surgery* 1: 71–84, 1999.

[22] Koea JB, Shaw JH: Parathyroid cancer: biology and management, *Surg Oncol* 8(3): 155–165, 1999.

[23] Wynne AG, van Heerden J, Carney JA, et al: Parathyroid carcinoma: clinical and pathologic features in 43 patients, *Medicine* 71(4): 197–205, 1992.

[24] Silverberg SJ, Bilezikian JP: Primary hyperparathyroidism: still evolving? *J Bone Miner Res* 12: 856–862, 1997.

[25] Silverberg SJ, Bilezikian JP: Evaluation and management of primary hyperparathyroidism, *J Clin Endocrinol Metab* 81: 2036–2040, 1996.

[26] Heath H III, Hodgson SF, Kennedy MA: Primary hyperparathyroidism. Incidence, morbidity, and potential economic impact in a community, *N Engl J Med* 302(4): 189–193, 1980.

[27] Aldinger KA, Hickey RC, Ibanez ML, et al: Parathyroid carcinoma: a clinical study of seven cases of functioning and two cases of nonfunctioning parathyroid cancer, *Cancer* 49: 388–397, 1982.

[28] Klink BK, Karulf RE, Maimon WN, et al: Nonfunctioning parathyroid carcinoma, *Am Surg* 57: 463–467, 1991.

[29] Murphy MN, Glennon PG, Diocee MS, et al: Nonsecretory parathyroid carcinoma of the mediastinum. Light microscopic, immunocytochemical, and ultrastructural features of a case,

and review of the literature, *Cancer* 58: 2468–2476, 1986.

[30] Lee PK, Jarosek SL, Virnig BA, et al: Trends in the incidence and treatment of parathyroid cancer in the United States, *Cancer* 109: 1736–1741, 2007.

[31] Okamoto T, Iihara M, Obara T, et al: Parathyroid carcinoma: etiology, diagnosis, and treatment, *World J Surg* 33: 2343–2354, 2009.

[32] Talat N, Schulte KM: Clinical presentation, staging and long-term evolution of parathyroid cancer, *Ann Surg Oncol* 17: 2156–2174, 2010.

[33] Wang CA, Gaz RD: Natural history of parathyroid carcinoma. Diagnosis, treatment, and results, *Am J Surg* 149(4): 522–527, 1985.

[34] Beus KS, Stack BC Jr: Parathyroid carcinoma, *Otolaryngol Clin North Am* 37: 845–854, 2004.

[35] Carpten JD, Robbins CM, Villablanca A, et al: HRPT2, encoding parafibromin, is mutated in hyperparathyroidism-jaw tumor syndrome, *Nat Genet* 32(4): 676–680, 2002.

[36] Ishida T, Yokoe T, Izuo M: Nationwide survey of parathyroid operations in Japan 1980–1989, *Endo Surg* 8: 37–45, 1991.

[37] Ireland JP, Fleming SJ, Levison DA, et al: Parathyroid carcinoma associated with chronic renal failure and previous radiotherapy to the neck, *J Clin Pathol* 38: 1114–1118, 1985.

[38] Smith JF: The pathological diagnosis of carcinoma of the parathyroid, *Clin Endocrinol (Oxf)* 38: 662, 1993.

[39] Christmas TJ, Chapple CR, Noble JG, et al: Hyperparathyroidism after neck irradiation, *Br J Surg* 75(9): 873–874, 1988.

[40] Tisell LE, Hansson G, Lindberg S, et al: Hyperparathyroidism in persons treated with X-rays for tuberculous cervical adenitis, *Cancer* 40: 846–854, 1977.

[41] Mashburn MA, Chonkich GD, Chase DR, et al: Parathyroid carcinoma: two new cases—diagnosis, therapy, and treatment, *Laryngoscope* 97(2): 215–218, 1987.

[42] Miki H, Sumitomo M, Inoue H, et al: Parathyroid carcinoma in patients with chronic renal failure on maintenance hemodialysis, *Surgery* 120(5): 897–901, 1996.

[43] Goldman L, Smyth FS: Hyperparathyroidism in siblings, *Ann Surg* 104: 971–981, 1936.

[44] Huang S-M, Duh Q-Y, Shaver J, et al: Familial hyperparathyroidism without multiple endocrine neoplasia, *World J Surg* 21: 22–29, 1997.

[45] Barry MK, van Heerden JA, Grant CS, et al: Is familial hyperparathyroidim a unique disease, *Surg* 122: 1028–1033, 1997.

[46] Wassif WS, Moniz CF, Friedman E, et al: Familial isolated hyperparathyroidism: a distinct genetic entity with an increased risk of parathyroid cancer, *J Clin Endocrinol Metab* 77(6): 1485–1489, 1993.

[47] Jackson CE, Norum RA, Boyd SB, et al: Hereditary hyperparathyroidism and multiple ossifying jaw fibromas: a clinically and genetically distinct syndrome, *Surg* 108: 1006–1013, 1990.

[48] Streeten EA, Weinstein LS, Norton JA, et al: Studies in a kindred with parathyroid carcinoma, *J Clin Endocrinol Metab* 75(2): 362–366, 1992.

[49] Haven CJ, Wong FK, van Dam EW, et al: A genotypic and histopathological study of a large Dutch kindred with hyperparathyroidism-jaw tumor syndrome, *J Clin Endocrinol Metab* 85(4): 1449–1454, 2000.

[50] Cavaco BM, Guerra L, Bradley KJ, et al: Hyperparathyroidism-jaw tumor syndrome in Roma families from Portugal is due to a founder mutation of the HRPT2 gene, *J Clin Endocrinol Metab* 89(4): 1747–1752, 2004.

[51] Teh BT, Farnebo F, Kristoffersson U, et al: Autosomal dominant primary hyperparathyroidism and jaw tumor syndrome associated with renal hamartomas and cystic kidney disease: linkage to 1q21-q32 and loss of the wild type allele in renal hamartomas, *J Clin Endocrinol Metab* 81(12): 4204–4211, 1996.

[52] Cavaco BM, Barros L, Pannett AA, et al: The hyperparathyroidism-jaw tumour syndrome in a Portuguese kindred, *QJM* 94(4): 213–222, 2001.

[53] Wassif WS, Farnebo F, Teh BT, et al: Genetic studies of a family with hereditary hyperparathyroidism-jaw tumour syndrome, *Clin Endocrinol (Oxf)* 50(2): 191–196, 1999.

[54] Haven CJ, Howell VM, Eilers PH, et al: Gene expression of parathyroid tumors: molecular subclassification and identification of the potential malignant phenotype, *Cancer Res* 64: 7405–7411, 2004.

[55] Szabo J, Heath B, Hill VM, et al: Hereditary hyperparathyroidism-jaw tumor syndrome: the endocrine tumor gene HRPT2 maps to chromosome 1q21-q31, *Am J Hum Genet* 56: 944–950, 1995.

[56] Shattuck TM, Valimaki S, Obara T, et al: Somatic and germ-line mutations of the HRPT2 gene in sporadic parathyroid carcinoma, *N Engl J Med* 349(18): 1722–1729, 2003.

[57] Farnebo F, Teh BT, Dotzenrath C, et al: Differential loss of heterozygosity in familial, sporadic, and uremic hyperparathyroidism, *Hum Genet* 99: 342–349, 1997.

[58] Farnebo F, Teh BT, Kytola S, et al: Alterations of the MEN1 gene in sporadic parathyroid tumors, *J Clin Endocrinol Metab* 83(8): 2627–2630, 1998.

[59] Dwight T, Twigg S, Delbridge L, et al: Loss of heterozygosity in sporadic parathyroid tumours: involvement of chromosome 1 and the MEN1 gene locus in 11q13, *Clin Endocrinol (Oxf)* 53: 85–92, 2000.

[60] Mallya SM, Arnold A: Cyclin D1 in parathyroid disease, *Front Biosci* 5: D367–D371, 2000.

[61] Hemmer S, Wasenius VM, Haglund C, et al: Deletion of 11q23 and cyclin D1 overexpression are frequent aberrations in parathyroid adenomas, *Am J Pathol* 158(4): 1355–1362, 2001.

[62] Vasef MA, Brynes RK, Sturm M, et al: Expression of cyclin D1 in parathyroid carcinomas, adenomas, and hyperplasias: a paraffin immunohistochemical study, *Mod Pathol* 12(4): 412–416, 1999.

[63] Hsi ED, Zukerberg LR, Yang WI, et al: Cyclin D1/PRAD1 expression in parathyroid adenomas: an immunohistochemical study, *J Clin Endocrinol Metab* 81(5): 1736–1739, 1996.

[64] Pearce SH, Trump D, Wooding C, et al: Loss of heterozygosity studies at the retinoblastoma and breast cancer susceptibility (BRCA2) loci in pituitary, parathyroid, pancreatic and carcinoid tumours, *Clin Endocrinol (Oxf)* 45(2): 195–200, 1996.

[65] Venkitaraman AR: Chromosome stability, DNA recombination and the BRCA2 tumour suppressor, *Curr Opin Cell Biol* 13(3): 338–343, 2001.

[66] Howell VM, Gill A, Clarkson A, et al: Accuracy of combined protein gene product 9.5 and parafibromin markers for immunohistochemical diagnosis of parathyroid carcinoma, *J Clin Endocrinol Metab* 94: 434–441, 2009.

[67] Boneson L, Grimulius L, Delellis RA: *World Health Organization classification of tumors, pathology and genetics: tumors of endocrine organs*, Lyon, France, 2004, IARC Press.

[68] Kleinpeter KP, Lovato JF, Clark PB, et al: Is parathyroid carcinoma indeed a lethal disease? *Ann Surg Oncol* 12: 260–266, 2005.

[69] Schantz A, Castleman B: Parathyroid carcinoma. A study of 70 cases, *Cancer* 31: 600–605, 1973.

[70] Sandelin K, Tullgren O, Farnebo LO: Clinical course of metastatic parathyroid cancer, *World J Surg* 18: 594–598, 1994.

[71] Stojadinovic A, Hoos A, Nissan A, et al: Parathyroid neoplasms: clinical, histopathological, and tissue microarray-based molecular analysis, *Hum Pathol* 34: 54–64, 2003.

[72] DeLellis RA: Does the evaluation of proliferative activity predict malignancy of prognosis in endocrine tumors? *Hum Pathol* 26: 131–134, 1995.

[73] Bondeson L, Sandelin K, Grimelius L: Histopathological variables and DNA cytometry in parathyroid carcinoma, *Am J Surg Pathol* 17: 820–829, 1993.

[74] Busaidy NL, Jimenez C, Habra MA, et al: Parathyroid carcinoma: a 22-year experience, *Head Neck* 26: 716–726, 2004.

[75] Levin KE, Chew KL, Ljung B, et al: Deoxyribonucleic acid cytometry helps identify parathyroid carcinomas, *J Clin Endocrinol Metab* 67(4): 779–784, 1988.

[76] Mallette LE: DNA quantitation in the study of parathyroid lesions, *Am J Clin Pathol* 98: 305–311, 1992.

[77] Harlow S, Roth SI, Bauer K, et al: Flow cytometric DNA analysis of normal and pathologic parathyroid glands, *Mod Pathol* 4: 310–315, 1991.

[78] Gill AJ, Clarkson A, Gimm O, et al: Loss of nuclear expression of parafibromin distinguishes parathyroid carcinomas and hyperparathyroidism-jaw tumor (HPT-JT) syndrome-related adenomas from sporadic parathyroid adenomas and hyperplasias, *Am J Surg Pathol* 30: 1140–1149, 2006.

[79] Abbona GC, Papotti M, Gasparri G, et al: Proliferative activity in parathyroid tumors as detected by Ki-67 immunostaining, *Hum Pathol* 26: 135–138, 1995.

[80] Farnebo F, Auer G, Farnebo LO, et al: Evaluation of retinoblastoma and Ki-67 immunostaining as diagnostic markers of benign and malignant parathyroid disease, *World J Surg* 23: 68–74, 1999.

[81] Givi B, Shah JP: Parathyroid carcinoma, *Clin Oncol* 22: 498–507, 2010.

[82] Mulder JEBJ: Acute management of hypercalcemia. In Bilezikian JP, Levine MA, editors: *The parathyroids: basic and clinical concepts*, ed 2, San Diego, 2001, Academic Press, pp 729–741.

[83] Nemeth EF, Heaton WH, Miller M: Pharmacodynamics of the type II calcimimetic compound cinacalcet HCl, *J Pharmacol Exp Ther* 308: 627–635, 2004.

[84] Clayman GL, Gonzalez HE, El-Naggar A, et al: Parathyroid carcinoma: evaluation and interdisciplinary management, *Cancer* 100: 900–905, 2004.

[85] Kebebew E, Clark OH: Parathyroid adenoma, hyperplasia, and carcinoma: localization, technical details of primary neck exploration, and treatment of hypercalcemic crisis, *Surg Oncol Clin N Am* 7: 721–748, 1998.

[86] Iacobone M, Lumachi F, Favia G: Up-to-date on parathyroid carcinoma: analysis of an experience of 19 cases, *J Surg Oncol* 88: 223–228, 2004.

[87] Obara T, Okamoto T, Ito Y, et al: Surgical and medical management of patients with pulmonary metastasis from parathyroid carcinoma, *Surgery* 114: 1040–1048, 1993.

[88] Koea JB, Shaw JH: Parathyroid cancer: biology and management, *Surg Oncol* 8: 155–165, 1999.

[89] Chow E, Tsang RW, Brierley JD, et al: Parathyroid carcinoma—the Princess Margaret Hospital experience, *Int J Radiat Oncol Biol Phys* 41: 569–572, 1998.

[90] Munson ND, Foote RL, Northcutt RC, et al: Parathyroid carcinoma: is there a role for adjuvant radiation therapy? *Cancer* 98: 2378–2384, 2003.

[91] Wynne AG, van Heerden J, Carney JA, et al: Parathyroid carcinoma: clinical and pathologic features in 43 patients, *Medicine (Baltimore)* 71: 197–205, 1992.

[92] Anderson BJ, Samaan NA, Vassilopoulou-Sellin R, et al: Parathyroid carcinoma features and difficulties in diagnosis and management, *Surgery* 94: 906–915, 1983.

[93] Kleinpeter KP, Lovato JF, Clark PB, et al: Is parathyroid carcinoma indeed a lethal disease? *Ann Surg Oncol* 12: 260–266, 2005.

[94] Sandelin K, Tullgren O, Farnebo LO: Clinical course of metastatic parathyroid cancer, *World J Surg* 18: 594–598, 1994.

第70章 ■ 甲状旁腺外科病理学

RONALD A. DELELLIS

发育和解剖

甲状旁腺起源于第三和第四对鳃囊。在胚胎发育的5～6周，鳃囊前背部的上皮细胞增厚形成甲状旁腺的始基（参见第2章）[1-2]。第三对鳃囊下移形成下甲状旁腺（甲状旁腺Ⅲ）和胸腺，期间存在着复杂的迁移模式，直到各自驻足于最终的解剖位置。如甲状旁腺Ⅲ与胸腺在下移过程中未完全分离，则导致下甲状旁腺异位至下颈部的胸腺舌部或前纵隔，极少数可异位至后纵隔。不完全迁移的甲状旁腺Ⅲ甚至可邻近甲状旁腺Ⅳ。由于这些迁移类型，甲状旁腺Ⅲ可位于下颌角至心包的任何位置。上甲状旁腺（甲状旁腺Ⅳ）起源于第四对鳃囊和后鳃，其解剖位置较下甲状旁腺固定。

大多数成年人共有四个甲状旁腺，但有多于四个（额外或退化的腺体）的比例达到了13%[3]。另外，有接近3%的人只有三个腺体。部分研究认为，腺体体积过小是导致腺体未被全部发现的主要原因。80%的成年人的甲状旁腺对称分布于双侧颈部。大体上，甲状旁腺呈棕黄色，扁圆形，长4～6 mm，宽2～4 mm，腺体的平均重量男性为120±3.5 mg，女性为142±5.2 mg，腺体实质部分的重量则分别为82.0±2.6 mg、88.9±3.9 mg。

上甲状旁腺位于喉返神经与甲状腺下动脉交叉处（参见第2章和第58章）[5]，偶尔出现于颈动脉鞘内、食管后间隙或咽后间隙。在一些病例中，甲状旁腺位于甲状腺包膜内，在极少数甚至位于甲状腺实质内。大约60%的下甲状旁腺位于甲状腺下极的下、后、外侧，约17%的下甲状旁腺位置较高或位于甲状腺前面。

上、下甲状旁腺的动脉血供分别来自甲状腺上、下动脉。上甲状旁腺的静脉血回流至甲状腺上静脉或外侧静脉；下甲状旁腺的静脉血回流至甲状腺下静脉或外侧静脉。甲状旁腺淋巴引流自包膜下淋巴网，汇入颈上深组、气管前、气管旁、咽后和颈下深组淋巴结。

甲状旁腺是有包膜的结构，由实质部分和富含脂肪的基质构成[4]。其基质脂肪细胞聚集于腺体的两极，其实质细胞排列成条索状并被其基质成分隔开（图70-1）。甲状旁腺实质细胞包括主细胞、嗜酸细胞和过渡性嗜酸细胞。主细胞呈多边形；核圆，位于细胞中央，富含染色质，核仁不明显；胞质呈弱嗜酸性，在超微结构水平偶尔可见中等数量的线粒体和少量的分泌颗粒[6]。静息状态的主细胞含有大量脂滴，并且有大量储存的糖原。静息状态的主细胞的胞膜较光滑，而随着细胞分泌功能的增强，胞膜将呈现高度弯曲的折叠状态。

甲状旁腺的嗜酸细胞比主细胞大，胞质内含密集的嗜酸性颗粒，其线粒体和核仁均较主细胞的大，并且含有较多的小泡（图70-2）。这些细胞自青春期开始出现，并随着年龄的增长而增多。因此，老年人的甲状旁腺中嗜酸性结节较多见。过渡性嗜酸细胞比成熟的嗜酸细胞体积小，并且含有较少的线粒体。

基质脂肪的含量因年龄和营养状况不同而有所不同。儿童的甲状旁腺含有极少量的脂肪，但到成年期

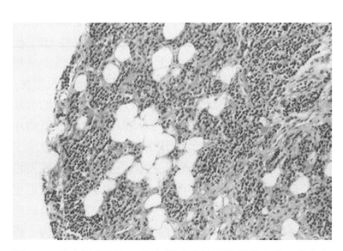

图70-1 （也见彩图）一位年轻成人的正常甲状旁腺，由主细胞和基质脂肪细胞构成

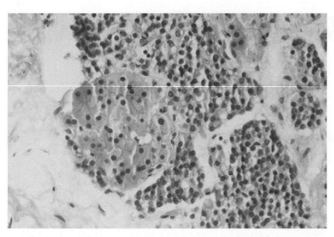

图 70-2 （也见彩图）一位中年成人的正常甲状旁腺，含有嗜酸细胞小结节。嗜酸细胞含有丰富的嗜酸性胞质

早期，基质脂肪含量可达到腺体体积的 20%[7]。肥胖个体的甲状旁腺的脂肪含量大大上升，而消瘦者和恶病质患者的甲状旁腺几乎完全由实质细胞构成。

甲状旁腺功能亢进症

甲状旁腺功能亢进症（HPT）是一种以甲状旁腺激素过度合成和分泌为特征的代谢性疾病。血清钙浓度可以升高、降低或正常，取决于肾功能以及其他一些因素[8]。HPT 可分为原发性、继发性和三发性三种类型。原发性 HPT 表现为伴随 PTH 水平异常升高而出现的血清钙离子浓度的上升。自 20 世纪 70 年代引入多相生化筛查程序以来，原发性 HPT 的发病率在过去的数十年间有明显的上升[10-11]。在此之前，大多数原发性 HPT 患者主要表现为肾疾病或骨骼疾病（纤维囊性骨炎）。现在，大多数原发性 HPT 患者无临床症状，或表现为神经精神症状、消化道症状，或有轻微的非特异的嗜睡和虚弱等表现。原发性 HPT 患者的体内的过多 PTH 来源于甲状旁腺腺瘤或实质细胞的增生。过多的 PTH 会引起肾对钙的重吸收增加，磷酸盐自尿中排出增多，1,24- 双羟维生素 D₃ 的合成增多，骨重吸收增加[9]，最终导致高钙血症、低磷血症、PTH 水平升高，但甲状旁腺相关的蛋白质水平可正常，少数患者的血钙可正常。还有极少数原发性 HPT 是由非甲状旁腺肿瘤旁分泌 PTH 所致[12]，但绝大多数肿瘤相关的高钙血症是由 PTH 相关的蛋白质旁分泌产物所致[13]。继发性 HPT 是由慢性肾病、维生素 D 缺乏、小肠钙吸收不足等原因导致的 PTH 分泌过多引起的。三发性 HPT 表现为在继发性 HPT 基础上的甲状旁腺自主性高功能状态。

原发性甲状旁腺功能亢进症

甲状旁腺腺瘤

甲状旁腺腺瘤占原发性 HPT 的 80% ～ 85%[14]。然而，一些研究因其病人转诊方式不同和判别腺瘤和增生的组织学标准有所不同，其所报道的腺瘤发生率相对较低。甲状旁腺腺瘤可发生于任何年龄，40 岁以后发生率显著增高，并可伴有临床症状。女性发病多于男性，其比值为 3：1 ～ 4：1[9]。

大多数甲状旁腺腺瘤是散发性的，虽然一小部分可能与多发性内分泌肿瘤（MEN）或其他遗传性综合征相关。X 染色体灭活研究证实[15]，大多数腺瘤为克隆性增生。11q13 染色体上的 MEN 1 基因是肿瘤抑制基因，编码 menin，该基因突变将诱发 MEN 1 综合征。散发性甲状旁腺腺瘤患者中有 40% 存在 MEN 1 等位基因的缺失，他们当中有接近 50% 的人存在配对基因的失活突变[16-18]。有大约 5% 的腺瘤患者存在活化的 PRAD-1/CCND1 癌基因，因为位于 11 号染色体上的 PTH 基因的调控区与 PRAD-1 的编码区呈毗邻关系。这种基因重排导致肿瘤细胞过度表达 cyclin D-1，从而刺激细胞生长。应用荧光原位杂交法（FISH）发现，8% 的甲状旁腺腺瘤存在相似的异位[16-18]。然而，有高达 40% 的甲状旁腺腺瘤患者存在 cyclin D-1 的过表达，说明还有基因异位以外的其他机制参与，包括基因扩增、其他增强子的基因重排和转录激活。

大多数腺瘤发生于单一腺体内，并且上、下甲状旁腺的发生率相当[14,19]。残留腺瘤可以发生于许多其他部位，包括胸腺、食管后间隙或甲状腺实质内。极少数病例据报道发生于心包膜、迷走神经、下颌角的软组织内。罕有情况下，甲状旁腺腺瘤累及两个腺体，这种情况与甲状旁腺增生很难鉴别[20-21]。

甲状旁腺腺瘤直径从数毫米到数厘米不等。Castleman 和 Roth 报道，伴有严重骨骼疾病的甲状旁腺腺瘤平均重量可达到 10g，而较小的腺瘤一般没有临床症状[19]。大多数腺瘤呈类圆形，包膜光滑，少数可呈分叶状。后者的复发风险较高，因为在初次手术中可能未彻底切净。横断面上，可见腺瘤位于包膜内，质地较软，呈棕黄色或橘黄色。局灶性囊性变较普遍，尤其是在腺瘤较大者或 HPT- 颌肿瘤（HPT-JT）综合征患者。囊性甲状旁腺肿瘤可能会伴有明显的囊周纤维化，如果存在与邻近甲状腺或软组织粘连，手术时可能会被误认为恶性病变。

大多数腺瘤由排列成条索状或片状的主细胞构成，局灶可呈隆起的腺样结构[14]（图70-3和70-4）。少数腺瘤的肿瘤细胞排列成乳头状结构[22]。腺样结构常含有丰富的嗜酸性胶状物质，形态学上类似于甲状腺组织，在冰冻切片中有时很难将两者区分开。当然，甲状腺组织的胶状物质中含有丰富的双折射草酸盐晶体，后者在甲状旁腺组织中的胶状物质中是没有的[23]。对甲状旁腺的胶状物质常用刚果红染色，其在绿光偏振光下呈现绿色双折色反应[24]。部分结节可伴有灶性钙化，类似于甲状腺嗜酸性腺瘤。

腺瘤中主细胞的体积比相邻正常腺体中主细胞的大[14]，细胞质呈弱嗜酸性，但也可因为糖原聚积而清晰地显示出来。除了含有主细胞外，腺瘤中还有成团的嗜酸细胞和过渡性嗜酸细胞。有时腺瘤可表现为多结节混合性生长，一些结节由主细胞构成，而另一些由嗜酸细胞构成。相对于非结节部分，腺瘤中结节部分呈现出高增生状态[25]。

腺瘤细胞的胞核呈圆形，位于细胞中央，有密集的染色质和细小的核仁（见图70-4）。大而深染的胞核可零散地分布于整个腺体，有时可形成结节状的聚合物（图70-5）[14]。在没有其他提示恶性征象的情况下，单纯发现这样的胞核不能做出恶性病变诊断。过去有丝分裂活跃一直被认为是恶性肿瘤的一个特征，然而，Snover和Foucar的研究表明，在高达70%的腺瘤内可见有丝分裂[26]。其他研究人员也报道过相似的结论[27]。

在大约50%的腺瘤中可见环形残留的正常腺体（见图70-3），并常常由腺瘤的包膜隔开，但在部分病例中也可见正常腺体细胞伸入腺瘤内部。环形残留的

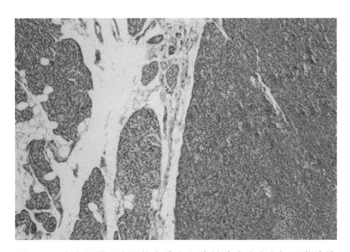

图70-3 （也见彩图）甲状旁腺主细胞性腺瘤（右）与正常腺体（左）分界清楚

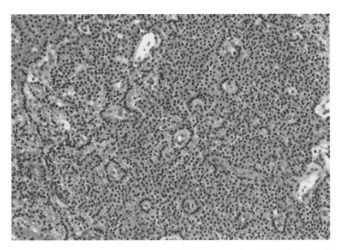

图70-4 （也见彩图）甲状旁腺腺瘤中主细胞围绕血管排列成栅栏状

正常腺体在小腺瘤中比在大的腺瘤中容易发现。环形残留的腺体中的细胞的体积比腺瘤细胞的体积小，并常含有较大的脂滴，如果腺瘤细胞中出现脂滴，其更倾向于更细碎地分布在肿瘤细胞中。环形残留的正常腺体内的主细胞含有更大量的有活性的甲状旁腺激素和信使RNA[28]。

传统上认为甲状旁腺腺瘤的基质中无脂肪成分，但是，在少数腺瘤中也可见均匀分布的基质脂肪[14]。在一些病例，正是由于存在大量脂肪，如果对一个腺瘤的活检取样较少，有时就会将其误认为是正常腺体。熟悉甲状旁腺腺体的尺寸可避免这种错误。偶尔，在腺瘤中还可见到纤维组织增生、慢性炎症细胞以及含铁血黄素沉积。

嗜酸性腺瘤约占所有甲状旁腺腺瘤的5%[29]。腺瘤中至少90%的细胞为嗜酸细胞（图70-6）。此类腺瘤外观呈黄褐色或深褐色，与身体其他部位的嗜酸细胞腺瘤相似。同主细胞腺瘤一样，其瘤细胞可排列成索状、巢状、管状或片状。这些细胞内含有密集的嗜酸性颗粒，故呈强嗜酸性；胞核呈小泡状，核仁清晰可见；胞质的嗜酸性与线粒体含量正相关。透明细胞腺瘤极其少见，是由于其胞质内含有大量空泡细胞而得名，形态学上类似于透明细胞增生[30]。

脂肪腺瘤（错构瘤）是非常罕见的肿瘤，是由增生的实质成分和基质共同构成的[31]。其基质内包含不同程度的黏液样变性的纤维脂肪组织以及大量淋巴细胞（图70-7）。其实质成分则由压缩成扁平状的细胞团构成。直径小于0.6cm的微腺瘤在手术探查和冰冻切片检查中有可能被忽略[32-33]。一些报道指出，微腺瘤只有通过对石蜡组织连续切片才可发现。双腺瘤在有原发性HPT患者中报道不超过2%[20-21]。在术中检

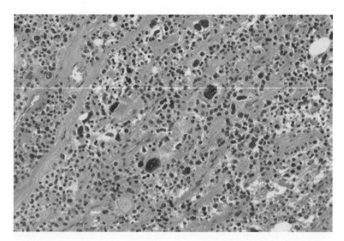

图 70-5 （也见彩图）甲状旁腺主细胞腺瘤中，部分细胞拥有大而深染的胞核

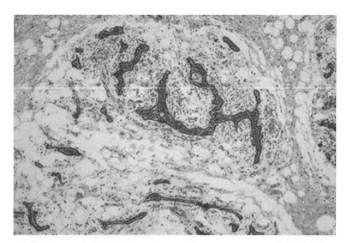

图 70-7 （也见彩图）甲状旁腺脂肪腺瘤中，主细胞排列成薄片状，其基质含有大量脂质，部分区域呈黏液样变

测 PTH 的技术出现以前，对双腺瘤的诊断标准为：同时存在两个增大的腺体，且每个腺体的重量超过 70 mg，而另两个腺体为正常形态表现。

对非典型腺瘤（可疑癌）一直存在争议。此类肿瘤具有一些类似于甲状旁腺癌的特征，但又缺乏浸润性生长的确切证据[34-35]。其非典型特征包括：瘤体与周围软组织或甲状腺粘连、异常活跃的有丝分裂、小梁状生长模式、基质纤维化以及腺体包膜内可见瘤细胞（图 70-8）。然而，依据上述特征均不足以做出癌的诊断。基于文献报道以及笔者自己的观察，大多数非典型腺瘤表现为良性的临床进程[36-37]。非典型腺瘤的分子表型似乎处于腺瘤和癌之间。Stojadinovic 等人报道，免疫组化 p27（＋）、bcl-2（＋）、Ki-67（－）以及 mdm（＋）分别出现于 76% 的典型腺瘤和 29% 的非典型腺瘤中，但不存在于癌中[38]。但是，这些在其他学者的研究中并没有得到证实[39]。Juhlin 的团队

报道，2/5 的非典型腺瘤病例存在腺瘤性结肠息肉病（adenomatous polyposis coli，APC）蛋白质的缺失和 parafibromin 的表达下调[40]。相比之下，所有典型腺瘤均表现为 APC 阳性，包括 2 例 parafibromin 阴性、*HRPT2* 基因突变相关的腺瘤。这些研究还需基于大样本的深入研究。从实用角度出发，对于非典型腺瘤，应定期随访、进行放射学检查以及血清钙和甲状旁腺素的测定更有意义。

鉴别诊断

甲状旁腺腺瘤需与甲状旁腺腺体增生鉴别，超声检查、^{99m}Tc- 甲氧基异丁基异腈显像、手术探查以及术中 PTH（IOPTH）检测等方法对此至关重要[41-46]。大多数腺瘤发生在单个腺体内，而对于双腺瘤或增生，^{99m}Tc- 甲氧基异丁基异腈显像至少可显示两个增大的甲状旁腺。多项研究已证实，对于切除术前定位的病变

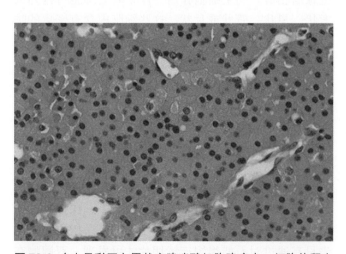

图 70-6 （也见彩图）甲状旁腺嗜酸细胞腺瘤中，细胞体积大且含有丰富的嗜酸性胞质

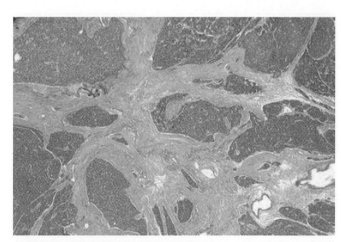

图 70-8 （也见彩图）非典型腺瘤表现为广泛性纤维化，无邻近组织或血管侵犯，随访 10 年以上无复发

腺体，IOPTH 检测可以准确预测颈部是否还存在过度分泌的腺体，从而可以指导手术[46]。对于单个腺体增大并伴有过度分泌且其他三个腺体均正常者，几乎可以做出腺瘤的诊断。目前，手术切除超声或 99mTc- 甲氧基异丁基异腈显像确定的最大一个腺体后，如 IOPTH 在 10 分钟内下降超过 50%，则无须探查其他腺体。

在过去，对第二个腺体进行活检被认为是疾病确诊的关键[14]。伴有腺瘤的甲状旁腺同正常的甲状旁腺通常很难区分，尽管许多伴有腺瘤的甲状旁腺的非肿瘤性主细胞中含有细胞质空泡，见下文讨论。

一项包含 600 多例病例的研究指出，应用传统手术方法和微创手术方法对四个甲状旁腺进行检测，双腺瘤和腺体增生的发现率分别为 11% 和 7%，5.1% 和 1.6%[46]。这些结果说明，一部分患者的增大的腺体未被超声 99mTc- 甲氧基异丁基异腈显像及 IOPTH 等方法发现，但可在传统的四腺体手术探查中发现。而问题在于，在初次手术中没有过度分泌的增大腺体是否会在术后导致 HPT 复发。随访研究已显示，局部手术的治愈率为 98%；但一些研究已质疑局部手术的有效性[47]。

甲状旁腺腺瘤与发生在这一区域的其他类型的肿瘤的鉴别则相对比较简单。但是，甲状旁腺腺瘤与甲状腺滤泡细胞瘤、C- 细胞瘤和副神经节瘤的鉴别有时仍有一定难度。因为有一小部分甲状旁腺腺瘤可生长于甲状腺实质内并表现为滤泡状结构；因此，如送检样本太少或为冰冻切片，则仍会给正确诊断带来挑战。在之前的章节中曾经提到，甲状腺滤泡胶质中含有双折射草酸盐晶体，而甲状旁腺中则没有。免疫组化技术可准确区分滤泡细胞瘤和甲状旁腺腺瘤。甲状腺球蛋白（Tg）和甲状腺转录因子 -1（thyroid transcription factor-1，TTF-1）在滤泡细胞中呈阳性表达，而在甲状旁腺主细胞中则为阴性，但甲状旁腺主细胞表达嗜铬蛋白和甲状旁腺素。部分甲状旁腺腺瘤可与髓样癌混淆，后者阳性表达降钙素、嗜铬蛋白和癌胚抗原。副神经节瘤不表达 TTF-1，但对嗜铬蛋白和 S-100 阳性的柱状细胞在细胞巢周围有反应。

甲状旁腺癌

甲状旁腺癌是罕见的肿瘤，在原发性 HPT 病例中所占比例不足 1%[48-49]。世界各地对甲状旁腺癌的诊断标准不同，导致各地报道的发病率有所差异。发病高峰年龄为 40～60 岁，与腺瘤在女性中多见不同，甲状旁腺癌的发生没有明显的性别差异[50]。儿童发病者极罕见。大多数患者的血清钙浓度可高达 14 mg/dl，其代谢性并发症也较腺瘤多。少数甲状旁腺癌发生于长期继发性 HPT 的基础之上[51]。在 HPT-JT 综合征患者中，其发病率高达 15%[52]。单纯家族性 HPT 患者患甲状旁腺癌的风险增高[53]，但很少与 MEN 1 和 MEN 2A 者合并[54-55]。

此类肿瘤在体格检查中多可触及，边界不清，与周围软组织和甲状腺致密粘连。部分肿瘤也可完全局限于包膜内，与腺瘤不易鉴别。Wang 和 Gaz 报道，癌灶的平均直径和重量分别为 3 cm 和 6.7g。多数癌灶质地较硬，切面呈灰白色（参见第 69 章）[56]。

癌灶由排列成片状或小梁状的主细胞构成。肿瘤细胞可与腺瘤细胞相似，也可表现明显的异型和间变性（图 70-9）。肿瘤主要由空泡状的主细胞构成，也可以由嗜酸细胞构成，而肿瘤包含多种类型的细胞并不常见。Schantz 和 Castleman 提出了甲状旁腺癌的诊断标准，包括：增厚的纤维带、有丝分裂活跃、包膜侵犯以及血管侵犯[57]（图 70-10）。然而，有丝分裂和梁状生长并非诊断恶性的特异性表现[35]。部分区域的纤维化也可见于较大的腺瘤，尤其是在伴有囊性变或继发性 HPT 患者[14]。尽管异常的有丝分裂是癌的特征性表现，但有丝分裂活跃也可见于部分腺瘤和腺体增生者。肿瘤主细胞聚集于包膜（俘获）不能作为诊断恶性的标准，因为这种情况在腺瘤中也很常见。侵犯邻近软组织、神经周围间隙或甲状腺实质可以作为诊断恶性的标准[49]。

Bondeson、Sandelin 和 Grimelius 分析了 95 例先前诊断的甲状旁腺癌以确定癌的特征[35]。其中 56 例有明确的包膜外侵犯或是首次治疗后复发者，定义为

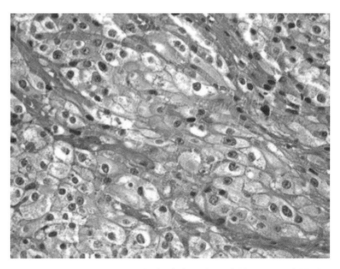

图 70-9（也见彩图）甲状旁腺癌，由细胞核异型细胞构成，核仁明显

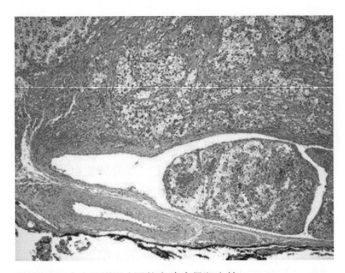

图 70-10 （也见彩图）甲状旁腺癌侵犯血管

明确的癌，其他则被定义为可疑癌。在明确癌组中，纤维化、核异型、巨核和有丝分裂活跃更普遍，但上述特征均不是恶性的特异性表现。有丝分裂在 50 个高倍视野中超过 5 个、巨大的核仁、细胞坏死三者同时存在，意味着肿瘤具有侵袭性。有丝分裂可作为预测预后的指标，但其诊断特异性有限，因为在癌中有丝分裂的发生率并不比在腺瘤中高，在后者大约为 50%。上述研究说明：只有存在明确的侵袭性生长才可以诊断为恶性。

多倍体分析对癌的诊断可以起辅助作用。有些学者发现，癌组织中有异常数量的多倍体，而另一些学者则认为，多倍体在腺瘤和癌中无明显差异[58-59]。即便如此，多倍体仍是一个重要的预后因素。Levin 等认为，含有多倍体的肿瘤的预后明显差于二倍体肿瘤的预后[34]。有些学者认为，增生活性有助于鉴别癌和腺瘤，增生活性可由单克隆抗体 Ki-67（MIB-1）来评估[60-61]。但是，Abbona 等的研究认为，增生分数在非侵袭性癌和腺瘤之间无显著差异[60]。同有丝分裂

活性一样，Ki-67 标记指数可能有助于预测癌症组的预后。Erickson 等认为，联合测定 Ki-67 和 p27（一种细胞周期蛋白依赖的激酶抑制剂）可帮助鉴别甲状旁腺腺瘤和甲状旁腺癌[61]。他们的研究认为，癌中的 Ki-67 标记指数较腺瘤的高，而癌中的 p27 标记指数较腺瘤的低。有关分析认为，bcl-2、p53 以及视网膜母细胞瘤（RB）基因产物对于良恶性的鉴别没有作用[62-63]。

编码 parafibromin 的 HRPT2/CDC73 基因（1q25-q32）的突变对 HPT-JT 综合征的发生起着决定性的作用，后者的特征是甲状旁腺癌高发[64-65]。该基因突变导致的 parafibromin 失活被认为与散发性甲状旁腺癌有关[66-67]。Shattuck 等进一步发现，在一部分散发甲状旁腺癌患者中，该基因突变既存在于体细胞中，也存在于生殖细胞中[67]。这个发现提示，这部分散发甲状旁腺癌患者可能有 HPT-JT 综合征或者是 HPT-JT 综合征的不完全型。

Parafibromin 是一种普遍表达的主要核蛋白质，在进化中高度保守[68]。作为聚合酶相关因子 -1（PAF-1）复合体的一部分，parafibromin 与 RNA 聚合酶 II 相互作用，作为一种重要的转录事件的介质，参与组蛋白修饰、染色质重建、转录启动和延伸。它在哺乳动物的细胞内扮演着癌蛋白质和肿瘤抑制物的双重角色，哪种更占优势则取决于特定的细胞内环境。

Tan 等报道，parafibromin 的丢失可作为散发性甲状旁腺癌和 HPT-JT 综合征相关腺瘤发生的分子标志物[69]（图 70-11）。其他学者也报道了相似的研究结果[70-71]。然而笔者的研究发现，一些 parafibromin 丢失的腺瘤与 HPT-JT 综合征没有关系，而与一些甲状旁腺癌可能存在关系[72]。基于一篇详细的文献综述，甲状旁腺癌中 parafibromin 阴性率为 46%，而阴性或弱阳性率为 88%。阴性率的差别可能与各项研究的入选标准、初级抗体选用、恢复方法、反应模式评估标

图 70-11 （也见彩图）A，甲状旁腺腺瘤 parafibromin 染色，所有细胞胞核均呈阳性。B，甲状旁腺癌 parafibromin 染色，肿瘤细胞胞核呈阴性

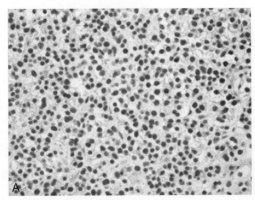
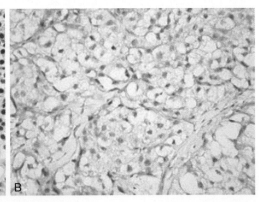

准不同有关。有意思的是，在转移性甲状旁腺癌合并慢性肾功能不全患者可观察到 parafibromin 染色[73]。尽管目前存在争议，parafibromin 的丢失仍然被认为是恶性肿瘤的一个标志。

其他可作为甲状旁腺恶性肿瘤诊断的分子标志物包括：半乳糖蛋白 -3 的高表达[37]、蛋白质基因产物（PGP）9.5 的高表达[75] 以及腺瘤性结肠息肉病（APC）基因表达缺失[76]。但这些分子标志物的应用尚需进一步研究。

当出现增大的腺体粘连毗邻的甲状腺或软组织时，常常提示甲状旁腺癌的诊断。在这种情况下，包括毗邻的甲状腺的整块切除应是手术首选方式。依靠术中冰冻切片鉴别退行性腺瘤和甲状旁腺癌是不可靠的。

原发性主细胞增生

原发性主细胞增生（primary chief cell hyperplasia，P-CCH）大约占原发性 HPT 的 15%，女性多于男性。P-CCH 的特征是由主细胞、嗜酸细胞和过渡性嗜酸细胞增生形成的实质细胞团块绝对增多，不依赖于过度分泌的 PTH 刺激，可存在于多个甲状旁腺腺体中[77]。此病可呈散发性发生（约 75%），也可作为遗传性 HPT 综合征的一种表现发生（表 70-1）。几乎所有 MEN 1 患者都伴有原发性 HPT，而 MEN 2A 患者中只有 20%～30% 伴有[78-79]。MEN 2B 和家族性（孤立性）甲状腺髓样癌（familial medullary thyroid carcinoma，FMTC）患者基本不发生原发性甲状旁腺增生（参见第 65 章和第 67 章）。

目前对 MEN 综合征的诊断主要是基于特征性异常的分子异常。在 MEN 2A、MEN 2B 和 FMTC 患者中已发现原癌基因 ret（10q11.2）种系突变的显性激活[79]。而多发性内分泌腺肿瘤综合征 1 型是由 MEN 1 基因（该基因位于 11q13 染色体上，由 10 个外显子构成，编码 2.8 kb 的转录产物）种系突变的失活所致[80-81]。该基因属于抑癌基因，目前发现的该基因的失活突变已超过 400 种。突变分散于基因的编码区域，可表现为无义或错义点突变、插入突变或缺失突变，进而可导致无明显基因型 - 表型相关的移码突变[82]。该基因产物是 menin，是一种核蛋白质，参与

表70-1 遗传性甲状旁腺功能亢进症综合征

综合征	基因（位点）	甲状旁腺病理	其他特征
多发性内分泌肿瘤（MEN）1	MEN-1（11q13）	增生（90%）	垂体腺瘤、胰腺内分泌肿瘤、类癌、肾上腺皮质肿瘤、面部纤维血管瘤、胶原瘤、脂肪瘤
MEN 2A	RET（10q11.2）	增生（30%）	甲状腺髓样癌、嗜铬细胞瘤
MEN 2B	RET（10q11.2）	正常	甲状腺髓样癌、嗜铬细胞瘤
家族性甲状腺髓样癌（FMTC）	RET（10q11.2）	正常	
家族性低尿钙性高钙血症（FHH）	CaSR/ 杂合子（3q13.3q21）	轻度增生	
新生儿重症甲状旁腺功能亢进症（NSHPT）	CaSR/ 纯合子（3q13.3-q21）	重度增生	
甲状旁腺功能亢进症 - 颌肿瘤（HPT-JT）综合征	HRPT-2（1q25-q32）	囊腺瘤、癌（15%）	硬化性颌骨纤维瘤、肾囊肿、肾癌、Wilms 瘤
家族性孤立性甲状旁腺增生（FIHP）	可能由不全性家族性 HPT 引起：MEN1（11q13）、CaSR（3q13.3-q21）、HRPT-2（1q25-q32），大多数病例的遗传基础尚不明确	增生、癌变（少数）	
家族性高血钙性高钙尿症（常染色体显性轻度 HPT）	CaSR	增生、腺瘤	

CaSR：钙敏感受体

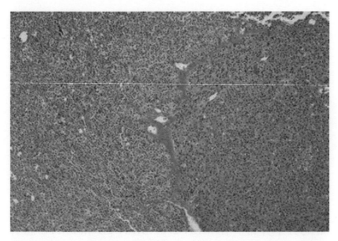

图 70-12 （也见彩图）原发性甲状旁腺增生合并 MEN 1。腺体呈弥散性或结节性增生。右侧的结节由主细胞和嗜酸细胞构成

包括基因转录在内的许多细胞程序。例如，menin 可与细胞核上的受体结合，进而调节周期蛋白依赖性激酶抑制剂和 homeobox（HOX）基因的转录[83]。

X 染色体的失活研究显示，MEN 1 患者的甲状旁腺损伤是克隆性的，是 11q13 等位基因克隆性缺失引起的[84]。发生等位基因缺失的甲状旁腺大于没有发生等位基因缺失的甲状旁腺，提示单克隆性病变可能起源于先前存在的多克隆病变[85]。

P-CCH 患者中大约有 50% 表现为所有腺体的对称性增大，剩下的则表现为腺体的不对称性增大[86-87]。前者称为典型性增生，后者称为假腺瘤样增生。假腺瘤样增生有时与腺瘤很难区分。所有腺体的体积的轻微增大称为隐匿性增生。

P-CCH 的主要细胞成分是主细胞，尽管存在不同比例的嗜酸细胞、过渡性嗜酸细胞，也可能存在空泡主细胞（图 70-12）[14]。总体上，基质脂肪细胞数目明显减少，但腺体不同区域的脂肪细胞数目存在差异。因此，对于增大的腺体，较小样本的活检可能会出现主细胞和间质脂肪细胞之比降低。偶尔会出现基质脂肪细胞的弥漫增多，这种类型称为脂质增生[88]。

在 P-CCH，主细胞可呈弥散性或结节性增生，后者更多见并在该病早期更为明显。增生的主细胞可排列成片状、条索状或滤泡状。聚集成团的主细胞也可存在于颈部软组织内或纵隔内，也可增生。这类病变被称为甲状旁腺瘤病，可能与 P-CCH 患者接受甲状旁腺全切术后疾病仍持续或复发有关。一些 P-CCH 患者还可表现为慢性炎症和囊性变，已有一种罕见的囊性变异型 P-CCH 的报道[90-92]。

如果检测多个甲状旁腺，则 P-CCH 与甲状旁腺腺瘤并不难区分，但如果只检测一个腺体或不知道 IOPTH 的结果，则两者的区分很难。如前面提到的，一些结节性增生的腺体可有"假包膜"，使腺瘤周围正常腺体的边界很难识别。

甲状旁腺次全切除或甲状旁腺全切加约 100 mg 甲状旁腺组织的前臂部位的自体移植是甲状旁腺增生的标准治疗方法（参见第 65 章、第 66 章和第 67 章）。次全切除术后的复发率大约为 15%[93]。复发的原因包括：额外或异位甲状旁腺未被切除、甲状旁腺瘤病或增生的甲状旁腺组织种植于颈部软组织内[94]。在一些患者，自体移植甲状旁腺组织的增生被认为足以刺激恶性肿瘤的发生。

其他家族性甲状旁腺功能亢进症综合征

家族性低尿钙性高钙血症（FHH）是一种常染色体显性疾病，是由位于 3q21.1 染色体上的钙敏感受体（CaSR）基因的功能失活突变引起的[96]。新生儿重症甲状旁腺功能亢进症（neonatal severe HPT，NSHPT）是 FHH 的纯合子形式，FHH 患者表现为甲状旁腺的主细胞轻度增生，而 NSHPT 患者的甲状旁腺主细胞呈显著增生状态。家族性孤立性甲状旁腺增生（familial isolated hyperparathyroidism，FIHP）是一种不完全性家族性甲状旁腺功能亢进症综合征（MEN-1，FHH，HPT-JT）的表现形式，其遗传基础尚不明确[97-98]。大多数病例的术后病理表现为甲状旁腺的主细胞增生，也有极少数病例可查见甲状旁腺的癌变。家族性高血钙性高钙尿症 / 常染色体显性轻度 HPT 是一种极少见的疾病，是由 CaSR 基因的细胞内部分的失活突变引起的[99]。已切除的腺体显示有弥漫性和结节性主细胞增生[100]。

原发性透明细胞增生

原发性透明细胞增生是一种非常罕见的疾病，表现为存在于多个腺体中的透明细胞异常增生[14,19,101]，与家族性综合征无明显相关性。通常该病导致的血钙水平高于原发性主细胞增生的血钙水平。通常四个腺体均受累，尽管上位旁腺增生的程度比下位旁腺更明显。增大的腺体呈红褐色，可伴有局灶出血囊性变。增生细胞的胞质中含有许多空泡，这些空泡被高尔基体分隔开，形成透明状细胞质。细胞核呈圆形或卵圆形，染色深，常可见到多核细胞。Kuhel 等曾报道过 1

例合并有累及双侧上甲状旁腺的透明细胞性腺瘤[102]。然而，尽管两个位置的病变是克隆性的，但不能排除非对称增生的可能性。

继发性和三发性甲状旁腺功能亢进症

继发性甲状旁腺功能亢进症（secondary HPT，S-HPT）是由多种原因引起的低血钙刺激甲状旁腺激素合成和分泌增多所致，这些刺激包括慢性肾功能不全、维生素 D 缺乏和小肠吸收功能不全[9]。三发性甲状旁腺功能亢进症（tertiary HPT，T-HPT）是一种自发性甲状旁腺功能亢进症状态，表现为 S-HPT 基础上的高血钙性甲状旁腺功能亢进症。其临床表现包括：骨痛、骨骼畸形（肾性骨营养不良）、肌萎缩、生长迟缓和骨外钙化（参见第 66 章）。

与原发性主细胞增生相比，S-HPT 患者的甲状旁腺呈均匀性增大，尤其是在疾病的早期[103-104]。随着疾病进展，各个腺体增大的程度逐渐不同。Roth 和 Marshall 进行的一项大型病例研究显示，腺体重量的变化范围可从 120 mg 到 6 g[104]。显微镜下，可识别的最早变化是主细胞的数量增加和基质脂肪细胞的数量减少。增生的主细胞排列成分散的片状，局部可表现为突出的条索状、腺泡状或管状生长。在部分病例可见到异常活跃的细胞有丝分裂。随着疾病的进展，嗜酸细胞和过渡型嗜酸细胞开始增生。主细胞和嗜酸细胞均可表现为突出的结节状生长（图 70-13）。局灶可见纤维包膜环绕，类似于多发性腺瘤。显著增生的腺体内还可见出血、钙化、慢性炎症和囊性变。尽管 S-HPT 患者的甲状旁腺变化被认为是单纯的增生，但分子学研究认为，有相当一部分增生是克隆性的[105]。一项关于 T-HPT 的研究显示，5% 的患者合并有腺瘤，其余的则存在不同程度的弥漫性或结节性增生。

总体而言，单凭形态学上的不同很难区分原发性和继发性甲状旁腺增生。临床病史是鉴别诊断的关键。有时，长期存在的 S-HPT 容易与甲状旁腺癌混淆，因为两者都有纤维化和有丝分裂活跃的特征。

甲状旁腺瘤病

在颈部软组织和纵隔内有时可以见到发育成巢团状的甲状旁腺组织，它们常与正常腺体的位置十分接近。在有原发性和继发性甲状旁腺增生的患者中，这些巢团也可出现增生，这一现象称为甲状旁腺瘤病。增生的巢团可能是甲状旁腺切除术后出现持续性或反复性高钙血症的重要原因[107]。甲状旁腺瘤病的另一个发病机制是甲状旁腺手术中的种植播散或增生或腺瘤样腺体未被完全切除[107]（图 70-14）。甲状旁腺瘤病与甲状旁腺癌的鉴别具有挑战性。在未治疗过的原发性或继发性增生患者中，甲状旁腺瘤病的病灶一般无粘连。然而在接受过手术治疗的患者中，甲状旁腺瘤病可有纤维化、"侵犯"骨骼肌和软组织以及有丝分裂活跃，这与甲状旁腺自体移植相似[108]。当然，血管侵犯是没有的。最近分子水平的研究表明，甲状旁腺瘤病可呈 parafibromin、Ki-67、RB 以及半乳糖蛋白 -3 的阳性表达，类似于甲状旁腺的良性肿瘤[39]。

囊肿

甲状旁腺的囊性病变可能由腺瘤和增生变性所致，也可有其自身发展而成。发生于胸腺和甲状旁

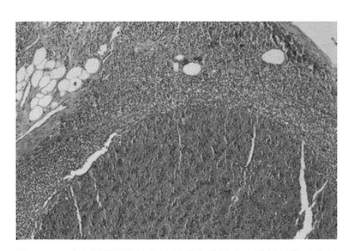

图 70-13 （也见彩图）继发性甲状旁腺增生合并慢性肾功能不全。腺体呈弥漫性或结节性增生。结节由嗜酸细胞构成

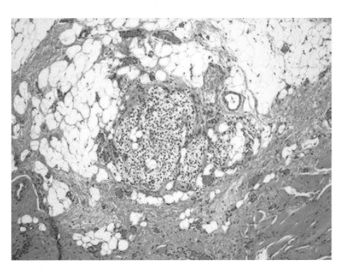

图 70-14 （也见彩图）甲状旁腺瘤病。颈部软组织中可见甲状旁腺主细胞巢

腺的囊肿又被称为第三咽囊囊肿。典型的甲状旁腺囊肿呈灰白色，半透明状，可与甲状腺组织粘连，囊液稀薄，可流动，呈淡黄色。目前认为甲状旁腺囊肿来源于甲状旁腺发育过程中残留的 Kürsteiner 管，其上皮由立方形的主细胞构成，外面包裹着一层纤维组织囊壁。

甲状旁腺的继发性肿瘤

甲状旁腺的继发性肿瘤是由身体其他部位的恶性肿瘤通过直接浸润、淋巴转移、血行播散的方式引起的，包括乳腺癌、皮肤癌和肺癌。尸检发现，甲状旁腺转移癌的发生率可达 12%。

甲状旁腺功能减退症

甲状旁腺功能减退症（甲旁减）最常见的原因是甲状腺或甲状旁腺手术中意外切除甲状旁腺和血供破坏。第三和第四鳃囊的先天性畸形（DiGeorge 综合征）可致新生儿甲旁减[114]。此外，某些自身免疫性疾病也可导致甲旁减，例如，Ⅰ型多腺体自身免疫性疾病、Addison 病、皮肤黏膜念珠菌病、胰岛素依赖性糖尿病、自身免疫性甲状腺炎和恶性贫血[115]。自身免疫性甲状腺疾病的组织学特征为淋巴细胞浸润和腺体萎缩。罕见的浸润性疾病，如淀粉样变性，也可累及甲状旁腺，导致甲旁减。

假性甲旁减是指人体对 PTH 存在抵抗，继而表现为血钙降低、血磷升高和甲状旁腺激素水平升高。假性甲旁减分为两个亚型[116]。Ⅰ型无法正常合成 cAMP，其中Ⅰa 型表现为特殊躯体征（Albright 遗传性骨营养不良）和促甲状腺激素抵抗；Ⅰb 型和Ⅰa 型的生化特性相似，但无特殊躯体征。Ⅱ型可在 PTH 的刺激下正常合成 cAMP，但下游程序异常，不能进一步产生生理效应。假性甲旁减的腺体表现为典型的增生。假 - 假性甲状旁腺功能减退症具有同Ⅰa 型相同的表型特征，但没有生化指标异常。

参考文献

[1] Norris EH: The parathyroid glands and lateral thyroid in man: their morphogenesis, histogenesis, topographic anatomy and prenatal growth, Contrib Embryol Carneg Inst 26: 247, 1937.

[2] Gilmour JR: The embryology of the parathyroid glands, the thymus, and certain associated rudiments, J Pathol 45: 507, 1937.

[3] Akerström G, Malmaeus J, Bergstrom R: Surgical anatomy of human parathyroid glands, Surgery 95: 14, 1984.

[4] Grimelius L, Akerström G, Johansson H, et al: Anatomy and histopathology of human parathyroid glands, Pathol Annu 16(pt 2): 1–24, 1981.

[5] Wang C: The anatomic basis of parathyroid surgery, Ann Surg 183: 271, 1976.

[6] Roth SI, Belsley NA, Abu-Jawdeh G: Parathyroid. In Histology for pathologists, ed 3, Philadelphia, 2007, Lippincott Williams & Wilkins, pp 1149–1165.

[7] Dufour DR, Wilkerson SY: The normal parathyroid revisited: percentage of stromal fat, Hum Pathol 13: 717, 1982.

[8] Mallette LE: The functional and pathological spectrum of parathyroid abnormalities in hyperparathyroidism. In Bilezikian JP, Marcus R, Levine MA, editors: The parathyroids: basic and clinical concepts, New York, 1994, Raven.

[9] Fraser WD: Hyperparathyroidism, Lancet 374: 145, 2009.

[10] Melton LJ: The epidemiology of primary hyperparathyroidism in North America, J Bone Miner Res 17(Suppl 2): N12, 2002.

[11] Wermers RA, Khosia S, Atkinson EG, et al: Incidence of primary hyperparathyroidism in Rochester Minnesota, 1993–2001. An update on changing epidemiology of the disease, J Bone Miner Res 21: 171, 2006.

[12] Van Houten JN, Yu N, Rimm D, et al: Hypercalcemia of malignancy due to ectopic transactivation of the parathyroid hormone gene, J Clin Endocrinol Metab 91: 580, 2006.

[13] Lumachi F, Brunello A, Roma A, et al: Cancer-induced hypercalcemia, Anticancer Res 29: 1551, 2009.

[14] DeLellis RA: Tumors of the parathyroid gland. Atlas of tumor pathology, Washington, DC, 1993, Armed Forces Institute of Pathology, pp 25–51.

[15] Arnold A, Shattuck TM, Mallya SM, et al: Molecular pathogenesis of primary hyperparathyroidism, J Bone Miner Res 17: N30, 2002.

[16] Westin G, Björklund P, Akerström G: Molecular pathogenesis of parathyroid disease, World J Surg 33: 2224, 2009.

[17] Sharretts JM, Simonds WF: Clinical and molecular genetics of parathyroid neoplasms, Best Pract Res Clin Endocrinol Metab 24: 491, 2010.

[18] Imanishi Y: Molecular pathogenesis of tumorigenesis in sporadic parathyroid adenomas, J Bone Miner Metab 20: 190, 2002.

[19] Castleman B, Roth SI: Tumors of the parathyroid glands. In Atlas of tumor pathology, Washington, DC, 1978, Armed Forces Institute of Pathology, pp 29–53.

[20] Verdonk CA, Edis AJ: Parathyroid "double adenomas": fact or fiction? Surgery 80: 523, 1981.

[21] Milas M, Wagner K, Easley KA, et al: Double adenomas revisited: non-uniform distribution favors enlarged superior parathyroids (fourth pouch disease), Surgery 134: 995, 2003.

[22] Sabin A, Robinson RA: Papillae formation in parathyroid adenoma: a source of possible diagnostic error, Arch Pathol Lab Med 112: 99, 1988.

[23] Isotalo PA, Lloyd RV: Presence of birefringent crystals is useful in distinguishing thyroid from parathyroid gland tissues, Am J Surg Pathol 23: 288, 1999.

[24] Lieberman A, DeLellis RA: Intrafollicular amyloid in normal parathyroid glands, Arch Pathol 95: 422, 1973.

[25] Loda M, Lipman J, Cukor B, et al: Nodular foci in parathyroid adenomas and hyperplasias: an immunohistochemical analysis of proliferative activity, Hum Pathol 25: 1050, 1994.

[26] Snover DC, Foucar K: Mitotic activity in benign parathyroid disease, Am J Clin Pathol 75: 35, 1981.

[27] San Juan J, Monteagudo C, Fraker D, et al: Significance of mitotic activity and other morphologic parameters in parathyroid adenomas and their correlation with clinical behavior, Am J Clin Pathol 112: 99, (Abstract), 1989.

[28] Tomita T: Immunocytochemical staining patterns for parathyroid hormone and chromogranin in parathyroid hyperplasia,

adenoma, and carcinoma, *Endocr Pathol* 10: 145, 1999.

[29] Wolpert HR, Vickery AL, Wang CA: Functioning oxyphil cell adenoma of the parathyroid glands: a study of 15 cases, *Am J Surg Pathol* 13: 500, 1989.

[30] Grenko RT, Anderson K, Kauffman G, et al: Water clear cell adenoma of the parathyroid: a case report with immunohistochemistry and electron microscopy, *Arch Pathol Lab Med* 119: 1072, 1995.

[31] LeGolvan DP, Moore BP, Nishiyama RH: Parathyroid hamartoma: report of two cases and review of the literature, *Am J Clin Pathol* 67: 31, 1977.

[32] Liechty RD, Teter A, Subs EJ: The tiny parathyroid adenoma, *Surgery* 100: 1048, 1986.

[33] Rasbach DA, Monchik JM, Geelhoed GW, et al: Solitary parathyroid microadenoma, *Surgery* 96: 1092, 1984.

[34] Levin KE, Chew KL, Ljung BM, et al: Deoxyribonucleic acid cytometry helps identify parathyroid carcinoma, *J Clin Endocrinol Metab* 67: 779, 1988.

[35] Bondeson L, Sandelin K, Grimeluis L: Histopathological variables and DNA cytometry in parathyroid carcinoma, *Am J Surg Pathol* 17: 820, 1993.

[36] Guiter GE, DeLellis RA: Risk of recurrence or metastasis in atypical parathyroid adenomas, *Mod Pathol* 15: 115A, 2002.

[37] Fernandez-Ranvier GG, Khanafshar E, Jensen K, et al: Parathyroid carcinoma, atypical parathyroid adenomas, or parathyromatosis? *Cancer* 110: 255, 2007.

[38] Stojadinovic A, Hoos A, Nissar A, et al: Parathyroid neoplasms: clinical, histopathologic and tissue microarray-based molecular analysis, *Hum Pathol* 34: 54, 2003.

[39] Fernandez-Ranvier GG, Khanafshar E, Tacha D, et al: Defining a molecular phenotype for benign and malignant parathyroid tumours, *Cancer* 115: 334, 2009.

[40] Juhlin CC, Nilsson I-L, Johansson K, et al: Parafibromin and APC expression as screening markers for malignant potential in atypical parathyroid adenomas, *Endocr Pathol* 21: 166, 2010.

[41] DeLellis RA. Parathyroid tumors and related disorders. *Mod Pathol* 24: Suppl2: S789-S93.

[42] Greene AB, Butler RS, McIntyre S, et al: National trends in parathyroid surgery from 1998 to 2008: a decade of change, *J Am Coll Surg* 209: 332, 2009.

[43] Johnson NA, Tublin ME, Ogilve JB: Parathyroid imaging: technique and role in the preoperative evaluation of primary hyperparathyroidism, *AJR Am J Roentgenol* 188: 1706, 2007.

[44] Taillefer R, Boucher Y, Potvin C, et al: Detection and localization of parathyroid adenomas in patients with hypoparathyroidism using a single radionuclide imaging procedure with technetiuym-99m-sestamibi (double phase study), *J Nucl Med* 33: 1801, 1992.

[45] Irvin GL III, Dembrow VD, Prudhomme DL: Operative monitoring of parathyroid gland hyperfunction, *Am J Surg* 162: 299, 1991.

[46] Udelsman R: Six hundred fifty-six consecutive explorations for primary hyperparathyroidism, *Ann Surg* 235: 665–670, 2002.

[47] Siperstein A, Barber E, Barbosa GF, et al: Predicting the success of limited exploration for primary hyperparathyroidism using ultrasound, sestamibi and intraoperative parathyroid hormone, *Ann Surg* 248: 420, 2008.

[48] Marcocci C, Cetani F, Rubin MR, et al: Review: parathyroid carcinoma, *J Bone Miner Res* 23: 1869, 2008.

[49] DeLellis RA: Parathyroid carcinoma, *Adv Anat Pathol* 12: 53, 2004.

[50] Shane E: Parathyroid carcinoma. In Bilezikian JP, Marcus R, Levine MA, editors: *The parathyroid: basic and clinical concepts*, New York, 1994, Raven, pp 515–526.

[51] Boyle NH, Ogg CS, Hartley RB, et al: Parathyroid carcinoma secondary to prolonged hyperplasia in chronic renal failure and celiac disease, *Eur J Surg Oncol* 25: 100, 1999.

[52] Chen JD, Morrison C, Zhang C, et al: Hyperparathyroidism: jaw tumor syndrome, *J Intern Med* 253: 634, 2003.

[53] Wassif WS, Moniz CF, Friedman E, et al: Familial isolated hyperparathyroidism: a distinct genetic entity with an increased risk of parathyroid cancer, *J Clin Endocrinol Metab* 77: 1485, 1993.

[54] Agah A, Carpenter R, Bhattacharya S, et al: Parathyroid carcinoma in multiple endocrine neoplasia type 1 (MEN1) syndrome: two case reports of an unrecognized entity, *J Endocrinol Invest* 30: 145, 2007.

[55] Jenkins PJ, Satta MA, Simmgen M, et al: Metastatic parathyroid carcinoma in MEN2A syndrome, *Clin Endocrinol (Oxf)* 47: 747, 1997.

[56] Wang CA, Gaz RD: Natural history of parathyroid carcinoma diagnosis, treatment and results, *Am J Surg Pathol* 149–522, 1985.

[57] Schantz A, Castleman B: Parathyroid carcinoma: a study of 70 patients, *Cancer* 31: 600, 1973.

[58] Mallette LE: DNA quantitation in the study of parathyroid lesions: a review, *Am J Clin Pathol* 98: 305, 1992.

[59] Joensus H, Klemi PJ: DNA aneuploidy in adenomas of endocrine organs, *Am J Pathol* 132: 145, 1988.

[60] Abbona GC, Papotti M, Gasparri P, Bussalati G, et al: Proliferative activity in parathyroid tumors as detected by Ki-67 immunostaining, *Hum Pathol* 26: 135, 1995.

[61] Erickson LA, Jin L, Wollan P, et al: Parathyroid hyperplasia, adenomas and carcinomas: differential expression of p27 Kip 1 protein, *Am J Surg Pathol* 23: 288, 1999.

[62] Vargas MP, Vargas HI, Kleiner DE, Merion MJ, et al: the role of prognostic markers (MIB-1, RBV, bcl-2) in the diagnosis of parathyroid tumors, *Mod Pathol* 10: 12, 1995.

[63] Farnebo A, Auer G, Farnebo LO, et al: Evaluation of retinoblastoma and Ki-67 immunostaining as diagnostic markers of benign and malignant parathyroid disease, *World J Surg* 23: 68, 1999.

[64] Carpten JD, Robbins CM, Villablanca A, et al: HRPT2 encoding parafibromin is mutated in hyperparathyroidism-jaw tumor syndrome, *Nat Genet* 32: 676, 2002.

[65] Teh BT, Sweet KM, Morrison CD: Hyperparathyroidism-jaw tumour syndrome. In DeLellis RA, Lloyd RV, Heitz PU, Eng C, editors: *Pathology and genetics of tumours of endocrine organs*, WHO Classification of Endocrine Tumours, Lyon, 2004, IARC Press, pp 228–229.

[66] Howell VM, Haven CJ, Kahnoski K, et al: HRPT2 mutations are associated with malignancy in sporadic parathyroid tumors, *J Med Genet* 40: 657, 2003.

[67] Shattuck TM, Valimaki S, Obara T, et al: Somatic and germline mutations of the HRPT2 gene in sporadic parathyroid carcinoma, *N Engl J Med* 349: 1722, 2003.

[68] Newey PJ, Bowe MR, Thakker RV: Parafibromin-functional insights, *J Intern Med* 266: 84, 2009.

[69] Tan MH, Morrison C, Wang P, et al: Loss of parafibromin immunoreactivity is a distinguishing feature of parathyroid carcinoma, *Clin Cancer Res* 10: 6629, 2004.

[70] Gill AJ, Clarkson A, Gimm O: Loss of nuclear expression of parafibromin distinguishes parathyroid carcinoma and hyperparathyroidism-jaw tumor associated adenoma from sporadic parathyroid adenomas and hyperplasias, *Am J Surg Pathol* 30: 1140, 2006.

[71] Juhlin CC, Villablanca A, Sandelin K, et al: Parafibromin immunoreactivity; its use as an additional diagnostic marker for parathyroid tumor classification, *Endocr Relat Cancer* 14: 501, 2007.

[72] Mangray S, DeLellis RA: Parafibromin as a tool for the diagnosis of parathyroid tumors (letter), *Adv Anat Pathol* 15: 179, 2008.

[73] Tominaga Y, Tsuzuki T, Matsuoka A, et al: Expression of parafibromin in distant metastatic parathyroid tumors in patients

with advanced secondary hyperparathyroidism due to chronic kidney disease, *World J Surg* 32: 815, 2008.

[74] Bergero N, DePompa R, Sacerdote C, et al: Galectin-3 expression in parathyroid carcinoma: Immunohistochemical study of 26 cases, *Hum Pathol* 36: 908, 2005.

[75] Howell VM, Gill A, Clarkson A, et al: Accuracy of combined protein gene product 9.5 and parafibromin markers for immunohistochemical diagnosis of parathyroid carcinoma, *J Clin Endocrinol Metab* 94: 343, 2009.

[76] Juhlin CC, Haglund F, Villablanca A, et al: Loss of expression for the Wnt pathway components adenomatous polyposis coli and glycogen synthase kinase 3B in parathyroid carcinomas, *Int J Oncol* 34: 481, 2009.

[77] Cope O, et al: Primary chief cell hyperplasia of the parathyroid glands: a new entity in the surgery of hyperparathyroidism, *Ann Surg* 148: 375, 1958.

[78] Marx S, et al: Multiple endocrine neoplasia type 1: clinical and genetic topics (NIH Conference), *Ann Intern Med* 129: 384, 1998.

[79] Gimm O, Morrison CD, Suster S, et al: Multiple endocrine neoplasia type2. In DeLellis RA, Lloyd RV, Heitz PU, Eng C, editors: *Pathology of genetics of tumours of endocrine organs*, WHO Classification of Endocrine Tumours, Lyon, 2004, IARC Press, pp 211–217.

[80] Chandrasekharappa SC, Guru SC, Manickan P, et al: Positional cloning of the gene for multiple endocrine neoplasia- type1, *Science* 276: 404, 1997.

[81] Lemmens I, Van de Van WJ, Kas K, et al: European Consortium on MEN1: Identification of the multiple endocrine neoplasia type 1 (MEN1) gene, *Hum Mol Genet* 6: 1177, 1997.

[82] Thakker RV: Multiple endocrine neoplasia type 1 (MEN1), *Best Pract Res Clin Endocrinol Metab* 24: 355, 2010.

[83] Dreijerink KMA, Lips CJM, Timmers HT: Multiple endocrine neoplasia 1: a chromatin writer's block, *J Intern Med* 266: 53, 2009.

[84] Lubensky IA, Debelenko LV, Zhuang Z, et al: Allelic deletions on chromosome 11q13 in multiple tumors from individual MEN1 patients, *Cancer Res* 56: 5272, 1996.

[85] Friedman E, Sakaguchi K, Bale AE, et al: Clonality of parathyroid tumors in familial multiple endocrine neoplasia type 1, *N Engl J Med* 321: 213, 1989.

[86] Black WC, Haff RC: The surgical pathology of parathyroid chief cell hyperplasia, *Am J Clin Pathol* 53: 565, 1970.

[87] Akerström G, Bergstrom R, Grimeluis L, et al: Relation between changes in clinical and histopathological features of primary hyperparathyroidism, *World J Surg* 696, 1986.

[88] Straus FH, Kaplan EL, Nishiyama RH, Bigos ST, et al: Five cases of parathyroid lipohyperplasia, *Surgery* 94: 901, 1983.

[89] Reddick RL, Costa JC, Marx SJ: Parathyroid hyperplasia and parathyromatosis, *Lancet* 1: 549, 1977.

[90] Bondeson AG, Bondeson L, Ljungberg O: Chromic parathyroiditis associated with parathyroid hyperplasia and hyperparathyroidism, *Am J Surg Pathol* 8: 211, 1984.

[91] Mallette LE: Management of hyperparathyroidism in the multiple endocrine neoplasia syndromes and other familial endocrinopathies, *Endocrinol Metab Clin North Am* 23: 19, 1994.

[92] Fallon MD, Haines JW, Teitelbaum SL: Cystic parathyroid gland hyperplasia: hyperparathyroidism presenting as a neck mass, *Am J Clin Pathol* 77: 104, 1982.

[93] Al-Sobhi S, Clark OH: Parathyroid hyperplasia: parathyroidectomy. In Clark OH, Duh Q-Y, Lebebew E, editors: *Textbook of endocrine surgery*, second edition. Philadelphia, 2005, Elsevier Saunders, pp 481–488.

[94] Stechman-Been C, Muirhead N, Thorning D, Sherrard D, et al: Secondary hyperparathyroidism complicated by parathyromatosis, *Am J Kidney Dis* 28: 502, 1996.

[95] Klempa I, Frei U, Rottger P, et al: Parathyroid autograft morphology and function: six years' experience with parathyroid autotransplantation in uremic patients, *World J Surg* 8: 540, 1984.

[96] Albright F, Bloomberg E, Castleman B, Churchill eds: Hereditary hormone excess: genes, molecular pathways and syndromes, *Endocr Rev* 26: 615, 2005.

[97] Simonds WF, Robbins CM, Agarwal SK, et al: Familial isolated hyperparathyroidism is rarely caused by germline mutations in HRPT2, the gene for the hyperparathyroidism-jaw tumor syndrome, *J Clin Endocrinol Metab* 89: 96, 2004.

[98] Simonds WF, James-Newton O, Agarwal AK, et al: Familial isolated hyperparathyroidism: clinical and genetic characterizations of 36 kindreds, *Medicine* 81: 1, 2002.

[99] Carling T, Szabo E, Bai M, et al: Familial hypercalcemia and hypercalciuria caused by a novel mutation in the cytoplasmic tail of the calcium receptor, *J Clin Endocrinol Metab* 85: 2042, 2000.

[100] Szabo E, Carling T, Hessman O, et al: Loss of heterozygosity in parathyroid glands of familial hypercalcemia with hypercalciuria and point mutations in calcium receptor, *J Clin Endocrinol Metab* 887: 3961, 2002.

[101] Albright F, et al: Hyperparathyroidism due to diffuse hyperplasia of all parathyroid glands rather than adenoma of one: clinical study on three such cases, *Arch Intern Med* 54: 315, 1934.

[102] Kuhel WI, Gonzales D, Hoda SA, et al: Synchronous water-clear cell double parathyroid adenomas: a hitherto uncharacterized entity? *Arch Pathol Lab Med* 125: 256, 2001.

[103] Pappenheimer AM, Wilens SL: Enlargement of the parathyroid glands in renal disease, *Am J Pathol* 11: 73, 1935.

[104] Roth SI, Marshall RB: Pathology and ultrastructure of the human parathyroid glands in chronic renal failure, *Arch Intern Med* 124: 397, 1969.

[105] Arnold A, Brown MF, Urena P, et al: Monoclonality of parathyroid tumors in chronic renal failure and primary parathyroid hyperplasia, *J Clin Invest* 95: 2047, 1995.

[106] Krause MW, Hedinger CE: Pathologic study of parathyroid glands in tertiary hyperparathyroidism, *Hum Pathol* 16: 772, 1985.

[107] Rattner DW, Marrone GC, Kasdon E, et al: Recurrent hyperparathyroidism due to implantation of parathyroid tissue, *Am Surg* 149: 745, 1985.

[108] Frei V, Klempa I, Schneider M et al: Tumour-like growth of parathyroid autografts in anaemic patients. *Proc Eur Dial Transplant Assoc* 18: 548–555, 1981.

[109] Wick MR: Mediastinal cysts and intrathoracic thyroid tumors, *Semin Diagn Pathol* 7: 285, 1990.

[110] Wang C, Vickery AL, Maloff F: Large parathyroid cysts mimicking thyroid nodules, *Ann Surg* 175: 448, 1972.

[111] Calandra DB, Shah KH, Prinz RA, et al: Parathyroid cysts: a report of 11 cases including two associated with hyperparathyroid crisis, *Surgery* 94: 887, 1983.

[112] Horwitz CA, Myers WP, Foote FW: Secondary malignant tumors of the parathyroid glands: report of two cases with associated hypoparathyroidism, *Am J Med* 52: 797, 1972.

[113] de la Monte S, Hutchings GM, Moore GW: Endocrine organ metastases from breast carcinoma, *Am J Pathol* 114: 131, 1984.

[114] Conley ME, Beckwith JB, Mancer JF, Tenckhoff L, et al: The spectrum of the DiGeorge syndrome, *J Pediatr* 94: 883, 1979.

[115] Whyte MP: Autoimmune hypoparathyroidism. In Bilezikian

JP, Levine MA, Marcus R, Levine M, editors: *The parathyroids: basic and clinical concepts*, ed 2, San Diego, 2001, Academic Press, 791–806.

[116] Jan DeBeur SM, Levine M: Pseudohypoparathyroidism: clinical biochemical and molecular features. In Bilezikian JP, Levine MA, Marcus R, Levine M, editors: *The parathyroids: basic and clinical concepts*, ed 2, San Diego, 2001, Academic Press, 807–826.

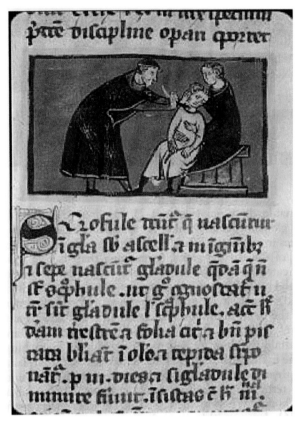

图 1-1 当外科医生从病人脖子上切除肿物（甲状腺肿）时，助手按压住病人。Ruggero Frugardo：《外科学》（1180 年）（ From Ignjatović M: The thyroid gland in works of famous old anatomists and great artists. *Langenbecks Arch Surg* 395[7]:973-985, 2010. ）

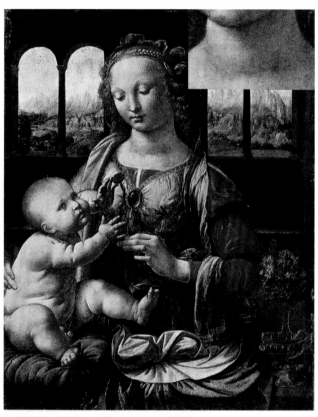

图 1-2 达·芬奇：《圣母的康乃馨》或《圣母与玫瑰》，1478。有甲状腺肿的圣母玛利亚（ From Ignjatović M: The thyroid gland in works of famous old anatomists and great artists. *Langenbecks Arch Surg* 395[7]:973-985, 2010. ）

图 3-6 图示腺垂体促甲状腺激素细胞调控 TSH 分泌。高浓度 T3 抑制 TSH 释放，而低浓度 T3 促进 TSH 释放。促甲状腺激素释放激素（TRH）也刺激 TSH 释放，而缺乏 TRH 时促甲状腺激素细胞则不释放 TSH，进而引起甲状腺功能减退症。TRH 由下丘脑室旁核中的细胞分泌并经由下丘脑的垂体门静脉系统到达腺垂体。TSH 通过血液循环到达甲状腺，刺激甲状腺合成甲状腺激素 T4 和 T3。通过负反馈机制，循环中的甲状腺激素抑制 TRH 和 TSH 的合成与分泌，让这个系统恢复平衡并严密控制循环中的甲状腺激素水平

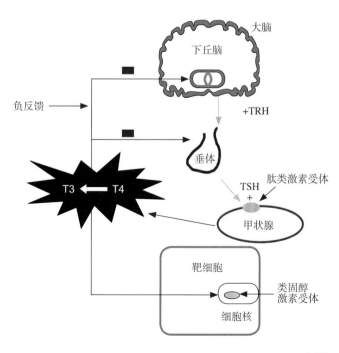

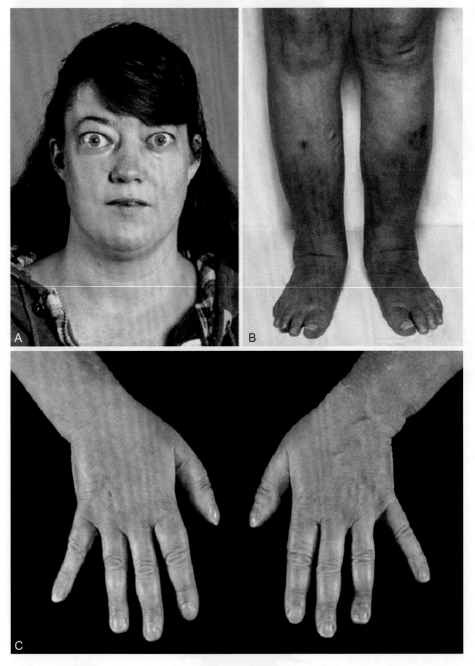

图 5-2 Graves 病的甲状腺外表现：眼病（A），胫前水肿或 Graves 病的皮肤病变（B）和杵状指（C）

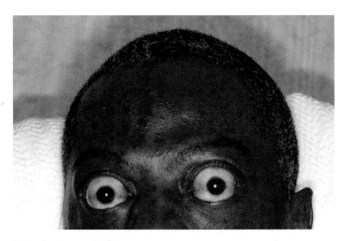

图 9-1 Graves 眼病

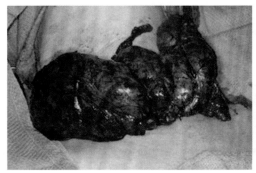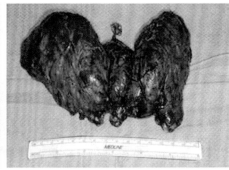

图 9-2 Graves 病弥漫肿大的甲状腺

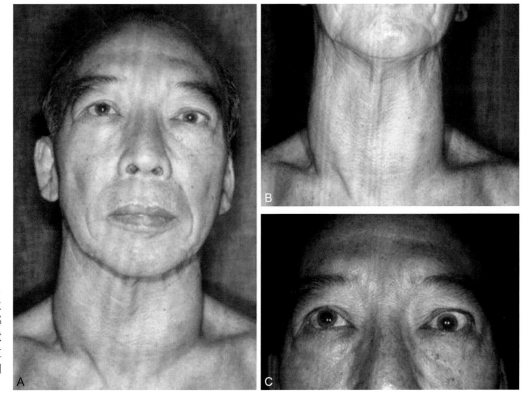

图 9-4 一名 60 岁男性患者，主诉长期存在并进行性增大的甲状腺肿（A）。患者颈部巨大甲状腺结节，不伴甲状腺功能亢进症症状（B）。左侧眼睑收缩（C），不伴浸润性突眼

图 9-8 图 9-4 的患者行甲状腺全切除术后的标本，可见甲状腺增大的体积及异常结节（A）以及切开后的甲状腺可见出血、纤维化和钙化区域（B）

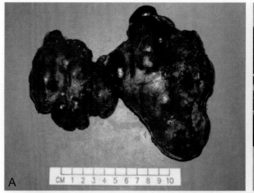
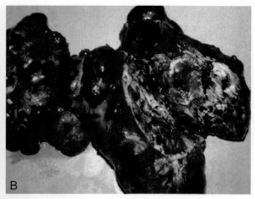

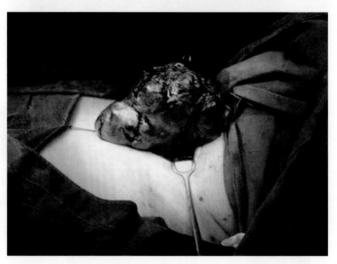

图 9-9 外科切除胸骨后巨大毒性多发性甲状腺结节，从术野仔细切除和取出肿物，处理好甲状腺叶扩张的血管，避免出血

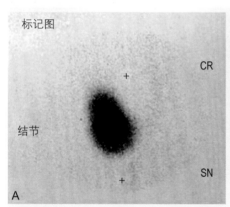
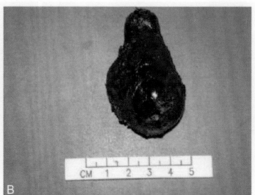
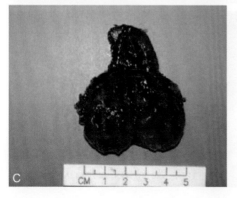

图 9-11 ⁹⁹Tc 扫描显像显示甲状腺右叶单发毒性甲状腺肿，剩余甲状腺组织的摄取受到抑制（A）。甲状腺右叶切除术后标本（B）以及切开的毒性甲状腺结节标本（C）

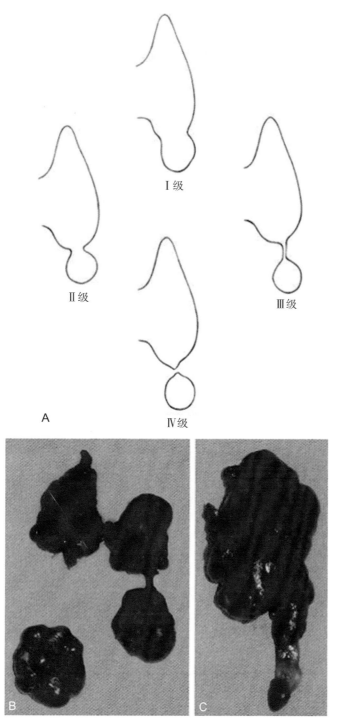

图 10-3 甲状腺残留。这些残余往往位于胸腺内侧并在初次手术中被误认为是中央区淋巴结。也可表现为真的胸骨后复发。A，甲状腺残留的分类方法。按照残留甲状腺在甲状腺胸腺不同区域的分类方法：Ⅰ级——从甲状腺下界突起的显而易见的甲状腺组织；Ⅱ级——通过狭窄的组织蒂与腺体相连的甲状腺组织；Ⅲ级——通过薄纤维血管蒂与腺体相连的甲状腺组织；Ⅳ级——与甲状腺不相连。B，甲状腺右叶下面一个Ⅳ型甲状腺残留（左）以及与甲状腺左叶相连的Ⅲ型甲状腺残留（右）。C，与胸腺相连的Ⅳ型甲状腺残留

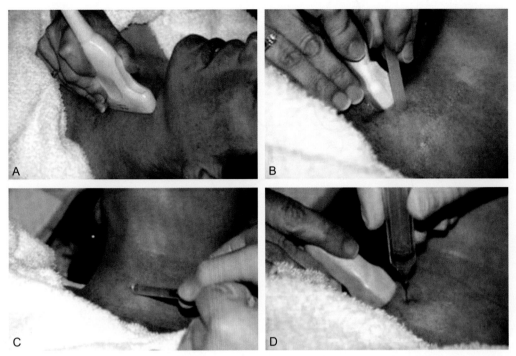

图 11-1 甲状腺结节细针穿刺技术。A，超声引导并确定甲状腺结节；B，皮肤表面定位标记确定穿刺点位置；C，30 g 细针皮下注射利多卡因；D，25 g 针头连接至 10 ml 空针进行 2~5 次穿刺

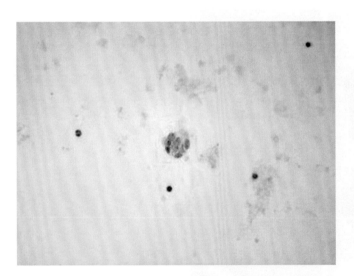

图 12-1 表示由于人工风干不能诊断，片中有极少量保护较差的滤泡细胞，显示核的增大。需谨慎，不要过多解读这种人为改变（液基细胞学，巴氏染色）

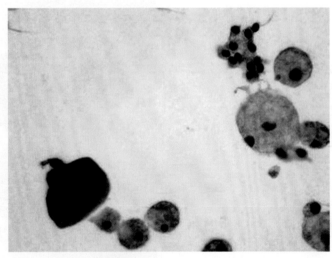

图 12-2 良性甲状腺肿。甲状腺肿中的一个腺瘤样结节，通过 LBC 处理。右边的液滴状胶质显示的是通常用的巴氏双色染色法（中间染为橘黄，边界蓝染点）。滤泡细胞一般表现为黑色的规则细胞核、含空泡的组织细胞，与传统涂片染色有相同的表现（LBC，巴氏染色）

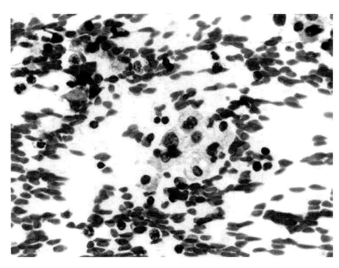

图 12-3　良性，慢性淋巴性甲状腺炎。此穿刺结果显示的是在成熟淋巴上皮细胞的背景下，中间是慢性淋巴性甲状腺炎的特征性改变，即成簇的嗜酸细胞（巴氏染色法涂片）

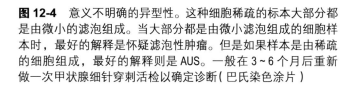

图 12-4　意义不明确的异型性。这种细胞稀疏的标本大部分都是由微小的滤泡组成。当大部分都是由微小滤泡组成的细胞样本时，最好的解释是怀疑滤泡性肿瘤。但是如果样本是由稀疏的细胞组成，最好的解释则是 AUS。一般在 3～6 个月后重新做一次甲状腺细针穿刺活检以确定诊断（巴氏染色涂片）

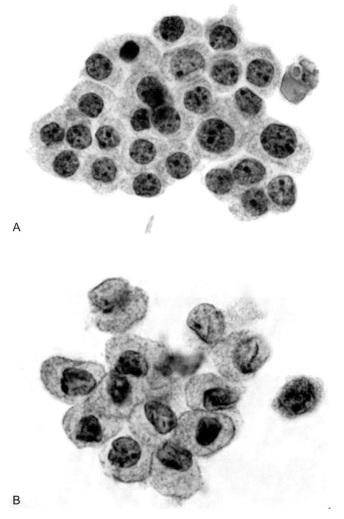

图 12-5　意义不明确的异型性。A，在这一样本中，大部分滤泡细胞都是良性表现的巨大滤泡细胞碎片；B，小部分细胞含有灰白色的细胞核和核槽。当这样的细胞是少数时，解释为"AUS"比"怀疑恶性病变"更好（A、B 巴氏染色涂片）

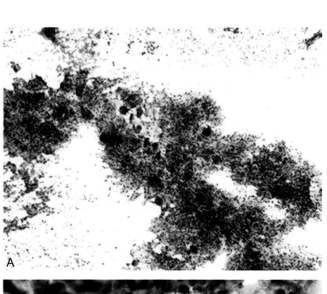

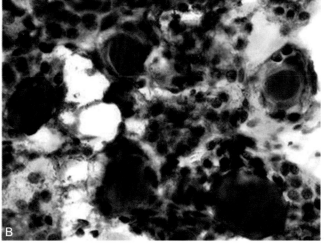

图 12-6　可疑滤泡型肿瘤。A，抽吸物细胞多，由堆积的滤泡细胞和一些微小滤泡组成，这样的细胞结构意味着滤泡性肿瘤；B，高倍视野示滤泡细胞排列在微小滤泡中，中央有小滴胶质的较小滤泡群（巴氏染色涂片）

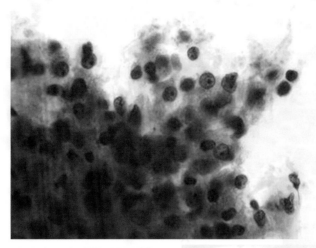

图 12-15 肾细胞癌转移到甲状腺。这些成堆的细胞有丰富的细胞质和类似嗜酸性肿瘤细胞的明显细胞核（巴氏染色涂片）

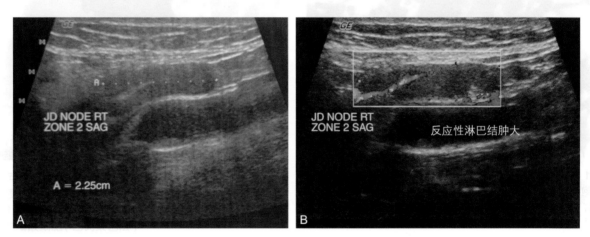

图 13-6 能量多普勒显示增生淋巴结内的小血管及类别（A，灰阶超声图；B，能量多普勒组合图）

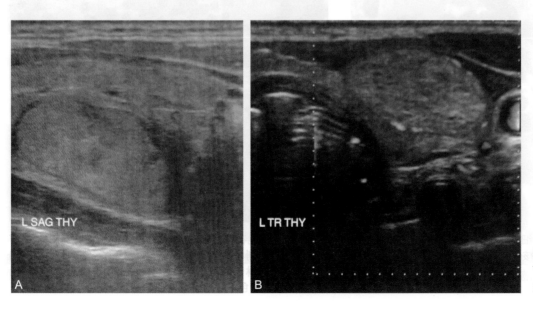

图 13-9 A，良性甲状腺结节周边薄层低回声晕圈；B，多普勒显示声晕内血流情况

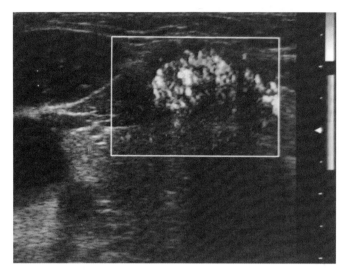

图 13-17 乳头状癌组织内中心血供丰富

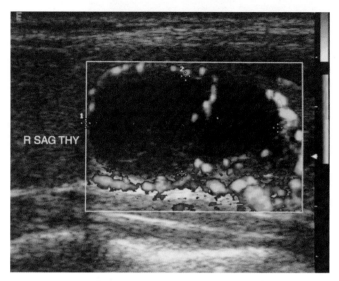

图 13-18 滤泡状癌外周血供

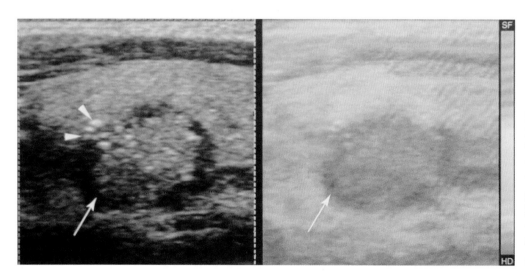

图 13-29 甲状腺结节灰阶超声图和弹性成像图（白色有柄箭头所示）。最右侧显示为色谱，其中紫色代表软结节，红色代表硬结节。该结节实质不均匀伴多处可疑针尖样钙化点（白色无柄箭头所示）。弹性图谱上，主要表现为红色，提示硬度较高。针吸病理证实为乳头状癌

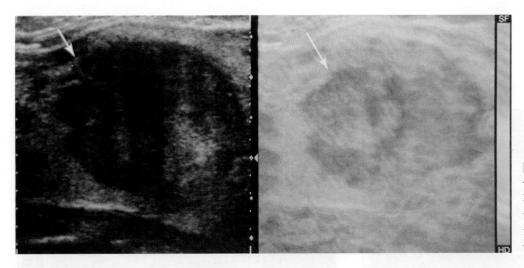

图 13-30 灰阶超声及弹性成像图表现为低回声结节，边缘不规则。弹性成像上，主要显示为红色，小部分为绿色，提示结节硬度非常高。针吸病理证实为乳头状癌

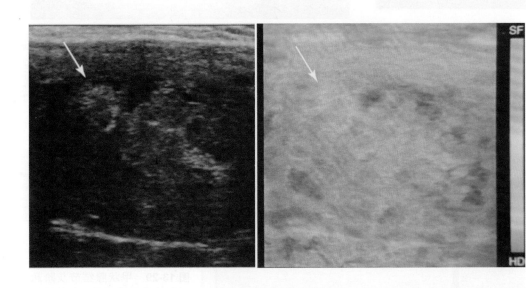

图 13-31 横位灰阶超声及弹性图示不均质甲状腺结节（白色有柄箭头）。弹性图谱示主要为绿色，含有少量红色区域，提示主要为软结节。针吸病理证实为良性增生结节

图 13-32 甲状腺结节轴向灰阶超声图及弹性图。弹性图谱位于左上方（无柄箭头示），红色代表软结节，而蓝色表示硬结节。当操作者对结节轻压时，该弹性成像系统可以反馈回其硬度信息（白色有箭头所示）。弹性图上，该结节主要为蓝色，伴小部分绿色，提示主要为硬结节。针吸病理证实为乳头状癌

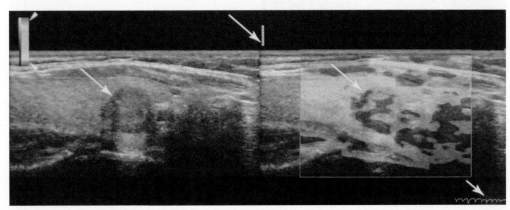

表13-3（续）　良恶性淋巴结的超声表现

淋巴结超声特征	良性	恶性
淋巴结内坏死	无	有
淋巴结内钙化	无	点状钙化
边缘	边界不清	未侵出淋巴结时，边界清楚
供应血管	淋巴结门	外周 　乱
弹性成像	软	硬

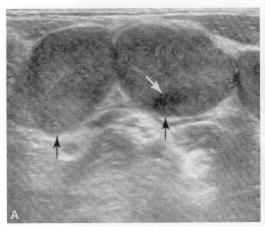
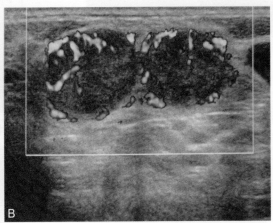

图 13-37　A，轴位灰阶超声图示多处转移淋巴结（黑色箭头）。主要表现为实性，低回声，圆形，边界清楚，正常淋巴结门消失。其中一个淋巴结内见坏死区（白色箭头）。B，能量多普勒超声示淋巴结转移典型的多处外周血供，主要靠募集淋巴结周围的血管供应。这些外周血管并不起源于淋巴结门血管

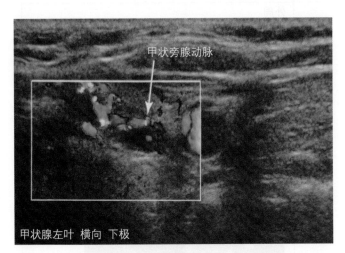

甲状旁腺动脉

甲状腺左叶　横向　下极

图 13-43　能量多普勒示甲状腺下动脉分出旁腺动脉

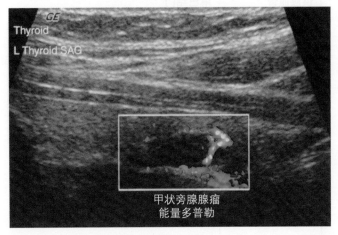

Thyroid
L Thyroid SAG

甲状旁腺腺瘤
能量多普勒

图 13-44　能量多普勒示甲状旁腺终末动脉钝性进入旁腺腺瘤。该血管类型是鉴别旁腺腺瘤的标志

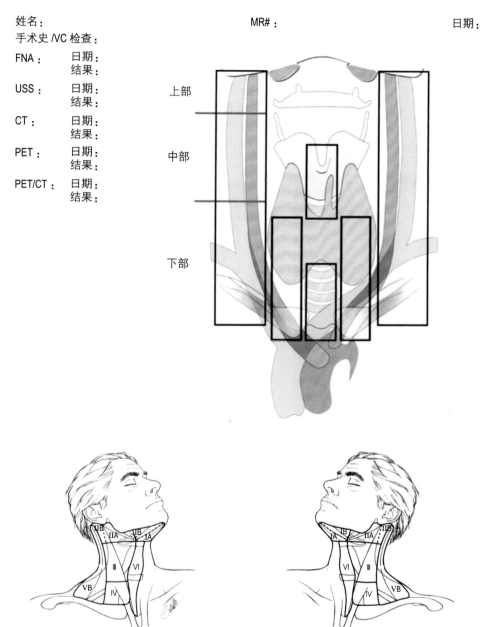

甲状腺分期

姓名：　　　　　　　　　　　　　MR#：　　　　　　　　　　　　日期：

手术史 /VC 检查：

FNA：　　日期：
　　　　　结果：

USS：　　日期：
　　　　　结果：

CT ：　　日期：
　　　　　结果：

PET ：　　日期：
　　　　　结果：

PET/CT ：　日期：
　　　　　　结果：

上部

中部

下部

图 14-4　超声结合 CT 检查不仅对患者进行术前评估，还可进行术中定位

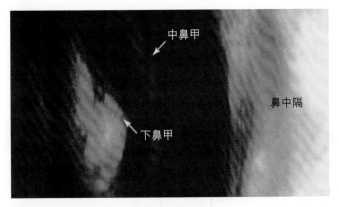

图 15-2 纤维鼻内镜下的解剖标志

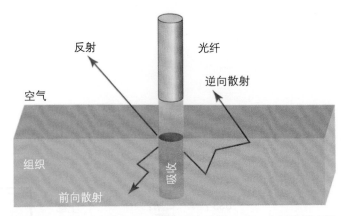

图 16-2 激光 / 组织相互作用。激光的渗透是 – 小部分返回散射，大部分向前散射。散射是吸收的能量相对均匀分配，而且激光吸收会转化为热能

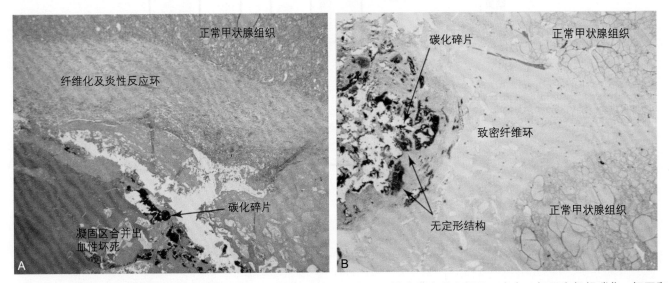

图 16-4 甲状腺良性结节激光切除后的镜下改变。A，激光切除后 1 个月，结节区表现为凝固、出血、坏死和组织碳化。坏死和出血、碳化区周边被强纤维炎症反应组织包绕。B，经皮激光治疗后 2 年，切除区减小，纤维修复组织填充。破坏区显示为非晶体、碳化、巨噬细胞，多核巨细胞和淋巴细胞，没有甲状腺细胞

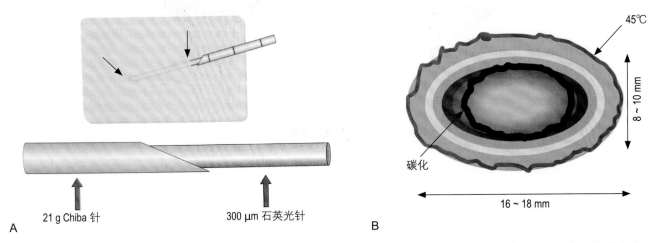

图 16-5 PLA 平头设备。A，一根 300 μm 的光纤插入 21 号的 Chiba 针鞘，前端暴露部分插入甲状腺组织。根据损伤的大小，插入的深度介于 5~7 mm。B，当能量为 1 600~1 800 J，输出功率介于 2~4 W 时，一根固定的光纤仅能造成很小的组织损伤（长 16~18 mm，宽 8~10 mm，高 8~10 mm）

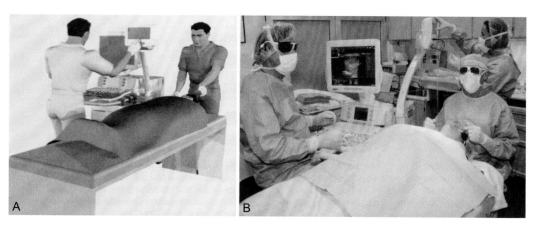

图 16-8 激光消融手术设备。患者取仰卧位，颈过伸置于手术台上。术者坐于患者头部后方，通过患者脚边的辅助显示屏观看实时超声图像。助手坐于患者右侧，操作超声设备。护士在一旁随时协助。治疗时应避光

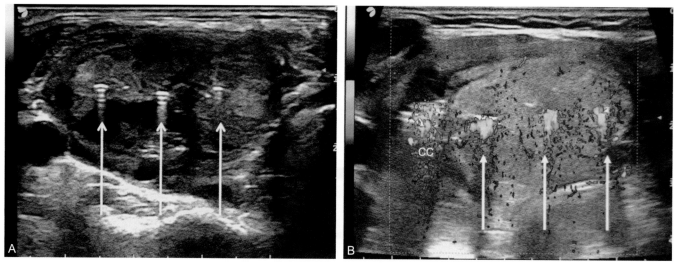

图 16-11 甲状腺右叶结节的三光纤轴向超声图像。A，B 型超声图像；B，彩色多普勒图像；C，颈总动脉

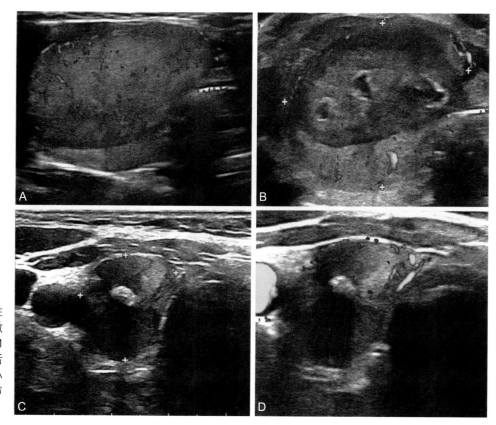

图 16-15 甲状腺右叶一实性良性冷结节被置入一个典型的三光纤激光器。A，PLA 之前；B，PLA 之后 1 天；C，PLA 之后 1 年；D，PLA 之后 3 年。由于组织纤维化，结节缩小的同时通常伴有结节中心的高回声区

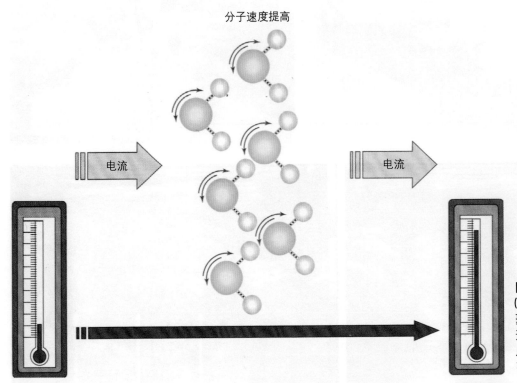

分子速度提高

电流

电流

图 16-16 射频消融技术（RFA）原理。通过电磁能量的聚集对组织诱导产生热损伤，通过高频电流交替提高分子速度，提升组织温度，一般不会引起肌肉收缩或疼痛

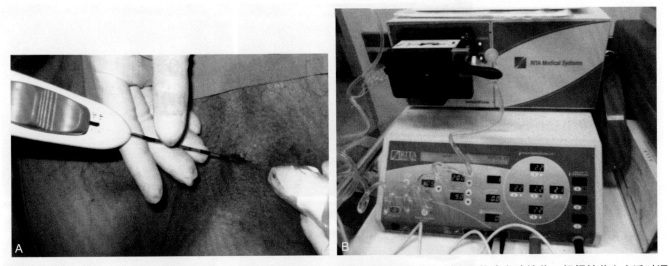

图 16-18 超声引导下，以 14 号电极针进行射频消融，电极针由峡部向颈总动脉方向刺入甲状腺右叶结节，根据结节大小适时调整针极消融时间。另：RITA 医疗系统（Freemont，加利福尼亚州）射频消融仪注入生理盐水后，与反馈系统一起进行温度与阻抗测量（Courtesy of Professor Stefano Spiezia, Naples.）

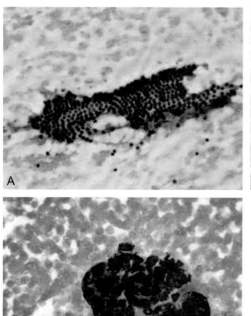
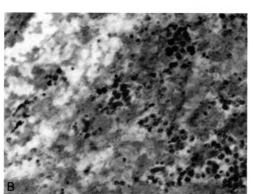
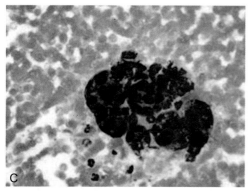

图 20-2　滤泡病变的细胞学表现。A，良性胶质结节（20×），细胞宽大，无细胞异型表现；B，FLUS（20×），细胞开始形成微滤泡结构，出现核异型和核拥挤；C，滤泡瘤（40×），细胞出现核异型和核拥挤，形成微滤泡。A 和 B 应用的是巴氏染色，C 应用的是 Diff-Quick 染色（Images kindly provided by Dr. Sharon Sams.）

图 20-3　滤泡病变的组织病理学表现。A，滤泡瘤（4×），肿瘤包膜完整无中断；B，微小浸润性滤泡癌（10×），FTC 破坏部分肿瘤包膜，但未穿透；C，广泛浸润性滤泡癌（20×），FTC 浸润甲状腺周围软组织及肌肉（All images are hematoxylin and eosin stained and were kindly provided by Dr. Sherif Said.）

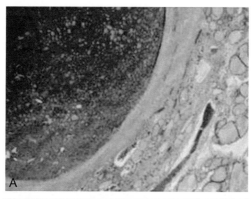
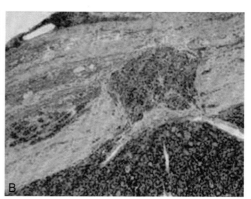
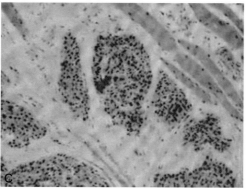

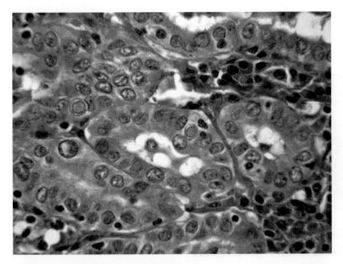

图 22-1 嗜酸细胞乳头状癌（嗜酸瘤细胞乳头状癌）。肿瘤细胞具有丰富的粉红色颗粒状细胞质，可以表达乳头状癌的细胞核特点，包括核内有假包含物，沟槽，染色质苍白，微核仁，不规则轮廓的椭圆形核仁，浓聚。这种肿瘤也与大量的浆细胞相关

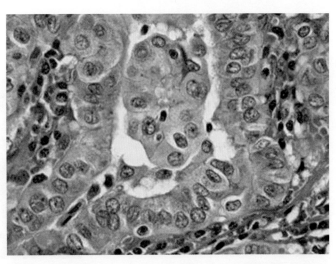

图 22-2 也被称作有乳头状突起的 Warthin 样嗜酸瘤细胞乳头状癌。细胞质内富含颗粒状粉红色细胞质。这种变异类型的乳头状突起的基质中富含浆细胞（提示是 Warthin 瘤）。在这类肿瘤中我们也能够观察到表现类似于甲状腺乳头状癌的细胞核的一些特点（包涵体，凹槽，苍白透明的染色质，微核仁和浓聚；长椭圆形核）

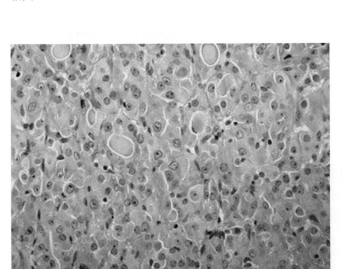

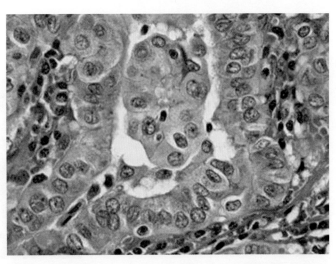

图 22-4 嗜酸细胞滤泡状癌。嗜酸细胞滤泡状癌在高倍率图像中可见特征性的不规则巨核仁的泡状核

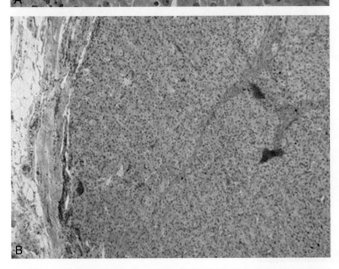

图 22-3 嗜酸细胞腺瘤。嗜酸细胞呈梁状和微滤泡性排列（A），并且被一层薄的纤维囊包围（B）。细胞核圆形或卵圆形，具有深色粗大的染色质和巨核仁

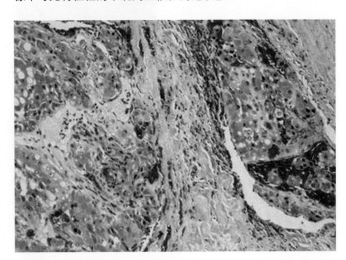

图 22-5 嗜酸细胞滤泡状癌。低倍率图像可见血管侵犯（右）。细胞核呈带有巨核的圆形和囊泡状

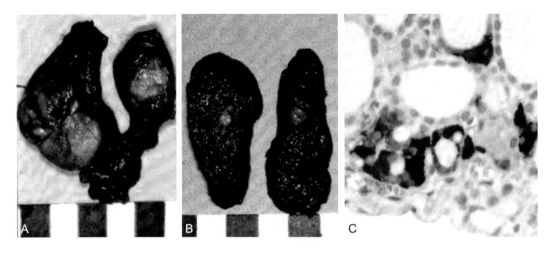

图 24-1 遗传性C细胞疾病在临床（A）、生化学（B）和分子学（C）时代的诊断

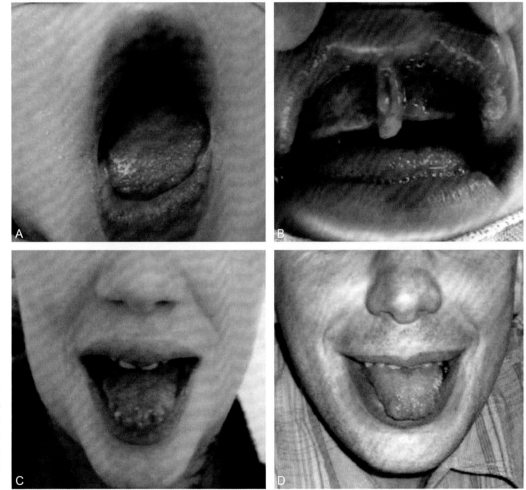

图 24-3 年龄依赖的MEN 2B型口腔皮肤红斑表现（M918T突变）。A，6个月大的男婴；B，6个月大的女婴；C，12岁女孩舌和唇的红斑；D，30岁男性舌上的红斑

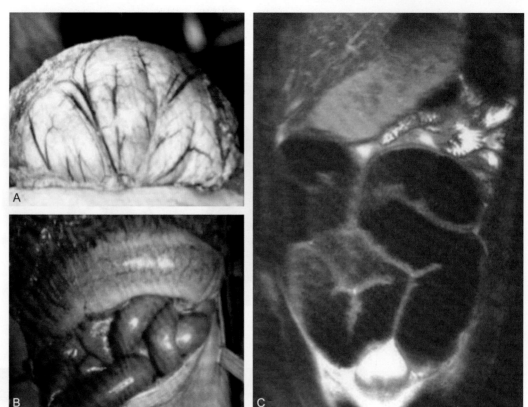

图 24-4 年龄依赖的 MEN 2B 型肠内红斑的表现（M918T 突变）。A，伴再发性腹痛的 16 岁巨结肠女性患者；B，伴腹泻的 15 岁男性巨结肠患者；C，反复便秘的 16 岁男性患者的腹部 MRI 图像

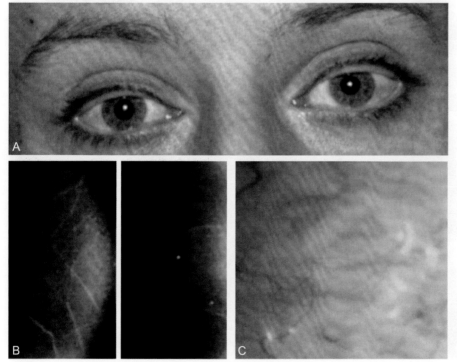

图 24-5 年龄依赖的 MEN 2B 型眼部红斑的表现。A，伴睑内翻和反复结膜炎的 17 岁男孩；B，裂隙灯检查揭示的 30 岁男性明显的角膜纤维化；C，眼部特写视图显示同一个 30 岁男性增厚的角膜纤维化

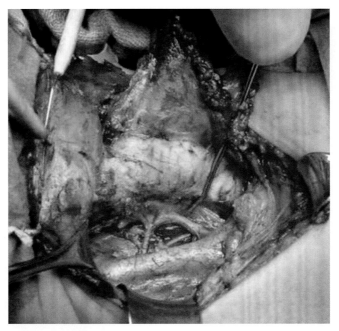

图 24-6　19 个月的 MEN 2B 型甲状腺髓样癌婴儿全甲状腺切除术的中央区清扫

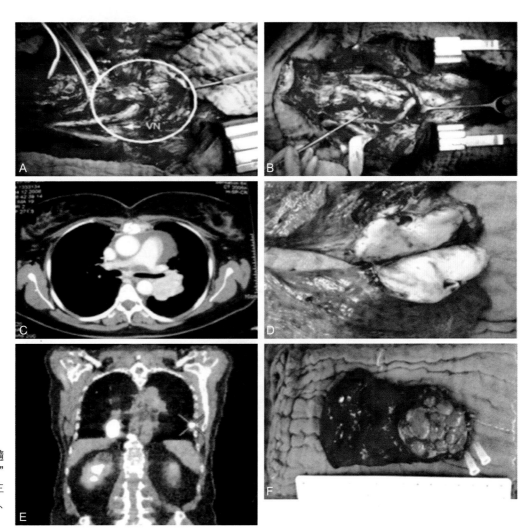

图 24-9　处理复发甲状腺髓样癌在上纵隔的"起搏点"（A、B）；肺门肿瘤阻塞左主支气管（C、D）和肺实质（E、F）

彩

图

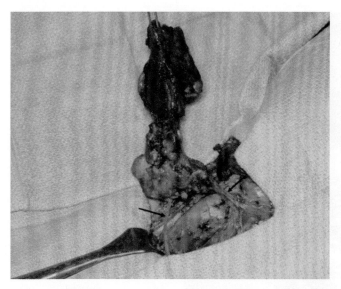

图 27-1　甲状腺左叶，喉返神经被肿大的淋巴结包绕。箭头所示为喉返神经

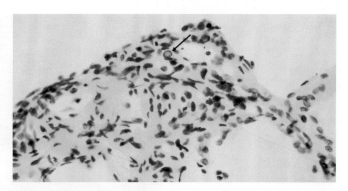

图 27-5　有核包涵体（箭头所示）的 PTC，细针抽吸活检标本

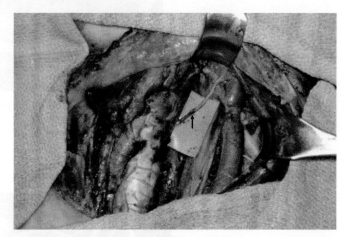

图 27-6　全甲状腺切除、中央区及颈外侧淋巴结清扫伴 RLN 部分切除。左 RLN 与颈丛神经吻合。箭头所指为颈丛神经与 RLN 吻合处

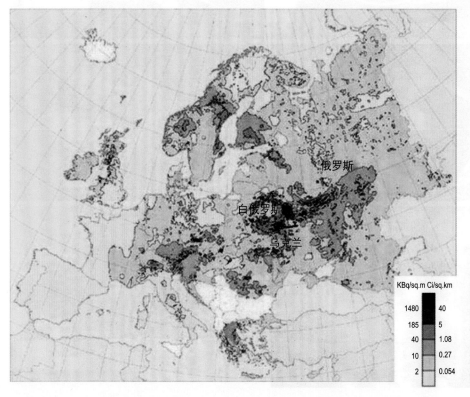

图 28-1　切尔诺贝利事件中被 ^{137}Cs 污染的土地分布图（From DeCort M, et al: *Atlas of caesium deposition on Europe after the Chernobyl accident*, EUR report 16733, Office for Official Publications of the European Communities, Luxembourg, 1998, plate 1.）

图 28-2 切尔诺贝利地区一名 10 岁儿童固体型乳头状癌的镜下表现。(左)低倍镜见：肿瘤细胞的固体结构，少量包含胶质的新生滤泡浸润；(右)高倍镜见：乳头状癌的特异核特点，包括细胞核边界不清、染色质交换、核假性包涵体与核沟。

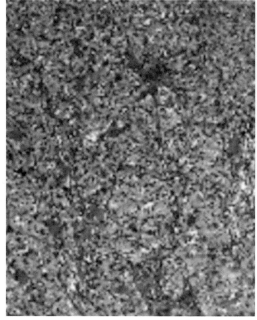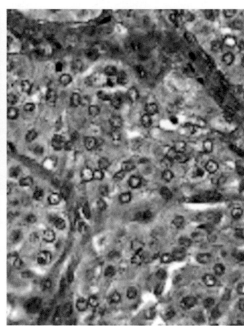

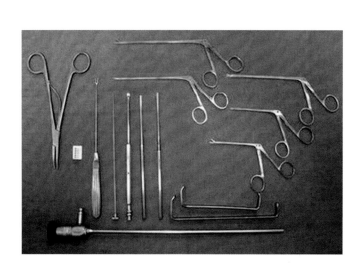

图 31-2 MIVAT 使用的器械

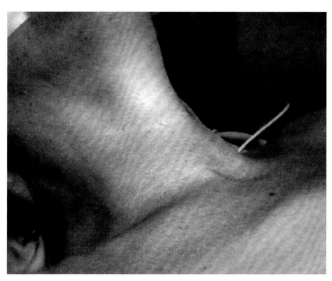

图 31-3 MIVAT 患者在手术台上的体位(颈部无需过伸)

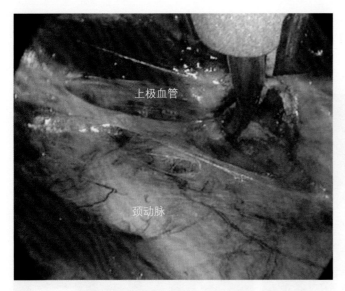

图 31-7 内镜视野下超声刀离断甲状腺上极。颈总动脉可以很好地暴露和受到保护

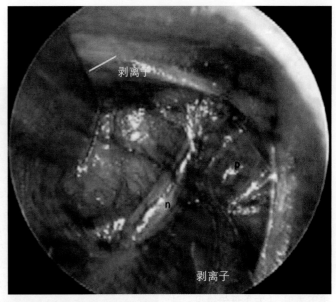

图 31-8 MIVAT 内镜视野下喉返神经的分离：喉返神经（n）位于气管食管沟内，甲状腺旁腺也可以很好地显露（p）

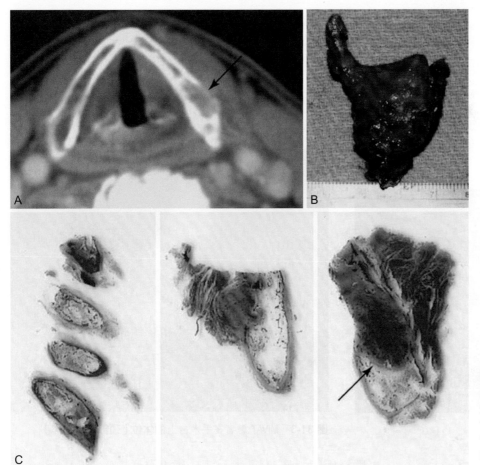

图 34-2 A，甲状软骨板（箭头）的侵袭是通过与甲状腺乳头状癌血行播散这条显而易见的路线；B，甲状软骨板切除提供了清除这种疾病的方法；C，该组织切片证明软骨受累没有扩散至喉内软组织（箭头所指为肿瘤位置）

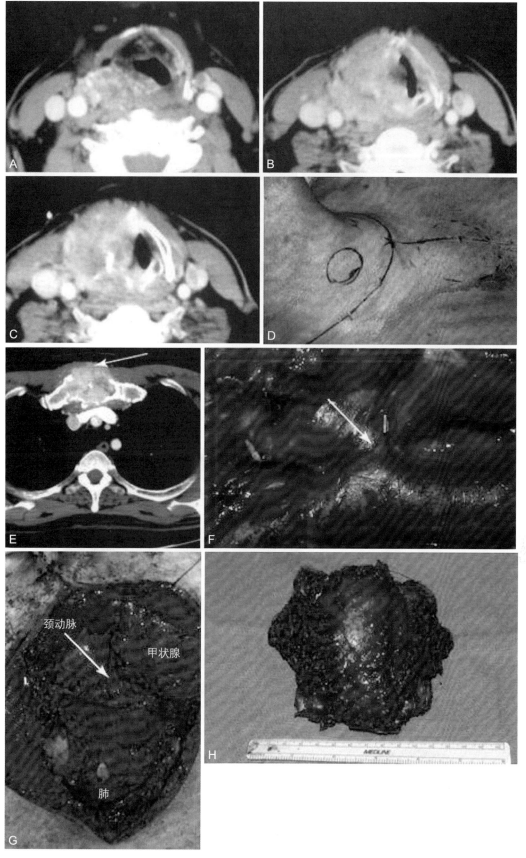

图34-4 A-C，表现为声带麻痹的甲状腺乳头状癌所致广泛喉气管入侵。不同方式的侵入点通过各个横断面图像显示。D和E，原发肿瘤切除以及疾病涉及的非连续的重点部分（箭头所示），通过T形切口提供喉气管复合体和胸骨柄切除的入路。F. 甲状腺上静脉与面静脉交界的静脉管腔内发现肿瘤瘤栓（箭头）。G和H，在侵袭性甲状腺癌中，手术切除胸骨柄后（H），可见纵隔组织和颈总动脉

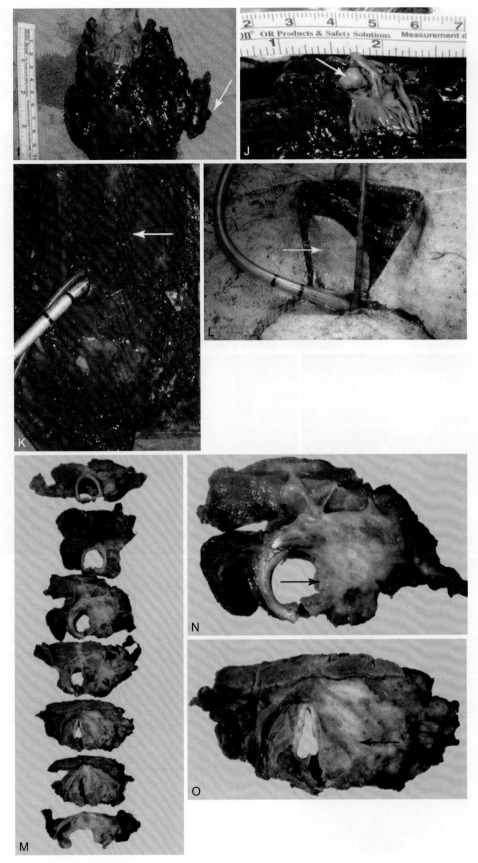

图 34-4（续） I，在全喉切除标本中显示的部分颈内静脉（箭头）。J，颈内静脉管腔内血栓（箭头）。K，封闭的咽部采取的是线性闭合方法（箭头）。L，胸大肌肌皮瓣（箭头）用于提供纵隔及咽缝合线的扩张性修复。胸大肌皮肤被用来修复喉气管造口的下部。M，肿物侵及喉和气管的患者采取全喉切除术，可见进入喉气管复合体的入路。N，通过气管侧壁的侵袭。O，通过甲状软骨的后缘及邻近区域侵犯环状软骨及声门旁间隙

彩
图

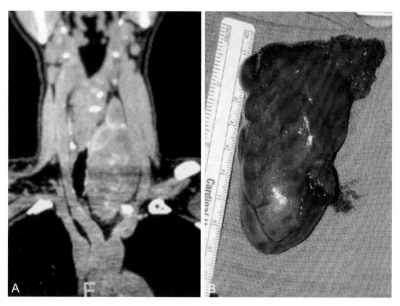

图 34-6 A，患者的术前影像学提示突然扩大的甲状腺肿瘤导致声带麻痹的急性发作。B，切除肿瘤的胸骨后延伸组织。术后病理报告证实为出血，这解释了病灶之所以能迅速增大至引起喉返神经牵拉的原因

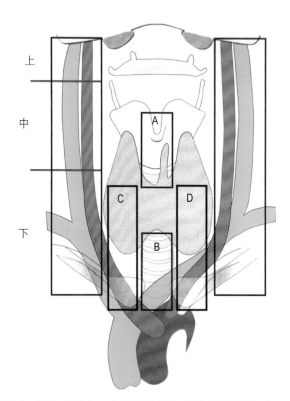

图 38-1 颈中央区由 4 个主要区域构成最重要的淋巴结区域，包括喉前（A）、气管前（B）和双侧气管旁（C 和 D）

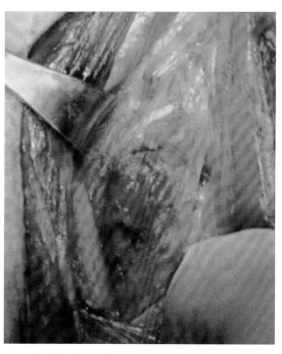

图 38-4 右侧气管旁存在一个明显的转移淋巴结，该淋巴结与喉返神经关系密切。注意将气管向对侧牵拉可以更好地显露该区域

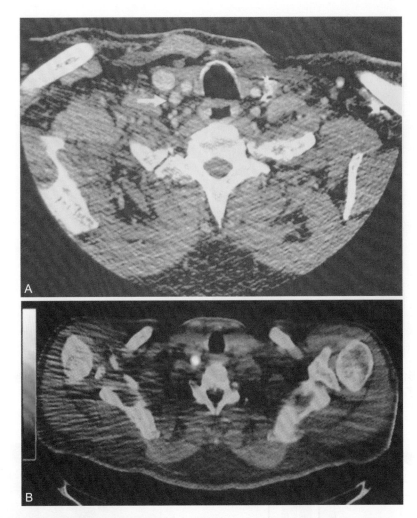

图 40-3 A，CT 显示位于右颈总动脉后方和椎动脉前方的转移淋巴结（箭头），在颈淋巴结清扫时应注意该区域；B，增强 CT（Images courtesy of Dr. Gary Clayman, Department of Head and Neck Surgery, University of Texas MD Anderson Cancer Center.）

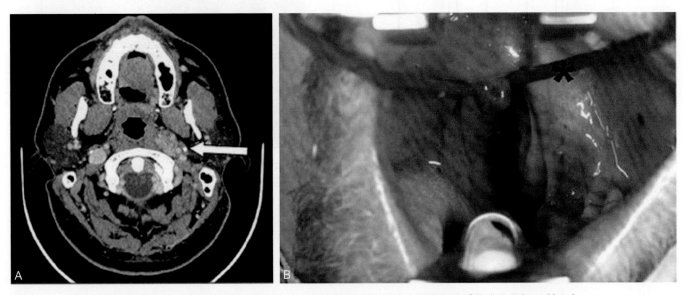

图 41-1 颈部轴向增强 CT 显示左咽后转移灶（箭头所示）（A）与相应的口腔内肉眼所见肿物（星号标记）（B）

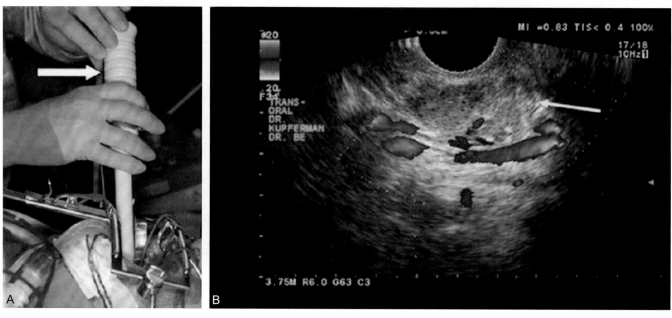

图 41-2 腔内超声换能器的经口放置（A）及邻近大血管的多普勒超声彩色血流效果（B）。图 A 箭头所示为向转移淋巴结注射亚甲蓝的千叶针（Chiba needle），该针与超声换能器探头平行放置。图 B 箭头所示为肿物

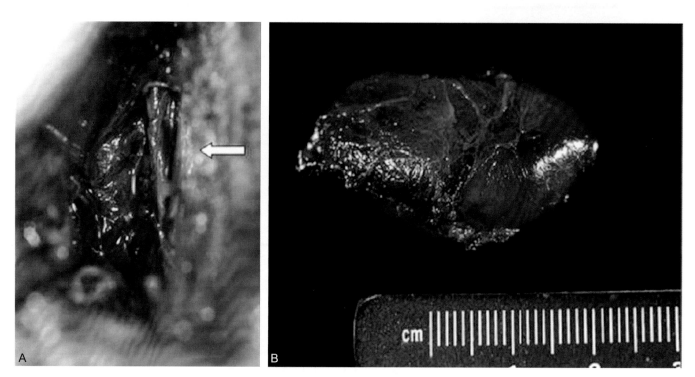

图 41-3 经口口咽缺损显示颈内动脉（箭头所示）（A）及切除的带周围筋膜的淋巴转移标本（B）

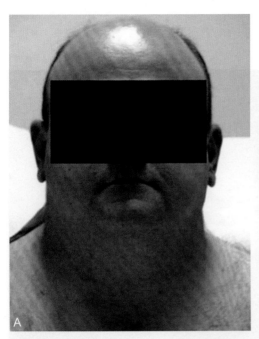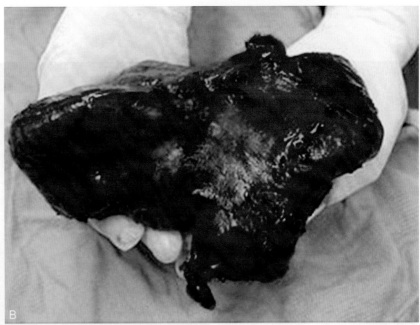

图 42-2 这位并不肥胖的男士拥有 26 英寸的颈围和巨大甲状腺肿，不是微创手术方法的适合者

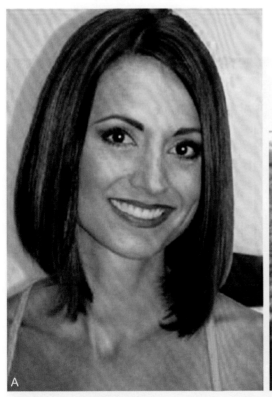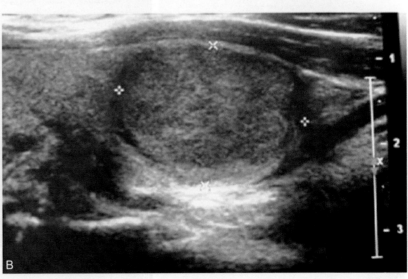

图 42-3 这位年轻女士有 11 英寸（约 28 cm）的颈围（A），患有 2 cm 大小的孤立性结节，细胞学上符合滤泡状肿瘤，是微创手术或远处入路操作的最佳候选人

彩
图

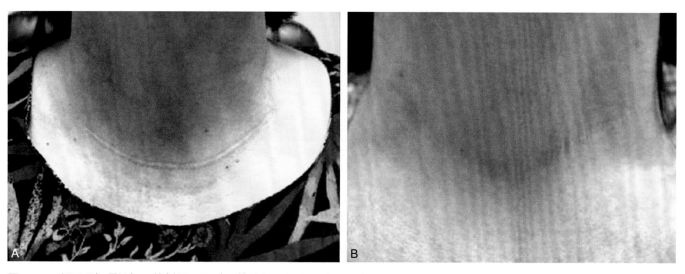

图 42-4 所谓颈部项链切口的例子，通过开放的切口行典型的甲状腺切除术（A 和 B）。每位患者的手术适应证都是未定性的恶性可能的小结节

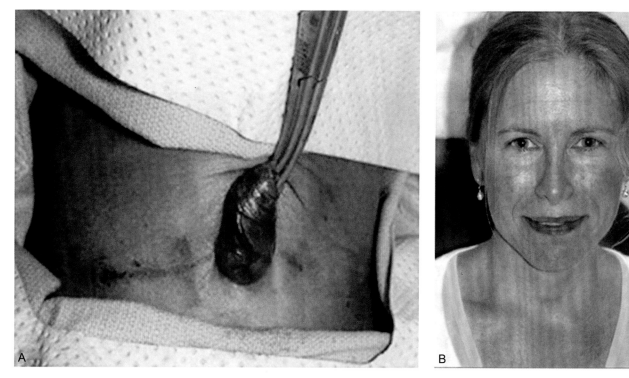

图 42-5 通过微创切口取出甲状腺腺叶（A），切口大小刚好只能允许腺体通过。通过内镜甲状腺微创手术可以得到极好的长期美容效果（B）

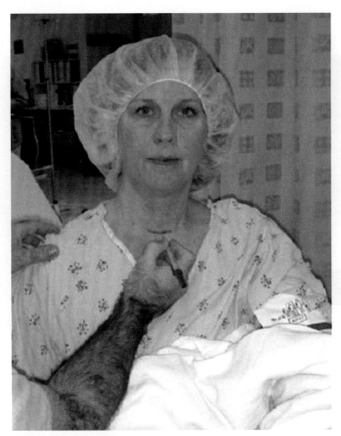

图 42-6　标记预期甲状腺手术切口的最佳姿势是患者在等候区坐直的时候

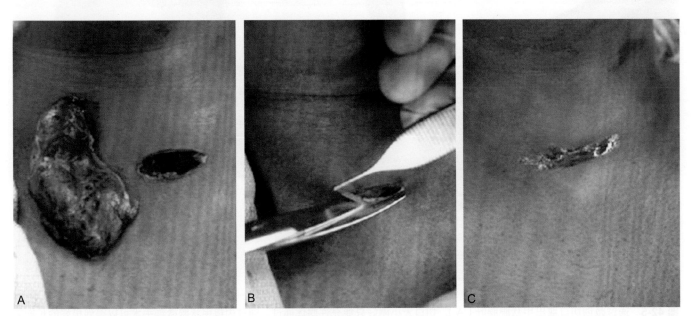

图 42-7　当通过小切口取出较大的甲状腺叶时，发现皮肤边缘缺血、损伤的情况并不少见（A）。切除切口一边或两边的小裂片是明智的（B），这可使皮肤较好地愈合，减少增生性瘢痕发生的风险

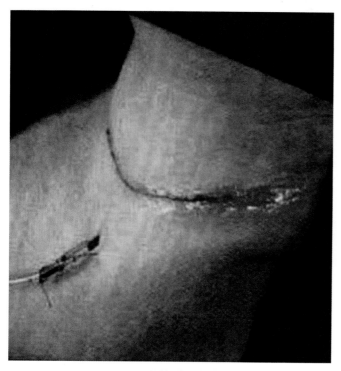

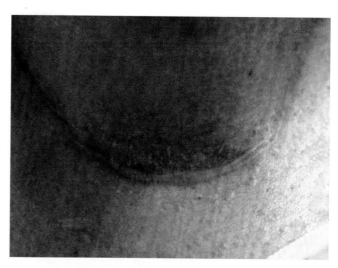

图 42-9 皮肤缝合容易导致"铁轨瘢痕"的风险,应用液体黏合剂替代缝合可以完全消除该风险

图 42-8 引流放置在前胸是个拙劣的选择,因为此处为增生性瘢痕的高发部位

图 42-10 1~2 针皮下可吸收线缝合后用皮肤黏合剂密封切口(A)。水平放置一条 1/4 英寸(约 0.6 cm)的 Steri-Strip 胶带(B)可以起到掩饰伤口、便于术后 2~3 周去除黏合剂的双重作用

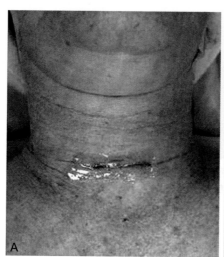

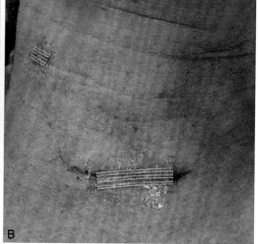

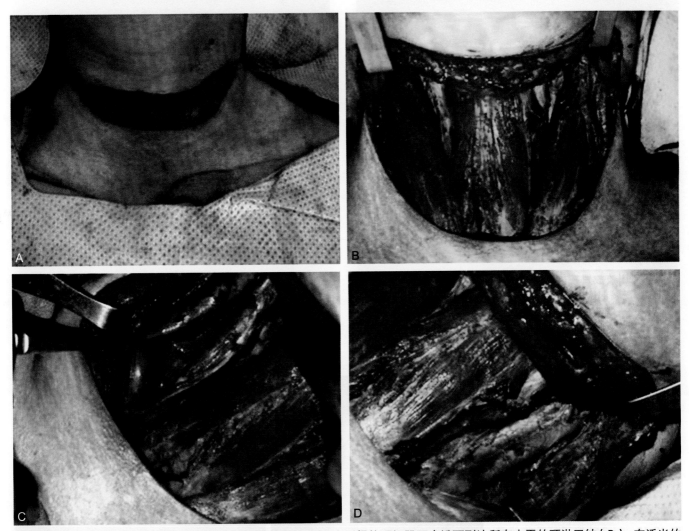

图 42-11 颈外侧颈淋巴结清扫行延长的低位颈领切口（A），广泛提拉颈阔肌下皮瓣可到达所有水平的颈淋巴结（B），在适当的拉钩辅助下都可完整切除左、右侧颈淋巴结（C，D）

彩
图

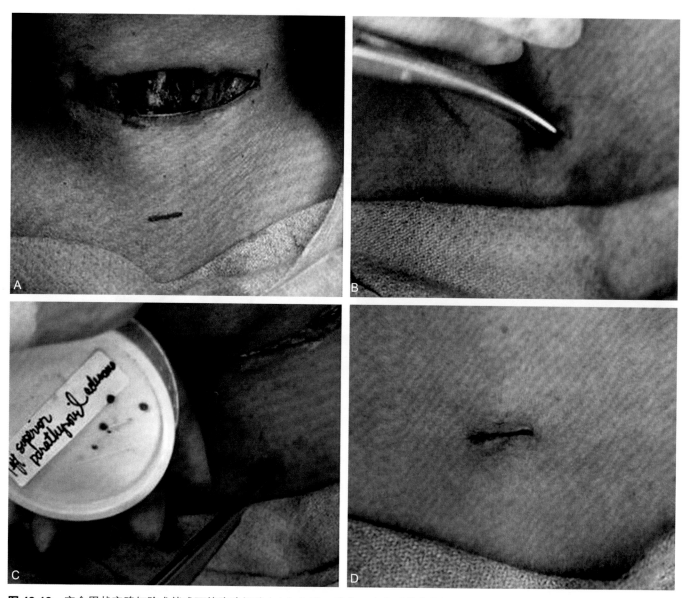

图 42-12 完全甲状旁腺切除术伴或不伴胸腺切除（A）之后，确定一个合适的胸骨柄切口位置。切口做完后，再建立一个小囊袋结构（B）。1 mm 甲状旁腺立方体组织被自体移植入囊袋（C），封闭切口（D）。

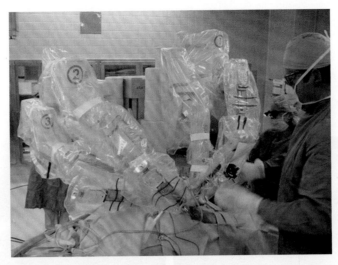

图 42-14 韩国延世大学的 Chung 及其同事介绍了一种机器人辅助到达甲状腺的入路（图为 Georgia 医科大学 1 例正在接受手术的患者）。此技术依托外牵开器来维持手术腔隙，而机器人臂则便于在小视野精确操作

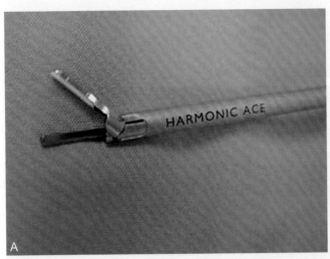

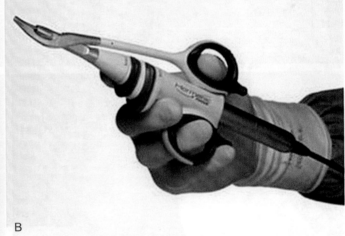

图 43-1 超声能量能通过带长柄的小型钳头传递以适合于内镜操作（A）或设计成手持钳的形式（B）

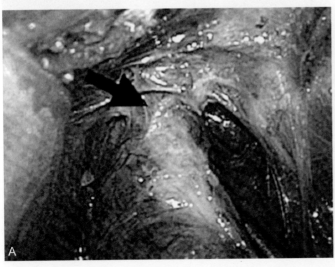

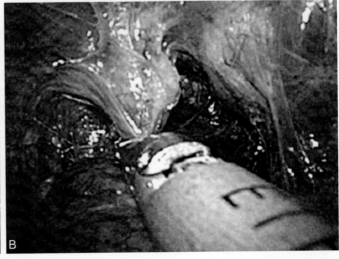

图 43-2 分离上极蒂（A）后做单束结扎（B）。箭头所示为血管蒂

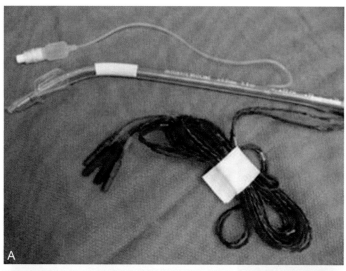

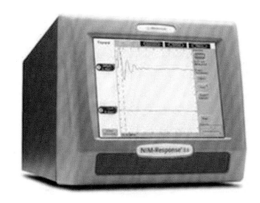

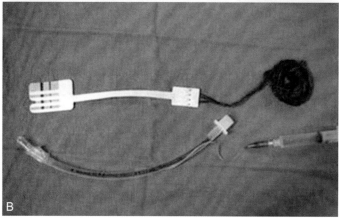

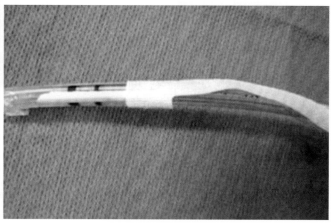

图 43-3　A，神经监测现在变得更坚固、更容易使用。Medtronic 公司的装置整合了表面电极，并与 NIM 监测器兼容，已得到广泛运用；B，可粘贴的双通道电极可联合标准的气管内导管用于喉神经监测，目前正快速、廉价地流行开来

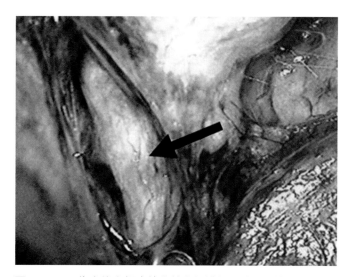

图 43-4　10 倍内镜大幅度放大的喉返神经图像（黑箭头所示）

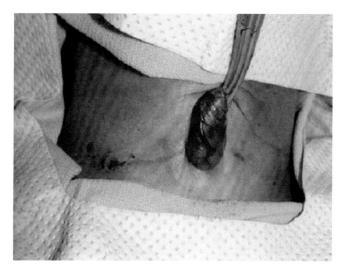

图 43-6　从刚好只能容纳腺体的切口中取出甲状腺

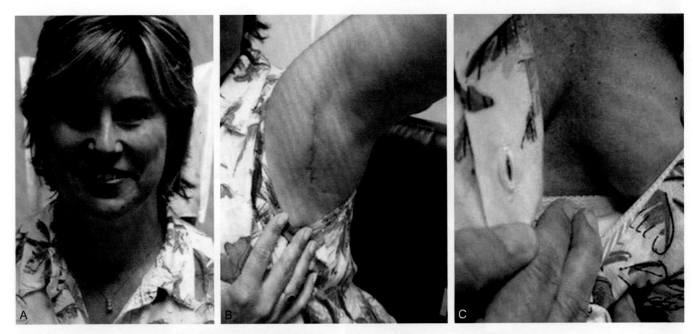

图 43-7 机器人腋入路手术的主要优点是消除了颈部瘢痕（A），切口位于腋窝（B）及乳房轮廓线处（C）

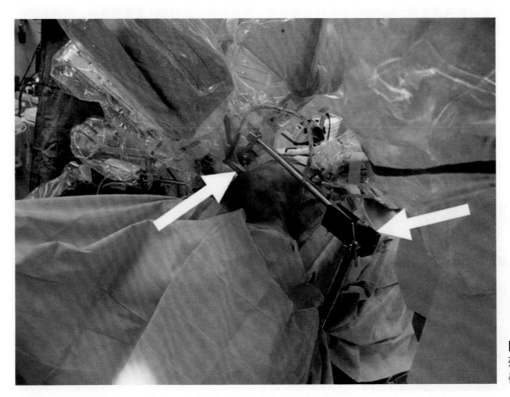

图 43-8 扩张的囊袋建立后，特殊的牵开器（白色箭头所示）和机器人的四臂安装到位

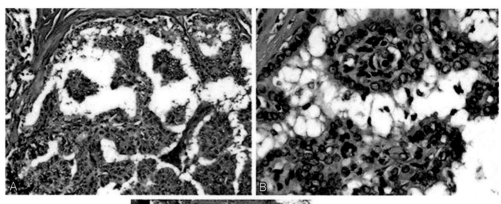

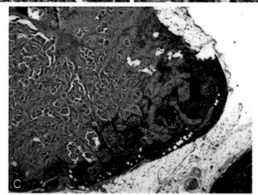

图 44-1 经典的甲状腺乳头状癌，低倍镜可见包膜包裹及乳头生长方式（A）。高倍镜下可见乳头状癌乳头表面的细胞核的特征（B）。一例甲状腺乳头状癌的淋巴结转移（C）

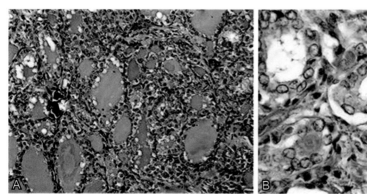

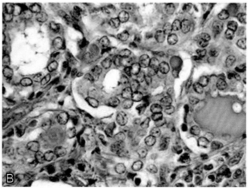

图 44-2 乳头状癌滤泡亚型可见滤泡内部充满厚的胶质或浓缩的胶质，滤泡衬覆细胞具有乳头状癌核的特征

图 44-3 高倍镜下甲状腺乳头状癌的高细胞亚型，显示细胞高度是宽度的 3 倍（ A ）。甲状腺乳头状癌的 Warthin 样亚型，显示乳头的表面衬覆嗜酸细胞，具有乳头状癌细胞核的特征，乳头中心具有淋巴细胞浸润（ B ）

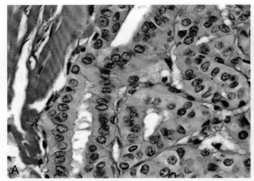
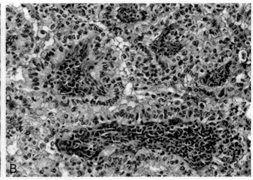

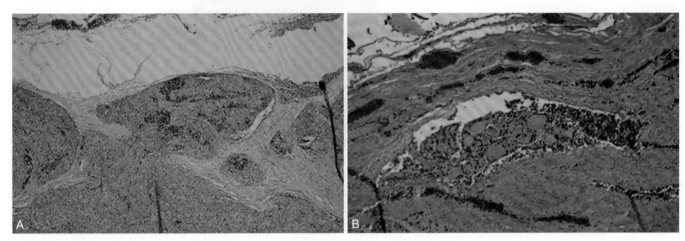

图 44-4 一例甲状腺滤泡癌显示有厚的包膜，伴多灶的肿瘤包膜浸润（ A ）和血管浸润（ B ）

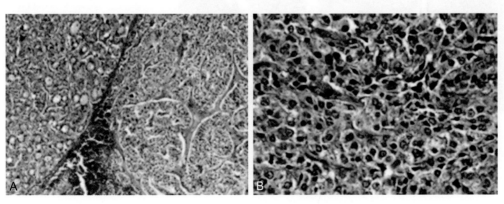

图 44-5 一例低分化甲状腺癌（右）起源于高分化癌（左）（ A ）。低分化成分呈实体生长（ B ）

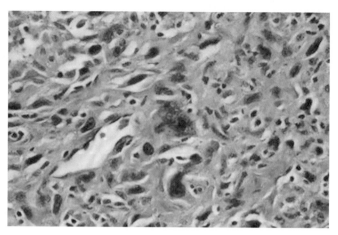

图 44-6 甲状腺间变癌呈现显著的核多形性，椭圆形、梭形及多核瘤巨细胞

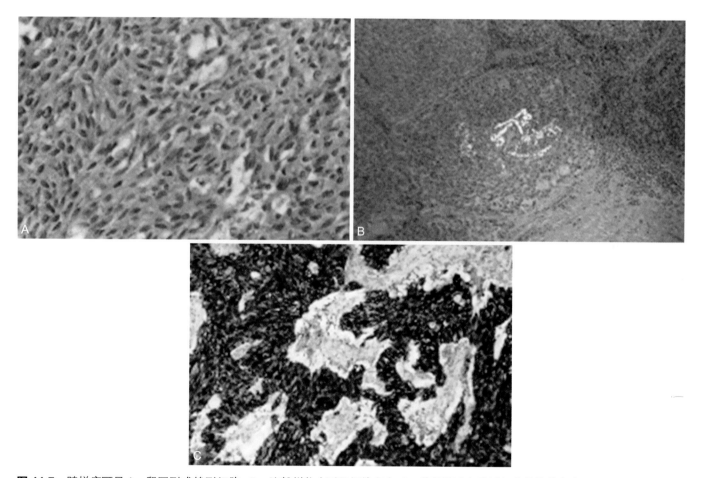

图 44-7 髓样癌可见 A，卵圆形或梭形细胞；B，淀粉样物（刚果红染色）；C，降钙素（免疫过氧化物酶染色）

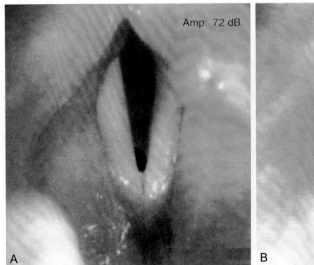

图 45-1 甲状腺全切后的双侧喉部麻痹的患者出现看似矛盾的不同声襞位置。A，静息呼吸；B，深呼吸

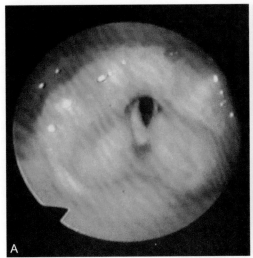
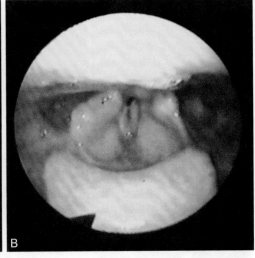

图 45-2 双侧喉返神经受癌症侵及的患者在甲状腺切除后出现双侧喉部麻痹。A，术后：声襞部分外展；B，术后6个月：声襞向中线靠拢

图 45-3 在瘫软弛缓的喉部麻痹中，声门不能完全闭合。注意声带突向外侧旋转，以至于杓状肌阻止声门闭合

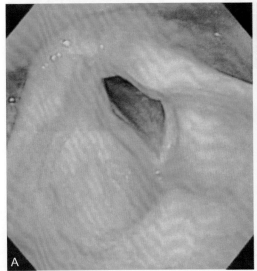
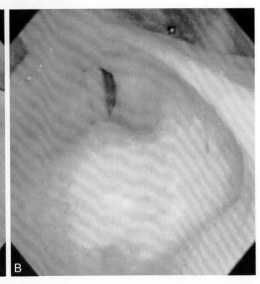

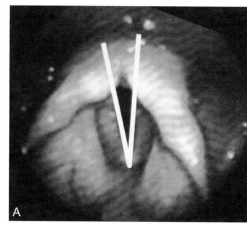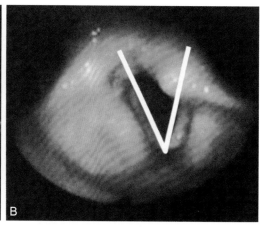

图 45-4 深呼吸状态下的声门前角，定义为连接前联合与两侧声带突的线段夹角。A，旁正中位声襞位置；B，外侧或者"尸体位"，声襞位置

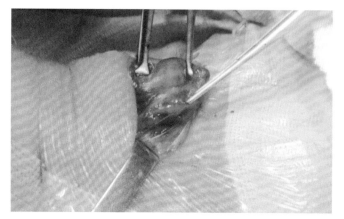

图 47-1 右上甲状旁腺，已无活性，与送检甲状腺样本紧贴

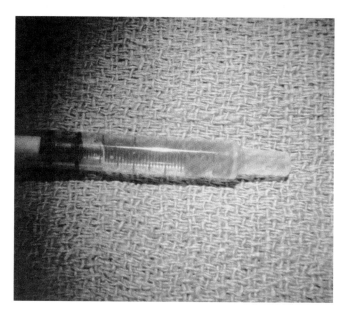

图 47-2 已被切碎并泡在生理盐水中的甲状旁腺

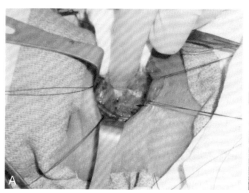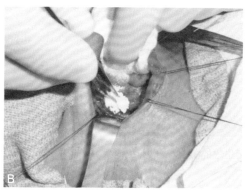

图 47-3 A，右侧喉返神经（箭头）附近的出血点（星号）；B，利用微原纤维胶原进行止血

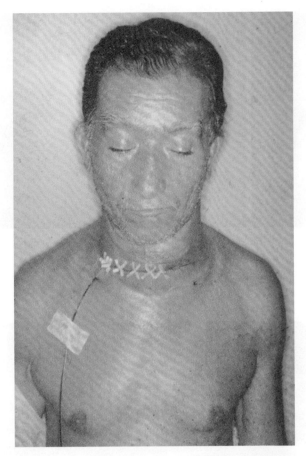

图 47-4 甲状腺全切除术后的血肿

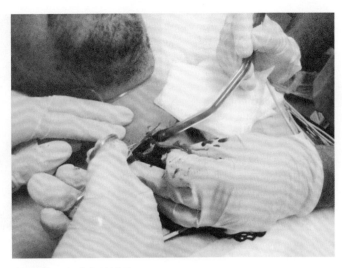

图 47-5 床边血肿清除

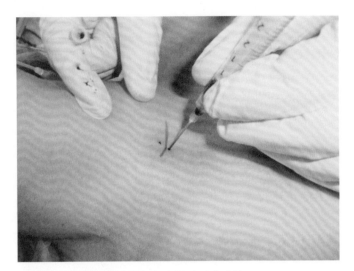

图 47-6 用亚甲蓝针刺文身来帮助对合皮缘

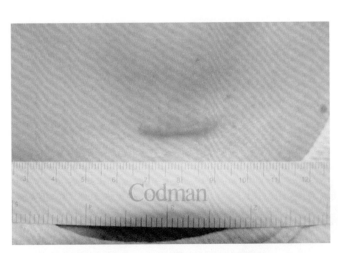

图 47-7 由于过度牵拉，很短但为增生性的瘢痕

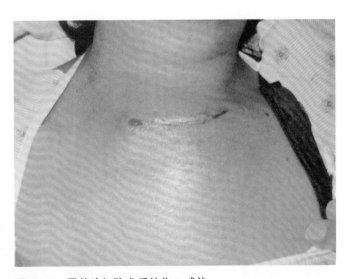

图 47-8 甲状腺切除术后的伤口感染

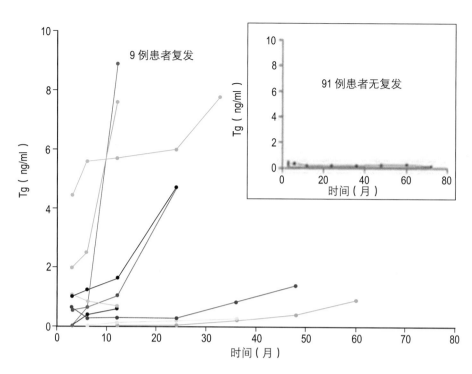

图 51-5 100 例低风险的 PTC 患者，甲状腺全切但没有做清甲治疗，对 TSH 抑制治疗后随访甲状腺球蛋白（Tg）。甲状腺球蛋白抗体阳性的患者被排除在这项研究外。9 名患者在随访期间复发，这些患者未受刺激的 Tg 在基线水平就升高或随访期间逐步上升。基础 Tg 水平未上升的患者均没有复发，Tg 升高的所有 9 名患者，最终由超声证实有残留病灶（From Plaskowski and McIver, unpublished data. ）

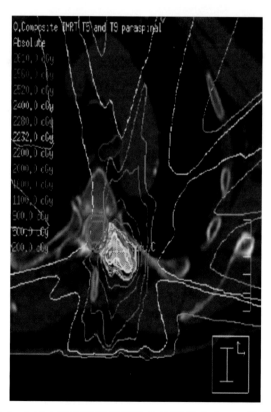

图 52-2 1 例主诉为颈部疼痛的 62 岁男性患者。已发现该患者有骨转移。行甲状腺切除、放射性碘治疗和外放射治疗。随后病变复发，并行微创减压，部分切除病变后行立体定向外放疗共 24 Gy，分割为 3 次

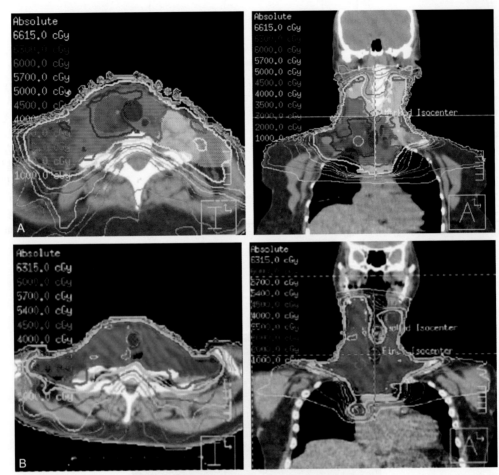

图 52-3　A，1 例 52 岁女性甲状腺乳头状癌患者的 IMRT 治疗计划，此前患者已接受甲状腺切除、双侧气管旁淋巴结清扫、左侧颈区淋巴结清扫和放射性碘消融。该患者因气管旁复发肿块来本机构就诊，其时肿块大小 7.5 cm，位于右锁骨头下方，后行颈胸联合手术予大体切除。切缘距肿块较近，且病变已浸润软组织。同时行右颈部淋巴结清扫证实 3～4 区有 5/22 淋巴结标本阳性，且有甲状腺被膜外浸润。随后，该患者接受了 IMRT，临床靶区（CTV）1（红线区域）包括大体直接受累的术野，剂量为 63 Gy；CTV2（蓝线）包括临近软组织和右颈部清扫范围，剂量为 60 Gy；CTV3 包括右颈部高位区域、预防性清扫的左颈部和上纵隔，剂量为 57 Gy。所有的放疗都以 30 次每日分割的形式进行。B，1 例 60 岁男性散在复发的甲状腺髓样癌患者的 IMRT 治疗计划，此前患者已接受甲状腺切除和颈部中央区淋巴结清扫。该患者其后出现了颈部和上纵隔淋巴结的弥漫性局部复发，并接受了双侧颈部和上纵隔淋巴结清扫。所有的淋巴结位置都含有弥漫性病变，切缘阴性且无被膜外浸润。同类的 CTV 包括整个术野范围，术后予 60 Gy 放疗。一个阳性的低肺门淋巴结也包括在这一剂量里，而肺门和上纵隔间的剂量为 54 Gy。覆盖了舌骨上的高位右颈不规则区域旨在包括该侧病范围。图中显示未受累对侧的左颈部高位区域（包括腮腺）和喉部是被排除的

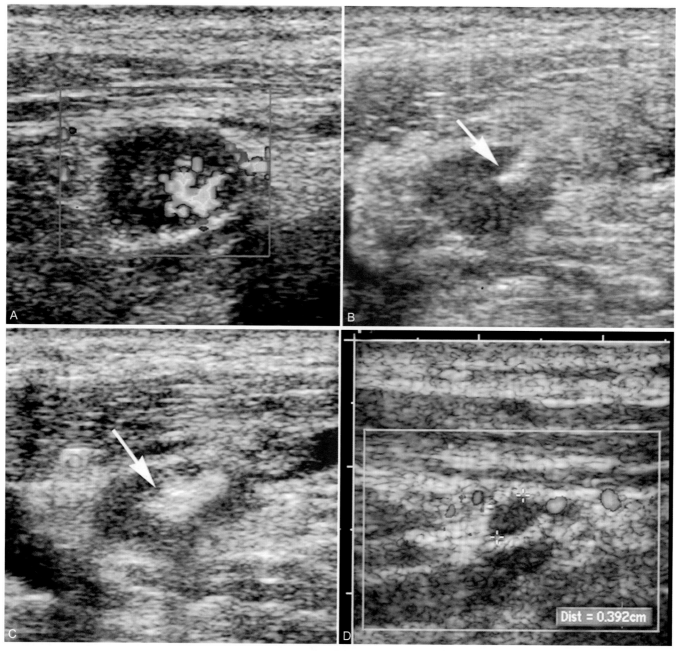

图 54-4 经皮超声引导下乙醇注射治疗甲状腺癌术后转移性淋巴结。A，彩色多普勒纵向声像显示 1 个圆形、1.6cm、中等血流信号的病理性结节；B，25 号穿刺针针尖（箭头所示）进入淋巴结；C，乙醇注入后在注射部位显示为强回声光团（箭头所示），在乙醇和组织作用后形成微气泡。强回声声像将持续几秒到几分钟不等，之后表现为正常或接近正常的回声声像。注射过程中，强回声可作为一个有用的标记物并辨认治疗部位；D，乙醇注射后 6 个月随访，多普勒能量血流图显示淋巴结体积明显缩小（4 mm），血流完全消失。之后每 6~12 个月复查，如无变化则无需进一步治疗（From Solbiati L, Charboneau JW, Reading CC, et al: The thyroid gland. In Rumack CM, Wilson SR, Charboneau JW, Levine D, editors: *Diagnostic ultrasound*, ed 4, Philadelphia, 2011, Elsevier Mosby, pp 708-749; p 738, Figure 18-38. ）

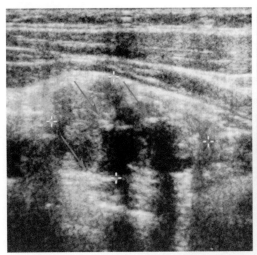
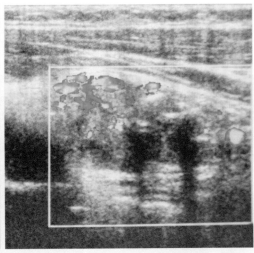

图 57-1 高分辨率超声定位的左下甲状旁腺腺瘤。甲状腺左叶下方区域可见一个巨大的（3.2×2×1.6）cm、分叶状低回声结节（其轮廓由白色方框标记），血流丰富（多普勒成像显示），伴有钙化影（红色箭头）

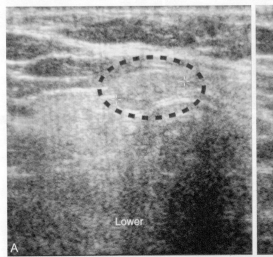
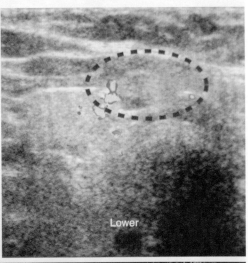

图 57-7 超声和 MIBI 负显像发现一右下甲状旁腺腺瘤。一位 60 岁女性患者，原发性甲状旁腺功能亢进症，行超声联合 MIBI 显像检查。她成功接受了前路右下甲状旁腺切除手术。A，超声显示甲状腺右叶下极水平一个（2×1.3×0.8）cm 的低回声结节。B，MIBI 负显像显示一个右下甲状旁腺腺瘤，与超声结果相符

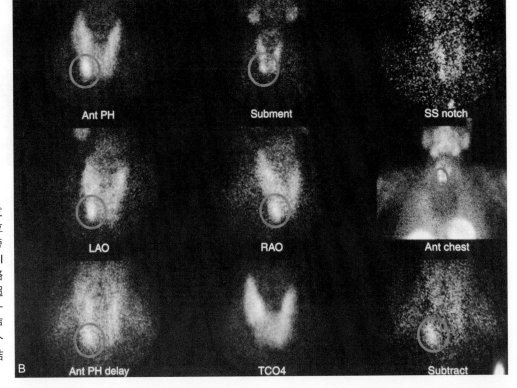

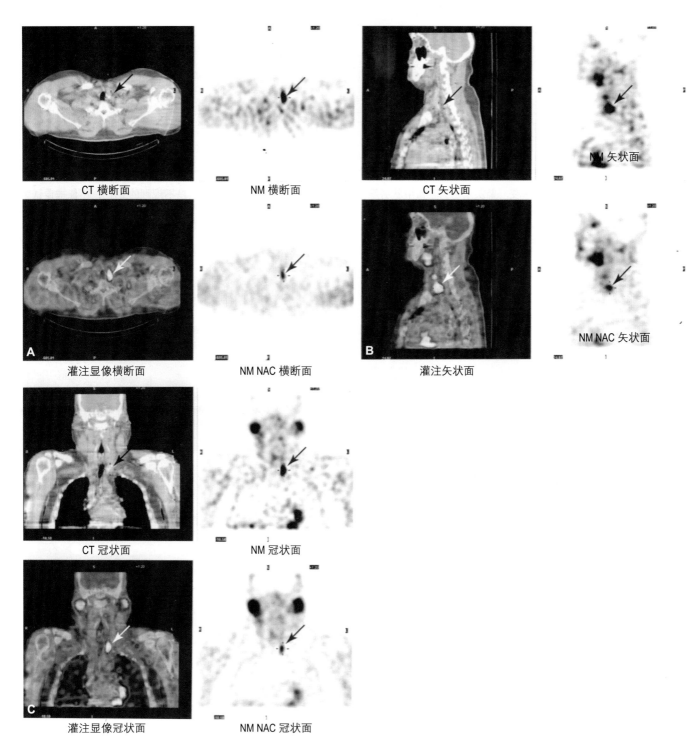

CT 横断面　　　NM 横断面　　　CT 矢状面　　　NM 矢状面

灌注显像横断面　　NM NAC 横断面　　灌注矢状面　　NM NAC 矢状面

CT 冠状面　　　NM 冠状面

灌注显像冠状面　　NM NAC 冠状面

图 57-8　一位 43 岁男性患者，原发性甲状旁腺功能亢进症，行 SPECT/CT 联合 MIBI 腈显像。SPECT/CT 以 ^{99m}TcMIBI 行颈部显像。轴位（A）、矢状位（B）和冠状位（C）图像。左甲状腺床下方的持续高 MIBI 摄取灶符合甲状旁腺腺瘤表现。术中发现这位患者患有左上甲状旁腺腺瘤

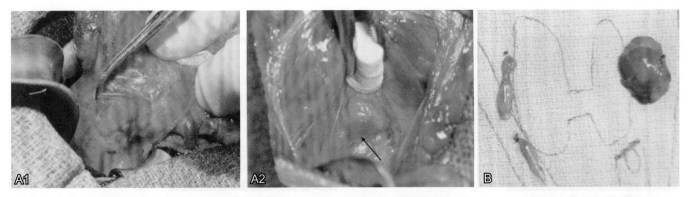

图 59-1 甲状旁腺的解剖位置多变。箭头所示为正常甲状旁腺。即便是正常甲状旁腺，其形状也是不规则的（A），不能被误认为是腺瘤或增生。甲状旁腺不对称或不同程度肿大还可见于多腺体增生（B）。该术中照片显示 3 个正常的甲状旁腺腺体形态各不相同，组织学上均为多细胞型（Reprinted with permission, Cleveland Clinic Center for Medical Art & Photography © 2008-2011. All rights reserved.）

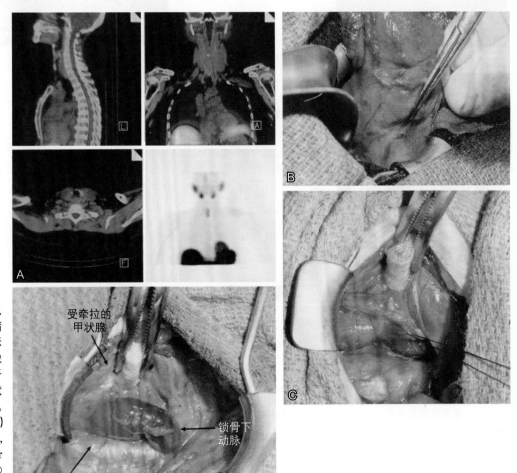

图 59-6 术前影像学检查。A，图示为 ⁹⁹Tc 灰阶核素显像中，中线下方巨大异常信号。彩色 SPECT 成像中更精确地看到病变位于气管食管沟后方，实际上是一个右上甲状旁腺。图像中正常的右侧下甲状旁腺位于器械尖端。B，图像中右上甲状旁腺腺瘤的血管蒂迂曲（C）。所切除样本固定于体内（D）（Reprinted with permission, Cleveland Clinic Center for Medical Art & Photography © 2008-2011. All rights reserved.）

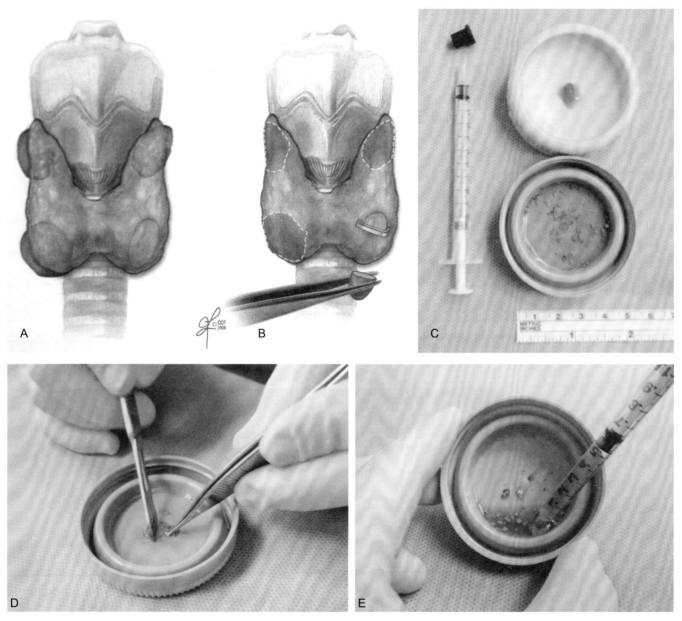

图 59-7 甲状旁腺次全或近全切除并冻存所切甲状旁腺。将甲状旁腺小碎块吸入注射器内，以方便将其无菌地移入冻存设备内
〔 Reprinted with permission, Cleveland Clinic Center for Medical Art & Photography © 2008-2011. All rights reserved. 〕

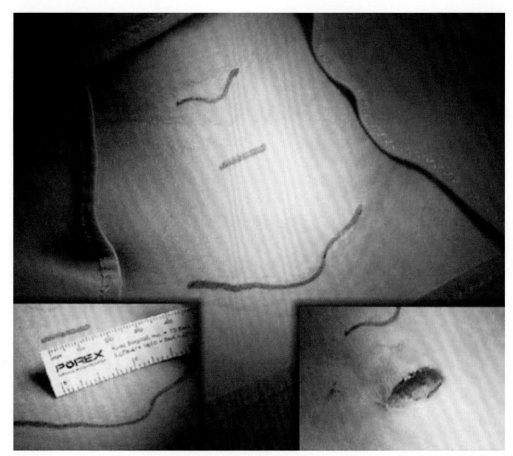

图 61-4 MIVAP：皮肤切口

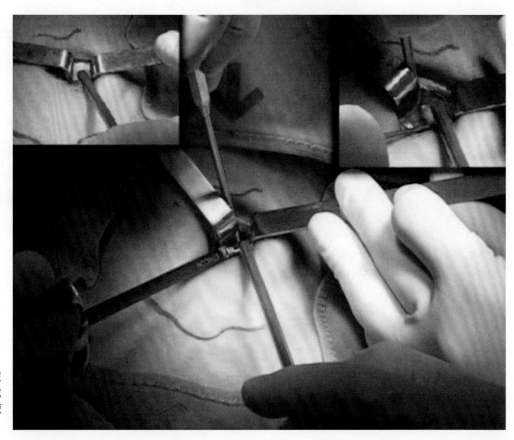

图 61-5 MIVAP：建立手术空间后，通过皮肤切口置入腔镜和手术器械，此过程不需要使用套管针

彩
图

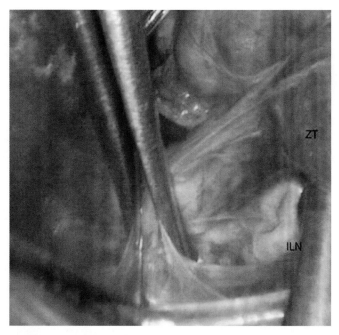

图 61-6 MIVAP：借助内镜放大可更清晰地显露喉返神经
（RLN）。ZT，Zuckerkandl 结节

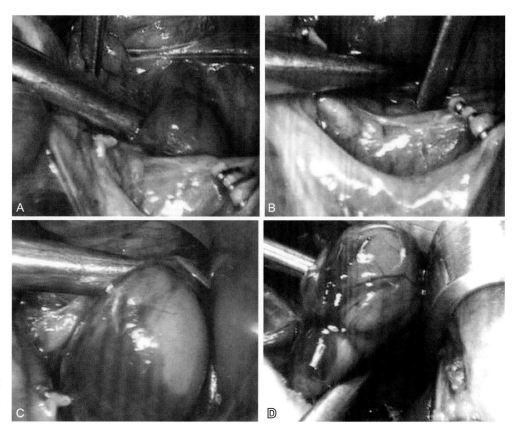

图 61-7 MIVAP：一个左侧上
甲状旁腺巨大腺瘤迁移至甲状
腺下动脉后方，逐渐被游离出
来

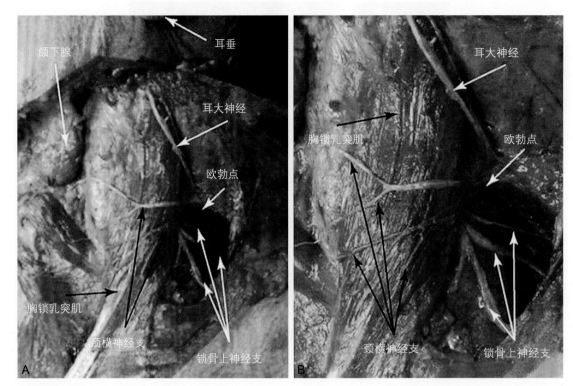

图 62-1　颈浅神经丛的解剖。上图为未进行防腐处理的人类尸体，解剖左颈部后，得到放大前（A）和放大后（B）图像。白色箭头指示邻近相关解剖结构

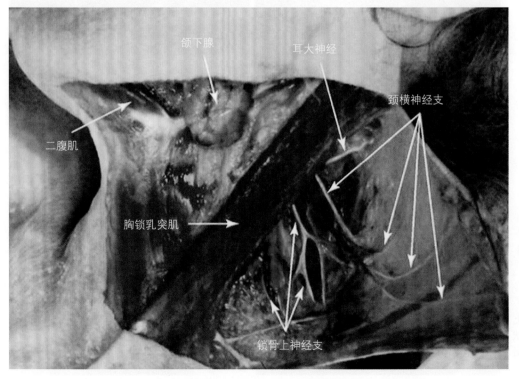

图 62-2　应用未进行防腐处理的人类尸体，在胸锁乳突肌（SCM）后缘中点、颈阔肌深面注射 5 ml 0.3% 的亚甲蓝后，进行左侧颈淋巴结清扫。白色箭头显示的是相关的解剖结构。颈横神经远端分支附于紧贴颈阔肌深面的一层组织并向外侧放射。蓝染处显示了亚甲蓝的分布

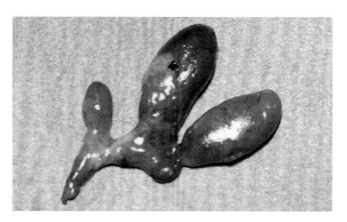

图 65-1 多叶状病变的甲状旁腺。在甲状旁腺手术中很容易遗留部分腺体

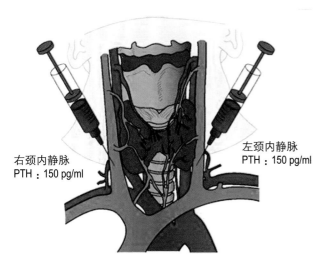

右颈内静脉
PTH：150 pg/ml

左颈内静脉
PTH：150 pg/ml

外周静脉 PTH：220 pg/ml

图 63-7 此图显示术中不同颈静脉的 PTH 检测结果，该患者为有一个右侧单发高功能腺体——术前定位检查呈阴性

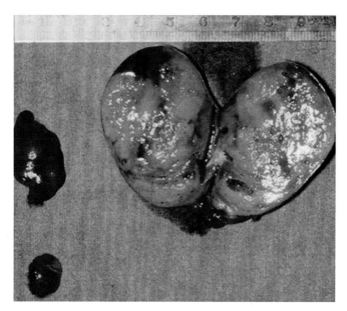

图 65-2 MEN 1 相关的 HPT 患者有不对称的增大的腺体（单位以厘米计）

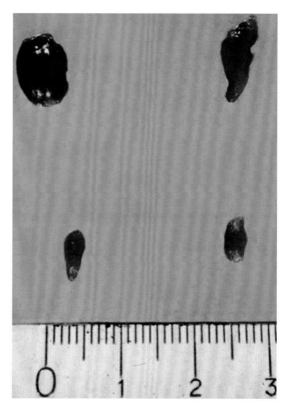

图 65-3 处于临界值的高钙血症患者的增生腺体较小，呈微结节状增生（尸检病例）（单位以厘米计）

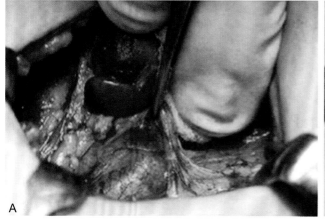

A

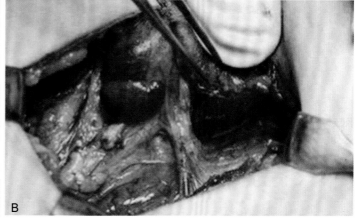

B

图 65-14 一位 13 岁继发性 HPT 患者的病理性腺体。最初下甲状旁腺向下下降并隐藏于气管前筋膜（A），可以从中将其牵拉出来（B）

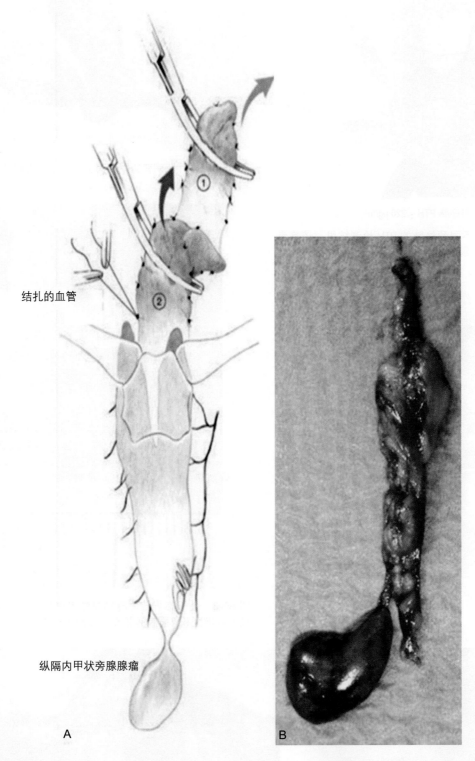

结扎的血管

纵隔内甲状旁腺腺瘤

A

B

图 65-15 A，部分纵隔胸腺通过持续应用两把外科钳牵引拉出，逐渐向上牵拉胸腺，同时沿胸腺包膜用手指进行钝性分离，同时夹闭汇入无名静脉的静脉。B，从纵隔拉出的大的病理性腺体；达到 14 cm 的胸腺能通过这种方法拉出

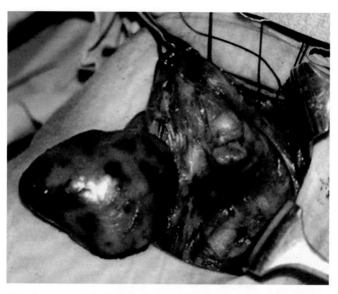

图 65-19 37 岁女性患者，原发性甲旁亢，高钙血症危象，甲状旁腺囊性骨病。术中见腺体有明显的大小差异，甲状旁腺肿瘤最大重 17 g，其他腺体分别重 310 mg，60 mg，40 mg。该患者予甲状旁腺次全切除术和颈部胸腺切除术（怀疑 MEN 1 但未证实）

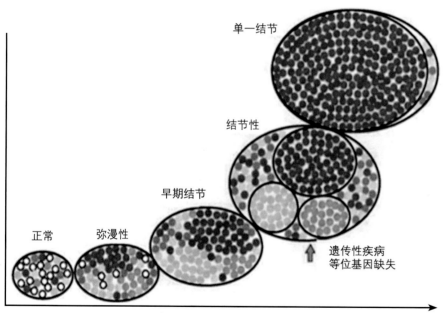

单一结节

结节性

早期结节

正常　弥漫性

遗传性疾病
等位基因缺失

肾性甲状旁腺功能亢进症的进程

图 66-2 慢性肾疾病所致继发性甲状旁腺功能亢进症中的甲状旁腺增生的发展过程

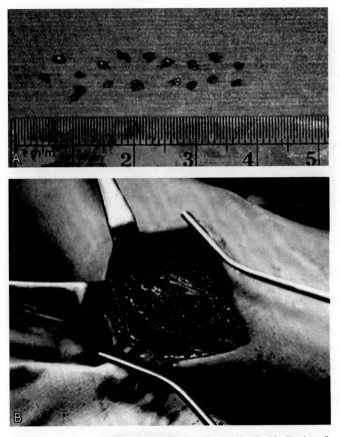

图 66-4 A，将来源于弥漫性增生的移植物切成 1 mm×1 mm×3 mm。B，在肱桡肌上做多个切口，在每个切口放置一片甲状旁腺组织，用尼龙线缝合肌肉

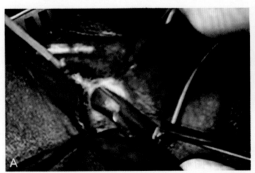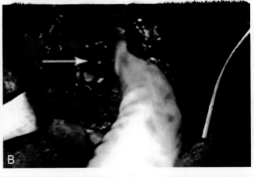

图 68-4 原发性 HPT 颈部入路再次手术的术中图像。A，沿着胸锁乳突肌的边缘位置切开。B，侧方暴露的甲状旁腺腺瘤（箭头所示）

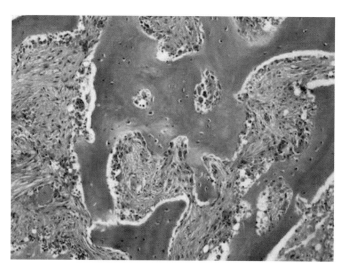

图 69-1 Brown 骨肿瘤

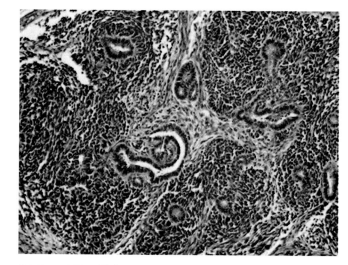

图 69-3 Wilms 肿瘤

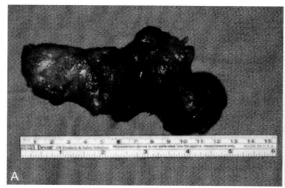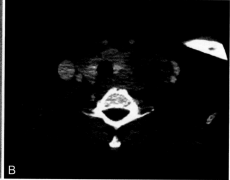

图 69-4 整块切除的甲状旁腺癌

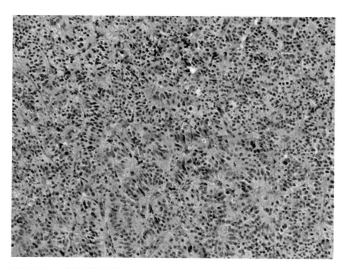

图 69-5 小梁样结构

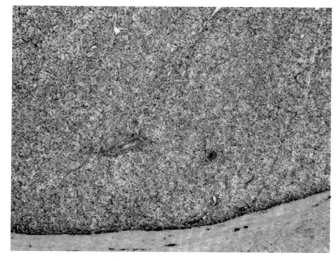

图 69-6 类似于甲状旁腺腺瘤的片状均质细胞

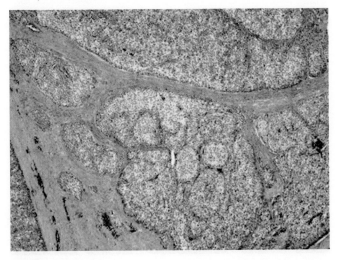

图 69-7 纤维束

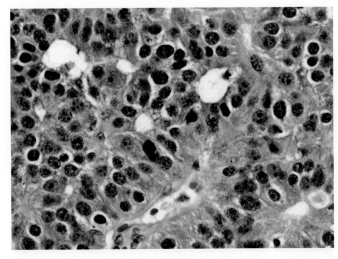

图 69-8 甲状旁腺癌中的巨核细胞

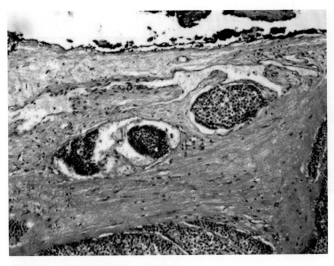

图 69-9 甲状旁腺癌中的血管侵犯

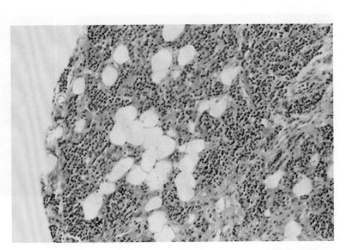

图 70-1 一位年轻成人的正常甲状旁腺，由主细胞和基质脂肪细胞构成

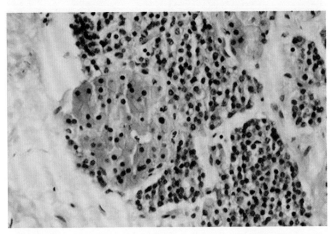

图 70-2 一位中年成人的正常甲状旁腺，含有嗜酸细胞小结节。嗜酸细胞含有丰富的嗜酸性胞质

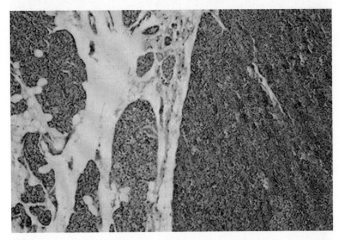

图 70-3 甲状旁腺主细胞性腺瘤（右）与正常腺体（左）分界清楚

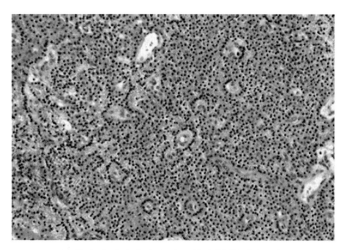

图 70-4 甲状旁腺腺瘤中主细胞围绕血管排列成栅栏状

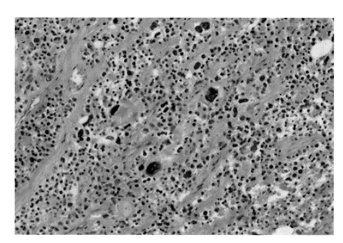

图 70-5 甲状旁腺主细胞腺瘤中，部分细胞拥有大而深染的胞核

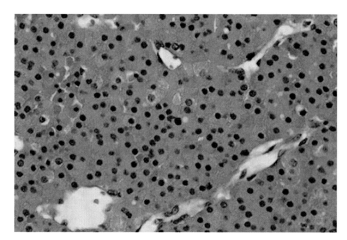

图 70-6 甲状旁腺嗜酸细胞腺瘤中，细胞体积大且含有丰富的嗜酸性胞质

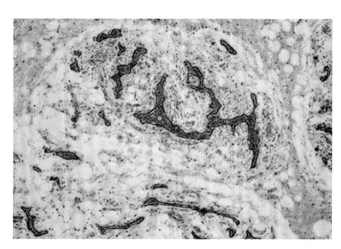

图 70-7 甲状旁腺脂肪腺瘤中，主细胞排列成薄片状，其基质含有大量脂质，部分区域呈黏液样变

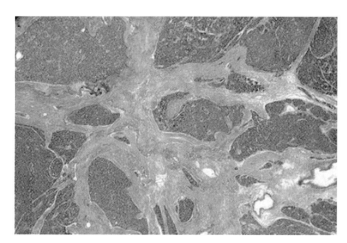

图 70-8 非典型腺瘤表现为广泛性纤维化，无邻近组织或血管侵犯，随访 10 年以上无复发

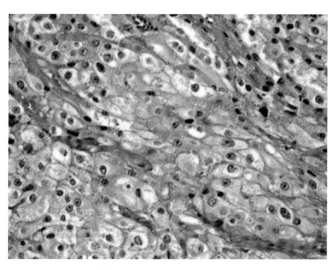

图 70-9 甲状旁腺癌，由细胞核异型细胞构成，核仁明显

彩
图

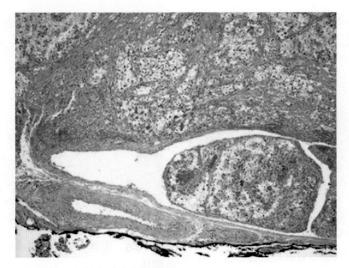

图 70-10 甲状旁腺癌侵犯血管

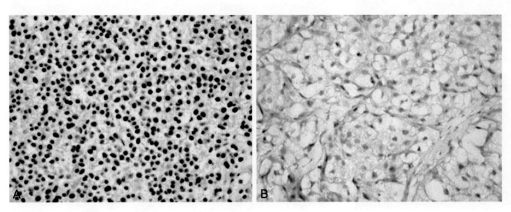

图 70-11 A，甲状旁腺腺瘤 parafibromin 染色，所有细胞胞核均呈阳性。B，甲状旁腺癌 parafibromin 染色，肿瘤细胞胞核呈阴性

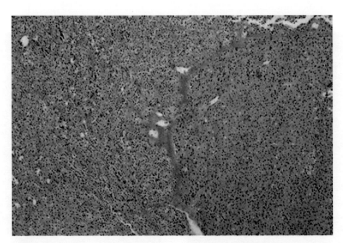

图 70-12 原发性甲状旁腺增生合并 MEN 1。腺体呈弥散性或结节性增生。右侧的结节由主细胞和嗜酸细胞构成

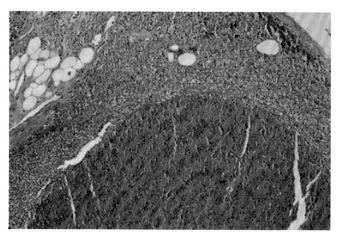

图 70-13　继发性甲状旁腺增生合并慢性肾功能不全。腺体呈弥漫性或结节性增生。结节由嗜酸细胞构成

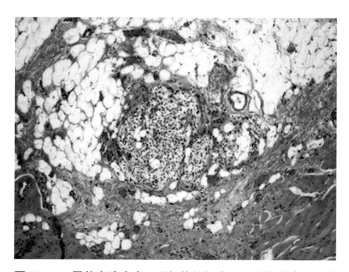

图 70-14　甲状旁腺瘤病。颈部软组织中可见甲状旁腺主细胞巢

图 70-13

图 70-14